人生保健

下册

郭松涛 编

中医古籍出版社

下册目录

第七卷　四季保健 …………………… (691)
　第四十九篇　四季保健总则 ……… (692)
　　一、四季保健是法时养生的细化 …… (692)
　　二、四季保健要顺应四时阴阳变化 … (692)
　　三、四季保健的三大关键 …………… (693)
　　四、根据四季节气变化保健 ………… (694)
　　五、四季保健要注意四时调摄 ……… (695)
　第五十篇　春季防病的重点 ……… (696)
　　一、春季应预防旧病复发 …………… (696)
　　二、春季应预防伤风感冒 …………… (697)
　　三、春季应预防传染病 ……………… (697)
　　四、春季应预防呼吸道疾病 ………… (701)
　　五、春季应预防过敏性疾病 ………… (703)
　　六、春季易患的各种疾病 …………… (704)
　第五十一篇　春季保健的方法 …… (705)
　　一、春季保健的原则 ………………… (705)
　　二、春季的饮食保健 ………………… (705)
　　　(一)春季的饮食补法 ……………… (706)
　　　(二)春季的保健食谱 ……………… (708)
　　　　1. 食粥方 ……………………… (708)
　　　　2. 立春顺安养生汤 …………… (708)
　　　　3. 首乌肝片 …………………… (708)
　　　　4. 虾仁韭菜 …………………… (708)
　　　　5. 雨水顺安汤 ………………… (709)
　　　　6. 惊蛰顺安汤(1-3) …………… (709)
　　　　7. 杜仲腰花 …………………… (709)
　　　　8. 清明顺安养生汤 …………… (709)
　　　　9. 谷雨顺安养生汤1号 ……… (709)
　　　　10. 谷雨顺安养生汤2号 …… (709)
　　　　11. 香椿芽拌豆腐 …………… (710)
　　　　12. 荠菜虾饼 ………………… (710)
　　　　13. 青蒜烧豆腐 ……………… (710)
　　　　14. 春笋焖肉 ………………… (710)
　　　　15. 竹笋鲫鱼汤 ……………… (710)
　　　　16. 百合绿豆汤 ……………… (710)
　　　　17. 苦瓜炒肉丝 ……………… (710)
　　　　18. 素焖扁豆荚 ……………… (711)
　　　　19. 荠菜鸡蛋汤 ……………… (711)
　　　　20. 雍菜荸荠汤 ……………… (711)
　　　　21. 黑米粥 …………………… (711)
　　　　22. 菊苗粥 …………………… (711)
　　　　23. 杞菊茶 …………………… (711)
　　　　24. 桑叶茶 …………………… (711)
　　　　25. 活血黑豆汤 ……………… (711)
　　　　26. 马铃薯牛奶饮 …………… (711)
　　　　27. 人参番茄汤 ……………… (711)
　　　　28. 干姜炒韭菜 ……………… (712)
　　　　29. 红花烧豆腐 ……………… (712)
　　三、春季的药补保健 ………………… (712)
　　四、春季的起居保健 ………………… (713)
　　五、春季的运动保健 ………………… (714)
　　六、春季的精神保健 ………………… (715)
　第五十二篇　夏季防病的重点 …… (716)
　　一、夏季预防暑湿感冒 ……………… (716)
　　二、夏季预防肠道传染病 …………… (716)
　　三、夏季预防过敏症 ………………… (717)
　　四、夏季预防旧病复发 ……………… (717)
　　五、夏季预防心脑血管疾病 ………… (717)
　　六、冬病夏治疗效好 ………………… (718)
　　七、夏季应防的常见病 ……………… (719)

— 1 —

(一)夏季预防中暑 …………………… (719)
(二)夏季预防晒伤 …………………… (720)
(三)夏季预防痱子 …………………… (720)
(四)预防细菌性食物中毒 …………… (720)
(五)预防毒虫蜇伤 …………………… (721)
(六)夏季预防受凉 …………………… (721)
(七)夏季预防湿邪 …………………… (721)
(八)夏季预防生癣 …………………… (722)
(九)夏季预防红眼病 ………………… (722)
(十)夏季要防"火" …………………… (722)

第五十三篇 夏季保健的方法 …… (723)
一、夏季保健的原则 ………………… (723)
二、夏季保健重在"三心" …………… (724)
三、夏季保健十最佳 ………………… (724)
　(一)最佳调味品—食醋 …………… (724)
　(二)最佳蔬菜—苦味菜 …………… (724)
　(三)最佳汤肴—西红柿汤 ………… (724)
　(四)最佳肉食—鸭肉 ……………… (724)
　(五)最佳饮料—热茶 ……………… (724)
　(六)最佳营养素—维生素E ……… (725)
　(七)最佳运动—游泳 ……………… (725)
　(八)最佳服装颜色—红色 ………… (725)
　(九)最佳消暑工具—扇子 ………… (725)
　(十)最佳保健措施—规律睡眠 …… (725)
四、夏季的饮食保健 ………………… (725)
　(一)夏季的饮食补法 ……………… (726)
　(二)夏季的保健食谱 ……………… (733)
　　1.芹菜拌苦瓜 …………………… (733)
　　2.苦瓜炖文蛤 …………………… (734)
　　3.酿丝瓜 ………………………… (734)
　　4.腐干炒蒜苗 …………………… (734)
　　5.荷叶凤脯 ……………………… (734)
　　6.鱼腥草拌莴笋 ………………… (734)
　　7.桂圆粥 ………………………… (734)
　　8.小满顺安养生汤 ……………… (734)
　　9.五味枸杞饮 …………………… (735)
　　10.荷叶茯苓 …………………… (735)
　　11.凉拌莴笋 …………………… (735)
　　12.奶油冬瓜球 ………………… (735)
　　13.兔肉健脾汤 ………………… (735)

　　14.西瓜西红柿汁 ……………… (735)
　　15.大暑顺安养生汤 …………… (735)
　　16.绿豆南瓜汤 ………………… (735)
　　17.蒜茸黄瓜 …………………… (736)
　　18.双耳芦笋 …………………… (736)
　　19.凉瓜虾仁 …………………… (736)
　　20.清蒸鲈鱼 …………………… (736)
　　21.海米冬瓜 …………………… (736)
　　22.红烧冬瓜 …………………… (736)
　　23.冬瓜炖排骨 ………………… (736)
　　24.枸杞茶 ……………………… (736)
　　25.金银花茶 …………………… (736)
　　26.菊花茶 ……………………… (736)
　　27.薄荷茶 ……………………… (736)
　　28.茉莉花茶 …………………… (737)
　　29.银花甘草茶 ………………… (737)
　　30.山楂止痢茶 ………………… (737)
　　31.蒲公英茶 …………………… (737)
　　32.菊花灵芝茶 ………………… (737)
　　33.马蹄水鸭汤 ………………… (737)
　　34.冬瓜水鸭汤 ………………… (737)
　　35.金银花水鸭汤 ……………… (737)
五、夏季的药疗保健 ………………… (737)
　(一)补肾茯苓丸 …………………… (737)
　(二)苁蓉丸 ………………………… (737)
　(三)三圣丸 ………………………… (738)
　(四)四顺散 ………………………… (738)
　(五)五倍丸 ………………………… (738)
　(六)豆蔻散 ………………………… (738)
　(七)食盐明目法 …………………… (738)
　(八)三伏"六一散"法 ……………… (738)
　(九)三伏服参脉散法 ……………… (738)
　(十)三伏解暑法 …………………… (738)
　(十一)三伏服肾沥汤法 …………… (738)
　(十二)薄荷凉茶 …………………… (738)
　(十三)二花茶 ……………………… (738)
　(十四)山楂开胃茶 ………………… (739)
　(十五)桑叶菊花饮 ………………… (739)
　(十六)胖大海茶 …………………… (739)
　(十七)银花菊花茶 ………………… (739)

(十八)降压茶…………………(739)
(十九)夏季常用的中成药……(739)
　六、夏季的起居保健……………(740)
　七、夏季的运动保健……………(740)
　八、夏季的精神保健……………(742)

第五十四篇　秋季防病的重点……(743)
　一、秋季应防肺炎………………(743)
　二、秋季须防疟疾………………(744)
　三、秋季预防钩端螺旋体病……(745)
　四、秋季须防咳嗽………………(745)
　五、秋季须防哮喘………………(746)
　六、秋季须防支气管炎…………(746)
　七、秋季须防急性胃肠炎………(747)
　八、秋季须防秋瓜坏肚…………(747)
　九、秋季易患的各种疾病………(747)
　　(一)秋天警惕肺结核…………(747)
　　(二)秋季须防"慢肺阻"发展…(747)
　　(三)秋季须防大脑炎…………(748)
　　(四)秋季须防秋燥……………(748)
　　(五)秋季预防多痰……………(748)
　　(六)秋季须防咽炎……………(748)
　　(七)秋季须防"老寒腿"………(749)

第五十五篇　秋季保健的方法……(749)
　一、秋季保健的总则……………(749)
　二、秋季保健重在"三保"………(750)
　三、秋季的饮食保健……………(750)
　　(一)秋季的饮食补法…………(751)
　　(二)秋季的保健食谱…………(756)
　　　1. 梨粥………………………(756)
　　　2. 百合银耳粥………………(756)
　　　3. 银百秋梨羹………………(756)
　　　4. 生地粥……………………(756)
　　　5. 甘蔗粥(1)…………………(756)
　　　6. 甘蔗粥(2)…………………(756)
　　　7. 黄精粥……………………(756)
　　　8. 五彩蜜珠果………………(756)
　　　9. 青椒拌豆腐………………(756)
　　　10. 百合莲子汤……………(756)
　　　11. 百合脯…………………(757)
　　　12. 莲子百合煲……………(757)

　　　13. 香酥山药………………(757)
　　　14. 油酱毛蟹………………(757)
　　　15. 百枣莲子银杏粥………(757)
　　　16. 霜降顺安养生汤………(757)
　　　17. 白果萝卜粥……………(757)
　　　18. 川贝冰糖梨……………(757)
　　　19. 栗子粥…………………(757)
　　　20. 芝麻粥…………………(758)
　　　21. 胡萝卜粥………………(758)
　　　22. 菊花粥…………………(758)
　　　23. 醋熘藕片………………(758)
　　　24. 菊花爆鸡丝……………(758)
　　　25. 白萝卜煮豆腐…………(758)
　　　26. 香菇芋艿………………(758)
　　　27. 茄汁茭白………………(758)
　　　28. 百合二冬膏……………(758)
　四、秋季的药补保健……………(759)
　　(一)高青丸……………………(759)
　　(二)生姜汤……………………(759)
　　(三)健脾散……………………(759)
　　(四)八味地黄丸………………(759)
　　(五)补肾茯苓丸………………(759)
　　(六)顺安温肾丸………………(759)
　　(七)顺安益心健脾丸…………(759)
　　(八)顺安疏肝丸………………(759)
　　(九)顺安祛湿丸………………(759)
　五、秋季的起居保健……………(760)
　六、秋季的运动保健……………(761)
　七、秋季的精神保健……………(762)

第五十六篇　冬季防病的重点……(763)
　一、冬季预防中风………………(763)
　一、冬季预防心血管疾病………(763)
　三、冬季预防"老慢支"…………(764)
　四、冬季预防流行性感冒………(765)
　五、冬季预防风湿病……………(765)
　六、冬季预防各种关节病………(767)
　七、冬季预防皮肤瘙痒…………(768)
　八、冬季预防冻疮和冻伤………(769)
　九、冬季预防寒冷性荨麻疹……(770)
　十、冬季预防背部受寒…………(771)

十一、冬季易患的各种疾病 …………(771)
　(一)冬季警惕骨质疏松………(771)
　(二)冬季应注意保护前列腺………(772)
　(三)冬季患的三大炎症………(772)
　(四)冬季易患的阳虚症………(773)
　(五)冬季预防脑梗死………(773)
　(六)冬季预防气脱………(773)
　(七)冬季预防头痛………(773)
　(八)冬季预防哮喘………(774)
　(九)冬季预防多痰………(774)
　(十)冬季预防痛风………(774)
　(十一)冬季预防痔疮………(774)
十二、冬季保健歌诀 ………………(775)

第五十七篇　冬季保健的方法 …(775)
一、冬季保健的原则 ………………(775)
二、冬季如何进补 …………………(776)
　(一)气虚进补 …………………(776)
　(二)血虚进补 …………………(776)
　(三)阴虚进补 …………………(776)
　(四)阳虚进补 …………………(776)
三、冬季的饮食保健 ………………(777)
　(一)冬季的饮食补法 …………(777)
　(二)冬季的保健食谱 …………(780)
　　1. 金针菇冬笋 ………………(780)
　　2. 枸杞爆鸡丁 ………………(780)
　　3. 韭黄炒猪腰 ………………(781)
　　4. 双冬烩菜心 ………………(781)
　　5. 萝卜排骨羹 ………………(781)
　　6. 牛乳粥 ……………………(781)
　　7. 鸡汁粥 ……………………(781)
　　8. 鲫鱼粥 ……………………(781)
　　9. 甜浆粥 ……………………(781)
　　10. 板栗粥 …………………(782)
　　11. 桂圆粥 …………………(782)
　　12. 莲肉粥 …………………(782)
　　13. 百合莲子羹 ……………(782)
　　14. 神仙粥 …………………(782)
　　15. 黑芝麻粳米粥 …………(782)
　　16. 丝瓜西红柿粥 …………(782)
　　17. 桂圆红枣粥 ……………(782)
　　18. 当归生姜羊肉汤 ………(782)
　　19. 虫草蒸老鸭 ……………(782)
　　20. 玫瑰烤羊心 ……………(782)
　　21. 芝麻兔 …………………(783)
　　22. 枸杞肉丝 ………………(783)
　　23. 火腿烧海参 ……………(783)
　　24. 木耳冬瓜三鲜汤 ………(783)
　　25. 白萝卜炖羊肉 …………(783)
　　26. 山药羊肉汤 ……………(783)
　　27. 强肾狗肉汤 ……………(783)
　　28. 核桃仁饼 ………………(783)
　　29. 野山菌乌鸡汤 …………(784)
　　30. 参茸猪心汤 ……………(784)
　　31. 姜枣汤 …………………(784)
　　32. 治咳嗽方(1) ……………(784)
　　33. 治咳嗽方(2) ……………(784)
　　34. 治咳嗽方(3) ……………(784)
　　35. 治咳嗽方(4) ……………(784)
　　36. 治咳嗽方(5) ……………(784)
　　37. 治咳嗽方(6) ……………(784)
　　38. 蜜饯柚肉 ………………(784)
　　39. 蒸梨 ……………………(784)
　(三)冬季进补五谨防 …………(785)
四、冬季的药补保健 ………………(785)
　(一)冬季药补保健的原则 ……(785)
　(二)冬季药补保健的宜忌 ……(787)
　(三)冬季药补保健的方法 ……(790)
　　1. 护命茯苓丸 ………………(790)
　　2. 十月枸杞地黄法 …………(790)
　　3. 十月服槐子法 ……………(790)
　　4. 药膳处方 …………………(790)
　　5. 顺安益气健脾汤 …………(790)
　　6. 顺安健脾渗湿汤 …………(790)
　　7. 顺安益气健脾升阳汤 ……(791)
　　8. 玉屏风散 …………………(791)
　　9. 治咳嗽方(1) ……………(791)
　　10. 治咳嗽方(2) ……………(791)
　　11. 治咳嗽方(3) ……………(791)
　　12. 百合冬花饮 ……………(791)
　　13. 冬花茶 …………………(791)

        14. 川贝炖梨 …………………… (791)
        15. 秋梨枇杷膏 ………………… (791)
        16. 桑杏饮 ……………………… (791)
        17. 橘红丸 ……………………… (791)
    五、冬季的起居保健 …………………… (792)
        (一)冬季要养肾 ………………… (792)
        (二)冬季要养藏 ………………… (792)
        (三)冬季要养静 ………………… (793)
    六、冬季的运动保健 …………………… (793)
        (一)适宜冬季运动的项目 ……… (793)
        (二)冬季运动应注意的问题 …… (795)
    七、冬季的精神保健 …………………… (796)

第八卷 妇女保健 …………………… (798)

第五十八篇 妇女保健总论 ………… (799)
    一、妇女保健的重要意义 …………… (799)
    二、妇女保健的重点内容 …………… (799)
    三、女人的健康标准 ………………… (800)
    四、健美和匀称是女性美的标准 …… (800)
    五、女性健康时间表 ………………… (801)
    六、女人健康的最佳时间 …………… (801)
    七、妇女健康六策略 ………………… (802)
    八、女性健美七要诀 ………………… (803)
    九、女性每天饮食七要点 …………… (804)
    十、女性养血五法 …………………… (805)
    十一、水女人最健康 ………………… (805)
    十二、女性手脚凉应补气 …………… (806)
    十三、美满婚姻可以增强免疫力 …… (806)
    十四、爱抚有益健康 ………………… (806)
    十五、睡眠有利于美容 ……………… (806)
    十六、女性裸睡有益健康 …………… (807)
    十七、怎样永葆美丽和魅力 ………… (807)
    十八、女性如何使青春常驻 ………… (807)
    十九、不用化妆品也可以美容 ……… (808)
    二十、瓜果敷面可以美容 …………… (809)
    二一、女性如何有效减肥 …………… (809)
    二二、女性不要一味拒绝脂肪 ……… (810)
    二三、当归是治疗妇科病的圣药 …… (810)
    二四、新婚蜜月防病法 ……………… (810)
    二五、女性要慎用爽身粉 …………… (811)
    二六、剧烈运动会导致妇科病 ……… (811)

    二七、宝石首饰有损健康 …………… (811)
    二八、少女妊娠危害健康 …………… (811)
    二九、性生活保健 …………………… (812)
    三十、女性特殊时期用药宜忌 ……… (815)
    三一、妇女不宜饮茶的时期 ………… (815)
    三二、女性不宜吃素的时期 ………… (815)
    三三、女性莫让时髦损害健康 ……… (815)

第五十九篇 妇女的生理特点 ……… (816)
    一、胎儿和新生儿生理特点 ………… (816)
    二、儿童期的生理特点 ……………… (817)
    三、青春期的生理特点 ……………… (817)
        (一)体格发育 …………………… (817)
        (二)生殖器官发育(第一性征) … (817)
        (三)第二性征 …………………… (818)
        (四)月经初潮 …………………… (818)
    四、性成熟期的生理特点 …………… (818)
    五、月经的生理特点 ………………… (818)
        (一)月经 ………………………… (818)
        (二)月经周期 …………………… (818)
        (三)行经伴随现象 ……………… (818)
    六、带下的生理特点 ………………… (818)
    七、妊娠的生理特点 ………………… (819)
        (一)受孕机理 …………………… (819)
        (二)妊娠现象 …………………… (819)
        (三)预产期的计算与临产特征 … (820)
    八、产褥期的生理特点 ……………… (820)
    九、围绝经期的生理特点 …………… (820)

第六十篇 妇女的经期保健 ………… (821)
    一、经期保健至关重要 ……………… (821)
    二、月经期保健注意事项 …………… (821)
        (一)注意卫生,预防感染 ……… (821)
        (二)禁止性生活、盆浴和游泳 … (821)
        (三)不作剧烈运动,避免过度劳累
            ………………………………… (821)
        (四)避免受凉,注意保暖 ……… (821)
        (五)调节心情,保持舒畅 ……… (822)
        (六)饮食适当,睡眠充足 ……… (822)
        (七)忌穿紧身裤 ………………… (822)
        (八)忌高声唱歌 ………………… (822)
        (九)忌捶背 ……………………… (822)

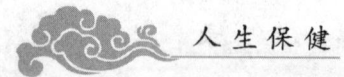
人生保健

（十）禁做X光检查 …………………(822)
三、痛经的简易自我处理法 …………(822)
四、月经不调的自我判断调理法 ……(822)
五、预防"经前期紧张症" ……………(823)
六、女性痛经的调理 ……………………(823)
七、如何减少经血异味 ………………(823)
八、女性月经期不能喝酒 ……………(823)
九、月经期前后更需充足的钙 ………(824)
十、月经期应注意调养 ………………(824)
十一、月经期的食疗 ……………………(824)

第六十一篇 妇女的围婚期保健 …(827)
一、婚前保健的重要性 ………………(827)
二、婚前医学检查的主要疾病 ………(827)
三、婚前医学检查的主要项目 ………(828)
四、医学指导意见的掌握原则 ………(830)
五、新婚期卫生保健 ……………………(832)
（一）注意性生活卫生 …………………(832)
（二）新婚做爱须知 ……………………(832)
（三）新婚期不宜马上受孕 ……………(832)
六、新婚期性保健 ………………………(832)
（一）性生理知识 ………………………(832)
（二）性心理知识 ………………………(834)
（三）性卫生知识 ………………………(834)
七、新婚期生育保健 ……………………(836)
（一）受孕的原理 ………………………(836)
（二）计划受孕前的准备 ………………(837)
（三）计划受孕的方法 …………………(838)
八、新婚期节育保健 ……………………(839)
九、新婚期调养 …………………………(840)

第六十二篇 妇女的妊娠期保健 …(841)
一、首先做好孕前保健 ………………(841)
（一）种子之道 …………………………(841)
（二）受孕之禁忌 ………………………(841)
（三）做到计划受孕 ……………………(842)
（四）排除遗传和环境等不利因素 ……(842)
（五）为新生命创造优良的小环境 ……(842)
（六）调整避孕方法 ……………………(843)
（七）选择适宜的受孕年龄和季节 ……(843)
二、生男生女如何预计 ………………(843)
（一）男女受胎时日法 …………………(843)

（二）推王相时日法 ……………………(844)
（三）推贵宿日法 ………………………(844)
（四）古人论生男女方 …………………(846)
（五）清宫珍藏生男育女预计表 ………(847)
三、怎样尽早知道是否怀孕 …………(849)
四、妊娠期的生理、心理特点 ………(849)
（一）孕妇的生理变化和特点 …………(849)
（二）孕妇的心理变化和影响 …………(849)
五、为妊娠期创造良好的生活环境 …(850)
六、妊娠期妇女的保健 ………………(851)
（一）妊娠早期保健 ……………………(851)
（二）妊娠中期保健 ……………………(852)
（三）妊娠末期保健 ……………………(853)
（四）妊娠期的饮食保健 ………………(854)
（五）妊娠期的按摩保健 ………………(854)
（六）妊娠期生理卫生 …………………(854)
（七）性生活注意事项 …………………(855)
七、古人养胎秘方 ………………………(855)
（一）《妇人秘科·养胎》论 ……………(855)
（二）《育婴家秘》万全养胎论 …………(855)
（三）逐月养胎方 ………………………(856)
八、要坚持做正规的产前检查 ………(857)
（一）产前检查的意义 …………………(857)
（二）产前检查的内容和方法 …………(857)
（三）孕妇自我监护法 …………………(858)
（四）孕妇产前检查应计为劳动时间
　　　………………………………………(858)
九、妊娠期调养 …………………………(858)
（一）妊娠期饮食调节 …………………(858)
（二）妊娠期的营养调补法 ……………(859)
（三）妊娠期精神调节 …………………(860)
十、孕妇的营养 …………………………(860)
（一）妊娠期各类营养素的需要 ………(861)
（二）妊娠期需要的食品类型 …………(865)
（三）妊娠期的药膳 ……………………(865)
十一、孕妇用药宜忌 ……………………(866)
（一）孕妇合理用药法 …………………(866)
（二）孕妇慎用及禁用的药物 …………(866)
（三）孕妇作针灸应注意的问题 ………(866)
（四）孕妇药忌歌 ………………………(867)

十二、孕妇的宜忌 …………………… (867)
　　(一)孕妇不宜饮酒 ………………… (867)
　　(二)孕妇不宜抽烟 ………………… (867)
　　(三)孕妇应严忌毒品 ……………… (867)
　　(四)孕妇的食忌 …………………… (867)
　　(五)孕妇须保持心情舒畅 ………… (868)
十三、为什么说盲目保胎不好 ……… (869)
十四、怎样推算预产期 ……………… (869)
十五、注重胎教大有益处 …………… (869)
　　(一)胎教的意义 …………………… (869)
　　(二)胎教的方法 …………………… (870)
　　(三)胎教的沿革 …………………… (870)
　　(四)古人论胎教 …………………… (870)
　　(五)科学看胎教 …………………… (871)
十六、为何有的夫妇怀不上孩子 …… (871)
　　(一)妇人不孕的原因 ……………… (871)
　　(二)古人论妇人不孕 ……………… (872)
十七、不孕和不育不是一回事 ……… (873)
　　(一)不孕和不育的区别 …………… (873)
　　(二)古人论不孕的原因 …………… (873)
　　(三)不育的一些原因 ……………… (874)
　　(四)正确对待不孕和不育 ………… (874)
十八、生育困难的夫妇如何求医问药
　　　……………………………………… (874)
　　(一)不孕病因的检查方法 ………… (874)
　　(二)有的放矢的规范性治疗 ……… (875)
　　(三)保持良好的心态 ……………… (875)

第六十三篇　妇女的产褥期保健 …… (875)
一、分娩期卫生保健 ………………… (875)
　　(一)预产期的计算 ………………… (876)
　　(二)分娩前的准备 ………………… (876)
　　(三)分娩的先兆 …………………… (876)
　　(四)分娩的过程 …………………… (876)
二、产褥期卫生保健 ………………… (876)
　　(一)预防产后出血 ………………… (877)
　　(二)产褥期卫生 …………………… (877)
　　(三)慎寒温 ………………………… (877)
　　(四)适劳逸 ………………………… (877)
　　(五)观察大小便 …………………… (877)
　　(六)观察子宫复旧和恶露 ………… (877)
　　(七)适当活动,做产后健身操 …… (878)
　　(八)产褥期心理保健 ……………… (878)
　　(九)母乳喂养指导 ………………… (878)
　　(十)产后健康检查和避孕 ………… (879)
三、产褥期调养 ……………………… (879)
四、产褥期营养 ……………………… (880)
　　(一)产褥期营养需要 ……………… (880)
　　(二)产褥期膳食 …………………… (880)
　　(三)产褥期药膳 …………………… (880)
五、产后吃什么身体恢复得快 ……… (883)
　　(一)产后饮食原则 ………………… (883)
　　(二)产后第一周常吃的食物 ……… (883)
　　(三)产后第二周常吃的食物 ……… (883)
　　(四)产后第三周常吃的食物 ……… (883)
　　(五)出月子后常吃的食物 ………… (884)
六、产后多汗,补肾、补血好得快 …… (884)
七、让剖腹产伤口尽快恢复 ………… (884)
八、剖腹产的母亲需要大补气血 …… (884)
　　(一)剖腹产给母亲造成的伤害 …… (884)
　　(二)剖腹产给婴儿造成的伤害 …… (885)
九、用食疗调节产后心情 …………… (885)
十、坐月子期间能否洗头、洗澡 …… (886)
十一、产褥期宜忌 …………………… (886)
　　(一)产后六戒 ……………………… (886)
　　(二)产后五宜 ……………………… (887)

第六十四篇　妇女的哺乳期保健 …… (887)
一、哺乳期保健 ……………………… (887)
　　(一)哺乳期乳房的护理 …………… (887)
　　(二)哺乳期饮食禁忌 ……………… (888)
　　(三)哺乳期常见问题的预防和处理
　　　………………………………………… (888)
　　(四)哺乳期婴儿问题的预防和处理
　　　………………………………………… (889)
　　(五)母婴有病时的母乳喂养问题
　　　………………………………………… (889)
二、母乳喂养是最佳选择 …………… (890)
　　(一)母乳的成分 …………………… (890)
　　(二)母乳喂养的优越性 …………… (891)
　　(三)母乳分泌的调节 ……………… (892)
　　(四)婴儿的正确吸吮 ……………… (893)
　　(五)母乳喂养的技巧 ……………… (893)

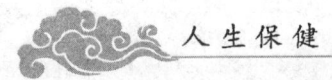

三.快速"产奶"、催奶的方法 …………(894)
  (一)快速"产奶"的方法 …………(894)
  (二)快速催奶的食疗方 …………(894)
  (三)饮食发奶方法 …………(895)
四、如何预防乳头皲裂 …………(895)
五、给孩子喂奶时预防受凉 …………(896)
六、急性乳腺炎的快速防治法 …………(896)
  (一)体内寒重的乳腺炎 …………(896)
  (二)体内热大的乳腺炎 …………(897)
  (三)严重的乳腺炎 …………(897)
七、哺乳期营养 …………(897)
  (一)乳母营养需要 …………(897)
  (二)乳母饮食 …………(898)
八、哺乳期避孕 …………(898)
  (一)哺乳期选择避孕方法的原则 …(898)
  (二)可选用的避孕方法 …………(898)
  (三)不宜使用的避孕方法 …………(898)
九、哺乳期用药和针灸禁忌 …………(898)
  (一)哺乳期用药禁忌 …………(898)
  (二)哺乳期不宜针灸哪些穴位 …………(898)

第六十五篇 妇女的更年期保健 …………(899)
一、更年期的定义及重要性 …………(899)
二、更年期的生理和心理变化 …………(899)
  (一)更年期的生理改变 …………(899)
  (二)更年期的心理改变 …………(900)
三、更年期综合征的自我判断法 …………(901)
四、更年期的常见症状 …………(901)
  (一)更年期综合征 …………(901)
  (二)骨质疏松症 …………(901)
  (三)其他 …………(902)
五、更年期的保健 …………(902)
  (一)培养良好的饮食习惯 …………(902)
  (二)保证充分睡眠 …………(902)
  (三)坚持体育锻炼 …………(902)
  (四)维持正常体重 …………(902)
  (五)注意禁忌烟酒 …………(902)
  (六)坚持适度性生活 …………(903)
  (七)定期做健康检查 …………(903)
  (八)激素替代疗法 …………(903)
  (九)常见症状的防治 …………(903)

  (十)维持心理平衡 …………(904)
六、更年期的调养 …………(904)
  (一)总体调节 …………(904)
  (二)加强饮食调理 …………(904)
  (三)注意调控情绪 …………(904)
  (四)注意绝经前后月经变化 …………(905)
  (五)预防感染 …………(905)
  (六)预防子宫脱垂 …………(905)
  (七)防治骨质疏松 …………(905)
七、更年期的营养 …………(905)
  (一)妇女更年期营养代谢特点 …………(905)
  (二)女性更年期的饮食 …………(906)
  (三)妇女更年期饮食养生要点 …………(906)
  (四)妇女更年期饮食养生方 …………(907)
  (五)更年期综合征的食疗 …………(908)
  (六)更年期综合征宜常食用的食物 …………(908)
八、更年期保健五条建议 …………(909)

第六十六篇 妇女的常见病防治 …………(909)
一、月经不调防治法 …………(909)
二、痛经防治法 …………(914)
三、闭经防治法 …………(919)
四、倒经防治法 …………(921)
五、崩漏防治法 …………(922)
六、功能性子宫出血防治法 …………(924)
七、带下病防治法 …………(925)
八、保胎验方 …………(928)
九、妊娠恶阻(呕吐)防治法 …………(928)
十、妊娠浮肿防治法 …………(930)
十一、宫外孕防治法 …………(932)
十二、先兆流产的防治法 …………(932)
十三、治小产方 …………(934)
十四、治难产方 …………(935)
十五、治产后病方 …………(935)
十六、治乳病方 …………(936)
十七、通乳断乳方 …………(937)
十八、防治不孕症方 …………(938)
十九、欲求子方 …………(939)
二十、不孕症防治法 …………(940)
二一、产后恶露防治法 …………(945)

二二、产后缺乳防治法 …… (947)
二三、回乳的方法 …… (948)
二四、产后体虚的防治法 …… (949)
二五、产后血虚防治法 …… (949)
二六、产后盗汗的防治法 …… (950)
二七、产后便秘的防治法 …… (950)
二八、治产后病药酒 …… (950)
二九、乳头皲裂的防治法 …… (951)
三十、子宫脱垂防治法 …… (951)
三一、乳腺炎的防治法 …… (953)
三二、乳腺增生的防治法 …… (954)
三三、阴痒的防治法 …… (955)
三四、阴肿的防治法 …… (956)
三五、滴虫性阴道炎的防治法 …… (956)
三六、霉菌性阴道炎的防治法 …… (957)
三七、老年性阴道炎的防治法 …… (958)
三八、子宫颈炎的防治法 …… (958)
三九、盆腔炎的防治法 …… (960)
四十、防治黄褐斑方 …… (962)
四一、梅核气的防治法 …… (962)
四二、性病的防治法 …… (963)
　(一)淋病的防治 …… (963)
　(二)梅毒的防治 …… (963)
　(三)软下疳的防治 …… (964)
　(四)尖锐湿疣的防治 …… (965)
　(五)艾滋病的防治 …… (966)
四三、更年期综合征防治法 …… (967)
四四、乳腺癌防治法 …… (969)
四五、卵巢癌的防治法 …… (972)
四六、子宫颈癌防治法 …… (973)
四七、子宫内膜癌的防治法 …… (976)
四八、子宫肌瘤的防治法 …… (978)
四九、妇女养血第一方 …… (979)
五十、玫瑰花是女人病的克星 …… (979)
五一、妇科病的食疗方 …… (980)
五二、妇女美容方 …… (981)
五三、妇女减肥法 …… (983)
五四、妇人病通治方 …… (983)
五五、治妇人杂病方 …… (984)

第九卷　婴幼儿 保健 …… (986)

第六十七篇　婴幼儿保健总论 …… (987)
一、婴幼儿的生理特点 …… (987)
　(一)体格发育 …… (987)
　(二)神经系统发育 …… (987)
　(三)各系统的发育 …… (988)
二、婴幼儿的心理卫生 …… (988)
　(一)婴儿期儿童的心理卫生 …… (988)
　(二)幼儿期儿童的心理卫生 …… (989)
　(三)学龄前儿童的心理卫生 …… (990)
三、养子十法 …… (991)
四、"三浴"锻炼可增强幼儿体质 …… (992)
　(一)空气浴 …… (992)
　(二)日光浴 …… (992)
　(三)水浴 …… (992)
五、孩子应每天吃些蔬菜 …… (993)
六、白开水是孩子最好的饮料 …… (993)
七、儿童饮食"四不原则" …… (994)
八、儿童固元膏 …… (994)
九、要预防小儿维生素A缺乏症 …… (994)
十、婴儿要适量补充鱼肝油 …… (995)
十一、小儿保健十不要 …… (995)
　(一)小儿不要多吃糖 …… (995)
　(二)小儿不要多吃零食 …… (995)
　(三)小儿不要多食冷饮 …… (995)
　(四)小儿不要过多食用水果 …… (996)
　(五)3岁以上小儿不要多食牛乳食品 …… (996)
　(六)小儿不要喝酒 …… (996)
　(七)小儿不要穿皮鞋 …… (996)
　(八)小儿不要睡软床 …… (996)
　(九)小儿不要久看电视 …… (996)
　(十)小儿不要跳迪斯科 …… (997)
十二、婴幼儿保健注意事项 …… (997)
　(一)小儿五宜 …… (997)
　(二)小儿诸不宜 …… (997)
十三、注意预防佝偻病 …… (999)
十四、"九看一摸"：孩子有病早知道 …… (999)
十五、父母要懂点看舌质舌苔的常识 …… (1000)
　(一)看舌质 …… (1000)

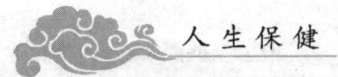

(二)看舌苔 …………………………(1000)
(三)看舌苔时应注意的问题 ……(1000)
十六、如何判断小儿疾病 …………(1000)
　　(一)望诊 ………………………(1000)
　　(二)闻诊 ………………………(1002)
十七、怎样给小儿吃药 ……………(1003)
十八、儿童智力的测量 ……………(1003)
十九、培养婴幼儿良好的生活习惯 …(1006)
　　(一)培养良好习惯的原则 ……(1006)
　　(二)培养良好习惯的方法 ……(1006)
　　(三)具体良好生活习惯的培养 …(1007)
　　(四)良好行为习惯 ……………(1007)
二十、常晒太阳预防儿童近视 ……(1008)
二一、多吃蔬菜可让孩子变乖 ……(1008)
二二、选择好婴幼儿服装 …………(1008)
二三、婴幼儿玩具和图书的作用 …(1008)
二四、婴幼儿的体格锻炼 …………(1009)
　　(一)改善儿童体质,提高健康水平
　　　　　　　　　　　　　　……(1009)
　　(二)增强机体的耐受力和抵抗力
　　　　　　　　　　　　　　……(1009)
　　(三)有利于弱病儿童的康复 ……(1009)
　　(四)有利于大脑皮质的兴奋与抑制
　　　　平衡 ……………………(1009)
　　(五)有利于德、智、体、美全面发展
　　　　　　　　　　　　　　……(1010)
二五、运动有利于儿童健脑 ………(1010)
二六、关注婴幼儿成长的几个数字 …(1010)
二七、判断孩子健康的三项标准 …(1011)
二八、做好儿童早期教育 …………(1011)
　　(一)早期教育的关键时期 ……(1011)
　　(二)早期教育的原则和内容 …(1012)
　　(三)早期教育的误区 …………(1012)
　　(四)在现实生活中学习 ………(1012)
　　(五)接触大自然 ………………(1013)
　　(六)早期教育的要点 …………(1013)
　　(七)早期教育应注意的问题 …(1014)
二九、期望父母理解的22条育儿提示
　　　　　　　　　　　　　　……(1015)
三十、父母是最好的育儿专家 ……(1015)

第六十八篇　婴幼儿的发育特点 ……(1016)

一、小儿生长发育规律 ……………(1016)
二、婴幼儿身体的发育 ……………(1017)
三、婴幼儿动作的发育 ……………(1018)
四、婴幼儿语言的发育 ……………(1019)
五、婴幼儿知觉和情感的发育 ……(1020)
六、婴幼儿智力发育 ………………(1021)
七、儿童心理行为的发育—儿童气质
　　　　　　　　　　　　　　……(1022)
　　(一)气质的概念 ………………(1022)
　　(二)气质的类型 ………………(1022)
　　(三)影响气质的因素 …………(1022)
八、乳儿诸忌 ………………………(1023)
九、古人论婴幼儿养育 ……………(1024)
　　(一)不可不爱惜,亦勿过爱惜 …(1024)
　　(二)小儿欲得安,无过饥与寒 …(1024)
　　(三)童子不可衣裘 ……………(1025)
　　(四)小儿四时之宜 ……………(1025)
　　(五)过爱小儿,反害小儿 ………(1025)
　　(六)贫家育子暗合育子四理 …(1025)
十、婴幼儿的预防接种 ……………(1025)
　　(一)计划外免疫疫苗的种类 …(1026)
　　(二)预防接种后的反应及措施 …(1026)

第六十九篇　婴幼儿营养与饮食保健
　　　　　　　　　　　　　　……(1027)

一、婴幼儿的营养基础 ……………(1027)
　　(一)蛋白质 ……………………(1027)
　　(二)碳水化合物 ………………(1027)
　　(三)脂肪 ………………………(1027)
　　(四)矿物质和微量元素 ………(1028)
　　(五)维生素 ……………………(1029)
　　(六)水 …………………………(1029)
二、婴幼儿营养的特点 ……………(1029)
　　(一)婴幼儿与成人营养有何不同
　　　　　　　　　　　　　　……(1029)
　　(二)婴幼儿营养状况的判断 …(1029)
三、婴幼儿的饮食保健方选 ………(1030)
四、婴幼儿营养保健食谱 …………(1030)
　　(一)婴幼儿保健食谱(4～5个月)
　　　　　　　　　　　　　　……(1030)
　　(二)婴幼儿保健食谱(7～12个月)
　　　　　　　　　　　　　　……(1031)

(三)婴幼儿保健食谱(1～3岁) … (1032)
　　(四)婴幼儿保健食谱(4～6岁) … (1033)
　　(五)婴幼儿普通食谱 …………… (1034)
　　(六)健脾消食食谱 ……………… (1034)
　　(七)健脑益智食谱 ……………… (1035)
　　(八)助长食谱 …………………… (1035)
　　(九)盛夏消暑食谱 ……………… (1036)
　　(十)防燥食谱 …………………… (1036)
　　(十一)体弱食谱 ………………… (1037)
　　(十二)保护眼睛食谱 …………… (1037)
　　(十三)保护咽喉食谱 …………… (1037)
　五、孩子每周的食谱安排 …………… (1037)
　六、婴儿断奶后的营养汤 …………… (1038)
　七、婴幼儿应补维生素D …………… (1038)
　八、有效地给孩子补钙 ……………… (1038)
　九、学龄前儿童的营养 ……………… (1038)
　十、幼儿及学龄前期儿童膳食安排 … (1039)
　十一、小儿良好饮食习惯的培养 …… (1039)
　十二、儿童慎吃"三精"食品 ………… (1039)

第七十篇　婴儿期保健 ……………… (1040)
　一、婴儿期保健的内容和方法 ……… (1040)
　　(一)母乳喂养 …………………… (1040)
　　(二)人工喂养 …………………… (1041)
　　(三)混合喂养 …………………… (1042)
　　(四)奶量和次数 ………………… (1042)
　　(五)添加辅食 …………………… (1042)
　　(六)断奶和断奶以后的饮食 …… (1042)
　　(七)早期语言训练 ……………… (1043)
　二、新生儿的保健 …………………… (1043)
　　(一)新生儿体格标准 …………… (1043)
　　(二)新生儿生理特点 …………… (1043)
　　(三)新生儿特有生理现象 ……… (1044)
　　(四)新生儿喂养 ………………… (1045)
　　(五)新生儿护理要点 …………… (1048)
　　(六)新生儿的能力 ……………… (1050)
　三、1～3个月婴儿的保健 …………… (1050)
　　(一)身体发育特点 ……………… (1050)
　　(二)能力发育 …………………… (1051)
　　(三)喂养方法 …………………… (1051)
　　(四)注意添加辅食 ……………… (1051)

　　(五)环境 ………………………… (1051)
　　(六)衣着 ………………………… (1052)
　　(七)睡眠 ………………………… (1052)
　　(八)玩具选择 …………………… (1052)
　　(九)预防发生意外 ……………… (1052)
　　(十)身体锻炼 …………………… (1053)
　四、4～6个月婴儿的保健 …………… (1053)
　　(一)身体发育特点 ……………… (1053)
　　(二)能力发育 …………………… (1053)
　　(三)不要拔苗助长 ……………… (1054)
　　(四)注意添加辅食 ……………… (1054)
　　(五)婴儿的饮料 ………………… (1054)
　　(六)环境 ………………………… (1054)
　　(七)衣服 ………………………… (1054)
　　(八)睡眠 ………………………… (1055)
　　(九)玩耍和游戏 ………………… (1055)
　　(十)开始听音乐 ………………… (1055)
　　(十一)身体锻炼 ………………… (1055)
　　(十二)预防意外伤害 …………… (1056)
　　(十三)预防传染病 ……………… (1056)
　五、7～9个月婴儿的保健 …………… (1056)
　　(一)身体发育特点 ……………… (1056)
　　(二)能力发育 …………………… (1057)
　　(三)喂养方式方法 ……………… (1057)
　　(四)添加辅食 …………………… (1057)
　　(五)环境 ………………………… (1058)
　　(六)衣着 ………………………… (1058)
　　(七)睡眠 ………………………… (1058)
　　(八)玩耍和游戏 ………………… (1058)
　　(九)防止发生意外 ……………… (1059)
　六、10～12个月婴儿的保健 ………… (1059)
　　(一)身体发育特点 ……………… (1059)
　　(二)能力发育 …………………… (1059)
　　(三)喂养方式方法 ……………… (1060)
　　(四)支持孩子自己吃 …………… (1060)
　　(五)护理与保育 ………………… (1060)
　　(六)衣着 ………………………… (1061)
　　(七)睡眠 ………………………… (1061)
　　(八)玩具选择 …………………… (1061)
　　(九)防止发生意外 ……………… (1061)

(十)带孩子看病应注意什么 …… (1061)
七、给予新生儿爱的信息 …… (1062)
八、四个月后婴儿添加蛋黄 …… (1062)
九、六个月后婴儿才能喂固体食物 …… (1062)
十、婴儿发育健康的重要指标 …… (1063)
　(一)体重 …… (1063)
　(二)身长 …… (1063)
　(三)头围 …… (1063)
　(四)胸围 …… (1063)
十一、婴儿常见问题的处理 …… (1063)
　(一)蜂蜜香油膏防治红屁股 …… (1063)
　(二)清除小儿鼻疮痂 …… (1063)
　(三)帮宝宝把痰咳出来 …… (1063)
　(四)提耳朵止婴儿呛奶 …… (1063)

第七十一篇　幼儿期保健 …… (1064)
一、幼儿期保健的内容和方法 …… (1064)
　(一)合理安排饮食 …… (1064)
　(二)培养良好的生活习惯 …… (1064)
　(三)促进动作和语言的发展 …… (1064)
　(四)预防意外事故 …… (1064)
二、古人论幼儿的护理 …… (1064)
三、幼儿的合理饮食 …… (1065)
　(一)幼儿的膳食原则 …… (1065)
　(二)日托儿的夜间加餐 …… (1065)
　(三)培养良好的膳食习惯 …… (1065)
四、1～3岁幼儿的保健 …… (1065)
　(一)1～3岁幼儿的特点 …… (1065)
　(二)幼儿的营养需要 …… (1066)
　(三)幼儿期的喂养 …… (1066)
　(四)预防接种要有始有终 …… (1067)
　(五)保护好幼儿的乳牙 …… (1067)
　(六)保护好幼儿的听力 …… (1067)
　(七)幼儿看电视须知 …… (1068)
　(八)发展幼儿的色觉 …… (1068)
　(九)语言能力的培养 …… (1069)
　(十)教幼儿自己动手吃饭 …… (1069)
　(十一)培养幼儿独自入睡 …… (1069)
　(十二)幼儿的早期教育 …… (1069)
　(十三)走进大自然 …… (1070)
　(十四)幼儿玩具的选择 …… (1070)
　(十五)在玩中学知识 …… (1071)
　(十六)培养幼儿讲卫生的好习惯 …… (1071)
　(十七)注意幼儿美育的培养 …… (1071)
　(十八)注重言传身教 …… (1072)
　(十九)培养幼儿良好的性格 …… (1072)
五、4～6岁幼儿的保健 …… (1073)
　(一)生长发育的特点 …… (1073)
　(二)幼儿的饮食调配 …… (1073)
　(三)培养孩子独立生活的能力 …… (1074)
　(四)道德品质形成的重要阶段 …… (1074)
　(五)游戏对儿童十分有益 …… (1075)
　(六)玩具的选择 …… (1075)
　(七)注重儿童的美育教育 …… (1076)
　(八)孩子做错了事怎么办 …… (1076)
　(九)防止发生意外 …… (1077)
　(十)儿童入学前的准备 …… (1077)
六、注意保护好孩子的眼睛 …… (1078)
七、重视促进幼儿的心理健康 …… (1078)
八、注意培养学龄前儿童的心理素质 …… (1079)
　(一)培养热情 …… (1079)
　(二)培养自信心 …… (1079)
　(三)培养应变能力 …… (1079)
　(四)培养同情心 …… (1079)
　(五)培养乐观精神 …… (1080)

第七十二篇　婴幼儿常见病防治 …… (1080)
一、小儿形色诊病法 …… (1080)
二、小儿特定穴位及主治 …… (1081)
三、婴幼儿内科病防治 …… (1084)
　(一)防治小儿发热方 …… (1084)
　(二)防治小儿感冒方 …… (1087)
　(三)防治小儿腹泻方 …… (1091)
　(四)治吐泻症方 …… (1094)
　(五)防治小儿肺炎方 …… (1094)
　(六)防治小儿支气管炎方 …… (1096)
　(七)防治脾胃病方 …… (1098)
　(八)防治痰喘方 …… (1098)
　(九)防治咳嗽方 …… (1099)
　(十)防治小儿消化不良方 …… (1099)

(十一)防治伤食方 …………………… (1100)
(十二)防治诸痱方 …………………… (1101)
(十三)防治小儿疳积方 ………………… (1102)
(十四)防治小儿营养不良方 …………… (1103)
(十五)防治婴幼儿腹胀、腹痛方 … (1104)
(十六)防治小儿便秘方 ………………… (1105)
(十七)防治小儿暑热方 ………………… (1106)
(十八)防治小儿贫血方 ………………… (1107)
(十九)防治小儿多汗方 ………………… (1109)
(二十)防治小儿肾脏病方 …………… (1110)
(二一)防治小儿虫积方 ………………… (1111)
(二二)防治小儿蛔虫病方 …………… (1112)
(二三)防治小儿蛲虫病方 …………… (1113)
(二四)防治小儿绦虫方 ………………… (1114)
(二五)防治小儿钩虫方 ………………… (1114)
(二六)防治小儿遗尿方 ………………… (1114)
(二七)防治小儿便闭方 ………………… (1116)
(二八)防治小儿呕吐方 ………………… (1116)
(二九)防治小儿厌食方 ………………… (1117)
(三十)防治小儿扁桃体炎方 …………… (1118)
(三一)防治小儿脑炎方 ………………… (1119)
(三二)防治小儿流脑方 ………………… (1120)
(三三)防治小儿佝偻病方 …………… (1120)
(三四)防治小儿癫痫方 ………………… (1122)
(三五)防治小儿惊厥、惊风方 ……… (1122)
(三六)防治惊风方 ……………………… (1124)

四、婴幼儿传染病防治 …………………… (1125)
(一)防治小儿水痘方 ………………… (1125)
(二)防治小儿麻疹方 ………………… (1126)
(三)防治小儿腮腺炎方 ………………… (1127)
(四)防治小儿百日咳方 ………………… (1128)
(五)防治传染性肝炎方 ………………… (1129)
(六)防治黄疸方 ……………………… (1131)
(七)防治小儿痢疾方 ………………… (1131)
(八)防治疟疾方 ……………………… (1132)
(九)防治小儿白喉方 ………………… (1133)
(十)防治小儿风疹方 ………………… (1133)
(十一)防治小儿猩红热方 ……………… (1134)

五、婴幼儿外科皮肤病防治 ……………… (1135)
(一)防治小儿荨麻疹方 ………………… (1135)

(二)防治小儿肠套叠方 ………………… (1136)
(三)防治小儿湿疹方 ………………… (1136)
(四)防治小儿黄水疮方 ………………… (1137)
(五)防治小儿疮类方 ………………… (1138)
(六)防治头疮方 ……………………… (1139)
(七)防治脐疮方 ……………………… (1139)
(八)防治小儿痱子方 ………………… (1139)
(九)防治婴儿皮肤溃疡方 ……………… (1140)
(十)防治阴肿疝气方 ………………… (1140)
(十一)防治小儿疝气方 ………………… (1140)
(十二)防治小儿脐突出和脐风方 … (1141)
(十三)防治小儿脱肛方 ………………… (1141)
(十四)防治小儿紫癜方 ………………… (1142)

六、婴幼儿五官科病防治 ………………… (1144)
(一)防治婴幼儿鼻炎方 ………………… (1144)
(二)防治小儿鼻出血方 ………………… (1145)
(三)防治小儿口疮方 ………………… (1146)
(四)防治小儿口腔溃疡方 ……………… (1147)
(五)防治小儿喉痹方 ………………… (1148)
(六)防治小儿牙病方 ………………… (1149)
(七)助长小儿新牙方 ………………… (1150)
(八)防治婴儿脸部裂纹方 ……………… (1150)
(九)防治小儿中耳炎方 ………………… (1150)
(十)防治小儿耳疾方 ………………… (1151)
(十一)防治小儿眼病方 ………………… (1151)
(十二)勤做眼保健操可预防近视 … (1152)
(十三)防治沙眼方 …………………… (1152)

七、婴幼儿其他常见疾病防治 …………… (1153)
(一)防治小儿流涎方 ………………… (1153)
(二)防治小儿夜啼方 ………………… (1154)
(三)防治小儿吃土方 ………………… (1157)
(四)防治小儿多动症方 ………………… (1158)
(五)防治小儿鸡胸方 ………………… (1159)
(六)防治小儿智力低下方 ……………… (1159)
(七)防治儿童行为情绪障碍方 … (1160)
(八)小儿通治方 ……………………… (1161)
(九)防治小儿诸迟方 ………………… (1162)

第七十三篇 婴幼儿急救知识 …………… (1162)
一、小儿发生急症时的急救原则 ……… (1162)
(一)呼救 ……………………………… (1162)

（二）初步处理 …… (1162)
（三）抢救生命 …… (1162)
二、昏迷的处理 …… (1163)
三、休克的处理 …… (1163)
四、烧烫伤的处理 …… (1163)
五、摔伤的处理 …… (1164)
六、关节脱位的处理 …… (1164)
七、气管异物的处理 …… (1165)
八、动物咬、蜇伤的处理 …… (1165)
　（一）对蜜蜂刺伤或毒蜘蛛蜇伤的处
　　　理 …… (1165)
　（二）对毒蛇咬伤的处理 …… (1165)
　（三）对蚂蟥蜇伤的处理 …… (1165)
　（四）对狂犬咬伤的处理 …… (1166)
九、溺水的处理 …… (1166)
十、触电的处理 …… (1166)
十一、中毒的处理 …… (1167)
十二、误吞铁钉的处理 …… (1167)
十三、严重过敏的处理 …… (1167)
　附：1.正常儿童身体发育平均标准
　　　…… (1167)
　附：2.儿童常用预防接种一览表 …… (1168)
　附：3.婴儿预防接种程序表 …… (1169)

第十卷　老年保健 …… (1170)

第七十四篇　老年人的生理特点 …… (1170)

一、老年人的年龄界定 …… (1170)
二、人的年龄分为几种 …… (1171)
三、细胞逐渐衰老 …… (1171)
四、生理功能下降 …… (1172)
　（一）心脏功能下降 …… (1172)
　（二）肺脏功能下降 …… (1172)
　（三）肾脏功能下降 …… (1172)
　（四）肝脏功能下降 …… (1172)
　（五）大脑功能下降 …… (1172)
　（六）消化功能改变 …… (1172)
　（七）内分泌功能改变 …… (1172)
　（八）感觉功能改变 …… (1172)
　（九）运动功能改变 …… (1172)
　（十）生殖功能改变 …… (1173)
五、体表外形老化 …… (1173)
　（一）逐渐矮瘦 …… (1173)
　（二）皱纹增多 …… (1173)
　（三）须发变白 …… (1173)
六、适应能力下降 …… (1173)
七、中医对老年生理的认识 …… (1173)
　（一）气血不足 …… (1174)
　（二）五脏虚损 …… (1174)
　（三）阴阳失调 …… (1174)
　（四）瘀血痰浊 …… (1174)
八、老年生理应重视的常见问题 …… (1174)
　（一）身高 …… (1174)
　（二）体重 …… (1174)
　（三）体温 …… (1174)
　（四）脉搏 …… (1174)
　（五）血压 …… (1175)
　（六）排便 …… (1175)
　（七）排尿 …… (1175)
　（八）呼吸频率和肺活量 …… (1175)
　（九）食欲 …… (1175)
　（十）自我感觉 …… (1175)

第七十五篇　老年人的心理特点 …… (1175)

一、心理是影响老年健康的重要因素
　…… (1175)
二、老年人的心理健康标准 …… (1176)
三、影响老年人心理的主要因素 …… (1176)
　（一）更年期的影响 …… (1176)
　（二）后代子孙的影响 …… (1176)
　（三）离退休的影响 …… (1176)
　（四）家庭的影响 …… (1177)
　（五）身体状况的影响 …… (1177)
四、老年人有哪些心理变化 …… (1177)
　（一）人际关系的变化 …… (1177)
　（二）人格的变化 …… (1177)
　（三）对疾病和衰老的恐惧 …… (1177)
五、老年人有哪些心理特点 …… (1177)
　（一）喜欢活动，害怕孤独 …… (1178)
　（二）衰老和无用感 …… (1178)
　（三）爱回忆往事，怕失去自尊 …… (1178)
　（四）喜欢安逸，害怕喧闹 …… (1178)
　（五）容易唠叨 …… (1178)

(六)猜疑心重 …………………… (1178)
(七)嫉妒心理 …………………… (1179)
(八)自私心理 …………………… (1179)
(九)恐惧心理 …………………… (1179)
(十)固执心理 …………………… (1179)
(十一)"隔代亲"心理 …………… (1179)
(十二)成就需要 ………………… (1180)
(十三)"返老还童" ……………… (1180)

六、老年人心理衰老的主要表现 …… (1181)
(一)记忆力障碍 ………………… (1181)
(二)想像力衰退 ………………… (1181)
(三)思维活动迟缓 ……………… (1181)
(四)言语能力衰退 ……………… (1181)
(五)感觉、知觉衰退 …………… (1181)
(六)情感变得不稳定 …………… (1181)
(七)意志衰退 …………………… (1181)
(八)反应能力下降 ……………… (1181)
(九)兴趣爱好减少 ……………… (1181)
(十)产生衰老和死亡感 ………… (1181)
(十一)性格容易受各种影响发生变化 …………………………… (1181)
(十二)容易焦虑不安 …………… (1181)
(十三)情绪容易发生变化 ……… (1181)
(十四)敏感多疑 ………………… (1181)
(十五)易产生孤独感 …………… (1181)
(十六)容易自卑 ………………… (1181)
(十七)习惯心理巩固化 ………… (1181)

七、老年心理的个性特征 …………… (1181)
(一)慈祥型 ……………………… (1181)
(二)进取型 ……………………… (1181)
(三)悠闲型 ……………………… (1182)
(四)谨慎型 ……………………… (1182)
(五)自尊型 ……………………… (1182)
(六)自责型 ……………………… (1182)

八、老年心理的主要需求 …………… (1182)
(一)对生理健康的需求 ………… (1182)
(二)对社会尊重的需求 ………… (1182)
(三)对良好环境的需求 ………… (1182)
(四)对家庭和睦的需求 ………… (1182)
(五)对生活扶助的需求 ………… (1182)
(六)对社会交往的需求 ………… (1182)
(七)对兴趣爱好的需求 ………… (1182)
(八)对学习的需求 ……………… (1182)
(九)对事业的需求 ……………… (1182)
(十)对再婚的需求 ……………… (1182)

第七十六篇 老年保健总论 ………… (1182)
一、老年保健的四项原则 …………… (1182)
(一)顺应自然 …………………… (1182)
(二)三因制宜 …………………… (1183)
(三)调和阴阳 …………………… (1183)
(四)形神兼养 …………………… (1183)

二、老年保健的三种境界 …………… (1184)
(一)生理养生保健 ……………… (1184)
(二)心理养生保健 ……………… (1184)
(三)哲理养生保健 ……………… (1184)

三、老年保健的四大法宝 …………… (1186)
(一)规律生活 …………………… (1186)
(二)合理膳食 …………………… (1186)
(三)适量运动 …………………… (1186)
(四)心理平衡 …………………… (1186)

四、必须注重自我保健 ……………… (1187)
五、学习保健知识 …………………… (1188)
六、老年人的健康标准 ……………… (1189)
七、推迟衰老的"六招" …………… (1189)
(一)注重营养是抗衰老的首要前提 …………………………………… (1189)
(二)合理饮食是抗衰老的基本条件 …………………………………… (1189)
(三)经常运动是抗衰老的可靠保证 …………………………………… (1189)
(四)心理平衡是抗衰老的重要措施 …………………………………… (1190)
(五)改变习惯是抗衰老的关键因素 …………………………………… (1190)
(六)药物滋补是抗衰老的补充良方 …………………………………… (1190)

八、抗衰老的有效方法 ……………… (1190)
(一)免疫系统抗衰老 …………… (1190)
(二)动脉抗衰老 ………………… (1190)
(三)社会和环境抗衰老 ………… (1190)
(四)美满婚姻抗衰老 …………… (1190)

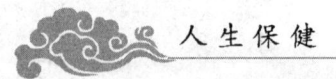

（五）抗氧化营养素抗衰老 …………（1190）
（六）维生素C、E抗衰老 ……………（1190）
（七）人参抗衰老 ……………………（1190）
（八）芥菜抗衰老 ……………………（1190）
（九）核桃抗衰老 ……………………（1190）
（十）大蒜抗衰老 ……………………（1190）
（十一）抗衰老应改的坏习惯 ………（1190）
九、长寿的八个法宝 ……………………（1191）
十、拥有"十心"得高寿 …………………（1191）
十一、老年保健的四种理论 ……………（1192）
　（一）平衡养生论 ……………………（1192）
　（二）健脑养生论 ……………………（1192）
　（三）行善养生论 ……………………（1192）
　（四）养心保健论 ……………………（1192）
十二、老年养生保健九法 ………………（1192）
　（一）闭目养心法 ……………………（1192）
　（二）文娱怡情法 ……………………（1193）
　（三）健脑养生法 ……………………（1193）
　（四）晨起锻炼法 ……………………（1193）
　（五）散步养生法 ……………………（1193）
　（六）慢跑健身法 ……………………（1193）
　（七）发汗健身法 ……………………（1193）
　（八）咽唾养生法 ……………………（1193）
　（九）泡足按摩健身法 ………………（1194）
十三、古代名人保健十要诀 ……………（1194）
十四、老年养生保健的"五怕十忌" …（1194）
十五、老年保健要正确处理五种关系
　　………………………………………（1195）
十六、影响老年人长寿的因素 …………（1195）
　（一）情绪因素 ………………………（1195）
　（二）性格因素 ………………………（1196）
　（三）社交因素 ………………………（1196）
　（四）婚姻因素 ………………………（1196）
　（五）生育因素 ………………………（1196）
　（六）睡眠因素 ………………………（1196）
　（七）身高因素 ………………………（1196）
十七、老年保健的"十要十忌" …………（1196）
十八、延缓衰老的六大秘诀 ……………（1197）
　（一）低温睡眠 ………………………（1197）
　（二）轻度饥饿 ………………………（1197）

　（三）补充维生素 ……………………（1197）
　（四）理想职业 ………………………（1197）
　（五）性爱刺激 ………………………（1197）
　（六）积极向上 ………………………（1197）
十九、有益健康的六个习惯 ……………（1197）
　（一）没有病也要定期查体 …………（1197）
　（二）不渴也要勤喝水 ………………（1197）
　（三）没有喜事也要快乐 ……………（1197）
　（四）不疲劳也要主动休息 …………（1198）
　（五）即使生活不富裕也要知足 ……（1198）
　（六）再忙也不要忽视锻炼 …………（1198）
二十、维护健康的八个习惯 ……………（1198）
　（一）每天吃早餐 ……………………（1198）
　（二）多吃豆类食品 …………………（1198）
　（三）多吃蔬菜水果 …………………（1198）
　（四）一周两份鱼肉 …………………（1198）
　（五）静坐冥思 ………………………（1198）
　（六）不要欠下睡眠债 ………………（1198）
　（七）多吃素食 ………………………（1198）
　（八）每天运动半小时 ………………（1198）
二一、养生保健"九不过" ………………（1198）
　（一）衣不过暖 ………………………（1198）
　（二）食不过饱 ………………………（1198）
　（三）住不过奢 ………………………（1198）
　（四）行不过逸 ………………………（1198）
　（五）劳不过累 ………………………（1198）
　（六）人不过闲 ………………………（1198）
　（七）喜不过头 ………………………（1198）
　（八）心不过虑 ………………………（1198）
　（九）利不过求 ………………………（1198）
二二、养生保健九益寿 …………………（1199）
二三、老年人十条长寿秘诀 ……………（1199）
二四、养生保健的十项注意 ……………（1199）
　（一）家庭和睦 ………………………（1199）
　（二）生活规律 ………………………（1200）
　（三）心态平和 ………………………（1200）
　（四）节食微饿 ………………………（1200）
　（五）动静结合 ………………………（1200）
　（六）蔬果丰富 ………………………（1200）
　（七）亲近绿树 ………………………（1200）

(八)远离烟草 …………………… (1200)
(九)无病养生 …………………… (1200)
(十)有病早治 …………………… (1200)
二五、保健十要十不要 ……………… (1201)
二六、养生保健重在平衡 …………… (1201)
　(一)营养平衡 …………………… (1201)
　(二)动静平衡 …………………… (1201)
　(三)心理平衡 …………………… (1202)
　(四)环境平衡 …………………… (1202)
二七、老年人知老服老是关键 ……… (1202)
二八、出现六类症状群需警惕 ……… (1202)
二九、中风的简易判断法 …………… (1203)
三十、老年保健八悟 ………………… (1204)
　(一)活着 ………………………… (1204)
　(二)追求 ………………………… (1204)
　(三)学习 ………………………… (1204)
　(四)享受 ………………………… (1204)
　(五)适度怀旧 …………………… (1204)
　(六)健康是自己的 ……………… (1204)
　(五)健康四大支柱 ……………… (1204)
　(六)爱的流向不一样 …………… (1204)
三一、老年愉快长寿才有意义 ……… (1204)
三二、生活有目标,长寿几率高 …… (1205)
三三、养生保健靠自己 ……………… (1205)
三四、十大寿星长寿秘诀 …………… (1206)
三五、"六心"铸就好身体 ………… (1206)
　(一)开心 ………………………… (1206)
　(二)童心 ………………………… (1206)
　(三)宽心 ………………………… (1206)
　(四)爱心 ………………………… (1206)
　(五)静心 ………………………… (1206)
　(六)恒心 ………………………… (1206)
三六、老人健脑六项标准 …………… (1206)
三七、"精神跑步"十条 …………… (1207)
三八、保持心理平衡十法 …………… (1207)
　(一)对自己不苛求 ……………… (1207)
　(二)不处处与人争斗 …………… (1207)
　(三)对亲人期望值不过高 ……… (1207)
　(四)暂离困境 …………………… (1207)
　(五)适当让步 …………………… (1207)

　(六)表示善意 …………………… (1207)
　(七)倾诉烦恼 …………………… (1208)
　(八)帮助别人 …………………… (1208)
　(九)积极快乐 …………………… (1208)
　(十)知足常乐 …………………… (1208)
三九、长寿的雅称 …………………… (1208)
四十、心怀感恩,健康幸福 ………… (1208)
四一、老人轻松人健康 ……………… (1209)
四二、欣赏老年春常在 ……………… (1209)
四三、人老退休是有福气 …………… (1210)
四四、老年保健应重"四养" ……… (1211)
四五、善人寿长,恶人寿短 ………… (1211)
四六、老年养生要先养心 …………… (1212)
四七、老年保健顺其自然 …………… (1212)
四八、养成好习惯,益寿又延年 …… (1212)

第七十七篇　老年人的体质保健 …… (1213)
一、体质的形成和分类 ……………… (1213)
　(一)平和体质 …………………… (1213)
　(二)偏虚体质 …………………… (1214)
　　1. 气虚体质 …………………… (1214)
　　2. 血虚体质 …………………… (1214)
　　3. 阴虚体质 …………………… (1214)
　　4. 阳虚体质 …………………… (1214)
　　5. 气阴两虚体质 ……………… (1214)
　(三)偏盛体质 …………………… (1214)
　　1. 气滞体质 …………………… (1214)
　　2. 血瘀体质 …………………… (1214)
　　3. 痰湿体质 …………………… (1215)
　　4. 阳亢体质 …………………… (1215)
二、气虚体质的保健 ………………… (1215)
三、血虚体质的保健 ………………… (1215)
四、阴虚体质的保健 ………………… (1216)
五、阳虚体质的保健 ………………… (1217)
六、气阴两虚体质的保健 …………… (1218)
七、气滞体质的保健 ………………… (1219)
八、血瘀体质的保健 ………………… (1219)
九、痰湿体质的保健 ………………… (1220)
十、阳亢体质的保健 ………………… (1220)

第七十八篇　老年人的饮食保健 …… (1221)
一、老年人的饮食保健原则 ………… (1221)

(一)明确饮食调配原则 …………(1221)
(二)建立合理的膳食制度 …………(1222)
(三)饮食品种多样化 …………(1223)
(四)饮食有节 …………(1223)
(五)多食新鲜清洁食品 …………(1224)
(六)合理加工食品 …………(1224)
(七)注意温凉讲五味 …………(1224)
(八)少酒淡茶忌浓烈 …………(1225)
(九)培养良好的进食习惯 …………(1225)
二、老年人营养饮食标准 …………(1225)
三、老年人十大健康饮食原则 …………(1225)
 (一)少量多餐,以点心补充营养 …………(1225)
 (二)以豆制品代替部分动物蛋白质
   …………(1225)
 (三)主食加入蔬菜一起烹调 …………(1225)
 (四)每天吃350克水果 …………(1225)
 (五)补充维生素B …………(1225)
 (六)限制油脂摄取量 …………(1226)
 (七)少加盐、味精、酱油,善用其它
  调味方法 …………(1226)
 (八)少吃辛辣食物 …………(1226)
 (九)白天多补充水分 …………(1226)
 (十)每天服用一颗复合维生素补剂
   …………(1226)
四、老年人健康的膳食方式 …………(1226)
五、科学饮食助长寿 …………(1226)
六、老年人营养健康礼物 …………(1227)
七、适宜老年人的保健食品 …………(1228)
 (一)牛奶 …………(1228)
 (二)大豆 …………(1228)
 (三)燕麦 …………(1228)
 (四)核桃 …………(1229)
 (五)黑木耳 …………(1229)
 (六)香菇 …………(1229)
 (七)灰树花 …………(1229)
 (八)姬松茸 …………(1229)
 (九)猴头菇 …………(1229)
 (十)玉米 …………(1229)
 (十一)洋葱 …………(1230)
 (十二)大蒜 …………(1230)
 (十三)芦笋 …………(1230)
 (十四)胡萝卜 …………(1230)
 (十五)黄豆芽 …………(1230)
 (十六)茄子 …………(1230)
 (十七)韭菜 …………(1230)
 (十八)芹菜 …………(1230)
 (十九)带馅食品 …………(1230)
 (二十)含铜食物 …………(1231)
八、抗衰益寿的25种食物 …………(1231)
 (一)大蒜 …………(1231)
 (二)蘑菇 …………(1231)
 (三)萝卜 …………(1231)
 (四)花生 …………(1231)
 (五)大豆 …………(1232)
 (六)芝麻 …………(1232)
 (七)红枣 …………(1232)
 (八)蜂蜜 …………(1232)
 (九)红薯 …………(1232)
 (十)鸡蛋 …………(1232)
 (十一)骨头汤 …………(1232)
 (十二)枸杞子 …………(1233)
 (十三)核桃 …………(1233)
 (十四)洋葱 …………(1233)
 (十五)香蕉 …………(1233)
 (十六)绿豆 …………(1233)
 (十七)玉米 …………(1234)
 (十八)海带 …………(1234)
 (十九)薏米 …………(1234)
 (二十)苹果 …………(1234)
 (二一)猕猴桃 …………(1234)
 (二二)紫菜汤 …………(1234)
 (二三)豆豉 …………(1234)
 (二四)红糖 …………(1235)
 (二五)茶与红葡萄酒 …………(1235)
九、健康长寿的十四个"一" …………(1235)
 (一)一暖瓶开水 …………(1235)
 (二)一盅醋 …………(1235)
 (三)一小勺香油 …………(1235)
 (四)一个洋葱 …………(1235)
 (五)一个茄子 …………(1235)
 (六)一段鱼 …………(1236)

(七)一个西红柿 …………………… (1236)
(八)一碗紫菜汤 …………………… (1236)
(九)一杯牛奶 ……………………… (1236)
(十)一个苹果 ……………………… (1236)
(十一)一袋茶 ……………………… (1236)
(十二)一公里步行 ………………… (1236)
(十三)一个良好的生活规律 ……… (1236)
(十四)一个好的心态 ……………… (1236)
十、能治疗疾病的七种食物 ………… (1236)
 (一)土豆 ………………………… (1236)
 (二)红色果蔬 …………………… (1236)
 (三)大豆 ………………………… (1236)
 (四)鸡汤 ………………………… (1237)
 (五)牛奶 ………………………… (1237)
 (六)红葡萄酒 …………………… (1237)
 (七)红薯 ………………………… (1237)
十一、老年人饮食的几个一点 ……… (1237)
 (一)数量少一点 ………………… (1237)
 (二)质量好一点 ………………… (1237)
 (三)蔬菜多一点 ………………… (1237)
 (四)菜要淡一点 ………………… (1237)
 (五)品种杂一点 ………………… (1237)
 (六)饭菜香一点 ………………… (1237)
 (七)饭菜烂一点 ………………… (1237)
 (八)饭要稀一点 ………………… (1237)
 (九)吃得慢一点 ………………… (1237)
 (十)早餐好一点 ………………… (1237)
 (十一)晚餐早一点 ……………… (1237)
十二、长寿老人的十大饮食爱好 …… (1237)
 (一)喜欢喝粥 …………………… (1237)
 (二)小米当补品 ………………… (1237)
 (三)玉米当主食 ………………… (1237)
 (四)每天一斤奶 ………………… (1237)
 (五)每天吃一个鸡蛋 …………… (1237)
 (六)偏爱红薯 …………………… (1237)
 (七)豆腐是美食 ………………… (1237)
 (八)爱吃大白菜 ………………… (1237)
 (九)冬天不离萝卜 ……………… (1237)
 (十)胡萝卜是心爱物 …………… (1237)
十三、十大长寿食品 …………………… (1238)

(一)苹果 ………………………… (1238)
(二)鱼 …………………………… (1238)
(三)大蒜 ………………………… (1238)
(四)草莓 ………………………… (1238)
(五)胡萝卜 ……………………… (1238)
(六)辣椒 ………………………… (1238)
(七)香蕉 ………………………… (1238)
(八)绿茶 ………………………… (1238)
(九)大豆 ………………………… (1238)
(十)牛奶 ………………………… (1238)
十四、健康长寿的"十强食品" …… (1238)
 (一)爱莎伊:超强抗衰老 ……… (1238)
 (二)葱属食物:排毒又防癌 …… (1238)
 (三)大麦:降低胆固醇 ………… (1238)
 (四)绿色食品:提高免疫力 …… (1238)
 (五)荞麦:降糖又补血 ………… (1238)
 (六)豆类:丰富蛋白质 ………… (1238)
 (七)辣椒:止痛补维C ………… (1239)
 (八)果仁:心脏保护神 ………… (1239)
 (九)新芽:酶多易消化 ………… (1239)
 (十)酸奶:减肥效果好 ………… (1239)
十五、五大降脂明星食品 …………… (1239)
 (一)燕麦 ………………………… (1239)
 (二)坚果 ………………………… (1239)
 (三)黄豆 ………………………… (1239)
 (四)深海鱼 ……………………… (1239)
 (五)橙汁 ………………………… (1239)
十六、老年人宜吃的八种抗癌食品 … (1239)
十七、老年人喝粥能延年益寿 ……… (1240)
十八、老年人调理脾胃益寿药膳 …… (1244)
十九、老年人进食应注意"四度" … (1246)
二十、为什么不能一味追求补品 …… (1246)
二一、老年人不宜食用的食物 ……… (1246)

第七十九篇 老年人的药养保健 …… (1247)
一、老年人药养原则 ………………… (1247)
 (一)在医师指导下选用养生保健药
  ………………………………… (1248)
 (二)药养保健,必须对症 ……… (1248)
 (三)勿用攻伐,择平和温良为上 … (1249)
 (四)老年保健,用药宜慎 ……… (1249)

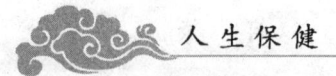

二、老年人用药须知 …………………(1249)
　　(一)老年人不宜常服鱼肝油 ……(1249)
　　(二)老年人感冒不宜服用康泰克
　　　　 …………………………………(1249)
　　(三)老年人胃痛忌用阿托品 ……(1249)
　　(四)老年人忌乱用利尿剂 ………(1249)
　　(五)老年人忌滥用抗生素 ………(1249)
　　(六)老年人忌重复用药 …………(1250)
　　(七)冠心病人用药指南 …………(1250)
　　(八)老年人骨质增生用药须知 …(1250)
　　(九)正确使用阿司匹林 …………(1250)
　　(十)老年人慎用攻伐之药 ………(1251)
　　　　1.慎用清热解毒药 …………(1251)
　　　　2.慎用壮阳药 ………………(1251)
　　　　3.慎用寒性药物 ……………(1251)
　　　　4.慎用泻药 …………………(1251)
　　(十一)服用补药常识 ……………(1251)
三、老年人科学用药法 ………………(1251)
　　(一)合理使用药物 ………………(1251)
　　(二)不能随便停药 ………………(1251)
　　(三)把握用药的剂量 ……………(1251)
　　(四)掌握给药的方法 ……………(1252)
　　(五)注意药物的不良反应 ………(1252)
　　(六)不要迷信抗衰老药 …………(1252)
四、老年人用药十八禁忌 ……………(1252)
　　(一)忌任意滥用 …………………(1252)
　　(二)忌种类过多 …………………(1252)
　　(三)忌用药过量 …………………(1252)
　　(四)忌时间过长 …………………(1252)
　　(五)忌生搬硬套 …………………(1252)
　　(六)忌用药"跟着感觉走" ………(1252)
　　(七)忌长期用一种药 ……………(1252)
　　(八)忌依赖安眠药 ………………(1252)
　　(九)忌滥用泻药 …………………(1252)
　　(十)忌滥用抗生素、激素和维生素
　　　　 …………………………………(1252)
　　(十一)忌长期滥用止痛片 ………(1252)
　　(十二)忌擅自增加用药剂量 ……(1252)
　　(十三)忌滥用滋补药 ……………(1252)
　　(十四)忌盲目服用抗衰老药 ……(1252)

　　(十五)忌迷信名贵药 ……………(1252)
　　(十六)忌轻信偏方、秘方 ………(1252)
　　(十七)忌茶水、酒后或抽烟服药 …(1253)
　　(十八)忌用饮料或矿泉水服药 …(1253)
五、病家十要 …………………………(1253)
六、老年人的药养秘方(71方) ………(1253)
七、喝黄芪汤保健康 …………………(1260)

第八十篇　老年人的起居保健 ……(1261)
一、老年人居室要舒适 ………………(1261)
二、老年人起居要有常 ………………(1262)
三、老年人劳逸应有度 ………………(1262)
四、老年人睡眠要有方 ………………(1262)
　　(一)睡眠不可仰卧 ………………(1263)
　　(二)睡眠不可忧虑 ………………(1263)
　　(三)睡前不可恼怒 ………………(1263)
　　(四)睡前不可饱食 ………………(1263)
　　(五)睡卧不可言语 ………………(1263)
　　(六)睡卧不可对灯 ………………(1264)
　　(七)睡时不可张口 ………………(1264)
　　(八)睡时不可掩面 ………………(1264)
　　(九)卧处不可当风 ………………(1264)
　　(十)卧不可对火炉 ………………(1264)
五、老年人衣着应适当 ………………(1264)
六、老年人性生活保健 ………………(1265)
　　(一)性生活是人的本能需求 ……(1265)
　　(二)老人性爱贵在坚持 …………(1265)
　　(三)晚年性生活有益健康 ………(1266)
　　(四)老年性生活应注意的问题 …(1267)

第八十一篇　老年人的运动保健 …(1268)
一、老年人运动保健的益处 …………(1268)
　　(一)运动可以延缓衰老 …………(1269)
　　(二)运动能够帮助消化 …………(1269)
　　(三)运动能改善心血管功能 ……(1269)
　　(四)运动可增强呼吸功能 ………(1269)
　　(五)运动促使骨骼强壮 …………(1269)
　　(六)运动有调节神经功能 ………(1269)
　　(七)老年人运动应注意的事项 …(1270)
二、老年人运动保健的原则 …………(1270)
　　(一)老年人运动要因人制宜 ……(1270)
　　(二)老年人运动要适度为宜 ……(1271)

（三）老年人运动要循序渐进 …… （1271）
　　（四）老年人运动要持之以恒 …… （1271）
　　（五）老年人运动要动静结合 …… （1271）
　　（六）老年人应重视重量锻炼 …… （1271）
　　（七）老年人运动要顺应季节 …… （1271）
　　（八）老年人运动要选择好环境 … （1272）
　　（九）老年人运动要坚持"九性" … （1272）
　三、老年人运动保健的方法 ……… （1272）
　　（一）步行锻炼法 ……………… （1272）
　　（二）慢跑锻炼法 ……………… （1272）
　　（三）太极锻炼法 ……………… （1273）
　　（四）游泳锻炼法 ……………… （1273）
　　（五）球类锻炼法 ……………… （1273）
　　（六）踢毽子锻炼法 …………… （1273）
　　（七）跳绳锻炼法 ……………… （1274）
　　（八）"拍、摩、扭"锻炼法 …… （1274）
　　（九）活动手指锻炼法 ………… （1274）
　　（十）"金鸡独立"天天练 ……… （1274）
　四、老年人运动保健须知 ………… （1274）
　五、老年人如何避免运动伤害 …… （1275）

第八十二篇　老年人的经络保健 …… （1275）
　一、经络及其作用 ………………… （1275）
　　（一）十二经脉 ………………… （1276）
　　（二）奇经八脉 ………………… （1276）
　　（三）十五络脉 ………………… （1276）
　　（四）经络的作用 ……………… （1276）
　二、穴位及其作用 ………………… （1276）
　三、老年保健常用穴位 …………… （1276）
　　（一）命门 ……………………… （1276）
　　（二）大椎 ……………………… （1277）
　　（三）百会 ……………………… （1277）
　　（四）人中 ……………………… （1277）
　　（五）关元 ……………………… （1277）
　　（六）气海 ……………………… （1277）
　　（七）中脘 ……………………… （1277）
　　（八）膻中 ……………………… （1277）
　　（九）尺泽 ……………………… （1277）
　　（十）列缺 ……………………… （1277）
　　（十一）合谷 …………………… （1277）
　　（十二）曲池 …………………… （1277）
　　（十三）迎香 …………………… （1277）
　　（十四）天枢 …………………… （1277）
　　（十五）足三里 ………………… （1277）
　　（十六）丰隆 …………………… （1277）
　　（十七）三阴交 ………………… （1277）
　　（十八）阴陵泉 ………………… （1277）
　　（十九）血海 …………………… （1277）
　　（二十）神门 …………………… （1277）
　　（二一）后溪 …………………… （1278）
　　（二二）养老 …………………… （1278）
　　（二三）听宫 …………………… （1278）
　　（二四）风门 …………………… （1278）
　　（二五）肺俞 …………………… （1278）
　　（二六）脾俞 …………………… （1278）
　　（二七）肾俞 …………………… （1278）
　　（二八）大肠俞 ………………… （1278）
　　（二九）委中 …………………… （1278）
　　（三十）膏肓 …………………… （1278）
　　（三一）涌泉 …………………… （1278）
　　（三二）太溪 …………………… （1278）
　　（三三）照海 …………………… （1278）
　　（三四）内关 …………………… （1278）
　　（三五）劳宫 …………………… （1278）
　　（三六）外关 …………………… （1278）
　　（三七）支沟 …………………… （1278）
　　（三八）翳风 …………………… （1278）
　　（三九）风池 …………………… （1278）
　　（四十）环跳 …………………… （1278）
　　（四一）阳陵泉 ………………… （1278）
　　（四二）悬钟 …………………… （1279）
　　（四三）行间 …………………… （1279）
　　（四四）太冲 …………………… （1279）
　四、老年保健灸四穴 ……………… （1279）
　　（一）足三里 …………………… （1279）
　　（二）中脘 ……………………… （1279）
　　（三）关元 ……………………… （1279）
　　（四）神阙 ……………………… （1279）
　五、老年人自我按摩保健法 ……… （1279）
　　（一）常梳发按摩头顶 ………… （1279）
　　（二）常摩掌浴面 ……………… （1279）

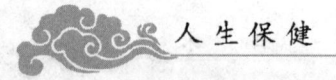

(三)常搓手按摩双目 …………… (1279)
(四)常搓鼻通窍 ………………… (1280)
(五)常叩齿、漱口 ……………… (1280)
(六)常搓腰 ……………………… (1280)
(七)常揉腿膝 …………………… (1280)
(八)常搓涌泉 …………………… (1280)
(九)搓胸搓背健康百岁 ………… (1280)
(十)每天点点"不老穴" ………… (1280)
六、老年人的穴位保健法 ………… (1280)
七、常见疾病的穴位疗法 ………… (1282)
(一)感冒的穴位疗法 …………… (1282)
(二)电吹风防治感冒四法 ……… (1282)
(三)咳嗽、哮喘的穴位疗法 …… (1282)
(四)胃病的穴位疗法 …………… (1283)
(五)牙痛的穴位疗法 …………… (1283)
(六)耳聋的穴位疗法 …………… (1283)
(七)便秘的穴位疗法 …………… (1283)
(八)老花眼的穴位疗法 ………… (1283)
(九)阳痿的穴位疗法 …………… (1283)
(十)颈椎病的穴位疗法 ………… (1284)
(十一)腰痛的穴位疗法 ………… (1284)
(十二)膝关节痛的穴位疗法 …… (1284)
(十三)腿老化的穴位疗法 ……… (1284)
(十四)肩膀痛的穴位疗法 ……… (1284)
(十五)肛门疾病的穴位疗法 …… (1285)
(十六)前列腺肥大的穴位疗法 … (1285)
(十七)肾老化的穴位疗法 ……… (1285)
(十八)脑老化的穴位疗法 ……… (1285)
(十九)高血压的穴位疗法 ……… (1285)
(二十)糖尿病的穴位疗法 ……… (1285)
(二一)冠心病的穴位疗法 ……… (1286)
(二二)中风的穴位疗法 ………… (1286)
(二三)白发、脱发的穴位疗法 … (1286)
(二四)美容的穴位疗法 ………… (1286)

第八十三篇 老年人的按摩导引保健 … (1287)
一、按摩导引的作用和方法 ……… (1287)
(一)按摩的操作方法 …………… (1287)
(二)按摩的注意事项 …………… (1287)
二、简易按摩健身法 ……………… (1287)
(一)双耳按摩法 ………………… (1287)

(二)背部按摩法 ………………… (1287)
(三)腋窝按摩法 ………………… (1288)
(四)胸部按摩法 ………………… (1288)
(五)腹部按摩法 ………………… (1288)
(六)转腰健肾法 ………………… (1288)
(七)捶背健身法 ………………… (1288)
三、孙真人按摩法 ………………… (1288)
四、按摩十术 ……………………… (1289)
五、按摩秘诀 ……………………… (1289)
(一)擦肾腧穴 …………………… (1289)
(二)兜囊去疾术 ………………… (1289)
(三)金丹秘诀 …………………… (1289)
(四)擦涌泉穴 …………………… (1290)
六、经常八搓防衰老 ……………… (1290)
七、导引秘诀 ……………………… (1290)
八、分行外功诀 …………………… (1291)
九、合行外功诀歌 ………………… (1292)
十、卧功·立功·坐功 …………… (1294)
十一、四时摄养阴阳法 …………… (1294)
十二、晨起健身"九分钟" ……… (1295)
(一)手指梳头一分钟 …………… (1295)
(二)轻揉耳轮一分钟 …………… (1295)
(三)转动眼睛一分钟 …………… (1295)
(四)轻轻叩齿一分钟 …………… (1295)
(五)伸屈四肢一分钟 …………… (1295)
(六)轻摩肚脐一分钟 …………… (1295)
(七)收腹提肛一分钟 …………… (1295)
(八)蹬摩脚心一分钟 …………… (1295)
(九)左右翻身一分钟 …………… (1295)

第八十四篇 老年人的心态保健 …… (1295)
一、老年人要重视心态保健 ……… (1295)
二、心态乐观益寿延年 …………… (1296)
三、心理养生六法 ………………… (1299)
四、好心情是保健的良药 ………… (1300)
五、老年养生要心静加心静 ……… (1301)
六、老人常笑益健康 ……………… (1302)
七、不良情绪是导致疾病的根源 … (1303)
八、老年人要善于调整心态 ……… (1304)
九、老年人应正确面对退休生活 … (1307)
十、老年人应有积极的人生态度 … (1309)

十一、老年人要有自己的兴趣爱好 …(1311)
十二、老人"趣多"寿自长 …(1313)
十三、老年人要学会欣赏自己 …(1314)
十四、老年人多学习可延缓衰老 …(1314)
十五、老年人要与人为善 …(1315)
十六、老年人要散淡从容 …(1316)
十七、老年人要宽容忍让 …(1317)
十八、老人"善忘"有益康健 …(1317)
十九、老年人"小事糊涂"益长寿 …(1318)
二十、老年人要尽量少生气 …(1319)
二一、老年人要学会幽默 …(1320)
二二、老人养生应重"五情" …(1321)
二三、老年人要正确对待疾病 …(1321)
二四、老年人要保持晚节 …(1322)
二五、老年人要有维权意识 …(1323)
二六、老年人也要学会感恩 …(1324)

第八十五篇 老年人的人际关系保健 …(1325)
一、老年人多情则多寿 …(1325)
二、营造和谐的人际关系 …(1326)
（一）保持乐观情绪 …(1326)
（二）正确对待自己和他人 …(1326)
（三）坚持与人为善 …(1326)
（四）善于与人交往 …(1327)
（五）营造良好的氛围 …(1327)
（六）热心助人为乐 …(1327)
三、营造和谐的夫妻关系 …(1327)
四、营造和谐的父母与子女关系 …(1329)
五、营造和谐的婆媳关系 …(1333)
六、营造和谐的邻里关系 …(1334)
七、老年多交友,健康又益寿 …(1335)
（一）老年人广交朋友的益处 …(1336)
（二）老年人交朋友应把握的问题 …(1336)

第八十六篇 老年病的预防 …(1337)
一、疾病对人类寿命的影响 …(1338)
（一）影响寿命的主要因素 …(1338)
（二）六气为病 …(1338)
（三）脏腑血气脾胃论 …(1339)
（四）五运六气论 …(1340)
（五）五运主病 …(1341)

（六）五脏六腑病虚实例 …(1341)
（七）五脏补泻主治例 …(1342)
二、注重未病先防 …(1342)
（一）自我监测 …(1342)
（二）定时体检 …(1345)
三、坚持有病早治 …(1346)
四、自我诊断疾病五法 …(1346)
（一）观察指甲上的半月形 …(1346)
（二）观察指甲的纵纹 …(1347)
（三）观察手掌的颜色与青筋 …(1347)
（四）观察手纹诊病 …(1348)
（五）看舌诊病 …(1350)
五、如何判断自己气血是否充足 …(1350)

第八十七篇 老年常见病的防治 …(1352)
一、冠心病的防治 …(1352)
二、高血压的防治 …(1352)
三、糖尿病的防治 …(1353)
四、癌症的防治 …(1354)
五、中风的防治 …(1357)
六、心脑血管病的防治 …(1358)
七、老年痴呆的防治 …(1361)
八、前列腺炎的防治 …(1364)
九、前列腺肥大的防治 …(1368)
十、老年尿频的防治 …(1370)
十一、尿失禁的防治 …(1372)
十二、防治遗尿方 …(1374)
十三、防治小便闭方 …(1375)
十四、防治大便闭方 …(1375)
十五、防治二便闭方 …(1376)
十六、颈椎病的防治 …(1376)
十七、腰椎间盘突出症的防治 …(1379)
十八、关节炎的防治 …(1380)
十九、防治痿躄方 …(1381)
二十、口腔溃疡的防治 …(1381)
二一、慢性鼻炎的防治 …(1382)
二二、慢性咽炎的防治 …(1383)
二三、治咽喉病方 …(1384)
二四、治咳血方 …(1384)
二五、老年性耳鸣、耳聋的防治 …(1384)
二六、防治耳病方 …(1385)

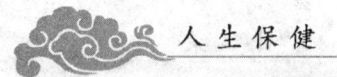

二七、神经性头痛的防治 …………… (1386)
二八、咳嗽的防治 …………………… (1387)
二九、"老慢支"的防治 ……………… (1388)
三十、防治牙病方 …………………… (1389)
三一、老年性便秘的防治 …………… (1391)
三二、痔疮的防治 …………………… (1394)
三三、老化眼的防治 ………………… (1397)
三四、老年性白内障的防治 ………… (1399)
三五、防治眼袋方 …………………… (1401)
三六、老年性青光眼的防治 ………… (1401)
三七、防治老年黄斑病方 …………… (1402)
三八、防治眼病方 …………………… (1403)
三九、老年人骨质疏松症的防治 …… (1403)
四十、老年帕金森病的防治 ………… (1405)
四一、打嗝、抽筋的防治 …………… (1406)
四二、皮肤瘙痒症的防治 …………… (1407)
四三、老年斑的防治 ………………… (1408)
四四、老年抑郁症的防治 …………… (1409)
四五、老年常见病的指压疗法 ……… (1410)
四六、须发早白的防治 ……………… (1410)
四七、老年失眠的防治 ……………… (1411)
四八、老年人低血压的防治 ………… (1412)
四九、感冒的防治 …………………… (1413)
五十、怕冷的防治 …………………… (1414)
五一、浮肿的防治 …………………… (1414)
五二、慢性肾炎的防治 ……………… (1414)
五三、年老体虚补益方 ……………… (1414)
五四、治阴虚方 ……………………… (1417)
五五、治阳虚方 ……………………… (1417)
五六、治心病方 ……………………… (1418)
五七、治肝病方 ……………………… (1418)
五八、治肺病方 ……………………… (1418)
五九、补虚扶正方 …………………… (1419)
六十、治胃肠病方 …………………… (1419)
六一、治皮肤病方 …………………… (1419)
六二、治痰饮方 ……………………… (1420)
六三、治大气下陷方 ………………… (1420)
六四、治气郁滞疼痛方 ……………… (1421)
六五、骨折的防治 …………………… (1421)
六六、手足皲裂的防治 ……………… (1422)

六七、老年润肤保湿方 ……………… (1423)
六八、老年人补钙可防病 …………… (1423)
六九、老年人补肾可强身 …………… (1424)
七十、老年肿瘤的早期症状 ………… (1425)
七一、老年人保健药酒 ……………… (1426)
　(一)益寿乌发酒 ………………… (1426)
　(二)明目安神酒 ………………… (1427)
　(三)抗衰老酒 …………………… (1427)
　(四)延年益寿酒 ………………… (1428)
　(五)明目聪耳酒 ………………… (1428)
　(六)老年保健酒 ………………… (1429)
七二、老年人保健秘方 ……………… (1430)
　(一)益血养颜膏 ………………… (1430)
　(二)补气养血饮 ………………… (1430)
　(三)补肾益肝饮 ………………… (1430)
　(四)益气聪明汤 ………………… (1430)
　(五)补虚清热饮 ………………… (1430)
　(六)养颜抗衰古方 ……………… (1430)
　(七)中医抗衰老方剂 …………… (1431)
　(八)陈立夫自制防心血管病方 … (1432)
　(九)补阳还五汤 ………………… (1432)
　(十)长寿丸 ……………………… (1432)
　(十一)每日"喝三口",延年又益寿
　　………………………………… (1432)
　(十二)法制黑豆汤 ……………… (1433)
　(十三)杂方 ……………………… (1433)
　(十四)自配延寿仙丹 …………… (1433)
七三、老人保健六戒六伴 …………… (1433)
七四、老年益补的食物 ……………… (1434)
　(一)补血的食物 ………………… (1434)
　(二)补肾的食物 ………………… (1435)
　(三)补虚的食物 ………………… (1436)
七五、十大抗衰老名方 ……………… (1436)
　(一)龟苓集 ……………………… (1436)
　(二)首乌延寿丸 ………………… (1436)
　(三)六味地黄丸 ………………… (1437)
　(四)金匮肾气丸 ………………… (1437)
　(五)八仙长寿酒 ………………… (1437)
　(六)归脾丸 ……………………… (1437)
　(七)八珍丸 ……………………… (1437)

(八)天王补心丹 …………………… (1437)
(九)七宝美髯丹 …………………… (1437)
(十)大补阴丸 ……………………… (1437)
七六、能抗衰老的中药 ……………… (1437)
(一)何首乌久服长筋骨益精髓 … (1437)
(二)黄芪长肉补血,抗衰老 ……… (1438)
(三)沙苑子补肾精有特殊功效 … (1438)
(四)补骨脂暖丹田,补添筋骨 …… (1438)
(五)肉苁蓉益脑髓,养五脏 ……… (1438)
(六)丹参活血祛瘀,安神宁心 …… (1438)
(七)四君子汤补五劳七伤 ……… (1438)

附录一　主要食物营养成分表 ……… (1439)
附录二　人体重要营养素表 ………… (1443)
附录三　用药剂量换算单位 ………… (1444)
附录四　各类食物性质表 …………… (1445)
附录五　五行与五脏等对应关系表 … (1446)
附录六　九种体质的基本特征 ……… (1447)
附录七　九种体质的调理方法 ……… (1448)
附录八　不同体质的食疗方法 ……… (1449)
参考文献 ……………………………… (1450)
后记 …………………………………… (1457)

第七卷

四季保健

四季保健，就是按照春、夏、秋、冬四季寒、热、温、凉的变化来进行保健。四季保健，也叫四季调摄、四季养生、法时养生等。是指养生保健要和天时气候同步，顺应天时，按照大自然的阴阳变化规律来调养我们的身体。(《杨力四季养生谈》)

人与自然息息相关，自然界的运动变化对人体有直接的影响，一年四季的气候寒热不同，人体的各种生理活动也随之变动。人与自然相适应，可保健康无恙，反之，则疾病丛生。因此，要使人体健康长寿，就应该按照四季气候寒热变化的规律和特点，从精神、起居、饮食、运动、防病保健诸方面进行调摄，以加强人体适应自然界变化的能力。(《实用中医大全》)

自然界季节、气候的变化，随时影响着人的生理功能；某些疾病的发生与发展，也与季节、气候的变化相关。古人早就认识到，季节变化的规律是"春温、夏热、长夏湿、秋燥、冬寒。"一切生物在季节气候变化的影响下，必然会发生春生、夏长、秋收、冬藏等相应的变化。人的生理和病理也同样会受到明显的影响。如春多风病，夏多暑病，长夏多湿病，秋多燥病，冬多寒病等。因此，历代养生家根据中医学"天人相应"学说，提出"顺应自然"为防病保健的重要原则。《黄帝内经·灵枢·本神》曰："智者之养生也，必顺四时而适寒暑，和喜怒而安居处，节阴阳而调刚柔，如是则僻邪不至，长生久视。"强调人体必须适应四时气候的变化，才能健康长寿。(《中华养生康复宝典》)

四季的气候特点不同，养生保健的重点也不同。总体上讲，春夏养阳，秋冬养阴。具体讲，春季保健贵在养阳疏肝。养阳的关键是乐观，要调摄情志，使自己心情舒畅，避免怒、忧、思、悲、恐、惊之情。以免体内气机失调，导致疾病发生。夏季保健重在养心静心。精神上要力避懈怠厌倦之心，情绪上要平和愉悦，免生燥热；生活上既要驱热又要谨防贪凉受寒；作息应早起加午睡。秋季保健注意润燥。秋季谨防秋燥伤肺，要多饮水，多吃新鲜水果，多吃纤维多、水分足的蔬菜，这些食物有润肺生津功效。冬季保健在于保暖。冬季寒冷，保持体温恒定很重要，可常吃些羊肉、狗肉等热性食品，并注意室内外保暖。四季保健就是针对不同季节气候特点，找到养生保健的重点。

古人认为，"延寿之法，惟自护身而已。春温夏凉，不失时序，即所自护其身也。"就是说根据季节而顺应气候变化，是维护健康、延年益寿的基本大法，是衡量一个人是否懂得养生保健的一个标准。古人云："知摄生者，卧起有四时之早晚，兴居有至和之常制，调养筋骨有偃仰之方，节宣劳逸有予夺之要，温凉合度，居处无犯于八邪，则身自安矣。"所以，历代养生家都重视顺应四时来养生保健。

《黄帝内经·素问·四季调神大论》云："逆春气，则少阳不生，肝气内变；逆夏气，则太阳不长，心气内洞；逆秋气，则太阴不收，肺气焦满；逆冬气，则少阴不藏，肾气独沉。夫四时阴阳者，万物之根本也，所以圣人春夏养阳，秋冬养阴，以从其根，逆其根，则伐其本，坏其真矣。"又云："故阴阳四时者，万物之终始也，死生之本也，逆之则灾害生，从者则苛疾不起，是谓得道。道者，圣人行之,愚者佩之。从阴阳则生,逆之则死,从者则治,逆之则乱。反顺为逆,是谓内格。是故圣人不治已病治未病,不治已乱治未乱,此之谓也。夫病已成而后药之,乱已成而后治之,譬犹渴而穿井,斗而铸锥,不亦晚乎!"("少阳"、"太阳"、"太阴"、"少阴"为春夏秋冬的代名词)就是说,四季之气从之则顺,反之则逆;逆之则脏器受损,人就虚弱。顺应自热,适应四季气候变化,是重要的养生法则,违背了这个原则,会导致疾病的发生。唐代的名医孙思邈、明代的养生家高濂都专论提出了四季养生的具体方法。因此,维护自身健康,尤应注意四季养生保健。

第四十九篇　四季保健总则

一、四季保健是法时养生的细化

四季保健,也叫法时养生,就是保健必须依照天时气候同步进行。具体地说,就是春天有春天的保健原则,秋天有秋天的保健要领,一年四季,各有不同。总的原则就是顺应天时保健,就是要按照大自然的阴阳变化规律来调养我们的身体。

中医在"天人相应"学说指导下,认为人与自然界是统一的整体,一年四季天时气候的变化随时影响着人体的生理功能,所有感染性疾病大都是气候失常所引起的病理过程。因此,前人将春、夏、秋、冬四个季节,作为一年内时病的分界线,极其注意每个季节客观存在的情况,特别是气候的性质及其异常的变化。

人虽为"万物之灵",但在广袤无际的宇宙中,人不过是一个小小的生命体而已。这个小小的生命体也是一个小宇宙,时时刻刻都在受大宇宙的影响。宇宙通过运动,产生阴阳变化,然后形成四季变化,从而影响万物,影响生命,人也不例外。所以保健的原则必须顺应天时气候的变化,四季保健就是具体的保健方式。

通过四季保健调整我们人体的阴阳,使我们的生命活动顺应四季阴阳变化,而不是违背天时阴阳。这一点对生命活动非常重要,因为任何生命和天地大自然都是一个整体。和整体相统一,生命才能协调。和整体相违背,就会陷入孤立,就会被大自然所抛弃。所以必须经常调整人体的生命阴阳,使之和大自然阴阳气化步调一致。

人们如果会利用四季阴阳的变化,调整自己的生命阴阳,就会收到很好的效果。比如,夏天是阳气最旺的时候,那么阳虚的人在夏天注重养阳气,就比冬天的效果好。反过来,冬天是阴气最浓之时,那么阴虚的人冬天养阴必然作用会更大。所以根据四季阴阳的变化保健可以起到事半功倍的效果。因此说,四季保健是法时养生的精髓,也是中医养生的核心所在。

摘自(《杨力四季养生谈》)

二、四季保健要顺应四时阴阳变化

四季保健的核心是顺应四季气候阴阳的变化。什么是气候?对人体有什么影响?气候就是四季阴阳变化产生的天气变化。气候再产生温、热、凉、寒,昼夜温差影响万物,影响生命,影响人体。气候变化会对人的生理、病理产生影响,就是说,人的健康或疾病都和气候密切相关。

我们要掌握四季保健这个法宝,首先必须知道四季阴阳变化的规律是什么。四季阴阳变化的总规律,概括起来就是,春夏:阳长阴消;秋冬:阴长阳消。

所谓"阳长阴消",就是一年当中,冬至是阴极,阴极则一阳生,然后春夏的气化趋势是阳气渐长,阴气渐消,反映在大地的气候特点是昼渐长,夜渐短;天渐温暖,寒气渐消。

所谓"阴长阳消",就是一年之中,夏至是阳极,阳极则一阴长,秋冬的气化就发生阴气渐长,阳气渐消的变化,反映在大地的气候特点是夜渐长,昼渐短;天渐寒冷,热气渐消。

所谓"子后则气生",就是一天之中,子时是阴极,是气降到最低时,子时之后气就开始上升,这叫子后则气生。一年之中也一样,冬至是阴极,气降到最低下,阴极之后,阳气开始上升。

所谓"午后则气降",就是一天之中,午时是阳极,气已升到极点,午时之后开始下降,到子时降到最低。一年之中也一样,夏至是阳极,气升到最高点,阳极之后,气开始下降。

那么,怎样按照气机升降来保健呢?人们的保健应该按照天时的阴阳消长变化及气候的升降变化规律进行。比如,午时是气升的时候,高血压的人就不要生气、酗酒,以防气血大升而得中风(脑血管破裂出血)。再比如,子时是气降的时候,气虚的人就要防止出现脱证。尤其心气虚的人最要注意,可以在晚上九点钟喝点人参汤。

四时阴阳变化及气机升降的规律是:阴极阳生,阴极则一阳长;阳极阴生,阳极则一阴长;阴长阳消,阳长阴消。

摘自(《杨力四季养生谈》)

三、四季保健的三大关键

第一是养阴阳

这是四季保健的总原则,即春夏养阳,秋冬养阴。其目的在于借助天时,调整阴阳平衡。

春夏是阳长阴消的时期,阳长占优势,所以春夏要借助天地阳长的趋势养阳;秋冬是阴长阳消的阶段,因此,秋冬要利用天地阴长的时机养阴。这就是四季保健的核心,是要顺应四时阴阳气化的缘由。因为借助天时保健,可以得天之助获得事半功倍的效果。

第二是顺应生、长、收、藏

一年四季,春夏秋冬,二十四节气,周而复始。二十四节气,天人合一,秉承天地之元气,调节人体之经脉,是中医施治的根本纲领。

春夏秋冬,阴阳五行,中医中药,五脏五味,构成了一个宇宙体系。明代大医学家张景岳说:"春应肝而养生,夏应心而养长,长夏应脾而养化,秋应肺而养收,冬应肾而养藏。"即一年四季呈现着生、长、化、收、藏的自然趋势,其规律是:春主生,夏主长,秋主收,冬主藏。

所以春天要养"生",夏天要养"长",秋天要养"收",冬天要养"藏"。

什么叫养生?养生,就是春天应借助大自然的生机,去激发人体的生机,鼓动生命的活力,从而进一步激发五脏,尽快从冬天的藏伏状态中走出来,进入新一年的生命活动。春天重在养肝,因为肝主生机,肝应于春。

什么叫"养长?"养长,就是利用夏天天地的长势,去促进人体的生长功能,重点在养心,通过调动心的气血运行功能去加强人体的生长功能。养长,包括夏天要长个子、长肉、长骨骼。

什么叫"养收?"养收,就是顺应秋天大自然的收势,来帮助人体的五脏尽快进入收养状态,让人体从兴奋、宣发的状态逐渐转向内收、平静的状态。

什么叫"养藏?"养藏,就是顺应冬天天时的藏伏趋势,调整人体的五脏,让人体各脏腑经过一年的辛苦后,逐渐进入休整状态,也就是相对的"冬眠"状态。

总之,强调养生、长、化、收、藏的意义,最重要就在于借助天时调整人体的阴阳。

第三是养五脏

1. 怎样借助四时阴阳养五脏?

(1)肝应于春。春天肝气旺,肝主生,所以春天养肝比其他时候效果要好,人们在春天就应该借此天时重点养肝的阴阳,重点治疗肝的病,可起到事半功倍的作用。

(2)心应于夏。夏天心气当旺,心主长,所以夏天是养心的最佳时期,因为可以发挥心气当旺的优势,这样夏天调养心、治疗心病就比其他时候效果要好得多。

(3)脾应于长夏。长夏(农历6月,公历7~8月),脾当旺,脾主化(催化、熟化、生热、消化),所以长夏应借助自然界的气化趋势及五脏趋势重点养脾、调脾、治脾病。

(4)肺应于秋。秋天肺当旺,肺主收,所以秋天应利用"肺当旺"的趋势养肺、调肺、治肺病。

(5)肾应于冬。冬天肾气当旺,肾主藏,所以冬天应利用肾气主藏的机会来养肾、调肾、治肾病。

2. 如何利用四时的"六气"调五脏?

四季产生六气(风、寒、暑、湿、燥、火)。天时中的六气,是四季阴阳气化产生的,是养人的,每一个气对人体都是不可少的,就是说,人的生命活动离不开天地中的六气。

异常的六气又叫六淫，是非正常气候形成的风、寒、暑、燥、火，六淫侵害人体会形成疾病。所以六气既养人也伤人。

六气与人体相通的规律是：风气（春天的气）通于肝；热气（夏天的气）通于心；湿气（长夏的气）通于脾；燥气（秋天的气）通于肺；寒气（冬天的气）通于肾。

六气对五脏的影响是：

(1) 风气通于肝

大自然中的风气和肝的关系最大。风是春天的主气，所以春天主风。风在伤害人的时候，称为风邪，风邪，属于阳邪，最容易损伤人的肝，尤其易损耗人的肝阴，使人们发生肝阴不足，出现头晕、眼干、目涩、胁肋灼痛、手足蠕动、舌红少津、脉弱细数等症，风邪甚至还会扰动肝阳，出现肝风、甚至中风。这种情况叫外风引动内风，所以春天养生最应重视养肝息风。

(2) 火气通于心

夏天，大自然中的火气、热气最大，与心的关系也最密切。火是夏天的主气，所以夏天主火。火在伤害人的时候，叫做火邪，火邪，属于阳邪，侵害人的时候心脏首当其冲，也就是说火气最先伤害心脏，这就叫做火气通于心。加之心为火脏，火为阳邪，两火相逢，心神最易受扰，出现心烦、失眠，甚至出现汗多、燥狂等情况，所以夏天最要注意养心安神。

(3) 湿气通于脾

长夏（农历6月，公历7～8月），天时之气以湿为主，天气又湿又热。湿与脾的关系最大，因为脾是一个湿脏，"两湿"相遇，湿上加湿，所以长夏天湿、地湿、人的脾也湿，这样，脾的消化功能就常常受到影响，而出现恶心、舌苔厚腻，不想吃饭，甚至头昏、头痛，这就叫做脾为湿困。所以长夏要多注意健脾、醒脾，要多吃点藿香、佩兰、薄荷、生姜等芳香化湿之品及健脾养脾的药食如扁豆、白术、薏苡仁等，原因就是湿气通于脾、脾为湿困。

(4) 燥气通于肺

秋天，天时中的燥气最强，燥气和人体五脏中的肺关系最为密切，燥是阳邪，性干。燥气为患，往往最先影响肺，这就叫做燥气通于肺。而肺又是一个很娇气的脏器，它最怕燥，一旦被"燥邪"所伤，就易出现气逆、喘咳、口干鼻干、咳痰黏稠而干等肺燥、津亏、气逆的病症。所以秋天最要注意养肺生津。

(5) 寒气通于肾

冬天寒气最重，寒气伤人时，就称为寒邪。寒邪最易伤人的肾，因为肾气是水脏，其性为寒，这样天时的寒和人体之肾，"两寒"相逢，雪上加霜，肾阳易受伤害，这就叫做寒气通于肾。肾阳受损就会出现怕冷、肢凉、小便清长、大便稀溏，苔白质淡、脉沉无力，甚至出现腰腿肿等情况，所以冬天最要小心养肾。

摘自《杨力四季养生谈》

四、根据四季节气变化保健

《黄帝内经》中把一年的气候分为六个阶段，与人体的关系更为密切：

(一) 大寒至春分阶段气候对人体健康的影响

气候特点是风气当令，气候温暖；易患各种风病、肝病和脾病及温病；养生原则是调肝养肝、治疗肝病。避免伤风，虚邪贼风要避开，多保护肝脏。常吃枸杞及酸味果菜。

(二) 春分至小满阶段气候对人体健康的影响

气候特点是温热之气当令，气候温热；易患温病、心病及肝病；养生原则是调养心气、肝气，治好心病、肝病。去寒就温，多保护心脏及肝脏，常吃莲子、百合、麦冬、小枣、小米粥等养心之品。

(三) 小满至大暑阶段气候对人体健康的影响

气候特点是火热之气当令，气候炎热；易患热病、火病及心病；养生原则是保护心脏，治好心病。常以竹叶、麦冬泡水饮或喝苦丁茶。

(四) 大暑至秋分阶段气候对人体健康的影响

气候特点是湿气主时，气候湿热；易患湿病、脾病及肾病；养生原则是养脾调脾、治疗脾病。不要久处湿地，居室及办公室要多开窗，常吃健脾燥湿之品，如薏苡仁、白扁豆；芳香化湿之品如藿香、佩兰、薄荷等。

（五）秋分至小雪阶段气候对人体健康的影响

气候特点是燥气主时，气候干燥；易患燥病、肺病和肝病；养生原则是调养肺脏、治疗肺病。多喝水，室内可洒一些清水。保护肺脏，可常吃润肺生津之品，如杏仁、百合、银耳、各种水果。

（六）小雪至大寒阶段气候对人体健康的影响

气候特点是寒气主令，气候寒冷；易患寒病、肾病及心病；养生原则是调肾养肾、治疗肾病。日常生活要避寒就温，保护肾脏，可多吃温肾益肾的食品，如枸杞、山药、狗肉、羊肉、鸡肉等，肾阳虚的可配合服金匮肾气丸，肾阴虚的则可服六味地黄丸。

摘自（《杨力四季养生谈》）

五、四季保健要注意四时调摄

自然界四时气候的变化，对人体有很大影响，自古以来，我国传统的养生法中即有"四时调摄"之说。《孙思邈养生全书·孙真人摄养论》中有详尽而精辟的论述，现摘引如下：

正月，肾气受病，肺脏气微。宜减咸酸、增辛味，助肾补肺，安养胃气。勿冒冰冻，勿极温暖。早起夜卧，以缓形神。勿食生葱，损人津血。勿食生蓼，必为症痼，面起游风。勿食蛰藏之物，减折人寿。勿食虎、豹、狸肉，令人神魂不安。

二月，肾气微，肝当正旺。宜减酸增辛，助肾补肝。宜静膈，去痰水，小泄皮肤微汗，以散玄冬蕴伏之气。勿食黄花菜、陈醋，滟发痼疾。勿食大小蒜，令人气壅，关膈不通。勿食葵及鸡子，滞人血气。勿食兔及狐貉肉，令人神魂不安。

三月，肾气已息，心气渐临，木气正旺。宜减甘增辛，补精益气。慎避西风，散体缓形，使性安泰。勿专杀伐，以顺天道。勿食黄花菜、陈醋，滟发症痼，起瘟疫。勿食生葵，令人气胀，化为水疾。勿食诸脾，脾神当旺。勿食鸡子，令人终身昏乱。

四月，肝脏已病，心脏渐壮。宜增酸减苦，补肾助肝，调胃气。勿暴露星宿，避西北二方风。勿食大蒜，伤神魂、损胆气。勿食生薤（也叫藠头），令人多涕唾，发痰水。勿食鸡、雉肉，令人生痈疽，逆元气。勿食鳝鱼，害人。

五月，肝脏气休，心正旺。宜减苦增酸，益肝补肾。固密精气，卧起俱早。每发泄，勿露体星宿下，慎避北风。勿处湿地，以招邪气。勿食薤韭，以为痼疾，伤神损气。勿食马肉及獐鹿肉，令人神气不安。

六月，肝气微，脾脏独旺。宜减苦增咸，节约肥浓，补肝助肾，益筋骨。慎东风，犯之令人手足瘫痪。勿用冷水浸手足，勿食葵，必成水癖。勿食茱萸，令人气壅。

七月，肝心少气，肺脏独旺。宜安宁性情，宜增咸减辛，助气补筋，以养脾胃。无冒极热，勿恣凉冷，无发大汗，勿食茱萸，令人气壅。勿食猪肉，损人神气。

八月，心脏气微，肺金用事。宜减辛增苦，助筋补血，以养心肝。无犯邪风，令人骨肉生疮，以为疠痢。勿食小蒜，伤人神气，魂魄不安。勿食猪肚，冬成嗽疾，经年不瘥。勿食鸡雉肉，损人神气。

九月，阳气已衰，阴气大盛。暴风数起，切忌贼邪之风。宜减苦增咸，补肝益肾，助脾资胃。勿冒风霜，无恣醉饱。勿食莼菜，有虫不见。勿食姜蒜，损人神气。勿食经霜生菜及瓜，令人心痛。勿食葵，化为水病。勿食犬肉，减算夭寿。

十月，心肺气弱，肾气强盛。宜增辛苦，以养肾脏。无伤筋骨，勿泄皮肤。勿妄针灸，以其血涩，津液不行。勿食生椒，损人血脉。勿食生薤，以增痰水。勿食熊猪肉、莼菜，衰人颜色。

十一月，肾脏正旺，心肺衰微。宜增苦味、绝咸，补理肺胃。勿灸腹背，勿暴温暖，慎避贼邪之风，犯之，令人面肿，腰脊强痛。勿食貉肉，伤人神魂。勿食螺蚌、蟹、鳖，损人元气，长尸虫。勿食经夏醋，发头风，成水病。勿食生菜，令人心痛。

十二月，土当旺，水气不行。宜减甘增苦，补心助肺，调理肾脏。勿冒霜露。勿泄津液及汗，勿食葵，化为水病。勿食薤，多发痼疾，勿食鼋鳖。

一年分为春、夏、长夏、秋、冬几种气候特征，因而产生了五种补法：春季万物复苏，适合"升补"；夏季气候渐热，适合"清补"；长夏骄阳似火，适合"淡补"；秋季天高气燥，适合"平补"；冬季天寒地冻，适合"滋补"。四季五补，因人而异，针对不同年龄、不同健康情况，选择适合自身情况的膳食进行调理和滋补。五谷为养，五果为助，五畜为益，五菜为充，五味协调，补精益气。按照中医"天人相应"理论，人必须适应四时阴阳的变化，才能与外界保持协调平衡。

摘自《孙思邈养生全书》

第五十篇　春季防病的重点

一、春季应预防旧病复发

春天是一个气候转变的过渡季节，天气变化无常，人体的阴阳调节也相当频繁。一年四季之中，气温、气压、气流、气湿等气象要素最为变化无常的季节是春季。由于气象要素的多变，在春天常引起许多疾病的复发或增患新病。年老体弱或患有疾病者，稍不注意调摄就常常会引发旧病，故民间有"百草回芽，旧病萌发"的说法。如偏头痛、胃痛、过敏性哮喘、高血压、心脏病、心肌梗塞、精神病等疾患最容易在春分前后复发。所以说，春天不仅是一个希望的季节，也是一个容易引发各种疾病的季节。因此，在春季应根据不同情况，从各方面做好预防工作。春季需要预防复发的常见病有以下几种：

（一）每年2～4月份是心肌梗死的一个发病高峰期。主要是天气变化无常，忽冷忽热，时风时雨，常使原有冠心病患者的病情加重或恶化。

（二）风心病是风湿性心脏病的简称。主要是由于风湿反复发作侵犯心脏引起的。常因寒冷、潮湿、过度劳累以及上呼吸道感染后复发或加重。研究表明，春天是"风心病"复发率极高的季节。

（三）关节炎病人对气象的变化甚为敏感，尤其是早春，气温时高时低，时风时雨，关节炎患者症状明显加重。因此，患者应重视关节及脚部保暖。如受寒，应及时用热水泡脚，以增加关节血液循环。

（四）春季是感冒的多发季节，对肾炎患者说来，感冒不仅引起发热、流涕、鼻塞、咳嗽、咽痛等上呼吸道炎症，而且极易导致肾炎复发。

（五）春天是精神病的高发期，每年3～4月份是发病的高峰，故民间素有"菜花黄，痴子忙"的说法，即使是老病人也极易复发。因此，在春天应特别注意预防。要保证充足的睡眠，遵医嘱正规治疗，发现有情绪异常时，应立即就医。

（七）春季花粉症容易复发，每年春暖花开时节，有的人感到鼻腔奇痒难忍，喷嚏不断，流涕不止。有时还会出现头痛、胸闷、哮喘等症状，这是接触某种花粉后引起的过敏反应，又称"花粉症"。因此，在春季有过敏体质的人应尽量少赏花，以减少接触花的机会。

（八）春季皮炎多见于18～30岁的女性，主要表现为脱屑、瘙痒、干痛等症状，有的表现为红斑、丘疹和鳞屑等。还有些女性表现为雀斑增多或褐斑加重。因该症多发生在桃花盛开的季节，故也叫"桃花癣"。因此，应尽量少晒太阳，不用劣质化妆品，多吃新鲜蔬菜，对易过敏的虾蟹等应禁食。

（九）哮喘病患者对气象要素的变化适应性差，抵抗力弱，在春季极易引起复发或使病情加重或恶化。

春季和冬季的关系非常密切。冬季的调养是否合适，能够影响到春季的健康。正如《黄帝内经》所指出的，春季有人四肢无力，足冷不暖等症，多是由于冬季不能很好地养生。如果春季不能很好地养生，也将会在夏季发生寒性病。《中医健身术》

春季内伤疾病，也是受气候性质的影响而使内脏功能失去阴阳平衡所致。如患有头晕、脑胀、目眩、耳鸣、精神疲倦的人，春季容易复发，这叫"肝阳"，是由于阴分不足，受不起风阳的刺激之故，而出现肝经症状。内热体质的人，春季易患目赤，咽喉肿痛。肝火偏旺的人，春季血压容易增高,性情急躁,睡眠不安。这些都是受了春季气候的影响,助长了本来不平之气。因为中医论病以时气的性质、个体的性质和内脏的性质为基础,就其本质上的变动考虑问题,所以,不能只顾局部治疗,而应着眼于预防。(《中医健身术》)总之,春天是疾病多发的季节,防病保健千万不可忽视。

摘自《四季养生与防病》、《中医健身术》

二、春季应预防伤风感冒

感冒的原因很多,一年四季都可能发生。春天因气候多变,乍暖乍寒,尤其是早春时节,常有寒潮侵袭,气温骤降,加上人体的皮肤已开始变得疏松,对寒邪抵御能力有所减弱。因此,人们很容易伤风感冒,并由此引发急性支气管炎、肺炎、哮喘等疾病。春季是阳气升发的时期,多风,性质偏温,容易散发病毒,所以,热性病比较多。

春季尤其是感冒和流感最多。据有人调查,约有85%的人群,平均一年要得3次感冒。对于易患感冒的人,预防感冒首先应加强耐寒锻炼,提高机体的御寒能力。具体的方法是:按平时身体情况,从盛夏伏天开始,先用手按摩面部,而后逐渐用冷毛巾摩擦头面部,渐及四肢。抵抗力较好的,可以全身冷水擦澡,持续到九月份,再恢复到头面部冷毛巾摩擦,直至冬季。体质差者,也应坚持用冷毛巾洗鼻,冷水漱咽。通过穴位按摩,也可起到预防感冒的目的。主要穴位,如迎香、风池、足三里等。要是在流感流行期间,可用食醋烧蒸法,一般每立方米5毫升食醋,加水1倍,加热烧蒸,关闭窗户,每周2次。如果家庭有人发病,或有流感流行威胁等情况,可服中药预防(贯众9克,板蓝根12克,甘草6克。水煎服,连服3~5天)。所以,春天在生活中注意防治,就会预防或避免感冒的发生。比如每天早晨用冷水洗脸,晚上用热水泡脚;早晚用淡盐水漱口;多进行户外活动,增强体质;每天居室要开窗通风;注意保暖防寒;做到饮食营养均衡,多吃蔬菜水果;老人和儿童应该及时接种流感疫苗等。

摘自《中医健身术》

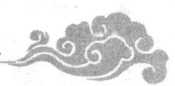

三、春季应预防传染病

春季是传染病流行的季节。做好预防工作尤为重要。初春天气相对较冷,人的呼吸道黏膜的抵抗力较弱,再加上天气相对冷的时候,人们待在室内时间较长,若不经常开窗通风,传染的机会就相应增多了。春季常见的传染病有:肝炎、流行性感冒、流脑、流行性腮腺炎、流行性出血热、麻疹、风疹、水痘等。

(一)春季防肝炎

春天肝炎易流行。肝炎分为甲肝、乙肝、丙肝三种。病毒性肝炎的特点是:发热、乏力、恶心、肝区隐痛,黄疸型的患者几天后出现目黄、尿黄。甲型肝炎由甲型肝炎病毒引起,传染性很强。甲肝发病一般在春秋两季,易感人群在感染甲型肝炎病毒后15~40天(平均28天左右)的潜伏期即可出现症状。

甲肝病毒在病人发病前2~3周就开始从粪便中排出,而具有传染性。黄疸出现时达到高峰,然后迅速下降和消失。此病通过污染的手、水、食物、餐具等经口传染,以日常生活接触为主要传播方式,也可通过污染的水和食物引起暴发流行,还可通过血液传播,亦可通过同性恋之间的肛交传播。预防工作以切断传播途径为原则。因此,要注意饮食卫生。不要到不干净的饭馆吃东西,以免传染上肝炎。吃饭夹菜应用公用筷、公用勺。碗筷要经常消毒。有慢性肝炎的人要少劳累,以免肝炎复发或加重。易感人群应注射甲肝、乙肝疫苗,进行积极预防。

(二)春季预防流脑

流脑是流行性脑脊髓膜炎的简称,是由脑膜炎双球菌的感染引起的,这种细菌可以从呼吸道进入血液,还可以从血液透过血脑屏障进入中枢神经系统,并能够在血液里面大量繁殖和释放出毒素,可以引起患者休克、多脏器功能损害等。这种细菌进入脑颅内能够引起脑膜、脊髓膜化脓性的改变,引起患者颅内压力升高。病情严重的患者还会造成脑实质性的损害,甚至引起抽搐、惊厥、昏迷,进一步还会发展为呼吸衰竭甚至导致死亡。所以流脑是一种非常严重的疾病。

流脑在冬春季发病率高,一般每年一月份开始发病,三四月份是高峰期。其特点是:起病急、病情重、变化多、传播快、流行广、来势凶猛。该病主要通过空气飞沫传播。起病急骤凶险,若不及时抢救,常于24小时内危及生命。(《四季养生与防病》)

流脑一般好发于15岁以下的少年儿童,成年人也患此病。流脑的特点是高热、头痛剧烈、呕吐频繁,甚至抽风、嗜睡。如果患者身上出现了斑点这种特征性的改变,就要考虑是流脑。这种中间坏死、周围有一些浸润的斑点,是流脑的一种特征性斑点。斑点中间是黑色的,用手触摸感觉是凹陷的,与其他的斑点和丘疹是不一样的。这些斑点都是大小不一样的,甚至可以融合成片,形成面积非常大的皮肤坏死。通常在得了流脑后这种斑点会很快出现。(《养生之道》)

流脑一般需要密切接触才会被传染。通常只要保持房间内空气流通是不会传染的,这是预防呼吸道传染病很重要的一点;另外,接种疫苗是最好的预防方法。只要注意采取防范措施,流脑是可以避免的。(《四季养生与防病》)

(三)春季预防流行性出血热(《四季养生与防病》)

春季是流行性出血热的高发期。该病是流行性出血热病毒(叫做汉坦病毒)引起的自然疫源性传染病,主要传播媒介为老鼠,是一种急性病毒性传染病。该病全年均可发病,但有明显的春季发病高峰。

本病临床症状有发热、出血和肾脏损害三大特征。患者早期身上有出血点,主要分布在腋下、背部,呈线状,一点一点或者一块一块。咽喉、软腭上都有出血点。有时眼睑、脸面等地方出现水肿。出血热的发病过程有五个时期:发热期、低血压休克期、少尿期、多尿期和恢复期。严重者可并发尿毒症、肾功能衰竭、颅内出血、肺水肿、脑水肿等。

流行性出血热的典型临床表现为:三痛(头痛、胸痛、腰痛)、三红(面红、颈部红、上胸部红)。这些特征可以编成一个口诀,可以更好、更快识别流行性出血热:发热面红醉酒貌,头痛、腰痛如感冒;皮肤黏膜出血点,恶心、呕吐、蛋白尿。

出血热的传播途径主要是通过消化道,比如人吃的食物被带有汉坦病毒的老鼠粪便污染。也可以通过接触传播,母婴之间也可以传播。《养生之道》实验研究表明,通过伤口传播最容易发生,是主要的传播方式。呼吸道传播需要较多的病毒量和较长的接触时间。

预防流行性出血热主要有两个措施:一是防鼠、灭鼠。因为老鼠是流行性出血热的主要传染源。二是做好预防接种疫苗。接种程序包括基础免疫2针和加强免疫1针,接种时间分别在10天、14天、半年。保护时间维持在3~5年。(《养生之道》)

(四)春季预防麻疹(《四季养生与防病》)

麻疹是由麻疹病毒引起的一种发疹性传染病,一年四季均可发生,但多流行于冬春季节,传染性很强,尤其是6个月以上、5岁以下儿童多见。麻疹是儿童急性呼吸道传染病,不仅发病率高,而且极易并发肺炎、急性喉炎、中耳炎、脑炎等严重疾病,是危害儿童健康较为严重的疾病之一。患过一次麻疹后,一般终身不再发病。绝大多数病例为直接接触,通过空气飞沫传染。6个月以内的婴儿很少患麻疹,半岁到5岁的儿童发病率极高。麻疹的临床特点是发热,呼吸道症状,皮肤斑丘疹和颊内黏膜出现麻疹黏膜斑。

潜伏期时,麻疹病毒侵入人体后,首先在呼吸道黏膜上皮细胞内繁殖,然后侵入血液,形成第一次病毒血症。这个从病毒侵入人体到第一次病毒血症形成时期为潜伏期。潜伏期没有什么症状出现,一般10天左右。麻疹前期时,进入血内的病毒随血流播散,此期可出现发热、疲倦、食欲不振、打喷嚏、流鼻涕、流眼泪、怕光、眼睑水肿等症状,还可在第2磨牙相对的口腔黏膜上出现约1毫米直径大小的白点,小白点周围绕以红晕,小白点有时融合成小片,这就是麻疹所特有的口腔黏膜斑(麻疹斑),可作为诊断麻疹的根据。前期4~7天,发疹期一般4~5天,高热,出现皮疹。皮疹一般在发热第4天出现,先见于耳后、颈部,后见于面、肩、胸、背、腹部,最后见于四肢。皮疹大小不一,多为玫瑰色斑丘疹,疹间可见正常皮肤。在发疹期患者体温很高,可达40℃,全身中毒症状也严重。但到皮疹出全时,一切症状都趋于缓解。恢复期时,血内病毒逐渐消失,体温下降,皮疹消退,中毒症状减轻,病情好转,逐渐痊愈。

患儿应隔离,要卧床休息,从发病到出疹后5天内,尽量不出门,不接触或少接触他人。在保暖的前提下,可以用温水给患者洗澡,以保持皮肤清洁,促进血液循环,帮助疹子透发。患儿宜多喝水,常用淡盐、温开水漱口,保持口腔黏膜的卫生。常用毛巾擦去眼屎,适当地点些眼药水,防止角膜发炎。做到了以上各点,轻症麻疹患儿能不药而愈,且能预防麻疹患儿的并发症如肺炎、支气管炎、喉炎、脑炎等。

麻疹患儿应以清淡、容易消化、含维生素丰富的食物为主,在出疹期以吃流质为宜,如牛奶、豆浆、藕粉、菜汤、蛋花汤、番茄汁、瘦肉汤等。也可吃粥、豆腐羹等。并应吃点香菜、蘑菇、竹笋等,以助疹子透发。在恢复期可吃半流质,如莲子红枣粥、百合粥等,以少吃多餐为好。忌食油腻、辛辣、燥热、生冷和不洁食物。

患儿居住的房间、用过的衣物,经通风、日晒后,空气中的传染性颗粒即被稀释至可感染的浓度以下,且麻疹病毒对外界的抵抗力又不很强,经此种处理后,传染性即不存在。接触过传染期患者的人立即再去接触易感者时,也有带病毒传播的危险,故应先更换外衣,洗手洗脸或在室外逗留20分钟,除去表面粘染的麻疹病毒后再去接触易感者。

除去半岁以内的婴儿和隐性感染者外,凡是没有出过麻疹的人,无论性别、年龄大小,均为易感者。预防麻疹最有效的办法就是打麻疹疫苗。

(五)春季预防风疹《《四季养生与防病》》

风疹是由风疹病毒引起的急性呼吸道传染病,特别易在春季高发,在儿童中流行。

人感染风疹后,初期可出现低热、畏寒、头痛、咳嗽、食欲不佳等类似感冒的症状,1~2天后开始出现皮疹。出疹的顺序是先面颊、后躯干、四肢。其疹通常是浅红色,比麻疹色淡,更细小,蔓延快,24小时即可遍布全身。这种皮疹来得快,去得也快,退疹后无脱屑现象。细心的人可在自己的耳后、颈部等处摸到轻度肿大,压痛的淋巴结,严重的风疹病人可合并有病毒性脑炎、心肌炎、肝脏损害和关节炎等病症。如果孕妇不慎感染了风疹病毒,可致胎儿畸形,常见的有先天性白内障、神经性耳聋、脑炎、先天性心脏病等,还可造成死胎、流产。

避免风疹的关键在于预防。小儿(15个月至12岁)、尤其是女性(40岁以下的育龄妇女)要接种预防。

(六)春季预防水痘《《四季养生与防病》》

水痘是由水痘——带状疱疹病毒引起的。水痘是冬春季的一种传染病,多发于2~6岁幼儿,偶尔出现于成人及婴儿。病原体通过飞沫或接触传染,传染性很强。

水痘主要通过飞沫经呼吸道传染,接触被病毒污染的尘土、衣服、用具等也可能被传染。所以一旦患了水痘应注意隔离,在完全治好以前不应去幼儿园、学校或公共场所。与水痘患者接触过的儿童,也应隔离观察2~3周。因为感染病毒后不是立即发病,一般要经过14~17天的潜伏期,长者可达3周。水痘传染性很强,病人是惟一的传染源,与之接触的儿童90%发病。而且从发病前1日到全部皮疹干燥结痂均有传染性。

水痘起病较急,可有发热、倦怠、食欲减退等全身症状,成人较儿童明显,一般1~2天内发疹。首先发于躯干,逐渐延及头面部和四肢,呈现心性分布,即躯干多,面部四肢较少,手掌、足趾更少。初期为红色小丘疹,数小时后变成绿豆大小的水疱,周围绕以红晕。水疱初期呈清澈的水珠状,壁薄易破,伴有瘙痒。经2~3天而干燥结痂,以后痂脱而愈,不留瘢痕。在发病3~5天内,皮疹陆续分批出现,故同时可见丘疹、水疱、结痂等不同时期的皮损,病程2~3周。口腔、眼结合膜、咽部、外阴等黏膜也偶尔可发生损害,常形成溃疡而伴有疼痛。

皮疹多一些或少一些都是正常现象。若水疱抓破后继发细菌感染,可发生皮肤坏疽,甚至引起败血症。此外,少数患者还可出现水痘性肺炎、脑炎、心肌炎及暴发性紫癜等并发症。

患了水痘没有特殊的治疗方法,只需隔离,

不要带患儿去公共场所。水痘初期可喝绿豆汤，发热期在饮食上要清淡易消化，如米汤、面汤等，多喝温开水，注意休息。还应保持皮肤的清洁卫生，皮肤瘙痒时，可涂些止痒药水。要避免抓破疱疹而引起感染，若疱疹已破，可涂1%紫药水。此外，该病可并发脑炎、肺炎等，因此，一旦发现并发症应立即去医院就诊，以免延误病情。

（七）春季预防天花《四季养生与防病》

天花是指以发痘疹为特征的一种传染性极强、病情险恶的病毒性传染病。主要症状：常见发热咳嗽，喷嚏，呵欠顿闷，面红惊悸，手足耳尻俱冷，身发痘疹（头、颈、面、四肢离心性出血脓痘）等，痊愈后遗留痘瘢。全身症状重。整个病程分发热、见点、起胀、灌浆、收靥和结痂6个阶段。因病毒感受的深浅，患者体质强弱的不同，可出现各种变证和险证。明隆庆年间（1567——1572）中国首先发明和使用疫苗法预防天花。小儿必须种牛痘，即可预防天花。

（八）春季预防带状疱疹《四季养生与防病》

带状疱疹，又名"缠腰龙"，是由水痘——带状疱疹病毒感染引起的一种沿周围神经分布的群集疱疹和以神经痛为特征的病毒性皮肤病。该病四季可见，尤好发于春秋，成人多见，往往在学习工作紧张劳累、情志不舒之后发病，可发于任何部位，多见于腰部。

发病前局部皮肤往往先有感觉过敏或神经痛，伴有轻度发热、全身不适、食欲缺乏等前期症状，亦可无前期症状而突然发病。患部先发生潮红斑，继而其上出现多数成群簇集的粟粒至绿豆大的丘疱疹，迅速变为水疱，水疱透明澄清，疱壁紧张发亮，疱疹周围有红晕。数群水疱常沿皮神经排列呈带状，各水疱间皮肤正常。10余日后水疱吸收干涸、结痂。愈后留有暂时性淡红色斑或色素沉着，不留瘢痕。亦可因疱疹膜破溃形成糜烂，甚至坏死或继发化脓感染。全病程2～3周。

除典型的皮疹外，神经痛是本病的另一大特点。一般在皮疹出现前1～2周即有神经痛，直到皮疹消退。疼痛的程度轻重不等，且与皮疹的严重程度无一定的关系。通常儿童带状疱疹患者疼痛很轻或没有疼痛，而老年患者多疼痛剧烈，甚至难以忍受，而且30%～50%的中老年患者于损害消退后可遗留顽固性神经痛，常持续数月或更久。

由于带状疱疹发病较急，疼痛较剧，且在发病初期不断有新疹出现，真如龙蛇爬行一般，有些患者会感到恐惧。而且在民间还流传一种说法，即"缠腰龙"如果在腰上绕一圈就会死人，这是毫无根据的。本病是由带状疱疹病毒引起的，皮损常沿某一周围神经单侧分布，一般不会超过体表正中线，更不会绕成一圈。除常见于腰、腹部外，还发生于胸部、四肢、颈部、耳、鼻、眼、口腔等。少数严重者可发生带状疱疹性脑膜炎及胃肠道或泌尿道带状疱疹。

带状疱疹一般不会危及生命，患者不必过于紧张，应及时到医院就诊。病情较重或有其他合并症时应住院治疗。患病期间应适当休息，起居有常，心情舒畅，避免局部摩擦，饮食宜清淡、多饮水、多食新鲜水果蔬菜，不宜吃辛辣、腥发动风之品，不宜饮酒，以利康复。

（九）春季预防心肌炎《四季养生与防病》

病毒性心肌炎可由多种病毒感染引起，其中以柯萨奇病毒B最为常见，水痘、EB病毒也可引起。据研究，约有5%病毒感染者感染后可累及心脏发生心肌炎。可为病毒直接侵袭心肌，也可为病毒感染后的自身免疫反应所致。前者以儿童多见，后者以青少年多见。而春季又是病毒性心肌炎的高发季节，应引起人们的警惕。

病初有上呼吸道感染或肠道感染症状，7～10天后出现胸闷、心悸、极度乏力、易出汗等症状。此时，如做心电图，可能发现有早搏等心律失常和心肌损害表现。做红细胞沉降率、心肌酶测定可能有升高。2～4周后查柯萨奇病毒体、抗心肌抗体可为阳性。

病毒性心肌炎的病变轻重不一，所以症状也千差万别。轻度、局限性病变者可毫无症状，心电图无异常表现，血沉、心肌酶也无升高。重者有明显症状，出现心脏弥漫性扩大，心力衰竭，以致有显著气急，不能平卧。有的严重心律失常，可发生反复晕厥，甚至猝死。

研究表明,病毒感染后仍继续紧张、过分劳累、从事重体力劳动与剧烈运动,易发生病毒性心肌炎。此外,营养不良也是诱因。发生病毒性心肌炎后,必须绝对卧床休息,否则可使病情加重,引起严重并发症。

患病毒性心肌炎后,一般应休息3个月。以后如无症状,可逐步恢复工作与正常学习和生活,但仍应注意不要劳累,1年内不能从事重体力劳动与剧烈运动。此外,要注意合理饮食,多食新鲜蔬菜、水果,保证营养平衡。要保证有足够的睡眠与休息,避免感冒,否则易复发。反复发作可转变为慢性心肌炎、心肌病,危害终身。

摘自《四季养生与防病》、《养生之道》

四、春季预防呼吸道疾病

(一)春季预防流感《养生之道》

流行性感冒是由流感病毒引起的急性呼吸道传染病。流感病毒分甲型、乙型、丙型,分型主要是根据对人体造成的危害划分的。其中甲型流感对人体的危害是最大的,经常造成世界范围内的大流行,而且波及面广、传播迅速。乙型流感一般都是小面积的暴发,大面积的传染很少见。丙型流感主要以散在发病为主,侵袭的对象是婴幼儿,一般不会引起大的流行。

流感与感冒是有严格区别的。从病因上来讲,流感是由流感病毒引起的上呼吸道感染,而普通感冒的病因比较复杂,如着凉,或由其他病原体引起。普通感冒的症状比流感要轻得多。流感往往发病比较急,同时伴有高烧,一般都在38℃以上,持续时间较长,同时还会伴有全身症状,如浑身酸痛、乏力等。流感的最大危害在于会导致一些继发感染,如心肌炎、肺炎、中耳炎、哮喘等,甚至还会引起老年人或慢性病患者死亡。所以说流感与普通感冒有很大区别,流感的危害要远远大于普通感冒。

流行性感冒的特点是:传染快、发病快、发高热、怕冷、流清涕、咽痛、咳嗽、乏力、全身酸痛。儿童、老人或体弱者易并发肺炎,发高热三天后症状不但不会减轻,反而加重,出现高热不退、寒战、气急、阵咳者,应到医院检查。(《杨力四季养生谈》)

预防流感的措施是很多的。如天气比较冷时,不要把门窗关得太严,要经常开窗换气,保持新鲜空气的流通;还要随着天气的变化及时增减衣服,被褥要勤晒洗;每年接种流感疫苗(尤其是儿童和老人等易感人群)。北方接种流感疫苗的最佳时机是10~11月;南方接种流感疫苗的最佳时机是5~6月和10~11月。流感疫苗注入人体后2周才会产生抗体,所以在流感高峰到来之前进行免疫注射效果是最好的。

(二)春季预防哮喘《四季养生与防病》

春季气温变化大,忽冷忽热,容易引起上呼吸道感染即感冒,而上呼吸道感染可以诱发哮喘,并且,突然的冷空气刺激,也可以引起气管痉挛,发生哮喘。春天,万物复苏,草木吐绿,百花竞放,某些野草、树木的风媒花粉此间散发出许多花粉颗粒,它们漂浮于空气中,具有过敏性体质的人吸入某些花粉便开始打喷嚏、流鼻涕、鼻痒、咳嗽,此后逐渐引起哮喘。很多灰尘中生长着一种称为"螨"的小虫,春天的气温、湿度恰恰适合它们的生长繁殖。哮喘病人及过敏性体质的人吸入这些藏有大量螨虫的灰尘,便可引起哮喘发作。怎样才能预防哮喘的春季发作呢?

首先,春天哮喘病人在生活中要做到"四个适宜":一是穿着要适宜。俗话说:春捂秋冻,少生疾病。春天,要注意保暖,避免受凉感冒以及冷空气刺激诱发哮喘。二是出入场所要适宜。春季是上呼吸道感染的高发期,为了避免交叉感染,哮喘病人应尽量不去人群聚集的地方。对花粉及植物过敏者,不要到花园及植物园。三是外出时间要适宜。一天当中,午间及午后,是空气中花粉飘散浓度较高的时间,此时,应尽量减少外出。刮大风时要减少外出,免遭尘土及冷空气的刺激。四是居室环境要适宜。哮喘患者室内要保持温暖、干燥,室内陈设力求简单、洁净,注意通风透光,被褥要勤洗勤晒,减少螨虫及真菌孳生。

其次,预防性治疗也非常重要,且应在发病季节到来之前提前进行。可采用如下措施:①服用中药扶正固本,如服用"晨喘安"、"夜喘静";穴位注射;中药药物离子导入等。②雾化吸入激素类药物,消除气道炎症,如必可酮等。③抗过敏药物,如酮替芬、开瑞坦、氯雷他定片等。④免疫调节药,如胸腺肽等。⑤脱敏治疗。

哮喘病人应到专业医院就诊,与有经验的医师共同拟定一个适合自身情况的预防治疗方案,并在医师指导下认真执行。

(三)春季预防流行性腮腺炎《四季养生与防病》

腮腺是位于两侧耳垂下的一对大涎腺(唾液腺)。流行性腮腺炎是由腮腺炎病毒引起的一种急性呼吸道传染病,简称腮腺炎或流腮,俗称"痄腮"。"流腮"有较明显的季节性,春季为流行季节,全年均可有发散病例。本病好发于儿童和青少年,尤以5~9岁的儿童最多见,占临床病例的80%~90%,此病主要通过患儿的唾液,鼻咽部分泌物的飞沫等传播,患者腮腺肿大的前后2周内,有较强的传染性。

"流腮"的潜伏期为14~25天,平均18天,少数患者发病前有全身不适、肌肉酸痛、食欲不振等症状,但多数病例无前期症状或只有腮腺区稍肿胀,后突然发病,体温升高可达39~40℃,腮腺肿大,以耳垂为中心的整个腮腺呈弥漫性肿大为其特征,并可波及颌下区,肿胀区较软,有胀痛,张口或咀嚼时疼痛加重,腮腺导管口无红肿,挤压无脓液。两侧腮腺同时肿大者占70%~75%,白细胞总数不高,急性期血中淀粉酶可升高,腮腺肿胀4~5天后可消退,病程为2周左右。如不积极治疗,可发展成脑膜炎、胰腺炎、肾炎、睾丸炎、卵巢炎等。

对流行性腮腺炎目前尚无特效法,主要是抗病毒和对症处理,患者应隔离休息至腮腺肿胀消退,注意加强口腔清洁卫生,多饮水,保持液体摄入量,进流质饮食,避免吃酸性食物,以减少疼痛、高热、头痛。腮腺肿痛明显时,可给予抗生素、利巴韦林、解热镇痛药,局部用如意金散水调外敷,可消肿止痛。

(四)春季预防猩红热《四季养生与防病》

猩红热为主要由A组链球菌引起的急性呼吸道传染病。其发病的临床表现为突然发热、咽峡炎、全身弥漫性鲜红色皮疹和疹退后明显的脱皮。少数患者恢复期由于变态反应而出现心、关节的风湿病改变及急性肾小球肾炎。全年均可发病,冬春季节多见,儿童多好发。感染后可获得较持久的抗菌和抗红疹毒素免疫力。由于猩红热有A、B、C三种不同的红疹毒素,故儿童可二三次患猩红热。猩红热的传染源为病人和带菌者,注意通过呼吸道飞沫传播,偶尔可经被污染的书籍、玩具、生活用具、饮料及食物而传播,有时可经破损的皮肤或产道传播。因为该病有特效的治疗药物,治疗效果好,故治愈率高,病死率明显下降。因此,早诊断,正确治疗是关键。

冬春流行季节,要将病儿隔离直到其咽炎消退,要隔离7天左右。居室应用蒸气进行消毒。治疗猩红热用青霉素有较好疗效。对青霉素过敏的小儿,可改用红霉素。用药应坚持7~10天。急性发热期的病儿应卧床休息,注意调整饮食。猩红热发病过程中可并发化脓性中耳炎、颈部淋巴结炎等,也可能并发肺炎,一部分病儿在猩红热的恢复期可并发急性肾炎,因此,要注意并发症的发生。度过猩红热急性期的病儿,应每周查尿常规1~2次,以便及早发现有无肾炎,及时给予合理治疗。

小儿应避免去公共场所,外出要给孩子戴好口罩,易感者接触本病后应密切观察。患儿及疑是本病者均应隔离治疗。保证患儿充分休息,多饮水,多食水果和蔬菜。平时注意小孩的身体锻炼增强其体质,提高抗病能力,还要预防感冒。

(五)春季预防肺炎《四季养生与防病》

春季温差变化大,也是病源微生物大量孳生地季节,因此,是肺炎和其他呼吸系统感染的高发期,应高度警惕。

肺炎按病因可分为细菌性肺炎、病毒性肺炎以及由支原体、衣原体、军团杆菌感染引起的非典型肺炎。最常见的细菌性肺炎。常见病源菌有肺炎链球菌、流感嗜血杆菌、卡他莫拉菌等。其诱因多为上呼吸道感染、受凉,临床症状多为发热、头痛、剧烈咳嗽、咳痰,初为白黏痰,2~3天后可出现黄脓痰,有时出现铁锈色痰。化验白细胞增高,X线片可呈现大片状或斑片状的实变性阴影,痰液中可培养出病原菌。

病毒性肺炎是由流感病毒、副流感病毒、腺

病毒等引起的肺炎,其中以流感病毒肺炎最为严重。病毒肺炎常继发于上呼吸道感染,多见于婴幼儿。病毒性肺炎起病可急可缓,症状有头痛、乏力、发热、咳嗽等,1～2天后呼吸增快,症状加重,两肺可闻湿啰音,重症者会出现呼吸衰竭及休克。

非典型肺炎是相对于经典的"大叶性肺炎"而言,因早年发现这种肺炎时病源体尚未完全明确,临床症状也不够典型,所以称非典型肺炎。现在一般把由衣原体、支原体、军团杆菌等介于病毒和细菌之间的微生物引起的肺炎称为非典型肺炎。非典型肺炎早期表现为乏力、头痛、食欲下降,继而出现明显的呼吸道症状,高热、畏寒、咳嗽,全身肌肉关节酸痛,咳少量白黏痰或带有血丝痰,胸部X线片可见两肺条索状或点片状阴影,血常规化验白细胞一般正常或偏低,具有传染性,主要是通过飞沫和接触传染,人群密集的地方往往是致病的"高危地带"。同细菌性肺炎相比,非典型肺炎持续时间长,有的出现黄疸、肾功能损害、呼吸困难、发绀、昏迷等肺外表现。

非典型肺炎并不可怕,只要做到早发现、早诊断、早隔离、早治疗,会取得很好的效果。目前在临床上治疗非典型肺炎经常使用大环内酯类(如红霉素、阿奇霉素、罗红霉素等)、氟喹诺酮类(如氧氟沙星、环丙沙星、莫西沙星等)抗菌药,四环素类的罗西环素也有较好的疗效。病情控制后要持续治疗2～3周,以避免复发。细菌性肺炎一般使用青霉素类、头孢菌素类治疗,即可得到有效控制。

预防肺炎,最重要的是平时进行适当的锻炼,增强体质,提高机体自身的抗病能力;生活要有规律,注意休息,防止着凉感冒;老人和儿童在呼吸系统感染季节尽量少去人群密集的场所,室内要经常通风,保持空气清新;尽量不要到医院探视高热不退或肺炎病人,如果探视要戴多层纱布口罩;要养成良好的生活习惯,有糖尿病、慢性支气管炎、肺结核、冠心病和慢性心衰的病人要下决心戒烟。无论是细菌性肺炎还是非典型肺炎都是可以预防的。

呼吸道感染性疾病都有1～2天至数日的潜伏期,此期后人体会出现畏冷、发热、头痛、口干、多汗、关节疼痛、咳嗽等症状,严重者可出现呼吸困难。一旦发现家里人出现以上症状,应立即送医院治疗。

摘自(《四季养生与防病》、《养生之道》)

五、春季预防过敏性疾病

(一)春季预防过敏性鼻炎

过敏性鼻炎好发于过敏性体质,常见症状为鼻痒、鼻堵、流鼻涕、打喷嚏,时常还带有并发症,如持续性鼻堵塞时由于张口呼吸可以引发咽喉干燥、疼痛,合并有鼻窦炎时可引起头痛、失嗅、口气异味,过敏性鼻炎还可合并鼻息肉,使鼻腔堵塞不能缓解,并发过敏哮喘可引起憋气、呼吸困难甚至过敏性休克。

过敏性鼻炎当前的治疗方法首选避免与过敏原接触,如花粉。在花粉季节减少室外活动,或安排异地生活,对室内尘土或螨虫过敏可减少室内陈设,地面去除地毯等。局部用药比口服用药副作用低,使用方便,是治疗过敏性鼻炎的首选药物。在花粉季节前夕,提前使用局部类固醇药物可预防患者鼻炎的发作,安全度过花粉季节。

全身治疗一般采用口服药物,如抗组胺H1受体拮抗药及皮质激素,对控制过敏性鼻炎的症状非常有效,但这些药物可引起许多全身副作用,不过有时它的应用是不可避免的。其他全身治疗还有免疫治疗。

(二)春季预防皮肤过敏

经过了寒冷干燥的冬季,脱水干燥的皮肤随着温度上升,细胞开始活跃,油质分泌增多,所以皮肤比较敏感,容易出现过敏现象。引起皮肤过敏的主要因素有:①化妆品引起过敏。使用没有通过国家卫检的劣质化妆品及假冒伪劣产品,乱用药物性化妆品使皮肤受到刺激后产生过敏反应。不断变更化妆品,由于各种化妆品成分不同使皮肤来不及进行适应性调整。经常使用香味浓烈的化妆品,因香料对皮肤产生刺激而引起过敏。②皮肤过敏的其他因素。过度的日光照射使皮肤受损伤,会出现红斑、发黑、脱皮等现象。

在季节转变、气候突然变化、干湿差别很大的环境,皮肤都会因难以适应而产生过敏现象。因食鱼虾、牛奶、蛋类等引起过敏。因花粉、灰尘等空气污染或螨虫引起过敏。由于金属饰物、化纤织物、动物皮毛、油漆、染料等的接触引起过敏。

预防皮肤过敏注意事项:

1. 注意不要过勤更换化妆品和使用香味太浓的化妆品。如果要更换化妆品最好先试用再选择,试用的方法可在耳朵后面涂上你想买的产品,15分钟后如果不出现过敏现象一般可以使用。敏感性皮肤最好不要多种品牌一起使用。

2. 避免接触可引起过敏的物品。

3. 注意饮食,不要过量饮酒、吸烟和吃海鲜等,以免食物刺激引起过敏,还要保证睡眠,生活要有规律。

4. 春季,皮肤过敏的人要避免花粉刺激。同时不要忘记给皮肤涂上保护霜,以隔离污染的空气、风沙和阳光的伤害,尽量避免在炎热的地方逗留,注意保持皮肤清洁。

5. 对于一些喜欢桑拿的朋友,最好在蒸桑拿时用冰毛巾捂住脸,减少高温刺激,避免皮肤受热过度,毛细血管破裂而出现红血丝。

皮肤出现过敏后的护理措施:①皮肤出现过敏后,要立即停止使用任何化妆品,对皮肤进行观察保养;②常用冷水洗脸,选用抗过敏系列的护肤品,如冷膜、敏感面霜,治疗敏感的精华素等,以镇静皮下神经丛,减少毛细血管扩张、红斑等;③忌用陌生的护肤系列,切忌选用磨砂护肤品做脸部按摩;④尽量少化妆或化淡妆。

(三)春季预防皮炎

春季皮炎的发病便会增多起来。患者皮炎主要发生在面部、颈部及手臂等外露部位,尤以额部及面颊部为多,表现为红斑,表面有针尖至米粒大小的丘疹、水疱、渗透液、结痂及脱屑,也可呈现苔藓样变,自觉瘙痒,日晒和遇热后会使症状加重。此症多见于女性青壮年与紫外线平时照射较少的室内工作者。有春季皮炎病史的人,应加强自我防护措施:

1. 增加户外活动,先接受小剂量紫外线照射,逐渐增加光照量,以逐步提高机体对光线照射的耐受能力,谨防突然长时间强烈日光暴晒。若外出旅游,最好戴上宽边防护帽,或用遮阳伞遮挡,并应穿浅色长袖衣衫。

2. 不要用含水量光感物质多的化妆品,如不纯的凡士林、质量低劣的香水及花露水等。

3. 尽量少吃或不吃容易引发春季皮炎的光感性食品,如泥螺、荠菜、油菜、菠菜、莴苣、马兰头、荞麦及无花果等。

4. 可适量涂搽防晒霜等护肤品保护皮肤。

5. 得了春季皮炎的患者,可用地塞米松类软膏涂搽于患处,每日2~3次,皮炎症状大多能很快减轻。皮疹消失后,可出现暂时性色素沉着,不过很快会消退。

摘自《四季养生与防病》

六、春季易患的各种疾病

(一)春天易患各种胆病

春天易得胆石症、胆囊炎等。春天易得各种肝病,肝胆相表里,肝气调达,胆汁分泌才能正常,饮食的消化吸收才好。肝气不舒,胆汁分泌异常,就容易得胆石症、胆囊炎等。所以春天应注意舒肝利胆,保持心情舒畅,少吃油腻、少暴饮暴食,多吃青菜水果等。

胆石症表现是:平时,上腹易有饱闷感,易腹胀;多吃油腻,即感到右肋下闷胀;大便偏灰白。原因是胆囊中有结石存在,阻碍胆汁输出的缘故。如胆石嵌于胆管,就会发生胆绞痛,在右肋下出现剧烈强痛、恶心,应立即就医。

有慢性胆囊炎的人,右肋下常隐痛,饭后上腹胀闷,消化不良。急性发炎则高热、寒战、恶心、右肋下疼痛,应上医院就诊。

(二)春天易患各种眼病

春天风大,风邪除易伤肝胆(风气通于肝),还易伤人的眼睛,诱发各种眼病,因为人体的肝与眼睛关系最大(所谓肝开窍于目)。

春天风燥升火,视网膜易出血,要注意补充维生素C。少吃辛辣食物,少熬夜。

春天,要注意预防红眼病,去公共场所回来要洗手,没有洗手前不要揉眼睛。

(三)春天易患筋病

春天易伤肝,肝与筋的关系最大(肝主筋),

肝伤则易致筋脉失于濡养。所以,春天腿脚易抽筋。保健可服酸枣汁或木瓜3克、芍药3克、甘草3克泡水喝。另外还要注意心情舒畅,平时多做伸筋运动。

(四)春天易患各种头部疾病

春天风多,风为阳邪,易伤人体上部,尤其是头部,所以易发生各种头疾五官病。

1. 春天易招惹头风痛:素有头风痛的人,春天应避风,阳气素盛者少吃生发性的食物,如鸭子、酒、豆芽、韭菜等。

2. 春天易患中耳炎:中耳炎多由伤风并发,常发生于小儿。特点是耳痛、发热,甚至鼓膜穿孔,耳流脓,应到医院检查,感冒期间忌用力强擤鼻涕。

3. 春天易患鼻窦炎:鼻窦炎多由伤风并发,特点是鼻旁面部发热、疼痛、鼻塞、流黄稠脓涕、耳部不适,应就医检查。

摘自《杨力四季养生谈》

第五十一篇 春季保健的方法

一、春季保健的原则

春为四季之首,万象更新之始。春季从立春开始,到立夏前一天共3个月。包括立春、雨水、惊蛰、春分、清明、谷雨6个节气。春天气温由寒转暖,空气干燥渐成湿润,阳气升发,大地回春,万物苏醒,生机盎然。人体的阳气亦顺应自然向上向外疏发,腠理逐渐舒展,然而常易出现精神困倦,称为"春困"。根据春季自然界和人体的特点,人们应作相应的调节,做好春季的养生保健,为一年的健康打下良好基础。

春季如何保健?《黄帝内经·素问·四季调神大论篇》曰:"春三月,此谓发陈,天地俱生,万物以荣;夜卧早起,广步于庭,被发缓形,以使志生,生而勿杀,予而勿夺,赏而勿罚,此春气之应,养生之道也;逆之则伤肝,夏为寒变,奉长者少。"就是说,当春回大地之时,冰雪已经消融,自然界阳气开始升发,万物复苏,草木吐绿,世界上的万事万物都出现欣欣向荣的景象。"人与天地相应",此时人体之阳气也顺应自然,向上向外疏发,因此,养生保健必须根据春天阳气升发舒展的特点,注意保卫体内的阳气,使之不断充沛,逐渐旺盛起来,凡有耗伤阳气及阻碍阳气的情况皆应避免。同时,春,五方属于东方,五行属木,五味属酸,五脏属于肝。因此,春季养生保健总的原则:一是养生,二是养阳,三是护肝。就是要注重调摄精神,保证睡眠质量,适宜食补药补,重点养护肝脏,坚持适量运动,做到起居有常。

摘自《遵生八笺》

二、春季的饮食保健

春季养生保健最直接最有效的方法莫过于"食补",养阳补阳、少酸多甘、多食果蔬,是春季食补的三大重要原则。春季,饮食宜选辛、甘、温、清淡可口之品,忌酸涩、油腻、生冷之物。春天,人体阳气初发,辛甘之品可以助阳,温性食品利于护阳,如葱、姜、枣、花生等都可供选食。春天还宜多食含维生素B较多的食物,如胡萝卜、花菜、柿子椒等。现代营养学认为,缺少维生素B是引起"春困"的原因之一。酸涩之物易引起胃酸分泌障碍,影响消化吸收,生冷、油腻之品,易损伤脾阳,故此类食品应少吃。另外,大辛大热之品亦不宜在春季食用。

春天饮食应按照"春夏养阳"的原则,适当多吃些温补阳气的食物。《黄帝内经·素问·藏气法时论》曰:"肝主春,……肝苦急,急食甘以缓之……肝欲散,急食辛以散之,用辛补之,酸泻之。"在五脏与五味的关系中,酸味入肝,具收敛之性,不利于阳气的生发和肝气的疏泄,饮食调养要投其脏腑所好,即"违其性故苦,遂其性故欲。欲者,是本腑之神所好也,即补也。苦者是本腑之神所恶也,即泻也。"明确了这种关系,就能有目的地选择一些护肝养肝、疏肝理气的食品,进行食用。唐代名医孙思邈《千金方》云:"春七十二日,省酸增甘,以养脾气。"明代养生家高濂在《遵生八笺·春季摄生消息论》中曰:"肝木味酸,木能胜土,土属脾主甘,当春之时,食味宜减酸益甘,以养脾气。"春季最适宜于食用大枣、山药、黄豆芽、绿豆芽、香菜、春笋、莴笋、菠菜、香椿、荠菜、芹菜、油菜、蒲公英、柳芽、大葱、韭菜、母鸡、精肉炖汤以及鸡蛋、牛奶等。山药性味甘平,具有健脾养肝、滋肺益气、补肾固精等功效,可采用枣、山药与大米、小米、豇豆煮粥食用,以健脾养肝益胃,滋阴润燥。蔬菜和野菜,既能补充多种维生素、无机盐及微量元素,又可清热润燥,有利于体内积热的散发。其他如桂圆、蜂王浆,也都是食补良品,适量久服,具有补虚益赢的效能。忌吃油腻、生冷、黏硬的食物,以免伤及肝脾。
《养生金鉴》

(一) 春季的饮食补法《四季养生与防病》

中医认为,春季保健当需食补。但必须根据春天人体阳气逐渐生发的特点,选择平补、清补、柔补的饮食原则,以免适得其反。

营养学家认为,有以下症状的人适宜在春天进补:中老年人有早衰现象者;患有各种慢性病而体形消瘦者;腰酸、眩晕、脸色萎黄、精神萎靡者;春天气候变化大,受冷后易感冒者;过去在春天有哮喘病发作史而现在未发作者。凡属上述情况者,均可利用春季根据个人体质及病情,选择适当的食补方法,以防病治病。

老年人或有上述情况者,可采用平补饮食。具有这种作用的食物有:荞麦、薏苡仁等谷类;豆腐、豆浆等豆制品;金橘、苹果等水果以及芝麻、核桃等,可长期服用。如有阴虚、阳虚、气虚、血虚者,也可选择食用。老年人如有阴虚内热者,可选用清补的方法。这类食物有:梨、莲藕、荠菜、百合、甲鱼等。此类食物性偏凉,食后有清热消火的作用,有助于改善不良体质。病中或病后恢复期的老年人的进补,一般应以清凉、素净、味鲜可口、容易消化的食物为主。可选用大米粥、薏苡仁粥、赤豆粥、莲子粥、青菜泥、肉松等。切忌食用太甜、油炸、油腻、生冷及不易消化的食品,以免损伤胃肠功能。

1. 春季饮食应注意抗病毒

春季是气候由寒转暖的季节,气温变化较大,细菌、病毒等微生物开始繁殖,活力增强,容易侵犯人体而导致疾病的发生。所以,在饮食上宜遵循抗病毒的原则。

在春季日常饮食中,一方面应注意摄取足够的维生素和无机盐。小白菜、油菜、辣椒、菠菜等新鲜蔬菜和柑橘、红枣等水果,富含维生素C,具有抗病毒作用;胡萝卜、南瓜等黄绿色蔬菜,富含维生素A,具有保护和增强上呼吸道绒毛及呼吸器官上皮细胞的功能,从而可抵抗各种致病因素的侵袭。另一方面应注意食用富含维生素E的食物,以提高人体免疫功能,增强机体的抗病能力。这类食物有蛋黄、豆类等。

2. 春季饮食重在养肝

春季养肝以食为先。要注意全面营养,按时就餐;新鲜熟透的水果,有益于健康;鸡肝味甘而温,可补血养肝,是食补肝脏的佳品,较其他动物肝脏补肝的作用更强,且可温胃。以味补肝首选食醋,醋味酸而入肝,具有平肝散瘀、解毒杀虫等作用。

初春时节寒气较强,肝阳难以开发,如果少量饮些酒,则可利用其走窜推动的作用,使肝中阳气升发。鸭血性平,营养丰富,可养肝而治贫血,是保肝最佳食品之一。菠菜具有滋阴润燥、舒肝养血的作用,如做汤时加上菠菜,可治疗肝气不舒。

3. 春季饮食宜少酸多甘

中医认为,春季和五脏中的肝脏相对应,很容易发生肝气过旺,对脾胃产生不良影响,妨碍食物正常消化吸收。甘味食物能滋补脾胃,而酸味入肝,其性收敛,多吃不利于春季阳气的生发和肝气的疏泄,还会使本来就偏旺的肝气更旺,对脾胃造成更大的伤害。这正是慢性胃炎、胃溃疡等疾病在春季容易复发的原因之一。

中医所说的甘味食物,不仅指食物的口感有点甜,更重要的是要有补益脾胃的作用。在这些食物中,首推大枣和山药。此外,甘味的食物还有大米、小米、糯米、高粱、薏米、豇豆、扁豆、黄豆、甘蓝、菠菜、胡萝卜、芋头、红薯、土豆、南瓜、黑木耳、香菇、桂圆、栗子等。

4. 春季保健宜吃蜂蜜

蜂蜜,《本草纲目》谓其主治:"心腹邪气,诸惊痫痉,安五脏诸不足,益气补中,止痛解毒,除众病,和百药。久服,强志轻身,不饥不老,延年神仙。蜂蜜的功效:润肠通便、润肺止咳、益气补中、解毒。"《中药大辞典》指出,蜂蜜可:"补中,润燥,止痛,解毒。治肺燥咳嗽,肠燥便秘,胃脘疼痛,鼻渊、口疮,汤火烫伤,解乌头毒。"

蜂蜜用于津亏血虚所致之肠燥便秘,单用或与沙参、生地等配伍,可用于肺燥干咳、肺虚久咳、咽干口燥等症。用于慢性衰弱性疾病如慢性肝炎、溃疡病、肺结核等,有良好的辅助治疗作用。蜂蜜还可用于解乌头毒、附子毒,可单用内服;用于烧伤、疮疡,可外用涂以解毒护疮。

蜂蜜营养全面丰富,含有12种矿物质、10种维生素、16种酸类。有造血、杀菌等多种功能,常食可使皮肤白嫩光滑,防止皮肤干裂。还可以提高血液中血红蛋白的含量,从而使面容红润有光泽。春季又是蜂蜜的旺季,所以,春天吃蜂蜜非常有益于保健身体。

5.春季保健宜多吃蔬菜

春季多吃蔬菜有很多保健防病效果:

(1)高血压、头痛、目眩、便秘:鲜菠菜根100克,开水烫3分钟,捞起加麻油拌食。每日可食2次。此菜有养血止血、滋阴润燥、通利肠胃等功效。

(2)视物不清,头昏肢颤:菠菜、鲜藕各200克。将菠菜如沸水中稍焯;鲜藕去皮切片,入开水氽断生,加入盐、麻油、味精拌匀即可。此菜具有清肝明目的功效。

(3)视力模糊,两目干涩:鲜菠菜、羊肝各500克。将水烧沸后入羊肝,稍滚后下菠菜,并加适量盐、麻油、味精,滚后即可。此汤具有养肝明目的功效。

(4)缺铁性贫血、衄血、便血、坏血病:鲜菠菜、熟猪血各500克。先将猪血煸炒,烹入料酒,至水干时加入肉汤、盐、胡椒粉、菠菜,煮沸后即可。此汤有养阴生血、敛阴润燥的功能。

6.春季宜多吃绿叶蔬菜

冬季气温低,蔬菜生长缓慢,营养物质积累多,因此水分少营养价值较高。青菜、菠菜等经过低温"锻炼"。不但所含的淀粉转化为糖,可溶性蛋白质、不饱和脂肪酸、磷脂等含量增加,而且吃起来软糯柔嫩,甜美可口。因此,早春买绿叶菜吃也就最合算了。

春季的绿叶菜最安全。因为冬季气温低,害虫进入冬眠期,菜农不会喷洒杀虫剂杀虫,此时的绿叶菜农药污染少,安全性最好。

此外,春季是高营养绿叶蔬菜集中上市的季节。这些绿叶菜中不但含有丰富的维生素C和胡萝卜素,而且还含有大量的叶绿素。叶绿素与人体血液中的血红素化学结构极为相似,能为红细胞提供原料,有助于预防贫血。

7.春季吃韭菜益于保健

韭菜内含蛋白质、糖类、脂肪、丙种维生素、矿物质及硫化物等,有兴奋作用,在肠内有消毒、灭菌的作用,故可治肠炎下痢。韭菜为激性剂,有固精、助阳、补肾、治带、暖腰膝之功效,适用于治疗盗汗、遗尿、尿频、遗精等肾虚之症。每次可用韭菜150克,鲜虾仁250克,炒熟佐膳,有健胃、提神、壮阳、温暖作用。

韭菜宜吃头一两茬鲜嫩的春韭,韭菜越老,粗纤维越多越坚韧,反而不宜多食。

8.春季吃香椿利于健康

香椿芽营养丰富。据测定:每100克香椿芽中含蛋白质9.8克,居蔬菜之冠;钙、磷、维生素C的含量在蔬菜中均名列前茅。还含有脂肪、粗纤维、铁、胡萝卜素、尼克酸以及香椿素,有特殊芳香,食之鲜美可口,耐人品尝。香椿芽的吃法很多,可凉拌、可炒、可煎,还能腌着吃。

香椿还可入药。古医书记载,香椿性寒,有涩肠止血、健胃理气、杀虫固精等功效。现代医学研究表明,香椿煎汁对金黄色葡萄球菌、肺炎球菌、痢疾杆菌、伤寒杆菌、大肠杆菌、绿脓杆菌等有明显的抑制和杀菌作用。民间有香椿治病的验方:香椿烫后用酱油拌食,能开胃、去气滞;与粳米、麻油制成香椿粥,可治肠炎、痢疾、痔肿等等。

9.春季吃野菜须慎重

野菜不仅能丰富餐桌,还是防病治病的良药:荠菜具有健胃和脾、明目止血、利尿解毒功效;马兰菜清热解毒、止血利尿,对牙龈出血、肝炎、小儿高热、惊风等有一定的疗效。

但春季吃野菜应当慎重。如苦菜性味苦凉，有解毒、败火之功效，但过量食用可伤人脾胃；青青菜含有生物碱，为凉血止血药物，常食则可致人脾胃虚寒，血瘀。还有许多野菜都以其偏颇之性对久食者产生危害。

10.春季应忌食的食物

春季气温转暖，人体阳气渐旺，故春三月忌吃羊肉、狗肉、獐肉、雀肉、鹌鹑、红参、川芎、肉桂、茴香、洋葱、花椒、白酒、炒花生、炒瓜子、趄蚕豆、炒黄豆等。

春季阳气升发，胃肠积滞较重，肝阳易亢及春温易发的特点，养生保健应以生发为顺，若行大补，必使肝郁气滞而阳气升发受阻，导致肝气郁结。所以，春季忌大补。

春季阳气升发，酸味入肝，并有收涩之性，食酸即补当令之肝气，多食必伤脾，不利于阳气升发。所以，春季忌食酸涩食物。

春季忌多食不消化食物，因此时肠胃内热较盛，并有积滞，再多食不易消化的食物，会加重胃肠积滞，酿生痰湿。

(二)春季的保健食谱

1.食粥方(《遵生八笺》)

《千金月令》曰："是月宜食粥，有三方：一曰地黄粥，以补虚。取地黄捣汁，候粥半熟以下汁。复用棉包花椒五十粒，生姜一片同煮，粥熟，去棉包，再下羊肾一具，碎切成条，如韭叶大，少加盐食之。二曰防风粥，以去四肢风。取防风一大分，煎汤煮粥。三曰紫苏粥，取紫苏炒至微黄，煎取汁作粥。"

本方选自明代养生家高濂的《遵生八笺》。地黄粥中主药是地黄，性味甘苦，凉，有滋阴养血作用。《本草经疏》曰地黄"乃补肾家之要药，益阴血之上品"。春季服食地黄，是取养水能涵养木之意，即补肾养肝以预防阴虚、血虚导致虚风内动。羊肾，甘温，补肾气，益精髓。有壮阳益胃作用。防风粥中主药是防风，性味辛甘，温，有发表、祛风、胜湿作用。春季吃防风粥有防治细菌感染的作用。紫苏粥中主药是紫苏，性味辛，温，能下气，消痰。

此三种药粥各有其特点，可根据自身情况选择服食。阴虚内热者，服食地黄粥；风湿头痛、身痛者，服食防风粥；常有咳喘吐痰者，服食紫苏粥。

2.立春顺安养生汤(《养生金鉴》)

服用方法：取绿豆芽、黄豆芽、黑豆芽、蚕豆芽、豌豆芽各80克，加水2400毫升，文火熬汤，每日酉时(17～19时，肾经主时，五行肾水生肝水)饮800毫升(肝的络数为8)。此汤立春前后三天内饮用，不仅可以养肝护肝，还可以滋阴育肾，对防止春季感冒、肝火旺、烦躁等症状有很好的预防作用。

3.首乌肝片(《养生金鉴》)

【原料】 首乌液20毫升，鲜猪肝250克，水发木耳25克，青菜叶少许，绍酒、醋、盐、淀粉、鲜汤、酱油、葱、姜、蒜、油适量。

【做法】 首乌煎汤浓缩，取20毫升药液备用，猪肝剔筋洗净切片，葱、姜、蒜洗净，葱姜切丝，蒜切片，青菜洗净控干。将猪肝片放入首乌液内浸蘸(取一半首乌液)，加少许食盐，放适量淀粉搅拌均匀，另把剩余的首乌液、酱油、绍酒、醋、湿淀粉和鲜汤兑成滋汁。炒锅置大火上烧热入油，待油热放入拌好的猪肝片滑透，用漏勺淋取余油，锅内剩少量油，下入蒜片、姜末略煸出香味下猪肝、水发木耳，爆炒数分钟，将青菜叶入锅翻炒数次，八成熟时倒入滋汁炒拌均匀，出锅前把葱丝下锅，翻炒几下，起锅即成。

【功效】 补肝肾，益精血，乌发明目。首乌和猪肝既能保肝，又可降脂、降压；木耳有通利血脉之效，无病常吃也能健身益寿。

4.虾仁韭菜(《养生金鉴》)

【原料】 虾仁30克，韭菜250克，鸡蛋1个，盐、酱油、淀粉、植物油、麻油适量。

【做法】 虾仁洗净水发胀，约20分钟后捞出控干水分，待用；韭菜择洗干净，切3厘米长段备用。鸡蛋打破盛入碗内，搅拌均匀加入淀粉、麻油调成蛋糊，把虾仁倒入拌匀待用。炒锅烧热倒入植物油，待油热后下虾仁翻炒，蛋糊凝住虾仁后放入韭菜同炒，待韭菜炒熟，放食盐、淋麻油，搅拌均匀起锅即可。

【功效】 补肾阳，固肾气，通乳汁。韭菜含有大量粗纤维,能刺激肠壁,增强蠕动,故这道菜也可作习惯性便秘患者膳食。

5.雨水顺安汤(《养生金鉴》)

【原料】 银耳15克,核桃仁15克,枸杞子30克,小米适量。

【做法】 将以上食品洗净,同放锅中,加适量水煮粥。于巳时(9～11时,脾主时)每次服用100毫升(脾的洛数为5)。

【功效】 对润和脾胃大有益处,可调整脏腑气血的微小失衡,预防和减少疾病的发生。

6.惊蛰顺安汤1号(《养生金鉴》)

【原料】 杏仁15克,赤小豆30克,核桃仁9克,小米适量。

【做法】 将以上各品同放锅中,加适量水煮汤90毫升。此为"惊蛰顺安汤"1号,惊蛰前一天寅时(5～7时,肺主时)饮服(肺的洛数为9)。

惊蛰顺安汤2号(《养生金鉴》)

【原料】 酒制大黄6克,丹皮15克,葱根2枚,萝卜根2枚,蚕豆5粒(水泡)。

【做法】 将以上各品同放锅中,加适量水煮汤100毫升(胃的洛数为5)。此为"惊蛰顺安汤"2号,惊蛰节气当天辰时(18～21时,胃经疾病欲解时)饮服。

惊蛰顺安汤3号(《养生金鉴》)

【原料】 银花9克,连翘6克,百合6克。

【做法】 将以上各品同放锅中,加适量水煮汤100毫升。此为"惊蛰顺安汤"3号,惊蛰节气后一天巳时(9～11时,脾主时)饮服。

【功效】 以上三汤三天服完后,腹中微动,有轻微便溏、微汗,自觉轻松腹软。此汤可预防和调整五脏六腑阴阳气血的微小失衡,使节气顺利交接。

7.杜仲腰花(《养生金鉴》)

【原料】 杜仲12克,猪肾250克,葱、姜、蒜、花椒、醋、酱油、绍酒、干淀粉、盐、白砂糖、植物油、味精各适量。

【做法】 杜仲清水煎浓汁50毫升,加淀粉、绍酒、味精、酱油、盐、白砂糖,兑成芡汁分成三份备用。将猪肾片去腰腺筋膜,切成腰花,浸入一份芡汁内,葱、姜、蒜洗净切段、片待用。炒锅大火烧热,倒入植物油烧至八成热,放入花椒,待香味出来,投入腰花、葱、姜、蒜,快速炒散加入芡汁,继续翻炒几分钟,加入另一份芡汁和醋翻炒均匀,起锅即成。春分至清明食用。

【功效】 壮筋骨,降血压。药食合用,共奏补肾、健骨、降压之功。无病食之,亦可强健筋骨。

8.清明顺安养生汤(《养生金鉴》)

【原料】 白茅根6克,芦根9克,茵陈根15克,萝卜根15克,香菜根9克,豆腐250克。

【做法】 将以上五根同放锅中,加适量水煮沸后5分钟,将豆腐放沸水中,5分钟左右熄火,将豆腐随汤服下,可放盐和其他调味品。在农村有条件者可放芝麻秆15克与五根共煮效果更佳。

【功效】 益于春季脏腑顺安。

9.谷雨顺安养生汤1号(《养生金鉴》)

【原料】 河北赵县鸭梨半个,荸荠5个(去皮),藕30克(去皮)或用甘蔗50克(去皮)切碎与鲜芦根15克、麦冬15克。

【做法】 将以上各品一起放入奶锅,加水适量,煎水1000毫升(可加冰糖调味),于巳时和酉时各取汁500毫升适温饮用。可将其中的梨和荸荠吃掉。此为"谷雨顺安养生汤"1号。

【功效】 滋阴清热,润养脏腑。此方为清代名医吴鞠通的名方。其中鲜芦根清热除烦、生津止渴;麦冬润肺养阴、益胃生津、清心除烦;鸭梨可清热生津润燥,清热化痰止咳;荸荠和肝中和,利五脏,明目益胃;莲藕可补中养神,益气力,止渴去热、交心肾、厚肠胃、固精气,令人强健;甘蔗下气和中,助脾胃、利大小肠,消烦止渴,除心胸烦热。

10.谷雨顺安养生汤2号(《养生金鉴》)

【原料】 当归60克,猪肾2枚。

【做法】 将当归、猪肾一同放入锅中,加水适量同煮,当猪肾煮熟后捞出(勿冲洗),将猪肾按个人口味烹调服用。此为"谷雨顺安养生汤"2号。

【功效】 补肾气,阴中求阳,滋水涵木。当归甘温、质润以补血,辛温气香以行血。补中有功,行中有益,善和血分,为血中圣药;猪肾补肾益气,温补元阴、元阳,补精益精,添加生命活力。

11.香椿芽拌豆腐(《四季养生与防病》)

【原料】 嫩豆腐400克,香椿芽50克,盐3克,味精2克,鲜汤30克,香油适量。

【做法】 将豆腐放入碗中,隔水蒸炖半小时,切成1~2厘米的块放入盘中。香椿嫩芽洗净后用沸水烫一下,再用凉水过凉,控干后切成细末,放在豆腐上。取精盐、味精、鲜汤、香油放入碗中,调匀制成调味汁,浇在豆腐上即成。

【功效】 本品特点为红绿相间,鲜嫩清香,清热生津,润肤明目,益气健脾。

12.荠菜虾饼(《四季养生与防病》)

【原料】 虾仁150克,荠菜250克,猪肥膘75克,熟火腿5克,鸡蛋清1只,干淀粉10克,精盐、味精各1克,黄酒15克,番茄酱25克,植物油250克(实耗50克)。

【做法】 将虾仁、猪肥膘分别剁碎,同放碗内,加鸡蛋清、干淀粉、精盐、味精、黄酒搅拌均匀。去掉荠菜根和黄叶,洗净,在沸水中略烫,捞入冷水里浸凉,取出,挤出水分,切碎,放入虾茸碗内搅拌成馅待用。取盘1只,涂上植物油,将虾茸馅做成16个扁圆荠菜虾饼,放在涂油的盘上,每个虾饼上点上火腿末。炒锅上火,放油烧至六成熟,虾饼入锅煎,煎时用手勺留出热油,浇在虾饼上,煎熟后潋去余油,喷上黄酒,起锅装盘。盘边放番茄酱蘸食。

【功效】 本品特点为色泽翠绿,荠菜清香,虾肉鲜嫩,平肝降压,益肾补虚。

13.青蒜烧豆腐(《四季养生与防病》)

【原料】 豆腐250克,青蒜100克,植物油、精盐、白糖、黄酒、味精、淀粉、鲜汤各适量。

【做法】 将豆腐洗净,切成小方块。青蒜择洗干净,切成3厘米长的段。炒锅上火,放油烧热,下青蒜煸炒几下,放入豆腐和精盐、白糖、味精、黄酒及适量汤,烧几分钟后,用淀粉勾芡,盛入碗中即成。

【功效】 本品特点为白绿相间,色泽美观,补虚解毒。

14.春笋焖肉(《四季养生与防病》)

【原料】 猪五花肉400克,春笋200克,葱段、生姜片各5克,精盐、白糖各3克,味精1克,黄酒4克,酱油、麻油各10克。

【做法】 将春笋去皮后切成片,放入开水锅中煮透。捞出放冷水中冰凉。五花肉洗净,切成1厘米见方的块。炒锅上火,放油烧热,放入猪五花肉和春笋一起煸炒至肉呈灰色,加入葱段、生姜片同炒,待出香味后,加黄酒、酱油、精盐、白糖和适量的水(淹没原料2/3),移至小火加盖焖至肉酥烂,复移锅至旺火上,将汤汁收至黏稠即可起锅。

【功效】 本品特点为色泽红亮,味浓醇厚,滋阴养颜,健脾消食,消渴益气。

15.竹笋鲫鱼汤(《民间方》)

【原料】 鲜竹笋150克,活鲫鱼300克,香菜50克,精盐、味精、植物油各适量。

【做法】 鲫鱼去鳞、内脏、鱼鳃,洗净。鲜竹笋去皮,切丝,洗净,在沸水中煮一会儿。锅置火上加入植物油,放入鲫鱼略煸一下,加水适量大火烧开,熬至汤白时,放竹笋煮10分钟,加精盐、味精、香菜调味即可食用。可分数次食用。

【功效】 此汤有益气清热的功效,对麻疹、风疹、水痘初期有辅助治疗作用。

16.百合绿豆汤(《民间方》)

【原料】 百合、绿豆各100克,冰糖适量。

【做法】 将绿豆、百合洗净。锅里加水适量烧开,把绿豆放入锅里煮25分钟,再加百合煮熟,放冰糖即可食用。

【功效】 此汤有清热透疹、消肿胀的功效,对麻疹恢复期有辅助治疗作用。但脾胃虚寒滑泄者,风寒咳嗽者慎食。

17.苦瓜炒肉丝(《民间方》)

【原料】 瘦猪肉50克,苦瓜300克,黄酒、淀粉、植物油、盐、味精、白糖各适量。

【做法】 瘦猪肉切丝,苦瓜切成条。猪肉丝加黄酒、淀粉拌匀,入热油锅以旺火滑炒后盛起。锅内留少许底油,放入苦瓜条,加盐倒进肉丝翻炒,最后加点白糖、味精稍炒即成。

【功效】 此菜能清热降火、开胃祛湿、益脾补肾,适用于春季热病、赤眼(急性结膜炎)和疮肿患者。

18. 素焖扁豆荚（《民间方》）

【原料】 扁豆荚250克，甜面酱、盐、植物油各适量。

【做法】 扁豆荚从两端撕去老筋，洗净，放热油锅内略炒。然后加甜面酱及盐，改文火焖熟，再用武火快速炒透即成。

【功效】 扁豆补脾益肝和胃，被誉为春天首选素补佳品。此菜尤适用于老人、孕妇、乳母，以及高血压、冠心病、脑血管疾病患者。

19. 荠菜蛋花汤（《民间方》）

【原料】 荠菜250克，鸡蛋1个，精盐、香油各适量。

【做法】 荠菜洗净切碎，放锅内加水煮沸。鸡蛋去壳打成浆，倒入汤内继续煮数沸，加精盐、香油调味食用。

【功效】 春天荠菜鲜嫩味美，有"荠菜配鸡蛋，春天当灵丹"之说。此汤健脾止血，适用于目赤疼痛、牙龈鼻腔出血的患者。

20. 蕹菜荸荠汤（《民间方》）

【原料】 蕹菜250克，荸荠10枚，精盐、冰糖各适量。

【做法】 蕹菜洗净切碎；荸荠削皮洗净。蕹菜、荸荠一同入锅，加水适量煮半小时，加入精盐、冰糖即成。

【功效】 蕹菜、荸荠均属性凉味甘食物，能清热生津、除烦解渴。适用于晚春的热证、口干咽痛、烦热胸闷的患者。

21. 黑米粥（《民间方》）

【原料】 黑米适量，鸡蛋1～2个，冰糖适量。

【做法】 黑米淘净，放入锅内，加水适量，煮至粥熟，打入鸡蛋，再煮全沸滚，调入冰糖即可服食。

【功效】 养肝补脾，益胃滋肾。黑米性平味甘，含多种氨基酸及维生素，享有"世界米中之王"称誉，为春季进补佳品。此粥适用于肝肾虚损、妇女产后体虚。

22. 菊苗粥（《民间方》）

【原料】 嫩菊苗15～30克，粳米100克，冰糖适量。

【做法】 菊苗洗净切碎，粳米淘净，一同入锅，加水适量煮粥，粥熟时加入冰糖即可。

【功效】 此粥能清肝明目、除风热、降血压。适用于肝火目赤、头晕目眩、烦躁失眠、口苦耳鸣者。

23. 杞菊茶（《民间方》）

【原料】 枸杞子5克，菊花3克，绿茶5克。

【做法】 以上三味共入杯内，以沸水冲泡，焖片刻，代茶饮。

【功效】 滋养肝肾，疏风散热。适用于肝火上升所致两目昏花、头晕耳鸣、夜视不清。

24. 桑叶茶（《民间方》）

【原料】 桑叶10克。

【做法】 桑叶置杯内，沸水冲泡，加盖焖片刻温饮。

【功效】 祛风泻火，凉血明目。适用于肝火所致头痛、肺热咳嗽、眼结膜炎、早期高血压。

25. 活血黑豆汤（《四季养生》）

【原料】 丹参10克，红花6克，桃仁6克，陈皮6克，黑豆150克，猪瘦肉250克，胡萝卜250克，姜10克，葱15克，盐5克。

【做法】 丹参洗净，切片；陈皮洗净切丝；红花、桃仁洗净；猪肉洗净，切3厘米见方的块；萝卜洗净，切成块；黑豆除去杂质，洗净；姜切片，葱切段待用。猪肉、萝卜、黑豆、丹参、红花、桃仁、陈皮、姜、葱、盐，同放锅内加水1000毫升。武火烧沸，再用文火炖煮1小时即成。每日1次，佐餐食用，每次吃猪肉、黑豆各30～50克。

【功效】 补气血，化瘀滞。适于肋间神经痛、气滞血瘀的患者食用。

26. 马铃薯牛奶饮（《四季养生》）

【原料】 马铃薯200克，牛奶250克，白糖15克。

【做法】 马铃薯洗净、去皮，切碎绞汁待用。牛奶放入奶锅内煮沸，加入马铃薯汁液、白糖拌匀即成。每日1次，当茶饮用，每次1杯。

【功效】 顺气消炎，生津活血。宜于肋间神经痛患者食用。

27. 人参番茄汤（《四季养生》）

【原料】 人参 10 克,白术 10 克,甘草 6 克,番茄 250 克,鸡蛋 2 个,姜 10 克,葱 15 克,蒜 5 克,素油 30 克,盐 4 克。

【做法】 人参、甘草润透切片;番茄洗净切片;姜切片,葱切段。炒锅置武火上烧热,加入素油,烧六成热时,下入姜葱爆香,注上汤或清水 800 毫升,下入人参、白术、甘草、番茄煮 25 分钟,把鸡蛋打入搅散,烧沸,即成。每日 1 次,每次吃番茄 50 克,喝汤佐餐。

【功效】 补气益血,健脾益胃。用于肋间神经痛及胃弱患者。

28. 干姜炒韭菜(《四季养生》)

【原料】 干姜 10 克,韭菜 400 克,鸡蛋 2 个,盐 4 克,素油 30 克。

【做法】 干姜洗净切成细丝;韭菜洗净,切 5 厘米长的段;鸡蛋打入碗内,加入盐少许,调匀,待用。炒锅置武火上烧热,加入素油,烧六成热时,加姜、葱、鸡蛋炒匀,随即放入韭菜、姜丝炒熟即成。每日 1 次,佐餐食用。

【功效】 温中散血,行气止痛。用于肋间神经痛患者。

29. 红花烧豆腐(《四季养生》)

【原料】 红花 6 克,豆腐 500 克,姜 10 克,葱 15 克,盐 4 克,淀粉 30 克,素油 30 克。

【做法】 红花洗净,豆腐用水煮透,沥干水分,切成小块;姜切丝,葱切段。素油放炒锅内,烧至六成热时,下姜、葱爆香,随即加入豆腐、红花,加少许水,煮 5 分钟下入淀粉勾芡即成。每日 1 次,佐餐食用。

【功效】 活血通经,益气和中。用于肋间神经痛患者。

三、春季的药补保健

春季进补时要考虑协助人体正气的生发,选用补益元气的滋补之品最为适宜。补益元气功效最好的当推人参,它性味甘平,能健脾益肺、宁心安神。市售的红参、生晒参、均可选购服用。一般认为疲乏无力、略有畏寒、属于阳气不足的可服红参;疲乏无力、略有口渴属于阴气不足的可服生晒参。最简便的服法,每次用 3～5 克,切碎(红参在切片前先在火上烘软),放在小瓷碗里,加水大半碗,和糖少许,隔水蒸炖半小时,每天服 1～2 次。也可直接购买用红参制成的"人参片"吞服,每次 3～5 片,每天 2～3 次。

除人参外,也可用党参(或太子参)15～30 克,黄芪 15～30 克,红枣 10～15 个煎汤饮服,虽然功效不如人参,但也有一定的补气作用。中成药"参芪膏"、"四君子丸",也都有健脾补气作用,可以选购服用。

黄帝曰:"春三月服何药?"岐伯曰:"男子有患五老七伤,阴囊消缩,囊下生疮,腰背疼痛,不得俯仰,筋脉痹冷,或时热痒,或时浮肿,难以步行,因风泪出,远视茫然,咳逆上冲,身体痿黄,气胀脐痛,膀胱挛急,小便出血,茎管阴子疼痛,或淋漓赤黄污衣,或梦寐多惊,口干舌强,皆犯七伤,此药主之。"

茯苓五钱,食不消加一钱,菖蒲五钱,患耳加一钱,栝蒌四钱,热渴加五钱,牛膝五钱,腰痛加一钱,山茱萸五钱,身痒加一钱,菟丝子五钱,阴痿加一钱,巴戟天四钱,阴痿加五分,细辛四钱,视茫加五分,续断五钱,有疮加一钱,防风五钱,风邪加一钱,山药五钱,阴湿痒加一钱,天雄三钱,风痒加五分,蛇床子四钱,气促加五分,柏子仁五钱,气力不足加一钱,远志五钱,惊悸加一钱,石斛五钱,身皮痛加一钱,杜仲五钱,腰痛加一钱,苁蓉四钱,阴痿加一钱。

上一十八味,各依法制度,捣为细末,炼蜜为丸,如蚕豆大。每服三丸,加至五七丸,三餐前服之。服至一月,百病消灭,体气平复,神妙无比。

(一)春季药补方如下:

1. 细辛散(《遵生八笺》)

老人春时多昏倦,当服。明目和脾胃,除风,去痰涎。男女通用。细辛一钱,去土,川芎一钱,甘草炙,五分。作一服,水煎六分,热呷。可常服。

2. 菊花散(《遵生八笺》)

老人春时,热毒风气上攻,颈项头痛,面肿及风热眼涩宜服。甘菊花、前胡、旋覆花、勺药、玄参、防风各一两。共为末,临睡前,酒调二三钱送下。不能酒,以米汤饮下。

3. 惺惺散（《遵生八笺》）

春时，头目不利，昏昏如醉，壮热，头痛，腰痛，有似伤寒，宜服惺惺散。桔梗一两，细辛五钱，人参五钱，茯苓一两，瓜蒌仁五钱，白术土炒，一两。共为末，炼蜜为丸，如弹子大。每服一丸，温汤送下。

4. 神效散（《遵生八笺》）

老人春时，多偏正头风。旋覆花一两，焙，白僵蚕微炒去丝，六钱，石膏五分。用葱捣，同药末杵为丸，桐子大。每用葱茶汤下二丸即效。

5. 坠痰饮子（《遵生八笺》）

治老人春时胸膈不利，或时烦闷。半夏，用白汤洗淋十余次为末，生姜一大块如指二节，枣子七枚。用半夏末二钱，入姜、枣，用水二盏，煎至七分，临卧，去姜、枣服。

6. 延年散（《遵生八笺》）

老人春时宜服，进食顺气。广陈皮四两，浸洗去里白衣，甘草二两，为末，盐二两半，炒燥。上三味，先用热汤洗去苦水五六遍，微焙。次将甘草末并盐蘸上，两面焙干，细嚼二三片，以通滞气。

7. 黄芪散（《遵生八笺》）

治老人春时诸般眼疾发动，兼治口鼻生疮。黄芪一两，川芎一两，防风一两，甘草五钱，白蒺藜一钱，去刺尖，甘菊花五分。共为末，每服二钱，空心早服，米汤饮下，日午临睡三时服之。暴赤风毒，昏涩痛痒，并皆治之。外障久服方退。忌房室火毒之物。患眼切忌针烙出血，大损眼目。

8. 黍粘汤（《遵生八笺》）

治老人春时胸膈不快，痰涌气噎，咽喉诸疾。黍粘子三两，炒香为末，甘草半两，炙。共为细末，每服一钱，食后、临睡服。

9. 升麻子散（《遵生八笺》）

肝有病，即目赤，眼中生翳肉晕膜，视物不明，宜服升麻子散。升麻、黄芪各八分，山栀七分，黄连一钱，决明子、车前子各一钱，干姜七分，龙胆草、充蔚子各五分。共为末，空心服二三钱，白汤下。一方加苦瓠五分，去黄连、龙胆草。

10. 乌鸡白凤丸（《养生的智慧》）

中医专家樊正伦指出，春天肝气当令，建议男女都可连续吃一个月的乌鸡白凤丸，一方面养肝阴，一方面行肝气，有助于肝的健康。

四、春季的起居保健

"春眠不觉晓"，春天里，人们常常有懒洋洋，睡不够的"春困"感觉。这是因为此时人的循环系统功能加强，皮肤末梢血液供应增多，汗腺分泌也增多，各器官负荷加重，于是中枢神经系统发生一种镇静、催眠的作用，使人产生"春困"的情况。对此，我们可以采用《黄帝内经》提出的方法"夜卧早起，广步于庭，被发缓形"。做到起居有常，晚睡早起，信步而行，舒展形体，可使意识清晰，思想灵敏，以防止精神困乏。

春天是气候多变的季节，民间有"春天孩子脸，一天变三变"、"二月休把棉衣撇，三月还有桃花雪"的谚语，道出了早春气候乍暖还寒，说变就变，常有寒潮侵袭的特点。尤其是早春之时，寒温交替，天气反复无常，有时上午还是阳光普照，春风送暖，到了下午或晚上却又寒风乍起，寒流突袭，气温骤降，甚至飘来阵阵雪花。由于人们在冬季怕冷，大部分时间都在室内度过，对外界的适应能力下降，难以抵挡初春忽冷忽热的多变气候。此外，春季又是各种病菌、微生物繁殖、复苏的季节，各种传染病很容易流行。刘处士云："春来之病，多自冬至后夜半一阳生。阳气吐，阴气纳，心膈宿热，与阳气相冲，两虎相逢，狭道必斗矣。至于春夏之交，遂使伤寒虚热时行之患，良由冬月焙火食灸，心膈宿痰流入四肢之故也。当服祛痰之药以导之，使不为疾。不可令背寒，寒即伤肺，令鼻塞咳嗽。身觉甚热，少去上衣，稍冷莫强忍，即便加服。肺俞五脏之表，胃俞经络之长，二处不可失寒热之节。谚云：'避风如避箭，避色如避乱。加减逐时衣，少餐申后饭'是也。"

根据春季这种乍暖乍寒的气候特点，平时衣服宜穿得暖和一些，即使减衣也不可顿减，而应当逐渐脱减。过早地脱去冬衣，极易受寒得病。谚语说："春捂秋冻，百病难碰。"所以，从古至今，善于养生保健的医学家们都十分重视"春捂"的养生之道。元代邹铉在《寿亲养老新书》中说：

"春季天气渐暖，衣服宜渐减，不可顿减，使人受寒。"要顺应气候变化来防寒保暖，不使阳气受遏。明代养生家高濂在《遵生八笺·春季摄生消息论》中曰："正二月间，乍寒乍热，……天气寒暄不一，不可顿去棉衣。老人气弱骨疏体怯，风冷易伤腠理，时备夹衣，遇暖易之，一重渐减一重，不可暴去。"如果过早地脱去棉衣，寒气会乘虚而入，寒则伤肺，加上人体的皮肤已经开始变得疏松，对寒邪的抵御能力有所减弱，所以，易患流行性感冒、急性支气管炎、肺炎等呼吸道疾病。这种科学的防寒保暖方法，有利于维护人体阳气，能有效地抵御寒邪的侵袭，预防春季呼吸道传染病，以及防范中风、急性心肌梗死的发生。所谓"春捂"就是这个道理。

摘自（《四季养生》）

五、春季的运动保健

中医认为，肝主筋。万物复苏的春天，正是采纳自然阳气养肝的好时机，而运动则是绝好的方法。坚持运动则能舒筋活络，有益肝脏健康。人们应根据自身体质情况，选择适宜的锻炼项目。清晨、傍晚及节假日，可漫步于芳草小径，舞拳弄剑于河畔林间，或去郊外踏青远足，游山戏水，赏花放歌，登高望远，神思悠扬，身心融入大自然之中，天人合一，无形之中增强了身心健康。

冬季寒冷，人们多在室内，户外活动少，各脏器功能都有不同程度的下降。而春天风和日丽，空气清新，在这种环境中运动，最有利于人体吐故纳新，调养脏腑，增强体质，提高抗病能力。所以，春天是体质运动投资的黄金季节。

春季的运动，一般应选择户外锻炼项目，以简单易行又富有兴趣的活动为好，如太极拳、慢跑、步行、放风筝、荡秋千、逛公园、春游等。春季是绿色的世界，绿色植物不仅赏心悦目，还能净化空气，降低环境中的噪音，舒缓疲惫的神经。在这绿色的天地中，空气清新，负离子含量多，最适宜进行空气浴、日光浴、吐故纳新、调和呼吸。运动的时间最好选在早晨。因为经过一夜的睡眠，早晨起来到户外活动，有助于排除一夜之间积留在呼吸系统中的有害物质，可加强新陈代谢。晚饭后进行锻炼也比较好。

春游是非常有益健康的一种运动。春季冰雪消融，草木萌发，是踏青春游的大好时光。春游时走进万木滴翠的旷野，踏青裕暖，尽情呼吸，使机体吸进更多的氧气，从而促进新陈代谢，增强大脑神经中枢的机能，获得心理平衡和满足。另外，春天的阳光辐射渐强，其紫外线可杀灭某些致病菌，起到防病健身的目的；而且，经阳光照射可加速人体对钙、磷的吸收，预防各种骨骼病。

春天是万物生发的季节，人顺应这一自然规律，踏青春游，必将助阳气之生发，改善机体的新陈代谢和血液循环，增强心肺功能，调节中枢神经系统，提高思维能力，并使腿部力量增强，筋骨变得更加灵健。经常春游，还可改善睡眠，消耗掉一些过剩的能量，使肥胖者达到减肥的目的。到大自然中去，拥抱大自然吧，人越是远离自然，便越接近疾病；人越接近自然，越远离医院。

阳春时节，春风和煦，光线适宜，使人产生一种非常舒适的感觉，此时春游，可以使人的心跳和呼吸放慢，使心肺得到休息。据测定，在野外，每分钟心脏跳动比在城市要减少4～18次，个别情况可减少14～18次，呼吸可减少2～3次，这是有益心肺的。有人归纳出春游的若干好处，如穿林过涧呼吸新鲜空气，可以清肺健脾；攀峰越岭，可以舒筋活络，预防关节老化；疾步快走，可以促进血液循环，防止动脉硬化；举目远眺，可以开阔视野，推迟视力退化等等。春天空气中的"长寿素"——负氧离子较多（据测定，在大城市的房间里，每立方厘米空气中只有40～50个负氧离子，郊野却有700～1000个负氧离子，海滨和山谷则高达20000个以上），对增进人体健康大有裨益。它通过呼吸进入人体后，不仅能改善心、肺和神经系统的功能，提高骨髓造血能力，而且还能促进骨骼的生长发育，故被称为"空气维生素"。所以，春游不仅可以使生活更富乐趣，而且对促进身体健康非常有益。

春季运动好处很多，但是还应注意以下几个问题：

1.注意运动项目的选择。一般不要进行高强度的剧烈运动。因人体阳气初发，不宜过度耗散。

2. 注意运动时间和地点。以早晨为好,但在太阳出来之前不要到树林中锻炼。因此时树林中充满了植物在夜间呼出的二氧化碳,对身体没有好处。晚饭后进行锻炼也比较好。

3. 注意锻炼卫生。运动时尽量用鼻呼吸,而不要用口呼吸,鼻腔有加温、湿润和过滤空气的作用,可避免咽干、咽痛等不良症状。运动之后切忌穿湿衣、吹冷风,以免受风寒湿邪之侵袭而染病,应及时擦汗,换上干净衣服,避免感冒。

摘自《实用中医大全》

六、春季养的精神保健

中医认为,春季属于五行"金木水火土"中的"木",而五脏与五行的对应关系是"心肝脾肺肾"。肝属"木",木的物性是生发,肝脏的物性也是"生发"。肝喜调达,有疏泄的功能,木有生发的特性,所以中医认为肝属"木"。春季养肝应该注意心情舒畅、七情调达。这样有助于肝的疏泄。因为心情不愉快易导致气郁,气郁又易引起肝郁,反过来肝郁而疏泄失职又会加重心情抑郁,于是心理与生理之间的良性循环就变成了恶性循环。《黄帝内经》曰:"百病生于气也。"所以,保养肝脏功能最重要的是心情要愉快。其次,保护肝脏要求情绪稳定、不要过分高亢或低落。如过于冲动,肝气过旺则流向大脑的血量骤然增多而易突发脑出血、中风;过于悲伤使肝气过于低下,流向大脑的血量骤减而晕倒、虚脱。

春季养生保健要顺应春天阳气升发、万物始生的特点,注意维护和发展阳气,着眼点是"生"字。肝的特点是主疏泄,在志为怒,恶抑郁而喜调达。要想肝气顺应自然,首要一条必须重视精神调养,注意心理卫生。如果思虑过度,日夜忧愁不解,则会影响肝脏的疏泄功能,进而影响其他脏腑的生理功能,导致疾病的滋生。因此,从立春开始,在精神方面,应该力戒暴怒、忧郁,保持乐观向上的快乐心境。《史记·太史公自序》曰:"夫春生夏长,秋收冬藏,此天道之大经也。"《黄帝内经·素问·四气调神大论》云:"逆春气,则少阳不生,肝气内变;……夫四时阴阳者,万物之根本也,所以圣人春夏养阳,秋冬养阴,以从其根,逆其根,则伐其本,坏其真矣。"春季保健,要借阳气上升,万物萌生,人体新陈代谢旺盛的时候,进行调养,与春阳之气相适应,使代谢机能正常运行。因此,人的情绪应该"以明朗的心境迎接明媚的春光",这样对肝脏有利。《四季养生》

具体到精神上,一定要使自己的情志生机益然。春天,只能让情志生发,切不可扼杀;只能助其畅达,而不能剥夺;只能赏心怡情,绝不可抑制摧残。这样,才能使情志与养生之气相适应。如果不注意精神保健,肝气抑郁,则会生出许多病来。如果情志不畅,则肝阳上亢,血压升高,心脑血管病者容易发生中风。患有精神分裂症的人和抑郁症的人到了春天易复发。因此,春天应顺应阳气升发的自然规律,使肝气顺畅调达,"以使志生"。《养生金鉴》

那么,又怎样"以使志生"呢?这里的关键是要精神愉快,而要精神愉快,必须遇事戒怒。因为怒不仅伤肝,还伤心、伤胃、伤脑,从而导致各种疾病。清代养生家曹廷栋在《老老恒言》中指出:"人借气以充身,故平日在善养,所忌最是怒,怒气一发,则气逆而不顺,窒而不舒,伤我气,即是以伤我身。"因此,要避免抑郁恼怒等恶劣情绪,保持良好的精神状态,使机体气血流畅,生机活泼。《中华养生秘诀》

古代养生家认为在温暖的春天里,精神调养要适应于万物蓬勃的生机,做到心胸开阔,情绪乐观。要像明代养生家胡文焕讲的那样:"戒怒暴以养其性,少思虑以养其神,省言语以养其气,绝私念以养其心。"陶冶情操,以利春阳之气。由此可见,春天之时,务使精神愉快,气血流畅,符合春阳萌生的自然规律。宋代陈直和元代邹铉在《寿亲养老新书》中载有十乐:读书义理、学法帖字、澄心静坐、益友清谈、小酌半醺、浇花种竹、听琴玩鹤、焚香煎茶、登城观山、寓意弈棋。清代画家高桐轩也有耕耘之乐、把帚之乐、教子之乐、知足之乐、安居之乐、畅谈之乐、漫步之乐、沐浴之乐、高卧之乐、曝背之乐。学学古人的"十乐",对春天养肝大有裨益。《养生金鉴》

第五十二篇　夏季防病的重点

一、夏季预防暑湿感冒

夏季,天气炎热,暑气重,湿气多。由于皮肤、腠理疏松,汗孔开阖,风寒暑湿之邪最易乘虚而入,侵犯卫表,使肺卫失和,肺失宣降,而引起外则表气不宣,表现为身热、恶风、咳嗽、黏痰、浊涕;内则脾胃不和,表现为身热、大便溏、小便赤、脘腹胀满、心烦、口渴等症。此为外感风寒暑湿,邪犯卫表;内伤湿滞,湿阻中焦,气机不展所致。

引起夏季感冒的一个重要原因是过度贪凉,有的人是空调或电扇猛吹,开着空调睡觉,洗冷水澡。有的出入写字楼忽冷忽热。还有的人吸入真菌、花粉引起过敏,似感冒症状或疲劳所致抵抗力下降。此外,夏季出汗多、消耗大、食欲减退、人体营养摄入不足也容易感冒。

夏季暑天感冒俗称热感冒,多有暑湿引起,大多数患者表现为中度以上发热,体温可达38.5℃～40℃,咳嗽、咽痛、咳痰、鼻塞、流涕,全身乏力、酸痛伴有沉重感,头沉、头昏脑胀,时有恶心呕吐。

热感冒治疗时间长,治疗应以中药为主。倘若是暑湿引发感冒,对症的药可选用藿香正气水(片)或胶囊、银翘解毒片,也可使用一些除湿、解表、祛暑的中草药。倘若是风寒袭表,可选用通宣理肺丸,同时配合抗过敏、止咳、祛痰的药物。如果病情发展到下呼吸道感染,要及时到医院就诊。

预防的原则有二:一是在暑热之际,要尽量避免过度贪凉、饮冷,以防暑热湿邪乘虚而入;二是应特别注意大暑、小暑节气的养生保健,及时调整脏腑、经络、气血、津液所出现的微小失衡,保持五脏六腑功能的顺通安和。

摘自《四季养生与防病》

二、夏季预防肠道传染病

夏季炎热,是细菌性肠道传染病的高发季节。由于天气热,细菌生长繁殖快,每隔20～30分钟就可以繁殖一代,一昼夜间可以分裂繁殖60～70次,这样,一个细菌很快就可变为千千万万个。由于细菌繁殖增快,食物容易发馊变质,吃了就可引起肠道传染病。夏季,气温高,身体需要加强散热,皮肤血管经常处于扩张状态,而胃肠血管却会相对收缩,这样,流经胃肠道的血液减少了,胃肠道的抵抗力就会减弱。还有天气热,出汗多,喝水也多,多喝水会把胃液冲淡,降低了胃酸的杀菌能力,一旦吃进病菌,也就容易发病。

夏季,苍蝇大量孳生繁殖,从产卵到孵化成蝇,一代只需10天时间,这样,一对苍蝇在夏季所繁殖的后代数量是很惊人的。苍蝇浑身沾满细菌,有人报道一只苍蝇体表可带1700万个细菌,通过苍蝇在食物上爬行,可使食物沾上无数病菌。苍蝇还到处乱飞,成了传播肠道传染病的主要媒介,人们吃了被苍蝇污染了的食物,很容易得病。夏季是瓜果成熟的旺季,人们喜欢吃瓜果,而且一般都是生吃的,如果没有洗干净和经过消毒,果皮上的肠道病菌很容易侵入人体而使人得病。不注意饮水卫生也是一个重要原因,喝生水会把许多肉眼看不见的病菌吃到肚里而使人发病。

夏季预防肠道传染病的方法:

1. 购买副食品要严把质量关,不可图便宜而购买变质的禽、蛋、肉和水产品。

2. 菜要烧熟煮透,吃剩的菜放在冰箱里过夜,再次食用时应重新回锅加热。

3. 购买易生虫的蔬菜,应用水浸泡半小时以上,中间换水2～3次,然后再烹调,但注意不要切碎后浸泡,以免蔬菜中的水溶性维生素流失。

4. 冰箱内贮存食品或使用刀、砧板加工食品时,都应该生熟分开。

5. 不去夜排档就餐和购买无证经营的熟食。

6. 饭前、吃东西前用流动的水洗手,最好打上肥皂。

7. 发现食物有异味或异样应立即弃掉,不要指望再煮沸烧透能保证安全。

8. 洗干净的碗筷应由其自然干燥,不要擦干后存放。

9. 夏季多吃些醋和大蒜,有助于预防肠道传染病。

总之,夏季要重视饮食、饮水卫生,不吃腐败变质的食品,认真做好饮水消毒,喝开水不喝生水,生吃的瓜果、蔬菜要洗干净,同时要做好防蝇、灭蝇,防止"病从口入"。一旦出现呕吐、腹泻等肠道传染病症状,应立即去医院就诊。

摘自《四季养生与防病》

三、夏季预防过敏症

夏季阳光强烈,气候炎热,容易诱发许多过敏性皮肤病。夏季常见的过敏症主要有过敏性皮炎、包括湿疹、日光性皮炎(紫外线过敏)、防晒化妆品过敏以及常吃海鲜引发的过敏等。这些过敏症以及皮肤的斑丘疹,以红、肿、热、痛和色素沉着为特点。怎样预防过敏呢?

首先要避免暴晒。要知道紫外线对于健康体质的皮肤也是有诸多危害的,更何况对过敏体质,强大的紫外线A和紫外线B会穿透皮肤表层,使本来娇嫩感的皮肤雪上加霜。其次是从衣食住行上注意远离过敏源,不要穿化纤衣物、塑料凉鞋。尽可能少吃生猛海鲜。保持室内湿度,过湿和过干对皮肤都不好。选择防晒化妆品前先在局部试用,确认不过敏后再大面积使用。

另外,夏天白昼较长,天气炎热,往往人的睡眠时间短、睡眠质量差,这也会导致过敏症经久不愈。因此,保证睡眠,注意休息十分重要。

摘自《四季养生与防病》

四、夏季预防旧伤病复发

老伤病人和关节炎患者,在夏季,尤其是梅雨季节,这些人就会引发旧伤,特别难受、痛苦。劳动、剧烈运动或受到过度寒冷、潮湿时,常常会造成部分肌肉、筋膜、韧带、关节等软组织损伤。如果没有及时治疗或没有完全治好,就会逐渐形成软组织的纤维性变,容易与周围正常的软组织、关节、神经发生粘连。一旦受到压迫或刺激时,就会产生比较敏感的痛觉。有时外伤、骨折或手术后形成的瘢痕组织,也可以产生这种现象。每当下雨或阴天,常产生气温下降、气压降低、湿度增大,人体受到寒冷和潮湿时,对疼痛的耐受力就会下降,局部疼痛症状也随之加重。天气的变化,还可引起关节腔内压力改变,这是引起疼痛的重要原因。

预防关节和旧伤疼痛的方法:要重视身体锻炼,增强体质,避免不必要的受寒受湿,注意保暖,老伤和关节炎的病人是能够向痊愈的方向转化的。旧伤和关节痛的病人可进行自我按摩、推拿、针灸,方法简便,疗效良好。局部可用伤湿止痛膏、麝香壮骨膏等。

摘自《四季养生与防病》

五、夏季预防心脑血管疾病

夏季闷热潮湿,使人感到胸闷气短,容易引发心脑血管疾病,必须引起警惕。

(一)梅雨天防心绞痛发作

冠心病人在心肌需氧超过冠状动脉的供氧时,就会发生心前区或胸骨后的压迫感或紧束感,即为心绞痛。这种心绞痛常常在劳累时,如搬运重物或急速赶路时诱发,亦可在情绪激动、饱餐或受寒时诱发。因此,世界卫生组织将心绞痛分成三类,一类主要是由于心肌需氧所致,称为劳累型心绞痛。另一类主要是由于冠状动脉痉挛后供氧不足所致,称为自发型心绞痛。第三类是两者混合型,在劳累时或静息时均可发作。

梅雨季节气压较低,就好像人爬到山顶时氧气稀薄,因此,使冠心病人容易发生冠状动脉供氧不足,以致心肌缺血缺氧而产生心绞痛。此外,梅雨季节湿度大,人体就不容易通过出汗蒸发来散热,故常感闷热不适。在这种气候下,冠心病人稍稍活动就容易发生心肌需氧明显超过冠状动脉供氧量的情况,从而诱发心绞痛。

预防的方法:首先应保证充足的休息与睡眠,防止过劳与情绪激动,这样身体就会有抵抗力来适应气候的变化。其次,在工作与居住环境保持通风与干燥,早晨做深呼吸,这样就增加了肺活量,避免发生缺氧与闷、热、湿的不适之感。

再次是服用必要的药物来防止心绞痛发作。

(二)高温热浪防心功能衰竭

高温热浪使人体出汗较多,体液丢失快,引起心脏供血不足。同时,夏天人们心情易烦躁、睡眠不足、食欲缺乏,这也是发病诱因。在高温天气里容易发生心功能衰竭的主要是以下人群:①曾经突发心脏病者;②有冠心病等心肌损害者;③高血压病患者;④肺心病患者;⑤心功能不全者。

一般说来,头晕头痛、半身麻木或酸软、抬不起腿来、频频打哈欠、语言不清等是发生脑卒中的先兆。而脚踝部出现进行性肿胀、运动后容易疲劳和呼吸急促,是值得重视的三个早期心力衰竭症状。当这些症状明显时,患者的家属应立即拨打"120"急救电话,送病人到医院急救,切不可麻痹大意,以免延误治疗而造成严重后果。

对于上述在高温天气里容易发生心衰的高危患者,预防心衰必须做到戒烟、少酒。注意补充水分,即使不渴也要喝一些茶水或绿豆汤,不使血液过分黏稠。保持低脂饮食,多吃些新鲜瓜果、蔬菜、瘦肉、鱼虾、豆制品等,少吃多脂、过咸、过辣的食物,把血液胆固醇和血压控制在正常的范围内。减少外出和过渡劳累。有脑卒中病史或心脑血管病的患者,在高温天气里应在较为凉爽的室内休息,不要做过多体力活动。避免情绪激动。不要将空调温度调得太低,注意房间通风。手边常备急救药物等。

(三)夏季闷热防脑卒中

夏季天气闷热,极易让人出汗,出汗多机体水分散失就多、血液易浓缩、血液黏稠度大,血小板易于凝聚,血液多呈高凝态势。血流迟缓,极易形成"血凝块性拴子"。拴子若堵塞冠状动脉则使心肌缺血缺氧而发生心绞痛或急性心肌梗死。拴子若堵塞脑动脉则形成脑栓塞或脑血栓等缺血性脑卒中。尤其是在盛夏湿热季节,缺血性脑卒中的发病率较高。

湿热环境中出汗多的人群,尤其是人过中年者应注意及时补水,以防范和及时纠正血液浓缩、延缓或消除血液过高的黏稠度,对控制缺血性心脑血管病的形成有好处。

美国医学专家研究表明:早晨6时到中午12时为脑卒中的高发阶段。此间血浆中儿茶酚胺释放增多、血压升高、心跳加快、血液浓缩、血小板聚集力加强而极易形成脑梗死、脑血栓等缺血性脑卒中。当医师在零点时给予受试人员200毫升的饮用水时,清晨发现其血液黏稠度不仅未上升,反而"回落"。白开水等饮用水可降减血细胞容积值,降低血黏度。

预防的方法:临睡前饮用一杯白开水、矿泉水等,是预防缺血性脑卒中的可信赖又经济的防病举措。另外,夏季出汗稍多后应及时补充白开水。餐后喝些绿豆汤、米汤、薏苡仁粥等,少食肥甘厚味,不吸烟、少饮些啤酒或葡萄酒,不饮烈性酒。忌狂喜或暴怒。适度午睡及纳凉。必要时去医院体检,由医师给予溶栓等相关治疗。

摘自《四季养生与防病》

六、冬病夏治疗效好

根据中医"春夏养阳"的原则,一些阳虚病症和冬季常发的疾患,应该在夏天来调养。冬天有些阳虚寒盛引起的疾病,如哮喘、"老慢支"、关节痛、五更泄、肾阳虚、水肿、甲状腺功能减退症、肾上腺皮质功能减退症等,如能在夏天补阳,冬天时症状就可减轻。因为夏天阳气盛,是治疗阳虚阴寒一类疾病的好时机。所以,中医对伏夏防治冬病特别重视。伏天是小暑至处暑的一段时间,前后分三伏。在这段时间内气温最高,也就是阳气最旺盛的时候,关节痛、"老慢支"等,在伏天调养最为合适,可以达到防病治病的目的。

(一)需要冬病夏治的疾病《四季养生与防病》

1.各类关节疼痛及肢体麻木:包括风湿性、类风湿、外伤性之类的关节疼痛及感受风寒、湿气所致的肢体麻木等,往往在冬季天气寒冷时发作,天热时减轻或消失。因此,在夏季不要洗冷水浴或游泳,不要夜间在室外露宿,切忌睡地板、水泥地等,最好不穿短衣裤或裙子,以免风寒湿气伏积于经络之中。

2.慢性支气管炎、哮喘:这类病人中有冬发夏止的,有冬天严重、夏天缓解的。在夏季应注意防寒,除注意并做到以上禁忌事项外,还须少食甚至禁食冷饮。

3. 慢性腹泻及虚寒性胃痛：慢性腹泻，如肠炎、结肠炎、肠功能紊乱等，常受寒后腹痛腹泻，冬天尤其严重。胃痛与各种腹痛患者中也有不少属虚寒型的，往往夏季病情稳定，而到秋后发作。故夏季除注意上述禁忌外，还须忌冷饮冷食，各类瓜果也不宜多食，以免伤脾胃之阳气。

4. 头痛：头痛的原因很多，其中有一种中医称为"头风病"，每感风寒就头痛。因此，在夏季应忌用冷水洗头，洗头后应及时擦干头发。此外，还须禁止直接对着电风扇或空调冷风长时间吹。

5. 冬季怕冷：凡冬季怕冷的，不论何种原因引起，在夏季除注意少食生冷、瓜果，不要贪凉，免伤阳气外，还须注意不使其出大汗，以免损伤阳气。

6. 过敏性鼻炎：过敏性鼻炎也称变态反应性鼻炎，主要表现为四大症状：即打喷嚏、流鼻涕、鼻塞、鼻痒等。此病为常见病和多发病，具有反复发作、病程较长、难治愈等特点。

过敏性鼻炎分为常年性和季节性两大类，后者又称为"花粉症"。常年性过敏性鼻炎一年内任何季节都可以发病，症状持续全年，可时轻时重，也可短期无症状。当过敏体质的人接触了过敏源以后，才能发病，二者缺一不可。致病源主要有尘土、螨虫、动物皮毛、禽类羽毛、霉菌和香烟等，花粉症的致病源主要为花粉。

"冬病夏治，内病外治，未病先防"。遵循"春夏养阳，秋冬养阴"的理论，利用夏季汗毛孔开放，易于药物吸收的特点，采用穴位拔罐和脐周九宫把穴位贴敷中药，以激发患者机体抗病能力，达到扶正祛邪治疗疾病的目的，并避免口服药经肝肾代谢而致的不良影响，同时减轻肠道的负担。本方法安全、可靠、无痛苦，适用于各年龄段的人群，对于过敏性哮喘患者同样有效。

(二) 冬病夏治的基本方法《中医健身术》

1. 敷贴疗法。用灸白芥子21克，元胡12克，细辛12克，甘遂21克，四味药研末，生姜汁调糊（每次用鲜姜60克，洗净浸泡后捣碎，挤出姜汁），分别摊在6块直径约5厘米的油纸或塑料薄膜上（药膏直径为3厘米）贴于双侧肺俞、心俞、膈俞穴，然后，再用胶布固定。一般贴4～6小时。如贴后局部烧灼疼痛，可以提前取下。如局部微痒或有温热舒适感，可以多贴几小时。每隔10天贴一次，即每一伏一次，共三次。一般连续贴三年。据临床观察，有效率在80%左右，显效率在40%左右。经试验证明，贴药后，可增强机体非特异性免疫力，降低机体的过敏状态，提高丘脑—垂体—肾上腺皮质系统的功能。

2. 隔姜灸法。用七星针，在大椎、定喘、风门、肺俞、厥阳俞、心俞等穴上敲击后，以鲜姜片约2毫米厚，贴在上述六个穴位上，再放上艾绒，约枣核大，隔姜燃灸。每穴灸3壮，每周灸3次，在三伏天内，共12次。隔姜灸可使温热渗透组织，可以促进血液循环，驱散寒湿，再加天热时腠理疏松，气血最畅通，故容易达到治疗作用。

3. 中草药治疗。可根据病情，选用参芪片、胎盘粉、故本丸、灵芝制剂、参苓白术散等健脾、益气、补肾的药物，进行对症治疗。

4. 食补疗法。若患有阳虚导致的疾病，在夏天就应该补阳。可多吃补阳食物，如羊肉、鸡肉、狗肉，可以炖人参或熟附子（3克）或黄芪等。同时配合温阳散寒、利水的食物，如茯苓、苍术、薏苡仁等。要注意的是，附子必须炖3小时以上。

摘自《四季养生与防病》、《中医健身术》

七、夏季应防的常见病

夏季阳光强烈，天气炎热，温度高，湿度大，容易诱发多种疾病，长见的有以下几种：

(一) 夏季预防中暑。 夏季在高温环境中（室温超过35℃）或在烈日暴晒下，劳动时间较长，且无足够的防暑降温措施，尤其在湿度较大、通风不良的情况下容易中暑。老年人、体弱多病者、肥胖者以及患有心、脑、肾慢性疾病者更容易中暑。另外，露天作业和旅游者也容易中暑。

中暑症状：轻的中暑病人一般表现为头昏、头痛、恶心、口渴、大汗、全身疲乏、心慌、胸闷、面色潮红等症状，体温可升高到38℃以上，或出现面色苍白、四肢湿冷、血压下降、脉搏增快的虚脱症状。重者可表现为高热，体温超过41℃，无汗，意识障碍，手足抽搐，甚至出现休克、心力衰竭、肺水肿和脑水肿等。

预防措施：①在气温高的情况下，年老、体弱、多病者尽量不要到室外活动，尤其不要长时间暴露在烈日下。室内温度不要太低，否则室内外温差太大，也容易加重中暑。在高温环境中工作或在室外活动者，尽量多饮一些水，尤其喝些淡盐水，同时应穿长袖衣服，戴遮阳帽，撑遮阳伞，还可服一些仁丹，使用清凉油等降温。②人一旦出现中暑症状，应立即离开高温环境，至阴凉通风处安静休息，补充清凉含盐饮料。体温升高者予以物理降温，如冷水擦浴，腋窝、腹股沟处放置冰袋。重者送医院抢救。

(二)**夏季预防晒伤**。日光对人体健康有极其重要的作用。日光能杀灭细菌病毒，使污染的大气氧化，具有清洁大气的作用。日光对人的皮肤也很重要，可使深部组织温度升高，血管扩张和充血，促进新陈代谢和细胞增生，故能改善血液循环和营养供给。

但过度暴晒是有害的。日晒过多，可引起日光皮炎、日光疹和日光性角化症等。过度日晒也是良性色素痣转为恶性黑色素瘤的重要诱因。过度的紫外线照射，可使皮肤丧失弹性，表皮粗糙，过早地出现皱纹，久而久之，能导致皮肤癌。此外，紫外线照射对机体的特异免疫反应有明显的抑制作用。当太阳处于直射方向时，穿越大气臭氧层照射到地面上的中波紫外线最多、最强。这段时间大约是上午10时至下午3时。尽量避开这段时间的太阳光对减轻和减少光危害有实际意义。

(三)**夏季预防痱子**。痱子是夏天常见的一种皮肤病，婴幼儿尤易发生。痱子的发生多因气温高、湿度大，加之汗液分泌过多，汗液蒸发不畅，致汗孔阻塞，而阻塞的汗腺还在分泌汗液，这样淤积在表皮汗管内的汗液使汗管内压力增加，导致汗管扩张破裂，汗液外溢渗入周围组织，在皮肤上出现许多针头大颗粒的小水疱。一旦生了痱子，切忌用手搔抓，以防感染。可在腋下、脖颈处、前胸后背及胯下涂搽一些热痱粉或热痱水。用热毛巾治疗痱子也是一个不错的办法，使汗腺一通，痱子就消了。操作方法是：用热水浸湿毛巾，毛巾尽量热一些，以皮肤能忍受为度，敷于起痱子之处，毛巾凉了再换热的，隔2~3小时敷一次，一般2~3次就见效。

预防痱子应注意以下几个方面：

1. 居室要通风凉爽，尽量减少出汗。

2. 应避免烈日下外出活动，更不能长时间在烈日下暴晒或进行剧烈运动。

3. 保持环境及皮肤清洁卫生，经常洗澡和换内衣，衣服要柔软宽松，避免穿戴尼龙化纤制品。

4. 少吃大鱼大肉等过热及辛辣食物，多吃瓜果和新鲜蔬菜。

5. 出汗较多时，应及时补充水分，多喝一些绿豆汤、菊花茶、地骨皮水、清凉饮料等，但切不可过甜，必要时可适当补充些淡盐水。

(四)**预防细菌性食物中毒**。细菌性食物中毒是由于食入被细菌或细菌毒素污染的食物而引起的疾病，中毒者都有相似的临床症状。食物中毒的患者在发病前短期内都有进食某种致病食物的饮食史。潜伏期短，发病呈急性暴发过程，常为进食某一食物后几小时或十数小时内发病。

细菌和毒素一旦随着事物进入人体便可引起食物中毒。科学家们已经发现，沙门菌、变形杆菌、副溶血性弧菌、弯曲杆菌、耶尔森菌、致病性大肠杆菌等可直接使人生病。这些细菌耐热性不强，56℃时加热30分钟或100℃加热1分钟即可杀死这些细菌。在食物上生长繁殖时产生细菌毒素而引起食物中毒的细菌有肉毒杆菌、韦氏杆菌、蜡样芽孢杆菌和金黄色葡萄球菌等。肉毒杆菌、韦氏杆菌的毒素耐热性稍差，80℃加热1小时即可将毒素破坏。金黄色葡萄球菌毒素耐热，100℃加热1小时尚不能完全破坏，115℃加热3分钟方可破坏，因此，破坏这种毒素必须用高温。金黄色葡萄球菌常在奶制品、米饭、大豆等含糖类成分较多的食物上生长繁殖，5~6小时即可产生大量毒素，由于这种毒素难以通过正常的加热方法破坏，食之必然中毒。近年来，科学家们发现蜡样芽孢杆菌产生的毒素耐热性也较强，因而，被认为是剩米饭引起食物中毒的一种新病原菌。此外，空肠弯曲杆菌等也是引起食物中毒的致病菌。嗜盐菌又称副溶血性弧菌，它所引起的食物中毒各地都有，尤以沿海地区较为严重。由于嗜盐菌在海产品中较高，若吃了没有煮透的蚬肉、蛤蜊、蛏肉、蚶肉，或生吃泥螺，均容易发生食物中毒。其实，嗜盐菌在高温下难以存活，只要将海鲜煮熟煮透，隔顿海鲜加热煮透食之，就不会出现食物中毒。

要防止细菌性食物中毒，必须注意饮食卫生，加强食品卫生管理。制作凉拌菜的原料必须洁净消毒。厨房用具必须严格做到生熟分开，保持清洁。不吃变质食品，熟肉食品要尽量缩短存放时间，减少污染。食用海产品必须煮熟煮透。

（五）预防毒虫螫伤。 夏季常有被蜂、蝎、蜈蚣螫伤的事发生，一旦遇上，由于它们的毒液影响，除会引起螫伤局部疼痛、奇痒、红肿或发生荨麻疹样改变外，严重时还会引起头昏、眼花、发热、恶心、呕吐等症状，个别人甚至出现抽搐、昏迷，可危及生命。

碰到蜂螫伤，应立即在螫伤部位寻找蜂刺，可用放大镜寻找，并设法取出。随即用肥皂水清洗伤口，再涂上10%氨水或5%碳酸氢钠。也可采用青苔、鲜夏枯草或野甘草鲜叶捣烂后涂搽、敷于伤处。

蝎螫伤局部疼痛比较严重，为了帮助毒液排出，一般要用10%氨水或1:5000浓度的高锰酸钾溶液清洗。如伤口肿胀，局部还得用小刀切开引流，而后，伤口涂上以10%氨水，或涂用食醋调制的胆矾。

蜈蚣螫伤后，也要采用肥皂水、10%氨水或5%碳酸氢钠水等碱性溶液清洗，接着将等量雄黄、枯矾混合研粉，用白酒调匀后外敷，也可取新鲜桑叶汁或白矾加水研汁涂患处。

无论蜂、蝎、蜈蚣哪种螫伤，在完成上述局部伤口处理后，还应观察是否出现全身中毒症状，患者必须大量饮水，并服用解毒的中药，常用的处方是半边莲、紫花地丁各15克，蒲公英12克，生甘草3克，用水煎服，直至症状消失。如手边有六神丸或各种蛇药片，也可服用以帮助解毒，例如六神丸用量为每服10粒，每日1~2次。全身中毒症状严重时，必须去医院诊治。

（六）夏季预防受凉。 夏日炎热，夏夜闷热，但不要因为怕热贪凉而露宿，因深夜冷露侵入，易使人受凉而患感冒。晚间乘凉，时间不要过长，不宜超过23时。夏季睡觉时不宜长时间开电扇和空调，室内外温差不要太大。纳凉时不要在房檐下、过道里。可在树荫下、凉亭中、阳台上纳凉，但不要时间太长。贪凉过度、彻夜露宿，或电扇不停，或长时间呆在空调房内，这样的消暑降温方式是夏季养生保健的大忌，对身体健康非常有害。

元代养生专著《摄生消息论》指出："檐下过廊、弄堂破窗，皆不可凉，此等所在虽凉，贼风中人最暴。"因为夏季暑热外蒸，汗液大泄，毛孔开放，机体最易受风寒湿邪侵袭。如果不注意养生保健，人体气血虚弱，再遇外邪侵袭，很容易引起手足麻木不遂、面瘫等病。故夏季既要防日晒中暑，也要防凉冷湿邪。

夏季温度高，人体体温调节中枢为了保持身体温度的平衡，就要不断向外散热，使体表的毛细血管扩张。汗腺敞开，以排汗降温。中医称此为"腠理疏泄，卫阳不固"。另外，由于天气炎热，人们睡眠差，吃得少，容易疲劳等原因，使本身抵御外邪的能力降低，因此容易受凉。夏天感冒多是夜间睡觉时开窗或开电扇、空调，或室外露宿或遭雨淋受凉所致。就是中医说的"虚邪贼风"乘虚而入的缘故。因此，夏季晚上睡觉时要盖好腹部，大汗后不洗冷水澡，饭后不立即去游泳，不贪图一时凉快，节制生冷瓜果的进食，雨淋后立即擦干，换上干衣服，或喝些姜汤，就可以预防夏季受凉。

（七）夏季预防湿邪。 湿为阴邪，易伤阳气，尤其是损伤脾胃阳气。在盛夏是心与之相应，而在长夏，则是脾脏和其相应。所以，长夏的湿邪最容易侵犯脾胃的功能，导致消化吸收功能低下。中医营养学认为，长夏的饮食原则宜清淡，少油腻，要以温食为主。如元代养生家邱处机提出，夏季饮食应："温暖，不令大饱，时时进之……其于肥腻当戒。"在我国南方，不少人爱吃辣椒，因为吃辣椒可以促使人体排汗，在闷热的环境里增添凉爽舒适感。另外，通过吃辣椒，可帮助消化，增加食欲，增加体内发热量，从而有助于防止人们在高温、高湿时出现的消化液分泌减少、胃蠕动减弱现象。

防止湿邪侵袭，在居住环境上要切忌潮湿。中医认为，"湿伤肉"，即感受湿邪，易损伤人体肌肉，如常见的风湿性关节炎等症。《黄帝内经》曰："伤于湿者，下先受之。"下，指人体下部。意谓湿邪伤人往往先从人体下部开始，这是因为湿邪的形成往往与地的湿气上蒸有关。故其伤人也多从下部开始，如常见的脚气、下肢溃疡、妇女带下等。因此，在长夏，居室一定要做到通风、防潮、隔热。这样就能预防湿邪的侵袭。

(八)夏季预防生癣。癣是浅部真菌病的简称，主要侵犯表皮角质层、毛发和指(趾)甲，是我国最常见的传染性皮肤病，引起癣的真菌有十几种，不同菌种感染不同的组织和部位，可产生不同地表现。头癣常由黄癣菌、铁锈色小孢子菌、断发癣菌或紫色毛癣菌等所致。而手、足、体、股和甲癣等多由红色毛癣菌、石膏样毛癣菌、絮状表皮癣菌等引起。这些致病真菌寄生于人体皮肤可从中获得必须的营养成分。在适宜的温度和湿度下可大量生长繁殖，温度最能影响真菌的生长和繁殖，浅部真菌生长的最佳温度为22～28℃。其生长亦需要一定的湿度，最佳湿度因菌种而异，一般真菌在中等湿度的环境里生长较好。因此，夏季由于天气温暖潮湿，适宜真菌生长繁殖而更易生癣。

头癣是真菌感染头皮和头发所引起的一种传染性疾病，临床上可分为白癣、黑点癣和黄癣。局部治疗应在去除病灶、清洁头皮的基础上进行。可用5%硫磺软膏外搽整个头皮，每日1～2次，连续5～7周。2%～5%碘酊外搽整个头皮，每日1～2次，连续5～7周。有细菌感染且糜烂明显时，可先用1∶8000的高锰酸钾溶液清洗后涂金霉素软膏，每日1～2次，干扰控制后再用5%硫磺软膏外搽整个头皮。全身治疗可服酮康唑、依他康唑和灰黄霉素。

手足癣是指由真菌感染而引起的皮肤损害，有一定传染性，可自身传染及传染给他人。预防手足癣，应注意卫生，平时要减少化学性、物理性、生物性物质对手足皮肤的不良刺激，不用公共拖鞋及毛巾，鞋袜、擦脚布要定期灭菌，保持足部清洁干燥，夏天尽可能不穿胶鞋。真菌是一种条件致病菌，当人体免疫功能旺盛时便不易患病，而在人体抵抗力下降时便易染病。如能经常做到保护皮肤，养成良好的卫生习惯，坚持用药，手足癣是能够治好的。

股癣是一种常见的浅表性皮肤真菌感染，发生在腹股沟和会阴部。防治股癣，首先要对原有的手足癣进行积极的治疗。避免使用公共和他人的浴盆和毛巾，应勤洗内裤，勤洗澡，保持患部清洁和干燥，尤应注意衣裤勿过紧。股癣的治疗目前仍以局部用药为主，可使用3%克霉唑、25米康唑、1%益康唑、1%联苯苄唑等霜剂，效果较好。同时应治疗其他部位的癣，在损害消退后还应继续治疗1个星期，以巩固疗效。

(九)夏季预防红眼病。"红眼病"，医学上称为急性结膜炎，往往发生在夏、秋二季。初起时，患者眼部有痒感、异物感或灼热感，特别怕光，结膜充血，有脓性或黏液性分泌物。

"红眼病"具有发病急骤、传染性强、传播迅速的特点，主要通过手、毛巾、水等接触传染，在公共场所、家庭、同事之间进行传播。预防"红眼病"应注意用眼卫生，不与他人共用脸盆、毛巾，病人所用的脸盆、毛巾手帕等要煮沸消毒，以切断传播途径。

患了"红眼病"要赶快到医院治疗，注意休息，不要热敷宜冷敷，不要揉眼睛，否则容易使手或手帕上的病菌带入眼球加重感染。不要到游泳池、浴池、理发店、餐馆等公共场所，避免将病毒传染给他人。

(十)夏季要防"火"。夏季上热下蒸，人体脏腑组织及阴阳功能容易失调，很容易"上火"。所以，夏季保健防病注意防"火"很重要。"火"又分"外火"和"内火"两种："外火"即自然界高热的气温。预防的措施是，尽量避免烈日的直接照射，外出要戴遮阳帽或打遮阳伞，必要时可涂防晒霜之类的护肤品；同时要保持室内环境安静，注意通风降温，以防"外火"内侵而致病伤身。

"内火"即人体阴阳失衡引起的内热症。"内火"主要有心火、肺火、胃火、肝火、肾火五种。

1. 心火：心火有虚实之分。虚火主要表现为低热、盗汗、心烦、失眠、健忘、口干、舌尖红等症状。有虚火的人可常喝绿豆汤、荸荠百合大米粥、莲子大米粥等。或用苦丁茶3克、淡竹叶10克泡茶饮；实火主要表现为反复口腔溃疡、口干、小便短赤、大便燥结、牙痛、心烦易怒、舌苔红。有实火者可用导赤散、黄连上清丸、牛黄清心丸降火。

2. 肺火：表现为干咳无痰或痰少而黏、烦热、潮热盗汗、手足心热、失眠、口干咽燥、声音嘶哑、舌红嫩。有肺火者可用红枣、百合、粳米煮粥吃，或用沙参15克、麦冬10克泡茶喝。

3. 胃火：胃火也分虚实。胃实火表现为多食善饥、上腹不适、口干口苦、大便干硬，可用栀子、淡竹叶泡茶喝；口服黄连上清丸；胃虚火表现为食量少、微咳、便秘、腹胀、舌红少苔，可吃些滋养胃阴作用的梨汁、甘蔗汁、乌梅、海蜇等。

4. 肝火：常表现为血压高、头痛头晕、耳鸣、口干口苦、易怒、烦躁、舌边红等，可用天麻15克、白菊花15克、决明子10克泡茶饮。

5. 肾火：常表现为头晕目眩、耳鸣耳聋、牙齿松动、失眠、盗汗、腰腿酸痛、烦躁、舌红无苔等。常用枸杞子、地骨皮泡茶饮，或口服六味地黄丸、知柏地黄丸等。

夏季防"火"应注意以下几点：一是要及时补充水和无机盐。二是要调整情绪。避免不良精神刺激，减少"七情"化火。三是调整饮食。饮食宜清淡，少吃辛辣、燥热、油腻等食物。四是保持二便通畅。大小便通畅，可以使"内火"有出路。五是要健脾胃。戒烟限酒，重视保护脾胃功能。

摘自《四季养生与防病》

第五十三篇　夏季保健的方法

一、夏季保健的原则

夏季是指从立夏到立秋前的一段时间，包括立夏、小满、芒种、夏至、小暑、大暑六个节气。夏，属南方，五行属火，五脏属心，五味属苦。因此，夏季养生保健原则：一要养阳，二要养长，三要养心，四要养脾。

《黄帝内经·素问·四气调神大论篇》曰："夏三月，此谓蕃秀，天地气交，万物华实。夜卧早起，无厌于日，使志无怒，使华英成秀，使气得泄，若所爱在外，此夏气之应，养长之道也。逆之则伤心，秋为痎疟，奉收者少，冬至重病。"就是说，夏天三个月，是万物繁荣秀丽之际，天地之气上下交合，万物华美成实。人们应适应夏时之气候，当夜卧早起，勿厌恶日长天热，则心气清明，心志平和，使机体生机勃勃得以秀长，气机充溢得以通泄，这便是适应夏季调养"长气"的道理。若逆之而行，则心气受损，至秋天就会有痎疟发生，使秋天适应"收气"能力减弱，到冬天便可能反复发病。因此，夏季养生保健尤为重要。

在一年四季中，夏季是一年里阳气最盛的季节，气候炎热而生机旺盛，对于人来说，此时是新陈代谢旺盛的时期，人体阳气外发，伏阴在内，气血运行亦相应地旺盛起来，并且活跃于机体表面。为适应炎热的气候，皮肤毛孔开泄，而使汗液排出，通过出汗，以调节体温，适应暑热的气候。因此，汪绮石在《理虚元鉴》中说："夏防暑热，又防因暑取凉，长夏防湿。"这清楚地指明了夏季养生保健的基本原则：在盛夏防暑邪；在长夏防湿邪；同时又要注意保护人体阳气，防止因避暑而过分贪凉，从而伤害了体内的阳气。《黄帝内经》指出："春夏养阳"，也就是说，即使在炎热的夏天，仍然要注意保护体内的阳气。

立夏以后，天气渐热，植物茂盛，此季节有利于心脏的活动，人在与节气相交之时，故应顺之。所以，在整个夏季的养生保健中要注意对心脏的特别养护。《医学源流论》曰："心为一身之主，脏腑百骸皆听命于心，故为君主。心藏神，故为神明之用。"中医文献把心解释为血肉之心和神明之心。血肉之心即指实质性的心脏；神明之心，是指接受和反映外界事物，进行意识、思维、情志等活动的功能。《医学入门》云："血肉之心形如未开莲花,居肺下肝上是也。神明之心……主宰万事万物,虚灵不昧是也。"

总之,夏季是天阳下逼,地热上腾,天地之气交合,万物繁荣茂盛的时期,盛夏季节,气候炎热,人体新陈代谢旺盛,阳气最易外泄,且睡眠少,出汗多,食欲差,稍有不慎,便易得病。所以,夏天一定要注重养阳、养长、养心、养脾,夏季的养生保健是切不容忽视的。

摘自《遵生八笺》

二、夏季保健重在"三心"

夏季为"心"所主,因而顾护心阳,平心静气,确保心肌机能的旺盛,符合"春夏养阳"之原则。夏季保健宜健脾胃、解暑热,重养"三心"。

（一）养"心阳"。"伏"即伏藏的意思,所以三伏天人们应当少外出以避暑气,不宜多出汗水。夏天属阳,阳主外泄,所以汗多,心阳虚的人出汗多会加重病情。

心气虚的主要特点是心慌、胸闷、气短,活动后加重,自汗。如不注重保养,发展为心阳虚,就会出现心慌、气喘加重,而且畏寒肢冷,胸痛憋气,面色白,舌淡胖苔白滑,脉弱无力。

有心气虚或心阳虚症状的人,夏天尤应避免多出汗,以免伤了心阳。如因汗多出现心慌气短,可用西洋参3～5克泡水饮,或服生脉饮口服液。

（二）养"心阴"。夏天阳亢,心阴最易被耗,所以要注意养心阴。心阴虚是指心阴血不足,不能濡养心脏而出现各种病症。因为血属阴,心阴虚可有部分心血虚的症状,但又不等同于心血虚。心阴虚的主要特点是阴虚阳亢,出现虚性内热,表现为五心烦热（胸心、两手心、两足心）、咽干、失眠、舌红、脉细数。心阴虚这需要注意少劳累、少出汗,多吃养心阴之品,如麦冬3～5克、酸枣5～10枚泡水喝,或冰糖大枣小米粥,或百合藕粉,或银耳莲子羹。

（三）养"心血"。心血虚主要是心血不足,使人的脑髓及五脏失于濡养而出现头昏脑空,乏力疲倦,面色无华,唇甲色淡,脉细而弱。可吃大枣、桂圆、阿胶、当归及鸭血等。

摘自《杨力四季养生谈》

三、夏季保健十最佳

夏季气候炎热,病菌繁殖生长块,影响身体健康的因素很多。因此,要想平安度过夏天,夏季生活中的十个"最佳"可助你一臂之力。

（一）最佳调味品——食醋

夏天出汗多,多吃点醋,能提高胃酸浓度,帮助消化和吸收,促进食欲。醋还有很强的抑制细菌能力,短时间内即可杀死化脓性葡萄球菌等,对伤寒、痢疾等肠道传染病有预防作用。夏天人易疲劳,困倦不适,多吃点醋,会解除疲劳,保持充沛的精力。

（二）最佳蔬菜——苦味菜

夏季气温高、湿度大,往往使人精神萎靡、倦怠乏力、胸闷、头昏、食欲不振、身体消瘦。此时吃点苦味蔬菜大有裨益。中医认为,夏季人之所以感觉不适缘于夏令暑盛湿重,既伤肾气又困脾胃。而苦味食物可补气固肾、健脾燥湿,达到平衡机体功能的目的。现代科学研究也证明,苦味蔬菜中含有消暑、退热、除烦、提神和健胃功能的生物碱、氨基酸、苦味素、维生素及矿物质。苦瓜、苦菜、莴笋、芹菜、蒲公英、莲子、百合等都是佳品,可选择。

（三）最佳汤肴——西红柿汤

夏天多喝西红柿汤,既可获得营养,又能补足水分,一举两得。西红柿汤含有的番茄红素,有一定的抗前列腺癌和保护心脏的功效,最适合男性。

（四）最佳肉食——鸭肉

切莫以为夏季只宜吃清淡食物,实际上夏季照样能进补,关键在于选对补品。鸭肉不仅富含人在夏季所需的蛋白质等,而且能防治疾病。其奥妙在于鸭属水禽,性寒凉,特别适合体内有热、上火、低烧、虚弱、食少、大便干燥和水肿的人食用。鸭与火腿、海参一起炖,炖出的汤汁可补五脏之阴；鸭肉同糯米煮粥,有养胃、补血、生津的功效,对病后体虚者大有裨益；鸭同海带炖食,能软化血管、降低血压,可防治动脉硬化、高血压、心脏病；鸭肉和竹笋炖食,可治痔疮出血。

（五）最佳饮料——热茶

夏天首选的饮料,既非冷饮制品,也不是啤

酒或咖啡,而是极普通的热茶。茶叶富含钾元素(每100克茶叶中钾的平均含量分别为:绿茶10.7毫克,红茶24.1毫克),既解渴又解乏。英国专家的试验表明,热茶的降温能力大大超过冷饮制品,是消暑饮品中的佼佼者。

(六)最佳营养素——维生素E

维生素E可帮助人们平安度夏。德国科学家强调,人在夏天会遇到三大危险,即强烈的日照、臭氧与疲劳,而维生素E可将这三大危险降到最低程度。维生素E在麦芽、麸皮面包、核桃仁、奶制品等食物中含量较多,夏天可多食用一点。必要时也可服用维生素E补充剂,每天15~60毫克就可以了。

(七)最佳运动——游泳

游泳不仅锻炼人体的手、脚、腰、腹等部位,而且也有利于体内的脏腑,如心、脑、肺、肝等,特别对血管有益,被誉为"血管体操"。另外,由于在水中消耗的热量要明显高于陆地,游泳还能削减过多的体重,收到健美的效果。

(八)最佳服装颜色——红色

不少人认为穿白色衣服度夏最好,其实,穿红装更好。其奥妙在于红色可见光波最长,可大量吸收日光中的紫外线,保护皮肤不受伤害,防止皮肤老化甚至癌变。至于面料,以混纺的为佳,最佳混合比例为33%的棉和67%的聚酯。

(九)最佳消暑工具——扇子

从健康的角度看,最佳消暑工具当数扇子。扇子虽然已是老古董了,但其健身效果却是其他任何现代降温设备所无法比拟的。摇扇,是一种运动,可锻炼肢体(若有意识地用左右手摇扇,还可收到开发右脑潜能、预防中风的意外之效)。同时,扇扇子获得的风也最宜人。

(十)最佳保健措施——规律睡眠

夏天日照时间长,天亮得早而黑得晚。因此,人们的起居和作息时间,应随之做一些相应的调整,以晚睡早起为佳,而且应尽可能地定时睡、起。如果一年四季都能定时,可使身体具有很好的适应性和预定性。在夏季,更应给自己规定一个严格的起、睡时间,即使休息日也不例外。

夏季最佳就寝时间是22点~23点,最佳起床时间是:5点半~6点半。夏季炎热的天气很容易影响人的睡眠,但一旦养成了定时睡、起的习惯,就容易排除气候对睡眠的干扰,体内生物钟就不会出现"错点"现象,各种生理节奏均可安然运行。

摘自《健康指南》

四、夏季的饮食保健

夏季的饮食宜辛温,少苦寒,节冷饮。夏食辛,可以养肺气,防止心火过旺而制约肺气的宣发。因夏天阳气易耗散,进温食可以助阳气,而苦寒之物易伤阳气,故不宜多吃。孙思邈在《千金要方》中指出,夏日宜"省苦增辛"。盛夏炎热汗多,常感口渴,可适当吃些清凉之品,以清热解暑。如绿豆汤、扁豆粥、酸梅汤、西瓜等,但切忌暴食冷饮、生冷果菜,否则,胃肠受寒,会造成疾病。夏季,人的消化功能较弱,食欲较差,日常食物应着眼于清热解暑,健脾益胃。应选清淡爽口、易消化之食,也可适当吃些酸或辛香的食物,有助于增进食欲。此外,还要注意饮食卫生。夏季微生物繁殖快,而且人的饮水量大,冲淡了胃液,降低了胃液的杀菌力,易发生肠道传染病。因此必须把好"病从口入"关,不喝生水,不吃不洁食品。

《遵生八笺·夏季摄生消息论》曰:"当夏饮食之味,宜减苦增辛以养肺气。……夏至后夜半一阴生,宜服热物兼服补肾汤药。夏季心旺肾衰,虽大热,不宜吃冷淘冰雪蜜水、凉粉、冷粥,饱腹受寒,必起霍乱。莫食瓜茄生菜,原腹中方受阴气,食此凝滞之物,多结症块。若患冷气痰火之人,切宜忌之,老人尤为慎护。……每日宜进温补平顺丸散,饮食温暖,不令大饱,时时进之,宜桂汤、豆蔻熟水,其于肥腻当戒。"《养生论》曰:"夏气热,宜食椒以寒之,禁饮温汤,禁食过饱,……夏日不宜大醉,清晨吃炒葱头酒一二杯,令人血气通畅。"

中医认为,夏季应多食酸味以固表,多食咸味以补心。《黄帝内经·素问·藏气法时论》曰:"心主夏,……心苦缓,急食酸以收之;……心欲耎(耎:ruǎn 软;意:软弱),急食咸以耎之,用咸补之,甘泻之。"就是说,夏季应多食酸和咸。

夏季，气候逐渐炎热，植物枝叶茂盛，此时，人体并无贮藏养料的功能，因而，一般不宜于滋腻补益或进食油腻过重的食物。相反，由于主要受到"暑热"的侵犯，易于消耗津液，所以在进补方面，选用"清补"之品，也就是选择那些既能补益又能清解暑热，或者选择生津止渴的药物或食物，方为适宜。但夏季又是"暑湿当令"的季节，如果脾虚的人又须选择具有健补脾胃、化除湿邪、性质平和、补而不腻的补益之品，常用的有赤豆、薏米仁等。它们既可作为食物，又是中医常用的药物。分别煮烂加糖服食，是具有补益作用的；也可以将两者合在一起，每次各用1～2两，煮烂服食。由于它们都含有碳水化合物、蛋白质、脂肪、维生素等，所以不失为良好的夏季滋养之品。

概括起来讲，夏季饮食保健应注意以下六点：

一是适量食一些苦味食物。苦味食物所含的生物碱具有消暑清热、促进血液循环、舒张血管等药理作用。热天吃些苦瓜、苦菜等苦味食品，不仅能清心除烦、醒脑提神，且可增进食欲、健脾利胃。

二是补充盐分和维生素。营养学家建议，高温季节适当补充盐分和维生素可减少体内糖类和组织蛋白的消耗，可吃一些含上述营养成分的食物，如西瓜、黄瓜、番茄、豆类及其制品、动物肝肾、虾皮等。

三是不可过食冷饮和饮料。炎热时适当吃一些冷饮或饮料，能起到一定的祛暑降温作用。雪糕、冰棍等是用牛奶、蛋粉、糖等制成的，不可食之过多，过食会使胃肠温度下降，诱发腹痛、腹泻等疾患。

四是勿忘补钾。暑天出汗多，随汗液流失的钾离子也较多，由此造成的低血钾现象，会引起倦怠无力、头昏头痛、食欲不振等症候。热天防止缺钾最有效的方法是吃含钾食物，如新鲜蔬菜和水果中含有较多的钾，可适当吃一些草莓、杏子、荔枝、桃子、李子等水果。

五是讲究饮食卫生。膳食最好现做现吃，生吃瓜果要洗净消毒。在做凉拌菜时，应加蒜泥和醋，既可调味，又能杀菌，且增进食欲。饮食不可过度贪凉，以防病原微生物乘虚而入。

六是宜清补，不宜过饱。热天以清补、健脾、祛暑化湿为原则。应选具有清淡滋阴功效的食品，诸如鸭肉、鲫鱼、虾、瘦肉、食用菌类（香菇、蘑菇、平菇、银耳）、薏米等等。此外，亦可进食一些绿豆粥、扁豆粥、荷叶粥、薄荷粥等"解暑药粥"，有一定的驱暑生津功效。谚语说："每顿少一口，活到九十九"。对于一些消化力不强的人来说，夏季还要注意不要吃得过饱，消化不了，容易使脾胃受损，导致胃病。

另外，进入夏季，气温炎热，人体代谢功能增强，营养素消耗增加，许多营养素随汗液流失。但这时人们普遍缺乏食欲，易导致机体营养素代谢紊乱，甚至引起相应的营养缺乏症或其他疾病。因此，夏季的饮食保健非常重要。

(一)夏季的饮食补法

1.夏季多食酸

食酸味，醋是很好的选择。夏季是各种细菌滋生的季节，毒素易在体内聚集，做汤、菜时加点醋，不仅味道鲜美，还能起到杀菌消毒的作用，有效地避免肠胃病菌的传染。醋含有人体所需的各种氨基酸、维生素、矿物质及碳水化合物等营养成分，吃醋能获得营养，还能防病治病。中医典籍《医林纂要》指出，醋有"泻肝，收心，补肺"的作用。具体说，醋有以下作用：①消毒杀菌。醋中的主要成分是醋酸，能抑菌、杀菌，能够"杀鱼虫诸毒"。②缓解疲劳。醋具有独特的预防和缓解疲劳的效果。③调节精神。醋属于碱性食品，碱性食品使人心情畅快、精力充沛。④预防高血压。醋里含有矿物质钾，可以帮助身体排出过剩的钠，预防高血压。⑤帮助消化。醋性温，酸苦，无毒，有散瘀解毒、下气消食、开胃等功效，能增进食欲，帮助消化。⑥利于减肥。醋还能加速体内糖和脂肪的代谢及分解，有一定的减肥作用。⑦预防中暑。夏天外出前先饮20～30克醋，可以预防中暑。但胃酸过多、胃及十二指肠溃疡患者不宜吃醋，以免导致胃病加重。肾功能不全或有肾病的人也不宜吃醋。患有胆囊炎、肾炎、低血压、胆石症、骨损伤等病人切忌吃醋。健康的人也不宜大量吃醋。每人每天食用醋最好在20～40克之间,年纪大和身体比较虚弱的人更应该酌情减量。空腹时也不宜吃醋,以免导致胃酸过多。

研究发现,夏天经常喝点酸梅汤,对维护健康大有裨益。乌梅性平,味酸,具有解热、除烦、止泻、镇咳、驱虫等功效。盛夏多食乌梅,能够增加抗菌力,乌梅对痢疾杆菌、大肠杆菌、伤寒、结核、绿脓杆菌及各种皮肤真菌都能产生抑制作用。多饮乌梅汁,能治病健身。

2. 夏季多食饭,少食肉

夏天的饮食以清淡为宜,这是历代养生家提倡的。唐代名医孙思邈说:"善养生者常须少食肉,多食饭。"元代医学家朱丹溪在《茹谈论》中说:"少食肉食,多食谷菽菜果,自然冲和之味。"从营养学上看,清淡的饮食在养生中有很重要的作用,如蔬菜、豆类能提供人体必须的糖类、蛋白质、脂肪和矿物质等营养素,最为主要的是这类食物含有大量的维生素。维生素是人体新陈代谢中不可或缺的,它可预防疾病、防止衰老。

3. 要补充蛋白质和维生素

首先,要补充足够的蛋白质。在夏季的高温环境中,人体组织蛋白分解增加,尿中肌酐和汗液(尿液和汗液中含氮较多)排出增多,从而引起负氮平衡。因此,蛋白质的摄取量应在平常的基础上增加10%-15%,并注意补充赖氨酸。蛋白质以鱼、肉、蛋、奶和豆类中的蛋白质为好。古人就认识到夏季补充蛋白质的重要性,谚语说,"立夏吃蛋,石板踩烂"。

其次,要补充维生素。炎热环境下维生素代谢增加,汗液排出水溶性维生素增多,尤其是维生素C。据科学测定,每毫升汗液中维生素C可达10微克,如排汗5升,则损失50毫克。此外,汗液中还有维生素B_1及B_2。因此,在夏天人体维生素需要量比一般时候要高一倍或一倍以上。另外,维生素B_1、B_2、维生素C及维生素A等,对提高耐热能力和增强体力有一定的作用。因此,夏季人们应该多吃新鲜的蔬菜、水果等富含维生素的食物。

4. 夏季多食豆类

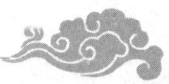

夏季中的长夏(阴历6月,公历7～8月)是养脾健脾的重要时期。长夏主化,包括熟化、消化,是人体脾胃消化、吸收营养的大好时期,所以长夏时期应多吃一些健脾的食物。夏天,尤其是三伏天多吃豆类,有健脾利湿的作用。谚语说,"夏天多吃豆,延年又益寿。"夏天食用豆类,可起到滋养五脏的良好效果。

(1)赤豆补心。赤豆含有较多的皂角苷,具有良好的利尿作用,对心脏病和水肿的治疗效果明显。可健脾、养血、养心。还含有较多的膳食纤维,有利于润肠通便、降血压、降血脂、调节血糖。

(2)绿豆补肝。绿豆可加强肝脏的排毒功能。还可清热除湿、健脾。

(3)黄豆补脾。黄豆富含皂苷,能刺激分泌消化脂肪的胆酸,具有促进消化吸收的作用。黄豆的颜色与脾脏相对应,可健脾宽中、益气补虚,经常食用还有助于延缓衰老,适用于面色无华、食少纳差、气短乏力等症以及身体羸弱之人。

(4)白豆补肺。白芸豆含有皂苷、尿素酶和多种球蛋白等成分,具有提高人体免疫能力,激活淋巴T细胞,促进脱氧核糖核酸的合成等功能,对预防呼吸道疾病的发作或复发有很好的作用。

(5)黑豆补肾。黑豆含有许多的抗氧化成分,特别是异黄酮、花青素都是很好的抗氧化剂,能促进肾脏排出毒素,具有明显的补益肾脏、益阴活血、强筋健骨、安神明目功效。

此外,荷兰豆健脾益气;豌豆滋养肝脾;青豆滋养肝脾;白扁豆、四季豆健脾;红饭豆健脾养血。以上豆类可与大米一起熬粥,或炖肉吃均可。

5. 夏天宜吃瓜果

夏天清补最适宜吃四种瓜:

一是西瓜。西瓜是消暑佳品,它味甘,性寒,含有糖类、矿物质和各种维生素,有消暑、解渴和利尿的作用。西瓜汁或西瓜皮煎服可治急、慢性肾炎和肝病腹水;西瓜翠衣(即西瓜皮)、草决明各9克,煎汤代茶饮可治高血压。

二是冬瓜。冬瓜味甘,性微寒,用它和火腿、海带同煮炖出美味的鲜汤，可祛暑、除烦、解渴、利尿。鲜冬瓜捣烂绞汁，多量饮服可治中暑烦渴；鲜冬瓜皮120~180克煎汤饮服，一日2~3次，可治肾脏病、心脏病和肝硬化腹水；冬瓜子15克，加红糖适量，捣烂后开水冲服，一日2次，可治咳嗽多痰。

三是苦瓜。常吃苦瓜有清心明目、清热解毒的功用。苦瓜中所含的果胶类胰岛素成分具有降糖消脂作用，尤其适用于多饮、多食的糖尿病患者，凉拌苦瓜就是夏季的不二之选。苦瓜瓤捣烂外敷，可治火烫伤。

四是丝瓜。丝瓜是夏季的一种家常菜，所含维生素，钙、磷、铁等矿物质较丰富。老年慢性支气管炎伴咳嗽者，可用糖渍丝瓜做菜食用；发烧的病人食用丝瓜有助于退热止渴；新鲜丝瓜捣烂敷患处可治疖肿。

瓜果中的维生素C，是体内氧化还原的重要物质，能促进细胞对氧的吸收，是一些激素形成中不可缺少的成分。尤其是对老年人来说，多吃瓜果，从中摄取维生素C，对血管有一定的修补作用，还可将血管壁内沉积的胆固醇转移到肝脏变成胆汁酸，对动脉硬化起到一定的预防和治疗作用。

在所有的瓜果中，西瓜最值得推荐。西瓜有清热消暑、生津解渴作用，同时还含有丰富的果糖、葡萄糖、氨基酸、胡萝卜素、维生素C等，具有良好的滋养作用。中医认为，西瓜味甘性寒，归心、胃、膀胱三经，有清热解暑、除烦止渴、利小便、降血压的功效，临床用于高热口渴、暑热多汗、肾炎尿少、高血压等。可见西瓜是夏季里的解暑佳品。夏季每天一定要吃上几块西瓜，尤其是从事露天作业或在室内高温环境下工作的人，每天都应该吃一些西瓜。

西瓜含有人体所需的丰富营养物质。现代医学研究发现，西瓜含的糖、盐类、蛋白酶等物质能降血压、软化血管、治肾炎水肿等，还可以减少患食道癌的危险，因此有烟酒嗜好和喜食盐的人更应该经常吃西瓜，以减少患食道癌的危险。西瓜还是良好的美容剂，经常用新鲜的西瓜汁涂搽面部皮肤等处，能增强皮肤肌肉弹性、减少皮肤皱纹，使皮肤光彩照人。

尽管吃西瓜有很多好处，但也不能大吃特吃，应有所禁忌：①不要吃得太多，以免冲淡胃液，降低胃酸，造成消化不良，引发腹泻等。②西瓜冷藏时间不宜过长（不超过三小时为宜），以防伤脾胃。③吃西瓜不要狼吞虎咽，防止瓜籽坠入气管而危及生命。④西瓜应洗净，用的刀和砧板要洁净。⑤不宜吃存放时间久的西瓜，防止污染、变质，吃了生病。

6. 夏季多饮茶水和绿豆汤

夏天气温高，人们大量出汗，这会造成体内水分不足，还会带走大量的钠、钾，所以要补充水分和无机盐。喝茶能补充体内水分。

茶圣陆羽在《茶经》中说："茶之为饮，发乎神农氏，闻于鲁周公。茶之为用，味至为寒，为饮最宜。"科研人员对夏天喝茶水和喝饮料的两组人皮肤温度测定表明，茶水能降低皮肤温度1~2度。与体温相近的茶水，水分子能较快排列整齐地进入肠壁，所以很能解渴。喝茶水者感觉清凉舒适，渴感全消。尤其是绿茶，有清热、消暑、解毒、止渴、强心的功能，更适合夏饮。而且绿茶含有抗癌物质，可预防癌症；用茶水漱口可以坚固牙齿；绿茶含有抗自由基的物质，能够提高血管的韧性，有延缓衰老的功效。此外，绿茶还有提神醒脑、促进消化、有益健康的作用。但是喝浓茶会不利于人体对铁的吸收，还影响胃的消化功能。所以，为了保健养生，饮茶宜淡不宜浓。

如果不便喝茶，不要喝碳酸饮料，最好喝白开水或矿泉水。水分的补充最好是少量、多次，这样可使机体排汗减慢，减少人体水分蒸发量。如果一次喝大量的水，就会通过排尿系统和汗腺迅速排出体外，达不到补水的效果，还会加速钠和钾的流失。所以喝水要注意以下几点：一是莫等口渴再喝水，因为口渴时喝水为时已晚。二是大渴时不要过量饮水。古人主张"不欲极渴而饮，饮不过多"，即是防止渴不择饮的科学方法。三是睡前不宜多饮水，不利于夜间休息。四是用餐时不宜喝水，以免冲淡消化液，对身体不利。五是晨起喝水有助健康，可降低血液浓度，促进血液循环，维持体液正常水平。六是最好喝白开水或矿泉水。因为白开水和矿泉水不含糖，没有刺激作用。

夏天补水最好多喝绿豆汤。民谚说："解热有良方，多喝绿豆汤。"夏季暑热难忍，绿豆汤是我国民间传统的解暑佳品。绿豆既有清热解暑作用，又含有丰富的淀粉、脂肪、蛋白质、维生素A、B_1、B_2和烟酸等，实在是一味良好的"清补"之品。唐代孟诜说，绿豆能"补益元气，和调五味，安精神，行十二经脉，去浮风，益气力，润皮肉，可长食之。"明代医学家李时珍说，绿豆能"解金石砒霜草木一切诸毒，宜连皮生研水服。"清代王士雄在《随息居饮食谱》中称，绿豆"甘凉，煮食清胆养胃，解暑止渴，润皮肤，消浮肿，利小便，止泻痢，醒酒弭疫……"中医认为，绿豆性寒味甘，入心、胃经，具有清热解毒、消暑利尿之功效。绿豆的清热之力在皮，解毒之功在内。如果只是消暑，煮汤时将绿豆洗净，用大火煮沸10分钟左右即可，不要久煮。这样煮出的汤碧绿清澈，只需喝汤即可达到很好的消暑功效。如果为了清热解毒，最好把豆子煮烂，连汤带豆一并服用。

7. 夏季多吃苦味食品

夏季吃些苦味食品，有益健康。因为苦味多能去火，切苦味入心，"苦"能清心火。所以，夏季应多吃一些苦瓜、苦菜、莲子心等苦味食品。比如苦菜，虽其貌平凡，却全身是宝。它性微寒，有清热解毒功效，特别对治疗舌唇溃烂有很好的疗效。苦菜含有多种维生素，常食用对治疗和预防高血压、保护视力以及预防牙龈出血有一定作用。

8. 夏季多食苋菜（《四季养生》）

夏季宜吃清热利湿的食物，苋菜是这个时节的佳品。苋菜是一年生植物，按颜色不同，苋菜分为红苋、绿苋、红绿杂色三种。我国南北各地均有，是夏季的主要蔬菜之一。

苋菜富含多种营养素，其中蛋白质、脂肪、钙和磷质等含量都比菠菜高。绿苋菜含的铁质稍逊于菠菜，红苋菜则超过菠菜一倍以上，至于维生素的含量，菠菜更是比不上苋菜。一个人一天吃100克苋菜，就基本满足了人体对维生素A的需要量。此外，维生素C在苋菜中的含量也非常高，而且苋菜还含有菠菜没有的维生素B_2。苋菜叶里含有高浓度的赖氨酸，对促进婴幼儿和青少年的生长发育具有很好的作用，对用牛奶、奶粉等哺喂的婴儿更有好处。将鲜苋菜洗净、切碎做汤，或把切细的苋菜炒熟透捣成泥，酌量喂婴幼儿，既能增加丰富的维生素、矿物质，又有帮助消化、疏通大便、清热解毒的效用。

苋菜还有较好的药用价值，尤其是红苋菜。李时珍在《本草纲目》中记载，苋菜"甘，冷利，无毒，具有补气除热，利在小肠，治初痢"等功用。中医认为，苋菜具有解毒清热，补血止血，抗菌止泻，消炎消肿，通利小便等效用。

苋菜叶多质嫩，茎细柔软，吃法很多，既可炒食、做汤，也可稍烫凉拌，清爽可口，很容易被消化吸收。可见苋菜的确是夏天的食用佳品。它清利湿热，清肝解毒，对湿热所致的赤白痢疾及肝火上升引起的目赤目痛、咽喉红肿等，均有一定的辅助治疗作用。

苋菜具有很高的营养价值和药用价值，有利于健康。但阴盛阳虚、慢性腹泻者不宜食用，因苋菜性寒凉，会加重这些症状。

9. 夏季多吃面（《四季养生》）

中医认为，夏至是阳气最旺盛的时节，养生保健要顺应夏季阳盛于外的特点，注意保护阳气，着眼于养"长"。

在很多地方，夏至这天中午，人们都有吃凉面的习俗，意为防暑降温。民谚有"冬至饺子夏至面"，说的就是夏至这天吃凉面。夏至食面，一般指的是面条。北方主要是打卤面、炸酱面、卤面、焖面、烩面、蒜面、蒸面、牛肉面和汤面等。在炎热的夏季，人们热衷于吃面条，不仅因为面条能防暑降温，还因为面条中含有人体必需的大量营养物质，有益健康。仅以维生素为例，面粉中含有大量的维生素B_1、B_2、B_3等。

维生素B_1又叫硫胺素，是一种水溶性维生素。它能促进碳水化合物和脂肪的代谢，在能量代谢中起辅酶作用，能提供神经组织所需要的能量，防止神经组织萎缩和退化，预防和治疗脚气病；还能维持正常的食欲，保持肌肉的弹性和健康的精神状态。

维生素 B_2 又叫核黄素，在体内参与糖、蛋白质、脂肪的代谢，还与维持视网膜的正常机能有关。此外，它还是脂肪转化为能量不可缺少的营养素。用于治疗口角溃疡、唇炎、舌炎、眼结膜炎、阴囊炎及脂溢性皮炎等疾病。

维生素 B_3 又叫尼克酸、烟酰胺、烟酸，能溶于水，在人体中可利用色氨酸合成，是合成性激素不可缺少的物质。还能促进血液循环，降低血压，降低胆固醇和甘油三酯，减轻胃肠障碍等。

除了含有大量的维生素外，面条含有淀粉、蛋白质、粗纤维及钙、铁、磷等，全麦面条所含的蛋白质、矿物质、维生素及纤维素更丰富。另外，面条对脑细胞有刺激作用，还有助于控制体重，辅助减肥。

人的大脑和神经系统需要碳水化合物含量达 50% 的食品，面条就能满足这样的条件，特别是午餐吃面条更好。硬质小麦面粉做成的面条含有 B 族维生素 B_1、B_2 和 B_6，对脑细胞有刺激作用。

每 150 克煮熟的面条含 1 克脂肪、7 克蛋白质、40 克碳水化合物，所含热量是 180 千卡。由于含脂肪少，含热量低，吃面条不会造成肥胖，还有助于控制体重，辅助减肥。其含量较高的碳水化合物消化起来较为缓慢，能给人饱腹感。面条煮好后，用冷水过一下，可以去掉部分淀粉，使面条更易于消化。

夏日饮食宜清淡，尤其是夏至后，气候炎热，清淡食物更是防病保健的保证。面条正符合了清淡的标准，还能够补充人体所需的营养物质，所以夏至后应该多吃面。

10．夏季宜吃姜（《四季养生与防病》）

"冬吃萝卜夏吃姜，一年四季保安康"、"夏季食姜有益健康"。这两条谚语道出了夏季吃姜的好处。姜味辛，性微温，无毒。四季不缺，生吃、熟炒、做汤均可，是烹饪中不可缺少的调味品。姜益脾开胃，止呕，温经散寒，解头痛、发热，调理痼冷沉寒、霍乱腹痛、吐泻之疾等。现代药理研究表明，姜含有挥发油、姜辣素等成分，能促进人体血液循环，兴奋神经系统，有助于祛风散寒，并能刺激胃肠道消化液的分泌，加强胃肠道的消化功能。根据姜的药理作用和人的身体特点来看，夏天吃姜有以下好处：

一是增进食欲。由于夏天炎热，人体受暑热侵袭，出汗过多，消化液分泌减少，人们习惯贪凉，喜吃寒凉食品，夜间又易受夜寒，容易产生暑湿，影响脾胃，所以，夏季人们胃口不好，少食厌腻。生姜中的姜辣素能刺激舌头上的味觉神经，刺激胃黏膜上的感受器，通过神经反射促使胃肠道充血，增强胃肠蠕动，促进消化液的分泌，使消化功能增强。它还能刺激小肠，使肠黏膜的吸收功能增强，从而起到开胃健脾，促进消化，增进食欲的作用。因此，夏季吃姜，可明显增加人们的食欲。

二是解毒杀菌。夏季，人们喜欢食冷饮、凉菜、冰棍、雪糕等冷食，这些食品极易受到外界病菌的污染，若不慎食入，便会引起恶心、呕吐、腹痛、腹泻等，而生姜所含的挥发油有杀菌解毒作用。另外，夏季气温高，鱼、肉等不宜保存，新鲜程度低，若放些生姜，既可调味，又可解毒。

三是祛风散寒。夏天，人们喜欢吃冷、凉食品，若贪食过多，则易致脾胃虚寒，出现腹痛、腹泻等症状，而生姜有温中、散寒、止痛作用，可避免上述现象发生。生姜的挥发油可促进血液循环，对大脑皮质、心脏、延髓的呼吸中枢和血管运动中枢均有兴奋作用，在饮食中加些姜，可提神醒脑，疏风散寒，防止肚腹受凉及感冒。

姜既然有药理作用，就有一定的禁忌，所以夏天吃生姜应注意以下几点：①凡属阴虚火旺、目赤内热者，或患有痈肿疮疖、肺炎、肺脓肿、肺结核、胃溃疡、胆囊炎、肾盂肾炎、糖尿病、痔疮者，都不宜长期食用生姜。②若用来治病，生姜红糖水只适用于风寒感冒或淋雨后有胃寒、发热的患者，不能用于暑热感冒或风热感冒患者，更不能用它来治疗中暑。服用生姜汁可治因受寒引起的呕吐，对其他类型的呕吐则不宜使用。③腐烂的生姜会产生一种毒性很强的物质，它可使肝细胞变性、坏死，从而诱发肝癌、食管癌等。俗语"烂姜不烂味"的说法是错误的。④不要去皮。有些人吃姜要去皮，这样做不能发挥姜的整体功效。一般的鲜姜洗净后就可以切丝或片食用。

⑤夏季炎热,人们易口干、烦躁、咽痛、汗多,生姜性辛温,属热性食物,根据"热者寒之"的原则,不宜多吃。可以在做菜或做汤的时候放几片生姜即可。

11.夏季适当多吃蒜

夏季吃蒜,好处很多,不仅可增加营养、改善食欲,还可防治多种疾病。

(1)防病。炎热的夏季,是急性菌痢和急性肠炎的多发季节,每日吃几瓣生大蒜,可有效地防止其发生;脑膜炎流行时,经常吃些醋浸大蒜,有助于预防发病;流感流行时,除可生吃大蒜或醋蒜外,还可将生大蒜捣烂,加10倍的水,取其汁液作点鼻用,也可起到预防作用。

(2)治病。患急性菌痢时,每餐生吃紫皮大蒜数瓣,有辅助治疗作用。另外,用10%大蒜水溶液灌肠,治疗顽固难愈的慢性菌痢,也有一定疗效。患急性肠炎时,用大蒜数瓣捣烂如泥。加食醋一杯调匀服下,每日2~3次,疗效颇佳。患高血脂症时,经常吃大蒜,对升高的胆固醇,有一定的降低作用,故能防治动脉粥样硬化、冠心病和脑血管病。

需要指出,大蒜性味大辛大热,吃得过多会上火并影响视力,另外,大蒜还有强烈的特殊气味和刺激性,对胃、肝、肺有不利影响,故应注意掌握适量食用的原则。

12.夏天宜吃三类蔬菜

夏季可食用的蔬菜种类很多,但吃什么蔬菜更适宜呢?主要宜吃三类蔬菜:

一是吃凉性蔬菜能排毒。夏季对人体最重要的影响是暑湿。暑湿侵入人体后会导致毛孔张开,过多出汗,造成气虚,还会引起脾胃功能失调、消化不良。适当摄入凉性蔬菜有利于生津止渴、除烦祛暑、清热泻水、排毒通便。人们常吃的黄瓜、西红柿、芹菜、藕、绿豆芽、空心菜、大白菜、白萝卜、冬瓜、丝瓜、苦瓜、茄子、菠菜、小白菜、油菜、莴笋、苋菜、茭白、紫菜等都属于这一类偏寒凉的蔬菜。但久病体弱、身体虚寒者不宜多吃偏寒性蔬菜,以免寒上加寒,对身体造成不利影响。

二是吃瓜类蔬菜能补水。夏季正是黄瓜、丝瓜、苦瓜、南瓜、冬瓜、佛手瓜等瓜类蔬菜上市旺季,它们的含水量高,又兼具有高钾低钠的特点,适合夏天人们出汗后补充水分及流失的无机盐。特别是苦瓜,它不仅清邪热、解劳乏,还可增加食欲,提神醒脑。

三是葱蒜类蔬菜能杀菌。这类蔬菜有大蒜、洋葱、韭菜、大葱、香葱、蒜苔、蒜苗等,它们含有丰富的植物广谱杀菌素,对各种球菌、杆菌、真菌病毒有杀灭和抑制的作用。

13.解毒食品有助度夏

中医认为,暑热易生湿毒、生疮疡,侵入五脏则易导致精神不振、风湿骨痛。常吃清热解毒食物,可可以及时排除体内"垃圾"而保持健康体魄。以下解毒食品可有效帮助人们安度炎夏:

(1)绿豆:味甘性寒,有清热解毒、利尿消暑、生津止渴之功效。

(2)蜂蜜:味甘性凉,能清热、润肠、解毒、止痛。

(3)苦瓜:味苦性寒,清热祛暑,明目解毒,还含有一种抗癌活性蛋白质,可激活体内免疫系统的防御功能,清除致癌物质。

(4)苦丁茶:味甘苦,性微寒,能缓解多种毒素的积聚;茶多酚作为一种天然抗氧化剂,可清除体内自由基,阻止有毒金属离子的沉积,降低血脂和血液黏稠度,增强血管的弹性,防止动脉硬化和血栓形成。

(5)海带:含有一种硫酸多糖,能够吸收血管中的胆固醇,并将其排出体外。另外,海带表层的白色粉末有良好的利尿作用,可以治疗肾功能不全、药物中毒等。

(6)西红柿:味甘酸,性微寒,清热解毒、利尿消肿、化痰止渴作用明显;还含有一种类阿司匹林物质,可降低血液黏稠度,防止血栓形成。

(7)丝瓜:味甘平,性寒,有清热凉血、解毒活血、降压醒脑作用。

另外,胡萝卜可与重金属汞结合,将其排出体外;大蒜可使体内铅的浓度降低;黄瓜、竹笋有清热利尿作用;芹菜可清热利水,凉血清肝热,降低血压;蘑菇可清洁血液;红薯、芋头、土豆等具有清洁肠道的作用。

14.夏天吃什么水果好?

夏天的水果品种繁多,吃什么水果最好呢?营养免疫专家认为,每一种水果的营养价值和药用价值各不相同,如果在夏天又针对性地食用水果,可以达到滋养身体的功效。

(1) 桃养人杏伤人

俗话说:"桃养人杏伤人"。桃子富含多种维生素、矿物质及果酸,其含铁量居水果之冠。铁是人体造血的主要原料,对身体健康相当有益,在众多草本植物中具有重要地位。

杏子含有柠檬酸、苹果酸、胡萝卜素,主要用于降气止咳平喘,润肠通便。但是《本草纲目》记载:"生食多,伤筋骨"。

(2) 夏天吃西瓜,药物不用抓

谚语说:"夏天吃西瓜,药物不用抓"。说明夏天最适宜吃西瓜。西瓜富含维生素 A、B_1、B_2、C,葡萄糖、蔗糖、果糖、苹果酸、谷氨酸和精氨酸等,有清热解暑、利小便、降血压的功效,对高热口渴、暑热多汗、肾炎、尿少、高血压等有一定的辅助疗效。但西瓜属寒性食物,易伤脾胃,所以脾胃虚寒、平常有慢性肠炎、胃炎及十二指肠溃疡等大便稀溏的人最好少吃,正常人也不宜食用过量,否则会损伤脾胃而引发消化不良或腹泻。

(3) 柠檬烯精油有抗癌作用

柑橘果实能润肺理气,新鲜橘汁含有多种肌酸、维生素,对人体新陈代谢有帮助,具有美白效果,还兼具多种保健功效。橘瓣表面的白色网路丝,含有维生素 p,能防治高血压,具有化痰功效。有一种著名的精油,叫宁檬烯精油,这些精油是大多数橙桔类最主要的部分,目前研究指出柠檬烯具有抗癌作用。

(4) 木瓜能治疗蛋白质消化障碍

木瓜不仅是一种美味的水果,还有医疗效果。木瓜中含有一种称为番木瓜的重要消化酶,可将蛋白质类食物分解成可消化的状态,可溶解高达其本身 35 倍的瘦肉,这就是人们会以木瓜来治疗蛋白质消化障碍的原因,其在木瓜树的叶部及尚未成熟的木瓜果皮中含量最多。

(5) 菠萝中的酵素也能分解蛋白质

菠萝每 100 克果实中所含的维生素 C 高达 30 毫克,并含有丰富的水分。它的果肉中和木瓜一样含有一种能分解蛋白质的酵素,因此它能柔软肉质、消解血块。

(6) 草莓汁能减少日晒痛

草莓富含维生素 C、B、钙、磷和钾,今日仍在植物性药品中占有一席之地,其叶部煮沸后可当作一种收敛剂,并能治疗腹泻、发烧、口内溃疡及牙龈疾病。此外,草莓汁也是一种美容盛品,昔日少女以它来减少日晒引起的疼痛。

(7) 葡萄抗氧化

葡萄籽含有的抗氧化效果不仅是维生素 C 的 20 倍,更是维生素 E 的 50 倍。葡萄籽含有大量的 OPC 抗氧化剂,OPC 是一种强效类黄酮,主要存在于表皮与种子里(所以,吃葡萄不要吐葡萄皮和籽),红色葡萄籽尤其是 OPC 的有效来源,是增加人体内抗氧化的潜在关键,可保护免疫氧化损伤,并延缓老化过程。

(8) 香蕉抗忧郁并助眠

香蕉是人类最古老的水果之一,其营养价值相当高,是天然钾的来源,可以抑制引发高血压、心血管疾病的钠,维持正常血压和心脏功能;还含有让人远离忧郁的维生素 B_6 及对抗紧张的矿物质镁,并且是必须氨基酸——色氨酸的超级来源,其和维生素 B_6、烟碱酸及镁一起作用,是人体制造血清素的主要原料,具有抗忧郁、镇定、安眠之功效。香蕉还能快速补充能量,可以预防虚脱,缓解疲劳症状。

(9) 苹果降胆固醇并预防胆结石

苹果不仅含有蛋白质、脂肪、碳水化合物、多种维生素、矿物质、苹果酸等,还有一种宝贵的果胶成分,果胶是一种可溶性纤维素,能促进胃肠蠕动,调理肠胃,并和胆固醇结合,帮助人体排出体外,达到降低胆固醇的目的,其中果胶也会和胆固醇结合排出,可以稀释胆汁,有预防胆结石的效果。

中医有水果寒热一说,脾胃虚寒的人,宜少吃西瓜而多吃木瓜;有胃寒、虚咳者,不宜吃菠萝。

15. 夏天如何吃得健康?

夏天好吃的东西很多,水果、蔬菜、鱼、肉等,这些食物都对人体大有裨益。不过,如何吃得好、吃得健康也有"讲究"。法国饮食行为专家皮埃尔·迪康医生从营养学角度，给出了一些正确的建议。

(1)吃抗癌食品。西红柿是最佳食品！西红柿是一种具有药效的食物，它含有的茄红素可以保护人体免受多种疾病的侵袭，而茄红素在其他瓜果中很少见到。另外，西红柿的茄红素含量在夏天最高。西红柿具有强大的抗自由基功效，且热量低，尤其因为对前列腺的作用而闻名。要将西红柿的作用发挥到极致，应当把它与花椰菜搭配食用，花椰菜中富含葡糖胺，后者能够预防一般的肿瘤产生。最新研究显示，西红柿与花椰菜"联手"，可以预防前列腺癌并可以起到治疗作用。

(2)吃护肤食品。要让皮肤做好接受日光浴的准备、并能接受更长时间的光照，就应该让身体补足维生素E和胡萝卜素。维生素E存在于红色水果和柑橘类果实中，而胡萝卜、油桃、甜瓜、甜椒和杏中都含有胡萝卜素。

(3)吃减肥食品。与人们想像的不同，甜瓜虽然甜，但热量低。草莓，覆盆子也是上佳的减肥食品。最好是黄瓜——它是世界上热量最低的蔬菜，含有的热量仅是四季豆的1/4。不过黄瓜不是很好消化，所以应当挑选又嫩又新鲜的黄瓜，不要买个儿大、结实的黄瓜。黄瓜要泡洗后再食用或者擦成丝儿食用。另外，如果要减肥，就不要吃樱桃，因为樱桃的含糖量极高。

(4)吃滋补食品。想增强免疫抵抗力吗？那就吃牡蛎吧。牡蛎中含有多得令人惊讶的锌，而锌是增强人体抵抗力的主要微量元素。其实，所有牡蛎的脂肪与糖分含量都不高，即牡蛎的热量低。不过要注意的是，吃牡蛎时可不能无限制地吃配餐的面包、黄油和喝白葡萄酒！

(5)吃有益心、脑食品。赶紧吃鲭鱼吧，因为它富含omega—3脂肪酸。鲭鱼的作用可与药物相媲美！它能够保护心脏，减缓心脏机能衰退的速度。怀孕期的妇女应当多吃鲭鱼，因为它对大脑的发育有利。omega—3脂肪酸还存在于金枪鱼、沙丁鱼和鲑鱼中。橄榄油和菜油中含有的液态omega—3脂肪酸最丰富。但要注意，食用任何东西都应当适量。

(6)吃抗皱食品。要补充对再生来说必不可少的抗氧化剂，应当多吃海鲜和贝类动物。"海鲜几乎什么都可以吃，除了胆固醇含量高的头和卵"。此外，芒果和草莓富含维生素C，维生素C有助于胶原的形成，能令你的皮肤看起来更美。如果要防止皮肤干燥，就要补充维生素A，甜瓜、杏和芒果都是不错的选择。

16.夏季忌食的食物

炎夏季节，为防病保健，应忌食或少食以下食品：

(1)羊肉、狗肉、獐肉、麻雀肉、鹿肉等肉类食品；

(2)桂圆肉、荔枝、韭菜、洋葱、芥菜、花椒、肉桂、人参、白酒等热性食品；

(3)炒花生、炒黄豆、炒瓜子等炒货食品；

(4)冷元宵、冷糍粑、冷黏糕、隔夜冷茶、冷粥、冷饭等；

(5)隔夜荤腥油腻菜肴等；

(6)不宜过食寒性水果，如香瓜、西瓜、芒果、柿子、梨、香蕉、柚子等；

(7)少吃生冷饮食，生吃凉拌菜时，可用开水浸泡，然后冷吃；可用醋、生姜、大蒜、食盐凉拌后再吃；

(8)韭菜，据国家食品抽检，韭菜的有机磷农药残留量相对较高；

(9)蚕豆，有蚕豆病史的人，特别是三岁以下的男童一定要禁食新鲜蚕豆。一旦误食，如果出现黄疸显著和血红蛋白尿等症状，即为急性溶血性疾病，应立即去医院救治；

(10)腌酱菜，酱菜在腌制过程中普遍使用苯甲酸和山梨酸等人工合成的防腐剂，那些指标超过国家标准的腌酱菜将对人体造成伤害。

(二)夏季的保健食谱

1.芹菜拌苦瓜（《四生养生与防病》）

【原料】 芹菜、苦瓜各250克，味精、精盐、白糖、麻油各适量。

【做法】 将芹菜洗净切成段，苦瓜去瓤洗净切成片，均放入沸水中烫一下，捞出晾凉，放入盘中，加味精、精盐、白糖、麻油调味，拌匀即成。

【功效】 此菜清香微苦，别有风味，可降低血糖，清疏明目，健身美容。

2. 苦瓜炖文蛤（《四生养生与防病》）

【原料】 苦瓜、文蛤各250克，精盐、黄酒、大蒜茸、生姜汁、白糖、麻油各适量。

【做法】 将苦瓜洗净去瓤，放入沸水中烫透，捞出浸入凉水，浸出苦味切片。将文蛤洗净放入锅中煮至张口，捞出去壳，去内脏，下油锅炸，加生姜汁、黄酒、精盐拌匀。将苦瓜片铺在锅底，将文蛤肉放在上面，加入生姜汁、黄酒、精盐、大蒜茸、白糖和清水适量，炖至蛤肉熟透入味，淋上麻油，出锅即成。

【功效】 此菜清淡适口，可清心明目，健脑益智。

3. 酿丝瓜（《四生养生与防病》）

【原料】 鲜嫩丝瓜500克，虾仁100克，肥膘肉50克，葱花、生姜末、精盐、鲜汤、黄酒、味精、淀粉各适量。

【做法】 将虾仁洗净，斩茸，加入剁碎的肥膘肉，加葱花、生姜末、黄酒、味精搅拌均匀，待用。丝瓜洗净，去皮，切成7厘米长的段，一头挖空，撒上干面粉，将虾茸瓤入。炒锅上火，放油烧至五成热，下丝瓜段，将瓤有虾茸的一端煎至淡黄色即捞出。原锅留底油，放入丝瓜，加鲜汤、黄酒、精盐，用小火煨4分钟，撒上葱花，在旺火上收稠，放味精出锅，将丝瓜竖放在盘中，淋上麻油即成。

【功效】 此菜造型别致，咸鲜味美，可清心凉血，通乳托毒。

4. 腐干炒蒜苔（《四生养生与防病》）

【原料】 蒜苔250克，豆腐干200克，植物油40克，精盐、味精、花椒粉各3克。

【做法】 将蒜苔去杂质洗净，切成3厘米长的段，豆腐干切丝，放在开水里烫一下，捞出控净水分，放在小盘内。将油放入锅内烧热后，放入花椒粉，下豆腐丝，加清水适量，将豆腐丝炒拌开，待汤汁炒干出锅。炒锅上火，放油烧热，将蒜苔放入锅内，煸炒几下，下入豆腐丝，加入精盐、味精，炒拌均匀即成。

【功效】 此菜为豆干柔软，蒜苔碧绿，可益气和中，解毒行滞。

5. 荷叶凤脯（《养生金鉴》）

【原料】 鲜荷叶2张，火腿30克，剔骨鸡肉250克，水发蘑菇50克，玉米粉12克，食盐、白糖、鸡油、绍酒、葱、姜、胡椒粉、味精、香油各适量。

【做法】 鸡肉、蘑菇切成薄片，火腿切成10片，葱切短节，姜切薄片，荷叶洗净，用开水稍烫一下，去掉蒂梗，切成10块三角形备用。蘑菇用开水焯透捞出，用凉水冲凉，把鸡肉、蘑菇一起放入盘内加盐、味精、白糖、胡椒粉、绍酒、香油、鸡油、玉米粉、葱节、姜片搅拌均匀，然后分放在10片三角形的荷叶上，再各加一片火腿，包成长方形包，码放在盘内，上笼蒸约2小时，若用高压锅15分钟即可。出笼后可将原盘翻于另一干净盘内，拆包即可食用。

【功效】 清神养心，升运脾气。可作为常用补虚之品，尤为适宜夏季食补。

6. 鱼腥草拌莴笋（《养生金鉴》）

【原料】 鱼腥草50克，莴笋250克，大蒜、葱各10克，姜、食盐、酱油、醋、味精、香油各适量。

【做法】 将鱼腥草摘洗干净，切段，用沸水焯后捞出，加食盐搅拌腌渍待用。莴笋剥皮去叶，洗净，切成1寸长粗丝，用盐腌渍沥水待用。葱、姜、蒜洗后切成葱花、姜末、蒜米待用。将莴笋丝、鱼腥草放在盘内，加入酱油、味精、醋、葱花、姜末、蒜米搅拌均匀，淋上香油即成。

【功效】 清热解毒，利湿祛痰。对肺热咳嗽，痰多黏稠，小便黄少、热痛等症均有较好疗效。

7. 桂圆粥（《养生金鉴》）

【原料】 桂圆25克，粳米100克，白糖少许。

【做法】 将桂圆同粳米共入锅中，加适量的水，煮成粥，调入白糖即成。

【功效】 补益心脾，养血安神。尤其适用于劳伤心脾，思虑过度，身体瘦弱，健忘失眠，月经不调等症。

8. 小满顺安养生汤（《养生金鉴》）

【原料】 人参、白术、茯苓、广陈皮、姜半夏、甘草各5克,小雏鸡(乌鸡)一只。

【做法】 将以上药物填充于宰好洗净的小乌鸡腹内,清水煮,水开10分钟(脾的洛数为5)后,依据个人的喜好添加调味品。煮熟后将汤、鸡一同服下。最佳服用时间为11～13时(此时为午时,是心经主时。五行心属火,为母;脾五行属土,为子。此为"子虚补其母")。

【功效】 方中人参甘平大扶元气,健脾养胃;夏季暑湿,天人相应,方中白术苦温,健脾燥湿,茯苓甘淡,渗湿健脾。苓术合用,健脾除湿功能更强,防暑湿更重;广陈皮、姜半夏,可以理气健脾、温化寒湿,降逆止呕,防止夏季炎热,暑湿过重,湿痰阻肺,而生皮疹。甘草甘平,补脾益气,润肺止咳,缓急止痛,调和诸药。

9. 五味枸杞饮(《养生金鉴》)

【原料】 醋灸五味子5克,枸杞子10克,白糖适量。

【做法】 将五味子和剪碎的枸杞子放入瓷杯中,以沸水冲泡,温浸片刻,再入白糖,搅匀即可饮用。

【功效】 滋肾阴,助肾阳。适用于"夏虚"之证,是养生补益的有效之剂。

10. 荷叶茯苓(《养生金鉴》)

【原料】 荷叶一张(鲜、干均可),茯苓50克,粳米或小米100克,白糖适量。

【做法】 先将荷叶煎汤去渣,把茯苓洗净和粳米或小米加入药汤中,同煮为粥,出锅前将白糖入锅。

【功效】 清热解暑,宁心安神,止泻止痢(对心血管疾病、神经衰弱者也有疗效)。

11. 凉拌莴笋(《养生金鉴》)

【原料】 鲜莴笋350克,葱、香油、味精、盐、白糖各适量。

【做法】 莴笋洗净去皮,切成长条小块,盛入盘内加精盐搅拌,腌1小时,滗去水分,加入味精、白糖拌匀。将葱切成葱花撒在莴笋上,锅烧热放入香油,待油热时浇在葱花上搅拌均匀即可。

【功效】 利五脏,通经脉。

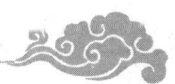

12. 奶油冬瓜球(《养生金鉴》)

【原料】 冬瓜500克,炼乳20克,熟火腿10克,盐、鲜汤、香油、水淀粉、味精各适量。

【做法】 冬瓜去皮、洗净切成圆球,入沸水略煮后,倒入冷水使之冷却。将冬瓜球放在大碗内,加盐、味精、鲜汤上笼用大火蒸30分钟取出。把冬瓜球复入盆中,汤倒入锅中加炼乳煮沸后,用淀粉勾芡,冬瓜球入锅内,淋上香油搅拌均匀,最后撒上火腿末出锅即成。

【功效】 清热解毒,生津除烦,补虚损,益脾胃。

13. 兔肉健脾汤(《养生金鉴》)

【原料】 兔肉200克,淮山药30克,枸杞子、党参、黄芪各15克,大枣30克。

【做法】 兔肉洗净与其他配料同入锅中,加水适量用武火煮,煮沸后改用文火继续煎煮2小时,汤肉同食。

【功效】 健脾益气。

14. 西瓜西红柿汁(《养生金鉴》)

【原料】 西瓜半个,西红柿3个。

【做法】 西瓜去皮、去籽,西红柿用沸水冲烫,剥皮去籽。二者一同搅汁,随量饮用。

【功效】 清热,生津,止渴。对于夏季感冒,口渴、烦躁,食欲不振,消化不良,小便赤热者尤为适宜。

15. 大暑顺安养生汤(《养生金鉴》)

【原料】 西瓜翠衣50克,鲜丝瓜50克,马齿苋15克。

【做法】 水煎服。于大暑前后及当令三天,每天2剂,每次饮150～200毫升。最佳服用时间为巳时:9～11时,为脾主时;亥时:21～23时,为三焦主时,三焦为水液运行的通路。

【功效】 清热,除湿,消暑。

16. 绿豆南瓜汤(《民间验方》)

【原料】 绿豆50克,老南瓜500克,食盐少许。

【做法】 绿豆洗净,趁水气未干时加入食盐少许(3克左右)搅拌均匀,腌制几分钟后,用清水洗净。南瓜去皮、瓤洗净,切成2厘米见方的小块待用。锅中加水500毫升,烧开后,先下绿豆煮沸2分钟,淋入少许凉水,再煮沸,将南瓜入锅,用文火煮沸约30分钟,至绿豆开花,加入少许食盐调味即可。

【功效】 清暑,解毒,利尿,生津益气,是夏季防暑最佳膳食。

17.蒜茸黄瓜(《养生之道》)

【原料】 黄瓜、蒜茸、盐、味精、香油各适量。

【做法】 将黄瓜洗净拍碎,加入蒜茸、盐、味精、香油拌匀即可。

【功效】 清淡可口,清热消暑。

18.双耳芦笋(《养生之道》)

【原料】 芦笋、银耳、黑木耳、盐、葱花、油、味精各适量。

【做法】 将芦笋切成段,起锅放入油和葱花炒香,先放芦笋,再放双耳,加入盐和味精即可。

【功效】 清淡可口,清热消暑,降血脂。

19.凉瓜虾仁(《养生之道》)

【原料】 凉瓜、虾仁、色拉油、盐、味精、料酒、胡椒粉各适量。

【做法】 先将虾仁用盐、味精、料酒、胡椒粉腌制一下,再取凉瓜切成片。起锅将色拉油加热,放入凉瓜、虾仁炒制,放入盐和味精即可。

【功效】 清淡可口,清热消暑,补肾。

20.清蒸鲈鱼(《养生之道》)

【原料】 鲈鱼一条,葱、姜、蒜、料酒、酱油(生抽)、香油、味精各适量。

【做法】 将鲈鱼去鳞、内脏,洗净放盆中,加入料酒、盐、葱、姜、蒜,搅拌腌制10分钟,而后大火蒸7～8分钟后出锅,放入生抽和香油即可。

【功效】 清淡可口,营养丰富。

21.海米冬瓜(《民间验方》)

【原料】 海米、冬瓜、植物油、葱花、姜末、水淀粉、料酒、盐、味精各适量。

【做法】 将冬瓜去皮、瓤,洗净切片,用少许盐腌制5分钟,沥去水备用。锅中倒入油烧热,葱花、姜末爆锅。加水一汤勺、料酒、盐和海米,烧开后放入冬瓜片,旺火开锅后改中火焖烧,待冬瓜入味后,加味精,淋入水淀粉勾芡即可。

【功效】 清热解毒,解渴消暑,利水祛湿。

22.红烧冬瓜(《民间验方》)

【原料】 冬瓜、香菇、姜、蒜、葱段、花椒、小尖椒、酱油、淀粉、料酒、鸡精适量。

【做法】 香菇洗净待用,冬瓜去皮洗净切块备用。炒锅放少许油烧热,冬瓜入内炒至半熟,起锅。锅里再放少许油,下花椒、姜末、蒜末爆锅,再下冬瓜略炒,放入香菇,倒入酱油、料酒、尖椒、半碗清水,盖上锅盖焖至冬瓜熟透,用淀粉勾芡收汁,下葱段、鸡精调味起锅即可。

【功效】 解渴消暑,利水祛湿。

23.冬瓜炖排骨(《民间验方》)

【原料】 冬瓜、排骨、姜、大料、盐、胡椒粉、味精各适量。

【做法】 冬瓜去皮洗净切块,排骨放在开水锅中烫5分钟,捞出用清水洗去血沫。将排骨、姜、大料和适量清水同入锅中,旺火烧沸,再改用小火炖约60分钟,放入冬瓜再炖约10分钟,捞出姜块、大料、加盐、胡椒粉,再炖10分钟,加味精起锅即可。

【功效】 清热解毒,利水祛湿。

24.枸杞茶(《民间验方》)

【原料】 枸杞子15～20克。

【做法】 泡茶饮用,每日一次,多次泡饮。

【功效】 对经常感到疲劳、体力不济的"亚健康"人群有明显疗效。对体质虚寒、性冷淡、肝肾疾病、胃寒胃酸、便秘、失眠、脱发、贫血症状都有很好的治疗效果。适于体质虚弱、常感冒、抵抗力差的人长期食用。由于枸杞温热,体质偏热的人宜少用,多食易上火。

25.金银花茶(《民间验方》)

【原料】 金银花、土茯苓各10克,甘草、菊花、连翘各5克。

【做法】 水煎后代茶饮。

【功效】 有疏风散热、消暑解毒之功。

26.菊花茶(《民间验方》)

【原料】 白菊花5克。

【做法】 开水冲泡,代茶饮。

【功效】 有清热解毒作用。

27.薄荷茶(《民间验方》)

【原料】 薄荷、香薷个3克,淡竹叶、车前草各5克。

【做法】 水煎后代茶饮。
【功效】 能消暑除热,兼可利尿消肿。

28.茉莉花茶(《民间验方》)
【原料】 茉莉花3克,藿香6克,荷叶(切细)6克。
【做法】 沸水浸泡8分钟,代茶饮。
【功效】 有清热解毒、化湿之功,夏令感受暑湿,发热头胀、胸闷少食及少尿等症均适用。

29.银花甘草茶(《民间验方》)
【原料】 银花30克,甘草3克。
【做法】 两味药研制粗末,沸水冲泡代茶饮。
【功效】 有清暑利湿之功,可清热解毒。

30.山楂止痢茶(《民间验方》)
【原料】 山楂60克,茶叶15克,生姜6克,红、白糖各15克。
【做法】 将山楂(半生半熟者最佳)、生姜、茶叶加水煮沸15分钟,取药汁冲入红、白糖即成,每日服两剂。
【功效】 有清热、消滞、止痢之功效。

31.蒲公英茶(《民间验方》)
【原料】 蒲公英(鲜、干均可)鲜的几棵,干的3克。
【做法】 当茶冲泡,不拘时,频饮。
【功效】 清热毒、化食毒、消肿。可以预防肝硬化,增强肝和胆的功能。

32.菊花灵芝茶(《民间验方》)
【原料】 绿茶适量,白菊花3朵,苦丁茶少量,灵芝一片(约3~5克)。
【做法】 将绿茶、白菊花、苦丁茶、灵芝同入杯中,开水冲泡,不拘时,频饮。
【功效】 清热消暑。

33.马蹄水鸭汤(《民间验方》)
【原料】 荸荠(又名马蹄)100克,水鸭1只,葱20克,姜15克,料酒20克,盐少许。
【做法】 将鸭去毛及内脏,马蹄去皮切两瓣,葱切段,姜切片,把鸭放入锅内,放入马蹄和调料,加水适量,武火烧沸,改文火炖熬至鸭熟即成。
【功效】 祛除暑热,营养身体。

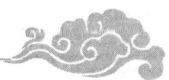

34.冬瓜水鸭汤(《民间验方》)
【原料】 老冬瓜800克,水鸭1只,扁豆、干莲蓬、灯心草、盐各适量。
【做法】 冬瓜连皮切成1寸大小方块,将鸭去毛及内脏,把以上原料同入锅中,加水适量,大火烧开后改小火,煲2小时,加盐、即成。注意:干莲蓬、灯心草可以不吃。
【功效】 祛除暑热,营养身体。

35.金银花水鸭汤(《民间验方》)
【原料】 金银花25克,水鸭1只,无花果2粒,陈皮1片,鲜姜2片,清水1000毫升,盐少许。
【做法】 金银花洗净,水鸭去毛及内脏洗净,放入沸水中煮5分钟,取出;陈皮洗净、泡软刮去囊;清水1000毫升煮沸,将金银花、水鸭、无花果、陈皮、姜加入,煲滚,改用文火煲2小时,加盐调味即可。
【功效】 祛除暑热,营养身体。

五、夏季的药疗保健

(一)补肾茯苓丸(《遵生八笺》)
黄帝曰:"夏三月服何药?"歧伯曰:"以补肾茯苓丸。能治男子内虚,不能饮食,健忘悲忧不乐,喜怒无常,四肢水肿,小便赤黄,精浊淋漓,绞痛、膀胱冷痛,阴囊湿痒,口渴,饮水腹胀,皆犯五劳七伤宜服此方。"

茯苓五钱,食不消加一钱;杜仲五钱,腰痛加一钱;山茱萸四钱,湿痒加五分;附子二钱,有风加五分;丹皮四钱,腹中游风加一钱;泽泻三钱,水气加五分;桂三钱,颜色不荣加五分;山药五钱,头风加一钱;地黄四钱,秋加一钱;细辛二钱,目昏加一钱;石斛四钱,阴湿加一钱;苁蓉三钱,萎黄加五分;生姜二钱。

上13味药共研为末,炼蜜为丸,如桐子大。每次服7丸,隔日再服。忌房事、生冷、猪、鱼等食。

(二)苁蓉丸(《遵生八笺》)
【原料】 苁蓉200克,巴戟天100克,菊花100克,枸杞子100克。
【做法】 以上药物共研末,炼蜜为丸,桐子大。每服20丸,盐汤送服,每晚一次。

【功效】 平补下元、明目,夏天宜服。

(三)三圣丸(《中华养生康复宝典》)

【原料】 威灵仙250克,洗净去土,拣择焙干;干姜100克,炮制;乌头100克,炮制,去皮脐;枣肉适量。

【做法】 以上药共研为末,煮枣肉为丸,如桐子大。每服15～20丸,温姜汤送下。

【功效】 祛风冷气,进食和胃,去痰滞,治腰膝冷痛。

(四)四顺散(《遵生八笺》)

【原料】 神曲200克,生姜200克,去皮,焙干;甘草75克,炙黄;草豆蔻75克,先炮熟,去皮,细锉用;大麦蘖子100克,炒香熟。

【做法】 以上药共研为末。每服5克,以盐汤冲服。

【功效】 治文人百疾。

(五)五倍丸(《中华养生康复宝典》)

【原料】 五倍子100克;川芎100克,锉细;菊花100克;荆价穗100克;旋复花100克。

【做法】 以上药物共研末,炼蜜为丸,桐子大。每日五更空腹和晚饭后盐汤送服,每次15丸。服至半月,感觉渐安,手足有力,眼目鲜明,进得饮食,大旺血海。每日3服。若觉大段时间感到安乐,改日服1次尤佳。

【功效】 妇人年老,夏月平补血海,活血去风。

(六)豆蔻散(《遵生八笺》)

【原料】 草豆蔻四两,同生姜炒黄为度,去姜用。大麦芽十两,炒黄;神曲四两,炒黄;甘草四两(炙);干姜一两(炮)。

【做法】 以上药共研为末。每服一钱,如点茶吃,不计时服。

【功效】 治夏天多冷气发动,胸膈气滞噎塞,脾胃不和,不思饮食等。

(七)食盐明目法(《遵生八笺》)

【原料】 食盐、井花水各适量。

【做法】 六月六日(农历),用井花水,以食盐盐淘于水中,做卤新锅,仍作白盐,以此擦牙毕,以水吐手心内洗眼,虽老犹能灯下读书。

【功效】 古代文献记载,食盐有明目、坚齿、去翳、大利老眼的作用。

(八)三伏"六一散"法(《遵生八笺》)

【原料】 甘草一钱,好明白滑石六钱,水适量。

【做法】 将上药共研为末,和水饮名"六一散"。

【功效】 益气清热、利湿。三伏有湿热者,服之可防中暑腹泻。但体虚寒者不宜服用。

(九)三伏服参脉散法(《遵生八笺》)

【原料】 门冬、五味子、人参各适量。

【做法】 用以上药共泡汤代茶饮,为之参脉散。

【功效】 健胃益气,生津止渴。

(十)三伏解暑法(《遵生八笺》)

【原料】 黄芪、茯苓各适量,甘草二分,井凉水适量。

【做法】 用黄芪、茯苓煎膏,入甘草末,以井凉水调服。

【功效】 治谵狂,大消暑热毒气。

(十一)三伏服肾沥汤法(《遵生八笺》)

【原料】 干地黄六分,黄芪六分,茯苓六分,五味子四分,羚羊角四分,桑螵蛸三两(炙),地骨皮一两,桂心一两,麦冬五分,去心,磁石一钱二分,打碎,水洗令黑汁出尽为止,羊肾二个,猪肾亦可。

【做法】 将羊肾(或猪肾)去脂膜,切如柳叶,以水四升先煮,至水剩一半,即掠去水上肥沫及肾渣,取汁煎诸药,澄清去渣,分为3次服,三伏日各一剂,随人加减亦可。忌食大蒜、冷陈滑物,空心平旦服之。

【功效】 补肾固精。此方是夏日宜服的平补之剂。

(十二)薄荷凉茶(《养生之道》)

【原料】 薄荷3克,胖大海1枚,麦冬5克。

【做法】 用开水浸泡15分钟后代茶饮。

【功效】 清暑解热,解毒利咽,适用于夏季暑热,口燥咽干,咽喉肿痛等。

(十三)二花茶(《养生之道》)

【原料】 金银花10克,菊花10克。

【做法】 用开水浸泡15分钟后代茶饮。

【功效】 清热解毒,清肝明目,消暑除烦,适用于夏季暑热,头晕目眩,腹泻痢毒等。

(十四)山楂开胃茶《养生之道》

【原料】 山楂10克,乌梅5克,冰糖适量。

【做法】 将山楂、乌梅洗净后用开水浸泡15分钟,加入冰糖调味后代茶饮。

【功效】 生津止渴,醒脾开胃,消暑解热,适用于口燥咽干,食欲不振等。

(十五)桑叶菊花饮《民间验方》

【原料】 桑叶、菊花、薄荷各10克,甘草6克。

【做法】 沸水冲泡代茶饮。

【功效】 散风热、清头目、清肺止咳,用于风热型感冒。

(十六)胖大海茶《民间验方》

【原料】 菊花10克,银花10克,麦冬6克,胖大海4克。

【做法】 沸水冲泡代茶饮。

【功效】 有清热解毒、滋阴明目、清利咽喉之功。经常咽干口燥及慢性咽炎患者常服有益。

(十七)银花菊花茶《民间验方》

【原料】 银花15克,菊花10克,花茶3克(亦可加适量冰糖)。

【做法】 沸水冲服。

【功效】 有清热消暑、解毒明目之功,常人服之能解暑、清热、明目,风热型外感激上呼吸道感染患者服之,有辅助治疗作用。

(十八)降压茶《民间验方》

【原料】 罗布麻叶6克,山楂15克,草决明3克,冰糖适量(胖人不加糖)。

【做法】 沸水冲服。

【功效】 久服可降血脂、降血压。

(十九)夏季常用的中成药《健康指南》

夏季炎热而潮湿,人们患病特点大多是围绕"暑热"、"暑湿"而成。为了顺利平安地度过夏天,除了加强自我养生保健外,正确使用中药有助于平安度夏。夏季常用的中成药有以下几种:

1. 藿香正气水(丸):由藿香、苏叶、白芷、厚朴等药组成,具有解表、化湿、理气和中之功效。用于外感风寒、内伤饮食、夏伤暑湿,表现有发热、恶寒、头痛、胃脘满闷、恶心、呕吐、腹泻等症状的四季胃肠型感冒患者。亦常用于中暑、晕车、晕船者。本药无副作用。现代研究认为,此药具有明显解热、镇痛的效果,对大肠杆菌、金黄色葡萄球菌、痢疾杆菌等都有明显杀灭作用。但需注意,服药期间忌食生冷食物。

2. 仁丹:由丁香、陈皮、薄荷脑、冰片、檀香、豆蔻、藿香、肉桂、朱砂等中药制成。具有清暑醒神,和中止呕的功效。用于中暑后恶心呕吐、胸中满闷、头昏脑胀或晕车晕船,水土不服等症。只要夏天感受暑热,出现恶心、呕吐、头昏表现者,皆可服用本药,含化或凉开水送服。每次10~15粒。儿童一般含服5粒左右即可,不宜多服。因为仁丹含有朱砂,超量服用,能致汞中毒。

3. 风油精:由薄荷脑、樟脑、桉叶油、丁香酚等组成,为淡绿色澄清油状液体,味凉而辣,有特殊香气。风油精有清凉、止痛、驱风、止痒功效。用于伤风感冒引起的头痛头晕、晕车不适、蚊虫叮咬等症。可外用擦患处,也可口服,每次2~3滴。但孕妇和三岁以下小儿慎用,而且不可让药误入眼内。治疗咽喉肿痛、喉痒干咳可口服风油精2~3滴,慢慢吞下,不用水送,一日3次。

4. 十滴水:由鲜姜、大黄、辣椒、丁香、八角、茴香、樟脑、薄荷脑、乙醇等组成。用于因中暑而引起的头晕、恶心、呕吐、腹痛、胃肠不适等,可起到祛暑散寒作用。如果暑热兼湿,湿脾胃升降失常,出现恶心、胃肠不适、腹痛等症状,可立即服用十滴水。每次口服2~5毫升。因十滴水所含的药物成分有一定毒性,故不宜多服。孕妇忌服。

5. 金银花露:由金银花为主制成的具有清热解毒功效的中成药剂,气味清香,甘凉润口,是中医饮剂中著名的品种之一。金银花性寒味甘,有生津、止渴、清热、散风、解表等功效。另外,金银花可抑制金黄色葡萄球菌、痢疾杆菌等多种致病菌,具有明显的消炎作用,儿童也可放心服用。

6. 抗病毒颗粒:由板蓝根、忍冬藤、山豆根、鱼腥草、贯众等药组成。本品清热解毒,具有一定的抗病毒、抗菌及解热、镇痛、抗消炎作用,用于四季各种病毒性上呼吸道感染及病毒性感冒等,成人每次服1～2袋,每日3次。

此外,板蓝根颗粒、夏桑菊颗粒、牛黄上清丸、三黄片等,都是夏季应用较多的中成药。外用的清凉油也应居家必备。

六、夏季的起居保健

古人认为,夏天应"夜卧早起"。《黄帝内经·素问·四气调神大论》曰:"夏三月……夜卧早起,无厌于日。"就是说,在夏季,人们每天要晚些入睡,以顺应自然阴气的不足;早些起床,以顺应阳气的充盛。夏天日出较早,清晨空气清新,早起到室外活动,以适应夏季的养长之气,有益于健康。由于中午的气温最高,晚上睡眠时间较短,所以应作适当午睡,以消除疲劳,恢复精力。此外,夏季不可多欲。《养生论》曰:"夏月,精化为水,肾方衰绝,故不宜房色过度,以伤元气。"

夏天既要防暑降温,又不可过于贪凉。《黄帝内经》曰:"夏季不可冷石铁物取凉,大损人目。"《参赞书》曰:"日色晒热石上凳上,不可便坐,揞热生豚疮,冷生疝气。人自达日色中热处晒回,不可用冷水洗面,损目。伏热在身,勿得饮冷水及冷物激身,能杀人。"因此,晚上不可在室外露宿,或卧居潮湿之处,或久坐冷石、冷地,睡眠时不可让电扇直吹,有空调的房间,不宜把室温降得太低,以免使内外温差过大。暑季外蒸之时,人体汗液大泄,腠理开放,稍不注意,风寒湿邪就会乘虚而入。夏季天热出汗多,因此所穿衣服要轻薄、透气,要勤洗勤换,汗湿之衣不可久穿,以免刺激皮肤,令人不适。刚晒干的衣服不要马上就穿,否则,易引起汗斑等其他疾病。(《实用中医大全》)

夏季宜每日用温水洗澡。这样,可使神经系统兴奋性降低,体表血管扩张,加快血液循环,改善肌肤和组织的营养,降低肌肉张力,消除疲劳,改善睡眠,增强抵抗力。

夏季不宜用凉水洗脚。夏天若经常用凉水洗脚,使脚进一步受凉遇寒,然后通过血管传导而引起周身一系列的复杂病理反应,最终导致各种疾病。此外,因脚底的汗腺较为发达,突然用凉水洗脚,会使毛孔骤然关闭阻塞,时间长后会引起排汗机能迟钝。特别是脚上的感觉神经末梢受凉水刺激时,正常运转的血管组织剧烈收缩,日久会导致舒张功能失调,诱发肢端动脉痉挛,红斑性肢痛,关节炎和风湿病等。因此,一定要搞好夏季的起居保健。

摘自《黄帝内经》、《实用中医大全》

七、夏季的运动保健

夏季的运动保健十分重要。实验观察发现,这一时期经常参加运动锻炼的人比不锻炼的人在心功能、肺活量、消化功能等方面都要好,而且发病率也较低。所以,要选择合适的方式进行夏季的运动保健。

(一)游泳《四季养生》

夏季最好的运动莫过于游泳了。夏日骄阳似火,湿热难耐,此时畅游于清凉的水池中,令人清爽舒适,既锻炼了身体,又能祛暑消夏。

研究表明,游泳是所有运动项目中对人体各部位锻炼最全面的一种运动。游泳时水的拍打、震动,对身体有很好的按摩作用,长期游泳,能使身体各部位肌肉弹性增加、皮肤光洁、体型健美。游泳能增强机体对外界的反应能力,长期坚持游泳,能够提高机体的御寒和抗病能力。游泳能改善和增强心肺功能。水中压力大,胸肌需要调动全部力量克服压力进行呼吸。因此,长期游泳可提高肺组织的弹性,锻炼膈肌的活动度。游泳能帮助纠正体型,对鸡胸、驼背、脊柱侧弯、肌肉萎缩等有一定治疗作用,还可以预防儿童佝偻病和老年人骨质疏松。游泳还可以减肥、降低血浆胆固醇浓度、增强心血管功能。总之,游泳是夏天的最佳运动,但要特别注意游泳的安全和卫生。①游泳前准备活动要充分。活动腰、腿、关节,用水擦洗脸、手臂、脖子、胸部,等适应水温后再开始游泳。②要注意游泳的时间。游泳的时间不宜过长,每次不宜超过2小时。③预防抽筋。发生抽筋时,要镇静,可将抽筋腿用力伸直,脚尖用力向上跷,用手按摩小腿。若在深水区,应呼叫别人帮助上岸。④吃饭前后忌游泳。⑤剧烈运动后不宜游泳。⑥月经期忌游泳。⑦患有心脏病、肾脏病、支气管哮喘和高血压等病人不宜游泳。⑧患有肺结核、眼结膜炎、严重沙眼、尿道炎以及患有各种皮肤传染病者都不宜游泳,以防疾病的传播。

(二)旅游《《四季养生》》

夏季天气渐热,植物繁茂,旅游最为适宜,可以使人从紧张的工作中得到放松,感受大自然的盛情,感受高山的博大、大海的广阔、草原的广袤和沙漠的无垠,从而有利于身心健康。

在旅游途中,历经各地锦绣山河,登山、划船、闲庭信步,手脚四肢、筋骨血脉都得到了全面的运动。生命在于运动,旅游有利于锻炼出强健的体魄。而且一路游来的美景正如唐朝诗人常建《题破山寺后禅院》诗云:"曲径通幽处,禅房花木深。山光悦鸟性,潭影空人心。"面对波涛汹涌的大海,使人心潮澎湃;漫步在碧波荡漾的湖畔,使人悠然恬静;登上耸入云霄的高山,使人豁然开朗,一览众山小;踏上广袤的草原,使人心旷神怡,浮想联翩……自然美景的熏陶,不仅利于健体,而且还能消除忧愁、烦恼,改善情绪,提高人的心理健康水平。

旅游地点的选择对提高健康水平有一定的关系。中医认为,阴阳配合,五行相生,因此,不同的人应该选择不同的旅游地点,这样才能更有效地促进身心健康。多血质的人应去名山大川,直抒胸臆;胆汁质的人应欣赏亭台楼阁,宁心静气;抑郁质和黏液质的人最宜游览今古奇观和攀越起伏较大的险境胜地,以改变抑滞。另外,旅游的目的不同,旅游地点也不一样,为了消暑避夏,选择海滨和山区较为适宜。因为,海滨和山区的气温相对较低;海滨和山区环境宜人。海滨空气中含有较高的碘、氯化钠、氯化镁和臭氧。海滨空气中的碘含量是陆地空气的40倍,这能很好地补充人体生理需要,还具有良好的杀菌作用。海滩还为人们进行日光浴和海水浴提供了天然场所。海滨气候可协调机体各组织器官的功能,对许多慢性病,如神经衰弱、支气管炎、哮喘、风湿病、结核病、心血管疾病以及各种皮肤病都有较好的防治作用。所以,夏季去海滨旅游,对身心健康非常有益。

海拔在500～2000米左右的中、低山区,对人体健康具有促进作用,这一海拔区域的山区,峰峦起伏,绿树成荫,山花烂漫,空气清新,草木散发出的挥发性物质还有一定的杀菌作用。山涧叮咚,泉水飞溅,周围阴离子富集,空气格外清爽,这样的空气具有镇定情绪,预防哮喘发作的作用,还能改善肺的换气功能。另外,山上气温、气压较低,风速较大,太阳辐射较强,可以促进人体钙、磷代谢和提高机体免疫力。山峰开阔的视野,山区美丽的自然景观、宁静透明的天空和变幻万端的云海,这些都让人心旷神怡。所以夏季到山区旅游,对身心健康十分有利。概括起来,旅游有以下好处:

一是开阔视野,增加知识。旅游能让你了解各地各民族乃至各国的历史、文化、艺术、风土人情、饮食习惯,欣赏古代建筑,自然风光等。正如荀子所说:"不登高山,不知天之高,不临深溪,不知地之厚也。"

二是增强体魄,有益健康。旅游时,置身自然山水,呼吸新鲜空气,调节神经系统,促进新陈代谢,有益身体健康。另外,旅游以步行为主,步行既是一种运动和交通方式,也是一种使人健康长寿的手段。因为步行能够按摩足底穴位,加强骨骼与肌肉的力量,改善关节的灵活性和柔软性,提高身体的抗病能力和对外界的适应能力。游览时,精神振奋,烦恼消散,睡眠好,吃饭香,对身体健康有很好的促进作用。

三是陶冶情操,享受人生。各地名胜繁多,美景无数,风俗迥异,每到一地都会使人耳目一新,感慨万千,对于调节精神,提高自身的文化修养非常有益。旅游胜地山青水秀,风景优美,鸟语花香,不仅可以一览大好河山的壮丽景色,还能借以舒展情怀,令人心旷神怡,是一种非常有益的身心调养活动。身处苍翠幽深的崇山峻岭,会使人情动意爽;置身于美丽的湖光山色,可使人悠然自得;走在变幻莫测的云雾山中,会使人体态飘然;眺望无限美妙的自然风光,会使人产生无穷的遐想;身临气势磅礴、雄伟壮观的景色之中,可以激发豪情,产生"登山临水不知老"的感觉。

四是调剂生活,增添乐趣。各地的美味佳肴,风味小吃,可使旅游者大饱口福,既可调剂人的口味,又能增加人的营养。在旅游地选购的土特产、工艺品等,既可美化家庭环境,又可留作纪念,让人回味无穷。

五是结识朋友,增进交往。旅游往往与家人或亲朋好友结伴而行,同时,在旅游过程中,又可结识许多新朋友。老友新朋,共度美好时光,可使人心情舒畅,快乐健康。

(三)钓鱼《《四季养生》》

钓鱼,在钓而不在鱼,这可以消除因闷热而产生的烦躁,使人心情平静,怡养性情,增益身心。历史上,很多文人名士把"烟波垂钓"看成是文雅的运动。传说,辅佐周文王推翻商朝的姜子牙,曾垂钓于渭水之滨。三国的诸葛亮垂钓,为的是转移心情;据说美国总统罗斯福在国会辩论前,常常垂钓,为的是放松紧张的神经。但人人都可以成为垂钓的主角,只需一根钓竿,你就可以身临其境地体会"烟波垂钓"的妙处了。

在炎热的夏季,垂钓于水库、池塘边,或繁茂的树阴下,清风凉爽,听树上的蝉鸣和小鸟的歌唱,目不转睛地观鱼漂动静,悠然自得地看鳞鳞碧波荡漾……如此祥和宁静的环境,自然让人心情舒畅,心感清凉,烦躁之情一扫而光。这自然使人心宽体健,益寿延年。正如《钓鱼乐》中写的:"垂钓湖畔心悠然,嫩柳丝丝挂我肩;鸟语声声悦我耳,春风微微拂我脸;湖光水影收眼底,愁情杂念抛天边;鱼竿拉成弯弓形,上钓鲫鱼活鲜鲜;村人笑笑问我言:为啥一钓就半天?钓来锦绣不老春,钓来幸福益寿年!"

事实真是这样,经常钓鱼能促进健康。《养生随笔》中说"湖边一站病邪除,养心养性胜药补。"李时珍也曾指出,垂钓能解除心脾燥热。夏季炎热往往使人烦闷、焦躁,所以夏天钓鱼确实比较好。

夏季,除了游泳、旅游、钓鱼外,还有很多运动项目可以选择。如早晚到公园或绿地散步,或跑步、打拳、做操、跳舞、练气功等都是较好的锻炼。还可以到安装空调的健身房、体育馆锻炼。总之,要根据个人具体情况,选择合适的运动,做到有张有弛,劳逸结合,以增强体质,享受乐趣。

夏季运动锻炼需要注意以下几点:

1.时间安排要合理。最好在清晨或傍晚天气凉爽时进行运动。清晨可作健身跑、太极拳、保健功等,傍晚可到外面散步。不要长时间在气温高的时候锻炼,以免引起中暑。

2.要做好防护措施。如在阳光下锻炼,要戴遮阳帽、穿长袖衫,避免阳光直射皮肤。在室内锻炼,要敞开门窗,使空气流通。应穿松软、宽大、色浅的衣服,以利身体散热。出汗多时,可适当饮一些淡盐开水,而不要喝大量凉开水或冷饮。运动后不要用冷水冲头,洗冷水澡,以防发生感冒,引起关节疼痛。

3.运动量要适度。运动要从自己的身体情况出发,不要时间过长,强度过大,避免过度疲劳,引起不适。年老体弱者不宜在烈日或高温环境中进行锻炼。《实用中医大全》

摘自《四季养生》、《实用中医大全》

八、夏季的精神保健

夏应于心,心主神志,心是五脏六腑之主,它主管人的精神活动,所谓主明则下安,心动则五脏六腑皆摇。情志失调可伤及心,在夏季更是如此。人们常有这样的体会:暑热难挡之时,再遇拂意之事,极易导致心情烦躁,因"暑易入心",易使心神不安。故在夏季应保持情绪平静,欢畅,避免情志波动过大。所以,夏季注重养心神,对保持身心健康具有十分重要的意义。《实用中医大全》

(一)夏季应注重养心《《杨力四季养生谈》》

心是体内小太阳,夏季养心切莫忘。心是人体最累的器官,人体所有器官所需的气血,都要由心的工作才能推动。即使人们入睡了,它还在不停地跳动,昼夜不停地工作。所以心至为宝贵,也最辛苦。一年四季都应养心,但夏天尤其要注重养心,因为心为火脏,心气应于夏,一年之中,心与夏天的关系最大。正如《黄帝内经》云:"心者生命之本……为阳中之太阳,应于夏气。"夏天出汗多,也是伤心阴、耗心阳多的时候,夏天也是心最累的季节,所以夏天要重点养心。

养心要心静。一年四季中,夏天属火,火气通于心,火性为阳,阳主动。加之心为火脏,两火相逢,所以心神易受扰动而不安,出现心神不宁,引起心烦；心烦就会使心跳加快，心跳加快就会加重心的负担，就不利于养心。所以，夏天首先要心静，"心静自然凉"，静则生阴，阴阳协调，才能保养心脏。如何才能做到心静呢？一要清心寡欲。少一分贪念，就会少一分心烦。还要善于调节心情，要用豁达、微笑对待不称心的人和事，这样可以让人保持快乐愉悦。尤其不能大喜大悲，中医有"过喜伤心"之说。二多闭目养神。有空就闭目养神，闭目可帮助我们排除杂念。三宜多静坐。静则神安，哪怕5分钟都可见效。每天可在树荫下或室内静坐15～30分钟即可。也可采取听悠扬音乐、看优美图画、钓鱼等方法入静。总之，炎热的夏天往往使人心烦燥，易怒发火，这对心身健康是有害的。因此，保持一个淡薄宁静的心境，对夏季养生极为重要。

(二)夏季应注重养神（《中华养生秘诀》）

在夏季如何才能保养好精神呢？《黄帝内经·素问·四气调神大论》云："使志无怒，使华英成秀，使气得泄，若爱在外，此夏季之应养长之道也。"就是说，人们在夏天要使精神像含苞待放的花一样秀美。并切忌发怒，使机体的气机宣畅，通泄自如，情绪外向，呈现出对外界事物有浓厚的兴趣，这就是适应夏天的养生之道。

在精神调养上，中医认为，夏季要放，即精神要充沛、饱满，情绪外向。因为只有神气充足则使人体的机能旺盛而协调，若神气涣散，则使人体的一切机能遭到破坏。正如《医书》所言："善摄生者，不劳神，不苦形，形神既安，祸患何由而致也。"但夏日炎炎，往往令人心烦，而烦则更热。所以，宁心静神尤为重要，正如丘处机所说："夏三月，欲安其神者"，应"澄和心神，外绝声色，内薄滋味，可以居高，朗远眺望，晚卧早起，无厌于日，顺于正阳，以消暑气"。他还强调说，为了避免暑热，不仅宜在"虚堂、水亭、木阳等洁净而空敞之处纳凉"，"更宜调息净心，常如冰雪在心，炎热亦于吾心少减；不可以热为热，更生热矣。"此言极有见地，心静自然凉也。宋代诗人温革诗云："避暑有要法，不在泉石间，宁心无一事，便到清凉山。"

《黄帝内经》指出："南方生热，热生火。"而火热主夏，内应于心，心主血，藏神，为君主之官。七情过极皆可伤心，致使心神不安。如《黄帝内经》所言："悲哀愁忧则心动，心动五脏六腑皆摇。"这一方面说明了不正常的情志皆可损伤心的功能；另一方面又说明了，若心的功能受到影响，可影响人的一切机能活动，在这个意义上说，夏季养神就显得极为重要。

(三)情志调摄方法多样

关于夏季的情志养生，宋代的养生家陈直在《寿亲养老新书》中有较详细的论述："午睡初足，旋汲山泉，拾松枝，煮苦茗啜之，随意读周易、国风……陶、杜诗，韩、苏文数篇。从容步山径、抚松竹，与麇麑共偃息于长林丰草间。坐弄流泉，漱齿濯足。"晚饭后，则"弄笔窗间，随大小作数十字，展所藏法帖、墨迹、画卷纵观之……出步溪边，邂逅园翁友，间桑麻、说粳稻、量晴核雨探节数，相与剧谈一俏。归而倚仗柴门之下，则夕阳在山，紫绿万状，变幻顷刻，悦可入目"。在这里陈直提出了众多夏季健身措施，如属于小劳的汲山泉，拾松枝；属于夏季旅游的步山径、抚松竹；属于戏水活动的弄流泉、漱齿濯足等。除健身外，夏季的读书习字、品茶吟诗、益友清谈和观景纳凉等，都很有益于身心健康。

摘自（《实用中医大全》、《杨力四季养生谈》、《中华养生秘诀》）

第五十四篇　秋季防病的重点

一、秋季应防肺炎

肺炎主要是在秋冬季发病较多。因为气候的骤然变化，尤其体弱者或者老年人，体质状况下降，呼吸道的抵御能力减弱，容易引起上呼吸道感染。由于防御机能减退，就容易使细菌、病毒侵犯到下呼吸道,更容易感染肺炎。

秋季易患肺炎的主要原因有:一是寒冷,天气变化;二是呼吸道防御机能下降;三是基础疾病。体弱者和老年人多多少少都有一些器质性疾病,比如慢性支气管炎、肺气肿、高血压、冠心病、糖尿病、慢性肾炎等,这些都是慢性疾病,甚至还有肿瘤术后的患者。这些患者的抵抗力和免疫力都是比较低的。因此,上呼吸道作为一种开放的门户,一旦防御机能下降,病毒或细菌进入到下呼吸道以后,有基础疾病和没有基础疾病的人相比,前者的肺部感染往往会导致全身其他脏器的功能衰竭。

哪些人更容易得肺炎呢?以下几种人应该特别警惕:①有基础疾病者;②免疫力较差者;③吸烟、酗酒者;④过度疲劳者;⑤营养不良者。肺炎在发病之初的表现,老年人不像年轻人那么典型,比如年轻人会出现发热、浑身难受等,老年人就不一定发热,可能仅仅出现轻微咳嗽、咳痰。老年人发生肺炎的危险信号是:①症状不典型,不一定发热;②气促加重,轻微咳嗽或无咳嗽;③慢性支气管炎患者出现咳痰增多,痰色变黄稠,呼吸加快;④感冒久治不愈;⑤出现呼吸急促、胸闷;⑥紫绀、脉搏加速、细弱。

预防肺炎的方法:首先一定要戒烟。其次就是要增加适量运动。适量运动包括慢走、快走、慢跑、打太极拳等,都可以提高人的机体水平。再次是要注意均衡饮食和健康饮食。第四是要预防上呼吸道感染,比如可以用冷水洗脸,提高耐寒能力。第五是要注意治疗基础疾病。概括起来有以下几点:(1)戒烟;(2)心情舒畅;(3)锻炼身体,提高御寒能力;(4)防治上呼吸道感染;(5)充足的热量和蛋白质的摄入;(6)积极治疗基础疾病;(7)避免过度劳累。

摘自《养生之道》

二、秋季须防疟疾

疟疾是由疟原虫引起,以疟蚊为媒介的传染病,按照疟原虫种类的不同,可分为间日疟、三日疟、恶心疟及卵形疟四种。疟原虫经血侵入细胞及红细胞内寄生增殖,并使红细胞周期性大批破坏而发病。疟疾的发病与蚊子大有关系。夏秋之际雨水多,地面积水面积大,温度适宜,蚊子大量繁殖,所以疟疾易传播发病。

疟疾的临床特征是周期性定时发作的寒战、高热、出汗、退热,可多次反复发作,久则出现贫血和脾肿,恶性疟疾引起严重的中枢神经症状,可危及生命。疟原虫在肝细胞内与红细胞内增殖时并不引起症状,当红细胞被裂殖子胀破后,大量裂殖子、疟色素和代谢产物进入血液后才引起寒战、高热、大汗等机体反应。大部分裂殖子被吞噬细胞吞噬,一部分裂殖子侵入其他红细胞,又进行裂殖而引起间歇性疟疾发作。疟疾反复发作或重复感染获得一定免疫力后,虽血中仍有疟原虫增殖,但不一定出现疟疾发作,而成为带疟原虫者。疟原虫在人体内增殖引起强烈的吞噬反应,以致全身网状内皮系统显著增生,肝、脾大。恶性疟时,含有疟原虫的红细胞黏附于血管内壁,使血管内皮细胞损伤,从而激活内在凝血系统,引起弥散性血管内凝血,脑部受累可产生严重的神经系统症状。疟疾的潜伏期可因疟疾的种类不同而有所不同,间日疟13~15日,三日疟24~30日,恶性疟7~12日,卵形疟13~15日。部分病人有前期症状,如疲倦、乏力、头痛、肌肉酸痛、食欲减少等。间日疟常呈现定时的寒热发作。三日疟为三日发作一次,周期常较规则。卵形疟与间日疟相似,多较轻。恶性疟起病急缓不一,热型多不规则,常先出现间歇性低热,继以弛张热或持续高热。

典型的疟疾发作有发冷、发热、出汗三个阶段,病人先感到手足发冷,随后出现寒战发抖,大热天盖上被还感到冷,这时面色苍白,口唇与指甲可有轻度发绀。经过10分钟或1~2小时,开始发热,体温可高达39~41℃,面色由苍白转红,口唇与指甲发绀消失,呼吸急促,口干,头痛头昏。这样经过2~3小时,全身出大汗,体温迅速下降,疲乏欲睡。

预防疟疾的方法:防止疟疾流行,最根本的方法是灭蚊与防蚊叮咬。农村可用野生植物青蒿、辣蓼、艾叶、桃树叶、苦楝树叶烟熏灭蚊,对人畜无害。防蚊可用蚊帐,有条件最好装纱门、纱窗。在露天为防止蚊子叮咬可在身体外露部分涂搽驱蚊剂，一般可维持2~3小时。口服维生素B_1 20~30mg，每日3次，由于维生素B_1有一种气味，从汗腺排出，蚊子闻之厌恶，可以减少蚊子叮咬。疟疾患者应及早到医院治疗。治疗要彻底，除服用控制发作的药物外，还应服预防复发的药。

摘自《四季养生与防病》

三、秋季预防钩端螺旋体病

钩端螺旋体病又称"打谷黄"、"稻热病"，多在稻谷成熟的收割季节发生，医学上叫钩端螺旋体病（简称钩体病），是由致病性钩端螺旋体引起的一种自然疫源性急性传染病。此病主要症状是起病急骤，有寒战、发热、剧烈头痛、乏力、纳差、全身酸痛、肌痛（尤以小腿肌最痛）、颜面充血，并可伴有不同程度的出血倾向和出血性皮疹。全身或局部淋巴结肿大，尤以腹股沟淋巴结肿大为主。发病5~8日后体温下降，全身症状可稍有改善，而出血倾向日趋严重，可见结膜下出血、鼻出血、咯血、肠道及泌尿生殖系统出血等。部分病人尚可出现黄疸、少尿、昏迷、说胡话等症状。

钩端螺旋体病的主要传染源是鼠类及家畜，也是我国南方地区稻田流行的主要传染源。据调查，黄胸鼠、褐家鼠、黑线姬鼠、黄毛鼠、社鼠等老鼠是长江流域的主要传染源。在北方，猪是钩端螺旋体病的主要传染源，其他如犬、牛、马等也可传染此病。本病传播的方式是多种多样的，但经水传播占首位。与污染水接触，病原体可经皮肤侵入人体，是感染本病的主要方式。皮肤黏膜与污染的水（水中含钩端螺旋体）接触时间越长，发病的机会也越多。若接触部位有皮肤破损者，其感染率显著高于正常者，前者为13.3%，后者为1.4%。钩端螺旋体经皮肤黏膜侵入机体，除了水传播外，尚可因接触病畜的排泄物、病畜流产的胎儿、胎盘、子宫分泌物和血液等而感染。在南方人们感染钩端螺旋体主要是稻田，特别是山区荒田、荒塘和烂泥田，人们感染的危险性更大。流行高峰往往出现在割稻高峰后的2周。在一定的地区高峰季节比较稳定，如浙江东部的流行高峰基本固定在8月份。一般6~10月份为稻田地区的主要流行季节，发病人数占全年发病总数的80%以上。

秋天预防钩端螺旋体病的方法：①做好灭鼠工作，并加强对家畜的管理。②做到田干割稻，将田水排干，对稻田型钩端螺旋体病的预防具有重要作用。保护好水源，将家畜用池塘与人用池塘分开。③做好个人防护。割稻时最好穿长裤、鞋袜、打绑腿等防护，防止皮肤损伤可减少得钩端螺旋体病机会。④根据防疫部门的规定做好预防接种。⑤发现上述症状时应及早就医。

摘自《四季养生与防病》

四、秋季须防咳嗽

秋天是最容易犯咳嗽的季节。秋天气候干燥，本来身体很好的人也会喉痒咳嗽，干咳无痰。根据临床统计，秋天患咳嗽的人要比夏天多2~3倍。由于秋季气候干燥，空气中缺乏水分的湿润，常可使人的咽喉、鼻有干燥之感。加上秋风阵阵，凉意袭人，使人的皮肤收缩。人的肺脏十分娇嫩，不耐痰湿和干燥，古人把肺比喻为悬挂的金钟。稍有外邪犯肺，金钟就会报警，出现咳嗽。由于秋令与肺相应，秋燥之邪更易通过口鼻呼吸道或皮毛而侵犯于肺，影响肺脏清润宣肃的功能。所以，秋天的咳嗽，多以燥性咳嗽为特征。

秋天的燥咳，有温燥与凉燥之分。一般以中秋节（农历8月15日）为界线。中秋以前有暑热的余气，故多见于温燥。中秋节之后，秋风渐紧，寒凉渐重，故多出现凉燥。当然，秋燥温与凉的变化，还与人的体质和机体反应有关。温燥咳嗽是燥而偏热的类型，常见症状有干咳无痰，或者有少量黏痰，不易咳出，甚至可有痰中带血，兼有咽喉肿痛，皮肤和口鼻干燥，口渴心烦，舌边尖红，苔薄黄而干。初起时，还可有发热和轻微怕冷的感觉。治疗宜清肺祛风，润燥止咳。凉燥咳嗽是燥而偏寒的类型，常见怕冷，发热很轻，头痛鼻塞，咽喉发痒或干痛，咳嗽，咳痰不爽，口干唇燥，舌苔薄白而干。治疗宜祛风散寒，润燥止咳。

秋天预防咳嗽的方法：秋风阵阵，秋凉乍起，要注意身体的锻炼和保护，及时添加衣服，预防感冒。秋天生梨上市，每天吃1~2个，可养肺润燥、预防咳嗽。此外，金橘有很好的止咳作用，每天服3次,每次吃5~6个,也可预防咳嗽。

摘自《四季养生与防病》

五、秋季须防哮喘

支气管哮喘是一种常见的呼吸道变态反应性疾病,多于秋、冬两季发病,是一种以支气管痉挛为特征的疾病。临床特点为发作性呼气性呼吸困难、咳嗽和哮喘。本病可因特异性和非特异性刺激所激发,前者多为吸入性抗原,如花粉、螨尘及真菌等。后者如组胺、乙酰胆碱、冷空气及运动等。本病常常突然发作,可先有鼻痒、流涕、胸闷或连续喷嚏等,如不及时治疗,可迅速出现喘息。支气管哮喘急性发作时气急、哮鸣、咳嗽、呼吸困难、多痰,患者常被迫采取坐位,两手前撑,两肩耸起,额部出现冷汗,痛苦异常。严重者唇指发绀,每次发作历时数小时,甚至持续发作数日才能逐渐缓解。支气管哮喘可分为感染性(内源性)、吸入性(外源性)、混合性三种类型。

秋季的寒露、霜降时易发哮喘,因为"寒露"、"霜降"时至深秋,冷暖空气交错频繁,气温变化较大。而有哮喘病史的人都具有过敏体质,机体抵抗力较差,对气候、温度的变化特别敏感而有缺乏适应能力,因此,容易发生上呼吸道感染而诱发哮喘。"寒露"、"霜降"也正是谷物收割的季节,加上秋风瑟瑟,叶落草枯,空气中过敏物质增加。哮喘患者内在的过敏体质和外界的过敏原接触,就容易旧病复发。此外,秋凉后人们睡觉必须增加被褥,而被褥中可藏有大量尘螨,死螨、螨粪和螨的分泌物是哮喘致病的过敏源。深秋之后,尘螨的量最多,这也是"寒露"、"霜降"易发哮喘的重要因素。

此外,病毒、细菌等微生物是支气管哮喘发生的重要因素,其中以呼吸道感染与哮喘发生的关系密切。情绪波动、冷空气刺激、剧烈运动及多尘环境可成为支气管哮喘发作的诱因。

秋季预防哮喘的方法:有哮喘病史的患者要保持轻松愉快的情绪,避免剧烈运动。寒露、霜降前后,要注意气候的变化,当心冷暖,慎防感冒而引发哮喘。要注意增强体质,平时适当进行体育锻炼,呼吸操可以改善呼吸功能,提高抗病能力。要注意御寒保暖,外出要增加衣服,带好帽子、围巾。感冒流行季节少去公共场所,出外要带口罩。室内要保持空气流通、洁净。切忌吸烟,烟雾刺激可以降低呼吸黏膜抵抗力,易引起细菌感染,烟雾刺激还可引起呛咳、支气管痉挛而哮喘发作。居室要清洁卫生,夏天藏在被柜里的被褥最好在太阳下晒透后再使用,尽量减少尘螨的致敏因素。哮喘患者应积极去除诱发因素,防感冒,宜戒烟,避免辛辣食物刺激,适当控制进食过咸、过甜、过凉。季节交替,寒暖变化,慎防受凉。如痰过多者,应注意祛痰,保持呼吸道通畅。避免接触过敏物质,避免吸入刺激性气体和尘埃,及时治疗过敏性鼻炎、上呼吸道感染等疾病,防止哮喘发作。

哮喘病人往往多痰,痰黏不易咳出则哮喘加剧,而且容易发生急性感染。萝卜有化痰止咳功效,哮喘病人可适当多吃一些萝卜。荸荠与海蜇一齐煎汤饮服,对哮喘痰多也有一定疗效。梨润肺化痰,咽干和咳嗽剧烈的病人可多吃些梨,或梨加冰糖炖服。体弱长期卧床的病人,应经常变换体位,由家人自上而下轻拍背部,有利于痰液的排出。痰液黏稠不易咳出者,可用茶杯进行蒸气吸入,使痰液湿化易咳出。要多饮水,每天不少于1500~2000毫升,以免痰液浓缩。要服用化痰的药,不要滥用镇咳的药,如咳必清等。

摘自《四季养生与防病》

六、秋季须防支气管炎

支气管炎多发于秋冬季节,常先有上呼吸道病毒感染,使呼吸道免疫力降低,病毒得以向下蔓延,继而并发细菌感染,使支气管黏膜充血、水肿,分泌物增加,纤毛上皮细胞损伤、脱落、炎性细胞浸润。炎症消退后,支气管的黏膜结构可恢复正常。主要症状有咳嗽和咳痰,本病通常由上感、鼻炎、流感等未治愈病毒或细菌向下蔓延而引起,当炎症累及气管、支气管炎黏膜时,则出现咳嗽、咳痰,先为干咳或有少量黏液性痰,后转为黏液性或脓性痰,痰量增多,咳嗽加剧,偶见痰中带血。如果支气管发生痉挛,可出现程度不同的气促,伴胸骨后发紧感。体检时两肺呼吸音变粗,散在干、湿啰音,啰音的部位常不固定,咳嗽后可减少或消失。本病的全身症状一般较轻,可有发热，体温38℃左右，多于3～5日内降至正常，咳嗽、咳痰要延续2～3周才消失。急性支气管炎迁延不愈，日久则可演变为慢性支气管炎。

预防支气管炎的方法：患者要注意保暖，根据气候变化随时添加衣服。还要注意休息，及时服药或及时就医。保证充足的睡眠。多饮水和进食易消化的食物。患者要戒烟，加强体育锻炼，提高机体抗病能力。注意气候骤变，预防感冒、流感的发生，加强个人劳动保护，防止烟雾、粉尘和刺激性气体对呼吸道的影响。如果合并细菌感染，咳脓性痰时，可在医师指导下酌情选用抗生素以控制炎症。

摘自《四季养生与防病》

七、秋季须防急性胃肠炎

秋季是急性胃肠炎发病率较高的季节。其发病原因是由于吃进了含有病原菌及其毒素食物，或饮食不当，吃了有刺激性不易消化的食物而引起胃肠道黏膜急性炎症性改变。其病理状态为胃肠道黏膜充血、水肿、黏液分泌增多，严重时伴有出血及溃烂。一般潜伏期为12～36小时。恶性、呕吐、腹泻是急性胃肠炎的主要症状，其主要原因是由于细菌、毒素或胃肠黏膜的炎症刺激引起延髓呕吐中枢兴奋，通过神经反射引起呕吐，由于肠内容物增加，肠蠕动增强，吸收功能减低而出现腹泻。

由于呕吐和腹泻在某种情况下对人体有一定保护作用，所以应根据不同情况采取不同措施，如食物中毒或误服毒物，不仅不应该给予止泻药，相反，应给予催吐药和泻下药，以促进毒物的排出。如果因消化道炎症而引起呕吐和腹泻，为减少水电解质平衡失调给机体带来的不利影响，应及时到医院在积极治疗病因的同时，给予止吐、止泻治疗。

防治急性胃肠炎的方法：急性胃肠炎是肠道疾病，把住"病从口入"这一关可起到有效的预防作用。但对于已患病的患者，应进行及时的治疗，包括卧床休息和对症治疗。对病情较轻的病人常不需要特殊治疗，一般可以1～2天内自愈，饮食要容易消化，如面条、稀饭等，禁食生、硬、辛、辣饮食。中、重度病人由于严重的呕吐和腹泻，可造成脱水及水电解质紊乱，有的还可出现全身中毒症状，所以应及时到医院诊治。适当补充水分及电解质，还常需要应用抗生素治疗。如由细菌感染引起腹泻，应促进毒素排出，故止泻药应慎用。

摘自《四季养生与防病》

八、秋季须防秋瓜坏肚

秋季各种瓜果大量上市，所以胃肠病比较多见。有不少人因吃瓜果不当（不卫生、过量、烂瓜等）而闹肚子。在夏天，尤其是在三伏，人们把西瓜当作天生的"白虎汤"。但是到了立秋以后，瓜果就不能多吃了。人们经过夏季，体表湿热交蒸，体中肠胃内虚，胃肠道的抵抗力已经很低，肆意贪凉饮冷，多吃瓜果，会造成湿热内蕴。尤其吃了不洁的生冷瓜果，更易得肠胃炎、甚至痢疾。

摘自《中医健身术》

九、秋季易患的各种疾病

（一）秋天警惕肺结核《杨力四季养生谈》

一年中的秋季，一天中的酉时（下午17～19点）是阴长与阳消平衡的时候。如果阴虚的人，那就会无力平衡阴与阳，那么阴虚就会暴露，而肺痨病多属肺阴虚有火的情况。所以，在秋天和每日下午就会显露，这就是秋天肺结核病人加重的缘故。其特点是低热、颧红、消瘦、干咳、痰少或带血丝。

保健方法：要多服养肺生津之品，但必须就医，因为抗肺痨药必须在医师指导下服用。

（二）秋天须防"慢肺阻"发展《杨力四季养生谈》

"慢肺阻"就是慢性支气管炎、阻塞性肺气肿和肺源性心脏病的总称。秋冬季是"慢肺阻"发展的季节，务必注意保养，阻断其发展。

1. 慢性支气管炎。慢性支气管炎是支气管黏膜及周围组织发炎的疾病，多发生在老年人。其特点是：长期慢性咳嗽、咳痰、胸闷。防治方法：少吸烟、多运动；避免肺部受寒、积极治疗炎症。

2. 阻塞性肺气肿。阻塞性肺气肿是肺泡及细支气管被破坏的肺部疾病（细支气管狭窄致肺泡充气过度，形成肺气肿），多由慢性支气管炎发展而来。其特点是：平时气粗，稍动即感气急、胸闷、咳喘，甚至发绀、嗜睡、桶状胸、杵状指。重者易发展为心衰。防治方法：休息，避免受寒、劳累、感冒。多做深呼吸。

3. 肺源性心脏病。肺源性心脏病是由支气管炎、肺气肿发展而来的心脏病。可引起肺动脉高压，导致右心增大，甚至右心衰。其特点是：除咳嗽、咳痰之外，常感心悸、气急、活动后加重。重则心力衰竭（左心衰竭）。特征是半夜因气急被迫坐起喘气（端坐呼吸），咳泡沫痰，甚至吐粉红色泡沫痰（带血痰）、发绀（面部发紫）、鼻翼煽动、烦躁不安。防治方法：需住院观察治疗。

4. "慢肺阻"的病人秋天怎样保健：秋天是"慢肺阻"加重发展的季节。应积极治疗炎症，避免受寒、避免劳累。"慢肺阻"病人要多在阳光下，到树林里做深呼吸。保护心脏，心脏受累可加重"慢肺阻"的病情，常心慌的人可用人参或西洋参泡水饮。

(三)秋季须防大脑炎《中医健身术》

大脑炎（流行性乙型脑炎）主要流行在夏秋季。秋季蚊子最多，这是传染本病的主要媒介。10岁以下儿童多见。表现为发热、头痛、呕吐、嗜睡、抽风等。由于大脑炎至今尚无很好的治疗办法，所以预防就显得非常重要。

预防大脑炎，最基本的办法是搞好环境卫生，彻底消灭蚊子，挂蚊帐，避免蚊子叮咬，按时注射乙脑疫苗防疫针。热天要防止感冒，增强机体抵抗力。在乙脑流行期间，服中草药板蓝根（30～90克，每天一剂，连服5天），有一定的预防效果。

(四)秋季须防秋燥《养生之道》

秋天由于早晚温差大，空气干燥，所以秋季养生最重要的是预防秋燥。秋天主要就是一个燥邪的问题。所谓"燥"实际上就是水分少，人体感觉最舒服的相对湿度是40%～60%，过高或过低人体会有不舒服的感觉。秋季天气比较干燥，汗腺分泌的水分蒸发得比较快，这时我们就会感觉皮肤是干燥的。秋季相对湿度比较低，吸入到鼻腔内的空气就不像夏季吸入的空气湿度那么大，需要靠我们的鼻腔进行加湿，才容易吸到肺里去，因此就会觉得干燥。由于这些因素导致体内的体液减少。口腔是分泌津液的，应该是湿润的，当水分减少时，就会有一种口干的感觉，就会觉得渴。大便干燥也是同样的道理。所以说，秋天我们主要应对的就是干燥问题。比如大便干燥、皮肤干燥等都属于秋燥的表征。

秋燥的生理性表现有：皮肤干涩、粗糙；鼻腔干燥；口燥、咽干；大便干结等。秋燥的病理性表现有两种：一是湿燥征：发热头痛、干咳少痰；二是凉燥征：发热头痛、咳嗽痰稀。

预防秋燥的方法：在日常生活中，补充水分，多吃蔬菜、水果等。遇到燥邪时，应该用滋阴、润肺等比较清润的方法来进行调理。

(五)秋季预防多痰《杨力四季养生谈》

秋天痰多是因为肺燥，因为秋季天气燥而干，燥邪易伤肺津，导致肺阴受损，就应多吃润肺生津的药食。水果方面，宜多喝杏仁露，多吃秋梨、苹果、猕猴桃、西瓜等。菜食方面，宜多吃银耳、百合、藕等。药物方面，可用麦冬5克，百合5克，桔梗5克，陈皮3克，甘草3克泡水服。也可服清肺化痰丸、竹沥水、蛇胆川贝等，以养阴生津，清肺化痰。

(六)秋季须防咽炎《四季养生与防病》

秋季天气干燥，是咽炎的多发季节。咽炎有急、慢性之分，急性咽炎多由细菌、病毒感染所致，初期有咽部干燥不适，逐渐出现咽痛，吞咽时加剧，严重时有发热、头痛、全身不适等症状。检查可见舌腭弓、咽腭弓、腭垂、软腭等处弥漫性充血，咽后壁淋巴滤泡常见红肿，但腭扁桃体表面无渗出，颌下淋巴结可有肿胀压痛。慢性咽炎可因急性咽炎反复发作所致，也可能是鼻炎、鼻窦炎时经常张口呼吸或分泌物自后鼻孔流下而刺激咽部黏膜引起炎症，或烟酒、粉尘、化学气体刺激所致。临床以咽部有异物感、干燥、发痒、灼热、微痛等各种不适感为主要表现，其病程时间很长，症状顽固，不易治愈。

患者要注意口腔卫生，戒烟酒，忌食辛辣刺激性食物，多饮用清凉饮料及食用荸荠、石榴、生梨、西瓜、无花果等水果。平时要加强锻炼，提高机体抗病能力。

（七）秋季须防"老寒腿"《四季养生与防病》

秋天，由炎热逐渐转变成凉爽，这时，"老寒腿"的毛病就容易复发。"老寒腿"就是膝关节骨性关节炎。

人的膝关节是个活动范围很大的负重关节，几乎承受着全身的重量。人到老年以后，膝关节由于长年的磨损，是最容易老化的。老化后的膝关节往往容易发生骨性关节炎，造成行动不便。

膝关节骨性关节炎主要是关节软骨由于某些原因而发生退行性病变，随之而发生关节及周围韧带松弛失稳，关节滑膜萎缩或增生，分泌的滑液减少或增加，引起关节肿胀、疼痛等。有时骨关节面下骨质疏松，或有小的囊性变化，这种变化可使软骨深层营养中断，而使骨关节炎发生或加重。

膝关节骨性关节炎的发生，与气候变化有密切关系。因此，老年人到了秋季应特别当心，注意膝关节的保健。首先应注意膝关节的保暖防寒。其次要进行合理的体育锻炼，如打太极拳、慢跑、做各种体操等，活动量以身体舒服、微有汗出为度，贵在持之以恒。有些老年人经常以半蹲姿势，作膝关节前后左右摇晃动作进行锻炼，因半蹲时髌面压力最大，摇晃则更会加重磨损，致使膝关节骨性关节炎发生，所以，这种锻炼方式是不可取的。另外，一旦发生膝关节骨性关节炎，应立即到医院治疗，以免病情加重。

摘自《杨力四季养生谈》、《四季养生与防病》等

第五十五篇　秋季保健的方法

一、秋季保健的原则

从立秋到立冬前一天为秋季，有立秋、处暑、白露、秋分、寒露、霜降6个节气。其中以秋分为季节气候的转变环节。秋季，自然界阳气渐收，阴气渐长，是阳消阴长的过渡阶段。入秋，盛夏余热未消，气温仍然较高，加之阴雨绵绵，湿气亦重，湿热俱盛，故有"秋老虎"之称。但"白露"后，雨水渐少，大气干燥，昼热夜凉，寒热多变。秋令气候的特点概括起来讲，是由热转凉，由潮湿转为干燥。人体的生理活动亦随着"夏长"到"秋收"而变化。在这个气候转变的季节，保健是十分重要的。

《黄帝内经·素问·四气调神大论》曰："秋三月，此为容平，天气以急，地气以明；早卧早起，与鸡俱兴，使志安宁，以缓秋刑，收敛神气，使秋气平，无外其志，使肺气清，此秋气之应，养收之道也。逆之则伤肺，冬为飧泄，奉藏者少。"就是说，秋天三个月，万物成熟，各种植物结果收藏已经平安，天地变为风清气凉，山川景净。人们应该像鸡的作息那样早睡早起，使肺志安宁，以缓和秋天肃杀气候对人体的影响，收敛秋之神气，使其和平，神志不外驰，保持肺气清静无杂，即为调养秋天"收气"的道理。如果逆之而行，则损伤肺气，到了冬天便会因食而不化患泄泻之疾病，而供冬藏养的能量减少，使机体抵抗疾病能力下降了。

肺与秋相应，与大肠相表里，开窍于鼻，五行属金、五化为收，在志为悲，脾土生肺金、肺金生肾水、肺金克肝木。肺的主要功能是：主气、司呼吸，主宣发肃降，肺朝百脉，主治节（主管人体二十四个节气的变换，与自然界二十四个节气的变化相应）。因此，秋季保健的关键是要防燥护阴。中医认为，燥为秋季的主气，称为"秋燥"。其气清肃，其性干燥。每值久晴未雨、气候干燥之际，常易发生燥邪。由于肺主气、司呼吸，肺合皮毛，肺与大肠相表里，故当空气中湿度下降时，肺、大肠与皮毛首当其冲，这是燥邪致病的病理特征。燥邪伤人，易伤人体津液，所谓"燥胜则干"，津液既耗，必现一派："燥象"，常表现为口干、唇干、鼻干、咽干、津少、大便秘结、皮肤干甚至皲裂等症。肺为娇脏，性喜润而恶燥，燥邪犯肺，最易伤其阴液。肺失津润，功能必然受到影响，因而宣降失常，轻则干咳少痰，黏液难咯，重则肺络受伤而出血，见痰中带血。肺中津亏后，因济于大肠的津液不足，而使大便干结难解。因此，秋季养生保

健的总原则是：益肺气滋肾阴，养肝血润肠燥。就是要注重养阴、养收、养肺、养津、润燥、护肝以防燥邪伤肺。

摘自《遵生八笺》

二、秋季保健重在"三保"

（一）保津。秋季最大的气候特点是干燥，特别是中秋以后，雨水渐少，而风则偏多，"燥邪"容易为患。燥邪伤人津液，则易出现唇干、口舌干燥、咽干鼻燥、咳嗽少痰、毛发脱落、皮肤干燥皲裂、大便秘结等症状。所以，秋季保健应重视保护人体津液，适时补充水分。特别是饮食，宜适当多吃些芝麻、核桃、糯米、蜂蜜、乳品、银耳、甘蔗、粥类、百合、藕、胡萝卜、西红柿、梨、香蕉等滋阴、润肺、防燥的食品。此外，要注意涂搽护肤霜，以保护皮肤。口唇干燥时，不可用舌头去舔，因为这样口唇更容易干裂，可搽些油性护肤品。特别是护肤品中加些陈年猪油（如宝宝霜或维尔肤 3/4，加 1/4 猪油），不但经济，疗效也更好。

（二）保肺。秋天燥邪当令，最易伤肺。秋天气候变化剧烈，不但昼夜温差大，而且常会突然降温。天气乍冷，常让人难以适应，不但上呼吸道感染的疾患会明显增多，而且慢性支气管炎、肺心病、哮喘等宿疾也容易复发与加重。所以，秋季要特别重视加强对肺的保护。一要及时增添衣服，固护肌表，防止着凉受寒，减少感冒等发生；二要调理饮食，以滋阴润肺；三要加强耐寒锻炼，增强呼吸道抗病能力；四要经常饮水，以补水养肺；五要调整情志，防止忧悲伤肺；六要适当进补，以补脾益肺；七要预防便秘，以降逆宣肺。若患有急性呼吸道疾病或慢性支气管炎等旧病复发，一定要及时到医院诊治。流感等流行时，要少去公共场所，特别是年老体弱者、儿童等高危人群，要尽量避免去探视病人。患有上呼吸道感染等疾病，注意充分休息与多饮水，是最好的防治措施。

（三）保心。中秋以后，天气渐凉，甚至会气温突降，寒潮来临。寒冷刺激会使血管收缩，血压升高，心肌缺氧加重。寒冷还会使血液中纤维蛋白原增加，血液黏稠度增高，容易导致血栓形成。这些因素使冠心病、高血压病人的心绞痛、心肌梗死、中风的发生率明显上升。因此，中老年人在中秋以后要特别注意加强防寒保暖，要经常饮水，晨起不要空腹去上班或去锻炼。患有冠心病等疾患的老人，应特别注意收听天气预报，不但应随身带好急救药品，而且在雨雪、大风、气温突降的天气，不宜去室外进行晨炼，以免引发心肌梗死、中风等意外发生。

摘自《保健指南》

三、秋季的饮食保健

秋季的饮食原则应该是"少辛多酸忌寒凉"。肺气通于秋，主辛味。根据中医的传统理论，少食辛味可以平肺气，增食酸味可助肝气，防止肺气太过乘肝。应少食葱、姜、蒜、韭、薤（音 xiè，也叫"藠头"）、椒等辛味之品，多吃一些酸味食物。秋令干燥，易伤津液，所以，应多吃些滋阴润燥的食品，如芝麻、核桃、糯米、蜂蜜、甘蔗等，平时可常饮菜汤、牛奶、果汁以防燥护阴。秋季气候转凉，当注意多进温食，以护肺胃之气，少食寒凉之品，如生冷、不洁的瓜果，免伤肺胃。明代养生家高濂在《遵生八笺·秋季摄生消息论》中指出："秋三月，主肃杀，肺气旺，味属辛。金能克木，木属肝，肝主酸。当秋之时，饮食之味宜减辛增酸，以养肝气，肺盛则用呬以泄之。"（《实用中医大全》）

秋季，气候趋于凉爽，植物的果实已经成熟，可以收获了，人体也逐渐趋于正常。《黄帝内经》曰："秋三月，此为容平。"就是说，秋季人体的生理功能又逐渐趋于平常。因而一般不必进补，即使身体衰弱，需要服用补药，也最好选用"平补"之品。所谓"平补"，主要指"补而不峻"、"不燥不腻"。许多食物、药物都具有"平补"作用，可以在秋季进服。

对于脾胃虚弱、消化不良的，可以服食莲子、山药、扁豆、红枣等。这些食物，在中医方面说都具有健补脾胃作用，并且都含有丰富的淀粉、蛋白质、维生素等，可分别煮烂服食。

秋季又是"燥气当令"时期，如果久旱无雨，出现口干唇焦等"秋燥"症候时，又应选服滋养润燥的补品，燕窝、银耳可以说是这类中最为名贵的补品了。

燕窝，功能养阴润燥，兼有益气补中作用，古人说它"为调理虚损痨瘵之圣药,一切由于肺虚不能清肃下行者,用此皆可治之。"它含有多种蛋白质以及葡萄糖、钙、磷、钾、硫等成分,是润肺养阴佳品。一般须先用清水浸泡,拣去羽毛、杂质后用水炖服。

银耳,又称白木耳,主要含有碳水化合物,还有脂肪、蛋白质以及硫、磷、铁、镁、钙等成分。中医认为,银耳是一味滋阴、润肺、养胃、生津的补益之品,用水浸泡发胀后,煮烂加糖服食,具有良好的滋补之功。

此外,百合也是一种价廉物美的秋季润补佳品。它具有养肺阴、润肺燥、清心安神之功,是治疗肺阴不足、虚烦不安的一味要药,同时含有淀粉、蛋白质、脂肪等,对人体具有补养的作用。一般也是煮烂加糖服食。

秋季饮食保健的原则概括起来有以下几点:①荤素搭配,营养齐全;②多食清润多汁的蔬菜、水果;③适量的补充营养物质;④少食辛辣、烧烤食物。另外,秋季前期和后期的饮食原则不同。秋季前期以清汤滋润为主。饮食以粥汤为主,水果蔬菜生食为佳。秋季后期以祛寒滋润为主。少食生冷菜果,可做菜肴或粥。

(一)秋季的饮食补法

1. 秋季要多吃酸。秋季天气比较燥,早晚温差大,容易感冒、咳嗽,有些人甚至会腹泻、肠胃功能失调。秋季保健饮食上要"少辛增酸",进行调理。中医认为,"肺气太盛可克肝木,故多酸以强肝木"、"酸甘化营",因此,多摄取酸性食物,可以刺激人体内分泌更多的津液,从而达到防燥润肺的目的。平日饮食,可在饭菜中多加些醋,还可多吃一些酸味的水果和蔬菜。比如苹果、石榴、葡萄、芒果、阳桃、柚子、柠檬、山楂、秋梨膏等,都是不错的滋阴润燥的酸性食物。总之,在秋天要适当多吃些酸性食品,这样就能增加肝的功能,以防肺气太过而伤肝。

2. 秋季要多吃润燥食物。秋季燥气当令,易伤津液,所以,饮食应以滋阴润肺为最佳。《饮膳正要》曰:"秋气燥,宜食麻以润其燥,禁寒饮。"所以,秋季可适当食用芝麻、糯米、粳米、蜂蜜、枇杷、菠萝、乳品、海带、藕粉、山药、百合、扁豆、香蕉、猕猴桃、秋菊花、荸荠、秋梨等柔润食物,以防燥、益胃、生津。少吃生冷食物,少吃动物肺脏,老人不宜吃新的粮食,以免引发旧疾。

3. 秋季要多吃些温食。初秋时节,不少地方仍然是湿热交蒸,以致使人脾胃内虚,抵抗力下降,这时若能吃些温食,特别是食用粳米或糯米,均有极好的健脾胃、补中气的功能,前人对此颇多赞誉。如《本草经疏》誉粳米为"五谷之长,人相须赖以为命者也。"《随息居饮食谱》云:"粳米甘平,宜煮粥食,粥饭为世间第一补人之物。贫人患虚证,以浓米饮代参汤。病人,产妇粥养最宜。"

4. 秋季要多喝水。秋天养阴,首先要多喝水。水为阴中之至阴,水为万物之母,补阴必用水,人体水为主。秋天主燥,燥的特点是干,所以,秋季要多喝水以对抗天干物燥。水属阴,火属阳,多喝水,尤其是地下水对养阴有好处。清洁的地下水、矿泉水、井水、白开水等,都是我们每天必喝的水。每人每天应喝1500～2000毫升的水。《杨力四季养生谈》

5. 秋季要多吃养阴食品。秋季阳消阴长,要养阴生津,以调整、恢复人体的阴阳平衡。所以秋季要多吃一些养阴的食物。

(1)水生食物:如水稻、藕、菱角、鱼、虾、海带等;

(2)生在北方、背阴处及越冬的食物:如木耳、蘑菇、冬小麦、大豆、玉米、荞麦、土豆等。

6. 秋季吃白色食物能养肺。秋三月,内应于肺,和肺的关系最大,所以,秋天养生保健的关键在养肺。秋天肺燥津亏时可见到:口干鼻干,干咳少痰。干咳甚至带血丝,便秘、皮肤皱纹增多,乏力、消瘦等。秋天出现上述肺燥之象,就应"燥则润之",多吃些润肺、养阴、生津之品。《杨力四季养生谈》

最好的办法是多吃白梨、白萝卜、莲藕、百合、白木耳等白色食物。根据中医五行理论,五行中的木、火、土、金、水,分别与五脏中的肝、心、脾、肺、肾和五色中的青、赤、黄、白、黑相对应。也就是说,肺脏与白色都属金,肺与白色相对应,故吃白色食物可收到养肺效果。白色食物做法不同,功效也不尽相同。如白梨生吃可清肺热、去实火,而熟吃可养肺阴、清虚火;白萝卜生吃能清肺热、止咳嗽,熟吃可润肺化痰;莲藕生吃能清热润肺,熟吃可滋阴补肺。百合质地肥厚,甘美爽口,是营养丰富的滋补上品,可润肺止咳、清心安神,对肺结核、支气管炎、支气管扩张及各种秋燥病症有较好疗效。熟食或煎汤,可治疗肺痨久咳、痰中带血、干咳咽痛等病症。

利用白色食物养肺要根据自身情况采用恰当做法。因白色食物性偏寒凉,生吃容易伤脾胃,对于脾胃虚寒(表现为腹胀、腹泻、喜食热、怕冷等)的人来说,将其煮熟后吃,可减轻它的寒凉之性,既养肺又不伤脾胃。此外,由于每种白色食物都有不同的养肺功效,若把几种搭配在一起吃,往往能收到更好的养肺效果。

7.秋季要多吃甘蔗。预防"秋燥",应多吃甘蔗。明代医药学家李时珍称甘蔗为"脾之果"。他说:"蔗,脾之果也,其浆甘寒,能泻火热。"甘蔗汁被誉为"天生复脉汤",《日用本草》指出,甘蔗能"止虚热烦渴,解酒毒"。

甘蔗具有滋养解热、生津润燥之功效。在秋燥时节,饮甘蔗汁最好。对发烧伤津、胃热口苦、大便干燥、小便不利、呕吐恶心、肺热咳嗽等都有很好的功效。中医认为,甘蔗味甘性寒,入肺胃经。其甘,可滋补养血;寒,可清热生津,故有滋养润燥之功,能清热、生津、下气、润燥,治疗热病伤津、心烦口渴、反胃呕吐、肺燥咳嗽、大便燥结等症。民间常用甘蔗汁、葡萄酒各50克,混合服,早晚各一次,对治疗慢性胃炎、反胃呕吐有很好疗效。

甘蔗含糖量十分丰富,约为18~20%。甘蔗的糖分是由蔗糖、果糖、葡萄糖三种成分构成的,极易被人体吸收利用。甘蔗还含有多量的铁、钙、磷、锰、锌等人体必需的微量元素,其中铁的含量特别多,每公斤达9毫克,居水果之首,故甘蔗素有"补血果"的美称。甘蔗还是口腔的"清洁工",甘蔗纤维多,在反复咀嚼时就像刷牙一样,把残留在口腔及牙缝中的垢物,一扫而净,从而提高牙齿的自洁和抗龋能力。同时,咀嚼甘蔗,对牙齿和口腔肌肉也是一种很好的锻炼,有脸部美容的作用。

但由于甘蔗性寒,脾胃虚寒、胃腹寒疼者不宜食用。另外,甘蔗如生虫变坏或被污染有酒糟味时也不能食用,以防呕吐、昏迷等中毒现象。
(《四季养生》)

8.秋季要多吃梨。梨是秋季最好的果品,是治病的良药。《本草通玄》说,梨"生者清六腑之热,熟者滋五脏之阴"。就是说,生吃梨可以去火,熟食可以补阴。梨性寒味甘,汁多爽口,香甜宜人。食后满口清凉,解热症,可止咳生津、清心润喉、降火解暑,又可润肺、化痰,对感冒、咳嗽、急性气管炎患者有很好的功效。

梨还有降低血压、养阴静心的作用。这是因为梨含有较多的配糖体和鞣酸成分以及多种维生素,对高血压、心肺病、肝炎、肝硬化病人所出现的头晕目眩、心悸耳鸣等症状有很好的疗效。肝炎病人吃梨能起到保肝、助消化、增食欲的作用。

所以,几千年来,中医一直将梨作为:生津、润燥、清热、化痰的良药。因此,秋季要多吃梨,服用秋梨膏,也有很好的医药效果。

9.秋季要多吃银耳。银耳又称白木耳,是一种珍贵的食用和药用真菌。秋季吃银耳可以润肺化痰,养阴生津。《本草诗解药性》指出:"此物(银耳)有麦冬之润而无其寒,有玉竹之甘而无其腻,诚润肺滋阴要品。"

银耳的营养价值很高,银耳含有粗蛋白、粗脂肪、碳水化合物、粗纤维、灰分、钙、磷、铁等。此外,还有银耳多糖和多种维生素等,对人体健康十分有益。所以自古以来,银耳就被当作一种健身的滋补珍品。

银耳还是一种用途广泛,药效显著的中药。中医学认为,银耳有"强精、补肾、润肺、生津、止咳、润肠、益胃、补气、活血、强心、壮身、补脑、提神、美容、嫩肤、延年、益寿"等功效。中医用来主治肺热咳嗽,肺燥干咳,痰中带血,产后虚弱,便秘,便血等疾病。据最新研究,银耳含有两种多糖:一种叫酸性异多糖;另一种叫中性异多糖。银耳多糖能提高人体免疫力,对老年慢性支气管炎,肺源性心脏病有显著疗效。还能保护肝脏和提高机体对原子能辐射的防护能力。此外,通过增强机体抗原能力,间接抑制肿瘤细胞的生长,

起扶正祛邪的作用。因此,银耳历来用作防治各种疾病的良药。《四季养生》

10.秋季要多吃南瓜。秋天是南瓜收获的季节。秋季防燥,"平补"宜多吃南瓜。中医认为,南瓜有消炎止痛、解毒、养心补肺等作用。自古以来,我国人民就十分重视南瓜的医用保健价值。明代医药学家李时珍在《本草纲目》中说,南瓜能"补中益气"。

据研究,南瓜含有丰富的蛋白质、淀粉、脂肪和糖类,还含有人体造血必须的微量元素钴和锌。钴是构成血液中红细胞的重要成分之一;锌直接影响成熟红细胞的功能。因此,民间有"南瓜补血"的说法。

现代医学研究,南瓜可以促进人体内胰岛素的分泌,有效地降低血糖,糖尿病患者长期吃南瓜,能够减轻病情,可以说南瓜是糖尿病人的健康食品。《四季养生》

11.秋季宜多食西兰花。美国营养学家号召人们在秋季多吃西兰花,因为这时的西兰花中营养含量最高。有人把西兰花叫做"天赐的良药"和"穷人的医生",这是因为常吃西兰花有爽口、开音、润肺、止咳的功效,长期食用还可以减少乳腺癌、直肠癌及胃癌等癌症的发病几率。

西兰花对杀死导致幽门螺旋菌具有神奇的功效。西兰花是含有类黄酮最多的食物之一,类黄酮除了可以防止感染,还是最好的血管清理剂,能够阻止胆固醇氧化,防止血小板凝结,因而减少心脏病与中风的危险。

有些人皮肤一旦受到小小的碰撞和伤害就会变得青一块紫一块的,这是因为体内缺乏维生素K的缘故。补充的最佳途径就是多吃西兰花。

西兰花不仅抗癌效果一流,口味也相当不错,它与鸽蛋、虾仁和适量的乌鸡、枸杞子等,熬制成兰花鸽蛋汤,可以达到营养互补,并利于西兰花营养吸收的效果。《保健指南》

12.秋季宜食柿子。柿子具有润肺止咳、清热生津、化痰软坚的功效。鲜生食,对肺痨咳嗽、咳嗽痰多、虚劳咯血等病症有良效。红软熟柿,可治疗热病烦渴、口干舌燥、心口烦热、热痢等病症。《四季养生》

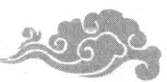

13.秋季宜食萝卜。萝卜能清热化痰、生津止咳、益胃清食。生食可治疗热病口渴、肺热咳嗽、多痰等病症,若与甘蔗、梨、莲藕等榨汁同饮,效果更佳。《四季养生与防病》

14.秋季宜食大枣。大枣能养胃和脾,益气生津,具有润心肺、滋脾胃、补五脏、疗肠痹、治虚损等功效。中医常用大枣治疗小儿秋痢、妇女脏躁、肺虚咳嗽、烦闷不眠等症,是一味用途广泛的滋补良药。《四季养生与防病》

15.秋季宜食石榴。石榴性温,味酸,具有生津液、止烦渴的作用,是津液不足、口燥咽干、烦渴不休者的食疗佳品。石榴捣汁或煎汤饮,能清热解毒、润肺止咳、杀虫止痢,还可治疗小儿疳积、久泻久痢等病症。《四季养生与防病》

16.秋季宜食柑橘。柑橘汁多味浓,甜蜜清香,营养丰富。柑橘性凉味甘酸,具有开胃理气、止渴润肺、醒酒等功效。可用于治疗胸膈病满、呕逆、食少等症。但风寒咳嗽及痰饮者不宜食用,以免引起上火等。《四季养生与防病》

17.秋季宜食栗子。栗子与桃、李、杏、枣并列为我国古代五果。栗子营养丰富,除生食、炒食、煮食、蒸食外,还可将其做成糕点或菜肴。苏东坡的弟弟苏子由曾写下栗子疗病的诗:"老去自添腰脚病,山翁服栗旧传方。客来为说晨兴晚,三咽徐收白玉浆。"栗子性寒味甘,无毒,有养胃健脾、补肾强筋、活血止血的功效。唐代名医孙思邈说:"栗,肾之果也,肾病宜食之。"《名医别录》曰:"栗子益气,厚肠胃,补肾气,令人耐饥。生食之,甚治腰脚不遂。"李时珍在《本草纲目》中指出:"栗治肾虚,腰腿无力,以袋盛生栗悬干,每吃十余颗,次吃猪肾粥助之,久必强健。盖因栗能通肾气,厚肠胃也。"《随息居饮食谱》中指出:"栗子甘平补肾,益气厚肠,止泻耐饥,最利腰脚。"栗子具有很高的营养价值,人体每天所需的微量元素,如钙、磷、铁、钾等无机盐及胡萝卜素等它应有尽有。此外,栗子还是具有药用价值的好食品,对人体有很好的滋补功能。最重要的是,栗子几乎不含胆固醇,却含有大量的多不饱和脂肪酸,可以有效防治高血压、高血脂、冠心病和动脉硬化等心血管疾病。栗子可以帮老人强筋健骨，让中年人补血强肾，助孩子脾胃健康。但食栗子不宜过量，生栗子吃多难消化，熟栗子多食易滞气。《四季养生与防病》

18. 秋季宜食苹果。苹果为世界四大水果之一，有"幸福果"的美称，营养丰富。苹果性平味甘酸，具有补心益气、增强记忆、生津止渴、止泻润肺、健胃和脾、除烦解暑、醒酒等功效。现代医学研究表明，苹果中含有大量的苹果酸，可使积存在体内的脂肪分解，能防止肥胖。苹果酸能降低胆固醇，具有对抗动脉硬化的作用。苹果也是防治高血压的理想食品。孕妇在出现妊娠反应时宜适量吃些苹果，可补充维生素，调节水盐平衡，防止妊娠呕吐所致的酸中毒症状。另外，常吃苹果能增加血色素，使皮肤变得细嫩红润，维护皮肤健美，对贫血患者有一定疗效。苹果还可迅速中和体内过量酸性物质，促使疲劳消除。《四季养生与防病》

19. 秋季宜食香蕉。香蕉是我国四大果品之一，气味清香芬芳，味甜爽口，肉软滑腻，营养丰富，被人们誉为水果中的"百果之冠"。香蕉性寒味甘而无毒，具有润肠通便，清热解毒、健脑益智、通血脉、填精髓、降血压等功效。主要用于便秘、醉酒、干渴、发热、皮肤生疮、痔血等症，有较高的药用价值。现代药理研究表明，香蕉中含有血管紧张素转化酶抑制物质，可以抑制血压升高，高血压病患者可常食香蕉。此外，香蕉对某些药物诱发的胃溃疡有保护作用。英国科学家发现未熟的香蕉里含有一种化学物质，能促进胃黏膜细胞生成，修复胃壁，阻止胃溃疡形成。但脾胃虚寒、慢性支气管炎患者宜少吃，气喘痰多者也不宜多吃。空腹时不宜多吃香蕉。《四季养生与防病》

20. 秋季宜食山楂。秋季宜多食酸，在水果中含酸性物质种类最多的当数山楂，其味酸甘，性微温，含有山楂酸、枸橼酸、酒石酸、苹果酸等。这些酸性物质能刺激胃肠内各种消化酶的分泌，有助于消化，防止脂肪堆积，对延缓衰老大有裨益。《四季养生与防病》

21. 秋季宜食葡萄。葡萄性寒凉，味甘酸，酸甜适口，除了含有大量葡萄酸外，还含有枸橼酸、苹果酸等，可生津止渴、开胃消食，具有滋养强壮、补血、强心、利尿的功效。秋季多食葡萄，有益养生保健。但吃葡萄最好不要吐葡萄皮和籽，因葡萄皮和籽的营养价值更高。《四季养生与防病》

22. 秋季宜食燕窝。燕窝属珍贵补品，其蛋白质含量特别高，能养阴润燥，益气补中，有延年益寿之功。适用于肺阴虚所致的潮热、盗汗、干咳少痰、咳血等；对胃阴虚所致的噎嗝反胃、气虚自汗亦有较好疗效。

23. 秋季宜食芝麻。芝麻性味甘平，有养阴润燥、补肾益脑、止咳平喘之功，适用于阴液不足所致的肠燥便秘，皮肤干燥及肝肾精血不足所致的眩晕、头发早白、腰膝酸软；此外，对产后血虚乳汁不足亦有效。

24. 秋季宜食鳖肉。鳖肉是一种味道鲜美的珍贵补品，易于消化吸收，促进血液循环，可滋阴凉血益气，常用于肝肾阴虚所致的骨蒸潮热、腰痛、崩漏、带下及气虚下陷所致的脱肛等。

25. 秋季宜食莲藕。莲藕性味甘凉，是止血、生津的良药，富含淀粉、钙、磷、铁及多种维生素，尤其是含维生素C最多。秋季是莲藕的丰收时节。莲藕易于消化，肉质肥嫩，口感甜脆，营养丰富，适宜老少滋补。生藕性寒，有清热除烦、凉血散淤、滋阴养血之功；熟藕性温，补心生血益肾，可以补五脏之虚，强壮筋骨，补血养血，是一种很好的食补佳品。

26. 秋季宜食菠菜。菠菜性味甘凉，能滋阴润燥，养血，通利肠胃，可用于津液不足之口渴欲饮、肠燥便秘、贫血、便血等出血症。

27. 秋季宜食乌骨鸡。乌骨鸡被视为妇科圣药，用作秋冬之际药膳，很有功效。能滋阴清热，补肝益肾，健脾止泻，常用于虚劳、消渴、崩中、带下等症，对于阴虚之五心烦热、潮热盗汗、消瘦、咳嗽效果更好。

28. 秋季宜食鸭蛋。鸭蛋味甘咸，性凉，能滋阴、清热，可用于阴虚所致的咳嗽痰少，咽干痛，以及肺胃虚热所致的口渴、痰咳、便干等症。

29. 秋季宜食蜂蜜。蜂蜜既是滋补佳品，又是治疗多种疾病的良药。蜂蜜含果糖39%，葡萄糖34%，这两种单糖均能直接供给热量，补充体液,营养全身。对于津液不足诸症,脾胃阴亏或气虚所致的胃脘疼痛等均有一定疗效。

30.秋季宜食胡萝卜。胡萝卜所含的胡萝卜素有助于维持皮肤细胞组织的正常机能、减少皮肤皱纹,保持皮肤润泽细嫩。因此,胡萝卜是秋季皮肤最喜欢的食物之一。

31.秋季宜食牛奶。牛奶是最适宜人体的食物。医学之父希波克拉底曾说,如果有一种近乎完美的食物,那就是牛奶。牛奶还是皮肤晚上最喜爱的食物,能改善皮肤细胞活性,有延缓皮肤衰老、增强皮肤张力、消除小皱纹等功效。

32.秋季宜食大豆。大豆除含有蛋白质、脂肪等多种营养元素外,还含有丰富的维生素E,不仅能破坏自由基的化学活性、抑制皮肤衰老,还能防止色素沉着。

33.秋季宜食猕猴桃。猕猴桃富含维生素C,可干扰黑色素生成,并有助于消除皮肤上的雀斑。所以,猕猴桃是秋季皮肤最喜欢的食物之一。

34.秋季宜食西红柿。西红柿含有番茄红素,有助于展平皱纹,使皮肤细嫩光滑。常吃西红柿还不易出现黑眼圈,且不易被晒伤。

35.秋季宜食海带。海带含有丰富的矿物质,常吃海带能够调节血液中的酸碱度,防止皮肤过多分泌油脂。所以,海带是秋季皮肤最喜欢的食物之一。

36.秋季宜食肉皮。肉皮富含胶原蛋白和弹性蛋白,能使细胞变得丰满,减少皱纹、增强皮肤弹性。因此,肉皮是秋季皮肤最喜欢的食物之一。

37.秋季宜食三文鱼。三文鱼含的亚麻酸能消除一种破坏皮肤胶原和保湿因子的生物活性物质,防止皱纹产生,避免皮肤变得粗糙。因此,三文鱼是秋季皮肤最喜欢的食物之一。

38.秋季宜食芡实。秋季平补,当首推芡实。芡实为睡莲科一年生草本植物,我国的一些沼泽湖泊中均有生长。芡实含有大量对人体极为有益的成分,如蛋白质、钙、磷、铁、脂肪、糖类、多种维生素、粗纤维、胡萝卜素等。中医认为,芡实味甘性平,入脾、肾、胃经,具有滋补强壮、补中益气、固肾涩精、补脾止泻、益肾止渴、开胃进食、益气培元之功效。芡实分生用和炒用两种。生芡实以补肾涩精为主,而炒芡实以健脾开胃为主。秋季用芡实食补,最简单的是作芡实粥:将芡实50克入锅内,加水煮片刻,再加淘洗净的大米100克,一起煮粥即可。常吃了健身体,强筋骨,聪耳明目。也可将炒熟的芡实1000克研磨成粉,服用时,取50~100克开水调服。也可加入芝麻、花生、核桃等。(《四季养生与防病》)

39.秋季宜食柚子。柚子营养价值很高,含有非常丰富的蛋白质、有机酸、维生素以及钙、磷、镁、钠等人体必需的元素,这是其他水果所难以比拟的。

柚子还具有健胃、润肺、补血、清肠、利便等功效,可促进伤口愈合,对败血病等有良好的辅助疗效。此外,由于柚子含有生理活性物质皮甙,所以可降低血液的黏稠度,减少血栓的形成,故而对脑血管疾病,如脑血栓、中风等也有较好的预防作用。而鲜柚肉由于含有类似胰岛素的成分,更是糖尿病患者的理想食品。中医认为,柚子味甘酸,性寒,具有理气化痰、润肺清肠、补血健脾等功效,能治食少、口淡、消化不良等症,能帮助消化、除痰止渴、理气散结。

经常感冒、咳嗽、气管敏感的人,可用鲜柚一个留皮去核,配以正北杏、贝母、未经漂染雪耳(或黄耳)各一两(50克),加适量蜜糖(最好选用能润肺止咳的蜜糖)炖一天。每天适量服用,常服能强健肺部。

40.秋季宜喝菊花酒和茶。菊花是应时的花草,正如周处在《风土记》中说,"霜降之时,唯此草盛茂",因此菊花被古人视为"候时之草"。据文献介绍,菊花,利五脏,调四时,治诸风,头眩,利血气,轻身耐老延年。

秋天,万花沉寂,只有菊花独立寒秋,傲风霜而独自开放。菊花因此成了生命力的象征,在古人眼里有着不寻常的意义。钟会在《菊花赋》中说,菊花"服之者长生,食之者通神"。晋代潘尼在《秋菊赋》中说,菊花"既延期以永寿,又蠲(音:juān;意:免除)疾而弭痾"。因此菊花又被称为"延寿客"、"不老草"。《名山记》中说:"道士朱孺子服菊草,乘云升天。"菊花酒在古代被视为延年益寿的长命酒,《太清记》称:"九月九日采菊花与茯苓、松脂,久服之令人不老。"据现代医学研究表明,菊花酒的确有清热解毒、明目祛风、平肝疏肺、益阴滋肾的药用价值。菊花茶可明目、润肺。白菊功效偏于润肺,黄菊功效偏于清热、明目。(《四季养生》)

总之,适合秋季平补的食物还有很多。但是不管什么补品,都不宜使用过量。饮食有节制益人,无节制则伤人。所以,秋季食补要滋润温养,既不可过热,又不能太凉,要以不伤阳不耗阴为度。

(二)秋季的保健食谱

1. 梨粥(《四季养生与防病》)

【原料】 梨2～3个,大米100克。

【做法】 梨洗净、去皮,切成小丁;同大米一起放入锅中,加水适量,煮半小时以上。

【功效】 益气健脾,滋阴润肺,可作为秋季常食的保健食品。

2. 百合银耳粥(《四季养生与防病》)

【原料】 鲜百合50克,银耳10克,大米100克。

【做法】 同上述梨粥

【功效】 润肺养阴,健脾生津。

3. 银百秋梨羹(《四季养生与防病》)

【原料】 银耳10克,百合10克,秋梨1个,冰糖适量。

【做法】 把秋梨洗净、切成小块,与银耳、百合、冰糖同放碗内,入锅蒸一小时。

【功效】 滋阴润燥,止咳化痰。适用于秋燥咳嗽,干咳少痰者。

4. 生地粥(《养生金鉴》)

【原料】 生地黄25克,大米75克,白糖少许。

【做法】 将生地黄洗净,在清水中浸泡30分钟后,煮沸30分钟,滗出药汁,再复煎煮一次,将两次药液合并后浓缩至100毫升,备用。将大米淘净,煮成白粥,趁热加入生地汁和适量白糖搅匀后即可食用。

【功效】 滋阴益胃,凉血生津。此方还可做肺结核、糖尿病患者之膳食。

5. 甘蔗粥(1)(《养老新书》)

【原料】 新鲜甘蔗适量,粳米100克。

【做法】 把甘蔗榨取汁100～150毫升,兑水适量,同粳米煮粥。

【功效】 清热生津,养阴润燥。适用于热病恢复期,津液不足所致的心烦口渴,肺燥咳嗽,大便燥结等。

6. 甘蔗粥(2)(《养生金鉴》)

【原料】 新鲜甘蔗适量,高粱米200克。

【做法】 甘蔗洗净榨汁800毫升,高粱米淘洗干净,将甘蔗汁与高粱米同放锅中,加水适量,煮成粥即可。

【功效】 补脾消食,清热生津。

7. 黄精粥(《饮食辨录》)

【原料】 黄精10～30克,粳米100克。

【做法】 将黄精洗净浸泡30分钟,煎煮两次,每次30分钟,去渣,取浓汁100毫升,同粳米煮粥,粥成时加入白糖适量即可。

【功效】 补脾胃,润心肺。适用于脾胃虚弱、体倦乏力、饮食减少、肺虚燥咳,或干咳无痰、肺痨咳血。

8. 五彩蜜珠果(《养生金鉴》)

【原料】 苹果1个,鸭梨1个,菠萝半个,杨梅10粒,荸荠10粒,柠檬1个,白糖适量。

【做法】 苹果、鸭梨、菠萝洗净去皮,分别用圆珠勺挖成圆珠,荸荠洗净去皮,杨梅洗净待用。将白糖加入50毫升清水中,置于锅内烧热溶解,冷却后加入柠檬汁,把五种水果摆成喜欢的图案,食用时将糖汁倒入水果上即可。

【功效】 生津止渴,和胃消食。

9. 青椒拌豆腐(《养生金鉴》)

【原料】 豆腐1块,青椒3个,香菜10克,香油、盐、味精各适量。

【做法】 豆腐用开水烫透,捞出晾凉,切成1厘米见方小丁。青椒用开水焯一下,切碎,香菜洗净、切碎。将豆腐、青椒、香菜及香油、盐、味精等搅拌均匀,盛入盘中即可。

【功效】 益气宽中,生津润燥,清热解毒。对胃口不开,食欲不振者尤其适合。

10. 百合莲子汤(《养生金鉴》)

【原料】 干百合 100 克,干莲子 75 克,冰糖 75 克。

【做法】 百合水浸一夜后,洗净。莲子浸泡 4 小时,洗净。将百合、莲子同入锅中,加水适量,武火煮沸后,加入冰糖,改文火再煮 40 分钟即可食用。

【功效】 安神养心,健脾和胃。

11. 百合脯（《养生金鉴》）

【原料】 百合 60 克,蜂蜜 2 汤勺。

【做法】 百合洗净放入碗内,浇上蜂蜜,放入蒸锅内蒸 30 分钟出锅,或风干或烘干即可,分 7 次睡前服用。

【功效】 清心安神。适于睡眠不宁,惊悸易醒者。

12. 莲子百合煲（《养生金鉴》）

【原料】 莲子、百合各 30 克,精瘦肉 200 克,精盐、味精各适量。

【做法】 莲子、百合清水浸泡 30 分钟,精瘦肉洗净,置凉水锅中烧开（用水焯一下）捞出。锅内重新放入适量清水,将莲子、百合、精瘦肉一同入锅,文火煲熟,放些精盐、味精调味即可。

【功效】 清润肺燥,止咳消炎。适用于慢性支气管炎患者。

13. 香酥山药（《养生金鉴》）

【原料】 鲜山药 500 克,白糖 125 克,豆粉 100 克,植物油 750 克（实用 150 克）,醋、味精、淀粉、香油各适量。

【做法】 山药洗净,上锅蒸熟,取出后去皮,切 1 寸长段,再一剖两片,用刀拍扁。锅烧热倒入植物油,等油烧至七成热时,倒入山药,炸至发黄时捞出待用。另烧热锅,放入炸好的山药,加糖和水两勺,文火烧 5~6 分钟后,转武火,加醋、味精,淀粉勾芡,淋上香油起锅装盘即可。

【功效】 健脾胃,补肺肾。对于脾虚食少、肺虚咳嗽、气喘者更为适合。

14. 油酱毛蟹（《养生金鉴》）

【原料】 河蟹（或海蟹）500 克,姜、葱、醋、酱油、白糖、干面粉、味精、黄酒、淀粉、食油各适量。

【做法】 将蟹洗净,去尖爪,蟹肚朝上从正中切成两半,挖去蟹鳃,蟹肚剖面处抹上干面粉。将锅烧热,放油滑锅烧至五成热,将蟹（抹面粉的一面朝下）入锅煎炸,蟹呈黄色后,翻身再炸,使蟹四面受热均匀,至蟹壳发红时,加入姜末、黄酒、醋、酱油、白糖、清水,烧 8 分钟左右至蟹肉全部熟透后,收浓汤汁,入味精,再用淀粉勾芡,淋上明油出锅即可。

【功效】 益阴补髓,清热散瘀。

15. 百枣莲子银杏粥（《养生金鉴》）

【原料】 百合 30 克,大枣 20 枚,莲子 20 克,银杏 15 粒,粳米 100 克,冰糖适量。

【做法】 莲子先煮片刻,再放入百合、大枣、银杏、粳米煮沸后,改用文火煮至粥熟时加入冰糖稍炖即可。

【功效】 养阴润肺,健脾和胃。

16. 霜降顺安养生汤（《养生金鉴》）

【原料】 黑枣 5 枚,桂圆 5 枚,黑豆 6 克,黑米 15 克,黑芝麻 9 克。

【做法】 将以上五种食品洗净,同放锅中,加水适量,文火煎熬一小时即可。每日饮用 2 次,每次 90~180 毫升。最佳饮用时间：巳时（9~11 时,脾主时）；酉时（17~19 时,肾主时）。

【功效】 此汤也叫五黑汤,黑色入肾,补肾健脾。

17. 白果萝卜粥（《养生金鉴》）

【原料】 白果 6 粒,白萝卜 100 克,糯米 100 克,白糖 50 克。

【做法】 萝卜洗净切丝,放入热水焯熟备用。先将白果洗净与糯米同煮,待米开花时倒入白糖,文火再煮 10 分钟,拌入萝卜丝即可出锅食用。

【功效】 固肾补肺,止咳平喘。

18. 川贝冰糖梨（《四季养生与防病》）

【原料】 梨子 1 个,川贝粉 6 克,冰糖 10 克。

【做法】 将梨洗净,挖去核,将川贝粉、冰糖纳入梨中,蒸熟,服食,早晚各 1 次。

【功效】 有润燥生津之功效,可治咽干、音哑、唇裂、干咳等症。

19. 栗子粥（《四季养生与防病》）

【原料】 栗子仁50克,粳米100克。

【做法】 将栗子仁和粳米同放锅中,加水适量,煮粥。

【功效】 养胃健脾,补肾强筋,活血止血。尤其适用于老年人腰腿酸痛、关节疼痛等。

20.芝麻粥(《四季养生与防病》)

【原料】 芝麻50克,粳米100克。

【做法】 先将芝麻炒熟,粉碎,把粳米煮熟后,拌入芝麻同食。

【功效】 润燥止咳。适于便秘、肺燥咳嗽、头晕目眩者食用。

21.胡萝卜粥(《四季养生与防病》)

【原料】 胡萝卜、素油各适量,粳米100克。

【做法】 将胡萝卜洗净,切碎,用素油煸炒,加粳米和水煮粥。

【功效】 润燥、明目。适于皮肤干燥、口唇干裂者食用。

22.菊花粥(《四季养生与防病》)

【原料】 菊花60克,粳米100克。

【做法】 先将菊花洗净,煎汤,再与粳米同煮成粥。

【功效】 散风热、清肝火、明目。对秋季风热型感冒、心烦咽燥、目赤肿痛等有较好的治疗功效。同时对心血管疾病也有较好的防治作用。

23.醋熘藕片(《四季养生与防病》)

【原料】 藕300克,白糖、湿淀粉、醋植物油各15克,花椒15粒,精盐5克,麻油10克,鲜汤适量。

【做法】 将藕洗净切成薄片,用凉水洗一下,控净。炒锅烧热,下花椒稍炸后捞出,再下藕片煸炒几下,烹入醋和鲜汤,加白糖、精盐翻炒,用湿淀粉勾芡,淋上麻油,出锅。

【功效】 健脾开胃。藕片脆嫩,甜酸可口。

24.菊花爆鸡丝(《四季养生与防病》)

【原料】 鸡脯肉300克,菊花30克,火腿丝、豌豆各25克,鸡蛋清2个,湿淀粉40可,鲜汤200克,植物油750克(实耗75克),精盐、味精、黄酒、生姜末各适量。

【做法】 先从菊花中挑出外形整齐的花瓣10克,用开水稍泡一下捞出,留作炒菜时加入,其他20克用水煮法提取浓缩汁20克,。将鸡脯肉去掉白筋,切成薄片,加入鸡蛋清、湿淀粉,调匀。炒锅上火,放油烧至三成热,下鸡丝用筷子划开,连油一同倒出,随将生姜末下锅,下入配料、调料、鲜汤及菊花浓缩汁,汁沸时下入鸡丝及洗净的菊花瓣,翻两个身,盛在盘中即成。

【功效】 镇静祛风,补肝明目。

25.白萝卜煮豆腐(《四季养生与防病》)

【原料】 白萝卜、嫩豆腐个250克,麻油、味精、精盐、淀粉各适量。

【做法】 将豆腐用沸水烫片刻,切成薄片备用。白萝卜洗净切成细丝,沾上淀粉后用温油煸炒,加水至酥烂,放入豆腐片,调味煮沸,勾薄芡,淋上麻油,可加少许青蒜茸或蒜泥即成。

【功效】 顺气化痰,消食利尿,减肥。

26.香菇芋艿(《四季养生与防病》)

【原料】 水法香菇100克,芋艿300克,素鲜汤、麻油、黄酒、精盐、酱油、植物油各适量。

【做法】 将香菇洗净,去蒂,挤干水。芋艿刮去外皮,洗净备用。炒锅放油烧至五成热,下芋艿滑油至熟而不烂时,出锅倒入漏勺沥油。原锅上火,放油烧热,下芋艿、香菇,倒入素鲜汤烧沸,加入酱油、精盐、黄酒、,烧至汤浓时,淋上麻油炒匀,出锅装盘即成。

【功效】 补气益肾,健脾养胃。

27.茄汁茭白(《四季养生与防病》)

【原料】 茭白500克,番茄汁15克,鲜汤100克,植物油250克(实耗25克),精盐、味精、黄酒、白糖、湿淀粉各适量。

【做法】 茭白去皮洗净,用刀面拍松,切成长10厘米,宽、厚各为1厘米的条。炒锅上小火,放油烧至七成热,将茭白下锅炸至外层稍收缩、色浅黄时捞出控油。炒锅留少许油,倒入番茄汁煸炒,炒至发散油亮时,加入茭白、鲜汤、精盐、味精、黄酒、白糖,加盖后改用中小火焖烧至汤较少时,用淀粉勾芡,至卤汁均匀地包裹在原料外层即成。

【功效】 生津止渴,健胃消食。

28.百合二冬膏(《四季养生与防病》)

【原料】 百合、天冬、麦冬各250克。

【做法】 将三味药洗净,加水文火煎煮两小时,过滤取汁,浓缩成膏。每100克清膏加炼蜜50克混匀。每日早晚各用白开水调服15克。

【功效】 具有养阴清肺、润燥止渴之功。主治燥咳痰少、咽喉干燥、口唇干裂等症。

四、秋季的药补保健

(一)高青丸(《中华养生康复宝典》)

【原料】 高良姜、青木香各50克,枣肉适量。

【做法】 高良姜、青木香共研为末,煮枣肉为丸,如桐子大。每日服一次,每次服15~20丸。

【功效】 治脾脏泄泻,心气不和,精神倦怠,不思饮食。

(二)生姜汤(《中华养生康复宝典》)

【原料】 杏仁200克,去皮尖;生姜300克,去皮,细横切之;甘草1.5克;桃仁25克,去皮尖;盐花150克。

【做法】 以上杏仁、桃仁、姜,湿纸同裹煨,沙盆内研极细后,入甘草、盐,再研,洁净容器贮之。汤点服。

【功效】 治膈滞、肺疾、痰嗽。

(三)健脾散(《中华养生康复宝典》)

【原料】 川乌头1.5克,炮去皮脐;厚朴(去皮,姜汁制)、甘草(炙)、干姜(炮)各50克。

【做法】 以上药共研为末。每服5克,水3合,生姜2片,煎至2合,热服,并进2服立止。

【功效】 治诸般腹泻不止及年高久泻。

(四)八味地黄丸(《遵生八笺》)

【原料】 熟地黄八两,薯蓣四两,茯苓二两,牡丹皮二两,泽泻二两,附子(炮)一两,肉桂一两,山茱萸四两。

【做法】 以上药共研为细末,蜜丸如桐子大,每日空心酒下二十丸,或盐汤下,稍觉过热用凉剂一二贴(剂),以和之。

【功效】 治男女虚弱百疾,医所不疗者,久服身轻不老。

(五)补肾茯苓丸(《遵生八笺》)

【原料】 茯苓一两,防风六钱,白术一两,细辛三钱,山药一两,泽泻四钱,附子(炮)五钱,紫菀五钱,独活五钱,芍药一两,丹参五钱,肉桂五钱,干姜三钱,牛膝五钱,山茱萸五钱,黄芪一两,苦参三钱。

【做法】 以上药共为末,蜜丸如如桐子大,先服每7丸,日再服。

【功效】 此方为黄帝补肾茯苓法。主治肾虚冷、五脏内伤、头重足浮、皮肤燥痒、腰脊痛疼、心胃咳逆、口干舌燥、痰涎流溢、恶梦遗精、尿血滴沥、小腹偏急、阴囊湿痒、喘逆上壅、转侧不得、心常惊悸、目视茫茫、饮食无味、日渐羸瘦,医不能治,此方奇效。

(六)顺安温肾丸(《养生金鉴》)

【原料】 熟地10克,山茱萸8克,枸杞子10克,菟丝子10克,肉桂8克,附子10克,巴戟天10克,仙灵脾15克,阳起石8克,鹿角胶8克。

【做法】 水煎服。

【功效】 主治形寒肢冷、腰膝酸软、阳痿不举等肾阳不足病症。

(七)顺安益心健脾丸(《养生金鉴》)

【原料】 党参10克,白术10克,茯苓8克,黄芪30克,桂圆肉8克,酸枣仁8克,木香3克,当归10克,菟丝子10克,补骨脂10克。

【做法】 水煎服。

【功效】 主治阳痿不举、心悸健忘、不思饮食等心脾虚损病症。

(八)顺安疏肝丸(《养生金鉴》)

【原料】 柴胡10克,白芍10克,当归10克,白术9克,茯苓8克,菟丝子8克,甘草5克,香附5克,补骨脂10克,枸杞子10克。

【做法】 水煎服。

【功效】 疏肝解郁。主治阳痿不举、胁肋胀痛的肝郁不舒病症。

(九)顺安祛湿丸(《养生金鉴》)

【原料】 龙胆草10克,黄芩10克,车前子10克,栀子6克,泽泻8克,木通6克,萆薢8克,黄柏6克,苍术30克,薏苡仁60克。

【做法】 水煎服。

【功效】 主治阳痿不举、阴囊潮湿、小便赤涩等湿热下注病症。

五、秋季的起居保健

秋季除了在温度上与夏季有明显的区别外，秋季的湿度与夏季也有区别。秋季是由夏季向冬季过渡的季节，也是冬季风取代夏季风的过渡季节。冬季风干燥寒冷，密度大。夏季风暖热湿润，密度小。每到秋季，冬季风形成暴发南下取代夏季风的过程，是从近地面的大气层开始，这样下层为冷空气控制，上层为副热带所控制，大气层结构稳定，形成秋高气爽的天气。所以，秋季应注意天气变化，重视做好起居保健。

秋季，自然界的阳气由疏泄趋向收敛，人们的起居作息也要相应调整，要合理安排睡眠。应按《黄帝内经》提出的，要"早卧早起，与鸡俱兴"。因为，秋天晚风凉，人由夏时而来，尚不能完全适应，故而早睡既顺应阳气之收，又避免凉气入中。早起，使肺气得以舒展，又防收之太过。立秋，是秋天的开始，炎炎的暑热还仍然存在，虽然时常有凉风，但天气变化无常，即使在同一地区也会出现"一天有四季，十里不同天"的情况。因而穿衣不宜太多，否则会影响机体对气候转冷的适应能力，易受凉感冒。因而，应多备几件厚薄不一的秋装，穿衣要酌情增减。睡觉要护住胸背，因为五脏的俞穴都汇合在背上，如果邪风侵入，容易中风。脑血栓形成之类的疾病在秋季发病率较高，多在长时间睡眠后发病，这是因为脑血管中血流速度较慢，血栓容易形成。有人进行调查认为，秋天适当早起，可减少血栓形成的机会，对预防这类疾病有一定意义。

秋季睡眠应该注意以下几点：①忌睡前进食。这将会增加肠胃负担，易造成消化不良，有害身体，还会影响入睡。②忌睡前饮茶。睡前饮茶会引起兴奋，影响睡眠。③忌睡前情绪激动。睡前情感起伏会引起气血紊乱，导致失眠，还会对身体造成损害。④忌睡前过度娱乐。睡前进行过度娱乐活动，会使人的神经持续兴奋，难以入睡。⑤睡时忌多言。睡下时过多说话易伤肺气，也影响入睡。⑥睡时忌掩面。睡时捂住面部会使人缺氧而导致呼吸困难，对健康极为不利。⑦睡时忌张口。睡觉时闭口是保养元气的最好方法。若睡时张口呼吸，吸入的冷空气和灰尘会伤及肺脏，胃也会因之而着凉。⑧睡时忌吹风。人体在睡眠时对环境变化适应能力降低，易受风邪的侵袭。故在睡眠时要注意保暖，切不可让空调、电扇或自然风直吹。另外，秋季还应注意房事调摄。具体讲，就是秋季性欲不能像春天生发之性的冲动，也不能像夏天阳亢之性的兴奋，而是要有所收敛，房事应有所减少。特别是阴精不足的人，可借助秋冬收藏之性以涵养阴精。

秋季要"秋冻"。所谓"秋冻"，是指虽然到了秋天转凉的时节，但也不必忙于添加衣服，有意识地让机体冻一冻。因为，这一"冻"可以避免因多穿衣服而导致的体热出汗、汗液蒸发、阳气外泄，顺应了秋天阴精内蓄、阳气内收的保健需要。"秋冻"是中医一直强调的一种养生保健方式。古代中医就提出"天人合一"的观点，强调人和大自然和谐同步，生命才能有序。大自然不仅为人类提供了丰富的营养物质，还蕴藏着使人健康长寿的宇宙奥秘。人应该重视对大自然的适应。秋天是人们锻炼御寒能力的最好时机，通过对外界气温突然变化的逐渐适应，进一步提高机体的适应能力，使自身抗病能力不断增强，有效地预防上呼吸道感染、肺炎等各种疾病的发生，即使患病，症状也较轻，恢复也较快。因此，在气温多变的秋季里，应有意识地进行各种耐寒锻炼。例如，坚持用冷水洗脸、洗鼻孔、洗脚，如果能坚持冷水浴则更好。以提高皮肤、鼻腔对温度变化的适应能力，预防感冒、肺炎、气管炎等疾病的发生。同时，加强"秋冻"锻炼，还能提高机体肌肉和关节的活动能力，促进血液循环，提高抗寒能力。所以，"秋冻"既是顺应自然的保健需要，也是预防疾病的良方。

秋季天气多变，因此，衣着应适时增减。秋天虽是由热转寒的季节，但衣着不可顿增，否则不利于身体对气候转冷的适应，所谓"秋冻"就是这个道理。秋季气候的基本特点是干燥，因而人体常常出现皮肤干皱、毛发脱落、口干咽燥、大便秘结等现象。所以，室内应保持一定的温度，应避免过多地出汗，并适当地补充水分，防秋燥。暮秋，气温较低，风寒邪气易伤人，应及时增加衣服,谨避伤寒。

摘自《四季养生与防病》

六、秋季的运动保健

秋季气候渐冷,应当积极地进行耐寒锻炼,增强机体适应气候变化的能力。不同年龄的人,可选择不同点锻炼项目。年轻人可打球,爬山、游泳等,老年人可打太极拳、慢跑、散步、做操、练保健功等。运动量可随天气变冷而适当增加。锻炼时,衣服应穿单薄些,避免大量出汗,以微微出汗为度。还应注意及时补充水分和水溶性维生素,保持粘膜、呼吸道以及皮肤的润泽。宜人的秋季,是开展各种运动锻炼的黄金季节,这里不妨列出几种比较适宜秋天锻炼的运动。(《实用中医大全》)

(一)登高。登高,一般就是指爬山运动。秋天,秋高气爽,景色宜人,登山畅游,既有雅趣,又可健身。作为一种体育锻炼,登高的保健作用是:能使肺活量增加,血液循环增强,脑血流量增加,尿液酸度上升。登山时,随着高度在一定范围内的上升,大气中的氧离子和被称作"空气维生素"的负氧离子越来越多,加之气压降低,能促进人的生理功能发生一系列变化,对哮喘等疾病还可以起到辅助治疗作用,并能降低血糖,增高贫血患者的血红蛋白和红细胞数。另外,朝朝夕夕、月月年年的爬楼梯,也是防止衰老的一种重要的运动方式。但年老体弱和高血压、冠心病等患者,登高速度要缓慢,要量力而行,确保安全。(《四季养生与防病》)

(二)慢跑。慢跑也是一项很理想的秋季运动项目,能增强血液循环,改善心肺功能。还可以改善大脑的血液供应和脑细胞的氧供应,减轻脑动脉硬化。跑步还能有效地刺激代谢,增加能量消耗,有助于减肥健美。能降低胆固醇,减少动脉硬化,有助于延年益寿。科学家还发现,坚持慢跑者得癌症的机会比较少。慢跑的过程,实际上也是在进行"空气浴"。一天中,人们如果有1~2个小时到室外呼吸新鲜空气,其中抽出40分钟左右进行慢跑,不仅会减少污染,体质也会增强,精力也会日益充沛起来。(《四季养生与防病》)

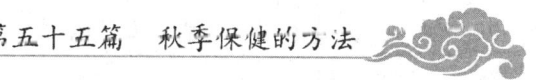

(三)冷水浴。冷水浴锻炼是用5~20℃之间的冷水洗澡,秋季的自然水温正是在这一范围内。冷水浴的保健作用十分明显。一是它可以加强神经的兴奋功能,洗浴后精神爽快,头脑清晰;二是冷水浴可以增强人体对疾病的抵御能力,被称作是"血管体操";三是洗冷水浴有助于消化功能的增强,对慢性胃炎、胃下垂、便秘等病症有一定的辅助治疗作用。冷水浴锻炼必须采取循序渐进的方法:秋天,气温逐渐降低,人体对寒冷和冷水也逐渐适应,以至到了冬季,也不感觉太冷。冷水浴的循序渐进,还包括洗浴部位的"由局部到全身"、水温的"由高到低"以及洗浴时间的"由短渐长"。常见的冷水浴有以下四种:①头面浴,即以冷水洗头洗脸;②脚浴,双足浸于冷水中,水温可从20℃左右开始,逐渐降至5℃左右;③擦浴,即用毛巾浸冷水擦身,时间不宜太长,适可而止;④淋浴,先从35℃左右温水开始,逐渐将到用自来水洗浴。但冷水浴并非每个人都适合,皮肤对冷水敏感的人和患有高血压、冠心病、风湿病以及高热病人等都不可进行冷水浴。(《四季养生与防病》)

(四)秋季保健养生功。秋季保健养生功,即《道藏·玉轴经》所载"秋季吐纳健身法"。具体做法:①清晨洗漱后,于室内闭目静坐,先叩齿36次,再用舌在口中搅动,待口中津液满,漱练几遍,分三次咽下,并意送至丹田,稍停片刻,缓缓做腹式深呼吸。吸气时,舌舔上腭,用鼻吸气,用意送至丹田。再将气慢慢从口中呼出,呼气时要默念"呬"字(呬,音:xi;意:息也),但不要出声,如此反复36次。秋季坚持此功,有保肺健身之功效;②清晨闭目叩齿21次,咽吞津液,用两手搓热后,扶熨眼睛3秒,反复做8次,不仅明目,而且对肝、肺、心都有益处。正如《秋季摄生消息论》曰:"当清晨睡醒,闭目叩齿二十一下,咽津,以两手搓热熨眼数次,多于秋三月行此,极能明目。"

秋季运动要想收到良好的效果,必须注意一下几点:①锻炼前做好准备活动,以防运动拉伤。②运动中应适时增减衣服,以防受凉感冒。③运动量要适度,忌过量运动,尽量减少剧烈运动,应根据自己的具体情况选择适合自己的运动项目。④运动时要注意补充水分,运动后应多吃些滋阴、润肺、补液生津的食物,如梨、苹果、芝麻、蜂蜜、银耳、乳类和新鲜蔬菜,以防出现秋燥等不良反应。

摘自《《四季养生与防病》、《实用中医大全》)

七、秋季的精神保健

秋应于肺,肺主气,在志为忧。悲忧,最容易伤肺。秋季,尤其在深秋,气候干燥,日照减少,气温渐降,草枯叶落,花木凋零,到处是一派肃杀的景象。常易引起凄凉、忧郁、悲愁等伤感情绪。故秋季应如《黄帝内经·素问·四气调神大论》所言:"使志安宁,以缓秋刑。收敛神气,使秋气平。无外其志,使肺气清。此秋气之应,养收之道也。"所以,秋季注意培养乐观情绪,可静想收获的成果。使心情愉快,或以理智的眼光看待自然界的变化,收敛心神,保持内心宁静;也可登高赏景,令人心旷神怡,消除忧郁、惆怅。另外,练养功亦是安神定志的良好方法。(《实用中医大全》)

因此,秋季养肺要做到内心宁静,神志安宁,心情舒畅,切忌悲忧伤感,即使遇到伤感的事,也应主动予以排解,以避肃杀之气,同时还应收敛神气,以适应秋季的容平之气。通俗地说,心平气和是养肺的最好方法,肺是呼吸器官,而情绪的变化表现最为显现的地方就是呼吸。呼吸的急促、不平稳,不仅增加肺的负担,同时也会产生阳气外泄,这与秋收恰恰相反。所以,精神调养主要是使内心的安宁。

宋代养生家陈直说:"秋时凄风惨雨,老人多动伤感,若颜色不乐,便须多方诱说,使役其心神,则忘其秋思。"所谓凄风惨雨,是形容在秋风扫落叶之后,当人们身临草枯叶落、花木凋零的深秋之时,此时霜降已至,自然界的秋风、秋雨常令人出现秋愁。尤其是对于老年人来说,常易在他们心中引起萧条、凄凉、垂暮之感,勾引起忧郁的心绪。我国文学名著《红楼梦》中曹雪芹也有"已觉秋窗愁不尽,那堪秋雨助凄凉"的动人诗句,还有"秋风秋雨愁煞人"等等。为何秋风秋雨愁煞人呢?(《中华养生秘诀》)

医学研究证明,在人的大脑中,有个松果体的腺体,分泌一种"褪黑素"。这种激素能诱人入睡,还可以使人消沉抑郁,而阳光则使褪黑素激素分泌量减少。然而,秋凉以后,常常是阴沉沉的天气,阳光少而且弱,松果体分泌的"褪黑素"相对增多。此外,"褪黑素"还有调节人体内其他激素(甲状腺素、肾上腺素)的作用。这样,使甲状腺素、肾上腺素受到抑制,生理浓度相对降低,而甲状腺素和肾上腺素等又是唤起细胞工作的激素,它们相对减少,就使细胞"瘫痪懒散",人们也因此而情绪低沉,多愁善感了。

由上可知,秋天的"秋风秋雨"易引起人们的情绪低落。那么,怎样预防和克服这种情况呢?一是要让阳光围绕着你,在工作场所,要争取照明充分;二是当情绪不好时,最好的方法是转移一下注意力,去参加体育锻炼,如打太极拳、散步等,或参加适当的体力劳动,用肌肉的紧张去消除精神的紧张,这是因为运动能改善不良情绪,使人精神愉快。有条件的最好去旅游,去游山玩水,因为临水使人开朗,游山使人幽静,泛舟水中,怡然自得,攀山登岩,砺练意志。(《中华养生秘诀》)

根据中医"天人相应"的理论,《黄帝内经》曾明确提出了秋天精神调摄的具体原则,如《黄帝内经·素问·四气调神大论》曰:"使志安宁,以缓秋刑,收敛神气,使秋气平,无外其志,使肺气清,此秋气之应,养收之道也。"就是说,在秋天里,人们一定要保持精神上的安宁,只有这样才能减缓肃杀之气对人体的影响;还要注意不断地收敛神气,以适应秋季的容平特征,并不使神志外驱,以保肺之清肃之气,这就是顺应秋天的季节特点,在精神上养收的方法。如果用一句话来概括秋季精神保健的原则,就是要做到清静养神,而要达到这一点,办法是尽量排除杂念,以达到心境宁静状态。(《中华养生秘诀》)

摘自《中华养生秘诀》、《实用中医大全》)

第五十六篇　冬季防病的重点

一、冬季预防中风

向大脑供应氧气和其他营养物质的血管，在某一部位突然破裂或阻塞而引起的疾病，叫脑血管意外，也称"卒中"，俗称"中风"。要想平安健康地度过寒冷的冬季，最重要的是预防中风。

为什么冬季容易发生中风？因为冬季和其他季节相比，最大的不同就是气温变低。天气的寒冷容易使血管收缩，导致血压偏高。北方地区，室内外温差大，这也是导致脑血管疾病发生的重要因素。冬季室内的空气由于缺乏通风，质量相对比较差，这也会增加脑血管疾病发生的机会。再有，冬季的饮食也有一些变化。比如吃火锅偏咸一些，过咸的饮食会引起血液黏稠度的变化。冬季人的室外活动少，缺少运动也是很重要的因素。

脑血管病发生前都有一些先兆：①面部麻木；②口齿不清、口角流涎；③伴有头晕、头痛；④口角歪斜；⑤上肢沉重；⑥舌头发硬；⑦行走不稳；⑧右手无力，抓东西不稳；⑨行走时身体向右侧偏斜。很多脑血管疾病的前期症状类似于普通感冒或是类似于颈椎病的一侧肢体发麻，特别是年轻患者往往会认为自己没有什么大问题。因此，如果有基础病等诱因，再出现了以上这些不适症状，就应该立即到医院进行详细检查，医生可以对患者的病情做出正确诊断并及时治疗。但是，要注意去医院的途中一定不要自己徒步、开车、骑车或者是坐公交车，最好的方法是让别人开车送患者到医院，或者拨打救护电话"120"。

预防中风的方法：绝对阻止中风是不可能的。正确的措施只能是相对减少中风发生的机会。应该说多数中风都是有原因的，比如高血压、高血脂、高血糖、肥胖等。但是有一些患者的发病和这些原因都没有关系，比如脑血管先天性畸形。脑血管畸形的发作和以上原因没有任何关系，在发作前没有任何症状，发病年龄非常早，十几岁就可能发作。另外还有其他原因引起的，比如心房有血栓脱落，脱落后血栓堵住了脑血管，这样也会产生中风。

发生中风的诱因之一是缺乏运动。预防中风就是要每周保持一定的运动总量，不要求进行局部剧烈运动。比如走路，一周走 10~20 公里就基本上达到了运动要求，超过了并不会增加效果，而低于这个指标就达不到要求。当然，每次运动都应该持续一定的时间（30 分钟以上、60 分钟以内为好）。适宜运动量的标准为运动后呼吸急促些，但不影响正常交谈；第二天早晨起来应该觉得精力充沛，身体整体状况都很好。另外，运动不是要等到身体出了毛病才进行，健康人也应注意运动。

中风的治疗并不是根治性的，不能忽视再次发病的可能。而且复发的危险性比初发的时候还要大，而且是发作一次严重一次。预防复发和预防第一次发作的措施是有共性的。如果知道自己是一名容易发生中风的患者，就应该长期服用阿司匹林，这也是国际医学界公认的。所有的中风患者都会有一些潜在的危险因素，要引起注意。比如生活习惯要有规律、饮食不要太咸、保持心情良好、坚持适当的运动等。冬季相对活动少，要吃得清淡些，不要暴饮暴食，减少心脏负担，还应多饮水。

摘自《养生之道》

二、冬季预防心血管疾病

心血管疾病的发病是常年性的，但冬季更易发病。冬季北方天气寒冷，心血管疾病明显增多。心血管疾病和气候及地理位置有关。我国南方温度变化相对平缓，所以南方发生心血管疾病的比率相对较少。从季节上来看，心血管疾病主要集中在深秋、冬季、春初，夏季相对少些。我国北方进入深秋和冬季以后，冷空气活动逐渐加强，因此心血管疾病主要发生在入冬前后，冬季达到高峰。

(一)冬季预防冠心病发作

冠状动脉粥样硬化性心脏病简称冠心病,是指冠状动脉粥样硬化使血管缺血缺氧而引起的心脏病。冬季寒冷可以引起冠状动脉收缩,导致心肌缺血。由于寒冷机体加速产热,增加心脏和全身对氧的消耗,外周血管收缩,增加回心血量,加重心脏负荷。冠心病患者要随时注意保暖,适应四时气候的变化,防止受凉,晚间起夜要披衣,不要长时间逆风走路等。每年的11月和4月为冠心病的发病高峰期,这两个月多数地区的气压、风速、温差处于极不平衡状态,而变化多端的气候可能导致心脏血管发生痉挛,最终导致冠心病发作。所以,此间冠心病患者应减少体力活动,注意保暖,避免疲劳和情绪激动,尽量少参加社交活动和长途旅行等。《四季养生与防病》

(二)冬季预防急性心肌梗死

冬季天寒地冻,万物收藏,人体气血聚至五脏。寒性收引,血管易收缩,寒性凝滞,从而使冠心病加重。因而,血管阻塞,易诱发心肌梗死。

急性心肌梗死是冠状动脉硬化、痉挛、拴塞、血流中断、心肌缺血缺氧,造成心肌急性坏死的一种心脏病,病情复杂,死亡率高。绝大多数患者有过度劳累、情绪激动、受寒着凉、暴饮暴食等诱因。绝大多数患者在心肌梗死前有先兆表现。早期诊断,及时治疗,对降低病死率有积极意义。冬季心肌梗死的发病率占全年发病率的50%左右,从11月到次年3月为高发期。这与此阶段气候寒冷有关。当气温较低时,人体的交感神经兴奋,全身毛细血管收缩,血液循环出现障碍,直接影响了心脏的血液供应,使心肌缺血缺氧,从而诱发心肌梗死。另外,机体受冷空气刺激后,肾上腺素分泌增加,冠状动脉发生痉挛,也易诱发心肌梗死。《四季养生与防病》

当急性心肌梗死发作后,就会在数小时、数分钟,甚至瞬间停止心跳。这种不可意料的、骤然降临的死亡,医学上称为"猝死"。心脏骤停后几分钟之内抢救是关键。若持续6分钟以上就会产生不可挽回的后果。但是,猝死的患者大多数发生在医院外,往往来不及用电击除颤,除非患者在心电监护病房。而心前区叩击术简便易行,人人都可掌握。刚停跳的心脏应激性高,叩击心前区,通过震动刺激心脏,把机械能转变为电能,起到除颤、调整心律、引发心脏复跳的作用。其方法是:手握成拳,用手掌底部在心前区用中等力量连续快速的叩击3~5次,若无效,立即改用胸外心脏挤压术,同时进行口对口呼吸。可不要轻看着几拳,在心跳停止后的1~2分钟内,"叩击术"往往使患者起死回生,并为以后的救治提供了最有利的条件,赢得了最宝贵的时间。《四季养生与防病》

冬季预防急性心肌梗死方法:首先,要注意防寒保暖,要根据气候变化及时增添衣服,不要让脚部受凉,以免反射性地引起冠状动脉收缩,发生心肌梗死。其次,要加强饮食调理,饮食宜清淡,多样化。要多食新鲜蔬菜、水果及豆制品,少食脂肪、高糖食物,要戒烟,勿饮咖啡和浓茶。平时最好少吃多餐,切忌暴食和饱餐。饮酒过量对易发心肌梗死的人是极为不利的,要忌饮烈性酒。再次,要加强体育锻炼,运动能增加冠状动脉血流量,提高心肌的应急能力和血管弹性,减少血液循环阻力。但运动要适度,运动时间长短和运动量的大小要因人而异。第四,保持心情愉快,勿过喜过悲,不要过于激动,保持稳定乐观的情绪可避免发病或使病情加重。

摘自《四季养生与防病》、《养生之道》

三、冬季预防"老慢支"

不停地咳嗽、气喘、胸闷,无法正常地生活,这就是老年慢性支气管炎,俗称"老慢支"。《养生之道》慢性支气管炎发病最高时段一般出现在每年的11月至次年的1月,这三个月的发病率约占全年的50%。所以说,冬天是"老慢支"最惧怕的季节。《四季养生与防病》为什么"老慢支"容易在冬天发病?有内因和外因两个方面。首先自身就有某些疾病,身体比较弱,或者有不好的习惯,比如吸烟。还有的人是过敏体质,气道对外界的某些物质反应很敏感。冬天的冷空气以及空气污染都会对气道造成损伤,损伤后容易引起气道痉挛,发生咳嗽、气短等现象。其次是冬季相对比较寒冷和干燥。寒冷、干燥以及污染的空气容易引起肺部或其他器官的疾病发作。

同时,冬季也是某些病毒和细菌容易繁殖的季节,加上冬季人的抵抗力低,"老慢支"患者容易被感染,导致感冒、肺炎。所以"老慢支"患者到了冬天会比较难过,要更加小心。(《养生之道》)

现代医学早已阐释清楚寒冷与支气管炎的关系:冷空气使呼吸道局部温度降低,毛细血管收缩,局部血液减少;寒冷又导致黏膜上皮的纤毛活动减慢,使气管排出进入呼吸道的细菌的功能减弱,外界的活寄生于呼吸道中的病毒和细菌就会乘机肆虐,导致支气管炎的发作。所以在寒冷的冬季,慢性支气管炎或肺气肿患者,病情最容易复发。(《四季养生与防病》)

"老慢支"最怕的就是反复犯病。"老慢支"的急性发作会使肺部呼吸和换气功能下降,继续下去就会产生肺气肿,甚至肺原性心脏病,最严重的就是呼吸衰竭,只能靠呼吸机来维持生命。因此反复的发作,每一次都是对肺功能的严重打击,会加速疾病的发展。(《养生之道》)

冬季预防"老慢支"的方法:①"老慢支"患者不要吸烟,当然健康人也不要吸烟,吸烟会损伤支气管黏膜。同时吸烟与许多疾病都有关系,包括心血管疾病、肺气肿、肺癌等。②注射流感疫苗。流感疫苗对于流感、肺炎等的保护率,能够达到80%左右。"老慢支"患者如果有条件最好每年注射一次流感疫苗。因为流感往往是"老慢支"急性发作的诱因。③加强营养。"老慢支"患者往往体质弱,缺乏某些营养素,所以应加强营养。但是饮食应该清淡,营养要均衡。"老慢支"患者冬季宜多吃牛奶、鸡蛋、瘦肉、鱼、豆制品、羊肉、牛肉、狗肉、谷类等。忌食生冷食物。④适量运动。"老慢支"患者冬季进行锻炼和户外活动是必需的,但不是运动量越大越好,运动一定要适度,不要过于劳累。⑤怕冷、头痛、鼻塞、咳嗽、痰吐困难、无汗的可服通宣理肺丸;喘咳的可服麻黄止嗽丸;痰黄稠的可服清肺化痰丸、蛇胆川贝液、橘红丸或羚羊清肺丸。以上症状,轻的可服用上述药品,症状重的要去医院就医。

摘自《养生之道》、《四季养生与防病》

四、冬季预防流行性感冒

流行性感冒,简称流感,一年四季均可发生,但冬春季较为多见,它是由流感病毒引起的一种急性呼吸道传染病,传染源主要是急性期患者。流感是一种常见的急性呼吸道传染病。在不同地区发病的季节也有明显的差异,如北方多发生在元旦左右,而南方多发生在3~5月。无论是激发、暴发或流行,所有年龄组人群都可能发病,但主要高发于儿童和老年人。

流感病毒分为甲、乙、丙三型,每型中又分为许多亚型,甲型流感病毒极易发生变异、变种,一个新的变异或变种毒株的出现,就会引起流感的暴发或流行。流感病毒可以借空气、飞沫迅速传播,常可引起不同规模的流行。临床特征为起病急骤,传播迅速,病程短,局部症状有喷嚏、鼻塞、流涕、咽部干痒作痛、声音嘶哑和咳嗽,一般较轻。全身中毒症状明显,有发热、乏力、头痛、周身酸痛、畏寒等。婴幼儿和老年人在患流行性感冒后可继发肺炎。流感流行期间尚可见到以咳嗽、咳痰、胸痛症状为主或以恶心、呕吐、腹泻为主的流行性感冒。流行性感冒的患者要注意休息,尽量少去公共场所,饮食宜清淡,忌油腻和海腥。

流感患者经适当治疗,一周左右就会痊愈。目前尚无治疗流感的特效药物,因此预防工作尤其重要,要做好个人防护。在流行以前和流行期间采取预防措施,例如加强体育锻炼,多参加室外活动,室内开窗换气,进行空气消毒,尽可能少到公共场所去,注射流感疫苗等。

摘自《四季养生与防病》

五、冬季预防风湿病

风湿类疾病可能表现为单独的肌肉、关节、筋疼痛,但其实不是这样。风湿病是一种全身的免疫系统的疾病,泛指影响骨、关节及其周围软组织,如肌肉、滑囊、肌腱、筋膜等的一组疾病。它包括很多种,如类风湿性关节炎、强直性脊柱炎、干燥综合征、多发性肌炎、皮肌炎、系统型红斑狼疮、骨关节炎、反应性的关节炎、硬皮症等都属于风湿病的范围。

最常见的还是类风湿性关节炎,这种病一般以年轻的女性发病较多,严重的会导致关节畸形,严重影响生理功能,对生活造成很大影响。

这种病的名字看起来像是一种单纯关节受损的疾病，但它对人的损害远不止于关节，它是一种系统性的疾病，还会对人的肺、心脏、肾脏、神经、眼等造成损害。另外比较常见的就是强直性脊柱炎，这是一种累及脊柱的慢性炎症性免疫病，是造成人残疾的重要病因。发病年龄多在16～40岁，男性患病率高于女性。临床表现是腰痛，继而有背痛和背僵直感，最终出现驼背、颈强直畸形。此外，强直性脊柱炎的病人还会出现肾脏等脏器的损伤。《四季养生与防病》

风湿病的诱因：其诱因有多种情况，除了受风寒、淋雨后发病，还有的长期处于阴冷的环境、有过外伤、经常的肠道感染等都是风湿病的诱发因素。当然，受风寒后并不是都会发病，这与每个人的体质、年龄、性别、遗传因素、内分泌、代谢等都有关系。《四季养生与防病》

风湿病的检查：确定风湿病的检查，包括抽血进行的实验室检查如血沉、C反应蛋白，这两个指标是标志风湿病炎症活动性的标志。其它还有类风湿因子、免疫球蛋白等检查。现在的误解是类风湿因子阳性就是类风湿病，阴性就不是，其实不是这样。随着科学的发展，许多早期的抗体就能检查出来，另外还有一些遗传易感基因的检查也是很重要的，对于早期发现疾病都能起到很积极的作用。还有影像学的检查在风湿病的诊断方面也是很重要的，如关节的X线片、CT检查、核磁检查等。《四季养生与防病》

风湿病的治疗：风湿病患者不能病急乱投医，采用"土办法"或听信街头小广告到非正规诊疗机构吃所谓的"祖传秘方"，一定要到正规的大医院的风湿病专科进行诊治。另外，风湿病是一个难治的疾病，目前病因、发病机制还不十分明确，应该坚持一个非常正规的治疗，患者要有信心。

目前提倡的是综合治疗，首先是对病人的教育问题，要让病人认识这个病，配合治疗。其次是药物治疗。西医药物治疗包括抗炎止痛类药物、非甾体类药、改变病情的慢性药、激素类药及生物制剂等。中医药治疗方面主要是扶正祛邪，考虑到病人的个体差异和病人本身在不同治疗阶段的需要不同，最好用汤药，一是可以根据每个人的不同情况开药，二是剩下的药渣子还可以泡泡手、泡泡脚，敷一敷痛的地方，三是要进行运动疗法，这对于病人保持正常的关节位置，防止关节功能的进一步受损都有很好的作用。

风湿病的特点是病程长，反复发作且不易根治。如果处于急性期，可以配合选择对胃肠道和血液系统以及肝肾损害较小的止痛药来缓解疼痛，还要进行中药的辩证治疗。早期风湿性关节炎患者经过积极治疗，部分病例可阻止病情进展，缓解症状。美国风湿病协会提出的类风湿性关节炎临床缓解标准如下：晨僵不超过15分钟；无疲乏感；无关节疼痛；关节无压痛或活动痛；关节或软组织无肿胀；血沉男性小于20mm/h，女性小于30mm/h。上述六项中符合五项以上者，定为临床缓解。

要达到以上临床缓解的标准，关键在于早期确立诊断，早期进行正规治疗，并坚持长期治疗。那种有病乱投医，盼望什么灵丹妙药年在几天内把病治好的想法，不仅治不好病，反而可能贻误治疗时机，造成终身残疾。《四季养生与防病》

冬季尤其要注意预防以下几种风湿病：

（一）预防肩关节风湿病

冬季寒冷，肩关节极易患病。冬季预防肩关节风湿病的方法：①冬天要穿衣袖保暖的长衣，不可只保暖胸背。②注意预防"穿堂风"，因为窗子边的寒风主要吹袭肩部。《杨力四季养生谈》

（二）预防腰关节风湿病

冬季天寒地冻，首先易伤人腰以下，引发腰关节风湿病。冬季预防腰关节风湿病的方法：①腰膝一定要注意保暖防寒。②要穿护膝裤子及带鞋跟的棉拖鞋。③坚持每晚用热水泡脚。《杨力四季养生谈》

（三）预防类风湿性关节炎

冬季寒冷，是类风湿性关节炎的高发期。类风湿性关节炎是一种自身免疫性疾病，主要是关节滑膜发生自我破坏，此病和遗传、环境、病毒及心态有关。其特点是主要侵犯手足小关节，关节部位有类风湿性皮下小结节，关节疼痛，最终导致关节僵硬。防治类风湿性关节炎的方法：①避免关节受寒、受潮。②不要过度疲劳。③避免抑郁、恼怒。④注意加强营养。⑤坚持锻炼身体。⑥在医师指导下服用雷公藤等中药。⑦可服小活络丹或大活络丹。⑧酌服六味地黄丸或金匮肾气丸。根据中医肝主筋、肾主骨的理论，类风湿性关节炎多为肝肾同病，所以还需调理肝肾。
《杨力四季养生谈》

摘自《杨力四季养生谈》、《四季养生与防病》

六、冬季预防各种关节病

冬季天气寒冷，容易诱发各种关节疾病，常见的有以下几种：

（一）冬季预防腰腿痛

冬季寒冷，容易引发腰腿痛。医学上称腰腿痛为坐骨神经痛。人的大脑和神经是负责人体全身活动的。坐骨神经是人体最大最长的神经，从腰部一直分布到两条大腿、小腿和足部。人的下肢活动主要由坐骨神经支配。如果坐骨神经发炎或受到其周围病的压迫，就会引起腰、臀部、大腿、小腿酸痛。当弯腰、行走、咳嗽、打喷嚏或者蹲下大便时，疼痛更厉害，严重时可影响工作和生活。所以，冬季要预防腰腿痛。

中医认为，引起坐骨神经发炎的最主要原因是腰腿部受风、受潮、受寒等，所以此病俗称"老寒腿"。另外，患了风湿、感冒、结核等或者受了外伤，也能引起坐骨神经痛。

此病的防治方法：①适当休息：发病时要躺下休息，最好睡硬板床，腰间垫一个小枕头，以保持腰和尾椎骨的肌肉松弛。②注意保暖：特别是要注意不让腰和尾椎骨的地方受风、受潮、受寒，以防病情加重或复发。另外，咳嗽、打喷嚏时不要用力过大，以免加重疼痛。腰腿痛时，可在腰、腿上拔火罐或者用热沙袋、热水袋作热敷。③服用中药独活寄生汤：桑寄生、防风各18克，茯苓、党参、秦艽、当归各12克，独活、川牛膝、制附子各6克，白芍9克，桂枝3克。水煎服，每天服用一剂。④体疗：为使坐骨神经痛早日痊愈，这里介绍一套"一睡，二坐，三站"的自我体疗康复方法。一睡：仰卧、屈腿，轮流伸直两腿，接着向上轮流举腿。逐步增加举腿的角度，能举到与床面成90°最好。二坐：正坐在床沿或椅边，足跟着地，足尖跷起，两手平放大腿上，随后逐步向前弯腰，两手同时推向足部。在初练时，两手或许只能推到小腿上，练久以后，能抵达足背和足尖。三站：两手叉腰直立，先轮流直腿向前举起，接着尽量分开两腿站立，轮流弯曲左右膝部，使身体呈弓形下蹲，这样另一侧下肢便受到一股伸直的牵拉力作用。这套自我体疗康复方法，应该每天进行2次，可安排在早晚各一次，每次都应一气呵成，每个动作可重复20遍左右。只要持之以恒，经过几个月后，不但坐骨神经痛的症状会治愈，两腿的灵活性也会大有好转。《四季养生与防病》

（二）冬季预防肩周炎

肩关节周围发炎是中老年人极为常见的一种骨关节周围病变。主要症状是肩部疼痛，多见于50岁左右的人，故又名"五十肩"。此病常与冬季感受风寒、外伤等因素有关，一般由肩关节周围的滑液囊、韧带、肌肉、肌腱或神经的病变所引起。因此，冬季要预防肩周炎。

冬季天气寒冷，肩关节周围容易发炎，应注意防寒保暖，在寒冷的阴雨天，尤其要注意肩部的保暖。身体阳气不足的人，容易生寒，即所谓"阳虚生外寒"。阳虚的人又容易受自然界寒邪的侵袭，有这样体质的人应该经常服用一些补气壮阳之品，以驱寒邪，如当归、生姜炖牛肉、附子炖狗肉以及中药辩证治疗。劳动和运动都要适当，注意防止肩关节扭伤。一旦扭伤应及时治疗，以防引发肩周炎。

肩周炎的防治方法：一是推拿按摩。局部推拿是通过在肩部施行一些简便易行的推拿手法，达到改善病患部位血运、促进炎症吸收、解除肌肉痉挛、松解关节粘连、恢复关节功能等效果的调养疗法。包括揉捏肩周、掐、拨病患部位等手法。二是物理疗法。物理疗法是肩周炎的一种辅助疗法。在促进局部血液循环、改善关节营养等方面有很好的作用。尤其在冬季及气候转冷的时候，此疗法对病肩疼痛、僵硬等症状的缓解有明显效果。物理疗法很多，可根据自己的条件选用。如用电热肩（褥）、红外线灯泡烘烤病肩，具有祛风除湿、散寒利节的作用。还可用中药汤汁熏洗病肩，用坎离砂、热敷袋敷病肩等，每日1～2次，若与推拿配合使用，则疗效更好。三是医疗锻炼。医疗锻炼是一种积极主动的调养疗法，又是一种针对疾病性质的体育锻炼，具有明确的医疗目的。①如病肩在右侧，先将患肩自然弯曲置于胸前，另一手臂从胸前经过，将四指并拢搭在患肩上，大拇指放在患肩的压痛点上，在水平位来回地作弹拨法（与肌肉方向垂直），力量由轻到微重，每分钟弹拨60次，每天做3~5回，每回3分钟。②双脚八字形站稳后，将患侧手用力摸到头顶部，若可攀达头顶，则尽量绕过头部直摸到对侧耳朵，每天做5~7次。③面对或侧对墙壁，举臂摸墙，使高度逐渐上升，每天做3~5次。④在房间内装置一个固定滑轮，一条尼龙绳从滑轮回槽中通过，患者双手各握住一个吊环，然后用侧肩用力拉绳，使患臂上攀。拉力时切莫求快、过重，每天做5~7次。（《四季养生与防病》）

(三)冬季预防颈椎、腰椎病

颈椎病、腰椎病是冬季容易发作的一种中老年人常见病。冬季预防颈椎病、腰椎病的方法：①坐姿要正确，尽量让颈椎保持在正常位置。②伏案工作要注意休息。要知道：头每前倾一厘米，颈椎对头部的承受力就要比正常姿势增加若干倍，伏案的持续时间不能过长。③多学小龟伸颈、小狗摇头以锻炼颈椎及腰椎。④多围围巾，避免颈部受寒。（《杨力四季养生谈》）

(四)冬季预防膝关节病

冬天，天气严寒，是膝关节疾病的高发期。中老年人常因膝关节疼痛的困扰，而行走不便，比较痛苦。冬季预防膝关节疾病的方法：一是每晚用热水泡脚。二是属肾阳虚、膝关节遇冷加重，可服金匮肾气丸，或制附片10克，用纱布包好，与猪肉或羊肉用开水同煮，先用武火煮30分钟，再改用文火煮3小时以上，喝汤吃肉，不吃附片（注意：煎煮过程中要加开水，不能加凉水）。三是可服小活络丹或大活络丹。四是局部可贴扶他林药胶布，或伤湿止痛类中药膏贴。五是多吃羊肉、鸡肉、狗肉等温性食物。六是避免受寒，裤子要穿暖，膝部要加厚。七是多做膝关节运动。八是常做穴位按摩。按摩以下穴位：①膝眼（腿伸直时膝盖骨的两侧凹陷处）；②委中（腘窝正中）；③足三里（外膝眼下3寸）；④阳陵泉（外膝眼下1寸）；⑤膝阳关（阳陵泉上3寸）；⑥环跳（股骨大转子最高点与骶骨裂孔的外1/3处）。（《杨力四季养生谈》）

(五)冬季预防老年人骨折

冬天是骨头最脆弱的时期，因为天气寒冷，气血不运。所以，冬季中老年人容易发生骨折。预防的方法：①多晒太阳。冬天中午10点~下午14点阳光最好，在天气晴朗时，可坐在阳光下卷起裤子，让阳光直接照射在膝关节上。②养骨要先健肾。肾虚易致骨脆，肾阴虚的人可吃六味地黄丸，肾阳虚的人可服金匮肾气丸。中老年人要节欲。③多吃含钙的食物，如高钙奶、豆浆、虾、紫菜、骨头汤。④保温防寒，冬天要穿有护膝的长裤。⑤加强膝关节锻炼，尤其是髋、膝、踝关节。⑥出行要穿防滑轻便鞋。（《杨力四季养生谈》）

(六)冬季怎样保护骨关节

冬季，天寒地冻，骨头脆弱，必须重视保护骨关节。主要措施有以下几点：一是要保暖防寒多晒太阳。二是要穿护膝裤和带鞋跟的拖鞋。三是戴围巾、围腰，血压高的还要注意戴帽子。四是多喝高钙奶、骨头汤，或用芡实、土豆、山药炖肉。五是多运动各关节。

家庭"十禽戏"是非常值得推荐的运动各关节的活动方法，既能活动筋骨，又可和谐家庭气氛。具体做法是

1. 小狗摇头：练颈椎；
2. 仙鹤展翅：练胸椎及肩关节；
3. 小鹿奔跑：练髋、膝关节；
4. 花猫扭腰：练腰椎；
5. 猴子探花：练颈椎、眼睛；
6. 老虎扑食：练腰膝关节；
7. 大熊蹲走：练腰膝关节；
8. 青蛙蹦跳：练腰膝关节；
9. 燕子轻飞：练肩、腕关节；
10. 龟蛇伸颈：练颈关节。上述"十禽戏"既可在家中全家一起做，夫妻一起做，或边看电视边做。也可在公园、社区、单位集体练习。（《杨力四季养生谈》）

摘自《杨力四季养生谈》、《四季养生与防病》

七、冬季预防皮肤瘙痒

冬季，是皮肤瘙痒的高发期。因为皮肤瘙痒

和气候有一定关系。冬季寒冷、多风、干燥，空气湿度下降后，皮肤的水分也容易丢失。因此，到了冬季的时候皮肤容易干燥。皮肤一干燥，常会感到奇痒难忍，而且越抓越痒。以瘙痒为症状的皮肤疾病主要包括变应性、神经性、感染性等几类，如神经性皮炎、湿疹、股癣、老年性瘙痒等。（《四季养生与防病》）

痒是神经感的一种，主要由表皮与真皮交界处的感觉器官和浅表层皮肤神经丛所感觉。人的皮肤柔软而富有弹性，它严密地覆盖着全身。冬天气候寒冷，机体为了防止体温的散失，使皮肤血管收缩，汗腺和皮脂腺的分泌随之减少，所以皮肤缺乏水分和油脂，加上冬天风大，气候干燥，皮肤受寒风吹袭，因而变得干燥粗糙。这是引起皮肤发痒的根本原因。冬天由于人们洗澡和换洗衣服次数的减少，皮肤表面污垢增多，也容易引起皮肤发痒。在寒冷的冬季，人们习惯地吃一些辣椒、葱、蒜等刺激性的食物，这样会使人感到暖和一些。另外也有一些人常常通过饮酒来取暖，如果这些刺激性的东西吃得多了，有的人也会导致皮肤阵发性发痒。此外，冬天如穿紧身的毛织品内衣，由于毛织物对皮肤神经末稍的刺激，或由于皮肤对毛织物发生过敏反应，也都可引起皮肤瘙痒。（《四季养生与防病》）

冬季皮肤瘙痒症的发生虽是以天气变冷为前提，但真正的诱因却是热，每当从寒冷的室外进入到暖和的室内，或是躺在热被窝里以及用热水洗脚时，瘙痒就会随之而来。冬季皮肤瘙痒症发作起来，人们会不自觉地进行搔抓，同时注意力也集中在痒的地方。当痒感在一阵搔抓后不缓解时，往往会使人的情绪变得焦躁、激动和不安。这些刺激使得内分泌改变，痒感越加强烈。另一方面，搔抓本身不仅构成对皮肤血管神经的一种刺激，还会使某些区域发生感染或使原有炎症扩散，增加刺激的强度，因此，皮肤就会产生越抓越痒的现象。（《四季养生与防病》）

冬季防止皮肤瘙痒的方法：冬季皮肤发痒，只要找到原因，采取相应的措施，避免用手抓、摩擦和热水烫的方法来止痒，一般是可以防止的。①皮肤瘙痒的治疗可外用0.5%的薄荷脑酚甘油洗剂，2%的樟脑霜或2%的本分软膏，皮肤干燥者可用15%的尿素软膏，出现苔癣时外用皮质类固醇激素软膏。使用这些乳剂和霜剂，具有一定的止痒作用，从而使得瘙痒缓解。有条件的可进行温泉浴，这对止痒祛病大有裨益。②内衣要柔软宽松、宜棉织品，最好不穿人造纤维织物的内衣。③常洗澡、勤换衣常是解决皮肤发痒的一个有效措施。但洗澡时不要用碱性太大的肥皂，因为碱性虽能清除污垢，但能降低皮肤的酸性，减弱皮肤的杀菌能力，给细菌造成适宜的环境。由于冬天的皮肤缺少油脂，不要用过热的水洗澡和擦洗身体。过多地用温度较高的热水洗澡，反而会使皮肤更加干燥而引起瘙痒。因此，冬天洗澡的次数不宜过多，除工作性质需要每天洗澡外，一般以每周一次为宜。④要注意饮食，不要饮酒、吸烟，浓茶和咖啡也不宜多饮。（《四季养生与防病》）

摘自（《四季养生与防病》、《养生之道》）

八、冬季预防冻伤和冻疮

冬季天气寒冷，不少人往往容易发生冻伤或冻疮。冻疮是由于皮肤局部血管痉挛，皮下淤血、水肿造成的。一般多发生在手、脚或耳朵等部位。冬季寒冷刺激可使耳朵、面颊、手脚等部位的皮下浅层血管收缩，造成局部血液循环不良和淤血，从而发生冻疮。冻疮开始时，局部皮肤红肿发痒，接着颜色逐渐变成紫红色或暗红色，较重的就发生水疱溃烂，并有疼痛。引起冻疮的外部因素是气候寒冷而潮湿，但并不一定每个人都会发生冻疮，而与受冻的时间长短及体质强弱有密切关系。冻疮多在儿童、老人、青年妇女和心血管疾病患者身上发生。（《四季养生与防病》）

预防冻疮的方法：一是要注意锻炼身体，增强抵御寒冷的能力。平时若能做到用冷水洗手、洗脸和洗脚，就能增强身体的抗寒能力，不易发生冻疮。二是要注意身体的保暖。冬天在室外锻炼或劳动时，要注意对裸露部分（手、耳、面部等）的保暖，可在皮肤上涂些油脂，以减少皮肤的散热。若是在室外站岗执勤或野外作业，应适当增加手脚的活动，以促进血液的循环。三是穿鞋袜不要太紧，因为过紧会影响局部的血液循环，从而发生冻疮。四是要加强营养，保证冬季身体所需的足够热量。五是易患冻疮的人在冬天来临之际按摩易发生冻疮的部位,可起到预防作用。冬季多活动手脚,经常用热水泡脚,摩擦手足,增加对寒冷的适应能力。若已发生冻疮,可采取以下方法进行治疗:

(一)按摩法

按摩能促进手脚的血液循环,特别是微细血管的血液循环。使血不淤滞,从而加速痊愈。具体方法是:①手按摩:两手合掌反复搓摩,使其发热,然后左手紧握右手手背用力摩擦一下,接着右手紧握左手手背用力摩擦一下,这样反复相互共摩擦15～20次(一左一右为一次)。②脚心按摩:坐床上,屈膝,脚心相对,左手按右脚心,右手按左脚心,两手同时用力,反复按摩15～20次。③腿按摩:坐床上,腿伸直,两手抱紧左大腿,用力向下擦到足踝,然后擦回到大腿根,一下一上为一次,连续擦15～20次,然后右腿同样做15～20次。《养生金鉴》

(二)外敷法

1. 用醋煮热,趁热用湿布敷患处,每日2～3次。

2. 鲜山药适量,蓖麻子仁数粒,一同捣烂外敷患处,干即更换。

3. 取陈皮适量,烤焦研末,用猪油调敷患处。

4. 花生衣适量,炒黄研碎,过筛成粉末,每50克加醋100克,调成糊状,放入樟脑粉1克,用乙醇少许调匀,药糊厚厚地敷于患处,然后用纱布固定,轻症2～3天即愈。

5. 螃蟹一只,烧焦存性,研成细末,加入蜂蜜适量,调匀成糊状,敷于患处,每日换药两次。

6. 尖红椒10克,洗净切细,以白酒50克浸泡10天,去渣过滤,制成辣椒酊,外敷患处。

7. 山楂适量,烧熟去核,捣烂趁热摊在布上,外敷患处,每日一次。

8. 花椒15克,研为细末,大蒜15克去皮捣烂,加入熟猪油70克,混合调匀成糊状,外敷患处,用纱布包扎,每日用药一次。

9. 蜂蜜60克,猪油15克,调匀成膏状,涂敷患处,每日2～3次。

10. 生鸡蛋一个,黄油适量,将鸡蛋打碎与黄油调匀,外敷患处,每日2～3次。

(三)洗患处《四季养生与防病》

1. 生姜15克,辣椒15克,白萝卜30克,煎水洗患处。

2. 用热盐水泡洗患处,每日2～3次。

3. 每晚用花椒适量煎汤,趁热洗患处。

4. 生姜50克捣烂,加入白酒50克浸泡,搅匀后擦洗患处,连洗7天。

5. 大白菜500克,洗净后煎浓汁,睡前洗患处。

6. 萝卜一个,橘皮9克,加水煎汤洗患处。

7. 为防止冻疮冬季复发,在夏季,将大蒜捣烂,晒干后,常搽在易患冻疮处,有预防效果。

(四)用冻疮药

冻疮与烫伤对皮肤的损害,在病理上十分相似。因此,适当用美宝烧伤膏或冻疮膏外涂患处,可起到不错的效果。

摘自《四季养生与防病》、《养生金鉴》

九、冬季预防寒冷性荨麻疹

寒冬季节,有些人在接触冷空气、冷水或进食冷的食物后,会出现一系列症状,其中以皮肤"风疹块"为最主要、也是最明显的症状,又痒又痛,令人痛苦不堪。这种对寒冷过敏的现象,在医学上称为寒冷性荨麻疹。荨麻疹有许多种类型,其中因寒冷刺激而诱发的称为寒冷性荨麻疹,它是荨麻疹的一种特殊类型,可分为先天性和后天性两种。先天性由遗传引起。后天性多在青春期以后发病,许多人常在咽喉炎、腭扁桃体炎、肾盂肾炎、中耳炎等感染或受凉后发病,也可以是某些全身性疾病的一种表现。患后天性荨麻疹的人,受寒冷刺激数分钟内,于颜面、手背和前臂等暴露部位出现水肿和风团,自觉瘙痒。在接触冷物后也可发生水肿和风团。当食冷食时,口腔和咽部也可因冷刺激而发生水肿,甚至肠绞痛。严重时,身体其他部位也可发病。当脱离冷环境之后,经过0.5～1小时,水肿就会自行消失。在所有寒冷性荨麻疹患者中,约1/3有遗传过敏性背景,即其父母或家族中其他人有荨麻疹、湿疹、哮喘、过敏性鼻炎等疾病史。

寒冷性荨麻疹的防治方法:一是要尽量避免

受到寒冷刺激。外出时应注意面部和双手的保暖,并逐渐进行冷适应的锻炼。二是皮肤损害处不要搔抓、摩擦、热水烫、肥皂洗,及滥用不适当的外用药。三是禁食浓茶、酒、海鲜及一切辛辣刺激性食物和容易引起过敏的食物,以免加剧病情的发展。四是如果荨麻疹是由某种疾病引起的,应积极治疗病因。在治疗中应避免使用青霉素、巴比妥类、解热镇痛药及磺胺类药物。五是治疗寒冷性荨麻疹,主要使用抗组胺药物,对获得性冷荨麻疹的效果优于家族性。一般认为,赛庚啶对获得性冷荨麻疹有显著疗效,但有嗜睡副作用,且药物持续作用时间短。目前,有很多新一代无嗜睡副作用的抗组胺药物,如阿司咪唑、特菲那定等,它们对这种慢性荨麻疹都有一定的疗效。其中以阿司咪唑作用持续时间最长,对于整个冬天都易反复发病者,每天服 0.5～1 片阿司咪唑,可以作为一种防治的手段加以选择。

摘自《四季养生与防病》

十、冬季预防背部受寒

背部是人体防寒的屏障。背部受寒易引起心肺受寒,导致心脏的冠状血管痉挛诱发冠心病,还可导致肺气管受寒而发生气管炎、支气管哮喘甚至肺炎等,有的还可引起腹痛、腹泻,受寒重的还可导致肾炎等疾病。

中医认为,背部属阳中之阳,为督脉和足太阳膀胱经循行之处。脊柱为督脉之所在,总督一身之阳经。若不注意背部保暖,风寒之邪极易通过背部侵入,而损伤阳气,甚至从表入里(透过体表入侵体内脏腑)而致病,使旧病复发、病情加重或恶化。

背部的特点决定它不能受寒。身体脊柱由颈椎、胸椎、腰椎、骶椎及尾椎连接形成,由椎管内脊髓发出的脊神经有臂丛神经,控制上肢、头颈肩部感觉及运动功能;胸部的脊神经负责胸前背后的肌肉收缩与皮肤感觉,还联系内脏;通向下肢的有腰骶神经丛,直接关系人体的行、卧、坐、立。这些神经与背部穴道之功能相似,根据热胀冷缩原理,风寒刺激常使颈肩腰背肌肉收缩、痉挛,不但引发肌肉酸痛、关节僵硬、活动不灵,还通过神经反射,出现头部或上下肢的症状。

所以,要想一冬安,背部别受寒,阳气虚弱的人尤其需要注意背部的保暖。一是冬季衣服要穿暖,为保护背部要早加穿棉背心;二是要避寒就暖,冬天尽量多晒太阳,或利用热水袋放在背部取暖,床垫子要加厚加暖,避免背部迎风受寒或背靠冷墙;三是多做背部按摩,双手半握拳,多做擦背、揉背及捶背运动。

摘自《健康指南》

十一、冬季易患的各种疾病

(一)冬季警惕骨质疏松症《四季养生与防病》

寒冷的冬季为行人带来诸多不便,尤其是行动迟缓的老年人很容易发生摔伤和骨折。调查发现,老年人在冬季骨折的发生率比其他季节要高出 24%,最容易发生骨折的部位有椎体股骨胫、挠骨远端、肱骨端处。究其原因,主要是由于人体内维生素 D 的浓度在冬季显得特别低而影响钙磷的正常吸收和骨化作用,使骨的一个单位容积内骨组织总量减少,稍轻的外力作用即可导致骨折。同时,骨质疏松症也是导致老年人摔倒易骨折的直接原因。

我国目前已确诊的"骨质疏松症"的患者高达 5000 万人,其中绝大多数为 50 岁以上的中老年人。老年期的骨质疏松症实际上是人体长期缺钙的一种后果。一般而言,男性 32 岁,女性 28 岁以后骨钙就开始流失,随着年龄的增加,这种流失的速度也随之加快,到 60 岁时已有 50% 的骨钙流失,因而预防骨折,防止骨质疏松,补钙要从中年做起。所以饮食营养与骨质疏松症的发生有很大关系,18 岁以下的儿童及青少年,每日应摄取 1.2 克钙质,成年人则每日应摄取 0.8 克钙质,同时要多摄取维生素 D,帮助身体更容易并且更有效地吸收钙质。

食物中含有丰富维生素 D 的沙丁鱼、鱼甘油等,膳食中的含钙量如由于某些原因不能满足需要,在必要时也可补充钙剂。冬季,特别是北方的一些城市,含钙食物比较缺乏,通过日常的饮食不能补充足量的钙,可以在医师的指导下通过服用钙制剂来补充。补充钙剂时,应注意选择钙含量高并且吸收率高的钙尔奇 D 片,其元素钙含量高,吸收相对也高,并含有维生素 D,是钙补充制剂的上选产品。晒阳光也不失为一种补钙方法。冬季太阳比较温和,适合多在户外晒晒太阳。上午6～9时,阳光以温暖柔和的红外线为主,是一天中晒太阳的黄金时段。上午9～10时,下午4～7时,阳光中紫外线A光束增多,是储备体内维生素D的大好时间;而上午10时～下午4时,对皮肤有害的紫外线B光束和C光束含量最高,应尽可能避免接触。

(二)冬季应注意保护前列腺(《杨力四季养生谈》)

前列腺增生对中老年人危害极大,50岁以上的男子前列腺增生高达30%,75岁以上的高达75%,可见前列腺增生是男性中老年人的主要危害。

晚上尿频是前列腺肥大的主要信号,由于前列腺肥大压迫膀胱部,使尿不畅所致。前列腺肥大的主要特征是:尿急、尿频、排尿无力,尿射程近,尿线变细,排尿不尽,严重者可发生癃闭,即小便突然解不出来。

前列腺肥大的种类及保健方法:①湿热阻滞型。特点:口干、尿黄、尿臭、舌质红、苔黄、脉数、大便不畅。保健方法:少吃辛辣、煎炸香燥的食品。少喝酒,少抽烟。节欲。多吃清热利湿的食品,如青菜、青笋。②肝郁气滞型。特点:心情忧郁、两胁不适、小腹不适、小便淋漓不畅。保健方法:心情舒畅,避免抑郁。多吃茴香、车前草、荠菜。可服逍遥丸。③肺热气壅型。特点:咽干、烦渴、呼吸气粗、大便干、小便点滴不爽、舌苔黄、脉数。保健方法:多饮水。黄芩3克、桑叶3克、麦冬5克、竹叶3克泡水饮。服用清肺抑火片。多吃苦瓜、黄瓜、青菜、萝卜。④肾阴亏型。特点:五心烦热、失眠、咽干、小便不畅、舌质偏红、脉细数。保健方法:多饮水。可服六味地黄丸。多食水果、蔬菜。⑤肾阳虚型。特点:面色白、畏寒、神怠乏力、腰部以下发凉、手足冷、大便稀溏、小便难行、舌质淡、体胖、苔白、脉沉无力。保健方法:吃温性食物如人参3克泡水饮。可服金匮肾气丸。避免受寒。

前列腺肥大者的十大保健方法:一是避免受寒,尤其是避免腰部以下受寒。二是忌憋尿。三是节欲,少房事。四是少烟酒。五是少吃刺激性食物,尤其少吃辛、辣,多吃蔬菜、水果。六是少久坐,适当运动,尤其腰膝运动,多做提肛运动。七是精神愉快,不抑郁、不暴怒。八是裤子宽松,不穿紧身裤,不穿弹性内裤。九是保持大便通畅。十是以下穴位常按摩:①后腰三髎穴(上髎在腰骶部第1骶后,次髎在第2骶后,下髎在第4骶后);②委中(腘窝正中);③三阴交(内踝上3寸);④会阴穴(前后二阴的中点)⑤关元(脐下3寸);⑥中极(脐下4寸);⑦曲骨(小腹处耻骨联合上中点凹陷处)。

(三)冬季易患的三大炎症(《杨力四季养生谈》)

1. 肾炎

冬天易得急性肾炎,因为天寒,寒邪易伤肾(寒气通于肾),所以冬天感冒后如出现低热、尿少、腰痛、眼睑浮肿及下肢浮肿,就应到医院化验尿,如有蛋白尿,诊断基本可以成立。急性肾炎多见于儿童及老年人。

2. 肺炎

冬季,是儿童和老年人肺炎的多发季节。劳累、受寒或感冒后并发,主要特点是高热不退,咳嗽、痰多、吐浓痰、胸部隐痛。发生肺炎症状后,应就医诊治。

老年人预防肺炎需要增强体质,要保证饮食均衡,营养充足,并适当活动锻炼,以增强体质。室内要常通风换气,天气晴朗时,老年人要多到室外呼吸新鲜空气,多晒太阳。要根据气温变化合理增减衣服,宁可穿暖和些也不能受凉。有慢性病的老年人要积极治疗原有的慢性病,对长期卧床的老年病人应经常变换体位,拍背排痰,以免发生坠积性肺炎。吸烟者要坚决戒烟。在感冒流行的季节,老年人要少到人多拥挤的公共场所。对年老体弱、经常容易发生呼吸系统感染的老年人还可通过注射流感疫苗来预防流感,接种肺炎球菌疫苗来预防肺炎的发生。

3. 心肌炎

冬季寒冷,也是心肌炎的多发季节。感冒后如出现高热不退,心悸、憋气、乏力、心前区隐隐作痛,心率过快或过慢,就应怀疑是心肌炎,应及时到医院就诊。否则易导致心脏扩大、急性心衰。

(四)冬季易患的阳虚证(《杨力四季养生谈》)

冬三月,天气寒冷。寒为阴邪,易伤人体阳气,而患各种阳虚病。

1. 慢性肾炎患者,冬天易阳虚水肿

特点是:面白、浮肿腰以下尤甚、腰部以下发凉、怕冷、四肢厥冷、神疲乏力。脉沉无力,苔白质淡。保健方法:避寒、保暖,尤其防腰部以下受寒,少劳累。可服金匮肾气丸。

2. 肠胃不好者,冬天易阳虚腹痛

特点是:怕冷,腹部畏寒,脐部发凉,大便稀溏、苔白脉沉。保健方法:少吃凉、多喝温,预防肚子受寒。可用生姜炖肉,或理中汤(干姜、白术、人参、甘草),有脾阳虚的人,冬天易脾肾阳虚(出现怕冷、腰部以下发凉、头昏乏力,大便稀溏,脉沉而弱,苔白质淡),可服附子理中丸。

3. "慢阻肺"患者,冬天易出现肺寒喘咳

特点是:形寒怕冷,背部尤甚,喘咳日久,自汗畏风,咳声低弱,气短痰多,苔白脉弱。保健方法:背部保暖,避寒就温,多晒太阳,温肺益气。肺阳虚在冬天多出现肺肾阳虚,见肾不纳气,可服金匮肾气丸、人参胡桃汤、制附片10克炖肉(开水炖3小时以上,不吃药渣,切记不可用生附片)。

4. 慢性心脏病患者,冬天易心阳虚

特点是:心悸头晕、气短乏力、畏寒肢冷,苔白质淡、脉细数无力。保健方法:避寒就温,保护心胸部不受寒,衣服要扣好,要穿暖,尤其上衣要暖和,多晒太阳。可服人参3克、肉桂3克泡水饮。

冬天寒冷心阳虚往往为心肾阳虚,出现心悸乏力,腰部以下发凉、怕冷、小便多、手足发凉、脉沉无力,舌质淡、苔白,可服金匮肾气丸。

(五)冬季预防脑梗死(《杨力四季养生谈》)

冬季寒冷,有脑动脉粥样硬化、脑血栓正在形成的人,冬天应注意戴帽、避寒。因外寒引起大脑血管收缩,血液凝固,从而形成脑血管断流,造成局部脑缺血。

主要症状:对侧肢体无力或不能动,或偏瘫、言语不清、视力障碍、吞咽困难。先兆:频发短暂一侧肢体无力,或麻木短暂失明、失语。措施:立即送医院急救(注意保暖以免加重)。

(六)冬季预防气脱(《杨力四季养生谈》)

冬天为气降的时候,所以冬天易患各种脱证、虚证,气虚、气脱,多发生在夜半时分。

加强气虚老年人的护理。老年人感到气不足、气短、乏力、脉弱、血压低或血糖低时,可在晚上九、十点钟服人参汤(3~5克煎汤),或加黄芪10克,若有饥饿感可适当进食。治疗原则是升气固脱。要注意防夜半时分出现脱证。

(七)冬季预防头痛(《杨力四季养生谈》)

冬天多头痛,需要做好头部的防病保健。主要应做到以下几点:

1. 冬天要戴帽子

头在人体的最高处,高处不胜寒,所以冬天首先要防头部受寒,最好的办法是戴帽子。戴帽子的作用,有人比喻好比暖水瓶要盖上盖子一样,否则阳气跑掉了。这个比喻是很形象的,冬天风大寒冷,是应该注意戴帽子,避免受寒。

2. 冬天要避免过度紧张、抑郁和暴怒

因为这些因素易引发血管性头痛,主要原因是,冬天天气冷,头部血管本已收缩,如再加上上述原因就易导致血管痉挛而导致头痛,包括血管性头痛及偏头痛。

3. 冬天睡眠要充足。

4. 可做深呼吸。深而慢的呼吸,一般做二、三十次后,头痛即可缓解。

5. 按摩穴位:①百会(头顶正中处);②太阳穴(额部两侧凹陷处);③神庭(前发际正中直上0.5寸);④印堂(两眉间中点);⑤风府(后发际正中直上1寸);⑥脑户(风府直上1.5寸)。

6. 多梳头或用两手十指上下抓头梳理。

7. 多做头颈运动。

8. 适当服药。属肾虚头痛的冬天可见脑空膝软、腰酸乏力、遗精,可服用六味地黄丸之类药。属血虚头痛的可见心慌、面黄、指甲淡白、脉弱乏力,可用当归炖鸡或服当归、党参、川芎、天麻炖肉吃。属风寒头痛的可服疏风解表止痛之剂。若高血压患者头胀痛,易怒、后脑发硬、脉强有力,当口服降压药,若血压恢复正常,头痛自止。头痛轻度患者可服愈风宁心丸(主药葛根或天麻)。

9.积极治疗鼻窦炎。

(八)冬季预防哮喘（《养生金鉴》）

寒冷的冬季容易发生感冒、上呼吸道感染，更容易诱发哮喘。本病虽根治困难，但只要做好预防，是可以避免发作多发。具体预防办法是：

一是要预防过敏。即要避免接触过敏源，并要严禁吃刺激性强和过冷过热的食物，如烟、酒、茶、葱、蒜、辣椒以及过甜或过咸的食物。

二是应防寒保暖。因为冬季天气多变，温差大，最容易引起感冒、上呼吸道感染而诱发哮喘。美国科学家进行的试验表明，人体寒冷中自身调节体温的能力有赖于每日从饮食中所摄取的铁的多少。因此，要加强人体抗寒能力，可多吃一些含铁丰富的食物和蔬菜，如瘦肉、鱼、家禽肉、豆类、叶类蔬菜等。吃肉时最好同时饮用橘汁，以增强人体对铁的吸收。

三是要注意锻炼。要用冷水洗脸或擦身以增强抗寒力，长期练气功，对预防哮喘发作和减轻发作后症状有很好的效果。

四是在哮喘症缓解期，用扶正固本法治疗，有防止复发的作用。一般以补肾纳气，健脾化痰为主，如用蛤蚧定喘丸等。

(九)冬季预防多痰（《杨力四季养生谈》）

冬季，由于寒冷空气的刺激，慢性气管炎就开始发作，痰也明显增多。

1.肺寒生痰

冬天因为肺受寒而生痰的人，多乏力、怕冷，尤其后背冷、痰多、舌淡苔白、脉弱，就应温肺化痰。首先要加穿背心，让肺部保暖，避免再受寒，然后多喝羊肉汤，或猪肉炖萝卜，萝卜能顺气化痰，羊肉温肺，这样温肺化痰的效果会很好。此外，还可吃一点橘红丸、川贝枇杷膏等，也可用沙参、人参炖肉，以养益肺气。此外，杏仁、百合、银耳、藕也应多吃一些。

若痰稠难吐，可服麦冬5克，桔梗5克，陈皮3克，甘草3克泡水喝，或服川贝枇杷露。

2.脾虚生痰

有的人脾胃不好，消化功能弱，冬天受寒后更易致脾虚生痰。表现是痰多、腹胀、大便稀、四肢不温、甚至浮肿、脉弱无力。可吃人参炖鸡加点陈皮，以健脾化痰。还可服人参健脾丸、香砂养胃丸等，脾气健运了痰即可减少。平时应多吃薏苡仁、白扁豆熬粥。也可吃橘红丸之类帮助咳痰。

3.肾虚生痰

冬天寒冷肾阳易受伤害，而致肾阳虚加重，致慢性气管炎缠绵难愈，特点是痰多而清稀，形寒怕冷，手足发凉，腹背尤甚，小便清长，夜尿多，大便稀，面色白舌质淡苔白滑，脉沉无力。

解决的办法是温肾化痰，可服金匮肾气丸、川贝枇杷膏。食疗可用制附片(3~5克)炖猪肉，先用武火30分钟后改文火炖3小时，食肉不吃附片。平时多服核桃，也可以芡实、山药、薏苡仁熬粥或炖肉。

(十)冬季预防痛风（《杨力四季养生谈》）

冬季寒冷，容易引发痛风。痛风是嘌呤代谢障碍，引起血中尿酸增多，导致关节损伤的疾病。其发病多与遗传因素有关。肥胖病、高血压、糖尿病及动脉粥样硬化的人也常并发痛风。

痛风的临床特点：主要发生在第一跖趾关节肿胀、疼痛。

有痛风倾向的人要避免受寒，少吃含嘌呤类高的食物，如动物内脏、沙丁鱼等，多饮水，少烟酒。

(十一)冬季预防痔疮（《杨力四季养生谈》）

痔疮是肛门部位的血管曲张形成的痔核。痔疮分为内痔、外痔和混合痔（以痔核在肛门内外而分）。痔疮与遗传、久坐、便秘、情志内伤、饮食不当有关。痔疮比较普遍，俗话说"十人九痔"。痔疮可终身带病，中老年时加重，冬天发病明显。

预防痔疮的方法：

①避免久站、久坐、久蹲。要多增加运动，尤其是腹以下的运动，早晚可作提肛运动（早晚各作收腹提肛30次）。

②保持大便通畅。尤其不要久忍大便，大便时忌过度用力。多吃富含纤维素的食品，如油菜、芹菜、白菜，尤其应多吃萝卜，各色萝卜均可通大便。多吃麻仁、核桃仁、黑芝麻，从而可保护

肛门血管。

③少吃辛辣、烟酒等刺激性食品。

④保持心情愉快,避免肝郁。

⑤每晚用温水坐浴肛门,并用毛巾轻轻按摩肛门的肛周。每次大便后要清洗肛门并作按摩。

⑥按摩相关穴位:三阴交(内踝上3寸);曲骨(小腹处耻骨联合上中点凹陷处);中脘(肚脐上4寸);会阴(前后阴的中点);长强(尾骨尖下0.5寸,于尾骨端与肛门中点取穴)。

⑦不穿紧身内衣、紧内裤。以免影响腹部、盆腔及肛门的血液循环而产生痔疮。

⑧腹以下避免受寒。因寒能使血管收缩使痔疮加重。

⑨要少感冒,少伤肺气,多做深呼吸。

⑩保养肛门,首先要健脾。肛门为脾胃的一部分,因此要注意保养肛门。属脾虚中气不足的人,如大便常溏泻,易使痔疮加重,就要吃些健脾的药如补中益气丸、人参健脾丸等。肛门为肾所主,所以保养肛门的人要益肾。有肾虚的人(乏力、小便清长、夜尿多、腰酸、头晕、舌质淡、脉沉无力)可服六味地黄丸,阳虚的人(怕冷、腰部以下发凉、乏力、舌淡、夜尿多、脉沉无力)可服金匮肾气丸。还要节欲保精,尤忌酒后醉饱行房。

摘自(《杨力四季养生谈》、《四季养生与防病》、《养生金鉴》)

十二、冬季保健歌诀

冬季保健歌(《健康指南》)

冬季严寒万物藏,注意膳食重营养。

前胸后背要保暖,谨防寒气脚下凉。

老年寒冬宜进补,抓住时机理应当。

起居作息顺天时,衣食住行保健康。

第五十七篇 冬季保健的方法

一、冬季保健的原则

冬季三个月,是从立冬开始,经过小雪、大雪、冬至、小寒、大寒,直到立春的前一天为止。冬季天寒地冻,是一年中最冷的时期,阴气盛极,阳气潜伏,万物生机闭藏,人体的新陈代谢也处于相对缓慢的水平,养精蓄锐,以适应开春的生机。因此,冬季必须注意各方面的调摄,敛阳护阴,维持阴阳平衡,以保证身体健康。

《黄帝内经·素问·四气调神大论》:"冬三月,此为闭藏,水冰地坼。无扰乎阳,早卧晚起,必待日光,使志若伏若匿,若有私意,若已有得,祛寒就温,无泄皮肤,使气亟夺,此冬气之应,养藏之道也。逆之则伤肾,春为痿厥,奉生者少。"就是说,冬天三个月,万物生机潜伏闭藏,水结冰,地胀裂。人体则阴气在外,阳气内藏,要早睡晚起,等待太阳出来,以就其温,勿受严寒,保持温暖,勿使皮肤开泄出汗而致阳气外泄,这就是适应冬季摄养"藏气"之道理。逆之而行则将会使肾气受损,到了春天就可能发生痿厥之病,使机体适应春天"生气"的能力减弱。

《遵生八笺·冬季摄生消息论》曰:"冬三月,天地闭藏,水冰地坼,无扰乎阳,早卧晚起,必待日光。去寒就温,勿泄及肤,逆之肾伤,春为痿厥,奉生者少。斯时伏阳在内,有疾宜吐,心膈多热,所忌发汗,恐泄阳气故也。宜服酒浸补药,或山药酒一二杯,一迎阳气。寝卧之时,稍宜虚歇,宜寒极则加棉衣,以渐加厚,不得一顿便多。惟无寒即已,不得频用大火烘灸,尤甚损人。手足应心,不可以火灸手,引火入心,使人烦躁。不可就火烘灸食物。冷药不治热极,热药不治冷极,水就湿,火就燥耳。饮食之味,宜减咸增苦,以养心气。冬月肾水味咸,恐水克火,心受病耳,故宜养心。宜居处密室,温暖衣衾,调其饮食,适其寒温。不可冒触寒风,老人尤甚,恐寒邪感冒,多为嗽逆、麻痹、昏眩等疾。冬月阳气在内,阴气在外,老人多有上热下冷之患,不宜多沐浴。阳气内蕴之时,若加汤火所逼,必出大汗。高年骨肉疏薄,易于感动,多生外疾,不可早出,以犯霜威。早起服醇酒一杯以御寒,晚服消痰凉膈之药以平和心气,不令热气上涌。切忌房事。不可多食灸煿、肉面、馄饨之类。"

《千金方》曰：冬三月宜服药酒一二杯，立春则止。终身常尔，百病不生。《纂要》云：冬三月，六气十八候皆正养脏之令，人当闭精塞神，以厚敛藏。

《遵生八笺》谓：冬季乾坤气闭，万物伏藏，当节嗜欲，止声色，以待阳气之定。因人之元气有限，而欲念无穷，况值冬令，有限之元阳、精气，既需抵御严寒之用，更有不足之患，故切忌房事。宜心神恬，"惜精如金，惜身如宝"，固护阳气，以为春夏之用。如"冰和初晴，朝阳闪烁"之时，泛舟远游，或"扣舷长歌，把酒豪举"，或踏雪赏梅，或以雪烹茶，与人论学，赏玩字画，以御寒意侵袭，丰富冬季生活，有益身心健康。

总之，冬季是养生保健的大好季节。在冬季进补对身体大有裨益，关键是要懂得冬季保健的原则。冬天的保健之道，就是养阴之道。冬天草木凋零，冰冻虫伏，万物闭藏，人的阳气也潜藏于内。因此，冬季保健的基本原则也当讲"藏"。由于人体阳气闭藏后，人体新陈代谢相应就较低，因而要依靠生命的原动力——"肾元"来发挥作用，以保证生命活动适应自然界的变化。冬季时节，肾脏机能正常，则可调节机体，适应严冬的变化。否则就会使新陈代谢失调而产生疾病。因此，冬季养生保健很重要的一点是"养肾防寒"，冬季保健要静心养神，避寒保暖，敛阳补阴；以养肾、养藏、养阴为总的原则。

摘自（《遵生八笺》）

二、冬季如何进补

冬季人体精气收藏，食补容易吸收，并可使营养物质最大限度地贮存体内，滋养五脏。尤其是中老年亚健康者，脏腑衰弱、肾精不足更为明显，冬季更应适当进补。但人体虚弱有气虚、血虚、阴虚、阳虚的不同，进补亦有补气、补血、补阴、补阳之别。具体到每个人，最好征询中医师的意见，对自己的体质特性有个了解，以便选用适当的补品。

进补分为食补和药补两大类。对于一般体质不虚，无明显疾病，仅想增强体质的人来说，应以食补为主。而因病需要药补的人，则必须在医生的指导下进补，切忌自行服用各类滋补药。冬季进补的基本原则是：虚则补之，有病药补，无病食补。

（一）气虚进补

气虚是指人的机体活动能量不足，脏腑功能水平低。主要表现是：精神萎靡，行走无力，面色苍白，气短喘息，动则气喘，声音低微，胃纳不振，时有腹胀，大便稀溏，脏器下垂，容易疲乏，四肢倦怠，舌淡苔薄，脉细无力。气虚体质的人，食补宜选用一些补气、养血的食物，如小米、糯米、黄豆、扁豆、牛肉、鸡肉、鸽肉、鲫鱼、黄鳝、鹌鹑、鸡蛋、桂圆、红枣、百合、山药、莲子、栗子、海参、花生等。这些食物具有补益脾胃、益气强身的作用，适用于气虚者冬季进补。药补可选用人参、黄芪、党参、炒白术等，中成药可选用人参健脾丸、四君子汤、补中益气丸等。

（二）血虚进补

血虚是指人体血液亏损。主要表现是：面色无华，唇甲蛋白，头晕目眩，心悸失眠，疲乏无力，形体瘦弱；或手足麻木，关节屈伸不利；或两目干涩，视物昏朦，舌呈淡色，脉细弱。血虚体质者食补可选用一些养血食物，如猪肉、牛肉、羊肉、牛奶、野鸭、鳝鱼、带鱼、海参、桂圆、枸杞、葡萄、红枣、花生、猪肝、猪心、猪血、牛羊肝、骨头汤、胡萝卜、菠菜、葡萄干、豆制品等。这些食物具有补益气血、调节心肝之效。补血药可选用当归、阿胶、熟地等，中成药可选用养血安神丸、天王补心丹。

（三）阴虚进补

阴虚是指人体精血津液的损耗，这种虚症老年人较为多见。主要表现是：形体消瘦，唇赤颧红，皮肤干燥，精神亢奋，心烦易怒，手脚心热，大便干燥，小便发黄，舌红苔少，脉细数。阴虚体质者食补可选用一些滋阴润燥的食物，如小麦、黑豆、扁豆、绿豆、海参、甲鱼、龟、牡蛎、鸭、鹅、兔肉、猪肝、鸡蛋、豆腐、芝麻、红薯、梨、银耳、百合、蜂蜜、甘蔗、莲藕、菠菜等。这类食物有滋阴润肺，补脾益气之效。药补可选用补阴药，如生地黄、熟地黄、龟板等，中成药可选用大补阴丸、龟龄集、六味地黄丸等。

（四）阳虚进补

阳虚与肾阳不足有密切关系。主要表现为

全身功能衰退。常见的症状是：畏寒怕冷,手脚冰凉,腰膝酸痛,阳痿早泄,白带清稀,夜尿增多,脉沉而弱,舌呈白色等。阳虚体质者食补可选用一些温补壮阳的食物,如小米、糯米、豇豆、花生、狗肉、羊肉、牛肉、鸽肉、雀肉、鹿肉、虾、鳗鱼、泥鳅、核桃、红枣、薏苡仁、松籽、芝麻、韭菜籽、葵花籽、韭菜、苹果等温热性食品。如当归生姜羊肉汤,对阳气虚的老年人来说尤为适宜。这类食物有补肾填髓,壮阳强身之效。药补可选用人参、鹿茸、肉桂。中成药可选用金匮肾气丸、右归丸等。

冬季进补虽好,但需要注意以下几个问题：

1. 冬季进补时,最好先调理好胃肠吸收功能。可先用芡实炖牛肉或芡实、红枣、花生仁加红糖炖服；也可炖羊肉,如生姜羊肉大枣汤等,都有滋补的效力。蔬菜可以增加维生素、矿物质等营养,还可以清除肉食中对身体不利的自由基成分,因此,不要忽视蔬菜水果的补充。在进补时,最好不食生冷、油腻的食物,以免妨碍脾胃消化功能。

2. 冬季进补,要防止"无虚滥补"。中医主张"虚者补之",无虚证就不必服用补养药物。倘无虚而滥补,则会扰乱人体脏腑生理功能。

3. 要防止"虚不受补",切忌不要盲目滥用不对症的补品。凡体弱气虚者进补不当,不但病痛不减,还会出现一系列的不良反应。如阴虚火旺者,在服用补气补阳类药物(人参、黄芪、鹿茸之类)后,可致生理功能亢盛,出现高血压、口干、烦躁、兴奋、失眠、便秘、流鼻血等症状。脾胃虚弱者,若过食海参、元鱼、梨等厚腻寒凉食品,可导致腹胀胃满、嗳气、腹泻、食少纳呆。所以,一定要针对自己的体质属性选用相对应的补养食物和药物,才能收到良好效果。

4. 进补并非多多益善。可以从三个方面来判断进补是否合适：一是睡眠情况,如果进补后很兴奋,睡不着觉,就是补过了；二是口腔内长疮、咽喉上火疼痛、口内有异味,也是补过了；三是看大便,大便干结或溏泄均是补过的征象。进补时应先从小量开始,根据自己的感觉适量递增,以精力充沛、食欲正常、浑身舒服、不躁不虚为宜。

5. 在进补时,如遇感冒、发热、腹泻等,应暂时停止服用。

摘自《健康指南》

三、冬季的饮食保健

冬季饮食的基本原则应保阴潜阳,所以,食一些鳖、龟、藕、木耳、胡蒜是有益的。饭菜的味道可浓厚一些,有一定量的脂类。根据中医的理论,冬为肾主令之时,肾主咸味,心主苦味,《四时调摄笺》说："冬月肾水味咸,恐水克火,故宜养心。"所以,饮食之味宜减咸增苦,以养心气。冬季宜热食,忌粘硬、生冷之物,以免伤脾肾之阳,造成中气下陷,下利清谷等病证。古代养生家还提倡冬季晨起宜服热粥,食粥以羊肉粥为好,有助于温补阳气。《实用中医大全》

冬季饮食保健应该以"藏热量"为主。因此,冬季宜多食羊肉、狗肉、鹅肉、鸭肉、萝卜、核桃、栗子、白薯等。同时,还要遵循"少食咸,多食苦"的原则。冬季为肾经旺盛之时,而肾主咸,心主苦,当咸味多了,就会使本来就偏亢盛的肾水更亢盛,从而使心阳的力量减弱(五行水克火)。所以,应多食些苦味的食物,有助心阳。冬季饮食忌黏硬、生冷食物,因为此类食物属"阴",易使脾胃之阳气受损。《养生金鉴》

冬季进补最为得力。谚语说："三九补一冬,来年无病痛"、"冬季进补,开春打虎"。身体虚弱、有亏损的人,趁冬季及时进补,可为来年打好基础。进补的方法有两种,一种是食补,俗话说："药补不如食补"。元代忽思慧在《饮膳正要》中说："冬气寒,宜食黍以热性治其寒。"所以冬令进补要以温补为主。

(一) 冬季的饮食补法

1. 冬季进补宜吃狗肉。狗肉是冬天的滋补佳品。唐代医学家孟诜说："狗肉补五劳七伤,益阳事,补血脉,厚肠胃,实下焦,填精髓"。清代医学家张璐认为："犬肉,下元虚人,食之最宜"。中国药科大学叶橘泉教授也曾指出："老年体弱,腰痛足冷,腊取狗肉煮食。狗肉有安五脏、暖腰膝、益气力、温肾助阳、补中益气的功效。"所以狗肉是冬补的首选食品。

2. 冬季进补宜吃羊肉。羊肉性温味甘,有助元阳、补精血、益虚劳、暖中补虚、开胃健力之功效,也是冬季上好的滋补强壮食品。汉代医圣张仲景,曾创制了"当归生姜羊肉汤",是流传至今的温补气血名方。所以,冬天应多吃羊肉。(《四季养生》)

3.冬季进补宜吃牛肉。牛肉含大量蛋白质、氨基酸,而脂肪和胆固醇含量较少,有补中益气、滋补脾胃、强筋健骨的作用,中老年人体质较弱者,应该在冬季多吃些牛肉。尤其是脾虚久泻甚至脱肛、面浮足肿、脉象虚弱之人,更应该多吃牛肉。古代有"霞天膏"一方,即用黄牛肉熬制成汁,此方专治脾虚久泻。(《四季养生》)

4.冬季进补宜吃泥鳅。泥鳅性平,味甘,具有补中益气、滋阴清热、补肾壮阳、祛风利湿的功效,可用于消渴勃起功能障碍、肝炎、痔疮、盗汗、水肿、癣疮等症。现代医学研究表明,泥鳅中蛋白质含量较高,并含有一种二十碳戊烯酸,能抗血管硬化。临床观察发现,泥鳅尤其适宜肝病、胆囊疾病、糖尿病、泌尿系统疾病患者食用。(《四季养生与防病》)

5.冬季进补宜吃鹌鹑。鹌鹑肉是典型的高蛋白、低脂肪、低胆固醇食物,尤其适合中老年人和高血压、肥胖症患者食用,故用鹌鹑肉制成的美味菜肴既能增添生活情趣,又能防病健身。中医认为,鹌鹑肉性平,味甘,具有补五脏,益中气,利湿热等功效,可用于肝肾阴虚引起的慢性腰腿疼痛、消化不良、食欲缺乏、泻痢等症。(《四季养生与防病》)

6.冬季进补宜吃蜂蜜。蜂蜜具有补中益气、润燥止痛、缓急解毒、安五脏、和百药等功效。冬季食用蜂蜜可以营养心肌,保护肝脏,润肺止咳,滑肠通便,降血压,防止血管硬化,经常食蜂蜜可促进人体组织的新陈代谢,增进食欲,改善血液循环,恢复体力,消除疲劳,增强记忆。但湿热积滞、胸痞不舒、脾虚便溏和糖尿病者均不宜食用。(《四季养生与防病》)

7.冬季进补宜吃大枣。红枣和黑枣都是强壮滋补的食品,具有养血益气、补脾健胃、生津止渴、强壮体力等功效。入冬后,用大枣配合莲子、银耳、山药等煮烂食用,是极好的调养补益食品。(《四季养生》)

8.冬季进补宜吃莲子。中医认为,莲子既能滋补,又能固涩,有滋养、安神、益气、补虚等功用,也是冬令进补佳品。对中老年人心悸、失眠、体虚、遗精、多尿、腹泻、妇女白带过多有极好的疗效。(《四季养生》)

9.冬季进补宜吃黑木耳。黑木耳性平,味甘,具有补气益智、滋养强壮、补血活血、滋阴润燥、养胃润肠等功效。黑木耳素有"素中之荤"的美名,其质嫩味美,营养价值很高,是一种滋补品。黑木耳适宜于高血压、崩中漏下、痔疮出血、血痢、贫血、牙痛、失眠、慢性胃炎、慢性支气管炎、多尿、白细胞减少、便秘、腭扁桃体炎等病症患者的辅助食疗。黑木耳中的多糖有一定的抗癌作用,可用于肿瘤病人的辅助食疗。黑木耳中的一类核酸物质可显著降低血中胆固醇的含量。黑木耳中的胶质可将残留人体消化系统内的灰尘杂质等吸附集中出来,排出体外,从而可以清胃涤肠。经常食用黑木耳还可抑制血小板凝集,对冠心病和脑、心血管病患者颇有益。(《四季养生与防病》)

10.冬季进补宜吃白木耳。白木耳因其晶莹透白,色白如银,形似耳朵也叫银耳。白木耳性平,味甘淡,无毒,具有润肺生津、滋阴养胃、益气和血、补肾益精、强心健脑等功效。白木耳适宜于体虚气弱、肺热咳嗽、久咳喉痒、咳痰带血、妇女月经不调、大便秘结、大便下血、食欲缺乏、高血压、肿瘤等病症患者作辅助食疗。现代医学研究表明,白木耳中的多糖具有抗癌作用,对小鼠肿瘤 S-180 有较强的抑制作用,其作用机制不同于细胞毒类药物的直接杀伤癌细胞,而是通过提高机体免疫功能而间接抑制肿瘤的生长。银耳多糖还具有抗炎、抗放射线、抗衰老的作用。白木耳中含有丰富的胶质,对皮肤角质层有良好的滋养作用。白木耳中含的磷脂有健脑安神的作用。白木耳中所含的膳食纤维和胶质则有利于中老年人润肠通便。(《四季养生与防病》)

11.冬季进补宜吃香菇。香菇享有"食用菌皇后"的美称。香菇不仅味美,而且营养丰富。香菇含有 30 多种酶和 18 种氨基酸,如人体必须的 8 种氨基酸中,香菇就含有 7 种。因此,香菇可作为人体酶和补充氨基酸的首选食品。香菇性味甘平，无毒，具有益气补虚、健脾胃、托出豆疹等功效。香菇适宜于年老体弱、久病体虚、食欲不振、气短乏力、吐泻、小便频数、豆疹不出、高血压、动脉硬化、糖尿病、佝偻病、高血脂症、便秘、贫血、肿瘤等病症患者的用作辅助食疗。现代医学研究表明，香菇中含有干扰素诱生剂，可用诱导体内干扰素的产生，具有防治流感的作用。香菇中还含有一种核酸类物质，可抑制血清和肝脏中的胆固醇增加，有阻止血管硬化和降低血压的作用。对于胆固醇过高而引起动脉硬化、高血压以及急慢性肾炎、尿蛋白症、糖尿病等患者，香菇无疑是食疗的佳品。香菇中含有麦角固醇，经人体吸收后可转化为维生素D，因而可以治疗佝偻病和贫血。香菇中含有抗癌物质香菇多糖，可抑制肿瘤和增加机体免疫功能。香菇中还含有葡萄糖苷酶，能提高机体抑制肿瘤的能力，间接杀死癌细胞。阻止癌细胞扩散，故癌症手术后，如能每天持续食用10g干品香菇，可防癌细胞转移。用香菇煮粥常食，对治疗消化道癌症、肺癌、宫颈癌、白血病有辅助作用。研究人员发现，健康人食用香菇，未见提高免疫功能，但在患癌免疫功能受抑制时，食用香菇能使免疫功能增强。《四季养生与防病》

12.冬季进补宜吃萝卜。中医认为，冬天阳气向里向内，处于收藏状态，机体容易出现"阳气在里，胃中烦热"的情况，易生痰热，出现咳嗽、哮喘、胃部不适、头晕、胸闷、心悸等症状。而萝卜具有清热化痰的功效，所以萝卜历来被视为冬季防病的良药。萝卜生吃具有止渴、清内热作用，熟食可消食健脾。古代医家对萝卜的药效有很多总结，如《食疗本草》说它"利五脏，轻身，令人白净肌细"；《本草纲目》则盛赞它为"蔬中之最有利益者"。

萝卜的营养和药用价值都相当可观。萝卜中的胡萝卜素含量比四季豆高9倍，比番茄高8.8倍，比青菜高2.2倍。萝卜中的维生素C含量比梨、苹果高8～10倍，粗纤维含量也很丰富，能刺激胃肠蠕动，不利于油脂的吸收，具有很强的降血脂功效。萝卜中的钙、钾、镁等矿物质可调节心脏功能，纠正心律紊乱；糖化酶和芥子油成分，对人体消化功能大有裨益。萝卜的丰富营养和药用价值使它赢得了"小人参"的美称。

但是，吃萝卜应注意以下几点：①慢性胃病属于寒症的人不宜食萝卜，否则会加重胃痛、腹泻等症状。②有单纯性甲状腺肿的人不宜吃萝卜，因为萝卜含有硫代葡萄糖甙，在碘摄入不足的时候可能诱发甲状腺肿。③气血虚的人不宜多吃萝卜，每次只能吃100～150克。④萝卜不能与桔子、梨、苹果、葡萄等含有大量植物色素的水果同食，因为吃萝卜后体内会产生抗甲状腺的物质硫氰酸，如果同时上述水果，可能诱发或导致甲状腺肿瘤。⑤萝卜与木耳同食容易患皮炎。⑥萝卜不能与补药同食。萝卜具有破气的作用。⑦不能与胡萝卜一起煮。因为胡萝卜中含有一种维生素C的分解酶，会破坏萝卜中的维生素C。

13.冬季进补宜吃核桃。核桃不但营养价值很高，还是天然的保健药物。核桃仁是中成药的重要辅料，有补肾固精、润肺止咳、化痰定喘、顺气补血等功能。对肾虚、尿频、咳嗽等症有很好的疗效。吃些核桃仁，还可缓解疲劳和压力。核桃被誉为冬季养生保健的三宝之一，所以，冬季保健要多吃核桃。

14.冬季进补宜吃栗子。栗子味甘，性温，有补肾壮腰、健脾和胃、活血止血的功能。适用于肾虚、腰膝酸软无力、筋骨疼痛、尿血、便血等症。唐代孙思邈称栗子为"肾之果也"。明代李时珍称栗子有驱寒、止泻之功。冬季多吃栗子可补益气血，强壮身体。

15.冬季进补宜吃榛子。榛子性平，味甘。有调中、开胃、滋养气血、明目的作用。适用于食欲不振、乏力、形体消瘦、病后体虚、视物不清等症。由于榛子含有人体不能自身合成的不饱和脂肪酸，可促进胆固醇的代谢，软化血管，从而防治高血压、动脉硬化等心脑血管疾病。所以，冬季多吃榛子有健脾益胃，强身健体的功效。

16.冬季进补宜吃鲫鱼。冬季是吃鲫鱼的最佳季节，在冬季，鲫鱼肉肥籽多味美，民谚也有"冬鲫夏鲤"之说。鲫鱼可开胃健脾、利水消肿、滋养通乳、清热解毒，对治疗脾胃虚弱、食少乏力、肾炎水肿、肝病腹水、产后缺乳、痢疾、便血等症有直接或辅助疗效。烹食鲫鱼,方法较多,以红烧鲫鱼与鲫鱼豆腐汤尤佳。但鲫鱼不可同鸡、羊、狗、鹿肉同食,食之易生热,阳盛之体和素有内热者食之则不宜,易生热而生疮疡。还不宜于麦冬、沙参同用,不宜于芥菜同食。

此外,鲫鱼下锅前,刮鳞抠鳃、去内脏,却很少有去掉其咽喉齿(鱼鳃后咽喉部的牙齿)的,这样做出的鲫鱼,尤其是清炖、红烧时,其汤汁味道就欠佳,且有的泥腥味较重。故鲫鱼下锅前最好是去掉其咽喉齿。

17.冬季进补宜吃葵花子。冬季防止肌肤冻伤,除注意局部保暖外,还可以吃点葵花子。除寒冷外,缺乏维生素及营养不良等,也是发生冻伤的常见诱因。因此,冬季可适量增加高蛋白、高维生素的食物,尤其是注意补充维生素E含量较高的食物,如葵花子、核桃和芝麻。

维生素E是出色的抗氧化剂,有助于维持神经、肌肉组织和毛细血管的正常功能,这样原本淤滞的血液循环可以恢复顺畅,同时葵花子中热量也较高,可以抵挡寒冷的气候。

葵花子的香味刺激舌头上的味蕾,促使唾液腺等消化器官工作,使含有多种消化酶的唾液、胃液等分泌相对旺盛,因此,饭后磕瓜子能够使整个消化系统活跃起来,利于葵花子中维生素E、蛋白质的吸收。一般说来,在饭后磕50克左右的葵花籽就可以了。

18.冬季保健熬姜汤。冬季喝姜汤是民间普遍使用的驱寒、防治感冒的办法。其实姜汤的妙用远不止于此。入冬后,高血压病人因为身体不适,血压容易升高,在血压升高时,可以在热姜水里把双脚泡上15分钟左右,可有助于血液循环,利于血压控制。热姜汤泡脚不仅驱寒、促进血液循环,还对脚臭的人大有帮助:在泡脚时加点盐和醋,泡完后擦干,再抹点爽身粉,臭味便可消除。

热姜水加一点食盐当茶饮,每天喝上2~3次,经常服用有助于化解咽喉肿痛。有神经衰弱的人,每天早、晚空腹喝上一碗热姜汤,并且坚持饮用,可收到补气、提神、改善睡眠之功效。口腔溃疡的人,如果坚持用热姜汤每天嗽口2~3次,长期坚持有助于溃疡面的收敛。需要注意的是,生姜表皮中有较多的营养成分,在熬姜汤时,应该少去皮或不去皮,避免养分的流失。

19.冬季要补维生素D。冬天光照减弱,人们户外活动减少,皮肤暴露也很少,在上述因素的共同作用下,可能会导致维生素D缺乏。维生素D对维持骨骼健康有着不可或缺的作用。一方面,维生素D促进人体对钙的吸收,如果没有维生素D,钙是不能被有效吸收的。另一方面,维生素D还可以直接作用于骨骼,促进骨的健康代谢。此外,维生素D还有调节神经肌肉功能和增强免疫的作用。

人获取维生素D主要有两种渠道,一是外源性,包括摄取蘑菇、鱼肝油等食物;二是内源性,人的皮肤中含有维生素D前体,经日光照射后变为维生素D。因此,对于正常饮食人群来说,每天平均30分钟的露天光照,就能生成适量的维生素D储备。如果摄入不足、转化不够、使用较多,均可导致机体对维生素D的需求大于供应,这就需要额外补充维生素D了。

(二)冬季的保健食谱

1.金针菇冬笋(《四季养生与防病》)

【原料】 金针菇250克,冬笋100克,黄瓜50克,生姜丝、精盐、味精、葱花、花椒油各适量。

【做法】 将金针菇去根后洗净,切成3厘米长条,冬笋去皮、洗净,黄瓜洗净,均切成长条,将金针菇条、黄瓜条、冬笋条分别入沸水锅中烫熟捞出,挤去水,共入盘内,放葱花、生姜丝、精盐、味精,浇上炸好的花椒油拌匀即成。

【功效】 清淡爽口,降脂减肥。

2.枸杞爆鸡丁(《四季养生与防病》)

【原料】 鸡脯肉150克,枸杞子10克,水发玉兰片、荸荠各30克,鸡蛋清1个,淀粉25克,牛奶40克,葱花9克,生姜末5克,精盐、蒜茸各3克,味精1克,鸡油15克,植物油500克(实耗约50克)。

【做法】 将枸杞子洗净放锅中蒸30分钟,鸡脯肉切成1.5厘米见方丁。玉兰片切成长2厘米,宽1厘米的长方片。荸荠切1厘米见方丁。淀粉用水泡上。取一个碗放入葱花、蒜茸、精盐、味精、牛奶、湿淀粉,配成芡汁。另取一个碗放入鸡丁、鸡蛋清、湿淀粉拌好。炒锅上旺火,放油烧至五成热,将拌好的鸡丁放入,接着放入玉兰片、荸荠丁,过油后倒入漏勺内,滤去油。炒锅上火,倒入鸡丁及蒸熟的枸杞子等,随后倒入配好的芡汁,翻炒几下,淋上鸡油即成。

【功效】 色艳味美,补益肝肾,益精养血,温中补气。

3. 韭黄炒猪腰(《四季养生与防病》)

【原料】 韭黄100克,猪腰子、鸡蛋各1个,湿淀粉、蒜、葱、生姜、精盐、味精、黄酒、米醋、胡椒粉、鲜汤、植物油各适量。

【做法】 将猪腰子剖开,去除白色肾盂部分,洗净切成剔花刀,再泡在水里使血水浸泡出来,除去臭味,捞出控干,放入碗中,加入鸡蛋、湿淀粉和酱油少许,用手抓匀。炒锅上旺火,放油烧热后将猪腰子下锅用手勺划开,待其卷成猥形时捞出。另将精盐、味精、黄酒、米醋、胡椒粉、鲜汤调成汁。余油倒出。随即将韭黄下锅,放入调好的调味汁,用手勺炒几下,放要花,翻几下即成。

【功效】 鲜香爽口,补肾强腰。

4. 双冬烩菜心(《四季养生与防病》)

【原料】 冬笋400克,水发香菇50克,青菜心12棵,精盐3克,味精1克,湿淀粉15克,索鲜汤250克,植物油750克(实耗约100克)。

【做法】 冬笋去壳,切去老根,削皮洗净切成斜刀片,香菇去蒂,洗净,斜切成片。青菜心摘洗干净,在菜头处顺长用十字花刀一劈四瓣。炒锅上旺火,加油烧热,分别将冬笋片、香菇片、菜心下锅过一下油,随即捞出沥油。将锅内油倒出,加鲜汤烧沸,再放入冬笋片、香菇片、加植物油50克,烧数分钟后再放入青菜心,加精盐、味精略烧片刻,用湿淀粉勾芡,起锅装入盘中即成。起锅装盘时可将冬笋、菜心、香菇分别排入盘中。也可用菜心垫盘底将菜头朝外,菜叶向盘中心,再将冬笋、香菇放在盘中心。

【功效】 色泽素雅,鲜而不腻,利膈健胃,减肥健美。

5. 萝卜排骨羹(《四季养生与防病》)

【原料】 猪小排300克,白萝卜250克,醋、酱油各15克,精盐4克,味精2克,淀粉30克,白糖、蒜茸割10克,胡椒粉3克,鲜汤300克,香菜5克,植物油30克。

【做法】 将排骨洗净斩成小块,用醋、糖、酱油、精盐、味精、淀粉腌渍,白萝卜切滚刀块,待用。植物油放微波炉深盘中,上高功率2分钟,放入蒜茸爆香,然后倒入腌好的排骨,用高功率3分钟,取出后加入鲜汤、白萝卜块用高功率10分钟至沸。取出加入胡椒粉,并用淀粉勾芡,再用高功率1分钟,取出后撒上香菜即成。

【功效】 香气诱人,咸甜酸辣,骨酥汤鲜,补阴益精,消食顺气。

6. 牛乳粥(《四季养生》)

【原料】 粳米100克,鲜鲜牛奶500克。

【做法】 先将粳米煮粥,粥将熟时,加入牛奶,将粥煮熟,作为早餐。

【功效】 此粥有补虚损、润五脏之功效。

7. 鸡汁粥(《四季养生》)

【原料】 母鸡一只(500克左右),粳米100克。

【做法】 将鸡去毛、开膛、洗净、去油,浓煎成鸡汤,把鸡汤分次同粳米煮粥。先用旺火煮沸,再用微火煮到粘稠状,直至成粥。

【功效】 有滋养五脏、补益气血之功效,适用于年老体弱、气血两亏引起的衰弱病症。

8. 鲫鱼粥(《四季养生》)

【原料】 鲫鱼1~2尾,糯米100~150克。

【做法】 将鲫鱼收拾干净,装入纱布袋内,加水适量先熬汤,再放入糯米同煮成粥。

【功效】 此粥有通阳利水、益胃利肠之功效,尤其适宜病后体弱、食欲不佳者食用。

9. 甜浆粥(《四季养生》)

【原料】 鲜豆浆适量,粳米100~150克,冰糖少许。

【做法】 将豆浆与粳米同煮成粥,粥熟后加冰糖少许,再煮沸即可。早晚温热服食。

【功效】 有健脾养胃、润肺补虚之功效,适用于体弱消瘦、血管硬化、久咳、便秘等症。

10. 板栗粥（《四季养生》）

【原料】 板栗 15 个，糯米 100 克。

【做法】 板栗去壳，与糯米同煮成粥。

【功效】 此粥具有补肾健脾、强身壮骨、养胃平肝、活血化瘀之功效。

11. 桂圆粥（《四季养生》）

【原料】 桂圆肉 30 克，粳米 100 克。

【做法】 桂圆肉与粳米同煮成粥。

【功效】 此粥具有大补气血、安神养心的作用，补而不腻，易于消化吸收，是冬令滋补佳品。

12. 莲肉粥（《四季养生》）

【原料】 莲子粉 15 克，红糖 10 克，糯米 50 克。

【做法】 将莲子粉、糯米与红糖同入锅，加水 500 克，熬煮成粥。每日早晚空腹温服。

【功效】 具有补脾止泻、益肾固精、养心安神的功效。适用于冠心病、高血压、脾虚泄泻、肾虚不固、心悸、虚烦、失眠等症。

13. 百合莲子羹（《四季养生》）

【原料】 百合、莲子各 15 克。

【做法】 将百合、莲子一同入锅，加水 500 克，熬煮成汤羹。每日早晚空腹温服。

【功效】 清甜爽口，清凉润肺，补心安神。

14. 神仙粥（《四季养生》）

【原料】 糯米 50 克，葱头 7 个，生姜 7 片，醋 50 克。

【做法】 将葱头洗净切丝，与糯米、姜片一同入锅，加水 500 克，熬煮成粥，粥熟后加入醋，再煮沸即可。早晚温热服食。

【功效】 此粥可治疗伤风感冒。有"神仙粥"歌曰：一把糯米煮成汤，七个葱头七片姜；熬熟兑入半杯醋，伤风感冒保安康。

15. 黑芝麻粳米粥（《养生金鉴》）

【原料】 黑芝麻 25 克，粳米 50 克。

【做法】 黑芝麻炒熟研末备用，粳米洗净与黑芝麻入锅同煮，旺火烧煮沸后，改用小火煮至成粥即可。

【功效】 补益肝肾，滋养五脏。适用于中老年体质虚弱者选用，并有预防早衰之功效。

16. 丝瓜西红柿粥（《养生金鉴》）

【原料】 丝瓜 500 克，西红柿 3 个，粳米 100 克，葱姜末、盐、味精各适量。

【做法】 丝瓜洗净去皮切小片，西红柿洗净切小块备用。粳米淘净放入锅内，加水适量煮沸，改文火煮至八成熟，放入丝瓜、葱姜末、盐煮至粥熟，放西红柿、味精稍炖即成。

【功效】 清热，化痰止咳，生津除烦。

17. 桂圆红枣粥（《养生金鉴》）

【原料】 桂圆肉 15 克，红枣 10 克，粳米 60 克。

【做法】 将桂圆肉、红枣、粳米分别淘洗干净，同入锅内，加水适量煮粥。早晚服用。

【功效】 养心益智，通神明，安五脏，其效甚大。

18. 当归生姜羊肉汤（《金匮要略》）

【原料】 当归 20 克，生姜 30 克，羊肉 500 克，料酒、盐各适量。

【做法】 羊肉洗净、切碎，生姜洗净切片，将当归、生姜、羊肉一同放入砂锅中，加水 1000 克，加入料酒、盐，大火烧开，文火慢炖 2 个小时即可。

【功效】 有温中补血、祛寒强身的作用。适用于神疲乏力、面色苍白、畏寒怕冷的阳气虚弱的人群。

19. 虫草蒸老鸭（《养生金鉴》）

【原料】 冬虫夏草 5 枚，老雄鸭 1 只，黄酒、生姜、葱白、食盐各适量。

【做法】 老鸭去毛、内脏、洗净，放入水中煮开至水中起沫捞出，将鸭头顺颈劈开，放入冬虫夏草，用线扎好，放入大钵中，加黄酒、生姜、葱白、食盐、清水适量，再将大钵放入锅中，隔水蒸约 2 小时鸭熟即可。

【功效】 补虚益精，滋阴助阳。

20. 玫瑰烤羊心（《养生金鉴》）

【原料】 羊心 1 个，藏红花 6 克，鲜玫瑰花 50 克或无糖玫瑰酱 15 克，食盐适量。

【做法】 羊心洗净，切片备用。鲜玫瑰花捣烂取汁，放入小砂锅内，加水适量，与藏红花同煮，煮沸后，改文火继续煮 15 分钟浓缩取汁备用。羊心穿成串，蘸上玫瑰、红花汁，在火上反复翻烤至羊心熟透即可食用。

【功效】 对心血不足、惊悸不宁、郁闷不舒者有补心解郁之功效。但孕妇不宜食用。

21. 芝麻兔(《养生金鉴》)

【原料】 兔子一只,黑芝麻50克,姜、葱、花椒、盐、味精、香油各适量。

【做法】 将兔子去皮、开膛去内脏洗净,开水煮沸5分钟捞出待用。黑芝麻炒熟待用。锅内放清水烧开后,把姜、葱、花椒、盐放入,再将兔子放入同煮至六成熟捞出,汁不用,锅内重新倒入卤汁烧沸,下入兔子卤熟捞出切块放入盘中,加味精、香油,撒上黑芝麻即可。

【功效】 本品对病后体弱,阴虚便秘,肺热咳嗽有较好的效果。

22. 枸杞肉丝(《养生金鉴》)

【原料】 枸杞子20克,瘦猪肉100克,青笋20克,油、盐、砂糖、味精、绍酒、麻油、干淀粉、酱油各适量。

【做法】 枸杞子洗净待用。瘦猪肉、青笋洗净切丝,拌入少量淀粉。炒锅烧热用油滑锅,再加入适量的油,将肉丝、笋丝同时下锅,翻炒,烹入绍酒,加入砂糖、酱油、食盐、味精搅匀,放入枸杞子翻炒至熟,淋上麻油即可起锅。

【功效】 滋阴补血,滋肝补肾。对于体虚乏力、贫血、神衰、性功能低下、糖尿病患者均有强身益寿之效。

23. 火腿烧海参(《养生金鉴》)

【原料】 水法海参200克,火腿50克,素油、黄酒、湿淀粉、白糖、生姜、葱白、酱油、食盐各适量。

【做法】 海参洗净,切成条块,放入沸水中略烫后捞出备用。火腿切片备用。炒锅烧热放油之后,入葱姜略炒,再放入海参、火腿翻炒至六、七成熟,倒入黄酒、白糖、清水,小火煨烤,烧至汤汁浓稠时,湿淀粉勾芡即成。

【功效】 补血益精,养血充髓。适宜于精血亏虚,产后虚羸,阳痿遗精,虚弱劳怯,久病体虚,衰老瘦弱者。

24. 木耳冬瓜三鲜汤(《养生金鉴》)

【原料】 冬瓜150克,水发木耳150克,海米15克,鸡蛋1个,食盐、水淀粉、味精、麻油各适量。

【做法】 冬瓜去皮洗净切片。木耳、海米洗净备用。鸡蛋打匀摊成蛋皮切片备用。锅内加鲜汤上火烧开,下海米、木耳煮沸5分钟,再将冬瓜放入,开锅后撒入食盐、淀粉,起锅前倒入蛋皮,淋上麻油即成。

【功效】 生津除烦,清胃涤肠,滋补强身。

25. 白萝卜炖羊肉(《养生金鉴》)

【原料】 白萝卜500克,羊肉250克,姜、料酒、食盐各适量。

【做法】 白萝卜、羊肉洗净切块备用。锅内放入适量清水将羊肉入锅,开锅后五、六分钟捞出羊肉,水倒掉,重新换水烧开后放入羊肉、姜、料酒、盐,炖至六成熟,将白萝卜入锅至熟。

【功效】 益气补虚,温中暖下。对腰膝酸软,困倦乏力,肾虚阳痿,脾胃虚寒者更为适宜。

26. 山药羊肉汤(《四季养生》)

【原料】 羊肉500克,山药150克,姜、葱、胡椒、绍酒、食盐各适量。

【做法】 羊肉洗净切块,入沸水锅内,焯去血水;姜、葱洗净用刀拍碎备用;山药去皮洗净切段与羊肉同放锅中,加水适量,将其他配料一同放入锅中,大火煮沸后改用文火炖至熟烂即可。

【功效】 补脾胃,益肺肾。

27. 强肾狗肉汤(《养生金鉴》)

【原料】 狗肉500克,菟丝子7克,附片3克,姜、葱、盐、味精、绍酒各适量。

【做法】 狗肉洗净切块,入沸水锅内焯透,捞出待用;姜切片,葱切段备用。将锅置火上,狗肉、姜入锅煸炒,烹入绍酒炝锅,然后一起倒入砂锅内,同时菟丝子、附片用纱布包好放入砂锅内,加清汤、盐、味精、葱大火煮沸,文火炖2小时左右,待狗肉熟烂,去掉纱布包,即可食用。

【功效】 暖脾胃,温肾阳。

饮食禁忌:狗肉忌与绿豆、杏仁、菱角同食。

28. 核桃仁饼(《养生金鉴》)

【原料】 核桃仁50克,面粉250克,白糖少许。

【做法】 将核桃仁碾成核桃粉,把核桃粉放入面粉中,加入白糖和好后放入电饼铛,盖上盖烙3分钟即可。

【功效】 有补肾御寒、润肠通便的作用。适用于肾虚腰酸、腿软、畏寒怕冷、大便干结等肺肾两虚的人群。

29.野山菌乌鸡汤(《四季养生》)

【原料】 黑木耳10克,干香菇20克,鲜白蘑菇50克,荸荠50克,胡萝卜150克,乌鸡半只约250克,精盐少许。

【做法】 黑木耳和干香菇分别发好洗净,鲜白蘑菇洗净,胡萝卜洗净切块,荸荠削皮对剖;乌鸡切块。鸡块、黑木耳、香菇、胡萝卜一同放入砂锅,加水煮沸后,文火炖1小时;加鲜白蘑菇、荸荠大火煮沸,改中火煨20分钟,调入精盐即可。

【功效】 益气养阴,化瘀通络,利于心脏。

30.参茸猪心汤(《四季养生》)

【原料】 猪心一个,人参片、鹿茸片各适量,精盐适量。

【做法】 猪心余烫,切薄片,将人参片、鹿茸片放入砂锅中,加水适量,以大火煮沸,改小火熬高汤,熬20分钟。将猪心片加入,改中火,汤沸腾熄火,加盐调味即可。

【功效】 强心补肾,增进性激素分泌,加速骨折愈合。

31.姜枣汤(《四季养生》)

【原料】 大枣10枚,生姜5片。

【做法】 将大枣、生姜同放锅中,加水适量,煎茶饮,每晚一次。

【功效】 有增强人体抗寒能力,减少感冒的作用。

32.治咳嗽方(1)(《四季养生》)

【原料】 松子仁、核桃仁各30克,蜂蜜15克。

【做法】 将松子仁、核桃仁一起捣成膏,加蜂蜜蒸熟。每次服6克,用米汤送下,每日3次。

【功效】 主要治疗肺燥咳嗽。

33.治咳嗽方(2)(《四季养生》)

【原料】 梨1个,荔枝适量。

【做法】 梨洗净去心切碎,荔枝去壳带核,将两者一同蒸熟后趁热吃下,每日1次。

【功效】 适用于风寒咳嗽患者。

34.治咳嗽方(3)(《四季养生》)

【原料】 茶叶、萝卜各适量。

【做法】 将茶叶用开水冲泡,再将萝卜洗净切片,煮烂,加食盐调味,倒入茶水即可食用。每日2次。

【功效】 治疗气管炎咳嗽及多痰患者。

35.治咳嗽方(4)(《四季养生》)

【原料】 鲜梨500克,贝母末6克,白糖30克。

【做法】 将梨洗净去皮剖开,去核,把贝母末及白糖填入,合起放碗内入锅蒸熟。早晚分食。

【功效】 清热化痰,散结解表,用于治疗咳嗽或肺痈症、胸痛、寒战、咳嗽、发热、口干、咽燥、痰黄腥臭或脓血痰等。

36.治咳嗽方(5)(《四季养生》)

【原料】 萝卜1个,白胡椒5粒,生姜3片,陈皮1片。

【做法】 萝卜洗净切片,与白胡椒、生姜片、陈皮片一同入锅,加水适量,共煎30分钟,每日饮汤2次。

【功效】 此方治咳嗽痰多。

37.治咳嗽方(6)(《四季养生》)

【原料】 大白梨1个,蜂蜜50克。

【做法】 把白梨洗净去核,将蜂蜜填入,蒸熟;每日早晚各吃1个,连吃数日。

【功效】 生津润燥,止咳化痰,治阴虚肺燥之久咳咽干、手足心热等。

38.蜜饯柚肉(《四季养生》)

【原料】 鲜柚肉500克,蜂蜜250克,白酒适量。

【做法】 将柚去核,切块,放在干净容器中,倒入白酒,封严浸闷一夜,再倒入锅中,煮至液体浓稠时,加入蜂蜜,拌匀即成,待冷,装瓶备用。每日早晚各吃20克。

【功效】 此方有润肺、止咳、化痰等作用,治咳嗽痰盛或老年咳喘等。

39.蒸梨(《四季养生》)

【原料】 梨1个,川贝母3克,百部6克,陈皮6克。

【做法】 将梨洗净去核,将川贝母、百部、陈皮洗净后放入梨心中上锅蒸熟,每日食用一个。

【功效】 生津润燥,清热化痰,对支气管炎的咳嗽、有痰不易咳出有较好的疗效。

(三)冬季进补五谨防《健康指南》

冬季进补,要讲究寒与热、酸与碱、干与稀、荤与素的平衡,冬季养生保健的核心就是"平衡",做到了平衡,那就是最佳的营养。因此,在冬季进补时,要注意"五个谨防":

1. 谨防肥胖。冬季寒冷,人们运动不足,如果摄食过多的大鱼大肉,摄入热量与消耗的热量不能对等的话,就容易导致"肥胖",尤以中心型肥胖(腰围大于臀围)为多。肥胖乃百病之源,衍生出高血压、糖尿病、高血脂、脂肪肝等病症。

2. 谨防痛风。冬季人们都喜欢围着热乎乎的火锅或烤炉吃涮火锅、烤肉等,不经意间会摄入很多的如肥牛、羊肉片、肚丝、百叶、腰花、海鲜、芦笋、蘑菇等含脂肪和嘌呤较多的食物,有人还喜欢喝这些火锅汤(含嘌呤很高),再加上喝点啤酒、白酒,日久天长,必会导致机体发生"嘌呤代谢障碍"而引起痛风的发作。

3. 谨防钙质流失。适量的蛋白质有助于钙质的吸收,但是过量的蛋白质却可造成钙质的大量流失,引起缺钙的一系列症状(如高血压、痛经、结肠癌、失眠、脾气暴躁、蛀牙、生长迟缓等),又是形成骨质疏松症的元凶。如果不注意荤素搭配的话,会造成体内酸碱失衡,很容易引起钙的大量流失,导致缺钙,得不偿失。

4. 谨防毒素蓄积。大吃"肥甘厚味"的食品,势必使得体内蛋白质、脂肪摄入过多、过量堆积,天长日久会造成体内氨、氮、酮等有毒、有害物质大量蓄积,会出现精神萎靡、乏力倦怠、头昏脑胀、记忆力减退等症状。

5. 谨防"代谢综合症"。如果借着冬季进补,大吃山珍海味、大鱼大肉等酸性食物,超过了机体本身的耐受程度,就可以使血液发生酸性偏移,导致血液性酸中毒,最终形成"酸性体质",很容易患上"代谢综合症"(如高血压、高脂血症、痛风、脂肪肝、胰岛素抵抗或糖尿病、肥胖等)。

四、冬季的药补保健

冬季药补保健的重点是:固先天之本,护后天之气。所谓"先天之本",即肾为先天之本,生命之根。肾气充盛,机体代谢能力强,人的衰老速度缓慢;所谓"后天之气",指脾胃为后天之气,又是气血生化之源,机体生命活动所需的营养都靠脾胃供给。所以,冬季药补保健应以固护脾、肾为重点。药补应遵循以下几点:①多补少泻;②药宜平和,药量宜小;③注重脾肾,兼顾五脏;④分类论补,调整阴阳;⑤掌握时令,遵循规律;⑥多以丸散膏丹,少用水煎汤剂;⑦药食并举,因势利导。如此用药,方能补偏救弊,防病延年。《养生金鉴》

(一)药物保健的原则《养生金鉴》

1. 辩证进补。就是要气虚补气,血虚补血,阴虚补阴,阳虚补阳,不能进补不对症和盲目进补、胡乱进补。

(1)气虚者的补法:所谓气虚,即气不够用,主要表现为动则气喘,体倦,懒言,常自汗出,面色发白,舌淡白,脉弱无力。气虚者可选用下列补药:

①人参。性温,味甘微苦,可大补元气,是补气之要药。《本经》曰:人参可"明目开心益智,久服轻身延年。"研究证明,人参具有抗衰老作用。用人参煎汤服用,具有益气固脱之功效。年老体弱者服人参汤可强身健体。人参切成薄片饮用,可补益身体,防御疾病,增强机体抗病能力。

②山药。又名怀参,性平,味甘。功能长志安神,补中益气,助五脏,强筋骨。食用山药能使人体摄入大量黏液蛋白,具有特殊的保健功能,可预防心血管系统的脂肪沉积,保持血管弹性,防止过早发生动脉硬化;此外,还能防止肝肾中结缔组织的萎缩、预防胶原病的发生。使用时,可用山药与小米、大米一起熬粥食用。

③茯苓。性平,味甘淡。《本经》谓其:"久服安魂养神,不饥延年。"历代医家均将其视为常用的延年益寿的滋补佳品。研究证明,茯苓不仅能增强人体免疫功能,还可以提高机体的抗病能力,而且具有较强的抗癌作用。

(2)血虚者的补法:所谓血虚,是指营养人体的物质不足,不能发挥濡养人体的作用,表现为不耐劳作、面色无华、苍白,且易健忘、失眠、舌淡、脉细。血虚体质者当选用下列补药:

①龙眼肉。性温,味甘。《本经》谓其:"久服强魂聪明,轻身不老。"其功能补心脾,益气血。

②紫河车。性微温,味甘咸。《本草经疏》云:"人胞乃补阴阳两虚之药,有返本还元之功。"本品具有养血、补气、益精等功效。使用时,可炖食,亦可研末服,每次3~10克,温水冲服。

③何首乌。性温,味甘。《开宝本草》谓其:"益气血,黑髭须,悦颜色。久服长筋骨,益精髓,延年不老。"本品具有补益精血、涩精止遗、补益肝肾的作用。还能降血脂、缓解动脉硬化的形成。

(3)阴虚者的补法:所谓阴虚,是指营养人体的血、津液、阴精皆不足,是血虚的进一步发展,其主要体征是:形体消瘦,面色潮红、口咽少津、心中时烦、手足心热、少眠、便干、尿黄、多喜冷饮、不喜过春夏,舌红少苔、脉细数。阴虚体质者当选用下列补药:

①枸杞子。性平,味甘。《本经》谓其:"久服坚筋骨,轻身不老。"《本草纲目》云:"枸杞子补精血,益肾气。"研究证明,枸杞子具有抑制脂肪在肝细胞内沉积、防止脂肪肝、促进肝细胞新生的作用。枸杞子对中老年因肝肾阴虚之头晕目眩、腰膝酸软、久视混暗及老年性糖尿病等,有一定效用。

②桑椹。性寒,味苦。《本草拾遗》云:桑椹"利五脏、关节、通血气,久服不饥……变白不老。"本品可补益肝肾,有滋阴养血之功。临床常用于贫血、神经衰弱、糖尿病及阴虚型高血压。

③黄精。性平,味甘。《本经逢原》云:黄精"宽中益气,使五脏调和,肌肉充盛,骨髓坚强,皆是补阴之功。"本品具有益脾胃、润心肺、填精髓之作用。研究证明,黄精具有降压作用,对防止动脉粥样硬化及肝脏脂肪浸润也有一定效果,故常吃黄精,对肺气虚患者有益,还能防止一些心血管系统疾病发生。

(4)阳虚者的补法:阳虚是气虚的进一步发展,主要表现是畏寒、肢冷、倦怠,小便清长、大便时稀、舌淡胖、脉沉乏力,这种体质也即是人们常说的"火力不足",人体的新陈代谢功能低下。阳虚体质常用的补药是:

①杜仲。性温,味甘。《本经》谓其:"补中,益精气,坚筋骨,强志……久服轻身不老。"本品具有补肝肾、强筋骨、安胎之功效。科学研究证实,杜仲有镇静和降血压作用。

②鹿茸。性温,味甘咸。《本经》谓其:"益气强志,生齿不老。"本品具有补肾阳、益精血、强筋骨之功效。研究证明,鹿茸能减轻疲劳,提高工作能力,改善饮食和睡眠,是一种良好的全身强壮药物。单味鹿茸可冲服,也可炖服。冲服时,将鹿茸研细末,每服0.5~1克;炖服时,取鹿茸1.5~4.5克,放碗内加水,隔水炖服。

2.因人而异。人的年龄、性别、职业、体质情况不同,进补的方法也不同。必须因人而异,区别对待,一切从实际出发,方能收到进补的预期效果。

儿童内脏娇嫩,易虚也易实,脾胃未健,又往往饮食不知节制,以致损伤脾胃。因此,冬天进补,当以健脾胃为主,可食用茯苓、山楂、大枣、薏仁、红小豆等。

青年学习工作繁忙,休息、睡眠不足,容易产生心脾、心肾不足和食欲不振等,冬天进补,可选用莲子、首乌等。

中年人身负重任,压力大,超负荷,休息少,易导致气血耗伤。冬天进补,应以养气血为主,可食桂圆肉、黄芪、当归、乌鸡等。

老年人身体虚弱,往往身患多种疾病,冬令进补更为重要。老年人无病时,可选用杜仲、首乌等;若有病,则必须辨证进补,血虚补血,气虚补气。

此外,男女性别不同,补益的方法也不同。如少女肾气未充,月经未潮(还没有来月经),无病时补益以补肾气、益精血为主。补益药品可选用当归、白芍、紫河车等。

身体胖瘦不同,补益也不同。"胖人多气虚"、"胖人多痰湿",气虚者补气,补气尤需健脾。痰湿者应采取健脾利湿法。因为脾健,才能运化水湿,可选用茯苓、薏米、党参、白术等。瘦人多阴虚火旺,所以冬令进补应用养阴滋液之补益方法,常选用百合、黄精、蜂蜜等。

脑力劳动者和体力劳动者的补法也不同。脑力劳动者常因思虑过度而耗伤心血,所以要以补心血为主,可选用桂圆肉、莲子、牛奶等;体力劳动者消耗体力大、出汗多,便耗损气阴,所以要以补益气阴为主,可选用太子参、玉竹、鸽肉等。

因此,冬令进补一定要因人而异,最好在医师指导下进行。进补要遵循十六字箴言:少年重养,中年重调,老年重保,耄耋重延。

3.补勿过偏。进补要恰到好处,不可过偏。过偏则反而成害,导致阴阳新的失调,使机体遭受新的损伤。例如,虽为阴虚,若只顾大剂养阴而不注意适度,补阴太过,反而遏伤阳气,致使人体阴寒凝重,出现阴盛阳衰之候。又比如,虽为气虚,但只管大剂补气而不顾及其他,补之太过,反而导致气机壅塞,出现胸、腹胀满,升降失调。因此,要补益适度,适可而止,千万不可过偏。《养生金鉴》

只要掌握以上三条原则,冬季进补就会产生明显作用。若是对医药保健知识懂得不多的人,要在医生的指导下进补,千万不要盲目进补,应在辨明虚实的情况下,有针对性的进补。清代医家程国彭曾指出:"补之为义,大矣哉!然有当补不补误人者;有不当补而补误人者;亦有当补而不分气血,不辨寒热,不识开合,不知缓急,不分五脏,不明根本,不求调摄之方以误人者,是不可不讲也"。进补是否需要,应慎密考虑。根据中医理论,人体必须保持阴阳平衡,如果阴阳有所偏胜,那就用药物纠正。所以,药物多属偏性,如果补得不当,或太过分,反而会招致偏胜之弊。因此,冬季进补,不可偏颇,一定要根据具体情况而定。《养生金鉴》

(二)冬季药补保健的宜忌《四季养生与防病》

1.冬令进补贵相宜。我国一般将农历10月至12月(公历11月至1月)称为冬三月(或冬季)。中医认为,此时天寒地冻,阴气盛而阳气衰,故冬天进补正当时。但进补是有讲究的,不是人人都需要进补,也不是吃补品、服补药就可以达到健身强体的目的。因此,冬季进补重在对症,贵在相宜。

阳气虚弱者常会流清鼻涕、手足冰凉、小便清长、夜尿频频、大便稀溏、阳事不举。凡有此阳虚症状者可用熟地黄、附子、干姜、人参、羊肉或狗肉等炖食。同时还可内服金匮肾气丸、龟鹿补肾丸、十全大补丸、人参大补丸等。以期阳气生、寒气祛、体质壮。

有些慢性疾病每逢冬天容易发作,严重影响人的身体健康,如慢性支气管炎、尿多症、冻疮等。中医认为这些均属肾气、肾阳亏虚的病症,预防和治疗的最佳方法就是温补,可选用熟附子、肉桂、肉苁蓉、海马、狗肾、人参、灸甘草、枸杞子等,可常食之。

一些体弱易患哮喘、溃疡等疾病者,如果能在冬季将身体调养好,所谓"正气内存,邪不可干",就可以防患于未然。冬季应以高蛋白、高热量的食物为主,可选用各种鱼类及牛、羊、狗肉,再加上中药人参、黄芪、桂圆肉、当归、红枣等,或做汤或为膳。只要脾胃功能好,进补后定能使患者储备更多的能量,从而增强身体的免疫功能,减少宿病的复发。年老体弱者与年迈体衰者,除注意起居、调养精神以外,善于进补也是很重要的。冬令进补就是很好的方法。老年体虚者进补,应以鸡、鱼、肉、蛋等为主。

2.冬令进补应对症。按照中医理论,冬令进补通常可分为四类。

(1)补气应针对气虚体质:气虚者,如活动后直冒虚汗、精神疲乏、说话无力、妇女子宫脱垂等体征,一般采用红参、红枣、白术、黄芪和五味子、山药等进补。

(2)补血应针对血虚体质:血虚者,如头昏眼花、心悸失眠、面色萎黄、嘴唇苍白、月经量少且色淡等体征,应采用当归、熟地黄、白芍、阿胶、何首乌和十全大补膏等进补。

(3)补阴应针对阴虚体质:阴虚者,如夜间盗汗、午后低热、两颊潮红、手足心热、妇女白带增多等体征,可采用白参、沙参、天冬、鳖甲、龟甲、冬虫夏草、白木耳等进补。

(4)补阳应针对阳虚体质:阳虚者,如手足冰凉、怕冷、腰酸、性功能低下等体征,可选用鹿茸、杜仲、韭菜籽、蛤蚧和十全大补酒等调补。

若盲目将黄芪、党参、当归、田七等与鸡、鸭或狗肉同煮食,或是长期过量服用人参、鹿茸、阿胶、白木耳等药物,反而对身体有害。据药理学研究和临床发现:在无疾病且身体强壮的状态下超量服药补药,会产生"口干舌燥,鼻孔出血"等滋补综合征。因此,冬令进补应注意"有的放矢",对症进补,切莫多多益善,盲目进补。

3.冬季怕冷宜进补。怕冷是由于体内阳气虚弱引起的,所谓阳气是受之于父母的先天之气和后天的呼吸之气及脾胃运化而来的水谷之气结合而成的气,它具有温养全身组织,维护脏腑功能的作用。阳气虚弱就会出现生理活动不足和衰退,导致身体御寒能力下降。周围环境温度较低时,人体为了保证内脏器官的正常运转,需要更多的热能来维持体温的恒定。膳食中的蛋白质、脂肪、糖类可产生热能供人体应用。育龄妇女因内分泌的改变和月经失去部分血液,耐寒能力较差。

冬季除了要积极进行锻炼和多穿些衣服外,食物同样可以提高机体的御寒能力。肉类以狗肉、羊肉和牛肉的御寒效果为好。它们富含蛋白质、糖类及脂肪,产热量高,有益肾壮阳、补气生血之功效。怕冷的人食之可使阳虚之体代谢加快,内分泌功能增强,从而起到抵御严寒的作用。

辣椒性热,味辛,具有温中、散寒、开胃、消食的功效。辣椒之所以有辣味,是因为辣椒中含有辣椒碱的缘故,其刺激性强,可促进食欲助消化。常吃适量辣椒可使心跳加快,末梢毛细血管扩张,流向体表的血液量增加,故冬天吃辣椒后就会感到温暖舒适,故能防御寒冷。辣椒虽可温中散寒,但具有较强的刺激性,容易引起口干、咳嗽、嗓子疼痛、大便干燥等,不宜过多食用。

怕冷与矿物质缺乏也有一定关系,食用胡萝卜、山芋、青菜、大白菜、藕等蔬菜时,可与肉类混合食用,能增强御寒能力。缺铁性贫血妇女的体温低于正常妇女,产热量少约13%,增加铁元素摄入量,其耐寒能力明显增强。因为体内缺铁,使得各种营养素不能充分氧化而产生热量,是冬天怕冷的一个重要原因。故怕冷者冬季可有意识地适当增加诸如动物肝脏、瘦肉、蛋黄、黑木耳、芹菜、菠菜等含铁多的食物的摄入。维生素C能帮助机体吸收铁质,因此,富含维生素C的食物可同时搭配食用。

人体的甲状腺可分泌甲状腺素,这种激素具有产热效应。而甲状腺素由碘和酪氨酸组成。酪氨酸可由体内"生产",碘主要靠外界补充。海带、鱼、虾、牡蛎等食物均富含碘。因此,食用富含有碘的食物对御寒有益。

4.冬令进补宜食虫草。冬虫夏草是我国传统的名贵中药,与人参、鹿茸齐名,并列我三大补品。冬虫夏草是昆虫与真菌的结合体,在我国青海、西藏、四川、云南、贵州、甘肃等地海拔3000米以上的高山草甸中,生长着一种称之为蝙蝠蛾的昆虫,虫草菌就寄生在蝙蝠蛾的幼虫上。冬天,蝙蝠蛾的幼虫躲在泥土里,虫草菌侵入幼虫体内,吸收养分,直至幼虫只剩下一层皮,里面充满了大量的菌丝体;夏天,从幼虫的头部伸出一根色彩鲜艳的"柄状"物体,故名冬虫夏草。它的下端形如僵蚕,有眼有口,腹部有足8对顺序排列,背部有横纹,头部长有一根柄,很像一棵棕褐色草棍。冬虫夏草因产量少,物以稀为贵,故称为保健珍品,目前已能人工培植。

中医认为,冬虫夏草味甘性温,具有补虚损、强精气、益肾保肺、止咳化痰的功效,适用于肺结核咳嗽、咯血、虚喘、盗汗等患者。现代科学发现,冬虫夏草具有明显的提高免疫力和抗癌作用,这使得冬虫夏草的身价百倍。冬虫夏草醇提液对结核杆菌有明显的抗菌作用。此外,冬虫夏草含有扩张支气管平滑肌的成分,故可以平喘。

冬虫夏草蒸鸭,既可补肾益精,又能补肺平喘。具体做法是:选用1500克左右的鸭子一只,宰杀放血拔毛,从尾腹部开一小口,掏出内脏,然后将鸭子洗净,再用筷子般大小的竹签在鸭背或鸭腹上戳几个小洞,将冬虫夏草分别塞进小洞内,即可放入锅内蒸熟,食用时加食盐调味。肾虚勃起功能障碍、遗精、腰膝酸痛、贫血、病后体虚者除了可用冬虫夏草蒸鸭食用外,还可用冬虫夏草烘干后研成粉末蒸鸡蛋吃,也可用人参、当归、熟地黄、枸杞子、鹿茸等加工成药丸服用。

冬虫夏草泡酒饮用,效果较好,具体方法是:

取冬虫夏草20克置容器中,加入白酒500克,密封,浸泡3天后即可饮用,每日服1~2次,每次服10克,具有补肾壮阳、养肺、填精的功效,适用于病后体弱、神疲无力、勃起功能障碍、腰酸、咳嗽等症。咳喘患者除了可用冬虫夏草蒸鸭食用外,还可用冬虫夏草、北沙参、川贝母、天冬、麦冬、阿胶等煎水服用。取猪肺250克洗净切成块,与冬虫夏草15克一同入锅加水适量,先用大火煮沸,再改用文火炖煮约80分钟,至猪肺熟透,饮汤吃猪肺,可补肺益肾,止咳平喘,适用于防治支气管哮喘,以及肺肾阴虚所致的咳嗽少痰、腰酸膝软、潮热颧红、遗精、盗汗等症。

冬虫夏草以青海、西藏、四川等产区出产的质量为优。在吉林、河北、陕西等地出产的北虫草亦可入药使用。北虫草的外表为橙黄色或橙红色,虫体为椭圆形的蛹。优质虫草丰满肥大,无蛀虫发霉,质脆,容易折断,折断面内心充实,折断的地方比较平坦,颜色为黄中带白,周边呈深黄色。通过折断的方法选购虫草,也是识别真假的好办法。

5.冬季进补宜食枸杞子。中医认为,枸杞子性味甘平,具有滋肾、润肺、补肝、明目等功效。《神农本草》将枸杞子列为上品,谓其"久服坚筋骨,轻身不老,耐寒暑"。《本草纲目》指出,枸杞能"滋肾润肺明目"。《食疗本草》中指出,枸杞能"坚筋骨、耐劳、除风、去虚劳,补精气"。将枸杞子浸在白酒中加冰糖,蜜封2个月,或配熟地黄、人参、灵芝等制成人参枸杞酒,能补肾强身,清肝明目,是预防癌症的饮料之一。肝虚眼病、见风流泪、云翳遮睛、白内障等症,可用枸杞子250克煎汤代茶饮,加黄酒适量,浸于坛中,密封21个月,每日适量饮用。枸杞子60克,洗净,加白酒500克,密封浸泡,放置7日后服用,每次一小盅,睡前饮服,可治小便频数,腰膝酸软。但是外邪实热、脾虚泄泻者均忌食枸杞子。

6.冬季进补宜食阿胶。秋冬补阴,入冬以后,男女老少均可服用阿胶。阿胶具有补血、止血、滋阴、润燥功能,可益肺气、清肺热、润肺燥、补阴血、滋肝肾、降虚火,为养生保健之佳品。月经不调、血虚经量过多,阿胶可补血、止血。孕妇体虚、先兆流产、习惯性流产,阿胶可安胎保胎。对因贫血引起的心悸、头晕、气喘,阿胶可补血安神,养心定喘。男性失眠多梦、阳痿遗精,服用阿胶可滋阴补肾、安神定魄、补精益阳。

阿胶虽好,但也不宜过量服用。一般来说,每天服用阿胶不宜超过10克,连续服用不要超过一个月,服用阿胶期间需忌食萝卜、浓茶和生冷油腻食物。阿胶性味滋腻,脾胃功能不好者,最好同时配以调理脾胃的药,以促进阿胶的消化吸收。患感冒、咳嗽、腹泻或月经来潮、乳房胀痛时,应停服阿胶。消化不良及出血而有淤滞者,也不宜服用。儿童、孕妇、高血压和糖尿病患者服用阿胶应遵医嘱。

7.体虚者冬令进补"四忌"。所谓体虚进补,一般是因为体质比较虚弱,或者病后未完全康复,或者慢性病患者身体十分虚弱,常常进行调理。这类患者在进补时应注意四忌:

一是服用滋补药时,忌食萝卜、绿豆一类食物。特别是服用人参时,忌食萝卜、绿豆等(包括绿豆制品、粉丝、凉粉)。萝卜、绿豆是"解药",它们会破坏人参中的有效成分。中医认为萝卜、绿豆是"解药",主要是指萝卜的消食导滞作用和绿豆的寒凉解毒功能会使人参的作用不能发挥,人参的甘味补气生津的疗效将大大减弱。因此,两者忌同时服用。

二是服用补药时,忌食用滋腻的食物。由于滋补药多为补益壅滞之品,对于消化不良患者来说,先服用一些理气和开胃之品以开路,让胃气的功能恢复正常,有利于补益药物的消化吸收。所以,日常用膳食,消化功能不佳者忌食用滋腻之品,否则,容易造成积聚难散,有碍消化、吸收。

三是服用补益身体的食品时,忌食用狗肉、羊肉、核桃、桂圆一类偏温性食物。体虚有阴虚、阳虚、气虚、血虚四种,而补益食品多分寒性和偏温性两类。如对于阴虚、血虚者,特别是有虚热时,忌食用狗肉、羊肉、核桃、桂圆一类偏温性食物。在冬天,对于阴虚火旺的患者说来,吃羊肉火锅,则更容易助火生热,火气也就更大,严重者会引发口疮、口干咽燥、夜寐不安。有的患者入冬怕冷,但同时会在傍晚时生火,出现口舌干燥、心烦等症状。此时如急于进补,不但不会产生疗效,反而会产生弊端。

四是服用补益身体的食品,忌食用甲鱼、海参、蛤蜊、百合、木耳一类偏寒滑肠食物。对于阳虚、气虚者,特别是有虚寒时,忌食用这类偏寒滑肠的食品。

8. 冬令进补的"四戒"。

一戒胡乱进补。身体强壮的人不需要进补。对于想健康长寿者来说,光靠补药不是好办法。众所周知,古代帝王将相总是补品不离口、补药不离身,到头来又有几个长命百岁?因此,还应注意适当的运动锻炼、饮食调理、心态调整等等,才能达到真正意义上的养生保健。对于体虚者,补虚也有气虚、血虚、阴虚、阳虚之别,冬令进补也要兼顾气血阴阳,不可一味偏补,过偏则反而引发疾病。因此,冬令进补最好在医师指导下进行。一般说来,中年人以健脾胃为主,老年人以补肾气为主。

二戒以贵贱论优劣。对于补药,决不要存在越贵越好、越贵越有效的想法。中医认为,药物只要运用得当,大黄可以当补药;服药失准,人参即为毒草。

三戒滋腻厚味。对于身体虚弱,脾胃消化不良,经常腹泻、腹胀者,首先要恢复脾胃功能,只有脾胃消化功能良好,才能保障营养成分的吸收,否则再多的补品也是无用。因此,冬令进补不要过于滋腻厚味,应以易于消化为准则。

四戒"留邪为寇"。患有感冒、发热、咳嗽等外感病症时,不要进补,以免留邪为寇。

(三)冬季药补保健的方法

1. 护命茯苓丸(《遵生八笺》)

黄帝曰:"冬三月宜服何药?"岐伯曰:"当服茯苓丸。主男子五老七伤,两目迎风泪出,头风项强,回转不得,心腹胀满,上连胸胁,下引腰背,表里彻痛,喘息,不得饮食,咳逆面黄萎瘦,小便淋沥,阴痿不起,临炉不举,足肿腹痛,五心烦热,身背浮肿,盗汗不绝,四肢拘挛,或缓或急,梦寐惊悸,呼吸气短,口干舌燥,状如消渴,急于喜怒,呜咽悲愁,此方治之。"

茯苓、山药、肉桂、山茱萸、巴戟天、白术、牛膝、菟丝子各一两,干姜、细辛、防风、柏子仁、泽泻、牡丹皮各三钱,附子童便煮三次。用一两一个者妙。

上为细末,蜜丸桐子大,空心盐汤服七丸,日再服。

2. 十月枸杞地黄法(《遵生八笺》)

十月上亥日,采枸杞子二升,采时面东。再捣生地黄汁三升,以好酒五升同搅匀,三味共入磁瓶内,封三重,浸二十一日,安置立春前三日,每早空心饮一盏,至立春后,须发皆黑,补益精气,轻身无比。忌食葡萄。

3. 十月服槐子法(《名医别录》)

十月上巳日,取槐子适量去皮,纳新瓶中,封口二七日。初服1枚,再服2枚,日加1枚;至十日,又从1枚起,终而复始,令人夜可读书,延年益气力。

4. 药膳处方(《名医别录》)

【原料】 八珍:当归,地黄,枸杞,芍药,白术,茯苓,大枣,甘草,益气养血;

四味:当归,芍药,川芎,地黄,健脾益气。

单方:人参——大补元气,当归——养血活血,杜仲——补肝肾、强筋骨。

【用法】 将备好的中药装入纱布袋(根据自身情况,取八味、四味、单味均可),放进大砂锅内,加适量清水浸泡30分钟,把清洗干净的家禽、猪脚、猪腰、鳗鱼、甲鱼等经过处理后,放入砂锅与药同煮,开锅后文火慢炖至有效成分完全渗入汤中,肉中的软骨松软易嚼,此药膳煲汤之味醇香益人,益气养血,健脾,补肝肾,强筋骨。

5. 顺安益气健脾汤(《养生金鉴》)

【原料】 党参10克,白术、茯苓各9克,甘草6克。

【做法】 取3剂,水煎服,每日一剂,每剂二煎。

【功效】 益气健脾。用于脾胃气虚者。

6. 顺安健脾渗湿汤(《养生金鉴》)

【原料】 党参10克,白术、茯苓各9克,甘草6克,薏仁、山药、莲子各9克,扁豆6克,桔梗3克,砂仁6克。

【做法】 取3剂,水煎服,每日一剂,每剂二煎。

【功效】 益气健脾,渗湿止泻。适用于脾虚湿盛者。

7.顺安益气健脾升阳汤(《养生金鉴》)

【原料】 黄芪20克,党参10克,当归9克,甘草5克,橘皮6克,升麻3克,柴胡3克,白术10克。

【做法】 取3剂,水煎服,每日一剂,每剂二煎。

【功效】 补中益气,升阳举陷。适用于脾虚下陷者。

8.玉屏风散(《养生金鉴》)

【原料】 黄芪10~30克,白术10克,防风5克。

【做法】 水煎代茶饮。

【功效】 玉屏风散适合于健康人和亚健康人,有疾病的人不要喝,应该去医院就诊。

9.治咳嗽方(1)(《养生金鉴》)

【原料】 银杏、百合、北沙参、花生米各25克,冰糖适量。

【做法】 水煎取汁,加适量冰糖服用。每日1剂。

【功效】 治疗久咳痰少,气短咽干。

10.治咳嗽方(2)(《养生金鉴》)

【原料】 白矾15克,贝母50克。

【做法】 研末,炼成丸,每丸10克。每日2次,每次1丸。

【功效】 对痰稠不易咳出者有效。

11.治咳嗽方(3)(《养生金鉴》)

【原料】 北沙参15克,杏仁10克,瘦猪肉50克。

【做法】 共煎汤饮,日服2次。

【功效】 有清肺、化痰、生津之功效;治咳嗽少痰、口渴咽干、咽痒等。

12.百合冬花饮(《养生金鉴》)

【原料】 百合30~60克,款冬花10~15克,冰糖适量。

【做法】 将二药同放砂锅中,加水浸泡半小时后,先大火后文火煎煮两次,每次20分钟。两汁合并后加入冰糖,饮水食百合。

【功效】 适合秋冬咳嗽,咽喉干痛,略见有痰者,对支气管炎、哮喘可作辅助治疗。

13.冬花茶(《养生金鉴》)

【原料】 款冬花10克,绿茶1克,紫苑6克,炙甘草5克,蜂蜜适量。

【做法】 上药放入砂锅中,加清水适量,煮沸后煎10分钟,滤汁,加蜂蜜适量,每日1服。

【功效】 有温肺止咳作用,适用于肺结核、哮喘咳嗽。

14.川贝炖梨(《养生金鉴》)

【原料】 川贝5克,雪梨1个。

【做法】 先将梨洗净切成一盖,掏去梨核,将川贝打碎放入,盖上盖,放入碗中。加水,上笼蒸熟。喝汤吃梨和川贝,每日1~2个。吃的时候可加蜂蜜。

【功效】 此方可有效止咳。

15.秋梨枇杷膏(《养生金鉴》)

【原料】雪梨1000克,款冬花、百合、麦冬、川贝各30克,冰糖50克,蜂蜜200克。

【做法】 将上药切碎,加水煎取汁,去渣,将梨、冰糖、蜂蜜兑入,小火煎成膏状。每次服20克,一日两次,温开水冲服。

【功效】 适合干咳少痰,或痰中带血的肺阴虚者服用。

16.桑杏饮(《养生金鉴》)

【原料】 桑叶10克,杏仁5克,沙参5克,象贝3克,梨皮15克,冰糖3克。

【做法】 煎水代茶,频频饮用。

【功效】 适合干咳无痰,或痰少黏连成丝,不易咳出的风燥伤肺者。

17.橘红丸(《养生金鉴》)

橘红丸是以橘红、陈皮等多味中药制作成的中成药。橘红丸主要是用来治疗久咳和一些陈旧性的咳嗽,比如哮喘、肺气肿引起的咳嗽、体虚引起的咳嗽、支气管引起的咳嗽。橘红丸适合各种年龄的人服用,可以作为一些慢性咳嗽、寒咳的首选药品。

在服药前,要注意自己咯痰的颜色,如果痰是白颜色的,有沫,则多是寒咳,就可以吃点橘红丸。而如果痰是黄或绿色,则可能是热咳,服用橘红丸后反而会使症状加重。

此外，喉咙痛、口干、舌干、身体燥热，有这些表现的时候最好不要服用橘红丸。橘红丸虽然是很稳定的止咳药，但是也不要服用的时间太久，如果咳嗽没有治愈，要医生诊治。

橘红丸并不是单纯的止咳药，它还能起到温肺、健脾的作用，服用之后还能缓解身体的疲劳感。但是由于橘红类药物的药性偏燥，服用的时候要多吃一些蔬菜或润肠的食品来防止便秘的发生。

五、冬季的起居保健

根据冬季的特点，人们应该按《黄帝内经》提出的："早卧晚起，必待日光"。晚上早点睡觉，可护养阳气，保持身体温热，早晨迟一些起床，以养阴气，待日出而作，避寒就温，使人体阴平阳秘。冬季保持室温的恒定（20℃左右）也十分重要。室温过低易伤元阳，室温过高，造成内外温差大，又容易引起感冒。冬天不要紧闭门窗，睡懒觉，足不出户。这样，室内空气混浊，会使精神萎靡不振，体质衰退。应多到室外活动，可弥补阳光照射的不足，又不断受到冷空气的刺激，可增强中枢神经系统调节体温的功能和造血功能，提高对疾病的抵抗力。衣着方面，内衣以棉质为好，暖和贴身；外衣要稍宽大，使气血流通，四肢舒畅温暖。冬季要注意防寒保暖，但也不可过于辛热暴暖，如向火醉酒、烘烤肚、背等，内扰阳气，使之外泄，或积热于内，造成阴虚火旺、痰热瘀血、或引发宿疾。另外，冬季还应节制房事，以固护阴精，否则有悖敛阳护阴，以"藏"为本的冬季养生保健原则。《实用中医大全》

（一）冬季要养肾

肾藏精。先天之精和后天之精都藏于肾。因此，肾被称为封藏之本。肾关系着人的生命全过程，包括生长、发育及生殖。肾还主骨生髓，通于脑，从而影响人的大脑功能。所以保养肾精至关重要。养肾主要是节欲。因为脑髓产生于肾，肾精亏耗，当然大脑虚空、精力不足。人的骨髓也来源于肾精，所以不注意肾精保养的，易发骨折、骨裂。古人讲："淫声美色，破骨之锯也。"节欲是不可纵欲，不是禁欲，而是要适当。如年轻人一周1～2次为宜；中年人一周1次为宜；老年人两周或一月一次为宜。元代王珪在《泰定养生主论》中说："三十者，八日一施泄；四十者，十六日一施泄，其人弱者，更宜慎之；人年五十者，二十日一施泄。……能保持始终者，祛病延年，老当益壮。"有规律的性生活是健康长寿的保证。不能因性生活的无节制而损伤肾气。肾精充足，五脏六腑皆旺，抗病能力强，身体健壮，就能长寿。肾精亏乏，则五脏虚衰，多病短寿。唐代名医孙思邈说："男子贵在清心寡欲以养其精，女子应平心定志以养其血。"就是说，男子以精为主，女子以血为用，说明了节欲保精的重要性。另外，夜间忌憋尿。由于冬季夜长，长时间憋尿，会使有毒物质积存而引起膀胱炎、尿道炎等。所以说，养血固肾、节欲保精是冬季养藏的重要内容。《养生金鉴》《四季养生》

（二）冬季要养藏

冬季"养藏"，要注意以下几点：

一是冬季不宜运动太多，尤其不要剧烈运动。冬季天寒地冻，万物闭藏，人也要与天地、万物一样，"闭而藏之，养精蓄锐，以利春生"。就像那些冬眠的动物，它们整个冬天都在冬眠，一动也不动。等到春暖花开之时，冬眠的动物个个都生龙活虎，生机勃勃。人如果在冬季运动多了，运动太激烈了，就会损伤体内所藏之阳气，在春天里就会感到浑身无力，没有精神，就是人们常说的"春困"。因此，冬季不宜运动太多。

二是冬季要早睡晚起，保持10个小时以上的睡眠。冬季白天短，晚上长，自然界阴气多、阳气少，阳主动，阴主静。所以，人们要少动多静，才能和天地阴阳保持一致。

三是冬季要避寒保暖。人的体内环境与大地相应，冬天地是热的，所以人体内也要保持一定的体温，才能维持基本的代谢需要。首先，在穿戴上要注意防寒保暖。冬天的内衣、以纯棉为最好，暖和贴身；然后穿上外衣，可抵御寒冷。穿衣要讲"衣服气候"。"衣服气候"是指衣服里层与皮肤间的温度应始终保持在32℃～33℃，这种理想的"衣服气候"可缓冲外界寒冷气候对人体的侵袭。冬天手脚易冻，要注重双脚的保暖。

由于脚离心脏最远,血液供应少且慢,因此脚的皮温最低。中医认为,足部受寒,势必影响内脏,可引致腹泻、月经不调、阳痿、腰腿疼痛等病症。外出要戴好手套,鞋袜要保暖透气,吸汗性好,鞋底要防滑,脚暖则一身都回暖和舒畅。冬季出门要戴上围巾,颈部保暖是预防感冒和颈肩部疾病的重要措施。颈部保暖还是消除脑疲劳、补充脑组织代谢消耗的必要条件。颈部如果受寒冷刺激,就会引起头颈部血管收缩。这种刺激长期反复,会诱发高血压、心血管病、失眠症等疾病。冬季爱穿裙装的习惯对人的双腿不利。医生提醒那些爱穿裙装的女士:穿裙装容易患寒冷性脂肪组织炎,千万不要因为爱美而冻伤身体。其次,那些冬季"藏"不起来的地方要搞好防护。嘴唇、鼻子、脸颊、双手等部位,冬季要抹一些护肤油、护肤霜等,进行皮肤护理,防止出现皮肤缺水、干裂的症状。但是,冬季保暖也不能太热,如果太热出汗,汗液会带走许多阳气,造成体内阳气不足。另外,冬季不因为怕冷就门窗紧闭,要定时开窗换气,以有利身体健康。不要蒙头睡觉。冬天蒙头睡觉极易造成缺氧而致胸闷气短。(《四季养生》)

(三)冬季要养静

静对冬季养生保健作用很大。关于静,中国古代养生理论和方法值得借鉴。道家提倡清静,强调"以静制躁"。老子在《道德经》中认为,"静为躁君",主张"必静必清","水静犹明,而况精神"。儒家认为"静能生慧"。文元公晁迥在《昭德新编》中说:"水静极则形象明,心静极则智慧生。"《延平答问录》云:"盖心下热闹,如何看得道理出?须是静,方看得出。所谓静坐,只是打叠得心下无事,则道理始出。道理既出,则心下愈明静矣。"南朝时期的陶弘景说:"静者寿,躁者夭,躁而不能养,减寿;静而能养,延年。"

静坐对"以静养生"作用很大。苏东坡对静坐很有研究。他强调"清静专一,即易功矣"。苏东坡对静坐的体会是:"其效初不甚觉,但积累百日,功用不可量,比之服药,其效百倍。"所以他在《养生论》中说:"当腹空时,即便入室,不拘昼夜,坐卧自便,使如木偶。数出入息,绵绵若存,或觉此息从毛窍中八万四千云蒸雾散,自始以来,诸病自消。"明代医学家龚居中在《红炉点雪》中谈到静坐之功时说:"遇闲暇则入室盘膝静坐,心无杂想,一念视中……久久行之,百病不生。"清代养生家曹廷栋则说了静坐的方式及益处:"平居无事时,入室默坐,常以目视鼻,以鼻对脐,调匀呼吸,毋间断,毋矜持,降心火入于气海,自觉遍身和畅。"所以说,静坐是冬季养生保健的好方法。(《四季养生》)

摘自(《实用中医大全》、《四季养生》)

六、冬季的运动保健

冬季应注意运动保健。俗话说:"冬天动一动,少生一场病;冬天懒一懒,多喝药一碗。"冬天积极参加运动大有好处,可以增强体质,减少疾病。坚持冬季锻炼的人很少患呼吸道疾患、冻疮、贫血等病。事实证明,冬季多运动,使身体受到适当的寒冷刺激,可使心脏跳动加快,呼吸加深,体内新陈代谢加强,身体产生的热量增加,有益健康。但是,冬人的运动量应该以微汗或不出汗为宜,目的就是以防阳气外泄。冬天如果剧烈运动,就可能出现突发性心脏病等。(《实用中医大全》)

(一)适宜冬季运动的项目

冬季锻炼的项目很多,室内有按摩、气功、瑜伽、游泳等,室外有跑步、武术、球类、跳绳、踢毽、太极拳等。人们可根据自己的年龄、体质等情况,选择适宜的锻炼项目。值得向中老年人推荐的有以下运动项目:(《实用中医大全》)

1.冬季宜跑步

跑步是冬季最简单易行、也是人们比较喜欢的一种运动项目。跑步最重要的准备一双好的运动鞋。此种运动鞋,鞋底应具有一定的弹性、软硬适中,鞋身要轻便舒适、大小合适、透气性好。跑步时穿的袜子最好选择质地柔软的棉毛织品。跑步时所穿衣裤要宽松柔软,不能对肢体活动产生牵拉作用。还要能适应气温的变化,能够保暖和散热。冬天跑步要带好帽子、手套和护耳等。此外还要准备毛巾、卫生纸,老年人须随身带一点应急药品。跑步前应做3～5分钟的准备活动,如肢体伸展运动或徒手操,使全身肌肉群及关节得到舒展,以防止突然运动造成肌肉损伤或引起运动后酸痛。

跑步的好处主要有：①安全无害。跑步不会发生运动者之间、运动者与器械之间的碰撞，跑步也不会因器械损坏失灵而发生意外伤害。跑步的速度、方式、距离、时间等完全由自己掌握和支配，可根据自己的具体情况随时调整，所以，跑步是最安全的运动项目。②简单易行。跑步不需要特殊准备，且随时随地都能进行，甚至还可以原地跑步而不需要场地。③方法灵活。跑步可根据个人的情况，采取慢跑、快跑、走和跑交替、短跑、中长跑、长跑、原地跑等各种方式。④全身运动。跑步除了四肢关节运动外，还对心肺有较强的锻炼作用。由于胸腹腔压力的变化对内脏起按摩作用，能促进胃肠蠕动。此外，还有调节神经系统和代谢功能的作用。但体弱多病者不宜跑步。（《四季养生与防病》）

2. 冬季宜步行

最好的运动是步行。步行有漫步和快步之分。漫步就是随便散步走一走，也叫"逍遥步"。这种轻度运动不仅有锻炼身体的作用，还能调节情绪。快速步行时心率略增，停下来心率很快就会恢复原状。也可以根据自身情况，以"快步——慢步——快步"的模式进行锻炼。不管以那种方式锻炼，一定要以活动后感到身心舒适为准。步行的时间每次以 30 分钟至 60 分钟为宜。

3. 冬季宜跳绳

跳绳把跑步的作用、跳跃的竞技和舞蹈的优美结合在一起，冬季最适合跳绳。刚开始跳绳的 3～5 分钟身体感到缺氧，接下来又感到需氧，同时发展耐心和体力。跳绳可改善双脚的直立能力和移动能力，强化脚关节。由于双手的旋转运动，跳绳可锻炼肩关节和腕关节。跳绳有利于心血管和呼吸系统。跳绳能迅速减肥，如果控制饮食，效果更好。从消耗热量看，跳绳的效率是长跑的 90%。跳绳易学，不需要特殊的技巧。

跳绳激烈紧张，其强度比较大。只要开始跳，一分钟至少跳 70 多次，少于这个数字就跳不起来。因此，如有心脏病、关节炎或肥胖症，这个频率就适合了。跳绳时心脏收缩频率加快，小腿和脚踝的肌肉活动量加大。为了让身体适应强度，每次跳绳前活动活动手脚，脚尖脚跟交替站立，下蹲用脚掌缓缓转动身体，直腿弯腰，前后左右弓箭步，最后原地跑步，逐渐加快心跳后再正式开始跳绳。

跳绳时，用前脚掌跳起，膝盖略弯曲，轻轻落地，不要用全脚掌跳绳，也不必全力跳起，整个过程不慌不忙，轻松自如。一边跳绳，一边可以听听快节奏的音乐，哼哼歌。在这些情况下，可进行"语言能力测试"。如果不能连贯说话，开始气喘，这是运动量过大的信号，应该或放慢速度。如果想发展耐力，绷紧肌肉，或为了保持体形，一天跳绳不少于 3 次，每次半小时，刚开始要量力而行，不要给自己身体造成伤害。

跳绳不需要专门的衣服，冬天可以是训练装、运动服或平时着装。总之，穿什么舒服就穿什么，至于女性，一定要戴胸罩。在室内，光脚在地毯上跳绳较舒服，也可穿运动鞋，但千万不要穿橡胶底的鞋，否则会影响跳绳的速度。（《四季养生与防病》）

4. 冬季宜练养肾功

中医认为，人体内的阳气发源于肾。因为肾是主管生殖功能的，新生命的产生是肾的生理功能活动的结果，肾是生命活力的原动力。同时，肾也是储藏营养精华的脏器，所谓"肾藏精"，就是说肾是机体营养的供给者。从这个意义上讲，肾是生命的根本。一个人身体是否健壮，与肾的生理功能强弱有很大关系。所以，冬季在身体锻炼方面，宜多做一些有助于养肾的功法。

(1) 屈肘上举：端坐，两腿自然分开，与肩同宽，双手曲肘侧举，手指伸直向上，与两耳平。然后，双手上举，以两胁感觉有所牵动为度，随即复原。这一动作，连续做 3～5 次为一遍，每日可做 3～5 遍。在做动作之前，全身要放松，调匀呼吸。双手上举时吸气，复原时呼气。上举时用力不宜过大、过猛。这种动作可以活动筋骨，畅达经脉。同时，由于双手上举与呼气同时进行会增大吸气的力量，有助于进行腹式呼吸，使气归于丹田。这对老年气短、呼吸困难者有缓解的作用，对增强肾气十分有益。

(2) 抛空：端坐，左臂自然屈肘，放于腿上，右臂屈肘，手掌向上，做抛空动作 3～15 次。然后，右臂放于腿上,左手做抛空动作,与右手动作相同。如此为一遍,每日可做3～5遍。在做抛空动作时,手向上空抛,动作可略快。但要与呼吸配合,手上抛时吸气,复原时呼气。这种动作的作用与第一种动作相同,都有助于增强肾气。

(3)荡腿:端坐,两脚自然下垂,先缓缓左右转动身体3～5次,然后两脚悬空,前后摆动10多次,可根据个人体力情况,酌情减次数。在做这一动作时,全身要放松,动作要自然和缓。特别是摆动两腿时,不可僵硬,要自由摆动。转动身体时,躯干要保持正直,不宜前后俯仰。这种动作可以活动腰、膝,具有益肾强腰的功效。中医认为"腰为肾之府","肾主腰膝",经常练这种动作,不仅膝、腰部得到锻炼,对肾也十分有益。

(4)摩腰:端坐,宽衣,将腰带松开,双手相搓,以略觉发热为度。然后,将双手置于腰间,上下搓摩腰部,直到腰部感觉发热为止。从经络走向来看,腰部有督脉的命门穴,以及足太阳膀胱经的肾腧、气海腧、大肠腧等穴位。搓摩腰部,实际上是对上述经穴的一种自我按摩。这些穴位大多与肾脏有关,待搓至发热时,则可疏通经络、行气活血,具有温肾壮腰、调理气血的作用。

上述四种功法都是围绕着益气、固肾、强腰等内容而进行的身体锻炼,经常练习,特别是在冬季练习,会有补肾、固精、益气、壮腰膝、通经络的作用。对肾及膀胱的疾患,如腰酸、膝部酸软无力勃起功能障碍、遗精、带下、气虚、头晕等病症都有治疗、调养的作用。(《四季养生与防病》)

(二)冬季运动应注意的问题

1.选择好时间

锻炼的时间不必过早,一般在太阳即出时为宜。上午9～10时、下午4～6时比较合适。为什么冬季运动不宜过早,要"必待日光"呢?这是因为:①冬天早晨寒冷,人的机体组织极其脆弱,身体的外露部位,如手、脸部,尤其是双耳,最容易被冻伤。这种晨寒,要等太阳出来半小时后才能得以缓解。②清晨地面空气中的含氧量是一天中最低的时刻。地面空气的含氧量要等日出半小时后才有利于呼吸。③清晨地面上的空气污染是一天中最重的。白天工业排放的废气、汽车尾气、还有人和动物排放的二氧化碳等有毒有害气体,因受夜间温度的下降而沉积于地表面,只有等日出地面温度升高后,才会向高空散去。④实验证明,早晨,体内许多维持生命的维生素指标上升,体温会上升0.5度,血压会升高,肾上腺皮质激素突升至20毫克/升等等。如果这时锻炼,会导致"磨损"。而傍晚时分,体能经过白天的快速运转,趋于下降,给予激发能收到很好的"锻炼"效果,所以有人提倡把"晨练"改为"暮练",有一定道理。

2.注意保暖

冬季室外气温较低,所以进行室外运动时不要穿得太单薄,否则将会影响人体全身或局部的血液循环。冬季运动千万不可忽视保暖,否则会引起伤风感冒。刚开始锻炼时不必立即脱掉外衣,待身体运动发热时,再逐渐减衣。也不要等大汗淋漓时再脱衣服,因为那时内衣已被汗水浸透,经冷风一吹,容易引起感冒。所以,冬季锻炼时要多穿些衣服,戴上手套。冬天,人体失去的热量中,有40%是从头部跑掉的,有人将头部对身体的保暖作用比作水壶盖。因此,室外锻炼最好戴上帽子。

锻炼后,如果出汗多,应把汗擦干,及时更换汗湿之衣,以免寒湿之邪内侵。俗话说:"寒从脚下起。"由于人的双脚远离心脏,血液供应较少,加上脚的皮下脂肪薄,保温差,所以冬天在室外锻炼特别容易感到脚冷。因此,冬季运动时应注意躯干和四肢的保暖。

3.因时而异

年老体弱者应避免在大风、大雾、大雪、暴寒等不良气候环境中锻炼,于身体不利。尤其是大雾天在户外锻炼对人体健康不利。雾是气温下降时空气中所含的水蒸气凝结成小水点飘浮在接近地面的空气中而形成的。大雾天空气的湿度相当高,而过湿的空气对人体有害。潮湿的环境对结核病、肾脏病、风湿性关节炎、腰腿痛等患者都是不利的。在接近地面的空气中常含有大量对人体有害的病源微生物,这些物质会伤害眼睛或咽喉,甚至引起哮喘、肺气肿等病,有的还是致癌物质。所以,大雾天不宜在户外锻炼,而应改为室内活动。

4. 预防损伤

冬天穿的衣服较多，运动起来不方便，准备活动不充分，关节活动不开，容易在运动中受伤。冬季比较冷，肌肉容易僵，关节活动不开，所以在运动之前最好做好准备活动。要让关节、肌肉热起来，这样不容易受伤。如果活动不开，肌肉僵硬、关节不太灵活，运动的时候会协调性不够。所以，冬天的准备活动更重要，运动前做好预备活动，才能防止肌肉、韧带、关节的拉伤、扭伤。

遇到严重摔伤，脖子或腰受伤，最好不要动，也不要让别人搬动，要在脊柱不动的情况下保持原有的姿势，放在担架或木板上送到医院检查。其他的骨折要找一块板或一根棍子固定下来，再搬动。因为骨折部位周围有神经血管，不固定伤骨就乱动，容易刺伤骨折部位的神经血管。扭伤后千万别揉，扭伤后血管破了，再一揉容易伤得更重。如果关节脱位，可以请人顺着轴的方向押一下，押不动就别再押了，复位后再用冷敷包扎的办法。

5. 讲究科学

一是运动时不宜张口呼吸、嚼口香糖或说笑打闹。这会使冷空气进入胃肠道，引起胃肠痉挛性剧痛或腹胀。锻炼时用鼻子呼吸或鼻口并用呼吸比单用嘴呼吸要好，用鼻子呼吸可减少冷空气对咽喉和气管黏膜的刺激，能够预防上呼吸道感染。

二是做好防护措施，避免受凉感冒。冬季到户外运动，要穿暖和些，戴上帽子、手套和口罩。预防受寒感冒。

三是做好准备活动。锻炼前的准备活动要做到浑身发热为止，这样开始活动，便会觉得四肢有力，精神饱满，寒冷也不足惧了。

四是冬季冷水浴是一项能够提高耐寒力的有益运动。但是应该根据自身情况选择全身性冷水浴还是局部擦身。（《四季养生与防病》）

摘自《实用中医大全》《四季养生与防病》

七、冬季的精神保健

冬应于肾，肾藏精，是先天之本，在志为惊与恐。惊恐易伤肾，所以，冬天应秘藏心志，护养精神，保持心情的宁静自如，含而不露，避免参与可能会导致产生惊恐等不良情绪的活动。但是，严冬之际，万物凋零，毫无生机，常会使人触景生情，抑郁不欢，情绪低落。改变这种状况的基本方法是参加有益的活动，如欣赏音乐、参加舞会、走亲访友、锻炼身体等。丰富多彩的生活安排可以使人精神振奋，消除冬季的烦恼闷，保持情绪稳定而愉快。（《实用中医大全》）

严寒的冬季，草木凋零，阳气潜藏，阴气盛极，蛰虫伏藏，用冬眠养精蓄锐，以便为春季勃发做好准备。人的阴阳消长代谢也处于相对缓慢的水平，成形胜于化气，因此，冬季保健，要着眼于"藏"。具体到人体的精神活动，怎么藏呢？《黄帝内经》早已明确指出："冬三月，此为闭藏……使志若伏若匿……，若有私意，若已有得。"就是说，人们在冬季要保持精神安静，要想办法控制自己的精神活动，最好能做到含而不露，好像把个人的隐私秘而不宣，又如得到渴望之珍品那样满足。就是在冬季人们要把神藏于内，不要暴露于外。祖国医学强调"神藏于内"，是有积极意义的，尤其是在激烈竞争的今天，更有其重要价值。这正如《黄帝内经》所云："精神内守，病安从来？"又云："躁则消亡，静则神藏。"由此可见，不仅冬季要做到精神安静，神藏于内，春、夏、秋三季也需要神藏，只是程度不同而已。（《中华养生秘诀》）

严寒的冬天，使人身心处于低落状态，此时应养精蓄锐，以利于来春的阳气萌生。冬季的情绪调适得好，可迎来开春时节的精神激昂、情绪饱满，从而带来全面的健康。冬季保健要顺应自然，安静自如，恬淡节欲，神气内藏。寒冬之时，枯木衰草，万物凋零，常会使人触景生情而抑郁不欢。现代科学证实，冬天确实会使人的精神处于悲郁低落状态。要改变这种不良的情绪，最好的方法就是多参加各种休闲娱乐活动，这样既可以消除由冬季带来的低落情绪，有利于振奋精神，激起人们对生活的热情和向往。人的一生有一段时期会出现心理脆弱，每个人的出现时间因不同处境、不同心理素质而早迟不同。在一年中，有时出现，有时又会复原，而尤以秋冬时节为甚，称为心理交替时期。冬季重视精神保健可延缓心理脆弱期的到来和减轻其程度。

冬天的黎明和黄昏,会造成部分人无精打采和轻微的精神沮丧,甚至在某些人身上还会引起严重的意志消沉。科学家们将这种现象称为"季节性情绪失调症"。患有这种病症的人一进入冬天,会处于一种似睡非睡、时睡时醒的状态,不但精力明显消退,而且也无多大性欲要求。研究表明,患"季节性情绪失调症"的主要原因是人体受到光的影响。光能通过松果体作用于大脑,这个腺体能分泌出诱人入睡的激素,名叫"褪黑激素",它不但会使人意志消沉,而且还会造成人的思维迟钝。美国国立精神病学院艾尔弗雷德·利维在实验中发现,强光可减少人体褪黑激素的含量。人们可以通过调节黎明和黄昏的光线来改变人体褪黑激素的产生。因此,为了帮助那些体内生物钟比正常时间慢几个小时的"季节性情绪失调症"患者得以摆脱这种沮丧局面,科学家们提出了如下三个解决办法:

①晒太阳。凡是有这种症状的患者,体内的生物钟通常比正常人的生物钟慢数小时。因此,必须按时起床,到户外去晒太阳,以便加速体内生物钟的运转。

②光线疗法。科学家们已发明了一种模仿太阳光谱但比室内的正常照明亮5倍的特殊光线。早晚置病人于距这种光线1米处,每天光疗5小时,连续3天之后,便能初见成效。

③通过某些光线的波长或颜色来影响人体的褪黑激素:科学家们发现,青、蓝光对褪黑激素的消灭力最大,而紫光或红光则会轻微增加褪黑激素的产生。科学家们还发现,光线越强,褪黑激素产生越少。但是,患者不要擅自作光线疗法,应在医师的严格指导下进行,最有效的办法还是早起床。所以,预防"季节性情绪失调症"的最好办法是多晒太阳——延长光照时间,这是调养情绪的天然疗法。

摘自(《实用中医大全》、《四季养生与防病》、《中华养生秘诀》)

第八卷

妇女保健

妇女保健是针对妇女生理特点、发育规律及保健需求，以保证妇女健康为目标，研究危害妇女健康的各种常见病、多发病及防治措施，研究有利于促进妇女健康的对策和方法，达到预防和减少疾病、降低妇女发病率、伤残率和死亡率，保护和促进妇女健康成长的目的。

《寿世保元》云：妇人之病，有可治有不可治者，皆由其心性善恶所关也。闻有德性柔良，举止端重，克尽妇道，孝敬翁姑，相夫教子，凡内助理家，女工、井臼、桑麻之事，无不尽善者，必无灾病。虽或有之，亦易为治也。有等逆妒险恶，罔尊凌卑，惟其衣食自私，全无宗祀之念，犯有七去，助无一能，天教病入膏肓，虽卢扁亦难治疗。

夫妇人乃众阴所集，常与温居，荣卫和平，诸病无由而生。荣卫虚弱则百病生焉。《经》云：二七而天癸至，任脉通，太冲脉盛，月事以时下。交感则有子矣。其天癸者，天一生水也。任脉通者，阴用之道泰也。太冲脉盛者，血气俱盛也。何为之月经？月者，阴也。经者，经络也。过期而行经者，血寒也。未期而先行者，血热也。经行作痛者，气之滞也。来后或作痛者，气之虚也。其色紫者为风，黑者多热，淡者多痰，如烟尘水者血不足。

余考古方耗其气以调其经，则以为人之正气不宜耗也。太冲者，气也。任脉者，血也。气升则升，气降则降，血随气行无暂息。若独耗其气，血无所施，正气既虚，邪气必胜，故百病生焉。其经安得调乎？况心主血，脾统之，胃为之元也。养其心则血生，实其脾则血足，气胜则血行矣。安得独耗其气哉！此调经之要法也。行经之时，保如产母，一有抑郁，宿血必停，走于腰胁，注于腿膝，遇新血击搏，则疼痛不已，散于四肢则麻木不仁，入于血室则寒热不定，或怔忡而烦闷，或入室而狂言，或涌上出，或归大肠，皆四气七情之所致也。

妇人之病源难疗。孙思邈在《千金方》中曰：妇人之病，比男子十倍难疗。《经》言：妇人者，众阴所聚，常与湿居，十四已上，阴气浮溢，百想经心，内伤五脏，月水去留，前后交互，瘀血停凝，中道断绝，其中伤堕，不可具论。或便利于悬厕之上，风从下入，便成十二痼疾。妇人所以别立方也。然女人嗜欲多于丈夫，感病倍于男子，加以爱憎嫉妒，所以为病根深，疗之难瘥也。葛仙翁曰：凡治妇人诸病，兼治忧患，令宽其思虑，则病无不愈。

妇女保健是人生保健的一个重要组成部分，因为妇女不仅在数量上占人类总数的一半，而且保护妇女健康具有特殊的需要和重要的意义。

妇女属脆弱人群，需要加以特殊保护。妇女生理功能变化复杂，妇女要经历月经、怀孕、生育、产褥及哺乳等特殊生理过程，疏忽了这些生理过程的保健，会使正常的生理过程发生病理变化，不但直接影响妇女本身的健康，还会影响胚胎的发育和胎、婴儿的健康。因此，重视妇女保健，具有特殊的意义和作用。

第五十八篇　妇女保健总论

一、妇女保健的重要意义

妇女占人口的一半，她们在生理上比男性更脆弱，更需要保护。妇女承担着生儿育女和各种劳动，她们的健康与家庭幸福、国家兴旺和民族健康有着直接关系。

因此，可以说女性的健康是民族的希望，是家庭的阳光，是孩子的春天。所以，女性应该更加关注健康，生活得更美好，工作更有成就，家庭更加幸福。

妇女的健康直接关系到子孙后代的健康和出生人口的素质。人类的胚胎和胎儿，要在母腹中经过九个多月的发育成长，才脱离母体独立生活，出生后还需要母亲的哺育教养。母亲的饮食营养、环境卫生、劳动条件、疾病伤痛以及喜怒哀乐，无一不对胎儿和婴幼儿的发育产生积极或消极的影响。在孕育胎儿和哺育婴幼儿的过程中，母体也要发生重大适应性变化，也可能发生一些不利于母体的疾病或损伤。因此，孕产期保健是妇女保健的重要内容之一，是降低母婴死亡率、减少伤残率和保证母子平安的重要因素。因此说，出生人口的素质与母亲受孕前及受孕后的健康密切相关。为了提高出生人口素质，做好妇女保健极为重要，不仅从生命开始形成的最初阶段就要开始对胚胎进行保护，在整个孕产期内要实施对母子进行围产保健；还应对妇女进行婚前、孕前保健和青春期及女童的保健，使妇女从孩提时代起就能得到卫生保健，预防疾病，健康地成长为母亲。

妇女的健康直接影响到家庭及整个社会的卫生健康水平。妇女常是家庭的核心，在家庭生活中她是主妇，是妻子也是母亲，她的健康对家庭其他成员的健康影响最大。妇女除了养育子女外，还要安排全家人的衣食起居，照顾全家人的生活。母亲实际上就是家庭保健员和营养师，妇女健康直接关系到全家的健康和卫生。

妇女一生是一个连续过程，为了保证妇女在生育年龄阶段能圆满地完成作母亲的任务，必须从婴幼儿特别是青春期，对她们加强保护；而孕产期的安全又与更年期甚至老年期妇女健康有关。所以妇女保健是对妇女一生的保健。

妇女一生的保健，是指从女性第二性征及性器官开始发育，月经来潮，有性功能起；经过性器官，性功能的成熟阶段；直至性器官萎缩，月经及性功能停止为止；整个时期对性器官、性功能以及有关女性生殖健康各方面的保健。这个时期即包括从儿童期走向成熟的第一个过渡时期青春期和性及生殖功能成熟的生育期，以及从成熟走向性功能衰退的第二个过渡时期更年期。由于这个时期有女性的特殊生理情况、月经及生育，因此有其特殊的保健需要，妇女保健即针对此需要而为。

妇女的一生处处关系着后代和家庭，关系着国家和民族，因此保证妇女一生身心健康具有十分重要的意义。

摘自《儿童少年卫生与妇幼保健学》

二、妇女保健的重点内容

妇女保健的内容要求在妇女生命的所有阶段维护好生殖系统及其功能的完好状态，这就要求妇女保健的内容不应局限于生育期，而应扩大到女童期、青春期、生育期和更年期、老年期。由于儿童期性的发育不明显，因此男女童保健需求基本相同，例如促进生长发育的健康及预防各种传染病等。老年期保健多以预防老年常见病，推迟衰老，提高生活质量为目的，因此男女之间也无明显差异。所以，妇女保健的重点是月经期、怀孕期、产褥期、哺乳期和围绝经期。

（一）青春期：青春期少女体重、身高迅速增加，生殖器官发育趋于成熟，第二性征出现，加上过渡期的各种不适应，这一时期不论身体、心理均容易引发各种问题。如果对此一无所知，必将难以顺利度过，或是生病或是发育不良甚至发生各种问题，以致扰乱其身心健康成长。故在此时期通过青春期保健使每一个少女及其家长对此过程能够充分认识,正确对待,将是青春期健康发育的基础。所以说,青春期保健有其特殊的重要性,需要格外引起重视。

(二)生育期:是妇女生殖功能旺盛期,在此时期,妇女要承担孕育下一代和照顾家庭的任务,还要和男子一样参加社会生产劳动,妇女的健康更容易受到各种不良因素的影响。生育期保健的内容主要是保护妇女妊娠和分娩过程的安全,做到有计划生育,避免因生育过早、过多、过密、过晚及计划外妊娠对健康带来的损害。同时,还要做好妇女劳动保护、性病防治和妇女常见病防治等工作。生育期保健的内容包括:围婚保健、围产保健、计划生育、性保健、性病防治、妇女劳动保护及常见妇科病防治等。

(三)围绝经期(俗称更年期):随着寿命的延长,妇女一生中有1/3～1/2的时间是在绝经期后度过,这个年龄段的妇女在人口中的比例正在逐渐增加。围绝经期妇女处于生殖功能从旺盛走向衰退的过渡时期,因此生理、心理上都会出现一系列的变化。搞好妇女围绝经期保健,保护她们顺利地度过这个"多事之秋",不仅有利于促进围绝经期妇女的身心健康,而且能为预防老年期多种代谢性疾病打下基础。围绝经期妇女虽已失去生育能力,但仍有性的需求,同时亦易发生性功能障碍。调节她们的心理,及时帮助她们克服性功能障碍,使她们仍能保持和谐的性生活,有利于身心健康,提高晚年生活质量。围绝经期保健的内容包括:围绝经期常见病及妇科恶性肿瘤的防治、围绝经期自我保健和自我监测,以及性保健。

保证妇女有正常的性生活和不受性传播疾病如艾滋病、梅毒、淋病等的困扰,建立正确的性道德观,也是妇女保健的内容之一。

摘自《妇女保健新编》

三、女人的健康标准

什么样的女人算是健康的,目前似乎没有权威机构发布准确说法,这里所列举的只是大多数人心目中的标准。

(一)发育正常,功能良好,身体强壮,精神饱满,没有严重疾病,体型匀称协调。

(二)健康的女人是快乐的,是乐观的,能够从容地面对现实、面对自己、面对一切。

(三)拥有健康的精神、健康的观念、健康的生活方式和健康的自觉意识。

(四)为人善良,待人真诚,拥有爱心。

(五)适应能力强,能够适应社会的不同环境和人生的不同阶段。

(六)既有健康的身体,又有饱满的热情,更有妩媚的柔情。

(七)皮肤富有弹性,眼里充满自信,无论青丝白发都有淡定的内心。

摘自《你可能不知道的健康常识》

四、健美和匀称是女性美的标准

健美,首先要健康,健康即发育正常,功能良好,身体强壮结实,精力充沛饱满,同时还要美观,即身体外形协调、匀称。

世界女子健美冠军比萨里昂认为:现代女性美绝不是苗条、柔软、纤细和带有病态,而是结实精干,肌肉强健而又有曲线美,既不失女性的妩媚,又足以承受生活竞争的压力,担当起社会责任。也就是说,现代女性体型美是以"健美匀称"为标准,这种标准主要表现在以下三个方面:

(一)骨骼:骨骼的组合构成了人体的大致关系,是人体美的基础。匀称合度的骨骼应是:站立时,头、颈、躯干和脚的纵轴在一条线上;肩稍宽,腰椎、臂骨、腿骨发育良好而无畸形;头、躯干、四肢的比例以及头、颈、胸的联结合度;上下身比例符合"黄金分割定律",即以肚脐为界,上身与下身之比为5∶8。如果身高160厘米,体重和其他部位较理想的标准量为:体重50公斤,肩宽36～38厘米,胸围84～86厘米,腰围60～62厘米,臂长86～88厘米。

(二)肌肉:肌肉美表现在富有弹性和显示出人体形态的强健和协调。过胖、过瘦、臃肿松软,或肩、臂、胸部细小无力,以及由于某种原因,造成身体某部位肌肉过于细弱或过于发达,都不能称为肌肉美。

(三)肤色:肤色能反映出人的精神面貌,与人的气质有较多的联系。我国肤色美的标准一般是红润而有光泽。健美要通过锻炼来实现。当今风靡世界的健美运动,即是以科学的骨骼、肌肉锻炼使身体各部位得到全面协调的发展,这已成为行之有效的方法。常见的健美方法有健美操,举哑铃,拉拉力器,长跑,游泳等。

摘自《养生保健的266条法则》

五、女性健康时间表

有人说女人衰老是从四十岁开始的,于是认为保健也应该从这个时候开始。其实,女性的保健应该持续一生,在不同的阶段各有侧重。女人健康,才会美丽动人。只有了解女人健康时间表,才能学会更好地珍爱自己。

(一)12岁起防骨病。 专家认为,骨骼健康取决于年轻时的储备,因为骨骼强度的95%是在12~18岁之间形成的。

(二)20岁起防抑郁。 调查表明,大约一半的女性抑郁症患者在20~29岁发病。青年女性之所以易患抑郁症,与社会环境因素和自身的心理、生理特点有密切关系。

(三)25岁起防妇科病。 女性生殖器炎症以25~45岁期间发病率最高,生殖器肿瘤、性病也多发生于此年龄阶段。女性应从25岁起将预防妇科病的课题列入生活日程中。

(四)30岁起防脑衰。 医学研究表明,女性与男性一样,从30岁起脑细胞开始以每天数万个到10万个的速度死亡,脑细胞死亡后不能再生。预防脑衰应从30岁开始。首先,多吃健脑食物,如牛奶、鱼类、胡萝卜、柑橘、豆类、核桃、芝麻、蜂蜜等;其次,是保证睡眠;此外,多运动。

(五)36岁起防衰老。 对于女性来讲,延缓衰老的关键时期是在36岁以后,因为女性从这个年龄段开始,体内雌激素含量降低,故及时补允雌激素乃是抗衰老的关键一招。最适宜的办法是服用新鲜蜂王浆,每天早晨用凉开水送服1~2汤匙。另外,豆类、葡萄干也是提供植物型雌激素的佳品。

(六)45岁起防心脏病。 女性到45岁以后往往面临绝经,绝经后患心脏病的危险逐渐增高。要预防心脏病,必须从绝经前3年起大约45岁定期化验并着手防治胆固醇升高,直到绝经后1年,不能有丝毫放松。

(七)55岁起常查甲状腺。 医学专家发现,早期甲状腺功能减退是老年女性引起动脉硬化和心肌梗死的又一个危险因素。为及早发现可能存在的心血管疾病,55岁以上女性应像检查血脂、血压等病理指标一样,定期进行甲状腺功能测定,如血清促甲状腺素、血清游离甲状腺素以及血清甲状腺过氧化物抗体等的监测。

摘自《健康指南》

六、女人健康的最佳时间

(一)改善体质的最佳时间

第一个时间段是月经初潮时期。此期若能在医生的指导下,科学地调整膳食结构,勤上运动场,可使抗病能力大大提高。

第二个时间段是孕期和产后。由于怀胎、分娩等生理过程会导致内分泌变化,从而直接影响人的体型与体质。这时如果你想改变过胖或过瘦的体形,务必抓住这个天赐良机。

第三个时间段是绝经期。此时人体应激反应相应迟钝,易致体内平衡遭受破坏。此阶段注意营养,保持心理平衡,坚持有规律的体育锻炼,将惠及自己的晚年。

(二)补钙的最佳时间

人的一生都要注意补钙,对女性而言以12~14岁的儿童时期最为重要,因为这几年是人体骨骼发育的敏感期。

美国研究人员以94名12~14岁的青春期女性为观察对象,每天服用250毫克钙片,结果其骨骼硬度与骨密度均较不服钙者为高,到18岁时前者的骨质较后者的高6%,而在人的一生中,18岁的骨质状态很关键,可有效阻止老年期骨质疏松症的发生,故女性少年补钙终身受益。

(三)预防肥胖的最佳时间

女性的一生中有三个时间段最容易发胖。一是儿童期。一项调查资料表明,凡10~13岁期间体重超标者,到30岁后,有88%的可能性成为肥胖者。此阶段体重正常,以后发胖的可能性减少60%。二是15~25岁的10年间。这10年间正是脂肪细胞兴旺发达的高峰期,加上性激素大量分泌,食欲及食量大增,最容易"发福"。

三是40岁以后,头脑中的下丘脑功能降低,饱腹感迟钝,容易贪食而肥胖。

(四)预防心脏病的最佳时间

一般说来,女性在绝经前的心脏状况明显优于男性,罹患心脏病的机率低,但绝经后就不一样,心脏受害的可能性大大增加。

日本学者的研究表明,与心脏病关系最为密切的血清胆固醇,从自然绝经前3年起开始明显升高,持续至自然绝经后1年。因此,为保护心脏,在自然绝经前3年就应定期化验胆固醇并着手进行防治,直到绝经后1年不可有丝毫麻痹。

(五)治疗盆腔炎的最佳时间

盆腔炎是女性常见的妇科病,以月经期治疗为最佳时机。因为月经期整个盆腔充血,给予同等剂量的药物,随血流分布于盆腔的药物量较平时增多,并直接作用于子宫内膜等处,从而提高疗效。方法是:经期前1~2天,开始用药,至月经干净为一疗程,大约7天左右。所用药物以抗炎为主,也可用有关中成药。

摘自《健康指南》

七、妇女健康六策略

据阿根廷《妇女》月刊载:妇女健康六项策略。通过调整饮食结构和实施某些策略,妇女可以预防、推迟或避免某些疾病的发生。

第一,注意钙的吸收。 钙是一种十分重要的矿物质,占骨骼和牙齿的99%。此外,它还起着不太被人们所了解、但同样重要的作用,如凝固血液、使肌肉收缩以及传输神经冲动等。当人体缺少支撑正常活动所需的钙的时候,人就会从其天然储备——骨骼中提取钙。这种情况长期持续下去,就会导致骨质疏松。此病的特点是骨头变得脆弱、多孔、变细和容易骨折。如果是更年期的妇女,情况就更为严重。她们的雌激素水平下降,雌激素是参与产生维生素D所必需的,而维生素D又是有效吸收钙的必不可少的营养素。为了使骨密度达到尽可能高的水平,从青少年时起吸收足够的钙是必要的,因为人到30岁的时候,钙就开始自然流失。含钙高的食品是玉米饼、全脂或脱脂牛奶、酸牛奶、奶酪、虾皮、芝麻酱和某些鱼等。同时,需要减少导致提前患骨质疏松的危险因素,如吸烟、饮酒和服用某些药物。

第二,注意胆固醇的摄入量。 胆固醇和其他饱和脂肪容易积存在血管壁上,形成"塞子",阻碍血液到达心脏,给人带来严重疾病或死亡。因此,我们应减少来自动物食品的饱和脂肪的摄入,如鸡和鸡蛋。另一方面,应当增加多不饱和脂肪的摄入。最新研究表明,多不饱和脂肪有助于使体内胆固醇和甘油三酯水平下降。我们可从淡水鱼、全麦食品、植物油和一些乳制品中找到这些酸性脂肪,用不饱和脂肪取代饱和脂肪。

第三,适量饮水。 我们的机体大部分是由水组成的。这种至关重要的液体起着很多作用:有助于保持体温,向身体的各个角落输送营养和清除垃圾,甚至可以保养皮肤。十分重要的是,每位妇女每天应喝8杯水,以避免脱水和中毒。因此,我们应注意适当多饮水,它会给身体带来相当大的好处。

第四,注意体重。 任何一位妇女保持健康、看上去漂亮和自我感觉良好的一个重要因素是体重。多种研究表明,体重的增加容易导致提前患肥胖症、高血压和心血管疾病等多种病症。为了保持体重适中,没有必要吃药、采取饥饿疗法或减少饮食的摄入量,只需要稍微改变饮食结构就足够了,例如:食用烤或蒸的食品;不要在桌子摆放黄油和盐;适当地吃早餐;不要暴饮暴食;避免过量食用油炸食品和调味剂;把水果作为饭后甜食;在一日三餐中,增加蔬菜和水果的摄入量;坚持运动;多食用全麦食品和脱脂食品。

第五,增加食物纤维的摄入。 对于母亲和全家人的身体来说,纤维起着十分重要的作用。含纤维的食物大肠消化不了,这些食物原封不动地通过我们的消化系统,将胆固醇和一些有毒物质带走。含纤维多的食物是蔬菜、水果皮和全麦食品。

第六,坚持适量运动。 妇女应该积极运动起来。对于保持敏捷、健康、增强骨骼和肌肉以及改善血液循环来说,没有比运动更好的办法了。此外,运动还有助于减缓流失钙的过程。

摘自《健康文摘报》

八、女性健美七要诀

女性如何保持健美身材,中外有关专家提出了不少合理建议。美国哈佛医学院研究报告指出,女性一过40岁,随着身体对各种营养需求的变化,或多或少都需要补充多种元素,尤其是维生素C、钙和铁。同时,还要养成良好生活习惯,并注意美容。

(一)保护视力多补维生素C。 研究人员发现,60岁以下的女性,如果每天至少摄入352毫克维生素C,其患白内障的风险比每天摄入维生素C140毫克以下的女性减少57%。由于一些复合维生素里面所含的维生素C含量低于180毫克,因此建议在日常饮食中多吃些富含维生素C的食物,如橙子、西兰花等。只要每天摄入的维生素C不超过2000毫克,就是安全的。

(二)补钙有助于维持体力。 一粒复合维生素药丸可以为你提供一天所需钙量的1/4。每天需要摄入1000毫克钙,如果你已经过了50岁,每天则需要1200毫克钙。除了从一日三餐中吸收钙元素外,还可以吃点钙片。比较好的选择是碳酸钙(随餐吃最利于吸收)和柠檬酸钙(吸收最好的钙)。

(三)少量补铁让血液更健康。 40岁以上的女性在月经期可以适量补铁,服用那种含18毫克铁的复合维生素就能有效预防贫血的发生。不过等绝经后,补铁量就要控制在8毫克以下了,因为每月较少的失血量不会消耗你身体里铁的储存。过量补铁导致体内铁元素水平过高,也会带来不良后果,如便秘和恶心等。

(四)管住嘴,女性就窈窕。 大多数肥胖是饮食过量造成的。管不住嘴,吃得多、动得少是现代人的通病,由此造就了大群的胖子和"三高"人群。所以,从年轻时做起,节食一辈子。父母体形较胖的女性,从年轻时更要管住自己的嘴,不要把胃撑大了。胃已经变大的人可以少食多餐,烹饪时少煎炒、多煮蒸,用蔬菜代替部分主食,让胃一点点缩小。

(五)迈开腿,坚持适量运动。 运动是最好的减肥方法。多数女性吃得少还长肉的原因在于活动量过小。尤其长期坐办公室的女性,缺乏适量的运动,食量虽然不大,但机体能量消耗减少,这样多余的能量转化为脂肪储存起来,也会变胖。运动是最好的减肥良方,关键是要有恒心,活到老运动到老。重视健康的女性,可及早选择散步、游泳、健美操、跳舞等运动并持之以恒。

(六)调理生活,减缓激素下降。 有人说,女人要始终保持恋爱心态可以健美。保持正常性生活可以减缓女性激素水平的下降,这在国外的许多研究中已得到证实。这是因为女性35岁后,随着雌性激素下降,各种代谢减缓,多余的热量转化为脂肪,储存在腰腹部。这种肥胖有一定遗传倾向,容易发生在机体内分泌环境发生重大变化的时期,如孕期、更年期。许多女性因为工作忙等原因拒绝性生活。还不到50岁,阴道就萎缩了,体形也开始臃肿。中年以后不要拒绝正常的性生活。适当的性生活可使人精神饱满,促进睡眠,还可以延缓激素水平下降。同时,建议平时多饮用牛奶、豆浆、花生粥等,从饮食中摄取植物性雌激素。女性注意做到以上六条,就能窈窕健康,青春永驻。

(七)注重美容,延缓衰老。 女人要美,首先要善待自己。善待自己就是要在日常生活中,注意养生养颜。主要应做到以下几点:

1. 正常睡眠。正常睡眠是补药。好的睡眠比化妆品更能令人神采飞扬,所以,最好每晚11点以前睡觉,早晨6点半起床。因为晚上11点至凌晨5点是皮肤细胞生长和修复最旺盛的时候,这时候细胞分裂的速度比平时快8倍,因而对护肤品、滋养品的吸收率特别高,也同时更容易流失水分。睡觉前,应做好皮肤的清洁,洗脸后要在脸上抹上营养水、晚霜、营养露之类,以防止水分流失,并增加皮肤的柔滑弹性。

2. 多喝汤水。水是一种廉价实惠的美容佳品,多喝汤水能护肤。人体需要大量的水分来滋养,所以,每天要多喝些开水、茶水、牛奶、果汁、菜汤、面汤和粥类。最好每天喝6~8杯水,以补充足够的水分。女性随着年龄增大,体内细胞水分减少,适当补水更为重要。所以,饭前先喝汤,每天喝顿粥,做菜多煲汤,这样通过多种形式给人体补充水分，才能有利于护肤美容。

3.合理饮食。"女人的美丽是吃出来的"，这句话有一定道理。所以，女性要学会吃，就是要有节制的吃，有准备的吃，有选择的吃，搞好饮食调养。调养有两种方式：一是注重传统和基础营养，保持果蔬、肉类、豆类、谷麦类以及低脂食品的均衡摄入。二是适当选用科学的健康食品。女人应尽可能多吃豆腐、海带、萝卜等碱性食物，这些食物可以使体内呈弱碱性，可促进细胞的新陈代谢，使肌肤健康、平滑、富有光泽。女性应多吃素食，不仅有益健康，而且有助于排毒养颜和减肥。女性应多吃樱桃，能"滋润皮肤"、"令人好颜色，美态"。用樱桃汁涂擦面部及皱纹处，能使面部皮肤嫩白红润，去皱清斑。樱桃含铁极其丰富，每百克鲜果肉中铁含量是同量草莓的6倍，枣的10倍，山楂的13倍，苹果的20倍，居各种水果之首。铁是合成人体血红蛋白的原料，而妇女又以阴血为本，因此樱桃除能美肤红颜外，还可辅助治疗多种妇科疾病。总之，重视饮食对健康的影响，掌握科学饮食的规则，女性就可以紧紧掌握魅力的法宝。

4.坚持美容。除摄取常规的基础性营养，如蛋白质、脂肪、糖类、维生素、矿物质、水、膳食纤维等七大营养素外，还应根据自己的年龄、身体状况和特定需求，选择有不同功效的保健品。美容保健品主要有卵磷脂、核酸、蜂王浆、花粉、抗氧化物等。除食用保健品和应用一些化妆品外，还可以用一些"土办法"来进行美容。

(1)土豆面膜美容。不论是用生土豆还是熟土豆做面膜，都能起到很好的美颜功效。将新鲜土豆汁直接涂于面部，增白作用不但显著，还能帮助清洁皮肤、缓解色斑和防治痘痘，并且没有副作用。每周做一次土豆面膜也是为肌肤补水的好方法。土豆中所含的大量淀粉能吸附脸部肌肤的油脂，特别适合油性皮肤的人使用。如果在面膜中加入少许蜂蜜和柠檬汁，滋润皮肤的效果更好。如果想减轻眼部浮肿、舒展皮肤，使整个脸面变得更光滑，还可以用一些土豆粉配半只生蛋黄调匀，然后贴敷20分钟。

熟土豆面膜比较适合肤质敏感的人使用，将土豆蒸熟捣成泥，加入少量牛奶拌匀，待冷却后敷在脸上15分钟即可。如果属油性皮肤，可以将熟土豆去皮捣烂后加入少量燕麦粉，混合后敷脸15分钟，然后再用温水洗掉。而要想让干性皮肤变得柔软而富有弹性，则可以以熟土豆泥中加入一匙酸奶，敷于面部15分钟，然后再用40～50℃的温水清洗掉即可。

土豆胡萝卜面膜——对付干燥皮肤。将土豆和胡萝卜洗净、去皮，捣成汁即可敷面使用。土豆黄瓜面膜——对付小皱纹。将土豆和黄瓜洗净，切成薄片，敷在脸上和颈部20分钟，然后用加入少许柠檬水洗，最后涂抹橄榄油。

(2)全脂奶粉面膜美容。先将全脂奶粉适量用温水调成糊状，敷在脸上20分钟，然后洗掉。隔天做，一个月后便可拥有白皙光滑的肌肤。奶粉是一些皮肤科专家推崇的美容原料，认为奶粉能很好地营养皮肤。婴儿患湿疹时可以水中加适量牛奶洗澡。

(3)枸杞子茶消除眼睛红丝。熬夜、长时间看电脑都容易使眼睛里布满血丝。连续三天用开水冲泡枸杞子茶，红血丝问题便会逐渐好转。枸杞是常用滋补药物，性平和，味甘甜，有滋补肝肾强壮筋骨，养血明目之功效。自古就被用来明目，所以枸杞又被称做"明眼草子"。

(4)柠檬软化硬皮。用柠檬汁和柠檬皮擦拭膝盖、脚跟等厚皮部位，硬皮软化指日可待。但要注意，不要擦拭皮肤损伤的部位。

(5)橄榄油护手。做家务的时候，顺便为双手做保养。把手洗干净，用橄榄油涂上，手先戴上透明胶手套或医用手套，再套上胶手套去干活。双手就在胶手套的包裹下做保养，多滋润。

(6)婴儿油去鼻子黑头。用婴儿油轻轻在鼻翼上按摩，渗进去以后再加几滴。不超过20分钟，就能将藏在毛孔里的污垢挤出来。按摩后立刻用洁面乳洗脸。因为婴儿油是植物油，可用来溶解黑头。

摘自《健康文摘报》

九、女性每天饮食七要点

科学家研究发现了一种适合中国女性健美的膳食模式：即每天一个水果，两盘蔬菜，三勺素油,四碗粗饭,五份蛋白质食物,六种调味品,七杯汤水。

(一)一个水果:每天吃新鲜水果至少1个,长年坚持会收到明显的美肤效果。

(二)两盘蔬菜:每天应进食两盘品种多样的蔬菜,一天中必须有一盘蔬菜是时令新鲜的、深绿颜色的。最好生食一些大葱、西红柿、凉拌芹菜、萝卜、莴笋叶等。每天蔬菜的实际摄入量保持在400克左右。

(三)三勺素油:每天的烹调用油量为3勺(25克以内),而且最好是植物油,这种不饱和脂肪对光洁皮肤、塑造苗条体形、维护心血管健康大有裨益。

(四)四碗粗饭:每天4碗杂粮粗饭(300克)能壮体养颜。

(五)五份蛋白质食物:每天吃肉类50克,最好是瘦肉、鱼类50克。豆腐或豆制品200克,鸡蛋1个,牛奶或奶粉冲剂1杯。

(六)六种调味品:酸甜苦辣咸香等主要调味品,作为每天的烹饪佐料不可缺少,它们可以解毒杀菌,舒筋活血,保护维生素C,减少水溶性维生素的损失。

(七)七杯汤水:茶水和汤水每天饮用不少于7杯,可增进健康。少喝加糖的饮料。

摘自《健康文摘报》

十、女性养血五法

女性常常出现生理性的缺血症状,若不善于养血,就容易出现面色萎黄、唇甲苍白、发枯、头晕、眼花、乏力、气急等血虚症。严重贫血者,还极易过早出现皱纹、白发、脱牙、步履蹒跚等早衰症状。从中医角度说,血足,皮肤才能红润,面色才能有光泽。所以,女性若要追求面容靓丽、身材窈窕,必须重视养血。养血有以下几种方式:

(一)神养。心情愉快,性格开朗,不仅可以增进机体的免疫力,而且有利于身心健康,同时还能使身体骨骼里的骨髓造血功能旺盛,使皮肤红润,面有光泽。所以,女性应经常保持乐观的情绪。

(二)睡养。保证有足够睡眠及充沛的精力和体力,并做到起居有时,娱乐有度,劳逸结合。要学会科学生活,养成现代科学健康的生活方式,不熬夜,不偏食,不吃零食,戒烟限酒,不在月经期或产褥期等特殊生理阶段同房等。

(三)动养。要经常参加体育锻炼,特别是生育过的女性,更要经常参加一些力所能及的体育锻炼和户外活动,每天至少半小时,如健美操、跑步、散步、打球、游泳、跳舞等。可增强体力和促进造血功能。

(四)食养。女性日常应适当多吃些富含"造血原料"的优质蛋白质、必须的微量元素(铁、铜等)、叶酸和维生素B_{12}等营养物质,如动物肝脏、肾脏、血、鱼、虾、蛋类、豆制品、黑木耳、黑芝麻、红枣、花生以及新鲜的蔬菜、水果等。

(五)药养。严重贫血者应进补养血药膳。可以用党参15克,红枣15枚,煎汤代茶饮;也可用麦芽糖60克,红枣20枚,加水适量煮熟食用;还可食用首乌20克,枸杞20克,粳米60克,红枣15枚、红糖适量煮成的仙人粥,有补血养血的功效;特别严重者可加服硫酸亚铁片等。

摘自《健康文摘报》

十一、水女人最健康

水是人体营养素需要量之首,尤其是女性,身体保持足够的水分,才能健康靓丽,光彩照人。所以,女人必须及时补充水分。

一是清晨补水。人经过一夜睡眠,从尿液、皮肤、呼吸中消耗了大量的水分,早晨起床后,人体正处于一种生理性缺水的状态。此时,给身体和肌肤补水是首要任务。清晨饮水对机体既是一次水分补充,又是一种有效的净化,所以清晨起来最好先喝一大杯温开水,进行及时有效的补水,非常有益于身体健康。

二是泡一壶"补水"茶。茶有养颜补水之奇效,而且在忙里偷闲中喝一壶"补水"茶,能够及时补充水分,达到养颜健身之目的。

三是彩妆要保湿。市面上有保湿功效的化妆品很多,唇膏、眼影、腮红、粉底应有尽有,不过一定要选择滋润型的。

四是保湿喷雾随时用。保湿型的喷雾是最常见的一种喷雾。它们一般由天然矿泉水或温泉水构成,并含有大量的矿物质和微量元素。它除了能够对肌肤进行随时随地的补水滋润，更能够调节肌肤水油平衡，舒缓肌肤压力，抵抗过敏现象，增加肌肤的天然保护功能。

摘自《你可能不知道的健康常识》

十二、女性手脚凉应补气

中医古籍讲："百病从寒起，寒从脚下生。"一些女性可见手脚冰凉，脸色苍白，还可能有月经量越来越少的现象，晚上睡觉时，也常因为手脚不温而影响睡眠。

手脚冰凉，中医称为"厥逆"，与感受寒邪、气血两虚、阳气不足等原因有关。中医认为，女性虚寒体质表示气血不足，因为气血虚造成的血液运行不畅、四肢末梢无法使血液充分供应，所以容易有手脚冰凉问题。

手脚冰凉的常见原因如下：吃太多生冷的蔬菜和水果，喝太多减肥绿茶饮料，导致身体偏寒或偏食，不吃淀粉、肉类食物，压力大，精神紧张，影响血液循环，贫血的人、甲状腺功能低下的人、老年人，体质虚弱的人，都是常见的手脚冰凉族群。

调理手脚冰凉，中医从补气益血、养阳着手。女性患者多见于"气血两虚"者，尤其是在月经后；而"阳气不足"多见于老年人或慢性疾病患者，因为阳气不够，所以四肢不温，这类体质者，采用补气益血、养阳是调理的关键。此外，当气血两虚、阳气不足，所造成的血液运行不畅、血液量不足，若再加上长期吃生冷蔬菜和水果或喝冰凉饮料之后，会影响血气运行就更加不畅，血不能达到四肢末梢，因此治疗期间，应注意这些饮食禁忌。

中医常用一些温补的药膳调理。如：当归生姜羊肉汤、四物汤（当归、川芎、芍药、地黄）、十全大补汤（人参、熟地、黄耆、白术、当归、芍药、川芎、茯苓、甘草、肉桂、生姜、大枣）等，来补气养血，加速血液循环，活血通络，到达末梢，温暖四脉。

摘自《健康文摘报》

十三、美满婚姻可以增强免疫力

据科学家对已分居或离婚的妇女进行调查，发现已分居或离婚的妇女，比婚姻美满的妇女更容易感染疾病。她们的免疫能力较低，对某些传染病缺乏免疫力。而且连这些妇女的前夫，其健康状况也要比其他婚姻美满的男人要差；有些仍保持夫妻关系，但婚姻不幸的人，他们的免疫力往往比分居或离婚人的免疫力还要差。因此，建议夫妇双方要努力维护和睦幸福的家庭。

摘自《养生保健的266条法则》

十四、爱抚有益健康

科学家发现，轻柔抚摸爱人的背部或颈部会让她们更加健康，其益处甚至超过几分钟的放松运动。轻轻抚摸能够有效降低她们的血压，效果就如同经过一番降压治疗。在不远的将来，经常性地接受抚摸，将被视为健康生活方式的重要组成部分。夫妻二人在一起高兴的时间越长，爱抚的时间越长，对健康越有益。遗憾的是，抚摸只对女性的健康有益，对于男性却没有明显影响。喜欢宠物的人之所以拥有更健康的生活，其中一个重要原因就是抚摸狗或猫，可以同时降低主人和宠物的压力及血压。

摘自《你可能不知道的健康常识》

十五、睡眠有利于美容

睡眠是我们每一个人都拥有的最为宝贵的财富之一，也是我们的"高级美容师"。倘若你头一天没有睡好觉，第二天便会发现自己面部皮肤粗糙、眼圈发黑，或者变得情绪容易波动，浑身乏力。而获得充足的睡眠，醒后就会感到精力充沛、心情舒畅。

人缺少睡眠，前额和嘴唇周围的肌肉就会松弛，面部出现皱纹，缺乏自然光泽。如果长期睡眠不足，皮肤组织就会受到破坏，弹性变差。其实，睡眠和美容的关系并不神秘。在睡眠中，人体皮肤细胞能够恢复和再生，而这种恢复和再生过程最为活跃的时间是午夜12点至凌晨4点。世界著名影星索菲亚·罗兰就很注意休息和睡眠。她在《女人与美》一文中写道："我白天的成绩主要靠晚上睡眠。"她把睡眠放在美容最重要的位置上，每天保证有9～10小时的睡眠。另外，在睡眠中，心脏活动水平降低，皮肤的毛细血管扩张,血液通畅。也就是说,在细胞分裂最活跃的阶段,皮肤营养和能量供应充分,新陈代谢旺盛。为促进皮肤的细胞分离,睡觉前,要将一天中积存在面部皮肤上的皮脂、汗、灰尘等污物和化妆品全部洗干净,因为这些东西对皮肤有刺激性,使皮肤紧张,阻碍皮肤的新陈代谢。洗净后,可适当涂点营养霜、奶液之类的护肤品,以滋养皮肤。

摘自《〈养生保健的266条法则〉》

十六、女性裸睡有益健康

女性裸睡,好处很多,对于健康有以下益处:

一是有利于增强皮腺和汗腺的分泌,有利于皮肤的排泄和再生。有利于神经的调节,有利于增强适应和免疫能力。

二是对治疗紧张性疾病的疗效极好,特别是腹部内脏神经系统方面的紧张状态容易得到消除,还能促进血液循环,使慢性便秘、慢性腹泻以及腰痛、头痛等疾病得到较大的改善。

三是裸睡不但使人感到温暖和舒适,连妇科常见的腰痛及生理性月经痛也可得到减轻,以往因手脚冰凉而久久不能入睡的人,采取裸睡方式后,很快就能入睡了。

四是穿内衣睡觉,影响皮肤进行气体交换,不利于新陈代谢,脱掉内衣睡觉对一些常见病,如阴道炎、痔疮、脚气或打呼噜等均有好处。

摘自《〈你可能不知道的健康常识〉》

十七、怎样永葆美丽和魅力

美是相对的。一个人的美不仅表现在匀称的体型、端庄的面容和举止有度,还取决于她是否健康。怎样才能保持美丽和魅力呢?要注意勿进食过饱,也不要吸烟和过多的饮酒,否则会影响自身健康。天天要做体操、散步,呼吸新鲜空气。每天早、晚用温度适宜的水洗澡或擦身。脸和颈部要在每天早上用冷水擦洗。洗澡时,可用刷子和纤维团按摩全身。这会使人健康、长寿、美丽。清爽的气味、清洁的皮肤会形成一种魅力。悲伤比岁月更催人老。当你遇到悲伤的事情时,要尽可能的心情开朗,避免忧郁;要善于将苦愁"中和"。要多看到生活中还有光明和愉快的一面,要多为周围的友好关系而高兴。要记住,悲观情绪或不良的行为会给你的自然美貌造成不良后果,同时也会给周围的人带来苦恼。

微笑是一剂良药。人人都应该是一个笑容满面、精神愉快的人。有人以为微笑会降低自己的尊严和威信,但其实微笑会使你明朗快活,形成令人愉快的气氛。要注意对人说话的语调,粗暴刺耳的语调以及有刺激性的言词,都表现出一个人内在文明的缺乏。从容悦耳的嗓音、热情礼貌和善于听取别人意见等,是女性应该具备的美德。在公共场合或工作岗位上的文明行为,同样是美的一部分。要谦虚、忍让、宽容、诚实,但也不要显得软弱无能,自暴自弃,妄自菲薄或卑躬屈膝。服饰、发型上要与自己的年龄、性格、职业、气度、身段相称,不要一味追求时髦。身体宜人的气味会产生一种诱惑力,但不一定太浓。步态也是美的一部分,如果你认为自己走路的姿态不够美,可在头顶上平放一本书,在屋里练习走路。可把这种练习包括在每天的体操内,经过一段时间的练习,你的步态会变得轻盈优美。

一个人的体态不要追求过度的消瘦,丰满的体型会增加女人的气质,更招人喜欢,特别是中年妇女。但是如果腹部和胯骨过于肥胖,影响体态,则需要减肥。睡眠不仅是健康的保证,而且是美的良友。每天要睡足7个小时,最好9个小时,并且要适当开窗睡。如果没有心血管疾病,睡觉时枕头要平、要低。希望每位女性都有漂亮的身段和气色,成为一位受人喜欢和尊敬的,既有心灵美又有外表美的人。

摘自《〈养生保健的266条法则〉》

十八、女性如何使青春常驻

留住青春,是人们的期望,特别是女性,这种心情更为迫切。如何才能保持青春,延缓衰老呢?美国芝加哥长寿专家朗奴·勒兹医师说:"从生理、心理和精神三方面入手来保持青春。"纽约一位发型美容师认为:适当的化妆和发型相配合,可令女性比实际年龄更年轻。

以下是专家们提供的20条宝贵意见。

(一)穿着富有吸引力的服装。

(二)减少太阳的照射,没有任何东西比阳光更容易伤害皮肤和令皮肤老化。假如你爱好日光浴,切记先涂上防晒油或护肤霜。

(三)每天早晚在面部涂上润肤膏以保持皮肤润滑、娇嫩。

(四)中年以上女士最好每个月做一次面部按摩,以防止面部肌肤过早出现皱纹。

(五)可用水溶性除皱润肤霜缓和面部肌肤的老化。

(六)同时,利用浅淡的脸部化妆和薄施口红来增加青春外貌。

(七)经常保持笑容令你心境开朗,你会显得年轻一些。

(八)因为年龄增长,头发会变得稀少和灰白,略加染黑看起来会年轻一些。

(九)利用转换发型来配合脸部化妆,看起来会比真实年龄小一些。

(十)每日三餐注重摄取营养均衡的食物,尽量多呼吸新鲜空气。

(十一)坚持做健身运动,预防心血管硬化,增强抗病能力和肌肉活动能力。

(十二)每日做柔软舒展运动,保持脊骨的活动能力。

(十三)注意自己的体重,切勿超重。

(十四)多吃蔬菜、水果等含有丰富营养素的食物,令身体保持健康状态。

(十五)多吃富含纤维质的食物,维持消化系统的正常功能,减少患癌症的机会。

(十六)太少或太多的睡眠都会令人衰老。通常每天保持7小时左右的睡眠时间已足够。

(十七)愉快和正常的性生活会使你保持生气。

(十八)假如你不再担忧年龄增长,你的心理年龄会比实际年龄年轻得多。

(十九)保持头脑灵活,勤于思考,你会看起来更年轻。

(二十)保持乐观的态度,你会永葆青春活力。

摘自(《养生保健的266条法则》)

十九、不用化妆品也可以美容

美容,除合理地使用化妆妆品外,古今中外有许多优雅实用的美容法。主要有以下几种:

(一)**精神美容法**:笑一笑,少一少。愉快乐观,喜笑颜开,会使你的面色红润,容光焕发。这是由于笑时,表面肌肉的舒展活动,使得面部肌肉以及皮肤血液循环加速,新陈代谢增强,有助于增加面容皮肤弹性。

(二)**花粉美容法**:经专家研究,甘菊花、黄松花、赤杨花、鸭矛草等,口服或外用均有美容之效,将这些花粉加少许食盐溶于温水中,每天清晨和晚上用这些花粉水洗脸,边洗边按摩,对面部美容大有裨益。

(三)**面霜美容法**:清朝的慈禧太后,生活骄奢淫逸,除注重饮食营养和服饰外,对美容颇下了一些功夫。她面部化妆的第一道疗法是用精细的米粉面霜。无独有偶,国外的新兴美容法就是米或面粉加水合成面霜,每天将脸洗净后,敷以面霜,并轻轻按摩,然后再用餐巾纸贴在脸上,吸去多余的水分。

(四)**蛋清美容法**:用鸡蛋清擦脸,是临睡前美容术之一。每晚就寝前半小时,用鸡蛋清涂敷在面部皱纹处,半小时后再用肥皂水和清水洗掉。

(五)**蜂蜜美容法**:用蜂蜜加2~3倍水稀释后,每日涂敷面容,可使皮肤光洁细嫩,减少皱纹。如用燕麦片、蛋清加蜂蜜制成膏霜涂面效果更好。但敷面后再轻轻按摩10分钟,方能将蜂蜜的滋养成分渗透到皮肤细胞中去。

(六)**茶糖美容法**:茶叶中富含的营养甚多,将茶叶与红糖两汤匙加水煲煎,以面粉打底,敷面,15分钟后,再用湿毛巾擦净面部。每日涂敷一次,一个月后即可见效。

(七)**蔬果美容法**:根据地区或季节的不同,可选用大白菜、黄瓜、冬瓜、甜菜、番薯、苹果、西红柿、胡萝卜、柑橘、柠檬、梨、龙眼、板栗等进行美容。民间常用西瓜、黄瓜、番茄、柠檬、胡萝卜等,榨汁敷面,轻轻按摩,待20分钟后,再将蔬果汁洗去,不但美容,还有防治皮肤疲乏之疗效。

(八)**醋敷美容法**:醋可以美容养颜,特别适用于皮肤粗糙者。将醋与甘油以5:1的比例混合涂敷脸部,长期坚持,容颜就可以变得细嫩。

亦可在洗脸水中加一汤匙醋,清洗完毕后再换一盆清水洗净,有美容之效。

(九)**珍珠美容法**:珍珠的有机成分是壳角蛋白,它是一种含有甘氨酸和丙氨醋的硬壳蛋白质,同时含有多种元素等。用珍珠粉配制的各种珍珠霜,如今在市场上已成为热门货。

(十)**按摩美容法**:按摩皮肤可促进局部和周身的血液循环,使细胞再生能力加强。每日早晚洗脸前各按摩5～10分钟。两手指以前额正中为起点,向左右同时按摩10余次,再从嘴角顺下颌外侧按摩10余次,注意按摩方向一致。如此,持之以恒,可刺激面部皮肤和肌肉的紧张度,使新陈代谢和血液循环保持最佳水平。

(十一)**气薰美容法**:每日用肥皂将面部洗干净,用一个深瓷碗和塘瓷缸,装满热水,将头低垂在热水碗或缸上,并用毛巾连头带眼一起蒙住,如此薰10～15分钟,然后用温水洗净。油性皮肤者每周最好做1～2次气薰,干躁皮肤的每月气薰1～2次即可。

(十二)**体操美容法**:新鲜空气含有丰富的阳离子,室外做体操时,空气阳离子经鼻腔吸入肺泡,再进入血液,随着血液循环把它带电的负荷送到全身各个细胞中去,使细胞代谢活跃,增加免疫功能及皮肤的弹性,使容颜健美。

摘自(《养生保健的266条法则》)

二十、瓜果敷面可以美容

无论你的容颜有多美,如果不好好保养,过了黄金年华,便会出现衰老现象。因此,一定要趁年轻,护理肌肤,延长青春岁月。据营养学家分析,蔬菜、水果、鸡蛋中含有大量维生素E,各种碳水化合物及氨基酸等营养物质,这些都是健美皮肤不可缺少的要素,用作敷面,能使皮肤娇嫩光滑,减少皱纹,是一种既有效,又经济实惠的美容方法。

(一)**香蕉敷面法**:将去皮的半只香蕉揉碎,用手指抹着涂面,20分钟后,用少量水洗净,这种方法适合任何皮肤,一星期做2～3次效果最好。

(二)**草莓敷面法**:将3～5个草莓弄碎,加入一汤匙蜂蜜搅成糊状,洗净脸后涂于面部,20分钟后再用干净的脱脂棉洗净,这种方法适用于干性皮肤。

(三)**黄瓜敷面法**:新鲜黄瓜去皮,切片后,立即一片一片地贴在刚洗净的脸上,再用手轻轻地按黄瓜片,以不脱落为好,20分钟后揭下。经常敷用,可供给皮肤营养,使其光滑细腻。

(四)**蛋清敷面法**:将鲜蛋清搅成泡状涂敷,等数分钟蛋清干涸,皮肤紧绷后,再用浸温水的脱脂棉拭去,能使原来松弛的皮肤收紧。但这种方法会使皮肤过于收紧,不宜经常用。

(五)**马铃薯敷面法**:生马铃薯去皮,磨碎加鲜蛋黄,搅匀后,稍微加热搅成糊状涂敷于洗净的脸上。能使干燥的皮肤柔嫩、光泽,使松弛的皮肤收紧。

(六)**胡萝卜敷面法**:将新鲜胡萝卜2个,碾碎拌上藕粉一起搅匀,洗脸后涂在面上20分钟,先用温水,再用清水洗净,此膜含有大量维生素A和C,使粗糙皮肤去皱,变得容光焕发。

(七)**大白菜敷面法**:将两片大白菜叶压碎,用一份蜂蜜搅匀,用纱布过滤后,早晚用棉花轻轻拍在面上,再按摩数分钟,然后用温水洗脸,不但可以清洁皮肤,更能治疗暗疮。

(八)**李子敷面法**:用6个李子煮熟后摊凉压烂,再用一茶匙杏仁油拌匀敷面即可。此方适合油性有粉刺皮肤。

(九)**梨敷面法**:用一个梨压成浆后,与半茶匙柠檬汁调匀敷面即可。此方适合中性或混合性皮肤。

瓜果敷面美容,既简单易行又经济实惠,在做这种美容的时候,要特别注意两点:一是原料要新鲜;二是要坚持做,才能有效。

摘自(《养生保健的266条法则》)

二一、女性如何有效减肥

有些女性体态臃肿,过于肥胖,应该减肥。有的也曾尝试过减肥,但效果总不理想。不妨从以下三方面找一找原因:

第一,是否选择了不适当运动。胖人运动,犹如体重正常者在负重的情况下运动。这样,首当其冲的是膝关节和踝关节负担过重。它们既要支撑超常体重的压力,又要承受地面较强的反力,以致难以支持,在这种情况下,若选择跑步、上下楼梯、爬山之类带有冲击力的运动形式,关节就会难以承受过大的冲击力而损伤,被迫停止运动。前苏联学者曾对2000名从事减肥锻炼的肥胖者进行过研究,认为跑步不是理想的减肥运动形式,因为这项运动对起支撑作用的关节冲击力太大。学者们认为,游泳、骑自行车、穿弹性好的鞋进行长距离散步等,是减肥者适宜的运动形式。其中以游泳效果最好,因为人体仰卧或俯卧在水中,各部位受力均匀,不会造成支撑关节的运动形损伤。

第二,是否持之以恒。运动减肥在于提高新陈代谢,消耗过多脂肪。运动时大量消耗能量,即刻减肥效果最佳。停止运动后,旺盛的机体代谢还要持续一段时间,即所谓"后效应"。这种"后效应"持续时间很短,一般不超过一天。如果运动三天停三天,就会使"后效应"消失,胃口大开而过量饮食,使原有的减肥效果被抵消,前功尽弃。因此,减肥应持之以恒。

第三,是否缺乏合理的饮食搭配。减肥运动期间,代谢机能十分旺盛,食欲大增。如果认为运动时消耗多,就不加节制,放开肚皮吃,那也难以获得减肥效果。尤其是晚饭,不要吃得过多、过饱,因为夜里12点以后,人体新陈代谢逐渐转入低潮,晚饭过饱会促使脂肪蓄积。所以,用运动减肥的人要善于"综合治理"。千万不要忽视适当节食的重要作用。

摘自《养生保健的266条法则》

二二、女性不要一味拒绝脂肪

适度摄入脂肪,对于女性健美有重要的意义。少女进入青春发育期,内分泌系统发生一系列的变化,皮下脂肪含量逐渐增多,从而构成女性特有的曲线。在此阶段需要较多脂肪,以调节内分泌系统,促进乳房发育,形成流畅的曲线。

脂肪也是女性生长和发育成熟的重要物质之一,也是正常月经和生育能力的重要来源。脂肪在体内参与性激素的合成,如果不吃脂肪,体内脂肪过少,雌激素等合成不足,将造成月经失调,甚至影响生殖器官的发育。

在一定意义上说,人体内含有一定量的脂肪,可以增强抵御疾病侵袭的能力。当人体脂肪过少时,一旦生病或受伤减少进食或不能进食,身体会显著消瘦,难以抵御疾病的侵袭。

摘自《你可能不知道的健康常识》

二三、当归是治疗妇科病的圣药

中药中的当归,对各种妇科病,诸如月经不调、痛经、更年期障碍等都能发挥效用。仅将当归煎后服用,也可发挥效用,但是加入大枣后,更能提高效果,按当归7克,大枣15克的比例使用,或当归10克,黄耆30克的比例煎服,更具高效。感冒时如服当归,会使感冒恶化,难以治愈,应避免服用。当归能起到促进血液循环及净化血液的作用。此外,当归羊肉汤可为不孕夫妇带来希望。做法极为简单:羊的瘦肉(脂肪部分除去)100克,姜3克,酒90毫升,当归4克,干龙眼肉3克,同置于锅内,加入540毫升的水,以文火煮至剩下270毫升的汤汁,即可取出食用,如此喝上一星期后,必有效果出现。

不孕是因为血液循环不良所致,当服下使血液循环良好的当归,以及能温暖身体的姜、酒后,血液循环必能畅通无阻,从而促进荷尔蒙发生作用。一旦怀孕后,每天将当归4克,枣10个,以900毫升的水煎至成360毫升,代茶喝下去。这种服用法,既能补血,又有温和作用。

摘自《养生保健的266条法则》

二四、新婚蜜月防病法

结婚是人生一件大喜事,但要做好新婚蜜月易患疾病的防病准备。大部分新婚者因为年轻,卫生知识不足,常常仓促上阵,结果快乐后面是烦恼。怎样才能搞好新婚蜜月防病呢?

(一)养成清洁外生殖器的好习惯。新婚夫妻即将要过性生活了,从一开始就应该养成每次性生活前必须清洗外生殖器官的好习惯,尤其是女性。因为女性比男性更容易发生泌尿生殖系统感染,女性阴道口前是尿道口,后面是肛门,尿道短且大阴唇和小阴唇之间有许多皱褶,阴部的分泌物常积存在此,所以清洁外阴就更加重要了。

(二)男性要及时治疗包皮过长。男性包皮

与龟头之间长有一些分泌物积存,形成包皮垢,是细菌的良好培养基。包皮过长者此处容易藏污纳垢,这样在性交时不仅会将有害物带入女性阴道内,引起女方泌尿生殖系统的炎症,而且包皮垢也是一种致癌物质,是宫颈癌的诱因之一。因此,为了新婚妇女的健康,男士最好及早接受包皮环切术。

(三)**警惕蜜月膀胱炎和蜜月尿道炎**。蜜月中男女双方性交频繁,加之身体疲劳,抵抗力降低,容易发生蜜月尿道炎和蜜月膀胱炎,这是新婚初期的常见病。一旦发生,今后易反复发作,故应注意预防。性交前注意洗净外阴,性交后最好去排尿以冲掉尿道口周围的细菌;蜜月中不要太累,应注意多休息等。

(四)**必备药品**。如氟哌酸、阿莫西林胶囊、黄连素等。当发生膀胱炎时,最好及时服用氟哌酸,首次3~4粒,以后每次2粒,每日4次,服药至症状消失后7天,以期彻底治愈。如有感冒、腹泻也要及时服药,以免降低抵抗力。

摘自《自我保健230法》

二五、女性要慎用爽身粉

中外医学专家们根据临床资料认为,如果妇女长期在外阴部、大腿内侧、下腹部等处搽用爽身粉,可使卵巢癌的发病危险性增加4倍。

爽身粉的主要原料是滑石粉,而滑石粉是由氧化镁、氧化硅、硅酸镁等组成的无机化合物,其中硅酸镁,就是石棉,这是一种容易诱发癌症的物质。妇女盆腔内的脏器尤其是内生殖器与外界直接相通,搽在外阴、大腿内侧、下腹部等处的爽身粉,都可能通过外阴、阴道、宫颈及开放的输卵管进入腹腔,并附着、积聚在输卵管、卵巢表面,刺激卵巢上皮组织增生,这种长期慢性的反复刺激便可诱发卵巢癌。

摘自《你可能不知道的健康常识》

二六、剧烈运动会导致妇科病

锻炼能使身体更健康,活力充沛,但若锻炼不当,尤其是超负荷运动,有可能引致妇科疾病。常见的有以下几种:

(一)**外阴创伤**。活动中不慎,如外阴部与自行车的坐垫、横档或其他硬物相撞,容易发生外阴部血肿,严重者伤及尿道和阴道,甚至盆腔。

(二)**月经异常**。剧烈运动会抑制下丘脑功能,造成内分泌系统功能异常,影响体内性激素的正常水平,从而干扰了正常月经的形成和周期。

(三)**卵巢破裂**。剧烈活动、抓举重物、腹部挤压、碰撞等都可引起卵巢破裂,出现下腹部疼痛,甚至波及全腹。

(四)**子宫内膜异位症**。经期剧烈运动可使经血从子宫腔逆流入盆腔,随经血内流的子宫内膜碎屑有可能种植在卵巢上,形成囊肿。

(五)**子宫下垂**。妇女做超负荷运动,特别是举重等训练可使腹压增加,引起子宫暂时性下降。若长期超负荷运动,就会发生子宫下垂。

摘自《你可能不知道的健康常识》

二七、宝石首饰有损健康

钻石是由矿石加工而成的,而有的矿石是在几百万年的地质演变过程中长期受地壳中低放射强度射线作用形成的,有的具有超过正常含量的放射性。不仅钻石如此,其他名贵宝石也可能有此问题,有些珠宝商人为使饰品更加光彩夺目,甚至将黄玉、锂辉石等容易被激活的宝石放到原子反应堆中,让中子来尽量照射,促其发放光彩,抬高其价值。佩戴了经此方法处理的宝石饰物的人,其所蒙受的辐射量有可能相当于一名从事核工作人员一年所受的核放射量。妇女若将放射性超标的饰品项链佩戴在颈上、胸前,会导致乳腺癌、肺癌的发生。

摘自《你可能不知道的健康常识》

二八、少女妊娠危害健康

少女妊娠的医疗危险除了与年龄过小有关外,还经常与检查就医过晚(有一些少女在怀孕20周后才找医生)有关,因此,少女首先要了解与怀孕有关的自觉症状,以便及早发现,尽量减少损失。常见的早孕反应包括月经过期、恶心呕吐、乳房肿胀、尿频、容易疲劳等。如果发现腹部膨大、排便习惯改变甚至已感觉到胎动,则为时晚矣。少女妊娠的危害主要有以下两个方面:

(一)医疗方面的危险：①骨盆尚未成熟，难产和剖腹产的比例增高；②早产及出生体重过轻婴儿的机会比正常人群高，新生儿并发症和死亡率高；③更容易生先天畸形儿，危险比成年妇女高两倍；④容易并发妊娠期高血压病，甚至抽搐导致死亡等。

(二)社会心理学问题：①女孩首先怀疑家人的反应，尽可能地隐瞒。即使出自宽容的家庭，对立情绪也在所难免；②怀孕在客观上造成的联系和责任，难以保证新家庭的稳定，两年后75%的结合会遭受失败；③怀孕少女成为周围环境责难的牺牲品，进一步增加失败感、孤独感和对社会的不适应；④自身矛盾不安的情绪对孩子的身心发育也是不利的冲击等。

为防止少女妊娠对健康的危害，少女一定要学会保护自己。随着科学与社会的进步，青少年不懂得"性交会导致怀孕"的可能性越来越小；他们对于防范这种风险的侥幸心理很强，或是对可行的避孕方法有误解。

青春期的女孩，往往月经不很规则，甚至几个月都不见红，这使她们觉得自己怀孕的可能性很小。其实这是很危险的，正因为月经不规则，排卵的时间更难估计，如果侥幸行事则容易作茧自缚。

适用于成人的避孕方法很多，但推荐给少男少女的也就寥寥几种：首先，避孕套，它既可防止精子进入女性生殖道，还可以预防性病传播。但应注意的是，这种方法以男性为主导，只有全程使用而且在阴茎软缩前取出，才能达到完整的避孕效果。其次，短效口服避孕药，这种方法抑制排卵，完全有女方掌控，要求每月坚持服药21天，有效率接近100%。药物所含激素量小，几乎无不良反应，对于有固定亲密男友的女孩来说是比较保险的方法。再者，如果当时未采取措施，事后不要忘记还有补救的紧急避孕措施，同房后72小时内尽早到药店买药，并按说明书正确服用即可。

最理想的安全守则是守住最终的防线。与男孩交往并无错误，重要的是女孩要把握住尺度。避孕知识至少可以有备无患，但最好备而不用。

摘自《女人健康锦囊》

二九、性生活保健

性，是人类最基本的生物学特征之一，或者说是一种本能，本能是不能被消灭的，如果本能被强制性的扼杀或压抑，人们的生活就缺少完整性。性生活是人类生活中的一个重要组成部分。没有它，很难谈到美好，而有了它，定会更加美好。

性行为的正常与否，是人健康的重要标志之一。性欲和食欲一样，都是人与生俱来的自然本能。和谐美好的性生活，不仅可使夫妻双方增进感情，生活得幸福和美，爱情的滋润还可使人的皮肤变得鲜亮饱满，美容养颜，对增进身心健康、延缓衰老起着重要作用。

(一)性生活有益健康。医学专家指出："和谐的性生活是恩爱夫妻的鲜花与美酒。"这是形容和谐的性生活使人心身愉悦，促进夫妻感情交融的生动写照。现代医学研究认为，经常而有规律的性生活对人体健康有巨大的促进作用。医学界普遍认为，性生活是保持长寿，预防疾病，让生活幸福的重要方式之一。据美国《女性健康》杂志和有关报道，性生活对健康有很多好处。

1. 舒心健体。美满的性爱享受，可以使女性达观处世，对生活充满希望、憧憬和快乐，精力也更加充沛。正常的房事能起到增强体力、消除疲惫、身心愉悦的作用。因为性生活具有体育效应，或者说性生活也是一种体育锻炼，它所产生的效应，是躯体锻炼无法相比的。

2. 减肥美容。30分钟的性爱就可以燃烧200卡里路热量，能让人轻轻松松地减去多余脂肪，保持苗条、诱人的好身材。荷兰研究人员对272位中年女性进行调查发现，每周过3次左右性生活的女性大都面色红润，精神焕发，看起来比实际年龄小10岁以上。而每周只过1次性生活或不过性生活的女性，大都皮肤粗糙、皱纹明显增多，外貌比实际年龄要老得多。专家说，性爱对美容的好处主要有以下几点：①延缓皮肤衰老。研究发现，性爱中的抚摸、热吻可以使人的身心得到极大抚慰，使男女双方宛如沐浴在温泉中,这会加快人体皮肤的新陈代谢,从而可延缓皮肤的衰老。②使皮肤变得白皙、细嫩、有光泽。在性爱的过程中,人体会分泌出大量的性激素,这些性激素可以与人的皮肤特异性结合,产生一种可以增强皮肤渗透性的酶。皮肤的渗透性强了,自然就会变得白皙、细嫩、有光泽。③减少皮肤上的皱纹。在性爱的过程中,人的血液循环和呼吸节奏会加快,这会使人的体温明显升高。皮肤在高温的作用下就会变得红润,局部皱纹也会减少。

3. 月经规律。美国研究发现,女性如果一周至少过一次性生活,月经周期会更加规律。稳定的性生活对于神经内分泌系统是一种良性刺激,女性体内的激素分泌会随着稳定的性生活节奏而规律地波动,使女性体内的激素分泌水平保持恒定,月经周期也就变得规律起来。

4. 解痛免疫。研究发现,性行为及性高潮对抑制头痛或身体其他部位的疼痛相当有效,其效果相当于两粒阿司匹林。很多长年受病痛折磨的人,在性高潮之后的半小时内,会发现疼痛感减缓了许多。利用性高潮来减轻痛经,这是治疗痛经的小偏方。医学家发现,人体的内分泌系统会因性的刺激而功能大增。内分泌系统功能的增强,有助于消除对人体有害的应激反应,使全身器官处于良好状态,且可引起人体免疫系统的共鸣,增加白细胞的数量。性快感所以会带来减轻疼痛的效果,原因是在性交过程中所产生出来的生理化学变化。当性高潮来临时,神经系统会释放出一种被称为"贝他"——安多芬激素,游遍全身,达到通体舒畅的感觉。据医学研究显示,安多芬激素的镇痛效果比吗啡还强。在性高潮的过程中,"贝他"——安多芬激素会使免疫系统增加抗菌细胞,减缓疼痛感,提升免疫力。

5. 助眠防漏。爱抚和性爱都能释放促进睡眠的内啡肽,让夫妻们在一番嬉戏后,迅速进入甜美的梦乡。同时,性爱能增强骨盆肌肉的强度,然后更好地控制排尿,能预防尿失禁。

6. 缓解压力。美国专家指出,性爱可以有效抑制焦躁情绪,因为情侣之间缓慢、轻柔的爱抚,可以让人平静下来,忘却忧愁。遇到烦心事,与其大喊,还不如通过性爱来释放。美国很多心理学家都将美满的性爱,视为摆脱压力的最好方法之一。性生活美满的夫妻,很少会出现极度压抑的暴力情绪。

7. 增强信心。专家表示,如果一个人在床上的表现良好,不仅可以令伴侣更加快乐,自己也会感觉充满自信和力量。

8. 感受幸福。一项国际研究显示,与金钱相比,性爱可以让人感觉更加幸福。性爱带给人们的温暖,不光是瞬间的生理快感,更多是来自心灵的契合。性高潮的愉悦快感并不是昙花,转瞬即逝,它能持续两周之久。夫妻的性生活,可以达到真正的情感交融,这是取得性满足和生活幸福的有效途径。

9. 延缓衰老。英国专家说,积极的性生活可以延缓衰老,让人永葆年轻。

10. 保护心脏。英国一项研究显示,男性(青、中年)每周过3次性生活,可以将心脏病的发病风险降低一半。有规律的性爱能减少一半的男性中风。

11. 用进废退。性器官同身体其他器官一样,也是用则进,不用则退。专家指出,性能力也是一种技术,性爱次数较多,就能激发出更多的性爱激素,增强性欲,可锻炼性能力。

总之,性是本能,性是科学,但作为女性,一定要注意性的保健。只有这样,才能预防疾病,保持自己的身心健康。(《健康指南》)

(二)性生活要适度

不同夫妻之间的性交次数可能有很大差别。所谓适度,就是在性交行为次日双方均不感到疲劳。若出现无精打采、头痛腰酸、食欲不振等则说明性生活过于频繁,要及时调整。适度的性生活可提高家庭生活质量,增进夫妇情爱、和谐,是生理上的需要。适度的性生活能增强人体免疫力,降低心脏病、癌症及感染性疾病的发生率;但过度的房事又会消耗精力而引起疲劳。何谓"过度"并无确切的数字标准,需根据个人的具体情况来定。如果出现精神萎靡不振、头晕目眩、腰膝酸软、气短乏力、虚汗多梦、食欲下降、工作和学习注意力不易集中、记忆力减退或抵抗力下降、易生病等表现,提示你应该调整一下性生活频度。应尽量避免重复性生活,即一天或一个晚上有两次以上性交,这样,会加重体力和精神的消耗,加重神经中枢和性器官的负担引起性功能衰退,埋下阳痿、射精延迟或不射精等隐患,诱发前列腺炎、精囊炎和女性盆腔瘀血综合征等。《妇科病调养与康复》

(三)警惕和预防性渠道传播疾病

1. 传统的四大性病:淋病、梅毒、软下疳、腹股沟淋巴结肿;
2. 新型的性传播感染(Sties):衣原体感染、支原体感染、生殖器疱疹、艾滋病(获得性免疫缺陷综合征,AIDS);
3. 尖锐湿疣和宫颈乳头瘤病毒相关病变;
4. 阴道炎症:滴虫、霉菌、细菌性阴道病;
5. 其他:乙型肝炎、阴虱、疥疮等。《女人健康锦囊》

(四)注意性生活的卫生

1. 事前要排尿、洗浴,双方都要清洁自己的身体;不方便洗澡的情况下,至少要注意将手洗净。
2. 推荐使用乳胶避孕套。除避孕套外的避孕方法都不能防止性传播感染。
3. 事后排尿和外阴的清洗消毒对预防感染也十分有利。
4. 避免经期内性交和肛交。
5. 注意观察感染征象,学会适当自检,尽早接受正规检查和治疗,既可阻断病情转为慢性,可防止传染给性伴。

需要特别指出的是:性传播疾病危及社会的各个阶层,无人能想当然地豁免;性传播疾病不产生免疫,即使体内存在抗体,也会多次感染;绝大多数性病如能早期发现、及时治疗都很容易治愈,错过了时机则可能追悔莫及;存在一种性传播疾病往往增加感染其他性病的机会,尤其是艾滋病;真正会看性病的医生并不是很多,一旦染上性病务必选择正规医院的专科医生进行诊治。《女人健康锦囊》

(五)性生活的自我保健法

性生活的和谐美满是男女双方共同的意愿,但需要提醒每对夫妇,除了追求性欲的满足外,特别要重视性生活的合理和卫生,否则会因性生活不协调引发各种疾病,影响今后的幸福和健康。特别需要掌握的性生活自我保健方法有以下几个:

1. 经期禁止性生活。月经期女性宫颈口较松,子宫内膜脱落形成创面,细菌易侵入造成感染;月经期间盆腔充血,性交会使充血加剧,引起月经过多、经期延长、腰酸腹痛等症状。所以,月经期一定要禁止性生活,以免因性交引起子宫内膜异位症、子宫内膜炎、卵巢炎、盆腔炎等疾病,甚至造成终身不育。

2. 孕期节制性生活。妊娠初3个月同房容易刺激子宫收缩,导致流产;妊娠末3个月,因子宫口已微张开,性交时容易引起宫内或胎内感染,还可以使子宫收缩,发生胎膜早破、早产等,甚至胎儿宫内死亡。因此,孕期性生活要有节制,对于习惯性流产的孕妇,整个孕期都不宜同房。一般情况下,妊娠期间实行夫妻分床为好。

3. 产褥期暂缓性生活。正常产后生殖器官一般需要6~8周才能恢复至未孕状态,而且此阶段经常有阴道不规则出血。故产后最少8周禁止性生活,阴道仍有流血者尤其应禁止。

4. 哺乳期科学性生活。产后超过8周,虽不属性交禁忌,但女性生殖道由于哺乳而处于暂时萎缩状态,正常分泌物少,较干涩,组织比较脆弱,性交时可能造成组织创伤而引起出血、感染,故男方在此时应格外温柔,注意避免动作粗暴。

5. 平时适度性生活。性要求的周期因人而异,常与年龄、体质、性格、情绪等有关,即使同一个人在不同的环境下也会有所不同。性生活的频度应根据夫妻双方具体情况加以调整。一般青年人每周性生活2~3次,中年人1~2次为好,随着年龄增长频度一般逐渐减少。性生活频度掌握的尺度以不影响正常的工作、学习、生活为原则,如果过频就会感到疲劳、精神不振、头昏腿软、食欲不佳、失眠等,降低生活质量。

6. 合适时间性生活。性交时间一般选择晚上睡前较好,以便性交后得到充分休息,不影响第二天的工作和学习。美国和加拿大的性学专家指出,最佳的做爱时间为7~13分钟,少于3分钟则"太短",多于13分钟则"太长"。澳大利亚性学专家提出"3~7分钟为最合适"的性爱时间。实际上,人们不应该被性爱时间的长短问题所困扰,在性爱过程中,时间可以根据双方情绪随时调整,尽兴就好。

摘自《《女人健康锦囊》、《妇科病调养与康复》等》

三十、女性特殊时期用药宜忌

(一)月经期。避免用过寒、过热和影响凝血机制以及激素类药,防止打乱月经周期,发生月经不调。

(二)妊娠期。更应慎重用药,滥用药物不仅对孕妇有影响,而且还会影响胎儿的生长发育,甚至造成畸形或死胎。

(三)临产前。应注意不用吗啡,以免抑制胎儿的呼吸中枢,造成新生儿窒息或死亡。

(四)哺乳期。有些药物是通过乳汁排泄的,所以哺乳期的女性用药应考虑到对孩子是否有害。哺乳期必须用药时,应避开药物在乳汁中的浓度高峰期,最好在服药或注射前给孩子哺乳,此时乳汁中的药物浓度比较低。

摘自《《你可能不知道的健康常识》》

三一、妇女不宜饮茶的时期

饮茶对人体健康有很多好处。但饮茶也并不是每个人任何时候都适用的,如"四期"(即怀孕期、月经期、产褥期、哺乳期)中的妇女就不宜饮茶。明代药物学家李时珍在《本草纲目》中就有"茶苦而寒,若虚寒及血弱之人,饮之既久,则脾胃恶寒,元气暗损","而妇妪受害更多,习俗移人,自不觉尔"的论述。

中医认为,妇女以血为本,血旺则经调,而子嗣身体盛衰,无不肇端于血,妇女"经、孕、产、哺"四期,均为动血耗血之期,而茶叶中的单宁酸最易与饮食中的铁质结合成为不易被人体吸收沉淀物,使机体含铁量得不到及时补充。时间一久,红细胞代谢受到影响,势必形成"久而伤精,血不华色、黄瘁、痿弱,变症峰起"(《本经逢原》)。具体原因如下:

(一)月经期间不宜饮茶。月经期间流失大量经血中,含有高铁血红蛋白、血浆蛋白和血色素等成分。所以,妇女在月经期间需要吸收更多的铁质。而浓茶中所含的单宁酸恰巧极易与食物中的铁结合发生沉淀,妨碍人体对铁质的吸收。

(二)怀孕期间不宜饮茶。妇女在怀孕期间饮茶,容易造成缺铁性贫血,不仅影响胎儿的健康发育,而且在分娩时容易精疲力竭,阵缩无力,发生难产。现代医学研究也表明,孕期妇女饮茶会加重妊娠反应和妊娠高血压症。

(三)哺乳期间不宜饮茶。哺乳期妇女饮茶,会妨碍营养物质的吸收,使乳汁质量下降,乳汁分泌量减少,对母亲和婴儿的健康都很不利。妇女在分娩时失去了不少含铁成分和血,正需要补充铁质,这时喝茶,若造成缺铁性贫血,会妨碍母亲乳汁的产生。

(四)服避孕药期间不宜饮茶。因为茶叶里所含的单宁酸有很活泼的化学特性,避孕药遇上单宁酸,轻则会降低药效,重则会使药物变成不能溶解,也不能被人体吸收的沉淀物。有报道证明,茶叶中的有机成分与口服避孕药中的有效成分结合而使避孕失败,所以使用口服避孕药的妇女也不宜多饮茶。

摘自《《你可能不知道的健康常识》》

三二、女性不宜吃素的时期

素食可导致女性雌激素水平降低,女性在以下时期不宜经久素食:

(一)育龄妇女,若常吃素食可导致雌激素水平降低,而发生孕育障碍。

(二)性成熟发育期的女孩,经久素食致雌激素水平过低,导致第二性征发育不良或发育延迟,有碍女性乳房、性腺及音色功能并影响女性形态美。

(三)更年期妇女由于卵巢萎缩,雌激素分泌量已缺少或分泌"终结",此间若经久素食,其发生"更年期综合征"的症状尤为明显,雌激素水平减低极易发生骨质损失,骨质疏松、骨脆性增加,为酿发骨折的"祸根"。

摘自《《你可能不知道的健康常识》》

三三、女性莫让时髦损害健康

据俄罗斯《共青团真理报》载:女性的时髦服饰与用品有害健康。主要有以下几方面:

(一)**戴隐性眼镜**。有一半以上隐性眼镜佩戴者的角膜表面受损,每 13 人中有 1 人的视力有受到伤害的危险。如果一天中佩戴隐性眼镜的时间过长,就会滋生微生物,有可能引发结膜炎。

(二)**染发**。经常把头发漂成浅色会使头发分叉。而以氧化物为主要成分的深色染发剂则可能引起头皮过敏,如发痒、头屑多,甚至感染皮炎。

(三)**戴假指甲**。用于粘假指甲的胶对指甲有害,它会使指甲变得没有光泽,甚至分层。如果不小心把假指甲生硬地拔下,则会使指甲受到伤害。

(四)**穿尖头高跟鞋**。穿这种时髦鞋会引起足底长鸡眼,影响血液循环。这种鞋稳定性差,会引起脊椎和臀部不适,加重腘肌腱的负担,而且有可能扭伤足部。

(五)**扎耳眼**。扎耳眼不当会引起许多不良后果。中医认为,耳垂上有一百多个生物活性点,它们"管理"各种器官和身体的各个部位,特别是眼镜、鼻子和咽喉。耳眼的位置选得不合适,可能引起头痛、鼻塞或者视力减退。

(六)**穿紧身化纤内裤**。化纤易引起真菌感染、肛门不适,甚至过敏。

(七)**戴胸罩**。乳房大的女性用过紧的胸罩会引起背部、手臂和颈部的不适。化纤胸罩,尤其是带硬拖的会擦伤皮肤,甚至引发皮炎。

(八)**穿低腰紧身外裤**。臀部受压会妨碍骨盆的血液和淋巴循环,最初的感觉是腰部酸痛,女性则月经失调。医生认为,经常穿这样的外裤,由于血液长期不通畅,可能引起性器官和膀胱发炎。

摘自《健康文摘报》

第五十九篇 妇女的生理特点

女性一生中各阶段具有不同的生理特征。其中以生殖系统的变化最为显著。女性生殖系统的生理变化与其他系统的功能息息相关,且相互影响。

儿童在 10 周岁以前,性器官处于安静期,男、女儿童之间差别不大,在生长发育、营养需求和计划免疫等方面基本相同。但由于女童的特殊社会地位,以及成年以后将承担繁衍后代的神圣天职,必须增加相关的保健内容,更好地维护她们的身心健康,对她们娇嫩的生殖器官予以更好的保护,这对以后维护女性生殖功能和生殖过程的生理、心理的完好状态都有直接关系。妇女保健是对妇女一生各阶段的保健,女童保健是妇女保健的基础。

妇女除一般生理与男子相同外,其有异于男子的主要生理特点是月经、妊娠、分娩、哺乳等。

《妇女保健新编》

一、胎儿和新生儿生理特点

(一)**胎儿期**。受精卵是由男性和女性来源的 23 对(46 条)染色体组成的新个体,其中 1 对染色体在发育中起决定性作用,称"性染色体"。

性染色体 XY 决定着胎儿的性别(即 XX 合子发育为女性,XY 合子发育为男性)。胚胎 6 周后原始性腺开始分化。若胚胎细胞不含 Y 染色体,性腺分化缓慢,至胚胎 8~10 周性腺组织才出现卵巢的结构。原始生殖细胞分化为初级卵母细胞,性腺皮质的扁平细胞围绕卵母细胞构成原始卵泡。卵巢形成后,中肾管(发育成为男性生殖器官)退化,2 条副中肾管发育成为女性生殖道。

(二)**新生儿期**。出生后 4 周内称新生儿期。女性胎在母体内受到胎盘、母体卵巢所产生的女性激素影响,出生时新生儿外阴较丰满,乳房略隆起或少许泌乳。出生后脱离母体环境,胎中女性激素水平迅速下降,可出现少量阴道流血。这些生理变化短期内均能自然消退。

摘自《妇科病调养与康复》

二、儿童期的生理特点

出生4周~约12岁称儿童期。儿童早期下丘脑——垂体——卵巢轴的功能处于抑制状态，卵泡无雌激素分泌。生殖器为幼稚型。阴道狭长，上皮薄，无皱襞，内部缺乏糖原，阴道酸度低，抗感染力弱，易发生炎症；子宫小，宫颈较长（约占子宫全长的2/3），子宫肌层也很薄；输卵管弯曲且很细；卵巢长而窄。子宫、输卵管、卵巢位于腹腔内。

女孩体重平均比男孩略轻。身高的增长受种族、遗传和环境的影响，与长期营养状况有关。身高的增长在第1年最快，平均增长25厘米；第2年平均增长10厘米；以后直至青春期前平均每年增长4~5厘米。常用的身高计算公式为：1岁以后平均身高（厘米）＝年龄（岁）×5＋80。

女孩身高平均比男孩矮，各器官的发育与体格发育的规律不平行。脑的发育在出生头两年最快，5岁时脑的大小和重量已接近成人水平。淋巴系统在出生后发育很快，到青春期达到顶峰。生殖系统处于安静期。

在儿童后期，约8岁起，抑制下丘脑分泌促性腺激素释放激素的状态被解除，卵巢内的卵泡受垂体促性腺激素的影响有一定发育并分泌性激素，但仍达不到成熟阶段。卵巢形态逐步变为扁圆形。子宫、输卵管、卵巢逐渐向骨盆腔内下降。皮下脂肪在胸、髋、肩部、耻骨前面堆积，乳房开始发育，开始显现女性特征。

摘自《妇科病调养与康复》

三、青春期的生理特点

青春期是指自月经初潮至生殖器官逐渐发育成熟的阶段。世界卫生组织（WHO）规定青春期为10~19岁。女孩进入青春期后，由于受神经内分泌变化的影响，身体生长加快，出现了继乳儿期后人体生长发育的第二个突增阶段。身高、体重增长，骨骼、肌肉、脂肪组织及各器官更加发育成熟。这一时期的生理特点有以下几个方面：

（一）体格发育。 青春期身体迅速发育，在形态发育的同时，各器官的生理功能也发生变化，逐渐发育成熟。

1. 身高。少女生长突增起始年龄比男性早1~2年，在12~13岁时往往就达到突增高峰。突增高峰这一年的生长速度比青春前期约增长一倍，每年可达5~7厘米，最高每年可增长9~10厘米。我国少女在整个青春期身高平均增长25厘米。身高生长突增开始的早晚及突增的幅度与持续时间长短，存在着个体差异，但大多数人的规律相似，即多在突增高峰前3~4年起，增长速度每年递增，达到突增高峰后，生长速度很快下降，一般至15~16岁以后，生长速度减慢或停止生长。

2. 体重。少女的体重也有很大幅度增长，但不像身高那样有明显的突增高峰。而是增长持续的时间较长，增长的幅度也较大，且在达到成年期之后仍可继续增长。青春期体重的增长主要是骨骼、肌肉及脂肪的生长，也包含内脏器官和皮下组织的生长。

3. 肌肉和脂肪。肌肉发育的高峰紧随在身高生长突增高峰之后。女子肌肉所含的水分和脂肪比男子多，而肌纤维含糖量较少。女孩的脂肪组织在青春期开始后就逐渐增加，在雌激素的影响下，体内脂肪持续增多，而且多贮聚在腰髋部、臀部、大腿及胸部，逐步形成有女性特点的体型。

4. 内脏器官。随着青春期的进展，体内各系统的脏器也在长大，其生理功能逐渐加强。在神经内分泌系统的调节以及形态与功能发育的相互促进下，少女各项生理功能渐臻成熟。

（二）生殖器官发育（第一性征）。 进入青春期后，在促性腺激素作用的影响下，卵巢增大，卵泡开始发育和分泌雌激素，内、外生殖器进一步发育。生殖器从幼稚型变为成人型。阴阜隆起，大、小阴唇变肥厚并有色素沉着；阴道长度、宽度增加，阴道黏膜变厚并出现皱襞；子宫增大，尤其是子宫体明显增大，使子宫颈占子宫全长的1/3；输卵管变粗，弯曲度减小；卵巢增大，皮质内有不同发育阶段的卵泡，致使卵巢表面稍呈凹凸不平。此后子宫迅速生长，至16岁时，子宫长5.5厘米，重30~35克。此时虽已初步具有生育能力，但整个生殖系统的功能尚未完善。

(三)**第二性征**。亦称副性征，是在两性间高度分化，呈现差别的一些特点，主要表现在乳房、毛发、体型、体力、嗓音、举止等方面。主要是：音调变高；乳房丰满而隆起；出现阴毛、腋毛；骨盆横径发育大于前后径；胸、肩部皮下脂肪增多，显现女性特有体态。

(四)**月经初潮**。少女出现第一次生理性子宫出血时称为月经初潮，它是青春期开始的一个重要标志。它提示卵巢产生的雌激素足以使子宫内膜增殖，在雌激素达到一定水平且有明显波动时，引起子宫内膜脱落即出现月经。初潮年龄与经济水平和营养状况有关，亦受遗传因素的影响，各地少女月经初潮年龄不尽相同，大致在11～16岁。我国少女的平均初潮年龄为13.7岁；1993年北京医科大学妇女儿童保健中心对北京市少女的调查，城市组初潮年龄为12.6岁，农村组为13.1岁。

由于此时中枢对雌激素的正反馈机制尚未成熟，即使卵泡发育成熟也不能排卵，故月经周期常不规律，经2～4年建立规律性周期性排卵后，月经逐渐正常。

摘自《妇科病调养与康复》

四、性成熟期的生理特点

性成熟期又称为生育期，是卵巢生殖机能与内分泌机能最旺盛的时期。一般自18岁左右开始，历时约30年。

这个时期，妇女性功能旺盛，卵巢功能成熟并分泌性激素，已建立规律的周期性排卵。生殖器官各部、乳房在卵巢分泌的性激素的作用下发生周期性变化。

摘自《妇科病调养与康复》

五、月经的生理特点

月经的生理特点主要有以下几个方面：

(一)**月经**。月经是指有规律的、周期性子宫出血。约每个月(阴历)一行，以28天为标准。从初潮后至绝经前，约维持35年，除妊娠期、哺乳期外，经常不变，信而有期，故称。健康女子14周岁左右月经便开始来潮。月经第一次来潮，称为"初潮"，标志着青春发育期的到来。初潮年龄可因地域、气候、风俗、种族、营养等而异，在我国可早至10周岁或迟至18周岁者。妇女一生中有月经来潮时间为35～40年，到49岁月经便停止，称为"绝经"。绝经年龄可延至50多岁者，这可因各人的体质而异。

(二)**月经周期**。月经应有正常的周期、经期、经量、经色、经质。月经的周期、经期，均以出血第1日算起，两次月经相隔时间为周期，一般为28天，但提前或延后≤7天仍算正常范畴，故周期不应少于21天，也不应超过35天。

1. 经期：指出血的持续时间，正常者3～7天，多为4～5天。

2. 经量：经量第1日较少，第2、第3日较多，第4日便减少，总量50～80毫升。

3. 经色：月经颜色多为暗红色，开始时颜色较淡，继而逐渐加深，最后又呈淡红色。

4. 经质：月经的质状应不稀不稠，且不易凝固，无明显的血块，也无特殊臭气。

(三)**行经伴随现象**。临近月经之前或行经初期，可伴有轻微的小腹胀痛或腰部酸疼，或乳房肿胀，或情绪不稳定等现象，但不影响生活、工作，月经过后便自然消失。这是常有现象，不属病症，一般不需处理。

也有少数青年女子，月经初潮后的一两年间，月经却不按正常周期来潮，或先或后，甚或停闭数月，这是由于身体未发育成熟，肾气未够充盛，天癸至止不常，下丘脑——垂体——卵巢轴功能未健全。若无其他全身征候者，待身体发育较成熟后，自能恢复正常。

绝经期前后也常会呈现月经紊乱，不按正常周期，经量或多或少，情绪也不够稳定，然后月经便逐渐终止不来。这个时期，临床上以周期延后、经量渐少者为佳。若月经过频，经量过多，情绪很不稳定，伴有其他征候者，则属病症，应加以调理。

摘自《妇科病调养与康复》

六、带下的生理特点

健康的妇女，阴户内、阴道口经常有些无色无臭、稍具黏性而不稠的液体润泽其间，使之不致干涩,其量不多,不会渗泄出体外者,这是正常的带下,是生理上的需要。在青春期月经初潮后便明显出现,每届月经前期、经间期、妊娠早期会稍为增加,这是正常现象,至绝经期后则稍为减少。故生理性带下,基本与月经同步。

西医认为,白带是由阴道黏膜渗出物、宫颈管、子宫内膜腺体分泌物等混合而成,其形成与雌激素的作用有关。正常白带呈白色稀糊状或蛋清样,高度黏稠,无腥臭味,量少,对妇女健康无不良影响,称"生理性白带"。生殖道出现炎症,特别是阴道炎、宫颈炎或发生癌变时,白带数量明显增多且性状改变,称"病理性白带"。

中医认为,白带是体内津液之一,产生于脾肾,从水谷生化,而主宰于肾。生理性带下尤与肾的作用较为密切,它与肾气盛,天癸至,任脉充,太冲脉盛有直接关系,是阴液之一,故在有月经的生殖年龄妇女,则阴道津液常润,在初潮前及绝经后则阴道津液较少。妇女带下增多、阴道过于干涩,均属病态,需积极调治。

摘自(《妇科病调养与康复》)

七、妊娠的生理特点

妊娠期间,孕妇不仅要维持自身的需要,而且要使一个百分之几克的受精卵在280日内发育成3公斤左右的胎儿,再加上子宫、胎盘、乳房的发育,为了适应胎儿从母体吸收营养,排泄代谢产物,以满足生长发育的需要,母体必须进行生理性的调整。具体说,妊娠的生理特点主要有以下几个方面:

(一)受孕机理。 西医认为,排卵后卵子进入输卵管,在壶腹部、峡部联接处于8~12小时内能与精子相遇,即进入受精过程。受精后的受精卵开始进行有丝分裂,经桑椹胚再形成胚泡,在受精后第6~7日转运至子宫腔,在子宫内膜着床。胚泡的滋养细胞逐步增生成绒毛,胎体与母体间形成联系。

中医认为,妇女自青春发育期月经来潮至更年期绝经前,配偶双方身体健康,无生殖系统或其他全身性特殊病变,男女交媾,男精女血(卵)相结合,则可构成胚胎而妊娠。妊娠后则月经暂不来潮,血下聚以养胎。

从受孕至分娩,一般为10个妊娠月,这称为妊娠期。受孕需要男女双方具备一定的条件。男方精液要有一定的质、量,即排出的精液量>2.5毫升/次,精子数>6000万(最好能达到1亿以上)/毫升;精子活动率<1小时。女方须月经周期、颜色、经量、经质正常,且无明显腰腹痛及其他全身征候。即子宫内膜功能、卵巢的排卵功能大致正常。双方若具备这些条件,较有受孕之可能,但仍要有一定的时机。妇女的排卵期是在两次月经之间,在排卵期交合才可受孕。

受孕之后,胚胎按顺序发育成长,约经10个阴历月便如瓜熟蒂落而分娩。

(二)妊娠现象。 妇女妊娠后,由于胎儿的生长发育,孕妇身体发生一系列适应性变化。首先是月经停止来潮,且会出现头晕、厌食、择食、嗜酸、倦怠、思睡、晨起口淡呕恶,这是早孕的正常反应(但若呕吐频剧,则属病态,当积极调治)。其甚者饮食后即吐,中医称"妊娠恶阻",西医称"妊娠剧吐"。此种现象一般可在孕后3个月逐渐消失,但亦有延续一段时间者。孕后脉象多呈滑疾流利,按之应指,尤以尺脉较为有力;3~4个月后脉象较数。孕妇的血流量可比平时增加约30%。孕后除了月经闭止外,还会感到乳房发胀或触痛、刺痛;妊娠8周后乳房会明显增大隆起,乳头乳晕着色加深。至妊娠4~5个月后,从乳房可挤出少量乳汁,小腹亦逐渐膨隆。4~5个月后孕妇可自觉胎儿在宫内活动,5个月后可在腹部听到胎心音。孕6个月时,子宫底部上升至脐上。自怀孕3个月起应定期做产前检查,作为接产时参考。

描述胚胎、胎儿发育特征,以4周为一个孕龄单位。妊娠开始8周的孕体称为胚胎,是其主要器官结构完成分化的时期。自妊娠9周起称为胎儿,是其各器官进一步发育渐趋成熟时期。

临床常用新生儿身长作为判断胎儿月份的依据。妊娠前20周(即前5个妊娠月)的胎儿身长(厘米)=妊娠月数的平方。如妊娠4个月时胎儿身长=4的平方=16(厘米)。妊娠后20周(即后5个妊娠月)的胎儿身长(厘米)=妊娠月数×5。如妊娠7个月的胎儿身长=7×5=35

（厘米）。

（三）预产期的计算与临产特征。 孕期从末次月经首日算起，约经 280 天便分娩（28 日/妊娠月，即 10 个妊娠月）。预产期的计算，可据末次月经首日算起，以该月份加 9（或减 3），日期加 7；如以阴历算，则日期加 14。

妊娠足月临产，则胎位下移，时见腰腹阵阵胀痛、小腹迫坠而有便意，或胎水流出，或下少量血水（俗称"见红"），这是已届临产期的征兆，又称"临盆"。若妊娠月数已足，腹痛或作或止而腰不坠痛者，非临产先兆，宜安静以待，切勿紧张。

若临产时失于调护，尤其是受精神因素影响，如惊恐忧虑等，或胎儿、胎位异常，或产道狭小，则易致难产，甚或影响产妇、胎儿的生命。古人强调产妇临产时必须宽心静待，切忌紧张惊恐，故《达生篇》提出临产时宜"睡、忍痛、慢临盆"的 6 字，主要着重"睡、忍、慢"3 字，能安睡，可避免精神上各种干扰；能忍痛则不致恐惧躁动；慢临盆，可避免急躁、过早用力。这样，则情绪安定，身体舒缓，静待产程的自然进展，多能顺产。

摘自《妇科病调养与康复》

八、产褥期的生理特点

产后 1 个月内，由于分娩时产伤、出血（一般 50～100 毫升。超过 400 毫升者为产后出血，则属病理产科，不属生理情况），以及产时用力，耗气伤血，使产妇阴血骤虚，阳气易浮，可见轻微的怕冷、怕风、微热、出汗等。产后半个月内由于子宫逐渐恢复，可出现下腹轻微阵痛，同时余血浊液从子宫排出，这称为"恶露"。恶露初为红色，从鲜红而暗红，以后渐呈淡红，最后为白色液体，且渐次减少，2～3 周后完全干净，无特殊臭气。恶露持续时间最长≤4 周，这属正常生理现象。若恶露不下或过多或时间过长，或兼有恶臭气者，则属病理范畴。

产后便有乳汁分泌，一般产后 12 小时可开始哺乳。母乳是婴儿最理想的食品，因其质、量都能随着婴儿月数渐大的需要而供给，泌乳量可达 1000～3000 毫升/日，6 个月后逐渐减少。乳汁的分泌情况因人的体质、营养、休息而异，且与精神因素、健康状况、哺乳方法、乳房保健等有关。故哺乳期应注意身体保健，保持精神舒畅，营养充足，作息有时，定时哺乳，清洁乳房等。母体的全身性疾病可影响乳汁的质、量，甚或可通过乳汁把疾病、药物作用传给婴儿。

中医认为，妇女以血为用，乳汁为血所生化，故哺乳期间一般月经暂不来潮。产妇乳汁是否充足，与脾胃气血是否健旺有直接关系。故一般少乳缺乳者，除注意休息、定期哺乳外，调治上总以补气血、健脾胃为主，佐以通乳，使来源充足，乳汁流畅，以满足婴儿喂养之需，使能健康成长。

产后 6～12 个月，应适时断乳，改用米面制品喂养为宜。因哺乳时间过长，对母婴身体均不适宜，更不要以延长哺乳作为避孕之法，这样避孕并不可靠。

摘自《妇科病调养与康复》

九、围绝经期的生理特点

围绝经期，分为绝经前期和绝经后期两个时期。

一是绝经前期。指卵巢功能开始衰退的时期，即从开始出现绝经趋势直至最后 1 次月经的时期。一般说来，绝经前期始于 45 岁，持续 2～4 年，进入绝经期。此期卵巢功能逐渐衰退，卵泡数明显减少且易发生卵泡发育不全，因而月经不规律，常为无排卵性月经。最终由于卵巢内卵泡自然耗竭或剩余的卵泡对垂体促性腺激素丧失反应，导致卵巢功能衰竭，月经永久性停止（称绝经）。以往用"更年期"来形容女性这一特殊生理变更时期。1994 年世界卫生组织（WHO）提出废除"更年期"而推荐采用"围绝经期"一词，将其定义为"从卵巢功能开始衰退，直至绝经后 1 年内的时期"。

在围绝经期，因雌激素水平降低，可出现血管舒缩障碍、神经精神症状，表现为潮热、出汗、情绪不稳定、不安、抑郁或烦躁、失眠等，称为"围绝经期综合征"。

二是绝经后期。是指月经停止至卵巢内分泌功能完全消失的一段时期，即绝经后的生命时期。在早期阶段，虽然卵巢停止分泌雌激素，但卵巢间质仍能分泌少量雄激素，后者在外周转化为雌酮，是循环中的主要雌激素。60 岁后妇女机体逐渐老化进入老年期。

绝经后期，卵巢功能完全衰竭，雌激素水平低落，不足以维持女性第二性征，生殖器官进一步萎缩老化。子宫内膜失去了雌激素的刺激，逐渐萎缩变薄。阴道粘膜上皮逐渐变薄，皱褶及弹性日益消失，阴道缩窄变短，分泌物减少，膀胱尿道粘膜变薄，抵抗力下降，易发生泌尿系感染。乳房逐渐变小、松软及下垂，内部的乳腺腺体、间质及脂肪组织逐渐萎缩，乳房塌陷。雌激素水平减低后，真皮逐渐变薄，皮下脂肪垫被吸收，弹性物质及皮脂腺分泌逐渐减少，皮肤逐渐变薄、干燥，松弛而无弹性。晶状体老化，出现"老视"。口腔内牙龈及齿槽骨亦很容易发生退化性改变，引起牙周感染或齿槽溢脓，牙齿松动。骨代谢失常引起骨质疏松，易发生骨折。

摘自《妇科病调养与康复》

第六十篇　妇女的经期保健

一、经期保健至关重要

《妇人大全良方》指出："凡医妇人，先须调经，故以为初。"岐伯曰："女子七岁肾气盛，齿更发长，二七而天癸至，任脉通，太冲脉盛，月事以时下。"天，谓天真之气降；癸，谓壬癸，水名，故云天癸也。然冲为血海，任主胞胎。肾气全盛，二脉流通，经血渐盈，应时而下。所以谓之月事者，平和之气，常以三旬一见，以像月盈则亏也。若遇经脉行时，最宜谨于将理，将理失宜，似产后一般受病，轻为宿疾，重可死矣。盖被惊则血气错乱，经脉斩然不行，逆于身则为血分、瘕等疾。若其时劳力，则生虚热，变为疼痛之根。若患怒气逆，气逆则血逆，逆于腰腿，则遇经行时腰腿痛重，过期即安也。逆于头、腹、心、肺、背、胁、手足之间，则遇经行时，其证亦然。若怒极则伤肝，而有眼晕、胁痛、呕血、瘕癖、痈疡之病，加之经血渗漏与其间，遂成窍穴，淋沥无有已也。凡此之时，中风则病风，感冷则病冷，久而不愈，变证百出，不可言者，所谓犯时，微弱秋毫，感病重如山岳，可不畏哉！

月经期间，不但全身抵抗力下降，容易感染疾病，并且由于子宫口微张，子宫内膜剥落和阴道酸性分泌物被经血冲淡而丧失自然防御细菌的作用，若调摄失宜，一旦细菌入侵，极易引起生殖器官发炎等病。故月经期要特别注意卫生保健。

摘自《妇女大全良方》

二、月经期保健注意事项

（一）**注意卫生，预防感染**。月经期要特别注意外阴部的清洁卫生。经期盆腔充血，人体抵抗力下降，易受病原菌侵袭，故须保持外阴、内裤、月经带、垫纸的清洁。内裤应选用柔软、吸水、通气性好的棉织品。清洗后的内裤在太阳下晒干或用熨斗烫和煮沸消毒。清洁会阴的用物用具如巾、盆，应各人固定自用，定期消毒。注意不用碱性强的肥皂。

（二）**禁止性生活、盆浴和游泳**。经期不宜坐浴，此时子宫颈口微开，坐浴、盆浴很容易使污水进入子宫而致生殖器官发炎。可淋浴。不宜过性生活，因月经期子宫内膜脱落，子宫腔表面形成创面，过性生活时易将细菌带入，逆行而上进入子宫而致宫腔内感染，发生附件炎、子宫内膜炎等盆腔炎症。

（三）**不作剧烈运动，避免过度劳累**。正常的月经期可从事一般工作、学习，但要避免工作过度紧张、疲劳及剧烈运动、重体力劳动。劳倦过度，则耗气动血，可致月经过多或经期延长，甚或导致月经淋漓不尽，故月经期要注意休息。可适当运动，如散步等。

（四）**避免受凉，注意保暖**。月经期身体的抗病能力较差，故经行之际应尽量避免受寒，防止雨淋，不要用冷水洗澡、洗脚、洗头、过河、下水田等。否则可致月经不调、痛经等。如受到突然或过强的冷刺激，子宫及盆腔内血管将过度收缩，有可能引起经血过少或月经突然停止。

（五）**调节心情，保持舒畅。**《女科经论》曰："妇人以血为海，妇人从于人，凡事不得专行，每多忧思忿怒，郁气居多。书云：气行则血行，气止则血止。忧思过度则气结，气结则血亦结。又云：气顺则血顺，气逆则血逆，忿怒过度则气逆，气逆则血亦逆。气血结逆于脏腑经络，而经于是乎不调矣。……葛仙翁曰：凡治妇人诸病，兼治忧患，令宽其思虑，则病无不愈。"月经期间，经血下泄，阴气偏虚而肝气偏旺，往往情志不稳定，应消除紧张、烦闷或忧郁、恐惧心理，避免情绪过激。过度的情绪变动有可能影响月经的正常来潮，并且加重月经期间的不适或导致月经失调。因此，月经期间应尽量保持心情舒畅。

（六）**饮食适当，睡眠充足。**月经期间，饮食应避免辛、辣、烟、酒等刺激品，多饮开水，多吃蔬菜水果，以保持大便通畅，减少盆腔充血。同时注意适当的休息和保持充足的睡眠。

（七）**忌穿紧身裤。**避免穿质地过硬或包裹过紧的裤子。尤其在天气炎热季节，穿紧身裤可使会阴局部通风不良、潮湿，引起瘙痒、皮肤损害等，也会使局部毛细血管受压，影响血液循环，增加会阴摩擦，较易造成会阴充血、水肿。若再加上不注意清洁卫生，还会出现泌尿系统感染等。

（八）**忌高声唱歌。**妇女在月经期，呼吸道黏膜充血，声带也充血，高声唱歌或大声说话，声带肌易疲劳，会出现声门不合、声音嘶哑。

（九）**忌捶背。**腰背部受捶打后，可使盆腔进一步充血，血流加快，引起月经过多或经期过长。妇女在月经期，全身、局部的抵抗力都降低，子宫内膜剥落形成创面，宫颈口松弛，如经期受到捶打刺激，既不利于创面的修复，也容易受感染而患妇科病。

（十）**禁做 X 光检查。**育龄妇女在月经前正处于排卵阶段，此时做 X 光检查，可使卵细胞受到损伤而引起胚胎发育不良、畸形、基因突变等，造成胎儿出生后出现先天异常（如智力低下、唇裂、腭裂、小头脑、肢体缺损、新生儿自发性出血倾向等）。

摘自《妇科病调养与康复》

三、痛经的简易自我处理法

青春期少女经常受痛经的困扰，每次来月经时下腹持续疼痛，有的人甚至就像大病一场，无法从事正常的工作和生活。以下的方法对痛经的缓解有效且简便易行：

（一）**西医治疗**：布洛芬 400 毫克，经前 3～5 天开始口服，每 6 小时 1 次。该药对胃有轻度刺激，可在进餐中服用；口服避孕片 1 号，适用于已婚妇女，从月经周期的第五天开始服用，每晚 1 片，连服 22 日，停药后 1～3 天月经来潮，下一周期继续同法服用，连用 3～6 个周期。

（二）**中药治疗**：艾附暖宫丸，每次口服 1 丸，每日 2 次；少腹逐瘀丸，每次口服 1 丸，每日 2 次；延胡索片，每次 5 片，每日 3 次。经前 2 天预服，或腹痛时服用；益母草 15 克，红糖适量，水煎服，适用于血瘀痛经者。

（三）**食疗**：大枣 10 个，花椒 10 克，生姜 25 克，经前 2 天或腹痛时水煎服，每日 1 剂，早晚分服；或生姜 25 克，红糖 50 克，水煎服，腹痛时服。

摘自《自我保健230法》

四、月经不调的自我判断调理法

（一）**月经周期**：月经周期是指月经的第一天到下次月经来潮的第一天之间的时间。月经周期有一定规律，一般为 28～30 天，可以提前或推后几天，如有人总是 26～28 天一次月经，或经常 32～34 天一次月经，也属规律，不一定非得 30 天一次才属正常。但如果这次 34 天，下次 26 天就属于不规律。

（二）**行经时间**：行经时间即月经期的出血时间，一般为 3～6 天，如果行经时间过短或过长，也属于不正常的范畴。

（三）**月经期的血量**：一般每个月经期用一包左右卫生巾，如果每次用 2～3 包就属于月经过多。如果几个月不来一次，或月经稀少，每次月经量少，半包卫生巾都用不了，也属不正常。

（四）**绝经期月经**：女性 45 岁左右会出现月经改变，月经周期逐渐延长，可以由原来的 30 天延长到 40～60 天，甚至更长；行经时间逐渐缩短；经血量逐渐减少直至闭经。以上月经改变是绝经期的必然现象,不属于月经不调。

(五)妊娠期和哺乳期的月经:正常已婚育龄妇女,突然月经后推,不一定是月经不调,很可能是妊娠,应去医院检查确定。哺乳期妇女在哺乳期间也可以不来月经,这不属于月经不调。应该提醒的是哺乳期间不来月经也要注意避孕,因为哺乳期不来月经仍能排卵和怀孕。

(六)月经不调的调理:如果因月经过多或月经不调而致头晕、心慌等贫血表现者,应去医院诊治,不要自己随便服点药就不去就诊了。因为有些疾病也可引起月经不调,如甲状腺功能亢进、肿瘤等,严重的月经不调是需要随访治疗的。一般的月经不调可试用下述中成药:

1. 女宝。每次4粒,每日3次,口服。
2. 八珍益母丸。每次1丸,每日2~3次,口服。
3. 十全大补丸。每次1丸,每日2次,口服。
4. 乌鸡白凤丸。每次1丸,每日2次,口服。
5. 丹参60克。红糖适量,水煎服,每日1次。

摘自《自我保健230法》

五、预防"经前期紧张症"

"经前期紧张症"又称"经前不适",即月经到来之前一周左右出现的头痛、头晕、心慌、烦躁、失眠、恶心、呕吐、胸肋胀闷、食欲减退、乳房胀痛、小腹下坠以及身体不同程度的浮肿(尤以眼泡为重)。随着月经期的临近而呈逐渐加重趋势,月经来潮后症状随之消失。

经前期紧张症属于一种植物神经系统功能失调、性激素代谢和水盐代谢紊乱的现象。当体内雌激素相对增高时,增强了人体对钠(食盐成分)和水分的吸收作用,使组织间隙中的水含量增多,形成水肿。上述症状表现,都是水肿影响的结果。水肿形成于大脑,就出现头疼、头晕和其他精神症状;水肿形成于头面、躯干部,则见面部水肿、乳房胀疼、全身不适等。

患有"经前期紧张症"的人,经前期应少吃盐,防止水肿加重。并注意保持心情舒畅,避免精神刺激。头疼可口服去痛片或作针灸治疗;水肿较明显者可使用利尿药或针灸利尿消肿;乳房胀疼、全身不适可服中成药"逍遥丸"。

摘自《常见病家庭诊治大全》

六、女性痛经的调理

凡是月经前、后或在月经期间发生下腹痛或头痛、恶心、呕吐、手脚发凉等不适,以致影响正常的生活或劳动的,称痛经。对于痛经应该从以下几个方面进行调理:

(一)注意经期卫生,经期前及经期少吃生冷和辛辣等刺激性的食物。

(二)消除对月经的紧张、恐惧心理,解除思想顾虑,心情要愉快。可适当参加劳动和运动,但要注意休息。

(三)平时要加强体育锻炼,尤其是体质虚弱者。还应注意改善营养状态,并要积极治疗慢性疾病。

(四)疼痛发作时可对症处理,口服去痛片,也可服阿托品片、颠茄片及安定片,可缓解疼痛。另外,可以喝一些热的红糖姜水,或采取针灸三阴交、合谷、子宫等穴位,会收到良好的效果。

摘自《你可能不知道的健康常识》

七、如何减少经血异味

月经之所以产生异味,主要是因为夹杂着血液、子宫内膜与皮脂腺的分泌物及汗水,因此有比较明显的气味发生。每天至少用香皂清洗下身一次,用清水或湿毛巾清洁下身两次,情况就会有效改善。

再者,很多人在经期时常喜欢包得密不透风,这样做犹如火上浇油,只会增加汗水渗透及汗臭味。因此在经期时,应穿棉质内裤,并尽可能时常更换卫生棉,每次不要超过4小时,如此可以减少皮肤与湿卫生棉的接触。当经血量较多时,更换卫生棉次数应相应增多。更重要的是在月经期间,要勤于洗澡,如果两天以上没洗澡,"异味"四溢是无法避免的。

摘自《你可能不知道的健康常识》

八、女性月经期不能喝酒

女性体内参与酒精代谢的酶较少,所以分解乙醛的能力较弱。再加上月经之前受女性荷尔蒙分泌的影响,酒精分解酶的分泌量会减少,因此,分解酒精的速度降低,结果使得酒精不能被排泄出去而是变成了酸性物质。要中和这些物质的话,肝脏就要不断制造出酶,最后,引发肝脏机能障碍的可能性就加大了。

另外,月经期饮酒容易上瘾,以致成为引发酒精中毒的导火索。因此,关爱自己要落实在最根本处,女性饮酒也应考虑到月经周期。

摘自《你可能不知道的健康常识》

九、月经期前后更需充足的钙

女性对钙质的需要量与卵巢的活动有关,在月经来潮前一个星期,血钙降低,而有紧张、暴躁或是情绪沮丧等现象。在月经开始来潮时,血钙降得更低,时常造成子宫壁的肌肉痉挛。青春期的少女情况特别严重,若不固定服用钙片,这种情形可能会从月经来潮前一个星期,持续至月经结束。如果只是轻微的抽筋,可以每隔一小时服用钙片一次,直到不再抽筋为止,此种月经性抽筋,通常会在半个小时内停止。

妇女在更年期,卵巢荷尔蒙分泌不足,会产生严重钙质缺乏的症状。必须补充大量的钙质,并确定钙质完全为血液吸收,避免从肾脏流失。

摘自《你可能不知道的健康常识》

十、月经期应注意调养

为保证女性健康,月经期间,在饮食上应注意从以下几个方面进行调养:

(一)宜食清淡而有营养之品。日常膳食中要多吃新鲜、容易消化的食物,并注意补充富含蛋白质的食品,如瘦肉、鱼、虾、蛋类、乳类、鸡鸭、豆类及、绿叶蔬菜等。

(二)宜多吃有助消化和润肠的食品。月经期很容易出现大便干结不通,以致引起盆腔和下半身充血。所以,月经期应多吃些润滑肠道的食品,如新鲜蔬菜、水果、花生仁、核桃仁、蜂蜜等,同时也应多饮水,以帮助消化,保证大便的畅通。

(三)不宜进食辛热、寒凉、坚硬和酸性的食物。过热易迫血妄行,致令月经过多;过凉则经脉凝涩,血行受阻,可致经行不畅或紊乱或痛经等;生冷、酸性食物容易使气血运行不畅,出现月经推后、经量过少、闭经等。

(四)不宜抽烟、饮酒。以免刺激血管扩张,气血受扰,引起月经超前和经量过多。

(五)忌多吃盐。吃盐过多会使体内的盐分、水分贮量增多,在月经来潮前夕,会发生头痛、激动、易怒等。应在月经来潮前10日开始吃低盐食物。

(六)经期应少食(最好禁食)下列食物:①生冷、性味寒凉的食物,如冰激淋、梨、香蕉、荸荠,可致血寒凝滞,气血不通而引起痛经、月经后期等。②辛辣类食物,如辣椒、胡椒、花椒、丁香、肉桂等,可致血热妄行而引起月经量多、经期延长、月经淋漓不尽等。③影响生殖功能的食品,如茭白、冬瓜、芥兰、蕨菜、大麻仁。其中,芥兰"耗气养血"(《本草求原》),蕨菜"多食令人发落,鼻塞目暗"(《食疗本草》),大麻仁"损血脉,滑精气"(《食疗本草》),尤不能食。

摘自《妇科病调养与康复》

十一、月经期的食疗

(一)月经先期的食疗。月经提前七天以上,甚至每月来2~3次,称月经先期,有实热先期、虚热先期、气虚先期之分。只有区别不同症状,针对性选用食疗,才能收到预期效果。

1.实热先期。有月经超前、量多色紫、质地粘稠、小便黄赤、白带腥臭等症状,可采用以下食疗:

(1)芹菜炒藕片:鲜芹菜、鲜藕片各120克,生油15克,先锅内放油烧热,再放入芹菜、鲜藕片煸炒5分钟,加盐、味精适量,调味即可食。常食有效。

(2)鲜荸荠汁:取鲜荸荠150~250克,洗净捣烂,用干净纱布包裹取汁,每日1次,连服4~5次。

2.虚热先期。有月经超前、量少色红、质地粘稠、两颧红赤等症状,可采用以下食疗:

(1)生地白萝卜汁:鲜生地60~90克(或干生地30克),鲜白萝卜250克,二味洗净共捣碎,用干净纱布包裹取汁饮。每日3次,每次50~100毫升。

(2)生地粥(《饮膳正要》):生地30克,粳米30~60克,将生地洗净切片,加清水煎煮两次,共取汁100毫升,把米煮粥,待八成熟时加入生地汁,共煮至熟。可连服数日。

3.气虚先期。有月经超前、量多色淡、质地清稀、神疲倦怠、食欲不振等症状,可采用以下食疗:

(1)参芪大枣汤:黄芪、党参各30克,大枣10枚,加水适量,文火煮至汤甜为度,去黄芪服参、枣及汤,每日1次。

(2)人参粥:人参5克,大米30～60克,共煮为粥,一次食用,可连服5～6次。

(3)人参炖乌鸡:人参10克,乌骨鸡1只,精盐少许,先将鸡去毛及内脏后洗净,再把人参切片后装入鸡腹,放入砂锅内,隔水蒸煮2小时至鸡烂熟,加精盐调味即可食鸡饮汤。分数次服完。

(二)月经后期的食疗。 月经周期延后8、9天,甚至10天以上,叫月经后期,有血虚型月经后期、实寒型月经后期和虚寒型月经后期,要针对不同症状,选用食疗。

1.血虚型月经后期。有经期延后、量少色淡、头晕心悸等症状,可采用以下食疗:

(1)参归乌鸡汤:当归身30克,人参10克,枸杞30克,橘皮10克,乌骨鸡1只。先把鸡去毛及内脏后洗净,再把人参、枸杞、橘皮、当归身洗净,用干净纱布包裹,装入鸡腹中,武火蒸2～3小时,食鸡饮汤。

2.实寒型月经后期。有经期延后、色暗红量少、肢冷恶寒等症状,可采用以下食疗:

(1)姜艾红糖饮:生姜6克,艾叶6克,红糖15克,加水适量,同煮汤饮,每日2次。

(2)姜枣红糖汤:干姜30克,大枣30克,红糖30克,加适量水同煮汤饮。

3.虚寒型月经后期。有经期延后、色淡量少、质地清稀、小便清长等症状,可采用以下食疗:

(1)当归生姜羊肉汤:当归15克,生姜30克,山羊肉250克,同炖至熟软,加调味,服羊肉与汤。

(2)胶艾汤(《妇人良方》):阿胶15克,陈艾15克,先将陈艾洗净水煎,烊化阿胶,一次服。

(三)月经先后无定期的食疗。 月经不按周期来潮,或提前或延后7天以上,可采用以下食疗:

1.茴香酒:小茴香15克,青皮15克,黄酒250毫升,前二味洗净入黄酒中浸泡3天即可成药酒,每次饮药酒15～30毫升,每日2次。

2.山药粥:山药60克,粳米30～60克,共煮为粥,每日服1次,7天为1疗程。

(四)月经过多的食疗。 月经持续时间超过正常范围(5～7天),经量也增多,称月经过多,有气虚月经过多和血热月经过多之分,要区别不同症状,选择食疗。

1.气虚月经过多。有月经量多、过期不止、色淡而清稀如水、肢软乏力、食欲不振等症状,可采用以下食疗:

(1)归地烧羊肉:羊肉500克,当归15克,生地15克,干姜10克,入砂锅同煮,加适量酱油、盐、糖、黄酒、清水,红烧至肉烂即可食用。

(2)噙化人参(《慈禧光绪医方选论》):每日噙化人参3克。

2.血热月经过多。有月经过多或过期不止、经色深红或紫色、质地粘稠有块、面红唇干、小便短赤等症状,可采用以下食疗:

(1)木耳冰糖饮:黑木耳30克,冰糖15克,先将黑木耳用微火炒香,加水一碗煮熟,入冰糖调服。

(2)槐花粥:槐花30克,粳米30～60克,先将槐花洗净水煎,去渣取汁,与粳米共煮粥饮服,每日1次。

(五)月经过少的食疗。 月经过少是指月经周期基本正常,但经量极少。月经过少有血虚型月经过少和血瘀型月经过少之分,必须区别不同症状,选择食疗,才能达到预期效果。

1.血虚型月经过少。每次经量很少,或不到1日即净,有颜色淡、质地清稀、头晕眼花、心悸耳鸣、食欲不振等症状,可采用以下食疗:

(1)鸡血藤大豆汤:鸡血藤30克,大豆30克,加水二味共煮,去药渣,食大豆及汤。

(2)三七粥:三七10克,大米30克,山药30克,先将三七切片煮30分钟,再将大米、山药共煮为粥。

2.血瘀型月经过少。经来量少、紫黑有块、小腹胀痛等症状,可采用以下食疗:

(1)益母草红糖茶:益母草60克,煎汤200毫升,加红糖50克,服后以热水袋暖腹。

(2)三七炖鸡蛋:生三七3克,丹参10克,鸡蛋2枚,加水同煮,鸡蛋熟后,剥壳再同煮,至药性完全煮出后,服鸡蛋与汤,每日1次。

(六)痛经的食疗。 月经前后小腹疼痛,称痛经。有气滞血瘀型痛经、寒湿凝滞型痛经和气血虚弱型痛经。须区别不同症状,选择食疗,才能收到预期效果。

1.气滞血瘀型痛经。有经前小腹疼痛、月经淋漓不断、血色紫黑、挟有血块等症状,可采用以下食疗:

(1)糖醋益母膏:红糖30克,米醋15克,益母草15克,砂仁10克,加水适量同煎,去渣取汁,分2次服。

(2)丹参酒:丹参100克,白酒500毫升,浸泡7天即可,每次服10毫升,每日2次。

2.寒湿凝滞型痛经。经前或行经时小腹冷痛,有行经量少、色暗有块、恶寒肢冷等症状,可采用以下食疗:

(1)姜艾苡仁粥:干姜10克,艾叶10克,苡仁30克,前二味煎水取汁,苡仁煮粥至八成熟,入药汁同煮至熟,一次温服。

3.气血虚弱型痛经。经期经后作痛、经血色淡、质地清稀等症状,可采用以下食疗:

(1)参归乌鸡汤:当归身30克,人参10克,枸杞30克,橘皮10克,乌骨鸡1只。先把鸡去毛及内脏后洗净,再把人参、枸杞、橘皮、当归身洗净,用干净纱布包裹,装入鸡腹中,武火蒸2~3小时,食鸡饮汤。

(2)胶艾汤:阿胶15克,陈艾15克,先将陈艾洗净水煎,烊化阿胶,一次服。

(七)倒经的食疗。 在行径期间和月经前后出现规律性的鼻衄、吐血者,称倒经,可采用以下食疗:

1.二鲜饮(《医学衷中参西录》):鲜茅根150克切碎,鲜藕200克切片,煮汁常饮,每日4~5次。

2.生白萝卜汁:生白萝卜适量,捣烂取汁,尽量饮之。

(八)闭经的食疗。 闭经有肝肾虚损型闭经、气血虚损型闭经之分,必须区别不同症状,针对性选用食疗,才能收到预期效果。

1.肝肾虚损型闭经。月经超龄未至或初潮较迟,量少色淡,渐至月经又闭止,可采用以下食疗:

(1)黑豆红花糖方:生黑豆30克,红花6克,红糖30克,前二味水煎,入红糖趁热服。

(2)八珍膏(《正体类要》):当归100克,川芎50克,白芍80克,熟地150克,人参30克,白术100克,茯苓80克,甘草50克,大枣100克,把上述药洗净,用清水煎至3次,去渣取药汁不少于3000毫升,用文火将药汁浓缩成膏。早晚各服1次,每次15克。

2.气血虚损型闭经。月经来潮后又逐渐停止,食欲不振,面色萎黄,头晕目眩,可采用以下食疗:

(1)黑豆羹:黑豆30克,益母草15克,砂仁5克,先将黑豆研碎,余药洗净与黑豆共煎取汁,加红糖适量,每日3次。

(2)丹参鸡蛋:丹参30克,鸡蛋2枚,共煮2个小时,吃蛋饮汤。

(九)崩漏的食疗。 妇女不在行径期,阴道大量出血叫"崩";出血点滴而下,淋漓不断叫"漏"。崩漏有血热型和脾肾亏虚型之分,只有区别不同症状,针对性选择食疗,才能收到预期效果。

1.血热型崩漏。有出血量多、色红、面赤、口干、烦躁、少寐等症状,可用以下食疗:

1 鲜荸荠汁:取鲜荸荠150~250克,洗净捣烂取汁饮,每日1次,连服4~5次。

(2)三鲜汁:鲜藕、鲜白萝卜、鲜旱莲草各500克,洗净共捣烂,用纱布包裹取汁,加冰糖适量,不拘多少,频频饮服。

2.脾肾亏虚型崩漏。有阴道突然下血甚多或淋漓不断、色淡质薄、面色苍白、身体倦怠等症状,可采用以下食疗:

(1)黑木耳红枣汤:黑木耳15~30克,红枣20~30枚,煎汤服,每日1次,连服数日。

(2)独参汤(《景岳全书》):上等人参 10 克,水煎,频频饮服。

(3)参芪鸡:上等人参 10 克,黄芪 30 克,童子鸡 1 只。先将鸡拔毛去内脏洗净,黄芪洗净用干净纱布包裹,与鸡同炖至鸡熟烂,去药包,鸡肉与汤同食。

摘自《家庭厨房百科知识》

第六十一篇　妇女的围婚期保健

一、婚前保健的重要性

婚前保健是对准备结婚的男女双方在结婚登记前进行的保健,是保障家庭幸福、提高出生人口素质的基础保健工作,也是生殖保健的重要组成部分。

婚姻是人生的终身大事,婚后男女双方不但要共同生活,而且还要生儿育女、繁衍后代。爱情基础的稳固程度固然是婚姻成败的首要条件,但健康状况的保证也是实现美满婚姻的关键、促进后代优生的前提。

幸福美满的婚姻是每一个家庭健康的基本保证。爱情并不是幸福婚姻的惟一条件,在现代科学发达的社会中,已经认识到许多不适合婚配的医学生物学问题,例如近亲婚配,带有相同严重隐性遗传病基因的某些男女婚配常会带给未来家庭无限的痛苦。从国家的角度看,国家、民族的兴旺甚至存亡与人口素质密切相关。人口素质高,多一个人就一份力量;人口素质低,多一个人就多一份负担。

此外,幸福美满的婚姻与家庭的建设,需要系统地、有计划地进行健康教育包括性知识教育。新婚夫妇学习了解卫生知识、建立文明的生活方式和良好的卫生习惯,培养健康的心理素质,克服陈旧观念及陋习,是家庭幸福、生活美满的关键。因此说,婚前保健不仅关系到准备结婚的男女双方和家庭的切身利益,而且还会影响到民族的兴旺和社会的发展,具有重要意义。

(一)有利于男女双方和下一代的健康。婚前保健为即将结婚的对象提供了一次医学检查的机会,从而可发现一些疾病或异常情况,特别是对婚姻、生育有影响者,可以通过咨询,对医师提出医学指导意见,作出对双方和下一代健康有利的决定和安排。

(二)有利于提高出生人口素质。为了适应社会和经济的发展,"控制人口数量,提高人口素质"已成为我国的基本国策,随着人民生活水平和文化程度的普遍提高,人们对下一代优生的期望也越来越高。婚前医学检查和卫生咨询是优生的主要环节。通过病史询问、家系调查、家谱分析和体格检查,能对一些严重遗传性疾病作出诊断并掌握其传递规律,推算出下一代再发风险程度,从而提出医学指导意见,帮助结婚双方制定出婚育的决策,以利于减少或避免不适当的婚配和遗传性疾病的延续。

(三)有利于促进夫妻生活的和谐。通过婚前卫生指导,准备结婚的青年男女能获得迫切需要了解有关性保健知识,从而做好婚前生理上和心理上的准备,争取顺利、幸福地度过新婚期,为建立性生活的和谐奠定基础。

(四)有利于实现计划生育。婚配双方在接受婚前卫生指导中,懂得了受孕的原理和必备条件,可以根据自己的意愿和计划提出咨询。医师会按照需求,并结合其生理状况和各种社会条件,帮助其制定生育计划,介绍针对性的科学方法,指导其落实具体措施,既能提高计划受孕的成功率,又可保证避孕技术的知情选择,从而减少计划外妊娠和人工流产的发生率。

摘自《妇女保健新编》

二、婚前医学检查的主要疾病

我国 1994 年 10 月颁布的《母婴保健法》第十二条规定:"男女双方在结婚登记时,应当持有婚前医学检查和医学鉴定证明"。

《母婴保健法》第七条规定:"对准备结婚的男女双方可能患影响结婚和生育的疾病进行医

学检查"。婚前医学检查主要包括对下列疾病的检查。

（一）严重遗传性疾病：是指由于遗传因素先天形成，患者全部或部分丧失自主生活能力和劳动能力的遗传性疾病。婚前医学检查是检出那些目前尚无有效治疗方法，子代再发风险高，又无法进行产前诊断而属医学上认为不宜生育的严重遗传性疾病。

（二）指定传染病：是指《中华人民共和国传染病防治法》中规定的艾滋病、淋病、梅毒及医学上认为影响结婚和生育的其他传染病。

（三）有关精神病：是指精神分裂症、躁狂抑郁型精神病及其他重型精神病。

（四）其他：影响结婚和生育的重要脏器疾病及生殖系统异常等。

摘自（《妇女保健新编》）

三、婚前医学检查的主要项目

（一）询问病史。 详细询问病史和各种检查手段具有同样的重要性，有时还能发现一些体检难以检出的异常情况，为疾病诊断提供可靠的依据，例如先天性和后天性聋哑的确定，在客观检查方面目前尚无鉴别方法，主要依靠详细询问和深入调查。在询问病史中，医生必须用亲切、耐心、尊重对方的态度，运用人际交流和咨询技巧，取得受检者的信赖，才能获取足够的有关信息，病史陈述者必须亲笔签名。询问的内容应包括以下几个方面。

1.了解双方是否存在血缘关系：《中华人民共和国婚姻法》第六条规定："直系血亲和三代以内的旁系血亲间禁止婚配"。直系血亲是指生育本人和本人所生育的上下三代以内的亲属，包括自己的父母，子女，祖父母，外祖父母，孙子女，外孙子女。三代以内的旁系血亲是指从祖父母或外祖父母同源而出的男女之间，例如兄弟姐妹（包括同父异母，同母异父）为两代以内，堂兄弟姐妹，表兄弟姐妹为三代以内旁系血亲。表兄妹结婚是最常见的近亲结婚。由于近亲间，其细胞中很可能带有来自同一祖先的某些相同基因，表兄妹之间的基因约有1/8可能是相同的，如双方相同的隐性致病基因相遇，其子代成为这种致病基因纯合子的可能性就会大大增加，发病机会也随之增多。近亲婚配的明显效应就是子代隐性遗传病的发病概率升高，男女双方血缘越近，对后代影响也越大。在随机婚配中，双方带有同样基因的机会很少。例如在常染色体隐性遗传病中比较常见的半乳糖血症，在表亲婚配的子女中，发病的危险性为随机婚配的19倍。此外，多基因遗传病如先天心脏病、精神分裂症等，患者家庭成员间如果进行近亲结婚，其子代得病机会亦较非近亲结婚者为高。而且，近亲婚配还会增加自然流产率、新生儿和婴幼儿死亡率以及子女智力低下的发病率。由于旧习惯势力的影响，在某些信息闭塞的边远地区，还存在着"亲上加亲"的陋习，遗传性疾病的发病率居高不下，人群中智力低下和残缺患者的比例很大。由此可见，近亲结婚是遗传病传播的媒介，是出生缺陷繁殖的土壤，必须予以禁止。婚前医学检查是限制近亲婚配的一项优生措施，必须认真询问，善于诱导，以便了解其真实情况。

2.双方本人健康史（包括过去病史和现病史）：重点询问与婚育有密切关系的遗传性疾病，有关精神病，指定传染病（如性病、病毒性肝炎、结核病等），重要脏器和生殖系统等疾病以及手术史。如患有出生缺陷，应追问本人出生前后经过（包括母亲孕产期异常情况、分娩方式、出生时情况等）。

3.个人史：主要询问可能影响生育功能的工作和居住环境、烟酒嗜好、饮食习惯等。

4.月经史：应详细询问其月经初潮年龄、月经周期、经期、经量、伴随症状、末次月经等，有助于发现某些可能影响婚育的妇科病。

5.以往妊娠分娩史：如系再婚，应询问其妊娠分娩情况，特别注意有否流产、早产、死胎、死产等不良孕产史。若已生育过出生缺陷或遗传病患儿，应详细追问孕产异常情况、致畸因素、家族遗传病史等。对有婚前人流史者，需了解其终止妊娠的方法及发生过并发症和后遗症的病史。

6.家族史：以父母、祖父母、外祖父母及兄弟姐妹为主，重点询问近亲婚配史，和遗传有关的病史及其他与家系内传布相关的疾病。耐心细致的家系调查和家谱分析将有助于遗传病的诊断、分类以及子代再发风险的推算,从而可提出对婚育方面的指导意见。

(二)体格检查

1. 全身检查:是婚前医学检查的基本诊断技术,应按技术规范和操作程序认真进行检查和填写记录。

除一般常规体检项目外,对身材特殊者应注意其身高、体重、四肢长短,有助于某些遗传病或内分泌异常的诊断,如先天性软骨发育不全、特纳综合征、克汀病、垂体性侏儒症、巨人症等。对肥胖者除测量体重外,应注意脂肪分布情况。智力表现和精神状态尤需医师仔细观察、询问交谈测试,才能主动发现问题。

头面部应重点观察头部大小,容貌是否特殊,如唐氏综合征(先天愚型)者眼距宽、耳位低、鼻梁塌、口半张、舌常伸出;肾上腺皮质功能亢进者呈满月状脸;甲状腺功能亢进者眼球突出等。

五官部位首先应检查有否盲、聋、哑,应仔细追问发病经过,验证有关材料,从而鉴别先天或后天致病。此外,应注意发现眼球过小、虹膜缺损、唇裂腭裂、牙齿稀疏等异常情况,以利某些先天性或遗传性疾病的诊断。

皮肤的皮疹类型、毛发分布、指纹形态、色素异常、感觉障碍、皮下结节、有否闭汗等在检查中均应引起重视,有助于对梅毒、麻风病、多发性神经纤维瘤、先天性外胚叶发育不良等影响婚育疾病的识别。

四肢活动和体态、步态,不仅和神经、肌肉、骨关节有密切关系,还能反映出全身运动的协调情况。如有四肢麻痹、痉挛、震颤、肌肉萎缩、运动不协调而呈现特殊步态和体态者,应特别注意发现某些不宜生育的严重遗传性疾病如强直性肌营养不良、遗传性痉挛、性共济失调等。

乳房检查,除注意乳房发育情况,有否扪及肿块外,女性还应观察乳头间距、乳汁溢出等异常情况。

2. 生殖器检查:女性生殖检查时应常规进行腹部肛门合诊,如发现内生殖器存在可疑病变而必须做阴道检查者,务必先向受检者本人和其婚配对象说明理由,征得双方同意本人签字后方可进行。检查时动作要求轻柔、细致,尽量避免损伤处女膜。处女膜除先天性发育异常会影响婚育外,对其完整性,一律不留记录,不作鉴定,不加追究,更不应议论,并应对其隐私守密。在检查外阴部时,应注意有否炎症、溃疡、赘生物、异常分泌物等以免将性病漏诊。在婚前检查中如有发现的妇科病有处女膜发育异常、阴道缺如(即欠缺的意思)或闭锁、子宫缺如或发育异常、子宫肌瘤、卵巢肿块、子宫内膜移位、多囊卵巢综合征,以及常见的阴道念珠菌病和滴虫病。

男性生殖检查应取直立位置。首先应鉴别包皮过长和包茎。包皮过长指在非勃起状态下,包皮赘长度超过尿道口1厘米,并能上翻显露阴茎头者。包茎则包皮口过小,紧箍阴茎头部而不能上翻,会影响性功能的发挥。阴茎和尿道口亦应注意有否炎症、溃疡、赘生物、异常分泌物等。如阴囊内未扪及睾丸,应检查腹股沟等其他部位,如睾丸可能缺如或位于腹腔内,可进一步作超声波检查或激素测定等。测量睾丸大小和硬度对生育力的估价有较为重要的意义。我国正常男性成人睾丸体积为15～25ml,如<10my可初步诊为小睾丸,质软的小睾丸常伴有生精功能不佳。在婚前医学检查中,常可发现影响婚育的疾病有:包茎、包皮龟头炎、阴茎硬结、尿道上裂或下裂、隐睾症、睾丸发育不良,精索静脉曲张、鞘膜积液等。

如从外生殖器和第二性征难于鉴别性别时,可作染色体核型分析、激素测定或性腺活检等,以确定性别及性发育异常的类型。

3. 提示患遗传性疾病的一般体征:在婚前医学检查中,如发现有下列体征之一者,应考虑遗传性疾病的可能:(1)精神状态异常;(2)智力低下;(3)特异面容,五官异常;(4)先天性聋哑;(5)先天性视力低下;(6)先天性眼畸形;(7)先天性四肢、手、足畸形伴有功能异常;(8)先天性头颅畸形、小头或大头;(9)发育迟缓;(10)先天性骨骼畸形;(11)四肢震颤、痉挛、麻痹、共济失调;(12)肌张力异常,过高或过低;(13)肌肉萎缩或假性肥大,肌萎缩多表现在四肢、肩胛部、腰部、假性肥大多表现在四肢;(14)严重贫血,久治无效;(15)明确的非感染性肝、脾肿大;(16)皮肤病变或颜色异常,久治无效。

4. 辅助检查

(1)常规必检项目:乙肝表面抗原(Bag)、丙氨酸转氨酶(ALT)、梅毒初筛的快速血浆反应素环卡片试验(RPR试验)、血液结核菌、分枝杆菌检测或胸部透视(女性受检者如有妊娠可能,应避免胸透)。

女性受检者还需作阴道积液(白带)常规检查。

(2)其他辅助检查:根据询问病史、物理检查和实验室等常规检查结果,可进一步选用其他各种辅助检查。

如可疑有淋病或在性病高发地区,男性取尿道、女性取宫颈内(或尿道)分泌物作涂片检查及淋菌培养。涂片检查常会出现假阴性,特别是女性患者。淋病确诊应依靠培养结果,对男性有合并症或症状不典型的患者意义则更大。

对可疑艾滋病病毒感染者,特别在涉外婚前医学检查中,应加试抗人类免疫缺陷病毒(HIV)抗体试验,作为艾滋病的筛查。

如乙肝表面抗原阳性,双方均应做乙肝血清学标志检测;转氨酶升高,应做肝功试验以了解其传染性及病情、预后等情况。

对女性受检者如可疑早孕,可做妊娠试验和(或)超声波检查。对男性受检者检出有可能影响生育的疾病,应做精液检查,但需注意应在排精后3~5天内进行,结果较为准确。

如发现女性受检者患有子宫发育异常、子宫或附件肿块、多囊卵巢综合征等,或男性可疑睾丸缺如或隐睾位于腹腔者,均可做超声波检查协助诊断。

其他辅助检查,如染色体核型分析、激素测定、活组织病理检查、乳腺影像检查、心电图、脑电图、智商测定、心理检查等可根据需要,转至有关专科进行检查诊断。

摘自《妇女保健新编》

四、医学指导意见的掌握原则

婚前医学检查结束,对未发现影响婚育的疾病或异常情况,并已接受婚前卫生指导和咨询者,可出具"未发现医学上不宜结婚情形"的证明。

如发现存在与婚育有关的异常情况或疾病时,应根据具体情况提出医学指导意见,进行分类指导和处理,可按以下原则掌握标准:

(一)建议不宜婚配

1. 直系血亲或三代以内旁系血亲之间不得通婚。

2. 男女双方均患有精神分裂症、躁狂抑郁症或其他重型精神病,或双方均为智力低下,特别属遗传因素引起者,不宜婚配。

(二)建议不宜结婚

1. 重型精神病在病情发作期有攻击危害行为者,应建议不宜结婚。

2. 如一方或双方患有重度、极重度智力低下,不具有婚姻意识能力者,建议不宜结婚。

(三)建议暂缓结婚

《母婴保健法》第九条规定:"经婚前医学检查,对患有指定传染病在传染期内或有关精神病在发病期内的,医师应当提出医学意见;准备结婚的男女双方应当暂缓结婚。"

1. 指定传染病在传染期内应暂缓结婚:在婚前医学检查中最常面临的乙型肝炎问题,我国人群中约有10%以上可检出乙肝表面抗原(Bag)阳性而无症状,属"无症状慢性乙肝病毒感染状态"或称"无症状乙肝表面抗原携带者",一般肝功能均正常,不必限制其结婚生育。但如一方Bag阳性,对方抗-Hobs阴性,对方可在婚前先注射乙肝疫苗,待全程免疫完成,血清抗-Hobs转阳后再结婚。如Bag阳性、肝功能明显异常或乙型肝炎e抗原(Bag)阳性、抗-Hob阳性(表示有活动性病毒复制、传染性大),应劝其暂缓结婚生育。特别是女方Bag阳性,按正规要求,应积极治疗转阴后才可受孕。如在诊断和处理上存在困难,应转请专科医师协助治疗。麻风病虽不会遗传,也不会胎传,但属于接触传染,在未达治愈标准前,应暂缓结婚生育,尤其是女性患者,妊娠、分娩、哺乳,都容易使病情加剧,而且治疗麻风病的常用药物,如利福平、沙利度胺(反应停)

等,在怀孕期中使用,对胎儿有致畸作用。当麻风病完全治愈后,其婚育应与健康者同样对待。在婚前医学检查中,如已确诊为梅毒,应暂缓结婚,必须尽快由专科给予正规、足量的药物治疗,并按规定追踪观察。在随访中应检查特殊螺旋体蛋白 RPR 定量试验,待低度下降 4 倍以上症状体征全部消失,才可结婚,婚后必须追踪至 RPR 阴性为止。如已确诊为淋病,亦需及时、足量、正规用药,以上性病患者的对象亦应同时接受检查、治疗。在治愈前,应暂缓结婚。

2.精神病在发病期内暂缓结婚:有关精神病在发病期间或尚未稳定满 2 年者,应暂缓结婚。精神病人即使病情已经缓解,但在婚恋中往往由于精神紧张或体力劳累而引起复发。女性患者在妊娠、分娩、产褥期间诱发致病,更应慎重处理。

(四)建议采取医学措施,尊重受检者意愿

对于婚前医学检查发现的可能终身传染的不在发病期的传染病患者或病原体携带者,以及其他在医学上认为目前尚不宜结婚者,应向受检者说明情况。若其坚持要结婚,应充分尊重双方的意愿,并建议采取有关的医学措施。

(五)建议不宜生育

《母婴保健法》第十条规定:"经婚前医学检查,对诊断患医学上认为不宜生育的严重遗传性疾病的,医师应当向男女双方说明情况,提出医学意见;经男女双方同意,采取长效避孕措施或者施行输卵管结扎手术后不生育的,可以结婚。"

1.男女任何一方患有某种严重的常染色体显性遗传病,会致残或致命,目前尚无有效治疗方法,子代再发风险大,又不能做产前诊断者,应建议不宜生育,如强直性肌营养不良、遗传性痉挛性共济失调、结节性硬化、双侧性视网膜母细胞瘤、先天性无虹膜等。

2.男女双方均患有相同的、严重的常染色体隐性遗传病,如常见的双方均为先天性聋哑患者,其子女发病机会大,故不宜生育。根据调查,先天性聋哑中属遗传者约占 80%以上,其中 80%属常染色体隐性遗传,如双方均为相同类型的隐性致病基因的纯合子,则下一代发病概率明显增高。如先天性聋哑和后天性聋哑患者结婚,子代再发风险小,不必限制其生育。

3.男女任何一方患有严重的多基因遗传病,如精神分裂症、躁狂抑郁性精神病、先天性心脏病等,并属高发家系者(除患者本人外,其父母或兄弟姐妹中有一人或更多患同样遗传病者),即使病情稳定、亦应建议不宜生育。

(六)建议生育时应控制下一代性别

X 连锁隐性遗传病的传递规律为女性致病基因携带者可将致病基因传给儿子(50%机会发病);患者大多为男性,但男性患者不直接传给儿子,而使其女儿成为致病基因携带者。所以,对已知女方为某种严重的 X 连锁隐性遗传病(如血友病、假性肥大型肌营养不良等)的致病基因携带者,若与正常男性婚配,应在受孕后适时作产前诊断以判定胎儿性别,控制生女儿不生男。在无条件作产前诊断的地区,应劝说其不宜生育。

(七)其他应根据病情暂时或永久性劝阻婚育的疾病

除以上各类对婚育有明显影响的疾病外,尚有一些疾病对婚育具有较大影响,宜暂时或永久性劝阻婚育者,应进行宣教指导、耐心解释,使之充分理解而服从劝告。

1.影响性生活和生育的生殖缺陷或疾病,如属可以矫治者,如包茎,尿道上、下裂,阴茎硬结症,处女膜无空,先天性阴道缺如,如阴道闭锁等,应在双方了解病情,经治疗有效后再结婚。如无法矫治的严重缺陷,如真两性畸形,先天性无阴茎、无睾丸,先天性无子宫,应说明情况,尽量劝阻其结婚,以免婚后发生纠纷。

2.已发展到威胁生命的重要脏器疾病或晚期恶性肿瘤,结婚生育会使病情更恶化,甚至缩短其生命期限者,应劝阻结婚,更不宜生育。

3.其他结婚、生育会使已患病症加重或影响子女健康者,也应根据具体情况劝阻其婚育,尤其是女方,和生育关系密切,更当慎重对待。如患有甲状腺功能亢进症(甲亢),妊娠可加重其心血管负担,甲亢如未控制,也可诱发妊娠高血压综合征,甚至出现甲亢危象。而且流产、死胎、早产的发生机会亦会增加。此外，治疗甲亢的药物可能会对胎儿甲状腺发育产生影响而造成克汀病婴儿的出生。又如患系统性红斑狼疮的妇女往往在妊娠期间会使病情加重，甚至造成死亡，故对病情较重者，最好规劝其避免生育，决不能存在侥幸心理。又如原发性癫痫患者如频繁发作或已伴有精神异常、智力障碍、人格改变者应劝阻其结婚。妊娠、分娩可促使癫痫发作频率增加，而且常用于抗癫痫的药物如苯妥因钠、三甲双酮等对胎儿均有致畸作用，故一般应劝阻其不要生育为妥，尤其与遗传有关的原发性癫痫，最好终生避免生育。

以上各种医学指导意见，在进行分类指导中，对于劝阻婚育，往往难度较大，必须表示同情、耐心解释，使其主动接受指导，并付诸实施。对应暂缓婚育的对象，应讲明利害关系，指导其及时治疗、随访，帮助其制订婚育计划并落实具体措施。

《母婴保健法》第十一条规定："接受婚前医学检查的人员，对检查结果持有异议的，可以申请医学技术鉴定，取得医学鉴定证明。"受检者如对医学指导意见有疑点而不服，可向当地医学技术鉴定委员会办事机构提出技术鉴定申请。

摘自《妇女保健新编》

五、新婚期卫生保健

新婚期卫生保健，除进行婚前医学检查，接受医生给予正确的婚姻生活指导外，还应做到以下几点。

(一)注意性生活卫生。新婚期注意外生殖器的清洁，以免在性生活过程中细菌进入尿道甚至膀胱内繁殖，引起尿频、尿急、尿痛（这种症状称为"蜜月病"）。

首次性生活后应暂停数日，以利于女性生殖道损伤的愈合；性生活的次数，应根据性生活后次日是否感到疲倦而定（大多数夫妇为2～3日一次）。

酒后、月经期、性器官有疾病以及夫妻双方中的一方正在患病时，忌过性生活。

(二)新婚做爱须知。新婚之夜，初次做爱时，男女双方需互相体贴，协调感情。初次性交，首先遇到的是处女膜破裂，伴有轻微疼痛、少量出血，故男方特别要温柔体贴女方，千万不要粗鲁、过急、过猛，否则会使妻子感到疼痛产生恐惧心理。当然，妻子也应主动与丈夫配合，首先要解除性交时处女膜破裂疼痛的紧张恐惧心理。其实，性欲愈强烈，精神愈亢奋，愈能得到最大的性满足。在性兴奋的掩盖下，处女膜破裂疼痛会大大减轻。这样就能和谐甜美地度过新婚之夜的性生活。

传统习俗把新婚之夜是否"见红"作为是否处女的标准，这是不科学的。处女膜是女子阴道口周围的一层膜状组织，有一定弹性，未婚女子可因剧烈运动，如骑自行车、骑马、跑、跳、跨栏等或外伤而发生破裂，有的人处女膜坚韧肥厚弹性大，性交后也可完整无损。

(三)新婚期不宜马上受孕。新婚期间性交次数较频繁，加之筹办婚事，心力交瘁，举杯酗酒，导致男子射精量少而质差。在这种情况下受孕，生下的孩子体质或智力都可能低下。所以，最好等夫妻都适应了婚后生活，体力也恢复了，性生活协调而又规律了，再考虑怀孕问题（婚后3个月再怀孕较适宜）。夫妇准备受孕前应保持正常的生活，适当的房事，不喝酒、不抽烟，注意营养、锻炼身体。双方身体健康、精力充沛，家庭快乐，营造一个和谐美好的氛围。

一般认为，最佳受孕年龄、时机是：妇女24～29周岁为最适合生育的年龄，顺产率高。

摘自《妇女保健新编》

六、新婚期性保健

性健康是指在性道德、性观念、性社会适应能力、性生理和性心理等方面综合的健康状态。为使人们能享受满意而安全的性生活，在婚前进行科学、健康、适量的性保健知识学习，将有利于人们在婚前就能对性生活有正确的认识，夫妻性关系从新婚开始就能沿着健康的方向发展。

(一)性生理知识。性生理知识除首先应该了解男、女生殖器官的解剖与功能外，还应有关于两性性生理活动的科学知识。

1.性生理活动的调控：性生理活动是由性心理所驱动，在神经、内分泌和生殖系统健康协调的情况下进行的。要在性生活中充分发挥性功能,必须具备以下几个方面的条件。

(1)健全的神经、内分泌调节系统:无论男女,正常的性生理活动,必须在大脑皮质的主宰下,通过一系列神经、内分泌活动对性器官进行协调控制才能完成。

(2)适量的性激素:男性的性功能发挥必须借助于雄激素。雌激素在控制女性性生理活动中能起到诱发和驱动性欲的作用,尤其在缺乏性经验的婚后早期阶段,其作用更为明显。正常的性激素能维持正常的性功能。

(3)正常的性器官:男女任何一方如存在性器官的某些缺陷或病变,都可能引起性生理活动的障碍。

(4)必要的性刺激:性刺激是诱发性生理反应的先决条件。来自性对象的视觉、听觉或触觉刺激,甚至想像、回忆、文字、图画等都能成为有效的性刺激。各种性刺激都要通过大脑皮质转化为性欲,继而激起性控制中枢的兴奋,通过神经传递到性器官而完成一系列的性生理活动。

2.性功能发挥的过程:人的一次健康而完整的性功能发挥过程是从性欲开始被唤起直到平复,称为一个性反应周期,可分为4个紧密衔接的阶段。

(1)兴奋期:性兴奋期是性冲动的萌芽和性功能全面发挥的准备阶段。男性的兴奋表现为阴茎勃起,体积明显增大,是进行正常性生活的必备的条件。此外,还可出现睾丸提升,乳头竖起。女性则表现为乳头勃起,阴蒂增大,阴唇饱满,阴道肿胀而渗出液体,明显的标志是阴部开始湿润。男女双方心理上激动之外,还会出现颜面红润、心率加快、呼吸频促、血压上升、肌肉紧张等全身反应。一般来说,男性易于兴奋,女性的性要求常需一定的时间准备才能被唤起。

(2)持续期(即高涨期):从阴茎开始插入阴道起,双方应相继进入持续期。通过阴茎不断在阴道内摩擦抽动,性兴奋会持续高涨。男性表现为阴茎进一步充血胀大而持续勃起,尿道口可能流出少量黏液,系尿道球腺分泌物。女性则在兴奋期的各种变化进一步发展,尤其阴道下段显

著肿胀,加强了对阴茎的围裹,前庭大腺也分泌黏液,使阴部更为湿润。随着性器官摩擦抽动的频率和幅度不断增强,精神上的激动也迅速倍增而促发性快感的体现。

(3)高潮期:通过持续期中性器官的摩擦刺激积累到一定高度时,男女双方可相继达到性满足的高潮期。男性的明显标志为射精,精液经尿道有节奏地射出。女性则表现为阴部肌肉,包括阴道、子宫和盆底肌肉不可自控的节律收缩。在此期间,性快感最为明显,但为时极短,仅几秒钟而已,常伴有全身肌肉不自主的轻微颤抖。随着身心两方面的极度兴奋,心跳、呼吸次数和血压都升达高峰。

(4)消退期:性高潮一过,各种生理变化就迅速复原而进入消退阶段。双方性器官的充血逐渐缓解,全身感觉松弛舒适,情绪亦渐趋平静。男性阴茎迅即软缩,女性消退比较缓慢。消退期后,男子必须间隔一定时间才能重新激起性的兴奋而进入另一个性反应周期,在两个周期之间的必要间隔称为不应期,其长短主要取决于年龄和体质,少则10~20分钟,多则几小时,甚至更长。女子则无明显的不应期,有的还具有发生多次性高潮的潜力。

一个性反应周期所需时间长短是因人而异的。即使在同一个人身上,在不同时期,由于主观或客观条件的影响,也有所不同。据统计,一般男子的性反应周期为时较短,大多数在2~6分钟,女子大多在10分钟左右。因此,男女性生理反应过程往往存在一定的时间差。

3.男女性反应的特点:男女性生理活动必备的条件类同,性功能发挥过程也具有基本相似的程序,但性反应的表现却存在着差异。

(1)男强女弱、男快女慢是男女反应的基本差异:大多数男子的性欲比较旺盛,性冲动易于激发且发展亦快,平复迅速。女子性兴奋之前,需要一定的诱导阶段。

(2)两性对各种性刺激的敏感度并不一致:性刺激是诱发性功能发挥的必备条件之一。性的想像和视觉刺激是对男子的有效兴奋剂。女方的体态、亲昵的表情往往很容易唤起男方的性

冲动,女子除对性想像的反应和男子相仿外,对触觉、听觉的刺激比较敏感,性兴奋往往容易被甜蜜的话语、热情的拥抱、接吻和爱抚所驱动。

(3)动情部位男女亦有异同:人体的某些部位在受到性刺激后,易于诱发性兴奋者称为动情部位或性敏感区。男女双方相互对性敏感区的柔情爱抚能加速性功能的发挥。男性最敏感的部位集中在外生殖器及其附近,尤其是阴茎头部特别敏感。女性动情部位分布较广,阴蒂、阴唇、阴道及外口周围、会阴、大腿内侧以及臀部、乳房、唇、舌、脸颊,甚至耳朵、颈项、腋部、腹部等,都可成为性敏感地带,但以阴蒂最为敏感。动情部位的所在和分布,除存在性别差异外,也具有因人而异的特点,而且在同一个人身上,不同部位的敏感度也有高低之分。

(二)性心理知识。长期以来人们普遍认为性功能的发挥、性生活的质量都取决于生理条件,一旦发生性功能障碍,就怀疑身体有病,力图找出生理异常之所在,常常忽视了心理因素。其实,性功能的发挥必须以性心理的驱动作为先决条件,很多性功能障碍是由性心理发挥异常所引起。

性心理是指围绕着性征、性欲和性行为而展开的心理活动,是由性意识、性感情、性知识、性经验和性观念等组合而成。性意识是自我对性的感觉、作用和地位的认识,是构成性心理的重要基础。人类性意识有三个发展阶段:青春期前性心理活动往往围绕着性别和性征而展开。进入青春期后,性心理活动最为活跃,随着性生理的发育,产生了对了解性知识的兴趣和渴望,同时也开始表现出对异性的向往和眷恋。异性之间的相互吸引又会发展为性冲动。青春期是性心理发展的重大突变阶段,性心理活动主要是围绕着性欲而发展。青春期后,性生理和性心理已发展成熟,两性间已具备恋爱、结婚、生育的条件,性心理活动就围绕着性行为而进行。

性心理的发展除了具有生理基础之外,还应包括文化、伦理、生活等方面的社会基础,绝非一朝一夕能形成,是受个人生物学条件、心理气质、文化教养、生活经验等影响而具有独立性、历史性和习惯性,要改变一个人已经定型的性心理是非常困难的。所以青年男女必须重视进行适度的性医学知识学习和性道德、性伦理等社会科学的宣传教育,以促进性心理的健康发展。对夫妻生活中的性卫生保健,既要注意性生理的保护,也不能忽视性心理的调适。

(三)性卫生知识

1. 新婚期性保健

(1)顺利度过首次性生活:新婚之夜,男子一般都表现为兴奋、渴望、好奇而略有精神紧张,女子则往往处于紧张、恐惧、羞涩而又疑虑的复杂心理状态。如果男方只图自己性的满足,不注意方式方法,急躁粗暴地鲁莽从事,不仅会给女方精神上不良刺激,躯体上也会造成不应有的损伤,使其对性交产生惧怕和厌恶,甚至导致心理上的性功能障碍。要使初次性交能顺利完成,男方应对自己的性冲动稍加克制,要有步骤地采用温柔、爱抚的方式去消除女方的胆怯心理,随后才能激发其性欲而取得配合。女方应主动迎合,首先必须解除精神紧张,保持肌肉放松,采取两腿弯曲展开的姿势,使阴道口得以充分扩展,便于阴茎插入,也有利于减轻疼痛、减少损伤。如女方处女膜比较坚韧或肥厚,处女膜孔较紧或阴道狭小,阴茎插入时有可能阻力较大,则可采取分次插入,逐步扩张的方式,大部分新婚夫妇能在数天内获得成功。如经以上方法仍不能解除障碍者,应进行检查咨询。

(2)科学地认识处女膜问题:按照传统习俗,处女膜的完整性历来被认作是判定女子贞操的标志。有些女子因在初次性交中未被丈夫发现血迹而被误断为不是处女。有的夫妻为了处女膜的疑云,长期存在着感情上的阴影,甚至造成家庭悲剧。所以在婚前卫生学习中应了解处女膜的问题,要以科学的态度来对待。医学实践证明处女膜的特征因人而异,处女膜孔有松有紧,在性交时就会呈现不同的反应。富于弹性而松软的处女膜在性交动作比较轻柔的情况下,可以不发生裂伤出血,甚至有多次性交后仍能保持完整状态者。有的女子确属处女,但其处女膜曾受过外伤,在初次性交时不再出血,男方应予谅解。

通常在初次性交活动中,处女膜会发生轻度擦伤和点滴出血,但偶然也会出血稍多。如感到裂伤后局部灼痛,应暂停数天性器官的接触以利于创口自然愈合。如发生多量出血,应立即就诊给予止血。

(3)注意预防蜜月性膀胱炎:新婚期间男女双方对性器官的解剖生理还不太熟悉,如对性卫生不够重视,盲目触摸、频繁摩擦,会增加尿道口的污染,再加上新婚期间比较劳累,体力消耗大,抵抗力必然有所减弱,引起感染的机会则更多。蜜月性膀胱炎是新婚阶段的常见病,一旦受染,常易反复发作,应注意预防。

2.建立和谐的性生活:性生活的和谐是指男女双方在性生活过程中配合协调,都能共同获得性满足。要建立和谐的性生活,应注意创造以下几方面的条件。

(1)爱情基础的巩固和发展:爱情是两性间性吸引的动力、性生活和谐的先决条件。但是夫妻间可因年龄、体质、性格、职业、文化水平、思想意识等方面的差异,而在性意识、性反应上有所不同,会影响性生活的和谐的建立。合乎道德原则、互相尊重、互相体谅、互相配合的两性关系可以弥补彼此间的差异而争取性生活的和谐。然而,性爱只是爱情的一部分,夫妻间除了性生活以外,还有更多的生活情趣和内容,包括工作上的志同道合,学习上的互相促进,业余爱好方面的兴趣相投以及合理地分担家务,有计划地安排生育和教育下一代等,都有利于爱情的保持和发展,在性生活中才有可能达到生理和心理上的高度交融。

(2)必要的健康条件和精神状态:性交不仅是一个由神经系统支配、内分泌调节、性器官反应的复杂生理活动,还包括循环、呼吸作用的加强、肌肉运动的频速、热能消耗的增多等全身反应,是需要相当的体力和饱满的情绪才能胜任的。如在身体条件欠佳、精神状态不振的情况下进行性交,性功能的发挥必然会受到影响,性生活就难以和谐。

(3)性生活良好氛围的创造:人的性意识和性反应,受高级神经中枢所控制,社会心理因素

的干扰会影响性功能的发挥。创造一个性生活的良好氛围即保持周围环境的安静、隐蔽、温馨、舒适,使人思想放松、心情舒畅,会有利于性生活的和谐。忧虑、委屈、恐惧、不安等心理压力会破坏性生活的气氛,甚至造成性功能障碍。

(4)性知识的掌握与性技巧的运用:掌握了男女性反应的规律和特点,就可以在性生活的实践中,运用性技巧来提高性生活的和谐程度。

①争取双方在同步状态下进入持续期和高潮期:从理论上讲,性生活的和谐的理想境界是夫妻双方性反应各期都能契合无间,性高潮应同时到达。但在实际生活中,这种完全一致的和谐是很难达到的。双方如能在同步状态下进入持续期和高潮期,即使性高潮的出现略有先后,只要各自均有性的满足,就应认为性生活的和谐。由于女子性反应进程大多落后于男子,所以男方应适当控制自己性反应的进度,女方则要摆脱有意的控制和干扰。

②注意弥补消退期的两性差异:一般男子在射精活动后,会迅速进入消退阶段,常带着满足的神态疲惫入睡,女子却兴奋解除徐缓,仍有似终未终的依恋之情,尚需继续抚爱和温存。男方应认识到上射精后温馨的尾声,不仅能增加性生活的和谐程度,还能弥补性生活高潮中的不足。

③选择和变换合适的性交姿势:一般最常用的姿势为男上女下位。在性生活实践中,选择或变换其他各种姿势(如女上位、立位、坐位、男后位等)也有可能促进性生活的和谐。

④逐步探索对方性反应的规律:性高潮并非人人都能达到,也不是每次都可以获得的。一般男子较易体验,女子则常无此感受,尤其在新婚阶段。必须学习和实践,逐步探索对方性反应的规律,再加上默契的配合,才有可能达到知己知彼,心意沟通的境界。

3.养成良好的性卫生习惯:夫妻之间如果只追求性生活的和谐而忽视了性生活卫生,就有可能会引起一些疾病,不但会影响性功能的发挥,甚至会造成生育上的障碍,所以,从新婚开始就应养成良好的性卫生习惯。

(1)经常保持外阴部的清洁卫生:不论男女,

除定期洗澡外,还要经常注意外阴部的卫生,每次性生活前后应当清洗干净。男子的包皮垢对病原体的生长繁殖较为适宜,如不经常清除,不仅会引起自身感染,而且通过性交,还会传给女方。女性由于外阴部的解剖特点,如阴唇和阴蒂间皱褶较多,分泌物常易积储,阴道口又邻近尿道口和肛门,更容易相互污染,所以保持外阴部的清洁尤为重要。

(2)严格遵守女性各生理时期对性生活的禁忌

①月经期:必须严禁性交,因为月经期宫颈口较松,内膜剥落后存在创面,性交会增加生殖道感染、子宫内膜异位和产生抗精子抗体等机会。其次,性交会使盆腔充血加甚,引起月经过多、经期延长、淋漓不净或腰酸腹胀等不适症状。而且经血玷污也会影响双方性欲,不利于性生活和谐。

②妊娠期:妊娠初3个月应避免性交,因此时胎盘尚未形成,胚胎发育还不稳固,性冲动引起的盆腔充血,子宫收缩,有可能导致流产。妊娠末3个月必须严禁性交,以预防早产、胎膜早破、激发出血、感染等。妊娠中3个月性交虽不属绝对禁忌,但也应有所节制,并注意避免腹部受压。

③产褥期:分娩后生殖器一般需6~8周才能复旧,产后至少8周内应严禁性交,如恶露未净更应推迟。

④哺乳期:哺乳期间女性生殖器处于暂时萎缩状态,组织比较脆弱,性交活动可能会造成组织创伤,甚至引起出血,男方应注意避免动作粗鲁。此外,喂哺婴儿会使女方劳累疲乏,性欲随之减退,男方亦应体谅,适当节制性生活。

(3)恰当掌握好性生活的频度:性要求的周期因人而异,常与年龄、体质、性格、职业等有关,即使同一个人,在不同环境、生理条件或精神状态下也会有所改变,如年龄的增加、体质的衰退、月经的来潮、生活中的烦恼和繁重的工作都会抑制性的要求。性生活的频度应根据双方性能力进行调整。一般情况下,青年人每周2~3次,中年人1~2次,随着年龄的增长,频度可逐步减少。掌握的尺度可根据性生活后双方是否感到疲乏为原则。夫妻之间性要求的强弱往往不同,必须从爱护、体贴对方出发,恰当地安排好性生活的频度,才能争取性生活的和谐。

(4)尽量选择合适的性交时机:性交时机一般最好选择在晚上入睡以前,以便有充分休息的时间。清晨起床前性交可能会影响白天的工作和学习,但性欲的激发很难在事先拟定,最佳性交时机应是双方都有性要求的时刻。在性生活实践中,如能逐步养成习惯,尽量在入睡前性交,将有利于身心健康。

摘自《妇女保健新编》

七、新婚期生育保健

在婚前学习卫生保健知识,可以使即将结婚的男女双方了解生育保健知识,促进夫妇在婚后能成功地做到计划受孕,顺利地度过妊娠、分娩,有利于保障母婴健康,提高出生人口素质。

生育保健知识的内容,除受孕原理(包括生命的由来和男女双方必备的条件)外,应重点学习了解计划受孕的有关知识和技术。

(一)受孕的原理

1.生命的由来:生命来自于精子与卵子的结合。精子发生于男性睾丸,成熟后即移行而贮附在睾尾部。性交时,精子从附睾排出,和精囊、前列腺等附属性腺所分泌的液体混合组成精液而射出尿道口。精子进入女性阴道后,有活力的部分能向着输卵管方向作前向运动,其上行能力除依靠自身的活动外,还会受宫颈黏液性状、子宫肌肉收缩、宫腔黏液的流动、内膜纤毛活动以及神经反射等影响。一般说来,一次射精后的精子,仅1%~5%可以进入宫腔,能到达输卵管的精子则更少,质量差的精子因不能很快到达宫腔而被淘汰。精子在女性生殖道内还能完成受精前的获能准备。

女性进入发育成熟期后,一般每个月经周期中有一次排卵。成熟的卵细胞由卵巢排出,通过输卵管伞部的捡拾而进入管腔。在输卵管壶腹部,卵子如遇精子,只有一个精子能优先进入卵子与其结合而成为受精卵,这个结合的过程称为受精。受精卵受输卵管壁纤毛活动和肌肉收缩,逐渐向子宫方向移动,在受精后3~5天到达宫腔。受精卵在输卵管内移行中开始分裂,发育成囊胚,进入宫腔后能分泌一种蛋白酶,可溶解、侵蚀子宫内膜而被植入。这种过程称为着床,大约在受精后7~8天完成。此后,孕卵便逐渐发育,从胚胎成长为胎儿。妊娠的全过程约为40周(280天左右)。

2.受孕的必备条件

(1)男方能产生健全和活跃的精子,并有运送功能正常的输精管道。

(2)女方能按时排出成熟而健康的卵子,并能被输卵管摄入而具有机会和精子相遇。

(3)适时的性交是精子与卵子相遇的先决条件。因为,卵子一经排出,寿命较短,一般认为其受精能力不超过24小时。精子在女性生殖道内通常也只能生存1~3天。在一般情况下,精子与卵子相遇的机会只有在射精后3天内和排卵后24小时内。

(4)宫颈黏液的性状适合于精子的生存和穿透。

(5)通畅而蠕动正常的输卵管是受孕的必备条件。

(6)宫腔内环境具备适合受精卵种植和发育的条件。

(7)正常的神经内分泌调节功能是两性生殖活动的主宰。在受孕过程的各个环节中,神经系统和内分泌系统的共同作用贯穿于其始终。

(二)计划受孕前的准备

1.受孕时机的选择

(1)生育年龄的选择:我国婚姻法规定结婚年龄,男方不得早于22岁,女方不得早于20岁,这是法定的最低年龄,并不是最佳年龄。据统计,新婚夫妻如不采取避孕措施,约有80%以上妇女在婚后一年内会受孕。从医学和社会学观点看来,女性最佳结婚年龄为23~25岁,男性为25~27岁,最佳生育年龄一般认为女性为25~29岁,男性为25~35岁。如过早生育,女方生殖器官和骨盆往往尚未完全发育成熟,妊娠、分娩的额外负担对母婴健康均为不利,也会增加难产的机会,甚至造成一些并发症或后遗症。而且,过早承担教养子女的责任,会影响工作、学习和家庭生活的安排。但也应避免过晚生育,一般女性不要超过35岁,因为年龄过大,妊娠、分娩中发生并发症(如子宫收缩乏力,产程延长,产后出血等)的机会增多,难产率也会增高。尤其在35岁以后,卵巢功能逐渐趋向衰退,卵子中染色体畸变的机会增多,容易造成流产、死胎或畸胎。如能选择最佳年龄生育,这个时期是生殖力最为旺盛的阶段,精子和卵子的质量较好,计划受孕容易成功,难产的机会也少,有利于下一代健康素质的提高。

(2)受孕季节、环境的选择:应创造一个良好、安逸、舒适、协调的受孕环境。季节、天气、地点、环境等都是影响男女生理和心理活动的重要因素。季节以春、秋为好,天气以晴朗为佳,地点、环境则随人所喜。而不论何时何地,夫妻双方都必须保持一种良好、愉快的情绪。很多学者建议选择夏末秋初受孕,第二年春末夏初分娩较为理想。据统计,夏秋受孕的妇女生育出脊柱裂、无脑儿畸形的机会明显低于冬春季受孕者。而且,早孕反应阶段正值秋季,已避开夏季对食欲的影响,秋季蔬菜、瓜果供应齐全,容易调节食欲、增加营养。当进入易感风疹、流感等疾病的冬季时,妊娠已达中期,对胎儿器官发育的影响已减少,足月分娩时正是气候宜人的春末夏初,有利于新生儿适应外界环境,从而能良好地生长发育。但在实际生活中,还应从男女双方健康情况、工作与学习负担等因素全盘考虑。

2.健康条件的准备:父母的健康是优化下一代身体素质的基础。计划受孕最好考虑在男女双方都处于体质健壮、精神饱满的条件下进行。在患病期间应尽量避免受孕。

新婚阶段,由于男女双方体力上都比较疲乏,接触烟酒机会较多,如婚后随即受孕,常会影响孕妇的健康和胎儿的发育。一般认为最好延续到婚后3~6个月受孕比较适当。因为经过几个月的婚后生活,新婚阶段的体力疲劳应已恢复,工作和家务也应安排就绪,性生活也有了规律,夫妻双方在各方面也能相互适应,如此时健康状态良好,就可以考虑计划受孕。

此外，在受孕前的准备阶段，应注意加强营养，做好劳逸安排，促进身心健康，有利于妊娠的发展。

3.避免不利因素的干扰：外界环境中的某些不良刺激往往会影响妊娠的进展、胎儿的发育，甚至会降低精子、卵子的质量。所以，在计划受孕前，应尽力排除以下几种不利因素的干扰，创造一种良好的受孕氛围。

(1)烟酒危害：烟酒对生殖细胞和胚胎发育的不良影响已被广泛公认。所以，在新婚计划受孕前，夫妻双方都应避免接触烟酒。

(2)理化刺激：在工作或生活的周围环境中，某些理化因素会影响受孕的质量，如高温、放射线、噪声、振动等物理因素，及铅、汞、镉、砷等金属，苯、甲苯等有机溶剂，氯化烯、苯乙烯等高分子化合物和某些农药等都有害于妊娠的发展和胎儿的发育。应在受孕前尽可能避免接触。

(3)生物因素：迄今已知有多种病毒能通过胎盘危害胎儿，可引起死胎、早产、胎儿宫内生长发育迟缓、智力障碍或畸形。明确由畸形作用的有风疹病毒、巨细胞病毒、单纯疱疹病毒、流感病毒等。

还有，如孕妇患有弓形虫病，可造成流产、畸形或严重神经系统损害的婴儿。此病终宿主为猫，故在受孕前即应停止接触猫、狗等家畜，不吃未煮熟的鱼、肉，接触生肉后要洗净双手和用具。

(4)药物致畸：由于治疗疾病或避孕等需要，正在应用某些可能有害于受孕的药物，或虽已停用但其作用尚未消失之前，均应避免受孕。

(5)社会心理因素：工作学习上紧张、经济上拮据、家务安排上的困难，尤其是夫妻感情的矛盾、对生育意愿的分歧等社会心理因素都会影响计划受孕的质量。

总之，理想的计划受孕，必须具备良好的身心健康状态、融洽的夫妻感情、和谐的两性关系、安全舒适的周围环境以及宽松稳定的经济条件。

近年来国内外研究发现神经管畸形儿的出生，除了与遗传因素和环境不良因素刺激(包括生物、化学、物理等因素)有关外，叶酸缺乏也是重要原因之一，经大样本研究观察，证实从孕前1个月起至早孕3个月内，每天口服叶酸0.4mg，可预防神经管畸形儿的出生，其有效预防率可达78%，同时还应在孕前就注意改进膳食，增加叶酸的摄入量。如在计划受孕前按照以上方法补充叶酸，不失为一项简便易行、花费不多的优生措施。

(三)计划受孕的方法

夫妻双方了解了受孕原理、选择好了受孕时机，又为计划受孕准备了各方面的有利条件，若要争取受孕计划能成功实现，必须先掌握一些科学的受孕方法和技术。"自然计划生育法"是实施计划生育的必修课程。

"自然计划生育法"是根据妇女生殖系统正常的周期性生理变化，采用日程推算、基础体温测量和(或)宫颈黏液观察等方法，自我掌握排卵规律，鉴别"易孕阶段"和"不易受孕阶段"，通过择日性交，从而达到计划受孕或计划避孕的目的。其基本原理为：卵子排出后一般只能存活12～24小时，精子在女性生殖道内通常只生存1～3天(最多为5天)。因此，一般说来，从排卵前3天至排卵后1天最易受孕，即称为"易孕阶段"。选择"易孕阶段"性交才有可能使计划受孕成功。常用方法有3种。

1.日程推算法：大部分妇女排卵发生于下次月经来潮前12～16天(平均14天)。日程推算法是根据以往12个月以上的月经周期记录，推算出目前周期中的"易孕期"和"不易受孕期"。以下公式可供参考：

以往最短周期天数 - 19 = 排卵前"不易受孕期"的末一天，次日即为"易孕期"的第一天。

以往最长周期天数 - 10 = 排卵后"易孕期"的末一天。

这样，就可算出"易孕期"的具体日期。但单独使用日程推算法并不十分可靠，因为排卵期可受环境、情绪、患病或某些药物等因素影响而发生变化，而且月经周期过长、过短或不规则者不适宜用此法。

2.基础体温测量法：正常妇女基础体温在月经周期中呈周期性变化，一般排卵发生在基础体温上升前一天或由低向高上升的过程中。在温度处于升高水平的3天内为"易孕期"，从第4天起直至下次月经来潮前即为"不易受孕期"。体温升高的幅度一般应为0.3～0.5℃，若上升呈阶梯式，则必须连续3天都高于上升前6天的平均水平体温0.2℃以上。基础体温的升高大致上提示排卵已经发生，但也有例外，而且这种方法不能预测排卵。

3.宫颈粘液观察法：妇女宫颈粘液的性状会随着月经周期中不同阶段性激素的水平有所变化。当雌激素水平较低的月经期前后，黏液常稠厚而量少，甚至毫无黏液，阴部感觉干燥。接近月经周期的中期，当雌激素水平逐步升高时，黏液会随之增多，并越来越薄，越接近排卵期，越变得清澈透亮，状似蛋清，且富于弹性，拉丝度高，阴部润滑感最明显。在出现这种黏液的最后一天称为"高峰日"，其前后48小时之间会发生排卵（"高峰日"大多相当于排卵日或排卵前一天）。这种排卵期的宫颈粘液对受孕颇为有利，能对精子起到保护、营养、增强活力、引导穿透等作用。出现阴部湿润感的阶段可认作为"易孕期"。本法系训练妇女凭自身阴部的湿润度，自行观察黏液性状变化，从而掌握本人的排卵规律，选择排卵前的"湿润期"至"高峰日"后3天内性交有利于受孕的成功。

以上高峰日3种方法都具有安全、简便、经济、有效的优点，但必须在夫妻双方密切配合下才能增加成功的机会。3种方法各具特点：①日程推算法可用来计算出排卵前的"易孕期"；②基础体温法可测算排卵后的"不易受孕期"；③宫颈粘液观察法则能预测排卵的发生，并有助于确定排卵已经过去。如将3种方法结合起来应用，就能扬长避短，收效更大。

摘自《妇女保健新编》

八、新婚期节育保健

随着人们对生殖健康内涵的逐步理解，计划避孕与计划受孕一样，越来越受到重视，新婚阶段受孕已逐渐被更多的新婚夫妻所认识。有一部分新婚青年，由于工作、学习或生活上的需要，或因健康条件限制，不准备婚后随即生育者，迫切要求避孕。因此，学习了解节育知识已成为婚前保健中不可缺少的重要内容。

（一）新婚避孕的要求和选择原则

1.新婚阶段双方在性交时心情都比较紧张，又缺乏实践经验，选用的避孕方法要求简便易行，如采用宫颈帽或阴道隔膜等工具避孕，放置技巧较难掌握，反易失败。

2.婚后短期内性交时女方阴道内外组织较紧，某些外用药具较难置入，也不易放准部位，如阴道隔膜、宫颈帽、避孕海绵、避孕药膜等，在新婚阶段不宜立即选用。

3.要求所用避孕方法停用后不影响生育功能和下一代健康。

（二）适宜避孕方法的选择

目前常用的避孕方法种类很多，新婚后避孕一般可根据要求避孕期限的长短，再结合年龄、职业、文化水平、居住条件以及月经情况，健康条件等选择一种或几种切实可行的避孕方法。

1.婚后要求短期避孕者，一般以外用避孕药具为宜，可先采用阴茎套、外用避孕栓或避孕凝胶剂，待女方阴道较易扩张时，在熟悉掌握其他外用避孕药具如阴道隔膜、避孕海绵、避孕药膜、阴茎套等使用方法后，也可改用。自然避孕法具有简便、经济、安全、无害的优点，而且不受避孕期限长短的限制，只要月经规则稳定，如能熟悉本人排卵征象，掌握排卵规律，则从新婚开始也可选用此法。但必须注意新婚期间往往体力劳累、精神激动，常会使排卵规律改变，如单纯使用此法，当特别谨慎观察，以防失败。

2.婚后要求较长时期（1年以上）避孕，除可选用各种外用避孕药具外，如无用药禁忌，亦可选用女用类固醇口服避孕药，以短效者为宜。夫妻分居两地者可用探亲避孕药，如使用正确，可获高效。但必须注意，有些品种最好在停药后3～6个月受孕，以防万一影响胎儿发育。

3.初婚后要求长期避孕或再婚后不准备生育者，可选用长效、安全、简便、经济的稳定性避孕方法。宫内节育器一次放置可持久避孕数年至20年，对不准备再生育的妇女较为合适。长效避孕针、药，阴道药环，皮下埋植等方法也可根据具体情况选用。在长期实施避孕的过程中，每对夫妇最好能多掌握几种方法，以便在不同阶段、不同条件下灵活选用，有时女用，有时男用，有时外用，有时内服，不但有利于保障身心健康、增强双方的责任感，而且还会促进性生活的和谐及夫妻间的感情。

4.凡属终身不宜生育者，原则上有病一方应采取绝育或长效避孕措施。

（三）紧急避孕

在实施避孕的过程中，难免偶然未用避孕措施或在使用避孕方法中发生失误，如阴茎套破损或滑脱、避孕药漏服等，可在性交后短期内（最好在72小时内）采取紧急避孕措施。常用的方法为服用雌、孕激素复合剂、单纯孕激素、达那唑、双炔失碳酯片（53号避孕片）、米非司酮等，对预防意外妊娠效果很好。但这类方法只能在紧急情况下使用，不宜作常规避孕方法，以免影响健康。

（四）妊娠的"去"或"留"

新婚后避孕失败或因未用避孕措施而造成计划外妊娠者，应根据具体情况，听取医务人员意见，决定妊娠的"去"或"留"。原则上，对以后要求生育的妇女，应尽可能避免人工终止妊娠，尤其是妊娠月份较大的引产，容易引起损伤、出血或感染，危害性更大。有些妇女在事后还有可能遗留一些疾病如盆腔感染、宫腔粘连、子宫内膜异位等，甚至会丧失生育功能而遗憾终生。一旦决定终止妊娠，应尽早施行人工流产以减少对健康的影响。

人工流产只能作为偶然发生计划外妊娠时的补救措施，千万不能作为节育的主要手段。人流次数越多、间隔越短，发生并发症和后遗症的机会越大，只有认真落实好避孕措施、坚持正确使用，才能有效地预防计划外妊娠。

至于对计划内妊娠中，常因感冒、发热、咳嗽、腹泻等用过某些药物，恐惧影响胎儿发育而要求人流者，如孕妇已患有风疹或弓形虫病等，则应采取人工流产，否则应根据其发病情况、药物品种、剂量和用药时间长短，再结合孕周大小、孕妇本身年龄及受孕能力等综合因素慎重考虑，原则上对未生育过的妇女，以不做人工流产为妥。

摘自《妇女保健新编》

九、新婚期调养

新婚夫妇青春炽热，情绪高涨，紧张而繁忙。由于婚后脑力、体力劳动较多，尤其是性生活频繁，使体力、营养素的消耗都大大增加，故新婚期间应注意科学合理调配饮食，及时补充身体需要、减轻疲劳症状，这样不仅有利于夫妻双方的身心健康，使蜜月生活和谐愉快，且对优生也将起到重要作用。新婚期膳食调养应遵循以下几点。

（一）注意热量、蛋白质的补充。新婚期间热量、蛋白质的需要量增加，应在供给充足热量的前提下，日常膳食中注意补充富含蛋白质的食品，如瘦肉、鱼、虾、蛋类、乳类、鸡鸭、豆类及其制品等。及时补充蛋白质，有利于男子精液的生成，提高精液质量，增加精子的数量；妻子在新婚时会因处女膜破裂而少量失血，为促进创面愈合，也应摄入充足的蛋白质。此外，新婚期间增加蛋白质的供给量，有利于双方体力的恢复，为优生打好基础。

（二）供给充足的维生素。B族维生素参与蛋白质、脂肪的代谢，特别是维生素B_6参与雌激素的代谢；维生素E有调整性腺功能的作用，并可增强精子活力；维生素C有调整性腺功能的作用，并可增强机体免疫力。绿叶蔬菜、水果中含有丰富的维生素C，蜜月期间尽可能全面地选择这些食物。

（三）保证无机盐和微量元素的供给。由于中国的膳食结构、生活习惯，致使膳食中钙、铁、锌、硒等元素容易缺乏。故蜜月期间更应注意补充富含无机盐、微量元素的食物。

（四）要多食富含纤维素的食物。婚后保持大小便畅通十分重要，因妇女在蜜月里极易患尿路感染，出现尿痛、尿频、尿急、腰痛、发烧等症状。此时除用药外，还应多饮水使排尿量增加，清洗尿路。男子会因频频出现性兴奋，导致前列腺、精囊腺、输精管充血，故应多食富含纤维的新鲜蔬菜，以使大便畅通，避免食用刺激性强的芥末、辣椒等。多食纤维素含量丰富的食物,还可预防无菌性前列腺炎、精囊炎、盆腔瘀血。

(五)合理安排新婚饮食。为了使新婚夫妇在蜜月期间能保证供给人体所需的营养成分,新婚夫妇每日膳食总量最好达到下列标准:即标准面粉250克,大米200克,油50克,豆浆300毫升,豆腐100克,肉类200克,鸡蛋100克,牛奶200克,各种蔬菜500克。同时适当吃些花生、核桃仁、水果等零食,以补充多方面营养需要。

还可多吃一些具有食疗保健作用的食品,如黑木耳、龙眼、蜂王浆、枸杞子、甲鱼、蛇肉、骨头汤、芝麻、香菇、百合、酸奶、扇贝、黑豆、大豆、大枣、山楂、蜂蜜、羊肉、狗肉、莲子、麻雀、鹌鹑、牡蛎、大虾、海参等。

为提高性生活质量,可在性生活前的晚餐,选食一些能令人心情愉快、提高性兴奋水平的食物;而在性生活后的次日,宜多食用些具有固肾益气、消除疲劳的食品。

(六)忌饮酒。人人都望生一个聪明健康的孩子,若想达到这个目的,新娘、新郎要力戒酗酒。正常情况下,生殖细胞的染色体结构、数目是稳定的。若新婚期天天过量饮酒,就会导致内分泌紊乱,染色体随之发生种种异常变化,往往会造成出生畸形婴儿或不健康婴儿的恶果。特别是大醉之后,新婚夫妇更不能同房。

摘自《《妇科病调养与康复》》

第六十二篇 妇女的妊娠期保健

妊娠是一个特殊的生理过程,是围产保健的重要阶段。这阶段的保健工作质量,直接关系到胎儿的健康和母亲的安全。

一、首先做好孕前保健

孕前保健的目的是选择良好的受孕时机,预防遗传性疾病的传衍,避免环境中有害因素对生殖细胞及其功能的损害。因为许多对母婴不利的危险因素包括母体疾病可在孕前得到识别,从而采取有效措施来消除或减少其不良作用,有利于提高出生人口素质。

孕前保健至少应在计划受孕前4~6个月进行。孕前保健的知识应通过各种形式进行学习了解,也可以通过孕前保健咨询进行了解。孕前保健的内容主要有以下几个方面。

(一)种子之道。《女科经纶》指出:"聚精之道,一曰寡欲,二曰节劳,三曰息怒,四曰戒酒,五曰慎味。肾为精之府,凡男女交接,必扰其肾,肾动则精血随之而流,外虽不泄,精已离宫,未能坚忍者,必有真精数点随阳痿而溢出,此其验也。故贵乎寡欲。精成于血,不独房室之交损吾之精,凡日用损血之事,皆当深戒。如目劳于视,则血以视耗;耳劳于听,则血以听耗;心劳于思,血以思耗。随事节之,则血得其养,而与日俱积矣。故贵乎节劳。主闭藏者,肾也;司疏泄者,肝也。二脏皆有相火,其系上属于心。心,君火也。怒则伤肝而相火动,动则疏泄用事,闭藏不得其职,虽不交合,亦暗流潜耗矣,故贵乎息怒。人身之血,各归其舍则常凝。酒能动血,人饮酒则面赤,手足俱红,是扰其血也。血气既衰之人,数月无房事,精始厚而可用。使一夜大醉,精随薄矣,故宜戒酒。《经》云:精不足,补以味。浓郁之味不能生精,惟恬淡者能补精耳。盖万物皆有真味,调和胜,真味衰矣,不论腥素,淡煮得法,自有一段冲和恬淡之气益人肠胃。洪范论味而曰:稼穑作甘。世物惟五谷得味之正,但能淡食谷味,最能养精。如煮粥饭中,有厚汁滚作一团者,此米之精液所聚,食之最能生精,故宜慎味。"

《女科经纶》又云:"种子之道有四,一曰择地。地者,母血是也;二曰养种。种者,父精是也;三曰乘时。时者,精血交感之会合也;四曰投虚。虚者,去旧生新之初是也。"

(二)受孕之禁忌。《妇人大全良方》曰:"凡欲要儿子生,吉良日交会之,日常避丙丁弦望,晦朔、大风、大雨、大雾、大寒、大暑、雷电、霹雳、天地昏冥,日月无光,虹蜺地动,日月薄蚀。此时受胎,非止百倍于父母,生子或暗哑、聋聩、顽愚、癫狂、挛跛、盲眇、多病、短寿,不孝不仁。又避日月、火光、星辰之下,神庙佛寺之中,井灶、圊厕之侧,冢墓尸柩之旁,皆悉不可。夫交会如法,则有福德大智善人降托胎中,仍令父母性行调顺,所作和合,家道日隆,祥瑞竞集。若不如法,则有薄福愚痴恶人来托胎中,则令父母性行凶险,所作不成,家道日否,殃咎屡至。虽生长成,家道灭亡。人祸福之验,有如影响,此乃必然之理,何不再思之。"

(三)做到计划受孕。性是生命之源。有了两性的结合,才能孕育出新的生命。结婚后,如果不采取避孕措施,受孕率是很高的。因此结婚后,夫妇最好暂时避孕,等共同生活一段时间,性生活协调,情绪稳定,精力充沛,并在思想上充分做好担负作父母责任的准备,物质上(包括居住条件及经济能力)亦为抚育下一代创造一定条件的基础时,有计划地安排受孕和生育,为新生命的诞生创造最好的起点,是非常重要的。没有准备,糊里糊涂怀了孕,事后懊悔,或以人工流产终止妊娠,或是怨声载道地对待妊娠,亦有一味依赖父母来抚育,都是对新生命不负责任的表现。(《妇女保健新编》)

(四)排除遗传和环境等不利因素。遗传和环境是影响优生的两大因素。人的遗传素质是直接从父母那里继承下来的,父母素质如何将直接影响子女的素质。一般来说,父母的身体素质好,子女的身体素质也好;父母的身体素质不好,子女的身体素质也不会太好。中国科学院心理研究所调查发现,有50%以上的低能和呆傻儿童是由先天遗传因素决定的。所以,为了提高人口素质,优化人口结构,就必须对遗传性疾病进行预防。凡是夫妇双方之一有遗传病家族史,夫妇双方之一为遗传病或染色体病患者或携带者,女方年龄过大,有畸形儿、智力低下儿生育史,或有习惯性流产、死胎、死产等不良生育史等情况,都需要在计划受孕前找医学遗传学的专业人员或掌握一定遗传学知识的临床医师进行遗传咨询。通过分析发病的原因、遗传的方式、子女患病的风险率等,对能否妊娠及妊娠后是否需进行产前诊断等进行指导。

环境中有毒有害物质,会损伤生殖功能,包括影响月经异常、精子异常、不孕或生育能力下降、早孕丢失、自然流产、死胎、死产、早产、新生儿出生缺陷等。男女双方既往曾接触过,或目前正从事可造成生殖损害的职业、有害因素的作业,如接触铅、汞、苯、放射线、放射性核素等,应调离此工作岗位,且在孕前进行相应的检查后,方可怀孕。(《妇女保健新编》)

(五)为新生命创造优良的小环境

1.维护母体健康:母体是孕育新生命的小环境,其健康状况和生活方式将会对新生命发生直接的影响。妇女如果患有肝炎、肾炎、结核、心脏病等主要脏器疾病,应暂时避孕,待疾病完全治愈,恢复健康后方可怀孕。在计划受孕前应征求有关专科医师的意见,因为这些疾病可能对妊娠及胎儿发育有不良影响,在治疗母体疾病时的用药也会影响胚胎及胎儿。另一方面,妊娠亦可能加重上述疾病。妇女如患有贫血,应在孕前查找原因,并予以治疗。

孕妇患风疹,病毒致畸早已被1940年澳大利亚风疹大流行及1964年美国风疹大流行造成大批畸形儿出生所证实。现在由于环境条件的改善,小儿风疹感染已大大减少。当这些幼时未患过风疹的妇女进入育龄期,由于体内风疹抗体水平低,没有抵御风疹感染的能力。为预防孕时感染引起的悲剧,在计划受孕前应采血作风疹抗体水平测定,如抗体水平低,注射风疹疫苗,以提高机体抗体水平,增强免疫力,但切记风疹疫苗注射后一定要坚持避孕3个月以上。

2.建立健康的生活方式

(1)重视合理营养,培养良好的饮食习惯:有偏食习惯的要进行纠正,因为偏食易致营养素缺乏而使不良妊娠的发生率增加;有肥胖倾向者要控制体重,因为肥胖者妊娠时并发糖尿病、高血压等危险性增加。近年的研究证明,孕前及孕初服用叶酸,可降低胎儿神经畸形的发病率。因此,孕前多食含叶酸的食物如肝、肾、蛋等动物性食品和菠菜、芹菜、莴苣、橘子等蔬菜水果或加服叶酸片。

(2)戒烟戒酒:因为主动吸烟和被动吸烟都会影响胎儿的生长发育。乙醇(酒精)可通过胎盘进入胎儿体内,使胎儿发生乙醇综合症,引起染色体畸变,导致畸形和智力低下等。

(3)远离宠物,预防弓形虫病:猫、狗可能传染弓形虫病。孕妇弓形虫感染会引起流产或胎儿畸形和胎儿宫内发育迟缓。因此,家有宠物者,在计划受孕时,应将宠物寄养出去,避免接触。《妇女保健新编》

(六)调整避孕方法。计划受孕决定后,要调整避孕方法。如果采用口服避孕药避孕者,应停药;如放置宫内节育器避孕者,应取出节育器。一般都要在停药和取器后6个月再受孕,以彻底消除药物的影响和调整子宫内环境。在此6个月内需采用其他避孕方法,如屏障避孕法(男用或女用避孕套)及自然避孕法。《妇女保健新编》

(七)选择适宜的受孕年龄和季节。为了母亲安全和子代健康,根据医学实践和大量资料分析研究,公认为24~29岁为妇女的生育最佳年龄。24岁以后女性身体的发育完全成熟,体内心、肺、肾、肝脏等经得起妊娠的"超重负荷",内分泌系统和神经系统亦能更好地经受妊娠的考验。此阶段生殖系统发育成熟,卵细胞的质量最高。骨盆韧带和肌肉弹性较好,为顺利分娩创造良好条件。另外,24岁以上的女性,一般都已完成学业,参加工作,生活经验较丰富,并已有一定经济基础,有利于对婴儿的哺育。

尤其在要求少生优生的前提下,选择受孕时机既有可能也极有必要。一个妇女一生有三十多年的生育期,如果在此期内身心不够健康或者有社会问题如经济拮据、工作学习紧张等均非良好受孕时机。通常选择如:女性年龄至少大于18岁,不超过35岁为宜,男性不超过45岁,以减少妊娠并发症。要避免18岁以前及35岁以后的过早和过晚生育。过早生育,母体发育不成熟,容易发生早产、难产。过早生孩子,抚育孩子的能力差,小孩容易夭折。妇女在35岁以后骨盆和韧带的松弛性差,盆底和会阴的弹性变小,分娩时容易发生难产。更重要的是35岁以后,卵巢功能开始衰退,卵子容易畸变,许多资料都表明,35岁以上母亲所生子女中唐氏综合征患儿明显增高。

有人分析,假如对35岁以上的孕妇都进行产前诊断,并对确诊为唐氏综合征的患儿终止妊娠,则唐氏综合征的患者的总数可减少30%~40%,如果40岁以上的妇女都不生育,则唐氏综合征儿的出生率可降低10倍。

秋天是一个不错的受孕季节,这个季节,秋高气爽,阳光明媚,气温适宜,空气新鲜,人的心情大多不错。更重要的是,在这个季节,蔬菜、水果丰富,比较容易获得充足的各种营养,为新生命的孕育奠定良好的基础。

德国研究人员发现,人的出生月份会影响人的寿命。如果出生在12月分,活过100岁的几率要比平均水平高出16%,但是如果出生6月,这个可能性则要降低23%。因为不同月份直接影响太阳辐射的多少,较高的辐射水平会给胚胎和胎儿的免疫系统增加压力,或者会使它们的DNA发生突变。

我国幅员辽阔,气候差别较大,生育季节因地制宜,应根据自己的实际情况,综合考虑自己的怀孕计划,不可生搬硬套。而不论何时、何地,夫妻双方都必须保持一种良好、愉快的情绪。《妇女保健新编》

摘自《妇女保健新编》、《女科经纶》、《妇人大全良方》》

二、生男生女如何预计

受孕时有的想要男孩,有的想要女孩,农村的多想要男孩,城市的多想要女孩。实际上,男女都一样。想要男孩的主要是考虑传宗接代,有劳动力和养老送终等。其实有男孩的家庭,父母为儿子操心更多,还要为其娶媳妇,盖房子等,更辛苦劳累。生女儿的家庭,父母相对负担小一些。因此,生男生女不重要,关键是儿女是否素质好,有作为,尽孝心。所以,生男生女,不必太计较,还是顺其自然好。但是古人也在实践中总结了一些生男生女的方法,可供参考。

(一)男女受胎时日法。《妇人大全良方》"男女受胎时日法"曰:"凡男女受胎,皆以妇人绝经一日、三日、五日为男,仍遇月宿在贵宿日。又以夜半后生气时泻精者,有子皆男。必寿而贤明高爵也。若以经绝后二日、四日、六日泻精者皆女。

过六日皆不成子,又遇旺相日尤吉。"

(二)推王相时日法。《妇人大全良方》"推王相时日法"曰:"春甲乙,夏丙丁,秋庚辛,冬壬癸。"

甲乙丙丁,庚辛壬癸,是天干的位数。甲,天干的第一位,用作顺序的第一;乙,天干的第二位,用作顺序的第二;丙,天干的第三位,用作顺序的第三;丁,天干的第四位,用作顺序的第四;庚,天干的第七位,用作顺序的第七;辛,天干的第八位,用作顺序的第八;壬,天干的第九位,用作顺序的第九;癸,天干的第十位,用作顺序的第十。

(三)推贵宿日法。《妇人大全良方》"推贵宿日法"指出:

正月:一日、六日、九日、十日、十一日、十二日、十四日、二十一日、二十四日、二十九日。

二月:四日、七日、八日、九日、十日、十二日、十四日、十九日、二十二日、二十七日。

三月:一日、六日、七日、八日、十日、十七日、二十日、二十五日。

四月:三日、四日、五日、六日、八日、十日、十五日、十八日、二十二日、二十八日。

五月:一日、二日、三日、四日、五日、六日、十二日、十三日、十五日、十六日、二十日、二十五日、二十八日、二十九日、三十日。

六月:一日、三日、十日、十三日、十八日、二十三日、二十六日、二十七日、二十九日。

七月:一日、十一日、十六日、二十一日、二十四日、二十五日、二十六日、二十七日、二十九日。

八月:五日、八日、十三日、十八日、二十一日、二十二日、二十三日、二十四日、二十五日、二十六日。

九月:三日、六日、十一日、十六日、十九日、二十日、二十一日、二十二日、二十四日。

十月:一日、四日、九日、十四日、十七日、十八日、十九日、二十日、二十二日、二十九日。

十一月:一日、六日、十一日、十四日、十五日、十六日、十七日、十九日、二十六日、二十九日。

十二月:四日、九日、十三日、十四日、十五日、十七日、二十四日、二十七日。

若春合甲寅乙卯;夏合丙午丁巳;秋合庚申辛酉;冬合壬子癸亥。

与上件月宿日合者佳。

论曰:夫人求子者,服药须知次第,不可不知。其次第者,谓男服七子散,女服荡胞汤及坐导药,并服紫石门冬丸,则无不效矣。不知此者,得力鲜焉。

附:验方《妇人大全良方》

【验方一】 七子散:主丈夫风虚目暗,精气衰少,无子,补不足方。

牡荆子,五味子,菟丝子,车前子,薪蓂子,山药,石斛,熟地黄,杜仲,鹿茸,远志各八分,附子,蛇床子,川芎各六分,山茱萸,天雄各五分,桂心十分,白茯苓,川牛膝,人参,黄芪各五分,巴戟十二分,苁蓉七分,钟乳粉八分。

上为细末,酒服方寸匕,日二服。不知加至二匕,以知为度。忌生冷、醋滑、猪、鸡、鱼、蒜、油腻。不能饮食者,蜜丸服亦佳。

一方加覆盆子二两。行房法一依《素女经》。女人月信断一日为男,二日为女,三日为男,四日为女,以外无子。每日午时、夜半后行事生子吉,余时生子凶。

【验方二】 庆云散:主丈夫阳气不足,不能施化,施化无成。

覆盆子,五味子各二升,菟丝子一升,白术炒,石斛各三两,麦门冬,天雄各九两,紫石英二两,桑寄生四两。

上为细末,食后酒服方寸匕,日三服。素不能饮者,米饮调下。冷者去桑寄生,加细辛四两。阳事少而无子者,去石斛,加槟榔十五个,良。

【验方三】 荡胞汤:治妇人立身已来全不产育,及断续久不产三十年者。

朴硝,牡丹皮,当归,茯苓,大黄蒸一饭久,桃仁各三两,细辛,厚朴,苦梗,赤芍药,人参,桂心,甘草,川牛膝,陈皮各二两,附子炮,一两半,虻虫,炒焦,去翅足,水蛭炒,各六十枚。

上咀嚼。每服四大钱,酒水合盏半,煎至六分,去渣温服。空心,日三服,夜一服。少汗,必下积血及冷赤脓如小豆汁,斟酌不尽。若力弱大段不堪,只一、二服止。然恶物不尽,不得药力,能服尽者好,不尔著坐导药。

【验方四】 坐导药:治妇人全不产及断续服荡胞汤,恶物不尽,用此方。

皂角去皮、子,一两,吴茱萸,当归,大黄蒸,晋矾枯,戎盐,川椒各二两,五味子,细辛,干姜各三两。一方吴茱萸,有蓴苈子、苦瓠,各三分。

上为细末,以绢袋盛,大如指,长三寸余,盛药满,系袋口,内妇人阴中。坐卧任意,勿行走,小便时去之,了后更安,一日一度。易新者必下清黄汁,汁尽止。若未见病出,亦可至十日安之。本为子宫有冷恶物,故令无子。但天阴冷则发痛,须候病出尽方已,不可中辍。每日早晚用苦菜煎汤熏洗。《外台秘要》云:出《千金翼》。《千金方》无蓴苈,有砒三分。《广济》同。著药后一日,乃服紫石英丸。方见后。

【验方五】 紫石英丸:又名紫石门冬丸

紫石英,天门冬各三两,紫薇,牡蒙各二两,粉草一两半,桂心,川芎,卷柏,乌头炮,熟地黄干,辛夷仁,禹余粮煅,醋淬,当归,石斛各三两,乌贼骨,川牛膝,薯蓣各六分,桑寄生,人参,牡丹皮,干姜,厚朴,续断,细辛各五分,柏子仁一两。

上为细末,炼蜜丸如梧桐子大。每服三十丸,温酒吞下,渐加至五十丸,慎如药法。

【验方六】 《延年》方:疗妇人子脏偏僻,冷结无子。坐导药:蛇床子,芫花等分。

二味为末,取枣大纱囊盛,如小指长,内阴中。工作须去,任意卧着,避风冷。

【验方七】 《广济》内灸丸:疗无子,令子宫暖。

麝香二分,皂荚去皮、子,酥炙十分,川椒六分,炒出汗。

上为细末,炼蜜丸如酸枣大。绵裹内产宫中,留少棉线出,觉生寒、不净、下多,即抽棉线出却。凡药一日一度换之,无问昼夜,皆内无所忌。

【验方八】 秦桂丸:治妇人无子。知金州范罗言,乞以此方试令妇人服之。至四十九日,如无子,请斩臣一家,以令天下。何德扬方。虽其言似夸,然实有应验。

秦艽,桂心,杜仲,防风,厚朴各三分,附子,白茯苓各一两半,白薇,干姜,沙参,牛膝,半夏各半两,人参一两,细辛二两一分。

上十味,并生碾为细末,炼蜜丸如赤豆大。每服三十丸,空心食前。醋汤、米饮任下,未效更加丸数。已觉有孕便不可服。臣妻年二十七,无子,服此药十二日便有孕。残药与石门县令妻,年三十四,断产已十六年,服此药便有孕。又残药与太子中守文妻,年四十无子,服此遂有孕。其效如神,不可具述。此仙方也!

【验方九】 养真丸:治妇人血虚气怠,阴阳不升降,久不成妊娠者。

鹿茸,当归,肉苁蓉,禹余粮,菟丝子,覆盆子,熟地黄,紫石英,桑螵蛸各二两,五味子,真琥珀,白芍药,川芎,桑寄生,卷柏,艾叶,川姜,坚白茯苓,人参,牡蛎,酸枣仁各一两,钟乳粉四两。

上为细末,酒煮面糊,丸如梧桐子大。食前,温酒吞下五十丸,日三服。吃后用粥饭压之,屡试甚验。以上五方,并出《外台秘要》。

【验方十】 《广济》白薇丸:疗久无子。

白薇,牡蒙,藁本各五分,姜黄,当归,熟地黄各七分,川芎,人参,柏子仁,石斛,桂心,附子炮,五味子,防风,甘草,川牛膝,吴茱萸,桑寄生各六分,禹余粮八分。

上为细末,炼蜜丸如梧桐子大。空心酒下三十丸,日二服。忌生菜、葱、热面、荞麦、蒜、猪肉、灸煿、葵菜、芜荑、菘菜、海藻、粘食、臭物等。

【验方十一】 地黄汤:疗久无子,断续,小腹冷疼,气不调。

熟地黄干,川牛膝,当归各八分,卷柏,川芎,防风各六分,牵牛子末,桂心各三分。

上咀嚼。以水六升,煮取二升三合,去渣,分三服。服别和一分牵牛子末服。如人行四、五里,更进一服,以快利止。忌同前。

《千金》疗月水不利,闭塞绝产十八年,服此药二十八日有子。

【验方十二】 金城太守白薇丸:

白薇,细辛各五分,人参,杜衡,厚朴,牡蒙,半夏,僵蚕,秦艽,当归,紫菀各三分,川牛膝,沙参,干姜各二分,川椒,附子,防风各六分。

上为末,炼蜜丸如梧桐子大。先食服三丸,不知稍加至四、五丸。此药不长,将服觉有身则止,用大验。忌饧、猪、羊肉、冷水、生葱菜。

《古今验录》不用杜衡,用牡蛎三分熬。崔氏有桔梗、桂、丹参各三分。

【验方十三】《千金翼》白薇丸:主久无子或断续,上热下冷,百病皆疗。

白薇,车前子各三分,当归,川芎,蛇床子各四分,太一余粮六分,紫石英,菴䕡子,石膏,藁本,卷柏各五分,泽兰叶,覆盆子,桃仁熬,麦门冬,白芷,人参各六分,桂心,蒲黄各十分,干姜,椒炒出汗,细辛,干地黄各十二分,白茯苓,赤石脂,远志,白龙骨各八分,橘皮二分。

上为末,炼蜜丸如梧桐子大。酒服十五丸,日再增至四、五十丸,以知为度。忌驴、马、猪、鸡、鱼、蒜及前所忌。觉有身即止。药宜秘之,勿妄传也。

【验方十四】《经心录》茱萸丸:疗妇人阴寒,十年无子者。

吴茱萸,川椒各一升。

上为末,炼蜜丸如弹子大。绵裹内阴中,日再易,无所下,但开子脏,令阴温即有子也。

【验方十五】紫石英丸:

紫石英,阿胶,当归,川芎,赤芍药,川续断各一两,鹿茸,白术,桂心各半两,柏子仁二两,熟地黄三两。

上为末,炼蜜丸如梧桐子大。空心,温酒下二十九丸。兼治虚中有热,头目眩晕,足如履空,呕吐不食,月水不调,或多或少,皆虚候也。久服能生发,令人有子。更治虚悸。常若忧思,皆心血不足,血室虚所致也。

(四)古人论生男女方。[清]萧壎:《女科经论》指出,妇人生男女方如下:

1. 成胎以精血先后分男女

《女科经论》载,《褚氏遗书》曰:"男女之合,二情交畅,阴血先至,阳精后充,血开裹精,精入为骨而男形成;阳精先入,阴血后参,精开裹血,血乳居本而女形成。"

2. 成胎以左右阴阳之气动分男女

《女科经论》载,《圣济经》曰:"天之德,地之气,阴阳至和,流薄一体。因气而左动则属阳,阳资之则成男;因气而右动则属阴,阴资之则成女。"

《易》称乾道成男,坤道成女,此男女之别也。

3. 成胎以日数精血之胜分男女

《女科经论》载,李东垣曰:"经水断后一二日,血海始净,精胜其血,感者成男。四五日后,血脉已旺,精不胜血,感者成女,至六七日后,虽交感亦不成胎。"

4. 成胎以子宫之左右分男女

《女科经论》载,朱丹溪曰:"《易》云:乾道成男,坤道成女。夫乾坤,阴阳之性情也;左右,阴阳之道路也;男女,阴阳之仪象也。父精母血,因感而会,精之泄,阳之施也。血能摄精,精能成骨,此万物之资始于乾元也;血之行也,精不能摄血成其胞,此万物之资生于坤元也。阴阳交媾,胚胎始凝,胎所居名曰子宫。一系在下,上有两歧,一达于左,一达于右。精胜其血,则阳为之主,受气于左子宫而男形成;精不胜血,则阴为之主,受气于右子宫而女形成。孕成而始化胞也。"

5. 成胎以先天之阴阳相胜分男女

《女科经论》曰:"男子先天之气,方父母媾精时,阴气不胜其阳则成男。凡医书谓阴血先至,阳精后充,纵气来乘,血开裹精,阴外阳内则成男,其义亦渺。大约阴气不胜其阳则为男。女子先天之气,方父母媾精时,阳气不胜其阴则为女。凡医书谓阳精先入,阴血后参,横气来助,精开裹血,阴内阳外则成女,其义亦渺。大约阳气不胜其阴则为女。"

6. 成胎以百脉齐到分男女

《女科经论》载,程鸣谦曰:"信褚氏之言,则人有精先泄而生男,精后泄而生女者,何欤?信东垣之言,则有经始断交合生女,经久断交合生男;亦有四五日以前交合无孕,八九日以后交合有孕者,何欤?俞子木又谓微阳不能射阴,弱阴不能摄阳。信斯言也,世有尪羸之夫,怯弱之妇,屡屡受胎;而血气方刚,精力过人者,往往有终身不育,竟至乏嗣,独何欤?丹溪论治,专以妇人经水为主。然富贵之家,侍妾亦多,其中宁无月水如期者,又有经前夫频育,而娶此以图易,则不受胎,岂能受于此,而不能受于彼耶?大抵父母生子,如天地生物。易曰:坤道其顺乎承天而时行,知地之生物,不过顺承乎天,则知母之生子,亦不过顺乎父而已。知母之顺承乎父,则种子者,果以妇人为主乎?以男子为主乎?若主泄,只以交感之时,百脉齐到为善耳。若男女之辨,不以精血先后为拘,不以经尽几日为拘,不以夜半前后交感为拘,不以父母强弱为拘,只以精血各出百脉齐到者别胜负耳。故精之百脉齐到胜乎血,则成男;血之百脉齐到胜乎精,则成女矣。"

7. 生男生女预知方

《寿世保元》云:《经》曰:阴搏阳别,谓之有子。此是气血调和,阳施阴化也。诊其手少阴脉动甚者,妊子也。少阴心脉也,心主血脉。又肾名胞门子户,尺中肾脉也。尺中之脉按之不绝者,妊娠脉也。三部沉浮正等,按之无断绝者,有娠也。又,左手沉实为男,右手浮大为女,左右俱沉实生二男,左右俱浮大生二女。又,尺脉左偏大为男,右偏大为女,左右俱大产二子。……欲知男女,遣面南行,还复呼之,左回首是男,右回首是女。又,看上圊时,夫从后急呼之,左回首是男,右回首是女。妇人妊娠,其夫左边乳房有核是男,右边乳房有核是女。

8. 生男生女食谱

《参考消息》报道:荷兰马斯特里赫特大学的饮食营养学家发现,妇女在受孕前选择不同的食物可以影响未来婴儿的性别。他们认为,编制这种"专门食谱"的关键是需要调配钙、镁、钾、钠等矿物质的比例。

比如,你想要女儿,那么在受孕前几天就尽量不要吃富含钾盐和钠盐的食物。此外,油橄榄、熏肉、香肠、烤肉、鲑鳟鱼、虾、软干酪、土豆、香蕉和面包也在禁食之列。

反之,如果你想要儿子,那么就不要吃富含钙和镁的食物,比如酸奶、乳渣、纯奶、硬乳酪、豆制品、绿色蔬菜(特别是小叶莴苣、菠菜)、豆类(豌豆、四季豆等)、燕麦、全麦面包、粥、腰果、绿花菜和柑橘。

但他们强调,上述食谱仅为未来的妈妈设计,爸爸的饮食不会对未来宝宝的性别产生重大影响。

(五)清宫珍藏生男育女预计表。《万事不求人》据说,这张"清宫珍藏生男育女预计表",已有三百多年的历史,当时珍藏在清宫,由专设的宦官保管,从不轻易示人。这张"预计表",据传说是根据阴阳五行和八卦的演释,再加上时间推算而得,专供王爷、妃子所用,并且屡试不爽。

满清末年,拳匪之乱,引来八国联军的烧、杀、掳、掠,清宫的古玩珍宝被掠夺殆尽,这张"预计表",也漂洋过海,到了英国。这张充满"满文"的表格经翻译后,英皇乍见之下如获至宝,除照表行事外,也不轻易示人。但好景不长,它又辗转流落到奥地利,并为一位理工博士所拥有。直到近代,我国一位学人前往奥国,与这位洋博士共同钻研,颇为投机,三杯薄酒下肚后,洋博士慨然应允,让这位学人抄了一份回来,总算是历尽沧桑,但也重返故国了。

这张"生男育女预计表",是以女性为准,并依据中国农历(阴历)来计算。年龄上除配合十二生肖外,也以虚岁来列计,如果一切调配得当,生男与生女就可随心所欲了。

图中所示:横的一至十二的数字是表示妇女怀孕的月份,以阴历为准;竖的十八至四十五的数字是女性的虚数年龄;方格中的"男"、"女"是代表所怀婴儿的性别。

所谓虚岁是以出生当年为一岁计算,过了阴历年也要加一岁。如果女性在阴历除夕出生,第二天又是正月初一,这样算也就有两岁了。

如果一位女性在十八岁那年结婚,在同年三月份受孕,她将来获得的婴儿可能就是女性。假如在二十五岁结婚,六月份受孕的话,她将来可能获得一个男婴。当然这个"预计表"并不专供新婚夫妇运用,老夫老妻一样可照表行事。

本表"男"、"女"性别栏共有三百三十六个,其中男性为一百六十四个,女性为一百七十二个,换句话说,女性占的比率为大,约为52%。其中最大的特点,就是受孕年龄越轻,获得男孩的机会越大;受孕的年龄越大,获得女孩的或然率也就越多,例如妇女十八岁结婚,除了一、三月受孕会获得女婴外,其余获得男婴的机会就有十次;如果三十受孕,她只有获得男婴三次的机会,其余所获全部都是千金了。

所以,我国古代少女十七、八岁嫁人,多半

"添丁"也是有它巧妙的道理存在。假如为了怕有所"失误",最好挑选最理想的时机来行事,也就是要按照或然率而来。比如十八岁的新婚女性,头"胎"要生男孩的话,五月到十一月受孕,机会就比较多;二十四岁的女性在九月到十一月受孕,获得女婴的或然率自然大些。因为表列男、女婴的间隔率越近,"失误"的机会也成正比上升;换句话说,二十六岁的女性想要男孩,只有一、三、六、八等四个月份有机会,可是每次间隔只有短暂的机会,所以"失误"也大,那她必须等到来年八、九月间了。

假如读者对本表稍具信心或兴趣的话,不妨按表行事,也许会收到意想不到的效果。假如你对本表有怀疑,也不妨把你现有的儿、女的生日和太太的年龄倒算回去,看看你的儿、女是不是就是表上的月份怀胎的。

生男育女预计表(实用家庭民历—万事不求人)

	虚岁	怀孕月份											
		1月	2月	3月	4月	5月	6月	7月	8月	9月	10月	11月	12月
女性年龄虚数怀孕月份	18	女	男	女	男	男	男	男	男	男	男	男	男
	19	男	女	男	女	女	男	男	男	男	男	女	女
	20	女	男	女	男	男	男	男	男	男	男	女	男
	21	男	女	女	女	女	女	女	女	女	女	女	女
	22	女	男	男	女	男	女	女	男	男	男	男	女
	23	男	男	女	男	男	女	男	男	男	女	男	男
	24	男	女	男	男	女	男	男	女	男	男	女	女
	25	女	男	男	男	男	男	女	女	男	男	男	男
	26	男	女	男	女	男	女	男	女	女	女	女	女
	27	女	男	女	男	女	男	男	女	男	男	男	男
	28	男	女	男	女	男	女	男	女	女	女	女	女
	29	女	男	女	男	女	男	女	男	男	男	男	男
	30	男	女	男	女	男	女	男	女	男	女	男	男
	31	男	女	男	女	男	男	男	男	男	男	男	女
	32	男	女	男	女	男	男	男	男	男	男	女	男
	33	女	男	女	男	男	男	女	男	男	男	男	男
	34	男	女	男	男	男	男	男	男	男	男	男	女
	35	男	男	女	男	女	男	男	男	男	男	女	男
	36	女	男	男	男	男	男	男	男	男	男	男	男
	37	男	女	男	男	男	男	女	男	男	男	女	男
	38	女	男	女	男	女	男	男	女	男	男	女	男
	39	男	女	男	女	男	男	女	男	女	男	女	女
	40	女	男	女	男	女	男	男	女	男	女	男	女
	41	男	女	男	女	男	女	男	女	男	女	女	女
	42	女	男	女	男	女	男	女	男	女	男	男	男
	43	男	女	男	女	男	女	男	女	男	女	女	女
	44	女	男	男	女	男	男	女	男	女	男	女	男
	45	男	女	男	女	男	女	男	女	男	女	男	男

摘自《女科经纶》、《妇人大全良方》等

三、怎样尽早知道是否怀孕

一个月经向来比较规则的女子,在性生活之后月经没有来潮,十有八九就是怀孕了。当然,也有极少数可能是由于受寒或生气等原因造成的闭经。

绝大多数女人在怀孕1~2个月的时候,由于胃酸分泌减少,胃蠕动减弱,食物在胃内停留时间过长,会出现程度不同的妊娠反应,如恶心、呕吐、食欲下降、喜欢吃酸东西。上述反应到三个月以后就会逐渐消失。仅有极少数反应时间延长或几乎没有任何反应的。

由于子宫逐渐增大,压迫和刺激膀胱,会出现小便次数增多(每次尿量并不多)。

怀孕后由于体内孕激素增加,促使乳腺发育,所以乳房逐渐增大,并有发胀的感觉。

有了上述几方面的迹象,应尽快去医院作有关检查(妇科检查、快速免疫妊娠试验、青蛙试验、血中绒毛膜促性腺激素测定、超声波检查等),即可进一步确定是否怀孕。

摘自(《常见病家庭诊治大全》)

四、妊娠期的生理、心理特点

人们常说:"怀孕改变一个女人太多。"从医学的角度看此话绝对不过分,怀孕几乎使准妈妈全身各个部件都发生了翻天覆地的变化。

(一)孕妇的生理变化和特点

1. 生殖系统:子宫逐渐增大变软,到妊娠末期容量达5000ml,重量达1000g。

2. 循环系统:心脏负担逐渐加重。下肢外阴及直肠静脉压增高,容易发生下肢、外阴静脉曲张和痔疮。

3. 血液系统:循环血容量于妊娠6~8周开始增加,至妊娠32~34周达高峰,约增加1500my,其中血浆约增加1000my,红细胞约增加500my,出现血液稀释,造成生理性贫血,应在妊娠中、晚期补充铁剂。

4. 泌尿系统:孕妇及胎儿代谢物增多,肾脏负担加重。肾小管对葡萄糖再吸收能力不能相应增加,约15%孕妇饭后出现糖尿。妊娠中期肾盂及输尿管轻度扩张,输尿管蠕动减弱,尿流缓慢,且右侧输尿管受右旋子宫的压迫,孕妇易患急性肾盂肾炎。

5. 呼吸系统:妊娠中期耗氧量增加约10%~20%,上呼吸道黏膜增厚,轻度充血水肿,局部抵抗力减低,容易发生呼吸道感染,孕妇不宜去空气不流通和人员密集场所。

6. 消化系统:受大量雌激素影响,易患齿龈炎导致牙龈出血、牙齿松动和龋齿。胃肠平滑肌张力降低,喷门括约肌松弛,胃内容物可反流至食管下部产生"烧心"感。肠蠕动减弱易便秘,常使原有痔疮加重。胆囊排空时间延长,易诱发胆石病。

7. 皮肤:孕妇乳头、乳晕、腹白线、外阴等处出现色素沉着。颧面部出现蝶状褐色斑,习称妊娠斑,多于产后逐渐消退。

8. 新陈代谢:基础代谢率于妊娠中期逐渐增高,至妊娠晚期可增高15%~20%。妊娠13周起体重平均每周增加350g,至妊娠足月体重平均增加12.5kg。机体水分约增加7L,组织间液可增加1~2L,易发生水肿。

9. 骨骼、关节及韧带的变化:骨盆韧带及椎骨间的关节、韧带松弛,部分孕妇自觉腰骶部及肢体疼痛不适。

妊娠期内母婴的生理变化是显而易见的。胎儿从受精卵形成开始经过分化发育成为胚胎,然后生长发育成为能离开母体独立生活的新生命,其速度和变化都是惊人的。母亲从怀孕开始就要为新生命的发育成长提供良好的生存环境,提供足够的营养,全身各系统的生理负担都逐渐增长。

总之,女性妊娠期的生理变化很大,可谓"全身总动员",几乎所有脏器负担都有不同程度的加重。但身体健康的女性完全可以承受上述变化,不要过分担心。

(二)孕妇的心理变化和影响

孕妇的心理特征与生理变化密切相关。此期孕妇会过多地注意自己的身体,而减少对异性的兴趣。性格表现内向,消极被动,依赖性强,渴望获得感情爱抚。有些孕妇可能产生焦虑情绪。另一方面,妊娠期妇女大部分会因为自己怀孕而高兴,并能为新生儿的出生积极地做好各项准备工作。这种心理状态可以使孕妇容易度过妊娠反应期如呕吐、食欲不振等症状。到孕中期,多数孕妇以乐观喜悦和情绪稳定为主要倾向。当自觉胎动时或异常激动或烦躁不安,后一种心理多与经济问题和家庭关系紧张等因素有关。随着妊娠的进展,体态的改变,有的在人群中显得不自然或不愿意去公共场所,但大多数自我感觉良好。随着预产期的临近,担忧胎儿是否健康,害怕难产,有的还担心胎儿的性别。有些人因为要孩子的欲望和生孩子后的各种负担的冲突,或因为过分担心胎儿的形态、发育是否正常,容易出现恐惧、忧虑、神经衰弱和精神异常等问题。

妊娠期心理状况不仅对自己身心健康有密切的影响,而且对胎儿的健康发育也有很大关系。孕妇的各种情绪变化,可以引起神经内分泌系统的反应,释放多种神经递质和激素,通过胎盘进入胎儿血液循环,从而影响胎儿的身心功能。如果孕妇处于情绪忧郁、苦闷、悲伤、焦虑、烦躁、激动、过度紧张或愤怒状况,可导致胎儿脑血管收缩,使大脑的供血量减少,影响中枢神经系统的发育。

在孕妇的各种心理状态中,以母亲对胎儿的态度和母亲在妊娠期的心理压力对胎儿的影响最大。根据法国心理学家鲁凯舒对2000名孕妇的调查认为,希望分娩的母亲所生的孩子与不希望分娩者所生的孩子比较,无论是出生时还是出生后,精神上还是躯体上,前者所生的孩子都比后者健康。勒特曼也作过同样研究,以乐于妊娠,抱积极主动态度对待胎儿的母亲所生的孩子是最健康的。

反之,早产和低出生体重儿发生率高,精神异常者也多。据德国调查资料显示,在希特勒法西斯统治下,由于孕妇紧张、恐惧而分娩的畸形儿是其统治前的10倍。同样,母亲在孕期承受不应有的心理压力,也影响胎儿的身心健康。当母亲遭到恐吓、忧虑、疲劳等心理压力及营养缺乏,是新生儿畸形率增加的重要原因。母亲遭到恐吓时就能分泌儿茶酚胺,通过胎盘进入胎儿体内。斯托特对1300名儿童及其家庭进行调查,表明在妊娠期间彼此反目,口角频繁的夫妇,心里压力大,所生孩子在躯体和精神上出现缺陷的概率比关系和睦夫妇所生的孩子高1.6倍。

因此,为了胎儿的健康,妊娠期间,孕妇一定要保持一个良好的心理状态。

摘自《女人健康锦囊》

五、为妊娠期创造良好的生活环境

现代医学研究证明,不良的环境可以导致母亲情绪的变化,而母亲的不良情绪在整个孕期都会对胎儿产生不良影响。为了优生优育,有必要为孕妇创造一个优美寂静的生活环境,这也是胎教实施的基础。否则,以前所做的一切优生受孕的努力都会前功尽弃。

第一,要有良好的居住环境。 首先,居室应该整齐清洁,安静舒适,不拥挤,不黑暗,通风通气。最好保持一定的温度。还有,居室中的一切物品设施要便于孕妇日常起居,消除不安全因素。最后,居室中要有良好的音像刺激。经常播放一些有益胎教的音乐,经常对胎儿说话,争吵和打骂是绝对不应有的。还要注意居室中的色彩搭配,孕妇在不同的妊娠期对不同的色彩有不同的感觉,要选择孕妇喜爱的颜色来装饰居室,使孕妇心情舒畅。同时还可在房间适当放置一盆花卉、盆景,在墙壁上贴几张孕妇喜爱的婴儿图片或风景画、油画;也可以在阳台上种植花草,饲养鸟鱼,使居室充满活力,让劳累了一天的孕妇尽快恢复精力。

第二,要有良好的心理状态。 孕妇在妊娠期间应追求高尚的精神享受,如听音乐、弹琴、下棋、写字、绘画、读书、与友人谈话等,这些都可以调节神经,保持心情开朗、精神愉快,保持良好的心理状态。对胎儿能够产生良好刺激,促使其大脑发育完善。现代优生学的研究也充分证明,胎儿的脑细胞在分化、成熟过程中,不断地接受母体神经信息(递质)的调节与训练;孕妇"七情"的调节与子女的情绪、才干的发展有很大的关系。国外有位妇女怀孕7个月时,经常给腹中胎儿唱一首摇篮曲,孩子出后,不论哭得多么厉害,只要妈妈唱起那首摇篮曲,孩子便即刻安静下来。这个事实证实了,在胎儿发育时期,外界影响特别是母亲对胎儿影响的作用之大,以至于出生后,在婴儿脑细胞里已经记忆下信息,可在适宜的条件(外界条件)下发挥作用。

摘自《健康人生》

六、妊娠期妇女的保健

整个孕期分为三个阶段,按闭经周数计,孕早期为闭经12周内、孕中期为13~27周、孕晚期为28~40周。各阶段均有其保健重点。

(一)妊娠早期保健

1. 及早确诊妊娠:健康妇女结婚后出现闭经,常是妊娠的信号,必须予以重视,及时进行早孕诊断,以便及早对胚胎进行保护。因为人类的胚胎大约在受孕后第3~8周时逐渐形成形态与功能不同的各类器官。这一时期特别容易受化学物质作用而诱发畸形。各种不同的器官形成期对化学物质的易感性相对很短,故同一致畸物作用于妊娠的不同阶段可诱发不同类型的畸形。如受精后21~40天时,胚胎心脏最易受影响,随后为四肢及眼睛。神经系统的易感期最长,自受精后第20天直至胎儿娩出。同一致畸物作用于妊娠期的相同一天,引起的各类器官畸形也不相同。以大鼠为例,在妊娠期第10天一次性给药后能引起35%的脑缺损,33%的眼缺损,24%心脏缺损,18%骨骼缺损,6%泌尿生殖道缺损。

目前,医学上习惯以末次月经来计算妊娠的周龄,实际上受孕是在下次月经前2周,因此,实际的孕龄要比末次月经计算的少2周。月经延迟1周不来时,胚胎已是3周,已开始进入器官分化阶段。

2. 保护胚胎免受各种有毒有害因素的影响:早孕保健是控制生殖危害的措施之一,对预防出生缺陷有重要意义。确定妊娠后,首先要注意孕妇所处的大环境是否安全无害。既要避免接触有害的化学物质,又要避免有害的物理因素,如噪音、高温、射线等。同时,还要维护孕妇本身作为胚胎发育的小环境的良好状态,特别是预防感染和谨慎用药。

孕期用药对胚胎、胎儿可能产生流产、致畸、生长发育迟缓等损害,特别在孕早期损害更大。因此,必须有明确指征和对疾病治疗需要时才用

药,不应滥用药物。孕早期能避免或暂时停用的药,可考虑不用或暂时停用,包括保健品和补药亦不例外。从动物实验、临床报告及流行病学研究中,可将对胚胎及胎儿发育有影响的药物大致分为3类:

(1)肯定的致畸药物,如抗癌药物和性激素;

(2)可能致畸的药物,如某些抗癫痫药、抗甲状腺药和降糖药、镇静药;

(3)潜在对胎儿有害的药物,如某些抗生素、普萘洛尔(心得安)、皮质激素等。

3. 及早进行第一次产前检查:要改变以往孕6个月才进行第一次产前检查的常规,在确诊妊娠后应立即进行第一次产前检查。通过全面的体格检查和必要的实验室检查,了解母亲全面的健康情况,可及早发现夫妇双方有无遗传病史或家族史,是否需要做进一步的遗传咨询和必要的产前诊断;同时亦可及时发现各主要脏器是否有病,如有心、肝、肾等主要脏器疾病或病史时,可根据病情的严重程度,考虑是否能胜任妊娠,从而决定是继续妊娠还是终止妊娠。发现梅毒可及早治疗,发现贫血可及早矫治,早期测得基础血压,对日后妊娠高血压综合征防治亦很重要。早孕期检查及咨询内容主要为:

(1)进行全身健康检查,必要的化验如血尿常规,肝肾功能及辅助检查。以了解有无内外科等合并症,身体情况能否承担妊娠分娩全过程。如有明显合并症应与有关科会诊进行治疗。

(2)盆腔检查,以了解妊娠月份是否与闭经时间相符,有无生殖器官异常或疾病。在妊娠早期,子宫各孕周数有不同大小与形状,因此最易判断妊娠周数,受体形影响较少,是一项较为重要的检查;正常情况下不会影响妊娠造成流产等问题,因此不应忽视。

(3)接受孕期指导,了解孕妇妊娠各期的注意事项如保持身心健康,定期产前检查的意义及重要性,生活起居及营养,避免疾病,生病及时就医,不滥用药等。

(4)咨询,如遇有不良妊娠史或不良妊娠家族史,遗传病史等问题或职业环境中接触有毒有害物质,有孕早期患病及服药物史,有内科合并

症史如曾患先天性心脏病已经手术治疗或曾患糖尿病食疗控制等情况均应进行咨询，认真指导妊娠中应注意的问题及在适当时间对孕妇及胎儿应作的检查、监护和及时的治疗。

4.警惕异位妊娠，正确处理自然流产：对早孕闭经后又出现阴道流血的症状，要引起重视。早孕闭经后又出现阴道流血常是流产的先兆。引起流产的原因有母体和胚胎两方面的因素。研究发现，妊娠8周内的流产中，胚胎发育异常者占80%，自然流产常是因胚胎发育不良而引起的自然排斥机制。因此，已不主张沿用过去对先兆流产长期用药进行保胎的治疗常规。对有反复流产史者，应进一步作染色体核型检查。据报道，早期流产中染色体异常者占20%～70%。若妊娠早期有出血，且伴有较严重的妊娠反应者，应及早做进一步检查。

5.心理保健：早期妊娠妇女，因对妊娠无充分思想准备，或因妊娠反应严重，也有因接触了一些"不良"因素而产生心理压力，应客观地自我疏导，保持积极乐观的情绪。

孕早期保健，重点是防畸形。因为孕早期，是妊娠从一个受精卵细胞发育分化成为胎儿的关键时期。一般情况受精卵到受孕8周（也及闭经10周）已发育成初具人形的胎儿。在孕8周称为胚胎期，以后称为胎儿期。在分化过程中如有异常即成畸形，因此孕早期是致畸敏感期，尤其受孕前2周内最为重要。但受孕前2周由于胚胎分化内中外三胚层，尚未分化组织器官故常不致畸。此期内中毒至深的胚胎死亡流产，由于闭经未超过4周，妊娠流产未被发觉。有人于闭经两周后测血中绒毛膜促性腺激素（HCG），发现HCG升高者为受孕，但50%在两周内HCG下降表明流产，患者未觉症状。中毒不深的胚胎细胞修复继续妊娠。

早孕期末胎儿身长约9cm，体重约50g，故此期在分化上是极快的，而在生长速度上则较慢。但此期90%内脏器官发育近完成，内分泌腺如甲状腺、肾上腺发育较好并有分泌。因此，此期保健重点是防畸。促进发育的营养方面应以平衡为主，因为缺乏某些营养素也可以使发育异常造成畸形，但热量的增加并非重要。加之早孕期妊娠反应较重，入食量常较少，只要注意平衡不偏食即可，少吃多餐保证日常摄入量。

早孕期防畸重点应从工作、生活、环境等多方面考虑。比如忌烟酒，不论孕妇主被动吸烟均可致出生低体重儿，酒精为公认的致畸物。妊娠剧烈呕吐可致酮血症酸中毒而致畸。职业环境中有毒有害物质（如物理性的放射线，高、低温作业，化学性的铅、汞等物质及生物性的某些感染）应回避，不要去空气污浊和拥挤的场所。

早孕期疾病要正确处理，如先兆流产要分辨是母体因素还是胎儿因素，流产常是对异常胎儿的淘汰，故应避免积极保胎保住异常儿。有病要及时就医，不滥用药，不论患任何疾病要告知医生现已怀孕。

发热是致畸因素，有些病原体有强致畸性。孕期主要致畸性感染为Torch综合征（指弓形虫、风疹病毒、巨细胞病毒简称CMV及单纯疱疹病毒简称HSV）的孕期初感染所造成的胎儿畸形综合征。此外如肝炎病毒、梅毒螺旋体、艾滋病毒等均可通过胎盘垂直传播给胎儿或是围产期经过产道接触母血或分泌物，以及产后经过乳汁传播等。故有条件的应对高危人群孕妇筛查母血Im抗体等以提示感染情况决定处理。风疹、肝炎病毒已有疫苗可以预防，弓形虫、梅毒螺旋体等感染已有有效治疗方法。因此注意产前治疗、选择分娩方式及产后处理得当可以有效防治围产期感染，是提高出生质量的一个重要部分。

此外，长期接触麻醉药、抗癌药或传染病人（尤其儿童）者（如护士）孕期应予照顾。避免精神打击以免因内分泌紊乱造成胎儿畸形。

早孕期保健，虽在12周内开始均可，但越早越好。自月经过期妊娠试验阳性或子宫已按闭经周数增大可以诊断为早孕时即应开始检查，以便及时发现问题及早处理；尽量减少孕期疾病或各种不利因素。

（二）妊娠中期保健

一般认为，妊娠中期胎儿发育分化基本完成，不再会导致明显的结构畸形。胎盘发育好，内分泌充足,流产机会少。妊娠中期并发症如妊娠高血压综合征、早产等尚不会发生。妊娠反应减少,负担尚不重,因此是比较稳定的时期,故而忽视此期保健,这是不对的。

妊娠中期确有以上特点,但其保健仍极重要。因为平时在孕早期遇到的问题常会在孕中期表现出不良后果,而孕中期良好的保健又可以预防晚孕期各种并发症,是一个保证孕产期安康承上启下的阶段,主要特点如下。

1. 妊娠中期胎儿生长发育加快,因此加强营养及对胎儿发育的监护极为必要。如从孕 13 周开始到 27 周,胎儿身长可从 9cm 长到 35cm 左右,体重可从 50g 长到 1000g 左右,这较早孕期生长发育要快得多,因此必要的营养是保证母子健康的基础。此时,提供必要的营养,同时监护母体健康(如有无贫血)与胎儿是否正常生长,及时发现异常,及时诊治为保健重点。例如胎儿从孕 12 周到 16 周身长从 9cm 长到 16cm,四周内增加 7cm,而从 16 周到 20 周四周内增加 9cm,是整个孕期身长增长最快的时期。此时全身骨骼肌肉以至器官等均有相应增长。钙的需要明显增加,如果未及时补充则会摄取母体钙质而致孕妇出现缺钙症状,如腿痛、抽筋等情况。故妊娠中期钙供应量应从早孕期(与末孕期同)每日 800mg 增加到每日 1000mg~1200mg。其他营养亦应相应增加,如热量应从每日 3116.4KJ 增加到每日 3413.2KJ,蛋白质从 65g 增加到 80g,铁从 18mg 增加到 28mg 等。

2. 妊娠中期,是产前诊断的良好时机。此期胎儿已较大,发育较健全,常规的 B 超超声波检查有无明显结构异常是必要的,尤其是在早孕期有某些可疑致畸因素存在者,更应及时仔细检查以便及时发现。妊娠中期羊水较多,也是进行羊水穿刺,做胎儿细胞核型分析或各种生化检查,以诊断某些遗传病或其他先天病等的良好时机,必要时可做基因诊断。

3. 预防对器官功能的损伤。早孕期,是结构异常发育发生的重要时期,但有些器官功能发育在孕中期或以后,如各器官发育在孕早期,但有关感觉细胞如内耳司听觉的毛细胞是在中孕期发育,故可见中孕期用药不当损伤听觉而致耳聋的问题。并且中枢神经系统、泌尿生殖系统在整个孕期继续发育,中孕期胎儿已有呼吸、泌尿功能及肠蠕动,外生殖器已可鉴别性别,故妊娠中期极应注意预防其发育及功能的异常。例如发热疾病早孕期可能致畸,但孕中期也可造成脑损伤,或发育障碍而致弱智或感觉运动失常等先天疾病。

4. 预防晚期妊娠并发症。晚期妊娠并发症多,但如发病后再治疗常有不良影响,因此做好预防,减少晚期妊娠并发症的发生也是中孕期保健的重点之一。例如最常见的妊娠高血压综合征目前已有不少预防研究,采用补钙补硒等预防有肯定效果,但均需从中孕期开始补充,尤其对有危险因素者预防后的发病率多比对照组明显为低。中孕期应筛查其危险因素,对高危者及早预防减少发病。

(三)妊娠末期保健

孕晚期保健,重点为继续监测胎儿发育,防治妊娠并发症并做好分娩前准备。孕晚期胎儿每月身长增长约 5cm,但体重增长加快,每周增长 500g 以上,男性胎儿睾丸下降至阴囊,女性胎儿大小阴唇发育已完好。如果增长缓慢,即有出生低体重或发育异常如隐睾等危险。认真监测胎儿生长发育以便及时发现问题,孕晚期营养及防病仍是胎儿良好发育的基础。此期各种营养均需明显加强,例如钙供应量每日应增至 1500mg,热量及蛋白质也应比孕中期酌增,但为避免胎儿过大,热量宜适当控制,少吃甜食。产前检查中测宫高腹围是监测胎儿发育常用的适宜的技术。一般单位主张在孕 36 周左右再做一次 B 型超声波检查,对有异常可疑者应转院作超声波检查,以免分娩时发生障碍。监测中发现胎儿偏大或偏小时应检查原因并及时治疗。出生低体重儿或巨大儿的围产死亡率均较正常儿明显为高,减少其发生有利于降低围产儿死亡率。当胎儿发育过大或过小时,首先应当考虑孕妇有无营养不良或失衡。孕期营养不良尤其热量不足可以造成胎儿低体重以及早产;蛋白质摄入不足也是造成胎儿宫内发育迟缓的主要原因之一,并且影响脑的发育,使胎儿脑细胞的数量增殖不足,而致影响生后智力发展。此外应当排除胎儿畸形所致。如果过大过小与妊娠合并症或并发症有关时,如妊娠高血压综合征常合并胎儿低体重,妊娠合并糖尿病常有巨大儿发生,则应首先积极治疗妊娠合并症,并同时注意母体及胎儿对治疗的效果,在妊娠36周左右即应根据孕妇胎儿身体情况考虑合适的分娩方式及分娩地点,尽量避免在问题发生后的临时紧急处理或转院。当孕妇得到分娩单位关于分娩前的物质及心理准备时,应做好积极的配合。还有研究认为分娩前的心理保健极为重要,减少产妇因心理紧张带来的各种分娩期异常。

实践表明,做好孕期保健可以减少产时产后疾病,是保证母子健康,提高出生质量的重要关键。

(四)妊娠期的饮食保健

妊娠期的妇女需要有足够的营养。孕妇可多吃哪些食物来进行保健呢?一般来说,每天膳食应安排瘦肉、鸡蛋、豆类、蔬菜、谷类、烹调油;还应适当吃些苹果、山楂、梨、橘子、葡萄、紫菜、海米、虾皮、海带、芝麻、花生、核桃、葵花子等食品。丹麦科学家说,多吃鱼可以使孕妇生一个健康的宝宝。科学家们认为,孕妇吃鱼可以增加胎儿体重、延缓孕期和避免早产。

(五)妊娠期的按摩保健

1.每晚用温水泡脚,不需泡出汗来,只要感到身体发热就可以了。泡脚可以促进血液循环,利于代谢产物的排出。坚持每天泡脚的孕妇,不会发生严重的孕期水肿及明显身体不适,脸上也不长斑。泡完脚后,在脚背处沿着2、3、4脚趾往上推,这个部位是胸肌乳腺的反射区,每天推100下,可以有效地疏通乳腺管,一是保证产后奶水充足,下奶通畅;二是喂奶时不会得乳腺炎。

2.每天晚上临睡前,用梳子的背面沿着腋下向下轻刮至腰部,两侧各30下,可以疏肝理气、疏通经络,同样利于产后下奶,而且能降虚火。

学过经络的人都知道,通过乳腺的经络是足阳明胃经及足厥阴肝经,按摩脚背疏通了胃经,按摩腋下疏通了肝、胆经。每天按摩这两处,不论年龄大小,生孩子后都有奶,而且喂奶顺利。

3.血压偏高的孕妇,每天坚持梳头,最好是用宽齿梳子梳头,稍稍用力些,头部有膀胱经、胆经、胃经、三焦经、督脉等经络通过,梳头能起到按摩、疏通头部经络的作用。每天梳2~3次,一次5~10分钟,草草地梳几十下是没有多少作用的,一定要梳几百下才能起到降血压的效果。

(六)妊娠期生理卫生

1.个人卫生与衣着:孕妇的新陈代谢旺盛,汗腺皮脂腺分泌较多,经常洗澡能促进血液循环并感到清洁舒适。妊娠期有阴道流血现象及妊娠末3个月时,禁止洗盆浴,以防污水进入阴道,可进行淋浴及擦浴。阴道分泌物增多,应每日清洁外阴并更换内裤。孕妇衣着应宽松、舒适、透气性好,腰带不宜过紧,以免影响血液循环。不宜穿高跟鞋,因孕妇体重逐渐增加,身体重心前移,容易引起腰背痛、疲劳及跌倒。穿平底、轻便的鞋,舒服又安全。

2.运动休息与工作:适当的体育锻炼与做妊娠体操有助于增加肌肉张力和促进新陈代谢,但应以不引起疲劳为度。散步是孕妇最适宜的活动,散步可以提高神经系统和心肺功能,促进新陈代谢。要避免剧烈的跑、跳、打球等活动,作长途旅行时,更要避免在车中过分震动,以防流产、早产、胎盘早期剥离等意外。孕妇睡眠应充足。夜间应有8~9小时的睡眠,午间也应卧床休息1~2小时,睡眠时应采取侧卧姿势,最好是左侧卧位,可以减少最大的子宫对腹主动脉及下腔静脉的压迫,使回心血量增加,保证子宫组织、胎盘有充分的血液供给,改善全身循环情况,减轻下肢水肿。同时应注意保持室内空气新鲜、流通。健康无合并症的妇女,妊娠后仍可进行日常工作,但应避免强体力劳动或接触有害工种。妊娠末期,最好做些比较轻便的工作。怀孕期间,要避免腹部被撞击。

3.口腔保健:孕期应保持口腔卫生。由于孕妇体内激素水平的改变,齿龈易肿胀出血,应用软毛牙刷,动作应轻柔,可口服维生素C。饭后及睡前应刷牙漱口,防止细菌滋生。如患龋齿或其他牙病,应及时就诊治疗。

4.乳房护理：妊娠后，乳腺继续发育增大，为哺乳作准备。每日锻炼乳头10～20次，用拇指及食指轻捏住乳头作环形转动。为防止哺乳期发生乳头皲裂，于妊娠7个月开始每日用温水毛巾轻擦乳头，增加皮肤韧性。扁平或凹陷的乳头不利于哺乳，应每日向外拉抻1～2次帮助乳头突出，用一只手压紧乳房，另一只手的拇指与食指轻捏住乳头向外牵拉，逐渐矫正，每日坚持做可见成效。

（七）性生活注意事项

妊娠期性生活应注意以下几点：①妊娠早期节制性生活。一般认为，在孕12周以前应节制性生活，其目的是防止流产。此期胚胎犹如一棵小幼苗，其胎盘尚未长成，胚胎在子宫附着"基础"很不牢固，进行性生活时，可引起子宫收缩，容易发生流产。孕妇如有流产史，应禁止房事。②妊娠中期勿纵欲。孕妇在妊娠3～6个月时性欲增强，在孕期最后3个月时性欲降低。如果孕期身体健康，胎儿情况良好，在妊娠中期可以过性生活。因为此期胎儿在子宫腔内已"根深蒂固"，还受到羊膜腔的保护，性生活一般不会损伤子宫，更不会危害胎儿。但为了保险期见，性生活不可过频，动作应缓和。为避免孕妇腹部受压，宜采取后位或侧位为好。③妊娠晚期禁止性生活。在妊娠32周以后应停止性生活。因为，此期的子宫口已稍有开放，且变松变软，过性生活容易将细菌带入产道，引起产时产后感染，少数人因房事不当可致胎膜早破，胎盘早期剥离，易发生阴道或子宫出血，严重者甚至造成早产等。总之，妊娠后应减少性生活，尤其是3个月内及7个月后更应禁止房事，以免耗损肾精，扰动胎元，引致先兆流产或早产。

摘自《妇女保健新编》

七、古人养胎秘方

（一）《妇人秘科·养胎》论。［明］万全：《妇人秘科·养胎》曰："妇人受胎之后，最宜调饮食，淡滋味，避寒暑，常得清纯和平之气，以养其胎，则胎元完固，产子无疾。今为妇者，喜啖辛酸、煎炒、肥甘、生冷之物，不知禁口，所以脾胃受伤，胎则易堕，寒热交杂，子亦多疾。况多食酸则伤肝，多食苦则伤心，多食甘则伤脾，多食辛则伤肺，多食咸则伤肾，随其食物，伤其脏气，血气筋骨失其所养，子病自此生矣。

受胎之后，喜怒哀乐莫敢不慎。盖过喜则伤心而气散，怒则伤肝而气上，思则伤脾而气郁，忧则伤肺而气结，恐则伤肾而气下，母气既伤，子气应之，未有不伤者也。其母伤则胎易堕，其子伤则脏气不和，病斯多矣。盲聋、音哑、痴呆、癫痫，皆禀受不正之故也。

妇人受胎之后，凡行立坐卧俱不宜久，久则筋骨肌肤受伤，子在腹中，气通于母，必有伤者。如恣情交合，子生下头上有白膜滞腻如胶，俗称'戴白生'者，亦子母相通之一验矣。妇人怀胎睡卧之处，要人护从，不可独寝，邪气易侵，虚险之处不可往来，恐其堕跌。"

（二）《育婴家秘》万全养胎论。［明］万全：《育婴家秘》曰："天有四气，地有五味，各有所入。所凑有节适，所入有度量，凡所畏忌，悉当戒惧，资物以为养者，理固然也。以至调喜怒，节嗜欲，作劳不妄，而气血从之，皆所以保摄妊娠，使诸邪不得干焉。苟为不然，方禀受之时，一失调养，则内不足以为守中，外不足以为强身，气形弗充，而疾病因之。如食兔缺唇，食犬无声，食杂鱼而疥癣之属，皆以食物不戒之故也。心气大惊而颠疾，肾气不足而解颅，脾胃不和而羸瘦，心虚乏而神不足之类，皆以气血不调之故也。

全（作者万全自称）尝由此推广之。儿在母腹中，借母五脏之气以为养也。苟一脏受伤，则一脏之气失养而不足矣。如风则伤肝，热则伤心与肺，湿则伤脾，寒则伤肾，此天之四气所伤也。酸多则伤肝，苦多则伤心，甘多则伤脾，辛多则伤肺，咸多则伤肾，此地之五味所伤也。怒则伤肝，喜则伤心，思则伤脾，忧则伤肺，恐则伤肾，此人之七情所伤也。是以风寒暑湿则避之，五味之食则节之，七情之感则绝之，皆胎养之道也。若夫勿登高，勿临险，勿独处暗室，勿入庙社，勿恣肥甘之味，勿啖瓜果之物，勿游犯禁之方，所调护辅翼者，各有道也。如不利嗣息或骄倨太甚者，动必成咎。

妊娠有疾，不可妄投药饵。必在医者审度病

势之轻重,药性之上下,处以中庸,不必多品。视其病势已衰,药宜便止,则病去于母,而子亦无殒矣。"

(三)逐月养胎方

[唐]孙思邈:《千金要方·卷第二·妇人上·养胎》徐之才逐月养胎方曰:

"妊娠一月,名始胚。饮食精熟酸美,受御宜食大麦,无食腥辛,是谓才正。

妊娠一月,足厥阴脉养,不可针灸其经。足厥阴内属于肝,肝主筋及血。一月之时,血行否涩,不为力事,寝必安静,无令恐畏。

……

妊娠二月,名始膏。无食辛臊,居必静处,勿劳,百节皆痛,是谓胎始结。

妊娠二月,足少阳脉养,不可针灸其经。足少阳内属于胆,主精。二月之时,儿精成于胞里,当慎护惊动也。

……

妊娠三月,名始胎。当此之时,未有定仪,见物而化。欲生男者,操弓矢;欲生女者,弄珠玑。欲子美好,数视璧玉;欲子贤良,端坐清虚,是谓外象而内感者也。

妊娠三月,手心主脉养,不可针灸其经。手心主内属于心,无悲哀、思虑、惊动。

……

妊娠四月,始受水精,以成血脉。食宜稻粳,羹宜鱼雁,是谓盛血气,以通耳目,而行经络。

妊娠四月,手少阳脉养,不可针灸其经。手少阳内属三焦,四月之时,儿六腑顺成,当静形体,和心志,节饮食。

……

妊娠五月,始受火精,以成其气。卧必晏起,沐浴浣衣,深居其处,厚其衣裳。朝吸天光,以避寒殃。其食稻麦,其羹牛羊,和以茱萸,调以五味,是谓养气,以定五脏。

妊娠五月,足太阴脉养,不可针灸其经。足太阴内属于脾。五月之时,儿四肢皆成,无大饥,无甚饱,无食干燥,无自灸热,无劳倦。

……

妊娠六月,始受金精,以成其筋。身欲微劳,无得静处,出游于野,数观走犬,及视走马。食宜鸷鸟、猛兽之肉,是谓变腠理纫筋,以养其力,以坚背膂。

妊娠六月,足阳明脉养,不可针灸其经。足阳明内属于胃,主其口目。六月之时,儿口目皆成。调五味,食甘美,无大饱。

……

妊娠七月,始受木精,以成其骨。劳身摇肢,无使定止,动作屈伸,以运血气。居处必燥,饮食避寒,常食稻粳,以密腠理,是谓养骨而坚齿。

妊娠七月,手太阴脉养,不可针灸其经。手太阴内属于肺,主皮毛。七月之时,儿皮毛已成。无大言,无号哭,无薄衣,无洗浴,无寒饮。

……

妊娠八月,始受土精,以成肤革。和心静息,无使气极,是谓密腠理,而光泽颜色。

妊娠八月,手阳明脉养,不可针灸其经。手阳明内属于大肠,主九窍。八月之时,儿九窍皆成。无食燥物,无辄失食,无忍大起。

……

妊娠九月,始受石精,以成皮毛。六腑百节,莫不毕备。饮醴食甘,绶带自持待之,是谓养毛发、致才力。

妊娠九月,足少阴脉养,不可针灸其经。足少阴内属于肾,肾主续缕。九月之时,儿脉续缕皆成。无处湿冷,无著灸衣。

……

妊娠十月,五脏俱备,六腑齐通,纳天地气于丹田,故使关节、人神皆备,但俟时而生。

妊娠一月始胚,二月始膏,三月始胞,四月形体成,五月能动,六月筋骨立,七月毛发生,八月脏腑具,九月谷气入胃,十月诸神备,日满即产矣。宜服滑胎药,入月即服。"

(四)妊娠方。关于十月怀胎的过程和应注意的事项,《寿世保元》有以下精辟论述:

妊娠一月,名曰始形。饮食精熟酸美受御,宜食大麦,勿食腥辛之物,是谓水贞,足厥阴养之。足厥阴者,肝之脉也。肝主血。一月之时,血流涩如不出,故足厥阴养之。足厥阴穴,在足大指岐间白肉际处是。

妊娠二月,名曰始膏。无食腥辛之物,居必静处,男子勿劳,百节皆痛,是谓始藏也。足少阳养之。足少阳者,胆之脉也,主于精。二月之时,儿精成于胞里,故足少阳养之。足少阳穴在足小指间,本节后附骨上一寸陷中者是。

妊娠三月始胎。当此之时,血不流,形像始化,未有定义,见物而变。欲令见贵盛公主好人,端坐庄平;不欲令见伛偻、侏儒、丑恶形人及猿猴之类,勿食姜、兔,勿怀刀绳。欲得男者,操弓矢射雄鸡,乘肥马于田野,观虎豹及走犬。其欲得女者,则著簪珥环,佩弄珠玑。欲令子美好端庄者,数视白璧美玉,看孔雀,食鲤鱼。欲令儿多智有力,则啖牛心食大麦。及欲令子贤良盛德,则端心正坐,清虚如一,坐无邪席,立无偏倚,行无邪径,目无邪视,耳无邪听,口无邪言,心无邪念,无妄喜怒,无得思虑,食无到腐,卧无横足,思欲瓜果,淡味酸菹,好芬芳,恶见秽臭,是谓外象而变化者也。手心主养之,手心主者,脉中精神,内属于心,能混神,故手心主养之。手心主穴在掌后横纹是。……

妊娠四月之时,始受水精,以成血脉。其食宜稻粳,其羹宜鱼雁,是谓盛荣,以通耳目,而行经络。洗浴远避寒暑,是手少阳养之。手少阳者三焦之脉也,内属于府。四月之时,儿六府顺成,故手少阳养之。手少阳穴在手小指间,本节后二寸是也。……当此之时,慎勿泻之,必致产后之殃,何谓也?是手少阳三焦之脉,内属于三焦,静形体,和心志,节饮食。

妊娠五月,始受火精,以成其气。卧必晏起,洗浣衣服,深其屋室,厚其衣裳,朝吸天光,以避寒殃。其食宜稻麦,其羹宜牛羊,和以茱萸,调以五味,是谓养气,以定五脏者也。一本云:宜食鱼鳖。足太阴养之。足太阴脾之脉,主四季,五月之时,儿四肢皆成,故足太阴养之。足太阴穴在足踝上三寸也。……

妊娠六月,始受金精,以成其筋。欲彻劳,无得静处,出游于野,数观走犬,及视走马,宜食鸷鸟猛兽之肉,是谓变腠膂筋,以养其爪,以牢其背膂,足阳明养之。足阳明者胃之脉,主其口目。六月之时,儿口目皆成,故足阳明养之。足阳明穴在太冲上二寸是也。

妊娠七月,始受木精,以成其骨。劳躬摇肢,无使定止,动作屈伸,居处必燥,饮食避寒,常宜食稻粳,以密腠理,是谓养骨牢齿者也。手太阴养之。手太阴者肺脉,主皮毛。七月之时,儿皮毛已成,故手太阴养之。手太阴穴在手大指本节后白肉际陷中是。……

妊娠八月,始受土精,以成肤革。和心静息,无使气极,是谓密腠理而光泽颜色,手阳明养之。手阳明者大肠脉,大肠主九窍。八月之时,儿九窍皆成,故手阳明养之。手阳明穴在大指本节后宛宛中是。……

妊娠九月,始受石精,以成皮毛。六腑百节,莫不毕备,饮醴食甘,缓带自持而待之,是谓养毛发多才力,足少阴养之。足少阴者肾之脉。肾主续缕。九月之时,儿脉续缕皆成,故足少阴养之。足少阴穴在足内踝后微近下前动脉是也。

妊娠十月,五脏俱备,六腑齐通。纳天地于丹田,故使关节、人神咸备,然可预修滑胎之方法也。

摘自(《千金要方》、《育婴家秘》、《妇人秘科》)

八、要坚持做正规的产前检查

(一)产前检查的意义。产前检查是按照胎儿发育和母体生理变化特点制定的,目的是了解胎儿发育和孕妇健康情况,给予科学指导,做到有问题早发现、早治疗,以保证孕妇和胎儿顺利度过妊娠期。因此说,孕妇定期进行产前检查,是保护母体身心健康和胎儿正常发育的重要环节。(《女人健康锦囊》)

然而,有些孕妇不注重产前检查,认为自己没有异常感觉,也没有异常情况,定期检查是多余的。须知,有些异常情况如胎位不正、骨盆狭窄等是不能主观感觉到的,必须通过检查及时发现,及时处理。不要自己觉得正常就不去就诊。

(二)产前检查的内容和方法。确定怀孕后,可在4个月左右进行产前初步检查,对孕妇的全身健康状况(包括以往的身体状况、婚姻孕育史、患病情况、遗传病史等)进行一次全面的调查了解,并进行一般体检和产科检查。一般体检重点检查心、肝、肾的功能和血常规、尿常规等。产科检查包括称体重、测血压、查体温、辨胎位、听胎心、量骨盆等，以便对胎儿的发育和孕妇的身体、妊娠状况做出大致估计。

妊娠4～6个月，应每个月去医院作一次产前检查；妊娠7～8个月，每半个月检查一次；妊娠9个月以后，每星期检查一次；遇有异常情况，应随时去医院检查。

1.妊娠早期检查内容主要是确定是否妊娠、计算预产期、早期发现畸胎或先天愚型胎儿、指导孕妇用药及防止流产等，要注意自己的各项检查是否正常。

2.妊娠中晚期更要定期到医院做产前检查，可以及时发现妊娠过程是否正常，胎位、胎心是否正常，让医生及时给予正确的指导，如臀位者可通过一些简单方式早期纠正胎位，避免异位分娩。

3.产前检查另一个重要内容是早期发现妊娠高血压综合征。这是妊娠晚期常见的疾病，主要表现为高血压、蛋白尿、水肿，严重时出现抽搐、昏迷，甚至母、婴死亡。有的孕妇在妊娠期间从不做产前检查，腿肿时觉得很正常，血压已很高却不知道，直至在家中发生抽搐、昏迷才到医院，耽误了治疗。所以，孕妇在家要经常观察体重、腿肿、血压变化等，必要时在医生指导下检查尿。（《常见病家庭诊治大全》）

（三）**孕妇自我监护法**。（《自我保健230法》）孕妇除了坚持产前检查外，也要学些自我监护胎儿的方法与产前检查的知识，一旦出现意外，无论在家中或在旅途中都能及时发现，及时就诊，保障母婴平安。

1.熟悉胎动。胎动是胎儿存活的象征，是自我监护的主要内容。胎动从妊娠18～20周开始，这时母亲就要注意自己的胎动了。胎动正常是胎儿健康的表现，故妊娠中晚期孕妇可以体会并监测胎儿的情况。

2.监测方法。孕妇左侧卧位，集中注意力仔细记数胎动，每日3次，早、中、晚各1次，每次1小时左右，将3次胎动数相加乘以4，即12小时胎动总数。

3.结果判断。12小时胎动正常数为30次以上，少于10次为不正常，胎动次数减少或在短时间内突然频繁，显示胎儿可能缺氧或发生了脐带受压，尤其是妊娠后期乘坐交通工具颠簸劳顿时特别容易发生，应立即去医院就诊，以免时间一长胎动消失，胎死腹中。（《自我保健230法》）

（四）**孕妇产前检查应计为劳动时间**。1998年1月国务院发布的《女职工劳动保护规定》第7条第3款规定，怀孕的女职工在劳动时间进行产前检查，应当算作劳动时间。1998年1月20日劳动部《＜女职工劳动保护规定＞问题解答》中规定，为了保证孕妇和胎儿的健康，应按卫生部门的要求做产前检查，女职工产前检查应按出勤对待，不能按病假、事假、旷工处理。对生产第一线的女职工，要相应地减少生产定额，以保证产前检查时间。（《女人健康锦囊》）

摘自（《常见病家庭诊治大全》、《女人健康锦囊》、《自我保健230法》）

九、妊娠期调养

孕妇为适应妊娠期间子宫、乳房增大和胎盘、胎儿生长发育的需要，孕妇所需营养必定高于非孕期。孕妇在孕期出现营养不良，会直接影响胎儿生长、智力发育，导致器官发育不全、胎儿生长受限及低出生体重，易造成流产、早产、胎儿畸形、胎死宫内。孕妇要加强营养意识，所进食物应保持高能量，含丰富的蛋白质、脂肪、碳水化合物、微量元素、各种维生素。加强孕期营养是产前保健的重要内容。（《妇科病调养与康复》）

（一）**妊娠期饮食调节**。（《常见病家庭诊治大全》）孕妇对饮食总的要求是营养丰富、品种多样、味口适宜、容易消化。

怀孕头3个月，孕妇出现恶心、呕吐等妊娠反应，食欲下降。此期可按孕妇所喜调配饮食，一般口味偏淡，偏酸，忌鱼腥油腻之品。

妊娠反应期过后，孕妇胃口开始好转，食欲有所增加，胎儿增长变快，对饮食的质和量都会有较高的需求。可多吃些瘦肉、动物肝脏、鱼蛋类、豆浆、牛奶、豆腐、胡萝卜、土豆、西红柿以及玉米等五谷杂粮。

孕期容易便秘，应多饮水，多吃新鲜蔬菜、水果、花生仁、核桃仁、蜂蜜等润肠通便。

至于葱、蒜、韭菜、辣椒之类的食物,如孕妇喜食,也不必禁忌。但孕妇如患有痔疮、胃溃疡、咽喉疼,或大便干结,则不宜食用上述辛辣之品。烟酒则应完全禁止。

妊娠中后期,易形成水肿,故不宜多食盐。

妊娠后期,子宫膨大,孕妇常感胃部胀闷不适。此期应按少吃多餐的原则调配饮食。

1.孕早期饮食。此期是胚胎细胞分化增值、主要器官逐渐形成的重要阶段。虽然胚胎生长发育相对缓慢,平均每日增重仅为1g,但大部分孕妇可出现不同程度的早期妊娠反应,往往使孕妇改变饮食习惯,影响了营养的摄入。因此,孕早期的饮食应注意:

(1)食物多样化:数量不一定增加,但品种应该增多,以保证营养成分的均衡全面。

(2)少食多餐:少食多餐可以尽量减轻妊娠反应,补充因妊娠反应引起的营养缺乏。

(3)补充足量的B族维生素:B族维生素有助于改善食欲。

(4)饮食应清淡易消化:清淡的饮食既可避免妊娠反应,又有助于消化吸收。

(5)多食用碱性食物:碱性食物能保持孕妇血液正常的酸碱度。应多吃蔬菜、水果、酸味食物。

2.孕中期饮食。孕中期胎儿生长速度加快,骨骼、牙齿、五官和四肢都已开始形成,大脑进一步发育。而此时孕妇食欲大都好转,因此食物的品种和数量都应增加,以保证摄入足够的能量和营养素。每日的膳食组成可包括:粮谷类400～500克;豆类及其制品50克;禽、蛋、鱼400～500克;可交替选用;经常摄入动物肝脏和动物血,每周1～2次,每次400～500克。蛋白质是生命的基础,妊娠期特殊的营养需要应给予相对高蛋白饮食,蛋白质对于促进胎儿良好的生长发育具有重要的意义。孕妇的蛋白质每日需要量一般为:鸡蛋2个,动物性肉类200克,豆或豆制品(包括豆干或豆腐)100克。

3.给予相对高热能饮食。热能是生命的燃料,妊娠期特殊的营养需要应给予相对高热能饮食,孕妇糖类每日需要量一般为400～500克。

4.给予高维生素和相对高矿物质饮食。维生素和矿物质是人体生长发育不可缺少的重要原料,尤其是孕妇不仅自己需要充足的维生素和矿物质,还要供给胎儿,因此,孕妇应给予高维生素、高矿物质饮食,如钙质,孕妇需要充足的钙以满足胎儿骨骼、牙齿等组织器官的发育,同时钙质还可以预防妊娠高血压综合征。蔬菜水果每日的需要量为:500～800克。

(二)妊娠期的营养调补法。(《父亲是孩子最好的医生》)孕期的营养是否合理、均衡、充足,不但关系到母亲的身体状况,也影响到孩子的健康。在怀孕期间营养充足、搭配合理,孕妇的身体状况就会不错,妊娠反应也小,孕期可能发生的水肿、高血压等症状都会很少见,而且身体健状的孕妇最容易顺产。

怀孕后的女性普遍都有一个特点,即怕热、爱出汗,这是身体新陈代谢增加的原因。所以在整个怀孕期间,孕妇吃一些凉性的蔬菜和水果是可以的,但寒性大的食物,如西瓜、甜瓜、甘蔗、猕猴桃、柿子、柚子、苦瓜、荸荠、螃蟹、河蚌、田螺等尽量不要吃,在夏季可以稍微吃一些,另外像燕麦、大麦芽、薏苡仁、绿豆、咖啡、各种茶、白酒等,要尽量不吃。

孕妇还有一个特点,就是特别容易饿。专家建议是,只要感觉饿了就要随时吃。有的孕妇怕吃多了会发胖,就开始控制饮食,其实这是不对的,怀孕是非常时期,一定要饿了就吃,哪怕是半夜饿了,为了肚子里的小宝宝,也要起床再加一餐。

只要在孕期注重营养的合理搭配,肉类和蔬菜的比例是1:1,不吃寒性大的食物,一般不会长得太胖。

马悦凌在《父母是孩子最好的医生》中介绍的食疗方法,不但能使你平安地度过孕期,而且也能让你的小宝宝先天营养充足、体力棒。

1.固元膏孕期同样可以吃。固元膏里的料酒味淡,一次吃一勺,不会给身体带来任何坏处,也不会伤害到腹中的小宝宝。

2.红烧鳝鱼,每周吃1～2次,补血效果明显,而且可祛肾寒。

3. 黑木耳一小把6~8片(泡发),红枣30粒(去核),将两样放入粉碎机里,再加半碗水,打碎成糊状后即可,在夏季可以每天吃3~4勺,能起到补血、通便、除燥的作用,但每次的量不能多。如身体内寒湿较重的孕妇,只在便秘、内热大时适当地吃一些,症状缓解后停吃。

4. 猪肉、海带、黄花菜三者在一起红烧,可以补充各种微量元素及矿物质,每半月吃一次就可以了,也不能多吃。

5. 每天将生西红柿(大西红柿一个,小的两个)去皮切块,加1~2勺白糖拌匀,夏天可以适当多吃一些,冬天尽量少吃一些,具体的量可根据自己的身体状况来掌握。西红柿是所有蔬菜和水果中含维生素、矿物质最多的,只要每天保证吃一次,一天的维生素及矿物质的摄入量就足够了。另外,糖拌西红柿也能起到补血、润燥的作用。

6. 新鲜、洗净的红枣6粒、花生8粒、核桃一个,每天生吃,要嚼碎咽下,补血、补肾。熟板栗也可以经常当零食吃,补肾强腰,但不要吃太多,否则影响消化。

7. 每半月吃一次油炸小虾,油炸后脆脆的,连皮一起吃掉,可以补钙;如遇到腿抽筋,立即吃一次油炸小虾,抽筋现象很快缓解。

8. 每天喝1~2瓶的牛奶或酸奶,同样补钙、润燥。

9. 海虾、海鱼每周吃一次即可,吃多了上火,河鱼少吃,吃多了将来孩子容易长湿疹。

10. 猪肉、鸡肉、鸭肉、牛肉都可以经常食用。

11. 新鲜、当季的蔬菜每天一定要保证,能及时补充各种维生素及微量元素,而且蔬菜中的粗纤维是最好的通便降火食物。

(三)妊娠期精神调节。《女人健康锦囊》孕妇不仅要经历身体方面的剧烈变化,还要经受情感和情绪方面的种种挑战。因此,孕妇要注意搞好心理调节。

怀胎十月可谓时光慢慢,孕妇在不同阶段都会有其特有的情感重心。在怀孕初期,会反复考虑"自己怀孕了"这个事实;在怀孕中期,或许已经开始接受"要生孩子了"的事实;而在怀孕后期,才会有将为人母的责任和快乐。而这一切都需要进行一系列重大的情感调整。

怀孕同时还改变了你在家庭中的人际关系。如果这是第一个孩子,你就彻底告别二人世界的潇洒和浪漫,从只对自己和另外一个成年人负责,变成还要对一个完全依赖你的婴儿全天候负责。如果你即将迎接第二个孩子,你的家庭组成也要变化,如何把一个新生命完美和谐地带到家庭中,带给他的小哥哥姐姐们,往往会给母亲带来很大的压力。虽然生孩子是生活中一件正常、自然而且美妙的事情,它有时还是会让人感到无法承受。此外,你体内荷尔蒙的变化,会放大你任何一种情感和情绪。

以下是大部分孕妇可能出现的情绪反应:愉快,开心及兴奋;忧郁,怀疑或害怕;容易发怒;平静;更加依赖你的伴侣或家人;觉得自己注意力不能集中;悲伤,认为自己失去了一切原来拥有的东西;担心经济状况、生活安排、育儿、失去独立性、同伴侣关系的变化、生产和分娩、你是否会是一个好母亲等等问题;不耐烦,觉得自己似乎将这样永远处于怀孕的状态;对于别人的评论和建议过分敏感;甚至经常哭泣。

虽然上述情况都是正常的,但还是应该采取一些措施,尽量减少剧烈的情绪波动:吃好,运动,有充足的休息,保持身体健康;掌握孕期知识,如参加产前教育及生育课程和阅读有关怀孕的书籍,知道自己应该期待些什么,听取专家的意见,与其他的准妈妈们进行交流,这些都有助于减轻压力;将你的想法和感觉同你的伴侣、朋友或家人分享;不要让自己承受过多的家庭或工作任务;如果服用任何治疗忧郁或情绪波动的药物,包括中草药,都需要首先咨询专业医生的意见。

摘自《妇科病调养与康复》、《女人健康锦囊》等

十、孕妇的营养

孕妇自受孕之日起,其生理代谢即发生一系列适应性变化。这些变化直接影响到孕妇的营养需要,并间接影响后来乳汁分泌和婴儿的健康,所以孕妇营养至关重要。首先,科学合理的

饮食,可以促进孕妇的健康。有些妇女原来身体并不好,但通过一次妊娠后,在合理营养作用下变得比妊娠前更加健壮。但也有不少孕妇,因没有注意孕期的合理营养,不仅孕期健康不佳,甚至产后也不能很好地恢复。第二,孕妇营养不良,可导致新生儿畸形。而合理的营养,不仅能防止某些先天畸形,而且能使父母双方优良的遗传因素在胎儿生长发育过程中得以充分发挥。第三,孕妇的合理营养有助于胎儿的体格发育,使低体重儿发生率减少,新生儿死亡率降低。最后,孕妇营养还关系到新生儿的智力发育。

胎儿从一个微小的受精卵在短短的40周内生长发育到体重约3公斤,其所需的营养物质必须全部由母体来供给。所以应根据孕期生理特点,保证孕妇特殊的营养需要。①孕妇每天需要比孕前增加200千卡热能,相当于1两半米饭或2~3个鸡蛋所含的热能。②孕妇每天需要比孕前增加15克蛋白质,以鱼、肉、蛋、牛奶及大豆制品中的蛋白质较为理想。③孕妇膳食中应由适量的脂肪(供热比25~30%),包括饱和脂肪酸和不饱和脂肪酸。④孕妇需要增加的微量元素有钙、铁、锌和碘。4~6个月孕妇每天需摄入1克钙,6~9个月孕妇每天需摄入1.5克钙。孕妇每天还需要28毫克铁,20毫克锌和175微克碘。⑤孕妇每天需要维生素A1000微克,维生素D10微克,维生素E12毫克,维生素B_1 1.8毫克,核黄素1.8毫克,烟酸18毫克,维生素C80毫克。此外,维生素B_6、B_{12}、叶酸也应相应适当增加。故孕妇膳食中应含有充足的维生素,饮食要多样化。

母亲越健康,婴儿也越健康。如果妊娠期饮食不注意营养,容易造成孕妇营养不足,甚至营养缺乏病。但如果盲目地讲营养,大吃大喝拼命进"补",则可使孕妇肥胖超重,胎儿生长过度发生巨大儿,引起分娩困难,也可造成产后高血压、糖尿病、高血脂等。因此,孕妇要特别注意自己的营养和孕期保健,必须科学地、合理地安排孕期的饮食。

(一)妊娠期各类营养素的需要

1.热能。蛋白质、脂肪、碳水化合物在人体内氧化后均能产生热量。孕妇热量供应按营养素来源,应有适当比例,蛋白质占15%,脂肪占20%,碳水化合物占65%。根据我国汉族饮食习惯,热量主要来源于粮食(65%),其余35%热量来自食用油、动物性食品、豆类、蔬菜。孕妇热量于妊娠中、晚期每日至少应增加200千卡。

妊娠期除了满足孕妇自身的基础代谢和生活劳动所需的热能外,还要供给胎儿生长、胎盘及母体组织增长、蛋白质与脂肪储备和体重的增加所需要的能量,因此,妊娠妇女对热能的需要量比非妊娠妇女要高。整个妊娠期热量需要量额外增加334720 KJ(80000 Kay),但这些增加的热量并不均匀地分配在妊娠的每一时期。妊娠的前3个月,母亲基础代谢率变化小,胎儿生长发育和母体组织的增长速度较慢,这一时期孕妇每日仅需增加热量50 Kay;妊娠4个月后,基础代谢率逐渐上升,妊娠中期和后期每日需要增加热量200~400 Kay。对于每一位孕妇,其孕前体重、孕期体重增加和组成以及获得程度不同,故因根据具体情况调整个人每日热能摄入,以热能的摄入和消耗保持平衡为原则。

2.蛋白质。妊娠期供给足量的蛋白质很重要。一方面需要供给胎儿以构成胎儿自己的身体组织,另一方面要供给母体子宫、胎盘及乳房等发育和母体蛋白质储备以补充分娩过程和产后蛋白质的损失。母体储备蛋白质的速度在妊娠各个时期也不均衡,随着妊娠进展,蛋白质储备的速度不断加快,妊娠早期,每日蛋白质储备0.6克,妊娠中期,每日蛋白质储备3~4克,妊娠晚期,每日蛋白质储备8~13克。因此,孕妇应根据蛋白质储备的特点增加蛋白质的摄入。为此,1988年我国营养学会建议孕妇从妊娠中期开始每日膳食蛋白质摄入量应增加15克,妊娠晚期每日增加25克,对于一个轻体力劳动的孕妇,妊娠4个月后,每日膳食蛋白质的供给量为80克,妊娠7个月后为90克。孕妇蛋白质的供给,不仅在数量上要满足其需要,而且在质量上也要保证优质,这样才能使食物中的蛋白质在母体内充分地消耗吸收和利用,更有利于在母体的储备。此外,胎儿在形成早期,体内缺乏氨基酸合成酶,故此时的胎儿,每一种氨基酸都是必须氨基酸,即使在妊娠中、晚期胎儿肝脏发育成熟能够合成氨基酸后,胱氨酸等还必须继续由母体供给,因此,孕妇应摄入多种食物蛋白质,以保证氨基酸的摄入量达到平衡。动物类和大豆类等优质蛋白质的摄入量应占总蛋白质的摄入量的1/3以上。肉类、蛋、禽、鱼虾、豆制品都含有丰富的蛋白质。

进食的蛋白质仅20%经消化吸收后能贮备在组织内,故进食蛋白质的数量应为所需蛋白质的5倍。在孕4~6个月,孕妇每日应增加进食蛋白质15克;在孕7~9个月,孕妇每日应增加进食蛋白质25克。孕妇每日吃鸡蛋2个,可补充蛋白质15克。孕妇若在孕期摄取蛋白质不足,会造成胎儿脑细胞分化缓慢,导致脑细胞总数减少。人脑细胞是在胎儿期和生后1年内婴儿期分化完成,为了优生必须保证孕妇的蛋白质需求。

3.脂肪。在妊娠过程中脂类的生理变化最为明显,从妊娠开始,母体需要储备大量的脂肪,体脂含量平均增加2~4公斤。妊娠晚期母体需要供给胎儿脂肪作为储备,胎儿储备的脂肪为胎儿体重的5%~15%。脂质是胎儿脑和神经系统的重要组成部分,一些必需脂肪酸对脑细胞的分裂、增殖、髓鞘和细胞膜的生成极为重要,同时,深交髓鞘的形成还需要饱和脂肪酸,以保证胎儿神经系统的发育和成熟,并促进脂溶性维生素的吸收。孕妇膳食中应由适量的脂肪包括饱和脂肪酸和不饱和脂肪酸,以保证自身和胎儿的需要。由于孕妇血脂比平时升高,如脂肪摄入过多,可引起孕妇血脂增高,容易发生肥胖和妊娠高血压综合征,所以,膳食中脂肪总量和饱和脂肪酸总量不宜过多,一般认为脂肪供给的热量占总热量的25%~30%为宜,必须脂肪酸至少占提供总热量的1%~2%。脂肪有动物及植物脂肪两大类,主要存在于肥肉、油、蛋黄内。

4.糖类(碳水化和物)。糖类是最主要的、最经济的供能物质。妊娠期间热能的需要增高,需要摄入足够的糖类供孕妇及胎儿的需要。对于胎儿来说,由于其组织中脂肪酸氧化酶活力很低,较少利用脂肪供能,葡萄糖就几乎成为提供胎儿能量的唯一形式。妊娠期糖代谢的改变,使孕妇血糖低于平时非妊娠妇女,为了节省葡萄糖以满足胎儿热能需要,母体不得不以氧化脂肪和蛋白质来供能,当孕妇摄取糖类少,处于饥饿状态,脂肪动员过快,氧化不完全时出现酮症和酮症酸中毒。酮体通过胎盘进入胎儿体内,对胎儿大脑和神经系统有不良影响。所以孕妇保持血糖的正常水平极为重要,患糖尿病的孕妇如血糖控制不好,胎儿会发生高胰岛素血症,储存蛋白质和脂肪较多,使体重过大。我国对糖类供应尚无标准。为避免酮症酸中毒,即使妊娠反应严重,每日至少摄入糖类200~250克,由糖类供给热量以占总热量的55%~60%为宜。蔗糖等纯糖摄取后迅速吸收,易于以脂肪形成贮存,一般认为纯糖摄入不宜过多,以每日25克为限,所供热能不能超过总热量的10%。糖食来自于粮食、水果、食糖和植物的根茎之中。

5.微量元素。

(1)钙:妊娠期有大量钙(孕期需增加贮存30克)在母体储存,以供胎儿骨骼和牙齿的生长发育所用。这种储备过程在胚胎骨骼钙化之前就已开始进行。孕妇钙摄入量不足时,可使体内血液中含钙水平降低,但由于甲状腺素的分泌增强,可加速母体骨骼中钙的动用,保持血钙浓度的正常,不致影响胎儿骨骼中钙化过程。但如果长期缺钙,则可能影响胎儿正常的骨骼发育。为满足骨骼生长发育所需,胎儿体内不断储备钙,在妊娠早期极少,每日只有7毫克,但自妊娠中期开始增加到110毫克,妊娠晚期可储备350毫克,故妊娠晚期钙的需要量增加。我国膳食中钙摄入量普遍较低,而且影响吸收的因素很多,故我国孕妇易缺钙。一般在妊娠5个月左右开始发生小腿抽搐、血钙降低。所以我国营养学会推荐孕妇每日钙供给量标准:妊娠中期每日摄入钙1000毫克,孕晚期每日增至1500毫克。膳食钙不足时可补充钙制剂,以服用枸橼酸钙为佳。含钙较多的食物有虾皮、虾、奶粉、奶酪、奶片、榛子、芝麻、桑椹、花生仁、黑木耳、黑豆等。牛奶、奶制品中含有较多的钙且易被吸收,孕妇应多饮牛奶、奶制品。

（2）铁：主要构成血红蛋白，也是许多酶（如细胞色素氧化酶等）的组成部分，在组织、呼吸、生物氧化过程中起重要作用。妊娠期由于生理变化出现的生理性贫血，为了增加母体自身造血，需要额外补充铁；此外，母体还需要相当数量的铁以补偿分娩失血；另一方面，胎儿在生长发育中制造血液和肌肉组织需要一定量的铁，还需要储存一部分铁在肝脏以供应新生儿出生后6个月内的消耗。妊娠期总的需要量约1g以上，几乎是非妊娠妇女的2倍。我国营养学会建议孕妇铁膳食供给量为每日28mg，但我国膳食中铁来源主要为植物性食物中的非血色素铁，其吸收率为10%，故完全由膳食供应难以满足需要，必要时可适当补充铁剂（妊娠4～5个月开始服硫酸亚铁0.3克或富马酸亚铁0.2克，1次/日。），同时补维生素C以促进铁吸收。含铁较丰富的食品有动物肝脏、瘦肉、鱼类、豆类、硬果、山楂等。

但补充铁剂也不可过量，大量铁吸收后可能发生急性中毒。表现为肝肿大、肝功能损害，皮肤呈灰棕色或古铜色，诱发糖尿病、性功能减退和心理衰竭等。

（3）锌：也是蛋白质、酶的组成部分，参与蛋白质积累，对胎儿生长发育很重要。含锌较多的食物有牡蛎、扇贝、鱿鱼、石螺、田螺、羊肉、兔肉、牛肉、猪肉、驴肉、鸡、鸭、肝、奶制品、鸡蛋、大麦、黑米、小麦、蚕豆、黑豆、木耳、核桃、花生仁等。若孕妇妊娠后3个月摄入锌不足，使胎儿处于低锌状态，可致胎儿生长受限、流产、先天畸形、胎死宫内等。妊娠期锌的总需求量增至375毫克，我国营养学会推荐妊娠后期孕妇每日从饮食中补锌20毫克。若孕妇血锌<7.7微摩尔/升（正常值7.7～23.0微摩尔/升），是胎儿在宫内缺锌的危险指标，需迅速补锌。

（4）碘：妊娠期，由于母体及胎儿的新陈代谢都比较快，甲状腺功能活跃，合成、分泌甲状腺素增加，碘是甲状腺素的组成部分。因此，妊娠期对碘的需要量也随之增加，若妊娠期碘摄入量不足或缺乏，孕妇易患甲状腺肿。由于甲状腺素促进蛋白质的生物合成，促进胎儿生长发育，严重缺碘，还会引起胎儿甲状腺肿，导致胎儿生长发育迟缓，出现先天性呆小症。我国营养学会建议，妊娠中、晚期孕妇每日膳食中碘的供给量为175微克。提倡在整个孕期必须用含碘食盐。对于缺碘地区，应给予孕妇补充碘化钾，以预防孕妇缺碘。但补充量不可过多，因为孕妇长期服用大剂量碘化钾，可引起产后甲状腺肿，有时还可合并甲状腺功能低下。

6.维生素。维生素是一类复杂的有机化合物，参与机体重要的生理过程。是生命活动不可缺少的物质，主要需由食物提供，分为水溶性（B族维生素、维生素C）、脂溶性（维生素A、D、E、k）两大类。

（1）维生素A：妊娠期由于胎儿生长发育的需要，胎儿储存一定量的维生素A于肝脏中，以备出生后在应激状态下的需要以及母体储存部分维生素A为泌乳做准备，所以，妊娠期对维生素A的需要量增加。妊娠期维生素A缺乏可引起流产、胚胎发育不全和胎儿生长迟缓，维生素A严重缺乏时可引起多种器官发育畸形。但是，母体也不能过多地摄取维生素A，大量的维生素A也有致畸作用。鉴于以上原因，我国营养学会推荐孕妇的维生素A供给量与非妊娠妇女相同，皆为1000视黄醇当量（相当于3300IU）。胡萝卜素能在胚盘中储存并能转化为维生素A而输送给胎儿，所以，妊娠期还应保证足够的胡萝卜素的供给。维生素A主要含于胡萝卜、肝、蛋黄等食物和鱼肝油中。

（2）维生素B族

①维生素B_1：与能量代谢有密切关系，所以维生素B_1供给量常按所需能量确定。一般定为0.5～0.6mg/4184KJ（1.26～1.47mg/10MJ）。妊娠过程中，母体和胎儿新陈代谢皆增快，由于维生素B_1进入机体后能变为硫氨酸焦磷酸酯（TPP），作为羧化酶和转羟乙醛酶的辅酶参与体内能量代谢，维生素B_1的消耗量与能量代谢成正比，所以妊娠期维生素B_1的需要量随之增加。妊娠期，由于胎儿对维生素B_1的摄取，肾脏滤过率增加时尿中维生素B_1排出量增加，加之膳食

中摄入不足,妊娠妇女血清维生素 B_1 含量往往下降,常常出现便秘、呕吐、倦怠、肌肉衰弱无力,以致分娩时子宫收缩缓慢,产程延长,增加分娩困难,还可影响胎儿的能量代谢过程,出现维生素 B_1 缺乏病(先天性脚气病)。为了维持母体正常食欲、肠道蠕动和促进产后泌乳,孕妇必须有足够的维生素 B_1。我国营养学会推荐孕妇每日膳食中维生素 B_1 供给量为 1.8mg。

②维生素 B_2:需要量与蛋白质摄入量有关。妊娠期母体代谢旺盛,故维生素 B_2 需要量增高,胎儿血中浓度高于母血浓度,相当部分孕妇红细胞谷胱甘肽还原酶活性系数升高,说明孕妇多有维生素 B_2 不足。动物实验证明妊娠早期维生素 B_2 缺乏,胚胎软骨形成受阻,发生骨骼畸形。因此,必须注意补充维生素 B_2。我国营养学会推荐孕妇每日膳食中维生素 B_2 供给量为 1.8mg。

③维生素 B_6:妊娠期,由于雌激素增加,色氨酸代谢增加,故维生素 B_6 需要增加,尤其在妊娠中期以后,其增加更明显;维生素 B_6 的需要量还与蛋白质摄入量有关,当妊娠期蛋白质摄入量增加时,维生素 B_6 的需要量也随之增加。由于妊娠期母体血液稀释和胎儿对维生素 B_6 的摄取,使孕妇血中维生素 B_6 含量可降至妊娠前的 25%,孕妇缺乏维生素 B_6,脐血中和产后 3~14 天乳汁中维生素 B_6 含量降低,妊娠高血压综合征发生率增加。另外,还加重妊娠恶心、呕吐反应。因此,必须重视维生素 B_6 的摄入量,我国尚未制定孕妇维生素 B_6 膳食供给量标准,但一般认为在非妊娠妇女供给量的基础上每日增加 0.5mg,即每日供给 2.5mg。

④维生素 B_{12}:在体内以辅酶的形式,参与许多重要化合物的甲基化作用以及 DNA 和蛋白质的合成。妊娠过程中,母体胎儿蛋白质代谢旺盛,而且胎儿肝脏不断储存维生素 B_{12},故孕妇维生素 B_{12} 需要量增加。孕妇维生素 B_{12} 缺乏,可引起巨幼红细胞性贫血,新生儿贫血发生率也增高。动物实验证明:孕鼠的食物中缺乏维生素 B_{12},则可引起仔鼠先天性畸形。因此,孕妇应在膳食中增加维生素 B_{12} 的摄入量。

⑤烟酸:孕妇每日膳食供给量要求为 18mg。

⑥叶酸:妊娠期胎儿、胎盘及母体组织迅速增长,使孕妇对叶酸的需要量大大增加。孕妇血清肌红细胞中的叶酸含量明显低于非妊娠妇女,而且随妊娠进程逐渐下降,因此,孕妇是叶酸易缺乏人群。孕妇缺乏叶酸时,影响核酸代谢,尤其是胸腺嘧啶核苷的合成,以致红细胞成熟受阻,引起孕妇巨幼红细胞性贫血。妊娠前或妊娠早期孕妇体内缺乏叶酸会引起胎儿神经管畸形;还有研究认为孕妇缺乏叶酸与妊娠高血压综合征的发生有关。因此,应重视孕妇叶酸的补充,特别是对多胎妊娠、消化吸收不良、慢性溶血性贫血及曾服用避孕药和抗肿瘤药物的孕妇更应补充叶酸。

(3)维生素 C:妊娠期维生素 C 的需要量增加。维生素 C 对胎儿骨骼和牙齿的正常发育,造血系统的健全和机体抵抗力的增强都有促进作用。妊娠期母体血维生素 C 水平逐渐下降,至分娩时可降至妊娠前的 50%。若母体严重缺乏维生素 C,可引起孕妇维生素 C 缺乏病,还可造成胎膜早破和增加新生儿死亡率。我国营养学会推荐孕妇每日膳食中维生素 C 供给量为 80mg。水果、蔬菜中含有大量的维生素 C。

(4)维生素 D:最低需要量尚难肯定,因皮肤形成维生素 D 的量变化较大。维生素 D 需要量还与钙、磷摄入量有关。当钙、磷量合适时,每日摄入维生素 D 100 IU 可预防维生素 D 缺乏病与促进生长。孕妇和胎儿的钙代谢与非孕妇女有较大差别。母亲为了保持骨骼吸收高水平钙,致使妊娠期对维生素 D 的需要量增加。此外,胎儿还要储存维生素 D,供出生后利用,因为新生儿一般较少接受阳光照射。妊娠期缺乏维生素 D,可出现于缺钙相同的表现,导致母亲骨质软化,胎儿及新生儿骨骼钙化障碍及牙齿发育缺陷,严重缺乏维生素 D,可引起先天性维生素 D 缺乏病。但是过量服用维生素 D 可引起婴儿高钙血症和维生素 D 中毒,甚至造成死亡。我国营养学会推荐孕妇每日膳食中维生素 D 供给量为 10 uGu(相当于 400IU),孕妇每日最好有 1~2 小时户外活动,照射阳光以增加维生素 D。鱼肝油中含有丰富的维生素 D。

(5)维生素E:随着妊娠进程,血清维生素E逐渐上升,妊娠晚期达到妊娠前的2倍,母血中维生素E含量高于脐血,而且随血脂浓度升高而升高。因此,有人认为妊娠期维生素E的需要量并无增加,在正常情况下,一般平衡膳食就能满足其需要,为了使胎儿储存一定量的维生素E,孕妇每日需多摄入2mg维生素E。我国营养学会推荐孕妇每日膳食中维生素E供给量为12mg。

(二)妊娠期需要的食品类型

1类:牛奶和奶制品。提供动物蛋白质、钙、脂肪、维生素A、维生素B类。

2类:肉、动物内脏、鱼、蛋。提供动物蛋白质、铁、脂肪、维生素B类。

3类:蔬菜水果。提供普通的糖、纤维、维生素C、胡萝卜素、叶酸、矿物质。

4类:粮食和其他系列食品(其中包括面包)、土豆和干菜。提供植物蛋白质、纤维、维生素B类、矿物质。

5类:添加脂肪、黄油、和鲜奶油。提供维生素A,人造黄油和食用油,提供主要的脂肪酸和维生素E。

6类:甜食、果酱、糖、汽水……是人体需要的能量来源。

7类:水和各种饮料。水是人体所需的唯一饮料。

(三)妊娠期的药膳

1.糯米山药粥——续断、杜仲、菟丝子、桑寄生各25克布包,水煮取汁,下糯米250克,捣碎的山药适量共煮粥。空腹食。功效:健脾补肾。主治:孕妇耳鸣,腰膝酸软,食欲差,大便稀软,夜尿次数频繁,孕后黑眼圈加重等;也适合孕前食用。

2.参芪粥——生黄芪30克、党参10克、黄精15克水煎取汁,入糯米250克煮粥。空腹食。功效:益气养血兼健脾。主治:孕妇脸色苍白或偏黄,头晕,动则心悸等;亦适合孕前食用。

3.阿胶养阴粥——麦冬、生地、首乌、黄精各15克水煎取汁,后入大米100克煮粥,再入捣碎的阿胶15克稍煮溶化。空腹食。功效:滋阴养血兼止血。主治:孕妇脸颊常潮红,手心、脚心热,口干咽燥等。

4.砂仁莲子粥——粳米100克、砂仁12克、莲子20克、生姜15克加水1000毫升,大火烧开后转小火煮粥。1剂/日,早、晚空腹食;连服3日。功效:和胃止呕。主治:妊娠呕吐。

5.半夏竹茹粥——姜半夏、五味子各10克,谷芽、莲子肉各15克,竹茹12克,布包,与粳米250克加水1000毫升,大火烧开后转小火煮粥。1剂/日,早、晚空腹食;连服3日。功效:和胃止呕。主治:妊娠呕吐。

6.生姜粥——生姜20克去皮,榨汁。大米100克加水煮粥。米粥成,入姜汁,食盐调味。随意食。功效:补脾和胃,止呕。主治:脾胃虚寒型妊娠呕吐。

7.姜糖芝麻饮——芝麻、红糖各250克,生姜汁5汤匙,同入锅炒焦,随时适量嚼食。1剂/日,连服3日。功效:温胃止呕。主治:妊娠呕吐,以呕吐清水为主。

8.半夏面片汤——制半夏10克,陈皮5克,鸡蛋1~2个,葱2根,面粉200克。制半夏烤干,研细末,与面粉混匀,水和成面团,切薄片;陈皮用水浸软,切丝;葱去须根,切葱花;生姜去皮,切丝。水煮熟面片后入陈皮丝、姜丝、葱花、鸡蛋、油盐调味。充膳食或随意食,1日内食完。功效:化痰湿,降逆止呕,芳香健胃。主治:痰湿内盛型妊娠呕吐。

9.紫苏生姜汤——鲜紫苏叶、生姜各6克,瘦猪肉100克。瘦猪肉切薄片,以盐、酱油、糖、生粉适量腌制;紫苏叶切细丝;生姜去皮,切细丝。水一碗置锅内,水沸,放肉片煮熟,加紫苏叶丝、生姜丝稍煮,调味成汤。佐膳。功效:行气宽中,和胃止呕。紫苏叶能促进消化液分泌,增强胃肠蠕动,有助于胃肠排气消胀,下气止呕。主治:脾虚气滞、肝胃不和型妊娠呕吐。

10.丁香蒸梨——梨1个挖去籽核,将丁香15克塞入梨内,密闭蒸熟,吃梨。1次/日,连服3日。功效:和胃止呕。主治:妊娠呕吐。

11.糖醋蛋——食醋60毫升,白糖30克,鸡蛋1个。食醋煮开后入白糖溶解,打入鸡蛋煮熟。1次/日,连服3日。功效:和胃止呕。主治:妊娠呕吐。

12.砂仁蒸鲫鱼——鲫鱼1条(约250克),砂仁(去壳)3克。鲫鱼去鳞、鳃、内脏,洗净,拭干鱼肚内水分。砂仁研粉,置鱼肚内,蒸熟。佐膳或随意食,1~2次/日。功效:健脾开胃,化浊止呕。主治:脾胃虚弱型妊娠呕吐。

摘自《《妇女保健新编》》

十一、孕妇用药宜忌

常言说"是药三分毒",只要是药都有毒副作用。所以,凡是用药都要注意剂量、适应症和禁忌证。尤其是孕妇用药更要慎重,因为很多药物都会透过胎盘屏障影响胎儿发育。因此,孕妇用药既要注意药物对胎儿的不良影响,又要顾及孕妇的身体健康。孕妇用药不当,既可能引起流产、早产,又可能导致胎儿先天畸形。为了保障母体的健康和胎儿的正常发育,孕妇必须慎重合理用药,注意用药宜忌。

(一)孕妇合理用药法《自我保健230法》

1.孕期一般的小病可用休息、多饮水、加强营养等办法调制,能不用药则不用药。

2.用药前要咨询医生,不要随便自行用药。即使是维生素类滥用也是有害的,而且孕期服用维生素类的剂量及服药时机也有具体要求。

3.不得已用药时应选择副作用小的药物,能局部用药就尽量不全身用药,以求最大限度地保护胎儿的正常发育,症状好转后即停药。

4.虽然整个妊娠期用药都要小心谨慎,但最关键的是早孕期间,即怀孕的前3个月内千万不要乱用药。因为此期间胎儿的主要器官正在逐渐发育成形,用药不当易导致胎儿畸形。

5.用药前必须咨询医生明确能不能用,怎样用。许多药物能透过胎盘屏障进入胎儿体内,影响胎儿发育,如甲硝唑、乙烯雌酚、利福平等药物。

6.有病应及时治疗,孕期用药慎重不等于有病不治。常用的较为安全的药物有抗菌消炎药中的青霉素、头孢氨苄类;抗病毒药中的中药制剂双黄连(用于感冒)及清热解毒口服液都可以用于孕妇。

(二)孕妇慎用及禁用的药物《常见病家庭诊治大全》

孕妇用药必须考虑到其对胎儿及本人的影响。一些药物能引起子宫收缩,造成流产、早产,使用时必须特别小心。尤其在妊娠6~11周中要严格识别如下三类药物:

1.**妊娠禁忌药**:①巴豆、牵牛子、斑蝥、铅粉、大戟、麝香、土牛膝、商陆、蜈蚣、蜥蜴、蜘蛛、衣鱼、砒石等属于此类。②桃仁、红花、乳香、没药、三棱、莪术、三七、延胡索、牛膝、五灵脂、水蛭、虻虫、土鳖、王不留行和中成药活络丸、跌打丸、三七片、麝香伤湿膏等都具有活血破瘀作用,应忌用或慎用,以免引起流产或早产。

2.**妊娠慎用药**:附子、乌头、生大黄、芝硝、甘遂、芫三棱、生南星、凌霄花、刘寄奴、马鞭草、皂角刺、生五灵脂、穿山甲、射干、雄黄、硼砂、生半夏、常山、鬼箭羽、冬葵子、麻黄、天雄、水蛭、莪术、薏苡仁等属此列。

3.**避免单独使用的药物**:当归尾、红花、桃仁、蒲黄、苏木、郁金、枳实、槟榔、厚朴、川椒、吕蓣苈子、牛黄、木通、滑石、肉桂、丹皮、茜草根、龟板、鳖甲、代赭石等属于这一范围。

4.西药硫酸镁、硫酸钠和中药大黄、芒硝、番泻叶、大戟、甘遂、芫花、商陆、巴豆、牵牛子等都具有强烈的泻下作用,应忌用或慎用,以免引起流产或早产。

5.对胎儿有害的药物有磺胺、奎宁、链霉素、卡那霉素(损伤听神经,引起耳聋和肾脏损害)、四环素(使骨骼发育障碍、牙齿变黄)、氯霉素(破坏骨髓造血机能)、水杨酸制剂(致神经系统、肾脏、骨骼畸形)、巴比妥类(致鼻孔连通、指趾短小)、各种激素和抗癌药(致畸形、死胎),孕妇都必须忌用或慎用。

(三)孕妇作针灸应注意的问题《常见病家庭诊治大全》

针灸治疗同药物一样,在孕妇身上也存在着一定的禁忌。一般来说,怀孕三个月以内者,下腹部忌用各种针、灸方法和拔罐法,以免伤及子宫内的胚胎组织。怀孕三个月以上者,上腹部和腰骶部也不宜施行各种针、灸方法和拔罐法,以免伤及胎儿或引起流产、早产。

对有习惯性流产史的孕妇，不宜针灸那些容易引起子宫收缩的穴位，这些穴位有合谷、三阴交、肩井、昆仑、至阴等。必须取用上述穴位治疗某些疾病时，也应该用指针轻轻按压或用皮肤针轻轻叩刺，切忌重按、重叩，以免引起流产或早产。

(四)孕妇药忌歌：《妇人大全良方》

孕妇药忌歌

蚖斑水蛭地胆虫，乌头附子配天雄。
蹲螋野葛螵蛸类，乌啄侧子及虻虫。
牛黄水银并巴豆，大戟蛇蜕及蜈蚣。
牛膝藜芦并薏苡，金石锡粉及雌黄。
牙硝芒硝牡丹桂，蜥蝎飞生及䗪虫。
代赭蚱蝉胡粉麝，芫花薇衔草三棱。
槐子牵牛并皂角，桃仁蛴螬和茅根。
党根硇砂与干漆，亭长波流茵草中。
瞿麦茼茹蟹爪甲，蜩皮赤箭赤头红。
马刀石蚕衣鱼等，半夏南星通草同。
干姜蒜鸡及鸡子，驴肉兔肉不须供。
切忌妇人产前忌，此歌宜记在心胸。

摘自《常见病家庭诊治大全》、《自我保健230法》

十二、孕妇的宜忌

孕妇吸收任何物质到自己的体内，都会对腹中孕育着的小生命产生影响。例如，她吃的食物给她和胎儿都带来营养，孕妇吸收的有害物质也会给胎儿带来毒害。关于孕妇摄取食物及其他各种物质对她和胎儿会发生什么影响，已有大量的研究成果问世。因此，孕妇一定要注意自己的物质和精神宜忌，以确保胎儿的正常发育和健康。

(一)孕妇不宜饮酒。酒的主要成分是酒精，酒精对胎儿的生长发育有着极大的危害性。孕妇经常少量饮酒可使胎儿发育缓慢，出生后体重轻，智力低下；大量饮酒可使胎儿酒精中毒，生下来的孩子发育不良、痴呆、精神运动障碍和畸形。典型的畸形状态是：头小、前额突起、眼小、斜视、鼻梁短而下陷、上唇内缩、搧风耳，以及先天性心脏病、肢体畸形改变。

胎儿酒精中毒与孕妇饮酒的时间和多少有关。越在妊娠早期，危害也就越大；饮酒量越多，致畸作用也就越明显。据法国医学家的统计，孕期酗酒所生婴儿的畸形率比不饮酒孕妇所生婴儿的畸形率高出两倍多。

再者，酒为辛辣之品，刺激肠道能导致便秘；使血管扩张、盆腔充血，引起流产或早产。孕期饮酒没有"安全期"，也没有"安全剂量"。有饮酒嗜好的孕妇，为了自己，为了孩子，为了家庭，为了社会，应戒除饮酒贪杯的习惯。

(二)孕妇不宜抽烟。胎儿在子宫内通过胎盘从母体血液中获得氧气和营养物质，当孕妇抽烟时，烟中的尼古丁、一氧化碳和其他有害物质即发生作用。

孕妇抽烟容易患妊娠中毒症，同时威胁着母亲和胎儿两条生命。吸烟使孕妇血液中一氧化碳浓度增高，含氧量必然下降；尼古丁使胎盘血管收缩，供给胎儿的氧气也减少了。这些因素都足以使胎儿发育迟缓、体重不足，甚至导致胎儿畸形、流产、早产及死亡。

调查资料表明，新生儿低体重（不足250克）在不吸烟的产妇中占4.7%，在每日吸烟一包以内的孕妇中占7.7%，在每日吸烟一包以上的孕妇中竟占12%。吸烟孕妇胎儿致畸率（主要是先天性心脏病）是不吸烟者的两倍；引起流产和早产率比不吸烟者高出2~3倍。

必须提及的是，如果孕妇不吸烟，但在其周围经常有人吸烟，对孕妇和胎儿也是一种间接伤害，也应该加以制止或予以回避。

(三)孕妇应严忌毒品。大麻对胎儿有暂时性的影响，但其危害尚未弄清；而母亲吸入大量的海洛因、可卡因、摇头丸之类的毒品，对胎儿是极其有害的。如果母亲吸毒成瘾，孩子生下来也可能嗜毒，并且会罹患精神萎靡症，好似成年人突然戒毒的那种症状，如呵欠连天、淌眼泪、唾液流淌不止等等。其他药品，包括那些无需处方就能从药店购得的药品，也会对胎儿带来不可忽视的影响。任何一个孕妇，在未征得医生许可的情况下，是不应当擅自服用任何药物的。

(四)孕妇的食忌

1.[唐]孙思邈在《药王千金方·卷第二·妇人方上》中曰："儿在胎，日月未满，阴阳未备，脏胕骨节皆未成足，故自初讫于将产，饮食居处，皆有禁忌。

妊娠食羊肝，令子多厄。

妊娠食山羊肉，令子多病。

妊娠食驴马肉，延月。

妊娠食骡肉，产难。

妊娠食兔肉、犬肉，令子无音声并缺唇。

妊娠食鸡子及干鲤鱼，令子多疮。

妊娠食鸡肉、糯米，令子多寸白虫。

妊娠食椹并鸭子，令子倒出，心寒。

妊娠食雀肉并豆酱，令子满面多干曾黑子。

妊娠食雀肉、饮酒，令子心淫情乱，不畏羞耻。

妊娠食鳖，令子项短。

妊娠食冰浆，绝胎。

妊娠勿向非常地大小便，必半产杀人。"

2.[宋]陈自明在《妇人大全良方·卷十一·食忌论》中曰："一受孕之后，不可食之物，切宜忌食。非伪又感动胎气之戒，然于物理，亦有厌忌者。设或不能戒忌，非物延月难产，亦能令儿颇形母殒，不可戒哉。

食鸡肉、糯米合食，令子生寸白虫。

食羊肝，令子生多厄。

食鲤鱼鲶及鸡子，令儿成疳多疮。

食犬肉，令子无声音。

食兔肉，令子缺唇。盖兔乃不雄而孕，生子则口中吐出，是以忌焉。

鸭子与桑椹同食，令子倒生心寒。

食鳖，令子项短及损胎。

雀肉合豆酱食之，令子面生干曾黑子。

食豆酱，合藿食之，堕胎。

食雀肉，令子不耻多淫。

食山羊肉，令子多病。

食子姜，令子多指，生疮。

食螃蟹，令子横生。

食蛤蟆、鳝鱼，令儿喑哑。

食驴、骡、马肉，延月难产。

如此之类，无不验者，则知圣人胎教之法，岂非虑有自其然乎！"

3.[明]万全在《妇人秘科·养胎》中曰："妇人受胎之后，最宜调饮食，淡滋味，避寒暑，常得清纯和平之气，以养其胎，则胎元完固，产子无疾。……多食酸则伤肝，多食苦则伤心，多食甘则伤脾，多食辛则伤肺，多食咸则伤肾，随其食物，伤其脏气，血气筋骨失其所养，子病自此生矣。"

（五）孕妇须保持心情舒畅。孕妇不仅在生理上会发生很大变化，在精神和心理上也会发生一些变化。有些孕妇因缺乏知识，对怀孕顾虑重重，对分娩提心吊胆。须知，怀孕期间心情不舒畅，忧愁、苦闷、紧张、焦虑、惊恐不安等，对胎儿的生长发育都是很有害的，甚至对婴儿出生后的情绪也能产生不良影响。

孕期过于忧愁、焦虑和恐惧，会因胎儿发育不良或子宫的收缩而流产、早产；不良的精神状态也可造成分娩时子宫收缩无力或收缩不协调，从而使产程延长、滞产、难产。产妇心情紧张、惧怕产疼、顾虑自己和胎儿会发生意外，就是当今剖腹产率增高的一个重要因素。

调查资料表明：妊娠7～10周孕妇情绪过度不安，可能导致胎儿出现兔唇或腭裂；妊娠后期，孕妇如果过度忧伤、紧张、恐惧，可造成胎儿宫内死亡；或者婴儿出生后也常常会躁动不安、喜欢哭闹、易受惊吓，对环境的适应性也比别的孩子差。

《妇人秘科·养胎》曰："受胎之后，喜怒哀乐莫敢不慎。盖过喜则伤心而气散，怒则伤肝而气上，思则伤脾而气郁，忧则伤肺而气结，恐则伤肾而气下，母气既伤，子气应之，未有不伤者也。其母伤则胎易堕，其子伤则脏气不和，病斯多矣。盲聋、音哑、痴呆、癫痫，皆禀受不正之故也。"

研究人员发现，孕妇发怒影响胎儿心脏的发育。由于发怒会对婴儿带来健康风险，因此，控制自己的情绪对孕妇尤其重要。

因此，孕妇一定要注意调整好自己的心态，正确对待妊娠期的生理和心理变化，始终保持心情舒畅，以利于自己和胎儿的健康。

总之，孕妇在日常生活中必须谨慎从事。《妇人秘科·养胎》指出："妇人受胎之后，凡行立坐卧俱不宜久，久则筋骨肌肤受伤，子在腹中，气通于母，必有伤者。如恣情交合，子生下头上有白膜滞腻如胶，俗呼'戴白生'者，亦母相通之一验矣。妇人怀胎睡卧之处，要人护从，不可独寝，邪气易侵，虚险之处不可往来，恐其堕跌。"

摘自《常见病家庭诊治大全》、《药王千金方》、《妇人秘科》、《妇人大全良方》

十三、为什么说盲目保胎不好

妊娠早期（3个月之内）如见腰酸、腹痛、阴道流血，就预示着有发生流产的可能。遇到这种情况，几乎所有的孕妇都常常主动投医，积极保胎，希望继续妊娠。

但是，从优生的角度来看，盲目保胎是不好的。因为在一般情况下胚胎发育不良才容易流产，而发育良好的胚胎是不大容易流产的。在流产物的检查中，至少有一半以上的胚胎是发育不良的，或者存在染色体异常。

常用保胎西药对胎儿发育也有一定的危害，如雌激素保胎，女婴多有阴道腺病；黄体酮保胎，男婴时见尿道下裂。

盲目保胎有时还容易延误葡萄胎、宫外孕等病情，危害孕妇健康。所以，为保证优生，对属于跌打损伤引起的流产，可以采取相应的保胎措施（最好用中草药保胎）。对其它不明原因的流产，不妨听其自然，卧床休息后症状消失，妊娠可以继续；症状加重或经检查证实胚胎发育不良，则不应勉强保胎。

摘自《常见病家庭诊治大全》

十四、怎样推算预产期

俗话说："十月怀胎，一朝分娩"。实际上，大多数孕妇妊娠九个多月（280天左右）就分娩了。那么，孕妇该怎样来推算自己的预产期呢？方法很简单，只要记住怀孕之前，末次来月经的日期，在月的数字上加9或减3，在日的数字上加7就行了（如以阴历算，则日期加14）。例如末次月经是1月30日，月加9，日加7就是10月37日（即11月6日或11月7日）；如末次月经是7月8日，月减3，日加7就是4月15日（第二年的）。其它均可依此类推。

推算出预产期，就会心中有数，临近分娩之

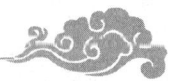

日就会提前做好待产准备，也会不慌不忙地准备好分娩时和生产后所需要的物品，这样才不致于临产时手忙脚乱、引起麻烦。

摘自《常见病家庭诊治大全》

十五、注重胎教大有益处

所谓胎教，是指在妊娠期间为有利于胎儿在母体内的生长发育而对母子精神、饮食、生活等方面所采取的有利措施，以便使母子的身心都得到健康的发展。妇女孕期胎儿虽无健全的心理，但亦初具感知、记忆、情感等活动，能接受母体及外界传来的信息，并得到感化。母亲的言行情感是外因，通过胎儿本身内在的因素而起作用，故母亲是胎教的条件，在某种情况下可以说，胎儿是胎教的产物。胎教的内容很广，包括有情志调养、调和饮食、勿过饮酒、药物禁忌、节制房事、言行完美、外象内感、起居适宜、慎避寒暑、劳逸有度、重视遗传、择优婚配、定期检查等。诸如《千金要方·养胎论》曰："调饮食、舒服饰、慎起居、适寒温、调心神、重胎教、忌房事、慎酒药、疗母疾、祛劣胎。"又如《幼幼集成》曰："胎婴在腹，与母同呼吸共安危，而母之饥饱劳逸、喜怒惊恐、饮食寒温、起居慎肆，莫不相互休戚。"总之，古代胎教说重视孕妇的思想、言行、视听、生活等足以影响胎儿，后果深远，目前胎教学说也愈来愈为现代医学所重视，成为提高人口素质、繁荣民族的一个重要手段。《实用中医大全》

（一）胎教的意义。"让你的孩子赢在起跑线上"，这是一句非常有感召力的教育口号。究竟孩子的起跑线在哪里呢？是刚出生？幼儿园？还是小学？是胎教，让你的孩子真正赢在起跑线上。

每个父母都希望自己的孩子聪明、健康，但是，怎样才能使孩子聪明、健康，应该从何时开始对孩子进行培养呢？研究表明：对孩子的培养要从胎儿开始，这就是所谓的胎教。生活于子宫内的胎儿能接受教育吗？对胎儿施行胎教是在了解到胎儿在宫内有良好感觉的基础上进行的。随着妊娠的进展，胎儿发育长大，眼睛、耳朵等器官逐渐发育成熟，视觉、听觉及触觉的敏感性都增强了。当在子宫外用声音，或强光照射，或用手推动胎儿时,就会发现胎动增加、胎心增快。刺激的强弱不同,胎动、胎心的反应也不同。因此,有人给孕妇听音乐,优美协调的旋律,可使胎儿在宫内舒适平静,这样会有利于胎儿的生长,有利于胎儿性格的培养。此外,孕妇的情绪和心理状态,也会影响全身的内分泌系统,可以间接地影响胎儿。如孕妇暴怒、惊吓可使心跳加快,也会造成胎儿在宫内不安;而孕妇处于愉快、和谐的情况时,胎儿的内分泌系统也处于稳定的状态,有利于胎儿神经系统的发育。

由于上述观察结果,有人录制优美的音乐磁带,每天放给孕妇听,不仅陶冶了孕妇自己的情操,也为胎儿创造了舒适的宫内环境。孕妇及其丈夫进行产前学习,可以对妊娠、临产、分娩的知识有更好的了解,丈夫能更加体贴怀孕的妻子,使家庭生活协调、和美。给胎儿的大脑形成良好的刺激,为以后的发育打下良好的基础。(《现代育儿新书》)

(二)胎教的方法。 怀孕26周左右,胎儿的条件反射基本上已经形成。在此前后,科学地、适度地给予早期人为干预,可以使胎儿各感觉器官在众多的良性信号刺激下,功能发育得更加完善,同时还能起到发掘胎儿心理潜能的积极作用,为出生后的早期教育奠定基础。因此,怀孕中期正是开展胎教的最佳时期,万万不可错过。目前,国内外广泛采用的胎教措施主要有以下几种:

1. 音乐胎教法,主要是以音波刺激胎儿听觉器官的神经功能;
2. 对话胎教法;
3. 抚摸胎教法;
4. 触压拍打胎教法;
5. 光照胎教法,但要记住,切忌强光以及过度刺激子宫,一旦胎儿出现踢蹬不安时,应立即停止刺激,以免发生意外。胎教的方法多种多样,可根据自己的情况选择适合自己的方式。

宁静的心情是最好的胎教。胎教的音乐声音不能大,更不能放在肚皮上让孩子去听,母亲听到了,孩子自然就能听到。怀孕期间可经常给胎儿听舒缓、轻柔的胎教磁带,每天还可给胎儿听半小时的佛家唱经磁带。在聆听的过程中,将您的期盼在心里默默地讲给孩子,把这种良好信息不断地传递给孩子。这样,孩子出生后就可以聪明、健康、活泼,比较好带。(《女人健康锦囊》)

(三)胎教的沿革。 胎教是一个既古老又年轻的课题。几千年前祖国医学中即有胎教的记载。在《黄帝内经》、《千金要方》、《列女传》中多次提出养胎、护胎的知识,以后断断续续直至清朝末期。这些记载中主要的精神认为胎儿在母体中能接受孕妇言行的感化,所以,孕妇必须谨守礼仪,给胎儿良好的熏陶。随着西方医学的传入,胎教被认为是唯心的,而被遗弃。到了20世纪70年代,医学科学的发展,使人们能通过各种仪器,对胎儿在宫内的活动和反应进行动态观察。国内外大量科学研究已证明胎儿在子宫腔内是有感觉、有意识、能获得的一个"小人",能对外界的触、声、光等刺激发生反应。孕妇在思维和联想时所产生的神经递质,也能传入胎儿脑部,给胎儿脑神经细胞发育创造一个相似的递质环境。这些研究结果为胎教奠定了理论基础,促进了胎教的发展,并受到国内外普遍重视,其中心内容是注意在孕期调节和控制母体的内外环境,维护身心健康,避免不良刺激。从妊娠4个月起通过音乐、语言、抚摸等,主动地给胎儿有益的各种信息刺激,以促进胎儿的身心健康和智力发育。(《妇女保健新编》)

(四)古人论胎教

1. [汉]王充:《论衡·卷二·命义》胎教曰:"性命在本,故礼有胎教之法;子在身时,席不正不坐,割不正不食,非正色目不视,非正声耳不听。及长,置以贤师良傅,教君臣父子之道,贤不肖在此时矣。受气时,母不谨慎,心妄虑邪,则子长大,狂悖不善,行体丑恶。"

2. [唐]孙思邈:《千金要方·卷二·养胎》胎教曰:"旧说凡受胎三月,逐物变化,禀质未定。故妊娠三月,欲得观犀象猛兽、珠玉宝物,欲得见贤人君子、盛德大师,观礼乐、钟鼓、俎豆、军旅陈设,焚烧名香,口诵诗书、古今箴诫,居处简静,割不正不食,席不正不坐,弹琴瑟,调心神,和情性,节嗜欲,庶事清静,生子皆良,长寿忠孝,仁义聪惠,无疾。斯盖文王胎教者也。"

3.《洞玄子》胎教曰："凡女怀孕之后,须行善事,勿视恶色,勿听恶语,省淫欲,勿咒诅,勿骂詈,勿惊恐,勿劳倦,勿妄语,勿忧愁,……遂令男女如是聪明智慧,忠真贞良,所谓胎教者也。"

4.[明]万全:《育婴家秘·胎养以保其真·妊子论》胎教云:"夫至精才化,一气方凝,始受胞胎,渐成形质。子在腹中,随母听闻。自妊之后,则须行坐端严,性情和悦,常处静处,多听美言,令人诵读诗书,陈说礼乐,耳不闻非言,目不观恶事。如此则生男女福寿敦厚,忠教贤明;不然则生男女多鄙贱不寿而愚顽,此所谓因外象而内感也。昔太妊怀文王,耳不听恶声,目不视恶色,口不出恶言,世传胎教之道,此之谓也。"

5.[汉]刘向:《古列女传·卷一·母仪传·周室三母》太任胎教曰:"太任,文王之母,挚任氏之仲女也,王季娶以为妃。太任之性,端一诚庄,惟德之行。及其娠文王,目不视恶色,耳不听淫声,口不出敖言,生文王而明圣,太任教之以一而识百,卒为周宗。君子谓太任为能胎教。

古者妇人妊子,寝不侧,坐不边,立不跸,不食邪味,割不正不食,席不正不坐,目不视邪色,耳不听淫声,夜则令瞽诵诗,道正事。如此,则生子形容端庄,才过人矣。

放妊子之时,必慎所感。感于善则善,感于恶则恶。人生而肖万物者,皆其母感于物,故形音肖之。文王母可谓知肖化矣。"

6.周后胎教曰:"周妃后妊成王于身,立而不跛,坐而不差,笑而不喧,独处不倨,虽怒不骂,胎教之谓也。成王生,仁者养之,孝者襁之,四贤傍之。成王有知,而选太公为师,周公为傅,前有与计而后有与虑也。是以封于泰山,而禅于梁父,朝诸侯,一天下。由此观之,主左右不可不练也。"

7.《叶氏竹林女科·母孕宁静,子性和顺》胎教云:"宁静即养胎,盖气血调和则胎安,气逆则致病,恼怒则气闭塞,肝气冲逆则呕吐衄血。……欲生好子者,必先养其气,气得其养,则子性和顺,无乖戾之习。"

(五)科学看胎教。要积极胎教,但也不可过分迷信胎教。科学告诉我们,当受精卵到子宫安家落户之时,上辈的智力遗传基因早已稳固地传给了胎儿,所有的生物遗传基因,包括胎儿各器官系统结构功能以及智力水平,都已贮存于DNA的核苷酸链上,基因再按照严格的遗传密码进行自我复制,从而使后代表现出与亲代相似的各种性状。不会像人们想象那样,让胎儿听听音乐就会改变遗传密码,成为音乐天才。法国研究人员认为,亲近大自然,从自然中吸取各种美好的声音、颜色、图像、艺术等,就是最好的胎教。

其实,从怀孕之日起每个家庭已经在不知不觉中开始了胎教,这包括夫妇双方对新生命的渴望,对饮食、起居的安排与调整。不妨放松心情,于工作学习过程中给腹中胎儿一个宽松融洽的生长环境,这就是最好的胎教。

摘自《《妇女保健新编》、《女人健康锦囊》、《实用中医大全》等)

十六、为何有的夫妇怀不上孩子

(一)妇人不孕的原因。医学上称经过一年以上正常夫妻生活而未能妊娠的情况为"不孕症"。从未妊娠的称为原发不孕,曾有过妊娠而后又不孕的称为继发不孕。因某些无法纠正的原因而发生不孕的称为绝对不孕,有纠正可能的称为相对不孕。

怀孕的必要条件是:夫妇双方都要有发育正常且功能正常的生殖器官。男方要能生成正常的精子,能进行正常性交,把精子送入妻子阴道内;女方要能正常排卵,输卵管功能正常,生殖道正常,使精子能顺利进入输卵管内。

不孕的原因中,女性因素占60%:①卵巢无排卵或排卵障碍;②输卵管阻塞或功能障碍;③子宫肌瘤、肌腺症,内膜炎、结核、内膜息肉、损伤、内膜功能不良等导致卵着床障碍;④宫颈管炎,宫颈黏液异常,抗精子抗体等阻碍精子运行;外阴、阴道发育异常使性交障碍,阴道炎影响精子功能;⑤免疫抗体阻碍受精和孕卵着床。男性因素占30%:①生精障碍(少精、无精、死精);②输精障碍(输精管阻塞、逆行射精);③性功能障碍(勃起障碍、不射精);④免疫因素(抗精子抗体使精液自凝)。男女双方因素占10%。在不孕夫妻中约有30%查不到明确病因,有人称之为

"功能性不孕",其中可能有缺乏性生活基本常识,缺乏生殖生理等方面基本知识等因素,也有盼子心切精神过度紧张而导致的"心理性不孕"。

因此,如未避孕,正常夫妻生活一年未孕即可着手查找原因,特别是女性大龄的夫妇。"怀不上孩子"时,男方存在问题的几率也不少,男方应主动先行检查。查精液是一件很简单的事,同时也能彰显大丈夫的风度,别自己心里没什么底,先把事说到媳妇身上。能吃、能喝、能干的男人、女人不一定都能生孩子。"婚检"未发现问题,不等于怀孩子没问题。如果月经不正常,排卵障碍的可能性大;月经很正常则输卵管障碍可能性大。如果生过小孩、做过流产、得过宫外孕、上过环的输卵管、子宫因素可能性大。

(二)古人论妇人不孕。[清]萧埙:《女科经论》指出,妇人不孕的因素有以下几个方面。

1. 妇人无子属冲任不足肾气虚寒。《圣济总录》曰:妇人所以无子,由冲任不足,肾气虚寒故也。《内经》谓女子二七天癸至,任脉通,太冲脉盛,阴阳和,故能有子。若冲任不足,肾气虚寒,不能系胞,故令无子。亦有本于夫病妇疢者,当原所因调之。

2. 妇人不孕属风寒袭于子宫。缪仲淳曰:女子系胞于肾及心胞络,皆阴脏也。虚则风寒乘袭子宫,则绝孕无子。非得温暖药,则无以去风寒而资化育之妙,惟用辛温剂,加引经至下焦,走肾及心胞,散风寒,暖子宫为要也。

3. 妇人不孕属冲任伏热真阴不足。朱丹溪曰:妇人久无子者,冲任脉中伏热也。夫不孕由于血少,血少则热,其原必起于真阴不足,真阴不足则阳胜而内热,内热则荣血枯,故不孕。益阴除热则血旺易孕矣。《脉诀》曰:血旺易胎,气旺难孕是也。

4. 妇人不孕属阴虚火旺不能摄精血。缪仲淳曰:女子血海虚寒而不孕者,诚用暖药。但妇人不孕,亦有阴虚火旺,不能摄受精血,又不可纯用辛温药矣。

5. 妇人不孕属血少不能摄精。朱丹溪曰:人之育胎,阳精之施也,阴血能摄之。精成其子,血成其胞,胎孕乃成。今妇人无子,率由血少不足以摄精也。血少固非一端,然欲得子者,必须补其精血,使无亏欠,乃可成胎孕。若泛用秦桂丸之剂熏戕脏腑,血气沸腾,祸不旋踵矣。又曰:瘦弱妇人性躁多火,经水不调,不能成胎,以子宫干涩无血,不能摄受精血故也。益水养阴,宜大五补丸、增损三才丸加减,以养血主之。东垣有六味丸,补妇人有阴血不足无子,服之能胎孕。

6. 妇人不孕戒服秦桂丸热药论。朱丹溪曰:无子之因多起于妇人,医者不求其起因于何处,遍阅古方,惟秦桂丸,用温热药,人甘受燔灼之祸而不悔,何也?或曰:春气温和则万物发生,冬气寒冽则万物消阴,非秦桂温热,何以得子脏温暖成胎?予曰:妇人和平,则乐有子。和则气血匀,平则阴阳不争。久则口苦而干。阴阳不平,血气不和,病反蜂起,以秦桂丸耗损真阴故也,戒之。

按:秦桂丸为妇人子宫虚寒积冷不孕者设,若血虚火旺,真阴不足,不能摄精者服之,则阴血反耗而躁热助邪矣。 慎斋按:以上六条,序妇人不孕有虚寒、伏热、肾虚、血少,为不足之病也。

7. 妇人不孕属于实痰。张子和曰:有妇人年三十四,梦与鬼交,及见神堂阴司,舟楫桥梁,如此一十五年,竟无妊娠,此阳火盛于上,阴水盛于下。见鬼神者阴之灵,神堂者阴之所,舟楫桥梁,水之用,两手寸脉皆沉而伏,知胸中有实痰也。凡三涌、三泄、三汗,不旬日而无梦,一月而有娠。

8. 妇人不孕属脂膜闭塞子宫。朱丹溪曰:妇人肥盛者,多不能孕育,以身中有脂膜闭塞子宫,致经事不行。瘦弱妇人不能孕育,以子宫无血,精气不聚故也。肥人无子,宜先服二陈汤,四物去生地加香附,久服之,丸更妙。

9. 妇人不孕属湿痰闭子宫。朱丹溪曰:肥盛妇人,禀受甚厚,恣于酒食,经水不调,不能成孕,以躯脂满溢,湿痰闭塞子宫故也。宜燥湿、去痰、行气,二陈加木香、二术、香附、芎归,或导痰汤。

10. 妇人不孕属于积血。陈良甫:妇人有全不产育,及二三十年断绝者,荡胞汤主之,日三服,夜一服,温覆汗。必下积血及冷赤脓,如豆汁。力弱大困者,一二服止。

11. 妇人不孕分肥瘦有痰与火之别。何松庵曰：有肥白妇人不能成胎者，或痰滞血海，子宫虚冷，不能摄精，尺脉沉滑而迟者，当温其子宫，补中气、消痰为主。有瘦弱妇人不能成胎者，或内热多火，子宫血枯，不能凝精，尺脉洪数而浮者，当滋阴降火，顺气养血为主。

慎斋按：以上五条，序妇人不孕有痰饮、积血、脂膜，为实邪有余之病也。

12. 妇人不孕病情不一论。薛立斋曰：妇人不孕，亦有六淫七情之邪伤冲任，或宿疾淹留，传遗脏腑，或子宫虚冷，或气旺血衰，或血中伏热，又有脾胃虚损，不能荣养冲任。更当审男子形质何如。有肾虚精弱，不能融育成胎；有禀赋原弱，气虚血损；有嗜欲无度，阴精衰惫。各当求原而治，至大要则当审男女尺脉。若右尺脉细，或虚大无力，用八味丸；左尺洪大，按之无力，用六味丸；两尺俱微细或浮大，用十补丸。若误用辛热燥血，不惟无益，反受其害矣。

慎斋按：以上十二条，序妇人不孕之理，兼男女病情而论之也。

摘自《〈女人健康锦囊〉、〈女科经论〉》

十七、不孕和不育不是一回事

（一）**不孕和不育的区别**。不孕是怀孕障碍；不育是有些人很容易怀孕，但却未能生育过活婴儿，大多数是反复流产或早产，也有的曾发生过死胎。遭遇这样经历的人对怀孕成功的期盼和对再次妊娠半途而废的恐惧互相交织，其心理上和身体上遭受的苦痛，与不孕者相比，有过之而无不及。

（二）**古人论不孕的原因**

1. [清]陈士铎：《石室秘录·子嗣论》不孕诸因："人生子嗣，虽曰天命，岂非人事哉？有男子不能生子者，有女子不能生子者。男子不能生子，有六病；女子不能生子，有十病。

六病维何？一精寒也，一气衰也，一痰多也，一相火盛也，一精少也，一气郁也。精寒者，肾中之精寒，虽射入子宫，而女子胎胞不纳，不一月而即堕矣。气衰者，阳气衰也。气衰则不能久战，以动女子之欢心，男精已泄，而女精未交，何能生物乎？精少者，虽能射而精必衰薄，胞胎之口大张，细小入何能餍足？故随入而随出矣。痰多

者，湿也。多湿则精不纯，夹杂之精，纵然生子，必然夭丧。相火盛者，过于久战，女精已过，而男精未施，及男精既施，而女兴已寝，又安能生育哉？气郁者，乃肝气抑塞，不能生心包之火，则怀抱忧愁，而阳事因之不振，或临炉而兴已阑，或对垒而戈忽倒，女子之春思正浓，而男子之浩叹顿起，则风景萧条，房帏岑寂，柴米之心难忘，调笑之言绝少，又何能种玉于蓝田，毓麟于兰室哉！故精寒者温其火，气衰者补其气，痰多者消其痰，火盛者补其水，精少者添其精，气郁者舒其气，则男子无子者可以有子，不可徒补其相火也。

十病维何？一胞胎冷也，一脾胃寒也，一带脉急也，一肝气郁也，一痰气盛也，一相火旺也，一肾水衰也，一任督病也，一膀胱气化不行也，一气血虚而不能摄也。胞胎之脉，所以受物者也。暖则生物，而冷则杀物矣。纵男子精热而射入之，又安能茹之而不吐乎？脾胃虚寒，则带脉之间必然无力，精即射入于胞胎，又安能胜任乎？带脉宜迟不宜急，带脉急者由于腰脐之不利也。腰脐不利，则胞胎无力，又安能载物乎？肝气忧则心境不舒，何能为欢于床第？痰气盛者，必肥妇也。毋论身肥则下体过胖，子宫缩入，难以受精，即或男子甚健，鼓勇而战，射精直入，而湿由膀胱，必有泛滥之虞。相火旺者，则过于焚烧，焦干之地，又苦草木之难生。肾水衰者，则子宫燥涸，禾苗无雨露之润，亦成萎黄，必有堕胎之叹。任督之间倘有疝瘕之症，则精不能施，因外有所障也。膀胱与胞胎相近，倘气化不行，则水湿之气必且渗入于胞胎而不能受妊矣。女子怀胎，必气血足而后能养。倘气虚则阳衰，血虚则阴衰，气血双虚则胞胎下坠而不能升举，小产之不能免也。故胞胎冷者温之，脾胃寒者暖之，带脉急者缓之，肝气郁者开之，痰气盛者消之，相火旺者平之，肾水衰者补之，任督病者除之，膀胱气化不行者助其肾气，气血不能摄胎者益其气血，则女子无子者亦可以有子，而不可徒治其胞胎也。"

2. [明]张介宾：《景岳全书·卷三十九·子嗣类·宜麟策·男病》不孕诸因曰："疾病之关于胎孕者，男子则在精，女人则在血，无非不足而然。凡男子之不足，则有精滑、精清、精冷者，及

临事不坚,或流而不泄者,或梦遗频数,或便浊淋涩者。或好色以致阴虚,阴虚则腰背痛惫;或好男风以致阳极,阳极则亢而亡阴;或过于强固,强固则胜败不洽;或素患阴疝,阴疝则肝肾乖离。此外或以阳衰,阳衰则多寒;或以阴虚,阴虚则多热。若此者,是皆男子之病,不得尽诿之妇人也。倘知其由,而宜治则治之,宜反则反之,必先其在我,而后及妇人,则事无不济矣。"

3.[隋]巢元方:《巢氏诸病源候论·卷三·虚劳无子候》不孕诸因曰:"丈夫无子者,其精清如水,冷如冰铁,皆为无子之候。又泄精、精射不出、但聚于阴头,亦无子。无此之候,皆有子。……男子脉得微弱而涩,为无子,精气清冷也。"

(三)不育的一些原因。 凡妊娠不足 28 周,妊娠终止,胎儿排出后无生存可能,称为流产。连续发生自然流产 3 次或 3 次以上,原称为习惯性流产,现称为反复自然流产。反复流产是不育的主要原因,其原因包括:

(1)夫妇或胚胎染色体异常;(2)子宫异常:子宫畸形、宫颈功能不全、宫腔粘连、子宫血管异常、子宫肌瘤或肌腺症;(3)内分泌因素:黄体功能不全、多囊卵巢综合征、子宫内膜异位症、糖尿病、甲亢或甲低;(4)免疫因素:血型不合和其他自身抗体异常;(5)感染因素:细菌、病毒、支原体、衣原体等;(6)母体全身性疾病;(7)父体精液异常;(8)原因不明。

对反复自然流产者应进行再孕前和孕后的病因检查和针对病因的治疗,其中染色体异常尚无有效的治疗方法。

(四)正确对待不孕和不育。 焦虑、抑郁、烦恼、愤怒、负罪和挫折感是不孕症患者普遍存在的不良心理和情绪状态。医学理论认为,由大脑结构和功能所实现的人的心理活动,影响着机体的一切生理过程。有意识或无意识的心理活动,如情感、感知、思维、想象等因素都能影响机体的内部平衡、适应能力和健康。

临床观察和研究发现心理因素及个体特征也是不孕不育的重要原因,恐惧、忧虑、紧张情绪可引起男方性功能障碍和精液异常,女方排卵障碍甚至输卵管功能障碍。

中医理论中有"因郁而致病"、"因病而致郁"的辩证论述,肯定了消极情绪使身体器官功能发生变化导致疾病,反之,身体疾病也常伴有情绪变化使病情加重,病程延长。不孕不育病人如对病情、治疗手段、转归可能没有正确的认识,而抱着对疾病的各种错误概念、矛盾思想和不符合现实的期望而紧张、烦躁、无耐心、无信心、轻微的病症也会变得复杂化,使治疗难以奏效。

要正确对待不孕和不育问题,怀孕不顺利,查到毛病耐心治,没查到毛病耐心等。不孕和不育不是罪,要破除"不孝有三无后为大"的封建观念。不孕不育是夫妻两人的事,无论是其中一人还是两人有问题,最好从一开始就夫妻同治,共同分担治疗压力,彼此安慰鼓励,一起正确面对。

摘自《女人健康锦囊》、《石室秘录》、《景岳全书》等

十八、生育困难的夫妇该如何求医问药

遭遇生育困难的夫妇要以既来之则安之的心态,理智地面对这一困难,选择正确的求医问药途径,接受科学、规范的检查治疗,切忌陷入轻信、盲从和"乱投医"的误区。

(一)不孕病因的检查方法

1.**男性检查**

(1)精液检查:检查精液和精子的质量;

(2)性激素检查:检查睾丸的内分泌功能;

(3)输精管造影:查找无精症原因;

(4)睾丸活检:查找无精症原因等。

2.**女性检查**

(1)阴道感染因素检查:清洁度、滴虫、真菌、衣原体、淋菌等;

(2)双合诊检查:检查宫颈情况,宫体大小、位置,附件情况;

(3)B超:检查有无肿瘤、生殖器发育异常,了解卵泡生长和子宫内膜的情况;

(4)子宫输卵管造影:检查宫腔形态和输卵管通常情况(不推荐通液、通气检查,其准确性、安全性均不理想);

(5)激素测定:检查与生殖相关的各项卵巢激素、垂体激素及甲状腺激素、肾上腺激素、胰岛素等水平;

(6)腹腔镜:是检查不孕症因最直观、准确

快速的方法,对子宫内膜异位症、盆腔粘连、输卵管伞端阻塞可同时治疗;

(7)宫腔镜:检查子宫内膜,确诊子宫性不孕,对输卵管近端阻塞可行插管通液治疗;

(8)性交后试验及宫颈黏液、精液相结合试验:根据精子穿透宫颈黏液的情况,推测宫颈黏液中抗精子抗体的存在;

(9)基础体温测定:了解排卵情况和黄体功能;

(10)免疫学检查:检查各种可能与不孕相关的自身抗体。

(二)有的放矢的规范性治疗

1.治疗导致不孕的生殖器官器质病变。如子宫黏膜下肌瘤、子宫内膜息肉、卵巢肿瘤、子宫内膜异位症、结核及严重炎症等。

2.改善输卵管功能的治疗

(1)输卵管不全阻塞可行输卵管内注药、中药口服或灌肠、理疗等综合性治疗;

(2)输卵管伞端阻塞可腹腔镜下造口;

(3)输卵管近端阻塞可宫-腹腔镜联合,选择性输卵管插管并通液治疗。

3.促排卵治疗。B超监测卵泡发育和子宫内膜情况,判断排卵期、指导性交。有排卵障碍者,根据激素测定情况选用促排卵药物及其前期治疗或与其他药物联合治疗。

4.人工助孕(辅助生殖技术)

(1)人工授精:将精液直接注入阴道、宫颈或宫腔内。适用男性少精、弱精、性功能障碍者;女性宫颈异常或宫颈黏液中有抗精子抗体者。如男性有无精症,需用供精者的精液。

(2)体外受精——胚胎移植("试管婴儿")。

(3)配子移植技术:把采集好的成熟卵子和精子一起移植到输卵管、腹腔内或子宫内,使它们在体内相遇受精。目前开展较少。

5.免疫性不孕的治疗。可采用男方淋巴细胞输入女性体内等免疫疗法(不是每个医院都开展),中西医结合的治疗效果也很可观。

(三)保持良好的心态

首先,不孕症的检查和治疗都是有规必循和循序渐进的,不是看一次医生,开点儿药就会见效的。这是一场持久战,有时需要半年、甚至更长时间,要有耐心,别急躁。

其次,要选择可信赖的医院和医生,密切联系,坦诚交流;同时,治疗心理方面的障碍,对治疗成功是非常重要的。

第三,中医中药是能治好很多病的,包括不孕症,好的中医懂得并能够正确应用现代医学的手段治疗不孕不育症。

第四,不是每对不孕夫妇都能心想事成。要客观、理智地面对自己的年龄、病情、经济负担能力等多方因素,适应现实,转变观念,使自己生活得更加轻松自在。

摘自《女人健康锦囊》

第六十三篇　妇女的产褥期保健

一、分娩期卫生保健

分娩是围产期中最关键的时候。当母亲将一个新生命带到世界上的时候,它可能是充满幸福和期盼欢乐的时刻,也可能是一个恐怖、折磨,甚至死亡的时刻。一个健康的产妇和一个智力发育正常的胎儿具有天生的潜在能力,能相互密切配合来完成分娩过程,但是,特定的危险因素却常与之紧密相连,直接威胁着母亲和胎儿的生命。[明]张介宾:《景岳全书·卷三十九·产育类》曰:"产妇临盆,必须听其自然,弗宜催逼。安其神志,勿使惊慌,静待花熟蒂圆,自当落矣。所以凡用稳婆,必须择老成忠厚者,预先嘱之。及至临盆,务令从容镇静,不得用法催逼。"随着医学的发展,抗生素、输血及剖宫产在产科的应用,大大地提高了分娩的安全性。

分娩是一个正常、自然、健康的过程;产妇和胎儿具有完成分娩的能力;分娩可在医院、保健中心安全地进行。要保护和支持自然分娩,大多数产妇最合适的是助产式服务模式。

(一)预产期的计算。整个妊娠过程是280天。计算预产期是从最末一次月经来潮的第一天算起,加上9个月零7天。如末次月经是1月4日,预产期就是10月11日。

(二)分娩前的准备。孕妇在临产前应做好充分准备。决定住院分娩的孕妇,应该把日常用品(热水瓶、梳洗用具、茶杯等)、消毒纸巾、婴儿的衣服、被子、尿布(尿不湿)、奶嘴、奶粉等物准备好待分娩后取用。

如果产前检查情况正常,限于条件和其他原因,打算在家里分娩的,首先应该和医生或接生员联系好,并在家里做好以下准备:

1. 卧房。挑选光线充足、空气流通的房间,预先打扫干净,床要放在最合适的地方,不要挤在角落里。房内的家具简洁,以不妨碍接生人员的行动为原则。如果是软床,最好准备一块木板,分娩时垫在床上。因为软床会妨碍接生人员保护会阴。

2. 产妇用物。塑料布或防水尿布一块,大小要能够铺大半只床。盛脏水的桶或盆一个。装胎盘的碗或罐一个。月经带2条。清洁衣裤2套。

3. 婴儿用物。适合季节的衣服3、4件,布料要柔软,少用扣子和带子;小包被1、2条;尿布,不论新布或旧布都可以,但要干净、柔软;塑料布或橡皮布2块;小棉垫4块;大小毛巾各一条;洗澡盆1个;软碱肥皂1块。另外,脐带布(长2尺,宽3寸)3条,需要蒸过消毒后才能用,如有从药店里买的纱布卷带更好。

除了准备好分娩时要用的东西外,为防止分娩后喂奶奶头发生皲裂起见,将近足月时,孕妇要经常擦洗乳头。每天用毛巾蘸肥皂水、清水擦洗乳头一次,每次洗上一、两分钟,然后涂些凡士林油膏。

(三)分娩的先兆。孕妇在预产期将到时,如果出现子宫底下降(胎儿下降感);子宫不规则收缩(宫缩);阴道有大量的水流出,或有水流出但不是很多均是羊水破了(破水);阴道出现血性分泌物(见红)等征象,那就是分娩在望的兆头,必须作好产前准备,及时去医院就诊。

(四)分娩的过程。分娩的过程,又称产程,共分三个阶段:

1. 第一产程。从子宫发生规则阵缩起到子宫口开全,称为开口期或扩张期。开始时,子宫每隔10~15分钟收缩一次,每次收缩的时间很短,收缩的力量也很微弱。以后,间隔的时间逐渐缩短,每隔3~5分钟一次,收缩的时间延长而收缩的力量也加强。随着子宫收缩的逐渐强烈,子宫口就慢慢扩张。等到第一产程末,大概每二、三分钟就有一次子宫收缩,每次维持一分钟左右,这时候子宫口也就全开了。

2. 第二产程。从子宫口完全扩张到胎儿产出是娩出期。这时,子宫收缩的强度已经达到最高峰,所以,羊膜也常常在这个时候破裂,同时有胞浆水流出来。由于胎儿下降到骨盆底,压迫直肠的关系,产妇常有要大便的感觉而不由自主地往下迸。迸气可以增强腹内压力帮助胎儿的娩出。不过,要迸的得法。当阵缩来时,产妇用手抓住床两边的带子或把手,把屈起的两腿分开,吸一大口气迸住,象解大便一样用力往下挣,迸气时间越长越好。等阵缩过去后,立刻争取时间休息,以保持精力。

3. 第三产程。从胎儿娩出到胎盘排出是胎盘娩出期。等胎儿一娩出,子宫底就缩到了肚脐以下,暂时停止收缩。这时候,产妇除了疲乏之外,再也不觉得什么不舒服。几分钟后,子宫再收缩,胎盘就与子宫壁分离。等胎盘全部排出,整个分娩过程也就结束。

摘自(《妇女保健新编》、《科学育儿全书》)

二、产褥期卫生保健

产褥期是指产后42天之内,产妇恢复和新生儿开始独立生活的阶段。产妇分娩时经历了较大的精力和体力消耗,抵抗力有所减弱,如加上妊娠期疾病和分娩损伤的影响,体质则更差。这期间产妇不仅要适应全身各系统所发生的明显变化,还要负担起哺育婴儿的重任,如得不到医疗保健服务,容易发生并发症,影响正常恢复,甚至危及生命。新生儿刚脱离母体,对新的生存环境还有一个适应过程。新生儿身心娇嫩,没有自卫能力,完全依赖别人照料;免疫能力差,抵抗力低,易受外界病原体的侵袭,易患病及死亡。产妇死亡多数发生于产褥期;新生儿死亡中约有2/3死于新生儿早期(即出生后7天内)。分娩虽是妊娠的结束,但产褥期仍是围产保健的重要环节。

由于分娩时耗气失血,导致产妇抵抗力较差,易生病,须注重调摄。主要应注意以下几个方面。

(一)预防产后出血。产后出血是引起产妇死亡的主要原因,必须加强防治。产褥期是从胎盘娩出后算起,实际此时产妇仍在产床上,因此有人把产褥期最初2小时称为第四产程,并提出要严密观察第四产程。因为这时可能发生严重的产后出血,应严密观察血压、脉搏、阴道出血量及子宫收缩情况。大量出血容易发现,应注意少量持续性出血,因其易被忽视,却也可导致血容量减少而并发失血性休克。产后出血时,应迅速查明原因,及时作出处理。

(二)产褥期卫生。产褥期因有恶露排出,血室正开,易感外邪,故产后尤需注意外阴部清洁。在恶露未净前,每晚宜用温开水洗涤阴部,内裤、月经带须经常换洗、曝晒。为了预防感染和有利于康复,产后休养环境要做到安静、舒适,室内保持整齐、清洁、空气流通(但不宜直接吹风),防止过多的探视。室温亦需合理调节以避免夏天中暑,冬天受寒。产妇要注意个人卫生,坚持刷牙、洗手、勤换衣裤,特别要保持外阴部清洁。产后康复操有利于产妇恢复精力和消除疲劳,亦有利于恢复盆底和腹部肌肉的功能。

此外,产褥期感染常有3天或以上的潜伏期,因此产后需要观察至少3天或以上,无感染迹象才可考虑无感染发生。尤其是产程较长或有较多检查、消毒不严、有手术伤口、产妇贫血体弱等情况更应注意。产后发热除产褥感染外,还应注意有无乳腺、泌尿系统、外阴伤口脓肿、血肿继发感染、腹部伤口感染等可能。

(三)慎寒温。产褥早期,皮肤排泄功能旺盛,排出大量汗液,以夜间睡眠、初醒时更明显,不属病态,于产后1周内自行好转。产后体质虚弱,抵抗力低下,易感风寒,首先要注意保暖,避免寒邪。但亦忌过于温暖,出汗过多。衣服应厚薄适宜,更忌用冷水洗浴,以免关节为寒邪凝聚,出现关节发炎疼痛(俗名"产后痛风")。产妇居室应清洁通风。

(四)适劳逸。产后宜多休息及有充分的睡眠,忌过早、过度操劳,以免恶露延长或引起子宫脱垂等。但亦需适当劳动,使气血流畅,促进身体的复元,至少3周以后进行全部家务劳动。在产后五六十日内宜禁止房事,以利于子宫的恢复、避免细菌入侵引起生殖系统感染。

(五)观察大小便。产后5日内尿量明显增多,产妇宜尽早自解小便。产后4小时产妇应排尿。若排尿困难,可坐起排尿,并可选用以下方法:①用热水熏洗外阴,用温开水冲洗尿道口周围诱导排尿。下腹正中放置热水袋,按摩膀胱,刺激膀胱肌收缩。②针刺关元、气海、三阴交、阴陵泉等穴位。若使用上述方法均无效时应予导尿,必要时留置导尿管1~2日,并使用抗生素预防感染。

(六)观察子宫复旧和恶露。在产褥期因子宫缩引起下腹部阵发性剧烈疼痛称"产后宫缩痛"。于产后1~2日出现,持续2~3日自然消失。哺乳时反射性缩宫素分泌增多使疼痛加重。产后宫缩痛严重者,注意排空膀胱,可真刺中极、关元、三阴交、足三里等穴位,用弱刺激手法,也可用山楂100克水煎加糖服,或用镇痛剂止痛。

产后随子宫蜕膜(特别是胎盘附着处蜕膜)的脱落,含有血液、坏死蜕膜等组织,经阴道排出,称"恶露"。因其颜色、内容物、时间不同,恶露分为:①血性恶露——因含大量血液而得名,颜色鲜红,量多,有时又小血块,显微镜下见多量红细胞、坏死蜕膜及少量胎膜。持续3~4日,子宫出血量逐渐减少,浆液增加,转变为浆液恶露。②浆液恶露——因含多量浆液得名,色淡红,显微镜下见较多的坏死蜕膜组织、宫腔渗出液、宫颈黏液,少量红细胞、白细胞,且有细菌。持续约10日,浆液逐渐减少,白细胞增多,变为白色恶露。③白色恶露——因含大量白细胞,色泽较白而得名,质黏稠。显微镜下见大量白细胞、坏死蜕膜组织、表皮细胞、细菌等。持续约3周干净。

正常恶露有血腥味,但无臭味,持续4~6周,总量250~500毫升,个体差异较大。恶露的不同表现是子宫出血量逐渐减少的结果。若子宫复旧不全或宫腔内残留胎盘、多量胎膜或合并感染时,恶露增多,血性恶露持续时间延长并有臭味。每日应注意观察恶露数量、颜色、气味。若子宫复旧不全,恶露增多、色红且持续时间延长时,应及早给予抗生素控制感染。

(七)**适当活动,做产后健身操**。分娩以后,产妇的腹壁变松,如果腹壁松弛和子宫复原不好,就会觉得腰酸背痛。所以,经阴道自然分娩的产妇,产后6~12小时内即可起床做轻微活动,产后第二日可在室内随意走动,再按时做产后健身操。行会阴一侧切开或行剖宫产的产妇,可适当推迟活动时间。待拆线后伤口不感疼痛时,也应做产后健身操。

产后健身操应包括能增强腹肌张力的抬腿、仰卧起坐动作;锻炼骨盆底肌、筋膜的缩肛动作;锻炼腰肌的腰肌回转运动。产后2周时开始加做胸膝卧位,以预防或纠正子宫后倾。产后健身操运动量应由小到大,循序渐进。

为加速产妇健康的恢复,现介绍如下几种产后健身操运动,以供产妇在产褥期锻炼。

(1)子宫复原运动:分娩24小时以后,每天伏卧一、两次,每次15~20分钟(伏卧时不要压着乳房),以帮助子宫恢复原来位置。产后第10天开始,早晚各作一次胸膝卧式。每次持续时间逐渐从2~3分钟延长至10分钟。做法:身体俯卧,两膝屈向胸部,臀抬起,大腿与床垂直,胸部与床贴紧。

(2)腹肌运动:

①仰卧作腹部深呼吸,使腹壁随呼吸而伸缩,每日做5次。产后24小时开始做。

②仰卧,两腿轮流举起,先与身体垂直,然后慢慢放下。两腿各做5次。

③仰卧,两手托住头后部慢慢坐起再躺下,共做5次。

(3)肛门及阴道肌肉运动:平卧,两腿交叉,大腿靠拢,尽力将会阴和肛门肌肉收缩并提起,然后放松。连续收提、放松10~20次,逐渐增加,有助于骨盆底肌肉托力的恢复。

以上的产后健身操运动,可视体力选择几节或全部做,但要连续坚持做才能见效。

尽早适当活动、做产后健身操,有利于体力恢复、排尿、排便,避免或减少静脉拴塞的发生率,且能使骨盆底、腹肌张力恢复,避免腹壁皮肤过度松弛。

(八)**产褥期心理保健**。经历妊娠、分娩的激动与紧张,产妇精神极度放松;对哺育婴儿的担心;产褥期的不适等均可造成情绪不稳定,尤其在产后3~10日可表现为轻度抑郁,应帮助产妇减轻身体不适,并给予精神关怀、鼓励、安慰,使其恢复自信。抑郁严重者,需及时就医治疗。因此说,产褥期心理保健很重要。据报道,产妇中50%~70%会发生郁闷,是指从开始分娩至产褥期第七天内出现的一过性哭泣或忧郁状态。其特征是:处于轻快心情的产妇,凭一时激动即会泪流不止,病程短暂,一般24小时内即可恢复如常。产后抑郁的发病率在3.5%~33%,常出现在产褥期第3周内或其后,抑郁的内容往往为婴儿或丈夫的事情为主,自责自罪,有自杀企图并有杀人的念头。

产褥期产妇的心理障碍,原因是多方面的,可能与分娩后体内环境发生调整,性激素的比例重新调配以及家庭关系、环境等因素有关,做好产褥期产妇的心理适应工作非常必要。

(九)**母乳喂养指导**。现在各医院都在妊娠期对母亲进行母乳喂养教育。产后新生儿30分钟内即开始早期吸吮,并实行产后母婴同室,按需喂哺,为母乳喂养的进行打下了良好的基础。但在产褥期内仍需不断地给产妇以鼓励、支持和指导,使她们能坚持纯母乳喂养至少4~6个月。指导的重点:①母乳喂养的技巧。注意婴儿与母乳头的正确含接:即婴儿将乳晕的大部分含入口中,将乳头、乳晕形成一"长奶头",吸吮时婴儿的舌头卷住"奶头",齿龈压迫乳窦。②注意正确的哺乳体位:即母亲放松、舒适,婴儿头和身体呈直线,面向乳房,鼻子对着乳头,身体紧贴母亲,下颌贴乳房。③学会观察和判断婴儿吸吮是否正确。④学会挤奶。⑤戴棉布宽松胸罩。⑥每次哺乳前要清洗双手、擦洗乳头,让婴儿早吸吮,按需哺乳,多余奶汁及时吸出。⑦如乳房胀痛或硬块,乳汁不通,可用热毛巾热敷乳房后,再用吸奶器吸出乳汁。⑧如出现乳腺炎征兆应到医院治疗。

(十)产后健康检查和避孕。产妇应于产后42日去医院做产后健康检查(最好带婴儿同去),包括全身检查、妇科检查。前者主要测血压、脉搏,查血、尿常规,了解哺乳情况等;后者主要观察盆腔内生殖器是否已恢复至非孕状态。通过对母婴都进行一次全面检查,以确定产后母亲身体是否已经恢复正常,婴儿生长状况是否良好,如若发现异常情况,可及时进行处理,以避免给母婴健康带来不良影响。

产后检查正常,可恢复夫妇间的性生活。产后排卵功能的恢复,往往难以预料,也可能发生在哺乳期闭经和复潮前,因此产后42日起必须落实避孕措施,原则是哺乳者以工具避孕为宜,不哺乳者可选用药物避孕,以防意外受孕,给母婴带来不利。

摘自《妇科病调养与康复》

三、产褥期调养

产褥期的调养对于产妇的身体恢复非常重要,一定要引起重视。历代医家有不少经典论述。

[唐]孙思邈:《千金要方·卷第三·妇人方中》曰:"凡妇人非止临产须忧,至于产后,大须将慎,危笃之至,其在于斯。勿以产时无他,乃纵心恣意,无所不犯。犯时微若秋毫,感病广于嵩岱。何则?产后之病,难治于余病也。妇人产讫,五脏虚羸,惟得将补,不可转泻。……所以产后百日以来,极须殷勤忧畏,勿纵心犯触,及即便行房。……凡产后百日乃可合会,不尔,至死虚羸,百病滋长,慎之!"

[宋]陈自明:《妇人良方·卷二十一·产后虚羸方论》曰:"《产宝》云:产后虚羸者,皆因产后亏损血气所致。为慎起居,节饮食,六淫七情,调养百日,庶保无疾。若中年及难产者,无论日期,必须调养平复,方可治事。否则气血复伤,虚羸之证作矣。"

从胎盘娩出到产妇全身器官(除乳腺外)恢复或接近正常状态,大约需要6周(42天)。这段产褥期必须注意搞好调养,以利于母婴健康。

(一)产褥期身体各部分休整的情况如下:

1. 子宫。肌纤维缩复,子宫逐渐变小,子宫颈康复,子宫口关闭。产后10日后于腹部就摸不到子宫了。产后头几天,可发生子宫阵缩痛,哺乳时会加重,太重时可服用止痛剂。

2. 阴道。阴道腔缩小,阴道壁张力恢复,阴道皱褶重新出现,处女膜破裂后形成残缺的痕迹。

3. 外阴。水肿消失,裂伤或侧切口愈合。

4. 盆底组织。水肿消退,组织张力逐渐恢复,盆底撕裂严重者难以完全恢复。长期便秘及过早干重活儿可导致阴道壁膨出甚至子宫脱垂,应避孕,并坚持康复操锻炼。

5. 皮肤。腹壁正中线色素沉着逐渐减退,红色妊娠纹变成银白色纹,皮肤排泄功能旺盛,多汗,称褥汗。几天后会自然好转。

6. 循环系统。产后大量血液从子宫回流入体循环内,产后72小时内血容量增加15%~20%,原有心脏病的产妇易发生心衰,应注意血压、脉搏等变化。

7. 血液系统。产后血液仍处于高凝状态,易发生静脉血栓及拴塞。剖宫产术后风险更大些,早下地活动有益。出现下肢肿痛要及早治疗。

8. 消化系统。继孕期胃肠蠕动较弱,产褥期胃肠功能仍在逐渐恢复。产褥早期,宜食流食或半流食,并少量多次进食。便秘易发生,宜多饮水、多吃青菜、水果,早活动,养成定时排便习惯。3日不排便可服果导片、液体石蜡等缓泻剂,或用开塞露或温肥皂水灌肠。

9. 泌尿系统。产后5日内尿量明显增加。产时膀胱受压、膀胱肌麻痹等因素导致产后排不出尿而导致尿潴留。产后4小时内应排尿,发现排尿困难应及时处理。

10. 内分泌系统。产后雌、孕激素水平下降,垂体泌乳素分泌增高,促使泌乳。不哺乳产妇常于产后6~10周月经复潮,哺乳妇女月经延迟复潮。合理的饮食、适宜的室内环境、身体的清洁、充足的休息、早期适度的运动和活动及母乳喂养均有利于产妇的休整和修复。

(二)产褥期的饮食调养应注意以下几点：

产后一小时产妇可进流食或清淡半流食，以后可进普通饮食。食物应富有营养、足够热量和水分。若哺乳，应多进蛋白质、多吃汤汁食物，并适当补充维生素、铁剂。

产妇由于分娩时疼痛、疲劳、出血等原因，造成产后气血亏损，身体虚弱，加以需要乳汁哺养婴儿，故应增加营养，以多蛋白质丰富而易消化者为宜；忌过于肥腻，以免影响胃肠、乳汁，过寒过热均非所宜。但忌偏食，肉类、蔬菜可适当配伍，以满足身体的需要。

产妇宜多吃能补气血的食品，以助其身体复原。若产妇脾胃功能良好，应以食补为主，适当辅以药膳，不必另外吃补气的中、西药。

摘自《妇科病调养与康复》

四、产褥期营养

产褥期的营养主要是补偿妊娠和分娩时的消耗，促进产妇组织器官尽快恢复，提高机体的抵抗力，预防产褥期各种并发症，并为乳汁分泌提供必要的营养素。因此，产褥期的营养对产妇的复元有十分重要的作用。产妇的膳食十分重要，它是母婴健康的关键。所以，产妇不仅在产后几天，而且在以后整个产褥期甚至哺乳期都应饮食高热量、高蛋白、营养丰富的汤汁，如老母鸡汤、鲫鱼汤、排骨汤、牛肉汤、猪蹄汤等，还要比平时多吃些有利于补血、催奶的食品，如瘦肉、鸡蛋、牛奶、牛肉汤、猪蹄汤、鲫鱼汤、红糖、小米粥、豆制品等，新鲜蔬菜和水果要天天吃。这样才有利于身体恢复和乳汁分泌。

(一)产褥期营养需要

1.能量。产妇在分娩过程中消耗了大量能量，组织器官的修复及乳汁分泌液需要能量，故产妇的能量需要量较非产妇高。

2.水。产妇在分娩时有大量液体排出如羊水、胎盘等，加上分娩过程中出汗，体内损失大量水分，而腹压有因胎儿娩出大为下降，这就可能使产妇的血压下降，出现头晕、心慌、乏力等症状，因此应在分娩后及时补充水分。一般可给予能量较高的饮料或汤水，如红糖水、鸡汤、鱼汤等。应在整个产褥期以及哺乳期补充高能量饮料及汤水，以利于产妇身体的复原和乳汁的分泌。

3.蛋白质。高蛋白饮食可用促进分娩所致疲劳的恢复和创伤的修复，又有助于增加乳汁的分泌。产妇每日的蛋白质摄入量应在85～100克。

(二)产褥期膳食。《吃出健康来》正常分娩后，产妇即可进食。产后1～2天内应进食易消化的流质或半流质饮食，如藕粉、蛋花汤、鸡汤、鱼汤、蒸鸡蛋羹、小米稀饭等。此后，根据产妇的具体情况，进食软饭和普通饮食。

产褥期饮食可增加鸡、鱼、瘦肉、动物肝及血，以及生物学价值高的蛋白质和铁质。甜食可用红糖制备。要注意进食丰富的新鲜蔬菜和水果，以补充维生素、矿物质和膳食纤维。

产褥期饮食饮食宜清淡、炖煮、带汤，尽量少吃煎、炸等不易消化的食品。

(三)产褥期药膳

【验方一】 黄芪粥：《妇科病调养与康复》黄芪30克，粳米100克，陈皮末3克，红糖适量。黄芪水煎2次，取汁，入粳米煮粥。熟后加陈皮末3克稍煎，再入红糖。1剂/日。功效：补气健脾。主治：产后气虚。

【验方二】 参术芪米粥：《妇科病调养与康复》党参9克，白术18克，黄芪15克水煎2次，取汁，入粳米60克煮粥。1剂/日。功效：补气健脾。主治：产后气虚。

【验方三】 益母红糖饮：《妇科病调养与康复》益母草60克，煎取汁，加红糖50克。趁热饮，1剂/日，连服5日。功效：活血化瘀。主治：产后瘀血阻滞；症见下腹痛，恶露不下或恶露淋漓不尽。

【验方四】 山楂红糖茶：《妇科病调养与康复》山楂50克水煎，加红糖20克。趁热饮，1剂/日，连服5日。功效：活血化瘀。主治：产后瘀血阻滞；症见上方。

【验方五】 冬瓜赤豆茶：《妇科病调养与康复》赤小豆、冬瓜皮各适量水煎，代茶饮。1剂/

日,连服 5 日。功效:清热利湿。主治:产后湿热内阻;症见下腹痛,恶露味重或有臭味,口干口苦。

【验方六】 火腿豆腐汤:(《妇科病调养与康复》)豆腐 250 克,鸡蛋 1 个,火腿 30 克,猪油、猪排骨汤、料酒、水豆粉、细盐、葱花、味精各适量。鸡蛋打在碗中,加适量水豆粉搅匀;火腿切小粒。豆腐切小三角形,平放在抹上猪油的平盘内,加入鸡蛋糊拌匀,上摆火腿粒,上笼蒸熟,取出;猪油排骨汤入锅煮沸,倒入蒸好的豆腐再煮沸,加调料。1~2 次/日。功效:促食欲,补营养,助康复。

【验方七】 猪排鸡骨汤:(《妇科病调养与康复》)猪排骨 200 克,鸡骨架 200 克,猪前蹄 1 只,海虾 5 克,香菜 10 克,细盐、味精、料酒、姜末、葱各适量。猪排骨、鸡骨架、猪前蹄切块,加清水以大火煮沸后去浮沫,加料酒、姜末、细盐,改小火煮至汤呈乳白色时,入海虾、香菜、葱、味精。1 次/日。功效:诱发食欲,促进优质乳汁分泌,补充钙质。

【验方八】 红花益母汤:(《妇科病调养与康复》)红花 3 克,益母草 15 克水煎取汁,加红糖适量。1 剂/日,连服 5 日。功效:活血化瘀。主治:产后瘀血阻滞;症见上方(3)。

【验方九】 莲草茅根瘦肉汤:(《妇科病调养与康复》)旱莲草、白茅根各 30 克水煎取汁,加瘦猪肉少许煮熟。饮汤,1 次/日。功效:养阴清热。主治:产后阴虚内热,见口干低热;预防产后泌尿系感染。

【验方十】 产后调血汤:(《妇科病调养与康复》)当归、川芎各 10 克,黄芪 30 克,生姜 3 克,鲫鱼 250 克。鲫鱼、药物共煎汤,不放任何调料。产后 1~3 日内服,2~3 次/日。当归、川芎活血行气;生姜温经通脉;气为血帅,配以黄芪补气生血;鲫鱼"和五脏,通血脉"。合则能补虚调血,促使子宫收缩,使恶露排出流畅。

【验方十一】 产后健脾汤:(《妇科病调养与康复》)薏苡仁、糯米草根、大米各 30 克,莲米 20 克,砂仁 6 克,瘦肉少许(猪、鸡、鱼均可)。上述药、肉、米加适量蔬菜、食盐熬粥(1 次量)。2~3 次/日。功效:健脾化湿。主治:产后脾胃较弱、食欲欠佳。

【验方十二】 产后养阴汤:(《妇科病调养与康复》)沙参、小麦各 30 克,首乌、麦冬、百合、五味子、女贞子各 20 克,芡实 15 克,仔鸭 1 只。熬成糊状,放糖或盐服。亦可将仔鸭炖熟后入药煎汤。1 次/日。功效:滋阴养血。首乌、女贞子滋阴补肝肾;五味子、芡实敛阴;小麦养心、益肾、和血、健脾;鸭滋五脏之阴,补血行水,养胃生津。主治:产后或流产、引产后口眼干燥、大便难,汗多。

【验方十三】 产后滋补汤:(《妇科病调养与康复》)生晒参 2 克(或明沙参 30 克),黄芪、枸杞子各 20 克,当归 10 克,陈皮 6 克,仔鸡半只(或鹌鹑 4 只或肉鸽 1 只或瘦猪肉 500 克),共炖 1 小时。饮汤,1 剂/日。功效:补养气血,恢复分娩致生理性消耗。当归补血,枸杞子滋阴;仔鸡、鹌鹑、肉鸽、瘦猪肉滋补精血;参、芪大补元气,与当归配补气生血,更佐陈皮健脾理气,以防呆填腻补伤胃之弊。适于产后或流产、引产术后。

【验方十四】 三七鸡汤:(《妇科病调养与康复》)生三七末 6 克,仔鸡 1 只(约 1000 克),45°米酒 200 克。鸡宰后去毛、内脏、皮、脂肪等,切小块,放炖盅内,加冷开水 2 小碗,隔水炖 3 小时,食盐调味。每次用鸡汤送服三七末 2 克,并食鸡肉。1 剂/日,分 2~3 次食完。功效:补虚活血,祛瘀止痛。三七活血祛瘀止痛;米酒行血通络,以助三七祛瘀止痛;仔鸡补中气。主治:瘀血内留所致产后腹痛;产后血崩者也可食。

【验方十五】 艾香黄芪汤:(《妇科病调养与康复》)艾叶 15 克,黄芪 20 克,小茴香 5 克,瘦猪肉 100 克。瘦猪肉切薄片,适量食盐、生粉、生油、白糖、酱油等腌制。艾叶、小茴香、黄芪放砂锅内,加清水 3 小碗煎成 1 碗,放入瘦猪肉煮熟,调味成汤。饮汤食肉,1 次食完,1~2 次/日。功效:温经散寒,行气止痛,暖宫止痛;小茴香辛、温,行气止痛;黄芪甘、微温,补中益气,与温经散寒之药配伍,有增强行气止痛之功。黄芪补气健脾,其提取的活性物质黄芪皂苷甲有镇痛作用。主治:子宫虚寒之产后腹痛。

【验方十六】 马齿苋饮：《〈妇科病调养与康复〉》鲜马齿苋500克去根，冷开水浸后，捣烂取汁，加白糖20克拌匀，加热。分2~3次服。功效：凉血止血。主治血热型产后恶露不绝。马齿苋味酸，微寒，凉血止血，临床用于产后子宫缩复不良之子宫出血有效。

【验方十七】 韭菜汁饮：《〈妇科病调养与康复〉》鲜韭菜500克，血余炭6克，白糖20克。韭菜冷开水略浸榨汁，入白糖、血余炭。分1~2次服。功效：温经散寒，收涩止血。主治：寒凝血瘀型产后恶露不绝。

【验方十八】 益母草猪骨汤：《〈妇科病调养与康复〉》益母草（干品）100克，枳壳30克，猪骨250克。猪骨斩碎，与益母草、枳壳共入砂锅，加清水8小碗，煮沸后慢火熬至2小碗，食盐调味成汤。饮1小碗/次，1剂/日，分2次食完。功效：活血祛瘀。益母草辛、微苦，善于活血祛瘀，使瘀血去除新血得以归经而出血自止；枳壳苦、微寒，破气行气，与益母草合用，能增强益母草祛瘀止血之力。益母草、枳壳对子宫有显著兴奋作用，能收缩子宫而止血。猪骨含钙、磷等元素，对血凝固有帮助，尤宜产妇。主治：血瘀型产后恶露不绝。

【验方十九】 牛奶焖仔鸡：《〈妇科病调养与康复〉》仔母鸡1只，鲜牛奶1000毫升，猪油10克，味精、料酒、细盐、姜末、葱、水豆粉各适量。仔母鸡去毛、内脏、血，置沸水中烫3分钟捞起，晾干。鲜牛奶入砂锅，加入少量细盐，大火煮沸，入鸡烧至沸腾，改小火，待鸡熟时捞出；将鸡切块上盘，用猪油、牛奶、盐、味精、加水豆粉勾芡淋上。饮汁食肉，隔日1剂，分次服完。功效：增强产妇身体抵抗力，促进身体复原。

【验方二十】 三星蛋：《〈妇科病调养与康复〉》鲜鸡蛋2个，咸鸭蛋1个，猪油10克，姜末、葱花、细盐、味精适量。逐个将鸭蛋、鸡蛋打入装有清水的碗中，保持蛋黄完整，将蛋白搅匀，如猪油、生姜末、少量细盐，上笼蒸，将熟时撒入葱花，不加盖，继续蒸5分钟，调味精即可。隔日1剂。功效：开胃滋阴，解毒益中，除疲劳，增体质。

【验方二十一】 当归红糖蛋：《〈妇科病调养与康复〉》当归10克，红糖50克，鸡蛋2个。当归加水700毫升煎至400毫升，入鸡蛋，加红糖，煮至蛋熟。食汤、蛋。功效：清除子宫内瘀血，促进子宫复原，补血活血。适用于产后1周内服。

【验方二十二】 茯苓包子：《〈妇科病调养与康复〉》茯苓30克，红枣10枚，面粉1000克，鲜瘦猪肉500克，料酒、细盐、骨头汤、香油各适量。茯苓、红枣入锅，每次加水250毫升，煮3次，30分钟/次，取3次药液合并。面粉倒在干净盆中，加入适量的发酵面团，加温热茯苓红枣水500毫升混匀，发酵。猪肉剁成肉泥，加调料搅成馅。按常法做成包子，上笼，大火蒸熟。1~2次/日。功效：补脾和胃，补血安神。

【验方二十三】 归芪红枣鸡：《〈妇科病调养与康复〉》仔母鸡1只，当归、生黄芪各20克，红枣10枚，料酒、细盐、味精适量。仔母鸡去毛、内脏、血，在沸水中烫3分钟。生黄芪、当归和红枣塞入鸡腹中，加料酒50毫升，清水，小火煮熟时，放细盐、味精。隔日1剂，分次吃完。功效：补虚强身，促进恶露下行，帮助子宫复原，预防产妇泌尿生殖系统感染。

【验方二十四】 芦笋豆腐：《〈妇科病调养与康复〉》干芦笋200克，豆腐干、瘦猪肉各50克，鸡汤100毫升，细盐、味精适量。瘦猪肉切小块；芦笋水焯，漂除异味；豆腐干切细丝。共入瓷碗，放细盐，加盖，上笼大火蒸熟，调味精即可。1~2次/日。功效：增食欲，消疲劳，强体质。

【验方二十五】 参芪归枣膏：《〈妇科病调养与康复〉》党参50克，当归30克，大枣20枚，黄芪、红糖各100克。参、芪、归、枣水煎2次取汁，加红糖收膏。服20毫升/次，2次/日。功效：补气健脾。主治：产后气虚。

【验方二十六】 二冬膏：《〈妇科病调养与康复〉》天冬、麦冬各250克，川贝母粉50克。天冬、麦冬水煎取汁，加川贝母粉收膏。10克/次，3次/日。功效：养阴清热。主治：产后阴虚内热，见口干低热。

【验方二十七】 阿胶炖鸡：《〈妇科病调养与康复〉》阿胶30克，仔鸡1只（约1000克）。鸡宰后去毛、内脏、鸡皮、脂肪等，切小块，连同阿胶放炖盅内，加冷开水2碗，隔水炖3小时，汤成，食盐调味。饮汤食鸡,分2~3次食完。功效:补益气血。主治:血虚型产后腹痛。

摘自《吃出健康来》《妇科病调养与康复》

五、产后吃什么身体恢复得快

胎儿出生后,胎盘自母体排出,从这时开始,产妇就进入了产后恢复阶段。这个阶段是一个大的转折期,因为怀孕期间母体的生殖器官和全身所发生的一系列变化,都要在产后6~8个月左右的时间里逐步调整及完全恢复。

怀孕和生孩子的过程给母亲肾脏增加了很大负担,如果不能及时地补足血液,因肾气不足造成的腰酸腿痛就会伴随母亲一生。还有一点也是女性们最关心的问题,肾虚严重的产妇,产后极易发胖,腰腹赘肉很难减下去(小腹大、腰粗就是肾虚的显著特征)而及时多吃补血、补肾的食物,产妇的体型就会在半年内基本恢复正常。另外,肾虚和血少也容易造成产妇子宫复原慢,恶露不易排干净,落下妇科的各种慢性炎症。

血液就是一日三餐吃下去的食物转化而成的。有的人一提到补血,首先想到各种药物,其实是不全面的。补血最有效的方法就是把一日三餐做得尽量烂、软、易于消化,同时多吃一些补血、补肾的食物。一日三餐吃得马虎将就的人,不管吃多少补血营养品、补肾药物,都换不来充足的血液和健康。

(一)产后饮食原则

1.我国南北、东西气候相差很大,各个地域都有各自"坐月子"的方法,但只要是流传下来的方法,都有它存在的价值,大家都应该尊重当地"坐月子"的习俗,吃当地人"坐月子"常吃的食物。

2.产妇失血、缺血严重,一日三餐显然不够,所以,产妇要一日四餐、一日五餐或饿了就随时进食。

3.产后的营养原则是易消化、多汤水、荤素搭配、营养均衡。有的人认为炖的汤比汤中的肉有营养,所以炖鸡汤时,只喝汤而不吃鸡肉,这是错误的。据专家研究,鸡汤的营养价值只是鸡肉的20%~30%,绝大部分营养还留在鸡肉中,所以喝汤时一点要把炖的肉一起吃下。

4.饮食不要过咸,但也不要过淡,因产后尿多、汗多,需要补充一定量的盐。

5.忌一切生冷的食物,不能吃各种冰镇的饮料、冷饮,不能吃凉拌菜、凉饭。

6.不吃或少吃辛辣刺激的食物,如大蒜、辣椒、胡椒等。

7.不吃油炸及不易消化的食物。

8.宜多吃性平、性温的蔬菜,性凉的蔬菜夏季可适当地吃。

9.反季节的水果或经过化学处理而保鲜的水果一概不能吃,只应吃应季的、刚上市的新鲜水果,如春天的樱桃,夏天的桃子、秋天的葡萄、冬天的苹果等。

(二)产后第一周常吃的食物。 生完孩子的一周内,产妇身体都非常虚弱,这时胃肠的消化吸收能力也很弱,所以饮食应清淡、易消化,并做到少食多餐。而且宝宝刚出生,胃容量还不大,对奶水的需求也小,所以这周内只要有奶水,就不要吃催奶的食物。可以多吃猪肝汤、乳鸽汤、猪腰汤、排骨汤、鸡蛋红枣汤、红糖鸡蛋汤和清淡一些的鸡汤。还可以用一勺固元膏、一勺红糖加开水冲泡后喝,每天2~3次。

(三)产后第二周常吃的食物。 除了常吃上面介绍的食物外,产后第二周的饮食可以根据身体的状况进行调整,如果腰酸背痛了,食物中就要增添补肾的牛肉、海虾、鳝鱼;如果发现奶水不足,就要添加后面介绍的催奶食物;如果产后恶露总是排不干净,可用加服益母草红糖水、黄芪粳米粥。

1.益母草红糖水:取益母草一两,放入锅中(砂锅最好),加水一大碗,大火烧开后,小火煮20分钟,将汤汁倒入碗中,再加入红糖一勺搅匀,温热时喝下,早晚各一次。

2.黄芪粳米粥:取黄芪半两,加水泡30分钟后,上火煮,大火烧开后,小火煮20分钟,煮好的黄芪水倒入锅中,再加入洗干净的大米一起煮成粥。吃得时候加入一勺红糖,每天两次,不但利于恶露的排出,还能止虚汗。

(四)产后第三周常吃的食物。 产妇只要按照前面介绍的饮食原则和方法去吃,身体应该会恢复得不错,喂奶和调理都应该找出了规律。这时,要多吃后面介绍的各种催奶的食物,对产妇的身体和宝宝的健康都很有好处。

(五)出月子后常吃的食物。有的人在月子里非常注意营养,一天内吃得顿数也多,可一旦出了月子,饮食的标准就明显降低或变清淡了。其实饮食的安排要根据自己和宝宝的身体状况适时进行调整。

摘自《父母是孩子最好的医生》

六、产后多汗,补肾、补血好得快

很多产妇都有这样的体会,生过孩子后自己整日出汗不止,夜间睡眠和早晨初醒时更加明显,经常是头发、衣裤、被褥都被汗浸湿。一般说来,产后一周内出汗最多,以后渐渐减少,两周内就会明显减少或恢复正常了,这是产后一种正常的生理现象。

如果两周后仍然是动不动大汗淋漓,夜间出汗明显,就是身体虚弱的表现了,产妇一定要及时地补肾、补血,气血补足后,虚汗自然就消失了。补气、补血的方法有很多,下面介绍几种简单易行的:

1.吃自制的固元膏。产后即可吃固元膏,每天吃两次,一次一勺,止虚汗的效果非常明显。有的产妇产后一直大汗不止,吃两天固元膏后,汗就明显地减少,一周后,睡眠时就不出汗了,人也觉得干爽、轻松了。固元膏若是和红糖一起吃,效果更好,一勺固元膏、一勺红糖,用开水冲泡后,每天喝两次。

2.每周吃2~3次鸡尾虾或对虾。一次半斤左右,白灼或炒熟都可以,在补肾、固肾的同时,还有很明显的止虚汗效果。

3.每天用较深的洗脚盆(或桶)泡脚。每次一定要泡到全身微微出汗。泡脚时你会发现,动不动就出汗的你,泡脚时却不容易出汗,这说明你体内的寒气重,所以每次泡脚时一定要不断添加热水,泡到微微出汗就行,不需要出大汗。泡脚出汗,一是可以通过毛孔排寒气,二是可以促进血液循环,子宫的血液循环加快,有利于子宫的复原,也能减少妇科病的发生,使产后虚弱的身体尽快恢复。如果能每周两次在泡脚的水加

入艾叶,效果就更好了。等孩子满月后,每周加一次艾叶泡脚就可以了,用多了反而泻气。

摘自《父母是孩子最好的医生》

七、让剖腹产伤口尽快恢复

顺产产妇的会阴部伤口,在医院时医生都会给予处理和指导。出院后,产妇应每天用高锰酸钾温水坐浴,最好每天两次,每次不要少于15分钟,这样可以消炎、消肿,有利于伤口的愈合。半个月后可以每天坐浴一次,最好能坚持两个月,这样可以预防许多妇科病,同时还可以治疗有些产妇的痔疮。坐浴的水温很重要,不能冷,要温热的。坐浴时如果感到水冷了,要及时添加热水,保持水温,或用物理治疗仪,每天照射20分钟,同样效果很好。

剖腹产的伤口,拆线后最好用有促进血液循环功效的物理治疗仪(实在没有就用100瓦的台灯),每天对着伤口处照射,一次20分钟。前半个月内每天两次,半个月后每天一次,最好坚持两个月,这样能使刀口彻底长好,同时促进盆腔内的血液循环,能有效预防各种妇科病。为了自己的身体健康,请产妇们不要怕麻烦,实在不方便,就是用热水袋焐刀口处,要做到每天坚持一次,一定要坚持两个月,让受伤的子宫肌腹部的道口彻底治愈,不留后患。这是避免生孩子落下病根很关键的一点。千万记住,为了自己的身体健康,不要偷懒。

摘自《父母是孩子最好的医生》

八、剖腹产的母亲需要大补气血

对每一个孕妇来说,阴道分娩都是胎儿出生所选择的最佳途径。能够顺利、自然分娩,说明母婴身体状况都不错,所以顺产产妇身体恢复快,而且乳汁多数充足,婴儿发育良好。而剖腹产时医生根据母婴的情况,在不能正常分娩时,为了确保母婴的安全而采取的手术分娩方式,是一个"病理"过程。这类不能正常分娩的产妇,多数因为身体虚弱,再加上开腹手术的影响,剖腹产后恢复得慢,容易造成乳汁分泌不足,所以剖腹产后的母亲及婴儿要注意及时调补。

(一)剖腹产给母亲造成的伤害。一般情况

下，若是家里有人住院动手术，哪怕只是一个割阑尾这样的小手术，患者都会受到家人很好的照顾，还可以好好地休息一段时间。而剖腹产这么大一个手术，母亲术后不等麻药退去，就开始给宝宝喂奶，而且现在是母婴同室，频繁哭闹的孩子让母亲得不到很好的休息。出院回家后，喂奶、照看宝宝的重任大多也是落在母亲身上，所以许多产妇在孩子还没满月时，身体就出现了各种不适症状，如腰酸腿痛、头晕、记忆力减退、睡眠不好等，有的还会得上产后抑郁症，这都与剖腹产后的身体虚弱、没能得到及时调养有关。

现在剖腹产手术多数选择横切口，一刀下去，在腹部纵向运行的任脉、足少阴肾经、足阳明胃经、足太阴脾经、足厥阴肝经都会受到损伤，相应脏腑的功能会受到不同程度的影响，好多人一年后仍感到刀口处的皮肤发麻，是因为腹部局部的血脉运行不畅，仍未完全疏通。

想想就觉得可怕，一刀下去，生命线都会断开，如果你没有对身体进行及时的补充、修复、调理，那你的生命就会因为这一刀而减寿不少。据观察，只要是采取竖切口的，虽然腹部的疤痕难看一些，但身体的恢复较快，采取横切口的产妇普遍恢复慢、体质差、患病率高。

（二）剖腹产给婴儿造成的伤害。剖腹产的母亲一般体质差，很多奶水不足，婴儿多以混合人工喂养为主，这类孩子比单纯母乳喂养的孩子难带，更容易造成母亲的疲劳。

另外，剖腹产使产妇的身体受到重创，造成气血两亏，血的质量明显下降，如不及时补充营养、注意休息，吃母乳的孩子也必然会出现气虚的症状，如易惊、多汗、胃口不好、便秘、免疫力低、易生病。

所以，胎儿的出生应尽量顺其自然，不要轻易采用剖腹产。由于难产必须做剖腹产的产妇，在术后应格外注意调理身体，饮食上更要增加补气血、补肾的食物，争取尽早恢复健康，为宝宝提供优质的乳汁，确保宝宝能够正常生长发育。

摘自《父母是孩子最好的医生》

九、用食疗调节产后心情

有些女性产后心情不好，甚至患了抑郁症。这除了去医院治疗和自我心理调节外，还有一个治疗的方法是食疗。就是通过食疗补足血液，多吃易于消化、高能量的食物，如大量地吃海虾，多吃牛肉、鳝鱼，不吃泻气的萝卜、山楂，停掉所有寒凉的食物及水果，并且用10根艾条熏全身的方法，快速祛除身体内的寒湿，并疏通经络，可以说对每个病人效果都非常显著。多在10天左右，病人的情绪逐渐地放松、开朗起来，以后只要长年坚持注意不吃寒凉泻气的食物，多吃性平、性温的食物，少做脚部及腿部的按摩，病人都能从抑郁的状态中走出来，而且不再复发。

每一个抑郁症、强迫症的患者所表现出的常人不能理解的举动，都不是他们想不开、小心眼、爱钻牛角尖造成的，而是他们的身体虚弱、气血两亏，身体内寒湿重造成经络的淤堵而引发的。只有从根本上改变他们身体内的状况，祛除身体内的寒湿，让充足的血液滋润他们的身体，内部各脏器功能自然运转正常，而精神也会变得祥和、宁静，思维也会随着发生变化，这种由内往外的变化不是西医的药物、也不是心理疗法能达到的。

现在由于人们吃反季节的蔬菜、水果较多，又贪吃冷饮，运动又少，这很容易使人们身体内普遍寒湿重，经络不通，身体素质全面下降。而孕育孩子的过程要消耗母亲很多的血液，俗话说"一个孩子三桶血"，孩子在母亲的腹中是完全依靠母亲的血液喂养大的，整个孕期就是一个耗血的过程；乳汁同样是母亲的血液，这也是一个耗血的过程。所以在孕育孩子的过程中，母亲的身体付出了太多的血液，只有加强营养、注重营养，多吃高质量的补血食物，才能及时补足血液，才能保母子的健康。

现在的产妇患抑郁症的比例越来越高，这就是人们不懂及时补血的重要性，极易造成产妇身体内各脏器的供血不足、功能下降、体质虚弱，再加上她们体内寒湿重，又会浑身这疼那痛，直接影响了睡眠质量。睡眠质量不能保证，很多人的精神、情绪就会变坏，就是正常人几个晚上没好好睡觉，思维都会出现混乱，更何况是身体在经历了重创、极度虚弱的产妇，睡觉不能得到保证，睡眠质量极差,某些产妇的精神就易出现混乱以致崩溃。

所以,只要是在孕期食疗运用好的,不挑食,能吃能睡的孕妇,也很少在产后患上抑郁症。如果产后能及时补上高热量的补血、补肾的食物,不吃寒凉的食物,身体能很快恢复,也不会发生产后的抑郁。如果发现产妇的情绪出现变化,或身体出现变化时,如睡眠不好,人总感到疲惫、无力,而且容易头痛、腰痛乃至全身痛,情绪低落、容易流泪,无心装扮,胃口变差,饭量逐渐减少,甚至最后连照看婴儿的热情都没有了,这时家人就要赶紧进行调理了。按照书中介绍的产妇的食疗方法去吃,停掉一切寒凉的食物、水果,慢慢就会发现,随着身体内血液的充足,产妇体能逐渐恢复,睡眠质量慢慢提高了。而随着产妇气血的补足,母亲的乳汁质量也大大提高,小宝宝吃了母亲高质量的奶后,最明显的反应就是睡眠好,睡眠时间长,这样反过来又给母亲减少了压力,增加了休息时间。这种良性循环一旦建立,只要长期保持,母子二人都会身体健康并且心情放松、愉快。

摘自《父母是孩子最好的医生》

十、坐月子期间能否洗头、洗澡

旧习俗认为,产妇坐月子要捂,要门窗紧闭,穿厚衣、戴帽子,不能洗头、洗澡,因为产妇怕风、怕凉,月子里如果受了风、受了凉,就会留下病根,一辈子治不好。

确实,所有的产妇都一样,产后出汗特别多,皮肤的毛孔是张开的,人又非常虚弱,这时如果受风、受凉,寒气直接进入产妇体内,很容易引起感冒、腰酸腿痛、头痛、肩膀痛等不适,所以避免受风、受凉是很重要的。可是这并不代表就必须"捂","捂"得多了汗出得更多,人会更虚弱,毛孔也会张得更大,所以只要避免不被风直接吹着,不要有穿堂风就行了。开窗通风透气,保证空气新鲜,既利于身体的恢复,也能让小宝宝多呼吸新鲜的空气。

洗头、洗澡不是不能做,只是洗澡的时间要短,不要受凉,用淋浴冲冲就可以了;不要泡澡,以免引起感染;洗头后一定要用吹风机马上吹干。

这里告诉产妇们一个既可以洗头、洗澡,又不用担心受风着凉的办法,就是在洗头、洗澡后马上喝一杯热水,再用较热一点儿的温水泡手、泡脚,泡到全身微微出汗了,把刚才洗头、洗澡时受的凉排出来,就不会引起身体的不适,也不会生病了。月子里泡脚的水最好每周加两次艾叶;或者用艾条,每次取1/5的量就可以了,将艾条捻碎后用沸水冲泡,泡化后,再加入温水泡脚,一定要用桶泡(或深20公分左右的盆)。

"血行风自灭",这是中医常讲的一句话,就是人自身气血足了,一点点儿的风寒在体内是站不住脚的。所以,只要及时加强食疗、补足气血、增强身体的抵抗力,小小风寒根本是不足为惧的。

摘自《父母是孩子最好的医生》

十一、产褥期宜忌

《女科经论》云:"方约之曰:产后之证多端,其源有三:曰血虚火动,曰败血妄行,曰饮食过伤。何以明之?气属阳,血属阴,产后去血过多,血虚火动,为烦躁发热之类,一也;虚火上载,败血妄行,为头晕腹痛之类,二也;《经》云:少火生气,壮火食气。东垣云:火为元气之贼,产后火伤元气,脾胃虚弱,若饮食过伤,为痞满泄泻之类,三也。治法血虚火动则补之;败血妄行则散之;饮食过伤则消之。但人元气有虚实,疾病有浅深,治疗有难易,又不可一概论也。"所以,产后一定要注意宜忌,方可保母子健康。

(一)产后六戒

1.产后戒食汤。孙真人曰:产后七日内,恶血未尽,不可服汤,候脐下块散,乃进羊肉汤,有痛甚者,不在此例,候二三日消息,可服泽兰丸。

2.产后戒饮酒。《产宝》曰:才产不得与酒,缘酒引血进入四肢,产母脏腑方虚,不禁酒力,热酒入腹,必致昏闷,不可多饮,时呷少许,可以避风邪,养气血,下恶露,行乳汁也。

3.产后戒食鸡子夥盐。朱丹溪曰:初产之妇,将护之法,不可失宜。肉汁发阴经之火,易成内伤,先哲具有训诫,何以羊鸡浓汁作糜服之乎?若儿初产,母腹顿宽,便啖鸡子,且吃夥盐,不思鸡子难化，豉盐发热。必须却去豉盐诸肉食，与白粥将理，以鲞鱼淡煮食之，半月后，方与少肉，鸡子豁开淡煮，大能养胃却疾也。

4. 产后戒早行房。孙千金曰：凡产后满百日，乃可会合，不尔，至死虚羸，百疾滋长，慎之。凡妇人患风气，脐下虚冷，莫不由早行房故也。

5. 产后病戒用发表一切不可用风药。朱丹溪曰：产后一切病，皆不可发表，产后病多是血虚，故不可用风药发表出汗。

6. 产后戒不可遽用参芪。单养贤曰：凡产后服生化汤加人参，须血崩、血晕，形色俱脱者加之。若无虚脱形证，不可加；若有血块，痛甚不移处，只加红花、肉桂，切不可用参、芪、术补气，天人命也。

（二）产后五宜

1. 新产后先消瘀血为第一义。叶以潜曰：《良方》云：产后以去败血为先，血滞不快，乃成诸病。夫产后元气既亏，运行失度，不免瘀血停留，治者必先逐瘀，瘀消然后方可行补。此第一义也。今人一见产后有内虚证，遽用参、芪甘温之剂，以致瘀血攻心而死，慎之。

2. 产后以大补气血为主。朱丹溪曰：产后有病，先固气血，故产后以大补气血为主，虽有杂证，以末治之。

汪石山曰：产后百日之内，纵有杂证，必遵丹溪之法，以末治之，当大补气血为主，不可攻击，此正论也。

3. 产后先补气血兼用消散。陈良甫曰：产后元气大脱，新血未生，概以大补气血为主。如恶露未尽，补药中入行血药，如感冒风寒停滞，亦须先补，然后发散消导，勿得泛用峻厉伤气血之药。

4. 产后去邪必兼补剂。何松庵曰：产后气血大损，诸事必须保重，切不可恃健劳碌，致内伤外感六淫七情诸证，为患莫测。故产后证，先以大补气血为主，虽有他证，以末治之，或欲去邪，必兼补剂为当，不宜专用峻厉，再损血气。

5. 产后证先调脾胃。《妇人良方》曰：新产之后虽无疾，宜将息，调理脾胃，进美饮食，则脏腑易平复，气血自然和调，百疾不生也。加味四君子汤，四顺理中丸，百日之内，宜常服之。

摘自《女科经纶》

第六十四篇　妇女的哺乳期保健

一、哺乳期保健

人们说妇女生孩子是一大关，其实哺乳也是一大关，哺乳期妇女乳房、饮食、用药发生的问题也很多，所以，做好哺乳期保健是非常重要的。在哺乳期，母亲必须注意营养；保证充分睡眠；保持良好的情绪，对母乳喂养充满信心，对婴儿充满爱心；合理安排生活，以保持充沛的精力和足够的乳汁哺育婴儿。此外，还需注意做好乳房的护理，采取适当的避孕措施和学会哺乳期间母婴常见问题的预防和处理。

（一）哺乳期乳房的护理

1. 哺乳期间母亲应戴上合适的棉织胸罩，以起支托乳房和改善乳房血液循环的作用。

2. 哺乳前柔和地按摩乳房，有利于刺激排乳反射。

3. 切忌用肥皂或酒精之类物品洗擦乳头，以免引起局部皮肤干燥、皲裂。如需要，只许用含有清水的干净软布清洁乳头和乳晕。

4. 哺乳中应注意婴儿是否将大部分乳晕也吸吮住（正确含接），如婴儿吸吮姿势不正确或母亲感到乳头疼痛，应重新吸吮，予以纠正。

5. 哺乳结束时，不要强行用力拉出乳头，因在口腔负压情况下拉出乳头，会引起局部疼痛或皮损。应让婴儿自己张口使乳头自然地从口中脱出。如果母亲因某种原因不得不中断喂哺，那么应首先把自己的手指轻轻放进婴儿的口中，使其停止吸吮。

6. 每次哺乳应两侧乳房交替进行，并挤空剩余的乳汁，这样可以促使乳汁分泌增多，预防乳管阻塞和两侧乳房大小不等。

7. 学会手工挤奶和使用吸奶器或奶泵，避免因手法与吸力不当引起乳房疼痛和损伤。

(二)哺乳期饮食禁忌。应该提醒的是哺乳期尽量少食或不吃味精,因为味精的主要成分是谷氨酸钠,它可以通过乳汁进入婴儿体内,与婴儿血液中的锌结合,生成一种不能被机体吸收利用的谷氨酸锌随尿排出,从而使婴儿体内本来很少的锌被带出体外而导致缺锌,出现发育不良、智力减退、性幼稚、自发性味觉减退、厌食等不良后果。另外,哺乳期妇女尽量少喝咖啡、可乐、浓茶等含咖啡因较多的饮料,以免影响婴儿的生长发育。为防止进食残留农药过多的蔬菜,从菜市场买回的蔬菜最好在水中浸泡20分钟以上再用。

(三)哺乳期常见问题的预防和处理

1.乳房肿胀:产后3~4天,乳房可能会肿胀、变硬、疼痛,有热感,这一方面是由于泌乳开始,乳房中有乳汁充盈。此时,要疏通乳腺管,解除乳房肿胀,否则会把奶憋回去而致从此没奶。对此可轻轻按摩乳房,逐渐将硬结揉散,将大量乳汁挤出来;也可以让新生儿吸吮,如果新生儿吸吮力度不够,可以找大一些的孩子吸吮,有时乳腺管也会通;还可以用吸奶器吸出乳汁。只要乳房硬结被揉散了,乳腺管通了,乳房就不会胀痛了。另一方面是由于乳房淋巴潴留、静脉充盈和间质水肿所致,一般于产后7天乳腺通畅后症状自然消退。实行母婴同室,产后即多给婴儿吸吮,则较少出现这种情况。因此,出现乳胀后要帮助母亲多吸吮、勤吸吮,疼痛严重者可适当采用局部热敷或冷敷,亦可敷发酵的生面粉饼,借助发酵时发生的热起热敷作用。中药王不留行及鹿角粉等口服亦有助于通乳消胀。

2.乳腺管阻塞:乳腺的腺组织结构是分叶排列的,每一叶有一导管引流。有时乳腺管阻塞,使乳汁不能排出来,某一叶便会形成一痛性肿块,必须及时处理以预防发展成乳腺炎和乳房脓肿。局部热敷,继续给婴儿吸吮,帮助将乳房排空。也可将肿块轻轻地向乳晕方向按摩,促使乳腺管通畅。

3.乳头痛:最常见的原因是婴儿吸吮不当。婴儿没有把足够的乳晕含入口中,而仅仅吸吮乳头顶部。乳头痛者乳头的皮肤是正常的。有乳头痛的母亲常会因疼痛而减少哺乳次数或缩短哺乳时间,婴儿也会因吸吮不当,吃不到足够的奶,这样导致乳汁未能排空而使泌乳量减少,常会因此而导致母乳喂养的失败。正常的哺乳时不会引起乳头疼痛的,有乳头疼痛时必须注意纠正婴儿的吸吮姿势,做到正确含接。不要用肥皂清洗乳头。要在喂哺结束后才将婴儿抱离乳房。

4.乳头内凹或乳头短:"休息"时乳头的长短其实并不重要,婴儿吸吮时是将乳晕和乳头一起拉长在其口中形成一个"长奶头"。因此不必为此而发愁,许多较短的乳头在孕期可发育得较好,在产后经婴儿的吸吮和牵拉更会有所改善。真正的乳头内陷即当你想把乳头拉出时,乳头反陷得更深,此现象临床是很少见的。

5.乳腺炎和乳房脓肿:重在预防。一旦发生乳腺炎,应给予抗生素治疗,以控制感染,局部热敷以缓解疼痛和加速消炎。如果脓肿形成,则要切开引流。患乳腺炎时,母亲必须尽可能休息。

在处理乳房感染时,应将乳汁排尽,如果乳汁淤积在乳房中,单使用抗生素及其他方法也是无助的。此时可鼓励母亲继续给婴儿哺乳,这是安全的,不会使婴儿得病。如母亲不想喂乳,则必须用手或吸奶器将乳汁排出,每天坚持挤多次。

6.漏奶:喷乳反射活跃的妇女在产后初几周内常会出现漏奶,有的妇女当想到可爱的婴儿时便会漏奶,亦有的妇女为在外工作时出现漏奶而感到窘困。要使漏奶停止是难以做到的,一般都会自然停止。有这种情况时,可用一块小毛巾或卫生巾,垫在胸罩内,经常更换。

7.乳汁不足:有些母亲常因为自己不觉得乳胀或乳房不漏奶,认为自己乳汁分泌不足;亦有因为婴儿总是想吸吮得更长些、更多些,或是婴儿常哭闹而认为乳汁不足。这些其实都不能成为乳汁不足的根据。

判断婴儿是否吃到足够的乳汁可根据湿试验及体重测试来决定,即:①每天小便在6次或以上,尿呈无色或淡黄色,说明进食的奶量足够;②通过生长图检测婴儿体重增长的情况,如果婴儿体重增长曲线在生长图的"健康之路"范围之内,说明给予喂哺的奶量充足。一个健康的婴儿每月应该增加体重0.5～1kg,或至少每星期增重125g。切勿误认为乳汁不足而过早为婴儿添加辅食。

(四)哺乳期婴儿问题的预防和处理

1.吐奶和溢奶:新生儿的胃几乎呈水平位,胃的发育还欠健全,特别是贲门部的括约肌比较松,所以当胃部充满乳汁,特别还混有婴儿啼哭或吸吮时吞入的空气时,乳汁便容易反流出来,出现吐奶和溢奶。预防的方法是在每次喂哺后都应将婴儿竖抱起靠在母亲的肩上,轻拍婴儿背部,使他将胃中的气体吐出来(打呃),就可避免吐奶。婴儿躺时应取右侧卧位,并将上半身垫高些。

2.体重增长缓慢:母乳喂养的婴儿一般不如人工喂养的婴儿胖,但只要体重增长,每周平均在125g左右就是正常的,婴儿并不是越胖越好,或增重越快越好、越健康。胖并不是健康的标志,相反提示营养过度,我们提倡孩子要长得结实,不要胖。如果增重达不到标准,则要寻找原因,如果是喂哺次数太多、时间太短,则应增加喂哺次数和延长喂哺时间;另外还需要检查婴儿是否患有疾病。

3.婴儿拒绝喂哺:这是个重要的问题,要认真寻找原因。①先从母亲方面看:喂哺的姿势是否正确,是否有足够的信心、耐心和爱心,有没有吃刺激性的食物,喷乳反射是否过强或过弱,有时喷乳反射过强,婴儿来不及吞咽也会拒哺,有时乳房过胀,使婴儿吸乳含接有困难,都应在喂哺前先挤掉一点奶。②再从婴儿方面找原因:婴儿是否有鼻塞,口腔内有无鹅口疮,这些都会影响吸吮。如婴儿还有呕吐、腹泻、嗜睡、黄疸等情况,则应详细诊治,采取相应措施。

4.母乳性黄疸:新生儿在出生后第2～3天会出现皮肤和巩膜的黄疸,一般于7～10天自行消退,称为"生理性黄疸",母乳喂养的婴儿中有少数(约1%)在出生后1周末开始出现黄疸,可持续3～10周,黄疸并不严重,除黄疸外,婴儿其他都正常,体重增长亦正常,称为母乳性黄疸。这可能与乳汁中存在的某种物质有关,无危害,可持续母乳喂养。但是必须首先确诊黄疸非严重疾病所致。对有母乳性黄疸的婴儿如果暂停喂哺48小时,黄疸会有所消退,胆红素水平会明显降低,再继续哺乳,又会轻度上升,但不超过原先水平。

(五)母婴有病时的母乳喂养问题

1.母亲患病时的母乳喂养:以往母亲生病时就停止母乳喂养,一是怕母亲的病会传给婴儿,二是母亲太劳累。现代新的医学观点认为母亲在有病的情况下几乎都可以继续母乳喂养。因此,在西方一些国家,当哺乳母亲患病需要住院时也允许并鼓励把婴儿带进医院,继续其母乳喂养。当然亦需按疾病的程度,疾病对母亲体力的影响,疾病治疗所用药物以及其在乳汁中的浓度和对新生儿的影响等进行全面考虑。乳汁中会含有母亲抵御感染性疾病的抗体,能帮助婴儿增加抵抗力。乳汁中含有的药物浓度,虽有些对婴儿有不良影响,但有一些亦同样有治疗作用。乳母所患疾病大体上可分为3种类型。

(1)急性感染性疾病:如感冒、产褥感染、乳腺炎。这类疾病都是可以继续喂哺的,因为母婴经常密切接触,导致感染的细菌或病毒,在潜伏期时早已与婴儿接触,继续哺乳可使婴儿在母乳中得到相应的抗体。

(2)主要脏器疾病:如心、肺、肝、肾等的疾病,主要需考虑疾病的程度和母亲的体力,应听取内科医师的意见。甲型肝炎和乙型肝炎在非活动期是可以母乳喂养的。现在婴儿出生后都常规注射乙肝疫苗,即使表面抗原(Bag)阳性,患者的婴儿亦不会增加感染的机会,当然最好加注高效免疫球蛋白。如果是Bag阳性(e抗原阳性),由于传染性强,不宜喂哺。

(3)其他一般疾病:基本上都可以继续喂哺。如果母亲非常不愿意在患病时继续母乳喂养,则需要按时将乳汁挤出,使泌乳仍能继续,病愈后仍可继续喂哺。

2.婴儿有病时的母乳喂养

(1)早产儿、低体重儿:母乳中的营养成分更适合未成熟儿的消化吸收,且能提高他们的免疫能力。早产儿由于吸吮能力差或需要接受治疗而不能直接喂哺,母亲应按时将乳汁挤出,至少每3小时1次,然后用滴管或小匙喂,并尽量早日试用乳房喂哺。

(2)腹泻、发热和上呼吸道感染:腹泻和肺炎是乳儿的常见病。母乳喂养儿中这些疾病的发病率比人工喂养要低得多,即使患病,其程度亦较轻。婴儿患这些病时更加需要继续母乳喂养。病儿有时可能会拒哺,则母亲需要更大的耐心,而且喂得更勤些。发热和腹泻的小儿,需要的水量增加,可用小匙或杯加喂开水或糖盐水。上呼吸道感染时可能因鼻塞不肯吸奶,则要用软棉签轻轻地清除鼻腔内分泌物。

摘自《《妇女保健新编》》

二、母乳喂养是最佳选择

金水银水不如妈妈的奶水。尽管营养学家不遗余力地改良奶粉的配方,但至今仍有400余种母乳成分是奶粉无法模拟的。人乳中白蛋白与酪蛋白的比例为2:1,遇胃酸后形成很小的乳凝块,利于消化。而牛奶中大部分是酪蛋白,在婴儿胃中易结成硬块,不易消化,易大便干燥。人乳中含不饱和脂肪酸、牛黄酸和乳糖较牛乳多,促进婴儿脑神经的发育,乙型乳糖还有助于钙的吸收。母乳中脂肪球少,且含多种消化酶,有助于脂肪消化,对缺乏胰脂酶的新生儿和早产儿更为有利。人乳中锌和铁的吸收率可高达59.2%和45%～75%,而牛乳仅为42%和13%。母乳中含有丰富的铜,有助于保护婴儿娇嫩的心血管系统。人乳有利于钙的吸收,有效预防佝偻病。一项有趣的研究曾仔细测量了327个成人的脸部骨骼,结果发现这些人面部骨骼的发育和母乳喂养的时间长短有关。从来没吃过母乳的人脸部发育最差;只吃过3个月母乳的人比完全没有吃过的人好一些;吃母乳时间愈长,脸型发育愈好。研究指出,吃母乳的孩子必须用力吸吮,面部肌肉运动量大,因此脸型比喝牛奶的孩子发育得更好。

产后最初几天分泌的乳,叫初乳。初乳量很少,但浓度高,富含抗体及宝宝所需要的各种酶类。初乳可称做是新生儿的第一次免疫,对增强宝宝的抵抗力具有重要意义。初乳还具有促进脂类排泄作用,减少黄疸发生。一定要珍惜初乳,尽可能喂给宝宝。

母乳喂养对妈妈也有相当多的好处:①吸吮反射性刺激母亲催产素分泌,有利于子宫复旧,对产妇健康有益。②消耗掉孕期体内堆积的脂肪,利于体形恢复。③母乳喂养在一定程度上可达到产后避孕目的,但需注意乳母不来月经也可能有排卵发生,仍需避孕。④降低母亲乳腺癌与卵巢癌的发病率。⑤母乳洁净,直接喂哺不易受污染,温度适宜,方便、卫生、经济,可以在一定程度上减轻家庭育儿的经济压力。

有研究表明,母乳喂养可以使孩子的智商提高8分。美国儿科学会提倡母乳喂养至少12个月,并认为母乳可以为6个月以内婴儿提供全部的营养。

(一)母乳的成分。 母乳是婴儿必需和理想的营养食品;母乳中还含有丰富的抗感染物质,能保护婴儿健康,预防疾病;而且,母乳的质和量还能随婴儿的生长和需要而变化。产后5天内所分泌的乳汁称初乳。由于含有胡萝卜素故色黄,含蛋白质及有形物质较多故质稠。初乳量虽少,但含丰富的分泌型免疫球蛋白A(saga),曾被称为出生后最早获得的口服免疫抗体。初乳中脂肪及乳糖含量较成熟乳为少。产后5～10天所分泌的乳汁称过渡乳,其中所含蛋白质逐渐减少,而脂肪和乳糖含量逐渐增加。产后10天后所分泌的乳汁称成熟乳。成熟乳分泌量增加,所含蛋白质较低而脂肪、乳糖高,乳汁呈绿色的水样液体,实际上要到30天左右才趋稳定。乳汁的成分在每天喂哺时也有变化。每次哺乳开始时的奶称前奶,外观是带绿色的水样液体,内含丰富的蛋白质、乳糖、维生素、无机盐和水。每次哺乳结束时的奶称后奶,因含较多的脂肪,故外观较前奶白,脂肪使后奶能量充足。

乳房是一个很精致的供需器官,越吸取得勤,越分泌得多,其分泌量常是被低估的。一般公认为婴儿6周时乳母每日泌乳量为700ml,到3个月时可增加至800my,西澳大利亚大学的Peter Atman观察到单纯用母乳喂养的婴儿,婴儿5个月时乳母每日可分泌1500my乳汁,双胎母亲每天可提供2500my乳汁。

1. 母乳的营养成分:母乳是婴儿理想的营养食品,母乳所含的营养素正好能满足婴儿出生后4~6个月内的全部要求,对婴儿的健康发育最为有利,且最容易被婴儿消化吸收。

(1)蛋白质:母乳中蛋白质含量在0.8~0.9g/100ml,虽比牛、羊乳的蛋白质含量低得多,但正好适应婴儿的生长发育。婴儿的生长发育不如小牛、小羊快,不需要那么多的蛋白质。同时,婴儿肾脏尚未发育完全,排泄多余的蛋白质代谢产物是沉重的负担。乳汁中的蛋白质主要有乳清蛋白和乳酪蛋白两大类,人乳中乳清蛋白占总蛋白的70%。牛乳中酪蛋白占总蛋白的80%,在婴儿胃里形成不可消化的凝乳块。

(2)脂肪:脂肪在母乳中的含量为3.5~4.2g/L,提供50%左右的热能,含有脂溶性维生素及中枢神经发育所必需的脂肪酸。人乳中主要是长链不饱和脂肪酸(油酸、亚油酸),而牛乳中主要是饱和脂肪酸。人乳中还含有脂肪酶,在新生儿分泌脂肪酶的功能没有发育完全时,能帮助消化乳汁中的脂肪。每100my人乳中胆固醇的含量为20mg,为牛奶的3倍,胆固醇为神经发育及合成胆盐所必需的物质。

(3)糖类:主要为乳糖。每100my母乳中乳糖含量约为7g,而牛乳中为4g。乳糖在婴儿小肠中被吸收后可提供50%左右的热能,在大肠中有促进双歧杆菌生长的作用。

(4)无机盐及微量元素:人乳中各种无机盐的含量约为牛乳中的1/3(除了磷是牛乳中的1/7左右)。人乳中无机盐含量低是有生理意义的。人乳中含铁量虽不高,但易被婴儿肠道吸收。

(5)维生素:人乳中含有足量的维生素。母乳喂养的婴儿不需要补充维生素或水果汁。

(6)水:人乳中含有足够的水分。即使在天气炎热时,也能满足婴儿的需要。

2. 母乳的其他成分:母乳中丰富的抗感染物质,能保护婴儿健康,预防疾病。

(1)免疫球蛋白:人乳中的免疫球蛋白具有强烈的防御功能。主要的免疫球蛋白是分泌型免疫球蛋白A(saga),saga经婴儿摄入后在胃肠道中不被胃酸及消化酶所破坏,大部分黏附在肠胃道黏膜上,对乳母过去曾接触的细菌和病毒有抗体作用,防范这些细菌和病毒的入侵,saga还可通过肠黏膜吸收直接进入乳儿血液中,再由上皮细胞分泌,分布在其他黏膜如呼吸道和泌尿道的表面,从而防止呼吸道和泌尿道感染。

除saga外,人乳中还有两种主要的免疫球蛋白即I'm和Gig。

(2)溶菌酶:是一种能够溶解细菌的酶,人乳中含量比牛乳中含量高得多,尤其是初乳,具有直接和间接的抗菌作用,能水解革兰阳性细菌细胞壁中的乙酰氨基多糖,使细菌破坏死亡,也能加强抗体的杀菌作用。

(3)乳铁蛋白:是一种能和铁离子结合的蛋白质,人乳中含量高于牛乳,能抑制肠胃道中某些铁依赖细菌如大肠杆菌的繁殖,防止发生腹泻。

(4)细胞:人乳中有活性白细胞,其中巨噬细胞约占90%,淋巴细胞约占10%,包括T和B淋巴细胞。初乳细胞的吞噬能力与周围细胞相似,能抵抗新生儿肠道中的大肠杆菌和白色念珠菌,也能保护乳腺,免于发生脓肿。淋巴细胞的功能与血液相同,能传递抗原信息,产生干扰素及免疫球蛋白。

(5)双歧因子:是一种含氮的多糖体,能促进乳儿肠道内非致病性的双歧乳酸杆菌的生长,在肠道内占优势,从而防止大肠杆菌的过度生长。

(二)母乳喂养的优越性

1. 母乳喂养对婴儿的好处:母乳喂养不仅使婴儿从乳汁中能得到适合其生长发育所必需的营养和增强抵抗疾病能力的物质外,还能避免人工喂养时,因代乳品调制不当或奶瓶、奶头污染而引起的营养不良和感染。母乳随时可供给婴儿;母乳永远不会在乳房中变质,即使在母亲几天未哺乳时,乳汁仍是新鲜的。母乳喂养的婴儿有安全感,较少哭啼。哺乳时母亲对婴儿无微不至的关心,能及时发现婴儿的各种变化。母乳喂养对婴儿的好处有以下几点。

（1）营养与生长。研究表明大多数6个月以内的纯母乳喂养婴儿生长发育适宜。

（2）纯母乳喂养的婴儿具有较低的腹泻、呼吸道和皮肤感染的危险，且能预防过敏。

（3）吸吮时的肌肉运动有助于婴儿面部正常发育，特别是牙齿的发育。

（4）婴儿频繁地与母亲皮肤接触，受照料，有利于促进婴儿心理与社会适应性的发育。有研究提示，母乳喂养还有助于孩子的智力发育。

2.母乳喂养对母亲的益处

（1）婴儿吸吮乳头而产生的催产素，能促进子宫收缩，减少产后出血，促使子宫复旧。

（2）母体内的蛋白质、铁等，能通过产后闭经得以贮存，有利于产后的康复。

（3）哺乳增加的消耗，可加速体内在孕期的积累脂肪的减少，有利于早日恢复体型。

（4）哺乳期闭经亦有利于延长生育间隔。据报道哺乳妇女在月经复潮前恢复排卵的发生率为12%～78%，只有19%的乳母在哺乳期首次月经来潮前有正常的排卵周期。在有正常月经的妇女中约有25%有受孕机会，以此推算在哺乳期妇女月经复潮前仅有5%可能受孕。因此哺乳期闭经曾被称为一种天然的避孕方法。至少，哺乳期闭经可推迟采用其他节育措施。

（5）母乳喂养可以减少乳腺癌和卵巢癌的发生。

（6）母乳喂养有助于建立母婴间的感情联系，使其彼此互爱。尽早使婴儿从感情上亲近母亲，会提高以后对孩子的教育成效。

3.母乳喂养对医院、家庭和社区亦有益处：特别在经济方面，医院可以节约消毒、配制人工喂养时所需的奶瓶、奶粉及人力。从家庭和社区的角度看，用于增加乳母的营养的消费比用于婴儿人工喂养的消费要便宜得多；而且由于婴儿健康少病，可以减少医疗费用。

（三）**母乳分泌的调节**。母亲泌乳和婴儿吸吮构成了母乳喂养不可分割的全过程。乳汁的分泌是乳房在乳母神经内分泌系统的调节下，特别是催乳素和催产素的作用和反射所产生的生理过程，这个过程还和婴儿的吸吮刺激密切相关。两者巧妙配合，对泌乳进行调节。乳汁通过婴儿吸吮进入体内，满足婴儿生长发育的需要，促使婴儿健康生长。

1.催乳素和催乳素反射。催乳素是由脑下腺垂体分泌的一种激素，它能使乳房的腺细胞分泌乳汁。婴儿吸吮刺激乳头的神经末梢，这些神经将此信息传达到脑下垂体前叶，使之产生催乳素，催乳素经血液输送至乳房，使其泌乳。从刺激乳头到乳汁分泌的过程被称为泌乳反射或催乳素反射。婴儿吸吮的次数越多，母亲泌乳越多；若婴儿少吸吮，乳汁分泌就少；如果停止吸吮或不开始吸吮，乳房便停止泌乳。如果婴儿很饿而急剧吸吮，或双胞胎同时吸吮，那么乳房会分泌更多的乳汁，以满足婴儿的需要，这是母乳喂养特有的供需关系。研究证明，在分娩后30分钟内及早给新生儿吸吮母亲的乳头，促使催乳素反射的早建立，有助于母乳喂养成功。如果乳母希望增加乳量，最好的方法是鼓励婴儿延长吸吮时间和增加吸吮次数，而不应该为节省乳汁而减少喂哺，这样反而导致乳量的减少。

2.催产素和催产素反射。催产素是由脑神经垂体分泌的一种激素，它除了能促进子宫收缩外，还能促进乳腺周围的肌细胞收缩。当婴儿吸吮乳头时，感觉冲动传到大脑，刺激脑下垂体后叶分泌催产素。催产素经血液到达乳房，使乳腺周围的肌细胞收缩，将腺泡内的乳汁压向导管，到达乳窦，便于婴儿吸出，有时甚至会使乳汁从乳头喷出或流出。这就是催产素反射，也称喷乳反射。许多妇女在刚开始哺乳时会感到乳房内有挤压感，就是这个反射的作用。婴儿需要喷乳反射的帮助，才能得到足够的乳汁，催产素反射建立不好，乳汁流不出来，会增加婴儿哺乳的困难。

催产素反射更容易受母亲思想、情绪的影响而促进或阻碍其发生。母亲情绪良好，对哺乳能力有信心，都能促进反射；婴儿的形象、声音和母亲对婴儿的抚摸、接触引起母亲挚爱的感受亦有利于此反射的建立。相反，担忧或恐惧的情绪，疼痛或困窘，以及对自己喂哺能力发生怀疑时，都可能抑制反射的建立，亦可阻止乳汁的流通。

因此，实行母婴同室，医务人员及家庭人员对乳母哺乳多加鼓励和支持，营造温馨的环境，都是很重要的。

3. 母乳中的抑制因子。乳汁内存在乳汁分泌抑制因子，是一种多肽，如大量乳汁存留在乳房内，抑制因子就抑制泌乳细胞的分泌。若通过婴儿吸吮或挤奶的方式，排空乳房，抑制因子被排除，乳房就能分泌更多的乳汁。这是自我保护机制，可保护乳房不致因过度充盈而受损害。但亦提示在哺乳过程中，如不注意排空乳房，使常有乳汁积聚在乳房内，会减少乳汁的分泌量。

（四）婴儿的正确吸吮

1. 觅食、吸吮和吞咽反射。

一个健康足月正常婴儿，一出生就具有3种有助于他吃奶的反射。

（1）觅食反射：此反射有助于婴儿寻找乳头。当婴儿饥饿时，用某种东西触及他嘴边，他便会张开嘴巴，并把头转向触物的一侧。

（2）吸吮反射：当某物伸入婴儿口内达一定深度，以至触及其上颚时，便会引起吸吮动作，这个反射在婴儿刚出生时就非常强。

（3）吞咽反射：当婴儿口内充满水或乳汁时，他会吞咽下去。值得注意的是，虽然婴儿具有一个可帮助他寻找乳头的反射和一个可促使他吸吮的反射，但是他却没有一个能帮助自己把乳头含进口内的反射，这是他必须学会的。

2. 正确的含接。婴儿必须学会将自己的口腔与母亲的乳房正确含接，才能通过吸吮摄取乳汁，单纯吸吮乳头是不行的。正确的含接是指婴儿将乳头和乳晕一起牵拉形成一个"长奶头"，婴儿的舌头向前伸出呈勺状裹住奶头。这样，婴儿在吸吮时与硬腭相对挤压奶头，能充分挤压乳晕下的乳窦，使乳汁排出，又能有效地刺激乳头上的神经末梢，促进泌乳和喷乳反射。乳母在喂哺前先将乳头触及婴儿口唇，诱发觅食反射，当婴儿口张大舌向下的一瞬间，迅速将乳头和乳晕一起柔和地塞入婴儿口中。当含接正确时可见婴儿的嘴及下颏部紧靠乳房；婴儿的嘴张得很大；婴儿显得轻松愉快；母亲不感到乳头疼痛。如含接不正确，婴儿的嘴及下颏不紧贴乳房；并可看

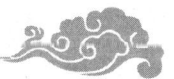

见较多的乳晕，尤其在下唇下面，此时婴儿吸吮动作小而快；婴儿因吸不到奶而烦躁不安；母亲容易感到乳头疼痛。

含接不良时，由于婴儿只吸吮奶头，口腔的后半部分形成负压，时间长了可能造成乳头顶部的横裂口；由于乳头在婴儿口中位置不固定，反复摩擦可能造成乳头基部的环形裂口。含接不良造成的无效吸吮，使乳汁不能排空，形成乳房肿胀，影响泌乳量。婴儿因吃不饱，频繁啼哭，体重不增，甚至由于吸吮受挫而拒哺。这些都可能导致母乳喂养的失败。婴儿在用过奶瓶喂养后，形成习惯于吸奶头的"乳头错觉"，也会影响他掌握正确的含接。

（五）母乳喂养的技巧

1. 婴儿与母亲乳房的正确含接：是保证母乳喂养顺利进行最重要的技巧，母亲要学会，同时帮助婴儿学会。

2. 哺乳体位：喂哺婴儿的正确姿势也很重要。母亲可以任意选择坐着或躺着的体位进行喂哺，但必须采用使自己感到轻松、舒适，能够放松。抱婴儿时应注意使婴儿面向乳房，鼻子对着乳头；婴儿的腹部要紧贴母亲；要托住婴儿的肩背部，而不是只托着头或后脑勺；头和身体呈直线，颈部不要弯曲。母亲的手应呈"C"字形支托乳房；手指不应呈剪刀状向胸壁方向压迫乳房，也不必在喂奶时用一手指放在婴儿鼻子旁。

3. 喂哺的持续时间和频率：持续时间取决于婴儿的需求，让婴儿吸空一侧乳房后再吸吮另一侧。据报道，有效吸吮时，最初4分钟可获得80%乳量，10分钟时几乎达100%。但是婴儿吸吮不仅仅是为了充饥，同时也为了得到享受与安慰。乳房在满足了婴儿充饥需要后，仍有少量乳汁流出，但其流速很慢。因此，此时婴儿若继续吸吮，并不会摄入过多，可以让他在乳房上多吸吮。

喂哺的频率应遵循按需喂哺的原则，出生后24小时内每1～3小时一次，也可更多些。出生后2～7天内是母亲泌乳过程，喂奶次数应频繁些。当婴儿睡眠时间较长或母亲感到奶胀时，则应唤醒婴儿并喂哺，间隔不要超过3小时，以后

通常每24小时8~12次。

4. 保护乳房：注意乳房的清洁卫生，每次喂奶前后坚持用温水擦洗乳房和乳头。

5. 挤奶：挤奶对于母乳喂养的建立和维持都极有益，手法挤奶不需设备，随时随地可以进行，产后1~2天内母亲就应该学会挤奶的技术。

手法挤奶时，将拇指放在乳头、乳晕上方，食指放在乳头、乳晕下方，与拇指相对，其他手指托住乳房。将拇指和食指向胸壁方向轻压，再相对轻挤乳晕下面的乳窦部位。各个方向都要挤到，手指的动作应类似于滚动，反复一压一放，将乳汁挤出。

经常挤奶，可增加乳汁分泌，若奶量不足，可以每小时挤一次，来增加泌乳量。挤奶还可以缓解乳房肿胀，帮助婴儿含接；解除乳腺管阻塞和乳汁淤积。在婴儿还没学会吸吮凹陷的乳头时、婴儿生病时或低体重儿不能吸吮时，应使婴儿能吃到母乳。

6. 断奶：孩子长到10个月以后，胃肠的消化能力逐渐增强，需要的营养也不断增加，母乳已不能满足他的需要，所以，这时候应该断奶。回奶的办法有以下几种：

(1) 应用卵泡素制剂：口服乙蔗酚，每日3次，每次5毫克，连续3天。以后看乳胀情况停用或递减。

(2) 皮硝：每天用皮硝半斤分敷两侧乳房，在皮硝全部潮解后，撤去。一般两、三天就可退奶。

(3) 麦芽：二两生麦芽浓煎，分两次服，连服3~5天。

(4) 面引子：二两面引子对分，贴在乳房上。大概两天左右，乳胀即消退。以上四种回奶方法都有效，不过，在断奶期间，切忌再给孩子吸吮，也不可挤奶，并尽量少吃汤水。

摘自《妇女保健新编》

三、快速"产奶"、催奶的方法

(一)快速"产奶"的方法。每个喂奶的母亲都会遇到奶水突然减少、小宝宝不够吃的情况，这多与母亲的休息不好、情绪不好、生病或是过度劳累有直接的关系。《父母是孩子最好的医生》的作者马悦凌发明了一种快速"产奶"的方法，效果不错，很多用过的人都说有效。在这儿介绍给大家，需要时不妨试一试。

具体做法是：当你发现自己的奶水明显减少、不够小宝宝吃的时候，你就选一些质量好的奶粉，冲上一大杯喝，然后用一桶热水泡脚，一边泡脚一边再喝上一大杯，两杯奶粉下肚后，血气会明显增加。泡脚可以加快血液循环，使血液通过乳房的量变大，速度加快，自然就能增加乳汁的分泌。泡脚时不要泡到全身大汗，感觉全身发热、微微出汗就行了，这时你会发现乳房慢慢地变充盈了。

这里要提醒一下，如果奶水减少不是因为休息不好、情绪不好或过度劳累、生病，那就可能就是你吃了寒凉的食物。只要吃了寒凉的食物，如河蚌、螺蛳、蟹、香蕉、西瓜、甜瓜、荸荠、甘蔗、柿子等，奶水都会明显减少。所以，当奶量明显减少时，首先要回想你这一天的饮食，看是不是吃了寒凉的食物。

奶水的多少与母亲的体质是有很大关系的，要想保证奶水充盈并且质量好，母亲不能吃寒凉的食物，性凉的食物除了夏天，其他季节都要少吃。

如果是吃了寒凉的食物造成奶水少，母亲要赶紧喝生姜红糖水祛寒，要不然你的小宝宝也会跟着一起受凉，轻则吐奶，重则小肚子就会不舒服、腹泻，还有的会造成宝宝的咳嗽。

(二)快速催奶的食疗方

1. 取当归10克，黄芪5克，通草5克，每天用这三味中药煮成一碗药汁，在给产妇做的各种食物中都加一勺，这样中药的气味不重，又能起到补气血和通乳的作用，同时，这三味中药的用量不大，适合身体虚弱的产妇调补，而且不易上火。

2. 猪蹄两个，花生、黄豆、红枣各一两，放入砂锅内，加水，再加入生姜、盐、料酒，大火烧开后，用小火炖至熟烂。经常食用可起到补血、开胃、通乳的功效。

3. 鳝鱼一斤、瘦猪肉半斤，放生姜5~8片、葱一根、蒜10瓣，再加入盐、酱油、糖、醋、料酒，大火烧开后，用小火炖至熟烂。经常食用可起到补血、补肾、祛肾寒的作用,也可以治疗腰酸腿疼、四肢无力、缺乳。

4.鸡一只、黄芪半两、生姜3～5片,将鸡洗净切块放入锅内,加入黄芪、生姜,大火煮沸后改成小火煮一小时,熟时加盐。常吃能增强体质、止虚汗,并治疗产后缺乳。

5.羊肉一斤、山药半斤,将羊肉洗净,放入沸水中煮5分钟,然后捞出,放入一个干净的锅内,加水适量,投入生姜、盐,大火煮沸后改成小火,半小时后再加入去皮后切成块的山药,继续炖30分钟。此方能温补脾胃肾、益气养血,对于产妇的进补和催乳都有很好的效果。羊肉还可以和当归、生姜一起炖,当归放半两,补血、催乳的功效更强。

6.猪小排一斤、金针菜半斤,将猪小排洗净后放入清水中煮沸,然后捞出,倒掉锅中的水,再放入小排和洗净的金针菜,加水适量,放入适量的生姜片、盐,用大火煮沸后改成小火炖,至排骨熟透为止。此方适合夏季催乳时用。

7.鲫鱼汤、昂子鱼汤都是公认的催乳汤,如加入当归、通草效果更佳。

8.南方人喜欢吃的酒酿鸡汤,也是催乳的食物。

9.鲫鱼通草汤:活鲫鱼一条,通草10克,将鱼去鳞、鳃及内脏,洗净,加水与通草煎煮浓汤,不用盐,每日服一次。此方可治疗产后缺乳。

10.鲜虾汤:新鲜大虾100克,剪去须足,煮汤,加黄酒20毫升,吃虾喝汤。此方可治疗产后缺乳。

11.芪归猪蹄汤:党参、当归、黄芪各30克,通草9克,共装入纱布袋中,猪蹄2只,虾米30克,与药共炖汤。文火煨至肉烂,即成。食肉喝汤,可用少许盐调味。此方可治疗产后缺乳。

(三)饮食发奶方法

1.清炖鲜鲫鱼,有较强的发奶作用。

2.鲜鲤鱼汤或用鲤鱼同大米煮粥吃,可治疗乳少。

3.黄花菜炖鸡汤,有较明显的催乳作用。

4.花生米和大米煮粥吃,有发奶作用。

5.黑芝麻250克,炒熟研末,用猪蹄汤送服,有较好的发奶和治疗母乳不足作用。

6.冬瓜皮煮鲢鱼,吃鱼喝汤,可治乳少。

7.丝瓜仁或丝瓜煮淡水鱼,有催奶和发奶功效。

8.猪蹄2只,茭白15克,通草10克,煨汤或煮熟吃,有发奶作用。

最后值得一提的是,母乳分泌是有一定规律的。分娩后一两天中乳汁很少,至第三四天乳汁才逐渐增多,直到产后十天左右,乳汁分泌才达到正常的量。所以,产后十天之内有乳汁不足现象时,不必急于进行催奶治疗。

摘自(《父母是孩子最好的医生》)

四、如何预防乳头皲裂

刚开始哺乳的产妇很容易发生乳头皲裂。一是由于发生于哺乳的头几天,因为此时乳头的皮肤很嫩,新生儿吸吮时会将该处的皮肤吸破,形成小度裂口,即乳头皲裂。乳头发生皲裂后,新生儿再度吸吮时就会感到钻心地痛,裂口大或形成溃疡者,乳头可被吸出血来。处理方法为暂停哺乳,裂口处涂以蓖麻油铋糊剂或鱼肝油软膏。将乳汁挤出或用吸奶器吸出,用小匙喂新生儿,防止乳汁淤积形成硬块或肿块,让乳头皲裂处得以休息愈合。一般暂停哺乳1～2天,皲裂处就会愈合,但新生儿吸吮后有可能再出现新的皲裂,仍须采用以上办法,通常经过1～2次皲裂,也就是产后1周左右,乳头皲裂就很少发生了,因为此时乳头已不太娇嫩了。(《自我保健230法》)

另外,婴儿错误的吸吮会损伤乳头皮肤,发生皲裂,损伤的皮肤容易引入细菌,发生感染。发现乳头皲裂后首先要纠正婴儿的吸吮方式,继续喂哺,喂哺时让婴儿先吃无皲裂一侧的乳头。每次喂奶结束后,在乳头留一滴奶,且在哺乳间隔时尽可能让乳房暴露于空气和阳光下,有助于皮肤的愈合。《妇女保健新编》

喂奶的母亲有时会发生乳头皲裂,其实只要注意一些细节,这是很好预防的。

1.每次喂奶后千万不能从孩子的嘴里往外拉奶头,拉几次奶头就会破。每次喂完奶后,如果孩子睡着了,你就轻轻地按一下他的下嘴唇,慢慢地将奶头取出,就不会破了。

2.每次喂完奶后都应挤出少许的乳汁涂在乳头和乳晕上,等晾干后再穿好衣服,这样既可以起到杀菌作用,还能及时修复破损的表皮。

做到以上两点,一般是不会发生乳头皲裂的。如果乳头皲裂,疼痛厉害,你就暂停哺乳一天,这一天可以将乳汁挤出,用奶瓶喂婴儿。

还有就是要注意个人卫生,出汗多时要及时擦汗,勤换内衣,内衣要穿纯棉的,而且要宽大,不能太紧。(《父母是孩子最好的医生》)

摘自《《自我保健230法》、《妇女保健新编》等)

五、给孩子喂奶时预防受凉

通常母亲都是把衣服撩起来给孩子喂奶的,喂奶的时间短则几分钟,长则半个小时,这段时间腰腹全都暴露于外。母亲一天要给孩子喂好几遍奶,意味着每天平均几个小时腰腹都在受凉、受冻。

刚生孩子的产妇都知道不能受风,怕受凉落下病来,所以总是多穿衣服,有的还戴帽子,可随时要给孩子喂奶,于是腰腹部一会儿热一会儿凉,怎能不生病?还有半夜里给孩子喂奶,孩子大一些时可以躺着喂,但一支胳膊要放在外面,一放就是十几分钟或更长的时间,胳膊和肩膀怎能不冻出病来?这些虽然看起来只是细节,可每天加在一起的时间并不少,长期下去,母亲的身体自然很容易生病。吃不到高质量的乳汁,宝宝的身体又怎能强壮?

所以,母亲在给孩子喂奶的时候,一定要保护好自己的身体,不让受凉,最好的方法就是把衣服在两侧前胸处剪开。现在母婴商店里有喂奶专用的内衣出售,是在前胸处开口的,这样喂奶时就省事得多。可只有内衣还不够呀,妈妈们不要心疼衣服,可以把自己的上衣也给剪了,自己在上面装拉链或摁扣儿。

这样,每次给孩子喂奶时,就不会冻着肚子、冻着腰了。针对晚上要给孩子喂奶,可以给自己做一个棉袖套,每次喂奶时,放在外面的那只胳膊穿上袖套,及时护住肩头、胳膊,不让自己受凉。

所以建议喂奶的母亲不要心疼衣服,把内衣毛衣都剪了,想点子把衣服改得好看一些,或剪的衣服只在家穿,外出时换上其他的衣服,这样就很简单地解决了问题,又不影响形象。

摘自《父母是孩子最好的医生》

六、急性乳腺炎的快速防治法

急性乳腺炎多见于哺乳期的女性,大约有三到四成的年轻母亲都会遇到此病的困扰,严重一些的,乳房肿胀,一碰就钻心地疼,那种痛苦真是难以忍受。母亲患了乳腺炎,小宝宝想吃奶又吃不到,饿得哇哇大哭,家里肯定是急得一团糟。

其实,孕期只要经常在脚背上的乳腺反射区做按摩,并经常轻刮腋下及乳腺外侧的经络,就可以有效防治乳腺炎。或者发现有乳房胀痛时,及时疏通、按摩这几个部位,胀痛很快就会缓解,乳汁也会顺畅流出。所以,疏通经络是预防和治疗乳腺炎的最好方法。

喂奶时一旦发现乳房胀痛,就要及时处理,不要等到乳房内结满了硬块再处理,那时就麻烦了。

从古至今,民间一直有很多治疗乳腺炎的偏方,有热敷的,有按摩的,也有冷敷的。比如把仙人掌、芦荟、蒲公英等消热、解毒、化瘀的草药剁碎剁烂后敷于乳房上,能消胀块。但为什么有的人一用就灵,而对有的人却毫无作用呢?是这些偏方骗人吗?当然不是,这些偏方都是有道理的,只是未必对每个人的症都一样有效。乳腺炎也分很多种情况,一定要先弄清自己的情况,才能用药。

(一)**体内寒重的乳腺炎。**当乳房胀痛,里面有明显的硬块时,自己要先看看舌苔和舌质的情况,如果舌质淡,舌苔白,说明体内寒重,用寒性的草药肯定效果不好。这时,最好是用热毛巾敷在硬块上,同时在同侧脚背上的乳腺反射区往上推300下。另外,最好同时再放上吸奶器往外吸,一般经过这样的"内外夹攻",多数胀痛能很快缓解,硬块也会变软。以后每天在脚背上的乳腺反射区往上推100次,就不会再发生乳房胀痛、结硬块了。

推脚背的乳腺反射区来疏通乳腺管,效果是非常明显的,但也不能多推,推得多了会漏奶。

一般来讲,漏奶的人是不会得乳腺炎的,只要发现漏奶了,就要停止按摩,等下次感到乳房胀痛时再推也不迟。

(二)体内热大的乳腺炎。乳房胀痛,硬块明显,同时内热大,舌质发红,这时就不能用热敷,而是要用民间常用的仙人掌、芦荟、蒲公英这些寒性的草药捣烂后敷在硬块处,用纱布包住,胶布固定,每两小时更换一次,同时配合脚背上乳腺反射区的推拿,也能很快治愈,若是同时再刮腋下的肝经、胆经,降火的效果会更好些。

(三)严重的乳腺炎。如果用以上方法,情况都不能马上缓解,就要考虑在背后的肩胛处及腋下刮痧,手法要重,出痧要透(用走罐的方法出痧更彻底),然后再按脚上的乳腺反射区300下。

一般来说,不论多么严重的乳腺炎,经过这样的疏通处理后,都能明显减轻。治疗期间,硬块会变软,虽不能马上消失,但坚持下去,硬块就会慢慢全部化掉。如果经过刮痧后,乳房还是胀痛,则说明刮痧时手法太轻,或没刮到穴位上,疗效打了折扣。

疏通经络只是治疗疾病的一个方法,而要从根本上预防乳腺炎疾病,还得从日常饮食补足气血及避免寒凉做起。多数患有乳腺疾病的女性都存在月经不调、月经紊乱以及痛经等问题,而这些症状的根本原因就是肾虚与肾寒。所以,在饮食上多吃应季的新鲜食物、补血、补肾的食物,除夏季少吃寒凉的食物,平时注意身体的保暖,少受寒凉,坚持每晚用热水泡脚,再配合按摩脚上的乳腺反射区,相信很多的乳腺炎及妇科疾病都会远离女性的。

摘自《父母是孩子最好的医生》

七、哺乳期营养

哺乳期营养需求大,产妇一人吃饭,却要供应两个人的营养。所以要多吃些新鲜蔬菜、水果、瘦肉、鱼类、蛋类、豆制品和五谷杂粮,从中获取较多的热量、蛋白质、维生素等营养物质。为了恢复体力,准备给婴儿哺乳,应注意吃营养价值高的食物。鸡、鸡蛋是最理想的滋补品。它们营养价值高,富含蛋白质、人体必需的多种氨基酸,且营养比较全面,蛋黄含有较多的卵磷脂、铁质,可促进产妇恢复体力。在产后几个月内应坚持吃8~10只鸡、100多个鸡蛋。

分娩后数小时至1年,凡为婴儿哺乳的妇女均称为乳母。乳母的状况不仅与其产后身体恢复有关,还将通过乳汁质和量的变化影响婴儿的生长。重视乳母的合理营养,既有利于促进母亲本人的健康,也有利于促进婴儿的健康成长。

(一)乳母营养需要。乳母膳食中能量和营养素对母乳营养成分及泌乳量具有某些影响。

1. 能量:乳母的基础代谢较未哺乳妇女高20%,因此,乳母每日的能量摄入量要有较大增加。

2. 蛋白质:母乳中的蛋白质含量平均为1.2/100g,膳食蛋白质转变为乳汁蛋白质时期转换率约为70%。若以每日泌乳量750g计算,则中国营养学会2000年推荐的乳母额外的蛋白质需要量为每日增加20g。

3. 脂肪:在乳母能量平衡时,乳汁中脂肪酸的组成与膳食脂肪酸相似。由于婴儿中枢神经系统发育与脂溶性维生素吸收等的需要,乳母膳食中必须有适量脂肪,尤其是多不饱和脂肪酸。

4. 矿物质:母乳中的矿物质含量除了碘、硒和锌外,几乎不受母乳膳食的影响。比如钙,无论乳母膳食中钙的摄入量是否充足,乳汁中的钙含量都是基本稳定的。正常母乳中钙含量约为0.46g/L,乳母平均每天通过乳汁分泌而损失的钙约为300mg,如果乳母膳食中的钙摄入量不足,则动用母体骨骼组织中的钙储备以维持乳汁中钙含量的稳定。母体虽通过增强肠道吸收,减少尿钙排出等方式极力保持体内钙的稳定,但仍然常因缺钙而出现骨质软化症。

2000年中国营养学会关于乳母矿物质的每日推荐摄入量或适宜摄入量分别为:钙1200mg,铁25mg,锌21.5mg,硒65mg,碘200mg,均高于一般妇女。

5. 维生素:脂溶性维生素中维生素A能部分通过乳腺,乳母膳食中维生素A含量丰富时,乳汁中维生素A含量也较高。维生素D几乎完全不能通过乳腺,因此母乳中维生素D含量很低,婴儿必须多晒太阳或补充鱼肝油等维生素D制剂。维生素E具有促进乳汁分泌的作用。水溶性维生素大多数能通过乳腺进入乳汁中。因此,乳母膳食中就适当增加维生素。

6.水:乳母摄入的水量与乳汁分泌量有密切关系,水分不足将直接影响乳汁的分泌量,故乳母每日应从食物及饮水中多摄取1L左右水。

(二)乳母饮食。乳母膳食要求食物种类多样,数量足够,具有较高的营养价值。如动物性食品与豆制品可提供优质蛋白质;牛乳富含钙质;新鲜蔬菜和水果中有多种维生素、矿物质和膳食纤维;海产品如海带、紫菜、虾米等富含钙和碘等。

乳母每日的膳食组成一般包括:粮谷类450～500g,蛋类100～150g,豆制品50～100g,畜肉类150～200g,牛乳250～500g,蔬菜500g,水果100～200g,食糖20g左右,烹调油25g。调味品适量,食盐应适当限制(不超过6g)。

摘自《吃出健康来》

八、哺乳期避孕

产后哺乳会抑制排卵,使月经暂时停止,许多妇女会出现闭经,这是一种生理现象,有一定的避孕作用。但这种避孕作用不是百分之百有效的。闭经并不代表不排卵,仍然需要采取避孕措施,以免在哺乳期中再次怀孕。有的人先排卵,在月经未复潮前就可能怀孕,因此在产后及哺乳期第一次恢复性生活时就应该采取避孕措施,以避免计划外妊娠。如继续妊娠会影响泌乳和哺乳;如终止妊娠,此时做人工流产容易损伤子宫,亦影响母亲健康。因此,哺乳期最好采用工具避孕,如避孕套。正常产后满3～6个月、剖腹产后6～12个月放宫内避孕环。哺乳期不宜采用口服避孕药,因为会影响婴幼儿的生长发育。(《自我保健230法》)

(一)哺乳期选择避孕方法的原则《妇女保健新编》

1.不影响乳汁的分泌。

2.产后妇女哺乳期生理有月经未复潮,阴道分泌物较少等特点。

3.男方应多承担责任,以男用避孕法为主。

(二)可选用的避孕方法《妇女保健新编》

1.宫内节育器,产后应及早放,最好在产后42天检查时放置。

2.避孕套包括男用阴茎套和女用阴道套。

3.阴道药环、皮下埋植剂、长效甲孕酮避孕针。这些都是不含雌激素的避孕药,不影响乳汁和乳儿发育,产后42天就可开始使用。

4.避孕栓及阴道泡腾片。

(三)不宜使用的避孕方法《妇女保健新编》

1.自然避孕法:由于月经尚未正常恢复,无法计算。

2.复方避孕药(针):因所含的雌激素对乳汁影响大,不但使乳量减少,而且还影响乳汁的营养成分。

3.阴道避孕药膜:因属水溶性薄膜,哺乳期阴道较干燥,膜不容易溶化完全,杀精子的药释放不充分,容易引起避孕失败。

摘自《妇女保健新编》、《自我保健230法》

九、哺乳期用药和针灸禁忌

哺乳期用药和针灸必须注意禁忌,以免给婴儿的生长发育带来不利影响。

(一)哺乳期用药禁忌。哺乳期妇女要尽量少用各种药物,以免对婴儿造成损害。由于某种原因必需服用或注射药物时,要注意有些药物可以通过乳汁进入新生儿体内,给新生儿带来危害,如临床上常用的甲硝唑,可致新生儿神经系统损害;喹诺酮类药物,如氟哌酸会影响婴幼儿生长发育;磺胺类药物也是哺乳期妇女慎用的。因此,哺乳期妇女一旦患病需要治疗时,应坚持能用食疗的不用药疗,能用中药的不用西药,能用药物的不用针剂,尽量降低药物副作用对婴儿的影响。

(二)哺乳期不宜针灸哪些穴位。古今针灸临证实践证明,光明、足临泣二穴有较明显的回乳作用。用于治疗产后乳汁过多引起的乳房肿痛、乳腺炎,或由于种种原因需要回乳者,具有较好的效果。那么,对于正常以母乳哺养婴儿的产妇来说,如果在哺乳期患了眼病、偏头痛、耳鸣、耳聋等就不宜选用光明、足临泣二穴来治疗,以免引起产妇乳汁减少。万一误用了这两个穴位引起了产妇乳汁不足,可以针灸曲池、合谷、少泽、足三里、三阳交等穴位予以纠正。

摘自《常见病家庭诊治大全》

第六十五篇 妇女的更年期保健

一、更年期的定义及重要性

更年期是每个妇女生命过程中必然经历的过渡时期,是女性由生殖功能旺盛状态到完全衰退的一个过渡阶段,是女性由生育期向老年期的转变的一个重要时期。1994年,世界卫生组织(WHO)提出废弃"更年期"而采用"围绝经期"一词,顾名思义,是指女性围绕"绝经"出现的身体变化(注:本文还是按中国传统叫法即"更年期")。围绝经期,是妇女一生中的第二个过渡时期,即从生育功能和性功能旺盛到逐渐走向衰退直至月经不来潮、生育功能停止的过渡阶段。由于生理上的巨大变化,尤其神经内分泌系统要经过一个改变及调节的过程,因此,人体会有许多不适或异常,甚至引起身心疾病。为了使此过渡期能顺利度过,保持身心健康并推迟衰老的到来,更年期保健是关键,必须引起高度重视。

更年期一般指45~55岁这个阶段,但因地域、种族、遗传及个体差异等因素影响,人与人之间差异很大。一般认为早于40岁、晚于55岁绝经应视为异常,需要寻找原因及做必要的治疗。在这十年期间又可分为三个阶段,即绝经前期、绝经期和绝经后期。绝经前期是指卵巢功能开始衰退到绝经前的时期;绝经期是指月经停止已达一年者,其最后一次行经期即为绝经期;绝经后期是指月经停止后到卵巢功能基本消失的一段时间,多可长达数年。这三个阶段合称为更年期,也即围绝经期。1994年世界卫生组织(WHO)又提出围绝经期止于绝经期后一年的概念。更年期保健应指在这整个时期中的保健,而非只针对一时一事或疾病的治疗。并且更年期有症状者虽然很多,但仍有一部分人没有特异的感觉,而体内有着同样的变化,所以保健要包括该年龄的所有人员。更年期又是妇女一生中富有经验、事业有成而精力又尚充沛的时期,为了更好地发挥妇女的社会作用,更年期保健具有重要的意义。

摘自《妇女保健新编》

二、更年期的生理和心理变化

在更年期,由于卵巢功能减退,雌激素水平的降低,垂体分泌大量促性腺激素,机体出现一系列生理和心理变化。

(一)更年期的生理改变。 更年期的生理改变主要是由于卵巢功能的衰退,卵巢所分泌的性腺激素减少,反馈到下丘脑-垂体-卵巢轴后,引起垂体促性腺激素的增高,但是卵巢已不能相应地增多分泌,促性腺激素越发增高,因而造成内分泌系统平衡失调,带来一系列神经内分泌功能失调引起的症状和体征。

1.月经改变:绝经前70%的妇女出现月经紊乱,多为月经周期不规则,持续时间及月经量不一。如出血过多过频,会出现头昏、乏力、心悸、失眠等贫血症状,从而扰乱妇女正常的生活,影响身心健康。

2.泌尿、生殖道的改变:外阴皮肤干皱,皮下脂肪变薄;阴道干燥,皱襞变平,弹性减退,致性交痛;子宫缩小,盆地松弛。尿道缩短,黏膜变薄,括约肌松弛,常有尿失禁;膀胱因黏膜变薄,容易出现反复发作的膀胱炎。

3.心血管系统的变化:绝经后妇女冠心病发生率增高,因为血胆固醇水平升高,各种脂蛋白增加,而高密度脂蛋白与低密度脂蛋白比率降低,易诱发动脉粥样硬化。

4.骨质疏松:绝经后妇女骨质吸收速度快于骨质生成,促使骨质丢失变为疏松,其发生与雌激素下降有关。骨质疏松主要指骨小梁减少,最后可能引起骨骼压缩使体格变小,严重者导致骨折,桡骨远端、股骨颈、椎体等部位易发生。

5.其他症状:潮热、出汗为典型症状,面部和颈胸部皮肤阵阵发热，伴有烘热，继之出汗，持续时间短者数秒，长则数分钟，症状轻者每日发作数次，重者十余次或更多。

更年期分泌减少的激素首先是雌激素，而孕激素产生于排卵后的黄体，更年期的卵巢排卵功能减弱，常出现无排卵的月经，因而孕激素分泌明显减少。相反的是垂体分泌的促卵泡素和黄体素的分泌增多。不论是分泌的减少或增多都会破坏原有的平衡而产生生理的改变。

雌激素的减低使与雌激素生理功能有关的器官组织的功能减退。在生殖系统方面，由于子宫内膜靠雌激素支持发生周期性改变而行经，此时期子宫内膜得不到足够内分泌支持而会出现月经不规则、稀少以致闭经。子宫体积、子宫颈逐渐萎缩。阴道和外阴也相应萎缩，阴道黏膜变薄，黏液分泌减少，阴道皱褶减少、宽度缩小，因此造成性交不适或困难。阴道黏膜内的糖原含量减低，造成阴道、外阴以及下泌尿系统的炎症。同时由于年龄的逐渐老化，肌肉和结缔组织缺少原有的弹性和韧性，常可致盆底组织松弛，易引起膀胱膨出甚至子宫脱垂。卵巢本身萎缩，因纤维化而变白，卵巢的血管逐渐闭塞，卵巢内的卵泡数在妊娠晚期胎儿时数量最高，出生后迅速下降，至绝经后几乎无卵泡存在。

此外雌激素还与骨的代谢有关，可以促进骨中钙的沉积及合成骨基质，维持血中钙磷平衡。当雌激素缺乏时，骨质重吸收增加，骨基质合成减少，体内呈负钙平衡状态，逐渐出现骨质疏松。并且血浆胰岛素水平下降，会有血糖浓度上升现象；血浆中总胆固醇含量增高，因而心血管病发病率增加。

孕激素由于不排卵而明显减少，子宫内膜只有增值期没有分泌期，增值期内膜厚到一定程度也会脱落出血，但非正常周期性出血；时常表现为有一段闭经史后月经来潮量多，持续时间长甚或淋漓不断，为常见的绝经前期功能性子宫出血的表现。

雄激素水平因卵巢功能减退而减少，但有些妇女卵巢间质肥大增生，又具有产生绝经后雄激素的能力。肾上腺源的雄激素随年龄增加而减少，但不受绝经的影响。促性腺素的增多和卵巢分泌的减少，构成内分泌平衡的失调，则可引起神经内分泌系统的功能紊乱，例如围绝经期常见的植物神经系统紊乱带来的潮红、出汗、心悸、血压波动等一系列症状和体征则是难以避免，但因个体差异可能严重程度有所不同。轻者如不注意可能未觉察或忙时忘记，闲时略有不适，可不治疗。约有10%左右症状严重，明显影响生活与工作则需进行治疗。

(二)更年期的心理改变。生理的改变常会带来心理的改变，更年期生理改变的重点是卵巢功能的衰退和雌激素的减少。雌激素的突然改变，例如孕期的突升及产后的骤然下降和绝经期以至月经前期雌激素下降均会引起心理变化。因此更年期相似于产后常可有抑郁的发生。严重者可成更年期抑郁症，时有自杀倾向。因此，更年期千万不可只重视生理变化而忽视心理变化。

更年期随着体内内分泌激素的变化，会出现一些自主神经系统功能紊乱的症状，常表现为精神状态和心理状态的改变，但是，每个人的心理行为与社会有密切联系，不同职业妇女其心理及情绪反应也不同。

1.情绪变化

(1)焦虑心理反应：紧张、焦虑是更年期妇女常见的一种情绪反应。这种情绪反应是自主神经系统受到刺激的结果。有的妇女甚至以"生气、敌对"的情绪来反映焦虑。

(2)悲观心理：以脑力劳动为主的妇女往往因记忆力减退，影响工作而产生悲观的想法，表现为情绪低、易激动、情感脆弱。

(3)个性及行为改变：个性改变及情绪不稳定，多疑、自私、唠叨、急躁甚至有自杀的念头。

2.精神障碍

(1)偏执状态：常见有嫉妒妄想，迫害妄想和疑病妄想。涉及对象是家庭成员或关系密切的近邻、同事。常表现为情绪易激动、紧张，并发生冲动行为，如拒食、自伤、伤人等。

(2)抑郁症：常表现情绪忧郁，焦虑，紧张不安，坐卧不宁，终日惶恐不安似有大祸临头的感觉,常悲观厌世,感到生活几乎不能忍受,自杀企图严重。

此外,更年期妇女在家庭和社会中均可遇到新问题,如儿女长大离去的空巢感,退休后的失落感,月经停止后感到失去女性特色的衰老感,性生活不适而厌烦增加家庭生活的矛盾,父母年老需要照顾或亲人病故等多重压力和刺激,常是造成更年期心理平衡失调的因素。常见表现如记忆力减退、精神不集中、焦虑、抑郁、易激动,情绪变化大,加上躯体诸多不适更显得能力下降、精力不足、身心健康状况明显低落。因此身心保健极为重要。更多的社会及周围的关注理解有利于此期妇女身心健康的恢复及保持为社会做出贡献的能力。

摘自《妇女保健新编》

三、更年期综合征的自我判断法

此期间妇女可出现一系列生理和病理变化,称为更年期综合征。更年期综合征常有以下表现,根据这些表现,可以判断自己是否进入绝经期,不要以年龄为判断指标,便于早做准备,安全度过绝经期。

(一)**阵发性潮热与盗汗**:阵发性潮热是突然在面颈与胸部有热感,似一股热浪涌上来,随之扩散至大面积或局部皮肤,热感从上身开始,再扩散至全身。亦可伴有心慌与突发身体不适感,持续3~5分钟,有的发热后可出冷汗或夜间出汗。

(二)**月经不规则**:月经周期正常者可出现周期延长或缩短,经血量可增多或减少,可有不规则的阴道流血。个别妇女还因经血过多而致贫血,一般规律是周期逐渐延长,有时几个月无月经,经血逐渐减少至绝经。亦有10%的人月经突然停止。

(三)**神经系统症状**:更年期妇女常常有头晕、烦躁、易怒、记忆力减退、失眠、焦虑、爱发脾气等表现。

(四)**泌尿生殖道萎缩**:表现为子宫、阴道萎缩,阴道缩短,变窄,穹隆变浅,性交困难、疼痛;部分妇女出现尿频、尿痛、夜尿增多与张力性尿失禁,即咳嗽、大笑等腹压增加时憋不住尿;少数人出现反复的尿路感染。

(五)**心血管系统疾病**:妇女体内雌激素对心血管疾病有保护作用。更年期妇女体内雌激素水平降低可使血脂代谢紊乱,急性心肌梗死与缺血性心脏病的发病率也明显增加。

(六)**骨质疏松**:更年期妇女体内雌激素水平降低会使骨吸收增加,导致骨钙丢失,骨代谢出现负平衡,骨量迅速减少,出现骨质疏松,表现为全身或局部酸痛,如腰酸背痛,关节疼痛,还会出现身高缩短,驼背等体征,因外伤或摔倒容易发生骨折。

(七)**其他**:第二性征变化,如乳房萎缩、下垂,女性体形逐渐消失。心理上易产生抑郁、绝望的消极情绪,部分人退休后产生失落感等。

需要说明的是第4~7条多发生于绝经后的较长一段时间内。

摘自《自我保健230法》

四、更年期的常见症状

(一)**更年期综合征**:更年期综合征主要是由于该时期生理改变引起的神经内分泌系统功能失调。常见症状如潮红、燥热、出汗、血压波动以及胸闷等血管舒缩失调现象。严重者有时一天可以发作数十次的潮红、燥热感,每次持续数秒或数分钟,使患者生活工作不能适应。并多伴有心悸、头痛、失眠、头晕、耳鸣等症状,甚至需要卧床休息。加之心理上常有焦虑、抑郁、记忆力减退、精神不集中,躯体上时有异常感觉如麻木或蚁行感等,肌肉关节酸痛、倦怠、如同大病在身。由于此年龄也常易有各种器质性疾病,因此必须认真检查,待排除有关器质性疾病外,可诊为更年期综合征。

有观察约有70%妇女更年期有自觉症状但不严重,只有10%左右需要治疗。有调查发现受教育年限多者更年期症状明显,城市较农村发病率高,但同年龄组体内雌激素水平无明显差别,因此有人认为与脑力或体力劳动有关,目前研究食物中有植物雌激素存在,可能与饮食习惯不同有关,加上种族、遗传、性格等影响可能是多因素的关系。

(二)**骨质疏松症**:骨质疏松是指一种以骨量

低和骨组织微结构破坏为特点而导致骨脆性增加所致的骨折危险增高的一种疾病。疏松是由于骨矿质明显丢失，从而降低了单位体积的骨密度，加之结构改变降低了疏松骨骼的强度，因而易发生骨折。

更年期妇女由于雌激素的分泌减少，在绝经后数年内骨矿质丢失极快，因而发生骨质疏松者极多。并在绝经后较长时间内继续有所下降，但不如绝经后初期下降速度快。至70岁以后由于老年又加重了骨质的丢失，此时期男性同样发生类似的变化，不再是更年期的关系。

更年期骨质疏松经常引起的骨折部位以长骨及椎骨为主，而老年期则常见股骨或髋骨的骨折，造成卧床不起导致较高的死亡率。

骨质疏松的临床症状则以疼痛为主，椎体压缩可致脊柱变形、身高缩短。但在骨骼退行性改变过程中也会导致某些骨质增生的变化，因而常易出现骨质增生的症状。

骨质疏松的发生与否和严重程度个体差异很大。现有研究认为与遗传等因素有关，如由于胶原基因缺陷可以造成骨基质的改变，因此到70岁以上尚有少数人不发生骨质疏松。但对大多数人来说骨质疏松还是可以通过预防保健推迟发生或减轻其发生程度的。经过研究者们的努力，结合妇女一生保健，减少骨质疏松的发生率是可能的。

(三)其他：

1.心血管系统疾病：妇女绝经前期比同年龄组男性心血管系统发病率低，而绝经期后心血管系统疾病发病率明显增多，逐渐与同年龄组男性发生率相近，但仍略低于男性。研究认为绝经后妇女由于卵巢功能的衰退，血胆固醇和低密度脂蛋白水平升高，高密度脂蛋白水平低于正常，这些都是发生心血管疾病的危险因素。因此，在绝经期妇女出现心血管系统症状时，必须首先排除器质性心血管疾病，才能归因于更年期综合征，以免贻误治疗。

2.精神和神经系统疾病：如更年期抑郁症应当认真注意及防治。现有不少研究表明更年期保健可以预防老年性痴呆症的发生，有利于提高生活质量。

3.更年期功能性子宫出血：必须在排除其他原因引起的出血如恶性肿瘤等时再做诊断。治疗应以止血及促使绝经为主。

摘自《自我保健230法》

五、更年期的保健

妇女到了更年期，更易受各种不良因素的影响。应采取一些积极有效的措施，排除不良因素的干扰，建立健康的生活方式，才能平稳地度过更年期。

(一)培养良好的饮食习惯。 妇女更年期雌激素水平下降对体内脂代谢、糖代谢等会产生一定的影响。因此，首先饮食要有规律，饮食摄入要高蛋白、低热能、低脂肪、低盐、低糖，多吃新鲜蔬菜和水果，多吃豆类，并注意增加钙的摄入量。

(二)保证充分睡眠。 睡眠不足可使细胞的新陈代谢受影响，人体会迅速衰老。因此，更年期妇女要注意休息，保证睡眠，每晚睡眠应保持7~8小时，午睡应掌握在半小时左右。

(三)坚持体育锻炼。 体育锻炼增加机体抵抗力对任何年龄都很重要，但因更年期妇女一方面由于年龄较大，躯体常有不适，因而活动相应减少，则更加重各种异常及疾病，骨质疏松症在有适当锻炼的情况下可减少骨质的丢失，并且增强肌肉力量减少跌倒机会可以减少骨折。有人认为在年轻时即有较多体育活动的人可以有较高骨密度峰值，因此在更年期即可减轻骨质疏松程度。长期有较多体育活动的人心血管疾病的发生率及死亡率也较低。故在强调终身体育锻炼基础上，更年期不可停止，只是可以随着年龄及体力，采取缓和适当的运动，避免剧烈运动。

(四)维持正常体重。 人到中年，体重增加，腰围增大是一般规律。但应及时注意调整饮食，增加运动，控制体重的增长，防止引起肥胖。

(五)注意禁忌烟酒。 吸烟会增加心肺疾病及癌症发病率，并可加重骨质疏松，增加骨折的机会。研究发现吸烟者雌激素合成减少，会加重更年期各种疾病。也有研究发现长期酗酒与骨质丢失有关。因此应当禁忌烟酒，更年期尤为重要。少量饮酒有促进血液循环作用，观察显示未见明显危害。

（六）坚持适度性生活。妇女月经停止，只表示生殖功能停止，性功能减退，但仍会有正常的性反射。因此，更年期妇女可以坚持适度的性生活，性生活的时间和频率可根据双方的体质和习惯决定。更年期妇女应保持性行为，因雌激素仍存在，且更年期女人更懂得将灵肉合一并享受每一瞬间的性爱，更了解男人的性格，变得更大度、更配合。有规律做爱的妇女能更好地刺激身体反应，阴道比没有性行为的女性更出色地保持着优良的状态。

更年期可因阴道黏液减少（干涩）及萎缩造成性生活困难或痛苦，除服用雌激素外，局部应用润滑剂如维生素E、雌激素油膏，或芦荟叶汁有助于缓和症状。另外，出现阴道干涩时，可多吃些富含维生素B_2的食物，如谷类、奶类及奶制品、动物肝脏、蛋黄、鳝鱼、胡萝卜、香菇、紫菜、芹菜、橘子、橙子等。如果症状比较严重，可服用维生素B_2片，每日三次，每次10毫克（2片）。

（七）定期做健康检查。由于女性更年期激素水平下降，极易引起一些相关的疾病与症状，应定期（每年一次）到正规医院进行健康检查，包括妇科常见病及肿瘤的筛查，必要时进行全身体格检查，做到疾病的早期发现、早期治疗。更年期是许多疾病如心血管病、癌症等的高发年龄，坚持定期进行体检，可以做到心中有数，有病早治，无病早防。

（八）激素替代疗法（简称HRT）。在卵巢功能下降、有关各种激素减低的情况下，补充必要激素，以防止因激素下降而发生的各种疾病。过去曾有人称之为"雌激素替代疗法"，但因人体缺少的并非雌激素一种，并且单纯补充较多雌激素尚有一定副作用，如子宫内膜增生及阴道不规则出血，并可能与某些雌激素有关的癌症增多有关。有研究补充少量雌激素并适当补充孕激素及雄激素的复方制剂即可不存在这些副作用，甚至有关癌症发病减低，因此目前称为"激素替代或激素补充疗法"。对绝经期妇女补充必要的激素除可预防并可治疗更年期综合征、骨质疏松症、心血管系统疾病。有研究认为对精神和神经系统疾病如抑郁症、老年痴呆都有一定预防或治疗作用。此外，对老年性阴道炎、尿路感染、尿道肉阜等的发生都有预防及一定治疗作用。但因药物价格较贵，有些医生专业知识不足，尚不能广泛普及应用。并且因用药时间相对较长，某些人对其副作用仍有一定顾虑，近年来国外大量人群长时间观察，对"激素替代疗法"的效果提出不同意见，因此尚有一些问题研究者们还需要继续研究。

（九）常见症状的防治

1. 除月经紊乱应及时就医外，出现下述情况也应就医：

（1）月经周期第二阶段出现情绪不安；

（2）轻触乳房时，乳房极其绷紧、胀痛，触诊时发现不痛的小结节；

（3）产生无名的抑郁状态；

（4）突然产生阵发性烘热感或夜晚骤然发热、出汗；

（5）出现突发性头痛；

（6）遗尿或阴道干燥。

2. 骨质疏松症是老年人（尤其是老年妇女）的常见病，也是威胁老年人健康的主要疾病。中年后体内骨钙明显丢失，骨质疏松发脆，负载功能降低，骨折危险性明显增加。骨质疏松症的防治可从以下几个方面采取措施：

（1）加强体育锻炼。运动可以刺激骨钙形成，有益于提高骨钙沉积量。老年人应经常进行力所能及的锻炼，如慢跑、打太极拳、舞剑、做操、做适当家务等。

（2）注意饮食结构，保证摄入合理的营养成分。大多数人须摄取钙800～1000毫克/日，绝经后妇女钙摄取量需达800～1500毫克/日。绝经后的妇女、孕妇、老人及进食量少者可加服钙制剂500～1000毫克/日。

3. 更年期前后，妇女尿频、尿急、尿失禁等症状的发生率很高。对于这些症状，人们首先想到的就是尿路感染。但许多妇女反复的尿常规检查、尿液细菌培养都毫无异常；或存在尿路感染而经抗炎治疗效果不佳，其原因多因雌激素的缺乏可致尿道周围组织、膀胱、尿道黏膜发生萎缩性变化,括约肌松弛,常引起尿频、尿急、尿失禁。此时若有尿液外流受阻,使残尿增加,则有利于细菌生长,产生菌尿,引起尿频、尿急、尿痛,甚至出现发热、血尿、脓尿等尿路感染症状。

对更年期尿频等症状。单纯的抗炎治疗虽可暂时缓解,但不能完全消除病因。若为单纯的尿道、膀胱黏膜萎缩引起的尿频、尿急,则抗炎治疗无效,而用雌激素治疗可有显效(但感染时应加用抗炎治疗)。盆腔肿物压迫膀胱、自主神经功能紊乱等亦可致尿频。

4."压力性尿失禁",如咳嗽、打喷嚏、大笑、提重物、体位改变等使腹压突然增加时,排尿失去控制,尿液不由自主流出,多见于更年期妇女。病因有慢性疾病致体虚,或缺乏体能锻炼;或多次分娩使盆低、阴道肌肉松弛。老年患者多因体内雌激素水平降低,使尿道、膀胱三角区黏膜下静脉丛变细,血液供应减少,黏膜上皮退化,尿道、膀胱上皮组织张力减退,盆低肌肉萎缩而致膀胱底部下垂,改变了尿道、膀胱后角的正常生理角度,阴道阻力降低,引起尿失禁。

可采取中西医综合调治。也可先试用下述方法:

(1)盆底肌肉锻炼,增强盆底、尿道肌肉的张力。病人自已做肛门、会阴括约肌收缩放松运动,数回/日,20多次/回。

(2)老年患者可在医生指导下用雌激素。

(3)针刺、理疗(如电刺激)可增强盆底肌肉的收缩功能,一般选用关元、足三里、中极、大三阴交等穴位。

(十)维持心理平衡。更年期妇女容易焦虑、紧张,所以要学会正确对待各种矛盾冲突,注意心理平衡,保持心理健康。妇女更年期的身体症状只是暂时的功能紊乱,学习有关妇女更年期的科学知识,排除器质性疾病,提高自我保健意识,就能达到使自己身心健康,生活美满,家庭和睦,安度幸福晚年的目的。

总之,更年期疾病与妇女一生有关,并非更年期一时之患。因此,为了保护更年期健康应当从幼时做起。例如骨密度在儿童期、青春期、生育期、哺乳期等都会因身体状况有所改变,只有在各个时期都能做好保健来维持高骨密度峰值,更年期骨质虽有丢失也可维持较好水平。其他情况也是如此,如果年轻时不注意饮食卫生,大量摄入高胆固醇,更年期控制也已不及。只在更年期做体育活动是不够的,而是应在更年期继续进行适当活动等。这些问题应当在此再次强调。

摘自(《妇女保健新编》)

六、更年期的调养

更年期是女性一生中必经的生理时期,有时出现一系列不适症状是不可避免的。应努力学习保健知识,保持乐观情绪,以平和的心态去面对。提倡走出家门,结交朋友,热心于社会活动,以获得家庭和社会的关心、理解、安慰和帮助,顺利度过这一非常时期。

更年期出现的一系列生理和心理的变化可以通过自我调理或保健得到缓解,只要积极调节生理和心理,大约有70%～80%的妇女都可以依靠自己和家庭的力量安然度过更年期。

(一)总体调节。包括合理安排生活,保持心情舒畅,减少精神负担,排除紧张、焦虑、抑郁、失落等消极情绪,积极参加文体活动。

(二)加强饮食调理。

1.提倡饮食清淡,多吃富含维生素的食物,如蔬菜、水果,多吃豆类,食用植物油(如玉米油、花生油、菜籽油、豆油)。

2.多吃瘦肉、排骨、鸡鸭、鱼虾、海带等。

3.膳食热量不宜高,维持在2000千卡(8668千焦)/日,以防肥胖,体重应维持在正常数值以内[计算公式:体重(千克)=身高(厘米)- 105]。少食糖、脂肪食品、动物内脏、猪大肠、猪肝,尤需限制动物脂肪乳猪油、牛油、羊油的摄入量。

4.少吃含胆固醇食物,如肥肉、肝、脑、肾(腰子)、蛋黄、奶油。

5.食欲不振、厌油腻,用红枣、龙眼加红糖煎汤服,或红枣、赤豆熬粥,连食10日。

(三)注意调控情绪。生活要有规律,遇事勿着急、紧张,强迫自己不要胡思乱想。对人生抱着积极的态度,不沮丧、不消极。不妨替自己找些新事情来做,如参加义务工作等,使生活更加充实。家人对于更年期者给予充分理解、同情、关怀,关心体贴其生活,千方百计给予安慰,消除其紧张情绪。了解发生更年期症状的原因,认识到出现更年期症状并不可怕。学会重心新安排生活,思想上不要钻牛角尖。学会"凡事往好处想",微笑对待一切,才能适应生理上的变化。良好的情绪可以提高和协调大脑皮层和神经系统的兴奋性,充分发挥身体潜能,使人精神饱满、食欲增强、睡眠安稳、生活充满活力。对提高抗病能力、促进健康、适应更年期的变化大有益处。

(四)注意绝经前后月经变化。一方面对经期延长和经量过多者要及时诊治,绝不能擅自滥用药物;另一方面对绝经后出血要及时去医院做阴道内超生检查或诊断性刮宫,以排除子宫内膜癌的可能性。

(五)预防感染。保持外阴部清洁,预防萎缩性的生殖器发生炎症。可以用洁尔阴等中药(稀释后)洗外阴或坐浴。性生活仍可如常进行。不过因雌激素减少,阴道分泌物减少,性交时可能发生干燥滞涩感。可用1‰乙烯雌酚加0.1%可的松软膏作润滑剂,或用乙烯雌酚片纳入阴道,每周1次,每月4次,单用可的松软膏润滑也可。

(六)预防子宫脱垂。由于韧带松弛,容易发生子宫脱垂及张力性尿失禁,应进行肛提肌锻炼,即每天用力做收缩肛门的动作,加强盆底组织的支撑力。

(七)防治骨质疏松。骨质疏松的防治应从生活方式、饮食、药物三方面入手。生活方式即参加适当的体育运动和适当的皮肤日照,这是预防本病的基础。合理膳食作为补钙的主要途径,饮食中应增加奶制品、海产品、鱼虾及豆制品等高钙食物的摄入。老年妇女应多吃大豆,大豆里的异黄酮可增强绝经后骨量减少的妇女骨密度,降低患骨质疏松症的风险。药物治疗中补钙和维生素D是基础,钙制剂有乐力、钙中钙等;维生素D有鱼肝油。治疗骨质疏松要抑制骨吸收和促进骨质形成。抑制骨吸收的药物除了雌激素替代治疗以外,还有二磷酸盐(福善美、固邦等)和降钙素(商品名叫密钙息、益钙宁)。促进骨质药物有氟化物(特乐定)和合成类固醇(康力龙等)。世界卫生组织强调对45岁以上的女性应定期进行骨密度测定,只要发现骨量减少,即采用合理治疗,而不必等到骨质疏松症状的出现。本病的防治越早越主动,效果越明显,只要持之以恒,加强营养,科学补钙,合理锻炼,保证日照,定期检查,就可最大限度地避免骨质疏松的危害。

摘自《妇科病调养与康复》

七、更年期的营养

更年期是人生中的一个特殊时期,调整更年期的饮食,加强更年期的营养,对于顺利度过更年期有着非常重要的意义。

更年期营养有一定特殊性,例如应有低胆固醇、低热量(低糖、低脂肪)、较高维生素及蛋白质的饮食。既要保证必要的营养又要预防心血管疾病的发生。多吃蔬菜、水果,目前研究认为黄豆等食品含有植物雌激素。多吃黄豆类制品既可补充植物蛋白又可补充雌激素有一定食疗作用。此外如亚麻籽和一些中药也有类似作用,中药治疗骨质疏松已有效的患者中,有人也增加了血液中雌激素的浓度,是一个值得深入研究的途径。为了防治骨质疏松补充钙类也极必要,中国饮食习惯中缺少奶制品,钙的摄入量相对不足。据调查更年期每日应供给钙元素1500mg,但从饮食中只能得到500mg左右,因此一方面要多吃含钙食物如奶制品、豆腐、虾皮、芝麻酱等,另一方面可服用钙剂。一般钙制剂中钙元素只能吸收30%~40%,有研究表明同时有氟或维生素D的钙剂吸收和利用较好。所以更年期营养要根据个体情况及时调节营养实属必要。(《儿童少年卫生与妇幼保健学》)

(一)妇女更年期营养代谢特点

妇女更年期由于体内激素的变化引起月经的紊乱以至绝经,体内激素的减少以及其他原因可致磷钙比例失调;更年期又是向老年过渡时期,由于更年期妇女对老年期的营养需求特点认识不够,对热量的控制不够,而致体内热量过剩而肥胖,产生一系列脂类代谢紊乱的疾病,其营养代谢有几个特点:

1.热量。更年期妇女每日摄入热量应较年轻妇女减少5%～10%。一般以8000～10000KJ为宜。其中碳水化合物应占总热量的55%～65%，蛋白质应占总热量的15%～20%，脂肪类应占总热量的20%～25%。

2.碳水化合物。更年期妇女的基础代谢率因各种活动量的相对减少，热能消耗降低，热能的主要来源碳水化合物的需要量也相应降低，一般每日对淀粉类食物（如米面杂粮、白薯、小豆等）应控制在250g左右。对于含有单糖多的甜食，应加以限制，因为食糖过多，会促使肝脏内形成过多的中性脂肪，引起脂肪肝及肥胖。还可促使血液内胆固醇及三酰甘油浓度升高，形成动脉硬化症。

3.脂肪。因更年期雌激素等缺乏引起血管舒缩功能的一系列变化，也能促进动脉管壁的增厚硬化，更年期妇女血浆胆固醇及三酰甘油浓度高于同龄男性，低密度脂蛋白的浓度亦有所增高，由此推论，雌激素缺乏，可能为动脉硬化的发生提供条件，更年期妇女冠心病发生率上升。雌激素还可使肝细胞分泌胆汁内胆酸含量减少，胆固醇含量增加，同时还能消弱胆囊的收缩功能，致胆汁的排放受阻，胆汁淤积而使胆石症的发病率上升。因此，更年期妇女的脂肪摄入不宜过多，特别是动物类脂肪，因动物类脂肪含饱和脂肪酸多，易引起动脉粥样硬化，主张食用植物油如豆油、花生油，因其含有不饱和脂肪酸，并有降低血内胆固醇浓度的作用。

4.维生素。更年期，由于自主神经功能和大脑皮层功能失调，骨细胞的生长受雌激素的影响，导致骨质疏松症。因此，更年期补充维生素B族、维生素A、D十分重要。其补充方式主要以膳食供给，维生素E制剂对抗皮肤老化以及防衰老有一定作用，可适当服用。

5.矿物质。妇女更年期往往表现为月经频繁、经量多、出血时间延长等。由于出血量增多，铁质流失过多，可致贫血。因此，饮食要注意补充铁质，因叶酸、抗坏血酸的补充，有助于增加铁的吸收和利用。更年期妇女骨吸收较骨生成迅速，加之雌激素水平低落，降钙素分泌增加，使骨吸收更为加速，如再加上摄钙不足，维生素D的供给不足，以致骨盐血变少，就可导致骨质变薄，骨小梁变细，间隙增大，从而形成骨质疏松症。因此，更年期妇女补充钙量较丰富的食品是必要的。自主神经功能失调，往往可出现血压增高，由于雌激素的作用，还可出现水肿等症状，应食用低盐食物，以稳定血压，减轻水肿症状。低盐还有助于抑制神经的过度兴奋作用。（《中医食养食疗学》）

（二）女性更年期的饮食（《吃出健康来》）

1.更年期的妇女要增加钙的摄取量。为预防骨质疏松症，更年期妇女要多吃含钙量高的食物，如牛奶、酸奶、豆制品、海带、虾皮等。绝经前的妇女每天要补充钙1000mg，绝经后的妇女每天要补充钙1200mg左右，才能满足机体的需要。同时要补充维生素D，以增强钙的吸收。必要时加服钙制剂和补充雌激素。更年期妇女要多参加户外活动，多晒太阳，让骨质经常受到应力刺激，吸收足量的钙以保持强壮，并预防骨质疏松。

2.更年期的妇女要增加铁的摄入量。更年期妇女因月经周期紊乱，可能出现月经量多，经期延长，周期缩短等症状，常可导致贫血。因此，应注意补充铁，多吃动物肝脏、瘦肉、鸡鸭血及新鲜蔬菜，水果、红枣、赤豆、龙眼等以健脾益气补血。

3.更年期的妇女应减少盐的摄入。更年期妇女常有水盐代谢紊乱，容易发生水、钠潴留，引起水肿，并进一步引起血压升高，所以，应限制食盐，盐的摄入量每日应不超过6g。

4.更年期的妇女应减少热能的摄入。更年期妇女的糖代谢、脂肪代谢也常发生紊乱，容易发生血糖升高，血脂升高以及糖尿病、动脉粥样硬化。因此，更年期妇女要少吃甜食、动物脂肪和动物内脏，多吃些粗粮。随着年龄的增长，基础代谢降低，容易发生能量过剩。所以，较胖的妇女应限制主食进食量。在膳食上应保证蛋白质的供应，可多吃些瘦肉、鸡、鱼、蛋、乳制品及豆制品。（《中医食养食疗学》）

（三）妇女更年期饮食养生要点（《中医食养食疗学》）

妇女更年期的饮食养生、营养调节，是预防

和调治生理功能变化,以及保持老年阶段健康的重要保证。须因人制宜,高度重视更年期的营养和饮食调节。在营养和饮食调节方面,注意以下几点:

1. 防止贫血。妇女更年期由于月经变化很突出,有些人月经频繁、增多,出血时间延长,有的出现"血崩"样的大流血,这样,可能引起贫血。铁是人体合成血红细胞的主要元素,但制造血红细胞除铁以外,还需要有蛋白质、维生素等多种营养素。因此,在膳食中要选择动物肝脏、瘦肉、鸡鸭血、蛋类、豆类等含铁量较高且富含蛋白质和维生素的食物。可选用健脾益气或滋阴补血之食疗方辅佐治疗,如红枣桂圆汤等。

2. 防止营养缺乏及身体发胖。更年期的年龄已进入中老年时期,体内代谢过程以分解代谢为主。如营养供给不足,有些妇女在绝经后容易出现缺钙性骨质疏松和其他营养缺乏病。或由于代谢紊乱而出现脂肪堆积,身体发胖,体重增加和血液中胆固醇含量增高、血管硬化等症,对此,重视以饮食养生来防止疾病十分重要。一方面,多吃含丰富优质蛋白的食物(如瘦肉、鸡、鱼、蛋、乳类等)和含钙较丰富的食物(如各种豆类、虾皮、芝麻酱、海带、芹菜、白菜等)以补其不足;另一方面,要少吃或不吃动物脂肪和含胆固醇较高的食物。如身体发胖、体重增加,就要适当调剂主食,多吃杂粮和蔬菜,控制油脂和糖类,并注意平时不要吃得过饱。

3. 防止血压增高、头昏失眠等症的发生。在更年期,由于自主神经功能和大脑皮层功能失调,往往会出现血压增高、头昏心慌和失眠等病症,应注意通过饮食加以防止。选择含B族维生素丰富的食物,如粗粮(小米、玉米、标准面粉等),动物的肝、肾、瘦肉、牛奶、绿叶菜和水果等。因为这些食物能维持神经健康和促进消化,对防止头痛、晕眩和记忆力衰退有好处。同时,要吃低盐饮食,不吃刺激性食物(如酒、咖啡、浓茶、胡椒),更不要吸烟。对已出现这些病症者,除上述饮食外,还可以安神、养心、降压的食疗方治疗。

(四)妇女更年期饮食养生方(《中医食养食疗学》)

中医认为,更年期综合征是生殖妇女40岁后肾气虚、天癸竭、冲任脉虚致气血脏腑功能失调引起,与心、肝、肾、血瘀有关。西医认为更年期综合征是由于卵巢功能衰退,性激素减少导致神经—内分泌系统功能改变。可每天坚持吃10粒熟花生米和适量熟黄豆及黑芝麻等,以补肾防衰老。

更年期症状不明显,重者可出现自主神经功能紊乱及月经紊乱,而又失眠、出汗、月经失调等症,中医辨证多属阴阳失调、气血失调,症状轻者,可选用养血益气、养心安神的食物调养,以达阴阳、气血和平,下面介绍几种常用食疗方。

1. 爆炒羊肝。韭菜150克,羊肝200克,调料适量,快速翻炒至羊肝断血,加入调料即成。每月1剂,佐膳食用,连用5~7剂。有养肝调经之功效,适用于肝失藏血所致月经先期,量多而血虚多梦者。

2. 大枣粥。大枣10~15枚,粳米50~100克,加水如常法煮粥,每日早晚服食。大枣性味甘温,益气生津,养心安神。适用于妇女脾虚心神不安、少气乏力、多梦善惊者。

3. 百合粥。百合30克(或干百合20克),糯米50克,常法煮粥,早晚服之。能润肺、清心、安神。适用于心神失宁、夜寐多梦者。

4. 糯米酒煮猪肝。猪肝100克,糯米酒100克,调料适量。煮熟饮食。适用于更年期气血不足所致面黄、浮肿、贫血等症。

5. 菠菜炒猪肝。菠菜250克,猪肝200克。猪肝清炒断血,倒入菠菜同炒,并加适量调料。每日服食,有补肝、养血、明目之功效,为妇女更年期月经紊乱病人的保健食品。也可用于更年期有高血压症者。

6. 菠菜猪血汤。新鲜菠菜500克左右,猪血约250克,调料适量。猪血先入锅,水煮开稼菠菜煮汤,加适量调味品即可食用。有润肠通便、补血止血功效。适用于血虚便秘或出血而贫血者,对妇女更年期贫血亦有防治功效。

7. 浮小麦饮。浮小麦30克,红枣6个,甘草6克,龙眼肉5个。水煎,每天1次,连服3~5

天。适用于心神不宁,心血不足,出汗、心慌等症。

8. 鲜百合汤。鲜百合 50 克,酸枣仁 15 克。先将百合清水浸一夜,酸枣仁水煎去渣取汁,将百合煮熟,连汤服用,睡前服更宜。适用于清心、滋阴、安神,内有虚火患者食用。

9. 羊肉炖栗子。羊肉 60 克,栗子 18 克,枸杞子 15 克。将羊肉洗净切块,加水至 2000 毫升,用武火煮开后用文火煮至半熟加入栗子、枸杞子再煲 20 分钟,加佐料饮用。每晚 1 次,可服 1~2 周。适用于怕冷腰膝酸软,肾阳虚者。

10. 核桃仁粥。粳米 60 克,核桃仁 20 克,芡实 18 克,莲子 18 克,洗净后加水 1000 毫升,煮粥。每晚 1 次,可经常服用。适用于怕冷虚寒体弱者。

11. 附子鲤鱼汤。制附子 15 克,鲤鱼 1 条(半斤左右),将鲤鱼洗净待用。用清水煮制附子 1~2 小时,再用药汁煮鲤鱼,加入姜末、葱花、盐等调味品食用,腰膝酸冷,大便稀溏,面目浮肿者皆可食用。

(五)更年期综合征的食疗

本症有肾阴虚型、肾阳虚型、心血虚型之分,可区别选用不同食疗:

1. 肾阴虚型。绝经前后,有头目昏眩、心烦易怒、情态失常、手足发热、潮热盗汗、颧红口干等症状,可采用以下食疗:

(1)枸杞肉丝:枸杞子 30 克,瘦猪肉 100 克,共炒熟调味食,每日 1 次。

(2)生地黄精粥:生地 30 克,黄精(制)30 克,粳米 30 克,先将前二味水煎取汁,用药汁与粳米煮粥食。

2. 肾阳虚型。有头目眩晕、耳鸣重听、腰部酸痛、喜温恶寒等症状,采用以下食疗:

(1)干姜羊肉汤:干姜 50 克,羊肉 150 克,二味共炖至羊肉熟烂。吃肉饮汤,食时加盐调味。

(2)附片鲤鱼汤:附片 15 克,鲤鱼 1 条,先将清水煎煮附片 1~2 小时,再将药汁与洗净的鱼同煮汤,食时如姜末、葱花、盐、味精。

3. 心血虚型。有喜怒无常、面色不华、食欲不好或月经少等症状,可采用以下食疗:

(1)甘草大枣汤(《金匮要略》):甘草 10 克,小麦 30 克,大枣 15 枚,共煎汤,不拘量、不拘时服,连服 1 个月。

(2)花生叶方:花生叶 50 克,冰糖适量,水煎,入冰糖当茶频频服用。

(3)百合地黄汤(《金匮要略》):百合 30 克,生地 15 克,二要水煎,每日服 1 次。

(六)更年期综合征宜食用的食物(《干部健康手册》)

1. 木耳。中医认为白木耳有润肺止咳、生津滋阴、益气和血、补脑强心及补肾的作用,对女性更年期肺肾阴虚、燥热口干、虚热口渴者食之最宜。黑木耳则有补气作用,更能凉血止血,故更年期月经紊乱,尤其是月经过多,淋漓不止时,尤为适宜。

2. 燕窝。体质虚弱、肺肾阴虚,或表虚多汗的更年期妇女,宜常食之。

3. 百合。是一种清补食品,有润肺、补虚、安神作用。

4. 莲子。性平味甘涩,有益肾气、养心气、补脾气的功用。适宜女性更年期心神不安、烦躁失眠,或夜寐多梦、体虚带下者食用。

5. 枸杞子。凡更年期女性皆宜食用,肝肾阴亏、阴虚火旺、头晕目眩、腰酸腿软者,食之颇有裨益。

6. 桑椹。有补肝、益肾、滋阴、养液功效。

7. 甲鱼。性平味甘,有滋阴作用。

8. 鸭肉。性凉、味甘甜,是一种滋阴清补食品。女性更年期阴虚火旺者食之最宜。

9. 淡菜。有补肝肾、益精血的作用。肝肾阴虚、目眩耳鸣、心悸自汗、月经错乱、腰酸腿软的更年期女性,宜常食之。

10. 牡蛎。性平,味甘咸,能养血滋阴。阴虚内热、烦热失眠、心神不安的更年期女性,食之最宜。

11. 蚌肉。性寒,味甘咸,有滋阴清热的功用,更年期女性多为阴虚生内热,出现一系列的心烦失眠、头晕烘热、心悸易怒、口干自汗、月经紊乱等阴虚火旺之相,可服食蚌肉。

12. 墨鱼。对月经紊乱、或前或后、或多或少、心烦多汗、阵阵烘热、口干失眠、手足心热等更年期综合征患者，可以起到滋阴、补虚、养血、清热的功效。

13.阿胶。阿胶能滋阴养血、补益冲任，绝经前后宜常食之。阿胶烊化后，加入炒研的黑芝麻、核桃仁，冷后切块嚼食。

此外，更年期妇女出现肝肾阴虚、内热偏旺的综合征候群时，还宜服食芝麻、首乌、海参、鳗鱼、蛙肉、龟肉、猪肾、猪心、蜂王浆、西洋参、沙参、当归、藕、食用菌、各种河鱼、新鲜蔬菜、水果等。若兼有肝热偏重者，还宜吃些芹菜、马兰头、黄瓜、丝瓜、绿豆、荷叶、番茄、菠菜、胡萝卜、菊花、决明子等。

女性更年期忌吃辣椒、花椒、丁香、茴香、胡椒、芥末、榨菜、葱蒜等刺激性食品；忌抽烟，忌饮可可、咖啡、浓茶、白酒等兴奋性饮料。忌食肥肉和各种蛋黄、鱼子、猪脑、羊脑等高脂肪、高胆固醇食物。

摘自《《中医食养食疗学》、《吃出健康来》、《儿童少年卫生与妇幼保健学》等）

八、更年期保健五条建议

潮热、盗汗、体重增加、性欲减退、失眠及更年期带来的心理影响总是让女性痛苦不堪。但据英国《卫报》报道，伦敦妇产科医生韦斯特提出了五大建议，让女性更年期不再痛苦。

1.定期进行子宫颈涂片检查。韦斯特指出，在更年期前后，女性患糖尿病、心脏病和高血压的危险增大，90％的宫颈癌都是在45岁时发生。因此，更年期女性每3年要进行一次子宫颈涂片检查，每年进行骨盆检查，并经常检查血压和胆固醇水平。

2.进行负重训练。在更年期，女性新陈代谢速度下降，所以需要靠健身帮助加快新陈代谢。散步、慢跑、骑车或者在蹦床上跳跃等负重训练有助于维持骨密度，防范骨质疏松症。这种锻炼一每周锻炼5天，每天半小时为宜。

3.关爱乳房。80％的乳腺癌发生在更年期之后，因此如果你注意到乳房有任何变化，要立即去看医生。女性在50岁之后每3年要进行一次乳房X线检查。

4.多吃豆类食物。研究发现，大豆、小扁豆以及芸豆等食物中含有植物雌激素，它能够减轻女性在更年期因雌激素下降带来的各种不适。

5.保持良好心态。韦斯特强调，保持良好的心态，将生活和工作压力减至最小，也有助于缓解更年期带来的不适。针灸和催眠疗法也能有效缓解在更年期的失眠和抑郁症状。

摘自《健康文摘报》

第六十六篇　妇女的常见病防治

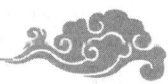

一、月经不调防治法

健康的妇女月经以二十八天至三十天为一周期，行经期每次持续三至五天，也有多至七天的，有的一月二潮，有的二三个月一次，而经期延在七天以上，因人而异。经量超过平时或经来时间过长，称为"月经过多"；经量少于平时或排血时间缩短，称之为"月经过少"。凡是月经的周期、经量、经色、经质出现异常者，都称为"月经不调"。如《妇科五尺》云："经贵乎如期，若来时或前或后，或月二、三至，或数月一至，皆为不调。"所以，月经不调有以月经周期改变为主的月经先期、月经后期、月经先后无定期、经期延长，和以经量改变为主的月经过多、月经过少等。

月经不调起因于外邪所侵，如风寒湿热等，或因起居失常，如操劳过度、生活不规律；或是七情内伤，如忧郁愤怒等。经量过多是由于血热（实热、虚热），经量过少则以血虚为主，但也有血瘀引起。大部分的妇女，其经量过多，以气虚和血热较多；经量过少，则以血虚和血瘀较为多见。

《中国秘方全书》

月经不调是常见的妇科疾病，除期、量的异常改变外，常伴有经色、经质的变异，临证时，应结合色、质进行辩证施治。《常见病家庭诊治大全》

(一)药物疗法

【验方一】 治月经不调法(《常见病家庭诊治大全》)

妇女经脉不调,有时提前,有时推后,有时量多,有时量少;或产前胎气不安,产后恶血不下,可用丹参散进行治疗。取丹参200克,洗净,切碎,晒干,研为末。每晚服10克,用好酒调下,温服。

【验方二】 治月经不调法(《常见病家庭诊治大全》)

通治各种月经病的,可用四制香附丸。香附子(擦去皮)500克,分作四份用童便、盐水、酒、醋,各浸一份。逢春天浸3日,逢夏天浸1日,逢秋天浸5日,逢冬天浸7日;然后淘洗干净,晒干,捣烂,微焙,研成末;再用醋煮面糊为丸,如梧桐子大,每次服70丸,用温水送下,每日服2次。

【验方三】 治月经不调法(《常见病家庭诊治大全》)

乌贼骨100克,炙研细末,用细生地30克煎汤调服。1日2~3次。主治月经不调,经血过多,崩漏不止。

【验方四】 治月经不调法(《常见病家庭诊治大全》)

地榆碳50克,醋水600毫升,同煎,去渣,分2次服用。治月经不调,经血过多,淋漓不尽。

【验方五】 治月经不调法(《常见病家庭诊治大全》)

通治各种月经血行不畅以及产后各种病症,可用益母膏。用法:益母草适量,洗净,放在锅里,加水到高于药二三寸,进行煎煮;等到将草煮烂,水减去三分之二,再去掉草渣取汁,用布过滤,放入锅中,再以慢火煎熬成稀糊糖状;最后用瓷瓶收藏起来,每次服三、四匙,用温酒调下,每日服2次。

【验方六】 治月经不调法(《常见病家庭诊治大全》)

红鸡冠花适量,晒干、研为细末,加水煎后,用少量酒冲服。每次服2钱。一天服2次。服药后3日内,忌吃鱼、肉、腥荤。主治行经不止。

【验方七】 柴芍调经汤(《干部健康手册》朱南孙)

【组成】 柴胡6克,白芍12克,女贞子12克,旱莲草10克,麦冬10克,地骨皮10克,白茅根12克,香附10克,地榆10克。

【功能】 清热养阴,调气理血。

【主治】 月经先期、经血量多或非时出血(少量)。

【用法】 水煎服,每日服1剂,每剂分2次服,早饭前及晚饭后各服1次。

(朱南孙:上海中医药大学专家委员会委员,上海市中医妇科医疗协作中心主任,首批国家级名老中医。)

【验方八】 参芪调经汤(《干部健康手册》张琪)

【组成】 太子参15克,山药15克,白术9克,黄芪15克,枸杞子12克,川断10克,石莲10克,乌贼骨15克。

【功能】 平脾胃,调经固冲。

【主治】 月经量多、月经先期、腹痛、气短、乏力、血色素偏低者。

【用法】 先将药物用冷水适量浸泡,迨浸透后煎煮,始煎温度较高些,煎至沫可用慢火煎半小时左右,以此法将两次所煎之药液混匀,量以一茶杯(250毫升)为宜。每日服1剂,每剂分2次服,早饭前及晚饭后1小时各温服1次。

(张琪:黑龙江中医药大学教授,黑龙江中医研究院研究员、主任医师,首批国家级名老中医。)

【验方九】 理血补肾调经汤(《干部健康手册》梁剑波)

【组成】 柴胡6克,白芍10克,赤芍10克,泽兰10克,益母草10克,鸡血藤10克,怀牛膝10克,刘寄奴10克,苏木10克,生蒲黄10克,女贞子10克,覆盆子10克,菟丝子10克,枸杞子10克。

【功能】 舒肝理血,补肾益精。

【主治】 月经不调,月经后错,或卵巢功能低下不排卵者。

【用法】 月经期服药:月经第一天开始连服3~4剂。中期服药:月经第13天开始连服3~4剂,若月经后错或稀发,则采用服药3剂,停药7天,再服3剂,以后停药7天再服。同时配合测量基础体温,如果连续3天基础体温超过

36.6℃就停药。等月经来潮后,再按第一种方法服药。如果不来月经,仍按基础体温测定序贯服药。如果基础体温连续上升15～20天,有可能是怀孕,则应化验,如妊娠则服保胎药,以预防流产。

(梁剑波:肇庆中医院名誉院长、主任医师,广州医学院客座教授,首批国家级名老中医。)

【验方十】 当归散 治血脉不通。(《妇人大全良方》)

当归,穿山甲灰炒,蒲黄各半两,炒,辰砂一钱,麝香少许。

上为细末研停。每服二钱,热酒调下。如不吃酒,薄荷、醋汤亦可。

【验方十一】 琥珀散出 《妇人经验方》。治心膈迷闷,腹脏撮痛,气急气闷,月信不通等疾。

天台乌药二两,当归、莪茂各一两。

上为细末,每服二钱,温酒调下。服后以食压之。大忌生冷、油腻等物。若产后诸疾,用炒姜、酒调下。

【验方十二】 出《产宝》方。疗月经不通,腹中痛。

牛膝六分,大黄、桃仁去皮尖,双仁,炒,细辛各五分,川芎、当归各四分,水蛭三分,糯米炒黄。

上为末,炼蜜丸如梧桐子大。每服二十丸,空心温酒下。

【验方十三】 出《梅师方》,已有试验

厚朴姜汁炙香,细切。

不以多少,浓煎去渣,空心温服。

治妇人经候不来数月,脐腹疼痛,或有意块山下相挂,饮食减少,腹满恶心,大便秘涩者,宜服《局方》北亭丸。用石菖蒲、马鞭草煎汤送下三、四丸,两服必通。

【验方十四】 红花当归散(《妇人大全良方》)

治妇人血脏虚竭,或积瘀血,经候不行或断续不定,时作腹痛,腰胯重疼,攻刺小腹紧硬,及室女月经不通,并宜服之。

红花、当归尾、紫葳、牛膝、甘草、苏木捶碎,细判,各二两,白芷、桂心各一两半,赤芍药九两,刘寄奴去梗,五两。

上为细末。空心,热酒调三钱服,食前临卧再服。若血久不行,浓煎,红花酒下。孕妇休服。一名凌霄花散。

【验方十五】 桃仁煎(《博济方》)治月水不调,阻滞不通。

大黄炮、朴硝、桃仁去皮尖、双仁,麸炒。各二两,虻虫一两,去足翅,炒黑用。

上为细末,用醋五升,入银石器内慢火熬成膏,可丸,丸如梧桐子大。当日晚不需吃食,五更初以温酒吞下一丸,至明日午际,取下如赤豆汁,或似鸡肝、虾蟆衣。其病下了,即一丸分作二服,未下再服,候鲜红即住服。仍以调气汤散补之。

【验方十六】 通经丸(《妇人大全良方》)治妇人、室女月候不通疼痛,或成血瘕。

桂心,青皮,大黄煨,川椒,莪茂,川乌泡,去皮,干漆碎之,炒令烟尽,当归,桃仁去皮尖、双仁,麸炒,干姜各等分。

上为细末,分四等份。用一分以米醋熬成膏,和余份药末成剂,曰中治之。丸如梧桐子大,晾干。每服二十丸,淡醋汤下至三十丸,温酒亦得,空心食前服。

(二)药物调经方

【验方一】 四物汤(《寿世保元》)

【处方】 当归身(酒洗)、川芎、白芍药、(酒炒)、怀熟地黄各二钱。

【用法】 上锉一剂,水煎,温服,看病加减。

【主治】 此方调益荣卫,滋养气血,治冲任虚损,月水不调,脐腹疼痛,崩中漏下,血瘕块硬,发歇疼痛,妊娠宿冷,将理失宜,胎动不安,血下不止,及产后乘虚风寒内搏,恶露不下,结生瘕聚,小腹坚痛,时作寒热,妇人百病,宜用四物汤。

一经候将来,腹中阵阵作痛,乍作乍止者,血气实也。用生地,加黄连、香附、桃仁、红花、玄胡索、牡丹皮、莪术。

一经水常不及期而行者,血热也。用生地,加黄连、黄芩、白芷。

一经水常过期而来者,瘦人多是血少,倍当归、地黄、加黄芪、甘草,少佐以红花、桃仁泥,以为生血之引用也;肥人大多是气虚夹痰,阻滞升降然也,去地黄,加参、芪、甘草、茯苓、半夏、陈皮、香附。

一常过期而紫黑成块者,血热也,多作腹痛,用生地,加香附、黄连、玄胡索、五灵脂、乳香、没药。

一过期而血淡色者,痰多血少也。用生地黄,合二陈汤煎服。

一肥盛妇人经水或三二个月一行者,痰盛而躯脂闭塞经脉,以导痰汤加芎、归、香附、苍术、白术。

一经水适来适断,往来寒热,如疟者,合小柴胡汤煎服。

一经行过三、五日,腹中绵绵走痛者,此血行而滞气未尽行也,加木香、槟榔煎服。

一经水行后而作疼者,气血俱虚也,加四君子汤煎服。

一经行不止,加炒阿胶,地榆、荆芥穗。

一妇人因经血过多,得五心烦热,日晡潮热,加胡黄连,二三服效。

一妇人筋骨肢节痛及遍身,头痛,两手脉弦,憎寒如疟,每以散风止痛之剂罔效,加羌活、防风、秦艽、官桂,立效。……

【验方二】 逍遥散(《寿世保元》)

【处方】 当归(酒洗)一钱二分,白芍(酒炒)一钱,柴胡一钱,黄芩一钱,川芎七分,熟地黄七分,半夏(姜炒)七分,人参五分,麦门冬(去心)五分,甘草四分。

【用法】 上锉散,生姜三片,水煎热服。后服八物汤十剂,又可服调经丸数服。若少睡加酸枣仁炒,以敛心血。

【主治】 经脉不通,或百日,或半年,颜色青黄,饮食少进,寒热往来,四肢困倦,头痛目眩,肚痛结块,五心烦热,呕吐膨胀,此乃脾胃受伤,血气俱弱,误食生冷,急宜和气血,扶脾胃,先以逍遥散,次服加味八物汤,后服调经丸。

【验方三】 治经水多方(《寿世保元》)

一治妇人经水来多不止,用蕲艾一两,好生酒炒三次,碗盖,淬入水,煎滚去渣,温服,立止。

【验方四】 治妇人腹痛方(《寿世保元》)

【处方】 青皮、陈皮、三棱、莪术、香附、乌药、干姜。

【用法】 上各等分,醋煮焙干为末,空心陈皮汤调下。

【主治】 妇人腹中常常作痛,上下不定,经年积血也。

【验方五】 调经滋补丸(《寿世保元》)

【处方】 香附米(酒、醋、童便、盐汤各浸一两,各焙干,共四两),当归(酒洗)二两,川芎、白芍(酒炒)各一两,怀生地黄(酒浸,砂锅蒸黑)二两,白术(去芦,炒)二两,白茯苓(去皮)一两,陈皮一两,怀山药一两,山茱萸(酒蒸,去核)一两,牡丹皮一两,小茴(盐,酒炒)一两,玄胡索一两,阿胶(蛤粉炒)一两。

【用法】 上末细末,酒醋打面糊为丸,如梧子大,每服百丸,空心米汤送下。

【主治】 凡妇人经水不调,或前或后,或多或少,时常头晕眼黑耳鸣,赤白带下,腰腹疼痛,五心烦热,四肢沉困,胸膈痞闷,不思饮食,肌肤减削,一切百病皆治,宜此。

【验方六】 十金丹(《寿世保元》)

【处方】 当归头二两,怀山药三两,白术三两,人参二两,黄芩(酒炒)二两,白茯神(去心、皮)一两,怀生地黄(酒拌,烘干)四两,绵地榆二两,鹿角霜二两,黄柏(酒炒黑)二两。

【用法】 上共为细末,用艾叶三两,水二斤,煎至一斤,去渣,入浮小麦粉六两,搅匀煮熟,糊和药为丸,每日空心服一百五十丸,扁柏叶煎汤送下。

【主治】 妇人五十岁以外,经水犹不断,颠颠倒倒,不准而来,当预防,恐成败血症也。此丸甚妙。

【验方七】 妇人断产方(《寿世保元》)

一妇人断产方,故蚕纸方圆一尺,烧为末,酒调服,终身不复怀孕也。

一千金断产方,油煎水银,一日方息,空心服如枣大一团,永断不孕,且不损人。

一断子法,用白面曲一升,无灰酒三斗,打作糊,煮至二升半,绢袋滤去渣,分作三服,候月经来日,晚吃一服,五更吃一服,天明吃一服,经事即行,终身无子。

(三)食物疗法

【验方一】 治月经过多方(《中国秘方全书》)

如果月经太多的话,可以在莲藕的绞汁中加

一点梅醋(中药店有售)来饮用。莲藕的节部药效最大,一次可榨三十至四十克的莲藕,绞出汁来,加上五六滴梅醋饮用,服用三个月后可获得效果,可以恢复到正常的月经日数(约四天)。为什么莲藕对生理不顺有效呢?除了有止血作用外,它也含有钾和铁成分。

【验方二】 治月经过多方《《中国秘方全书》》
黑木耳焙燥研细,以红糖汤送服,每次一至二钱,一天二次有效。主治月经过多。

【验方三】 治月经过多方《《中国秘方全书》》
常用干芹菜一两,加水两杯,煎成一杯,温服有效。主治月经过多。

【验方四】 治月经过多方《《中国秘方全书》》
陈莲房适量烧存性,研末,每晚热黄酒冲服二钱,可治好月经不断。

【验方五】 治月经过多方《《中国秘方全书》》
铁树叶适量烧存性,研末,每服一至二钱,用黄酒送服,连服几次有效。主治月经过多。

【验方六】 治月经过多方《《中国秘方全书》》
妇女因来月经或赤带,而似血崩不止时,铺地锦草煎水,洗脚数次,即可痊愈。

【验方七】 治月经过多方《《中国秘方全书》》
桔皮10～15克,杏仁10克,老丝瓜10克。水煎15分钟,加少许白糖,代茶饮,冬天热饮,春秋温饮,夏日凉饮。主治月经过多。

【验方八】 治月经过少方《《中国秘方全书》》
黑木耳一两,核桃仁一两,加红糖适量,每日炖食有效。主治月经过少。

【验方九】 治月经不调法《《中国秘方全书》》
母鸡一只,去毛及内脏,和十五克的艾叶放入锅中,加水一杯、一杯酒,进过蒸煮,熟后即可食用。此方适用于月经周期不规则,时间延长,出血量少且体弱无力的女性。鸡肉能恢复体力,而艾叶是用来止血的。

【验方十】 治月经延后方《《中国秘方全书》》
月经延后,这是因为应该排出去的废物还留在体内的缘故。遇到这种情形,把五至十克桃仁放入水中,煎至剩半量为止,一天服用三次即可改善。桃仁能排除陈旧的血,是最好的对症良药。

【验方十一】 治月经不调法《《中国秘方全书》》
生山楂肉一两,水煎去渣,冲红糖七至八钱,热服有效。如停经而非怀孕者,多服几次,自会来经。

【验方十二】 治月经不调法《《中国秘方全书》》
备上等蒜头一斤四两,去皮洗净,擦后阴干,捣碎放入瓶内,注入四五十度以上白酒(高粱酒)一斤八两,酒只能装及瓶子的九分满,盖好后用蜡密封,不可见阳光,在院里挖三四尺深的土坑,将瓶子埋起来,最少要埋三个月,如埋上两三年,效果更佳。挖出来后,倒入大碗,须以洁净纱布过滤,再装瓶储存在冷暗处,喝时加上两倍凉开水,可配冰糖或蜂蜜服用,其比例是九百克配七十五克冰糖或一杯蜂蜜,早晚各服一次,每次五十克,一周后,元气大增,一月后,月经来潮,再服三个月,则恢复正常。

蒜烧酒能加强造血机能,使卵巢工作旺盛,因贫血或月经过少儿不孕的妇女,服用后,生殖机能也能获得恢复。

【验方十三】 艾叶姜蛋《《家庭药膳全书》》
【原料】 生姜15克,艾叶9克,鸡蛋2个。
【用法】 把生姜、艾叶、鸡蛋放入砂锅,加水煮,待蛋熟后去壳取蛋,再放入锅内煮片刻。去药渣即可。饮汤吃蛋。于月经前7天,每天1次,连服数天。
【功效】 温经通脉,散寒化瘀。适用于血寒月经后期,症见月经延后、色暗红而量少、小腹疼痛、得热痛减、畏寒肢冷、面色苍白、舌淡苔薄、脉沉等。

【验方十四】 益母草煮鸡蛋《《家庭药膳全书》》
【原料】 益母草30克,鸡蛋2个。
【用法】 将上2味加水适量同煮,鸡蛋熟后去壳再煮片刻即可。月经前每天1次,连服数天,吃蛋饮汤。
【功效】 补血调经,适用于月经先期,有胸腹胀痛者。

【验方十五】 芹菜益母汤《《家庭药膳全书》》
【原料】 芹菜250克,益母草50克,鸡蛋2个,油盐适量。
【用法】 将上3味加水适量同煮汤,加油盐调味。每日分2次食,吃蛋饮汤。

【功效】 补血调经,适用于月经不调。

【验方十六】 红花糯米粥（《家庭药膳全书》）

【原料】 红花10克,当归10克,丹参15克,糯米100克。

【用法】 先煎上3味药,去渣取汁,后入米煮作粥。每日2次,空腹食。

【功效】 养血活血调经。适用于月经不调而有血虚、血瘀者。

【验方十七】 红花当归粥（《家庭药膳全书》）

【原料】 红花、当归各10克,丹参30克,糯米100克,红糖适量。

【用法】 先煎上3味药,去渣取汁,后入米煮粥,调入红糖即可。每日2次,空腹食。

【功效】 养血活血调经。适用于月经不调属血虚、血瘀者。

【验方十八】 黑木耳红枣汤（《家庭药膳全书》）

【原料】 黑木耳30克,红枣20枚。

【用法】 黑木耳、红枣洗净,放入锅中,加水适量共煮汤。每日1次,连服数日。

【功效】 补中益气,养血止血,适用于气虚型月经出血过多。

【验方十九】 浓茶红糖饮（《家庭药膳全书》）

【原料】 茶叶、红糖各适量。

【用法】 先煮浓茶一碗,放红糖溶化后即可。每日1次,连服数日。

【功效】 清热、调经,适用于月经先期过多。

二、痛经防治法

妇女在行经前后,或正值行经期间,小腹及腰部疼痛,甚至剧烈难忍,常可伴有面色苍白、头面冷汗淋漓,手足厥冷,泛恶呕吐等症,并随着月经周期发作,称为"痛经",亦称"经行腹痛"。

本病可发生于子宫发育不良,或子宫过于前屈和后倾、子宫内膜异位症等疾病。如果仅感轻微胀痛,则为自然现象,不在此范围之内。痛经可分为原发性和继发性两种:原发性痛经指生殖系统无明显器质性病变者,又称功能性痛经。常发生在月经初潮或初潮后不久的未婚或未孕妇女,一般在婚后或生育后痛经可逐渐缓解或消失。继发性痛经常由生殖系统器质性病变,如子宫内膜异位症、盆腔炎、子宫粘膜下肌瘤等引起。

痛的程度,一般以抽痛、刺痛为寒,绞阵痛为实,胀而痛的为气滞,痛而微胀为血瘀,痛绵绵为虚,痛灼灼为热,痛而兼坠的多气虚,痛而兼酸的多风冷。又,在经前与经期痛而拒按的多为实,经后腹痛而喜按的多为虚,经期落后,腹中冷痛,喜按的多为寒,经期超前,腹中热痛的,多为热。总之,概括而言,不外乎寒、热、虚、实与气血的分别。

中医认为,痛经是气血运行不畅所致。因经血为水所化,血随气行,气充血沛,气顺血和,则经行畅通,自无疼痛之感。若气滞血瘀或气虚血少,则使经行不畅,不通则痛。引起气血不畅的原因有气滞血沛、寒湿凝滞,气血虚弱、肝肾亏损等类型。（《常见病家庭诊治大全》）

(一)药物疗法

【验方一】 痛经散（《常见病家庭诊治大全》）

当归12克,川芎6克,丹参15克,五灵脂、香附、蒲黄、白芍、桃仁各9克,九香虫4.5克。

将上药共研细末,于经前3天或正值经期服用,1日2次,每次6～10克。也可作汤剂服用。

【验方二】 治痛经方（《常见病家庭诊治大全》）

益母草(干品)30克,红糖适量,水煎服。

【验方三】 治痛经方（《常见病家庭诊治大全》）

陈艾叶9克,生姜12克,红糖适量。加水适量煎汤,去渣,加入红糖,分2次服。主治月经将临或来潮时,小腹疼痛,或伴有恶寒、恶心。

【验方四】 治痛经方（《常见病家庭诊治大全》）

煨老生姜30克,益母草30克,红糖60克。水煎,温服,每日3次,每日1剂。

【验方五】 治痛经方（《常见病家庭诊治大全》）

全当归50克。用当归煎浓汁,每日1次,口服服,本方宜连续使用。

【验方六】 治痛经方（《常见病家庭诊治大全》）

麝香风湿油外擦:在关元、中极、气海穴上各用麝香风湿油2～3滴,然后顺时针按摩3～5分钟,频率为每分钟100～120次,当小腹发热并内传时,疼痛可止。用于痛经剧烈,急需缓解时。

【验方七】 治痛经方（《常见病家庭诊治大全》）

附子、肉桂各10克,当归、玄胡、红花、川芎、莪术、郁金各30克,巴豆霜3克,共研粗末,炒热后布包温熨下腹胞宫处。每日2次,1料可用5次,5天为1疗程。适用于闭经、痛经、癥瘕等。

【验方八】 治痛经方(《常见病家庭诊治大全》)

肉桂10克研末,姜汁调后敷脐部,每日1换,5天为1疗程。适用于胞寒腹痛。

【验方九】 治痛经方(《常见病家庭诊治大全》)

吴萸、杜仲、蛇床子、五味子各30克,木香、丁香各15克,水煎取汁1000毫升,趁热先熏后洗,每晚1次,每次15~20分钟。7天为1疗程,经期停用。用于寒客胞宫之痛经、阴冷、不育。

【验方十】 温经散寒汤(《干部健康手册》蔡小荪)

【组成】 当归10克,川芎10克,赤芍12克,白术12克,紫石英20克,葫芦巴6克,五灵脂12克,金玲子10克,延胡索10克,制香附12克,小茴香6克,艾叶6克。

【功能】 温经化瘀,散寒止痛。

【主治】 经前或经时小腹拧痛或抽痛,凉而沉重感,按之痛甚,得热痛减,经行量少,色黯有血块,畏寒便溏,苔白腻,脉沉紧。

【用法】 经行腹痛开始每日1剂,早晚各服1次。

(蔡小荪:中国中医药学会妇科委员会副主任委员,上海中医药大学暨上海市中医药研究院专家委员会名誉委员,首批国家级名老中医)

【验方十一】 内异Ⅰ方(蔡小荪)

【组成】 当归9克,丹参9克,牛膝12克,赤芍12克,香附9克,川芎6克,桂枝4.5克,没药6克,失笑散12克,血竭3克。

【功能】 理气活血,散寒破癥。

【主治】 子宫内膜异位痛经。

【用法】 经前或痛前3~7天之内,水煎服之。

【验方十二】 白芥子治痛经(《你可能不知道的健康常识》)

白芥子3克。研末,敷于肚脐上,以医用胶布固定。用热水袋(水温50℃)熨烫,每日3次,每次30分钟。可以在月经来潮前2天开始使用,连用3次即可。下次月经来潮前如法用药,连用3个月经周期。

【验方十三】 五灵脂青盐治痛经(《你可能不知道的健康常识》)

五灵脂12克,青盐60克,香附、葱白各20克,艾叶30克,菖蒲60克。将药物炒热后,外敷小腹部,一般熨烫时宜用纱布包扎药物。适于气滞血瘀而致痛经。

【验方十四】 红花当归治痛经(《你可能不知道的健康常识》)

红花3克,当归3克,怀牛膝3克,苏木3克,川芎1.5克,麸炒枳壳1.8克,莪术2.4克,赤芍2.4克,三棱2.4克,芫花2.4克。水煎,临睡前服。

【验方十五】 泽兰汤治痛经(《你可能不知道的健康常识》)

泽兰14克,香附14克,续断14克,红花2克,当归12克,柏子仁12克,赤芍12克,牛膝6克,延胡索8克。水煎服,每日1剂,甜酒为引。适用于痛经。

【验方十六】 田七痛经胶囊(《妇科病调养与康复》)

每次服4粒,每日服3次。功效:活血止痛。主治血瘀型痛经。

【验方十七】 痛经丸(《妇科病调养与康复》)

经前3日开始服,每次6~9克,每日2次。功效:温经散寒,活血止痛。治寒凝血瘀型痛经。

【验方十八】 参茸鹿胎丸(《妇科病调养与康复》)

空腹红糖水或温开水送服,每次1丸,每日1~2次。功效:温阳暖宫,活血止痛。主治胞宫虚寒型痛经。

【验方十九】 八珍益母丸(膏)(《妇科病调养与康复》)

每次服1丸(膏剂每次服10克),每日服3次。功效:补益气血,调经止痛。主治气血虚弱型痛经。

【验方二十】 归肾丸(《妇科病调养与康复》)

空腹盐水送服每次1丸,每日3次。功效:滋补肝肾,益精补血。治肝肾亏损型痛经。

【验方二一】 愈带丸(《妇科病调养与康复》)

每次服3克,每日2次。功效:清热除湿,理气活血。主治湿热瘀结型痛经。

【验方二二】 调经姐妹丸（《妇科病调养与康复》）

每次服6～9克，每日3次。功效：理气活血，化瘀止痛。主治气滞血瘀型痛经。

【验方二三】 当归芍药散（《大国医》何任）

【组成】 当归9克，芍药18克，茯苓12克，白术12克，泽泻12克，川芎9克。

【用法】 上六味，杵为散。每服6克，温酒送下，一日三次。

【加减】 虚者加黄芪、川断；实者加木香、川楝子、川芎；寒者加木香、小茴、苏梗；热者加丹皮，白芍易赤芍；血淤者加蒲黄、五灵脂。

【验方二四】 少腹逐瘀汤（《大国医》何任）

【组成】 小茴香（炒）7粒，干姜（炒）0.6克，延胡索3克，没药（研）6克，当归9克，川芎6克，官桂3克，赤芍6克，蒲黄9克，五灵脂（炒）6克。

【用法】 水煎服，一日一剂。

【功效】 活血祛瘀，温经止痛。适用于血淤明显而喜热的痛经患者。

【验方二五】 玄胡益母草煮鸡蛋（《大国医》何任）

【材料】 玄胡20克，益母草50克，鸡蛋2个。

【做法】 将以上3味加水同煮，待鸡蛋熟后去壳，再放回锅中煮20分钟左右即可，饮汤、吃鸡蛋。

【功效】 具有通经、止痛经、补血、悦色、润肤美容之功效。

【验方二六】 乌豆蛋酒汤（《大国医》何任）

【材料】 乌豆（黑豆）60克，鸡蛋2个，黄酒或米酒100毫升。

【做法】 将乌豆、黄酒与鸡蛋加水同煮熟即可。饮酒、吃乌豆与鸡蛋。

【功效】 具有调中下气、止痛功能，并有和血润肤之功效，适用于妇女气血虚弱型痛经。

(二)食物疗法

【验方一】 猪腰粥（《常见病家庭诊治大全》）

猪腰1对，洗净去脂膜后切成细丁，葱白5根，生姜3片，糯米适量。同置砂锅内，煲成粥，吃时加少许食盐、胡椒调味。本方适用于冲任气虚、痛经。

【验方二】 桂圆红枣汤（《常见病家庭诊治大全》）

桂圆肉30克，红枣15克，加水约500毫升，文火煮熟，加砂糖30克，分2～3次服用。每日1料，7天为1疗程，本方适用于冲任阴血亏虚、痛经。

【验方三】 鸡蛋川芎汤（《常见病家庭诊治大全》）

鸡蛋2个，川芎9克，加水约300毫升同煮，鸡蛋取出后去壳，复置汤药内，再用文火煮5分钟，酌加黄酒适量，吃蛋饮汤，日服1剂，5剂为1疗程。本方适用于痛经者，于经前3天开始服用。

【验方四】 椒姜糖酒汤（《常见病家庭诊治大全》）

干姜30克，洗净切片加红糖30克，加水300毫升，煮沸后投入花椒适量，煎汁200毫升，加适量米酒，1日2次温服，5天为1疗程。本方适用于痛经者。

【验方五】 治痛经方（《中国秘方全书》）

小茴香四钱（炒研细）、当归四钱、枳壳五钱，水煎，去渣，分二次服，服时另冲入小茴香末二钱，每次经来前连服四至五剂就可以了。

【验方六】 治痛经方（《中国秘方全书》）

经前后腹痛，均可用益母草二斤煎成膏，于经前三天起，每次吃一匙，每天二次，早晚空腹吃。

【验方七】 治痛经方（《中国秘方全书》）

生姜一块压碎，葱白连根三至五根，红糖三两，一起放进锅内，加两碗水，煮开后约过五至八分钟，再加胡椒粉一匙，趁热服下，数小时后只有微痛，继续再服，每天三次，即可止痛。此法用来治女人产后瘀血不下也很有效。

【验方八】 治痛经方（《中国秘方全书》）

妇女经期下腹痛，用葵子盘（干品）一至二两，水煎后加红糖适量，一日二次分服。

【验方九】 治痛经方（《中国秘方全书》）

以玉簪花四钱，红糖五钱，煮三个鸡蛋，每天吃一次，不论任何痛经，皆可治好。

【验方十】 当归生姜羊肉汤（《你可能不知道的

健康常识》)

羊肉 500 克,当归 60 克,黄芪 30 克,生姜 5 片。羊肉切块,与当归、黄芪、生姜共炖汤。加盐及调味品,吃肉饮汤。益气养血。适用于气血虚弱型痛经。

【验方十一】 山楂红枣汤(《你可能不知道的健康常识》)

山楂 50 克,生姜 15 克,红枣 15 枚。上药水煎服。每日 1 剂,分 2 次服。活血化瘀,温经止痛,行气导滞,适用于痛经。

【验方十二】 炒山楂(《你可能不知道的健康常识》)

山楂 30 克,向日葵籽 15 克,红糖 60 克。将山楂、向日葵籽烤焦后研末,加红糖冲服。分 2 次服,每日早、晚各 1 次。经前 1~2 日开始服或经来即服,每个月经周期服 2 剂,连服 1~2 个月。活血化瘀,收敛镇痛,补中益气,适用于气血虚弱型痛经。

【验方十三】 韭菜红糖饮(《父母是孩子最好的医生》)

韭菜 250 克,红糖 60 克。将韭菜洗净,捣烂取汁;用适量水把红糖煮沸,再兑入韭菜汁饮用。经痛时,每天喝一次,连服 2~3 天。韭菜有温中、行气、散瘀的作用。这个方子的益气活血效果非常好,适用于受凉引起的寒性痛经,也适合气滞血瘀月经不调、经期腹痛的女性食用,而且止痛效果更明显。此方不适合孕妇服用。

【验方十四】 治疗痛经一法(《生活中来》)

白面、红糖和鲜姜各 150 克,放在一起捣碎调匀,揉成丸状,用香油炸熟吃。来经前 3 天服用,每天服 3 次,可服 3~5 天,轻者 1~2 个经期,重者 3 个经期即好。

【验方十五】 红糖姜治痛经(《生活中来》)

方法是:500 克红糖、150 克姜为一服,姜洗净切成碎末,与 500 克红糖拌匀(不放水),放锅内蒸 20 分钟。每月来月经前 3~4 天开始服用,每天早、晚各一勺,温开水冲服,连服两服必好。

【验方十六】 调经草汤(《家庭药膳全书》)

【原料】 肥猪肉、调经草各 60 克,葱、八角、茴香各 5 克,豆油、盐、糖、料酒适量。

【用法】 ①将猪肉、调经草洗净;猪肉切 2 厘米见方块;将调经草及八角、茴香装入纱布袋备用。②炒锅内加熟豆油 10 克,油热后投入猪肉块,翻炒至水气散出时,加清水 1000 毫升,放入盐、糖、料酒及纱布袋;汤开后改文火再煮 90 分钟即可。佐餐食用。

【功效】 补气行气,调经止痛。可辅治气滞血瘀型痛经。

【验方十七】 山楂葵籽汤(《家庭药膳全书》)

【原料】 山楂、葵籽仁各 50 克,红糖 100 克。

【用法】 将上 3 味放入锅中,加水适量,炖为汤即成。饮服,每日 2 次,于行经前 2~3 日服用效果更好。

【功效】 健脾胃,补中益气。适用于气血两虚型痛经。

【验方十八】 黑豆蛋酒汤(《家庭药膳全书》)

【原料】 黑豆 60 克,鸡蛋 2 个,米酒 120 毫升。

【用法】 将黑豆、鸡蛋洗净放锅中,加适量水,用文火煮,至鸡蛋熟后取出去壳,放入锅中,再煮一会儿即成。服时加米酒。吃蛋,喝汤。每日 2 次。

【功效】 调中,下气,止痛。适用于气血两虚型痛经。

【验方十九】 姜枣花椒汤(《家庭药膳全书》)

【原料】 生姜 24 克,大枣 30 克,花椒 9 克。

【用法】 将生姜、大枣洗净切薄片,同花椒一起置锅内加适量水,以小火煎成一碗汤汁即成。热服。每日 2 次。

【功效】 温中,止痛。适用于寒性痛经。

【验方二十】 生姜山楂汤(《家庭药膳全书》)

【原料】 生姜、红糖各 10 克,山楂 12 克。

【用法】 将上 3 味水煎服。每日 1 剂,1 次服完。

【功效】 散寒理气。适用于寒性痛经。

【验方二一】 姜枣艾叶汤(《家庭药膳全书》)

【原料】 生姜 5 片,大枣 5 枚,艾叶 15 克,红糖适量。

【用法】 将以上药同煎饮服。每日 1 剂,代茶饮。

【功效】 散寒调经。适用于寒性痛经。

【验方二二】 乌鸡汤《家庭药膳全书》

【原料】 雄乌骨鸡500克,陈皮3克,良姜3克,胡椒6克,草果2枚,葱、醋适量。

【用法】 将鸡去毛、内脏,洗净切块,与上述各味同煮,文火炖烂。每日2次,吃肉,喝汤。

【功效】 温中健胃,补益气血。适用于妇女痛经之属于气血双亏、偏于虚寒者。

【验方二三】 姜枣红糖汤《家庭药膳全书》

【原料】 干姜、大枣、红糖各30克。

【用法】 将大枣去核洗净,干姜洗净切片,加红糖同煎汤服。每日2次,温热服。

【功效】 补脾胃,温中益气。适用于寒湿凝滞型痛经。

【验方二四】 益母草煮鸡蛋治痛经《生活中来》

【原料】 益母草30克,鸡蛋2个,元胡15克。

【用法】 将益母草、元胡、鸡蛋一起放入砂锅中,加适量清水同煮,鸡蛋煮熟后去壳再煮片刻,去药渣,吃蛋喝汤。经前1~2天开始服,每日1剂,连服5~7天。

【功效】 行气、养血、活血、去瘀、止痛,是痛经患者的食疗佳品。

【验方二五】 白面红糖姜治痛经《生活中来》

【原料】 白面、红糖、鲜姜各150克。

【用法】 将鲜姜洗净捣碎,与白面、红糖放在一起调匀,揉成丸状,用香油炸熟吃。月经前3天服用,每天3次,连服5天。

【功效】 连续服用3个经期,即可治愈痛经。

【验方二六】 大葱治痛经方《温度决定生老病死》

痛经时可取葱2根、姜3片、当归10克煮水喝,能缓解痛经,或用几颗葱家一大勺红糖煮水喝,也能治疗痛经。

(三)外治疗法

【验方一】 花椒胡椒治痛经《生活中来》

【原料】 花椒10克,胡椒3克,白酒适量。

【用法】 将花椒胡椒二味共研细粉,用白酒调成糊状。将花椒胡椒糊敷于肚脐,外用伤湿止痛膏固定。每日一次。

【功效】 此法最适宜寒凝气滞之痛经。

(三)治痛经药酒

1.调经活血酒《家庭药膳全书》

【原料】 当归、吴茱萸、川芎各24克,炒白芍、白茯苓、陈皮、延胡素、丹皮各18克,香附(醋炒)、熟地各36克,小茴香(盐炒)、砂仁各12克,白酒2500克。

【制作】 将上药捣碎,装入纱布袋中,与白酒同置容器中,密封后放入锅中隔水煮2小时,静置24小时即可饮用。

【服用】 每日早、晚各一次,每次饮服20毫升。

【功效】 活血调经,开郁行气。适用于月经不调、腹内疼痛等症。

2.月季调经酒《家庭药膳全书》

【原料】 月季花12克,当归、丹参各30克,冰糖50克,黄酒1000克。

【制作】 将上药切碎,与黄酒同置容器中,密封浸泡7天后加入冰糖搅匀即可饮用。

【服用】 每日2~3次,每次饮服15-30毫升。

【功效】 活血调经。适用于月经不调、腹内疼痛、月经量少或经闭者等症。

3.参茸补血酒《家庭药膳全书》

【原料】 丹参30克,川芎、何首乌、甘草、茯神各12克,枸杞子、五味子、豆蔻各9克,鹿茸6克,白术、莲子肉、远志、生地黄、当归、九节菖蒲各15克,白糖250克,白酒2500克。

【制作】 将上15味药装入纱布袋中,与白糖、白酒同置容器中,密封,放入锅中隔水蒸3小时后,待凉,埋入地下3日出火毒,5日后去药袋即可饮用。

【服用】 每日3次,每次饮服15-30毫升。

【功效】 补血益精。用于妇女气滞血亏、月经不调等,并能易孕。男子服能补精种子。

4.红花通经酒《家庭药膳全书》

【原料】 红花200克,白酒1000克,红糖适量。

【制作】 将红花洗净晾干表面水分,与红糖同装入纱布袋中,扎紧口,与白酒同置容器中,密封浸泡7天后即可饮用。

【服用】 每日1~2次,每次饮服20-30毫升。

【功效】 养血,活血通经,散瘀止痛。适用于妇女血虚、血瘀性痛经等症。

三、闭经防治法

女子年逾16岁,月经尚未来潮,或曾来潮而又中断,达三个月以上者,称为闭经。现代医学称前者为原发性闭经,后者为继发性闭经。妊娠期、哺乳期,绝经期以后停经,均属生理现象,不属闭经范畴。

闭经原因,总归不外虚、实两端。虚者,多因肝肾不足,精血两亏;或因气血虚弱,血海空虚,无余可下。实者,多因气滞血瘀,痰湿阻滞,冲任不通,经血不得下行,而致闭经。

中医认为,月经的产生、调节以肾为根本。脏腑、气血、经络的正常生理活动是产生月经的生理基础。肾、天癸、冲任、胞宫是产生月经的主要环节,故凡引起脏腑功能失常、气血失调,以至肾——天癸——冲任——胞宫轴中任何一个环节发生功能失调或器质性病损都可致闭经。闭经是很多疾病的一个症状。闭经伴随症状有周期性下腹胀痛、头痛、视觉障碍、溢乳、厌食、恶心、体重变化(增加或减轻)、畏寒、潮红或阴道干涩等。

夫经不通,或因堕胎及多产伤血,或因久患潮热销血,或因久发盗汗耗血,或因脾胃不和,饮食少进而不生血,或因痢疾失血,治宜生血补血除热调胃之剂,随症用之。或因七情伤心,心气停结,故血闭不行,宜调心气,通心经,使血生而经自行矣。(《妇科病调养与康复》)

(一)药物疗法

【验方一】 治闭经方(《妇科病调养与康复》)

桑椹25克,红花5克,鸡血藤20克,加水适量,黄酒煎。服1剂/日,至月经来潮。功效:补血活血,通滞化瘀。主治血瘀型闭经。

【验方二】 治闭经方(《妇科病调养与康复》)

厚朴90克,桃仁15克,红花10克,水煎服。服1剂/日,至月经来潮。功效:理气活血,化瘀通经。主治气滞血瘀型闭经。

【验方三】 三紫调心汤(《妇科病调养与康复》)

【组成】 紫石英15克,紫丹参15克,紫参15克,琥珀末5克,淮小麦30克,合欢花10克,柏子仁12克,广郁金12克,生卷柏12克。

【功能】 润燥宁心,活血调经。

【主治】 继发性闭经,月经停闭逾3个月,且为明显的精神因素所致者。症见性情忧郁,心烦易躁,口干咽燥,大便干结,夜寐不守,苔薄舌质暗红、脉细涩。

【用法】 先将紫石英加水煎,沸后30分钟,除琥珀末外,将其它药加入共煎,合欢花后下,两次煎液合并,分早晚温服,琥珀末亦分2次吞服,每日1剂。

(姚寓晨:江苏省中医药学会妇科专业委员会副主任委员,首批国家级名老中医)

【验方四】 坤灵丸(《妇科病调养与康复》)

每次服15粒,每日3次。功效:益肾填精,养血益气。主治肝肾不足型闭经。

【验方五】 八宝坤顺丹(《妇科病调养与康复》)

每次服9克,每日3次。功效:益气养血调经。主治气血两虚型闭经。

【验方六】 女金丹(《妇科病调养与康复》)

每次服1丸,每日2次。功效:养血益气调经。主治气血亏虚或寒凝胞宫型闭经。

【验方七】 乌鸡白凤丸(《妇科病调养与康复》)

每次服10克,每日2次。功效:峻补气血调经。主治气血亏虚型闭经。

【验方八】 补血坤丸(《妇科病调养与康复》)

温开水送服每次9克,每日2次。功效:滋补肝肾调经。主治肝肾阴虚型闭经。

【验方九】 鹿胎丸(《妇科病调养与康复》)

温开水送服每次15粒,每日2次。功效:填精补髓调经。主治经血亏虚型闭经。

【验方十】 妇科调经片(《妇科病调养与康复》)

温开水或温黄酒送服每次4片(0.3克/片),每日3次。功效:行气活血调经。主治气滞血瘀型闭经。

【验方十一】 治闭经法(《常见病家庭诊治大全》)

月经久闭,可用蚕沙200克,炒成半黄色,加好酒250克煎开,滤去蚕沙,装入瓶内。每次温服一杯,1天可服2次。经血可用自通。

【验方十二】 治闭经法(《常见病家庭诊治大全》)

丹参18~50克。水煎,加红糖15克,每日分2次,饭前服。本方宜连服。

【验方十三】 归芪调经汤(《家庭药膳全书》)

【原料】 当归、黄芪、菟丝子各30克,仙灵脾15克,大枣10枚。

【制作】 将上几味同入锅水煎。

【用法】 每日1剂,早晚2次分服。3日为1疗程,连服1~2个疗程。

【功效】 益气养血。适用于气血不足之闭经。

【验方十四】 资生通脉汤(《重订医学衷中参西录》)

【原料】 白术炒三钱,生怀山药一两,生鸡内金黄色的二钱,龙眼肉六钱,山萸肉去净核四钱,枸杞果四钱,玄参三钱,生杭芍三钱,桃仁二钱,红花钱半,甘草二钱。

【制作】 水煎服。

【用法】 每日1剂。

【功效】 治室女月闭血枯,饮食减少,灼热咳嗽。

灼热不退者,加生地黄六钱或至一两。咳嗽者,加川贝母三钱,米壳二钱(嗽止去之)。泄泻者,去玄参,加熟地黄一两,云苓片二钱,或更酌将白术家重。服后仍不止者,可于服药之外,用生怀山药细末煮粥,掺入捻碎熟鸡子黄数枚,用作点心,日服两次,泻止后停服。大便干燥者,加当归、阿胶各数钱。小便不利者,加生车前子三钱(袋装),地肤子二钱或将芍药(善治阴虚小便不利)加重。肝气郁者,加生麦芽三钱,川芎、莪术各一钱。汗多者,将萸肉改用六钱,再加生龙骨、生牡蛎各六钱。

【验方十五】 清热通经汤(《寿世保元》)

【处方】 当归(酒洗)一钱,川芎八分,白芍(酒炒)一钱,生地黄一钱半,大黄七分,官桂二分,厚朴(姜炒)八分,枳壳(麸炒)一钱,黄芩一钱,苏木一钱,红花五分,桃仁(去皮、尖)十个,乌梅一个。

【用法】 上锉,生姜三片,水煎,空心温服,不数剂而奏效。

【主治】 妇女经闭,不论虚实寒热新久,即服此方,有殊效。

【验方十六】 养血调经丸(《寿世保元》)

【处方】 当归(酒洗)二两,川芎一两,白芍(酒炒)、熟地黄四两,山茱萸(酒蒸,去核)二两,白茯苓(去皮)两半,怀山药二两,牡丹皮一两,泽泻一两半,栀子仁(炒)一两半,益母草二两,生地黄(酒洗)二两,香附米(醋炒)二两,陈皮一两半。

【用法】 上为末,炼蜜为丸,如梧子大,每服三钱,空心,淡姜汤送下。

【主治】 妇人经闭,一二年不通,脐左下一块如碗口大,间或吐血,或便血,发热咳嗽,吐痰盗汗等症。

【验方十六】 养血通经汤(《寿世保元》)

【处方】 牡丹皮、当归各一钱五分,白芍、生地黄、陈皮、白术(去芦)、香附各一钱,川芎八分,柴胡、黄芩各七分,甘草四分。

【用法】 上锉一剂,水煎,空心温服。

【主治】 室女闭经,咳嗽发热,属虚弱者。

【验方十六】 下取通经丸(《寿世保元》)

【处方】 乳香、没药、孩儿茶、巴豆(去壳)、血竭、葱白各五分,斑猫五个。

【用法】 上为末,共捣为丸,绵裹三层,系筒口上,将线系住,送入阴户内三、四寸许,俟一炷香,经水即下。

【主治】 妇人经闭不通,不论新久,取此良法。

(二)食物疗法

【验方一】 牛膝炖猪蹄(《家庭药膳全书》)

【原料】 川牛膝15克,猪蹄1~2只,黄酒50~100毫升。

【用法】 将猪蹄刮净毛,剖开切成小块,与牛膝一起放入大炖盅内,加水500毫升,隔水炖至猪蹄熟烂,去牛膝。加黄酒送服。

【功效】 活血通经。适用于妇女气滞血瘀

型闭经。

【验方二】 当归煮鸡蛋（《家庭药膳全书》）

【原料】 鸡蛋2个,当归9克。

【用法】 将当归加水3碗,放入煮熟去壳又用针刺十余个小孔的鸡蛋,煮汤至1碗即成。每日服2次,吃蛋,饮汤。

【功效】 补气血,调经。适用于妇女气血滞瘀型闭经。

【验方三】 姜丝炒墨鱼（《家庭药膳全书》）

【原料】 生姜50～100克,墨鱼（去骨）400克,油、盐适量。

【用法】 将姜切成细丝,墨鱼洗净切片,放油、盐同炒。每日服2次,佐膳。

【功效】 补血通经,益脾胃,散风寒。适用于血虚闭经。

【验方四】 苍术粥（《妇科病调养与康复》）

苍术、粳米各30克。苍术水煎取汁,待米粥八成熟时,入药汁共煮熟。1剂/日,可连续服用。功效:除湿祛痰。主治痰湿阻滞型闭经。

【验方五】 鸽肉葱姜粥（《妇科病调养与康复》）

鸽肉150克,葱姜末20克,猪肉末50克,粳米100克,胡椒末1克,料酒10克,麻油、食盐、味精各适量。鸽肉切块,加猪肉、葱姜末、料酒、盐拌匀。粳米淘净下锅,加水1000毫升,烧开后入鸽肉等共煮成粥,调入麻油、味精、胡椒粉。食粥,1剂/日。功效:滋肾补气,祛风解毒,和血悦色。主治血虚型闭经。

【验方六】 苡仁扁豆山楂粥（《妇科病调养与康复》）

薏苡仁30克,炒扁豆、山楂各15克,粳米60克,共煮粥食。功效:祛痰除湿通经。主治痰湿阻滞型闭经。

【验方七】 山药土豆汤（《妇科病调养与康复》）

山药、土豆、黑豆各30克,鸡血藤50克,牛膝10克。鸡血藤、牛膝水煎1小时后去渣,入山药、土豆、黑豆煮熟烂,加红糖适量。饮汤,1剂/日。功效:益气健脾,活血通经。主治脾虚血瘀型闭经。

【验方八】 大枣白鸽汤（《妇科病调养与康复》）

大枣50克,白鸽1只,炙鳖甲、炙龟甲各30克,枸杞子20克。大枣去核,白鸽去毛、内脏,先煎鳖甲、龟甲30分钟,入枸杞再煎20分钟取药汁煮大枣、白鸽至熟。吃肉饮汤。1剂/日。功效:滋阴养血通经。主治阴血不足型闭经。

【验方九】 黑豆红花糖方（《妇科病调养与康复》）

黑豆50克,红花6克,红糖30克。前2味先水煎好后入红糖。热服,分次服完,1剂/日。功效:补益肝肾,活血通经。主治肝肾不足兼血瘀型闭经。

【验方十】 丹参鸡蛋汤（《妇科病调养与康复》）

丹参30克,鸡蛋2枚,以小火煮1小时。吃蛋饮汤,连续服用。功效:行气活血通经。主治气滞血瘀型闭经。

【验方十一】 木槿花鸡蛋汤（《妇科病调养与康复》）

木槿花30克,鸡蛋2个。木槿花煮汤,汤沸打入鸡蛋。吃蛋喝汤。功效:活血润燥。主治血瘀型闭经。

四、倒经防治法

倒经,指妇女月经从鼻子流出。有些青春妙龄少女,每到月经来潮前后,便发生鼻腔出血或吐血现象,似乎是月经倒逆上行而引起的病症,称为"倒经"或"逆经"。倒经症反复发作不愈,时间久之会引起少女月经周期紊乱或贫血症。（《常见病家庭诊治大全》）

(一)药物疗法

【验方一】 治倒经法（《常见病家庭诊治大全》）

白菜根60克,小蓟30克,荷叶炭15克,灶心土（打碎）15克。煎汤服,治少女"倒经"。

【验方二】 治倒经法（《常见病家庭诊治大全》）

川中藤12克,倒水莲8克,阿胶10克,艾叶6克,熟地黄、赤芍药、全当归、正川芎、条芩各10克。水煎2剂。本方临床有奇效,治妇女倒经效果甚佳。

(二)食物疗法

【验方一】 食疗治倒经（《常见病家庭诊治大全》）

用扁豆花煎鸡蛋吃,或者扁豆花焙燥研末,以米汤送服,每次3克,1日2～3次。

【验方二】 食疗治倒经（《常见病家庭诊治大

全》）

蟹1只，大米汤适量。制法：将全蟹烧焦研末，米汤送服，连用数日，收效。

【验方三】 食疗治倒经（《常见病家庭诊治大全》）

菊花3克，草决明、生山楂各15克。制法：先将生山楂洗净切片，再取洁净的菊花和草决明，把这三味中药同放入保温杯中以沸水冲泡，浸泡半小时，代茶饮。一月内可连用此杯之药，每日数次，久服生效。

【验方四】 食疗治倒经（《常见病家庭诊治大全》）

风粟壳20～40克，糖冬瓜30～60克。制法：把风粟壳、糖冬瓜一同入砂锅中加水煎煮。取煎液代茶饮用，每天饮用1剂，4～6剂后即可生效。

【验方五】 二鲜饮治倒经（《家庭厨房百科知识》）

鲜茅根150克，切碎，鲜藕200克切片，煮汁常饮，每日4～5次。

【验方六】 生白萝卜汁治倒经（《家庭厨房百科知识》）

生白萝卜适量，捣烂取汁，尽量饮之。

五、崩漏防治法

夫妇人崩中漏下者，由劳伤血气，冲任之脉虚损故也。冲脉、任脉为经脉之海，皆起于胞内。而手太阳小肠之经也，手少阴心之经也，此二经上为乳汁，下为月水。妇人经脉调适则月水依时。若劳伤冲任，气虚不能制其经脉，血非时而下，淋漓而不断，谓之漏下也，致五脏伤损。五脏之色随脏不同，若五脏皆虚损则其色随血下。

妇女在行经期间或不在行经期间，大量出血，或持续出血叫崩漏。其来势汹汹如山崩的叫"崩"，其来势缓慢而淋漓不断的叫"漏"，崩与漏在发病过程中，可互为转换，如久崩不愈，病势日轻，可转为漏，如漏而不止，病势日进，也可转为崩，由于二者都是子宫出血，所以一并介绍其疗法。（《中国秘方全书》）

(一)药物疗法

【验方一】 治血崩法（《中国秘方全书》）

以鲫鱼或鲤鱼之鱼鳞甲，文火熬成鱼鳞胶，每次服用一两，以温酒兑水化服。此种鱼鳞胶，不仅能治崩中带下，对血友病及任何出血症皆有良好作用。

【验方二】 治血崩法（《中国秘方全书》）

陈莲蓬壳五钱，与棉花籽三钱烧灰存性，共研末，以米酒冲服，可治妇女血崩不止。

【验方三】 治血崩法（《中国秘方全书》）

以白芍、香附、艾叶各三钱，以水煎服，一剂止血，服用数剂后，可防再犯。

【验方四】 治崩漏法（《中国秘方全书》）

木耳60克，入锅中炒至溢香，再加适量的水煮，煮好后加砂糖少许调味，即可食用。

也有用黑木耳二两，加水煮烂，加红糖二两，一日两次服用。

【验方五】 治崩漏法（《中国秘方全书》）

莲藕的节30克，乱发霜9克，煎汤服用。

莲藕的节有止血、解"血热"及"散瘀"的功能，效果很大。血液循环在某一部分受阻滞的现象，称为淤血，驱散淤血的作用叫做"散瘀"，乱发霜就是用来散瘀的药，它是用烧焦成灰的毛发作成的。

【验方六】 治崩漏法（《中国秘方全书》）

崩漏下血，用艾叶煮鸡蛋吃，重者每天吃二次，轻者一次，连吃三四日即可治好。

【验方七】 清热止血汤（《干部健康手册》王云铭）

【组成】 生地30克，黄芩9克，丹皮9克，地骨皮15克，地榆30克，棕榈炭30克，阿胶15克（烊化另入），甘草9克。

【功能】 清热止血。

【主治】 崩漏之血热型。症见阴道骤然下血甚多，血色鲜红，烦热口渴，睡眠欠佳，面色潮红，腰酸，心慌气短，倦怠乏力，舌红苔黄，脉象数大。

【用法】 ①先将药物用冷水浸泡1小时，浸透后煎煮。首煎武火煎沸后文火煎20～25分钟，二煎武火煎沸后文火煎15～20分钟，煎好后两煎混匀，总量以250～300毫升为宜，每日服1剂，每剂分2次服用，早饭前及晚饭后1小时各温服1次。②1日1剂，连服5～10剂为1个疗程,待下次月经来潮时,原方如法再服1个疗程。

(王云铭:山东省淄博市中医院名誉院长、主任医师,首批国家级名老中医。)

【验方八】 百草霜治崩漏《你可能不知道的健康常识》

炙党参、炙黄芪各15克,艾绒18克,百草霜30克,生姜3片,酒适量。各药加水酒各半煎服。适用于阴道突然流血不止、量多色鲜红。兼见面色苍白、呼吸短促、不思饮食、只想睡觉、时有心悸等症。

【验方九】 贯众米汤治崩漏《你可能不知道的健康常识》

贯众去掉皮毛,焙干,研末。每服10克,空心服,米汤送下。或加醋、糊和药为丸,如梧子大。每服三四十丸,米汤送下。或将药烧灰存性,研细,加麝香少许。每服10克,米汤送下。

【验方十】 禹余粮治崩漏《你可能不知道的健康常识》

禹余粮、赤石脂、牡蛎适量,分别煅过,共研细;加乌贼曲、伏龙肝(炒)、桂心,各药等分为末。每服一小茶匙,温酒送下。忌食葱、蒜。适用于崩中漏下,症见月经过多、经血有各种颜色、小肚子痛、不能生育。

【验方十一】 "雷氏木贼散"治血崩《你可能不知道的健康常识》

木贼、香附子各100克,朴硝25克,共研为末。每服15克,血色黑者用一碗酒煎,血色赤者用一碗水煎,连渣服下。一天服两次。脐下痛者,加乳香、没药、当归各5克同煎。忌食生冷硬物及猪、鱼、面等。适用于血崩带下。

【验方十二】 茧蚕共治血崩《你可能不知道的健康常识》

用茧、蚕蜕纸,并烧存性,晚蚕沙、白僵蚕,并炒,等分为末,加麝香少许。每服10克,米汤送下。一天服三次。适用于妇女血崩。

【验方十三】 治血出崩甚者《中藏经》

以凌霄花焙干为末,酒下三钱,立止。昼夜不定者,一服效。

【验方十四】 治崩漏方《寿世保元》

【处方】 椿根皮七钱半,白芍(炒)一两,黄芩(炒)一两,龟板(炙)一两,黄柏(炒)三钱,香附

子(童便浸一宿)二钱半。

【用法】 上为末,酒糊为丸,如梧子大,每服五十丸,空心温酒、白汤任下。

【主治】 妇人经水过多不止者。

【验方十五】 治崩漏验方《寿世保元》

【处方】 当归(酒洗)一钱,川芎七分,人参一钱,黄芪(盐炒)一钱,防风八分,荆芥一钱,白芍(酒炒)八分,真阿胶(炒成珠)一钱,艾叶(醋炒)一钱,蒲黄(炒)一钱,黄连(酒炒)一钱半,黄芩(酒炒)二钱,白术(去芦,土炒)、生地黄(姜汁炒)一钱半,地榆一钱,山栀子(炒黑)一钱,甘草(生)三分。

【用法】 上锉一剂,水煎,空心温服,或姜、枣煎服。

【主治】 妇人血崩,气血两虚而兼热者。

【验方十六】 治血崩方《寿世保元》

【处方】 蒲黄(炒)、五灵脂、官桂、雄黄、甘草各一钱。

【用法】 上为细末,每服一钱,姜汤调下。

【主治】 妇人血崩,或作肚腹刺痛者。

【验方十七】 金凤膏《寿世保元》

白毛乌肉雄鸡一只,吊死,水泡去毛,去肠杂不用,将金樱子之根洗净切片,装入肚内,酒煮令熟,去药,将鸡酒任意食之。异人传授秘方,治血崩如神。

(二)食物疗法

【验方一】 玉米须炖猪肉《家庭药膳全书》

【原料】 玉米须30克,猪瘦肉120克,精盐、味精适量。

【用法】 将玉米须洗净,猪瘦肉切成薄片,一起放入陶瓷罐内,加水500毫升,上笼蒸熟,加精盐、味精即成。每日2次,趁热服。

【功效】 补中益气,清血热,治崩漏。适用于血热型崩漏。

【验方二】 艾叶生姜煨鸡蛋《家庭药膳全书》

【原料】 艾叶15克,生姜25克,鸡蛋2个。

【用法】 上3味加水适量同煮;待鸡蛋熟,剥去壳,复入原汤中煨片刻。吃蛋饮汤,每日2次。

【功效】 温经,止血,安胎,散寒。适用于崩

漏及胎动不安、习惯性流产。

【验方三】 当归地黄羊肉汤（《家庭药膳全书》）

【原料】 生地、当归各30克，羊肉250克，盐适量。

【用法】 将羊肉洗净，切块，与生地、当归同放入锅中，加适量水，炖至肉熟后，加盐调味。饮汤食肉。

【功效】 理气补虚。适用于经血过多、功能性子宫出血。

【验方四】 三七粉粥（《家庭药膳全书》）

【原料】 三七粉3克，大枣5枚，粳米100克，冰糖适量。

【用法】 先将三七打碎研末，粳米淘洗干净，大枣去核洗净，然后一同放入砂锅内，加水适量煮粥，待粥将熟时，加入冰糖汁即成。每日2次服食。

【功效】 补血止血，化淤清热。适用于崩漏及其他出血症。

【验方五】 乌雄鸡粥（《家庭药膳全书》）

【原料】 乌雄鸡1只，糯米100克，葱白3茎，花椒、食盐适量。

【用法】 将去毛及内脏，洗净，切块煮烂，再入糯米及葱、椒、食盐煮粥。空腹食，每日2次。

【功效】 益气养血，止崩安胎。适用于脾虚血亏而致的暴崩下血或淋漓不净、血色淡质薄、面色㿠白或浮肿、身体倦怠、四肢不温、气短懒言等。

【验方六】 糯米阿胶粥（《家庭药膳全书》）

【原料】 阿胶30克，糯米100克，红糖适量。

【用法】 先将糯米煮粥，待粥将熟时，放入捣碎的阿胶，边煮边搅匀，稍煮二三沸，加红糖即可。每日2次服，3天为1疗程。

【功效】 滋补阴虚，养血止血，安胎，益肺。适用于功能失调性子宫出血及血虚、咯血、衄血、大便出血等。

【宜忌】 连续服用可有胸满气闷之感觉，故宜间断服用。脾胃虚弱者不宜多用。

【验方七】 小麦鸡血粥（《家庭药膳全书》）

【原料】 小麦150克，鲜鸡血1碗，米酒100毫升。

【用法】 用小麦加水适量煮粥，鸡血用酒拌匀，放入小麦粥内煮熟。每日分2次服。

【功效】 养心，益肾。适用于气虚型功能性子宫出血。

【验方八】 豆浆韭菜饮（《家庭药膳全书》）

【原料】 豆浆1碗，韭菜250克。

【用法】 韭菜洗净，捣烂取汁，兑入豆浆煮沸即可。空腹时1次服下。

【功效】 补气温经。适用于气虚型崩漏。

【验方九】 鲜荸荠汁（《家庭厨房百科知识》）

取鲜荸荠150～250克，洗净捣烂取汁饮，每日1次，连服4～5次。治血热型崩漏。

【验方十】 三鲜汁（《家庭厨房百科知识》）

鲜藕、鲜白萝卜、鲜旱莲草各500克，洗净共捣烂，用纱布包裹取汁，加冰糖适量，不拘多少，频频饮服。此方治血热型崩漏。

【验方十一】 黑木耳红枣汤（《家庭厨房百科知识》）

黑木耳15～30克，红枣20～30枚，煎汤服食，每日1次，连服数日。此方治脾肾亏虚型崩漏。

【验方十二】 独参汤（《景岳全书》）

上等人参10克，水煎频频饮。此方治脾肾亏虚型崩漏。

【验方十三】 参芪鸡（《家庭厨房百科知识》）

上等人参10克，黄芪30克，童子鸡1只，先将鸡拔毛去内脏洗净，黄芪洗净用干净纱布包裹，与鸡同炖至熟烂，去药包，食鸡与汤。此方治脾肾亏虚型崩漏。

六、功能性子宫出血防治法

凡子宫出血妇科检查无器质性病变，系由内分泌失调引起者，称为功能失调性子宫出血。本病多见于青春期和更年期。发病原因与精神过度紧张、环境气候的改变、劳累、营养不良或代谢紊乱等因素干扰了下丘脑——垂体——卵巢的调节机制，以致失去正常有规律的周期变化，现为卵巢功能失调、性激素分泌失常，从而影响子宫内膜的变化。本病主要表现为不规则子宫出血，往往先有一段时间停经，然后突然大出血延续几个星期或更长时间,也可表现为月经时多时少,失血过多者可导致重度贫血。部分患者基础体温提示无排卵或黄体功能不全,子宫内膜呈无分泌变化或分泌不良,血色素下降,红血球计数减少等,有助于确立诊断。(《实用中医大全》)

(一)药物疗法

【验方一】 治子宫出血法(《实用中医大全》)

肾阴不足者,可见阴道流血多或少,色鲜红,质稍稠,头晕耳鸣、腰酸、苔少或薄,舌质红,脉细数,治以滋肾固冲,方取二地汤加减。

常用处方:生地10克,地骨皮10克,阿胶珠9克,麦冬9克,白芍9克,山萸肉9克,女贞子9克,旱莲草15克,茜草炭12克。心悸,失眠,心火上炎者加黑山栀9克,黄连1.5克。

【验方二】 治子宫出血法(《实用中医大全》)

肾阳虚者,可见初期阴道流血少,淋漓不断,或突然阴道大出血,色淡红或暗红,质稀,面色晦暗,小腹冷,小便频数,腰酸痛,苔薄舌质淡,脉沉细,治以补肾温阳固经,方取固气汤汤加减。

常用处方:黄芪15克,熟地10克,当归10克,山药10克,菟丝子12克,鹿角胶(烊)9克,制附子4.5克,山萸肉9克,炮姜3克。小腹冷甚者加葫芦巴9克。

【验方三】 治子宫出血法(《实用中医大全》)

功能性子宫出血好发于青春期和更年期。而青春期功能性子宫出血以肾阴虚为多见,临床上用两地汤和二至丸效较好。

常用处方是:生熟地(各)10克,女贞子12克,旱莲草15克,炒侧柏叶10克,贯众炭12克,莲蓬炭12克,炙甘草3克。

【验方四】 马齿苋益母草 治功能性子宫出血。(《你可能不知道的健康常识》)

马齿苋30克,益母草30克。每日1剂,水煎,分3次服。适用于功能性子宫出血、刮宫后出血、盆腔炎所致阴道出血。

【验方五】 乌七止崩散 治功能性子宫出血。(《你可能不知道的健康常识》)

乌梅炭60克,广三七30克,侧柏叶炭30克,地榆炭60克,研成细末,每次开水冲服10~20克,半小时至2小时服1次,连服数次,至出血

大减为止。用于功能性子宫出血。

【验方六】 川芎饮 治功能性子宫出血。(《你可能不知道的健康常识》)

川芎24~28克,白酒30毫升,水250毫升。将川芎加白酒和水,浸泡1小时后,加盖用文火炖煎后分两次服下。一般2~3日后血即可止。病程长者,可在血止后减量续服8~12日,以巩固效果。

【验方七】 安宫止血汤 治功能性子宫出血。(《你可能不知道的健康常识》)

生龙牡30克,白术12克,山药20克,茯苓15克,续断20克,阿胶15克,白芍15克,藕节12克,生地30克,大小蓟各10克,乌梅炭15克,香附10克,泽兰10克,贯众炭15克。煎服,每日1剂,分2次服,服至血止为宜。

(二)食物疗法

【验方一】 荠菜生地汤(《实用中医大全》)

取荠菜花30~45克,生地15克,水煎服,每天1次,连服3~5天。或用荠菜全草水煎服,适用于血热妄行者。

【验方二】 鲜河蚌肉汤(《实用中医大全》)

取鲜河蚌肉60克,黄芪12克,党参12克,白果仁15克,头发灰(布包)10克,红糖适量。炖汤服,每天1剂,共服7~8剂。适用于气不摄血者。

【验方三】 艾叶炖老母鸡汤(《实用中医大全》)

取老母鸡1只,艾叶15克,米酒60毫升。先将鸡洗净去毛及内脏,加适量水炖汤服。隔日1剂,连服5~6剂。适用于气滞血瘀者。

【验方四】 青梅丸(《实用中医大全》)

取肥大青梅500克,煮至极烂,去核,过滤后再煮,浓缩成膏后,捻成黄豆大小的药丸,每天3次,每次10丸,连服5~10天。适用于肝肾阴虚者。

七、带下病防治法

带下,是指妇女阴道内流出一种粘稠的液体,如涕如唾,绵绵不断,通常称为白带。如王孟英说:"带下女子生而即有,津津常润本非病也。"女子在发育成熟期,或经期前后或妊娠初期,白带可相应的增多。不作疾论。如带下量多,或

色、质、气味发生变化，或伴有全身症状者，即称"带下病"。

俗话说："十女九带"，这是妇科最常见的疾病。其为白色粘液如鼻涕或唾液者，称为白带；色淡黄，稠粘臭秽，称为黄带；如是淡红粘稠，似血非血者，称为赤带。若带下过多，或伴有恶臭，则应及时治疗。

带下病原因可分为湿热、肝郁、脾虚、痰湿、肾虚五类。妇女白带最大特征是头晕、蹲踞遽起最为严重，患者面色苍白，容易疲劳，中医认为是脾、肾两虚，有时会延误成腹痛、腰痛，甚至导致流产，或终身不育，故不可轻视之。(《常见病家庭诊治大全》)

妇女下白而不甚，稠者曰白淫，与男子白浊同也。……王叔和云：崩中日久为白带，漏下多时骨木枯。言之切矣。治宜血肉之剂以培之。此乃穷源探本之论，百世不易之法。……凡遇是病，必以六龙固本丸、十六味保元汤主之。(《寿世保元》)

(一)药物疗法

【验方一】 治带下病法(《中国秘方全书》)

党参三钱，白鸡冠花一钱，炒白术一钱半，半夏一钱，西归二钱，白芍二钱，川芎一钱半，熟地三钱，蜜芪五钱，油桂一钱，龙骨三钱，芡实五钱，故纸一钱半，牡蛎一钱。以清水三碗煎至九分为止，服饮可治好白带。

【验方二】 治黄带法(《常见病家庭诊治大全》)

海金沙 30 克，川黄柏 30 克。研成粗粉，用猪脊髓制成重 4 克的丸子，1 日服 3 次，每次服 12 克。

【验方三】 治白带法(《常见病家庭诊治大全》)

鸡冠花 12 克。水煎，每晨空腹服。亦可炒黄或晒干为末，用黄酒和开水冲服，每服 6~9 克。

【验方四】 治带下病法(《常见病家庭诊治大全》)

鸡冠花 30 克，金樱子 15 克，白果 10 个，水煎服。

【验方五】 治带下病法(《常见病家庭诊治大全》)

金银花 30 克，苦参 15 克，黄柏 10 克，蛇床子 30 克，白芷 10 克，枯矾 15 克，水煎取汁熏洗。适用于阴挺伴湿热下注，黄带淋漓者。

【验方六】 治带下病法(《常见病家庭诊治大全》)

白术 15 克，山药 15 克，党参 12 克，白芍 12 克，苍术 6 克，车前子 12 克，柴胡 6 克，芡实 15 克，甘草 6 克。水煎服。本方适用于脾虚带脉不固。

【验方七】 十六味保元汤(《寿世保元》)

【处方】 黄芪一钱，人参二钱，山药一钱，白茯苓一钱，当归身一钱，巴戟肉二钱，石斛七分，川独活一钱，升麻七分，黄柏(酒炒)八分，杜仲(小茴、盐煎汤拌炒)一钱半，贯仲(去根、土)三钱，莲蕊一钱，圆眼肉三枚，骨碎补(先以稻草火上烙去毛，粗布搓净)一钱，生甘草三分。

【用法】 上锉一剂，水煎，空心温服。潮热加柴胡八分、黄芩酒炒，一钱。带甚者月经必少，其有聚而反多者，或紫，适来适断，漓漓落落而不净者，加荆芥一钱、黄连酒炒，七分、地榆八分。若五心烦热而口舌干者，加知母一钱、麦冬一钱、地骨皮一钱。大便涩而燥者，乃血少，火燥阳明也，四物汤加麻仁、大黄等分，研如泥，半夜热服之。带下久不能止，服前药不能奏效者，宜六龙固本丸，大效。

【主治】 妇女白带多。

【验方八】 六龙固本丸(《寿世保元》)

【处方】 怀山药四两，巴戟肉四两，山茱萸肉四两，川楝子肉二两，黄芪二两，小茴香一两(盐二钱煎汤拌楝肉，同炒干)，补骨脂二两，青盐三钱(煎汤拌半日，搓去皮)，黄柏五钱(酒煎拌骨脂炒)，人参二两，莲肉二两，木瓜二两(用水三碗，煎至一钟，拌上三味同微炒干为度)，当归身二两，生地黄二两，白芍一两，川芎一两(后四味用童便二钟、好酒一钟拌浸一日，烘，又浸又烘干)。

【用法】 上为末，用斑龙胶一料，和如梧子大，每服百丸，空心，淡盐汤下。

【主治】 此药能生血固真，补心益肾，带不漏则经水自调，月经调准则有孕，男妇元气充足，产子少病而且寿矣。此方不特赤白带下有效，凡小产后虚者，血山崩虚者，五劳七情，女劳怯者，一切不足之症,并欲求嗣得孕,妇女诸虚,皆有殊效者也。

【验方九】 治白带神方(《寿世保元》)

硫磺不拘多少,将豆腐刮去中一块,入硫磺居中,上仍用豆腐盖住,砂锅底放稻草铺之,放豆腐于内,上仍用草盖,入水煮一日,频频添水,煮至豆腐黑为度,取出硫黄,研为末,将白芍纸包水湿火煨,切片为末,各等分,合一处和匀,水打面糊为丸,如梧子大,每早空心用五分,好烧酒一钟送下,服五日后即愈,如未愈,每早服一钱,服之五日全愈。

【验方十】 治白带方(《寿世保元》)

【处方】 干姜(炮)一两,百草霜一两。

【用法】 为末,每服一钱,温酒调下。

【主治】 妇人白带,男子白浊下淋。

【验方十一】 治白带验方(《寿世保元》)

【处方】 干姜(炒黑)五钱,白芍(酒炒)二两。

【用法】 上为细末,每服二钱,空心米饮调服。

【主治】 妇人赤白带下,不论年月深久不瘥。

(二)食物疗法

【验方一】 治白带法(《中国秘方全书》)

用鸡蛋一个,加艾叶适量,以酒煮熟了吃,可治白带,一般称之为"蛋艾酒"。

【验方二】 治白带法(《中国秘方全书》)

牛脊髓与黑酸醋熬汤喝下,可治体虚白带。也有以牛脊髓与怀山药、枸杞子、黄耆、党参熬汤喝,对白带缠绵不愈有效。

【验方三】 治白带法(《中国秘方全书》)

臭椿树(臭椿树)北面向阴贴地者,取皮一块,去外皮,用内皮四两,轻者二两,与月季花一朵、棉花种子(捣碎,重者一两,轻者半两),用水两大碗煎至八分,加红白糖各一钱,化开后温服,即发汗,重则两次可治好。

【验方四】 治白带法(《中国秘方全书》)

落花生四两,冰片三钱,捣成泥状,分二次服用,每天空腹时,白开水送下,此方有效。

【验方五】 治赤带法(《中国秘方全书》)

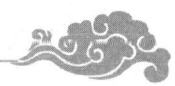

莲藕绞汁约半杯的量,和鸡冠花三朵与半杯的水,共入锅中煮,煮好后沥去残渣,取其汁液,加糖调味,即可食。

分泌物呈红色,即表示分泌物中混有血液,所以要用莲藕,因为它有止血的功能。鸡冠花不但能止血,还能解血热,所以这道方是很适合治疗赤带的。

【验方六】 治赤带法(《中国秘方全书》)

薏苡仁60克,芡实的果实60克,与适量的米煮成粥,然后用胡麻油和食盐调味。薏苡仁的用途很广,芡实的果实对遗精、尿失禁、下痢、分泌物异常等疾病,都很有效果。

【验方七】 治赤白带法(《中国秘方全书》)

炙猪肾(即腰子)食下,可治赤白带,很有效。

【验方八】 治赤白带法(《中国秘方全书》)

用猪肝一叶,批薄,蘸匀诃子末炙之,再蘸再炙,以蘸完半两诃子末为止,空腹细嚼,用米汤送下,可治冷泄久滑、赤带下。

【验方九】 治黄带法(《中国秘方全书》)

冬瓜籽30克,白果10个与一杯半的水,一起入锅煮,煮好后即可食用。

分泌物呈黄色,是一种"热症",冬瓜籽有解热抗炎的作用,常用于治疗分泌物异常。白果是强壮剂,也能止咳,兼治疗夜尿症及分泌物异常的现象。

【验方十】 治黄带法(《中国秘方全书》)

用椿根白皮五钱与红枣五个煎汤服用,可治黄带。

【验方十一】 白果莲子鸡(《常见病家庭诊治大全》)

白果15克,莲肉30克,江米30克,共为末,乌骨鸡1只(约1000克左右),去毛及内脏,将药装入鸡腹内,加适当调味料,文火煮烂,空腹食用。适用于带下病。

【验方十二】 白果蒸鸡蛋(《家庭药膳全书》)

【原料】 鲜鸡蛋1个,白果2枚。

【用法】 将鸡蛋的一端开孔,白果去壳,纳入鸡蛋内,用纸粘封小孔,口朝上放碟中,隔水蒸熟即成。每日1次。

【功效】 敛肺气,止带浊。适用于妇女白带过多。

【验方十三】 山药乌鸡膏粥（《家庭药膳全书》）

【原料】 山药、乌鸡膏各30克，粳米100克，葱、姜、盐适量。

【用法】 将山药与粳米加水煮粥，粥熟后加入乌鸡膏（油）、葱、姜、盐，待沸，即可食用。空腹温热服。

【功效】 补肾养阴，退热，止带。适用于脾肾虚弱、赤白带下、遗精白浊。

八、保胎验方

(一)药物疗法

【验方一】 养胃汤（《寿世保元》）

【处方】 当归（酒洗）、白芍（酒炒）、白术（去芦，炒）、白茯苓（去皮）、陈皮、半夏（汤泡透，切片，用香油炒过，不伤胎气）、藿香、砂仁、神曲（炒）、香附（炒）各等分，甘草减半。

【用法】 上锉，生姜三片，枣二枚，水煎，温服。

【主治】 恶阻，谓妇人有孕恶心，阻其饮食也。宜服养胃汤。

【验方二】 安胎丸（《寿世保元》）

【处方】 当归（酒洗）、川芎、白芍（酒炒）、条芩各一两，白术（去芦，炒）五钱。

【用法】 上为细末，酒糊为丸，如梧子大，每服五十丸，茶汤任下，空心日服，养血清热之剂也。瘦人血少有热，胎动不安，素惯半产者皆宜服之，以清其源而无后患也。

【主治】 妊娠宜常服之。

【验方三】 千金保孕丹（《寿世保元》）

【处方】 当归（酒洗）二两，熟地黄（酒蒸）二两，人参一两半，白术（去芦，炒）四两，条芩二两，陈皮一两，香附子（童便浸）一两，续断（酒浸）一两半，杜仲（盐，酒炒）一两半。

【用法】 上为细末，糯米饭为丸，梧子大，每服七十丸，白汤下。一方去人参，加砂仁、川芎、阿胶、艾叶、益母草，枣肉为丸。

【主治】 妇人常惯小产，久而不孕者可服，过七个月不必服。

【验方四】 达生散（《寿世保元》）

【处方】 当归身（酒洗）、白芍（酒炒）、白术（去油，芦，炒）各一钱，人参、陈皮、紫苏各五分，大腹皮（洗）一钱，甘草（炙）三分，或加砂仁五分，枳壳（麸炒）八分。

【用法】 上锉一剂，葱五根，水煎服。如胎肥气喘，加黄杨脑七个，此黄杨树梢儿也（此物能瘦胎不长）。夏加黄芩，春加川芎，冬加砂仁。气虚倍加参、术。气实倍陈皮、香附。血虚倍当归，加地黄。性急多怒加柴胡。有热加黄芩。食少加砂仁、神曲。渴加麦门冬。食易饥多加黄杨脑。有痰加半夏，姜汤泡，切片，香油炒，黄芩。腹痛加木香。

【主治】 妊娠至八、九个月服数剂甚好，令易产，腹亦少痛。

【验方五】 束胎丸（《寿世保元》）

【处方】 茯苓七钱半，陈皮三两，黄芩（夏一两，春秋二钱，冬五钱），白术二两。

【用法】 上为末，酒糊丸，梧子大，每服五十丸，米汤送下。

【主治】 妊娠至七、八个月间服此，胎气敛束，令人易产。凡患产难者，多由内热灼其胞液，以致临产之际干涩而难，或脾气怯弱，不能运化精微，而令胞液不足，亦产难之道也。故令白术、茯苓益其脾土而培万物之母，用黄芩清其胎热，泻火而存胞液，乃陈皮者，取其辛利，能流动中气，化其肥甘，使胎气不滞，儿身不肥，此束胎之义也。

【验方六】 治妊娠误服药及毒方（《寿世保元》）

一妊娠误服草药及诸般毒药物，白扁豆生去皮为细末，清米饮调方寸匕，神效。

九、妊娠恶阻(呕吐)防治法

一些妇女妊娠早期约40天左右会出现食欲减退、偏食、恶心、呕吐等症状，称为恶阻，又称妊娠呕吐。这是早孕反应，一般不必治疗，到10～12周会自行消失。若恶心、呕吐剧烈，水谷不进、稍食即吐或不食亦吐则为妊娠剧吐，属病理现象，对胎儿生长发育极不利，使孕妇发生脱水，甚至中毒、尿酮体阳性，也会引起胎儿先天不足、发育不全及缺陷症。遇到这一情况可选用下列方剂处理，以降逆止呕，保护母子的健康。

(一)药物疗法

【验方一】 治妊娠剧吐法(《常见病家庭诊治大全》)

姜竹菇6克,陈皮6克,麦冬6克,砂仁6克(后下),藿香9克,茯苓6克,姜半夏6克,生姜3片,黄连2克,苏叶6克。水煎服。

此方适用于妊娠初期,呕吐酸水或苦水,伴有胸部肋下胀满、烦躁、口中发苦、口渴等症状。

【验方二】 治妊娠剧吐法(《常见病家庭诊治大全》)

紫苏叶4.5克,黄连3克,人参3克(或党参20克),姜半夏10克,黄芩9克,炒白术10克,砂仁6克(后下),陈皮10克,桑寄生15克,白芍9克,乌梅2个。水煎服。

此方适用于妊娠后,恶心呕吐、不思饮食,或呕吐清涎,精神疲惫思睡、脾胃虚弱的妊娠呕吐。

【验方三】 治妊娠剧吐法(《实用中医大全》)

脾胃虚弱者,可见妊娠恶心呕吐,不能进食,神疲乏力,脘胀,大便溏薄,口淡无味,苔白润,舌质淡,脉缓无力,治以健脾和胃,降逆止呕,方取香砂六君子汤加减。

常用处方:太子参12克,白术9克,茯苓9克,甘草5克,广木香6克,砂仁3克(后下),姜半夏9克,陈皮6克,姜竹菇12克。口干欲饮,舌尖红者,加黄芩9克,黄连3克;胃寒,加吴茱萸3克。水煎服。

【验方四】 治妊娠剧吐法(《实用中医大全》)

痰浊中阻者,可见妊娠剧吐,呕吐清涎,反复不已,脘闷胸痞,倦怠嗜卧,渴不欲饮,尿少便溏,舌苔浊腻,脉弦滑,治以温中化饮,降逆止呕,方取藿补夏苓汤加减。

常用处方:藿香6克,川朴6克,制半夏15克,大腹皮6克,泽兰9克,云苓12克,苏梗9克,白蔻仁3克,新会皮9克,生姜15克,苡仁12克。若伴有口苦、烦躁者,加左金丸(包煎)6克。

【验方五】 治妊娠剧吐法(《实用中医大全》)

肝胃不和者,可见妊娠恶心,呕吐酸水,纳呆口苦,胸闷嗳气,心烦头痛,苔薄黄,舌质红,脉弦滑,治以疏肝和胃,降逆止呕,方取苏叶黄连汤加减。

常用处方:苏叶9克,黄连3克,竹菇9克,陈皮3克,乌梅10枚,太子参15克,白芍9克,吴茱萸4.5克。水煎服。

【验方六】 苏连胡芩汤治妊娠呕吐(《你可能不知道的健康常识》)

黄连6克,苏叶6克,柴胡9克,黄芩10克,竹菇10克,绿萼梅10克,橘皮10克,姜半夏10克。水煎服,每日1剂,浓煎取汁约200毫升,少量多次饮服。清肝和胃止呕。适用于妊娠后食入即吐,呕吐酸苦水,伴有头晕目眩、胸胁胀痛、嗳气口苦、心烦不寐者。

【验方七】 益气养阴汤治妊娠呕吐(《你可能不知道的健康常识》)

生地15克,麦冬15克,五味子5克,元参6克,白芍15克,石斛20克,灸枇杷叶10克,竹菇10克,乌梅10克,佛手片6克。每日1剂,浓煎取汁200毫升,少量频服。如呕吐严重,饮入即吐者,配合蒸气雾化吸入法,即将中药浓煎取汁,趁热徐徐吸入雾气。适用于孕妇久吐不止、苦则滴水不入,伴形体消瘦、眼眶下陷、双目无神、口干烦渴、尿少便结者。

【验方八】 伏龙肝等治妊娠呕吐(《你可能不知道的健康常识》)

伏龙肝30克,川黄连、苏叶各5克,枇杷叶、竹菇各6克,生姜2片。伏龙肝先煎过滤,以其水煎余药。煎成一碗汤药,缓缓呷之,一般服两剂有效。适用于妊娠呕吐甚剧者。

【验方九】 孕吐灵 治妊娠剧吐(《你可能不知道的健康常识》)

吴茱萸、砂仁、灸甘草各6克,制半夏、木香、陈皮、苏叶、竹菇各10克,生姜5克,白芍、炒白术各12克,太子参15克。胃热加黄芩、黄连;痰滞加茯苓;呕吐物带血加干地黄、藕节;胃阴不足加沙参、石斛;气阴两虚加红参、麦冬、五味子;胎动不安加苎麻根、杜仲。每日1剂,水煎服。用3~7日。适用于妊娠呕吐。

(二)食物疗法

【验方一】 甘蔗生姜汁 治妊娠呕吐(《你可能不知道的健康常识》)

甘蔗汁100克,生姜汁10克。将甘蔗汁、生姜汁混合,隔水熨温。每次服30克,每日3次。清热和胃,润燥生津,降逆止呕。适用于妊娠呕吐者。

【验方二】 清蒸鲤鱼 治妊娠呕吐《实用中医大全》

用鲜鲤鱼1条，洗净置菜盘中，放入蒸笼中蒸20～30分钟，取出服食。每天1次，连服3～5天，禁用油盐调料。适用于肝胃不和者。

【验方三】 鲫鱼粥 治妊娠呕吐《实用中医大全》

用鲜鲫鱼1条，糯米30～50克，共煮粥，早晚餐食用。适用于脾虚湿阻者。

【验方四】 醋蛋疗法 治妊娠呕吐《实用中医大全》

先将醋20毫升和生姜5克共煮，再打入鸡蛋2只，加入糖、清水，煮沸后食用。

【验方五】 生姜伏龙肝鸡肉汤 治妊娠呕吐《家庭药膳全书》

【原料】 生姜、伏龙肝各60克，童子鸡1只。

【用法】 生姜带皮切片，与伏龙肝共煎，取上清液煮鸡。吃肉，喝汤。

【功效】 补脾和胃，降逆止呕。适用于妊娠剧吐。

【验方六】 鲜竹菇粥 治妊娠呕吐《家庭药膳全书》

【原料】 鲜竹菇、糯米各50克。

【用法】 先用鲜竹菇煎汁去渣，加入糯米煮成稀粥。每日2～4次，稍温服。

【功效】 清热降逆止呕。适用于妊娠恶阻、呕吐清涎。

【验方七】 紫苏姜汁饮 治妊娠呕吐《家庭药膳全书》

【原料】 生姜、陈皮各6克，紫苏梗9克，大枣10枚，红糖25克。

【用法】 将上几味加水共煎为汁。当茶饮，每日3次。

【功效】 健脾理气，和胃降逆。适用于脾虚湿阻型妊娠呕吐。

【验方八】 生姜乌梅饮 治妊娠呕吐《家庭药膳全书》

【原料】 乌梅肉、生姜各10克，红糖适量。

【用法】 将乌梅肉、生姜、红糖加水2000毫升煎汤。每服100毫升，每日2次。

【功效】 和胃止呕，生津止渴。适用于肝胃不和之妊娠呕吐。

【验方九】 甘蔗生姜汁治妊娠呕吐《家庭药膳全书》

【原料】 甘蔗汁100毫升，生姜汁100毫升。

【用法】 将甘蔗汁、生姜汁混合，隔水烫温。每次服30毫升，每日3次。

【功效】 清热和胃，润燥生津，降逆止呕。适用于妊娠胃虚呕吐者。

【验方十】 糯米姜汁 治妊娠呕吐《家庭药膳全书》

【原料】 生姜汁1匙，糯米50克，食盐、味精各适量。

【用法】 将糯米放入锅内加水适量，用文火煮沸至糯米熟透，加入姜汁及食盐、味精等调味即可饮服。每日1剂，分2次服。

【功效】 和胃降逆。适用于妊娠呕吐。

【验方十一】 上腭贴姜防"孕吐"《生活中来》

【原料】 生姜适量。

【用法】 将生姜洗净，切薄片。将生姜薄片贴于上腭。

【功效】 此法可有效防治"孕吐"。

【验方十二】 生姜治孕妇呕吐方《温度决定生老病死》

孕妇呕吐的，经常口含一片生姜就能治疗和预防。

十、妊娠浮肿防治法

孕妇在妊娠后期，下肢有轻度水肿，属正常现象。若水肿延至头面及四肢，经久不消，即为妊娠水肿。应及时治疗。《家庭药膳全书》

（一）药膳疗法

【验方一】 黑豆大蒜煮红糖 治妊娠水肿《家庭药膳全书》

【原料】 黑豆100克，大蒜、红糖各30克。

【用法】 将炒锅放旺火上，加水1000毫升煮沸后，倒入黑豆（洗净）、大蒜（切片）、红糖，用文火烧至黑豆熟即可。每日2次，一般服5～7

次有效。

【功效】 健脾益胃。适用于肾虚型妊娠水肿。

【验方二】 车前发菜汤 治妊娠水肿(《家庭药膳全书》)

【原料】 车前子10克,发菜10克,冰糖适量。

【用法】 车前子用纱布包好后,与发菜同放锅内,加水适量,煎煮半小时,出锅前捞出纱布包。加入冰糖。食发菜,饮汤。

【功效】 利水消肿。适用于小便不利、浮肿等症。

【验方三】 千金鲤鱼汤 治妊娠水肿(《家庭药膳全书》)

【原料】 生姜、党参、白芍、当归各15克,鲤鱼1条(约500克),白术、茯苓各30克,大腹皮10克。

【用法】 将鱼去内脏洗净,余药用布包好,同放瓦锅,加水1000毫升,文火炖至烂熟,去药渣,用葱、蒜、无盐酱油调味。食鱼肉,饮汤。分2次,早晚服,连服3~4剂。

【功效】 健脾利水,调气导滞。适用于中度妊娠水肿。

【验方四】 花生红枣大蒜汤 治妊娠水肿(《家庭药膳全书》)

【原料】 花生60克,大蒜30克,红枣10枚。

【用法】 花生洗净后去衣;红枣洗净去核。将大蒜洗净后切成薄片,放入油锅里煸炒几下,倒入花生、红枣,加水1000毫升一起煮,待花生烂熟后,即可食之。每天1剂,分2~3次服用,7天为1疗程。

【功效】 益气和胃,健脾消肿。适用于轻、中度妊娠水肿。

【验方五】 赤豆鲤鱼大蒜汤 治妊娠水肿(《家庭药膳全书》)

【原料】 赤豆200克,鲤鱼400克,大蒜1头,陈皮10克。

【用法】 将鱼开膛去内脏、鳞,洗净;大蒜剥皮,加入余2味和水共煮熟。吃鱼饮汤,每日3次。

【功效】 健脾祛湿,利水消肿。适用于轻度妊娠水肿。

【验方六】 牛肉蒜汤 治妊娠水肿(《家庭药膳全书》)

【原料】 大蒜25克,牛肉250克,赤小豆200克,花生仁150克,红辣椒(干品)3个。

【用法】 先将牛肉洗净,切块,与余药共放瓦锅内,加水适量,煲至牛肉极烂。空腹温服。分2次服完。连服3~5天。

【功效】 温补脾胃,通阳利水。适用于重度妊娠水肿。

【验方七】 黑豆赤豆粥 治妊娠水肿(《家庭药膳全书》)

【原料】 黑豆、赤小豆各30~50克,粳米50克,白糖适量。

【用法】 用砂锅煮洗净的黑豆、赤小豆、粳米,待将煮成烂粥时,放入白糖调匀。每日随意服食。

【功效】 健脾胃,利小便。适用于妊娠水肿,及慢性肾炎浮肿、小便不利。

【验方八】 冬瓜鲤鱼头粥 治妊娠水肿(《家庭药膳全书》)

【原料】 鲤鱼头1个,新鲜连皮冬瓜100克,粳米适量。

【用法】 先将鲤鱼头洗净去鳃,冬瓜皮洗净,切成小块,然后一同煮水,取汁去渣,与洗净的粳米煮为稀粥,放入调味品即可。每日1次,5~7天为1疗程,经常食用效果较好。

【功效】 利小便,消水肿,清热毒,止烦渴。适用于水肿胀满、小便不利,包括妊娠水肿、及慢性肾炎、肝硬变腹水、肥胖症、肺热咳嗽、痰喘。

(二)食物疗法

【验方一】 茯苓饼 治妊娠浮肿(《家庭厨房百科知识》)

茯苓粉、米粉、棉白糖各等份,加水调成糊,文火烙成薄饼,早晚作点心食用。

【验方二】 冬瓜汤 治妊娠浮肿(《家庭厨房百科知识》)

冬瓜连皮不拘多少,洗净切块煮熟,加少量盐,随意服。

【验方三】 冬瓜赤豆粥 治妊娠浮肿(《家庭

厨房百科知识》）

冬瓜 500 克，赤豆 30 克，加水适量煮汤，不加盐或低盐。食瓜喝汤，每日 2 次。

【验方四】 治妊娠浮肿法（《中国秘方全书》）

怀孕期有孕吐或浮肿的情形，可以用野葡萄根一两，水煎服。此方也可治小便不利。

【验方五】 治妊娠浮肿法（《中国秘方全书》）

脚气浮肿时，糯米糠粞和发芽的小麦等量，磨粉作成团，蒸熟食之，每天三至五个。

【验方六】 干姜肉桂 治妊娠水肿（《你可能不知道的健康常识》）

干姜、肉桂各 3 克，茯苓（去皮）30 克，面粉、白糖各适量。干姜、肉桂、茯苓分别为末，和匀，加面粉、白糖，与水调和后做饼，入笼蒸熟食。每次 15～20 克。适用于肾虚妊娠水肿。

【验方七】 花生仁饭豆 治妊娠水肿（《你可能不知道的健康常识》）

花生仁、饭豆各 150 克，陈皮 5 克，红枣 10 枚。上药洗净，加水共煮，温热食，每日 1～2 次。适用于气滞所致妊娠水肿。

【验方八】 白术生姜 治妊娠水肿（《你可能不知道的健康常识》）

白术、生姜、陈皮、白芍、当归各 10 克，茯苓 15 克，净青鲤鱼 1 条（约 500 克）。诸药用纱布包好，与鲤鱼同煮 1 小时，晨起吃鱼饮汤。适用于妊娠水肿。

【验方九】 醋鲤鱼 治妊娠水肿（《你可能不知道的健康常识》）

大鲤鱼一尾，加醋三升，煮干吃下。一天吃一次。又方：大鲤鱼一尾，赤小豆一升，加水二升煮汁，一次服完，下泻即愈。适用于妊娠水肿、小便不利、恶寒。

【验方十】 羌活萝卜籽 治妊娠水肿（《你可能不知道的健康常识》）

羌活、萝卜籽同炒，只取羌活研细。每服二钱，温酒送下。第一天服一次，第二天服二次，第三天服三次。适用于妊娠浮肿或风水浮肿。

十一、宫外孕防治法

（一）药物疗法

【验方一】 丹参红花 治宫外孕（《你可能不知道的健康常识》）

丹参 15 克，红花 6 克，赤芍 12 克，木香 10 克，川芎 10 克，桃仁 10 克，延胡索 12 克，五灵脂 10 克，蒲黄 10 克，桂枝 6 克。水煎，每日 1 剂，早晚饭前服 1 次。

适用于停经、腹痛、验血 HCG 阳性、B 超检查发现子宫一侧有包块者。

【验方二】 乳没汤 治宫外孕（《你可能不知道的健康常识》）

乳香 10 克，没药 10 克，桃仁 10 克，红花 6 克，赤芍 12 克，丹参 15 克，三棱 12 克，莪术 12 克，山楂 20 克，当归 15 克，川芎 10 克。水煎，每日 1 剂，日服 2 次。

活血化瘀、破癥消积、软坚散结杀胚、补气养血，适用于停经、腹痛，经妇科内诊、后穹隆穿刺、B 型超声、血 HCG 化验确诊为宫外孕者。

【验方三】 宫外孕 II 号方（《你可能不知道的健康常识》）

丹参 15 克，赤芍 15 克，桃仁 9 克，三棱 3～6 克，莪术 3～6 克，五倍子 10 克，白芷 5 克。

水煎，每日 1 剂，日服 2 次。

活血化瘀、破癥消积、软坚散结杀胚、补气养血，适用于停经、腹痛，经妇科内诊、后穹隆穿刺、B 型超声、血 HCG 化验确诊为宫外孕者。

十二、先兆流产的防治法

先兆流产，又称胎漏或胎漏下血，也称"胎动不安"，现代医学统称"先兆流产"。它是指妇女怀孕三个月以内，阴道有少量出血，时有时止，或淋漓不断。病因是由于肾气不足或脾胃虚弱所引起，或因素体阳旺，阳盛化火，下扰血海，损伤胎气，以致胎漏。对先兆流产的治疗，是健脾益肾，清热安胎等法。（《常见病家庭诊治大全》）

（一）药物疗法

【验方一】 气血虚弱型先兆流产（《常见病家庭诊治大全》）

主要症候：妊娠初期，胎动下坠，阴道少量流血，色淡红，质稀薄，神疲肢倦，面色㿠白而心悸气短，或腰酸腹胀，舌质淡，苔薄白，脉滑细，重按乏力。

治疗处方：胎元饮（《景岳全书》）当归，加黄芪、阿胶。

人参 3 克,当归 9 克,杜仲 12 克,白芍 15 克,熟地 15 克,白术 12 克,陈皮 9 克,炙甘草 6 克,水煎服。

【验方二】 肾虚型先兆流产(《常见病家庭诊治大全》)

主要症候:妊娠期中,腰酸腹坠,或见阴道下血,头晕耳鸣,小便频数,甚至失禁,或曾屡次坠胎,舌淡苔白,脉沉弱。

方药举例:寿胎丸(《医学衷中参西录》)加党参、白术。

菟丝子 12 克,桑寄生 12 克,续断 1 克,阿胶 1 克,水煎服,1 日 2 次。

【验方三】 血热型先兆流产(《常见病家庭诊治大全》)

主要症候:妊娠胎漏下血,色鲜红,或胎动下坠,心烦不安,手心烦热,口干咽燥,或有潮热,小便短黄,大便秘结,舌质红,苔黄而干,脉滑数或弦滑。

方药举例:保阴(《景岳全书》)加苎麻根。

生地、熟地、黄芩、黄柏、白芍、续断、甘草、山药各 10 克,水煎服,1 日 2 次。

【验方四】 体虚滑胎(《常见病家庭诊治大全》)

如多次滑胎者,宜在未孕之前,进行调治,可用补肾固冲丸。菟丝子 240 克,续断 90 克,阿胶 120 克,鹿角霜、巴戟、杜仲、枸杞子各 90 克,当归 60 克,党参 120 克,白术 90 克,砂仁 15 克,熟地 150 克,大枣(去核)50 枚,蜜丸。

用法:1 日 3 次,每次 6 克,月经期间停服,以 2 个月为一疗程,可服 1~3 疗程。

【验方五】 治先兆流产法(《常见病家庭诊治大全》)

取苎麻根 50 克(鲜根 150~200 克),水煎浓汁,去渣,日服 2~3 次。

【验方六】 治胎漏腹痛(《常见病家庭诊治大全》)

阿胶 50 克,陈艾 18 克。陈艾用醋炒,水煎 2 味服。

【验方七】 治胎动不安法(《中国秘方全书》)

妊娠时水肿,胎动不安时,以鲤鱼一尾,去肠杂,不去鳞,加入赤小豆二两,略加姜、醋,清炖或煮汤,喝汤吃鱼,很有效。

【验方八】 治胎动不安法(《中国秘方全书》)

孕妇因跌仆致胎动不安而腹痛者,以砂仁去皮,炒燥研细末,以热黄酒送下,每服一至二钱,服至感觉腹中温暖时,就能安胎。

【验方九】 治胎动不安法(《中国秘方全书》)

妊娠期误服药而胎动欲坠时,取生的白扁豆,研为细末,米汤调服一两,或煮浓汁服亦可,具有神效。

【验方十】 葱豉安胎方(《妇人大全良方》)

香豉一升,熬;葱白一升,阿胶二两,炙。

先以水三升煮葱豉,取一升,去渣入胶,再煎令烊服。一日一夜可服三、四剂。

【验方十一】 护胎法(《妇人大全良方》)

鲤鱼二斤,粳米一升,葱一握,豉、姜。

上作膳食之,每月一度。

【验方十二】 治胎动方(《产宝》)

熟艾、阿胶各一两,葱白一升。

上以水四升煮取一升半,分为三服。

【验方十三】 安胎铁罩散(《妇人大全良方》)

白药子一两,白芷半两。

上为细末。每服二钱,煎紫苏汤调下。或治胎热、心烦闷,入砂糖少许煎。

【验方十四】 安胎止痛汤(《妇人大全良方》)

当归、阿胶炙、干地黄、黄连、芍药各一两,鸡子一枚,秫米一升。

上七味,以水七升,搅鸡子,令相得,煮秫米令如蟹目沸;去渣后煮药,煮取三升,分四服。忌芜荑。

【验方十五】 铁罩散(《中藏经》)

安胎如神。

以香附子炒,去毛令净,为细末。浓煎紫苏汤调下一钱。

(二)食物疗法

【验方一】 脾肾不足安胎法(《中国药膳大全》)

症状:阴道出血,腰酸痛,小腹坠胀,舌苔白,舌质色淡,脉无力。

治法:健脾益肾,养血安胎。

药膳:鸡汁粥、黄芪汽锅鸡、山药粥、胡桃栗子粥、羊肉粥、山药扁豆糕等。

【验方二】 血热安胎法（《中国药膳大全》）

症状：阴道出血，血色鲜红，手心烦热，口干咽燥，或有潮热，小便短赤，舌苔干黄，脉滑数。

治法：清热安胎。

药膳：荷叶粥、马齿苋汁、生地黄粥、鲜藕粥、生芦根粥等。

【验方三】 保胎鸡（《中国药膳大全》）

仔鸡1只，党参15克，黄芪30克，当归10克，川芎10克，酒芍15克，熟地黄15克，枸杞15克，鹿胶10克，银杏15克，莲米30克，芡实30克，炙甘草10克，与鸡共炖，食鸡喝汤，（治习惯性流产）有较好的疗效。

【验方四】 鸡子羹（《妇科病调养与康复》）

鸡蛋1个，阿胶50克（捣碎，炒令黄燥），清酒100毫升，盐5克。阿胶、清酒入锅中，用小火煮使阿胶溶化后，打入鸡蛋，加盐和匀。分3次，1日服完，可连服3～5日。功效：滋补肾阴，养血安胎。主治血虚型、肾虚型先兆流产。

【验方五】 母鸡茅根粥（《妇科病调养与康复》）

母鸡1只，鲜茅根60克，盐少许。母鸡去内脏，与茅根同加水炖烂熟，入盐调味。吃肉喝汤，宜常服。功效：清热凉血。主治血热型先兆流产。

【验方六】 山药固胎粥（《妇科病调养与康复》）

生山药90克，川续断、杜仲、苎麻根各15克，糯米250克。川续断、杜仲、苎麻根用纱布包好，与生山药、糯米同煮粥，粥烂后去药包，加油、盐少许调味。分2次温服。宜常服。功效：滋补肝肾。主治肝肾亏虚型先兆流产。

【验方七】 糯米阿胶粥（《妇科病调养与康复》）

糯米60克，阿胶30克（捣碎），红糖少许。糯米加水煮成稀粥，粥将熟时入阿胶，边煮边搅匀，煮2～3沸。服2次/日，胎安，即可。功效：补气养血安胎。主治气血两虚型先兆流产。

【验方八】 小黄米母鸡粥（《妇科病调养与康复》）

老母鸡1只，红壳小黄米适量。鸡去毛、内脏，切小块，加水炖煮，大火煮沸后去浮沫，改小火慢炖至鸡软。小黄米加鸡汤煮至鸡烂、粥稠。常食。功效：补气安胎，预防流产。常服预防习惯性流产。

【验方九】 黑豆菟丝子糯米粥（《妇科病调养与康复》）

黑豆50克，菟丝子30克，糯米100克。菟丝子纱布包，与余2味共加水煮粥。顿服或分次食。功效：补肾益气安胎。主治先兆流产、习惯性流产。

【验方十】 南瓜粥（《妇科病调养与康复》）

南瓜、粳米各30克，饴糖2匙。南瓜切丁，与粳米、饴糖同煮成南瓜粥。宜常服。功效：益气。主治气虚型先兆流产。

【验方十一】 阿胶粥（《妇科病调养与康复》）

糯米120克，阿胶末50克。糯米煮粥，粥煮熟时趁热入阿胶末和匀。食1次/日。功效：益气健脾，养血安胎。主治气血不足型先兆流产。

【验方十二】 莲子龙眼山药粥（《妇科病调养与康复》）

莲子（去心）、龙眼肉各50克，山药粉100克。莲子、龙眼小火煲汤，加山药粉煮粥。1～2次/日，连服10日。功效：益气健脾。主治习惯性流产。可作怀孕后的保胎食疗方。

【验方十三】 阿胶奶（《妇科病调养与康复》）

阿胶、白糖各15克，鲜牛奶2000毫升。阿胶、白糖入炖盅，加开水50毫升，炖盅加盖，入鲜牛奶调匀。趁热顿饮，1次/日。功效：养血安胎。主治血虚型先兆流产。

【验方十四】 党参鸡蛋汤（《妇科病调养与康复》）

鸡蛋2个，莲须12克，党参30克。鸡蛋煮熟，去壳。诸料加清水以大火煮沸后改小火煲1小时，调味。饮汤食蛋。功效：补气健脾。主治脾虚型先兆流产。

【验方十五】 红薯红枣方（《妇科病调养与康复》）

红薯丁30克，红枣10枚，饴糖1匙。红薯、红枣同煎，调饴糖。顿服。功效：益气养血。主治气血不足型先兆流产。

十三、治小产方

小产重于大产。盖大产如栗熟自脱，小产如生采，破其皮壳，断其根蒂，岂不重于大产？但人轻忽致死者多矣。治法宜补形气，生新血，祛瘀血。若未足月,痛而欲产,芎归补中汤倍加知母止之。若产而血不止,人参黄芪汤补之。若产而心腹痛,当归川芎汤主之。(《寿世保元》)

(一)药物治疗

【验方一】 人参黄芪汤(《寿世保元》)

【处方】 人参、黄芪(蜜炒)、当归、白术(去芦,炒)、白芍(酒浸)、艾叶(醋炒)各一钱,阿胶(炒)二钱。

【用法】 上锉一剂,水煎服。

【主治】 小产气虚,血下不止。

【验方二】 当归川芎汤(《寿世保元》)

【处方】 当归,川芎,白芍(炒),熟地黄,玄胡索,桃仁,红花,香附,青皮,泽兰,牡丹皮。

【用法】 上水煎,入童便、好酒各半盏同服。

【主治】 小产后瘀血,心腹疼痛,或发热恶寒。

【验方三】 芎归补中汤(《寿世保元》)

【处方】 黄芪(蜜水炒),人参,白术(去芦,炒),当归,川芎,白芍(炒),干姜(炒),阿胶(炒),五味子,杜仲(姜、酒炒),木香,甘草(炙)。

【用法】 水煎,温服。

【主治】 半产(即小产),谓妇人怀孕,血气虚弱,不能荣养,以致数月而堕也。

十四、治难产方

(一)药物疗法

【验方一】 催生神柞饮(《寿世保元》)

【处方】 生柞树刺枝(如小指大者一握,洗净,锉碎,一叶一刺者,处处有之),甘草五钱。

【用法】 上锉一大剂,新汲水一碗半,入新瓦罐内,用纸三重密封之,文武火煎八分,温服。

【主治】 产难,或横或倒,死胎烂胀于腹中者,几觉腹痛,或腰重欲坐草时,将神柞饮即温饮一盏,便觉心下开豁,如渴又饮一盏,觉下重便产,更无诸苦,横生倒逆不过三服即正,子死腹中,不过三服即下,能保母子两全,最为神验。……以此救人,百发百中。

【验方二】 三合济生汤(《寿世保元》)

【处方】 当归三钱,川芎二钱,枳壳(去穰,麸炒)二钱,紫苏八分,香附(炒)一钱半,大腹皮(姜汁洗)一钱半,甘草七分。

【用法】 上锉,水煎,待腰痛甚,服之即产。

【主治】 胎妇临产艰难,或一二日不下者,服此自然转动下生。

【验方三】 催生如意散(《寿世保元》)

【处方】 人参一钱,乳香一钱,辰砂五分。

【用法】 上为末,临产之时,急用鸡子清一个调药,用生姜自然汁调开,冷服。如横生倒生,即时顺正,子母均安。

【主治】 临产腰痛方可服之。

【验方四】 活命芎归汤(《寿世保元》)

【处方】 川芎、当归各一两,生男女妇人发一握(烧灰,存性),自死龟壳一个(如无,占过者亦可,酥炙)。

【用法】 上为末,每一两,水煎服,良久,不问生死,胎即下。

【主治】 妇人分娩,交骨不开,或五七日不下,垂死者。

【验方五】 治难产诸方(《寿世保元》)

一治胎衣不下,鸡子清三个去黄,以酸醋一合和之,啜入口中即下。

一治胞衣不下,即嚼生葱白数根即下。

一治胞衣不下,红花一两炒,清酒五爵沃之,温服。此乃气弱而瘀血盈于胞也,故用清酒壮其气,红花败其血。

一治妇人难产及横生逆产如神,用蛇蜕炒焦为末,每五分,酒调下。

一治难产兼胞衣不下,及死胎不下:巴三草七脱衣裳,细研如泥入麝香,捏作饼儿脐下贴,须臾子母便分张。

一方用蓖麻子十四粒,去壳,研涂两足心,衣即下,可即洗去,如不去则肠出,如此时,就以此药贴顶心,缩回其肠,多用此药不妨,如肠入则洗之,神效。

十五、治产后病方

凡产毕,不问腹痛不痛,有病无病,以童子小便和酒共一盅温服,则百病不生。少坐上床,倚高立膝仰卧,不时唤醒,及以醋涂鼻,或用醋烧炭及烧漆器,更以手从心捍之脐下,使恶露不至,如此三日,以防血晕血逆。酒虽行血,亦不可多,恐引血入四肢,且能昏晕。宜频食白粥少许。一月之后,宜食猪蹄少许,仍慎言语、七情、寒暑、梳头、洗足,以百日为度。若气血数弱者,不计日月。否则,患手足腰腿酸疼等症,名曰蓐劳,最难治疗。初产时不可问是男女,恐因言语而泄泻,或以爱憎而动气,皆能致病。不可独宿,恐致虚惊。不可刮舌,恐伤心气。不可刷齿,恐致血逆。须血气平复,方可治事,犯时微若秋毫,成病重如山岳,可不戒哉!《寿世保元》

(一)药物疗法

【验方一】 黑神散《寿世保元》

【处方】 棕皮灰、当归(酒洗)、赤芍、白芍、生地黄、熟地黄、香附米(炒)、玄胡索、干姜(炮)、五灵脂、蒲黄(炒)各一两,沉香、乳香各五钱,莪术、红花、大黑豆。

【用法】 上为细末,每服二钱,温酒、童便调下。

【主治】 妇人产后一十八症,服之如神。

【验方二】 当归羊肉汤《寿世保元》

【处方】 当归(酒洗)、人参各七分,黄芪一两,生姜五钱。

【用法】 上锉,用羊肉一斤,煮清汁五大盏,去肉,入前药,煎至四盏,去渣,作六服,早晚频进。

【主治】 产后发热自汗,肢体疼痛,名曰蓐劳。

【验方三】 茯神散《寿世保元》

【处方】 白茯神(去皮、木)一钱,人参、龙齿(研)、琥珀(研)、赤芍、黄芪、牛膝(去芦)各三分,生地黄一钱,桂心五分。

【用法】 上锉,每服用水煎,温服。

【主治】 产后血邪,心神恍惚,言语失度,睡卧不安。

【验方四】 二子饮《寿世保元》

【处方】 苏子,火麻子(去壳)。

【用法】 二味各半合,洗净,研极细,用水研取汁一盏,分二次煮粥啜之。此粥不惟产后可服,大抵老人、诸虚人皆得效。

【主治】 产后有种疾郁冒则多汗,汗则大便闭,故难于用药,唯此药最佳。

【验方五】 治产后诸病方《寿世保元》

一论产后咳逆不止,用干柿一个切碎,以水一盏,煎至六分,热呷之,即止。

一论产妇血痢,小便不通,脐腹疼痛,以生马齿苋捣烂取汁三大合,煎沸,下蜜一合调,顿服即愈。

一论产后五、七日不大便,切不宜妄服药丸,用大麦芽炒为末,每服三钱,沸汤调下,与粥间服。

一论产后阴门痛极不可忍,桃仁泡去皮尖,研如泥,涂之即已。

一论产后阴户极痒不可忍,食盐一两,涂之即止。

一论产后阴户肿大,用吴茱萸煎汤洗之。

十六、治乳病方

乳房,阳明所经;乳头,厥阴所属。乳子之母不知调养,忿怒所逆,郁闷所遏,厚味所酿,以致厥阴之气不行,故窍不得通而汁不得出。阳明之血沸腾,故热甚而化脓。亦有所乳之子膈有滞痰,口气焮热,含乳而睡,热气所吹,遂生结核。于初起时便忍痛揉令稍软,吮汁令透,自可消散。失此不治,必成痈疖。……

若于始生之际,便能消释病根,使心清神安,然后施之治法,亦有可安之理。《寿世保元》

(一)药物疗法

【验方一】 立效散《寿世保元》

【处方】 白芷,贝母。

【用法】 上药各等分为末,每服二钱,好酒调服。若无乳行,加漏芦酒煎调服。

【主治】 有儿者名为外吹乳,有孕者名为内吹乳,可以急治,宜服立效散。

【验方二】 神效瓜蒌散《寿世保元》

【处方】 大瓜蒌(黄熟者,一个,连皮、子、穰,以重重纸包火煨,捣烂,每一剂半个),白芷一钱半,玄参二钱,升麻五分,归尾一钱,桔梗一钱,连翘二钱,柴胡一钱,青皮一钱,川芎八分,天花粉一钱半,知母一钱,木通一钱,穿山甲(炒)一钱,木鳖子二个,玄胡索二钱。

【用法】 上锉一剂,水煎,温服。

【主治】 妇人乳肿作痛,欲成痈毒。

【验方三】 治乳病诸方《寿世保元》

一治妇人患吹乳肿痛,未成脓者,用生半夏一个为末,将葱白半寸捣和为丸,绵裹塞鼻,一夜即愈。左乳塞右鼻,右乳塞左鼻,神效。

一治妇人吹乳方,葱一大把,捣烂作饼,厚摊乳上,将瓦罐盛灰火扑在葱上,蒸出汗即消肿痛,甚妙。或内将紫苏煎汤频服。

一治妇人吹乳,韭菜地中蚯蚓粪研细末,醋调,厚敷于上,干则再易,三次即愈。

一治乳劳乳痈,已化脓为水,未成即消,治乳之方甚多,独此神效。瘰疬疮毒尤妙无比。

【处方】 瓜蒌(大者)两个捣,当归(酒洗)、甘草各五钱,乳香(另研)、没药(另研)各一钱。

【用法】 上作二剂,用酒三碗,煎至二碗,分三次饮之,更以渣敷患处,一切痈疽肿毒便毒皆效。

一治乳痈风神方

【处方】 北细辛一钱,白芷梢八分,归尾一钱,赤芍八分,防风一钱,莪术八分,桔梗八分,乌药一钱,麻黄二钱,小甘草三分。

【用法】 上锉一剂,水煎,加热酒同服,以渣搭患处,出汗为度。

一治妇人乳岩久不愈者。

【处方】 桦皮、油核桃各等分(烧灰存性),枯矾,轻粉(二味加些)。

【用法】 共为细末,香油调敷。

十七、通乳断乳方

(一)药物疗法

【验方一】 当归补血汤《寿世保元》

【处方】 当归身(酒洗)五钱,嫩黄芪(蜜水炒)一两。

【用法】 上锉一剂,葱白十根煎服。

【主治】 妇人素禀怯弱,血气虚耗,产后无乳,宜补养之剂。

【验方二】 玉露饮《寿世保元》

【处方】 当归一钱三分,川芎五钱,芍药一钱半,人参二钱半,白茯苓二钱半,白芷五分,桔梗(炒)五钱,甘草二钱半。

【用法】 上锉,水煎,临卧温服。如烦热甚,大便结,加大黄一钱二分,金银花。乳脉不行,结成痈肿疼痛,黄芪蜜炙、当归、金银花、甘草各二钱半,水煎,入酒半钟,食后温服。

【主治】 产后乳脉不行,身体壮热疼痛,头目昏痛,此凉膈压热下乳。

【验方三】 治产后乳少诸方《寿世保元》

一论产后气血不足,经血衰弱,乳汁涩少。

【处方】 猪蹄(下截)四只,通草二两,川芎一两,穿山甲十四片(炒黄),甘草一钱。

【用法】 上用水五升,煮汁饮之,忌生冷,避风寒,夏月不宜失盖。更以葱汤频洗乳房。

一治乳汁不通。

【处方】 通草七分,瞿麦、柴胡、天花粉各一钱,桔梗二钱,青皮、白芷、赤芍、连翘、甘草各五分。

【用法】 水煎,食远服,更摩乳房。

一治乳汁不行。

【处方】 核桃仁十个(去皮,捣烂),穿山甲末一钱。黄酒调服。

一治产妇少乳。

【处方】 穿山甲、天花粉各五钱。

【用法】 入猪蹄水煮令烂,去渣,服之立愈。

【验方四】 涌泉散《寿世保元》

【处方】 王不留行(酒浸)、白丁香、漏芦、天花粉、白僵蚕(炒)、穿山甲(炒黄色)各五钱。

【用法】 上为细末,每服三钱,食后,用猪蹄汤调服。

【主治】 乳妇思虑滞结,乳汁不行。

【验方五】 断乳画眉膏《寿世保元》

【处方】 山栀子三个(烧灰存性),雄黄少许,辰砂少许。

【用法】 上三味为末,入生麻油、轻粉各少许调匀,候儿睡了,抹于两眉上,醒来便不食,未效再抹。

【主治】 小儿三、四岁,或五、六岁,当断乳而不肯断者。

【验方六】 妇人断乳方《寿世保元》

一论妇人欲断乳方。

【处方】 归尾,赤芍,红花(酒洗),牛膝(酒洗)。

【用法】 水煎,临卧服。

一论妇人血气方盛,乳房作胀,或无儿吃,乳胀痛,增寒热。麦芽一、二两炒,水煎服,立消。其耗散血气如此,何脾胃虚弱饮食不消方中多用之?一云:麦芽最消肾,若气血虚而乳汁自出者宜十全大补汤。

十八、防治不孕症方

(一)药物疗法

【验方一】 归脾汤(《大国医》班秀文)

【组成】 白术3克,当归3克,白茯苓3克,黄芪(炒)3克,远志3克,龙眼肉3克,酸枣仁(炒)3克,人参6克,木香1.5克,炙甘草1克。

【用法】 加生姜、大枣,水煎服。

【功效】 益气补血,健脾养心。

【验方二】 左归饮(《大国医》班秀文)

【组成】 熟地9～30克,山药6克,枸杞子6克,炙甘草3克,茯苓4.5克,山茱萸3～6克(畏酸者少用)。

【用法】 以水二盅,煎至七分,食远服。

【功效】 补益肾阴。

【验方三】 逍遥散(《大国医》班秀文)

【组成】 柴胡15克,当归15克,白芍15克,白术15克,茯苓15克,生姜15克,薄荷6克,炙甘草6克。

【用法】 酌定用量,作汤剂煎服。

【功效】 疏肝解郁,健脾和营。

【验方四】 桂枝茯苓丸(《大国医》班秀文)

【组成】 桂枝、茯苓、牡丹(去心)、桃仁(去皮、尖,熬)、芍药各等份。

【用法】 上药五味,研成细末,过筛混匀,每100克加炼蜜90～100克,制成大蜜丸如兔屎大。于空腹时服1丸,最多加至3丸。

【功效】 活血化瘀,缓解症块。

【验方五】 化瘀赞育汤(《大国医》颜德馨)

【组成】 小茴香3克,延胡9克,官桂4.5克,赤芍9克,生蒲黄(包)12克,五灵脂(包)12克,干姜2.4克,川芎4.5克,没药4.5克,紫石英(先煎)30克。

【用法】 煎服,每次月经前服5～7帖,3个月为1疗程,停药后可望怀孕,如无效,可连服一个疗程。

【方解】 古人认为不孕症与血瘀有关,治不孕必先化瘀调经。国医大师颜德馨教授指出,化瘀赞育汤具有温寒化瘀、调和冲任的作用,加紫石英暖子宫,促排卵,相得益彰,疗效更加显著。另外,对于血瘀症状较为明显的人,可以加服血府逐瘀汤调整阴阳,平衡气血。除器质性病变者外,一般皆有效果。

【验方六】 血府逐瘀汤(《大国医》颜德馨)

【组成】 当归、生地各9克,桃仁12克,红花9克,枳壳、赤芍各6克,柴胡3克,甘草3克,桔梗4.5克,川芎4.5克,牛膝10克。

【用法】 水煎服。

【功效】 活血祛瘀,行气止痛。

(二)食物疗法

【验方一】 米酒炒海虾(《大国医》)

【材料】 鲜海虾400克,米酒250克,菜油、葱花、姜末、盐各适量。

【做法】 把海虾洗净去壳,放入米酒,浸泡10分钟。将菜油放入热锅内烧热,再入葱花爆锅,加入虾、盐、姜连续翻炒至熟即成。

【用法】 每日1次,每次50～100克。

【功效】 适用于肾阳不足、形寒肢冷、性欲冷漠者。

【验方二】 枸杞汁(《大国医》)

【材料】 新鲜枸杞250克。

【做法】 将枸杞洗净,用干净纱布包好,绞取汁液。

【用法】 每日2次,每次10～20毫升。

【功效】 适用于肝肾阴虚、肝气郁结。症见多年不孕、腰膝酸软、两胁胀满等。

【验方三】 柚子炖鸡(《大国医》)

【材料】 柚子1个,雄鸡1只,姜、葱、盐、味精、绍酒各适量。

【做法】 将柚子去皮留肉,鸡杀后去毛,除内脏,洗净。将柚子肉放入鸡腹内,再放入锅中,加葱、姜、盐、水适量,将盛鸡肉的锅置盛有水的大锅内,隔水炖熟即成。

【用法】 本品可供佐餐,宜常吃。

【功效】 适用于痰湿型不孕症患者。

十九、欲求子方

夫种子之道有四,一曰择地,二曰养种,三曰乘时,四曰投虚是也。盖地则母之血也,种则父之精也,时则精血交感之会也,虚则去旧生新之初也。予尝闻之师曰:母不受胎,气胜血衰故也。衰则伤于寒热,感于七情,气凝血滞,荣卫不和,则经水先后不一,多寡不均,谓之阴失其道,何以能受? 父不种子,气虚血弱故也。弱则原于色欲过度,伤损五脏,五脏皆有精而藏于肾,精既弱,譬之射者力微矢弱,安能中的! 谓之阳失其道,何以能施? 究斯二者,皆由己之不能自实,以致真元耗散,阴涸阳枯,遂成不孕者多矣。动辄归咎天命,不亦误哉? 故必地盛则种可投,又必时与虚俱得焉,则未有不成孕而生子者矣。虽然至难养者,精与血,至难遇者,时与虚,苟不凭以药饵之力,示以调摄之宜,候以如期之法,则养与遇者竟茫然矣。是知种子之法以调经养精为首,而用药须审平和,夫妇尤必各相保守,旬日之间,可使精与血俱盛,所待者时也,当夫月经一来,即记其时而算,以三十时辰乃两日半也,至此积秽荡涤既尽,新血初生,所谓时与虚者俱会矣,当此时而有人道之感;虽平生不孕者亦孕矣,尚何疑哉! 是乃历试历验,百发百中者也。……盖培植元气,颐养天真,特资药力以佐助之,所谓人定亦可以胜天者是也。(《寿世保元》)

【验方一】 千金种子方(《寿世保元》)

进火之时,至阴节间而止,不尔,则过一宫矣。盖深则少阴之分,肃杀之方,何以生化? 浅则厥阴之分,融和之方,故能发生。所以受胎之处,在浅不在深也。非经后不可用事。经后一日男,二日女,三日男,此外皆不成胎。大风大雨,大寒大暑,阴晦,日月蚀,皆不可交接,生子暗聋暗哑,四体不完,且自损寿。

【验方二】 调经种玉汤(《寿世保元》)

【处方】 当归身(酒洗)四钱,川芎四钱,白芍(酒炒)三钱,熟地黄(酒蒸)六钱,白茯苓(去皮)三钱,陈皮三钱,香附米(炒)六钱,吴茱萸(炒)四钱,玄胡索三钱,牡丹皮三钱。

【用法】 若先期三、五日,色紫者,血虚有热也,加条芩三钱。若过期,经水色淡者,血虚有寒也,加官桂、干姜、炒艾叶醋炒各二钱。

上锉,作四剂,每一剂用生姜三片,水一碗半,煎至一碗,空心温服,渣再煎,临卧服。待经至之日服起,一日服一剂,药尽经止,则当交媾即成孕矣。若未成孕,经当对期,俟经来再服四剂,必孕无疑矣。百发百中。

【主治】 凡妇人无子,多因七情所伤,致使血衰气盛,经水不调,或前或后,或多或少,或色淡如水,或色紫如血块,或崩漏带下,或肚腹疼痛,或子宫虚冷,不能受孕,宜进此药,而效可通神。

【验方三】 种子济阴丹(《寿世保元》)

【处方】 香附米四两(一两醋浸,一两酒浸,一两米泔浸,一两童便浸,各浸三日,焙干为末),益母草二两(以上二味忌铁器),艾叶(酒浸,炒)一两,真阿胶(蛤粉炒成珠)二两,当归(酒洗)一两五钱,川芎一两,白芍(盐,酒炒)一两三钱,怀熟地黄(姜汁炒)一两,陈皮(去白)一两,半夏(汤泡,姜汁浸,香油炒)二两,白茯苓(去皮)一两,白术(去芦,土炒)两半,条芩(炒)一两,牡丹皮(酒洗)一两,吴茱萸(汤泡)五钱,玄胡索四钱,小茴香(盐,酒炒)五钱,没药五钱,川续断(酒浸)一两,麦门冬(去心)一两,甘草(炙)三钱。

【用法】 上为细末,酒糊为丸,如梧桐子大,每服百丸,空心米汤送下,温酒、滚水俱可。气虚加人参一两。一方加山药、石枣各一两。

【主治】 此方常服,顺气养血,调经脉,益子宫,疗腹痛,除带下,种子屡效,不可尽述。

【验方四】 调经育子汤(《寿世保元》)

【处方】 当归(酒洗)一钱,川芎七分,白芍(酒炒)一钱,熟地黄(姜汁炒)七分,陈皮八分,白术(去芦)一钱,香附(酒炒)一钱,砂仁三分,丹参五分,条芩(酒炒)一钱,甘草(炙)四分。

【用法】 水煎,空心服。

先期者,加黄连(姜汁炒)七分,倍黄芩。后期者,血虚,加黄芪(蜜炙)一钱,倍当归。腹痛有块,加玄胡索、牡丹皮各一钱。发热,加软柴胡、地骨皮。赤白带下,加柴胡、升麻(俱酒炒)各七分、半夏(姜汁炒)、白茯苓、苍术(米泔炒)黄柏、知母(俱酒炒)干姜(炮),升阳除湿也。肥盛者,痰脂满子宫,加南星、半夏、苍术、茯苓。瘦怯者,血少不能摄精,倍芎、归。经血过多,加炮姜五分、荆芥穗(炒)八分、地榆九分。经闭不通,加桃仁、红花、苏木。气盛善恼,加乌药、陈皮、香附、柴胡。

【主治】 孕育子嗣,全在调经理脾,血气充旺,调其经候,去其妒忌,再服孕方,自然有子。

【验方五】 乌鸡丸(《寿世保元》)

【处方】 香附米一斤(四制,酒、醋、童便、米泔各浸四两,炒干),白茯苓(去皮)四两,当归二两,川芎一两,白芍一两,陈皮(去白)一两半,白术(去芦,陈土炒)一两,山药一两,小茴香二两,吴茱萸五钱(水浸,去苦汁),莲肉(去心、皮)二两,酸枣仁一两,大附子一个(看虚实用),黄芪(蜜炙)五钱,阿胶(蛤粉炒)五钱,黄柏一两,知母一两,怀生地黄(酒拌,砂锅内蒸黑)四两。

【用法】 上用雄乌鸡一只,吊死,去毛。屎净,蒸熟,连骨捣烂,同前为末,炼蜜为丸,每服二钱,临经之日,每日三服,半月见效,多服恐生双胎。

【主治】 妇人无子仙方。

【验方六】 补天育嗣丹(《寿世保元》)

【处方】 嫩鹿茸(酥炙)二两,虎胫骨(酥炙)二两,败龟板(酥炙)二两,补骨脂(盐水微炒)二两,怀生地黄(去轻浮者不用,沉实者八两,好酒浸一宿,入砂锅内蒸一日,极黑),怀山药四两,白茯苓(去皮,切片,乳汁浸,晒干,再浸再晒,三次)三两,牡丹皮(去骨)三两,泽泻(去毛)二两,天门冬(去心、皮)二两,甘枸杞子四两,当归身(酒洗)四两。

【用法】 上忌铁器,为细末,用紫河车一具,此乃混沌皮也,又名混元衣,取男首胎者佳,先用米泔水洗净,此乃初结之真气也,再入长流水浸一刻,以取生气,取回入碗内,放砂锅内蒸一日,极烂如糊,取出,先倾自然汁在药末内,略和匀,此天元正气,将河车放石臼内杵泥,却将药末汁同杵匀为丸,如干,再加些炼蜜,杵匀为丸,如梧子大,每服三钱,空心温酒送下。忌三日。

【主治】 此全天元真气,以补人,玄妙不可言也。

【验方七】 续嗣壮元丹(种子天下第一方)(《寿世保元》)

【处方】 嫩鹿茸(酥炙)一两,真沉香一两,肉苁蓉(酒洗,去甲)一两,天门冬(去心)一两,拣参一两,熟地黄(酒蒸)一两,巴戟(去心)一两,甘枸杞子一两,山药四两,柏子仁(去壳)四两,牛膝(酒洗,去芦)一两,菟丝子(酒洗令净,酒炒干,捣成饼,晒干为末)一两,小茴香(盐炒)一两,鳖甲(酥炙)一两,破故纸(炒)一两,何首乌(米泔浸)一两,石菖蒲(去毛)一两,朱砂五钱。

【用法】 上为细末,酒打面糊为丸,如梧子大,每服四十丸,空心温盐汤送下。忌烧酒、胡椒、干姜、煎炒之物。

【主治】 专治虚损,阳事不举,少弱多情,瘤冷,心肾不交,难成子嗣,遗精白浊,五劳七伤,一切亏损之疾,无不应验,临卧再进一服。

【验方八】 艾附暖宫丸(《寿世保元》)

【处方】 香附米六两,(醋煮),艾叶三两,当归(酒浸)三两,川芎二两,白芍(酒炒)二两,怀生地(酒蒸黑)一两,黄芪(蜜炒)三两,川续断一两半,吴茱萸三两,官桂五钱。

【用法】 上为细末,醋糊为丸,如梧子大,每服五十丸,空心淡醋汤下。

【主治】 妇人子宫虚冷,带下白淫,面色痿黄,四肢酸痛,倦怠无力,饮食减少,经脉不调,血无颜色,肚腹时痛,久无子息,服药更宜戒气恼怒,忌生冷,其效如神。

二十、不孕症防治法

不孕症是指夫妇同居二年以上未受孕,或婚后曾孕而流产后持续 2 年以上未再受孕者。前者称原发性不孕症,后者为继发性不孕症。造成不孕的原因很多,排除男方的因素之外,女性不孕的原因主要有卵子发育和排卵异常两方面。如卵巢先天性发育不良、无排卵、黄体功能不全及卵巢囊肿等,均可影响排卵;输卵管炎症、阻塞或发育不全,则可影响精卵结合;子宫畸形、肌瘤、炎症等则可影响精子通入或受精卵的着床等等。此外，近年研究表明约有20%的不孕症与免疫因素有关，即由生殖系统抗原的自身免疫或同种免疫所致；亦有因遗传或精神因素导致不孕症者。

本病中医古代文献称为无子、断续。主要与肾精不充、精血虚衰、痰湿瘀血阻滞胞脉等因素相关，也可因肝郁气滞、气血逆乱所致。因此，在临床治疗上以分清虚实为要，虚者宜补益精血、调理冲任；实者当疏理攻消，从气滞、痰阻、血瘀入手。(《中国秘方全书》)

(一)药物疗法

【验方一】 治不孕症法(《中国秘方全书》)

用当归一钱半，知母三钱，川芎二钱，甘草一钱。一碗半的水煎之分服，每月来月经前后各服一剂，不出数月便能受孕。

【验方二】 治不孕症法(《中国秘方全书》)

当归、千午健各三钱半，牛膝四钱，正虎骨、广木香各二钱，天麻、追地枫各三钱，防风三钱，川芎一钱。以好高粱酒三斤，浸过十日，即可服用，每次一盅，数月即能受孕。

【验方三】 治不孕症法(《中国秘方全书》)

茶树根五钱，小茴香五钱，凌霄花根一两。于月经来时，将前两味药同适量的黄酒隔水炖而至三小时，去渣加红糖和服。月经净后的第二天，将后一味药炖老母鸡，加少许米酒和食盐服食，每月一次，连服三个月，此方适用于痛经不孕妇女。

【验方四】 治不孕症法(《中国秘方全书》)

10克决明子和10克紫地榆，放入水中熬煎至一半为止，一天分三次饮用。

一位胃肠衰弱的妇女，利用此法，连服六个月后，在结婚的第七年受胎，可见其功效。

【验方五】 治不孕症法(《中国秘方全书》)

对于因瘀血凝滞而持久不孕的妇女，宜先通经散瘀，月经既调，不出数月即可怀孕。

全当归、蒲黄、赤芍、益母草、酒军、小茴香、桃仁各三钱，泽兰、炮姜、元胡、五灵脂、官桂、乌药、丹皮各二钱，吴茱萸一钱五分，没药、川芎各一钱，沉香五分。

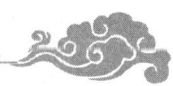

本方中所用的官桂、吴茱萸、小茴香、乌药、沉香、没药、元胡各药，均能温宫行气；而当归、川芎、丹皮、赤芍可活血调经；桃仁、蒲黄、五灵脂、泽兰等可去瘀血。综合其药效，以祛瘀为主，并兼有活血、行气、温宫之效，故服后数月即可收效。

【验方六】 治不孕症法(《中国秘方全书》)

小麦胚芽被称为妊娠维生素，因为它的维生素E含量甚丰，也是妊娠不可缺少的营养素，多吃有益无害。

【验方七】 治不孕症法(《中国秘方全书》)

用玉兰花(将开未足者)十朵，用水煎服，此法也适用于痛经不孕的妇女。

【验方八】 毓麟珠 治不孕症(《妇科病调养与康复》)

人参、菟丝子各18克，白术、茯苓、白芍、熟地、杜仲、鹿角霜各15克，当归、川芎各10克，炙甘草、川椒各6克。水煎服，1剂/日。功效：补肾益气，填精益髓。主治肾虚型不孕症。症见：婚久不孕，月经不调或停闭，腰膝酸软，精神倦怠。

【验方九】 温胞饮 治不孕症(《妇科病调养与康复》)

巴戟天、补骨脂、菟丝子、杜仲、白术、山药、芡实、人参各15克，肉桂10克，附子9克。

水煎服，1剂/日。功效：温肾暖宫，调补冲任。主治肾阳虚型不孕症。症见：婚久不孕，月经不调或停闭，腰膝酸软，夜尿多。

【验方十】 养精种玉汤 治不孕症(《妇科病调养与康复》)

熟地30克，当归(酒洗)、白芍(酒炒)、山萸肉(蒸熟)各15克。水煎服，1剂/日。功效：滋肾养血，调补冲任。主治肾阴虚型不孕症。症见：婚久不孕，月经提前或停闭，腰膝酸软，形体消瘦，头晕耳鸣，五心烦热等。

【验方十一】 补肾种子方 治不孕症(《妇科病调养与康复》)

枸杞子、菟丝子、五味子、覆盆子、车前子、益智仁、乌药、炙龟甲各12克，水煎服，1剂/日。功效：补益肾气。主治阴阳两虚型不孕症。

【验方十二】 疏管灵 治不孕症(《妇科病调

养与康复》)

雷丸、郁金、石见穿各20克,百部、麦冬、槟榔、赤芍、桃仁、路路通各15克,桂枝、细辛各5克,丹皮、穿山甲、皂角刺各10克。水煎服,1剂/日。功效:活血通络,理气调经。主治血瘀胞宫,冲任不畅型不孕症(输卵管阻塞性不孕)。

【验方十三】 治不孕症法(《妇科病调养与康复》)

党参、黄芪、当归、茯苓、菟丝子、阿胶(兑服)各10克。水煎服。功效:滋补阴血,补益肝肾。主治血虚型不孕症。症见:月经后期、量少色淡,面色萎黄,形体衰弱,心悸失眠等。

(二)食物疗法

【验方一】 当归桃仁粥(《妇科病调养与康复》)

当归、白术各12克,桃仁9克,粳米50克。诸药加水煮沸后再煎30分钟取汁,入粳米共煮粥。1剂/日。功效:活血化瘀,温经通络。主治血瘀型不孕症。

【验方二】 海参粥(《妇科病调养与康复》)

海参15克,大米60克,葱、姜、盐适量。海参用温水泡发,切小块。大米入锅,加海参、葱、姜、盐、水煮粥。作主食,1剂/日,常食。功效:滋阴养血,清泻虚火。主治肾阴型不孕症。

【验方三】 助孕粥(《妇科病调养与康复》)

肉苁蓉15克,羊肉(切碎)、粳米各100克。肉苁蓉加水300毫升煮20分钟取汁,与粳米、羊肉同入锅,加水煮粥,将至米烂肉熟时,入盐调味。服200~300克/次,1次/日,7日/疗程。功效:温养肾精,补气养血。主治肾阳型不孕症。

【验方四】 芡实莲子粥(《妇科病调养与康复》)

芡实、莲子各30克,粳米60克。煮粥。常服。功效:温肾健脾。主治脾肾两虚型不孕症。

【验方五】 肉桂粥(《妇科病调养与康复》)

肉桂1~2克,粳米100克,砂糖适量。粳米加水和砂糖煮粥。将熟时放肉桂粉,小火再煮,粥稠停火(久煮效果更佳)。每晚睡前空腹温服。功效:温中补阳。主治宫冷型不孕、虚寒痛经等。

【验方六】 艾叶粥(《妇科病调养与康复》)

干艾叶15克,(鲜品30克),粳米100克,红糖适量。艾叶煎汁去渣。粳米、红糖放药汁中煮粥。早、晚温热食(月经期间忌服)。功效:温暖子宫。主治宫冷型不孕等。

【验方七】 启宫粥(《妇科病调养与康复》)

制半夏、茯苓、陈皮、苍术各10克,香附、神曲各12克,川芎6克,大米100克。诸药煎取汁,入大米同煮粥。2次/日,空腹温服。功效:健脾燥湿,化痰祛脂。主治痰湿型不孕等。

【验方八】 乌鸡汤(《妇科病调养与康复》)

乌骨鸡肉500克,党参、黄芪、茯苓各30克,熟地20克,当归、首乌各15克,大枣3枚。水煎。吃肉喝汤。功效:滋补阴血,补益肝肾。主治血虚型不孕症。

【验方九】 海带薏仁蛋汤(《妇科病调养与康复》)

海带、薏苡仁各50克,鸡蛋1个。海带切丝,与薏苡仁共入高压锅内炖极烂。放油将打匀的鸡蛋炒熟,再入海带、薏苡仁内,加盐、胡椒粉、味精调味。1次/日,宜常服。功效:利湿化痰,活血调经。主治痰湿内阻型不孕症。

【验方十】 温补鹌鹑汤(《妇科病调养与康复》)

鹌鹑2只,菟丝子15克,艾叶30克,川芎10克。鹌鹑杀好,菟丝子、艾叶、川芎用清水1200毫升煎取汁400毫升;药汁与鹌鹑共隔水炖熟。吃肉喝汤。宜常服。功效:温肾固中。主治妇女子宫寒冷、久不受孕、体质虚损。

【验方十一】 益母山楂饮(《妇科病调养与康复》)

益母草、山楂各15克,共加水以大火煮沸后再煎20分钟,去渣入冰糖适量溶化。常服。功效:活血化瘀,养血通经。主治血瘀型不孕症。

【验方十二】 鹿鞭鸡(《妇科病调养与康复》)

鹿鞭100克,当归、阿胶各25克,枸杞子、黄芪各15克,生姜3片,嫩母鸡1只。嫩母鸡去毛、内脏,与鹿鞭、当归、枸杞子、黄芪、生姜同以大火煮沸后改小火炖至鸡烂,入阿胶溶化,调味。连吃多次。功效:温肾养血。主治肾虚型不孕症。

【验方十三】 韭菜炒鸡肉(《妇科病调养与康复》)

韭菜300克,鸡肉100克,猪肾60克,虾米20克。韭菜洗净切段,炒鸡肉、猪肾、虾米,调味。宜常服。功效:温肾助阳。主治肾阳虚型不孕症。

【验方十四】 雪莲炖鸡（《妇科病调养与康复》）

雪莲花30克,鸡1只,当归、黄芪、党参各10克。共炖熟。1～2次/日,吃肉喝汤。功效:补肾助阳,调补冲任。主治肾阳虚型不孕症。

【验方十五】 米酒炒海虾（《妇科病调养与康复》）

鲜海虾400克,米酒250毫升,菜油、葱花、姜末适量。海虾去壳,入米酒浸10分钟。菜油入锅内烧沸,投葱花爆锅,加虾、盐、姜翻炒熟。1次/日,50～100克/次。功效:温补肾阳,活血调冲。主治肾阳虚型不孕症。

【验方十六】 枸杞鸡（《妇科病调养与康复》）

老母鸡1只,枸杞子20克,白芍、女贞子、刘寄奴、熟地各10克,柴胡8克,鸡血藤、茯苓、丹参各15克,菟丝子、肉苁蓉各12克,共入锅,大火煮沸后改小火煲1.5小时。分次吃肉喝汤。功效:补肾健脾,益气养血。主治脾肾两虚型不孕症。

【验方十七】 雀肉仙茅汤（《妇科病调养与康复》）

麻雀1只,红枣10克,仙茅15克,芡实60克,食盐适量。麻雀杀好,红枣去核,与其他原料同加水以大火煮沸后改小火炖2小时,调盐。食1次/日。功效:温肾壮阳。主治阴冷不孕,带下,子宫发育不良;男性肾阳不足,阳痿早泄,尿频数,性欲淡漠等。

【验方十八】 韭菜炒羊肝（《家庭药膳全书》）

【原料】 韭菜100克,羊肝150克,葱、姜、盐各适量。

【用法】 将韭菜洗净,切段;羊肝切片,加葱、姜、盐调味,共放锅内用旺火炒熟。佐餐服食。每天1次,月经前连服数天。

【功效】 适用于肝郁型不孕症。症见月经先后不定期、经量时多时少、胸胁或乳房胀痛、时常叹息等。

【验方十九】 附子山药羊肉汤（《家庭药膳全书》）

【原料】 熟附子、山药、当归各10克,鲜羊肉100克,葱、姜、盐各适量。

【用法】 将鲜羊肉洗净,切小块,加入熟附子、山药、当归一同煲汤,肉熟后加葱、姜、盐调味即可。吃肉喝汤。于月经前服食,每天1次,连服5～7日。

【功效】 适用于肾虚型不孕症。症见月经量少、经期延长、经色暗而质清、腰膝酸软、下腹冷坠、白带清稀。

【验方二十】 益母草元胡鸡蛋汤（《家庭药膳全书》）

【原料】 益母草30～60克,元胡20克,鸡蛋2个。

【用法】 将益母草、元胡、与鸡蛋同煮,鸡蛋熟后去壳,再煮片刻,去药渣。吃肉喝汤。每天1次,月经前服连服5～7日。

【功效】 适用于血虚型不孕症。症见月经错后、经期腹痛拒按、经血暗黑有块。

【验方二一】 海味调经种玉汤（《家庭药膳全书》）

【原料】 墨鱼(干)100克,海藻12克,苍术10克,鹌鹑蛋6个,细盐、生姜末、料酒、味精各适量。猪杂骨汤1500毫升。

【制作】 将墨鱼水发,洗净,切成丝;将海藻、苍术洗净;将墨鱼丝、海藻、苍术同放砂钵内,加入猪骨汤,旺火烧沸,汤沸时打入鹌鹑蛋,加入细盐、料酒、生姜末,改文火,再煨60分钟,起锅时在汤内加入适量味精。

【用法】 喝汤,吃墨鱼丝、鹌鹑蛋。自月经干净后第5天起,每天1次,服连服6日。

【功效】 养血祛瘀,化痰去湿。此药膳适用于痰湿壅阻型不孕症女子服用。

【验方二二】 温冲汤（《重订医学衷中参西录》）

治妇人血海虚寒不育。

生山药八钱,当归身四钱,乌附子二钱,肉桂去粗皮,二钱,后入,补骨脂炒捣,三钱,小茴香炒,二钱,核桃仁二钱,紫石英煅研,八钱,真鹿角胶二钱另炖,同服,若恐其伪可代以鹿角霜三钱。水煎服。

人之血海,其名曰冲。在血室之两旁,与血室相通。……在女子则冲与血室实为受胎之处。《内经·上古通天论》所谓"太冲脉盛,月事以时下,故有子"者是也。——是以女子不育,多责之冲脉。郁者理之,虚者补之,风袭者祛之,湿盛者渗之，气化不固者摄之，阴阳偏盛者调剂之。冲脉无病，未有不生育者。……以此汤服之，或十剂，或数十剂，遂能生育者多矣。"

【验方二三】　五子胎盘汤（《家庭药膳全书》）

【原料】　枸杞子、菟丝子、车前子、五味子、覆盆子各10克，新鲜胎盘（中药名紫河车）1具，精盐、味精各适量。

【用法】　把胎盘洗净，切成小块；将枸杞子、菟丝子、车前子、五味子、覆盆子洗净，捣碎后用双层干净纱布包好，与胎盘一起放进炖盅内，加水适量，隔水炖至胎盘熟烂，除去药料袋，加精盐、味精调味即可。分数次服完。

【功效】　补肾益精。适用于女性不孕以及男子精少症。

【验方二四】　糯米酒炖猪胰（《家庭药膳全书》）

【原料】　猪胰2个，家酿糯米酒200毫升，红糖10克。

【用法】　将猪胰洗净；将猪胰、家酿糯米酒、红糖置瓷碗中，隔水旺火蒸熟。隔日1剂，中餐服用，1次吃完，吃猪胰，喝汤。

【功效】　补肾益脾，理血调经。猪胰味甘，性平。具有益肺补脾、滋润肝肾、理血调经功效。常用于女性不孕。《随息居饮食谱》说它："润燥，涤垢，化痰，运食，清胎，泽颜，止咳。凡妇人子宫脂满不孕及交合不节，而子宫不净者，皆宜蒸煮为肴，多食，自可受孕。"猪胰适合于任何女性不孕症者食用。

（三）治不孕症药酒

1.归芪海狗肾酒（《家庭药膳全书》）

【原料】　当归、黄芪、续断各30克，人参、吴茱萸各10克，干海狗肾15克，白酒1000克，冰糖50克。

【制作】　将以上各药全部焙干，研末，与白酒冰糖同置瓶中，加盖密封，浸泡30日后可饮用。

【服用】　每日睡前服50克，月经期停服。

【功效】　补肾壮阳，添精益髓，温经散寒。此酒仅适用于胞宫寒冷型不孕症妇女服用。

2.延寿获嗣酒（《家庭药膳全书》）

【原料】　生地黄45克，覆盆子、炒山药、炒芡实、茯神、柏子仁、沙苑子、山萸肉、肉苁蓉、麦门冬、牛膝各15克，鹿茸25克，龙眼肉、核桃肉各10克，白酒3000克。

【制作】　将以上各药切成小片，与白酒共置容器中，密封后隔水蒸7小时，然后埋入土中，3日退火气后即可服用。

【服用】　每日睡前服15-50毫升，男女均可服用。

【功效】　补精填髓，健身益寿。适用于精元虚冷、久而不孕、或频数流产。

3.种子药酒（《妇科病调养与康复》）

【原料】　淫羊藿125克，胡桃肉、怀生地各60克，枸杞子、五加皮各30克，白酒1000克。

【制作】　将以上各药捣碎，与白酒共置容器中，密封后隔水蒸透，取出放凉，再浸泡数日即可饮用。

【服用】　每日2次，每次饮服10-15毫升。

【功效】　补肾阳，益精血。适用于肾阳虚衰、肾精不足所致的不孕、不育症。

4.仙灵脾酒（《家庭药膳全书》）

【原料】　仙灵脾100克，肉苁蓉、益母草、当归、川芎、赤芍、乌药各30克，白酒、甜酒各500克。

【制作】　将以上各药捣碎，装入纱布袋中，扎紧口，与白酒、甜酒同置容器中，密封浸泡5天后，取出药袋即可饮用。

【服用】　每日早、晚各1次，每次饮服25毫升。

【功效】　益肾补元。适用于肾亏所致的不孕症。

5.巴戟天酒（《家庭药膳全书》）

【原料】　巴戟天100克，当归、黄芪、熟地、鹿角、益母草各30克，白酒1000克。

【制作】　将以上各药捣碎，装入纱布袋中，扎紧口，与白酒同置容器中，密封浸泡7天后，取出药袋即可饮用。

【服用】　每日2次，每次饮服20毫升。

【功效】　温肾调经。适用于肾元虚寒所致的不孕症。

6.宜男补精酒（《家庭药膳全书》）

【原料】 全当归、茯神、枸杞子、川芎、杜仲、桂圆肉、核桃肉、葡萄干各30克,白酒2500克。

【制作】 将以上各药捣碎,装入纱布袋中,扎紧口,与白酒同置容器中,密封,隔水加热半小时后,埋入土中,7天后即可饮用。

【服用】 每日早、晚各1次,每次饮服25毫升。

【功效】 补肝肾,益精血。适用于肝肾亏虚所致的月经不调、婚后不孕症。

7.淫羊藿酒《家庭药膳全书》

【原料】 淫羊藿200可,白酒2000克。

【制作】 将淫羊藿捣碎,装入纱布袋中,扎紧口,与白酒同置容器中,密封浸泡,3天后即可饮用。

【服用】 每晚睡前饮服1次,每次饮服15-20毫升。

【功效】 补肾壮阳,强筋健骨。适用于阴阳两损、命门火衰而引起的男子阳痿、女子不孕症。

8.灵脾地黄酒《家庭药膳全书》

【原料】 仙灵脾62克,熟地38克,白酒1250克。

【制作】 将以上各药捣碎,装入纱布袋中,扎紧口,与白酒同置容器中,密封浸泡,春夏3日,秋冬5日后即可饮用。

【服用】 每日少量温饮之,常令有酒力相续,但不得饮醉。

【功效】 补肾助阳。适用于肾虚阳痿、宫寒不孕等症。

二一、产后恶露防治法

《妇人大全良方》曰:"妇产后恶露不绝者,由产后伤愈经血,虚损不足。或分解之时,恶血不尽,在于腹中,而脏腑夹瘀宿冷,致气血不调,故令恶露淋漓不绝也。"又"论曰:产后恶露不尽,腹痛者何?产后恶血虽常通行,或因外感五邪,内伤七气,致令斩然而止;余血停积,壅滞不行,所下不尽,故令腹痛。《产宝》云:皆因妊娠当风取凉,则胞络有冷,至于产时,其血必少。或新产时而取风凉,皆令风冷搏于血,血则壅滞不得宣通,蓄积在内,有时恶露不尽,故令腹痛。"

(一)药物疗法

【验方一】 治产后恶露方 疗妇人产后恶血不绝,崩血不可禁,腹中绞痛,气息急;疗蓐中三十六疾。《广济》

乱发烧,一两,阿胶二两,代赭、干姜各三两,马蹄一个,烧,干地黄四两,牛角䚡五两,酥炙。

上为细末,炼蜜丸如梧桐子大。空心米饮下三、四十丸,日二服。

【验方二】 独圣汤《妇人大全良方》

疗产后亡血过多,心腹彻痛,然后血下,久而不止。亦治赤白带下,年深诸药不能疗者,良验。

贯众状如刺猬者一个,全用,不到断,只揉去毛、花萼用之。

上用好醋蘸湿,慢火炙令香熟,候冷,为细末,用米饮调下二钱,空心食前服。

【验方三】 牡蛎散《妇人大全良方》

治产后恶露淋漓不绝,心门短气,四肢乏弱,不思饮食,头目昏重,五心烦热,面黄体瘦。

牡蛎、川芎、熟地黄、白茯苓、龙骨各一两,续断、当归炒、艾叶酒炒、人参、五味子、地榆各半两,甘草一分。

上为末。每服二钱,水一中盏,生姜三片,枣一枚,煎至六分,去渣,食前服。

【验方四】 温隐居泽兰汤 疗产后恶露不尽,腹痛兼胸满少气。《妇人大全良方》

泽兰熬、生干地黄、当归各三分,芍药、生姜各十分,甘草六分,大枣十四个。

上细切,以水九升,煮取三升,分为三服。欲死涂身得瘥。

【验方五】 《救急》 疗恶露不尽,腹胀痛。《妇人大全良方》

取乱发如鸡子大,灰汁洗尽,净烧为末,酒调服二钱。

【验方六】 地黄散 治产后恶物不尽,腹内疼痛,产后常服甚妙。《妇人大全良方》

生干地黄、当归并略炒,各一两,生姜细切如蝇头大,新瓦炒令焦黑,半两。

上为细末,炒姜,酒调一大钱服。

【验方七】 栀子汤 治产后儿生处空,流血不尽,小腹绞痛。《药王千金方》

栀子三十枚,以水一斗,煮取六升,纳当归、芍药各三两,蜜五合,生姜五两,羊脂一两,于栀子汁中,煎取二升,分为三服。

【验方八】 大黄干漆汤 治新产后有血,腹中切痛。(《《药王千金方》》)

大黄、干漆熬、干地黄、干姜、桂心各一两。

上五味,粉碎,以水、清酒各五升,煮取三升,去渣,温服一升,血当下,若不下,明日更服一升,满三服,病无不瘥。

【验方九】 升麻汤 治产后恶物不尽,或经一月半岁一岁。《药王千金方》)

升麻三两,以酒五升,煮取二升,分再服,当吐下恶物,莫怪之,极良。

【验方十】 大黄苦酒 治产后子血不尽。(《药王千金方》)

大黄八铢,切,以苦酒二升合,煮取一升,适寒温服之,即血下,甚良。

(二)食物疗法

【验方一】 芪归益母鸡《家庭药膳全书》)

【原料】 炙黄芪、当归、红枣、益母草各30克,仔母鸡1只,黄酒100毫升、细盐、生姜、味精各适量。

【用法】 ①先将黄芪、当归、红枣、益母草洗净,装入纱布袋内,扎口。活杀仔母鸡,去毛、血、内脏,洗净,置沸水中烫2分钟,捞起,切块。②将药袋放入大砂锅内,加清水适量,旺火煮20分钟,加入鸡块,再用旺火煮20分钟,捞去浮沫,加黄酒、细盐、生姜,改文火再煨40分钟,起锅时加味精。喝汤,吃鸡肉,每日3次,佐餐食。

【功效】 益气补血,化瘀止痛。适用于气血两虚型产后恶露不绝的产妇服用。

【验方二】 归芪红糖蛋《家庭药膳全书》)

【原料】 当归15克,黄芪、红糖各30克,鸡蛋2个。

【用法】 将鸡蛋外壳洗净。将鸡蛋、当归、黄芪置瓦罐内,加清水适量,旺火煮沸,撇去浮沫,加红糖,改文火煮20分钟,将鸡蛋壳敲碎,使药液进入蛋内,再用文火煨40分钟即可。喝汤,吃蛋,每日1剂。

【功效】 益气补血,活血化瘀。适用于气血两虚型产后恶露不绝患者服用。

【验方三】 五味益母草蛋《家庭药膳全书》)

【原料】 当归15克,川芎12克,炮姜3克,田七粉1克,益母草30克,鸡蛋2个,料酒、细盐、葱各适量。

【用法】 将当归、川芎、炮姜、益母草、田七粉全部装入纱布袋内,扎口;把鸡蛋外壳洗净,清水泡60分钟。将药袋置大砂锅内,加清水,旺火煮20分钟,将连壳鸡蛋加入同煮;蛋熟时剥壳,鸡蛋及其壳均留在药液中,加料酒、细盐、葱,改文火,再煮20分钟即可。喝汤,吃蛋,每日1剂,汤分2～3次服完。

【功效】 活血化瘀,行气止痛。适用于瘀血内阻型产后恶露不绝病人服用。

【验方四】 益母草红糖蛋《家庭药膳全书》)

【原料】 益母草30克,鸡蛋2个,红糖50克。

【用法】 将益母草装入纱布袋内,扎口,置砂锅中,加清水适量,旺火煎煮20分钟,打入鸡蛋,加红糖,改文火,再煨40分钟即可。喝汤,吃蛋,每日1～2剂。

【功效】 活血化瘀,养血补气。适用于气血两虚及瘀血内阻型产后恶露不绝患者服用。

【验方五】 柴胡旱莲草蛋黄汤《家庭药膳全书》)

【原料】 柴胡、侧柏炭各10克,旱莲草、枸杞子各15克,香附6克,鸡蛋2个。

【用法】 将柴胡、旱莲草、枸杞子、香附、侧柏炭装入纱布袋内,扎紧口;将鸡蛋去清,留黄,备用。将药袋置大瓦罐内,加清水适量,旺火煮沸20分钟,打入鸡蛋黄,改文火,煮20分钟即可。吃蛋,喝汤,每日2剂。

【功效】 舒肝理气,清热凉血,化瘀止痛。适用于肝郁湿热型产后恶露不绝患者服用。

【验方六】 豆腐皮蛋汤《家庭药膳全书》)

【原料】 豆腐皮1张,鸡蛋2个,红糖30克。

【用法】 将鸡蛋洗净,在蛋壳上打一孔,让蛋清流出,留黄备用。旺火起汤锅,水沸时放入豆腐皮(切丝)、红糖,打入鸡蛋黄,继续用旺火,将鸡蛋黄煮熟即可。吃鸡蛋黄、豆腐皮,喝汤。每日1剂,1次服完。

【功效】 养阴清热,凉血止血。适用于阴虚内热型产后恶露不绝的产妇服用。

【验方七】 厚朴陈皮蛋黄汤（《家庭药膳全书》）

【原料】 厚朴12克，陈皮、郁金、苏梗各10克，生姜2克，红枣、红糖各30克，鸡蛋黄2个。

【用法】 ①将鸡蛋洗净，在外壳上打一个洞，让鸡蛋清流出，留蛋黄，备用；将厚朴、陈皮、郁金、苏梗、红枣全部装入纱布袋内，扎紧口。②将药袋置大瓦罐内，加清水适量，旺火煮沸20分钟，打入鸡蛋黄，改文火，煮20分钟；将鸡蛋黄打入药汁中，加入红糖，改文火，再煎30分钟即可。吃蛋黄，喝汤，每日1剂，1次服完。

【功效】 活血化瘀，舒肝理气，补脾益血。适用于肝气郁结的瘀血内阻型产后恶露不绝的患者。

【验方八】 三七藕汁蛋羹（《家庭药膳全书》）

【原料】 田三七粉5克，鲜藕汁50毫升，鸡蛋2个，陈年老酒50毫升。

【用法】 将鸡蛋洗净，打入碗中，倒入陈年老酒与鲜藕汁，一同打散成浆；放蒸笼上，旺火煮熟即可。吃蛋羹，每日1~2次。

【功效】 活血化瘀，通经止血，行气止痛。适用于产后恶露不绝。

【验方九】 六味鸡汤面（《家庭药膳全书》）

【原料】 炙黄芪20克，西党参、红枣、益母草各60克，当归身、淮山药各15克，黄酒25克，面条250克，母鸡1只，生姜末、精盐、味精各适量。

【用法】 ①将黄芪、西党参、红枣、益母草、当归身、淮山药装入纱布袋内，扎口；将母鸡宰杀，去毛、内脏，洗净，置沸水中烫2分钟，捞起切块。②将药袋置大砂锅内，加清水旺火煮沸，加鸡块，再用旺火煮10分钟，去浮沫，加黄酒、生姜末、精盐，改文火，再煨40分钟，去药袋，捞出鸡块，置盆中。用鸡、药汤煮面条，熟时加味精。吃鸡块及鸡汤面条，随意吃。

【功效】 补气养血，化瘀止痛，适用于气血两虚型产后恶露不绝患者食用。

二二、产后缺乳防治法

产后哺乳期内，产妇乳汁甚少或无乳可下者，称"缺乳"，又称"产后乳汁不行"。

中医认为，缺乳的主要病机为乳汁生化不足或乳络不畅。常见病因有气血虚弱、肝郁气滞、痰浊阻滞。尚有精神紧张、劳逸失常或哺乳方法不当等，均可影响乳汁分泌。（《妇科病调养与康复》）

(一)药物疗法

【验方一】 下乳汁立效方（《灵苑方》）

粳米、糯米各半合，莴苣子一合，并淘净，生甘草半两。

上煎汁一升，研前药令细，去渣，分作三服，立下。

【验方二】 通乳方（《妇科病调养与康复》）

鸡血藤、桑寄生各15克，红枣10枚，水煎取汁。代茶服。功效：补肾，养血，通乳。

【验方三】 通乳方（《妇科病调养与康复》）

猪蹄2只，通草24克同炖，去通草。食猪蹄饮汤，佐餐。功效：益气，养血，通乳。

【验方四】 通乳方（《妇科病调养与康复》）

生黄芪30克，当归9克，猪蹄2只共炖熟。食猪蹄饮汤，佐餐。功效：益气，养血，通乳。

(二)食物疗法

【验方一】 催乳方（《中国秘方全书》）

鳖一只，猪脚二个，大枣五个，老姜30克切片，陈皮3克。以上材料入锅，加适量水煮，煮好后，即可食。这种食品，对产后乳汁分泌不足的产妇很有效，可以促进乳汁的分泌。

古代就盛传，鳖的营养价值极高，尤其是对阴气的补充有特殊的功效，它的滋阴作用特别强。中医将人体的精力分为阴气和阳气两大类。阳气是各器官运行的能源，可以保持身体的温暖；阴气则是体内血液循环及乳汁分泌等的动力来源，鳖有滋阴作用，所以可促进乳汁分泌。

另外，发育慢，身体不好的孩子，若每个月用炖鳖的汤煮粥吃，就会更加强壮，功效很神奇。

【验方二】 催乳方（《中国秘方全书》）

章鱼60克，猪脚二个切成块，用适量的水入锅煮，熟后即可食用。

章鱼与猪脚都有补血作用，能治愈血虚引起的乳汁分泌不足，尤其是猪脚，它还有"通乳作用"，能促进乳汁的分泌。

【验方三】 催乳方（《中国秘方全书》）

每天用50克的鲤鱼肉熬汤，吃一个星期后，乳汁就会旺盛的分泌出来，也可以用油炸的，因为鲤鱼所含的钙离子很多。号称淡水鱼之王的鲤鱼，可以活到两百五十年，可以说是最有效的强壮食品。

【验方四】 催乳方（《中国秘方全书》）

鲜活的鲫鱼一尾（约三至四两），与猪蹄一个同煮，速食之，每日一剂，连服二至三剂，可使乳汁如泉涌。

【验方五】 猪蹄豆腐汤（《家庭药膳全书》）

【原料】 猪蹄1只，豆腐60克，黄酒30毫升，葱白2根，食盐适量。

【用法】 将猪蹄洗净切成小块，与葱白、豆腐同放砂锅内，加水适量，用文火煮半小时，再倒入黄酒，加入少量食盐即可食用。食豆腐，饮汤。

【功效】 疏肝解郁通乳。适用于肝郁气滞型产后缺乳。

【验方六】 猪蹄通草葱白汤（《家庭药膳全书》）

【原料】 猪蹄2只，通草6克，葱白3根。

【用法】 将上3味共炖熟服。吃猪蹄，喝汤。

【功效】 通络下乳。适用于产后缺乳。

【验方七】 黄酒鲜虾汤（《家庭药膳全书》）

【原料】 新鲜大虾100克，黄酒20克。

【用法】 将大虾剪去须足，煮汤，加黄酒；或将虾炒一下，拌黄酒。每日2次。吃虾喝汤或食拌黄酒炒虾。

【功效】 下乳。适用于产后体虚、乳汁不下。

【验方八】 芪归猪蹄汤（《家庭药膳全书》）

【原料】 党参、当归、黄芪各30克，通草9克，猪蹄2只，虾米30克。

【用法】 将党参、当归、黄芪、通草装纱布袋中，与猪蹄、虾米同炖，文火煨至肉烂，去药袋。食用时可加少许食盐调味，吃肉喝汤。

【功效】 补气益血，通经下乳。适用于产后气血亏虚、乳汁不行。

【验方九】 催乳鲤鱼汤（《家庭药膳全书》）

【原料】 鲤鱼1尾，猪蹄1只，通草10克，葱白少许。

【用法】 ①将鲤鱼去鳞、鳃及内脏，洗净粗切；猪蹄去毛、洗净，剖开备用。②将鲤鱼、猪蹄、通草和葱白一起放入锅内，加水适量，上火煮至肉熟汤浓即可。饮汤，食肉。日服2次，每次喝汤一小碗，服后2～3日即可见效。

【功效】 通窍催乳。适用于产后乳汁不下或乳少。

【验方十】 猪蹄通乳羹（《家庭药膳全书》）

【原料】 猪蹄2只，通草、葱白各10克，生粉20克，生姜6克，精盐适量。

【用法】 ①将猪蹄去毛、洗净，剖开；通草和生姜同切成碎末备用。②把猪蹄和通草同放入砂锅中，加水适量，先用武火烧开，后改用文火煨至肉汤稠，捞出通草不用。③把生姜、葱末放入稠汤中，稍煮片刻，再调入生粉并加细盐，略煮5分钟即可。饮汤，食肉。上为1日量，可分作2～3次温热服用，连用5日。

【功效】 补血通乳。适用于妇女产后体虚乳少或无乳。

二三、回乳的方法

若产妇不欲哺乳，或乳母体质虚弱不宜授乳，或已到断乳之时，可予回乳。若不回乳，任其自退，往往可使回乳不全、月经失调，甚者数年后仍有溢乳或继发不孕。务必用药尽快退乳。其治法是消食导滞，活血通经。（《妇科病调养与康复》）

(一)药物疗法

【验方一】 麦芽蝉蜕回乳方（《妇科病调养与康复》）

麦芽200克，蝉蜕5克，水煎服。1剂/日，连服3～5日。

【验方二】 生麦芽回乳方（《妇科病调养与康复》）

生麦芽60～90克，水煎，代茶饮，1剂/日，连服3～5日。

【验方三】 红花芍归回乳方（《妇科病调养与康复》）

红花15克，赤芍、川牛膝各12克，当归尾6克，水煎，连服3剂。可加麦芽30克，青皮10克，远志、蒲公英各15克。

【验方四】 番泻叶回乳方《常见病家庭诊治大全》

番泻叶4克,加开水200～300毫升,泡浸10分钟,为1日量,分2～3次口服。

举例:采用番泻叶回乳36例均获满意疗效。疗程最长7天,最短3天。

注意:惟脾胃虚,大便溏薄者忌用。

(二)食物疗法

【验方一】 炒麦芽可退奶《生活中来》

炒麦芽60～120克,水煎服,每次服15克,每日2次,温开水送下,乳汁自断。

【验方二】 黄花菜可退奶《生活中来》

黄花菜15～20根,洗净后放在杯子里用开水沏,喝水没有时间限制,每天喝多少也不限,但不能喝太少。效果非常显著。

【验方三】 莱菔子退乳有效《生活中来》

莱菔子又名萝卜籽。将莱菔子30克打碎,水煎,分上下午两次服,此为一日量,效果不明显时可重复应用。服两剂,第三天乳汁可断绝。

二四、产后体虚的防治法

食物疗法

【验方一】 黄芪炖母鸡《家庭厨房百科知识》

黄芪120克,母鸡1只,葱、姜、盐、八角、黄酒各适量。先将鸡去毛及内脏洗净,黄芪切成一寸长,装入鸡腹内,用白线缝合,放入上述调味品和适量水,用武火烧沸,转文火炖至鸡熟透即成。食鸡饮汤。

【验方二】 鸡汁粥《本草纲目》

母鸡汤1000毫升,粳米50克,将鸡汤撇去表面浮油后与米煮粥。每日两次,早晚食用。

【验方三】 粟米饭《饮食辨录》

粟米(小米)150克,红糖少许,加水适量,煮饭食。

二五、产后血虚防治法

药膳疗法

【验方一】 豆豉酱猪心《家庭药膳全书》

【原料】 猪心1个,豆豉50克,黄酒、酱油、姜、葱各适量。

【用法】 将猪心洗净,放入锅内,加入豆豉、

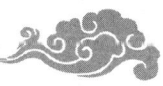

黄酒、姜、葱、酱油及水适量,以小火煨炖,熟烂后收汁,待冷,用刀切成薄片即可。佐餐食。

【功效】 养血,安神,定志。产期经常食用可辅助治疗因心血亏虚所致的心悸、烦躁不安、失眠等神经衰弱症状。

【验方二】 核桃木耳枣《家庭药膳全书》

【原料】 黑木耳250克,核桃仁10枚,红枣10个,白酒500毫升,生姜60克,蜂蜜适量。

【用法】 先将红枣(去核)、核桃仁、生姜捣烂如泥,与黑木耳(粉碎)、白酒、蜂蜜拌合在一起,存半日许,酒渗完后,入盘用笼蒸1小时即成。每次服15克,每日3～4次。

【功效】 滋阴,养血,熄风。适用于产后血虚受惊、或产后营养不良、手足抽搐、心慌气短。

【验方三】 参芪怀山母鸡《家庭药膳全书》

【原料】 老母鸡1只,党参、怀山药、大枣各50克,黄芪100克,黄酒适量。

【用法】 将宰杀后的母鸡去毛及内脏,加黄酒腌浸,其他4味放在鸡周围,隔水蒸熟。分数次服食。

【功效】 益气补血。适用于产后体虚。

【验方四】 鲇鱼鸡蛋羹《家庭药膳全书》

【原料】 大鲇鱼1尾,鸡蛋2个,调料适量。

【用法】 将鲇鱼去内脏,洗净,置锅中加适量水,上火煮之,待鱼熟后,取汤适量,打入鸡蛋2个,再加入葱、姜、盐等调料即成。饮汤,食鱼及蛋。早晚服用。

【功效】 补虚通乳。适用于产后气血亏虚、乳汁不足。

【验方五】 枣杞姜鸡汤《家庭药膳全书》

【原料】 生姜3片,大枣15枚,老母鸡1只,枸杞子10克。

【用法】 将鸡开膛去内脏,把红枣、枸杞、生姜纳入鸡腹,加水煮烂,可食可饮。

【功效】 补血扶赢。适用于产后贫血、素体虚寒等。

【验方六】 桂圆姜枣汤《家庭药膳全书》

【原料】 鲜姜汁1汤匙,枣、桂圆肉各250克,蜂蜜250毫升。

【用法】 将枣与桂圆肉加水煮成七成熟时,

加入姜汁、蜂蜜,煮沸,调匀即可。佐餐食。

【功效】 补气生血。适用于产后贫血浮肿。

【验方七】 粟米羊肉粥(《家庭药膳全书》)

【原料】 瘦羊肉100克,小米100克,生姜6克,葱白3根,花椒、食盐各少许。

【用法】 先将瘦羊肉洗净切碎,与小米共煮,待沸后再入生姜、葱白、花椒、食盐等煮为粥。空腹服食。

【功效】 益气养血温中。治产后气血虚弱、精神萎靡、面黄肌瘦、食纳减少诸症。

【验方八】 糯米鲜藕粥(《家庭药膳全书》)

【原料】 新鲜莲藕200克,糯米50～100克,红糖适量。

【用法】 将藕洗净,切成小块,同糯米、红糖一起放入砂锅,加水煮成稀粥。每日3餐温服。

【功效】 适用于产后调养及老年体虚之症。

二六、产后盗汗的防治法

药膳疗法

【验方一】 黄芪粥(《家庭厨房百科知识》)

生黄芪30～60克,粳米100克,红糖适量,陈皮1克。先将黄芪洗净后,浓煎取汁,再把粳米、红糖加入同煮,待粥将成时,调入陈皮末少许,稍沸即可。可早晚餐温热服食。

【验方二】 黄芪羊肉汤(《家庭厨房百科知识》)

黄芪15克,羊肉90克,桂圆肉10克,淮山药15克。先将羊肉用沸水稍煮片刻,捞出后即用冷水浸泡以除膻味,再用砂锅将水煮开,放入羊肉和三味药同煮汤,加适量盐即成。饮汤吃肉。

二七、产后便秘的防治法

药膳疗法

【验方一】 首乌粥(《家庭厨房百科知识》)

首乌(生)30克,粳米30～60克。将首乌洗净切片,再与粳米共煮为粥,每日1次。

【验方二】 生地莱菔汁(《家庭厨房百科知识》)

鲜生地100克,鲜莱菔汁(萝卜汁)100克,冰糖适量。将鲜生地汁和鲜莱菔汁和匀,加冰糖适量即可。随时饮用。

二八、治产后病药酒

1. 当归独活酒(《家庭药膳全书》)

【原料】 独活60克,大豆500克,当归10克,白酒1000克。

【制作】 将独活去芦头后,与当归同捣碎,置容器中,以白酒浸泡一宿后,将大豆炒至青烟出锅,投入酒中密封,候冷,去渣备用。

【服用与功效】 每日3次,每次温饮10毫升。祛风补血。适用于产后血虚等症。

2. 当归熟地酒(《家庭药膳全书》)

【原料】 熟地、当归各50克,黄酒500克。

【制作】 将上药捣碎,以黄酒煎煮数百沸,去渣备用。

【服用与功效】 每日服3次,每次温服20毫升。祛风解痉,补血止血。适用于产后血崩、腹痛等症。

3. 独活人参酒(《家庭药膳全书》)

【原料】 独活45克,白藓皮15克,羌活30克,人参20克,白酒适量。

【制作】 将独活、羌活分别去芦头,上4味药捣碎备用。

【服用与功效】 每次用10克药末,同水7分,酒3分,煎至7分,去渣温服。不拘时候。

祛风解痉,补虚清热。适用于产后痛风、体热头痛等症。

4. 寄生黑豆酒(《家庭药膳全书》)

【原料】 黑豆250克,桑寄生200克,白酒1500克。

【制作】 将桑寄生捣碎,将黑豆炒熟,与白酒同置干净容器中,密封浸泡,5天后去渣备用。

【服用与功效】 不拘时,每次温服适量。但不可醉。解痉镇痛。适于产后痛风、腰背痛疼等症。

5. 地榆菖蒲酒(《家庭药膳全书》)

【原料】 菖蒲20克,地榆50克,当归40克,黄酒500克。

【制作】 将上药与黄酒同煎,去200毫升去渣备用。

【服用与功效】 每日服3次,于饭前温服

完,每次温服20毫升。止血。用于产后血崩。

6.当归熟地寄生酒(《家庭药膳全书》)

【原料】 熟地黄、当归尾、桑寄生各50克,黄酒500克。

【制作】 将上药捣碎,以黄酒煎煮数百沸,去渣备用。

【服用与功效】 每日服3次,每次温服20毫升。补血,止血。适用于产后血崩、腹痛。

二九、乳头皲裂的防治法

(一)药物疗法

【验方一】 治乳头皲裂方(《常见病家庭诊治大全》)

油菜子100克,生大黄50克,冰片3克。将油菜子炒熟研成细末,与生大黄(细末)、冰片混合均匀,装瓶备用。用时视患处大小,取药粉适量和香油调成糊状,涂敷患处,每日2~3次,若流血、渗液者,先用药粉干撒于患处,待脓水收敛后再涂。一般5~6天即愈。

注意:治疗期间,患者应停止哺乳。

【验方二】 茄苞治奶头皲裂(《生活中来》)

用霜后小茄苞焙干研成细末,香油调成糊状,涂在奶头皲裂处,几天就好了。

【验方三】 丁香治乳头皲裂(《中国秘方全书》)

如果乳头皲裂,用丁香研细末,敷之即好。

(二)按摩疗法(《常见病家庭诊治大全》)

1.用双手拇指指肚点揉三阴交穴,先点后揉,力量要和缓,揉20圈后,用双手拇指或中指点足三里穴,点住不动(内力上送),一听腹响(腹鸣),二开看面色发热。

三十、子宫脱垂防治法

子宫脱垂,是指子宫位置低于正常,轻者子宫颈仍在阴道内,重者子宫全部脱出阴道外,主要原因是支托子宫的韧带、肌肉、筋膜松弛所致。产时宫口未开全而过早用力、产伤未及时修补、产后过早参加重劳动,及老年性组织萎缩和长期腹腔压力增加(如慢性咳嗽等),都能引起子宫脱垂。

中医认为,本病发生,主要是由于中气不足或肾气亏损,冲任不固,带脉失约所致。如《妇人大全良方》云:"妇人阴挺下脱,或因胞络损伤,或因子脏寒虚冷,或因分娩用力所致。"此外,慢性咳嗽、便秘、年老体衰等,也易发生。

临床根据子宫脱垂程度,分为三度。

第一度:子宫颈下垂到坐骨棘水平以下,但不超越阴道口。第二度:子宫肌部分子宫体脱出于阴道口外。第三度:整个子宫体脱出于阴道口外。(《常见病家庭诊治大全》)

(一)药物疗法

【验方一】 治子宫脱垂方(《常见病家庭诊治大全》)

用大蒜煎水,反复熏洗。直到痊愈为止。

【验方二】 治子宫脱垂方(《常见病家庭诊治大全》)

蛇床子25克,乌梅9个,煎水熏洗;然后以猪油调藜芦末涂敷。

【验方三】 治子宫脱垂方(《常见病家庭诊治大全》)

蓖麻子(去壳)、白矾(煅枯),各等量,共研为细末,放在厚纸上面,托子宫复位;然后外用蓖麻子14枚,打烂,贴在头顶心和肚脐上。

【验方四】 治子宫脱垂方(《常见病家庭诊治大全》)

子宫下垂,流黄臭水而又疼痛。取棉茧15克,火烧存性,再用酒调匀,然后用鸭毛蘸药,搽于患处。

【验方五】 治子宫脱垂方(《常见病家庭诊治大全》)

阴部翻花,仰天不能转动。取大鳖(甲鱼)1只,破去肠杂,连头煮烂,将汁倒出。用布蘸汁,滴于翻出的子宫上,使它渗入。

(二)食物疗法

【验方一】 升麻鸡蛋方(《常见病家庭诊治大全》)

取升麻4克(研末),鸡蛋1个,先将鸡蛋顶端钻一个黄豆大的圆孔,然后将药末塞入蛋内搅匀,取白纸一块,沾水,将孔盖严,口向上放在蒸笼内蒸熟,去蛋壳内服。早晚各1次,10天为1个疗程。1个疗程之后,停药2天再服,连服3个疗程即可治愈子宫脱垂。

【验方二】 猪大肠芝麻方(《常见病家庭诊治大

取猪大肠1节，约30厘米长，洗净，纳入升麻10克，黑芝麻60克，然后将大肠两端扎紧，加清水适量，煮熟后去升麻及芝麻，调味后吃肠饮汤。

【验方三】 鲤鱼阿胶方（《常见病家庭诊治大全》）

取500克重左右的鲤鱼1条，留鳞去肠杂，与75克糯米，洗净，加少量陈皮、生姜共炖服，和阿胶15克溶化，少佐食盐调服，连服5～7次，可获良好疗效。

【验方四】 人参母鸡方（《常见病家庭诊治大全》）

人参15克，母鸡1只，火腿10克，水发玉兰片10克，水发香菇15克。精盐、料酒、味精、葱、生姜、鸡汤各适量。功效：大补元气，固脱生津、安神。适用于劳伤虚损，子宫脱垂，健忘，眩晕头痛，阳痿，尿频，气血津液不足等症。

制法：

①将母鸡宰杀后，退净毛和内脏，放入开水锅里烫一下，用凉水洗净；将火腿、玉兰片、香菇、生姜均切片。②将人参用开水泡开，上笼蒸30分钟，取出。③将母鸡洗净，放在盆内，放入人参、火腿、玉兰片、香菇、葱、生姜、精盐、料酒、味精，添入鸡汤（淹没过鸡），上笼，在武火上蒸烂熟。④将蒸烂熟的鸡放在大腕内，将人参（切碎）、火腿、玉兰片、香菇摆放在鸡上，（除去葱、生姜不用），将蒸鸡的汤倒在勺里，置火烧开，撇去沫子，调好口味，浇在鸡肉上即成。

⑤食用时，可分餐佐食。⑥感冒者禁食。

【验方五】 治子宫脱垂方（《中国秘方全书》）

产后子宫收缩不全，以河蟹烧存性，研细，温黄酒送服，每服五分至一钱，一日二至三次，可治愈。

【验方六】 治子宫脱垂方（《中国秘方全书》）

大田螺数个，养清水中去泥土，黄连二至三分研细末，揭开螺厣，掺入黄连末少许，取吐出之涎水，先以浓茶洗患处，拭干，再用鸡毛蘸田螺涎水抹患处，或用纱布沾湿贴敷患处，然后轻轻托上，可回复。

【验方七】 治子宫脱垂方（《中国秘方全书》）

茄根烧存性，研成极细末，以麻油调涂或煮浓汤熏洗，热熨，轻轻托上。

【验方八】 治子宫脱垂方（《中国秘方全书》）

用苎麻根一握，切细捣烂，煎水熏洗，一日二至三次有效。

【验方九】 治子宫脱垂方（《中国秘方全书》）

对于产后子宫下垂或脱肛情况时，以苏枳壳（代代橘幼果）四至六钱，加黄芪、甘草各二钱，水煎，一日二次分服有效。

【验方十】 巴戟炖猪大肠（《家庭药膳全书》）

【原料】 巴戟50克，猪大肠250～300克。

【用法与功效】 将猪大肠翻转，以粗盐擦洗干净后，再翻转复原。把巴戟纳入大肠内，隔水炖至猪大肠熟烂。去巴戟，食肠。空腹食，每周2次。调血，补肾，壮阳。适用于子宫脱垂症。

【验方十一】 升麻黄芪炖鸡肉（《家庭药膳全书》）

【原料】 升麻9克，黄芪15克，鸡肉250～300克。

【用法与功效】 将鸡肉洗净、切块，装入大炖盅内。升麻、黄芪洗净后用干净纱布包好，放入鸡肉内，加水300～500毫升，上笼蒸至鸡肉熟烂，去纱布包。食肉，喝汤。补益气血，升提阳气。适用于子宫脱垂症。

【验方十二】 首乌炖雌鸡（《家庭药膳全书》）

【原料】 何首乌30克，嫩雌鸡1只（约500克），姜丝10克，油、盐、料酒各适量。

【用法与功效】 将鸡宰杀，去毛、肠杂和脚爪，放入大炖盅内；何首乌洗净，切成碎粒状，用纱布袋装好，扎口，纳入鸡腹内，隔水炖鸡肉离骨时，去掉首乌，加油、盐、姜丝、料酒拌匀，继续炖10～20分钟即可。去药包，食鸡肉，喝汤。益肾养血。适用于子宫脱垂、脱肛等症。

【验方十三】 首乌山萸肉煮鸡蛋（《家庭药膳全书》）

【原料】 何首乌30克，山萸肉9克，鸡蛋3个，盐、味精各适量。

【用法与功效】 将何首乌、山萸肉水煎，去渣，入鸡蛋，蛋熟后，去壳，放药汤内稍煮片刻，加盐、味精调味即可。早晚各1次，连服数天。补中益气，涩精固脱。适用于子宫脱垂症。

【验方十四】 补中益气粥(《家庭药膳全书》)

【原料】 党参、黄芪各15克,白术12克,升麻、当归各6克,柴胡、陈皮各3克,小米50克,红糖适量。

【用法与功效】 将上七味药煎汁去渣,加入小米、红糖同煮成粥。每日1~2次,温热服。补中益气,升阳举陷。适用于子宫脱垂、脱肛、胃下垂。

三一、乳腺炎的防治法

乳腺炎,又称"奶痛",多数发生在妇女哺乳期间。初起的时候,乳房里会有硬块;接着便焮肿疼痛,腋下有硬核,恶寒发热;并逐渐化脓溃烂,其中有的好像蜂巢,脓水淋漓,十分痛苦。所以最好是在初起的时候,用药消散。(《常见病家庭诊治大全》)

(一)药物疗法

【验方一】 治乳腺炎方(《中国秘方全书》)

银花五钱,当归尾三钱,浙贝三钱,皂角刺一钱,连翘三钱,陈皮一钱五分,蒌皮四钱,花粉四钱,制乳没一钱五分,赤茯苓三钱,白芷一钱五分,生草节一钱,山甲片三钱,川红花二钱,蒲公英一两。以水煎服,服用一帖,胀痛消失,服用二帖,已无任何痛苦。

此外,可买陈皮煎汤,趁热用毛巾敷,效果更佳。

【验方二】 治乳腺炎方(《中国秘方全书》)

川连、白芷、乳香、没药、南香、梅片、天仙子、山树兰末、绿豆粉等量,共为末,和猪胆搽之,有消肿、止痛之效。

【验方三】 治乳腺炎方(《中国秘方全书》)

将芋头外表厚厚刮下一层,磨成泥状,加入同量的太白粉或面粉,如果能再加入约芋头一成至一成半的姜泥,是最好的,拌匀制成芋药。

敷芋药于布上,敷贴的位置是乳房全体及乳房后侧的背脊,在乳头的位置要打个洞,让乳头能露出来;一天贴三次,早饭后、晚饭后与就寝前贴,芋药五六小时后就会腐败,故不宜久贴,药拿掉后,须休息一二小时,如此可防止皮肤长出斑疹。或是可在芋药上加数滴醋,以防皮肤溃烂。此法经多人采用,有效。

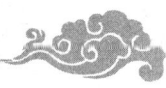

【验方四】 治乳腺炎方(《中国秘方全书》)

乳腺炎肿痛时,将牛蒡子二钱,炒研细末,与麝香一厘共研匀,一日二次,温黄酒送服。

【验方五】 治乳腺炎方(《常见病家庭诊治大全》)

芙蓉花(或叶)适量,加入一些鸡蛋白,共捣烂,敷于患处,中间留一个小孔,立时就可以止痛,次日就能消肿。冬季没有花与叶,可用根皮代用,也有疗效。

【验方六】 治乳腺炎方(《常见病家庭诊治大全》)

大瓜蒌(捣烂)一个,加水酒两大碗,煎至一碗,去渣,分3次服下。

【验方七】 治乳腺炎方(《常见病家庭诊治大全》)

矮地茶、金银花、蒲公英各30克,红花9克。水煎服,每日1剂,每剂煎2次。

【验方八】 治乳腺炎方(《常见病家庭诊治大全》)

处方:木芙蓉、紫花地丁、酢浆草、田边菊、野菊花各适量。

用法:木芙蓉(夏秋采花叶,冬春采根皮),余诸药均采鲜品,洗净,捣烂。用浓茶泡。放鼻孔下嗅15分钟,每日5~8次。一般2~4天可愈。

【验方九】 栝蒌醴治乳腺炎(《中国药膳大全》)

全栝蒌30克,捣碎,黄酒100毫升,同放瓷杯中,再将瓷杯放在有水的蒸锅中,以小火蒸炖20分钟。每次温饮20毫升,每日2次,治疗乳腺炎初期红肿痛热等症。

(二)食物疗法

【验方一】 鲜橙调酒汁(《中国药膳大全》)

甜橙1个,去皮、核,以纱布绞汁,另加黄酒1汤匙,用温开水适量,饮服,每日2次,治疗乳腺炎、红肿硬结。

【验方二】 蒲公英粥(《干部健康手册》)

蒲公英60克,金银花30克,粳米50~100克。先煎蒲公英、金银花,去渣取汁,再入粳米煮成粥。功效:清热解毒。适用于乳腺炎、扁桃体炎、胆囊炎、眼结膜炎等症。

【验方三】 金针猪蹄汤(《干部健康手册》)

鲜金针菜根15克(或用干金针菜24克),猪蹄1只。将鲜金针菜根与猪蹄加水同煮。用法：吃肉，喝汤。每日1次，连吃3～4次。功效：清热消肿，通经下乳。适用于乳腺炎、乳汁不下。

【验方四】 核桃肉粉《干部健康手册》

核桃肉3枚，山慈菇5克，黄酒适量。将核桃肉捣烂，山慈菇研末，调匀即成。每日2次，黄酒送服。功效：补气化痰，清热解毒，抗肿瘤。适用于乳腺炎。

【验方五】 芦荟治乳腺炎《生活中来》

把3厘米左右宽的鲜芦荟叶，从中间劈开，贴于患处，用胶布固定。一天一夜即见效。

【验方六】 菊花叶治乳疮《生活中来》

用鲜菊花叶适量，捣烂后，敷于患处，用胶布固定，干了再换，两三天即可痊愈。

【验方七】 芙蓉叶治急性乳腺炎《生活中来》

芙蓉叶（药店有售）60克，晾干，研细末过罗，用米醋拌调，根据患乳病变的大小，做成相应形状的药饼摊在净白布上，外敷贴在患处，用胶布固定，每日1～2次，至病症完全消失为止。只要未形成脓肿，治疗越早越好。

三二、乳腺增生的防治法

乳腺增生是乳腺组织的良性增生性疾病，既不是炎症也不是肿瘤，而是乳腺组织正常结构的一种错乱，包括单纯性乳腺增生、乳腺腺病、乳腺囊性增生病等。

乳腺增生病有很多不同的病理类型，癌变的可能性也不同。如乳腺组织增生型一般经过1～3年时间会自然消失；而乳腺腺病癌变的危险性大约在1%以下；囊肿性乳腺增生病发生癌变的可能性较大，约3%～4%；目前认为多种类型的乳腺上皮增生症，特别是囊肿性的乳腺上皮增生、乳腺的非典型增生发生癌变的可能性较大。《干部健康手册》

（一）药物疗法

【验方一】 治乳腺增生方《常见病家庭诊治大全》

芒硝60克，生南星20克，露蜂房20克，乳香、没药各15克。

用法用量：诸药共研细末，凡士林调和外敷患处，一次外敷2小时，每日1次。

【验方二】 三皮消癖饮《常见病家庭诊治大全》

瓜蒌皮20克，陈皮15克，青皮10克，王不留行15克，穿山甲（炮）15克，漏芦10克，花粉20克，海棠20克，昆布20克，元参15克。水煎服，每日1剂。

【验方三】 治乳腺增生方《常见病家庭诊治大全》

全蝎160克，瓜蒌25个。

用法用量：将全蝎分装于瓜蒌内，置瓦上焙存性，研末；1次3克，1日3次。

（二）食物疗法

乳腺增生的食疗方法：研究发现，海带可以辅助治疗乳腺增生。尤其是对于肥胖的妇女，伴有乳房胀坠痛疼、舌苔腻，证属痰湿型者，食用海带最佳。具有软坚散结，除湿化痰之功效。另外，海带含有大量的碘，可以刺激垂体前叶黄体生成素，促进卵巢滤泡黄体化，从而使雌激素水平降低，恢复卵巢的正常机能，纠正内分泌失调，消除乳腺增生的隐患。患有乳腺增生并伴有肥胖及内分泌失调的妇女，常食用海带大有益处。《干部健康手册》

【验方一】 山楂桔饼茶《干部健康手册》

生山楂10克，桔饼7枚沸水泡之，待茶沸热时，再加入蜂蜜1～2匙，当茶饮。

【验方二】 天合红枣茶《干部健康手册》

天门冬15克，合欢花8克，红枣5枚，用沸水冲泡，加蜂蜜少许，当茶饮。

【验方三】 芝麻核桃饮《干部健康手册》

黑芝麻10～15克，核桃仁5枚，用沸水冲泡，加蜂蜜1～2匙，每日饮食。

【验方四】 柏叶桔核饮《干部健康手册》

生侧柏叶30克，桔子核15克，野菊花15克，煎汤饮用。

【验方五】 鳝鱼木耳菜《干部健康手册》

鳝鱼2～3条，黑木耳3小朵，红枣10枚，生姜3片，添加佐料，按常法红烧食用。

【验方六】 橘核橘络治乳腺增生《生活中来》

橘核橘络是女性乳房保健的良药。每天15克橘核加上1～3个橘络（约十来个橘核，两三个橘子的橘络），用开水冲泡喝，使橘核和橘络的有效成分慢慢挥发出来，连喝7天，就是一个疗程，可以大大缓解甚至消除乳腺增生。

另外，如果乳腺增生的女性在经前期还伴有乳腺疼痛或有乳房良性肿块，只需在水中加上3克郁金（中药店有售），连续喝一周，疼痛就会减轻甚至消失。连续喝数周，不仅增生、疼痛会消失，连肿块也会减小。

【验方七】 多吃海带治乳腺增生（《健康指南》）

据国外专家调查发现，海带可以辅助治疗乳腺增生。肥胖的妇女如果伴有乳房胀坠疼痛、舌苔腻，症属痰湿性，食用海带最佳，可起到软坚散结、除湿化痰的功效。

海带含有大量的碘。专家认为，碘可以刺激垂体前叶黄体生成素，促进卵巢滤泡黄体化，从而使人体雌激素水平降低，恢复卵巢的正常机能，纠正内分泌失调，消除乳腺增生的隐患。专家建议，乳腺增生患者如果伴有体胖、内分泌失调，可常食海带。

三三、阴痒的防治法

阴痒是妇科常见的一种症状，其特征为外阴及阴道瘙痒不堪，甚则痒痛难忍，坐卧不安，有时可波及肛门周围，或伴有不同程度的带下，叫做"阴痒"，亦称"肛门瘙痒"。在现代医学中称"外阴瘙痒症"。一般如糖尿病、维生素A、B缺乏症，卵巢功能低落等，均可引起阴痒。在临床上以滴虫性阴道炎、霉菌性阴道炎、老年性阴道炎和外阴白斑等为常见。也有因精神因素而引起的阴痒。（《常见病家庭诊治大全》）

关于引起阴痒的原因，《妇人大全良方》曰："夫妇人阴痒者，是虫蚀所为。三虫在于肠胃之间，因脏虚，三虫动作，蚀于阴内。其虫作热，微则为痒，重者乃痛也。"（《妇人大全良方》）

药物疗法

【验方一】 大黄散 治妇人阴痒。（《妇人大全良方》）

大黄微炒、黄芩炙，各一两，赤芍、玄参、丹参、山茱萸、蛇床子各半两。

上为细末，食前，温酒调二钱服。

【验方二】 《广济方》疗妇人阴痒不止。（《妇人大全良方》）

蚺蛇胆、雄黄、硫磺、朱砂、硝石、芜荑各半两，藜芦二钱半。

上为细末研停，以腊月猪脂和如膏，用故布作缠子，如指长一寸半，以药涂上，内阴中。日一易之，易时宜用猪椒根三、五两，在水煮稍热，洗干拭内之效。

又方：小蓟不拘多少，水煮作汤热洗，日三用之。

【验方三】 崔氏疗阴痒不可忍方。（《妇人大全良方》）

杏仁烧作灰，承热棉裹内阴中，日二易之。

又方：蒜煮汤洗之。一方用枸杞根。

又方：取鸡肝，承热内阴中。如有虫，虫当尽下。

【验方四】 《古今录验》疗妇人阴痒，如有虫状。（《妇人大全良方》）

上取牛肝，切取三寸，内阴中。其虫尽入肝内，出之，效。猪肝亦得。

【验方五】 矾石散 治妇人阴痒脱。（《千金翼方》）

矾石为末，空心，酒服方寸匕，日三服。

【验方六】 治阴痒方（《常见病家庭诊治大全》）

透骨草10克，蒲公英、马齿苋、紫花地丁、防风、羌活、独活各5克，艾叶6克，甘草3克。煎水熏洗。

【验方七】 治阴痒方（《常见病家庭诊治大全》）

蛇床子50克，炙百部40克，黄柏30克。

用法：研细末，和匀，蜜为丸，每丸重9克。每用1丸，外裹一层消毒纱布，放入阴道内，每日一换。

【验方八】 治阴痒方（《常见病家庭诊治大全》）

臭椿树皮10（鲜者加倍）克，明矾15克，好醋150毫升。

用法：用水两大碗，煎熬臭椿树皮30～40分钟，去渣，加入明矾、醋，煎开一二沸。趁热坐浴15分钟。每晚一次。

【验方九】 治阴痒方（《常见病家庭诊治大全》）

蛤粉3克，冰片0.3克。共研细末，将此药撒在外阴部，或用香油调和涂敷。1日1～2次，10次为一疗程。

【验方十】 治阴痒方《常见病家庭诊治大全》

珍珠、青黛、雄黄各3克,黄柏9克,儿茶6克,冰片0.3克。共研细末外搽用。

【验方十一】 治阴痒方《中国秘方全书》

将15～20克的蕺菜(也叫鱼腥草)放入水中熬至半量,分成三次空腹时服下。

同时,用同样的煎汁以吸管滴在发痒的阴部上面,一天二次,连续服用与洗涤一个月,即可痊愈。如果加入青紫苏的叶子一齐煮汁洗涤,效果会更好。在每天上午与就寝前各洗一次,一直到完全止痒为止。

【验方十二】 治阴痒方《中国秘方全书》

蛇床子二两,百部五钱,苦参根五钱,白矾五钱。用水煎,去渣,灌洗阴道有效。

【验方十三】 治阴痒方《中国秘方全书》

用生莱菔子汁浸湿纱布,将纱布纳阴道中,二小时换一次,有消炎杀虫之效,勿用棉花。

【验方十四】 治阴痒方《中国秘方全书》

治淋带阴部痒,则可用蛇床、地骨皮、川椒、明矾各等量,以适量的水煎洗,即可治好。

三四、阴肿的防治法

《妇人大全良方》曰:"夫妇人阴肿者,是虚损受风邪所为,胞络虚而有风邪客之。风气乘于阴,与血气相搏,令气否涩,腠理壅闭,不得泄越,故令肿也。"《妇人大全良方》

药物疗法

【验方一】 菖蒲散 治妇人月水涩滞,阴间肿痛。《妇人大全良方》

菖蒲、当归各一两,炒,秦艽三分,吴茱萸半两,制。

上为粗末。每服三钱,水一盏,葱白五寸,煎至六分,去渣,空心温服。

【验方二】 《经心录》 治妇人阴肿痛不可忍。《妇人大全良方》

艾叶五两,防风二两,大戟二两。

上剉细,以水一斗,煮取五升。热洗,日三。切宜避风冷。

【验方三】 麻黄汤洗方 治妇人阴肿或溃烂者。《古今录验》

麻黄、黄连、蛇床子各二两,北艾叶一两半,乌梅十个。

上细剉,以水一斗,煮取五分,去滓热洗。避风冷。

【验方四】 白矾散 治妇人阴肿坚痛。《古今录验》

白矾半两,甘草半分,生,大黄一分,生。

上为细末。每用枣大,绵裹内阴中,日两换。

【验方五】 疗阴中肿痛方《肘后方》

枳壳半斤炒令热,以故帛裹熨,冷即换之。

【验方六】 疗阴肿方《子母秘录》

铁精粉敷上。

三五、滴虫性阴道炎的防治法

滴虫性阴道炎是由阴道毛滴虫感染所引起的一种常见的阴道炎症。妇女在妊娠期、月经过后,由于阴道内乳酸杆菌减少,酸碱度接近中性,很容易感染毛滴虫。滴虫性阴道炎传染途径主要有三种形式:①经性交直接传播;②经公共浴池、浴具、游泳池、坐便器、衣物等间接传播;③医源性传播,即通过污染的器械、敷料传播。

本病主要表现为阴道秽浊性分泌物增多,呈灰黄色泡沫状,有臭味,阴部有瘙痒、疼痛及性交痛等症状;白带化验可找到滴虫。妇科检查可见阴道粘膜有散在红色斑点,后穹隆有多量黄色泡沫状或脓性分泌物等等。本病严重者可引起继发性不孕症。

中医将本病归属带下病范畴。其主要病机与滴虫感染、湿热内淫相关。主要是因湿热蕴结,虫蚀阴中所致。该病虽病在阴器,但每与肝、脾等脏腑有关。《妇科病调养与康复》

药物疗法

【验方一】 治滴虫性阴道炎方(冲洗法)《实用中医大全》

蛇床子15克,苦参9克,蒲公英30克,藿香30克。煎取100毫升药液,冲洗阴道。每日1次,7天为1疗程。

【验方二】 治滴虫性阴道炎方(熏洗法)《实用中医大全》

防风10克,苦参10克,狼毒10克,黄柏15克,地肤子15克,白矾6克。前五味先水煎去渣,入白矾溶化,熏洗患处。每日1剂,熏洗2~3次,7剂为1疗程。

【验方三】 治滴虫性阴道炎方(冲洗法)
《实用中医大全》

用单味大蒜30克,煎水冲洗阴道。每日1次;也可用苦参、土茯苓、蛇床子各30克煎水冲洗阴道,冲洗后在阴道内涂布冰硼散。

【验方四】 治滴虫性阴道炎方(熏洗法)
《生活中来》

取花椒一小撮,老陈醋250克,加水500克煮开后稍凉熏洗阴部,每晚一次,对滴虫引起的阴道炎效果更佳。

【验方五】 滴虫性阴道炎外治方(《妇科病调养与康复》)

蛇床子、百部各苦参50克,明矾15克,生大蒜2~3头(去皮压碎),共放纱布袋中,以水煎汤后取出药袋,药汤倒浴盆中,先熏洗患处,待温时坐浴5~10分钟。2次/日,7日/疗程。功效:清热燥湿,杀虫止痒。

【验方六】 滴虫性阴道炎外治方(《妇科病调养与康复》)

蛇床子30克,花椒10克,白矾15克,煎汤,趁热先熏后洗。2次/日。功效:清热燥湿,杀虫止痒。

【验方七】 滴虫性阴道炎外治方(《妇科病调养与康复》)

狼毒、苦参、蛇床子、银花、地肤子、艾叶、土槿皮、滑石各30克,黄柏、连翘各20克。1剂/日,水煎冲洗外阴、阴道,早、晚各1次;亦可坐浴。功效:清热燥湿,杀虫止痒。

【验方八】 滴虫性阴道炎外治方(《妇科病调养与康复》)

蛇床子、白鲜皮、苦参、黄柏、川椒各30克,冰片3克。纱布包水煎,并自用纱布蘸药液擦洗阴道,然后将灭滴灵0.2克置阴道深处。每次月经干净后用药7~10日,连用3月。功效:清热燥湿,杀虫止痒。

【验方九】 滴虫性阴道炎外治方(《常见病家庭诊治大全》)

蛇床子、大风子、雷丸、鹤虱、苦参、枯矾、川椒各3克,黄柏30克,冰片1克。

诸药共研细粉,备用。另取消毒纱布一块,大小为10×10厘米,先涂少量凡士林,再涂上药粉,后将纱布卷成条状,晚上临睡前纳入阴道,清早取出,一次未愈,可用数次不限。

【验方十】 滴虫性阴道炎外治方(《常见病家庭诊治大全》)

取鲜凤仙草200克,水煎,先熏患部,后坐浴,再以清水冲洗。每天1次,半个月为一疗程。

三六、霉菌性阴道炎的防治法

霉菌性阴道炎是由白色念珠菌感染所引起的的一种阴道炎证。临床主要表现为外阴瘙痒,如局部糜烂、溃疡,则伴有灼痛、尿痛、尿频以及性交痛。阴道分泌物增多,呈白色豆腐渣样。小阴唇内侧及阴道粘膜红肿,表面覆有白色膜状物。本病多见于孕妇、糖尿病及接受大量雌激素治疗者,此时因为阴道内糖元增多,酸性增强,适宜霉菌繁殖,易于感染。长期应用广谱抗生素,使阴道内微生物间的相互关系改变,亦有利于霉菌的繁殖。本病治疗的关键是改变阴道内酸碱度,造成不利于念珠菌生长的环境,换洗衣裤、毛巾、浴盆等应用开水烫洗。

中医认为,本病属带下病——阴痒范畴。其发病多由脾胃虚弱,运化失常,以致湿浊内生,久而湿腐生菌所致;或由饮食肥甘,酿成湿热,蕴积生菌而成。治疗时急则以清利湿热为主,缓则再配以健运燥湿的药物。《妇科病调养与康复》

药物疗法

【验方一】 霉菌性阴道炎外治方(冲洗法)
《实用中医大全》

用单味大蒜30克,煎水冲洗阴道,每日1次;也可用苦参、土茯苓、蛇床子各30克,煎水冲洗阴道,冲洗后在阴道内涂布冰硼散。

【验方二】 霉菌性阴道炎外治方(《妇科病调养与康复》)

苦参、百部、广藿香、各20克,枯矾、大黄、地肤子各15克,黄精30克,木槿皮10克。煎汤外洗,2次/日,10日/疗程。功效:清热燥湿止痒。

【验方三】 霉菌性阴道炎外治方(《妇科病调养与康复》)

蛇床子、苦参各20克,煎汤外洗,2次/日,

10日/疗程。功效：清热燥湿止痒。

【验方四】 霉菌性阴道炎外治方（《妇科病调养与康复》）

木芙蓉100克，加水煎至100毫升。用棉签蘸药液擦洗阴道，1次/日，7日/疗程。功效：清热燥湿止痒。

【验方五】 霉菌性阴道炎外治方（《妇科病调养与康复》）

冰硼散入少许甘油搅匀，清洗阴道后，用棉签蘸药粉涂于阴道内，早、晚各1次。功效：清热燥湿止痒。

【验方六】 霉菌性阴道炎汤剂方（《妇科病调养与康复》）

石菖蒲、黄柏、白术、车前子、鹤虱、苦参、贯众各10克，茯苓、白鲜皮各20克。水煎服，1剂/日。功效：清热除湿，杀虫止痒。

三七、老年性阴道炎的防治法

老年性阴道炎是指绝经后妇女因卵巢功能减退，雌激素水平降低，以致阴道抵抗力消弱而产生的炎症。临床上主要表现为阴道分泌物增多，色黄，呈脓样或水样，有时染血。外阴有灼热感，阴道粘膜皱襞消失、菲薄、充血或散在小出血点，有时有浅表溃疡或粘连，尿频，下腹部不适。白带化验可发现脓细胞。

中医认为，本病属带下病范围。主要病机为肝肾阴虚，湿热下注。其发病可由于正气虚衰，外邪乘虚所致。女子七七天癸竭，冲任脉衰，带脉不约，湿热之邪留滞不去；或因老年体衰，脾虚湿聚，湿浊蕴久化热，湿热积留，下注而成。治疗以清利湿热、扶助正气为原则。（《妇科病调养与康复》）

（一）药物疗法

【验方一】 知柏地黄丸（《妇科病调养与康复》）

熟地、山药、茯苓、丹皮各15克，山萸肉12克，盐知母、盐黄柏、泽泻、白果各10克。水煎服，1剂/日。功效：滋补肝肾，清热止带。主治肝肾阴虚型老年性阴道炎。

【验方二】 龙胆泻肝丸（《妇科病调养与康复》）

猪苓、茯苓、赤芍、丹皮、薏苡仁、白鲜皮各15克，龙胆草6克，黄柏、泽泻、车前子（包）各10克，生甘草6克，水煎服，1剂/日。功效：清热利湿止带。主治湿热下注虚型老年性阴道炎。

【验方三】 老年性阴道炎外治方（《妇科病调养与康复》）

苦参、百部、蛇床子、白鲜皮、淫羊藿各15克，黄柏10克。布包水煎20分钟，熏洗外阴，2次/日。功效：清热祛湿，温阳止痒。

（二）药膳疗法

【验方一】 韭菜根鸡蛋汤（《实用中医大全》）

用韭菜根15克，鸡蛋1个，白糖适量。同煮汤食，每日1次。

【验方二】 首乌粥（《妇科病调养与康复》）

首乌30克，大米100克，共煮粥常食。1剂/日，早、晚分服。功效：滋养肾阴。主治肾阴虚型老年性阴道炎。

【验方三】 核桃仁莲子粥（《妇科病调养与康复》）

核桃仁、莲子各20克，芡实15克，大米100克。共煮粥常食。功效：温补肾阳。主治肾阳虚型老年性阴道炎。

三八、子宫颈炎的防治法

子宫颈炎，系由子宫损伤或病原体侵袭而引起的妇科最常见的生殖系统炎症之一。临床可分急性与慢性两种，以慢性子宫颈炎为多见。急性子宫颈炎，多发生在产褥感染、感染性流产、阴道炎等。慢性子宫颈炎常由急性子宫颈炎迁延不愈，或长期轻度的慢性感染所致。

本病致病菌以球菌为主，发病率约占已婚妇女的半数以上。由于子宫颈腺体分支复杂，且子宫颈内膜皱襞多，子宫颈裂伤等继发感染往往难以彻底控制，长期慢性炎症刺激可导致宫颈糜烂。

临床表现是，急性发炎时，宫颈充血，又红又肿，一触即痛；阴道流出大量黄色脓样物；小腹胀痛，有时体温上升。炎症如向周围扩散到盆腔，亦可由腰骶部疼痛和下坠感。转变为慢性后，阴道分泌物增多，色白或黄染红，呈粘液状或脓样。因炎症范围及疾病程度的不同而伴有腰酸骶痛、下坠感、月经失调。每于月经前后、排便和性交后加重。

中医将本病归属带下、阴痒范围。急性子宫颈炎,多由湿热下注,浸渍宫颈所致,慢性子宫颈炎则为脾虚生湿,湿郁化热,湿热逗留下焦,长期侵淫宫颈而成。(《妇科病调养与康复》)

(一)药物疗法

【验方一】 治急性宫颈炎方(《妇科病调养与康复》)

猪苓、土茯苓、赤芍、丹皮、败酱草各15克,栀子、泽泻、车前子(包)、川牛膝各10克,生甘草6克。水煎服。功效:清热利湿止带。主治湿热下注型急性宫颈炎。症见带下量多、色黄或夹血丝、质稠如脓、臭秽,阴中灼痛肿胀,尿短黄,舌红苔黄腻,脉滑数。

【验方二】 治急性宫颈炎方(《妇科病调养与康复》)

党参、白术、茯苓、生薏苡仁、补骨脂、乌贼骨胳15克,巴戟天、芡实各10克,炙甘草6克。水煎服。功效:健脾温肾,化湿止带。主治脾肾两虚型急性宫颈炎。症见带下量多、色白质稀、有腥味,腰膝酸软,纳呆便溏,小腹坠痛,尿频,舌淡苔白滑,脉沉缓。

【验方三】 治急性宫颈炎(罐洗方)(《妇科病调养与康复》)

野菊花、苍术、苦参、艾叶、蛇床子各15克,百部、黄柏各10克。浓煎20毫升,进行阴道罐洗,1次/日,10次/疗程。功效:清热解毒祛湿。主治急性宫颈炎。

【验方四】 治急性宫颈炎(罐洗方)(《妇科病调养与康复》)

蛇床子、黄柏、苦参、贯众各20克,川椒、生地榆各10克。煎水冲洗或罐洗阴道深处,2次/日。功效:清热解毒祛湿。主治急性宫颈炎。

【验方五】 治急性宫颈炎(罐洗方)(《妇科病调养与康复》)

蛇床子、川椒、明矾、苦参、百部各10~15克。煎汤约1000毫升,趁热熏洗,然后坐浴,1~2次/日,10次/疗程。功效:清热解毒祛湿。主治急性宫颈炎。

【验方六】 治急性宫颈炎(敷药方)(《妇科病调养与康复》)

蒲公英、地丁、蚤休、黄柏各15克,黄连、黄芩、生甘草各10克,冰片0.4克,儿茶1克。研细末,敷于宫颈患处。隔日1次,5次/疗程。功效:清热解毒。主治热毒型急性宫颈炎。

【验方七】 治急性宫颈炎方(敷药方)(《妇科病调养与康复》)

用养阴生肌散清洁宫颈,将药粉喷涂于患处。2次/周,10次/疗程。功效:主治宫颈糜烂。

【验方八】 治急性宫颈炎方(敷药方)(《妇科病调养与康复》)

用双料喉风散擦去宫颈表面分泌物,再将药粉喷涂于患处。2次/周,主治急性宫颈炎、宫颈糜烂。

【验方九】 右归丸加减 治慢性宫颈炎(《妇科病调养与康复》)

熟地、鹿角胶、菟丝子、杜仲、制附子、补骨脂、黄芪各10克,肉桂6克。水煎服,1剂/日。功效:温补肾阳,固涩止带。主治肾阳虚型慢性宫颈炎。症见带下量多、绵绵不断、质清如水,腰酸如折,畏寒肢冷,小腹冷感,面色晦暗,尿清长或夜尿多,便溏薄,舌淡苔白润,脉沉迟。便溏薄者加肉豆蔻15克温肾止泻。

【验方十】 知柏地黄汤 治慢性宫颈炎(《妇科病调养与康复》)

熟地、茯苓、枸杞子各12克,山萸肉、山药、泽泻、丹皮、知母、黄柏各0克。水煎服,1剂/日。功效:滋补肾阴,清热止带。主治肾阴虚型慢性宫颈炎。症见带下量多、色黄或赤白相兼、质稠、有气味,阴部灼热感或瘙痒,腰酸腿软,头晕耳鸣,五心烦热,咽干口燥,或烘热汗出,失眠多梦,舌红苔少或黄腻,脉细数。带下量多者加芡实15克、乌贼骨10克固涩止带。

【验方十一】 易黄汤加味 治慢性宫颈炎(《妇科病调养与康复》)

山药、芡实、车前子、白果各15克,黄柏10克。水煎服,1剂/日。功效:健脾祛湿,清热止带。主治脾虚湿蕴化热型慢性宫颈炎。症见带下量多、色黄、黏稠,有臭味。脾虚者,加黄芪30克、炒白术10克健脾益气。

【验方十二】 治慢性宫颈炎(熏洗方)(《妇科病调养与康复》)

野菊花、紫花地丁、半枝莲、丝瓜络各30克,同煎水,熏洗阴部。1次/日,7日/疗程。功效:清热解毒,利湿止带。主治湿热型宫颈炎。

【验方十三】 治慢性宫颈炎(熏洗方)《《妇科病调养与康复》)

蛇床子、苦参各30克,枯矾15克,黄柏10克。共水煎,先熏洗后坐浴阴部。功效:清热解毒,利湿止带。主治湿热型宫颈炎。

【验方十四】 治慢性宫颈炎(冲洗方)《《妇科病调养与康复》)

刘寄奴、蒲公英各60克,败酱草、山慈菇、黄柏、苦参、银花各30克,白花蛇草100克。加水煎取1000毫升,放冲洗瓶内,药液温度降至20~30℃时,患者取膀胱截石位,用扩阴器扩开阴道,冲洗宫颈,1次/日。功效:清热解毒,利湿止带。主治湿热型宫颈炎。

【验方十五】 治慢性宫颈炎(冲洗方)《《妇科病调养与康复》)

蛇床子、黄柏、苦参、贯众各15克。水煎去渣,微温时冲洗阴道。功效:清热解毒,利湿止带。主治湿热型宫颈炎。

【验方十六】 治慢性宫颈炎(冲洗方)《《妇科病调养与康复》)

黄连、黄柏、黄芩、儿茶各等份研末。6克/次,涂宫颈糜烂处,1次/日。功效:清热解毒,利湿止带。主治湿热型宫颈炎。

【验方十七】 治慢性宫颈炎(冲洗方)《《妇科病调养与康复》)

艾叶、鲜葱捣烂、炒热,用袋子装上,置外阴处,并在上面加热水袋热熨1~2小时。功效:温经散寒,固冲止带。主治虚寒型宫颈炎。

【验方十八】 治慢性宫颈炎(外治方)《《常见病家庭诊治大全》)

紫草,香油。将紫草放入香油中,浸渍7天。或将香油煮沸,将紫草泡入沸油中,成玫瑰色即可。每日1次,涂于子宫颈外,用带线棉球塞入阴道内,第2天取出。

(二)药膳疗法

【验方一】 杜仲粥《《妇科病调养与康复》)

杜仲30克(布包),粳米30~60克。同煮粥,去药渣。食粥,1剂/日,连食7~8剂。功效:补肾健脾,利湿止带。主治脾肾两虚型宫颈炎。

【验方二】 扁豆花椿白皮饮《《妇科病调养与康复》)

扁豆花9克,椿白皮12克,均用纱布包好后,加水200毫升煎取150毫升。分次饮,一般1周取效。功效:健脾祛湿,收涩止带。主治脾虚湿盛型宫颈炎。

【验方三】 鹿茸白果山药炖猪膀胱《《妇科病调养与康复》)

鹿茸6克,白果仁、淮山各30克,猪膀胱1具。猪膀胱洗净,诸药捣碎后装入猪膀胱内,扎紧膀胱口,小火炖烂熟,入食盐调味。药、肉、汤同食。功效:补肾健脾,利湿止带。主治脾肾两虚型宫颈炎。

【验方四】 蒲公英粥《《常见病家庭诊治大全》)

蒲公英40~60克,鲜品用量为60~90克,粳米50~100克。

煮制方法:取干蒲公英40~60克,或新鲜蒲公英带根的全草60~90克,洗净,切碎,煎取药汁,去渣,入粳米同煮为稀粥。功能主治:清热解毒,消肿散结。

【验方五】 栀子粥《《常见病家庭诊治大全》)

栀子仁3~5克,粳米50~100克。

煮制方法:将栀子仁碾成细末,先煮粳米为稀粥,待粥将成时,调入栀子末稍煮即可。功能主治:清热,泻火。

【验方六】 腐竹炒苋菜《《常见病家庭诊治大全》)

腐竹100克,苋菜200克,素油25克,葱、糖、食盐、味精各适量,少许葛根淀粉。

制作方法:用水发腐竹后切成寸段,苋菜洗净后亦切成寸段。炒勺内放入素油,油热后以葱花炝锅放入腐竹炒至七八成熟时,放入苋菜,加糖即盐适量,进行翻炒,再加少许葛根淀粉勾芡,投入少许味精,出勺装盘即可佐膳食用。

功效:苋菜、葛根可清肝火,腐竹可养胃气。通过清肝火养胃气以达到清热利湿的目的。

三九、盆腔炎的防治法

盆腔炎是指妇女内生殖器官的炎症(包括子宫、输卵管机卵巢炎),盆腔结缔组织炎及盆腔腹膜炎。其病变过程与细菌的种类、毒性、数量及个体对细菌的抵抗力等因素有关。炎症可以局限于一处，或几个部位同时受累，如病变局限于输卵管和卵巢时，通常称为附件炎。根据盆腔炎的病变发展过程，临床上一般分为急性盆腔炎及慢性盆腔炎两种。

引起急性盆腔炎的病原体主要为球菌，有时也可由结核杆菌、大肠杆菌、变形杆菌、产气荚膜杆菌感染而致。如急性盆腔炎未能恰当彻底治疗，可迁延成为慢性盆腔炎。当机体抵抗力较差时可急性发作。

中医将本病归属带下、痛经、癥瘕范畴。认为其病主要有毒邪感染、热伏胞中，或湿热内蕴，气血阻滞胞脉而成。急性期多属毒邪感染、热伏胞中，慢性期则为气滞血瘀、寒湿凝滞、肝肾不足。《妇科病调养与康复》

（一）药物疗法

【验方一】 治盆腔炎方（《常见病家庭诊治大全》）

当归、赤芍、泽兰、丹参、三棱、莪术、鳖甲、透骨草、穿破石。上药等量共研末，装入布袋，蒸热后敷于下腹，每日1～2次，每次20～30分钟，经期停用。用于热结成瘀，小腹刺痛者。

【验方二】 治盆腔炎方（《常见病家庭诊治大全》）

蒲公英、败酱草各30克，三棱、莪术、赤芍各15克，煎取汁1000毫升，待温度在38℃左右时，倒入阴道冲洗器内。患者取膀胱截石位，抬高臀部，将冲洗管插入阴道，缓慢灌入药液约20分钟，冲洗后取高臀位仰卧15分钟。经后第3天开始，每日1次，经期停用。

【验方三】 妇女痛经丸（《妇科病调养与康复》）

温开水送服30粒（约5.4克）/次，2次/日。功效：行气活血止痛。治气滞血瘀型盆腔炎。

【验方四】 妇科千金片（《妇科病调养与康复》）

温开水送服4片/次，2次/日。功效：清热解毒。主治热毒型慢性盆腔炎。

【验方五】 妇炎康复片（《妇科病调养与康复》）

温开水送服6片/次，3次/日。功效：清热祛湿，活血止痛。主治湿热瘀阻型慢性盆腔炎。

（二）食物疗法

【验方一】 椿根红糖饮（《实用中医大全》）

香椿树根白皮30克，水煎去渣，加红糖调服。病重每日2剂，轻者1剂，连服7天。适用于急性期盆腔炎湿热较甚者。

【验方二】 败酱草饮（《实用中医大全》）

败酱草30克，佛手6克，玫瑰花3克，水煎服，每日1剂，连服5～6剂。适用于急性期盆腔炎感染。

【验方三】 豆腐冬瓜汤（《常见病家庭诊治大全》）

冬瓜250克，洗净切片，加水300毫升煮沸；豆腐200克，切片倒入汤内，投入葱白5根，熟后加适量调料服食，每日1料，5天为一疗程。

【验方四】 白果豆浆饮（《常见病家庭诊治大全》）

白果10枚，去壳捣碎，冲豆浆300毫升，隔水炖1小时后饮用。每日1次，7天为一疗程。

【验方五】 薏苡仁粥（《常见病家庭诊治大全》）

薏苡仁30克，粳米200克，淘净，同置砂锅内加水熬粥，熟后服食。每日1料，5天为一疗程。

【验方六】 柴枳败酱汤（《你可能不知道的健康常识》）

柴胡10克，枳壳10克，甘草6克，赤白芍各12克，香附12克，三棱12克，莪术12克，红花6克，丹参15克，牛膝12克，败酱草12克，大黄10克。水煎服。适用于盆腔炎包块。

【验方七】 油菜籽肉桂丸（《家庭药膳全书》）

【原料】 油菜籽、肉桂各60克。醋、面粉各适量。

【用法与功效】 将油菜籽炒香与肉桂共研细末，用醋煮面粉，待煮到稠糊状，晾凉为丸，如龙眼核大。每次1丸，温黄酒送下，每天2次，连服数天。用于慢性盆腔炎的辅助治疗。

【验方八】 槐花薏米冬瓜粥（《家庭药膳全书》）

【原料】 槐花9克，薏米30克，冬瓜仁20克，粳米60克。

【用法与功效】 先把槐花、冬瓜仁加水煎汤，去渣后再放入薏米、粳米同煮成粥。每天1剂，连服7～8次为1疗程。适用于急性盆腔炎的辅助治疗。

【验方九】 车前草马齿苋饮《家庭药膳全书》
【原料】 马齿苋60克,车前草15克。
【用法与功效】 将马齿苋、车前草洗净,一并加水煎汤。代茶饮,每天1剂,连服5~7天。适用于急性盆腔炎的辅助治疗。

【验方十】 山楂佛手苦菜饮《家庭药膳全书》
【原料】 山楂30克,佛手15克,苦菜60克。
【用法与功效】 将上3味水煎服。每天1剂,连服5~6剂。适用于慢性盆腔炎的辅助治疗。

【验方十一】 阿胶蛋《妇科病调养与康复》
阿胶30克,鸽蛋5个。阿胶置碗中,入清水,无烟火上烤化,趁热入鸽蛋和匀。早、晚分食,可连续服之病愈。功效:补益肝肾。主治肝肾不足型慢性盆腔炎。症见小腹隐隐作痛,带下量多、色黄、粘稠腥臭,伴腰膝酸软,头晕,或月经提前、色淡红,舌红少苔,脉细数。

【验方十二】 韭菜鸡蛋汤《妇科病调养与康复》
韭菜根、白糖各50克,与鸡蛋2个同煮。食汤,连服数日。功效:温肾健脾。主治脾肾阳虚型慢性盆腔炎。症见小腹坠胀、隐痛,带下量多、清稀,伴腰酸肢软,畏寒肢冷,面肿,舌淡体胖,苔薄白,脉沉细。

【验方十三】 桂附鸡蛋汤《妇科病调养与康复》
肉桂3克,熟附子6克,鸡蛋1个。药加水300毫升煎汤取汁,打入鸡蛋煮熟。食蛋饮汤,1次/日。功效:补肾化瘀,利湿止带。主治肾虚血瘀型慢性盆腔炎。

四十、防治黄褐斑方

很多女人过了30岁,黑色或褐色的斑点密布脸颊,看起来就像蝴蝶的两只翅膀,这就是平常所说的黄褐斑,又被称为蝴蝶斑。

黄褐斑,临证比较难治。不少患者对祛斑怀有一种急切的心情,希望一天两天让自己的面部光嫩如初。正是这种急功近利的心情,使得不少人选择了"见效快"的剥脱法祛斑或短期漂白肌肤祛斑,看起来好像是立竿见影,其实皮肤表层遭到了严重损害,自身免疫力大大降低,经太阳一晒,很容易转化为晒斑、真皮斑等更顽固的色斑,为后期治疗增添难度。

治疗黄褐斑最有效的方法还是中医疗法。因为中医善于从疾病根源入手,治标又治本,从而收到理想的效果。

中医认为,要想从根本上祛除黄褐斑,必须从调整内分泌入手。导致内分泌失调的原因有很多种,比如情绪、情怀不畅,肝气不得正常疏泄,气滞血淤等,加上每月例假,造成气血流失,也容易引起内分泌失调,失眠、饮食不规律、劳累等生活中的很多因素也会引起内分泌失调。

针对这些原因,最有效的途径是,通过服用一些调整内分泌的纯中药保健品来调理,通过化淤通络、改善循环,从而调整内分泌,消除体内淤积,使人体机能恢复到良好的生理状态。

当然,还要养成良好的生活习惯,保持良好的情绪,科学饮食,多吃水果,饮食以新鲜蔬菜及高蛋白、低脂肪的食物为主。另应注意降温、多喝开水,以补充体内水分。《大国医》

【验方一】 治疗黄褐斑方《大国医》颜正华
【组成】 柴胡10克,当归6克,生白芍10克,生白术10克,茯苓15克,香附10克,苏梗6克,刺蒺藜10克,炒山栀10克,丹皮6克,郁金10克,橘叶10克。
【用法】 每日1剂,水煎2次,兑在一起后再分2次温服。
【宜忌】 应忌食辛辣油腻,注意调畅情志。

【验方二】 治疗黄褐斑方《大国医》颜正华
【组成】 刺蒺藜10克,白菊花10克,生白芍10克,当归6克,生地黄10克,枸杞子10克,香附10克,郁金10克,青皮、陈皮各5克,炒枳壳5克,茯苓20克,生牡蛎(打碎、先下)30克。
【用法】 每日1剂,水煎2次,合兑,分2次温服。

四一、梅核气的防治法

梅核气主要因情志抑郁而引起。主要表现为病人自觉咽中有梗感,但无咽痛及吞咽困难。

青中年男女均有,青中年女性偏多。(《常见病家庭诊治大全》)

【验方一】 消梅散核汤(《常见病家庭诊治大全》)

组成:半夏、厚朴、柴胡、香附、红花、白芥子各10克,甘草、桔梗、陈皮各6克,升麻4克。水煎服。

四二、性病的防治法

性病是一种累及妇女全身各器官、各系统的疾病,引起妇女心理、躯体形态和生殖功能的严重损害。罹病妇女不孕症发生率及流产、死胎率明显增加。产生性病的主要原因是性交混乱,外阴不洁,输血不慎,注射感染和遗传等。性病以梅毒发病率最高,其次为淋病、软下疳和尖锐湿疣。20世纪80年代起,随着国内外交往的增多,涉外婚姻的增加等,新的性病传染源传入,性病包括艾滋病的发病率迅速上升。为保持女性的健康,性病的防治刻不容缓。(《妇女保健新编》)

(一)淋病的防治(《实用中医大全》)

淋病是由淋病双球菌感染引起的一种性传染病,以急性或慢性尿道粘膜卡他性炎症、排出化脓性分泌物为特征。其发病时通过性交传染,并上行性蔓延,逐步侵入生殖器,可导致不孕症(男性淋病以急性尿道炎最为常见)。女性淋病容易蔓延至膀胱括约肌部,排尿频数,血尿也较多;尿道旁腺易感染而发炎肿胀,甚至排脓。急性发作可以出现尿道、阴道分泌物污染外阴,加上裤子与皮肤粘膜的摩擦,可致外阴发炎,前庭大腺亦易受其感染而发炎,腺体肿胀,疼痛或者触痛,甚至形成脓肿、破溃穿孔。阴道、子宫颈部亦易被侵,主要为白带多且夹带脓血,宫颈口周围糜烂。有20%的患者,淋菌可以侵入子宫,引起子宫粘膜炎、输卵管炎,或盆腔腹膜炎症状。此外,还有直肠淋病和咽淋病,因直肠性交和口淫传播所致。

中医认为,本病是因膀胱湿热而成。外阴不洁,秽浊之邪侵入下焦,酿成湿热下注。湿热蕴结下焦,气化不利,无以分清泌浊,则为膏淋。病久由实转虚,或者虚实夹杂。

1.药物疗法

【验方一】 汤液治淋病方(《实用中医大全》)

本病初起湿热下注膀胱,血热瘀结,症见尿道热涩刺痛,且有脓性成分泌物流出,口苦口干,舌苔腻,脉弦细滑,治以清热利湿、凉血止血,方取:小蓟饮子合萆薢分清饮加减。常用处方:生地15克,赤芍6克,土茯苓30克,黄柏12克,滑石(包)12克,干藕节30克,木通3克,焦山栀12克,炒当归10克,生甘草3克。水煎服,每日1剂。

【验方二】 汤液治淋病方(《实用中医大全》)

久病肾虚,病情反复发作,可见排尿时尿道热涩刺痛,阴部出现脓性溃烂及分泌物,腰膝酸软,神疲乏力,舌红苔干,脉象细弦,治以补肾滋阴清热,方取:知柏地黄丸加减。常用处方:生地15克,黄柏10克,知母10克,女贞子10克,旱莲草15克,甘草梢10克,土茯苓30克,白花蛇草30克,金钱草30克,山萸肉10克,淮山药12克,滑石(包)12克,泽泻12克。水煎服,每日1剂。

2.外治疗法(《实用中医大全》)

在急性期可用0.5~2%弱蛋白银液,或0.5~1%硝酸银液;慢性期患者浓度可适当提高,或用1:6000高锰酸钾液从尿道内注入,注入6~8毫升,留置2~5分钟后排出,再重复注入相同剂量1次。为减轻药物刺激可以适当加1~2%普鲁卡因。

另外,在急性淋病患者护理上,要严禁性生活,禁服刺激性食品,应该绝对卧床休息。除用中医药辨证施治外,还应加入抗菌素或同时口服丙磺舒。

(二)梅毒的防治(《实用中医大全》)

梅毒是由梅毒螺旋体主要通过性交途径而引起的一种性传染病。梅毒螺旋体通过性交侵入体内,过2~3天即进入血液循环而播散到全身,经3周左右的潜伏期,才在梅毒螺旋体进入处(多数是外生殖器)出现梅毒初期损害,称作硬下疳。由于局部产生抵抗力,下疳可以不医自愈,但隐藏在体内的螺旋体仍在繁殖,到8~10周后又大量进入血液循环而产生全身广泛性的第二期梅毒,此时由于机体的抵抗力,梅毒疹也常可自愈。但梅毒螺旋体并未消灭,而是在体内继续繁殖,待机引起广泛发作。梅毒的早期损害常表现为局部皮损,晚期梅毒则侵犯人体皮肤粘膜、骨骼、心脏、血管或者神经系统,病情逐渐危重。如果化验梅毒血清反应呈阳性而未见任何病变者,称隐性梅毒。梅毒分自得梅毒和胎传梅毒两大类。自得梅毒共分三期:第一期即下疳气,主要见于外生殖器上有红铜色硬性结节,表明轻度糜烂或有浅表溃疡,硬下疳大多为单个,偶有2~3个,常伴有局部淋巴结肿硬,但不破溃。第二期梅毒早发梅毒疹分布全身,呈对称性,最常见的是玫瑰疹、暗红色丘疹或有鳞屑的丘疹,常伴有头痛、骨痛、全身不适和全身淋巴结肿大。第三期为晚期梅毒,常在感染后四年以上。此时可见位于皮内或皮下的结节或片块梅毒疹,叫结节性梅毒疹,可形成溃疡或发展为梅毒瘤,愈后遗留萎缩性疤痕。也可以侵犯骨骼,在感染10~20年后侵犯血管及中枢神经系统。胎传梅毒是指梅毒螺旋体由母体经胎盘进入胎儿血液循环所致的梅毒。孕妇只有在感染梅毒的早期阶段,才能传染给胎儿。胎传梅毒有早期和晚期两种。早期症状在分娩后两个月内出现,病儿发育差,皮肤上有斑丘疹,伴有鳞屑,重的可发生大疱和糜烂等。在4岁后方见到症状者,称晚期胎传梅毒,其皮疹等损害与第三期的自得梅毒相似。梅毒的诊断可以根据感染史、临床症状、体格检查和实验室检查结果确定。不能单凭血清反应而下定论。

梅毒属中医里疳疮、杨梅疮等病症的范畴。在16世纪以前,我国并无梅毒。后来先由欧洲传入广东,再蔓延到其他地方。中医认为,本病系毒气乘肝肾之虚而得。如《霉疮秘录》一书中说:"一感其毒,酷烈匪常。入髓沦肌,流经走络……或攻脏腑,或巡孔巧……眉发脱落。"可见梅毒是通过经络、骨髓肌肉扩散到全身。严重的出现"丧身绝育,移患于子女"之后果。

1.药物疗法

【验方一】 汤液治疗梅毒早期(《实用中医大全》)

本病初期者,治以透泄解毒,方取:土茯苓合剂。常用处方:土茯苓30克,银花12克,白藓皮10克,苍耳子10克,甘草5克。另用三仙驱梅丸(三仙丹、朱砂、琥珀、大枣各120克,冰片6克,麝香1.5克,研末,大枣去核捣泥和丸),每次含1.5克,绿豆汤送下。

【验方二】 汤液治疗梅毒晚期(《实用中医大全》)

梅毒晚期者治以扶正驱毒,方取:地黄饮子加减。常用处方:熟地12克,山萸肉10克,肉苁蓉12克,巴戟肉10克,枸杞子12克,土茯苓30克,银花12克,半枝莲12克,半边莲15克,上肉桂(后下)3克,附块6克。并服清血搜毒丸(用血竭花60克,木香、丁香、青木香、儿茶各30克,巴豆霜18克,研末,水泛为丸,如绿豆大),1天2次,1次5~10丸,温开水或绿豆汤送下。

【验方三】 治疗梅毒方(《实用中医大全》)

单方轻粉合剂:轻粉2.56克,生石膏25.6克,研细分化20包,制成片剂服用。每晚饭后服1包(片),连服10天,间隔3天再服10天,为1疗程。服药后注意漱口,并以土茯苓、银花、甘草各15克煎水,代茶饮,以减轻反应。

【验方四】 注射治疗梅毒方(《实用中医大全》)

临床上,还配合长效青霉素肌肉注射治疗,效优。其用法:每日1次,1次80万单位,两周为1疗程。晚期梅毒患者可以先服10%碘化钾溶液,肌肉注射10%次水杨酸铋油剂,以后再注青霉素。

2.外治疗法

【验方一】 敷贴法(《实用中医大全》)

用33%甘汞软膏,10%白降汞软膏。如晚期梅毒疮面,撒布碘仿,常有显效。

(三)软下疳的防治(《实用中医大全》)

软下疳是由杜克雷氏嗜血杆菌引起的一种急性有选择的局限性疾病,能自身接种。通常侵犯生殖器部位,表现为疼痛性溃疡,时常合并腹股沟淋巴结化脓性病变。该病的病人为传染源,大多数病人的传染期可达数周。人类对本病普遍易感,不存在有天然抵抗力。在性交接触感染杜克雷氏嗜血杆菌以后,外生殖器皮肤发生病变,局部出现大量有细胞渗出的炎症,渗出的白细胞吞噬杆菌发生变性。白细胞崩解后放出蛋白溶解酶将其自身和机体的坏死组织溶解,出现脓液。本病原发病部位均见于性交过程中易擦伤处,如男性的包皮内面与包皮系带,女性的阴唇、阴蒂、阴道前庭等处。潜伏1~6天后开始出现症状。初起为炎症性红斑,迅速增大,形成水泡及化脓,破溃后形成溃疡,溃疡呈圆形、椭圆形或不规则形,直径可达1~2厘米,通常为1~2个,偶可自身接种,形成多处病损。溃疡边缘不整齐犹如锯齿状,其底复有污秽脓苔,触之疼痛,柔软,易出血,溃疡周围有炎症性红晕,自觉灼痛,如无并发症,溃疡需经3~8周左右自愈,遗留明显疤痕。

中医认为,本病系肝胆湿热下注,兼感外感时毒,蕴结肌肤,阻滞经络而发病。

1.药物疗法

【验方一】 汤液治疗软下疳《实用中医大全》

本病在治疗上以泻肝胆湿热为主者,取龙胆泻肝汤加减。常用处方:龙胆草6克,连翘12克,黄柏10克,生地15克,地丁草15克,丹皮6克,车前子(包),12克。水煎服,每日1剂。

【验方二】 汤液治疗软下疳《实用中医大全》

以泻膀胱湿热为主者,取除湿汤加减。常用处方:黄连6克,黄芩10克,归尾6克,紫草15克,茜草根12克,赤猪苓12克,生熟苡仁各12克,白藓皮12克,泽泻12克。水煎服,每日1剂。

2.外治疗法

【验方一】 外洗法 治疗软下疳《实用中医大全》

蛇床子40克,苦参30克或地肤子40克,白藓皮40克,煎水坐浴。

【验方二】 外敷法 治疗软下疳《实用中医大全》

黄连末10克,凡士林90克,调膏外敷。

【验方三】 浸泡法 治疗软下疳《实用中医大全》

取过氧化氢液或1:2000~1:5000高锰酸钾溶液浸泡,外搽金霉素或磺胺类软膏。

(四)尖锐湿疣的防治《实用中医大全》

尖锐湿疣又称性病疣、尖锐疣、肛门生殖器疣,是由人类乳头状瘤病毒引起。这种病毒适宜于人体温暖而潮湿的部位和容易擦伤的皮肤细胞内生长繁殖,所以尖锐湿疣好发于人体的外生殖器(女性的外阴、外阜;男性的阴茎)及肛门等处,偶见于腋窝、脐窝和乳房下部。该病毒在体内潜伏期约6个月~1年,初起可见细小淡红色丘疹,后来逐渐增大而多。表面凹凸不平,湿润而柔软,呈菜花状,乳头样或蕈样突起,红色或污灰色根部有蒂,容易发生糜烂、渗液,触之容易出血。在皮肤损害的裂缝间隙中常有脓性分泌物郁积,故有恶臭味,自觉有痒感,常因抓痒而引起细菌的继发感染。由于其发生的部位温暖而潮湿,疣体往往生长迅速(在极少数情况下,在男性龟头及包皮上,尖锐湿疣可呈菜花样增生,称之为巨大型性疣病,很似癌肿)。本病病程不定,一般病人可在数月内治愈,少数病人可持续多年,经久不愈易转变成癌肿。

中医认为,尖锐湿疣的形成,或为风热之邪搏于肌肤,或为情志失调,气郁化火,火为血虚而肝失所养,气血凝滞,郁于肌肤而成。

1.药物疗法

【验方一】 汤液治疗尖锐湿疣《实用中医大全》

根据尖锐湿疣发病过程的临床表现,由风热之邪搏于肌肤所致者,治以疏风清热解毒。常用处方:冬桑叶10克,薄荷叶(后下)3克,大青叶15克,败酱草15克,蝉衣3克,赤芍3克,白藓皮12克,生苡仁12克,六一散(包)12克。水煎服,每日1剂。

【验方二】 汤液治疗尖锐湿疣《实用中医大全》

由肝火上炎所致者,治以清肝泻火、凉血通络为主。常用处方:柴胡10克,黄芩6克,龙胆草3克,炒山栀12克,赤芍6克,桃仁10克,红花3克,炙甲片6克,板蓝根12克,夏枯草10克,生甘草3克。水煎服,每日1剂。

【验方三】 汤液治疗尖锐湿疣《实用中医大全》

由气血凝滞所致者,治以养营柔肝、调气活血。常用处方:当归10克,赤芍6克,生地15克,白芍15克,郁金10克,牛膝10克,木香3克,陈皮6克,炙甲片6克,牡蛎(先煎)30克,生甘草3克。水煎服,每日1剂。

2.外治疗法

【验方一】 外洗法 治疗尖锐湿疣《实用中医大全》

用苦参 20 克,蛇床子 30 克,明矾 15 克,苍术 10 克,黄柏 15 克,百部 10 克,雄黄 3 克,煎水外洗。

【验方二】 外敷法 治疗尖锐湿疣《实用中医大全》

鸦胆子仁浸液外用,干燥后,撒青黛散或青蛤散。

【验方三】 外涂法 治疗尖锐湿疣《实用中医大全》

用 1:8000 高锰酸钾溶液洗后,外涂液体石类酸或 2.5％氟脲嘧啶霜。

(五)艾滋病的防治《实用中医大全》

艾滋病,又称获得性免疫缺陷综合征(AIDS),是以机体免疫功能受到严重破坏为特征的性传染疾病。它通过性、血液和母婴三种接触方式传播,是严重危害健康的传染性疾病。

艾滋病起源于非洲,后由移民带入美州。本病于 20 世纪 70 年代在加拿大魁伯克邦的海地发现,1981 年 6 月 5 日,美国亚特兰大疾病控制中心在《发病率与死亡率周刊》上首次介绍了 5 例艾滋病病人的病史,这是世界上第一次有关艾滋病的正式记载。1982 年,这种疾病被命名为"艾滋病"。不久以后,艾滋病迅速蔓延到各大洲。

艾滋病严重地威胁着人类的生存,已引起世界卫生组织及各国政府的高度重视。虽然全世界众多医学研究人员付出了巨大努力,但至今尚未研制出根治艾滋病的特效药物,也没有可用于预防的有效疫苗。

艾滋病毒(人嗜 T 淋巴细胞病毒——Ⅲ)感染人体后,可处于休止状态,也可处于获得状态,其潜伏期为 2～6 年,成人平均 29 个月,儿童 12 个月。本病初期临床表现为持续不明原因的发热,夜间盗汗,食欲不振,精神疲乏,全身淋巴结肿大等。此后相继出现肝、脾肿大,并发恶性肉瘤,体重锐减,极度消瘦,腹泻便血,呼吸困难,中枢神经系统麻木,最后导致死亡。艾滋病的临床特征为:一有机会即发生一些因免疫功能遭到严重破坏的感染,如肺孢子虫肺炎、弓形体病、非典型性分枝杆菌与霉菌等感染;二是并发肿瘤,以卡波西代肉瘤即内皮层肉瘤为多;三是并发脑部病症,如痴呆等。

中医认为,艾滋病的发病原因一是外感湿邪毒,热结成瘀,瘀结成毒所致;二是房事过度,肾精虚衰,邪热秽毒循精窍乘虚入里,伏于血络,内摄营分;三是淫乱无度,脾肾之气耗竭,感受邪毒,无以抗邪所致。因此,中医治疗原则以扶正和驱邪相结合。

1. 药物疗法

【验方一】 汤液治疗艾滋病《实用中医大全》

本病属肺肾阴亏者,可见低热神疲,四肢无力,咽喉疼痛,咳嗽气喘,进行性消瘦,口舌干燥,舌红绛,脉细数,治以滋阴救液、补虚润燥,方用叶氏养胃汤、清营汤、犀角地黄丸、牛黄清心丸、三甲复脉汤等加减。

【验方二】 汤液治疗艾滋病《实用中医大全》

属热陷营血者,可见高热,皮肤粘膜出血、吐血、衄血、尿血、便血,甚则可见神昏谵语、惊厥抽搐、痴呆癫痫、麻木不仁等热盛动风之象,治以清营凉血、泻热解毒为主,后以开窍息风,救阴复脉,方取羚羊钩藤汤、白虎加人参汤、三黄解毒汤、清营汤、至宝丹、紫雪丹等加减。

在内服汤液中,针对艾滋病的病理变化,可选用合适的抗艾滋病药物,现归类如下:

(1)能增加白细胞的中药有:人参、党参、黄芪、灵芝、阿胶、人胚、鸡血藤、女贞子、补骨脂、山茱肉、刺五茄。

(2)能增强中性白细胞吞噬功能的中药有:人参、黄芪、白术、山药、甘草。

(3)能促进单核巨噬细胞吞噬功能的中药有:黄芪、党参、白术、灵芝、猪苓、香菇、当归、地黄、补骨脂、杜仲。

(4)能增加 T 细胞数量的中药有:人参、灵芝、云芝、香菇、白术、苡仁、黄精、天门冬、女贞子、淫羊藿。

(5)促进淋巴母细胞转化的中药有:黄芪、人参、党参、白术、云苓、何首乌、当归、黄精、阿胶、地黄、女贞子。

(6)对抗体产生有促进作用的中药有:黄芪、

云苓、香菇、何首乌、胎盘、地黄、仙灵脾。

(7)能抑制Ⅰ型(过敏型)变态反应的中药有:灵芝、云芝、胎盘、补骨脂、淫羊藿、甘草、当归、山萸肉。

(8)能缓解Ⅱ型(溶细胞型)变态反应的中药有:甘草、阿胶、人胚、地黄、人参、党参、刺五茄等。

(9)能兴奋垂体——肾上腺皮质功能的中药有:人参、党参、白术、胎盘、五味子、刺五茄、杜仲、附子等。

四三、更年期综合征防治法

妇女更年期综合征是指以内分泌改变引起的自主神经系统功能紊乱为主,伴有神经心理症状的症候群,是妇女绝经期前后常见的一系列症状。更年期是妇女的"多事之秋",在这个从中年向老年的过渡阶段内,由于妇女生理、心理、社会各方面的变化,容易诱发各种健康问题,影响身心健康。重视并做好更年期保健,保证平稳过渡,不仅是更年期妇女的特殊需要,亦是预防老年退化性疾病和提高生命质量的关键和基础,对本人、家庭和社会都有着十分重要的意义。

更年期是妇女从中年进入老年所必需经过的阶段,是介于生育期和老年期之间的一段时期。现在一般将40~60岁定为更年期。女性一般在48岁左右进入更年期,出现月经异常、头晕耳鸣、心悸失眠、烦躁易怒、潮热出汗、倦怠无力、浮肿便溏等。这些更年期症状往往轻重不一,参差出现。持续时间可由于发病轻重、程度、个人性格及社会环境、家庭情况不同,病程长短有所差异,短者一两年,长者可达两三年甚至更长。更年期症状的特征,除出汗、肥胖外,是以自觉症状为主,表现各异,变化多样,情绪改变更为突出,喜怒无常,触之即发。

更年期综合征是妇女绝经前后由于性激素减少所致的一系列躯体、精神心理症状。中医称更年期综合征为"脏躁",该病属中医"经断前后诸症"范畴。(《常见病家庭诊治大全》)

(一)药物疗法

【验方一】 治更年期综合征方(《常见病家庭诊治大全》)

苍附导痰丸(《叶天氏女科》)加当归、川芎各6克,茯苓15克,半夏7克,陈皮10克,香附5克,苍术10克,南星10克,枳壳9克,生姜7克。上药水煎服。1日2次。

【验方二】 治更年期综合征方(《中国秘方全书》)

当月经停止,身体感到某种异常时。可采决明子、紫地榆、带皮的桑枝各20克,用2碗水,煎20~30分钟,剩下半量时,即可饮用,只要继续服用3~4个月,就可恢复健康。

【验方三】 治更年期综合征方(《中国秘方全书》)

妇女腰酸带多、体质虚弱、脾虚便溏、睡眠不实、心悸怔忡者,可用莲子(去心)、芡实(去壳)各2两,鲜荷叶(手掌大)1块,以适量糯米煮粥,亦可加适量砂糖服食。

【验方四】 治更年期综合征方(《中国秘方全书》)

妇人脏躁(癔病)、悲伤欲哭、神经性心悸、怔忡不安、有失眠现象时,用浮小麦5钱至1两,甘草3钱,大枣4至6枚。用水煎服。

【验方五】 治更年期综合征方(《中国秘方全书》)

若感血气心腹痛,用赤神曲、香附、乳香等分,共研细末,每次1钱,温黄酒送服,1日3次。

【验方六】 治更年期综合征方(《中国秘方全书》)

多吃以大蒜为中心,配以康菜、无头甘蓝等健康食品。大蒜功用很多,有句俗话说"大蒜可治百病,唯独伤眼",可见其用途之广。

【验方七】 治更年期综合征方(《中国秘方全书》)

妇女更年期子宫出血,要用荠菜花5钱至1两,当归3钱,用水煎服有效。

【验方八】 更年康汤(《干部健康手册》梁剑波)

【组成】 玄参10克,丹参10克,党参10克,天冬5克,麦冬5克,生地12克,熟地12克,柏子仁10克,酸枣仁10克,远志5克,当归3克,茯苓10克,浮小麦10克,白芍10克,元胡6克,龙骨15克,牡蛎15克,五味子5克,橘梗5

克。

【主治】 妇女更年期综合征。症见头晕头痛、焦虑忧郁、失眠多梦、精神疲乏、心悸怔忡、健忘、多汗、食欲减退、腹胁腰腿诸痛、舌红苔少、脉弦细等。

【用法与功效】 清水煎服。1日1剂,1剂煎2次,分早晚温服。16剂为1个疗程。养心、益阴、安神、镇静。

(梁剑波：肇庆中医院名誉院长、主任医师,广州医学院客座教授,首批国家级名老中医。)

【验方九】 清心平肝汤《干部健康手册》裘笑梅)

【组成】 黄连3克,麦冬9克,白芍9克,白薇9克,丹参9克,龙骨15克,枣仁9克。

【主治】 妇女更年期综合征。症见轰热出汗、心烦易怒、口干、失眠、心慌等。

【用法与功效】 1剂煎2次,早晚温服。连续服药1个月为1个疗程。清心、平肝。

(裘笑梅：浙江中医院主任医师、教授,首批国家级名老中医。)

【验方十】 开瘀消胀汤《干部健康手册》吕承全)

【组成】 郁金10克,三棱10克,莪术10克,丹参30克,川军10克,肉苁蓉10克,巴戟天10克。

【主治】 妇女更年期特发性水肿、高脂血症、甲状腺功能减退症、冠心病等。表现为外形丰腴、肢体瘀胖、早晨面部肿胀,手瘀肿而无力,中午胸胁满闷、心慌气短,下午腰腿酸困、瘀肿加重,尚有心中懊恼、善怒、善悲、善太息、五心烦热、面部烘热、烦躁出汗、头晕耳鸣、月经失调、性欲减退等;其脉多沉细涩,亦可有弦、滑之脉象;其舌质多淡胖、苔白腻,或腻或微黄。

【用法与功效】 每服6剂,水煎服。一般服用1个月可明显见效,治疗3个月左右瘀胀即可消退。同时要调情志,使之心情舒畅,并忌食辛辣、油腻食物,宜食清淡食品。开郁散结,消肿除胀。

(吕承全：河南中医学院附院内科主任医师、教授,首批国家级名老中医。)

【验方十一】 甘草大枣汤《金匮要略》)

治心血虚型更年期综合征。有喜怒无常、面色不华、食欲不好等症状。

甘草10克,小麦30克,大枣15枚,共煎汤,不拘量、不拘时服,连服1个月。

【验方十二】 百合地黄汤《金匮要略》)

百合30克,生地15克,二药水煎,每日服1次。

(二)食物疗法

【验方一】 百合粥《实用保健医学》)

取百合30克,与粳米50克一同煮粥,加冰糖适量调味,早晚服用。

【验方二】 酸枣仁粥《实用保健医学》)

取酸枣仁30克,水煎取药汁,然后与粳米50克一同煮粥,每天一次,连吃10天为一疗程。

【验方三】 生地黄精粥《实用保健医学》)

取生地和黄精各30克,水煎取药汁,然后与粳米50克一同煮粥服用。

【验方四】 核桃莲子粥《实用保健医学》)

取核桃仁20克,莲子15克,芡实15克,粳米100克,一同加水煮粥服用。

【验方五】 生地黄精粥《妇科病调养与康复》)

生地、制黄精、粳米各30克。2味药水煎取汁,用药汁煮粳米粥食。1次/日。功效：滋补肝肾。治更年期综合征;症见头目昏眩,心烦易怒,经血量多,面色晦暗,手足心热等。

【验方六】 枣仁粥《妇科病调养与康复》)

酸枣仁30克,水煎取汁,与粳米60克共煮粥。1剂/日,连服10日/疗程。功效：养血安神。主治血虚心神失常型更年期综合;症见精神失常,喜怒无度,面色无华,食欲欠佳等。

【验方七】 莲子粥《妇科病调养与康复》)

莲子(去心)、芡实各50克,糯米、鲜荷叶各适量。煮粥。1剂/日,分次食。功效：养心宁神,固经止带。主治更年期综合征;症见心悸,失眠,腰痛,体虚。

【验方八】 六宝粥《妇科病调养与康复》)

红豆50粒,黑豆64粒,黄豆56粒,莲子21粒,红枣24枚,核桃仁8个。红豆、黑豆、黄豆煮沸15分钟后入莲子、核桃,再煮沸10分钟入红枣。食3次/日。功效：强肾健脾。主治脾肾两虚型更年期综合征。

【验方九】 甘麦大枣汤《妇科病调养与康复》

小麦30克,红枣10枚,甘草10克。水煎,代茶饮。功效:安神养心。主治更年期综合;症见心烦不寐,哭笑无常,胆怯易惊,心悸多梦,多汗。

【验方十】 羊肉炖栗子《妇科病调养与康复》

羊肉60克,栗子18克,枸杞子15克。羊肉切块,加水2升,大火煮沸后改小火煮至半熟,入去壳栗子、枸杞子再煮20分钟,加佐料。每晚1剂,连服1个月。功效:补肾温阳。主治肾阳虚型更年期综合征。

【验方十一】 平菇炖肉《家庭药膳全书》

【原料】 猪瘦肉250克,鲜平菇250克,料酒、食盐、葱段、姜片、生油各适量。

【用法与功效】 ①先将猪肉洗净,入沸水锅氽片刻,捞出,用凉水冲洗干净,切块。②平菇择除杂质,洗净。③把肉块放入锅中,加入料酒,摆上葱段、姜片,注入清水适量,先用武火烧沸,后改用文火炖至肉烂,倒入平菇炖至平菇熟透入味即成。佐餐食。本品具有改善人体新陈代谢、增强体质、抗癌、防癌之功效。适用于肝炎、胃溃疡、慢性胃炎、软骨病和高血压等症,亦能调节妇女更年期综合征。

【验方十二】 枸杞栗子羊肉《家庭药膳全书》

【原料】 枸杞子15克,栗子肉50克,羊肉100克,葱、姜、料酒、盐各适量。

【用法与功效】 将羊肉洗净,切块,同栗子肉、枸杞、葱、姜、料酒、盐一起放入砂锅内炖熟。每日1剂,连服数天。补益脾肾。适用于脾肾阴虚型更年期综合征。

【验方十三】 更年康粥《家庭药膳全书》

【原料】 黄芪、夜交藤各30克,当归、桑叶各12克,胡麻仁10克,小麦100克,红枣10枚,白糖适量。

【用法与功效】 先煎前六味药,取汁去渣,然后入小麦及大枣煮为粥,加白糖调味。每日2次,空腹温食。益气养血,宁心安神。适用于妇女更年期综合征,表现为精神恍惚、时常悲伤欲哭、不能自持、失眠多梦。

【验方十四】 疏肝粥《家庭药膳全书》

【原料】 柴胡6克,白芍、枳壳各12克,香附、川芎、陈皮、甘草各3克,粳米50克,白糖适量。

【用法与功效】 将上七味中药水煎,取汁去渣,加入粳米煮粥,待粥将成时,加白糖调味。每日2次,温热服食。疏肝解郁。适用于妇女脏躁,症见情绪激动、心烦易怒、睡眠不安、两胁胀痛。

【验方十五】 糯米灵芝粥《家庭药膳全书》

【原料】 糯米、灵芝各50克,小麦60克,白砂糖30克。

【用法与功效】 将糯米、灵芝、小麦洗净,再将灵芝切成小块用纱布包好,放入砂锅内,加水1碗半,用文火煮至糯米、小麦熟透,加入白糖即可。每日1次,一般服5~7次有效。养心,益肾,补虚。适用于妇女心神不安。

【验方十六】 合欢花粥《家庭药膳全书》

【原料】 合欢花(干品)30克(鲜品50克),粳米50克,红糖适量。

【用法与功效】 将合欢花、粳米、红糖同放入锅内,加清水500毫升,用文火煮至粥稠即可。于每晚睡前1小时空腹温热顿服。安神解郁,活血,消痈肿。适用于忿怒忧郁、虚烦不安、健忘失眠等症。

四四、乳腺癌防治法

乳腺癌是乳腺癌变的恶性疾患,是妇女常见的恶性肿瘤。主要表现为乳房肿块、疼痛,晚期乳头内陷、渗液、皮肤呈桔皮样,腋下淋巴结肿大等,扪诊可摸及肿块,X线钼钯摄片显示乳房肿块,可临床诊断;淋巴结穿刺或手术活检找到癌细胞,则确立诊断。

乳腺癌属中医乳岩范畴。多由情志不遂,气血紊乱,脏腑失调,致邪毒内侵,气滞血瘀,痰浊凝结,瘀滞乳中而成。治宜健脾疏肝、清热活血、化瘀散结。临床上可分为肝郁气滞、脾虚痰湿、瘀毒内阻、气血双亏等基本证型。

乳腺癌的根本原因尚未能完全了解。有研究表明,成年妇女肥胖及中心性脂肪堆积,绝经后乳腺癌的发生率明显增加。饮食，尤其是高动物脂肪饮食地区乳腺癌的发病率都很高，说明饮食亦是一个重要因素。另外，月经初潮早、绝经晚、初产年龄大，以及产后不哺乳的妇女中患病率亦较高。

乳腺癌早期阶段很少有症状。乳房内单个小肿物亦常易被忽视，以致使许多病人延误就诊时间。在妇女中普及乳房检查，及时及早发现乳房肿块，及早诊断治疗，可以大大提高乳腺癌的治疗效果。《实用中医大全》

(一)药物疗法

【验方一】 治乳腺癌基本方《实用中医大全》

夏枯草12克，海藻12克，海带12克，煅牡蛎30克，花粉12克，丹皮12克，川贝9克，玄参12克，露蜂房12克。水煎服，1剂/日。

【验方二】 治乳腺癌方《实用中医大全》

如肝郁气滞者，可见乳房结块，胸胁闷胀，心烦纳差，苔薄黄，脉弦。治以疏肝散结。基本方加：柴胡9克，白术12克，白芍12克，茯苓12克，橘叶9克，橘皮9克。水煎服，1剂/日。

【验方三】 治乳腺癌方《实用中医大全》

脾虚痰湿者，可见乳房肿块，或腋下有核，乏力纳呆，脘胀便溏，苔薄白腻，舌偏淡，脉细。治以健脾化痰。木香9克，砂仁(后下)3克，茯苓12克，党参12克，白术12克，半夏12克，苡仁12克。水煎服，1剂/日。

【验方四】 治乳腺癌方《实用中医大全》

瘀毒内阻者，可见乳房肿块，质坚疼痛，肤色紫暗，烦闷难寐，便干尿黄，苔黄燥，舌紫暗有瘀斑，脉弦滑。治以化瘀解毒。基本方加：桃仁9克，红花9克，赤芍12克，蒲公英30克，紫花地丁30克，半枝莲30克，芦根30克，茅根30克。水煎服，1剂/日。

【验方五】 治乳腺癌方《实用中医大全》

气血双亏者，可见乳房肿块，高低不平，或溃烂，溢出脓血，面㿠心悸，头晕腰酸，自汗盗汗，便溏纳呆，苔薄白，舌淡，脉沉细。治以益气养血。基本方加：党参12克，黄芪12克，当归12克，白术12克，白芍12克，茯苓12克，川芎9克，甘草6克。水煎服，1剂/日。

如肿块明显，加牛黄醒消丸1粒，或小金丹2粒吞服；疼痛较甚，加川楝子12克，延胡索30克，郁金12克，八月扎30克，白芍30克，甘草12克。

【验方六】 治乳腺癌方《中国秘方大全》

乳癌初起，将枸橘李焙燥研细末，以黄酒送服，每服二钱，一日二次。

【验方七】 治乳腺癌方《中国秘方大全》

夏枯草三钱，蒲公英三钱，忍冬花三钱。煎汤，以之代茶饮，约六十日即可痊愈。

【验方八】 治乳腺癌方《中国秘方大全》

取新鲜的蒲公英一握，连根带叶，洗净投入石臼，与无灰酒，即连糟带酒之"甜酒酿"合捣，敷于患处，干即易之，数次即愈。如一时不易寻到鲜品，可用药铺干品之蒲公英五钱，先以温水浸软，再与"甜酒酿"捣敷亦可。

同时，以紫花地丁、蒲公英各三钱，加乌黑糖三钱，煎浓内服，双管齐下，收效甚速。

(二)食物疗法

【验方一】 治乳腺癌食疗方《实用中医大全》

生蟹壳数枚，放砂锅内焙干焦为末，每服6克，好黄酒调下，每日1～2次。

【验方二】 治乳腺癌食疗方《实用中医大全》

香附9克，桔叶6克，白芍9克，郁金9克，丝瓜蒌15克。煎汤去渣，放入洗净的鲜鲫鱼1条，煮熟后，放入少许食盐调味服食，每天1剂，连服15～20剂为1疗程。

【验方三】 杞橘螃蟹《家庭药膳全书》

【原料】 螃蟹2只，橘子3个，枸杞子10克，李子3个。

【用法与功效】 先将螃蟹蒸熟，当馔。再以枸杞、橘子、李子煎汤，代茶饮。每天服食1～2只螃蟹，1剂杞橘李汤。补虚散结。适用于乳腺癌。

【验方四】 酒冲南瓜蒂《家庭药膳全书》

【原料】 南瓜蒂2个，酒适量。

【用法与功效】 将已成熟的南瓜长时间阴干(时间愈长愈佳，一般两年即可用)，然后将蒂摘下，用时放入炭火中煅烧至红，立即取出，急速以瓷碗覆其上，约15分钟，取出晾凉，研为细末，每次用2个南瓜蒂即可。清晨空腹时用烧酒冲服,持续服半个月后即可痊愈。消瘀化结,解毒抗癌。适用于乳腺癌。

【验方五】 枸杞茉莉炖乌鸡(《家庭药膳全书》)

【原料】 枸杞子15克,茉莉花6克,乌骨鸡1只(重约200克),盐适量。

【用法与功效】 将鸡杀死去毛及内脏;用纱布将茉莉花包好,置鸡腹中,竹签缝好鸡腹切口;将枸杞子及乌鸡放砂锅中加水炖熟,去茉莉花及竹签,食盐调味即可。饮汤食肉。常吃。适用于乳腺癌晚期的辅助治疗。

【验方六】 核桃肉粉(《家庭药膳全书》)

【原料】 核桃肉3枚,山慈菇5克,黄酒适量。

【用法与功效】 将核桃肉捣烂;山慈菇研细末,调匀。日服2次,黄酒送服。祛气化痰,清热解毒,抗肿瘤。适用于乳腺炎及乳腺癌的辅助治疗。

【验方七】 蜂房河车藕粉糊(《家庭药膳全书》)

【原料】 蜂房、凤尾草各9克,草河车、藕粉各30克,铁树叶15克,白糖适量。

【用法与功效】 将蜂房、凤尾草、草河车、铁树叶水煎,去渣,与藕粉、白糖冲服。每天1剂,常服。适用于乳腺癌的辅助治疗。

【验方八】 龟板黑枣丸(《家庭药膳全书》)

【原料】 龟板100克,黑枣肉适量。

【用法与功效】 将龟板炒微黄研末,用黑枣肉捣烂为丸。每次10克,每天2次。适用于乳腺癌晚期的辅助治疗。

【验方九】 紫草根白果薏米粥(《家庭药膳全书》)

【原料】 紫草根、菱角、白果各15克,薏米60克,蜂蜜适量。

【用法与功效】 将紫草根煎汤,去渣,入菱角、白果、薏米煮粥,加蜂蜜调服。每天1剂,常服。适用于乳腺癌,症见乳腺局部硬结翻花溃烂,或有头痛、发热等的辅助治疗。

【验方十】 天门冬贝母茶(《家庭药膳全书》)

【原料】 天门冬(去皮)30克,土贝母10克,绿茶3克,蜂蜜适量。

【用法与功效】 将天门冬、土贝母加水适

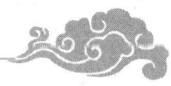

量,煎沸15分钟,取汁冲泡茶叶,和入蜂蜜1匙即可。每日1剂,不拘时饮服。养阴润燥,清热解毒,消肿抗癌。适用于乳腺癌患者。

【验方十一】 橘酒饮茶(《家庭药膳全书》)

【原料】 青橘皮、青橘叶、橘核各15克,黄酒适量。

【用法与功效】 将前3味与黄酒合煎。每日2次,温服。行气,散结,消积。用于乳腺癌初期。

【验方十二】 常吃大豆少患乳腺癌(《健康指南》)

日本一项研究指出,常吃传统豆制食品的女性患乳腺癌的风险较低。据日本东京国立癌症医疗中心研究所发表的报告称,血液中染料木黄酮浓度高的女性比浓度低的女性患乳腺癌的几率小。大豆中富含染料木黄酮。研究称,染料木黄酮浓度最高的女性患乳腺癌的风险是浓度最低的女性的1/3。染料木黄酮浓度最高的女性通常每天食用100克左右的豆腐或大约50克纳豆。

【验方十三】 常吃核桃少患乳腺癌(《健康指南》)

美国研究显示,常吃核桃可以降低乳腺癌的发病风险。研究人员以乳腺肿瘤研究中心的专用实验鼠为研究对象,这些实验鼠在5个月内产生乳腺肿瘤的风险很高。研究人员将它们分为两组。第一组每天喂食一定量的核桃,换算到人类身上相当于56.7克;第二组喂食普通食物。结果发现,一段时间后,第一组实验鼠的肿瘤发生率明显低于第二组,而且即使体内产生肿瘤,肿瘤产生时间也晚于第二组,肿瘤体积也相对较小。研究还发现,食用核桃还可以将实验鼠的肿瘤产生时间至少推迟3周。

(三)其他疗法

【验方一】 女性常运动乳癌几率低(《健康指南》)

美国一项科研结果证实,锻炼确实能调节改善雌激素的分泌水平。有数据表明:早年经常参加体育运动的妇女,罹患乳腺癌及其他生殖系统肿瘤的比例要比一般妇女低50%以上。

四五、卵巢癌的防治法

卵巢癌是妇科常见疾病之一,其中恶性卵巢肿瘤约占10％。在女性生殖器官恶性肿瘤中,卵巢癌的发生率占第三位,仅次于子宫颈癌和子宫内膜癌,但其死亡率却超过前两者而居首位。卵巢癌可发生于任何年龄,但其发病率随年龄的增长逐渐增高。发病的高峰是60～80岁,近年有年轻化的趋向,而且发现卵巢癌的病人中,近2/3发现时已是晚期,虽然手术、放疗、化疗都运用于卵巢癌的治疗,使治疗效果及生存年限等都有了一定提高。

卵巢癌的确切病因尚不清楚,但以下几个因素已越来越被人们重视:①家族史及遗传因素;②初潮早、绝经迟,即排卵增加的人患病机会增加,而妊娠对卵巢有保护作用;③饮食习惯,动物脂肪、蛋白质及总热量摄入与卵巢癌的发病呈正相关;④环境因素、内分泌因素、基因突变等。

由于卵巢居于盆腔内,病变不易早发现,长期无症状,仅因其他原因做妇科检查偶然发现,常在晚期才被诊断。一般症状表现为腹胀、腹部肿块、腹水等。肿瘤若向周围组织浸润或压迫神经,可引起腹痛、腰痛或下肢疼痛;若压迫盆腔静脉,可出现下肢浮肿;若为功能性肿瘤,可产生相应的雌激素或雄激素过多症状。晚期表现消瘦、严重贫血等恶病质征象。

该病属中医"症瘕"、"虚痨"范畴。因长期忧思郁怒、内伤七情、外感六淫、湿(热)毒内攻,客于胞脉。正气虚衰,邪气稽留,日久气与血结,痰湿凝聚,或湿(热)浊壅滞,与血相搏而致。

卵巢恶性肿瘤可选用手术、化学药物及放射治疗。但由于其病理类型复杂,定性、定位诊断及分期未经腹腔镜或剖腹探查,难以明确。故除不能手术的病例或大致以了解肿瘤类型而患者全身情况不能胜任手术者,可先试用化疗以后再视情况考虑手术外,一般均首选手术治疗。手术探查可进一步明确肿瘤类型及累及范围,明确分期,为术后化疗及放疗提供依据;以提高疗效。肿瘤切除越彻底,则术后治疗效果越好。(《妇科病调养与康复》)

(一)药物疗法

【验方一】 涤痰消症饮(《妇科病调养与康复》)

苍术、茯苓、山慈菇、夏枯草、海藻各15克,陈皮、胆南星、赤芍、郁金、厚朴各10克,瓦楞子、薏苡仁各30克。水煎服,1剂/日。功效:燥湿豁痰,化瘀消症。主治痰湿凝聚型卵巢癌;症见腹部肿块,按之不坚,推揉可散,胸脘痞满,时有恶心,身倦无力,苔薄滑或白腻,脉弦滑。

【验方二】 清热利湿解毒汤(《妇科病调养与康复》)

半枝莲、龙葵、白花蛇草、白英、车前草、土茯苓、败酱草、鳖甲各30克,川楝子12克,瞿麦15克,大腹皮、水蛭个10克。水煎服,1剂/日。功效:清热利湿,解毒散结。主治湿热瘀毒型卵巢癌;症见小腹部肿块,腹胀或痛或满或不规则阴道出血,甚至伴有腹水,便干燥,尿黄灼热,口干口苦不欲饮,舌黯红,苔厚腻,脉弦滑或滑数。毒热盛者,加龙胆草、苦参、蒲公英各15克,加强清热解毒;腹水多者,加红花子、抽葫芦各10克,活血利湿。

【验方三】 少腹逐瘀汤加减(《妇科病调养与康复》)

延胡索20克,没药、当归、川芎、蒲黄、五灵脂、小茴香、乳香、乌药各10克,赤芍、川楝子、郁金各15克。水煎服,1剂/日。功效:活血逐瘀,散结止痛。主治卵巢癌腹痛甚者。

(二)食物疗法

【验方一】 商陆粥(《干部健康手册》)

商陆10克,粳米100克,大枣5枚,清水适量。先将商陆用水煎汁,去渣,然后加入粳米、大枣煮粥。空腹食之,不可过量。功效:通利二便,利水消肿。适用于卵巢癌排尿困难所致腹水。

【验方二】 木耳当归饮(《实用保健医学》)

黑木耳10克,当归30克,白芍10克,黄芪4克,陈皮3克,桂圆3克,甘草2克,红糖适量。前七味药先水煎,去渣取汁,冲入红糖即可。每日一剂,代茶饮。常服。

【验方三】 鱼肚猪肉粥(《实用保健医学》)

瘦猪肉100克,鱼肚50克,糯米100克。将猪肉切成丝;鱼肚浸泡一天后也切成丝;二味同糯米共煮粥,以食盐调味。每日一剂,分数次或一次服完，常服。

【验方四】 斑蝥煮鸡蛋（《妇科病调养与康复》）

斑蝥1个，鸡蛋2个。斑蝥去头足，压成面，蒸鸡蛋羹服。1剂/日，连服1个月。尿频、尿急、尿痛、血尿者停服，可服绿豆汤或茶叶水解毒（用斑蝥，肝肾功能须正常）。功能：抗癌散结。

【验方五】 山药扁豆粥（《妇科病调养与康复》）

怀山药、扁豆各50克，红枣20克，生姜10克，粳米100克，共加水煮稀粥。每日早、晚餐温服。功效：健脾养胃。主治癌症病人术后或放、化疗中脾虚泄泻，呕吐，疲倦乏力等。

【验方六】 薏苡仁粥（《妇科病调养与康复》）

薏苡仁、粳米各50克，大枣30克，共加水煮稀粥。早餐温热食。功效：健脾利湿，解毒抗癌。主治癌症病人脾虚湿困，泄泻，尿短赤，脚气水肿。

【验方七】 胡萝卜粥（《妇科病调养与康复》）

胡萝卜（切小块）250克，粳米150克，同加水煮稀粥。每日早餐温热食。功效：健脾养胃，消胀除滞，防癌抗癌。主治癌症术后或放、化疗中脾虚胃滞，消化不良，胃脘胀满，营养不良。

【验方八】 龙珠砂糖茶（《妇科病调养与康复》）

龙葵子15克，麦饭石30克，红糖适量。前2味加水1升煎20分钟后取汁，入红糖。代茶饮，1剂/日，可连服。功效：健脾，抗癌。主治脾虚型卵巢癌。

【验方九】 乌梅糖茶（《妇科病调养与康复》）

乌梅6克，青箬叶30克，红糖适量。前2味加水1升煎汤，入红糖。代茶饮，可连服。主治卵巢肿瘤术后化疗反应。

【验方十】 乌贼白果（《妇科病调养与康复》）

乌贼肉60克，白果10枚，入砂锅中加水500毫升，煲熟后加佐料。服1剂/日。功效：扶正，生肌。适于卵巢肿瘤术后，可帮助伤口愈合，抗感染。

【验方十一】 香椿鱼丝（《妇科病调养与康复》）

香椿30~60克，鲨鱼肉丝60克，加清油125克炒熟，入佐料。每晚食1次。功效：扶正，生肌。适于卵巢肿瘤术后，可帮助伤口愈合，抗感染。

【验方十二】 葵花楂肉（《妇科病调养与康复》）

葵花托盘、瘦猪肉各60克，山楂30克。葵花托盘加水1升煎20分钟，取液，入山楂、瘦猪肉煮烂。食1剂/日。功效：活血，抗癌。主治卵巢肿瘤。

【验方十三】 马兰头炒石耳（《妇科病调养与康复》）

马兰头、鸡丝各60克，石耳10克，共加清油、佐料同炒。1剂/日，可连服。功效：补气养血。适于卵巢癌手术、化疗后气血虚弱者。

【验方十四】 胡萝卜预防卵巢癌（《健康文摘报》）

英国的营养学家发现，每周吃5次胡萝卜的妇女患卵巢癌的可能性比普通妇女降低50%，由于卵巢癌是女性恶性肿瘤的一种，所以，营养学家们建议女性应多吃胡萝卜，女孩子更应该从小养成吃胡萝卜的习惯。除胡萝卜外，橙类的水果以及红薯、哈密瓜、南瓜等"有色"果蔬也都是富含胡萝卜素的食物。另外，专家指出经常吃西红柿也能降低患卵巢癌的风险。

四六、子宫颈癌防治法

子宫颈癌简称宫颈癌，是子宫鳞状上皮发生癌变的恶性疾患，是最常见的妇科恶性肿瘤之一。其病因的相关因素有早婚、早育、孕产次数多、性生活紊乱、宫颈糜烂或裂伤、宫颈外翻、男性包皮垢的影响、雌激素的刺激等。早期常症状和明显体征，与慢性宫颈炎无明显区别，有时甚至见宫颈光滑，尤其老年妇女宫颈已萎缩者。临床表现为阴道流血、阴道排液等。晚期表现为尿频、尿急、肛门坠胀、大便秘结、里急后重、下肢肿痛等；严重时导致输尿管梗阻、肾盂积水，最后引起尿毒症。疾病末期，患者出现恶病质。

据其临床表现，分属中医学"带下病"、"崩漏"、"阴疮"等范畴。常见肝郁气滞、湿毒瘀结、脾肾阳虚、肝肾阴虚等证型。调治原则，多以扶正祛邪，增强机体抗病能力为主。（《实用中医大全》）

(一)药物疗法

【验方一】 基本方 治宫颈癌（《实用中医大全》）

黄柏9克,知母9克,胆南星9克,山栀9克,丹皮9克,米仁30克,木馒头15克,败酱草15克,白花蛇草30克。水煎服,1剂/日。

【验方二】 治宫颈癌方(《实用中医大全》)

如肝郁气滞者,可见出血色鲜,带下稠腥,抑郁不舒,胸胁胀满,口苦心烦,苔薄白,舌有瘀点,脉弦滑,治以疏肝理气,基本方加:柴胡9克,赤芍12克,白芍12克,枳壳12克,香附12克,甘草6克。水煎服,1剂/日。

【验方三】 治宫颈癌方(《实用中医大全》)

湿毒蕴结者,可见出血色黯,带下恶臭,低热起伏,口干且苦,溲黄便结,苔黄腻,舌黯红,脉滑数,治以清热解毒祛湿,基本方加:制军9克,黄连4.5克,黄芩12克,半枝莲30克,六一散(包)30克。水煎服,1剂/日。

【验方四】 治宫颈癌方(《实用中医大全》)

肝肾阴虚者,可见出血色鲜,带下赤白,潮热盗汗,五心烦热,腰酸耳鸣,失眠多梦,苔薄,舌红挟瘀,脉弦细,治以滋养肝肾,基本方加:熟地12克,山萸肉9克,山药12克,茯苓9克,泽泻9克,白芍12克,制女贞12克,旱莲草12克。水煎服,1剂/日。

【验方五】 治宫颈癌方(《实用中医大全》)

气血两虚者,可见出血量多反复,带下赤白腥臭,头晕目眩,心悸乏力,面色㿠形瘦,苔薄白或薄腻,舌淡,脉沉细,治以益气养血,基本方加:党参15克,黄芪15克,当归12克,白芍12克,川芎9克,熟地12克。如出血量多,加藕节炭30克,贯众炭30克,仙鹤草30克,槐花炭30克;带下脓臭,加椿根白皮15克,野菊花15克,蒲公英30克,紫花地丁30克;疼痛较甚,加延胡索30克,徐长卿30克,八月扎30克,蒲黄(包)30克。水煎服,1剂/日。

【验方六】 治宫颈癌方(《中国秘方大全》)

枇杷叶切细,以湿粗纸包裹,于灰火中煨热,装入布袋,乘热熨患部,冷则更换,一日二至三次,有患者以此法温熨而获治愈。

【验方七】 治宫颈癌方(《中国秘方大全》)

槐耳切成薄片,每日三钱,水煎服。或配合六味汤(当归、白芍、黄芪、甘草、陈皮、桂园肉各一钱)同煎服,据了解有一定效果。对宫颈癌和阴道癌都有疗效。

【验方八】 治宫颈癌方(《中国秘方大全》)

鲜牛蒡根煮食,对宫颈癌有一定的抗癌作用。

【验方九】 治宫颈癌方(《中国秘方大全》)

薏米仁五钱至一两,野菱(带壳切开)二至三两,共煎浓汁,一日二次分服,连服一个月为一疗程,据称此方有抑制癌细胞发展之效。

【验方十】 治宫颈癌方(《中国秘方大全》)

香蕈或鲜蘑菇适量煮汤食用。在各种癌症手术后,用此法持续服用,可防止转移。

【验方十一】 逍遥散加减(《妇科病调养与康复》)

柴胡、生甘草各10克,当归、制香附、紫草各12克,白芍、白术各15克,茯苓5克,白花蛇草20克,土茯苓30克。水煎服,1剂/日。功效:疏肝解郁,祛湿解毒。主治肝郁气滞型宫颈癌;症见阴道出血淋漓不断,或带下量多、色黄或赤白相兼、有臭味,情志抑郁,烦躁易怒,胸胁少腹胀痛,食少纳差,舌暗苔薄白,脉弦或弦细。少腹胀痛甚者,加延胡索12克,川楝子15克,行气止痛。

【验方十二】 宫颈抗癌汤(《妇科病调养与康复》)

黄柏、丹皮各12克,茵陈、赤芍、蒲公英、半枝莲、黄药子、败酱草、紫草各15克,薏苡仁30克,土茯苓、白花蛇草各20克。水煎服,1剂/日。功效:清热利湿,化瘀解毒。主治湿毒瘀结型宫颈癌;症见带下量多、杂色秽水或赤白相兼,时而出现似洗肉血水,气味恶臭难闻,或阴道出血淋漓不断,甚者突然大量出血,小腹疼痛,腰酸背楚,食少纳差,或发热,舌紫暗或见瘀斑、瘀点,脉滑数。病久形羸体瘦,精神萎顿,面色萎黄无华,脉细弱者,加人参10克,黄芪20克,白术、黄精各15克,扶正祛邪;阴道出血量多,有块,腹痛者,加三七粉3克(分冲),茜草炭15克,益母草20克,祛瘀止血;大便秘结者,加桃仁10克,瓜蒌仁15克,润肠通便。

【验方十三】 治宫颈癌方(《妇科病调养与康复》)

紫草根60克,加水500毫升,浸泡30分钟,煮沸过滤。100毫升/次,4次/日,连服3个月。功效:凉血止血。主治宫颈癌;症见阴道流血。

(二)食物疗法

【验方一】 蒲黄五灵脂煨乌鸡《干部健康手册》

蒲黄10克,五灵脂10克,乌骨鸡1只。先将蒲黄、五灵脂,分别拣杂,晒干或烘干,研碎,放入多层纱布袋中,扎紧袋口,备用。将乌骨鸡宰杀,去毛及内脏,洗净后入沸水锅中焯透,捞出,用清水锅凉,把药袋装入鸡腹,再将鸡放入砂锅,加水适量(以浸没鸡身为度),大火煮沸,倒入料酒,改用小火煨煮至鸡熟烂,取出药袋,滤尽药汁,加葱花、姜末、精盐、味精、五香粉,再煮沸,淋入麻油即成。佐餐服食,吃鸡肉,饮汤汁,当日吃完。功效:活血止痛。适用于宫颈癌疼痛,对瘀血内阻型宫颈癌疼痛尤为适宜。

【验方二】 菱角米粥《实用保健医学》

菱角60克,薏米30克。菱角去壳,与薏米入锅加水同煎,浓煎成粥即可。上为一日量,吃菱角服粥,服30天为一疗程。辅助治疗宫颈癌。

【验方三】 红花诃子粥《实用保健医学》

薏米30克。菱角15克,诃子9克,红花3克,当归9克。将后四味药水煎,去渣后入薏米再煮成粥。上为一日量,每日服1剂,常服。辅助治疗宫颈癌。

【验方四】 柴桃龟肉汤《实用保健医学》

乌龟1只,柴胡9克,桃仁9克,白术15克,白花蛇草30克。将乌龟洗净切块。将诸药放入砂锅加水共煎,去渣取汁,放入乌龟炖煮,肉熟后加食盐即可。食肉饮汤,每2~3日服一只。辅助治疗宫颈癌。

【验方五】 猪骨髓粥《妇科病调养与康复》

猪骨髓15~30克,大米50克。加水500毫升,煮粥。服1次/日。功效:滋肾养肝。主治肝肾阴虚型宫颈癌。

【验方六】 佛手柑粥《妇科病调养与康复》

佛手柑10~15克,大米50克。柑加水600毫升,煎汤取汁,入大米煮粥。食1次/日。功效:理气和胃。主治宫颈癌;症见放、化疗后食欲不振、胸闷等。

【验方七】 无花果苡仁粥《妇科病调养与康复》

无花果粉、薏苡仁各50克,粳米100克,砂糖少量。粳米、无花果粉、薏苡仁加水煮稀粥,调砂糖。每日早、晚空腹温热服,可常食。功效:清热消肿散结,健胃止泻。主治宫颈癌。

【验方八】 鲤鱼鹌鹑蛋《妇科病调养与康复》

鲤鱼1条(约250克),鹌鹑蛋4个,生姜、葱适量。鱼洗净,塞入鹌鹑蛋,加生姜、葱共蒸。食1次/日。功效:利水消肿。主治宫颈癌;症见肢体浮肿。

【验方九】 马蹄煮肉《妇科病调养与康复》

马蹄60克,瘦猪肉120克,加水1升煮熟。食肉饮汤,1次/日。功效:益气扶正。适用于宫颈癌术后,可预防化疗反应。

【验方十】 胡萝卜椰菜花《妇科病调养与康复》

绿椰菜花400克,胡萝卜1个,葱白15克,大蒜4个,辣椒酱、盐、醋、白糖各少许,麻油1勺。椰菜花去椰花,用梗,去粗皮,切丝;胡萝卜去外皮,切丝。二丝用盐拌腌3小时,去盐水,加葱白、蒜泥、辣椒酱、醋、白糖、麻油拌渍15分钟。常服。功效:补充营养,抗癌。治宫颈癌。

【验方十一】 烩三菇《妇科病调养与康复》

香菇、椰菜花各50克,鲜蘑菇、金针菇各20克,姜、葱、蒜各5克,料酒、橄榄油各2匙,盐、香菜各少许。香菇泡水浸润,去蒂,斜切片;鲜蘑菇去蒂,斜切片;金针菇清漂,切2段;椰菜花用开水略烫。炒锅内加橄榄油,待八成热投姜、葱、蒜略爆,入香菇、蘑菇、金针菇急炒,撒点盐,加椰菜花,入水稍煮,然后调料酒。椰菜花铺盘边,香菇、蘑菇、金针菇放盘中,加香菜。1次/日,可常服。功效:营养,抗癌。主治宫颈癌及其他各种癌症。

【验方十二】 木耳当归汤《家庭药膳全书》

【原料】 黑木耳10克,当归、白芍、黄芪、甘草、陈皮、桂圆肉各3~4克。

【用法与功效】 将上述各味洗净后,加水蒸熟。饮汤,食木耳、桂圆肉。此方补血和血,消症化结。适用于子宫颈癌、阴道癌的辅助治疗。

【验方十三】 槐耳归芪汤《家庭药膳全书》

【原料】 槐耳10克,当归10克,杭菊10克,黄芪10克,甘草10克,桂圆肉10克。

【用法与功效】 上各味研为细末,水煎代茶饮,每日1剂。此方对治疗子宫颈癌有一定疗效。

【验方十四】 白果莲子冬瓜粥（《家庭药膳全书》）

【原料】 白果10个,冬瓜子30克,莲子肉15克,胡椒1.5克,粳米100克,白糖适量。

【用法与功效】 上药水煎,去冬瓜子,再加入洗净的粳米煮粥。粥熟后调入白糖即可。每日2次,温热服。此方健脾利湿,止带。适用于子宫癌带下不止。

【验方十五】 鲜藕侧柏叶粥（《家庭药膳全书》）

【原料】 鲜藕250克,侧柏叶60克,粳米100克。

【用法与功效】 先将鲜藕、侧柏叶共捣取汁去渣,再将粳米煮粥,粥熟时加入药汁,再煮1~2沸即可。每日2次,温热服。此方凉血止血。适用于子宫癌出血、量多色赤等。

【验方十六】 鱼鳞胶粥（《家庭药膳全书》）

【原料】 鲫鱼及鲤鱼鳞各适量,糯米100克,红糖15克。

【用法与功效】 先将鱼及鲤鱼鳞文火熬成胶备用。糯米洗净,入砂锅内加清水煮成稀粥,再加入鱼鳞胶30克,边煮边搅均匀,加红糖调匀。每日早晚分2次,温服。此方补虚消肿,活血化瘀。适用于子宫癌。

【宜忌】 脾胃虚弱者,不宜多食。

【验方十七】 醋制莪术三棱饮（《家庭药膳全书》）

【原料】 醋制莪术、醋制三棱各15克。

【用法与功效】 上二药加水煎成200毫升。早饭前和晚饭后各服100毫升。用于子宫颈癌。

【验方十八】 菱角抗癌茶（《家庭药膳全书》）

【原料】 菱角（带肉切开）60克,生薏仁30克,绿茶3克。

【用法与功效】 先将前2味加水600毫升,煮沸30分钟,再加入绿茶煮沸3分钟,取汁用。每日1剂,分上、下午2次饮服。健脾利湿,益气抗癌。适用于宫颈癌、胃癌、膀胱癌等。可连服1个月为1个疗程。有抑制癌细胞发展及改善症状的效果。

【验方十九】 升麻绿茶（《家庭药膳全书》）

【原料】 绿茶1.5克,蜜炙升麻5~15克,炙甘草10克。

【用法与功效】 上3味加水400毫升,煮沸5~10分钟即可。每日1剂,分3次饭后饮服。

清热解毒,抗癌肿。适用于子宫颈癌,经常饮用,对子宫颈炎、子宫颈糜烂及子宫颈癌,均有一定的防治效果。

四七、子宫内膜癌的防治法

子宫内膜癌又称为子宫体癌,是指子宫内膜发生的癌,绝大多数为腺癌。多见于老年妇女,高发年龄为58~61岁。

子宫内膜癌的确切病因尚不清楚,现公认与下列因素有关：①雌激素的长期刺激；②肥胖、糖尿病、高血压；③未婚、未育、少育；④遗传因素；⑤高脂饮食等。

子宫内膜癌的常见症状为,绝经后阴道不规则出血,出血量一般不多;尚未绝经者可表现为经期延长或经期间出血、经量增多;阴道流液,有时有脓性恶臭;疼痛,早期不明显,晚期可有下腹部、腰、腿疼痛,腹部包块。晚期患者常伴有全身症状,如贫血、消瘦、恶病质、发热、全身衰竭等。诊断性刮宫是确诊宫内膜癌的最常用方法。早发现、早诊断、早治疗效果较好。

中医学有关子宫内膜癌病症的论述散见于"月经不调"、"崩漏"、"经断复来"、"带下病"、"症瘕"等中。对子宫内膜癌的形成,中医学不仅强调外因而且更重视内因,特别是精神因素、先天不足、脏腑功能失调等。常见证型有瘀毒壅滞、湿毒瘀滞、瘀毒走窜等。（《妇科病调养与康复》）

（一）药物疗法

【验方一】 治子宫内膜癌方（《中国秘方大全》）

同是一物,鲜品即白花蛇草,干品称为"龙吐珠"。以鲜品四两（或干品二两）,生白茅根三两,乌黑糖四两。每日煎浓,当茶常饮,同时不得同饮其他饮料。此鲜、干二品,鲜品效力尤佳。此方专治子宫癌,并可治疗及预防一切癌症。

【验方二】 治子宫内膜癌方（《中国秘方大全》）

蜈蚣十条去头，金银花一两，用一碗半水，以文火熬煎，水耗至半碗即止，倒入碗内，上午吃一半，下午吃一半；次日仍将原蜈蚣及金银花之渣，再按前法煎出，仍分上、下午两次服之，连服三四十剂，颇有见效。随后再服三四十剂，可完全除根，屡试屡验。

服药时，忌吃鸡、鸭、鸡蛋、鸭蛋、牛奶，并且终生不吃。此方须经医师诊断，确定为子宫癌者才能照方服用。

【验方三】 治子宫内膜癌方（《中国秘方大全》）

白龙船头三钱，五爪蒲姜三钱，倒吊风三钱。共以水三碗煎一碗，药渣用二碗水煎八分温服，以周即可见效，此时隔日再服一帖，二周即愈，不妨一试，治子宫癌有效。

【验方四】 化瘀汤（《妇科病调养与康复》）

柴胡、郁金、水蛭、八角各10克，紫草、穿心莲、石见穿、王不留行各15克，急性子4.5克，露蜂房12克，夏枯草、香菇各30克。水煎服，1剂/日。功效：行气化瘀，解毒散结。主治邪毒瘀滞型子宫内膜癌；症见经期紊乱、淋漓不断，或绝经多年后又见阴道出血、量时多时少、色红有块，带下量多、赤白相兼、味秽臭，精神抑郁，或心烦易怒，胸闷不舒，小腹、乳房胀痛，舌暗红或有瘀斑，苔薄白，脉弦或细弦。气郁化火者，加石上柏30克，白花蛇草60克，以苦寒直折，清热解毒；阴道出血多者，加大蓟、小蓟各30克凉血止血抗肿瘤。

【验方五】 扶正化瘀解毒汤（《妇科病调养与康复》）

人参6克，龟甲、鳖甲、白术、生黄芪、首乌、沙参、紫草各15克，枸杞子12克，草河车（拳参之别名）、石上柏各30克，全蝎1条，蜈蚣2条。水煎服，1剂/日。功效：补气益阴，祛瘀解毒。主治瘀毒走窜型子宫内膜癌；症见阴道不规则流血，带下赤白如脓或浑浊味秽臭，形体消瘦，面色苍白，口干舌燥，纳差食少，低热不退，舌红或红紫，苔白少津或光剥无苔，脉弦细或软弱无力。阴道流血多者，加杜仲炭10克，三七粉2克（冲服），补肾化瘀止血；带下量多、味臭严重者，加败酱草、蚤休、半枝莲各15克，清热解毒，抗肿瘤。

【验方六】 治各种肿瘤方（《妇科病调养与康复》）

卤碱块，莪术、白屈菜各30克，蜂蜜1000克。卤碱块冲洗后加水饱和溶液，入熬成的药膏（莪术、白屈菜水煎浓缩成膏）、蜂蜜混匀，加10%尼泊金0.6毫升。服3次/日，30克/次。主治各种肿瘤。

(二)食物疗法

【验方一】 马齿苋粥（《妇科病调养与康复》）

马齿苋30克，白米50克，同加水煮粥。2～3次/日，连服3～5日。功效：清热解毒，凉血止血。主治血热型子宫内膜癌；症见出血不止，色鲜红等。

【验方二】 田七藕蛋羹（《妇科病调养与康复》）

鲜莲藕250克，田七粉5克，鸡蛋1个，盐适量。田七粉、鸡蛋调糊状。莲藕切碎，绞汁（约1小杯），加水30毫升煮沸后入田七粉、鸡蛋糊，加盐调。服1次/日。功效：清热解毒，活血化瘀。主治瘀热型子宫内膜癌。

【验方三】 阿胶杞子粥（《妇科病调养与康复》）

阿胶、枸杞子各20克，粳米60克。粳米、枸杞子加水500毫升煮粥，熟后入阿胶溶化，再煮2～3分钟。服1次/日，15日/疗程。可长期服用。功效：益气养血。主治子宫内膜癌术后贫血。

【验方四】 扁豆红枣汤（《妇科病调养与康复》）

白扁豆30克，红枣10枚，加水500毫升煎汤，豆熟后入冰糖适量。饮汤吃豆、枣，早晚各1次。功效：健脾益气。主治脾虚型子宫内膜癌。

【验方五】 十全大补汤（《妇科病调养与康复》）

党参、炙黄芪、肉桂、熟地、炒白术、炒川芎、当归、酒白芍、茯苓、炙甘草各30克，猪瘦肉、猪肚各1000克，鲜乌贼150克，生姜100克，杂骨适量。药物装纱布袋内扎紧，与猪瘦肉、猪肚、乌贼、杂骨（打碎）共入锅，加清水，大火煮沸去浮沫，移小火炖2小时。喝汤食肉，2～3次/日，宜常服。功效：补气养血。主治子宫内膜癌以及其他癌症；症见体质虚弱。

【验方六】 冬瓜子饮（《妇科病调养与康复》）

冬瓜子、冰糖各30克。冬瓜子捣烂，入冰糖，放碗中，冲入沸水300毫升，小火隔水炖熟。

服1剂/日,7日/疗程。功效:解毒利湿。主治湿毒型子宫内膜癌。

【验方七】 木耳炖藕节《妇科病调养与康复》

黑木耳(泡发)、冰糖各15克,藕节30克,瘦猪肉末100克。加水1升炖熟。分2次服,1剂/日。功效:滋补肝肾。主治肝肾阴虚型子宫内膜癌。

【验方八】 猫耳草煮鸡蛋《妇科病调养与康复》

猫耳草100克,鸡蛋3个。猫耳草加水煎,入鸡蛋(打破)煮熟。吃蛋喝汤,1次/日,宜常服。功效:抗癌。主治子宫内膜癌、其他癌症。

【验方九】 鲫鱼炭《妇科病调养与康复》

鲫鱼250克,血竭、乳香个10克,黄酒适量。鲫鱼去肠,把血竭、乳香放入鱼肚,烧存性研末。每晨10克,黄酒调服。功效:化瘀止痛。主治子宫内膜癌;症见阴道出血、量少、淋漓不断,伴小腹疼痛。

四八、子宫肌瘤的防治法

子宫肌瘤是女性生殖系统最常见的良性肿瘤,主要有不成熟的子宫平滑肌细胞增生所致,故有称子宫平滑肌瘤。本病多见于30~50岁妇女。子宫肌瘤从子宫肌层长出,肌瘤为肌层包围时,称肌壁间肌瘤;若向子宫浆膜面发展,突出子宫表面者,称为浆膜下肌瘤;向子宫腔发展,覆于子宫粘膜下,则称为粘膜下肌瘤。其发病原因不明,可能与体内雌激素水平过高或长期刺激有关。由于肌瘤生长的部位、大小不同,其临床表现也有所不同。部分患者可以没有任何症状,仅在体检时被发现;大部分患者则表现为子宫出血,如月经周期紊乱、经期延长、月经量过多,严重者可出现贫血。肌瘤较大时,腹部可触及肿块,同时伴有尿频、腰酸、白带增多及腹痛等症状。根据增大的子宫及有关临床表现,结合诊断性刮宫、测探子宫,子宫腔碘油造影术、B型超声波检查等可以确诊。

中医学认为,子宫肌瘤形成主要是由于素体虚弱、经行产后体虚,又感受寒邪,寒邪侵入胞宫,或肝阴虚致肝气郁结,脾运失健,气血生化无源,最终引起气滞血瘀或气虚血瘀,瘀血凝结胞宫,阻滞胞脉,冲任受损,新血不得归经,日久而形成。诸如因寒邪侵入胞宫而使气血瘀阻者有之,脾虚生痰、痰瘀互结,结于胞中者亦有之。临床大多数表现为气滞血瘀和痰湿阻滞二种类型,故治疗以消症化瘀为主。(《妇科病调养与康复》)

(一)药物疗法

【验方一】 治子宫肌瘤方《实用中医大全》

由气滞血瘀引起的,可见胞中积块,小腹胀痛,月经量多,或经期延长,淋漓不净,经色暗而又瘀,口干苔薄,舌边有瘀点,脉沉弦,治以理气活血消症,方取桂枝茯苓丸加减。常用处方:

桂枝9克,桃仁9克,茯苓12克,丹皮9克,赤芍12克,当归9克,党参12克,白花蛇草15克,夏枯草15克,三棱9克,川楝子12克。乳房胁肋胀痛,加柴胡6克,郁金9克。

【验方二】 治子宫肌瘤方《实用中医大全》

痰湿阻滞者,可见形体肥胖,胞中积块,胸胁满闷,神疲倦怠,带下量多且色白,口淡无味,经量多或淋漓不净,苔白腻,脉滑细,治以化瘀软坚消症,方取苍附导痰汤加减。常用处方:

制半夏12克,陈皮6克,苍术9克,茯苓12克,甘草5克,胆星9克,枳壳9克,夏枯草15克,桃仁9克,留行子12克。动则气急,加黄芪15克,白术9克;头晕眼花,面色萎黄,加当归10克,赤芍9克,熟地9克;经量甚多,加阿胶(烊冲)9克,仙鹤草15克。

【验方三】 加味生化汤《妇科病调养与康复》

当归24克,川芎15克,炙甘草、炮姜、桃仁各3克,益母草30克,炒芥穗9克。水煎,1剂/日,分2次服。功效:活血化瘀,养血益气,软坚散结,温经通络。主治血瘀型子宫肌瘤;症见腹中积块坚硬、固定不移、疼痛拒按,月经量多、行径时间延长、色暗有块,或面色晦暗,乳房有结块,舌暗,边有瘀点、瘀斑,脉沉涩。

【验方四】 桂枝茯苓丸《妇科病调养与康复》

桂枝、茯苓、桃仁(去皮尖)、丹皮、芍药各15克,共研细末,炼蜜为丸。每日早晚饭前服10克。功效:活血化瘀,消症散结。主治血瘀型子宫肌瘤

【验方五】 四君子汤加味《妇科病调养与康

复》）

党参、三棱各 30 克，白术 24 克，茯苓、牛膝各 15 克，甘草 9 克，莪术 60 克。水煎，1 剂/日，分 2 次服。功效：益气健脾，祛瘀通络。主治脾虚湿阻，瘀血阻滞胞宫型子宫肌瘤；症见下腹包块隐隐作痛、按之柔软，带下量多、色白黏稠，胸脘痞闷，怕冷，形体肥胖，舌紫暗，苔白腻，脉濡细。

（二）食物疗法

【验方一】 益母草鸡蛋汤（《妇科病调养与康复》）

益母草 50～100 克，陈皮 9 克，鸡蛋 2 个。加水共煮，蛋熟后去壳再略煮。吃蛋饮汤。月经前服，1 次/日，连服数次。功效：行气活血，化瘀消症。主治气滞血瘀型子宫肌瘤。

【验方二】 延胡索当归瘦肉汤（《妇科病调养与康复》）

延胡索、艾叶、当归各 9 克，猪瘦肉 60 克，食盐少许。前 3 味加水 3 碗煎成 1 碗，去药渣，再入猪肉煮熟，调食盐。月经前服，1 次/日，连服 5～6 剂。功效：行气活血，温经散寒。主治寒凝血瘀型子宫肌瘤。

【验方三】 银耳藕粉汤（《妇科病调养与康复》）

银耳 25 克，藕粉 10 克，冰糖适量。银耳泡发后加冰糖炖烂，入藕粉冲服。功效：清热润燥止血。主治子宫肌瘤；症见月经量多，血色鲜红。

【验方四】 消瘤蛋（《妇科病调养与康复》）

鸡蛋 2 个，壁虎 5 只，莪术 9 克。加水 400 毫升共煮，蛋熟后去壳再煮，弃药。食蛋，每晚 1 次。功效：散结止痛，祛风定惊。主治气滞血瘀型子宫肌瘤。

【验方五】 术苓姜枣膏（《妇科病调养与康复》）

白术、苍术、茯苓各 250 克，生姜 150 克，大枣 100 枚。前 3 味烘干，研细过筛；大枣去核；生姜研成泥后去姜渣。以姜枣泥调和药粉为膏，防腐贮存。早、晚各 30 克，米酒送服。功效：补气健脾，祛痰化湿。主治痰湿型子宫肌瘤。

【验方六】 丹桃紫草粥（《实用保健医学》）

丹参 30 克，赤芍 15 克，紫草根 20 克，大黄 6 克，甘草 6 克，薏米 60 克，白糖适量。前五味药煎汤去渣，入薏米、白糖煮成粥。每日 1 剂，分 2 次食用，连服 15～20 天为一疗程。

【验方七】 宫症汤（《实用保健医学》）

夏枯草 30 克，怀牛膝 15 克，王不留行 9 克，三棱 9 克，海带 30 克，粳米 60 克。前五味共煎汤，去渣取汁，入米煮成粥。1 可入红糖调味。上为一日量，分早晚温服。连服 20 天为一疗程。

【验方八】 桃仁粥（《实用保健医学》）

桃仁 15 克，鸡内金 12 克，粳米 100 克。先将桃仁、鸡内金捣碎如泥，加水研汁去渣。同粳米煮成稀粥。上为一日量，分顿食用。连服 10 天为一疗程。

四九、妇女养血第一方

药物疗法

【验方一】 四物汤（《太平惠民和剂局方》）

【组成】 熟地 12 克，当归 10 克，川芎 8 克，白芍 12 克。

【用法】 水煎服。一剂煎 3 次，早、中、晚空腹服用。

【功用】 补血调血。

【方解】 方中熟地能滋阴养血，补肾填精，为本方主药；当归性味甘润而温，可补血活血；川芎辛温，有活血通经、行气导滞之功；白芍酸辛，能补肝护体。四味药相结合，有阴有阳，刚柔相济，补中有行，行中有补，补而不滞，是补血活血的良方。中医界称四物汤为"妇科养血第一方"。

四物汤不仅是调血补血的良方，还是治疗月经病的良药，主治月水不调，脐腹疼痛，崩中漏下；血瘕块硬，时发疼痛；妊娠胎动不安，血下不止，及产后恶漏不下，结生瘕聚，少腹坚痛，时作寒热等症。因此，四物汤广泛用于妇科病的治疗，尤其是在治疗月经病时，以四物汤为基本方，随证加减，取得了良好的疗效：痛经可加香附 12 克，延胡索 10 克；兼有气虚者，加入党参 18 克，黄芪 18 克；血虚有寒者，加肉桂粉 4 克，炮姜 4 片；如出现崩漏，则加入茜草根 8 克，艾叶 10 克，阿胶 10 克。

五十、玫瑰花是女人病的克星

玫瑰花除有观赏价值外，还是一种应用范围

很广的中药。《本草纲目拾遗》曰："玫瑰纯露气香而味淡,能和血平肝、养胃宽胸散郁。"可见将玫瑰花作为药材,古代便已有之。国医大师、广西中医学院教授班秀文指出,玫瑰花的药性平和,适合女人柔弱的身体,是治疗女人肝血郁滞的首选药。在临床上,班秀文教授常用玫瑰花治疗以下几种妇科病:(《大国医》)

【验方一】 月经病(《大国医》班秀文)

月经后期或月经过少,伴有经行疼痛、心神不宁等,常用玫瑰花10克,益母草10克,鸡血藤20克,丹参15克,当归10克,川芎6克,白芍10克,浮小麦15克,红枣10克。水煎服。

【验方二】 带下病(《大国医》班秀文)

对于赤白带下,色时淡时暗,淋漓难净,伴有时阴痒味臭,全身困倦,心烦易怒之症,常用玫瑰花10克,当归10克,川芎6克,丹参15克,丹皮10克,土茯苓20克,益母草10克,川断10克,白术10克,泽泻10克,甘草6克。水煎服。

【验方三】 经前感冒(《大国医》班秀文)

经前易感冒,全身困倦,乳房胀痛,心烦易怒,心悸怔忡,夜不成寐,纳食不香,并见浮肿,痛经,经色暗红,量少有瘀块者,常用玫瑰花15克,佛手花10克,白芍10克,当归10克,茯苓6克(或茯神10克),丹参15克,枳实6克,益母草10克,荷叶10克,红枣10克。水煎服。

【验方四】 更年期综合征(《大国医》班秀文)

女人近50岁,经水将断,经行前后不定期,量多少不一,伴烦热、心悸怔忡、夜寐不宁、全身困倦乏力等,常用玫瑰花10克,浮小麦20克,红枣15克,益母草10克,川断10克,鸡血藤20克,山萸肉10克,泽泻10克,丹参15克。水煎服。

五一、妇科病的食疗方

(一)疾病特征

妇科疾病是女性常见疾病,种类多,通常表现有月经不调、痛经、白带过多、子宫脱垂、血崩、阴道炎、卵巢囊肿、妊娠反应等。多数妇科病是由于细菌感染、内分泌失调、年龄等因素引起。在青春发育期的少女常常受月经不调、情绪不稳、焦躁不安等困扰。妇女进入更年期,受激素分泌减少的影响,容易患更年期症候群,从而出现头晕、失眠、心悸、焦虑等症状。(《吃出健康好体魄》)

(二)保健要点

防治妇科病首先是要讲究个人卫生,另外还要从病因入手,改善营养。如青春期少女出现月经不调,多是由于缺钙等营养不良所引起。这时要多摄取富含钙质、维生素 B_{12}、维生素D、维生素E、叶酸等食物来满足身体所需。患阴道炎等细菌感染性妇科病时,多摄入蛋白质、维生素A、维生素B等有益。更年期的妇女平时应注意补充钙质、维生素E等营养成分,降低发病率。适宜妇科病患者的果菜有芹菜、荸荠、桂圆、木耳、山楂、韭菜、丝瓜、冬瓜、荔枝等。(《吃出健康好体魄》)

(三)日常禁忌

不讲究个人卫生、偏食、情绪恶劣等对妇科病患者都不宜。

(四)食疗方法

【验方一】 人参精酵酪治疗妇科病:(《吃出健康好体魄》)

[原料]人参精5克,红豆20克,大蒜10克,柠檬半个,酵素、蜂蜜、纯酸乳酪各适量。

[食法]将红豆放入沸水中烫,将人参精、酵素放入杯中加入冷开水调匀。把人参精、酵素、红豆、大蒜、纯酵乳酪、柠檬放入果汁机中榨汁,最后加入蜂蜜搅匀即可食用。此方可补充钙质等营养,对调节女性生理不顺有益。

【验方二】 大蒜苋菜治疗妇科病:(《吃出健康好体魄》)

[原料]大蒜15克,苋菜300克,油、盐各适量。

[食法]先摘去苋菜根,洗净切成段。将大蒜去皮洗净切碎。炒锅开火,放油烧热,先将蒜下锅煸香,加盐炒匀,然后放入苋菜炒熟即可食用。此方对治疗湿热带下有益。

【验方三】 瓜皮鲢鱼汤治疗妇科病:(《吃出健康好体魄》)

[原料]冬瓜皮40克,鲢鱼1条。

[食法]将冬瓜皮洗净,将鲢鱼开膛去内脏、

去鳞、洗净。然后将冬瓜皮和鲢鱼一起放入锅中加适量的水煮,待鱼熟汤浓即可食用。此方有催乳之功效,对产后缺乳适宜。

【验方四】 山楂黑豆汤治疗妇科病:(《吃出健康好体魄》)

[原料]山楂50克,黑豆50克,生姜10克。

[食法]将山楂、黑豆、生姜分别洗净,然后放入锅中加适量的水煎煮,鱼、豆熟,汤浓即可食用。此方对治疗月经不调有益。

【验方五】 荔枝壳汤治疗妇科病:(《吃出健康好体魄》)

[原料]荔枝壳50可,糖适量。

[食法]将荔枝壳洗净放入锅中,加适量的水煎煮,待汤浓起锅前放入适量的糖调匀即可饮用。此方有防治血崩的作用。

五二、妇女美容方

食疗方法

【验方一】 桃花猪蹄粥美容方(《生活中来》)

桃花1克(干品),净猪蹄1只,粳米100克,细盐、酱油、生姜末、葱、香油各适量。将桃花焙干,研成细末,备用。淘净粳米,把猪蹄皮肉与骨头分开,置铁锅中加适量水,旺火煮沸,改文火炖至猪蹄烂熟时将骨头取出,加米及桃花末,文火煨粥,粥成时加盐、香油等作料,拌匀。两日一剂,分数次温服。一个月可使脸上黑斑全消,脸色红润、光泽。本方活血益气,适于产后女子。

【验方二】 蜂蜜美容方(《生活中来》)

每天晚上在脸上涂点蜂蜜,第二天早上用清水洗去,可使面容白嫩光泽。

【验方三】 小皱纹的消除验方Ⅰ(《中国秘方全书》)

将蛋黄与一小匙蜂蜜,和一小匙面粉充分搅拌后,用来敷脸,如果是干性皮肤,则应多加入一些橄榄油,待一刻钟后再洗净,然后可用冷霜,按摩五分钟,再用纱布拭掉。

蛋白敷面与上法应同时进行,其方法是第一天蛋黄敷面,第二天休息,第三天蛋白敷面,第四天休息,第五天蛋黄敷面,如此交替,六个月后,可使所有的小皱纹都消失。因为蛋白能使松弛的皮肤绷紧,蛋黄则能给予皮肤营养,如此双边进行,效果卓著。

【验方四】 小皱纹的消除验方Ⅱ(《中国秘方全书》)

对有过敏性体质的人,上面的敷法不甚适合,可改用养乐多敷面法。养乐多即发酵后之牛奶。

用两大匙养乐多均匀抹在脸上,再轻轻覆上纱布,以免流失,约一刻钟左右用温水洗去,一星期作三次,只要持续三个月,就会有很好的效果。因为养乐多是酸化乳,会使皮肤更加光滑细嫩。此外,也可试用蜂蜜来敷面。

【验方五】 消除青春痘的验方Ⅰ(《中国秘方全书》)

蕺菜(蕺:jí;也叫"鱼腥草")20克和一碗水合煎为浓汤,一天分数次饮用。同时,将蕺菜叶捣烂取青汁,涂抹在患部,一天四次,约两个月即可彻底治好。此法对面疱范围大或有化脓现象者,最有功效。

【验方六】 消除青春痘的验方Ⅱ(《中国秘方全书》)

苦瓜半个,切丁,加水熬至苦瓜稀烂为止,水呈淡黄色,切记不能放盐、糖、或油之类,以苦瓜水当饮料或开水喝,可装瓶置于冰箱中,苦瓜能去火气且有解渴作用,在民间,它的功用是大家所熟知的。

【验方七】 去除雀斑验方Ⅰ(《中国秘方全书》)

雀斑呈黄褐色或咖啡色,很像麻雀卵壳上的斑点,青年男女脸上或脖子上、肩膀上、手背上最为常见。此症由于遗传的关系,最易感染的部位是眼眶及双颊。

冬瓜仁五两,莲子粉五钱,白芷粉三钱。合研为细粉,每日饭后用开水冲服一汤匙,非常有效。

【验方八】 去除雀斑验方Ⅱ(《中国秘方全书》)

桃花阴干和干燥之冬瓜种子同量混合研为细末,加蜂蜜调匀,睡前涂于患部,晨起洗净很有效。

【验方九】 去除黑斑验方Ⅰ(《中国秘方全书》)

黑斑是因肝脏或胃肠过劳,以及皮肤疲劳而产生的,尤其是年轻妇女而长满黑斑,一定是过度疲劳所致。长期化妆,也会使脸上长出黑斑来,所以要避免暴饮、暴饮以及睡眠不足的生活,多吃蔬菜、动物肝脏、海藻、蛤或豆芽菜等,会使黑斑消失得更快,同时不要忘了夜晚临睡前,要将当天的化妆品彻底洗净。

薏仁研成细粉,一次服用10克,每天3次,在饭前一小时服用,约几个月,即可治好。

【验方十】 去除黑斑验方Ⅱ(《中国秘方全书》)

甘松、山奈、香薷、白芷、白蔹、防风、藁本、白僵蚕、白附子、天花粉、零陵香、绿豆粉、肥皂(煅)各等分。为细末,每早洗面,黑斑点就会除去。

【验方十一】 香油菠菜除"蝴蝶斑"(《民间方》)

将100克菠菜洗净后,在沸水中迅速地焯一遍,等温后拌入20克香油和适量的调料,一次食完,日食两次,常食可有效防治女士面部的"蝴蝶斑"。

【验方十二】 去粉刺妙方(《石室秘录》)

粉疵之证,乃肺热而风吹之,要亦气血不和,多成此疵,虽无关大病,然书生娇女若生此病,亦欠丰致。我有一方,为之添容。方用轻粉、黄芩、白芷、白附子、防风各一钱,各为细末,蜜调为丸,于每日洗面之时,多擦数遍,临睡之时,又重洗面而擦之。不须三日,自然消痕灭瘢矣。

【验方十三】 使面如白玉验方Ⅰ(《中国秘方全书》)

用冬瓜仁五两(去壳),桃花四两,白杨皮二两为末。饭后饮方寸匕,日三服,欲白倍加冬瓜仁,欲红倍加桃花,服三十日面白如玉,五十日后,手足皆白。

【验方十四】 使面如白玉验方Ⅱ(《中国秘方全书》)

取白冬瓜一个,竹刀去皮切片,酒或用黄油一升半,水一升,煮烂滤去滓,更煎成膏,每夜涂之,则黑色全消,颜如白玉。

【验方十五】 使面如白玉验方Ⅲ(《中国秘方全书》)

宫粉一两,蜜陀僧二两,白檀香二两,轻粉、蛤粉各五钱。共研细末,鸡蛋白调贮,每晚用鸡子白调敷,次早洗去,令面莹白,绝似梨花,且香美异常。

【验方十六】 使面如白玉验方Ⅳ(《中国秘方全书》)

取木瓜去实与皮,其重三两,再加杏仁一两,猪油一两,用钵捣和,每夜涂之于面,则虽冬期亦能面无皱痕,面皮雪白。

【验方十七】 香发散(《慈禧光绪医方选议》)

零陵草一两,辛夷五钱,玫瑰花五钱,檀香六钱,川锦纹四钱,甘草四钱,粉丹皮四钱,山奈三钱,公丁香三钱,细辛三钱,苏合油三钱,白芷三两。

共为细末,用苏合油拌匀,晾干,再研细面,用时掺匀发上篦去。

【验方十八】 美容三方:Ⅰ玉容西施散:治面上一切酒刺、风刺、黑斑。(《古今图书集成》)

绿豆粉二两,白附子、白芨、白蔹、白僵蚕、白芷、天花粉各一两,甘松、三奈子、茅香各五钱,零陵香、防风、藁本各二钱,肥皂角一梃去皮弦。

右为细末,每洗面用之,面色如玉。

【验方十九】 美容三方:Ⅱ涂容金面方(《古今图书集成》)

朱砂、干胭脂各一钱,官粉三钱,小脑五钱,乌梅肉五个,川芎少许。

右为细末,临睡时津唾调搽面上,天明温水洗,面色如童颜,乃神仙妙用之法。

【验方二十】 美容三方:Ⅲ玉容丸(《古今图书集成》)

甘松、山奈、细辛、白芷、白蔹、白僵蚕、白芨、防风、荆芥、山栀仁、藁本、天麻、羌活独活、陀僧、枯矾、檀香、川椒、菊花各一钱,红枣肉七枚。

右为细末,用去净弦膜皂角一斤,同捶作丸。如秋冬,加生蜜五钱。如皮肤粗槁,加牛骨髓三钱。早晚洗之,肌肤自然,莹洁如玉,温润细腻。

【验方二一】 根除狐臭(《陶说》)

人之腋气,俗云狐臭。……余得一方,既简便,又极验。桂圆六枚,胡椒二十七粒,共研细末,每觉有汗,用绵蘸药扑之,轻者药一料即断根。

【验方二二】 十香丸 治腋气。含化,令人遍体俱香。(《奇效良方》)

沉香、木香、白檀香、零陵香、甘松、去土藿香、鸡舌香、肉豆去壳、白芷、细辛、芎、槟榔、丁香各半两，龙脑、麝香各一钱。

右为细末，再研，炼蜜为丸，如芡实大，每服一丸。不拘时含化咽津，每日三五度。

【验方二三】 五香丸 治口臭及腋臭，止肿痛，散血气。《奇效良方》

丁香、藿香、青木香、豆蔻子、白芷、当归、桂心、零陵香各一两，甘松、香附子各一两，槟榔二枚。

右为细末，炼蜜和丸如大豆。日三夜一，时含之，咽津。五日口内香，十日身香，二七日衣被香，三七日下风人闻香，四七日净洗手水落地香，五七日把他人手亦香。禁五辛臭气之物。

五三、妇女减肥法

(一)食物疗法

【验方一】 醋牛蒡减肥《健康指南》

【原料】 牛蒡150克，炙甘草5克，黑醋300毫升，蜂蜜2匙。

【用法与功效】 先把炙甘草放入80毫升水中，以文火煮至剩50毫升，冷却后用干净纱布过滤，只取黄色的汁液；然后将牛蒡洗净后剥去外皮，切成约6厘米的长度，接着再切成细条状，滤干水分后，放入干净的玻璃瓶中，加入2匙蜂蜜、炙甘草汁液及300毫升黑醋；最后，拧紧瓶盖，放置于阴凉处约2个星期后即可食用，但以放置30～45天以后最为可口，药效也最好。每天早晚餐后各吃一次。连续吃1～3个月。吃一个月，体重可下降，连吃3个月，体重可减轻5～8公斤。此外，"醋牛蒡"还可以治便秘、治蛋白尿、治脸上长痘痘。

【验方二】 生吃萝卜减肥《生活中来》

【原料】 心里美萝卜。

【用法与功效】 将心里美萝卜洗净，切片。每天吃半个，连续吃3～6个月。同时，每餐要少吃一成饱即可。此方可有效减肥。

【验方三】 花椒粉减肥《生活中来》

【原料】 花椒适量，白糖适量。

【用法与功效】 将花椒放入锅内炒糊，研成细末。每天夜里12点～1点之间(此时空腹)，舀一小勺花椒粉放入杯中，加少许白糖，用开水冲服。连续服用2～4周。此方可有效减肥。

【验方四】 山楂泡茶可减肥《生活中来》

【原料】 山楂片适量，茶叶适量。

【用法与功效】 每天泡茶时放入15～29片山楂，用开水冲泡饮用，每晚不再饮茶时把山楂吃了。每天如此，长期坚持。此方可有效减肥。

【验方五】 豆腐渣丸子减肥《生活中来》

【原料】 豆腐渣500克，面粉一小碗，小萝卜一个，鸡蛋2个，葱、姜、盐、胡椒粉、色拉油各适量。

【用法与功效】 将萝卜、葱、姜洗净，切碎，全部放在盆里，打入鸡蛋，加入盐、胡椒粉，搅拌均匀；锅中加色拉油烧热，用匙滚成丸子下入锅中油炸，待丸子浮起呈焦黄色捞出即可。每天当菜吃，连续吃1～3个月。此方可有效减肥、降血脂。

(二)按摩疗法

【验方六】 揉腹减肥《生活中来》

每天起床前和晚上睡觉前，平躺在床上，右手在下，左手在上在肚脐周围顺时针揉108次，再逆时针揉108次，然后再用两手中指和无名指在肚脐下3.3厘米处按压108次。每天坚持做。此方可有效减肥，并可治便秘、胃病。

五四、妇人病通治方

夫通治方者，盖胎前产后一切杂症，皆可治也。或一方而治数十症，不可入于专门，皆是素试有验者。虽曰通治，亦不可胶柱而鼓瑟也。《寿世保元》

【验方一】 神秘万灵丹《寿世保元》

【处方】 何首乌(去皮，用黑豆拌，九蒸九晒，忌铁器)、当归(酒浸)、两头尖各五钱，川乌(火炮，去尖)、草乌(水煮过，去尖)、大茴香、川芎、人参(去芦)、防风(去芦、尾)、白芷、荆芥穗(米泔浸)、甘草(炙)、麻黄(用水煮三四沸，去节)、天麻(以上十一味)各二两，白术(去芦、米泔浸)、木香(不见火)、辽细辛、血竭(另研)以上各五钱,苍术半斤(米泔水洗过,入酒浸一宿,晒干为末)。

【用法】 上共二十味,俱为细末,炼蜜为丸,如弹子大,每服一丸,细嚼,黄酒送下。

【主治】 妇人胎前产后诸病,三十六种冷血风,八十二种风,疝气,中风,淋沥血聚,胎孕不安,死胎不下,胞衣不落,一服立效。产后腹内脐下如刀刺,赤白带下,呕逆填塞,心气烦满,怀胎近产,一日一丸,临产不觉痛苦,经脉不通或来频,饮食无味,面赤唇焦,手足顽麻,麻身生黑点血斑者,产后中风伤寒,体如板者,麻黄汤研化服。

【验方二】 济阴返魂丹(《寿世保元》)

【处方】 益母草(五月端午、六月六采梗、叶并子,阴干,不拘多少)。

【用法】 上为细末,炼蜜为丸,如弹子大,每服一丸,细嚼,米饮吞下。

【主治】 妇人胎前产后一切之症,功效甚大。

【验方三】 佛手散(一名芎归汤)(《寿世保元》)

【处方】 川芎、当归(酒洗)各三两。

【用法】 上锉,水酒各半煎,温服。

【主治】 此方治产前产后腹痛,体热,头痛,及诸疾,才产子,未进别物,即先服此药,能除诸疾,逐败血,生新血。

五五、治妇人杂病方

【验方一】 断欲丸(一名抑阴丸)(《寿世保元》)

【处方】 生地黄二两(酒浸,杵烂),黄芩五钱,硬柴胡五钱,赤芍一两,秦艽五钱。

【用法】 上为末,加蜜少许,丸如梧子大,每服二三十丸,乌梅煎汤下。

【主治】 妇人、寡妇、师尼恶风体倦,乍寒乍热,面赤心烦,或时自汗,症类时疫,但肝脉弦长,欲男子而不可得者。

【验方二】 妙香散(《寿世保元》)

【处方】 黄芪一两,人参五钱,白茯苓(去皮)一两,白茯神(去皮心)一两,山药(姜汁炒)一两,远志(泡过,去心)一两,木香二钱半,桔梗五钱,甘草(炙)五钱,麝香一钱(另研),辰砂三钱(另研)。

【用法】 上为细末,每服二钱,不拘时,温酒调服。

【主治】 妇人心气不足,精神恍惚,夜梦颠倒,与鬼交通,语言错乱,或惊悸恐怖,悲忧惨戚,虚烦少睡,喜怒不常,夜多盗汗,饮食无味,头目昏眩,当服补养气血,安神镇心,宜此。

【验方三】 菖蒲散(《寿世保元》)

【处方】 石菖蒲,当归,秦艽,吴茱萸。

【用法】 上锉,葱白五寸,水煎,空心服。

【主治】 妇人阴肿起者,是虚损受风邪所为,胞络虚而有风邪客之,风气乘于阴,与血气相搏,令气痞涩,腠理壅闭不泄越,故令肿也。

【验方四】 将军散(《寿世保元》)

【处方】 大黄(微炒)、黄芩、黄芪(炙)各一两,赤芍、玄参、丹参、山茱萸(取肉)、蛇床子各五钱。

【用法】 上为细末,服二钱,食前,温酒调下。

【主治】 妇人阴痒者,是虫蚀所为。三虫在于肠胃之间,因脏虚三虫动作,蚀于阴内,其虫作,热微则为痒,重乃痛也。

【验方五】 治妇人阴病诸方(《寿世保元》)

一治妇人阴中肿痛不可忍,洗法:

【处方】 艾叶五两,防风三两,大戟二两。

【用法】 上锉,水煎,热洗。切宜避风冷。

一治阴痒,以小蓟不拘多少,水煮汤,热洗,日三次用之。蒜煮汤亦可。一方用杏仁烧灰承热绵裹,纳阴中,日二易之。

一治妇人阴冷痒方。

【处方】 远志二分,干姜(生)、莲花各三分,蛇床子、五味子各四分。

【用法】 上为细末,先以兔尿涂阴门中,然后绵裹一线纳阴中,热即为效。一方以硫磺末煎汤洗。

一治妇人阴中生疮。

【处方】 杏仁(烧末),雄黄,矾石,麝香少许。

【用法】 上四味研细末,和敷阴中。

一治妇人阴户作痒，用猪肝炙燥，纳入阴户，则虫俱引出而痒自止。一治女人生门硬如石，衣撞着痛不可忍。

青鱼胆七个或鲫鱼胆七个亦好，用丝绵二三线烧灰存性，同鱼胆调，取鸭毛搽上，立效，其硬不过半个时辰即软。

一治女人阴中生疮，如虫咬痛，用桃叶捣烂，绵裹纳阴中，三四次易即瘥。

第九卷

婴幼儿保健

婴幼儿是指0~6岁的小儿,包括新生儿期、婴儿期、幼儿期和学龄前期。出生后一个月内为新生儿期,出生后一年内为婴儿期,一周岁到满三周岁为幼儿期,三周岁到满六周岁为学龄前期。

婴儿期是生长发育最旺盛的时期,尤其是出生后前六个月最为迅速,机体各器官发育趋于功能完善。出生后一年内体重会增加到出生体重的3倍,身长达到出生时的1.5倍,在出生后的第3个月,脑细胞数目的增加出现第二个高峰,以后增加渐趋缓慢,可持续到一岁半,以后几乎不再增加。

自出生后到满一周岁之前,为婴儿期,又称乳儿期。这个时期为小儿出生后生长发育最迅速的时期,各系统器官继续发育完善,因此需要摄入的热量和营养物质尤其是蛋白质特别多,如不能满足,则易引起营养缺乏。另外,此期小儿机体抵抗力不强,来自母体的免疫抗体逐渐消失,自身免疫力又未发育成熟,极易患传染性和感染性疾病,所以要加强传染病的预防。

一周岁到满三周岁为幼儿期,这个时期为小儿生长发育速度较前减慢,尤其在体格发育方面,其生理功能日趋完善,乳牙逐渐出齐,语言、动作及思维活动发展迅速,但识别危险的能力尚不足,故应注意防止意外创伤和中毒。

《寿世保元》云:夫小儿半周、两岁为婴儿,三、四岁为孩儿,五、六岁为小儿,七、八岁为龆龀,九岁为童子,十岁为稚子矣。小儿半岁之间有病,当于额前、眉端、发际之间以名、中、食三指,轻手满额按之,儿头在左用右手,在右用左手,食指为上,中指为中,名指为下。若三指俱热,主感受风邪,鼻塞气促,发热咳嗽。若三指俱冷,主外感内伤,发热吐泻。若食、中指热,主上热下冷。名、中指热,主夹惊。食指热,主胸膈气满,乳食不消。又要观形察色,假如肝之为病则面青,心之为病则面赤,脾之为病则面黄,肺之为病则面白,肾之为病则面黑。先要分别五脏形症,次看禀受盈亏,胎气虚实,明其标本而治之,无不可者。

婴幼儿期是人一生中身心各方面发展最快的时期,也是人生转折点最集中、最多的时期。但婴幼儿期的体质较弱,机体正处于旺盛的发育阶段,机体各器官正在发育成长,机体的免疫功能不健全,易感染各种疾病;各种器官都还不成熟,易受损伤。因此,婴幼儿保健有其特殊重要意义,事关人的一生。正如《备急千金要方》云:"夫生民之道,莫不以养小为大。"所以,作为年轻父母、家长(包括祖父母和外祖父母)应提高对婴幼儿保健的意识,了解和掌握一些有关育儿方面的基本常识,并注意做好预防保健工作,使婴幼儿能够健康地发育和成长。(《婴幼儿保健小验方》)

婴幼儿是人生存的起点,也是人类发展的未来。提高婴幼儿的生存质量,保证其健康成长,是人生保健的基础。因此,重视婴幼儿保健,具有特殊的意义和作用。

第六十七篇　婴幼儿保健总论

一、婴幼儿的生理特点

婴幼儿时期的生理特点以体格生长特别快、脑发育迅速为突出。1岁时的体重已相当于出生时的2倍多。7岁时,脑重量已接近成人。从1岁开始逐步具备语言能力,会运动,形成性格。此阶段的主要生理特点有以下几点。

(一)体格发育

1. 身高:第1年增加50%,如出生时为50cm,满1岁时身高可达75cm,以后增长平稳。第2年约增10cm,第3年约增7cm。到4岁时,是出生时的2倍。以后每年约递增4~6cm。

2. 体重:表示身体各组织、器官和体液的总重量。在一定程度上反映婴幼儿营养状况和骨骼、肌肉等发育情况。此阶段体重增加相当快,尤其是出生后第1年内生长更加迅速,出生后的前3个月,每月增加1000g,第4~6月,平均每月增加约600~700g,6个月时可达出生时的2倍,后半年每月增加约300g,1周岁时可达生时的3倍。第2年起,婴儿体重每年增加约2.5kg。为了计算方便,可按下列公式计算:

1~6月体重(g)=出生体重(g)+月龄×700

7~12月体重(g)=出生体重(g)+月龄×500

2~12岁体重(kg)=年龄+月龄×2+8

影响儿童身高、体重的因素很多,与种族、遗传、喂养方法、生活条件以及疾病的影响等有关。个体差异很大,不能以个子矮就视作异常。

3. 头围:3岁以前的头围可以反映脑和颅骨的发育情况。新生儿的平均头围约为34cm,2岁时48cm,8岁时51cm。出生后第1年是头围增长最快的1年。婴儿有前囟和后囟,前囟在12~18个月时闭合,后囟最晚在2~4个月时闭合。囟门的闭合,反映了颅骨的骨化过程。早闭见于小头畸形,晚闭多见佝偻病、呆小病和脑积水。前囟饱满,见于颅内压增高者,是脑炎、脑膜炎的重要体征;囟门凹陷,常见于脱水或极度消瘦儿童。

4. 胸围:胸围的大小,表示胸廓、肋骨、胸肌、背肌、皮下脂肪和肺的发育情况。1岁时,胸围46cm;2岁时,胸围49cm;从2岁到7岁,每年约递增1cm。

5. 牙齿:牙齿也是衡量婴幼儿发育的一项重要指标,正常的婴儿出生后4~10月开始出牙。最先长出乳牙,乳牙共20个,一般在2岁时出齐。乳牙长出数目等于月龄减4~6,如小儿1岁半,应有乳牙12~14颗。小儿生长到6岁开始换牙,乳牙开始脱落,恒牙随之长出,到20岁左右,恒牙出齐,共32颗。出牙过迟或牙质发育不良,与小儿发育有密切关系。

(二)神经系统发育

大脑支配全身的活动,儿童的骨髓和脑干在出生以后已经很发达。这就保证了呼吸、消化、血液循环和排泄等器官的正常活动,也就保证了新陈代谢的调节,小脑和大脑皮层发育较晚。但儿童的大脑皮层和皮下中枢在出生后3年内很快发育。出生后第1年是脑重量增加最快的1年,1岁时约900g,相当于出生时的2倍多,是体重的1/8。以后大脑的增长逐渐减慢,7岁时约1300g,已接近成人脑重(约1500g),相当于体重的1/40。成人的脑细胞约有140亿个,这些细胞的增生、长大和分化,在胎儿末期和新生儿期达最高峰。6个月后,增殖速度相对减慢,而增大细胞体积;3岁时,脑细胞的分化(不同功能的细胞逐步区分开来),已经大体完成;到8岁时,脑细胞的形态和功能已接近成人。

语言是一种人类特有的高级神经活动形式。1岁时,已可叫出物品的名字;对人际事务有喜憎之分;2岁时,会说2~3字构成的句子,能表达喜、怒、怕羞;4岁时能唱歌,画人像,初步思考问题,记忆力强,好发问;5岁时开始识字,会辨颜色,数十个数,知物品用途和性能;6岁时能讲故事,开始写字,能数几十个数,可简单加减,喜独立自主,形成性格。

(三)各系统的发育

这个时期由于呼吸道短而窄,呼吸道表面粘膜细嫩,呼吸时受寒冷的刺激以及灰尘中致病微生物极易入侵,加之儿童体内白细胞中杀伤能力强的嗜中性细胞数量较少,而杀死病菌能力较差的淋巴较多,故这个时期的儿童易感染呼吸系统疾病,以及其他传染病。此时期婴幼儿的呼吸动作是浅表,呼吸量比成人少,往往用增加呼吸次数来解决对氧气的需要。6岁儿童需要氧气约168ml,成人需要96my,呼吸量少,需氧量大,故婴幼儿的呼吸往往较成人快而急且表浅。正常的血液循环能保证大脑、神经、肌肉、血管本身和各个内脏的工作,而血液的循环是以血液量为基础的。1岁儿童的血液占体重的11%,14岁少年占9%,成人占7%。儿童外围血管里的血液量比成年人多,供给组织里的血液也多于成年人。这种情况,对于儿童身体的生长发育、体力的恢复和创伤的愈合都有好处。另外,婴幼儿血液在全身循环1周的时间比成年人快,3岁儿童是15s,而成人是22s。

此时期,婴幼儿膀胱肌肉很薄,弹性较差,所以,贮尿的功能差,加之神经系统对排尿的调节作用亦不健全,控制排尿的能力差,所以经常发生夜间尿床现象。

摘自《儿童少年卫生与妇幼保健学》

二、婴幼儿的心理卫生

心理卫生,又称精神卫生或精神保健,是指为保证心理健康而采取的卫生措施。婴幼儿的心理卫生是根据儿童的不同年龄阶段,按其心理变化规律与心理特征,在其先天禀赋的基础上,在良好的家庭及社会环境的影响下,通过正确地教育和科学的训练以及一系列的医疗预防措施,培养儿童健康的心理、健全的人格、良好的适应能力和融洽的人际关系,以增进儿童身心健康全面发展。

(一)婴儿期儿童的心理卫生

这个时期婴儿不仅身体迅速增长,而且神经系统,特别是脑的结构和功能也迅速发展起来。在此基础上婴儿的心理活动也在外界环境的影响下得到迅速发展。婴儿的心理健康,决定于生理的满足及精心护理和爱抚。

1. 亲子关系。亲子关系是指儿童与其抚养人(主要是父母)之间的关系,对婴儿来说,亲子关系主要表现为母子关系。母亲在为婴儿日常照料与养育的过程中,经常地抚摸、亲吻、拥抱婴儿,向婴儿微笑、点头,对婴儿轻声说话,逗引婴儿发笑,最关注婴儿的反应与需要。由于母亲与婴儿的接触总是充满爱抚,婴儿就能发展对母亲的信任和亲近,形成依恋感、安全感,只要母亲在身边,婴儿就能安心地玩。这种良好的亲子关系,可促进婴儿认知、情感、社会性、行为等各方面的健康发展,并为以后诸多社会关系形成奠定基础。婴儿如果失去了与母亲的交往,缺乏爱与被爱的体验,婴儿就会变得焦虑、烦躁、神经质,对这个世界产生恐惧,日后易形成孤僻、冷漠,不易与人融洽相处的不良个性。这里所说的母爱,除母亲外,还包括那些替代母亲的人,包括奶奶、姥姥和直接抚养照料婴儿的人,只要是真诚地给婴儿情感上的温暖与爱抚,对他们的基本需要(物质上和心理上)给予满足,同样可以起到母爱的作用。

2. 感觉刺激。婴儿由于思维、表象等心理活动和语言均尚未形成,这就决定了婴儿的认知结构以感知系统为主,依靠视感、听觉、嗅觉和触觉感知到的信息对客观刺激做出反应,来了解周围环境,探索世界。丰富的感觉刺激是婴儿心理发展特别是智力发展的精神营养。因此,应让婴儿在各种活动中多看、多听、多摸、多尝,如和婴儿多说话,让婴儿常听悦耳的音乐,看色彩鲜艳的玩具,多给婴儿触觉刺激(如抚摸等),让他们尽可能地多感知一些外界事物,获得直观经验,促使认知能力发展。如果婴儿长期在单调寂静的生活中长大,环境中缺乏刺激,婴儿所能接触的事物就会极度贫乏,必然会影响婴儿的心理和智力的发展。

3. 动作训练。婴儿时期,是动作发展最为迅速的时期。婴儿的动作发展主要表现为手的动作和直立行走。其规律是从整体动作到分化动作,从上部动作到下部动作,从大肌肉动作到小肌肉动作,从无意识动作到有意识动作。其顺序为抬头(3个月)——翻身(4、5个月)——坐起(6、7个月)——爬行(8、9个月)——站立(10、11个月),再学会行走(1岁又1、2个月)。手的动作也是从无意识地抚摸(3个月)到随意抚摸(5个月),再到抓握动作的发展(6个月以后),逐步形成眼手协调地运动。动作和动作技能的掌握对婴儿心理发展有重要意义。动作发展使婴儿从躺卧姿势和成人的怀抱中解放出来,开始练习自己的活动,主动接触更多的事物,视野更开阔了,有利于各种感官(听觉器官、视觉器官、言语器官等)的发展,从而大大地扩大了婴儿的认知范围。手作为认识的器官来感知外界事物的某些属性及事物之间的联系,对促进婴儿智能发育是非常重要的,为了使婴儿动作获得更好地发展,除加强营养和改善环境条件以外,要重视训练,要多给他们自由活动的机会,依次联系各种动作(特别是手的动作),并给予鼓励,同时提供一些适当的玩具,如活动的、色彩鲜艳的、发声的玩具以及婴儿喜欢的图片等。此外,还要提供一些不易破碎、又易消毒的小玩具或物品,让婴儿去抚摸、抓握、磕碰、摆弄,以训练手的动作。

(二)幼儿期儿童的心理卫生

这时期,幼儿脑质量增至900～1100g左右,相当于成人的75%,在脑结构上,细胞体增大,神经纤维加长,神经纤维髓鞘化迅速进行,大脑皮层机能进一步发展,加强了大脑皮层对皮质下的控制调节作用。

1. 言语发展。出生第一年是儿童言语发展的准备时期,他们以各种形式练习了发声,训练了言语听觉能力。1～3岁是儿童初步掌握口头言语时期,这时,他不仅能理解成人对他说的话,而且能够运用口语比较清楚地表达自己的思想。同时,还能根据成人的言语指示调节自己的行为。幼儿的言语发展不是与生俱来的,它是后天在与成人交往的过程中,通过成人的影响以及不断地模仿和联系并在言语感官成熟的基础上发展起来的,而良好的言语环境是幼儿言语发展的重要条件。因此,为了更好地培养幼儿的言语能力,在婴儿时期,父母及其他照管者要多和婴儿说话,训练婴儿的言语听觉能力和练习发声。1岁后,要多为幼儿提供更多的言语交流机会,与幼儿交谈,给幼儿讲故事,唱歌谣等,尽可能让幼儿多听一些语言,并鼓励他多说一些。同时,对幼儿提出的问题,要耐心讲解,通过这些言语活动不但可以丰富幼儿的知识面,并可训练幼儿学会用言语来调节自己的行为。特别要引起注意的是,对幼儿言语中错误和缺点不要讥笑,不要故意重复,要给以正确的示范。尤其是在幼儿说话时,往往因选择适宜词汇和表达方式而犹豫出现停顿,切忌过急要求他纠正,更不应责备和嘲笑,幼儿由于紧张、害怕口误,可能发生口吃,口吃会影响幼儿与人交流,容易形成羞怯、自卑、退缩、孤独的性格,应及早进行纠正。

2. 同伴交往。随着幼儿活动范围的扩大,认知能力的增长,他们与同伴交往也日益增多,这使他们在更大的范围内体验一种全新的人际关系。对幼儿的个性发展和社会化过程起着重要的影响。父母与同伴对儿童来说是两种性质的人际关系。父母与儿童基本上是指导与被指导、教育与被教育的纵向关系,而儿童与同伴则是平等的、互相教育的横向关系。在与同伴的交往中,幼儿逐步学习社会技能,不断学习并调整自己的社交行为。此外,幼儿从与同伴的交往中得到分享与合作的欢乐,并培养对他人情感状态的注意、理解和同情。同时,他们在同伴交往中的观察学习、积极探索,有助于促进其认知能力的发展,可见同伴交往有着亲子关系不可替代的特殊作用。因此,在幼儿日常活动中,在建立良好亲子关系的基础上,应丰富他们的生活内容,拓宽他们的接触面,鼓励并创造条件让幼儿与年龄相仿的幼儿接触、玩耍、游戏,培养同情、关心、分享、谦让、帮助等积极的社会行为。如果幼儿长期在封闭的环境,不与同伴交往,容易形成孤僻、不合群的个性特征。

3. 个性的萌芽。个性在心理学上又称人格,它是指一个人全部心理活动的总和。每个人的个性也各有其特征,这些特征表现在兴趣、能力、气质和性格方面,而以能力和性格最为突出。人的个性特征是在幼儿期萌芽,学龄前期开始发展而初步形成个性倾向。但这个时期的个性尚存在着不稳定性和可塑性。因此，从幼儿期开始培养良好的个性特征，对儿童形成固有的个性品质极为重要。儿童出生后就有气质即神经类型的差异。如有的比较好动，有的则比较文静。这种气质上的差异在后天的环境和教育的影响下不断发生改变。到3岁前，儿童的个性萌芽就明显表现出来。如在好奇心的强度方面，有的幼儿什么都要自己来，有的则什么都要"妈妈帮我……"，有明显的依赖性；与同伴关系方面，有的容易合群，有的常表现出争夺玩具、打人、咬人、抓人等攻击行为，有的则经常处在哭泣、告状等防御地位……，父母应重视幼儿这些最初的个性萌芽，因为它虽然还没有定型，但它是未来个性形成的基础。在一般情况下，个性比较容易沿着最初的倾向发展下去，例如最初形成的任性、自我中心萌芽，如果父母一味娇惯迁就，任性的个性特征也将日益巩固而最终定型。因此，父母应抓住幼儿的个性萌芽，对其进行引导和培养，不要娇惯纵容。由于幼儿有明显的受暗示性和模仿性的特点，父母和托幼机构老师应时刻注意自己的言行举止，用道德行为为幼儿树立好的榜样。对幼儿个性萌芽上的缺陷和弱点，有意识进行矫正，这对塑造儿童良好的个性是十分重要的。

4.行为习惯。这时期幼儿已能独立行走，手的动作逐渐灵活协调起来，独立性也开始发展，变得非常好动，对什么事物都感兴趣，都要摸摸动动，还喜欢模仿大人做事，这是幼儿在探索、在学习，父母要珍惜幼儿这种积极性，抓住时机，大胆让幼儿去实践，并因势利导地培养他独立的生活能力和良好的行为习惯。如饮食习惯，学会自己吃饭，不偏食，饭前不吃零食；培养独自入睡的习惯；自己坐盆大小便习惯；自己洗手洗脸，不乱扔纸屑的卫生习惯以及自己收拾东西，整理玩具的爱整洁习惯等。让幼儿在实践活动中学习各种知识，锻炼活动能力，培养可贵的自信心。

（三）学龄前儿童的心理卫生

这时期是儿童进入幼儿园接受教育的时期，也是为儿童接受小学的正规教育做准备的时期。此年龄段的幼儿大脑继续发展，6～7岁时脑质量约为1280g，已接近成人的脑重，神经纤维继续增长及髓鞘化接近完成，随着脑结构的成熟，脑的机能也迅速发展，大脑皮质兴奋和抑制功能不断加强，使儿童更容易建立条件反射，并可逐渐学会控制自己的行为，促进幼儿精确认知事物能力的发展。

1.游戏。学龄前期幼儿，不但走得很好，还会跑、跳、攀登，手的动作也更加灵巧，思维和言语发展很快，对周围事物有强烈的兴趣，渴望参加成人的一些社会活动，而游戏是这一时期最适合幼儿身心发展特点的社会实践活动。在游戏活动中，幼儿通过自身积极、主动地探索与直接动手操作，知识和经验不断扩大，认知能力也不断得到提高。例如幼儿在玩角色游戏时，通过扮演各种角色，逐渐了解、掌握了社会生活中各种人物的行为准则和相互关系，掌握初步的社会知识；在做建筑游戏时，能够认知各种材料、物体的性能、特点和关系，获得初步的自然知识。通过游戏的具体操作活动过程，同时促进了观察力、记忆力、思维能力、想像力及言语能力的提高。此外，游戏时，通过和伙伴的合作，有助于锻炼和培养幼儿的交往能力和道德品质。在游戏时，提高克服困难的过程，又培养了幼儿的个性及意志。因此，父母和幼儿园老师要根据幼儿不同年龄来组织和指导他们的游戏，对幼儿的游戏如不适当地指导和引导，完全放任自流，幼儿的游戏就会较长时间地停留在低级水平，很难达到通过游戏来促进心理发展的目的。

2.学习和劳动。学龄前期的幼儿已经掌握了口头言语，各种心理过程虽然仍以无意为主，但有意性也开始发展，这就为进行有目的、有系统地学习提供了条件。为进入小学的正规学习做准备，这种准备主要是激发幼儿的学习兴趣，培养学习能力和良好的学习习惯，并掌握基本的自然和社会常识。幼儿的学习活动主要是通过游戏、看图片、听故事、观察周围生活等具体的形式来进行。父母可利用幼儿好奇好问的特点，积极鼓励他多想多问，善于运用回答问题的机会，引导幼儿从不同方面观察和思考问题，不要嫌麻烦而拒绝回答幼儿的提问,对有些问题一时解答不了的,切忌推诿和虚构,要实事求是,尽量做出合理解释。否则,会影响幼儿的认知和情感培养。同时,选择幼儿感兴趣又容易接受的方法,适当教幼儿识一些字,培养幼儿的阅读能力和喜爱读书的习惯。此外,利用幼儿独立性发展,鼓励他参加一些日常生活中的自我服务,参加家里或幼儿园的简单劳动,并提出严格要求,反复练习幼儿努力把一件事做到底,以培养他们良好的劳动习惯和劳动品质。

3. 自制力。自制力是指一个人对自己的心理与行为的主动调节能力。幼儿的心理特征带有很大的不随意性和不稳定性,对自己行为对控制和调节能力均很差。学龄前期是训练培养自制力的最佳时期。父母和老师在幼儿的日常生活和游戏、作业活动中,启发诱导他们树立明确的目标,并帮助他们排除干扰,克服困难,去实现这个目标。要让幼儿知道,无论做什么事情,都要经过努力,才能取得好的结果。为了学会克服困难,对他们提出的要求,一定要符合年龄特点,是他们力所能及的,并且是通过努力可以达到的。如果要求太低,会使他们感到不需要思考和努力;而要求太高,又会使幼儿丧失信心。同时,要注意培养幼儿做每一件事情都要有始有终,按时完成任务,并力求做得更好一些。幼儿遇到困难和失误,父母不要指责,不要放松和终止,要给予帮助和鼓励。此外,家庭制定一些简单、必要的规矩,让幼儿从小在幼规律的生活中自觉养成好的行为习惯,并学会和提高自我控制能力。

4. 情绪情感。情绪情感是人对客观事物的态度和体验。幼儿的情绪表现完全是外显的,不稳定及易冲动,有时会莫名其妙地发脾气或出现极度的恐惧,幼儿常害怕想像中的事物,诸如黑暗、鬼怪、动物等,对伤害、指责、讥笑的焦虑也增加了,随着年龄的增长,在父母的教育影响下,社会性情感逐渐形成和发展,如能根据成人的道德评价把同伴或自己的行为与行为规划比较,从而产生积极的或消极的道德体验。幼儿的理智感突出表现在好奇好问,喜欢拆装玩具,这都是幼儿探究性的强烈表现。良好的情绪情感有助于幼儿的认知及个性的发展。为此,要创造条件使幼儿有良好的情绪情感,如建立宽松、愉快和融洽的家庭环境,对幼儿的评价要客观,幼儿经常受到肯定、积极的评价易产生愉快感和自信感,经常受到否定、消极的评价,幼儿易产生自卑感、孤独感。同时,要注意培养幼儿情感活动的稳定性和自控能力,这方面父母和老师的榜样作用是非常重要的。

摘自《儿童少年卫生与妇幼保健学》

三、养子十法

一要背暖。经云:背脊三椎下节之两旁,是肺之俞也。若风寒伤于肺俞,使人毫毛异直,皮肤闭而为病热,其证或咳嗽,或喘或呕吐或吐逆,及胸满增寒壮热,皆肺经著寒而得之也。故要背暖。

二要肚暖。俗云:肚需热肚。肚者胃也,为水谷之海,若冷则物不腐化,肠鸣腹痛呕哕喘泄泻等疾病生焉。经云:胃热而能消谷,必能饮食,故要肚暖。

三要足暖。经曰:足为阳明胃经所司。寒从下起,故要足暖。

四要头凉。经曰:头者六阳之会,诸阳所凑也。头为髓之海,若大热则髓溢汗泄,或颅囟肿起,或头缝开解,或头疮目疾。俗云:头无凉头,故头宜凉。

五要心胸凉。心属丙火,若外受客热,内接心火,则内外俱热也。其证轻则口干舌燥,腮红面赤,重则涕叫惊跳,故心宜凉。

六者,精神未全,小儿忽见非常之物,或见未识之人,或闻鸡鸣犬吠,忽见牛马等畜,或嬉戏惊骇,或忽闻大声因而作搐者,缘心气成虚而精神离散故也。当补心益气药治之。如用镇心朱砂牛黄琥珀金银脑麝水银等药,则成慢惊风搐,以致腹胀足冷,不能疗也。

七者,不温脾胃,致成吐泻慢惊。经曰:脾为黄婆胃为金公,主养五脏六腑。若脾胃全固,则津液通行,气血流畅,表里冲和,一身健康。盖脾胃属土而恶湿。小儿变蒸,上唇肿而头热,或上气身热。父母不晓,妄作伤风伤食治之,或以表药出汗,或以通药宣泄,或以凉药镇心,或以帛汤展缀。致令冷热不调,内伤脾胃,搏于大肠,故粪便青色,久不已者必吐,吐不已者作瘈。瘈作又言热则生风,转用凉药治之,愈觉败伤真气,渐不救者多矣。经云:脾土虚弱,肝木乘之。故筋挛而作瘈,宜用补脾温胃畅气之药治之,庶可得痊也。

八者,儿哭未定,勿使饮乳,致儿呕奶粪青。小儿在胎之时,其母取凉过度,冷气入于胞胎之中。儿生之后,因悲啼未定,便与乳食,使气与食蓄结于中,久而不散,致伤脾胃,轻则呕奶粪青,重则腹中气鸣气逆,涎潮流溢,以致难治。

九者,勿得轻服轻粉朱砂。夫水银轻粉俱有毒,虽云下痰,性冷损心气。朱砂虽镇坠,性寒损神,小儿服之易伤,每每被其误也多矣。

十者,因浴致生丹毒。小儿一周之内,不可轻易频洗,肌肤脆嫩,腠理不密,洗之,恐湿热之气郁蒸不散,变生赤游丹毒,片片如胭脂,身发壮热,若毒气入腹者死。又有因浴伤寒,咳嗽上气,外感之疾,多由此也。

摘自《中国养生宝典》

四、"三浴"锻炼可增强幼儿体质

孩子体质的强弱,关系到抵抗疾病的能力和今后的生存能力,他受先天因素的影响,但后天的营养和锻炼更为重要。有一种比较好的锻炼方法,称为"三浴"锻炼,即通过空气、日光和水进行锻炼,对于增强孩子的体质非常有益。

(一)空气浴。主要利用空气的温度和电离子的作用进行锻炼。空气浴从婴儿两三个月时即可开始,先在室温不低于20℃的室内进行。穿的衣服可逐渐减少,最后只穿短裤。习惯后在气温适宜、无风时,移至室外进行。气温不能低于13℃。时间一般在1~1.5小时。每日1~2次,每次20~30分钟,最长不超过1.5小时,可结合活动性游戏进行。

只要有条件,家长应尽量把幼儿带到宽敞的庭院里,公园的儿童游戏场等地方,去进行各种活动。在公园里空气清新,活动场地大,家长和孩子可以散步、玩大型玩具、游戏、跑跳、骑自行车、坐跷跷板、攀登架等。在冬季里可以让孩子玩雪球、堆雪人、学滑冰、滑雪等,这些户外活动应该是经常的,使孩子在大自然中活动,既得到身体锻炼又陶冶性格。

(二)日光浴。日光中含有紫外线和红外线,紫外线能促进皮肤制造维生素 D,加速血液循环,能刺激骨骼制造红细胞,防止贫血,还有消毒杀菌作用。红外线有活血及调节体温的作用。几个月的婴儿体温调节机能还不健全,可以由看护人带出户外,短时间地晒太阳,但不宜日光浴。两三岁以后即可以在户外进行日光浴,注意温度在22℃以上,无风,在饭后安排1~1.5小时为宜。可让幼儿躺在床上,裸体,使全身均匀地接受日光照射。可先晒背部,然后是两侧及胸腹部,头部戴白帽,避免过热,并注意保护眼睛,时间每天5~10分钟,逐渐增至20~30分钟。每周停止一天。当户外树荫下的气温超过30℃时,不宜做直晒的日光浴。

(三)水浴。进行低体温的水浴锻炼能刺激神经、增强体质、预防感冒。应在婴儿7~8个月时开始擦浴,水温32℃~36℃,时间不超过2~3分钟。3岁以上开始淋浴,不要淋头部,淋浴后用干毛巾擦至皮肤微红。开始时水温35℃~36℃,以后不低于26℃~28℃,时间1~5分钟,室温要保持在18℃~20℃之间。

训练幼儿游泳也是施行水浴的方法之一。游泳是孩子的本能,胎儿在母体内就生活在羊水中,所以游泳的动作是在母体内就发展着的。一般说来,孩子是喜欢洗澡的,一到水里就不想出来,可以说,婴幼儿具有学游泳的天赋,而实践也证实了这一点。例如,国外有一个儿童诊所,设有一个不大的游泳池,这里的医生和护士们教会了一批吃奶婴儿游泳。在这个小游泳池里,一群婴儿时而仰游,时而俯游,还在水中跳着,抓着玩具。放他们下水,他们是乐呵呵的,而把他们抱出来时,他们却哭闹起来,这些出生才六七个月的婴儿,不仅学会了游泳,而且还学会了潜水。这些婴儿长得十分健壮、结实。

孩子的身体素质锻炼在从小开始,坚持不断,逐渐养成习惯。锻炼要循序渐进,一般先进行空气浴,适应后再做日光浴、水浴。在进行锻炼前,应由医生给儿童做详细的身体检查。最好能在医生的指导下进行。到一定年龄后,方式可多样一些,三浴交替进行,效果更佳。儿童身体健康状况,神经系统的兴奋性,以及对自然因素的忍耐力不同,所以锻炼的时间、强度要有所不同,要注意每个儿童的反应特点。幼儿体弱不宜进行三浴锻炼,可采用冷水洗脸、洗脚,在日常生活中锻炼。

摘自(《健康人生》)

五、孩子应每天吃些蔬菜

现在大多数家庭生活好,孩子少,家长非常重视孩子的饮食,总认为高蛋白的鱼、虾、肉、蛋、奶是最好的食物,都能尽量保证孩子足量摄取,而蔬菜却往往被家长忽视。

其实,蔬菜中所含的维生素、无机盐、纤维素等,都是孩子生长发育过程中必不可少的营养元素,不爱吃蔬菜的孩子最容易便秘,而便秘是生病之源。孩子不爱吃蔬菜引起的便秘,家长往往会用水果来解决,性寒的香蕉因为有通便的作用而格外受青睐,但长期吃性寒的水果会对孩子身体造成许多伤害。水果一般都是一年一季,不可能像蔬菜那样随时都能吃到新鲜的,那些经过化学处理而保鲜的水果,长期食用只会给身体造成伤害。

另外,不爱吃蔬菜的孩子容易发胖,容易内热大、鼻子易出血、脾气急躁、注意力不集中,这些都是身体内营养不均衡、体内不和谐造成的。

如果家长在孩子小的时候,就将菜剁烂、做好给孩子吃,让孩子从小就习惯蔬菜的味道,一般孩子大一些后是不会拒绝蔬菜的。需要注意的是,一两岁的孩子,牙还没长全,是没有能力将蔬菜嚼碎嚼烂的,而孩子如果因为吃了没有剁碎的蔬菜而被噎着,只要噎几次就不肯再吃蔬菜了。家长要尽量将蔬菜做得可口,让孩子爱吃,可以试着将菜和肉做成馅,包成饺子、包子、菜团子、馅饼、煎饼等,尽量鼓励孩子多吃蔬菜。

摘自(《父母是孩子最好的医生》)

六、白开水是孩子最好的饮料

人体内水分的来源,主要靠喝水,给孩子喝什么来补充水分呢?很多人立刻想到名目繁多的饮料,许多广告也是这样宣传的,由于饮料好喝,喝饮料的孩子越来越多,年龄也越来越小,纯净而没有味道的白开水渐渐地被饮料所替代。实际上,长期喝饮料会危害到孩子的健康。

另外,水还有一般的饮料中含有的物质所不具备的生理功能:①人体组织和细胞的养分及代谢物在体内运转,都需要水做载体。②水可以调节体温,使人体温度不会波动太大。③水是人体组织之间摩擦的润滑剂。④水有极强的溶解性,多种无机和有机物都溶于水中,体内代谢废物在水的作用下易清除到体外。

饮料的种类繁多,有的饮料的确含有多种营养成分和微量元素,但大多数饮料却没有,只有糖是它们的共同成分。少量糖的摄入能够治疗某些疾病,增强运动能力,但如果糖类摄入过多,进入人体循环,就可使血糖升高,血糖的升高将影响控制饥饿与饱食的神经中枢,使人体感觉饱了,没有食欲进餐。孩子自控能力差,比起白开水,他们更愿意喝那些甜滋滋的饮料,结果是妨碍了正餐,最后直接影响了身体的健康发育。

此外,饮料的五颜六色大都来自色素。色素是以煤焦油为主要原料经化学方法合成的,符合食用标准的色素也只是能吃而已,对身体并无任何营养价值,况且有的难以保证质量,更不利于健康。有些自我标榜为"纯天然"的饮料,也添加了不少人工合成的化学防腐剂,儿童身体发育尚未成熟,肝脏的解毒能力和肾脏的排毒功能都比较弱,经常喝饮料,使各种化学品蓄积体内,会干扰正常代谢,影响孩子的身体、智力发育。长期以饮料代替喝水的儿童会营养不良,易患肥胖症、多动症,有些甚至成年后男子生育能力受到不良影响等。从小特别爱喝饮料、不喝白开水的孩子,身高发育也会受到一定的影响。

为什么同样喜欢喝饮料的儿童,身体发育会呈现两极分化,要么过瘦,要么过胖?原因是饮料中的糖分含量过高,对于食欲本不旺盛的儿童,他们从饮料中获得的单一能量影响了正餐进食,长期下去,必然造成蛋白质、某些维生素、矿物质、纤维素、微量元素等摄入不足,影响身体的正常发育；而对于食欲旺盛的儿童，在正餐之外，如从饮料中获得许多能量，造成能量摄入过多，以脂肪形式储存起来，结果导致肥胖。

究竟喝什么水好？自来水、矿泉水、纯净水、磁化水、电解水等，它们各自都有不同的特点。营养学家指出，从营养学观点看，纯净的白开水对身体的健康最有益，白开水最解渴，进入身体后可立即发挥新陈代谢功能，有调节体温、输送养分及清洁身体内部的功能。科学家还发现，煮沸后自然冷却的温开水最容易透过细胞膜促进新陈代谢，增进机体免疫功能，提高人体抗病能力。习惯于喝温开水的人，体内脱氢酶活性高，肌肉内乳酸堆积少，不容易产生疲劳。

美国田纳西州大学一位博士的实验说："孩子在两到三岁时，饮食习惯就大体形成，其后改变不大，即使到8岁，再增加的食物也不过4%。"所以，家长在孩子最初成长的2～3年内，不要让孩子接触到饮料，或者尽量少让孩子喝饮料，孩子是不会拒绝喝白开水的，这样，家长不但可以节省一笔开销，更重要的是为孩子的健康奠定了基础。

摘自《父母是孩子最好的医生》

七、儿童饮食"四不原则"

（一）不挑食：现在很多家庭子女少，对孩子比较宠爱，孩子想吃什么给什么，对孩子过于娇惯，养成了孩子挑食的毛病，时间长了易导致食欲下降。

（二）不嗜甜食：孩子一般比较喜欢甜食，偶尔吃一些，未尝不可。但有些孩子以此为主食，大量糖分摄入体内，不仅抑制食欲，而且影响其他营养素的吸收，另外，甜食易引起龋齿。

（三）不贪食：毫无节制，无规律地让孩子多吃，殊不知，高糖、高脂肪食物摄入过多，将会影响智力发育，记忆力下降。

（四）不乱服保健品：市场上大部分保健品不同程度都含有激素成分，孩子盲目进补，会导致性早熟、情绪亢奋，骨骼发育异常，性早熟发病率上升。

摘自《你可能不知道的健康常识》

八、儿童固元膏

对于体质有些弱的孩子，家长可以做一些"固元膏"给孩子吃，会有非常良好的效果。

（一）制作方法：将黑芝麻半斤、核桃仁半斤、阿胶2两、冰糖半斤、红枣1斤分别加工成粉末状。将这五种原料一起放到大锅里搅匀，倒入料酒（酒味淡些更适合孩子）适量，再搅拌均匀，放入有盖的容器内，盖好盖子放入大锅，隔水蒸。大火烧15分钟后，改小火再蒸2个小时即可。冷却后可以放入洗净、无水的大瓶内保存。

（二）适用年龄：固元膏适宜两岁以上的孩子，特别是容易感冒、咳嗽、哮喘、鼻炎、贫血、便秘、遗尿、睡眠不好、胆小、多动、注意力不集中的孩子。

（三）用法用量：2～3岁的孩子每次只能吃小枣大小的量，3岁以后适当增加一些。先每晚一次，确定不上火后再在早上吃一次。冬天可以每天早晚各食用小半勺（最好是空腹吃）。

（四）保存：夏天放在冰箱内保存，吃的时候用温水泡化后即可；冬天直接放在屋子里也不易坏；若放在冰箱里保存，因有酒的作用，一年都不会坏，最多有点酸味。

（五）注意事项：吃的时候，勺子上不能有水，固元膏遇水会长毛；如果发现长毛，将带毛的部分去除，再放入锅中加盖蒸半个小时就可以了。

摘自《父母是孩子最好的医生》

九、要预防小儿维生素A缺乏症

据一家国外杂志《西太平洋通讯》报道：缺乏症维生素A可使儿童反复经常感染疾病。

一般说来，腹泻、麻疹的反复感染可引起体内维生素A的大量耗损，可导致维生素A的缺乏，因此预防维生素A的缺乏症要防止上述疾病。在饮食方面，要经常食用富含维生素A的食物，同时还要保证含有脂肪和蛋白质的食物的摄入。如果仅食用含维生素A丰富的食物，而不同时摄入其他营养（如脂肪、油脂类和蛋白质），还会发生维生素A不足或发生维生素A缺乏症。

维生素A缺乏症,是发展中国家儿童营养不良症中最常见的一种。患有维生素A缺乏症的儿童,还可同时伴有蛋白质能量营养不良和缺铁、缺碘等症。

摘自(《常见病家庭诊治大全》)

十、婴儿要适量补充鱼肝油

婴儿以母乳或牛奶为主食。奶类虽然营养丰富,但其中维生素A及维生素D尚嫌不足,故常用鱼肝油给婴儿补充维生素A和D。维生素A具有促进生长发育等作用。婴儿缺乏维生素A会出现生长缓慢,并易患各种皮肤病和粘膜炎症,严重的会致角膜溃疡及夜盲症等。维生素D具有促进钙的吸收利用,防止发生佝偻病的作用。

但给婴儿补充维生素A和D一定要适量,不能随便多吃。因为维生素A和D都是脂溶性的,吃得过多会在体内蓄积引起中毒。如每日服用维生素A5万国际单位(相当于浓缩鱼肝油30滴),连续三个月,可出现中毒症状,如食欲不振、脱发、皮肤干燥、瘙痒感、四肢疼痛,肝脾肿大等。婴幼儿摄入过量的维生素D也会发生中毒,表现为厌食、乏力、烦躁、哭闹、恶心、呕吐、腹泻或便秘,甚至造成肾损害和血管钙化等,后果严重。值得注意的是,维生素D中毒症状有时与维生素D缺乏症状较相似,使家长误以为维生素D不足而加大剂量,结果病情加重。所以在给婴幼儿服用维生素A、D制剂时,必须严格按照规定的剂量,以免发生中毒。

摘自(《家庭厨房百科知识》)

十一、小儿保健十不要

婴幼儿正处在生长发育阶段,身体各器官功能还尚未完全发育成熟,因此,在日常生活中要注意以下十点。

(一)小儿不要多吃糖。父母千万不要给孩子多吃糖!孩子一天中,标准的糖摄取量是10克,成人是30克。10克沙糖就是3匙,如果一天吃这些是不会引起虫牙的,也不会发生肥胖症或得其他可怕的成人病。但实际上糖的摄取量大大超过了这个标准。例如,一盒冰激凌就含有20克砂糖,一杯甜清凉饮料也有20克沙糖,象面包、面条、米饭、白薯等食物就是糖类食物,吃进体内会转化为糖分。不仅白糖、红糖等蔗糖小儿不要多吃,葡萄糖小儿也不要多吃。儿童多吃葡萄糖,往往导致消化机能的锐减,时间长了会影响其他食物的消化吸收,对健康带来不利。

据美国科学家研究发现,儿童食糖过多会影响视力。当体内摄入过多的糖,则体糖代谢时需要的维生素B_1消耗就大,维生素B_1的减少容易发生视神经炎。而且偏食糖类食物,会使体内钙代谢发生异常而造成缺钙,导致体内微量元素铬的储藏量减少,而铬和钙对于眼内液压的调节,维持正常眼压及眼球壁硬度都起着重要作用。缺钙会使眼球内膜弹力减退使眼球容易伸长引起轴性近视。(《常见病家庭诊治大全》)

(二)小儿不要多吃零食。多吃零食不利于孩子的健康,可是爱吃零食是孩子的天性,另外天花乱坠的广告和食品袋中的小玩具更是孩子难以抵抗的诱惑。

孩子有爱吃零食的习惯,责任在家长身上。等孩子已经养成吃零食的习惯后再去制止,对孩子来说是痛苦的,不如从小就严格控制零食,对孩子反倒伤害不大。最关键的是大人自己要做到少吃或不吃零食,家长不买,孩子自然就吃不到。

当然,不是说零食完全不能吃,吃零食一定要选择原汁原味、污染少的食品,颜色鲜艳的、香甜的、香脆的油炸食品所含的化学添加剂多,对身体伤害大,尽量不吃;面包、蛋糕、饼干、花生、核桃等,选择含色素和香精少的,还是可以适当吃一些。但不能在饭前吃,否则会影响孩子正餐的进食量。(《父母是孩子最好的医生》)

(三)小儿不要多食冷饮。冷饮对儿童最具有吸引力,然而,幼儿贪恋冷饮却有着极大的危害。幼儿胃肠功能发育尚不健全,十分娇嫩,胃肠道黏膜血管对寒冷刺激很敏感,过量吃冷饮极易引起胃肠功能紊乱,发生胃肠痉挛,出现胃痛、腹痛、腹泻等症状,或者因消化道分泌减少而导致消化不良。幼儿过量吃冷饮,还会使口腔及咽喉长期处于冷刺激状态,出现因咽喉局部血管收缩、抵抗力降低而发生的上呼吸道感染。

中医认为,生冷之物多食伤脾胃。现在的孩子脾胃不好的占有相当大的比例,其中的主要原因就是饮食中生冷过多。人的脾胃被生冷食物伤害后会出现脾虚、胃寒,症状为唇白、肌肉酸痛、食物不运化、胃肠胀气、大便稀溏或有未消化的食物,而胃寒又会时常导致胃痛、易呕吐、流口水等。

冷饮所提供的营养与正常饮食相比少得可怜,如一根冰棍仅能提供 0.8 克蛋白质,而同样重量的鸡蛋却可提供 12.8 克蛋白质,至于维生素以及其他营养成分的比例,冷饮均无法与正常饮食相比。可见,因过食冷饮而影响正常饮食,时间久了,势必导致孩子营养不良,体质下降。所以,家长必须认识到冷饮对孩子生长发育没有好处,多吃只有坏处,特别是对身体内寒湿已经很重的孩子,绝对是雪上加霜,只能加重病情,这时一定不能再吃冷饮了。身体健康的孩子夏季天热时,每天可以吃 1~2 支冰棍,绝不能多吃。(《父母是孩子最好的医生》)

(四)小儿不要过多食用水果。 水果含有糖类、维生素和矿物质等营养素,儿童适量食用对身体发育确有好处。但有些家长就让孩子吃很多水果,这样做并不正确。(《常见病家庭诊治大全》)

从生理角度讲,进食过多的水果,会加重消化器官的负担,而导致消化和吸收功能障碍。据报道,75%的 7 岁以下儿童对水果中含的果糖吸收不好。有一种叫"水果尿"的疾病,就是由于吃大量的水果后,水果中的大量糖分不被吸收利用,而从肾脏排出,引起尿液变化产生的。出现"水果尿",如果仍吃过多的水果,还可引起肾脏的病理性改变。另外,从水果的特性上看,有些水果更不宜多吃。如桔子吃多了,容易"上火"(因桔子中的糖不能转化成脂肪储存体内),梨吃多了,会伤脾胃;柿子吃多了,大便会干燥;荔枝吃多了,会出现四肢冰冷、无力、多汗、腹痛腹泻。有些水果中含有较多的酸类或发酵糖类,对牙齿有腐蚀性,易造成龋齿。

(五)3 岁以上的小儿不要多食牛乳类食品。 牛乳及乳制品是营养价值较高的食物,含有丰富的糖、脂肪、蛋白质,适量食用,对儿童的生长发育可起到良好的促进作用。但由于牛乳及乳制品中的糖属于双糖类物质,必须在肠道中经乳糖酶的催化,水解呈单糖,才能被机体吸收。3 岁以内的婴幼儿,肠道中含有此种酶,但超过 3 岁,乳糖酶即在肠道中消失。因此,3 岁以上的儿童吃过多的牛乳及制品后,其中的双糖类物质因不能水解而不被机体吸收,增加肠道内渗透压而导致腹泻,吃得越多,泻得越剧烈。为保证孩子的健康成长,不要给 3 岁以上的儿童吃过多的牛乳和乳制品。(《常见病家庭诊治大全》)

(六)小儿不要喝酒。 饮酒对儿童的身体健康十分有害,而且年龄越小,酒精中毒造成的后果越严重。有些家庭在过年、过节、过生日及招待客人时,家长让孩子陪酒助兴,致使有的孩子酩酊大醉,浑身痉挛,头晕呕吐,甚至不省人事,经医生抢救,小孩才脱险。因此,父母应对孩子的健康负责,节假日不要给孩子喝酒,切莫作出损害儿童健康的蠢事。(《常见病家庭诊治大全》)

(七)小儿不要穿皮鞋。 因皮鞋硬、弹性差,小儿肌腱娇嫩、骨骼软,肌体各组织又处于高速发展阶段,如过早穿皮鞋,易造成脚趾畸形,尤其穿了尺码小的皮鞋,压迫脚部可影响血液循环,而穿大尺码的皮鞋则会使脚部疲劳,韧带过于伸展,破坏了足弓的稳定,也会使足弓下陷或消失。(《常见病家庭诊治大全》)

(八)小儿不要睡软床。 婴儿骨骼生长很快,骨中含无机盐少,有机物多,因而具有柔软、弹性大、不易骨折等特点,并由于脊椎周围的肌肉、韧带很弱,如让小儿睡沙发或弹簧床,容易导致脊柱和肢体骨骼发生变形。(《常见病家庭诊治大全》)

(九)小儿不要久看电视。 静坐观看电视,每小时仅耗热量 30 卡,而骑自行车每小时则要消耗 250~350 卡。许多儿童总是边看电视,边吃零食,特别是在电视中有食品广告引诱时,更是如此。这样糖果、糕点、咸味饼干就随着饮料冲入腹中,结果孩子摄取的热量大大超过所需量。美国马萨诸塞州有两位医师指出,据调查,美国儿童每周看电视 24 小时,超过其在校时间。有趣的是他们发现儿童看电视与肥胖症关系密切。因此,为了婴幼儿的健康,小儿不要久看电视。(《常见病家庭诊治大全》)

(十)小儿不要跳迪斯科。小儿身体各部肌肉发育不平衡,骨骼的骨化、骨结合也正处于完成阶段。因此,运动中要特别注意姿势正确以防外伤及畸形,而迪斯科对儿童来说是过量运动,既不利于骨骼的正常发育,也容易引起脉搏、心率加快,造成心脏过重的负担。(《常见病家庭诊治大全》)

十二、婴幼儿保健注意事项

(一)小儿五宜(《寿世保元》)

一小儿分娩初离母体,口有秽毒,啼声未发,急用软绵裹指拭去口中恶汁。倘或不及,预煎甘草、黄连浓汁灌之,待吐出恶沫,方与乳吃。或用好朱砂水飞过,炼白蜜调和成膏,如小豆大,乳汁化服,三日内只进三粒,以除胎毒痘疹之患也。

一初生三五日,宜绑缚令卧,勿竖头抱出,免致惊痫。

一乳与食不宜一时混吃,儿生疳癖瘕积。

一儿衣宜用老年人旧裤改作小儿衣衫,令儿有寿,虽富贵之家,切不可制纻丝绫罗毡绒之类与小儿穿,不唯生病,且抑折福。

一儿生四、五个月,只与乳吃。六个月以后方与稀粥哺之。周岁以前切不可吃荤腥并生冷之物,令儿多疾苦。待二、三岁后,脏腑稍壮,方与荤腥熊可,若到五岁后食之尤嘉。(一云:小儿永尤杂疾,夫忌鸡肉,绝妙。)

(二)小儿诸不宜(《你可能不知道的健康常识》)

1.儿童不宜吃皮蛋。皮蛋的腌制原料中含有一氧化铅或盐铅,因而腌好的皮蛋内含有少许铅。铅是对人体有害的金属之一,长期吸入微量的铅,对神经系统、造血系统和消化系统会造成明显的危害。儿童对铅尤为敏感,吸收率高达50%,加上儿童的脑部和神经系统尚未成熟,更容易受铅毒损害,影响智力发育,所以不要给孩子吃皮蛋。

2.儿童不要常吃洋快餐。儿童多吃洋快餐对健康不利。洋快餐代表的是欧美式的"三高"膳食结构,即高热量、高脂肪、高蛋白质。而这"三高"是引发高血压、糖尿病、心悸等"文明病"的直接原因。儿童与成人不同,如果常吃洋快餐就会形成一种口味,口味一旦形成,再要改变就

有困难了。

3.儿童不宜过量补钙。盲目补钙,有的超过规定数量,会对儿童生长发育造成极大危害。儿童补钙过量还可能限制大脑发育,并影响生长。血钙浓度过高,钙如果沉积在眼角膜周边将影响视力,沉积在心脏瓣膜上将影响心脏功能,沉积在血管壁上将加重血管硬化等。

对于不明显缺钙的孩子可以通过豆制品、奶制品和鱼肉等食物来补充,并且配合阳光的紫外线作用。晒太阳和户外运动是最好的天然钙制剂,奶类应是首选的补钙食物。通过膳食补钙不但可行,而且更有效、更划算、更长久、更安全。

4.儿童不宜总穿开裆裤。小儿穿开裆裤较方便,所以家长喜欢给小儿穿开裆裤。但是孩子大一点后,仍穿开裆裤,就会带来许多弊病。因为:小儿到1岁半以后喜欢在地上乱爬,若穿开裆裤,使外生殖器裸露在外,特别是小女孩尿道短,容易感染,严重者可发展为肾盂肾炎。小男孩穿开裆裤,会在无意中玩弄生殖器,日后有可能养成手淫的不良习惯。在冬季,因臀部露在外边,易受寒冷而引起感冒、腹泻等。而穿开裆裤的小孩,很容易随地大小便,一旦养成习惯,到4~5岁就难以纠正了。因此,从孩子1岁左右起,就应让小儿穿满裆裤,并让孩子逐渐养成坐便盆和定时大小便的习惯。

5.婴儿卧室不宜放花草。首先,婴幼儿中对花草(特别是某些花粉)过敏者的比例大大高于成人。如广玉兰、绣球、万年青、迎春花等花草的茎、叶、花都可诱发婴幼儿的皮肤过敏;而仙人掌、仙人球、虎刺梅等浑身长满尖刺,极易刺伤婴幼儿娇嫩的皮肤,甚至引起皮肤、黏膜水肿。其次,某些花草的茎、叶、花都含有毒素,如万年青的枝叶含有某种毒素,入口后直接刺激口腔黏膜,严重的还会使喉部黏膜充血、水肿,导致吞咽甚至呼吸困难。再次,许多花草,特别是名花异草,都会散发出浓郁奇香。而让婴幼儿长时间地呆在浓香的环境中,有可能减退婴幼儿的嗅觉敏感度并降低食欲。须指出的是,一般来说花草在夜间吸入氧气的同时呼出二氧化碳,因此室内氧气便可能不足。

6.幼儿不宜服用磺胺药。磺胺类药物中的复方新诺明是常用的抗菌消炎药,有的家长看孩子病了,就给孩子吃复方新诺明,殊不知,磺胺类药物不宜给幼儿服用。

幼儿期各组织器官、生理功能,特别是肝、肾的酶系统功能均未发育成熟,对药物的耐受性、解毒能力均不如成人。如果幼儿服用磺胺药,常出现的不良反应是胃肠道刺激症状,如恶心、呕吐、腹泻、拒乳等,妨碍B族维生素的吸收、合成,容易诱发口角炎等疾病。磺胺类药物易损害肝脏和肾脏,出现肝功能异常,影响体内物质的代谢、合成。如果新生儿体内缺乏葡萄糖磷酸脱氢酶,服用磺胺药还易出现严重的溶血反应,危及生命。

7.儿童不宜乱吃宝塔糖。有的家长因为小孩经常肚子痛,就怀疑生了蛔虫,给孩子吃宝塔糖,有些孩子甚至把宝塔糖当糖块吃,这对身体是有害的。因为宝塔糖含有能杀蛔虫的山道年粉和轻泻剂。而山道年粉是有毒副作用的药品,多吃会引起中毒。而且孩子肚子痛并不一定是因为有蛔虫,如肠系膜淋巴结炎、慢性阑尾炎等都会引起腹痛,所以小孩腹痛应请医生诊断清楚再用药。

8.儿童不宜滥用鱼肝油。鱼肝油含有丰富的脂溶性维生素A、D,对人体的正常生长发育起相当重要的作用。对于一些体内缺乏维生素A、D的人,适量地服用鱼肝油,用于补充其营养不足,是十分必要的。但有些家长错误地认为,既然鱼肝油对人体有益,就该让孩子多吃些,实际上,大量地食用鱼肝油,会造成体内营养蓄积,出现维生素A、D过剩而中毒。当维生素A过剩时,临床上会出现恶心、呕吐、头痛、体重减轻、囟门膨隆等症状;维生素D过剩时,其表现为精神萎靡、食欲不振、面色苍白、呕吐、便秘、生长停止,有时伴有口渴、多尿、发热、贫血和尿血等。

9.不宜用果汁给孩子喂药。在各种果汁饮料中,一般都含有果酸和维生素C,它们的化学性通常呈酸性。酸性物质容易导致各种药物提前溶化或分解,因而不利于药物在肠道内的吸收,影响疗效;有的药物还会在酸性环境中增加副作用,给人体健康带来不良影响。所以,给孩子喂药最好用温白开水。另外,平时给孩子食用果汁等酸性饮料时也应与服药间隔一个半小时为宜。

10.婴幼儿慎用感冒药。美国疾病控制和预防中心的专家告诫说,2岁以下婴幼儿感冒后,家长切勿在未经医生许可的情况下将一般非处方感冒药给孩子服用,以避免出现不良后果。专家认为,由于多数感冒会在数天后自然痊愈,所以父母最好让孩子多喝水少吃药。药物都有副作用,婴幼儿用药须格外小心。

11.婴儿少用退烧药。专家认为,退烧药属于镇痛药,对白细胞是有损伤的。有的孩子病毒感染以后,本来白细胞就偏低,如果用退烧药可能进一步加重塔吊白细胞降低,白细胞和人体抵抗力是有关的,太低不利于病毒的清除。所以不建议给孩子常规使用退烧药。特别是六个月以下的婴儿,最好使用物理降温的方法。发热是身体的一种防御性反应,既有利于歼灭入侵的病菌,又有利于孩子的正常生长发育。但高热时(39℃以上)应在医生指导下退热。退热的最好办法是物理降温,如冷敷、酒精擦浴等。如物理方法不能使体温下降,可配合使用退热药。但不要使用APC(复方阿司匹林),因为APC有兴奋作用,而婴幼儿的神经抑制机制尚未健全,高热时使用,易诱发惊厥,还会因大量出汗引起虚脱,甚至因血液中游离胆红素堆积而出现黄疸。同时此类药对消化系统和肝肾功能有损害,有的可能引起瑞氏综合征,造成白细胞、血小板降低,尤其是3岁以下的幼儿,不要用这种药。

12.婴幼儿忌滥用维生素。

(1)维生素A。过量服用会影响婴幼儿骨发育,对软骨细胞造成不可逆的破坏。婴幼儿一次服7.5—30万国际单位,可于数小时内发生急性中毒,表现为以颅内压增高为主要特征;前胸宽而隆起、过度兴奋、头痛、呕吐、厌食及乳头水肿等。6个月至6岁婴幼儿中毒发生率最高,发生中毒后应立即停服。

(2)维生素D。婴幼儿过量服用所引起的后果,比自身佝偻病更为严重。维生素D具有蓄积性,引起中毒的剂量个体差异很大,小儿日服1—3万单位数周或数月可致中毒。发生中毒后应立即停药,并给予泼尼松每日每公斤体重1毫克治疗。用药期间应定期查血清钙值,超出正常值应立即停药。

(3)维生素C。婴幼儿接受大剂量维生素C后往往出现乏力、血小板增多、肠蠕动亢进、消化不良、烦躁不安、皮疹、浮肿等现象。生长期儿童服用过量维生素C后易患骨病。

(4)维生素E。过量服用能引起新生儿坏死性小肠炎。早产儿补充维生素E要谨慎,因其可使坏死性小肠结肠炎发病率增高。

13.儿童忌滥用镇静药。镇静药根据用量大小不同,可起到安神、催眠、镇惊、止抽的作用。对一些刺激,包括疼痛都会失去感觉。有的家长当孩子哭闹得厉害时,就给孩子服用镇静药,以使孩子能安静入睡,这对孩子健康是有害的。要知道,在孩子哭闹而又没有弄清原因时,如果给孩子服用了镇静剂,孩子是不哭不闹了,万一孩子哭闹是由一些病症引起的,病情仍在发展并恶化,造成"安静"的假象,将会延误病的诊断和治疗。因此,无论是什么原因引起的哭闹不休,没有医生的许可,都不能随便给孩子服用镇静药。

14.儿童忌滥用六神丸。六神丸是家庭常备良药之一,具有清热解毒、消肿止痛等功效,常用于咽喉肿痛、扁桃体炎、口舌糜烂、牙周炎、痈疽疮疖及无名肿痛等症,深受人们的青睐。但如果服用不当,会产生严重后果。六神丸是由珍珠粉、牛黄、麝香、雄黄、蟾酥和冰片等中药组成。其中蟾酥有剧毒,婴儿服用一旦中毒可出现胸闷、心慌、心律不齐等症状,此外还常伴有恶心、呕吐、口唇发麻等现象,严重者可出现神志不清、抽搐或惊厥,甚至死亡情况;六神丸中的雄黄,其主要成分为三硫化二砷,遇热易分解氧化,变成有剧毒的三氧化二砷,即俗称的砒霜,其毒害作用可影响到神经系统、消化系统、造血系统和泌尿系统等,对少数病人还会引起过敏反应,表现为药疹和休克。

摘自《你可能不知道的健康常识》、《寿世保元》

十三、注意预防佝偻病

佝偻病是一种常见于婴幼儿的营养不良性疾病,主要由于维生素D不足,而使钙、磷在体内的代谢不正常,骨骼不能正常钙化而发生病变。2岁以下的小儿易患此病,其中1岁以下的婴儿更多见。因为年龄小的孩子生长特别快,而骨骼生长需要维生素D。2岁以下小儿户外活动少,尤其在冬季。这样接受阳光紫外线照射的机会就少。若家长不注意给孩子补充维生素D,就容易得佝偻病。

佝偻病主要是由于缺乏维生素D造成的,但单靠补充钙不能预防佝偻病。奶类含维生素D不高,所以一般给以奶为主食的婴儿补充适量鱼肝油。如果条件许可,天气缓和,可以抱孩子到户外,使其皮肤接受阳光直接照射,因为人体内7-脱氢胆固醇在紫外线作用下亦可转变成维生素D,但隔着玻璃、纱窗及树荫下晒太阳无效。在补充维生素D的同时,还应注意供给充足的钙。2岁后的儿童,随户外活动的增加,发生佝偻病的机会相应减少。

摘自《家庭厨房百科知识》

十四、"九看一摸":孩子有病早知道

(一)**看笑容**:爱笑的孩子,不论是婴儿还是大一些的孩子,都是代表身体内部的平和与协调,只要是身体内气血两亏、寒湿重,身体总会有这儿或那儿的不舒服。婴儿只能用哭声来表达,也就是说,动不动就哭的孩子身体肯定有问题,大一些的孩子也很少能准确表达身体内哪不舒服。所以,只要这个孩子吃饭、睡觉能保质保量,而且这个孩子整天都很开心、爱笑,这就是孩子身体健康的标志,如果一个爱笑的孩子慢慢变得不爱笑了,说明这孩子最近身体出现了不适,父母就要注意了。

(二)**看眼神**:气血充足的孩子眼睛明亮、有神,眼神专注;眼睛不明亮、目光散乱的孩子则说明气血不足。

(三)**看皮肤**:健康的孩子皮肤应该是淡淡的粉色,富有弹性、光泽,这是气血充足的表现;如果孩子脸色发暗、发青、发黄、发白,代表孩子身

体内寒湿重,胃肠功能差,消化不良,贫血等。

(四)**看头发**:健康的孩子头发乌黑、浓密、柔顺;头发稀少、发黄、竖着的、不服帖,则说明孩子气血不足或营养失衡。

(五)**看耳朵**:耳朵形状完美、圆润,摸上去肉多骨少、柔软的,代表孩子先天肾气足,而耳朵的形态看上去不太漂亮、骨多肉少、较硬的孩子则先天不足,说明在整个怀孕期间,母亲身体内气血两亏、寒湿重,已经影响到了孩子的健康。

(六)**摸小手**:气血充足的孩子,小手随时都应该是温暖的;那些整天小手冰凉的孩子则气血不足、身体内寒湿重。

(七)**看手指的指腹**:小孩子与大人一样,手指的指腹扁平、薄弱或指尖细细的,都代表身体内气血不足及寒湿重;而手指的指腹饱满、肉多,有弹性,代表身体健康,气血充足。

(八)**看青筋**:鼻梁上出现青筋或眉尾出现青筋的孩子体内寒重,消化不好,气血不足。

(九)**看睡眠**:入睡快、睡眠沉、呼吸均匀无声响、一觉睡到天亮的孩子气血充足;那些入睡困难、易惊易醒、睡不安稳、翻身频繁、夜尿多、呼吸深重或打呼噜的,多是气血不足的孩子。

(十)**看锻炼**:运动后胃口大开、食欲大增的孩子气血充足;反之,运动后不想吃饭、食欲变差的孩子则气血不足。

摘自《父母是孩子最好的医生》

十五、父母要懂点看舌质、舌苔的常识

家长要了解一些简单的看舌质、舌苔的方法,能区分什么是寒、什么是热、什么是虚,就能应对孩子的常见病了。

(一)**看舌质**。正常小儿的舌质湿润而呈淡红色。舌质偏淡的多数是贫血、气血两亏;舌质发紫、发暗的代表体内有寒并有经络淤堵;舌质发红代表内热大;舌体颜色正常而舌尖发红则意味着心火旺;舌边发红意味着肝火旺;舌边有牙齿印则说明身体虚,脾胃消化功能弱。

(二)**看舌苔**。每个人的舌头上都应有一层淡淡的舌苔,它是舌体上面覆盖的一层苔垢,正常情况下是淡淡的薄白、湿润的、不滑不燥。

1. 舌苔发白是体内有寒,无论是吃了寒冷的食物还是身体着凉受寒,舌苔都会发白。孩子舌苔发白,多数都是因为吃寒冷的食物过多或贪吃冰镇食物造成的。

2. 舌苔黄而舌质红说明体内有热,这时用消炎药应该是很管用的。可单纯是体内热的并不多,多数都是寒中带热、虚中带热,所以常见的黄苔黄腻苔的舌质多数不发红,是正常的舌质或偏白,或只是舌边发红的虚热。这个时候,孩子的内热完全可以用推拿、按摩等疏通经络的方法散去,而无需用消炎药,更不能用泻火的、消热解毒的大寒中药。要知道,用这些药虽然很快消了火,但同时也加重了身体内的寒,而用疏通经络的办法来消火,就不会增加身体内的寒。在消火的同时配合食疗祛寒,既能让病好得快,又能避免反弹。

3. 舌苔厚腻、发黄而舌质偏淡,多数是脾胃虚弱引起的食物不能正常消化、积滞所致。家长在运用食疗给孩子补血、补肾的同时,适当配合经络按摩,可以帮助脾胃的消化吸收。

4. 没有舌苔。有的孩子感冒、发热的时候是白苔,可用了消炎药后不但白苔没有了,连舌苔都没有了,家长就误认为消炎药管用。其实这可不是好事,它只能说明孩子的消化、吸收功能更虚弱了,体质下降了。这时,只要用后面所讲的食疗方法补足气血,你就会看到孩子舌头上出现淡淡的正常舌苔了。

(三)**看舌苔时应注意的问题**。孩子刚吃过或喝过东西后,这时家长去看舌苔肯定不准。刚喝过热水或吃过辛辣等刺激性食物后,舌质会变红;刚喝过牛奶,舌苔是白色的;吃了橘子,舌苔颜色变黄;吃了巧克力、喝了咖啡以及其他有颜色的食物,舌苔都会变。所以,家长一定要在孩子进食至少半个小时以后再看舌苔,而且一天内最好多看几次,才能判断准确,不致出错。

摘自《父母是孩子最好的医生》

十六、如何判断小儿疾病

中医诊断疾病的主要方法是望、闻、问、切,作为家长主要是通过望和闻的方法判断小儿疾病。

(一)**望诊**。历代儿科医家把望诊列为四诊

的首位,认为"小儿病于内,必形于外"。因此可通过望神色、形态、苗窍、指纹、二便等来诊察脏腑的寒、热、虚实。

1. 望神色,即观察精神状态与面色。

凡神情活泼,二目有神,面色红润,呼吸均匀,都是气血调和,神气充沛,无病的表现;即或有病,也属轻浅。如果神情呆滞,萎靡或嗜睡,或烦躁不安,二目无神,面色晦暗,呼吸不均,均是有病的表现。

正常小儿的面色,不论肤色如何,均应红润而有光泽。有些小儿虽皮肤较白,但白里透红,说明气血调和。

面呈白色,多为寒症、虚症、吐泻。面白且有浮肿为阳虚水泛,发紫、发红,如肾病。面白无华,唇色淡白为血虚。面色惨白,四肢厥冷,多为阳气暴脱,可见于循环衰竭。

面呈黄色,多属体虚或有湿,面黄而肌瘦、腹膨而懊憹者,为脾胃功能失调,常见于疳症。面黄无华,并伴有白斑者,常为肠寄生虫病。面目俱黄而鲜明者,为湿热蕴蒸的阳黄;面目黄而晦暗者,为寒湿阻滞的阴黄。新生儿一周内面目黄染,并能自行消退者,为生理性黄疸,不属病态。

面呈青紫,主痛、主惊、主淤。面色青白,愁眉苦脸,是里寒腹痛;面青而晦暗,神昏抽搐,每见于惊风或癫痫发作之时;面唇青紫,呼吸急促,为肺气闭塞,气血淤阻。

面呈红色,多属热症。面红目赤,咽痛红肿,为外感风热;午后颧红,多为阳虚内热。新生儿面色嫩红,为正常肤色,不属病变。

2. 望形态,即观察形体和动态。

小儿形体的望诊,包括头囟、躯体、四肢、肌肤、毛发、指(趾)甲等。检查时应按顺序观察。凡发育正常,神态灵活,筋骨强健,肌肉丰满,皮肤柔嫩,毛发黑泽,是胎禀充足、营养佳良、健康的表现;若筋骨软弱,形体瘦削,皮肤干枯,毛发萎黄,囟门逾期不合,神态呆滞,为胎禀不足、营养失调、有病的表现。如头方发稀,囟门迟闭,胸廓畸形,下肢弯曲,可见于佝偻病;头大颌缩,前囟宽大,眼珠下垂,见于脑积水(解颅)。肌肤松弛,皮色萎黄是脾虚气弱;前囟及眼眶凹陷,皮肤干燥缺乏弹性,可见于婴幼儿泄泻脱水。其他尚须注意皮肤有无痘、疹、丹痧、紫癜等。毛发枯黄稀疏,容易脱落,为血亏的表现。指甲苍白质脆,见于血虚重症;指甲色紫或呈杆状,为心阳不足,气滞血淤。

小儿动态的望诊,是观察各种疾病所表现的不同姿态。如仰卧少动,二目无神,多为久病、重病体质已虚;颈项强直,肢体抽搐,角弓反张,概属惊风;若翻滚不安,呼叫哭吵,二手捧腹,多为急性腹痛;端坐喘促、痰鸣哮吼,多为哮喘;婴儿点头呼吸,常为肺炎。

3. 审苗窍。苗窍是指舌为心之苗、肝开窍于目、肺开窍于鼻、脾开窍于口,肾开窍于耳以及前后二阴。苗窍和脏腑关系密切,脏腑有病则能反映于苗窍。

(1) 察舌:正常小儿舌体淡红润泽。若舌质淡白为气血虚亏;舌质红绛,为邪入营血;舌红无苔,为阴虚津少;舌质发紫,为气滞血淤;舌有红刺,为邪热炽盛。舌红刺如杨梅,多为猩红热。又如舌苔色白为寒,白腻为寒湿;舌苔色黄为热,黄腻为湿热或乳食内积;热性病而见剥苔,多为阴伤;花剥苔形如"地图",可见于脾虚。舌常外伸,多为痴愚。新生儿舌红无苔和婴儿的乳白苔,均属正常舌象。此外,小儿因吃有色的糖果或食物以及某些药品,往往舌苔被染,不属病苔。

(2) 察目:主要观察眼神、眼睑、眼球、瞳孔、巩膜和结膜情况。目光有神,为肝肾气血充沛的表现。两目呆滞或直视上窜,为惊风之兆;瞳孔缩小或不等,或散大而无反应,病必危重。眼睑浮肿为湿上泛,可见于急性肾炎。巩膜色黄,要考虑黄疸。目赤主风热。如眼泪汪汪,目红畏光,须防麻疹。眼睑结膜色淡为血虚。结膜干燥多为肝血不足、肝痨的表现。睡时露睛为脾虚。

(3) 察鼻:鼻塞流清涕,为感冒风寒;鼻流黄浊涕,为感冒风热;鼻衄多为肺热血不循经;鼻孔干燥为肺热或外感燥邪;鼻翼煽动多为肺闭,并要注意婴儿因分泌物或异物引起的呼吸困难。麻疹发到鼻尖,为疹透顺症之象。

(4) 察口唇:唇色淡白是气血虚亏;唇色青紫

是寒症或血淤；口唇干燥为津液受伤。齿龈属胃，齿龈红肿，多属胃火。诊察小儿疾病，咽喉为必须检查的部位。乳蛾红肿，为外感风热或肺胃之火上炎；咽痛微红，有灰白色假膜而不易拭去者，应注意大多是白喉。此外，口中粘膜破溃糜烂，多为脾胃积热所致。若满口白屑，状如雪花，称鹅口疮；若两颊粘膜见白色小点，周围有红晕者，常为麻疹粘膜斑。

（5）察耳：耳内疼痛流脓，为肝胆火盛，如中耳炎；以耳垂为中心的周缘肿胀，为腮腺炎。

（6）察二阴：前阴指生殖器和尿道口，后阴指肛门。男孩阴囊不紧不弛，稍有色素沉着，是正常状态。阴囊松弛，多为体虚或发热之象；阴囊阴茎水肿，多为肾病。女孩前阴红赤而湿，为属湿热下注，须注意蛲虫病。肛门潮湿红痛，见于尿布皮炎；肛门瘙痒，多为蛲虫；便后肛门胀痛，大便带鲜血，多为息肉。

4.辨斑疹。淤疹和皮疹是小儿疾病常见的一种体征。凡红色或紫色的、形态呈片状或点状，平坦而不高出皮肤者，称之为"斑"；凡形小如粟米而高出皮肤者，称之为"疹"。温病发斑，为邪入营血所致，如流行性脑脊髓膜炎。若斑血紫黑，融合成片，为邪陷血分之危象。其它疾病中可见到发斑的，如紫癜。

小儿许多疾病均有发疹，应仔细鉴别。疹色暗红，先稀后密，先头胸后四肢，可见于麻疹；疹色淡红，疹小稀疏，发出和隐没较快，可见于风疹；疹色玫红，疹细稠密，热退疹出，可见于幼儿急疹；疹色艳红，稠密成丹，发热咽部溃烂，可见于猩红热；疱疹头身多于四肢，根脚红晕，可见于水痘。

5.察二便。观察大小便的变化，对小儿疾病的诊有一定的意义。除新生儿及较小婴儿的正常大便应色黄而干湿适中。凡大便色泽和形态的明显改变，均是有病的表现。大便燥结，为有内热或阴虚内热；大便稀薄，夹有白色凝块，为内伤乳食；大便稀薄，色黄秽臭，为湿热内滞；若下利清谷，洞泄不止，则为脾肾俱虚。大便赤白粘冻，为湿热积滞，见于细菌性痢疾。若婴儿大便果酱色，伴阵发性哭吵，须防肠套迭。小便黄赤短涩，为湿热下注；小便浑浊如米泔水，为饮食失调，脾胃虚寒，消化不佳；小便色红，或呈茶褐色，是血尿之征；小便色深黄，是湿热内蕴，要注意黄疸。

6.察指纹。主要是观察三岁以下小儿食指掌面靠拇指一侧的浅表静脉。分为风、气、命三关。第一节（食指根部紧靠手掌的一节）风关，第二节（食指中间的一节）气关，第三节（指尖的一节）命关。诊察时可以手指轻轻从小儿的命关推向风关，使指纹浮露。正常的指纹应是红略兼青，隐约不显，不浮不沉。纹在风关是邪浅病轻，纹达气关是感邪较重，纹透命关则为危象。纹紫色为热，淡红色为虚寒，青色为风、主痛。指纹郁滞，推之不畅，为实证。指纹的变化可反映病变的轻重、深浅，可以作为辩证的一种参考。如《幼儿集成》提出，以浮沉分表里，寒热虚实看颜色，三关测轻重，是可以充实望诊内容的。

一般认为指纹充盈度的变化可能与静脉压有关。心力衰竭、肺炎等患儿，大多数可见指纹向命关伸延，这是由于静脉压升高所致。静脉压愈高，指纹的充盈度就愈大，也就愈向指尖方向伸展。指纹的色泽在某些程度上可反映体内缺氧的程度，缺氧愈甚血中还原血红蛋白量就愈高，指纹的青紫色也就愈明显。因而在肺炎及心力衰竭的患儿多出现青紫或紫色指纹；贫血的小儿则由于红细胞及血红蛋白减少，指纹可呈淡色。

（二）闻诊。这是用听觉和嗅觉来辅助诊断疾病的方法。听声音包括小儿的啼哭、咳嗽、语言等，以及利用听诊器听小儿的呼吸和心音。嗅气味则包括口气、大小便臭气等。

1.啼哭声。正常健康小儿哭声都较洪亮而长，并有泪液。婴儿啼哭如因饥饿、口渴、尿布潮湿、过热、要睡、要抱、针刺、虫咬等引起，当满足需要或消除皮肤刺激后，哭吵即停止。饥饿时哭声多绵长而无力，头转向两侧，口作吮乳之状。若喂奶或抱起后，哭声仍尖锐，忽缓忽急，时作时止，多为腹痛。如伴有呕吐、果酱样大便等症，须考虑肠套迭；如伴发热，多为炎症，须注意中耳炎等。哭吵拒食伴流涎，多为口疮。总之小儿哭声以洪亮为实证,细弱无力为虚证。

2. 咳嗽声。咳嗽以声音畅利,痰易咳出为轻。咳声清扬而流清涕,为外感风寒;咳声重浊,痰稠色黄,为外感风热;干咳无痰、多属肺燥,或为咽炎所致;咳嗽阵作,并有回声,常为百日咳;咳声嘶哑,如犬吠声,常见于喉头炎或喉白喉。

3. 语言声。已能讲话的小儿,语言声可作为辩证的参考。正常小儿语言以清晰响亮为佳。语音低弱,为气虚的表现;高声尖呼,常为剧痛所致;谵语狂言,为邪热入营,常见于温病过程中;若语言嘶哑,多为咽喉或声带疾患。

4. 呼吸和心音。小儿肺脏娇嫩,呼吸道疾病较多。若呼吸气粗有力,多为外感实证;呼吸急促,喉间痰鸣,为邪壅气道,如哮喘;呼吸急促,气粗鼻煽,每见于肺炎;呼吸低弱,双吸气如抽泣样,为肺气将绝,注意呼吸衰竭。此外,婴儿呼吸稍促,张口呼吸,常为鼻塞所致。由于小儿胸壁较薄,胸廓易』震动,听诊呼吸音亦较响亮,类似成人支气管呼吸音。若听到笛音,多为气管痉挛;若听到湿性罗音,多为炎性渗出。心脏检查,由于婴幼儿心呈横位,故心尖搏动在左四肋间中线外一厘米处,4～6岁在乳中线上,到10岁后,才移至左五肋间乳中线内。年龄越小,心率越快,并可听到窦性心律不齐;在2岁以前,第一和第二心音不分高低;肺动脉瓣区第二音带较主动脉瓣区第二音响亮;有些在心尖区还可听到柔软的收缩期杂音。以上这些均属正常状态。

5. 嗅气味。口气臭秽,多属胃热;嗳气酸腐,多为伤食;呕吐物酸味,口气腥臭,见于血症,如齿衄;大便臭秽,是肠有积热;大便酸臭饵稀,多为伤食;下利清谷,为脾肾两虚。小便赤短,其味臊臭,为湿热下注;小便清长少臭,常属脾肾虚寒之症。

摘自《常见病家庭诊治大全》

十七、怎样给小儿吃药

(一)对婴幼儿或昏迷不醒的孩子,应把病孩抱在怀里让头部直立,再用小汤匙压住下颌,少量多次地迅速灌药。注意千万不能捏着鼻子硬灌药,以免发生呛咳、呕吐或药物堵塞气管。对稍大一点的孩子,应先给他们喝少量的糖水,随后立即给孩子灌服药。也可以在药物中事先添加少量糖,让孩子同时吃下,这样可以避免药物的苦味等刺激而引起呕吐。

(二)如果孩子不会吞服药片,除外面已经包着一层糖衣或肠溶衣的药片外,一般可将药片事先研碎后再用少量水送服,也可以将大致研碎的药片放在稀粥内一起吃下。

(三)对于饭前或饭后都可以吃的药,最好选择在饭前这一时间给孩子吃,因为已吃饱的孩子同时再吃药,容易引起呕吐反应。对必须在饭后吃的药,则应在饭后半至一小时左右再吃。

(四)如因病情治疗需要吃两种或者更多的药物时,除医师特别嘱咐外,一般可间隔分几次吃下,不要给孩子一次吃数量过多的药物,以免因药物的刺激性等原因而引起吐药现象。

(五)服用新诺明、复方新诺明等碱性药物时,不宜与桔子汁等酸性食物同服;经医师批准必须服用四环素、土霉素和强力霉素等药物时,不宜与牛奶或奶制品等同服,以免造成药物性疗效降低或失效。

摘自《常见病家庭诊治大全》

十八、儿童智力的测量

智力是个人适应新环境的能力,是人的行为表现。智力高低不等于知识多少,世上尽有知识丰富而智力平庸的人。由于智力是个人运用其遗传,在环境中发展形成的,所以它受环境的影响,尤其是个人的早期努力,对发挥个人的潜在智力影响甚大。测量智力不能绝对以智商的高低来断定智力的优劣,因为对于人的潜在力是无法测知的。儿童智力测量是为了便于对儿童因才施教。智力的量度单位叫智商。智商＝智龄÷实龄×100,可参照下面通用图表求得。求法:如有一实龄五岁的儿童完全通过了五岁组的测验。那么五岁组以下各组的测验,不必考试就算通过了,再测六岁组以上的题目,若通过了六岁组的5个测验,七岁组的4个测验,八岁组的测验全未通过,那么八岁组以上的各组都算通不过。这个儿童的智龄是因五岁组答案全对,智龄

5年;六岁组答对5题,每题值智龄2个月,共值智龄10个月;七岁组答对4题,共值智龄8个月;这个儿童的智龄应为60+10+8=78个月=6.5岁,他的智商是6.5÷5×100=130。下面五组智力测量题,是根据《斯坦福-比奈量表》作出的,可供3～7岁的儿童进行智力测量时参考。

摘自《生活科学手册》

三 岁 组

测验名称	测验方法提要	计分法
①指示身体各部分(鼻、眼、嘴、耳、头发等)	"把你的鼻子指给我看"。如不回答,便指着儿童的下颚或耳朵,"这是你的鼻子吗?""不是的。""那么你的鼻子在哪里?"其他部分的试法相同。	答对三个算通过。
②列举图中各物	"告诉我这张图画里的东西。"共三张图,见图1,2,3。	每张图举出三样东西的,通过。
③说出自己的姓名	"你叫什么名字?"	说对的,通过。
④说出常见物品的名称	"告诉我,这是什么?"指着五样东西:钥匙,小刀,表,铅笔,书包。	答对三样,通过。
⑤说明性别	若被试者是男孩,则问:"你是男孩还是女孩?"反之则问:"你是女孩还是男孩?"	答对者,通过。
⑥重述一句话	讲述包括6～7个音节的一句话,例如"幼儿园里真好玩。"共三句。每句读完后停顿几秒钟,然后叫儿童复述。	答对一句话,通过。
⑦(交替测验)重述数字	例如:6－4－7,3－5－2,8－1－9。每字相间一秒,三个数字读完后停顿几秒钟,然后叫儿童复述。	说对一组音,通过。

四 岁 组

测验名称	测验方法提要	计分法
①比较两条线的长短。	出示画有两条线的纸片,"告诉我,哪一条线长些?"然后,把纸片倒转过来,再给儿童看,并重复上述提问。	三次比较全对者通过。若只对两次,则需再试三次,全对者通过。
②辨别形体。	"这张图(图4)下边四个图样中,哪个与上边的那一个是一样的?"	答对者,通过。
③摹画方形。	约2厘米见方的方形,令儿童用铅笔摹画。	画三次,只要有一次画得与标准图不相上下者,通过。
④重述数字。	(1)4－7－3－9;(2)2－8－5－4;(3)7－2－6－1(方法同三岁组的测验⑦)。	答对一组者,通过。
⑤数东西。	拿四个分币叫儿童用手指指着数,一共几个?	一定要用手指指着数,数对的及格。不用手指指着数,即使说对了,也不算通过。
⑥对答问题。	(1)要睡觉的时候怎么办?(2)身上感到冷了怎么办?(3)肚子饿了怎么办?	答对两个的,通过。
⑦(交替测验)重述字句。	例如:"哥哥和弟弟一起到公园去玩。"共三句(方法同三岁组的测验⑥)。	答对一句的,通过。

五 岁 组

测验名称	测验方法提要	计分法
①比较重量	用多层厚纸粘成直径相同的两个圆,分别重一钱和三钱。连试三次。	两次对的,通过。
②耐力测验	预制两张同样的长方形纸片,宽两寸,长三寸。一张纸片按对角线剪开成两个三角形(图5),然后叫儿童拼成如未剪开的那张纸片一样,拼三次。	两次对的,通过。
③分别颜色	红、黄、蓝、绿四张纸片,每张长两寸,宽一寸。用手指其中一张问:"这是什么颜色?"	全对者,通过。
④说明物件的用途	椅子、马、布娃娃、铅笔、桌子、床。	说对四样者,通过。
⑤辨别完缺	图上画着五样残缺不全的事物叫儿童指出其残缺不全处。	全对者,通过。
⑥执行指示	(1)"把钥匙放在那张椅子上";(2)"开(或关)那扇门";(3)"把那只盒子拿给我"。	一定要顺序地去做,全对者,通过。
⑦(交替测验)说出自己的年龄	"你几岁了?"	答对者,通过。

六 岁 组

测验名称	测验方法提要	计分法
①分别左右	依次叫儿童指出右手、左耳、右眼。儿童若指错一个,重来一遍,重问时要改为左手、右耳、左眼。	三个全对者,通过。指错一个需再试三次,答对者,通过。
②指出图中相同者	指着图7说:"告诉我,下面的树叶中哪五片是跟上面的五片树叶一样的?"	答对三片者,通过。
③说出四种货币名称	一分、五分、两角、五角。	答对三个者,通过。
④重述句子	重述16~18个音节的句子,共三句,方法同三岁组的测验⑥	两句答对者,通过。或者两句中每句有一个错误,一句全对而另一句有一个错误者,通过。
⑤数东西	共数13个分币,方法与数4个分币的相同。	数两次,对一次便通过。
⑥回答较难的问题	(1)"你上学的时候下雨了怎么办?"(2)"如果你家里失火了,你怎么办?"(3)"乘公共汽车去看电影,挤不上车怎么办?"	答对两道者,通过。
⑦(交替测验)分别上下午	"现在是上午还是下午?"	答对者,通过。

七 岁 组

测验名称	测验方法提要	计分法
①形容图画	"告诉我,这张图画里一共画了哪几样东西?"共三张图,见图1,2,3。	全部说对两组者,通过。
②重复数字	3-1-7-5-9;4-2-6-8-10;9-1-7-6-8。	说对两组者,通过。
③打结	给儿童一根绳子,叫他打个结。	一分钟内完成者,通过。
④指出两物的区别	(1)苍蝇与蝴蝶;(2)石头与鸡蛋;(3)木头与玻璃。	对两题者,通过。
⑤数手指	"一只手有几个手指?""两只手一共几个手指?"	全说对者,通过。
⑥摹画两个菱形	叫儿童用铅笔摹画两个菱形(见图8)。	两个全对者,通过。
⑦(交替测验一)说出一周内各日名称	先叫儿童说出一周内各日名称,然后再问:"星期二的前一天是星期几?""星期二的后一天是星期几?"	十五秒钟内能完成者,通过。
⑧(交替测验二)倒述数字	说出2-8-3,4-6-7,1-5-9,叫儿童倒述说出3-8-2,7-6-4,9-5-1。	说对一组者,通过。

测 验 图 表

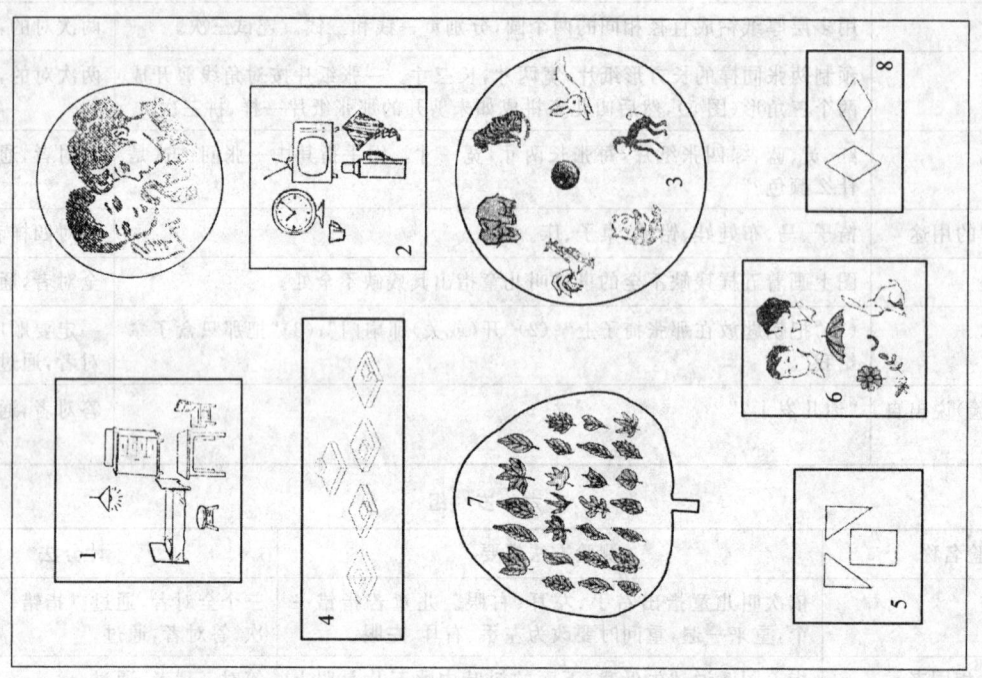

摘自《生活科学手册》

十九、培养婴幼儿良好的生活习惯

合理安排婴幼儿的生活,是保证身心健康发展的基本条件,也是养成良好卫生习惯的重要内容。应根据各年龄的特点安排好日常生活,以培养其语言、动作、认知能力及与成人和小朋友相互关系发展的能力,同时安排适当户外活动和体格锻炼,能够增强体质,提高一般抗病能力及获得适应气候变化的能力,提高健康水平,减少疾病。

(一)培养良好习惯的原则

1. 培养良好的卫生习惯,从婴儿一出生就要开始培养,且要持之以恒。

2. 各种习惯的培养,要根据婴幼儿的年龄特点安排。

3. 正确对待婴幼儿的成功与失败,注重自信心及开发创造力的培养。

4. 正确引导儿童的抵抗性心理,避免强迫命令。

5. 家长对婴幼儿的教育态度要一致,保教人员和家长共同配合,一致完成对婴幼儿的培养。

(二)培养良好习惯的方法

良好习惯宜自幼培养,应反复训练,形成条件反射,达到养成习惯的目的。品格也宜自幼注意培养,要求逐渐提高,使婴幼儿行为适合于社会要求。可参考用下述方法。

1. 结合法:通过看图片、讲故事、教儿歌及模型进行教育。

2. 示范法:幼儿好模仿,因此成人在教育时,让幼儿看到具体的行为标准,成人的言谈举止应能起到示范作用,并多次反复,才能达到目的。

3. 反复训练法:集体机构的儿童可采取一些竞赛性的游戏活动,必须反复练习才能养成良好的习惯。

4. 定位法:成人可将儿童常用物品摆在一个固定位置,并要求儿童用后按规定位置摆放。培养儿童养成物归原处,不随便使用别人物品的习惯。

5. 督促检查法:由于儿童的自觉性和自制力都较差,因此良好习惯的培养应反复教育,不断强化,定期对幼儿进行提醒和督促检查,使其坚持下去,成为自觉行动。

(三)具体良好生活习惯的培养

1.睡眠习惯。睡眠,是人的正常生理现象。根据不同月龄的需要保证足够的睡眠,才能保持神经细胞旺盛的活动能力,这是保证婴幼儿健康成长的先决条件之一。

睡眠时间年龄越小,睡眠时间越多。新生儿每昼夜需睡眠20～22小时,新生儿～6个月15～20小时,6个月～1岁13～14小时,2～3岁12小时,4～6岁11～12小时,7岁以上9～10小时。婴儿1个月以后可建立按时睡眠的习惯,包括白天睡1～2次,每次1～2小时。

培养有规律的睡眠习惯,应从出生时即开始训练,严格遵守睡眠时间。

创造优良安静宜人、较稳定的睡眠环境,让婴儿有自己的床和固定的地方,室内光线不太明亮,但不漆黑。按着吃、玩、睡的顺序培养;培养不拍、不抱、不摇晃就能自动入睡的良好习惯。培养正确舒适的睡眠姿势。可仰卧位、俯卧位或右侧位。注意纠正含奶头入睡的习惯,不要用恐吓的办法让孩子入睡。为孩子盖被时,被边、被角、衣角等不要接触孩子的嘴边,以免养成吃被角、被边的不良入睡习惯。更不能蒙着头睡觉,以免影响睡时呼吸新鲜空气,还易发生窒息的危险。

2.饮食习惯。培养有规律的、愉快的、不挑剔的饮食习惯。新生儿期,提倡母乳喂养,按需喂养;2～3个月,逐渐形成一定规律,形成时间性条件反射;4个月后,按时添加辅食;4～5个月时,开始训练用小勺喂食物;7～8个月,可练习用杯子喝水;10个月左右要训练独立坐着喂食物。断奶后,注意培养定时进餐,吃饭时注意力集中,不挑食、不玩耍,逐步学会使用餐具,独立进餐。1岁半以后可左手扶碗,右手拿勺吃饭;2岁时可双手捧碗喝水;2岁半以后自己能吃得较快、干净、利索。注意创造安静、舒适的进餐环境,养成进餐前洗手、不吃零食的习惯。吃饭时不大声说话或嬉笑,以防异物吸入。避免紧张,勿在吃饭时责备儿童的缺点、错误;勿强迫,更不要恳求小儿进食,以免造成情绪问题。

3.大小便习惯。掌握孩子大小便的规律,培养自动要求大小便的习惯。排尿习惯从2～3个月开始训练。先减少夜间喂养次数,以减少夜间排尿次数;白天在小儿睡前、睡后或吃奶后让孩子排尿,并采取一定姿势,听"嘘嘘"声,使时间、姿势和声音联系起来,形成条件反射。9～12个月后开始训练小儿坐盆排尿,同时提醒小儿坐盆排大便,1岁半后要培养主动要求坐盆,2岁半后学会自己坐盆,要固定地方大小便,坐盆时不吃食物,坐盆时间不要过长,每次3～5分钟左右。会走路以后不用尿布,2岁以后穿满裆裤。夜间要有规律地唤醒排尿,避免尿床;大便前小儿一般有面红、使劲、发呆等表情,逐渐摸出小儿大便规律后,固定在一定时间坐盆,每次5分钟左右。

4.卫生习惯。从新生儿起,就应当养成每天洗澡,每天大便后冲洗臀部的习惯,定期剪指甲;从1岁开始,就可学着自己打湿手,抹肥皂,并教洗手用肥皂的方法,1岁半以后,可教用流动水洗手;2岁以后,学习自己洗手,认识自己的毛巾,擦干手脸。养成饭前便后洗手、饭后漱口,睡前勿进饮食,注意口腔卫生,3岁开始刷牙。学会自己脱衣服、扣纽扣、系鞋带等,保持衣服整洁。

(四)良好行为习惯

1.培养自理能力。1岁以后,独立性已经开始萌芽,自我意识也正在发生和形成;自我意识的建立,独立性的发展,是随着动作和能力的发展而形成的,3岁前是培养自理的重要时机。

2.养成爱劳动的习惯。劳动是使孩子获得全面发展的重要教育手段,在劳动过程中能发展孩子的观察力、记忆力、注意力,促使孩子精神集中,积极思考和获得一定的知识。

3.培养孩子关心他人,尊重长辈。1～2岁开始让他知道周围有亲人,还有别人,结合日常生活、具体事情、与人交往中逐渐培养他懂得关心体贴、尊重长辈的文明行为。还要培养孩子关心和同情老弱病残者及教会他礼貌用语。

4.培养良好的性格。性格是人对客观现实的态度和行为方式中表现出来的个性心理特征。儿童出生后前3年,在环境影响中,早期的家庭影响对性格的发展起着直接的作用,要在家长和老师的密切配合下,教育方法得当,才能培养良好的性格。

5.培养有规律的生活习惯。在日常生活和活动中培养有条理的习惯;培养喜欢阅读的习惯;培养孩子懂得安全、自我保护意识。

摘自《儿童少年卫生与妇幼保健学》

二十、常晒太阳预防儿童近视

澳大利亚研究人员指出,每天在室外呆几小时有助于儿童预防近视。澳大利亚研究人员对照分析新加坡和澳大利亚两国民众情况,发现多达90%的新加坡人带着"近视眼"从各类学校毕业,而澳大利亚相应比例为大约20%;新加坡六七岁儿童中30%患有近视,而澳大利亚相应比例为大约1.3%。

"我们感到十分好奇。对澳大利亚这样一个公民受教育程度相当高的国家而言,近视患者人数真实非常少。"首席研究员伊恩·摩根说,新加坡和澳大利亚民众每天用于看书、看电视和玩电脑游戏的时间相差无几,但呆在户外的时间长度存在较大差别。新加坡平均每名儿童每天在户外呆30分钟,澳大利亚儿童则为两个小时。

研究人员建议,每天晒两三个小时太阳有助儿童眼睛功能发育,能在较大程度上减少罹患近视的风险。

摘自《健康指南》

二一、多吃蔬菜可让孩子变乖

英国医学专家根据研究50年来英国儿童的饮食习惯发现,如果想使有暴力倾向或者过度活跃的孩子变乖,可以从改变他们的饮食习惯着手。例如羊肉、鸡肉、米饭、香蕉、苹果和花椰菜都可以非常有效地起到平缓孩子脾气的效果。众多食物中没有单一的有效成分,但过于偏食会令儿童缺少某几种物质,这会对他们的脑部造成不良影响。医生指出,儿童吸收过少的脂肪酸也与过度活跃症有关,他们可以进食鱼油摄取脂肪酸改进这一情况。

摘自《健康指南》

二二、选择好婴幼儿服装

为小儿选购或缝制衣服时,要掌握一条原则,即冬衣要暖,夏衣要凉。

1.用料:小儿服装用料应柔软、吸湿、透气性好及洗涤方便等特点,以浅颜色的纯棉布或纯棉织品为宜;不同季节选用不同的原料,如春秋季用羊毛或晴纶制品,夏季薄花布或汗衫、短裤等。

2.式样:式样要适合年龄特点。新生儿时期以斜襟式最好,无领无扣,衣缝向外;婴幼儿时期上衣以背面开口为好,裤子用背带式;1岁半到2岁以后训练穿满裆裤。服装以简单、宽大、穿脱容易及活动方便为宜。

摘自《儿童少年卫生与妇幼保健学》

二三、婴幼儿玩具和图书的作用

(一)重视玩具和图书的作用

1.促进婴幼儿心理发展,帮助婴幼儿认识周围事物,扩大婴幼儿眼界,认识客观世界,培养孩子视、听的联系及观察力、注意力、想像力,发展婴幼儿思维能力,诱导他们创造的兴趣。

2.培养手眼协调及婴幼儿良好的行为习惯。婴幼儿可任意摆弄、操纵玩具,从而满足活动的需要,发展婴幼儿动作能力和生活能力。

3.有助于语言的发展。在成人的指导下,通过边看边讲解,训练孩子辨别不同声音,进一步学习发音,提高语言表达能力。

4.使婴幼儿心情愉快,体会到从玩具和图书中得到快乐,知道从中寻求知识,同时也培养了良好的道德观念。

(二)玩具的选择

1.出生至4个月。发展视听感觉的玩具。选择体积稍大、色泽鲜艳、光彩夺目或带有声音的玩具,如彩色的气球、转铃等,挂在婴儿的前上方,训练视觉、听觉能力。

2.5~10个月。培养手眼协调及手运动的玩具。选择能抓在手里摇晃发出声响、能活动或局部能动的塑料玩具,如环状摇铃、拨浪鼓等,放在婴儿能拿得到的地方,训练手眼协调能力及想像力。

3.11~18个月。培养孩子走路兴趣的玩具。如拖拉玩具等。另外还可以选择积木、小套圈等,培养孩子的想像力。

4.1岁半~3岁。幼儿好模仿,喜欢模仿成人的一切动作,表现在幼儿能在游戏中进行有目的的想像,因此这时可以给小家具、餐具、布娃娃等玩具,以培养孩子的想像力。还可以给幼儿拿到户外活动的玩具如小汽车、大皮球等。

5.4～6岁。此时期可给孩子一些带有简单情节的玩具,逐渐添置一些发挥儿童聪明才能的玩具,以提高孩子的思维能力。如建筑积木、简单跳棋、运动棋等启发孩子的求知欲。

(三)图书的选择

1. 出生至1岁。选择彩色图片,1张图片中有一个内容,如帽、狗、水果等。成人同时说出画面上物体的名称。

2. 1～2岁。选择有大幅图画的书,颜色鲜艳,如房屋、日常生活用品,内容是幼儿比较熟悉的事物。

3. 2～3岁。选择反映事物细节较多,简单有趣的、反映他们所熟悉的事物或简单虚构的小故事书。选择配图的儿歌书,发展幼儿的语言能力和记忆能力。

4. 3～4岁。选择反映新鲜事物,有更多细节和动作的书,反映他们能够自做的事情及能表现和他一样大的孩子生活的故事。

5. 4～6岁。选择有较多的细节,带有故事情节的连环画和虚构的拟人化的动物及童话。书中可有韵律规则,进行游戏的儿歌。如警察叔叔的故事,解放军叔叔的故事。成人在给孩子读图书时应用不同的语调表达不同的人物形象,模仿故事中动物和机器的声音,并鼓励孩子复述故事中的细节,提高孩子的兴趣。

摘自《儿童少年卫生与妇幼保健学》

二四、婴幼儿的体格锻炼

体格锻炼是促进儿童生长发育、增进健康、增强体质的积极措施,充分利用各种自然因素,如空气、阳光、水和肢体活动进行身体锻炼,能提高机体固有的防御能力和获得适应自然环境变化的耐受能力,提高抗病力以预防疾病。体格锻炼是一种最好的自我保健措施,是儿童保健的重要内容。

儿童保健必须根据儿童的生理特点,选择适合儿童体格锻炼的内容、运动量、用具及外界环境,做到有人监护,预防运动创伤,以达到促进发展、增强体质的目的。

(一)改善儿童体质,提高健康水平

儿童应从小即进行体格锻炼,以增强体质,促进生长,体格锻炼可促进多种激素的功能,在运动时血清雄激素含量也提高,它可协同生长激素加速儿童期生长,因此,经常锻炼的人其身高要比不参加或少参加锻炼的为高。

(二)增强机体的耐受力和抵抗力

通过利用自然因素(空气、阳光、水)锻炼后使皮肤及呼吸道黏膜经常受冷与热的刺激,可以加强机体对冷热刺激的反应,从而提高机体对周围环境急剧变化的耐受力和抵抗力。锻炼对呼吸系统、循环系统等都呈现良好的机能反应,例如增加了心脏血流量(增加3～4倍),改善了心肌供血,心肌收缩力增强,心律变慢,输出量增加,使心脏收缩后能有更长时间休息,以利下次收缩。儿童正常锻炼可使呼吸道感染减少,体质较差儿童锻炼后肺功能也可得到改善。

(三)有利于弱病儿童的康复

弱病儿童由于大脑皮质的机能减弱,对机体恢复过程的调节发生困难,给予适当体育锻炼后,可使神经系统的功能得到改善,大脑皮质与肌肉、血管、内脏之间的各种反射性联系得到增强。又由于锻炼时体内物质的新陈代谢及能量的消耗均增加,促进了消化吸收功能,增进了儿童的食欲。同时由于呼吸运动的加强、膈肌活动范围加大加强了呼吸功能,氧化过程增强,新陈代谢得到改善。因此佝偻病、营养不良及其他体弱儿童通过锻炼,可以加速疾病的恢复。

(四)有利于大脑皮质的兴奋与抑制平衡

大脑皮质在儿童时期兴奋状态占优势,而抑制能力较差,体育锻炼时每个动作都已刺激的方式作用于神经系统,这种刺激作用于中枢神经系统,能改善中枢神经活动过程,使兴奋和抑制的平衡性和灵活性得到提高,让身体各部分形成良好的共济作用,使孩子睡得快、睡得深。因此,经常性的体育锻炼配合良好的教育,改变了大脑皮质的兴奋与抑制的不平衡,使之趋于平衡。

(五)有利于德、智、体、美全面发展

婴幼儿时期是体格发育、智力发育、个性品质形成的关键时期。从小进行体格锻炼不仅能增强体质,还能促进智力发展及培养良好的个性,提高儿童体力、智力的负荷。

摘自《儿童少年卫生与妇幼保健学》

二五、运动有利于儿童健脑

据《今日美国报》报道:运动也健脑。儿童每天疯玩,可能不仅健身,而且还健脑。一份新的研究报告说,每天疯玩20到40分钟的儿童可能更能学好功课、写好作业、学好数学。在奥古斯塔的佐治亚医学院儿科副教授凯瑟琳·戴维斯说:"不好动的儿童可能在学习方面处于劣势。"戴维斯在美国肥胖协会的年会上提交了这一研究报告。

戴维斯及其同事对163名7至11岁的极少活动的肥胖儿童进行了3个月的跟踪调查。这些孩子被分成3组:一组是放学后不做任何体育活动;一组是每周5天放学后活动20分钟;还有一组是每周5天放学后活动40分钟。

活动小组的孩子们间歇性地玩很消耗体力的跑跳游戏,譬如跳绳、足球和插旗游戏等。他们都带着心跳计。在研究开始和结束时,研究人员都测试孩子们的认知功能,还对他们的数学和阅读能力以及"执行能力"进行测试。

执行能力对计划和组织、专心学习、避免冲动、自我控制和运用策略实现目标非常重要。有注意力缺陷障碍的儿童在上述方面有困难。

国家卫生研究院资助进行的这项研究发现:

● 每天活动40分钟的儿童在执行能力测试中比第一组儿童好很多。每天活动20分钟的那组儿童的测试结果也比第一组儿童好。

● 两组活动的儿童在数学方面都有所长进,但阅读能力没有提高的迹象。

● 两组活动的儿童身体脂肪减少约1%到2%。

研究人员还对孩子们进行了大脑扫描,发现活动多的儿童脑前区神经更活跃。大脑前区对执行能力很重要。戴维斯说:"动物研究资料告诉我们,运动刺激大脑血管和神经细胞的生长,我们认为体育活动可能对儿童也有同样作用。"

戴维斯说,其它研究已经表明,多运动可以增强成年人的执行能力。她说:"教育系统(包括家长)需要知道这一点,他们需要增加孩子们的体育活动时间,而不是减少活动时间。"

摘自《健康指南》

二六、关注婴幼儿成长的几个数字

(一)体重。正常:出生时平均3千克,前半年每月增长800克,后半年每月增长250克,以后每年增长约2千克。1~10岁体重(公斤)=年龄×2+7(8)。

异常:超过10%为体重偏重,超过20%为肥胖症,低于同性别年龄体重20%为营养不良。

(二)身高。3岁以下采用卧位测量。3岁以上量身高要取立正姿势。1~10岁身高(厘米)=年龄×7+70。

正常:婴儿出生时平均身高为50厘米,前半年每月增长2.5厘米,后半年每月增长1.2厘米,第二年增长10厘米,以后每年增长4~7.5厘米。

异常:如果身高低于同性别同年龄3%,那么可能是发育迟缓,也可能患了侏儒症或呆小症等。

(三)前囟。测前囟斜径(两侧囟门对边中点连线)。在前囟后有较小后囟,用手轻压可估计大小。

正常:出生时为2.5厘米,至12~18个月时闭合。后囟门在2~3个月时闭合。

异常:若囟门过大或过晚闭合要考虑佝偻病、脑积水、克汀病的可能性。

(四)头围。家长立于宝宝的前方,用左手拇指将软尺零点固定于宝宝头部右侧齐眉弓上缘处,软尺从头部右侧经过后脑勺枕骨最高处,绕头一圈。量时软尺要紧贴头皮,左右对称,有长发的应将头发在软尺经过处上下分开。

正常:出生时头围为34厘米,6个月42厘米,1岁为46厘米,2岁为48厘米。

异常:过小可能脑发育不全,过大可能患有脑积水。

(五)胸围。家长立于宝宝的前方,用左手拇指将软尺零点固定于宝宝胸前乳头下缘,右手拉软尺使其绕过后背两肩胛下角的下缘,经左侧回到零点,读数时取平静时呼、吸气的中间读数。3岁以下取卧位,3岁以上取站立位。

正常:出生时为32厘米,6个月43厘米,1岁为45厘米,2岁为49厘米。

异常:1岁时若头围仍大于胸围,可能患了佝偻病或营养不良。

摘自《科学育儿全书》

二七、判断孩子健康的三项标准

孩子是不是生病了,生病的孩子是不是见好,可用情绪、食欲、精力三项标准来判断。

(一)情绪好。孩子身体好,情绪就会好,他会高高兴兴,遇到什么不如意的事一会儿就忘了;有什么不高兴一会儿就调整好了。如果孩子有病会哭,会烦躁。

(二)食欲好。孩子食欲好,即使有病,病情也不重。

(三)有精神。小孩子精力充沛,该玩的时候玩得高高兴兴,该睡的时候睡得很香,对什么事都好奇。如果孩子精神萎靡,就是有病了。

摘自《科学育儿全书》

二八、做好儿童早期教育

早期教育是指从出生到学龄前期,对小儿进行的有计划有目的的教育。要培养人才,必须进行早期教育。人在一生中的任何时候都可以教育,但早期教育对开发人的潜力具有关键性的作用,对人一生的发展具有奠基性的影响,这种影响将持续终身。德国著名教育专家福禄培尔根据他对幼儿教育的实践曾写到:"人的整个日后的生活,即使到他将要离开人间的时刻,它的渊源都在儿童早期,假若在这个时期受了损害,假如他的未来之树的胚芽受到了损害,他则要以最大的困难,做最大的努力,才能成为强健的人。"这足以说明早期教育的重要性。儿童心理学家在进行了大量研究的基础上,提出了儿童各方面发展的关键期,而关键期一年的教育效果等于其他时期十能的教育效果。因此,我们应了解儿童发展的关键期,在不同的时期有所侧重。

(一)早期教育的关键时期

人类胚胎最容易受损的关键期是怀孕6周;大脑发展最快的时期为胎儿6~10个月,在这个时期,几乎每分钟增加20万个神经细胞,如果在这个时期疏忽或缺乏良好的环境刺激训练,会使大脑发育受到损害。

出生后6个月以内是婴儿学习咀嚼的关键期,这一时期也是婴儿性格形成的关键期,如果这时缺乏双亲的爱抚、照料,会使孩子形成孤僻、冷漠的性格。

从出生到3岁是视觉发展的关键期。

9个月~1岁是婴儿分辨大小、多少的开始,2~3岁是计数能力(口头数数、按物点数、按物取数)发展的关键时期。

2~3岁是幼儿学习口头语言的第一个关键时期。5岁前后是儿童口头言语发展的第二个关键期。

2岁半~3岁是教幼儿怎样做到有规矩的关键年龄,即形成良好卫生习惯和遵守作息制度习惯。

3~5岁是儿童发展音乐才能的关键时期,同时,也是幼儿求知欲最旺盛的时期。

4~5岁是是幼儿学习识字、开始学习书面语言的关键时期,因为这时的形象知觉发展的很好,幼儿的识字能力很强。

3~8岁是幼儿学习外语的关键时期。

5~6岁是幼儿掌握汉语词汇最快的时期。

4岁以前是形象视觉发展的关键期,这一期间如果剥夺了感性认识,就会严重妨碍感觉的发展,斜视的幼儿如果在这期间得到矫正,就能恢复视觉的立体感,否则就将成为永久性的立体盲。

5岁左右是掌握数字概念的关键年龄。

6岁是幼儿对大小、方位知觉发展的关键时期。

当然,不同地区、不同环境中的孩子会有一些差异,不能机械地一律对待。但是早期教育的经验证明,如果错过某一关键年龄,许多能力的补偿就显得很困难。所以,父母千万不要错过这些关键年龄段。

以上所述,目的在于让家长把握开发教育孩子的适当时机,其实,广义地说,婴幼儿时期是人类智力发展的关键时期。这个时期神经系统正在发展,有很大的可塑性,对一切刺激都特别敏感,极容易接受外界的影响,而这种刺激的影响,是儿童潜力发挥出来的重要条件。在智力发展的关键年龄期内,如果某些脑细胞没有被环境的刺激所激活,以后即使受到同样甚至更大的刺激,也不能被激活,因而导致某种能力的迟滞,甚至完全丧失。所以,开发婴幼儿智力、进行教育训练就要全力抓住这一关键时期,在这个年龄期内施以适当的信息刺激和教育训练,才能收到事半功倍之效。

(二)早期教育的原则和内容(《现代育儿全书》)

从儿童保健的角度来理解早期教育,就是对儿童生长发育的早期干预。主要内容是通过人为的训练和养育环境的改善,使儿童尽早养成一些好的生活习惯,并使儿童生活能力的潜能得到最大和最好的开发。训练和教育的原则是在婴儿发育过程当中,顺其自然地给予帮助、指导,而不是靠望子成龙的想法来超前训练,最后形成揠苗助长。

根据幼儿不同年龄特点,早期教育的内容也有不同侧重。从幼儿的生长发育看,早期教育的主要内容一般要包括大运动、精细运动、语言、认知、社会交往这五大方面。0～3岁的婴幼儿早期教育是以家庭为主进行的。幼儿的学习方式以模仿为主,有许多研究都表明,母亲的文化修养、心理素质以及一言一行给予小儿的影响是极大的。例如,对孩子的赞赏、鼓励和批评等都能恰如其分;又如,引导鼓励儿童讲卫生、吃饭不挑食、按时睡觉、有玩具和小伙伴一起分享等,这些都要靠家长的言传身教。此外,人体的肌肉活动是在大脑支配下进行的,肌肉的运动可以刺激大脑皮质相应区域,促进儿童潜能的开发。所以运动也是儿童学习的主要方式。家长应创造环境,让孩子多看、多听、多模、多玩。尽量调动孩子的潜能。给他们自己动手的机会。这些都是早教的内容,早教也并不是多么深奥的。

家长是幼儿的主要教师,为了更好地实施早期教育,父母也应当不断学习。有条件可以参加家长学校或一些咨询活动。了解孩子的生理和心理特点,才能更好地实施早期教育。

(三)早期教育的误区(《现代育儿全书》)

早期教育的一个明显误区是能力评定。有些成年人要求儿童有超年龄的行为,而不是真正开发他的能力表现。例如,对一个2～3岁的幼儿做看图片训练,当家长教孩子看到马就能说出马,或看到鱼就能说出鱼时,当然很值得高兴,但这些还不是训练的全部目的,也不是认识得越多越好。我们是想通过图片学习了解实际存在的东西,也就是说图片中的事物在实际生活中也能认识到。这种通过图片与实际联系起来的方式对小儿的抽象思维能力是一种锻炼,通过图片可使孩子接触到更广阔的世界。3岁以前的小儿学习能力是以直观思维为主,所以尽管有了图片认识,还要用实物来反复强化才能真正学会。有些家长看到孩子记性好就教他背字、背诗词,孩子受年龄所限,根本无法理解意思,也就谈不上学习新事物,这时尽管他也能"鹦鹉学舌"的背下一些诗词,但这种早教对能力提高意义不大。此时学一些儿歌,如"小朋友,讲卫生;过马路,看红灯"等,则更实际些。

早教方式也存在误区。孩子的学习绝大多数是在无意和被动情况下进行的。有研究表明,当人的兴趣提高时思维能力和记忆能力也都会随之提高,所以教孩子学习首先要想办法提高他的兴趣,才能达到较好的效果。有些家长不考虑教育方法,强行规定孩子学习,特别是在孩子没兴趣时逼迫他学习,就会引起抵触情绪,使教育失败。

独生子女很容易受到父母的过度保护,从而限制了孩子活动的独立性、积极性和创造性。这种保护也容易使小儿产生对父母的过分依赖。例如,有些父母怕孩子弄脏衣服就不让孩子自己动手吃饭;还有些家长生怕自己的孩子吃亏,不让孩子和其他小朋友一起玩等,这都是不可取的教育方式。

(四)在现实生活中学习(《现代育儿全书》)

在小儿出生、成长及生活环境中,教育无时

无刻不伴随着小儿。健康的教育方式有许多种。原则是遵循孩子的年龄特点,在孩子有兴趣、能注意的情况下进行有目的的帮助和指导。成功的教育可以培养小儿良好的生活习惯。具体方法包括游戏法、观察法、示范法、练习法等。

当然这些方法应该是在实际生活中自然进行的言传身教过程。例如当孩子学走路时,家长要创造条件,不能因为怕孩子摔跤不给他走路的机会。当孩子能听懂成人的简单话语时,就要经常跟孩子说话,告诉一些具体物件的名称如电灯、门窗等。当孩子会叫"爸爸、妈妈"时,家长要表示出理解和高兴,从而鼓励孩子多说话。还有给孩子创造与同龄小朋友一起玩游戏的机会,教孩子自己穿衣服、自己洗手等。在早期教育中,保持欢乐气氛和情绪和谐也是非常重要的。有研究表明,生活在欢乐和睦家庭环境中的儿童性情更稳定,也更懂得爱。

幼儿接受教育也是在生活中潜移默化地进行的。由于父母是幼儿早期教育的主要老师,在现实生活中父母更应该重视自己的言行一致。如果家长说的和做的差距太大,孩子会产生不信任情绪。有些小儿会对讲大道理产生反感,还有些小儿也会学得说一套做一套,从而导致教育失败。

(五)接触大自然《现代育儿全书》

幼儿早期教育的另一个内容是让孩子认识自然。由于城市生活环境以及对独生子女的照顾习惯,使得很多小儿都2~3岁了还从没接触过土地和草木。许多家长不认为这些也是孩子应该学习的事物,这也是教育的一个误区。

人与大自然之间的相互关系从婴幼儿期就应该让他们有所体验。例如,夏天很热,玩水可以凉快些;冬天很冷,衣帽必须穿戴严实。又如,四季的变化,夏季有花草、昆虫,天可以下雨;而冬季寒冷,可以有大雪天。还有白天可以晒太阳,晚上可以看星星。这些体验和感受还需要成年人以自己对自然的感情去感染孩子,使孩子从简单的兴奋和愉快发展到自己能感受美,从而喜欢大自然。

了解自然包括了解生活中常见的、具体的、容易理解的自然物体和自热现象。例如物体的色彩、形态、气味、大小、重量、结构等,还有一些现象的发生与变化,如沙土可以渗水,木块可以漂浮在水上等。这些教育内容都是在生活和游戏中自然进行的,切不可脱离孩子的实际水平,把一些不易理解的科学原理强行灌输给孩子。当然最好是让孩子身临其境的体验和感受,这样可以加深孩子的理解和记忆。如让孩子在草地上行走他自己会感觉到与水泥路上的不同,让孩子玩沙土他自然会感受到沙土的性质。孩子接触的自然越多,他所取得的生活经验和活动技能也就越多,这就是所谓的"见多识广"。应该给2~3岁的幼儿提供更多感知外界事物的机会和条件。生活在城市中的小儿,父母可以经常带他们到公园和动物园,大量的外界事物的刺激对幼儿的智力开发是很有好处的。

大自然的教育有无比丰富的内涵,自然中的山川河流、花香鸟语,不仅可以开阔视野,丰富知识,还可以陶冶情操,培养儿童审美感和热爱大自然的情绪。因此,让儿童走进大自然,这也是早期教育中不可缺少的重要一环。

(六)早期教育的要点《父母是孩子最好的医生》

每个家长都希望孩子能事业有成,有所作为。但要想在工作中取得成功,光知识、学历远远不够,还需要良好的综合素质,比如实干精神、待人接物的态度,以及遇到挫折、困难时所显示出的处变不惊、百折不挠、屡败屡战的毅力。

家庭的早期教育,重点应放在尽早培养孩子对学习的兴趣、尽早养成好的学习习惯、培养孩子的自学能力上,这种学习兴趣、习惯、能力的培养,会让孩子受益终生。正确而及时的早期教育,是家长送给孩子一生的最好礼物,是孩子终生享用不尽的财富。

1. 培养爱学习的孩子。爱学习的孩子,学习对他是一种乐趣;怕学习的孩子,学习对他是一种压力。是乐趣还是压力,完全取决于家长对孩子最初进行早期教育时所用的方法。所以,从教孩子识字到陪孩子阅读,不要让孩子将哪篇文章强行背诵下来,只是让他在没有任何压力、轻松愉快的心情下阅读。在阅读内容的选择上,让孩子自己选择他喜爱的书籍,主要让他养成爱读书的习惯。

2.培养会学习的孩子。早期的家庭教育能尽早帮孩子脱盲,它不只是让孩子多认几个字、多看几本书,更重要的是让他养成良好的阅读习惯,提升他的记忆力、理解能力及对事物的判断能力。阅读能力、理解能力是学习各种知识的基础,所以,尽早让孩子掌握自学的能力、养成阅读的习惯,是获得了以后轻松学习各门功课的"金钥匙",而这把"金钥匙"会让孩子受益终生。

3.培养孩子的吃苦精神。培养孩子的吃苦精神,对当今生活富裕的家庭来说,尤为重要。家长一定要给孩子选择一项体育运动,比如跑步、打球、游泳等,让孩子长期坚持下去。运动的过程,不但锻炼了孩子的身体,强壮了孩子的体魄,同时也塑造了孩子的性格;锻炼和比赛的过程,能不断激发起孩子不怕苦、不怕累、坚持再坚持的毅力,运动中的竞争又使孩子具有不服输、敢于拼搏的精神。有了这种坚强的毅力和信念,孩子不论身处何地,都能轻松应对各种竞争和挑战,勇敢地面对困难和挫折,永远做生活中的强者。

4.培养孩子的动手能力。任何事情都是做出来的,所以我们要让孩子养成"自己的事情自己做"的良好习惯,养成爱劳动的品行,并认识到这是一种美德。这种美德不但能使孩子感受到劳动的乐趣,同时还会给家庭带来温馨、和睦。孩子在做事和劳动的过程中,也可以很好地开发智力,开发情商(包括自信心、好奇心、意志力、自我控制力、与人相处能力、交往能力以及合作能力等)。

5.培养孩子的独立性。每个家长都要明白,我们对孩子的养育是在为孩子打基础,孩子未来的道路要靠他自己去走,孩子未来的生活要靠他自己去创造。明白了这个道理,你就不会把孩子的大事小事全部揽过来了,你会想到只有培养起孩子的独立性,你才能在他自己生活时放心、安心、踏实。有了这种心理准备,你就会在孩子的生活、学习各个方面更多地去培养他的独立性,更注重孩子的意愿,更多地尊重孩子,让孩子自己拿主意。孩子的独立性增强了,就会变被动为主动,形成自我发展的内部动力,愿意并且主动地做力所能及的事情,遇到事情时也会自己主动动脑筋,想办法去解决。家长需要做的是不断地予以鼓励,增强他们的信心,使孩子感到"我行,我能,我会",这种感觉很重要,它是培养孩子独立性的关键。

6.教育孩子九要素。要想使孩子具有良好的行为习惯,家庭教育方法是关键之一。可以归结为九个要素,即:

(1)融洽和孩子的关系。父母可以讲一些自己年轻时干的傻事,有时能引起孩子的共鸣,用这种方法往往能使孩子乐于向父母交心,对自己的事情开诚布公。

(2)赏罚分明。哪些行为举止应该夸奖,哪些行为举止是不应该的,你应该通过赏罚让孩子心中有数。

(3)多宽容。当孩子做错事时,不要急于惩罚,不妨让他自己试着反思一番,自省一下。

(4)不强求。不要强求孩子适应某一模式。

(5)常交流。注意多和孩子进行感情交流。

(6)多说。是指对孩子的行为习惯要不间断地进行评价,当然也要防止罗嗦。

(7)严管。孩子的自制力一般比较差,很多事情需要外界环境(家庭、社会)的辅助,应有意识地加强对孩子的教育,不断提高自制力。

(8)善帮。要善于引导培养孩子独立解决问题的能力。

(9)忌打。切忌不分青红皂白地以打为快。善于找出解决问题的最佳方案,才是尽到了做家长的责任。

7.培养孩子的阳光心态。阳光心态需要从小培养。要想孩子成为阳光心态,父母首先要有阳光心态。注重从正面引导教育孩子多看到生活中积极向上的事物,多看别人的优点和成绩,多设身处地为他人考虑,以健康的心态看待周围的事物。

(七)早期教育应注意的问题(《现代育儿全书》)

1.结合孩子的日常生活进行早期教育,寓教于乐,寓教于游戏,寓教于日常照顾中。

2. 结合孩子的兴趣进行早期教育，不要强迫或逼迫孩子。

3. 注意发现孩子想要学习新东西的迹象，及时提供适宜条件，不要忽视孩子。

4. 结合孩子的发育阶段和发育程度进行教育，不要揠苗助长，因为每个孩子的发育进程有个体差异。

5. 婴幼儿的学前教育，不同于学龄教育，不是知识的积累，而以启智为主，注重能力的培养。

6. 家庭成员共同参与，父亲、母亲的角色缺一不可。

二九、期望父母理解的22条育儿提示

婴幼儿遵循着普遍的生长发育规律成长的。但是，每个宝宝都是特别的，在遵循最基本发育规律的同时，都有自己的独特之处，请家长们注意理解以下22条提示：

1. 每个宝宝的发育模式都不一样，数字是供参考的；

2. 每个宝宝的成长过程都不尽相同，无论是体格、体能、智能、语言等方面；

3. 每个宝宝之间都存在个体差异；

4. 父母不必为你的宝宝一时的发育"落后"而担忧或沮丧；

5. 不要因为你的宝宝某一项发育格外提前，而把自己的孩子看作是"超常"；

6. 在孩子成长过程中，在普遍基础上的差异性，有时是极其显著的；

7. 没有哪个孩子，因为父母没有训练，而不会站立、不会行走，宝宝天生就有这种能力，只要发展到这个阶段，宝宝就会具备这种能力；

8. 绝大多数父母认为应该训练孩子行走，但父母们千万不要以为孩子的翻身、爬、坐、跑等能力，是训练的结果；

9. 父母不缺少训练和开发的意识，也不缺少方法，少的是对养育孩子的认识和自信；

10. 父母应该坚信孩子会发育得很好，不要总是抱有怀疑的态度，两眼盯着宝宝，时常大惊失色地发现宝宝"不正常的地方"，"不对劲的行为"，这是现今父母面临的最大问题——太敏感了；

11. 在绝大数情况下，有"问题"、"不对劲"的不是孩子；

12. 如果父母因为自己的孩子和书上写的不一样，就认为自己的孩子不正常，那就不如不读书；

13. 如果父母认为孩子真的有什么问题，应该去看医生，而不是胡乱猜疑；当然有一点也不能否认，医生并非总是百分之百地正确；

14. 如果父母总是把正常的当做不正常的来对待，孩子正常发育的过程就会被打乱；

15. 当父母抱怨孩子"越不让干什么，越是拗着要干"的时候，那不是孩子有什么问题，是孩子发育过程中的正常现象；

16. 给孩子创造愉快的生活空间和给孩子创造一个安全的生活环境同样重要；

17. 孩子在欢乐的气氛中能够发挥最大的潜能；

18. 如果父母因为看到别人家的孩子有自己孩子没有的能力，就着急和担忧，孩子会对父母的态度有所觉察，并在心理上留下阴影；

19. 不要在孩子面前表现出父母对对孩子的担忧，更不能在孩子面前讨论孩子的"不正常"。孩子能从父母的面部表情、语气和身体语言上感受到父母的态度；

20. 孩子的能力是不可估量的，"天才"是造就的，兴趣是培养的，条件是创造的，机会是储备的；

21. 爸爸妈妈应该做的，是为孩子编织一个造就"天才"的摇篮，搭建一个培养兴趣的平台，铺设一块创造条件的基石，预备一座蓄积能力的粮仓；

22. 不干涉孩子，不是不管理孩子，管理孩子并不是禁锢孩子，要给孩子划一个圆圈，但要是一个大的圆圈，不是令孩子窒息的小圆圈。给孩子自由，但不是放纵孩子。

摘自《郑玉巧育儿经·幼儿卷》

三十、父母是最好的育儿专家

母爱是世界上最好的育儿"妙方"。最好的育儿书籍也不能讲述所有的育儿问题，最好的育

儿专家也不能解决所有的育儿困惑。真正了解孩子的人,是与孩子朝夕相处的父母。父母学到了多少育儿方法和技巧并不重要,重要的是溢满父母心中浓浓的爱意,以及这种爱意带来的育儿知觉。"一切为了孩子"是父母内心深处永恒的念头。当孩子有种种不适,父母一时又找不到外来帮助,感到束手无策时,请冷静下来,相信自己的直觉,只要你们认为对孩子有益无害,就大胆地去做。孩子会用身心健康发育的事实,回报父母爱意浓浓的养育。不必太在意周围人们对你们育儿方式的评说,要深信,最了解自己孩子的,不是别人,而是你们自己,父母才是最好的育儿专家。

摘自《郑玉巧育儿经·幼儿卷》

第六十八篇　婴幼儿的发育特点

一、小儿生长发育规律

(一)生长发育的规律。孩子从出生到成人,生长发育是连续不断进行的,有时快些,有时慢些。在体格方面,年龄越小,生长速度越快,出生后半年内,生长发育最快,半岁以后生长速度减慢。

生长发育中,各种功能的发育由低级到高级,由简单到复杂。例如用手拿东西,4～5个月的婴儿是用整个手张开去抓,以后逐渐会用拇指和食指去捏取小的物品。整个身体的运动功能,按"从头到脚"的顺序发育,先会抬头,其次挺胸、独自坐,然后会站,最后才会走。

在小儿发育的过程中,各个器官、系统发育不平衡,脑子的生长发育先快后慢,7～8岁大脑的重量已接近成人。而生殖系统先慢后快,婴幼儿时期发育并不明显,青春期发育明显增快。皮下脂肪在婴儿时期增加比较快,以后减慢。

判断一个小儿生长发育是否正常,可以参考正常标准,例如6～7个月会坐,9～10个月会站,1岁会走等等。但这些标准不是绝对的,每个个体存在着差异,只要大致在正常标准的范围内就可以了。有的孩子生长发育早些,有的晚些,这并不决定智力的高低。

(二)影响生长发育的因素。影响婴幼儿生长发育的因素很多,大致可分为内在因素和外界因素。这些因素又是相互影响的。

1. 母亲的健康情况:母亲在怀孕或哺乳期间要注意营养,生活要有一定的规律,并预防各种疾病的发生,特别是传染病。

2. 遗传因素:遗传是很重要的内在因素,父母的种族、身材、外貌等特征都会影响子女的生长发育,如父母身材高矮可影响小儿的身长。

3. 性别因素:性别也影响着生长发育的速度,在青春期以前,女孩一般比男孩的体重轻,也稍矮。但女孩青春期比男孩提前2年,所以在11～12岁以后的2～3年中,女孩身高、体重都比男孩增长快,但以后男孩还是要赶上并超过女孩。青春期以后,女孩骨盆较宽,两肩距离较窄;而男孩则肩宽,肌肉发达,这是性别对体形的影响。

4. 内分泌腺:如甲状腺、脑下垂体、性腺的功能,也都对生长发育起着作用。甲状腺功能低下、垂体功能低下都会影响身高的增长。

5. 营养因素:营养是保证婴幼儿生长发育所必备的条件。食物必须具有足够的热能和各种营养物质,并注意合理的喂养方法。在各种外界因素中,营养对生长发育的影响最重要,年龄越小越明显。

6. 生活环境:生活环境对孩子发育的影响也不可忽视,清洁的居住环境,新鲜的空气,充足的阳光,合理的生活制度,体育锻炼、游戏、教育等,对孩子的生长发育都起着重要的作用。

7. 疾病因素:任何疾病对生长发育都有影响,特别是慢性消耗性疾病(如结核病)对体重影响最大。大脑发育不全对生长发育也有一定的影响。

摘自《现代育儿新书》

二、婴幼儿身体的发育

（一）婴幼儿体重的增长。体重是衡量体格发育是否正常的一项重要标志，根据体重还可以推测出婴幼儿的营养状况。正常新生儿出生时平均体重为 3~3.5 千克（公斤），男孩比女孩稍重一些。在出生后最初几天，由于吃奶较少，大小便排泄多、肺和皮肤又散发大量的水分，因此体重稍微有些下降，一般不超过 300 克，称为生理性体重减轻，在生后第 3~4 天降到最低点，以后由于吃奶增多，体重开始逐渐增加，一般到生后第 10 天左右可恢复到出生时的体重。以后体重就不断增加，体重增加的速度和年龄有关，出生后最初 3 个月生长最快，平均每天增加 25~30 克，以后减慢。4~5 个月时，体重是出生时的 2 倍，1 周岁时约为出生时的 3 倍。各年龄期小儿的体重可参考下列计算公式推算。

1~6 个月小儿的体重（克）＝出生体重＋月龄×600 克。

7~12 个月小儿的体重（克）＝出生体重＋月龄×500 克。

1 岁以后平均每年大约增加 2 千克。2~10 岁小儿的体重（千克）＝年龄×2＋8 千克。例如，一个 5 岁幼儿，他的体重为 5×2＋8＝18 千克。

用以上公式算出来的体重，仅是大约的平均数。实际上，同一年龄小儿的体重差别是很大的，变动范围可达 10% 以上。如体重不按一般规律增加，则可能由于疾病或喂养不当等原因。

父母都希望自己的孩子又白又胖，但不是越胖越好。太胖的孩子心脏和呼吸系统都增加了负担，稍一活动就会出现呼吸和心跳加快。肥胖持续到成人还容易得高血压、冠心病和糖尿病等。

绝大多数肥胖的孩子是单纯性肥胖症，是由不合理的饮食和缺乏运动造成的。这种孩子往往喜欢吃淀粉类和油脂类食物，不爱吃蔬菜和水果。由于体胖，活动时感到费劲，就懒得动，结果越胖就越不爱动，越不动就越胖。

预防单纯性肥胖症要从早入手，从婴儿期即

开始注意，不要供给超过需要量的饮食，发现超重应注意减少食量，使体重尽早降到正常水平。

（二）婴幼儿身高（长）的增长。身高可以反映骨骼的发育情况。身高增长的规律和体重一样，年龄越小越长得快。新生儿出生时，平均身长约 50 厘米，生后第一年增长约 25 厘米，以后大约每年增长 5 厘米。1 周岁时身高为 75 厘米，2 岁以后身高计算公式如下：

身高（厘米）＝年龄×7＋70。例如，5 岁幼儿身高＝5×7＋70＝105 厘米。

影响身高的各种因素很多，如遗传、种族、内分泌、营养、体育活动和疾病等。身高显著异常者大都由于先天性骨骼发育异常或由于内分泌疾病所引起。

身高低于正常 30% 以上算作异常。小儿身高低于正常的一般原因有：严重的维生素 D 缺乏病（佝偻病）、营养不良、软骨发育不全、克汀病（呆小病）等。

（三）婴幼儿出牙的规律。牙齿情况大致可反映骨骼的情况，发育好的及时出牙，牙质也比较好；如骨骼发育不良，出牙也将延迟，而且牙质也不理想。

小儿出生时，乳牙都隐藏在颌骨表面的牙囊内，上面为牙龈所覆盖，肉眼看不见，也摸不到。每个孩子乳牙萌出的时间，早晚不同，有的 4 个月开始出牙，但也有到 10 个月才开始出第一颗牙，出牙早晚和智力高低没有关系。大多数小儿到 1 岁时出 6~8 颗牙，2 岁时出 18~20 颗牙。如果想了解出牙的数目是否正常，有一个推算方法：用婴幼儿的月龄减去 4（或 6），所得出的数字就是他应该出的牙齿数。例如，一个 18 个月的孩子，他应该出的乳牙为：

18－4（或 6）＝14（或 12）颗牙。

乳牙一共 20 颗，2~2.5 岁时全部出齐。乳牙的作用很大，首先咀嚼就需要乳牙，另外乳牙和说话是否清楚也有很大关系，同时也影响到面容的对称和美观。乳牙还为在它下面的恒牙萌出引路，如果 1 颗乳牙脱掉过早，它旁边的牙齿位置就会改变，甚至影响下颌骨的发育，使之变形。

6岁时开始出恒牙,首先萌出的不是门牙,而是第一磨牙(又叫"六岁牙"),它排在所有乳牙之后。6~7岁的孩子开始换牙,9~13岁全部换完。

个别小儿刚一出生就有1或2颗乳牙萌出,口腔医学称为"诞生牙",最常见的"诞生牙"是下面正中的两个门牙。这种过早萌出的乳牙,牙根没有发育好,缺少牙槽骨的支持,只是长在牙龈上,所以"诞生牙",常常松动,容易脱落。乳牙过早萌出有时会影响小儿吃奶,常发生咬奶头的现象。又因为舌头的运动,舌系带常被这些萌出的乳牙摩擦,引起糜烂、溃疡,影响婴儿吸吮和健康。一般主张拔掉,拔除后不影响恒牙的生长。有人说"诞生牙"是"不祥之兆",这是没有科学依据的。

(四)头颅的发育。 头颅的大小与脑及颅骨的发育有关。一般认为头大的人可能聪明些,但这不是绝对的,俄国著名作家屠格涅夫的脑重2014克,而伟大的科学家爱因斯坦的脑重为1230克。

孩子出生时平均头围时34厘米,前半年增长很快,大约增加8~10厘米,后半年仅增加2~4厘米,1岁时平均为46厘米。2岁时可达48厘米,5岁时50厘米,15岁时接近成人,为54~58厘米。

引起头大的原因很多,父母亲的头若大,孩子的头也可能大。1岁内的婴儿体格若是大,他的头也大。有些疾病也可能引起大头,如维生素D缺乏症、营养不良、脑积水、巨脑回畸形等。

头若是过小,也应引起家长的注意,脑发育不良和出生时严重窒息脑缺氧,都可能影响脑的正常发育,造成脑小,头也小。

判断头围过大或过小,可以和小孩自己的胸围相比,胸围是平乳头绕胸一周的长度。出生时头围比胸围大1~2厘米,1岁时胸围与头围大致相等,1岁后胸围超过头围,相差的厘米数大约等于小儿的岁数。例如,5岁幼儿的胸围为55厘米,他的头围则为50厘米。

摘自《现代育儿新书》

三、婴幼儿动作的发育

出生后运动发育的规律是:自上而下(先抬头、后抬胸、坐、站、走);由近到远(从臂到手、从腿到脚的活动);从粗到细(从全手掌抓物,到手指取物);先有正面动作后有反面动作(先会起立,后会坐下,先会向前走,后会向后退)。出生后第一年内逐渐掌握各种运动的基本动作。

1. 抬头:新生儿的颈肌无力,仰卧或俯卧时,他的头通常转向一侧,但不能随意俯仰。因此如果让他俯卧在柔软的枕头上,就有窒息的危险。抬头本领的发展是先仰后俯;约1个月时在俯卧时能勉强抬头,2个月时由俯卧位被扶起时可能将头、颈与躯干维持在一条直线上;但是只有在4~5个月时,婴儿才能在坐位抬头自如;在这以前他的抬头能力还不是持久的,而且亦还不能自由转动。

2. 坐:坐的先决条件是抬头,在没有能够自如地抬头以前,独坐是不可能的。坐的另一个先决条件是背部肌肉功能的发育,也就是支配这些肌肉的神经髓鞘的形成。当新生儿被扶至坐位时,他头向前垂,背脊弯曲。到能够自由抬头以后,婴儿就喜欢坐起,因为这样他可以较多地用眼和手接触周围事物;但是开始他的腰肌还是不能很好地支撑脊柱,需要腰垫的支持。约7~8个月时才能独坐,这时仍然身躯向前,需用手帮助支撑。更晚些时才能坐着自由转动,身体不致倾倒。

婴儿约4~5个月时能由俯卧仰翻,约6个月时由仰卧俯翻;仰翻时通常是用一侧上肢撑起身体来帮助的。冬天婴儿穿厚棉衣时往往不能翻身。

3. 爬:要会爬,婴儿首先要会仰头,要能在俯卧位用手把自己的身躯撑起来,还要能够在仰卧位翻身。因此,在一般条件下,爬,是8~9个月时婴儿才能学会的本领。爬有不同的方式:或者用两手两膝、或者用两手两足、或者用两手和臀部。因为爬能使婴儿扩大眼界及获取远处的玩物,又能促使体格的发育和智力的发育,因此目前有的儿科学者主张在家庭和托幼机构中采取积极措施,在婴儿能俯卧位抬头以后开始学爬。

4. 站立:运动神经髓鞘纤维的形成是自上而下的,因此,要等躯干下部运动机能发育以后,才有腰部以及下肢运动功能的发育;而后者乃是站立的物质基础。3~4个月婴儿被扶持与立位时,髋关节和膝关节都弯曲无力;约6个月时,才能较好地用下肢支持身体,喜欢在母亲怀中跳跃。约8个月时,能独自站立片刻;约9~10个月时,能很好地扶着床栏站立,同时也学会由坐位攀着床栏起立;不过却不能由立位自己坐下。

5. 行走:能够站立以后不久(10~11个月),婴儿开始能够扶物(如床栏、床沿、沙发等)做踏步动作或被搀扶着双手向前走或扶着床沿行走。约1周岁时,能牵着手行走,约15个月时学会独自行走。在短短的几个月中,婴幼儿的进步是很大的。开始时,纵然是被牵着手,还是很勉强地两足分开地走着,其步伐是不稳的,时快时慢,时大时小,摇摇摆摆犹如醉汉。年龄稍大时,其行走才接近成人。小儿先要能够开步走,然后会在行走中迅速地停住,最后才会倒退(约18个月)。

6. 精细动作:人体的每块肌肉都在大脑皮层上占有相应的被控制和被支配的地位,人的双手许多小的肌肉群,它们协调地活动,能完成各种精细的动作,而每一个动作都通过神经的传递,刺激大脑皮层的相应区域,促进脑的发育和潜在能力的开发。因此,手的活动越灵巧、越丰富、越精细,越有利于发展脑力。在手指屈肌摆脱紧张状态,眼球与手的动作取得协调之后,小儿就能够有意识地应用双手。3个月时,开始玩弄手里的玩具,但不能主动抓取,看见有趣的物件时,常手舞足蹈,却无可奈何。3~4个月时,能同时伸出两臂,试图取物,但共济失调的双手,往往不能触及目标;同时,兴奋的泛化还很明显;小儿瞪眼踏足,伸舌垂涎。不久,随着视力的发育,开始抓取手所能及的任何东西,母亲的头发和眼镜亦不例外。6~7个月时,能伸一手取物,能在伸手的同时弯腰;喜欢将物件在两手之间互相传递。功能更进一步集中之后,约9~10个月时,能用食指触物,而不再是一把抓了。

精细动作的发育还表现在握物的方式上。发育的顺序是:由内侧手掌握物,改为外侧手掌握物,最后(8~9个月)才用指端。用拇指与食指拈取细小物体(如绳头、小珠)的本领出现于8~9个月时,这时小儿也开始能够将手里的东西放下。约第10个月开始,小儿已不再固执物件不放,而能把它们从盒里往盒外来回挪动或者一件件地递给母亲。约15个月时,动作更细致了,小儿能将一块积木叠于另一积木之上。

摘自《现代育儿新书》

四、婴幼儿语言的发育

(一)婴幼儿语言的发育过程。婴幼儿在人群中生活,语言不断地刺激,加上自身的模仿和学习,逐步掌握了语言。新生儿已会呱呱啼哭,约1个月时,婴儿开始发出不清晰的喉声,2个月时能呀呀自语。自此以后,喜欢用自己所能发出的声音与母亲"对话"。7~8个月,能说"哒"、"爸"、"妈"等单音或这些音的重复。10个月以后,有意识地叫"爸爸"、"妈妈";1周岁时,能说一些简单的词句,能听懂"不要"、"给我",并能以行动来回答这些盼咐;2岁左右,会把两个或两个以上的词组成短句,如看见大人出门他会说"坐嘀嘀"。2岁到3岁,会用代名词,知道"你、我、他"。3岁时,语言已能对行为起调节作用,4岁时,能清楚地用语言表达自己的意思,5岁以后说话接近成人。到6-7岁时,小儿已能认字和写字了。

一般说来,语言的发育和其他行为活动的发育是平行的;不过它在不同时期却表现着不同的速度,许多小儿在学会独坐的期间,语言的进展就暂时延搁起来。此外,有些男孩虽然理解力和一般小孩没有两样,但说话却开始得迟,有迟至2~3岁的,这是一种家族性的或个体的特点,不能看作低能的表现。

(二)智力和语言的关系。有人认为,语言的发育可以预示小儿将来的智力,说话早的,智力水平也较高。但是也有例外,很多智力正常或智力较高的小孩,语言发育也可能较晚。所以,不能仅仅根据说话早晚来判断智力高低。著名科学家爱因斯坦4岁还不会说话,他的父母甚至以为他是哑巴,直到9岁时说话还不流利。

小儿理解一个词比说出这个词要早得多,和孩子一起看画册时,你说出画中的物品,他能指出来,但不一定能说出来。

正常情况下,每个孩子说话的早晚大不相同,有的孩子8个月就开始说单个的词,不到1周岁就能说简单的句子。也有些小孩智力发育很正常,但三四岁才会说话,有的还要晚。女孩比男孩说话要早。

(三)有些婴幼儿说话晚的原因。引起语言发育迟缓最常见的原因是智力低下。智力与语言有极为密切的关系。智力低下的小儿不能注意别人对他说什么,精神不能集中,模仿能力也差,不能表达和理解词的意义。有时虽然也能说清楚某个词,但不久又忘掉了。

听力缺陷也会影响语言的发育。严重听力丧失的小儿无法学习说话,听力丧失不太严重时,还可以看到别人的口唇动作学着发音。口形变化明显的容易学,如"玻、夫、鸣"等;但对一些依靠舌头运动发出的声音,如"哥、勒、儿"学起来就困难了。若在会说话以后出现听力障碍,一般不会影响说话。

家族因素与说话早晚也有关系。有些孩子智力发育正常,又没有听力障碍,也没有找到其他疾病,就是说话晚,这种情况可能与家族遗传有关,父母小时说话可能就晚。口腔疾患,如唇裂、腭裂、舌系带过长等,都会造成说话迟缓,在未修补前,仅影响语音的清晰程度。

摘自《现代育儿新书》

五、婴幼儿知觉和情感的发育

(一)视觉的发育。婴儿生下来就有视觉,当用灯光照射他的面部时,可以引起闭眼的动作。把一个出生后几天的婴儿抱起来,你的脸朝着他,当你慢慢移动头部时,他的眼睛也能随着转动。生后两个星期的婴儿看母亲脸的时间比看生疏的人要长。3~4周的婴儿,当母亲和他说话时,可以看着妈妈的脸。4~6周时开始回对妈妈微笑。4周以内的婴儿,看东西时两眼不协调,有时一只眼偏右。有时两眼又内斜对在一起(俗称"对眼"或"斗鸡眼")这不算异常。6周以后两眼能共同注视一物体,但一直要到4个月时才协调得比较好。如果到6个月时两眼还不能协调共同注视一物体,或表现斜视,就算不正常了。

1~2个月的婴儿,眼睛大约能看到1~1.5米,3个月能看到4~7米。从5~6个月起,可以注视远距离和物体,如天上的月亮、街上的汽车、行人等。6个月的时候,可以弯腰或低头来调节身体姿势,去看感兴趣的东西。大约从4个月开始能区别颜色,红色最容易引起孩子的兴奋。在1岁以内还不能追视快速运动的物体,要到1岁以后才会。

(二)听觉的发育。婴儿出生几小时以后就能听到声音,让婴儿听100分贝的高强度声音,与80、70、和50分贝的低强度声音,发现声音强度越大,婴儿的心脏跳动就越快。新生儿还可以把头转向声音的方向,但动作很微弱,而且转的速度也较慢。3个月时,婴儿头部可以明确地转向声响的一侧。4个月时,不但头转向声音,眼睛也朝声音的方向看。5~6个月时,若声响在一侧耳朵的下方,头先转向声响的一侧,然后再低头朝下。6个月的时候,若声音在一侧耳朵的上方,头先转向声音的一侧,然后再向上看。10个月的时候,能将头直接转向声音来源的方向。

3~4个月的婴儿能倾听音乐的声音,并且对轻快、柔和的旋律表示出愉快的情绪,而对强烈的声音表示不快。7个月时,叫他的名字有反应,9~12个月时能听懂几个字,包括对家庭成员的称呼,逐渐可以根据声音来调节、控制自己的行动。1岁时,在判断声音来源方向,能达到大孩子或成人的水平。

(三)味觉和嗅觉的发育。胎龄7~8个月的早产儿就有味觉反应。有人观察新生儿时期味觉就很灵敏,对甜的东西反应是吸吮,对苦的、咸的、酸的反应是用舌头把东西推出来。还有人观察到婴儿的味觉和成人反应不太一样,对很淡的枸橼酸(柠檬酸)溶液反应很强烈,面部显出怪样的表情;但同样浓度的枸橼酸溶液给成人品尝,并没有什么特殊感觉。

嗅觉在新生儿期就发育得很好,他能根据母亲乳汁的气味找乳房。对强烈的气味表现为呼吸节律的改变,或暂时屏气,有时睁眼或啼哭。7～8个月时嗅觉比较灵敏,到2岁时才能很好地鉴别各种气味。

(四)**触觉的发育**。新生儿就有触觉,口唇部位最为灵敏,当有物品轻触其嘴唇时,可引起撅嘴动作。手掌、足底的皮肤触觉也很灵敏,轻划其手掌或足底时,可引起手指或足趾的运动。平时应该让孩子的手多接触外界,不要缝个布套把手包起来,尽量让他多摸一些不同性质的物品,如柔软的布娃娃,毛茸茸的动物玩具,光滑的塑料球等等。触觉受到多种多样的刺激,有利于大脑的发育。

(五)**情感的发育**。所有婴幼儿都是先会表现不愉快,以后才会表示愉快。出生后最初几天的小儿,将他抱起时,婴儿表现出安静,这是最早的愉快表示。6周时当与其说话时可显出微笑。3个月的孩子若还不会微笑属异常。4～5个月时,当用手挠其痒处是会笑,以后见到用一个手指接近其躯体时也会发出笑声。

1～1.5岁时,除高兴外还有得意、喜爱和妒忌的表现。每当小儿掌握一种新技能(如坐、站立、行走、自己用匙吃饭等)时,都会表现出高兴。

摘自《现代育儿新书》

六、婴幼儿智力发育

智力是感知觉、注意、思维、记忆、想象等能力的总和。现代脑功能研究证明,婴幼儿期是一生中智力发育最迅速的时期,此期的智力开发程度如何,常会影响一生的智力发展,因而,婴幼儿期是智力开发的最佳时期。孩子在一两岁时所经历的事能影响他的一生。现在心理学家们认识到出生之前所经历的事也是非常重要的。教育不是在5岁、3岁、2岁或1岁开始的,也不是出生时开始的,而是在胎儿期开始的(胎教)。

婴幼儿智力的发育也有一定的规律。新生儿由于大脑发育不够成熟,动作往往是无规律的,容易手舞足蹈。到了2个月时能仰睡着看东西。给3个月婴儿俯卧时,他的前臂可以支持身体把头抬起来,有的并能辨别母亲的声音。4个月能抬头,笑,手能握玩具。5个月时能伸手取物。6个月时会翻身,认识生人和熟人。7个月时会坐。8个月时能爬、会拍手,有的能叫"爸爸"、"妈妈"。9个月时会站,接着可以扶栏杆走。到1岁时能搀着手走路,到15个月时自己走得很好,能正确指出自己身体各部分,能自己吃饭。18个月时会爬台阶,喜欢看画片及翻书。2岁时会跑,会用小汤匙吃饭,白天可以自己控制大小便,并能唱简短的歌曲。3岁时会用筷子,能认识画上的东西,跳简单的舞蹈。

(一)**什么叫智商?** 为了判断孩子的智力水平,可以通过各种智力检查方法测出孩子的智商。智商可根据下列公式算出。

$$智商 = \frac{测验时达到的智龄}{实际年龄} \times 100$$

例如:一个10岁的小儿,经过智力测验,智力相当于8岁孩子的水平,他的智龄就是8岁。他的智商等于 $8 \div 10 \times 100 = 80$。

正常人智商的平均数在100左右,数字越大反映智力水平越高。一般85～115都属于正常范围,如低于70,就属于智力低下了。

(二)**智力低下小儿的早期表现**。智力低下的孩子,如果年龄很大才被发现,治疗起来往往很困难。如果能早期发现,尽早寻找病因,加强训练和教育,智力是有可能提高的,甚至能恢复到正常水平。智力低下的小儿早期有哪些表现呢?英国发育医学专家伊林沃斯根据多年的经验总结出下面几条。

1. 智力低下的孩子,最早表现出来的特点往往是吃奶困难,有时不会吸吮,特别容易吐奶。

2. 睡眠时间往往特别长,整天非常安静,很少哭闹。

3. 正常的孩子生后4～6周就会对妈妈微笑,智力低下的孩子,往往到3个月还不会笑。

4. 掌握各种动作(如坐、站、行走、说话)的时间比正常的孩子要晚。

5. 对周围不感兴趣,不看周围的东西。

6. 对周围的声音也没有什么反应。

7. 正常小儿在3～4个月以后,在躺着清醒的时候,常常把两只手放在眼前玩弄着,这种动作到6个月就逐渐消失了。但智力低下的孩子,往往在6个月以后还持续存在。

8. 正常小儿在6个月时会咀嚼食物,不论出牙没出牙都有咀嚼动作,而智力低下的孩子很晚还不会咀嚼。

9. 正常小儿在6~10个月时,常常喜欢把物品放在嘴里,但1岁以后就逐渐消失。智力低下的孩子到2~3岁时还常常把积木或其他物品放在口中。

10. 2~3岁以后还常常流口水。

11. 正常小儿在入睡后有时有磨牙的动作,而智力低下的孩子在清醒时,也常磨牙。

12. 智力低下的孩子哭声尖锐或无力,音调缺乏变化。当外界刺激引起啼哭时,从刺激开始到出现啼哭这段时间较长,有时反复多次刺激才会引起啼哭。

13. 对玩具不感兴趣,拿着玩具也不会玩。

14. 由小时候的多睡不动转变为整天不停的活动,活动没有什么目的性。

以上说的这些表现不是每个智力低下的小孩在早期都存在,更不能说凡有其中1条的都算是智力低下。诊断智力低下还需要做其他许多检查,才能确定。

摘自《现代育儿新书》

七、儿童心理行为的发育——儿童气质

儿童心理行为的发育遵循一定规律,表现在感知、运动、语言及心理过程等各种能力及性格方面,儿童心理行为发育是先天、遗传因素和社会环境互相作用的结果。

(一)气质的概念。 气质是指个体在情绪反应数量和强度方面稳定性的个别特征。

气质是稳定的。这一方面表现在气质主要由遗传生物因素决定,每个孩子生下来就带有不同的气质特点,也就是说气质是天赋的;另一方面,气质的稳定性表现在气质是不以活动的动机、目的、内容为转移的。

气质的动力特征,是气质跟人的视觉、听觉、味觉、触觉、感知觉以及注意、记忆、思维、想像、情绪、情感等心理过程相联系。在发生上述心理活动时,表现出力量的强弱、变化的快慢、平衡的程度等心理特点。

(二)气质的类型。 儿童心理学家将儿童气质分为难养型、发动缓慢型、易养型及中间型。

难养型的孩子。其生物节律不规则,对新的刺激和陌生人表现退缩,适应缓慢,激发阈低,有时突然性暴发强烈的情绪反应,易冲动,活动过度,注意力不集中,经常表现消极情绪。该类儿童较难抚养,在北京市婴儿中占6.0%,在3~7岁儿童中占9.2%。

2. 发动缓慢型的孩子。胆小、畏缩,进入陌生环境时退缩,适应慢,反应强度低,出现消极情绪较多,所占比例为4%~17%不等。在北京市的调查中婴儿此类型占5.0%,3~7岁儿童占6.8%。

3. 易养型儿童。生物节律较具规律性,容易接受新事物和陌生人;适应快,反应强度中等或较低,情绪积极。这类儿童较易抚养,普通人群中所占比例为33%~43%,在北京市婴儿中占35.0%,在3~7岁儿童中占37.7%。

4. 以上三类以外的系中间型。其行为方式介于难养型和易养型之间,在北京市婴儿中占54.0%,在3~7岁儿童中占46.3%。

(三)影响气质的因素。 影响气质的因素很多,既有先天的遗传因素,又有后天的环境因素,概括起来,主要受生理遗传因素、性别因素、家庭环境因素、围产期因素以及不同文化背景、地区和种族因素的影响。

1. 生理遗传因素。不论您的孩子年龄多大,性别如何,总可以在您孩子身上找到与您及您爱人身上一致的气质特征。新生儿期由于受围产期因素影响较大,基因影响可能还没有完全表现出来。此后,孩子年龄越大,其气质与父母相同或相似的特点就越多、越明显。大家可以看到,同胞兄弟姊妹尤其是孪生子间的气质具有明显的一致性。而孪生子中,单孪生子的气质特点较多孪生子的气质特点又更具有明显的一致性。

2. 性别因素。您也许曾听人评论说:还是女孩好带一些,女孩一般比较文静、听话些。家长的这些经验之谈的确反映了一部分实际情形。气质存在性别差异,性别对气质的影响随年龄增加而愈加明显,一般表现为男孩较女孩活动量大,情绪消极,难养型气质所占比例较大。但也有人认为由于文化背景造成的差异,期望女孩比

男孩易养的父母对有着难养型气质的女婴,感觉比有着难养型气质的男孩更加难养。气质的性别差异在很大程度上是由于社会和心理因素造成的,这些因素影响着对性别的期望及性别的作用。社会对男孩、女孩的期望有所不同,性别差异也就是儿童成长过程中社会化的结果。比如:男孩更多地被家长、老师鼓励活动、外向,女孩则相反。另外,气质与生物遗传因素关系密切,性别的不同带来了某些生理表现如激素水平等的差异,这些差异随小儿生长发育而越来越明显,也影响到与之密切相关的行为表现方式和气质。

3.家庭环境因素。前面提到气质是天赋的,每个人生下来就带有不同的气质特征。但气质也可因环境和教育的影响而发生改变。例如领养子女与亲缘(生身父母或未被领养的血缘同胞)气质的关系由于家庭环境的改变可能出现较大差异。

家是儿童生活的主要场所。家庭是儿童心理形成和发展的最初生活环境。家庭结构、亲子关系、父母的行为、个性、教养方式,对儿童心理发展和气质类型塑造产生很大的影响。家庭的稳定对小儿气质无疑产生积极的作用。稳定的家庭气氛,对儿童的智力开发、情感陶冶、个性塑造有着潜移默化的作用。

家庭经济地位也可能对气质产生影响。经济地位低的家庭中难养型儿童较多,这与不同层次家长对儿童的评价和要求的标准不同有关。低社会经济地位的家庭偏于评价孩子的消极行为,而中产阶层家庭偏于评价积极的行为。由于家庭经济地位与多方面因素有关,如父母的文化修养、工作性质等,故它只是对儿童气质产生间接的影响。父母所受教育影响其行为个性,也影响其作为父母对小儿的期望和态度以及对小儿的教养方式等方面。在对北京市婴儿的调查中发现,母亲文化程度不同,婴儿的注意分散度存在较大的差异。

4.围产因素。尤其是母亲孕期的疾病、营养、药物、心理状态、辐射等都会不同程度影响胎儿的发育,对出生后的婴儿气质产生影响。新生儿出生有缺氧、早产或极低出生体重儿状况,出生后常表现反应能力低,自控能力弱,睡眠不规则,注意力不集中,学习困难等。

5.不同文化背景、地区和种族因素。由于气质受遗传和环境因素双重影响,故种族不同,气质存在差异;而相同或不同种族的人们,在不同的社会文化背景和地区,气质也会表现不同。澳大利亚婴儿较美国婴儿节律性强,活动水平和反应强度低。美国白人婴儿较日本婴儿反应强度高,受刺激后恢复平静所需时间长。而美国白人婴儿和爱尔兰婴儿均比中国婴儿活动水平高。这是因为种族和文化差异造成的对婴儿抚养方式的不同。现代社会文明程度、经济背景、父母态度以及孩子早期特殊的生活经历等都对气质产生作用。

在中国南北地区之间婴儿气质也存在差别。这可能与中国地域辽阔,南北距离相差较大,气温、饮食、城市风格及人们的生活习惯不同有关。贫穷地区儿童难养型气质较多;未成年母亲所生婴儿,难养型气质所占比例较大。

6.母亲情绪。儿童保健尤其是围产期保健的重点之一就是协助并保持妈妈情绪愉快,说明母亲情绪对小儿生长发育所产生的重要影响。孕末期母亲情绪障碍者分娩的孩子出生后表现适应度低、反应强度高、情绪消极。母亲焦虑、抑郁是影响儿童气质发展较突出的个性特点。产后抑郁的母亲,其婴儿大部分气质因子偏离正常,表现为活动水平高,生物节律弱,对新的环境畏惧和退缩,反应强度高,坚持度差,以消极情绪为主。母亲认为婴儿难以照料而且讨厌他,学龄期后孩子气质以难养型居多且适应能力差。

另外,母亲的心理状态与儿童的气质之间存在相互作用关系。母亲抑郁导致婴儿气质困难,而婴儿气质困难又会反过来加重母亲抑郁,如此称之为恶性循环。例如产后抑郁母亲的婴儿哭得较多,可能是由于其感觉无助、压抑和焦虑的反应。与此同时,婴儿的哭吵声也会使人产生厌恶感,使抑郁的母亲更加抑郁。

摘自《现代育儿新书》

八、乳儿诸忌

[明]徐春甫《古今医统大全·得病之源》提

出"乳儿诸忌"如下：

大喜后乳食，变惊痫。喜属心，大喜后乳食，则伤其心。钱氏曰："心主惊，惊是痫也。"《素问》云："暴怒伤阴，暴喜伤阳。"孙真人云："伤阴则泻，伤阳则惊。"通真子云："喜后饮水，伤三焦，多成喘急。"

大哭后乳食，多成吐泻。钱氏云："哭属肺，大哭后乳食，则伤肺。肺气逆，则作吐泻。肺与大肠为表里，故泻也。"

大饥后乳食，多成腹痛。《千金》云："饥人急食，多成腹痛。"《修真秘》云："饥食过多，成结积聚。"又云："食不欲急，急则伤脾。"扁鹊云："急食，久成痞块，面黄。"

大饱后乳食，多成气乏。《素问》云："饮多则肺布叶，是故气逆而上奔也，故能生痰。"《疾仙经》云："饱后迎风，多成暴厥不醒，如中风之状也。"

大惊后乳食，呕吐心痛。大惊后乳食，则手少阴经受邪，多成心痛。《抱朴子》云："大惊乳食及饮水，气节不通，或吐逆翻胃。"《百端经》曰："惊后饮水，则伤心舌，多不成语也。"

当风乳儿，多嗽吐腹胀。仓公曰："小儿迎风饮乳，风冷入肺，则令咳嗽。"《宝鉴》云："风冷伤于乳，令儿成呕吐。气冷腹膨。"又经曰："形寒饮冷则伤肺，伤肺则咳嗽；肺主气，气伤则腹胀。"

夜露乳儿，多成呕吐。《修真诀》云："夜露下乳儿，冷乳入喉不散，多成呕逆。"《宝鉴》云："天上中喂乳，气逆停胸，皆成呕逆。"

正食便乳，成疳黄口臭。王氏云："正飧便乳，令儿口臭，牙中出血。"通真子云："乳食并飧，令儿面黄口臭，又能生痰癖。"

正汗便乳，成心疳壮热。葛洪云："汗者，心之液。正汗便乳，则伤其心。心伤则液散，液散则皮肤燥，成心疳壮热。"

食热面乳儿，多成龟胸。孙兆云："母食五辛，令儿龟胸。"徐氏云："食热面便乳儿，久必成龟胸。"

食酸咸炙爆乳儿，成渴。《圣惠方》云："乳母恣食五辛炙爆，厚味停积，乳儿，致儿脏腑生热，热则烦燥生渴不止。"又云："儿食酱肉，渴饮水浆，则成渴痢。"

醉卧当风乳儿，失音。乳母醉卧当风乳儿，令儿失音。《抱朴子》云："乳母饮酒过度，当风取凉乳儿，风冷酒毒邪乳儿喉，故令儿失音不语也。"

嗽后饮乳，成惊喘痰噎。嗽后饮乳，痰聚不散，气道不利，关膈不通，则成痰噎而惊喘。

悲喜未定便乳，成涎嗽。孟氏云："悲喜未定便乳儿，必涎嗽引风。"《宝鉴》云："悲喜未定，饮水则逆其气。气胜血，血道行，多成吐血。"

儿啼哭未定便乳，生瘿气。凡儿啼未定，便以乳塞其口乳之，令气不得消散，故结聚成瘿也。孟氏云："儿啼未定，肺窍开，即便乳儿，与气相逆，气凝结聚，多成瘰疬瘿瘤也。"

摘自《中国养生宝典》

九、古人论婴幼儿养育

中国古代医学家对婴幼儿养育，有很多经验总结和经典论述，现摘要如下，以供参考。

（一）不可不爱惜，亦勿过爱惜。 [清]陈确《陈乾初先生遗集·别集卷10·抱子》曰："凡生养子女，固不可不爱惜，亦不可过于爱惜。爱惜太过，则爱之实所以害之矣。小儿初生，勿勤抱持，裹而置之，听其啼哭可也。医云：'顿足啼哭，所以宣达胎滞。'不须惜之。乳饮有节，日不过三次，夜至鸡将鸣饮一次。衣用稀布，宁薄毋厚，乃所以安之地。语云：'若要小儿安，常带三分饥与寒。'盖孩提家一团元气，与后天斫丧者不同。十分饱暖，反生疾病，此易晓也。"

（二）小儿欲得安，无过饥与寒。 [元]李冶《敬斋古今注》曰："[东汉]王符《潜夫论》曰：小儿多病伤于饱。又曰：哺乳多则生痫病。良以小儿气血未完，其大肠如葱，其小肠如筋，食饮稍过度，易致病癖也。

然符之此言，但知节食耳。不知衣食之丰，亦受命之源也。俗谚有之：'小儿欲得安，无过饥与寒。'饥寒者，非故以瘠而损之，所以撙节之而已。亦非谓饥之寒之而保其无疾也，但撙节之，则疾必差少也。是故富家儿多病，贫家儿多安。岂富家之养不及于贫素者哉？正以所奉者病之耳。近世一医师谓：贫儿误得安乐法。此良言也。贫儿误安，则是富儿故求病也。慈幼者可不知此言乎？"

《魏志·王郎传》云："少小常苦被褥泰温，泰温则不能便柔肤弱体，是以难可防护，而易用感慨。若常令少小之缊袍不至于甚厚，则必咸保金石之性，而比寿南山矣。"按今谚有"若要小儿安，常带三分饥与寒。"即此意也。

（三）**童子不可衣裘。**《礼记·曲礼上》云："童子不可衣裘裳。"就是说，儿童不可穿毛皮的衣裳，以其太暖也。《礼记·玉藻》也有"童子不裘不帛"的说法。

[明]龚廷贤：《万病回春》曰："小儿初生，宜用七八十岁老人旧裙旧袄，改作小儿衣衫，真气相滋，令儿有寿。富贵之家，切不宜新制纻丝绫罗毡绒之类与小儿。不惟生疾，抑且折福，必致夭伤。"

《礼记·内则》云："二十而冠，始学礼，可以衣裘帛。"就是说，二十岁加冠，开始学习各种礼仪，这时可以穿裘帛制做的衣服。

（四）**小儿四时之宜。**[明]王肯堂：《幼科证治准绳》曰："初生儿出月，必须入襁褓。襁褓之道，必须得宜。如春夏之月，乃万物生长之时，宜教令地卧，使之不逆生长之气。如秋冬之月，乃万物收藏之时，宜就温暖之处，使之不逆收藏之气。然后血凝气和，则百病无自而入矣。"

（五）**过爱小儿，反害小儿。**[宋]张从正：《儒门事亲·卷1·过爱小儿反害小儿说》云："小儿初生之时，肠胃绵脆，易饥易饱，易虚易实，易寒易热。……今之人养稚子，当正夏时，以绵夹裹腹，日不下怀，人气相蒸；见天稍寒，即封闭密室，睡毡下幕，暖炕红炉，使微寒不入，大暖不泄，虽衰老之人尚犹不可，况纯阳之小儿乎！然君子当居密室，亦不当如是之暖也。……今之人养稚子，不察肠胃所容几何，但闻一声哭，将谓饥号，急以潼乳纳之儿口，岂复知量？不吐不已。及稍能食，应口辄与。夫小儿初生，别无伎俩，惟善号泣为强良耳。此二者，乃百病之源也。

小儿除胎生病外，有四种：曰惊，曰疳，曰吐，曰泻。其病之源，止有二：曰饱，曰暖。惊者，火乘肝之风木也；疳者，热乘脾之湿土也；吐者，火乘胃膈甚则上行也；泻者，火乘肝与大肠而泻者

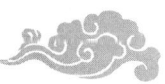

也。夫乳者，血从金化而大寒，小儿食之，肌肉充实，然其体为水，故伤乳过多，反从湿化。湿热相兼，吐痢之病作矣。"

（六）**贫家育子暗合育子四理。**[宋]张从正：《儒门事亲·卷1·过爱小儿反害小儿说》曰："贫家之育子，虽薄于富家，其成全小儿，反出于富家之右，其暗合育子之理者有四焉：薄衣淡食，少欲寡怒，一也；无财少药，其病自痊，不为庸医热药所攻，二也；在母腹中，其母作劳，气血动用，形得充实，三也；母既作劳，多易生产，四也。此四者，与富家相反也。俚谚曰：'儿哭即儿歌，不哭不偻罗'。此言虽鄙，切中其病。世俗岂知，号哭者，乃小儿所以泄气之热也。《老子》曰：'终日号而不嗄。'余尝授人以养子之法：儿未坐时，卧以赤地；及天寒时，不与厚衣，布而不绵；及能坐时，以铁铃、木壶杂戏之物，连以细绳，置之水盆中，使一浮一沉，弄之有声，当炎暑之时，令坐其傍，掬水弄铃，以散诸热。《内经》曰：'四肢者，诸阳之本也。'手得寒水，阴气达于心中，乃不药之药也。"

摘自《中国养生宝典》

十、婴幼儿的预防接种

小儿出生后和外界环境接触的机会很多，小儿抵抗力差，感染各种细菌和病毒后，就会发生各种传染病。因而小儿需要进行各种预防接种乙增加对传染病的抵抗力，从而防止各种疾病。

除所有国家计划内免疫接种，还要为宝宝选择计划外的免疫，其原则是：

第一权威机构要求接种的疫苗，尽管还没有纳入国家计划内免疫，在完全没有接种禁忌的前提下，一定给宝宝接种。

第二已被广泛应用的一些疫苗，证实对预防疾病有帮助，又没有显现的副作用，尽管还未被纳入国家计划，也应该为宝宝接种。

第三正在流行某种传染病，已经有了针对这种传染病的疫苗，尽管不是计划内疫苗，最好也给宝宝接种。

第四宝宝已经完成了所有国家计划内免疫接种，没有发生过任何不良反应，可以更多地接

受计划外免疫。

第五宝宝很容易被病毒感染,可以更多地接种病毒免疫疫苗。

第六完成计划内免疫接种后再考虑接种计划外免疫疫苗。

(一)计划外免疫疫苗的种类（《郑玉巧育儿百科》）

1. 风疹疫苗

近年来,风疹疫苗已广泛应用,8个月以上的婴儿可以接种。女孩接种风疹疫苗是非常必要的,主要考虑的是到了育龄期减少胎宝宝患风疹综合征的几率。接种风疹疫苗没有显现的不良反应,可能会有低热。年龄偏小的宝宝,可能会引起少量、不典型风疹样皮疹,不需要特殊处理,几天就会自然消退。

2. 腮腺炎疫苗

腮腺炎疫苗已广泛应用,宝宝患了腮腺炎,就是民间所说的"肿痄腮"。宝宝"肿痄腮"会引起发热,腮腺肿大,如果合并细菌感染还会引起腮腺化脓样改变,甚至需要切开引流。宝宝会因为腮部疼痛而哭闹、拒食。接种腮腺炎疫苗可有效预防宝宝患腮腺炎。所以,建议给宝宝接种腮腺炎疫苗。

因接种腮腺炎疫苗而引起腮腺炎的情况罕见,宝宝可能有一两天的发热,不需要特殊处理。如果宝宝接种腮腺炎疫苗后出现腮腺肿大,考虑可能接种前就已感染了腮腺炎病毒,处于潜伏期,接种疫苗后加速了病情发展,也可使病症加重。在接种任何疫苗时,都应保证宝宝是健康的。如果宝宝近期有与腮腺炎宝宝接触史,先不要接种疫苗,等到潜伏期过后,确定宝宝没有被感染上,再接种疫苗。

现在麻腮风三联疫苗也开始使用,减少了宝宝针次。很多国家以三联疫苗代替了风疹和腮腺炎、麻疹单一疫苗。

3. 轮状病毒疫苗

轮状病毒是引起宝宝腹泻的病原菌之一,几乎每年秋季都有流行,主要发生于2岁以下婴幼儿。所以,给宝宝接种轮状病毒疫苗是有必要的。轮状病毒疫苗有注射和口服两种,妈妈可根据情况选择。通常情况下在秋季来临时接种。

个别宝宝接种轮状病毒疫苗后可能会发生轻微腹泻,不需要特殊处理。如果腹泻严重,出现水样便,每天超过3次,应该带宝宝看医生。

4. 支气管炎疫苗

支气管炎疫苗是血源疫苗,不赞成给宝宝接种。

5. 流感疫苗

注射流感疫苗是预防流感的有效途径,宝宝6个月以上,如果正处于流感流行季节,可提前接种流感疫苗。流感疫苗没有终身免疫,病原菌每年都有变异的可能,所以流感疫苗应该每年在流感流行季节到来之前接种一次。接种流感疫苗后,宝宝可能会在接种当天出现发热,如果体温在38℃以下,不需要特殊处理,可给宝宝多喝水。如果体温在38℃以上,要给宝宝物理降温,可给宝宝洗温水澡,水温比宝宝体温低0.5～1℃,或与宝宝体温相同。物理降温无效,可给宝宝服退热药。疫苗反应引起的发热体温通常不会很高,持续时间一般不超过72小时。如果宝宝体温过高,或持续时间过长要及时带宝宝去看医生。

(二)预防接种后的反应及措施（《生活科学手册》）

预防接种后有哪些反应？怎样减轻反应？大多数疫苗接种以后不会引起严重的反应。但由于每个孩子的体质不同,在进行预防接种后也可能会出现一些轻重不同的反应。主要的反应有局部反应和全身反应两种。局部反应是在注射或接种的部位出现红、肿、痛的现象；全身反应时,可出现发烧、头痛和全身不舒服等。这些反应都是正常的现象,主要注意休息、细心护理、多喝开水,注意接种部位的清洁卫生,不需要什么治疗,经1～2天后就会好的。如接种部位感染发炎,可用淡盐开水清洗局部,涂点紫药水,盖上消毒纱布,几天以后会逐渐好转。如发烧较高,可适当服些退烧药已减轻头痛和全身不舒服的症状。极个别的孩子注射后出现严重的反应,如脸色苍白、呼吸急促、全身出冷汗等现象,此时让孩子平卧,将头放低些,给他喝点开水,并应立即报告医务人员进行治疗。

为了减少反应,保证安全,各种预防接种必

须在孩子身体好的时候进行,如果孩子有病可暂时不要接种,例如患湿疹或其他皮肤疾病时,不宜种牛痘;感冒发烧时,不要打白喉、百日咳、破伤风三联疫苗;孩子腹泻时,不要吃小儿麻痹糖丸;空腹饥饿时,不宜注射预防针,以防血糖过低引起严重反应。打针前做好孩子思想工作,消除紧张害怕心理,鼓励孩子勇敢接受注射。打针后二、三天内应避免剧烈运动,并注意接种部位的清洁卫生,暂时不要洗澡,以防局部感染。

第六十九篇　婴幼儿的营养与饮食保健

一、婴幼儿的营养基础

合理营养是保证儿童正常生长发育的重要物质条件,也是儿童期乃至成人期健康的基础。儿童期生长发育迅速,代谢旺盛,能量的需要量相对较高,稍有营养不足,便可能阻碍儿童的生长发育。除此之外,组织器官的更新和修补、儿童的日常活动等,都需要营养物质供给能量。儿童对营养素的摄入量应与其能量消耗相平衡,能量摄入不足,将影响生长,导致消瘦;能量摄入过多,则会变成脂肪储存体内引起肥胖。保证儿童发育、维护身体健康所需的主要有以下六种重要营养素。

(一)蛋白质。蛋白质具有多种生理功用。蛋白质的主要功用是提供氨基酸,用来修复旧组织,合成新组织,其次才是提供热能。蛋白质是组成机体细胞和体液的主要成分,人体发育过程中,靠蛋白质组成身体组织;人体肌肉、血液等组织和器官也是由蛋白质构成的;蛋白质还是组织器官更新及修补的原料。婴幼儿必须摄入含蛋白质丰富的膳食,以促进其生长发育,尤其是脑细胞的发育。人体新陈代谢过程中具有催化和调节作用的酶,调节体内代谢过程的某些激素及抵抗致病物质入侵体内的抗体等,都是蛋白质,它们对保证儿童生长发育十分重要。蛋白质在维持体液酸碱平衡、传递遗传信息等方面起着重要作用,是生命的物质基础。此外,蛋白质也供给一部分身体所需要的热能,每日由蛋白质供给的能量约为总能量的10%~15%。

米、面等主食和肉、蛋、奶、鱼、豆类等副食都含有不同种类的氨基酸,混合膳食可以使不同种类的氨基酸起到取长补短的作用。在为儿童选择食物蛋白的同时,应注意其消化率,以促进吸收,动物蛋白的消化率平均为92%,植物蛋白蛋白的消化率平均为78%。在植物性食品中应多选豆制品如豆腐、豆浆等容易消化的食品,可提高其蛋白的消化率,有利吸收。

(二)碳水化合物。碳水化合物是小儿时期最主要的供给热能的物质(婴儿除外)。碳水化合物的主要功能是迅速提供热能和肌肉活动所需的能量,减慢蛋白质的分解代谢,节省蛋白质。碳水化合物是维持血糖恒定的重要物质,并能增加肝糖原的储存,加强肝脏功能。碳水化合物中的乳糖还可促进肠道有益细菌的生长,有利于某些维生素的生物合成,并促进钙的吸收。

碳水化合物的主要来源是食物中的谷类和豆类,马铃薯、白薯、芋头等食物中含碳水化合物也较多。碳水化合物主要存在于植物性食物中,动物性食品含量较少,儿童所吃的主食,是机体所需热能的主要来源,每日由碳水化合物提供的能量约为总能量的50%~60%。

豆类、蔬菜、水果是食物粗纤维的良好来源。食物粗纤维可使粪便柔软,刺激肠蠕动,有利于排便。

(三)脂肪。脂肪对小儿的营养价值在于提供热能、脂溶性维生素和自身不能合成的必需脂肪酸。

人体所含脂肪来自消化道的吸收和体内碳水化合物与蛋白质的转化。膳食中脂肪缺乏时,将使儿童体重下降、皮肤干燥,并导致维生素A和维生素D缺乏症。脂肪也是机体所需热能的重要来源,由脂肪供给的能量约为总能量的30%~35%。

动物性脂肪来自肥肉、骨髓、乳类和蛋黄等,其中蛋黄和乳类的脂肪容易消化吸收，而且富含维生素A和维生素D。植物性脂肪的来源有花生、瓜子、芝麻、核桃、豆类等，植物性脂肪较动物性脂肪易于消化，且富含必需脂肪酸。

脂肪可为小儿提供脂溶性维生素，如肝、奶、蛋中的脂肪含有丰富的维生素A和D；植物油则有丰富的维生素E，动物的贮存脂肪中几乎不含维生素。

植物油（椰子油例外）中含必需脂肪酸较多，动物脂肪中含量则较少。必需脂肪酸对小儿健康非常重要。小儿如缺乏它，可患鳞屑性皮炎、生长迟缓、脂肪肝、血小板功能异常、伤口愈合缓慢、易患感染性疾病等。

（四）矿物质和微量元素。 与小儿营养关系密切的矿物质有10种，其中常量元素有6种，包括钠、钾、氯、钙、磷、镁；微量元素有4种，包括铁、碘、锌、铜。

常量元素是指体内含量超过体重0.01%的元素。钠、钾、氯是维持体液和酸碱平衡的电解质，在正常情况下不易缺乏。若小儿患腹泻或呕吐时，则可随胃肠道分泌液的丢失损失大量的钠、钾、氯，从而发生脱水、酸中毒或碱中毒，应在医生指导下加以补充。身体内的钙和磷，绝大部分构成骨骼和牙齿。维生素D可促进钙、磷在肠道内的吸收，如果维生素D不足，则可因钙、磷吸收减少而患维生素缺乏病。镁也参与构成骨骼和牙齿，并能调节神经和肌肉活动，缺乏时可出现震颤或惊厥。由于很多种食物中都有镁，身体保存镁的能力又较好，所以很少发生单纯营养性镁缺乏。

钙是骨骼与牙齿生长的重要物质，机体内99%的钙与磷酸、碳酸化合为盐类，构成骨骼和牙齿的主要成分。处于生长发育中的儿童，每日的钙需要量随各年龄有所不同，新生儿0～1岁每日需元素钙约500mg，1～10岁约800mg，10～18岁约1100～1200mg。婴幼儿如果钙摄取不足或缺乏，会发生佝偻病或手足搐搦症。钙在乳类、豆类和绿色蔬菜中含量丰富，摄取钙的同时应给儿童服用一定量的维生素D，否则会影响钙的吸收率。

微量元素是指体内含量低于体重0.01%的元素。它们在体内含量虽少，但像维生素一样作用很大，没有它们，新陈代谢难以进行，小儿健康会受到影响。矿物质中微量元素对儿童生长及健康尤为重要的是铁、锌、碘、铜等元素。

铁在人体含量相对较少，正常成人体内约含3～3.5g的铁，其中58%存在于血红蛋白中。儿童期铁的每日需要量为0.5～1mg，铁缺乏将导致贫血。含铁丰富的食物有动物肝脏、蛋黄、瘦肉等，绿色蔬菜、黑木耳、豆类中也含有较多的铁。乳类含铁极少，因此婴儿出生后4～6个月，应添加含铁的辅助食品。

铁缺乏是最常见的营养缺乏症之一，临床症状包括：贫血，注意力不集中，智力减退，食欲缺乏，异食症（如喜欢吃墙皮、破纸等），免疫力降低容易感染，年龄较大的儿童可见指（趾）甲呈匙状。乳类含铁量很少，以人乳或牛奶为主食的儿童很容易缺铁。妊娠期最后3个月是胎儿储存铁的时期，因此早产儿铁储备较少，生后不久便可发生铁缺乏。对于婴儿或早产儿，只要及时（指出生后2～4个月）补充铁剂或对大于4个月的婴儿添加含铁丰富的副食，如蛋黄、豆腐及肉类，便可防止铁缺乏；对于较大年龄的儿童，只要膳食中有一定量的动物性食品、大豆及其制品（含铁量多且易吸收）、维生素C含量丰富的水果、蔬菜（维生素C可促进铁吸收）即可防止产生铁缺乏。

锌在人体含量较少，却有着重要的生理功能。锌是机体许多酶的组成部分，它参与核酸、蛋白质的合成及碳水化合物、维生素的代谢。锌在肉类、蛋类、乳类和坚果类食物中含量丰富。缺锌可导致婴幼儿生长迟缓、食欲减退、呼吸道抵抗力降低等症，还可影响婴幼儿的行为及智能发育。

近年来，国内对锌营养的研究甚多。据我国不同地区、不同年龄儿童数万人次的头发锌和血清锌的普查结果表明，儿童低锌检出率为20%～30%或更高。这些儿童缺锌的主要表现为：生长发育迟缓、厌食、反复感染、轻度贫血等。经补锌治疗后症状均有明显改善。食物中以牡蛎含锌量最高，蟹肉、肝、肉类、奶酪、花生、蚕豆及豌豆含锌量虽比牡蛎少得多,但也是锌的丰富来源。

碘缺乏的临床表现是甲状腺肿和克汀病。地方性甲状腺肿发生在远离海洋的地区,这些地区的土壤和饮水中碘含量低,长出的谷物碘含量亦低,我国许多山区均有发病。母亲缺碘可引起胎儿发生克汀病,这种胎儿出生后不久可出现智力低下,听力和语言障碍或黏液水肿等症状。预防碘缺乏并不难,只要在流行地区使用碘化盐便可收到良好的效果。食物中以海产食物含碘丰富,如海带、紫菜和海蜇等。

铜缺乏的主要症状是铁治疗无效的低色素性贫血、中性粒细胞减少及骨质疏松。未成熟儿缺铜可表现为苍白、皮肤和毛发色素减少、浅表静脉明显、皮炎、体重不增、腹泻和肝脾肿大等。胎儿储存铜也是在妊娠的最后3个月,因此,早产儿易因铜储备不足而出现铜缺乏。其他铜缺乏的原因还有营养不良、腹泻以及肠道吸收不良综合征等。

(五)**维生素**。维生素是人体代谢不可缺少的有机化合物,在人体内一般不能合成或合成量不足以满足机体需要,必须从食物中摄取。维生素是维持身体正常生长发育所必需的物质,还是身体内一些辅助酶的组成成分,对机体物质代谢起主要作用。机体对维生素的需要量很少,但摄入不足将会导致代谢障碍和维生素缺乏症,长期过量摄入又会出现中毒症状。

维生素按溶解性分为脂溶性维生素和水溶性维生素两大类,脂溶性维生素有维生素A、维生素D、维生素E和维生素K,水溶性维生素有维生素C、维生素B_1和维生素B_2等。

(六)**水**。水是人体最重要的物质,营养的运输、代谢的进行均需要水分。婴幼儿新陈代谢旺盛,需水量相对多些,加上婴幼儿活动量大,体表面积相对大,水分蒸发多,所以需要增加水的供给量。婴幼儿需100~150ml/(Kg·d),随着年龄增长,水需要量相对减少,若摄水量少于60mg/(Kg·d),可能发生脱水症状,若摄水量超过正常需水量,多余的水可从尿中排泄,但如心、肾内分泌功能不全时会发生水中毒。

摘自《儿童少年卫生与妇幼保健学》

二、婴幼儿营养的特点

(一)婴幼儿与成人营养有何不同

小儿与成人营养既有相同之处,又有很大差别。相同之处在于小儿与成人都是通过饮食摄取营养物质的,都是为了获得能量来维持身体的各种生理活动,如呼吸、循环、消化及体力活动等;获得原料用来修复组织、维持身体的抗病能力、保证储备以维持人体适应环境的应变能力。差别之处在于小儿正处于生长发育时期,营养物质中有相当部分要用来满足生长发育的需要,这是小儿时期独有的营养要求,也是与成人营养需要的主要差别。

小儿时期的生长发育,并非都是以同一个速度进行。总的趋势是年龄越小,生长速度越快。以体重为例:1~2岁每年增长率约为24%,5~6岁约为14%,11~12岁约为10%,从整个小儿时期来看,有两个生长发育的冲刺期,即婴儿期和青春期。婴儿期指出生到1岁,体重的年增长率约为200%;青春期(女孩约从12岁,男孩约从14岁开始)体重的年增长率超过10%。生长发育越快,营养需求越高。因此,婴儿期和青春期是小儿最容易出现营养问题的时期,家长们应当给予特殊的关注。

与生长速度相反,年龄越小,消化系统发育越不成熟,消化功能越不完善。这就形成了一个尖锐的矛盾:年龄越小,生长速度越快,营养需求越高,而承担营养物质消化、吸收的消化系统功能越差。在这种情况下,喂养稍有不当,极易产生消化紊乱,进而导致营养不良,影响小儿健康成长。因此,小儿时期的科学喂养显得尤其重要。

(二)婴幼儿营养状况的判断

1. 小儿营养状况的科学判断

科学判断小儿营养状况有两种方法:①直接判断:包括临床检查、体格测量、生化测定和组织学变化的检查。②间接判断:包括个体的膳食调查、家庭和社会的膳食因素调查。在直接判断中,生化改变出现最早,体格增长减慢或停止次之,组织结构改变(部分表现为临床症状)最晚。

间接判断主要是了解膳食不足的个人和社会因素,从而找到根本解决营养问题的方法。要做到早期而全面的营养判断,需要这方面的专门知识。

2. 小儿营养状况的肉眼判断

凭肉眼判断小儿的营养状况,既简单又不需要太多的专业知识。通过观察临床症状和体格测量,结合个人的膳食调查,一般即可有效地判断小儿的营养状况。

体格增长速度受先天性遗传和后天环境因素的影响。后天环境因素中,营养是最重要的因素之一。有证据表明,后天营养因素影响生长速度比先天性遗传因素的影响更大,因此,儿童体格的生长速度在很大程度上反映着自身的营养状况。最常用的体格测量指标是身高和体重,身高低于年龄应有水平,反映较长时期的营养不足;体重则反映近期的营养状况,体重过低反映营养不足,过高则反映营养过剩。营养紊乱可引起身体的组织结构改变,这种改变又可表现为临床体征,体征出现时间较生化及体格改变晚。能为肉眼看见的体征多在身体的外露部位,如皮肤、口、眼等。因此,用肉眼观察与营养有关的临床体征,也可用来判断儿童的营养状况。

膳食调查是另一个判断儿童营养状况的方法,精确的膳食调查和膳食营养价值的评定,需要专业人员来完成。简单地了解一下儿童每日的膳食,也可对膳食的质和量得出一个大致的印象。比如小儿膳食中是否包括四类营养价值较高的基本食物:奶、奶制品、鱼、肉、蛋或大豆制品;粮食类;蔬菜及水果。摄入的量是否合乎年龄。膳食中是否甜食、油脂食物比例过大,这种食物供热大而营养价值不高,而且还会因此而减少其他营养丰富食物的摄入量。

摘自《现代育儿新书》

三、婴幼儿的饮食保健方选

婴幼儿内脏娇嫩,易实易虚。小儿脾胃未健,而往往饮食多不知节制,停止乳食而实,以致损伤脾胃而虚。小儿又为"稚阴"之体。"稚阴"说明小儿的内脏功能尚未健全,小儿体内的精、血、津液还不充实,且小儿肾气未充,牙齿、骨骼、智力还未发育成熟。因此,小儿的饮食保健应注意选用健脾胃、助消化、补肾益气的饮食。食物多选平性之类。可选用以下食方:

1. 豆腐浆粥。粳米30～60克,豆腐浆250～500克。粳米先煮,半熟时加豆腐浆汁同煮成粥。6个月以上婴儿及幼儿时期食用能养胃。可长期服食。

2. 胡萝卜甘蔗煲荸荠。胡萝卜、荸荠各150克,甘蔗300克。煎汤。具有清热解毒、养阴生津作用。可作婴幼儿日常解热饮料。

3. 四米粥。高粱米、粳米、籼米、粟米各20克。煮三沸舀去渣,每次饮半小杯,空腹、午后各服食1次,婴幼儿均可服。有健脾和肠、止泄之功效。适用于小儿脾虚气弱、消化不良引起的泄泻者。

4. 胡萝卜排骨汤。胡萝卜100～300克,猪排骨150～250克。煮汤服食。每日1剂,可经常服食。有健脾补虚、行气消食之作用。适用于形体消瘦、弱视、缺钙而行动迟缓婴幼儿。

5. 炒扁豆淮山粥。炒扁豆60克,淮山药60克,大米50克。同煮粥。有健脾益胃之功效,幼儿期及学龄前期幼儿,可经常服食。有助消化功能可增强体质。

6. 猪脑炖豆腐。猪脑1只,豆腐1块(400克左右),加水共炖熟。幼儿适食,可经常服食。有补髓、健脾补虚、行气消食之功效,常服可健脑益智。

摘自《中医养生食疗学》

四、婴幼儿营养保健食谱

(一)婴幼儿保健食谱(4～5个月)

【验方一】 挂面汤《婴幼儿保健小验方》

【原料】 挂面(龙须面)400克,熟猪肝150克,鸡蛋150克,菠菜150克,白鸡汤(或骨头汤)1000克,香油10克,酱油40克,精盐6克。

【制作】 将猪肝切末,菠菜择洗干净切末,挂面切成短段儿;将鸡汤倒入锅内,加入挂面、酱油、精盐一起煮,视挂面熟软后,加入肝末、菠菜稍煮,再将鸡蛋调散后淋入锅内,滴入香油出锅即成。

【功效】 面条软烂,汤味鲜香,营养丰富,适宜5个月的婴儿食用。

【注意】 面条一定要切短段再煮,而且要煮烂。挂面做好后,最后不用带很多汤。

【验方二】 胡萝卜汤《婴幼儿保健小验方》

【原料】 胡萝卜500克,白糖50克,清水500克。

【制作】 将胡萝卜洗净,切碎,放入锅内,加上水,煮沸约20分钟。用纱布过滤去渣,加入白糖,调匀,即可饮用。

【功效】 味略甜,营养丰富。

【注意】 要选用新鲜的胡萝卜作原料,操作时,要切碎、煮烂,去净胡萝卜渣。此汁适宜4～5个月婴儿食用。

【验方三】 鸡肉粥《婴幼儿保健小验方》

【原料】 大米250克,鸡肉末150克,植物油50克,酱油30克,精盐6克,葱、姜末少许,清水2500克。

【制作】 将米淘洗干净,放入锅内,倒入清水旺火煮开,微火熬至黏稠待用。将油倒入锅内,下入鸡肉末炒散,加入葱姜末、酱油搅匀,倒入粥内,加入精盐,微火煮几分钟即可。

【功效】 粥黏稠,味香,适宜5个月的婴儿食用。

【注意】 粥一定要熬烂、发黏,鸡肉末煸炒入味后再与粥同熬。

【验方四】 肉末菜粥《婴幼儿保健小验方》

【原料】 大米或小米250克,肉末150克,青菜200克,植物油25克,酱油25克,精盐6克,葱、姜末少许,清水2500克。

【制作】 将米淘洗干净,放入锅内,倒入清水,旺火煮开,改微火煮透,熬成粥。将绿菜叶蔬菜洗净,切碎,然后将油倒入锅内,下入鸡肉末炒散,葱姜末、酱油炒匀,投入青菜炒几下,放入米粥内,加精盐调味,同熬煮一下即成。

【功效】 粥黏稠,肉末香,适宜10个月的婴儿食用。

【注意】 熬粥不要放碱,以免破坏营养。粥要熬至黏稠。肉末煸炒一下再与粥同熬。

【验方五】 浓米汤《婴幼儿保健小验方》

【原料】 大米粉(小米、高粱米均可)250克,清水2500克。

【制作】 将米淘洗干净,放入锅内,加水煮成烂粥,撇取米汤饮用(在上午10时的喂奶时间添用,每天1次,每次1个婴儿2汤匙,以后逐渐增加到4汤匙)。

【功效】 有浓厚的米香味,流质,适宜5个月的婴儿食用。

【注意】 开锅后用微火熬到米开花、米汤发黏。

【验方六】 西红柿汁《婴幼儿保健小验方》

【原料】 西红柿500克,白糖100克,温开水350克。

【制作】 将成熟的西红柿洗净,用开水烫软去皮,然后切碎,用清洁的双层纱布包好,把西红柿汁挤入小盆内。将白糖放入汁中,用温开水冲调后即可饮用。

【功效】 酸甜适口,营养丰富。此菜汁适宜4个月的婴儿食用。

【注意】 要选用新鲜、成熟的西红柿作原料。也可用蜂蜜调味。

(二)婴幼儿保健食谱(7～12个月)

【验方一】 鱼肉末《婴幼儿保健小验方》

【原料】 净鱼肉100克(鲤鱼、草鱼均可),精盐1克。

【制作】 将鱼肉去皮、去骨刺,放入盘内,上锅蒸熟。将鱼肉取出捣烂,加少许盐拌匀即可。同米粥或面片一起食用。

【功效】 软嫩,味鲜,营养丰富。

【注意】 做此菜要用新鲜的鱼,必须把鱼刺剔净。

【验方二】 疙瘩汤《婴幼儿保健小验方》

【原料】 面粉400克,鸡蛋清8个,鸡蛋黄4个,虾仁100克,菠菜叶200克,香菜100克,高汤1000克,精盐6克,味精5克,香油10克。

【制作】 将鸡蛋清与面粉和成稍硬的面团,揉匀,擀成薄片,切成黄豆大小的丁,撒入少许面粉,搓成小球。虾仁切成小片,香菜切末,菠菜切末待用。将高汤倒入锅内,放入虾仁、精盐、味精,开锅后下入面疙瘩,煮熟,淋入鸡蛋黄,加入香菜末、菠菜末,滴入香油。

【功效】 滑润，汤鲜味美，营养丰富，适宜9～11个月婴儿食用。

【注意】 面疙瘩搓好后，要将面粉抖净，这样煮熟后汤清。因是婴幼儿食用，面疙瘩下锅后要多煮一煮。

【验方三】 鸡蛋面片汤（《婴幼儿保健小验方》）

【原料】 面粉400克，鸡蛋4个，菠菜200克，香油10克，酱油20克，精盐6克。

【制作】 将面粉放入盆内，加入鸡蛋液，和成面团，揉好擀成薄片，切成小块待用；菠菜择洗干净，切末。将锅内倒入适量水，烧开，然后把面片下入，煮好后，加入菠菜末、酱油、精盐、味精，滴入香油，即成。

【功效】 面条柔软、滑润，汤味鲜美，适宜6个月以上的婴儿食用。

【注意】 此面片是用鸡蛋和面，如鸡蛋少，可加少许水调匀。面要擀薄，片要切小煮烂。

【验方四】 水果藕粉（《婴幼儿保健小验方》）

【原料】 藕粉200克，苹果300克，清水800克。

【制作】 将藕粉和水调匀，水果洗净，切成极细的末待用。将藕粉倒入锅内，用微火慢慢熬煮，边熬边搅拌，直到熬至透明为止，最后加入切碎的水果，稍煮即成。

【功效】 味香甜，易于消化吸收，营养丰富，适宜8个月以上的婴儿食用。

【注意】 水果要洗净，切碎，最好用小勺刮成水果泥。另外，在熬藕粉时注意不要粘锅。

（三）婴幼儿保健食谱（1～3岁）

【验方一】 海带炒肉丝（《婴幼儿保健小验方》）

【原料】 肥瘦适度猪肉250克，水发海带500克，植物油25克，酱油30克，精盐4克，白糖3克，葱、姜末少许，水淀粉30克。

【制作】 将海带洗净，切成丝，放入锅中蒸15分钟，海带软烂后取出待用。将猪肉洗净，切成丝。将油放入锅内，然后下肉丝，大火煸炒1～2分钟，加入葱、姜末、酱油搅拌均匀，投入海带丝、清水（漫过海带为度）、精盐，再以猛火炒1～2分钟，勾芡出锅即成。

【功效】 质厚肉嫩，味道鲜美，营养丰富。

【注意】 海带要发透，蒸烂，海带丝不可切得过长。

【验方二】 黄瓜炒猪肝（《婴幼儿保健小验方》）

【原料】 猪肝500克，黄瓜400克，水发木耳100克，植物油50克，酱油20克，白糖15克，精盐6克，味精4克，水淀粉30克，葱、姜、蒜各少许，料酒、高汤各适量。

【制作】 将猪肝洗净切成2厘米长、1厘米宽、0.2厘米厚的片，用水淀粉、精盐各适量上浆，用8成热的油滑散捞出待用。将黄瓜洗净，切成小片；葱、姜、蒜切末；木耳洗净撕成小块待用。将油放入锅内，烧至七成热时，放入葱、姜、蒜、黄瓜、木耳稍炒几下，即将油滑的猪肝倒入锅内，迅速淋入料酒，再加酱油、盐、白糖、味精、高汤或水少许，开后用水淀粉勾芡，出锅即成。

【功效】 滑嫩脆香。

【注意】 因猪肝稀软，可用干淀粉面上浆。过油时火要旺，油要热，操作要迅速，防止炸老。猪肝下锅后，要立即淋入料酒（或醋），以增加菜的味道。

【验方三】 韭菜炒鸡蛋（《婴幼儿保健小验方》）

【原料】 韭菜500克，鸡蛋5个，植物油50克，精盐6克。

【制作】 将鸡蛋打入盆内，放入精盐适量，打散，放油用炒勺摊成鸡蛋皮，切成细丝待用。将韭菜择洗干净，切成1.5厘米长的段。将油放入锅内，烧热后投入韭菜炒两下，加入鸡蛋皮、精盐、炒好即成。

【功效】 鲜香味美，营养丰富。

【注意】 此菜要旺火速成要把鸡蛋摊成黄色，防止摊煳，以免影响色泽、口味。

【验方四】 青椒炒肉丝（《婴幼儿保健小验方》）

【原料】 瘦猪肉500克，青椒1000克，植物油80克，香油5克，酱油40克，精盐6克，水淀纷80克，葱、姜丝各5克。

【制作】 将青椒择洗干净，切成4厘米长的丝；猪肉洗净，切成4厘米长、筷子粗细的丝，放入盆内，加入水淀纷、盐适量上浆，用热锅温油滑散捞出待用。将炒菜油放入锅内，烧热后下入葱、姜丝炝锅，投入青椒丝煸炒后，放入肉丝搅拌均匀,加入酱油、盐、水少许,烧开后勾芡,淋入香油出锅即成。

【功效】 色泽美观,味道鲜美,维生素C含量极为丰富。

【注意】 要选新鲜、没有辣味的青椒作原料。青椒丝不要切得太长,以适合幼儿咀嚼与消化能力。菜要炒得软些。

【验方五】 西红柿豆腐羹(《婴幼儿保健小验方》)

【原料】 豆腐1000克,西红柿500克,植物油50克,精盐6克,料酒5克,水淀粉80克,汤1500克。

【制作】 将西红柿用开水烫一下,去皮,切成1厘米见方的丁;豆腐用开水烫一下,切成1厘米见方的丁待用。将油放入锅内,下入汤、西红柿、豆腐、精盐、料酒搅匀,烧开后撇去浮沫,用水淀粉勾芡即成。

【功效】 红白相间,色泽美观,味道鲜美适口,营养丰富。

【注意】 烫豆腐时,要待水开后再投入,这样豆腐不易碎。炖豆腐时火要旺一些。

(四)婴幼儿保健食谱(4~6岁)

【验方一】 清蒸排骨(《婴幼儿保健小验方》)

【原料】 猪排骨1500克,熟火腿50克,水发玉兰片(茭白、冬笋均可)60克,精盐6克,料酒10克,葱丝40克,姜丝20克,高汤(或水)2000克。

【制作】 将排骨剁成4厘米长的段,用开水烫一下洗净;火腿、玉兰片均切成小片待用。将排骨分别放入10个小碗内,再分别放上火腿片、玉兰片、葱丝、姜丝、料酒、精盐、高汤,上笼用旺火蒸1小时即成。

【功效】 汤清味美,色泽美观,排骨酥烂。

【注意】 排骨要洗净,烫时要凉水下锅,这样污物容易出来,要蒸烂,味不要咸。

【验方二】 肉丝炒菠菜香干(《婴幼儿保健小验方》)

【原料】 瘦猪肉250克,菠菜1000克,豆腐干250克。酱油、精盐、植物油、水淀粉、葱姜各适量。

【制作】 将猪肉切成丝,放入盆内,放入精盐、水淀粉拌匀上浆,用热锅温油将肉丝滑散捞出沥油;菠菜择洗净干净,切段;豆腐干切成小片待用。将油放入锅内,烧热下入葱、姜末炝锅,再放入肉丝、酱油、精盐翻炒均匀,再投入菠菜煸炒断生,出锅即成。

【功效】 鲜嫩、咸香,营养丰富。

【注意】 菠菜下锅后要用旺火炒,不要炒烂。要先将豆腐干煸炒一下,再放菠菜同炒,如豆腐干与菠菜同进入锅炒,豆腐干不入味。

【验方三】 糖醋带鱼(《婴幼儿保健小验方》)

【原料】 带鱼1000克,香油25克,白糖150克,醋75克,酱油50克,精盐2克,料酒15克,大料2小瓣,葱段20克,姜片10克,植物油2000克(实耗100克)。

【制作】 将带鱼去掉头、鳍和尾,开膛去内脏,刮去腹内黑膜,洗净,剁成4.5厘米长的段。将带鱼段放入盆内,加入少许精盐、料酒拌匀,腌5分钟,投入八成热点油锅内,炸至外表发硬成黄色时,捞出沥油。将植物油100克放入锅内,烧热后下入大料瓣稍炸,即烹入料酒,加入酱油、白糖、醋、精盐、葱段、姜片、鱼段、水(水要漫过鱼段)。旺火烧开,转微火烧至锅内汤汁不多时,把香油倒入锅内,视汁浓,将带鱼盛入盘内即成。

【功效】 味道甜酸,醇香适口,热吃冷食均宜。

【注意】 带鱼要分几次下锅炸,如一次下锅太多,油温迅速下降,容易将鱼炸散。不能炸得太老,炸至表面发硬即可。

【验方四】 土豆烧肉(《婴幼儿保健小验方》)

【原料】 瘦猪肉750克,去皮土豆1250克,酱油、精盐、料酒、白糖、大料、葱段、姜片、淀粉、植物油各适量。

【制作】 将肉切成1.5厘米见方的块;土豆切成小块。将油放入锅内烧热,投入土豆炸成金黄色捞出;肉块用少许酱油拌匀稍腌一下,投入油锅内炸成金黄色捞出待用。将炸过的肉放入锅内,加水(以漫过肉为度)、酱油、精盐、料酒、白糖、大料、葱段、姜片,用旺火烧开,转微火烧至近烂,加入土豆,搅拌均匀,待土豆入味,勾芡即成。

【功效】 肉酥烂,土豆入味,色金黄,营养丰富。

【注意】 炸土豆时,油不要太热,否则土豆容易炸成外煳内生。肉烂后加入土豆,如汤少,可适量加些开水。总之,这样做成后要有一定量的汁,不能太干。

(五)婴幼儿普通食谱

【验方一】 煎猪肝丸子《婴幼儿保健小验方》

【原料】 猪肝20克,面包粉,洋葱,鸡蛋液,西红柿少许,素油一小勺,番茄酱、淀粉适量。

【制作】 将猪肝剁成极碎的泥,洋葱切碎同入一碗,加面包粉、鸡蛋液、淀粉搅拌成馅。锅内放油烧热,将肝泥挤成丸子,下锅煎熟。将西红柿切碎,同番茄酱一道炒熟,倒在猪肝丸子上即成。

【功效】 首先为较小的婴儿推荐这种软嫩可口的猪肝丸子,猪肝含有很丰富的铁、锌、维生素A、B12等营养素,是预防婴儿贫血的好食品。

【验方二】 栗子粥《婴幼儿保健小验方》

【原料】 大米粥1小碗,栗子3个,精盐少许。

【制作】 将栗子剥去外皮和内皮后切碎。锅内加水适量,放入栗子煮熟后,再与大米粥混合同煮至熟。加入少许精盐,使其具有淡淡的咸味,即可喂食。

【功效】 此粥含有丰富的蛋白质、碳水化合物及维生素B_1、维生素B_2、维生素B_5、和维生素C等多种营养素。栗子煮粥,是预防婴儿腹泻、口角炎、舌炎、唇炎。

【注意】 栗子一定要剥净内外皮,煮烂。喂时用匙背压碎。

【验方三】 煎西红柿《婴幼儿保健小验方》

【原料】 西红柿1/4个(约25克),面包粉10克,熟芹菜末少许,色拉油8克。

【制作】 将面包粉放入锅内,烤成焦黄色;西红柿用开水烫一下,剥去皮,切成薄片。将色拉油放入锅内烧热,放入西红柿煎至两面焦黄,盛入小盘内,撒上面包粉、芹菜末即成。

【功效】 此菜色泽美观,十分可口,能诱发婴儿食欲。含有丰富的钙、磷、铁、锌、锰、铜、碘等重要微量元素,这些矿物质,对婴儿生长发育特别有益。此外,还含有丰富的维生素C、B族维生素、胡萝卜素等。

【注意】 制作中,把西红柿放入油锅内煎至两面焦黄时,再将面包粉、芹菜末撒在上面。

【验方四】 豆豉牛肉末《婴幼儿保健小验方》

【原料】 碎豆豉、牛肉末各15克,植物油5克,酱油3克,鸡汤10克。

【制作】 将炒锅置火上,放入植物油,下入牛肉末煸炒片刻,再下入碎豆豉、鸡汤和酱油,搅拌均匀即成。此菜在给婴儿喂稠粥或烂面时添加。

【功效】 此菜味鲜香,略咸。牛肉含蛋白质较高,是婴儿生长发育所必需的营养品之一;豆豉含有丰富的钙、磷、铁、锌、维生素E,对婴儿发育十分有益。

【注意】 制作中,豆豉一定要切碎,菜要烧烂,咸味不宜太重,淡淡的就可以了。

(六)健脾消食食谱

【验方一】 萝卜饼《婴幼儿保健小验方》

【原料】 白萝卜250克,面粉250克,瘦猪肉100克,葱、姜、盐各适量。

【制作】 将肉与萝卜剁碎成馅,加葱、姜、盐等,做成馅饼,蒸熟或煎熟食用。

【功效】 治食欲不振、食后腹胀之症。

【验方二】 山楂萝卜排骨汤《婴幼儿保健小验方》

【原料】 山楂50克,白萝卜150克,排骨100克,葱、姜、盐各适量。

【制作】 先将排骨煮熟,再入山楂、萝卜、葱、姜、盐同煮至熟即成。

【功效】 适用于食欲不振、腹胀嗳气者。

【验方三】 里脊肉粥《婴幼儿保健小验方》

【原料】 猪里脊肉100克,粳米100克,食盐、香油各适量。

【制作】 先将里脊肉切碎,与米煮粥,粥成后加调料即成。

【功效】 能益胃助食。

【验方四】 花生仁粥《婴幼儿保健小验方》

【原料】 花生仁45克,粳米100克,山药30克或百合15克,冰糖适量。

【制作】 将花生仁、粳米、山药(洗净,切小块)或百合、冰糖同入锅内,加水煮粥。

【功效】 能健脾开胃。

【验方五】 莲子粥(《婴幼儿保健小验方》)

【原料】 莲子肉50克,粳米100克。

【制作】 将莲子、粳米同入锅内,加水适量,煮粥。

【功效】 有益胃健脾之效。

【验方六】 山药饼(《婴幼儿保健小验方》)

【原料】 山药200克,鸡内金50克。

【制作】 将山药、鸡内金分别洗净,共榨成细粉,加水适量,做成同等大小的的饼20个,烘熟,每次1个,每日2次。

【功效】 能消食健脾。适用于脾虚食少者。

(七)健脑益智食谱

【验方一】 夹心肉丸(《婴幼儿保健小验方》)

【原料】 猪肉300克,芋头100克,虾仁50克,葱、油、盐、鸡蛋和淀粉适量。

【制作】 猪肉洗净,剁成茸,加入少许盐、鸡蛋和淀粉搅拌成肉泥,;芋头洗净蒸熟去皮,压制成芋泥。虾仁洗净切碎拌入芋泥中,加少许盐、鸡蛋和淀粉搅拌待用。取肉泥摊开于手掌中,在中心放上芋泥,用手挤捏成丸子,入温油锅中加热至熟,取出沥净油。炒锅中留少许油,加适量汤汁,放入肉丸,加少许盐烧开,略煮片刻,用淀粉勾芡,出锅装盘。类似普通肉丸,但中间镶有芋泥、虾茸,口感更软嫩,味道特别;肉丸也可在开水中加热煮熟。

【功效】 猪肉营养丰富,蛋白质和胆固醇含量高,还富含维生素B_1和锌等,是幼儿最常食用的动物性食品。经常食用可促进幼儿智力的提高,还有滋阴养胃等功效,虾仁中蛋白质和钙质充足;芋头助消化,常食可增强抗病能力。

【验方二】 莲子百合羹(《婴幼儿保健小验方》)

【原料】 莲子15克,干百合15克,鸡蛋1个,白糖适量。

【制作】 将莲子去心,与百合同放砂锅内,加适量清水,文火煮至莲子肉烂,再加入鸡蛋、白糖。鸡蛋熟后即可食用。

【功效】 可补益脾胃、润肺,宁心安神。适合小儿日常食用。

【验方三】 南瓜牛奶大米粥(《婴幼儿保健小验方》)

【原料】 南瓜100克,牛奶50克,大米100克,香油半勺,白糖少许。

【制作】 将南瓜洗净,切成小块,放笼内蒸软。大米煮成烂粥,加入蒸软去皮的南瓜拌匀。加入牛奶和香油拌匀,最后加糖调味。

【功效】 适合6个月以上婴幼儿食用。南瓜含有丰富的胡萝卜素,它会转变为维生素A,而维生素A和蛋白质结合可形成视蛋白(在视觉上扮演重要的角色),一旦缺乏胡萝卜素会导致夜盲甚至全盲的严重后果。要注意不可食用过量,否则婴幼儿就会变成"黄皮"婴幼儿。

【验方四】 枸杞子蒸鸡(《婴幼儿保健小验方》)

【原料】 母鸡1只,枸杞子、山药、党参各30克,葱、姜、酒、盐各适量。

【制作】 将母鸡宰杀洗净,去内脏,剁成1寸见方的块,放入沸水中煮3分钟捞出。再放入蒸锅内,加葱、姜、酒、盐,再加枸杞子、山药、党参,上笼蒸3小时。分数次吃鸡喝汤。

【功效】 枸杞子补肾健脑;党参益气抗疲劳;山药健脾胃,助消化,具有益智健脑及增强体力的作用。

(八)助长食谱

【验方一】 黄芪猪肝汤(《婴幼儿保健小验方》)

【原料】 黄芪30克。五味子3克,新鲜猪肝50克,新鲜猪腿骨500克,汤料适量。

【制作】 先将猪肝洗净,切成片备用。猪腿骨洗净、打碎,与黄芪、五味子一起放进锅内,加水量清水,用武火煮沸后,改文火煮1小时,再滤去骨渣、和药渣。将猪肝片放进已煮好的猪骨汤内煮熟,加进味料调味即可。吃猪肝喝汤。可常食用。

【功效】 猪肝每100克含有蛋白质21克、钙11毫克、磷270毫克,以及多种维生素。猪腿骨也含有钙、磷、镁、铁、钾等多种无机元素,配以黄芪、五味子,有利于蛋白质、钙、磷等成分的吸收,对小儿长骨的发育甚为有利。

【验方二】 牡蛎肉汤(《婴幼儿保健小验方》)

【原料】 新鲜牡蛎肉100克,生姜丝少许,汤料适量。

【制作】 将牡蛎肉洗净,放入砂锅内,加上生姜丝,加水适量,用中火煨成浓汤,再加入少量调味料即可。饮汤吃肉。

【功效】 牡蛎肉含有丰富的蛋白质、糖类、脂类及钙、磷等无机盐和多种矿物质,是一味简单可行的助长高汤。

【验方三】 山药羊肉汤(《婴幼儿保健小验方》)

【原料】 羊肉250克,山药25克,生姜10克,葱白15克,胡椒3克,食盐1.5克,米酒10克。

【制作】 将所有七种食物投入锅中,加适量水武火煮开,继续用文火将羊肉炖熟,可再调味即可。喝汤吃肉。

【功效】 补脾益胃适用于小儿营养不良,发育迟缓。

【验方四】 猪骨黄豆粥

【原料】 猪排骨150克,黄豆50克,大米100克,盐、葱、姜、味精各适量。

【制作】 将猪排骨洗净,剁成小块,待用。将黄豆洗净,用冷水泡发,入砂锅先煮沸,文火煨1小时,将排骨放入同煮数沸后,再加入米100克煨煮成粥,排骨、黄豆煮至烂熟。

【功效】 有补肾、长骨之作用。适用于婴幼儿及少儿旺盛生长期补钙。

(九)盛夏消暑食谱

【验方一】 薏苡仁绿豆粥(《婴幼儿保健小验方》)

【原料】 薏苡仁、绿豆各30克,藿香5克,粳米100克。

【制作】 将绿豆、薏苡仁、粳米共煮为稀粥,藿香单煎取汁,待粥煮熟后,加入藿香汁再稍煮片刻即可。

【功效】 此粥可消暑化湿,症见发热烦渴、汗出溺短。

【验方二】 扁豆花粥(《婴幼儿保健小验方》)

【原料】 白扁豆花10～15克,粳米100克。

【制作】 先将粳米洗净,加水800毫升左右,先煮成稀粥,待粥将熟时,放入扁豆花,改用文火,至米粥稠为度。每日1～2次,温热服食。

【功效】 此粥可清热化湿,健脾和胃。主治小儿夏季暑湿困脾,发热时高时低,烦渴不甚,纳呆便溏。

【验方三】 绿豆米粥(《婴幼儿保健小验方》)

【原料】 绿豆5克,糯米30克,粳米150克,白糖适量。

【制作】 绿豆洗净,加水适量入锅,先旺火煮,待绿豆熟时加入热水,同时下糯米、粳米,继续用文火熬,待熟时加入白糖,即可食用。

【功效】 此粥有清热、解暑、利尿之功效。

【验方四】 荷叶粥(《婴幼儿保健小验方》)

【原料】 鲜荷叶一张,粳米150克,白糖适量。

【制作】 粳米洗净入锅,加水适量,将荷叶盖在水上。先用旺火烧5分钟,再用文火熬10分钟,待粥凉后取出荷叶,食用时加白糖。

【功效】 此粥荷香扑鼻,有防暑、止泻、止鼻血之功效。

(十)防燥食谱

【验方一】 秋梨汤(《婴幼儿保健小验方》)

【原料】 大鸭梨适量。

【制作】 把新鲜大鸭梨带皮洗净后,切成小碎块,再水煎煮成梨汤,每天给婴幼儿喝。

【功效】 有止咳化痰的作用。

【验方二】 菊花饮料(《婴幼儿保健小验方》)

【原料】 白菊花10克,白糖少许。

【制作】 把白菊花放入茶杯中,加入少量白糖,然后用沸腾的开水冲泡3～5分钟,放温后即可频频给婴幼儿饮用。

【功效】 具有养阴生津作用。

【验方三】 防治鼻衄银耳羹(《婴幼儿保健小验方》)

【原料】 银耳200克,冰糖100克。

【制作】 把银耳用温水发泡24小时,洗净后放入锅里,加水适量,熬成琼脂状,然后放进冰糖,待冰糖溶化后就可给婴幼儿吃。

【功效】 经常食用,可化痰宁血。

【验方四】 荸荠汁(《婴幼儿保健小验方》)

【原料】 新鲜荸荠200克。

【制作】 将荸荠洗净之后去皮捣烂,然后去渣取汁,给婴幼儿每天直接饮用2～3次。

【功效】 可凉血止血。

（十一）体弱食谱

【验方一】 冬菇瑶柱瘦肉汤《婴幼儿保健小验方》

【原料】 冬菇30克，瑶柱20克，瘦肉150克，调味料适量。

【制作】 将冬菇洗净去菇脚；瘦肉洗净，切碎；而后与瑶柱同放入砂锅内，加适量清水，煲2小时，调味后便可食用。

【功效】 此汤可滋阴健脾、益气助膳，适合于身体瘦弱儿童食用。

【验方二】 白菜猪肺汤《婴幼儿保健小验方》

【原料】 白菜500克，猪肺250克，蜜枣4枚，食油适量。

【制作】 白菜洗净，掰成块；猪肺洗净切小块，先用少许食油在铁锅中炒透，加适量开水，上料后放入砂锅内，慢火煲2~3小时，便可饮用。

【功效】 此汤可清热润肺、通利胃肠，适合肺热咳嗽、痰稠、唇红、便秘小儿，或天气干燥时易患扁桃腺炎、喉炎之小儿饮用，能清理肺味热滞。

【验方三】 胡萝卜马蹄粥《婴幼儿保健小验方》

【原料】 胡萝卜150克，水马蹄150克，大米50克，盐或糖适量。

【制作】 将胡萝卜洗净，切片；水马蹄洗净，去皮，拍裂；与大米同放入锅内，加适量清水煲粥，粥煲好后加盐或糖调味，便可食用。

【功效】 可清热利尿、健胃消食，适合于肺胃有热，唇红、口有异味或消化不良、胃纳欠佳、小便黄、大便结的小儿食用。

（十二）保护眼睛食谱

【验方一】 枸杞粥《婴幼儿保健小验方》

【原料】 枸杞子3钱，蓬莱米半碗，鸡胸肉半个，葱2根，香菇5朵，食油、酒、盐、葱适量。

【制作】 先将香菇浸泡在水里备用。将洗干净的鸡胸肉对切成两大块，然后放入锅中，加水、酒、食盐调味，盖上锅盖后用中火熬煮。用熬好的高汤加入蓬莱米，用中火炖煮成粥，粥滚后再加入枸杞子一起煮。煮熟的鸡胸肉剥成鸡丝备用。将葱切成末，已经泡软的香菇切丝，再用2大匙的油一起爆香。粥煮好时，加入鸡丝、香菇与葱末继续以小火熬煮。当粥再度煮沸后即可食用。

【功效】 常食此粥，可保护眼睛的视力。

（十三）保护咽喉食谱

【验方一】 杏仁布丁《婴幼儿保健小验方》

【原料】 杏仁粉4大匙，冰糖3大匙，洋菜粉半小包，牛奶半杯。

【制作】 将半小包洋菜粉加入已煮开的3碗半的水中，均匀搅拌后继续煮。用半碗水将4大匙杏仁粉调匀，缓慢倒入正在煮的洋菜糊中。再加入半杯的牛奶、3大匙冰糖与杏仁糊一起继续拌煮。杏仁糊煮滚之后即取出倒入模具当中。待冷却之后，即可食用，食用前可放置冰箱冰凉。

【功效】 常食此杏仁布丁，可保护咽喉。

五、孩子每周的食谱安排

每个地方都有自己的饮食特点。孩子的饮食除了遵照当地的习俗外，每周的食谱尽量做到各种营养的合理搭配。

（一）孩子每周的食谱以肉为主，猪肉、牛肉、鸡肉搭配着吃，冬天可一周吃1~2次羊肉，夏天可多吃鸭肉，鱼一周吃1~2次，海虾一周吃1~2次。尽量吃各种性平、性温的蔬菜，夏天可以性凉的蔬菜。这样喂养出来的孩子才营养全面、阴阳平衡、脾气温和、不容易生病。

（二）饭菜的比例很重要，一般是一碗饭、一碗菜，一碗菜里菜和肉的比例是1:1，这样喂养出来的孩子才会健康，体型匀称，不胖不瘦。那些不爱吃蔬菜，只爱大碗吃饭的孩子，或不爱蔬菜只爱吃肉的孩子都容易肥胖。

（三）对体弱多病的孩子，可每周再给他们吃1~2次红烧鳝鱼，补血、补肾的效果好。

（四）奶制品是婴幼儿每天都要喝的，大一点的孩子每天也最好喝两次。

（五）鸡蛋最好每天吃1~2次，对孩子的生长发育有好处。

（六）水果最好是吃应季新鲜的，一般5月份才会有新鲜的应季水果上市，一直可以吃到年底立冬，以后就很少有新鲜的水果上市了，立冬后家长尽量别让孩子吃或少吃水果。

（七）零食要少吃，特别是糖、炒货、膨化食品、油炸食品一定要少吃。

（八）冷饮越晚吃越好，等孩子大了，也只限于夏天吃。

（九）尽量少喝或不喝饮料，多喝白开水，最好是水壶烧的白开水。

（十）孩子是纯阳之体，容易上火，所以辛辣、性热的食物要少吃，如生姜、大蒜、红枣等。红糖水也只限于孩子舌苔发白、明显受凉的时候喝，当孩子白苔退去，就不要再喝了。

家长要想孩子身体好，少生病，只有在孩子的一日三餐上下功夫，多学一些烹饪知识，尽量将饭菜做得色、香、味俱全，让孩子每餐都吃得饱饱的，才能让宝宝健康成长。

摘自《父母是孩子是好的医生》

六、婴儿断奶后的营养汤

婴儿断奶后，父母应给孩子补充食物营养，几款美味汤，可以轮换着给孩子喝，还能提高抗病能力。

（一）鲫鱼汤。鲜活鲫鱼150克，去肚杂洗净，加适量猪油、盐调味，水煮熟，再加葱白一根，生姜一片，鲜薄荷20克，水沸即可。汤、肉一起吃，鲫鱼有健脾利湿止咳的功效。

（二）紫菜汤。20克左右的紫菜，洗净，切碎，烧煮成汤，分次喂宝宝吃，紫菜含有丰富的蛋白质、钙、磷、铁元素及碘、硒、镁、锌等微量元素，还有胡萝卜素、维生素B、C。

（三）豆腐鸡蛋汤。过滤蛋黄1/2个、海味汤1杯、豆腐少许。把过滤蛋黄和海味汤一起放入锅中，然后上火煮，边煮边搅，开锅后放少许豆腐即停火。

（四）西红柿猪肝汤。切碎的猪肝2小匙、西红柿2小匙、葱头1小匙、盐少许。把西红柿剥皮并切碎；将切碎的猪肝和切碎的葱头同时放入锅内，加水或肉汤煮，然后再加西红柿和少许盐。

（五）胡萝卜汤。取新鲜胡萝卜150～200克，切成大块，放入锅中煮烂后，用漏勺捞出，挤压成糊状，再放回原汤中煮沸，用白糖调味，每隔数天喂一次。胡萝卜含有多种氨基酸以及丰富的维生素A，对组成人体骨骼、神经细胞、红细胞有益。

摘自《父母是孩子是好的医生》

七、婴幼儿应补维生素D

英国研究人员指出，孩童时期补充维生素D，可使他们在成年以后患Ⅰ型糖尿病的风险下降大约30%。研究者通过对已发表的相关文献分析后发现，Ⅰ型糖尿病的发生与婴幼儿期体内维生素D的水平呈明显的负相关，且发病率与纬度、日照时长又很大关系，例如芬兰人患Ⅰ型糖尿病的几率是委内瑞拉人的400倍左右。

因此，建议小儿应及时规律地补充适量的维生素D制剂，并适当增加户外活动时间，吸收足够的紫外线，以预防Ⅰ型糖尿病和一些自身免疫性疾病的发生。

摘自《健康文摘报》

八、有效地给孩子补钙

儿童正处在生长发育阶段，需钙量十分突出。我国规定儿童每日钙的摄取量为0.8～1.2克，但从调查情况看，膳食中摄入量普遍较低，每日为0.4～0.5克，个别地区仅有0.2克左右，因而许多地方儿童缺钙较多，出现这种情况主要原因是饮食结构不合理造成的。

最有效的办法是多吃虾皮。虾皮每百克含钙高达2000毫克。如每日吃50克虾皮，即可满足需要。虾皮价格便宜，吃法多样，可做汤、菜、馅，儿童易于接受。虾皮中蛋白质等营养物质也十分丰富。

摘自《健康文摘报》

九、学龄前儿童的营养

学龄前儿童通常是指3～6周岁的儿童。

（一）学龄前儿童的营养需要

1. 能量。儿童时期生长发育旺盛，基础代谢率高，又活泼好动，需要的能量较多。

2. 蛋白质。儿童蛋白质的需要量随生长发育的程度而增多，应注意选择优质蛋白质和摄入足够的能量以保证蛋白质能在体内被有效利用。

3. 维生素。维生素 A 和维生素 D 与生长发育关系密切,水溶性维生素如维生素 C、维生素 B_1、维生素 B_2、烟酸等与体内多种代谢相关,必须充分供给。

4. 矿物质。由于骨骼增长和循环血量的快速增长,儿童对矿物质尤其是钙、磷、铁的需要量甚大,其他如碘、锌、铜等微量元素也必须足量摄入。锌、碘也是儿童比较容易缺乏的矿物质,缺乏时不仅会影响儿童的体格发育,还可影响儿童的行为及智力发育。

(二)学龄前儿童的膳食要求

学龄前儿童的膳食组成应多样化,以满足儿童对各种营养成分的需要。3~6岁儿童的膳食应注意食物品种的选择和变换,如荤菜素菜的合理搭配,粗粮细粮的交替使用。食物的软硬应适中,色香味形要引起儿童的兴趣。还应注意培养儿童良好的饮食习惯,不挑食不偏食、不暴饮暴食、不乱吃零食等。

摘自《吃出健康来》

十、幼儿及学龄前期儿童膳食安排

(一)膳食安排原则

1. 安排的膳食应满足幼儿每日所需的热能及各种营养素。营养素的供给应保持稳定,不可忽高忽低。能量分配以总的供热中蛋白质占 10%~15%、脂肪占 30%~35%、碳水化合物占 50%~60%为宜。

2. 食物品种应多样化。根据市场供应和季节变换食谱,奶或奶制品不应少于 350ml,此外还应供给蛋类、豆制品、半肥瘦的肉、肝、动物血和海产品,蔬菜的数量应充足,应与主食量相等,其中一半为黄绿色蔬菜。

3. 注意烹调和合理餐点搭配。食物应加工细致、注意色香味,应有良好的就餐环境,以增进幼儿食欲。

4. 食物的性质应符合幼儿消化功能的特点。幼儿的食品应较细软,避免具有刺激性和过于油腻的食品,带刺的鱼,带壳的虾蟹,带骨的肉均应去刺、剥壳、剔除骨后供幼儿食用。

(二)营养计算

幼儿生长发育所需的营养物质为热能、蛋白质、脂肪、碳水化合物、维生素和矿物质,其中对热能、蛋白质、脂肪和糖类的需要量分别为每日每千克体重 376.56~418.4KJ、2~3g、3~3.5g 和 12g。

摘自《儿童少年卫生与妇幼保健学》

十一、小儿良好饮食习惯的培养

(一)培养良好饮食习惯的重要性

进食是小儿必须掌握的技能,从小养成的饮食习惯将持续到成年,而且小儿饮食习惯的好坏,直接关系到小儿的营养与健康,许多营养性疾病与小儿偏食、挑食或过度进食等不良饮食习惯密切相关。良好的饮食习惯是小儿均衡营养的基础,也能促使胃液按时分泌、消化良好,是维护消化道健康的前提。饮食行为还与小儿的心理发育有关,愉快而规律性的进食能促进孩子的心理健康成长。

(二)培养哪些良好的饮食习惯

1. 餐前准备。小儿餐前应安静 30 分钟,告诉小儿将进餐的食物品种,使小儿做好将吃饭的思想准备。餐前洗手,餐后嗽口、擦嘴。

2. 定时定量进餐。一日三餐及加餐的时间和进食量应相对固定。鼓励孩子细嚼慢咽,不迁就孩子的偏食、挑食,更不要以零食做补充。

3. 以身作则。避免在孩子面前谈论自己不喜欢吃的食物;避免以威胁或贿赂的方式逼迫孩子进食及用食物来奖励或惩罚孩子;不要在进餐时训斥孩子。凡是要求孩子做到的,家长都应首先做到,并对孩子的良好饮食行为及时给予表扬和鼓励。

摘自《儿童少年卫生与妇幼保健学》

十二、儿童慎吃"三精"食品

所谓"三精"食品,是指味精、糖精、香精。而市场上的很多产品之所以添加"三精",目的是为改善食品质量或增加色、香、味等形状。使用食品添加剂适量得当,可以达到良好的目的,不然则会给人体带来危害。

味精。味精是从粮食中提取的一种物质,主要成分是谷氨酸钠。在饮食中,如果味精适量使用,可以增加食欲,对人体有益。但是高温下谷氨酸钠会失去水分变成有毒的焦氨酸钠。如果将味精置于碱性溶液中，即会失去鲜味。所以，味精要在汤菜煮好之后再加。

糖精。糖精不是糖的结晶体，而是化学物质合成的一种甜味剂，没有营养价值，主要成分为糖精钠。糖精本身不被人体所利用，也不会长期留存于体内。但是其中有一种提炼不纯的杂质，可以危害人体健康。

香精。香精大都为化学合成物质，对人体弊多利少，而婴幼儿的解毒功能低，容易形成化学物质的蓄积，所以婴幼儿应少食放香精的食物。

摘自《健康文摘报》

第七十篇 婴儿期保健

一、婴儿期保健的内容和方法

婴儿期以母乳喂养为优，在乳母产乳不足或无乳汁分泌的情况下，婴儿应进行人工喂养或混合喂养。

(一) 母乳喂养《儿童少年卫生与妇幼保健学》

1. 母乳喂养的好处

母乳是婴儿的最佳食品，出生至 6 个月婴儿的最佳喂养方式为纯母乳喂养。母乳的营养成分最适合婴儿的需要，并能随着婴儿的生长发育而改变其成分和分泌量。母乳中含有婴儿生长发育所需的全部营养素，如蛋白质、脂肪、碳水化合物、维生素和矿物质。母乳中含有多种免疫成分可以保护婴儿免受感染，从而减少患肺炎、腹泻等感染性疾病的机会。母乳喂养还有利于母亲和婴儿建立良好的亲子关系，经济、方便、温度适宜、不易过敏并有助于母体的子宫复原。

母乳喂养可增强宝宝肺功能。美国科学家又发现了一个支持母乳喂养的理由：吃母乳的孩子，长大后肺功能更强，肺活量更大。研究结果显示，孩子在婴儿期，39％吃母乳 4 个月以上，40％吃母乳不足 4 个月，另外 21％的孩子没有吃母乳，而是吃奶粉。研究人员在上述孩子 10 岁时对他们进行了健康调查。结果显示，相对比而言，吃母乳 4 个月以上的孩子肺功能更强，肺活量更大。

这一研究的负责人伊克楚·奥格布安努博士说："婴儿吮吸母乳实际是很好的身体锻炼，特别有益于肺活量的提高和呼吸功能的增强。但研究发现母乳喂养少于 4 个月，其有益宝宝肺脏的效果就无法体现。"

2. 母乳喂养的正确方法

新生儿一般在出生 12 小时后开始喂奶。也有主张婴儿出生后即可给婴儿喂哺母乳。4～6 个月以下的婴儿提倡纯母乳喂，即只给婴儿喂母乳，不给其他实物、水或其他液体。母乳喂养应按需喂哺，24 小时喂哺的次数不应少于 8 次。第 1 天每侧每次大约喂 2 分钟，第 2 天 4 分钟，第 3 天 6 分钟，以后逐渐增加。每次喂奶不超过 20 分钟。因为在 10 分钟内婴儿可吃 80％乳量，吸吮时间过长，会吸入较多的空气，可引起婴儿溢奶。两次喂奶间隔时间需逐步摸索规律，出生 2 周应固定时间，一般约 3 小时喂 1 次，夜间入睡后逐渐延长间隔时间。一个健康母亲的乳汁一般能满足她婴儿的需要。婴儿满月时乳量大约为 600 毫升，第 3 个月为 750 毫升，4～6 个月时约为 800～1000 毫升。母乳中蛋白质、脂肪和碳水化合物的比例十分适当。母乳中蛋白质含量较高，约占 2/3，容易消化。母乳脂肪含不饱和脂肪酸较多，并含有较多的脂肪酶，且脂肪颗粒小，易消化吸收。母乳中的乳糖含量较多，乳糖不仅能促进肠道生成乳酸杆菌，而且能抑制大肠杆菌的繁殖。母乳中钙、磷比例适宜（2∶1），故母乳喂养的婴儿较少发生低钙血症。母乳中的初乳含有大量分泌型免疫球蛋白 A 抗体，还含有溶菌酶和吞噬细胞，都具有抗感染作用。母乳喂养的婴儿不易发生胃肠道疾病。由于母乳喂养的优点很多，所以在有母乳的情况下，应尽量使婴儿吃 8 个月到 1 年的母乳。

母乳喂养时正确的喂养姿势十分重要。母

亲应采取舒服的坐姿或卧姿怀抱婴儿,使婴儿的颈部伸直或轻微后仰、身体面向母亲并紧贴母亲,同时使婴儿的整个身体得到支撑。给婴儿喂哺前母亲应使婴儿的鼻子对着乳头,用乳头触及婴儿的嘴唇直至其嘴张大,然后迅速将乳头放置婴儿口中。如果婴儿下嘴唇向前伸出、口上乳晕较口下乳晕暴露得多,说明婴儿衔乳头好。婴儿吸吮有效则表现为吸吮慢而深,并时有停顿,有时看到或听到婴儿的吞咽。喂哺时间应足够,一般以15~20分钟为宜,婴儿吃饱后,会自动停止吸吮并释放乳头。

3. 常见的喂养问题

常见的喂养问题有乳头疼痛、乳头皲裂、乳头凹陷和乳量不足,也是导致母乳喂养失败的主要原因。正确的喂奶姿势是防治乳头疼痛和乳头皲裂的最好方法,乳头凹陷应在喂奶间歇牵拉乳头或佩戴乳头成型罩进行矫正。乳量不足应分析原因,如婴儿每日排尿6次以上,体重有规律地增长,则表明乳量足够,否则应从喂奶姿势、喂奶次数和喂奶时间等方面寻找原因。

(二)人工喂养《儿童少年卫生与妇幼保健学》

凡因母乳不足或由于各种原因不能母乳喂养,需用动物乳(牛乳、羊乳)或其他代乳品喂养者,称人工喂养。

1. 乳类的选择

(1)鲜牛乳。牛奶喂养较为方便,是目前较常用的代乳品。牛奶与人乳所供给的热量大致相等,但营养成分差异较大。牛奶蛋白质含量虽比人乳高,但以酪蛋白为主,在胃中形成的凝乳块较大,不易消化,牛奶中脂肪、脂肪球较大,挥发性脂肪酸较多,并对胃肠道有刺激作用。另牛奶中钙、磷比例不适宜,不利于钙的吸收。因此,用牛奶喂养三四个月以内的婴儿,牛奶需加水稀释,使蛋白质和无机盐的含量适当降低,再经煮沸,使之易于消化,才能成为婴儿较好的代乳品。喂奶量可用简易方法计数。一般每月每千克体重不能少于100毫升。满月后奶量可按以下公式计数:(月龄+1~2)×30=毫升数,但每次奶量不宜超过200毫升,一日不超过1000毫升。以上数据仅供参考,主要还应视小儿的消化能力和生长情况而定。

(2)牛乳制品。配方乳是以人乳的构成为样本,以牛乳为制作原料。对其营养素的成分在一定范围内进行调整,使之接近于人乳,符合婴儿生长发育的需要。

配方乳粉直接加水(水温40℃)调制即可喂哺婴儿,不需煮沸和加糖,应用方便。其配方内容、营养素成分的调整已接近人乳。

全脂奶粉为鲜牛乳加热浓缩、喷雾、干燥制成,较新鲜牛奶易于消化。调剂时加入水分,按容量计算为1:4(1匙奶粉加4匙水),按质量计算为1:7(1克奶粉加7克水)即成为全牛乳。

(3)鲜羊乳。其成分和营养价值与鲜牛乳大致相同,其中乳清蛋白含量较牛乳为高,凝块细软,脂肪球较小,易消化。但羊乳所含维生素B_{12}和叶酸量少,易发生大细胞性贫血,需另外补充强化。

2. 代乳品的选择

以大豆为基础的代乳品较好,大豆含有多种人体必需氨基酸,在缺乏乳类制品或对乳制品有过敏情况时最为实用。多用于原发性乳糖酶缺乏症、半乳糖血症或继发于肠道感染的乳糖不耐受症等特殊情况。对牛乳蛋白过敏的婴儿可换用大豆代乳品。

3. 人工喂养方法及注意事项

将婴儿抱坐于母亲膝上,取半卧位,头靠母亲肘部。奶头孔大小依婴儿吸吮能力而定。人工喂养应注意的问题如下:

(1)奶瓶、橡皮奶头、食匙等喂食用具,每天都要洗刷干净,用微波炉或煮沸消毒一次(煮沸后再煮15分钟,橡皮奶头煮3~5分钟后取出)。每次喂奶应清洁奶头,喂奶后立即取下、洗净,放在干净的瓶内,临用时再用沸水浸泡3~5分钟。奶头最好多备几个。

(2)要注意检查奶品的质量。新鲜牛奶应放在贮放在阴凉通风的地方,防止过热变质(尤其在夏季),奶粉或代奶粉应每次调后一次用完,再吃再调。

(3)每次喂食前,要试试奶汁的温度(以40℃为宜),不宜过热或过冷,先将调成的奶汁或奶品滴几滴在手背上,以不烫手为适合。

(4)橡皮奶头的开孔不要太大以免奶汁流出过快,容易引起婴儿呛奶。一般可用烧红的针尖在橡皮奶头的顶部刺1~2个洞,将奶瓶倒竖时,奶汁可快速滴出即可,但也不宜过小。另外在喂奶时,应把奶瓶斜竖,使奶汁充满奶头,以免婴儿吸入很多空气而引起腹痛和呕吐。

(5)人工喂养婴儿,必须注意添加其他辅食品。添加时间,一般应比母乳喂养的孩子要早一些,从一个月起,就可以添加一些菜汁、果汁、鱼肝油维生素D和钙片等。⑥要定时定量喂奶,养成良好的生活习惯,有利于孩子的生长发育。

(三)混合喂养《儿童少年卫生与妇幼保健学》

母乳不足时,或其他原因而用部分牛奶或其他代乳品来补充,称为混合喂养。混合喂养较人工喂养多见,因为完全缺乏母乳或不能喂哺婴儿的母亲较为少见。母乳不足时,仍应鼓励母乳喂养,以利婴儿生长。

混合喂养一般可按母乳喂哺时间,先吸吮母乳后再添加其他乳类,以补其不足。每日补充的奶量,可根据婴儿的月龄及母乳量来决定。

(四)奶量和次数《郑玉巧育儿全书》

出生到12个月,每天喂奶量随每个婴儿生长速率和实际情况而定,要满足婴儿每日的营养需要,除出生头几天外,一般每日需奶量100~120ml/kg,每日喂奶6~7次。配方奶量和次数见包装说明,温度以滴乳汁于腕内侧不烫为宜,喂奶时一定要使乳头内充满乳汁,以避免吸入过多空气。

(五)添加辅食《郑玉巧育儿全书》

随着婴儿胃容量的逐渐增大,消化功能逐趋成熟,特别是6个月以后长出牙齿,无论采用哪种喂养方法,只靠流汁乳类远不能满足婴儿生长发育的需要。另外,乳类中含铁很少;人乳中维生素B含量亦不足,牛、羊奶的维生素C在消毒过程中大部分被破坏,所以,按时添加辅助食品,既可补充乳类中某些营养素的不足,又可锻炼孩子的咀嚼能力,为逐渐过渡到断乳作好准备。

婴儿辅食添加应遵循以下原则:添加的品种由一种到多种,添加一种辅食后应观察一周,待婴儿习惯后且大便无异常时再添加另一种。辅食添加量应由少到多、由稀到稠,循序渐进。

添加辅食的步骤为:1个月,添加含维生素D的鱼肝油,剂量从1滴开始增加至6滴;2个月,添加菜汤、桔子汁,3个月,添加奶糕、米糊,4个月,添加含铁较丰富蛋黄补铁,开始时给1/4个,以后逐渐增加到1/2个乃至1个;5个月,此时唾液分泌增加,淀粉酶活性增加,故可添加淀粉类的粥或短面条等;6个月,添加蒸蛋、清蒸鱼、豆腐,可以把果泥、菜泥、鱼泥加入面糊或粥中食用;7~8个月可添加馒头,开始加喂肝泥、嫩肉末等;10个月以后,可以加粥、饭肉糜等。

添加辅食注意事项:

1. 先加流质,以后随婴儿月龄的增长再加半固体以至固体食物如饼干、饭等。

2. 添加的量应由少到多,最初可少喂些,逐渐增加到应喂的量,如婴儿不肯吃,不要勉强,停几天再试试。

3. 添加食物时,每次只能加一种。待消化功能适应后,再加第二种。不可同时添加两种,以免造成小儿消化不良。

4. 添加食物最好在喂奶前给,因饥饿时比较容易接受。

5. 添加辅食或增加新的品种时,应避开炎热天气、小儿患病、或消化不良等情况。

(六)断奶和断奶以后的饮食《郑玉巧育儿全书》

婴儿到8~12个月时就可以断奶。若是遇到炎热的夏天,或者婴儿正在生病,不妨延至秋凉或婴儿病好以后再断奶。断奶要逐渐进行,如婴儿从4~5个月起已开始加辅助食品,这样从6~8个月起可以减去白天的一次人奶,用牛奶或粥类来代替,以后逐渐减少喂人奶的次数,用其他辅助食品代替,以至最后完全断奶。

婴儿到一岁或一岁半左右如果还不断奶,也不添加任何辅助食品,会使婴儿胃口不好,体重减轻,发生贫血或营养不良,而且还容易发生其他疾病。

1~2岁的幼儿,每天吃三顿已够,必要时可在下午加点心一次。这个时期的食品可以多样化。一般成人能吃的食物幼儿都能吃,但由于每个孩子的消化能力不同,所以要按照孩子的实际情况处理。

(七)早期语言训练(《郑玉巧育儿全书》)

为使小儿语言迅速发展,从婴儿出生起,父母就应多与婴儿说话,尤其是母亲要充分利用喂哺时间和婴儿亲切"交谈",到咿呀学语时,应主动教他发音,让婴儿模仿,通过日常接触的人和物,引导婴儿把语言与人、事物、动作等联系起来,培养理解语言的能力。

家庭是婴儿最初接触社会的最小单位,家庭环境对小儿身心发展及性格形成起着至关重要的作用。在家庭中,父母不仅为婴儿提供舒适的环境、营养丰富的食物,而且在日常生活中,从精神上满足婴儿需求,给予无限关心、爱护,使之产生安全感和对亲人的情感依恋。父母应经常抱婴儿,态度和蔼,语言亲切,动作轻柔,主动给玩具,参与玩耍,使婴儿与成人建立起牢固的情感依恋关系,这种亲子关系的建立,对小儿健康发展非常有利。

摘自《儿童少年卫生与妇幼保健学》、《郑玉巧育儿全书》)

二、新生儿的保健

孩子从出生到满28天称为新生儿。诞生至28天这段时间,为新生儿期。新生儿期时间跨度不大,却是儿童发育的第一个重要阶段。

(一)新生儿体格标准

1. 身长标准:新生儿诞生时平均身长为50厘米,男、女婴有0.2～0.5厘米的差别。正常新生儿之间,身长也略有差异,但差异很小。

2. 体重标准:新生儿诞生时平均体重为3～3.5千克,目前还有继续增长趋势,巨大儿出生率同样有所提高。

3. 头围标准:新生儿诞生时平均头围在33～35厘米之间。由于新生儿体重在增加,平均头围也相应增加,已达35厘米。

(二)新生儿生理特点

1. 睡眠特点:有一种约定俗成的说法,说新生儿每天应该睡20个小时。实际上,只要宝宝吃饱了,环境舒服了,他就会睡得很香甜,统计资料显示的新生儿平均睡眠时间,只是一个参考,宝宝比平均值多几个小时或少几个小时,都是正常的。

早期新生儿睡眠时间相对长一些,每天可达20小时以上;晚期新生儿睡眠时间有所减少,每天约在16～18小时左右。日龄增加,睡眠时间减少。

新生儿采取仰卧位睡姿最合适。侧卧睡姿很容易转变成俯卧睡姿,如无人呵护,极易造成新生儿猝死,酿成不幸。

新生儿仰卧溢乳时,应迅速把宝宝变为侧卧,并轻拍其背,避免奶液呛入气管。新生儿不能自己单独睡眠,要与妈妈同睡,以降低新生儿猝死发生率。

2. 体温特点:母体宫内体温明显高于一般室内温度,所以新生儿娩出后体温都要下降,然后再逐渐回升,并在出生后24小时内,达到或超过36℃。

新生儿最适宜的环境温度称为中性温度。新生儿适宜的环境温度是24～26℃,一般保持在25℃。当环境温度低于或高于中性温度,宝宝机体可通过调节来增加产热或散热,维持正常体温。当环境温度的改变,在程度上超过了新生儿机体调节的能力,就会造成新生儿体温过低或过高。过低会出现新生儿硬肿症,而过高则会出现脱水热。

3. 尿、便特点:新生儿膀胱小,肾脏功能尚不成熟,每天排尿次数多,尿量小。正常新生儿每天排尿20次左右,有的宝宝甚至半小时或十几分钟就尿一次。奶液较稀,排尿量、次就较多;奶液较稠,排尿量、次就较少。

新生儿尿液的正常颜色应该是呈微黄色,一般不染尿布,容易洗净。如果尿液较黄,染尿布,不易洗净,就要做尿液检查,看是否有过多的尿胆素排出,以便确定胆红素代谢是否异常。

新生儿肾脏功能还不成熟,排出钠的能力低(1岁以内的婴儿都是这样),所以母乳喂养的妈妈,要适当减少自身盐的摄入量。

新生儿肾脏的浓缩功能也相对不足,喂养时如果乳汁较浓,就可能导致新生儿血液中尿素氮含量增高。尿素氮是人体内有毒物质,对新生儿来说,危害更大。人工喂养时,特别要注意,奶液不要配制过浓。

胎便。新生儿会在出生后的12个小时内,首次排出墨绿色大便,这是胎儿在子宫内形成的排泄物,称为胎便。胎便可排两三天,以后逐渐过渡到正常新生儿大便。如果新生儿出生后24小时内没有排出胎便,就要及时看医生,排除肠道畸形的可能。

(三)新生儿特有生理现象

1. 溢乳:新生儿胃体呈水平位,胃容量小,胃入口处贲门括约肌松弛,而出口处幽门肌肉却相对紧张,进入胃内的奶汁,不易通过紧张的幽门进入肠道,却容易通过松弛的贲门返流回食道,溢入口中,并从嘴里流出来。另外,新生儿消化道神经调节功能尚未完善,这也是造成奶汁返流的原因。6种方法可有效减少溢乳:

(1)喂奶前换尿布,喂奶后就不用换了,避免引发溢乳;

(2)喂奶后竖着抱宝宝,轻拍其背,直到打嗝,再缓缓放下;

(3)喂奶后发现宝宝尿了,拉了,也不要换尿布,待宝宝熟睡后再轻轻更换;

(4)如宝宝吃奶急,要适当控制一下;如奶水比较冲,妈妈要用手指轻轻夹住乳晕后部,保证奶水缓缓流出;

(5)要让宝宝含住乳晕,以免吸入过多空气,更要避免宝宝空吸乳头;

(6)使用奶瓶时,要让奶汁充满奶嘴,以免宝宝吸入空气。

生理性溢乳不需要治疗,只要注意护理,一般随着月龄的增加,都会慢慢减轻直至消失。

2. 暂时性黄疸:也称新生儿生理性黄疸。新生儿出生72小时后,可能出现暂时性黄疸。这是因新生儿胆红素代谢的特殊性引起的黄疸,属于正常生理现象。足月儿血清胆红素一般不超过12毫克/分升,出生后一周左右出现暂时性黄疸,发生率为50%左右。早产儿血清胆红素一般不超过15毫克/分升,暂时性黄疸发生率为80%左右,出生7~10天后自然消退。

3. 正常哭、笑:新生儿的语言就是啼哭,所表达的意思是多方面的。医学上称这种啼哭为运动性啼哭,哭声抑扬顿挫,不刺耳,声音响亮,节奏感强,常常无泪液流出,每日一般4~5次,每次时间较短,累计可达2小时,无伴随症状,不影响饮食、睡眠、玩耍正常。如果妈妈轻轻触摸宝宝,宝宝会发出微笑;如果把宝宝的小手放在其腹部轻轻摇两下,宝宝会安静下来。当宝宝出现这种啼哭时,妈妈最好不要打断宝宝,让宝宝和你"说"一会儿,这是很好的亲子交流。

新生儿的笑,往往出现在睡眠中,微微地笑,或只是嘴角向上翘一下。有时在清醒状态下,宝宝看到妈妈的脸,也会出现笑的表情。新生儿的笑是有意义的。当新生儿的身体处于最佳状态时,出现笑的时候就多些;当新生儿的身体不舒服时,笑的时候就少,甚至会皱眉,严重时就哭闹。新生儿有自己的喜怒哀乐,妈妈通过宝宝的表情,初步判断宝宝的健康状况。

4. 打嗝:新生儿吃得急或吃得哪里不对时,就会持续打嗝。有效的解决办法是,妈妈用中指弹击宝宝足底(要舍得用力,使小儿放声大哭),令其啼哭数声,哭声停止后,打嗝也就随之停止了。如果没有停止,可以重复上述方法。

5. 生理性脱皮、脱发:新生儿出生后2周左右,出现脱皮现象,这是新生儿正常的生理现象。新生儿皮肤的最外层表皮,不断新陈代谢,旧的上皮细胞脱落,新的上皮细胞生成。出生时附着在新生儿皮肤上的胎脂,随着上皮细胞的脱落而脱落,这就形成了新生儿生理性脱皮的现象。

有些新生儿在出生后几周内出现脱发,多数是隐袭性脱发,即原本浓密黑亮的头发,逐渐变得棉细,色淡,稀疏;极少数是突发性脱发——几乎一夜之间就脱发了。新生儿生理性脱发,大多会逐渐复原,属正常现象。目前医学界对新生儿生理性脱发,还没有清晰的解释。

6. 发稀和枕秃:新生儿的头发质量,与妈妈孕期营养有极大的关系。进入婴幼儿时期,宝宝的头发质量开始与家族遗传关系密切。

新生儿枕秃,并不是新生儿缺钙的特有体征,枕头较硬、缺铁性贫血、其他营养不良性疾病,都可导致枕秃。

(四)新生儿喂养

1. 母乳喂养。现代医学主张,新生儿刚出生就应该立即哺乳。这有5点根据:

第一,科学研究显示,出生后即和妈妈皮肤相接触的新生儿,约有88%能够在20分钟后,顺利找到妈妈乳头,并正确吸吮母乳。而生后没有立即接触妈妈皮肤和乳头的的新生儿,日后能够吸吮母乳的只有约20%,其中包括吸吮姿势不正确,甚至吸吮困难的新生儿。

第二,早吸吮,进行早期母子皮肤接触,有利于新生儿智力发育。

第三,早吸吮,早哺乳,可防止新生儿低血糖,降低脑缺氧发生率。

第四,早吸吮,可促进母体催乳素增加20倍以上。

第五,早吸吮,可刺激子宫,加快子宫收缩,对防止产后出血有一定意义。

(1)母乳喂养八大好处。母乳喂养的好处主要有以下八个方面:

①母乳蛋白质中,乳蛋白和酪蛋白的比例,最适合新生儿和早产儿的需要,保证氨基酸完全代谢,不至于积累过多的苯丙氨酸和酪氨酸。

②母乳中,半光氨酸和氨基牛黄酸的成分都较高,有利于新生儿脑生长,促进智力发育。

③母乳中,不饱和脂肪酸含量较高,且易吸收,钙磷比例适宜,糖类以乳糖为主,有利于钙质吸收,总渗透压不高,不易引起坏死性小肠结肠炎。

④母乳能增强新生儿抗病能力,初乳和过度乳中含有丰富的分泌型Inga,能增强新生儿呼吸道抵抗力。母乳中溶菌素高,巨噬细胞多,可以直接灭菌。乳糖有助于乳酸杆菌、双歧杆菌生长,乳铁蛋白含量也多,能够有效地抑制大肠杆菌的生长和活性,保护肠黏膜,使黏膜免受细菌侵犯,增强胃肠道的抵抗力。

⑤增强母婴感情,使新生儿得到更多的母爱,增加安全感,有利于成年后建立良好的人际关系。

⑥研究表明,吃母乳的新生儿,成年后患心血管疾病、糖尿病的几率,要比未吃母乳者少得多。

⑦母乳喂养可加快妈妈产后康复,减少子宫出血、子宫及卵巢恶性肿瘤的发生几率。

⑧母乳喂养在方法上简洁、方便、及时,奶水温度适宜,减少了细菌感染的可能。

研究显示,吃母乳的婴儿比较少感染,这是因为母乳洁净,没有细菌污染。同时,母乳含有抗菌素,能使婴儿免于感染。

英国和荷兰的一项研究发现,婴儿期吃母乳者,步入中年后,心血管与糖尿病的健康情况都比较好。哺育母乳,不仅对婴幼儿时期宝宝的健康至关重要,而且将影响他一生的健康。

(2)初乳最为珍贵。初乳是指新生儿出生后7天以内所吃的母乳。常言说"初乳滴滴赛珍珠",以此来形容初乳的珍贵。初乳除了含有一般母乳的营养成分外,更含有抵抗多种疾病的抗体、补体、免疫球蛋白、噬菌酶、吞噬细胞、微量元素,且含量相当高。这些免疫球蛋白对提高新生儿抵抗力,促进新生儿健康发育,有着非常重要的作用。初乳中还含有保护肠道黏膜的抗体,能防止肠道疾病。初乳中蛋白质含量高,热量高,容易消化吸收。初乳还有刺激肠蠕动作用,可加速胎便排除,加快肝肠循环,减轻新生儿生理性黄疸。

总之,初乳优点多多,一定要珍惜,尤其是产后头几天的初乳,免疫抗体含量最高,千万不要废弃。

(3)母乳的保护。吃避孕药会减少母乳的分泌,也影响母乳的品质。放置节育环,对母乳也有类似的影响。哺乳的妈妈,如果因为健康原因需服药,一定要告诉医生,你是正在哺乳的妈妈,以便医生开具不会影响泌乳的药物。

乳母体内要有足够的水分来制造奶水,所以每天至少要喝6~8杯水,以没有口渴感为准。乳母排尿少且颜色深黄,表明体内水分不足。喝什么水最好呢?白开水和不加糖的果汁是最好的。

营养不良会导致精神紧张、身体疲劳,影响母乳供应。可用六小餐来代替三大餐,多吃新鲜的水果、肉、蛋、奶、鱼和坚果,避免吃没有多少营养的饼干、糖果之类的食物。

(4)母乳喂养难题解决方案

①母乳喂养姿势。正确的喂奶姿势是,妈妈一只手托住乳儿的臀部,另一只手肘部托住乳儿的头颈部,乳儿的上身躺在妈妈的前臂上,这是乳儿吃奶最感舒服的姿势。

②每天喂哺次数。原则:按需哺乳。新生儿出生后1~2周内,吃奶次数比较多,有的一天可达十几次。到了3~4周,吃奶次数明显下降,每天也就7~8次。

新生儿24小时内,须喂奶8~12次,或每隔2~3小时喂一次,这也是平均情况。有些新生儿吃的次数多,有些次数少,只要看宝宝肤色健康,皮肤、肌肉有弹性,长胖了,长高了,机警有活力,就是喂养良好的宝宝。

③母乳喂养的新生儿用喂水吗?许多人都认为,无论是母乳喂养,还是牛乳喂养,新生儿都需要喂水。这种看似正确的观点和做法,实际上是错误的。联合国儿童基金会新近提出的"母乳喂养新观点"认为,一般情况下,母乳喂养的婴儿,在4个月内不必增加任何食物和饮料,包括水。

母乳含有婴儿从出生到6个月内所需要的蛋白质、脂肪、乳糖、维生素、水分、铁、钙、磷等全部营养物质和微量元素。母乳的主要成分是水,这些水分能够满足婴儿新陈代谢的全部需要,不需额外喂水。

额外喂水,可能会增加婴儿心脏与消化道的负担,不利于婴儿的生长发育。但在特殊情况下,如高烧、腹泻,或服用某些药物、天气炎热、婴儿出汗多,这就需要额外喂些温开水,以补充体内水分的不足。

④乳头凹陷。纠正乳头凹陷的简单方法有三个:

一是让丈夫帮着把凹陷的乳头吸出来,并把奶水挤出来给孩子吃,然后接着让丈夫吸吮凹陷的乳头。每天做4次,每次约3~5分钟。

二是使用吸奶器抽吸,每次1分钟,每天做4次。

三是妈妈一手托住乳房下方,另一只手的食指、中指和拇指捏住凹陷的乳头,向外牵拉,拉到长位,坚持30秒。重复牵拉数次,做满10分钟。每天进行4次,共做满40分钟。请注意,纠正乳头凹陷的同时,必须坚持给孩子喂奶,以免回奶。

⑤乳头皲裂。防止乳头皲裂,最简便的方法就是让乳儿完全含住奶头。如果皲裂处有感染迹象,要涂用红霉素等抗菌素软膏,也可涂龙胆紫,但孩子吃奶前要把药物洗干净。

⑥乳腺炎。预防乳腺炎的发生,须注意以下10点:一是避免乳头皲裂;二是不要长时间压迫乳房,睡觉时要仰卧;三是一定要排空乳房,不要攒奶;四是有乳核时及时揉开,也可用硫酸镁湿敷或热敷;五是保持心情愉快,不要着急上火;六是乳房疼痛时及时看医生;七是母乳喂养不是按时喂哺,而是按需喂哺,宝宝饿了就喂,奶胀了就喂;吃不了,就要挤出;八是晚上,宝宝会较长时间不吃奶,妈妈一定要定时起来挤奶,消除乳胀。很多新手妈妈,都是一夜之间患上乳腺炎的;九是乳头有感染趋势时,及时使用抗菌素。一旦发生乳腺炎,要及时静脉注射抗菌素,以免形成化脓性乳腺炎。若已发展到了化脓性乳腺炎,要及时切开引流;十是切莫忘记,乳腺炎发病很快,预防最重要。

⑦体重。新生儿宝宝每天换下6~8次很湿的尿布,排大便2~5次,每周平均增加200~300克体重,满月时体重增加到4500克上下,这是新生儿发育的平均指标。在这个指标上下浮动,只要新生儿是健康的,发育就属于基本正常。

2.人工喂养

(1)人工喂养乳类选择

速溶奶粉:速溶奶粉溶解速度快,但消化困难,含糖量高,颗粒粗,易吸收水分,不适合婴儿喂养。

甜奶粉:甜奶粉是将牛奶水分去掉,加糖制成的,每100克甜奶粉含糖50多克。甜奶粉含糖量高,不易消化,味道比较甜,容易造成婴儿对甜食的依赖,添加辅食困难。

淡奶粉:淡奶粉的成分和甜奶粉基本一样,只是含糖量不同,每100克含糖35克。酪蛋白含量较高,不易消化,不适合婴儿喂养。

婴儿奶粉：婴儿奶粉以牛奶为主要原料，从大豆中提取大豆蛋白和油脂，来弥补牛奶中酪蛋白含量高、不易消化的缺点，补充了滋养性单糖，增加了维生素D和铁剂，比较适合婴儿食用。

母乳化奶粉：根据母乳的营养成分，重新调整搭配奶粉中酪蛋白与乳清蛋白、饱和脂肪酸与不饱和脂肪酸的比例，除去了部分矿物盐的含量，加入适量的营养素，包括各种必须的维生素、乳糖、精炼植物油等物质。母乳化奶粉也叫配方奶，适合喂养新生儿和1岁以内的婴儿。

(2)什么样的奶粉好？

新生儿适合喂养母乳化奶粉，也就是配方奶。婴儿奶粉也比较适合。虽然有的奶粉保质期比较长，但最好购买近期生产的奶粉，计算一下，从生产到吃完，不要超过3个月。

具有知名度的品牌比较好，但要防止假货。要从大超市和商场购买，除了防止假货外，大超市和商场商品销售周期短，能够买到生产日期近的奶粉。

(3)如何调配奶粉的浓度

刚出生的新生儿消化功能弱，不能消化浓度高的奶粉，应该先给浓度低一些的。也就是说，不能喂全奶，应该喂1/3奶。3天后可喂1/2奶，一周后才能喂养全奶。

全奶的配制方法是：一平勺奶粉加4勺（同样大小）的水，奶粉恰好溶解成奶水。

1/2奶的配制方法是：一平勺奶粉加8勺水。

1/3奶的配制方法是：一平勺奶粉加12勺水。

不是每次配奶都这样麻烦。比如一平勺奶粉加20毫升水配成了全奶，要配8勺奶粉的全奶，就加水160毫升；要配1/2奶，就加320毫升水；要配1/3奶，就加480毫升水，依次类推。

(4)新生儿不能喂鲜牛奶

鲜牛奶含有丰富的钙质，是很好的乳品，但不适合喂养新生儿。鲜牛奶中的蛋白质比母乳高出约3倍，但其中有80%是酪蛋白。酪蛋白在胃中遇到酸性胃液后，很容易结成较大的乳凝块。鲜牛奶含有的大量钙质，也使酪蛋白沉淀，不易消化吸收。新生儿消化功能弱，因此很难消化鲜牛奶，容易溢乳。因此，选择新生儿代乳品，不能选鲜牛奶。

3.混合喂养

混合喂养的最佳方法是，一次只喂一种奶，吃母乳就吃母乳，吃牛乳就吃牛乳。不要先母乳，不够了，再冲奶粉。这样不利于孩子消化，也使孩子对乳头发生错觉，可能引发厌食牛乳。

混合喂养要充分利用有限的母乳，尽量多喂母乳。如果认为母乳不足，就过多减少喂母乳的次数，会使母乳越来越少。母乳喂养次数要均匀分开，不要很长一段时间都不喂母乳。

夜间最好是母乳喂养。夜间妈妈休息，乳汁分泌量相对增多，孩子需要量又相对减少，母乳可能满足孩子的需要。但如果母乳量太少，孩子吃不饱，就会缩短吃奶间隔，影响母子休息，这时就要以牛乳为主了。

4.人工喂养的注意事项

第一：宝宝如何传达饱、饿信息

宝宝饿了，他就会：①饥饿性哭闹；②用小嘴找奶头；③当把奶头送到嘴边时，会急不可待地衔住，满意地吸吮；④吃得非常认真，很难被周围的动静打扰。

宝宝饱了，他就会：①吃奶慢不经心，吸吮里减弱；②有一点动静就停止吸吮，甚至放下奶头，寻找声源；③用舌头把奶头抵出来。再放进去，还会抵出来。再试图把奶头放进去，他会转头，不理你。

新生儿睡眠时间比较长，如果一次睡眠时间超过了四五小时，一定要叫醒宝宝吃奶。如果宝宝睡眠时间很短，是否一醒就喂呢？也不必。

第二：喂奶间隔时间

新生儿胃容量很小，能量储存能力也比较弱，需要不断补充营养。新生儿吃奶次数多，夜间也不会休息。因此喂奶的间隔，白天和晚上差不多是一样的。随着日龄的增大，宝宝夜间吃奶的次数逐渐减少，慢慢就养成了白天吃奶、晚上不吃奶的习惯了。

第三：吃吃停停怎么办？

新生儿吃奶时总是吃吃停停，吃不到几分

钟,就睡着了;睡眠时间又不长,半小时或1小时又醒了。

原因:①妈妈乳量不够,婴儿吃吃睡睡,睡睡吃吃。②人工喂养的婴儿,由于橡皮奶头过硬或奶洞过小,婴儿吸吮时用力过度,容易疲劳,吃着吃着就累了,一累就睡,睡一会儿还饿。

措施:①妈妈乳量不足,喂哺时要用手轻挤乳房,帮助乳汁分泌,婴儿吸吮时就不大费力气了。两侧乳房轮流哺乳,每次15~20分钟。②人工喂养婴儿,确定奶嘴洞口大小适中的办法,一般是把奶瓶倒过来,奶液能一滴一滴迅速滴出。另外,喂哺时要让奶液充满奶嘴,不要一半是奶液一半是空气,这样容易使婴儿吸进空气,引起打嗝,同时造成吸吮疲劳。

效果观察:无论母乳喂养或人工喂养,婴儿吃奶后能安睡2~3小时,就表示正常。如果母乳充足,婴儿却吃吃睡睡,妈妈可轻捏宝宝耳垂或轻弹足心,叫醒喂奶。

第四:夜间喂奶应避免的危险。

夜间喂奶和白天喂奶的不同是:①光线暗,视物不清,不易发现孩子皮肤颜色,不易发现孩子是否溢奶;②妈妈困倦,容易忽视乳房是否堵住了孩子鼻孔,发生呼吸道堵塞,造成窒息死亡;③妈妈怕半夜影响其他人睡眠,孩子一哭就立即用乳头哄,结果半夜孩子吃奶的次数越来越多,养成不好的夜间吃奶习惯。

第五:如何区别生理性溢乳和病理性呕吐?

生理性溢乳的特点:①溢乳前后宝宝没有任何不适表现;②每次溢乳量不多;③虽然溢乳,但没有因为溢乳而增加吃奶量和次数;④没有因为溢乳而影响体重增长,宝宝还是胖胖的;⑤大小便正常。

病理性呕吐的特点:①呕吐前宝宝有不适感觉,表情不快,脸憋得通红,有时哭闹,哼哼,给奶不吃,难以用奶头制止孩子的哭闹;②呕吐的奶量往往比较多,有时成喷射状,除了有奶液外,可有胆汁样物、胃液及奶块等,气味发酸,甚至发臭;③吃奶量显著减少或增加;体重增长缓慢,孩子显得有些干瘦,缺乏精神,大便不正常,或次数少而每次的量多,或次数增多,大便性质不正常。往往伴有腹胀。

第六:新生儿需要添加乳品以外的饮品吗?

母乳喂养、混合喂养、人工喂养,新生儿都不需要添加乳品以外的饮品。新生儿胃肠道消化功能尚没有发育完善,各种消化酶还没有生成,肠道对细菌、病毒的抵御功能很弱,对饮品中所含的一些成分缺乏处理能力。若给新生儿喝其他饮品,可能会造成新生儿消化功能紊乱,引起腹泻等症。

(五)新生儿护理要点

1. 礼貌地拒绝过多探视。新生儿诞生,想探望小生命的人很多。但过多探视,成人呼吸道中的微生物,可能成为新生儿的致病菌。新生儿的生活环境要安静舒适,空气新鲜,远离感染源。因此,为保护好母婴,要礼貌地拒绝过多探视,这会得到人们的谅解。

2. 注意细心给婴儿洗澡

(1)脐带。脐带还没有脱落,或脱落后没有长好,就不要把孩子放到水里洗澡,只能擦洗,避免脐带进水;如果进水了,要用碘酒、酒精擦洗。

(2)安全。考虑到安全性,不要把新生儿完全放到浴盆中洗为好,一部分一部分地洗,比较容易把握。

(3)时间。每天上午9~10点,吃奶前1个小时左右,觉醒状态。不要给吃奶后或睡眠中的宝宝洗澡。

(4)用具。浴盆、浴巾、擦脸毛巾、擦屁股毛巾、婴儿香皂。

(5)环境。不能有对流风,要关上门窗;在有太阳的地方洗最好,光线要好,不要在暗处。如果全裸洗,室温要达到24℃以上。

(6)方法:

①全裸洗,宝宝身上不要使用浴皂,因为用浴皂后,婴儿身体比较滑,不易把握,容易打滑,倒在水里,发生危险。头部也不用每天使用浴皂,一周用一两次就可以了。

②最好用手撩水给孩子洗;用毛巾洗,不好掌握手劲,容易擦破孩子皮肤。新生儿皮肤被擦破,感染的机会非常大。

③洗澡水温与孩子体温大致一样,36℃。妈

妈应该学会用手感受水温,一般用手背、手腕、肘窝试温比较好,妈妈皮肤细薄、敏感,试温效果更好。

④开始洗澡时,不要放太多的水,能淹没小脚丫就可以了。等到有经验了,再增高水位。把孩子放到水里,一定要把握住孩子的上臂和头部。出水时,不易用毛巾擦干,而要用毛巾沾干。

⑤注意不要把水弄进孩子耳朵里,耳朵不像眼睛,没有自身保护能力。

⑥新生儿皮肤很薄嫩,不需要擦护肤水,护肤油等,更不能擦爽身粉。

⑦洗澡后不要急着给孩子穿衣服,先用浴巾裹着,迅速把头擦干,等全身彻底干了,再穿衣服,这样就不容易受凉感冒了。

3.衣被。为新生儿准备的用品至少要有以下这些:宝宝服3套,睡袋1个,奶兜6个以上,床单3条以上,被子6条,冬、夏季各2条,春秋季共2条。毛巾被2条,毛毯2条,棉床垫3个。新生儿可以不睡枕头。

4.新生儿餐具。新生儿餐具每天要用沸水消毒一次,不要使用消毒液或洗碗液。消完毒一定要烘干或擦干,不要带水放置。喝剩下的奶或水一定要弃掉,器皿洗净、消毒、烘干或擦干以备用,这是预防新生儿鹅口疮的有效方法。不要使用餐巾纸擦新生儿餐具,因为餐巾纸的卫生状况不确定。新生儿餐具要放到消毒柜里或罩在洁净盖布下,不要暴露在外,落入灰尘。

新生儿餐具至少包括以下几种:

①不锈钢小奶锅1个;②吃奶用的奶瓶2个(200毫升以上容量),喝水用的奶瓶2个(100毫升容量),最好都是玻璃的,如果买塑料的,一定不要有异味;③仿真软硅胶奶嘴5个以上;④水杯2个;⑤专用小暖水瓶1个,每天更换新开水;⑥配奶小勺2个。

5.尿布和尿不湿

(1)选择尿布的原则:①纯棉质地;②透气性能良好;③柔软舒适;④性价比合理;⑤大厂家生产;⑥大商场或专卖店销售。

(2)放置尿布的正确方法:不要把低于婴儿腹温的尿布放在腹部。男婴排尿向上,放置尿布时要在上面多加一层,重点在上;女婴排尿向下,放置尿布时要在下面多加一层,重点在下。这样就可预防男婴阴囊湿疹、女婴臀红。尿布不要覆盖男婴脐部,以防尿液弄湿脐带。尿布不要兜得过紧,留有一定空间,这样可避免尿布疹的发生。

(3)换尿布的时间:喂奶前或醒后更换尿布。喂奶后或睡眠时,即使尿了,也不要更换尿布,以免造成溢奶或影响宝宝建立正常睡眠周期。在尿布上再放置一小块尿布,排大便后就弃掉。仅有尿渍的尿布,清洗后在阳光下暴晒,方可再用。

(4)使用纸尿裤(即尿不湿):纸尿裤与家庭传统使用的尿布相比,具有更先进、更卫生的优点。材质安全、透气性提高、勤换洗、勤通气、与尿布交叉使用、间隔使用时间和季节等,是选择和使用纸尿裤的优点。只要能够购买质量可靠,品质上乘的纸尿裤,并学会正确使用,婴儿使用纸尿裤是安全的。父母也会省去洗尿布的麻烦。

(5)预防尿布疹措施:

①要及时更换被大小便浸湿的尿布,以免尿液长时间地刺激皮肤。

②使用传统的尿布时,一定要漂洗干净,洗涤时应用弱碱性肥皂,然后用热水清洗干净,暴晒,以免残留物刺激皮肤。

③不能用橡胶布、油布、塑料布当尿布,以免婴儿臀部处于湿热状态。

④不要使用质地粗糙、深色的尿布。尿布质地要柔软,用纯白或浅色纯棉针织料为好。

⑤女婴屁股底下的尿布要垫厚些,男婴生殖器上要垫厚些。

⑥腹泻时大便次数比较多,除及时早治疗腹泻外,还要每天在臀部涂上防止尿布疹的药膏。

⑦每天大便后都要用清水冲洗臀部。

⑧发现宝宝有轻微臀部发红时,及时使用护臀膏。每次清洗后用干爽的洁净毛巾沾干水分,再让宝宝的臀部在空气或阳光下晾一下,使皮肤干燥。

⑨保持尿布垫的干燥,尿布和尿布垫经常进行消毒以及经常拿到阳光下翻晒。

⑩选择品质好,质量合格的纸尿裤、尿布纸、活动尿布裤可有效预防尿布疹。

6. 洗涤剂和护肤品。不提倡给新生儿使用任何洗涤剂,包括标有"新生儿专用"的洗涤剂。没有医生的建议,不可使用任何护肤品,包括"新生儿专用"的护肤品。

7. 温度和湿度。适宜并相对恒定的室温,对新生儿来说非常重要。适宜的环境温度是24～26℃,一般保持在25℃。

新生儿的房间,室内相对湿度适宜在50%左右,一般维持在45%就很好了。湿度过小,会加快水分蒸发,导致新生儿脱水,呼吸道黏膜干燥,降低了呼吸道抵御病原菌的能力;如果室温高,湿度小,会发生新生儿脱水热。湿度过大,利于一些病原菌的繁殖,增加了新生儿被感染的危险。

8. 口腔、鼻腔护理。新生儿易患鹅口疮。吃完奶后,最好让新生儿喝口水,以冲洗口中残留奶液。或每天早晚用消毒棉花棒蘸水,轻轻在新生儿口腔中清理一下,动作要轻柔。

新生儿鼻内分泌物要及时清理,以免结痂。简便有效的方法是:把消毒纱布一角,按顺时针方向捻成布捻,轻轻放入新生儿鼻腔内,再逆时针方向边捻动边向外拉,就可把鼻内分泌物带出。

9. 脐带护理。脐带是细菌入侵的门户,如不精心护理,可能导致新生儿脐炎,严重者罹患败血症。新手妈妈应高度重视。

脐带未脱落前,每天洗澡后,都要用碘酒、酒精消毒一次。洗澡时要保护好脐带,放置尿布时也要保护好脐带。

10. 女婴特殊护理。

(1) 女婴阴道出血。女婴出生一周左右,阴道可能流出少量血样黏液,可持续两周。这就是新生儿假月经,是正常生理现象,不需做任何处理。

(2) 女婴白带。新生儿女婴阴道口内有乳白色分泌物渗出,如同成年女性的白带。新生儿女婴白带一般不需要处理,只要揩去分泌物就可以了,这种白带持续几天后,会自行消失。

(3) 阴唇粘连。女婴小阴唇之间、大阴唇之间、大阴唇与小阴唇之间,发生粘连。小阴唇粘连则形成假性阴道闭锁。

预防阴唇粘连措施如下:一是保持外阴清洁;睡前清洗外阴;二是患外阴炎要及时治疗;三是发现阴唇粘连,要及时处理,轻轻用手分开,然后涂上抗菌素软膏;如果不能分开,就不要强行分开,及时看医生,必要时需手术剥离。

(六) 新生儿的能力

人刚一生下来,就具备73种潜能。比如,出生8小时的婴儿,就会模仿成人吐舌头;3个月的婴儿,存在爬行反射、行走发射、游泳反射等7种无条件反射;4个月的婴儿,颜色视觉接近成人水平;24个月的幼儿,能正确认识和说出15种颜色……

这些都是人与生俱来的本能,只是因为没有得到适当开发,而在出生3、4个月后消失。几乎每一个新生儿都是天才,专家认为,教育从3岁开始,已经太晚了。

摘自《郑玉巧育儿经·婴儿卷》

三、1～3个月婴儿的保健

(一) 身体发育特点

出生后3个月以内的婴儿,身体发育速度最快。在正常喂养情况下,体重每天平均增加25～30克。到1个月时,体重可达4.3～4.9千克,男孩比女孩重一些,城市的孩子又比农村的孩子重一些。有些孩子到3个月时,体重已达出生时的2倍,超过6千克了。

身长主要反映骨骼增长的情况,在出生后3个月以内,身长增加的速度最快,第1个月内平均增加5厘米。到1个月时,身长平均由出生时的50厘米增长到55厘米。第2、3个月平均每月增长3厘米,到3个月时身长可达60～62厘米。

头围在出生后第1个月增长最快,可增加4厘米,由出生时的平均34厘米增长到38厘米。在婴儿的头部(顶前方)有一个菱形的前囟门,由两块额骨和两块顶骨围成中间摸起来较软,在啼哭时张力较高,摸起来就比较硬。如果囟门高高隆起,摸起来就很硬,就需要到医院去检查。前囟门如果很小,在3个月内就闭合,也是不正常的。

(二)能力发育

1个月的婴儿运动系统的发育落后于感觉系统,四肢常常是一些不自主的运动。1个月以内的婴儿两只手经常保持握拳状,偶尔也能张开,这是正常现象。

1个月的婴儿大约每天有1/10的时间处于清醒状态,当他感到不舒服或有某些要求时则会啼哭。婴儿每天有几声啼哭是正常现象,若婴儿整天一声也不哭倒不正常。有些智力发育落后的婴儿就很少啼哭。

2个月的婴儿仰面躺着时,四肢的运动比新生儿时期协调多了,上肢可做挥舞圆圈的动作,下肢踢蹬动作比1个月时也更熟练了。2个月的婴儿,在他清醒的时候,如果有人出现在他面前并且逗他,他能表示出兴奋的样子。当妈妈和他说话时,他能两眼紧盯着妈妈的脸,有时还报以微笑。若婴儿到3个月时还不会微笑,可能为智力发育落后。

3个月的婴儿,手的活动范围增大了,两上肢不仅能在身体两旁挥动、拍打,而且婴儿在吃饱、睡足以后,常常在眼前玩弄着双手。3个月的婴儿两手不再紧握或拳状,而是经常张开,若一只手能张开,而另一只手张不开则属异常。当有声音出现时,3个月的婴儿,能朝着声音转头。有的婴儿当大人对着他说话时,他也能"啊啊"地发出声音。

(三)喂养方法

1~3个月的母乳喂养儿,随着母乳分泌量的逐渐增多,婴儿胃容量的逐渐增大,哺乳间隔时间可逐渐延长,从2小时延长到3~3.5小时喂奶1次。有的婴儿夜间不吃奶也不哭闹,母子生活趋于规律,婴儿也很少生病,因此是比较安定的时期。

混合喂养儿,母乳是否不足,最好根据宝宝体重增长的情况分析,如果一周体重增长低于200克,可能是母乳量不足了,添加一次牛乳,一般在下午四五点钟吃一次牛乳,加多少,可根据宝宝的需要。如果母乳足,可用奶瓶喝一点水或果汁,也偶尔给宝宝喝一点奶粉。

人工喂养的婴儿这时食欲比较好,可以从原来的每次120~160毫升,增加到每次150~180毫升,甚至可达200毫升。对于食欲好的宝宝,不能没有限制地增加奶量,应对食量有所控制,保持婴儿持续的良好食欲,既可防止肥胖,又能增进婴儿健康。

(四)注意添加辅食

1~3个月的婴儿,无论吃人乳或牛乳,均应从出生后第3周开始添加维生素D,每日400国际单位。维生素D还可通过阳光中的紫外线照射皮肤获得。因此,可以每天抱婴儿到户外半小时左右,让婴儿尽可能多地暴露于阳光之下。如果天气炎热,可在清晨或树荫下活动,以免中暑。

1个月左右的婴儿,应补充维生素C。可以给喂一些煮过的新鲜果汁和菜水,从小量开始,逐渐增多。

(五)环境

家庭是婴儿生长发育的主要环境。环境的好坏对婴儿的健康成长、智力发育和性格发展都有着深刻的影响。为了使孩子从小养成良好的生活习惯,就需要安排良好的生活环境。

1~3个月的婴儿身体还很幼小、孱弱,因此要合理地安排婴儿的生活环境。婴儿的居室应该阳光充足,要经常开窗通风,使室内空气流通,保持空气新鲜。开窗时不要让风直接吹在小儿身上。

居室要清洁,每天应打扫室内卫生,床栏、家具,应用湿布擦拭,地面也应清理干净。室内要安静。与婴儿接触时轻轻地和他交谈或唱摇篮曲,避免太多的客人到婴儿的居室。

室内温度以18~24℃为宜。冬天室温不够时要注意保暖。夏天气温高过时,要设法通风降温。天气干燥时,要保证室内有一定的湿度。婴儿出汗多,要注意清洁卫生,勤洗澡,勤换衣,被褥床单常换洗。

尽量让小儿单独睡在小床上。小床上周围的栏杆要用布包上,以防发生意外。可在小儿床头上方一尺左右的高处,悬挂一些色彩鲜艳的气球或玩具,以引起婴儿的兴趣。

1~3个月的婴儿可以每天抱到室外活动,可以让婴儿晒晒太阳,使其及早接受紫外线的照射。晒太阳的时间最好是每天上午8～11点或下午2～5点之间,在阳光下晒10～20分钟。晒太阳时,头部和眼睛应加以遮挡,可用多晒胸、腹部,后背部。

(六)衣着

1～3个月的婴儿穿的衣服要宽松、柔软、干净,式样简单,易穿易洗。选择衣服用料时要选吸水性能好,透气性强的棉织品。

1～3个月的婴儿仍然是穿和尚领的小短衫比较方便,上衣有一个大襟,腋下系着带子,穿这种上衣,胸围可以随婴儿长大而随意放松。婴儿脖颈短,容易漾奶,这种上衣穿着比较舒服。婴儿的衣服应该尽量用带子固定,避免用纽扣或拉链,以免划伤皮肤。

穿衣的多少要根据气候来定。因为婴儿活动或哭闹时容易出汗,所以不宜多穿。一般情况下,要比大人少穿一件衣服。衣服穿少些,便于婴儿活动,也可以增强体质。衣服穿多了,汗也出得多,遇到凉风或冷空气,就容易引起伤风感冒。

(七)睡眠

1～3个月的婴儿每天大约睡16～18小时。婴儿的吃、玩和睡眠应当有一个合理的生活制度,这样有利于婴儿体格和智力的发育。

怎样才能使婴儿睡得好呢?婴儿入睡前要吃饱、喝好,并且要在吃喝后把婴儿抱起伏在肩上轻轻拍背,将吞下的空气打出嗝来,再换上清洁的尿布,然后把婴儿放好,盖好被。盖被的厚薄要根据气温的高低,一般不宜太厚,尤其不要蒙住婴儿的鼻孔和嘴,使婴儿呼吸通畅。为了防止婴儿躺下后漾奶,可以使侧卧,便于奶水从口中流出时不致呛奶或引起窒息。

如果喂养合适,护理周到,1～3个月的婴儿白天要睡4～5次,每次约1.5～2小时,夜间要睡10小时。婴儿睡眠的房间应该安静,空气新鲜,温度适中,光线不要太强,这也是保证婴儿良好睡眠的必要条件。

(八)玩具选择

玩具不仅是婴儿亲密的"小伙伴",还是他们的"教科书"。玩具既可使婴儿感到愉快,还可以促进婴儿的智力发育。但是如果选择的玩具不合适,也会给小儿造成意想不到的损伤。所以,在选择玩具时既要根据小儿的年龄和性格特点,同时要考虑玩具对小儿的安全和健康。

为1～3个月的婴儿所选择的玩具,应该是无毒和容易清洗消毒、表面光滑、周边圆钝无棱角、色彩鲜艳、重量较轻的,若能发出声音更好,如花气球、拨浪鼓等。这种玩具的色彩不仅能从视觉上给小儿易刺激,发出的响声还年刺激小儿的听觉,促使小儿对外界环境发生兴趣。

(九)预防发生意外

护理1～3个月的婴儿时,要精心细致,并注意以下几个方面,万万不可疏忽大意。

1. 婴儿的床铺:婴儿床要稳当牢固,床栏间隔要密,以防婴儿移动时卡住脖子或肢体。被褥大小要合适,而且不可太厚,避免婴儿活动时盖住口鼻造成窒息。母亲夜间喂奶,一定要坐起来喂,躺着喂容易影响婴儿呼吸,一旦母亲发困入睡,可能会将婴儿堵死。这是非常危险的,要密切注意。

2. 喂奶:母乳直接喂哺比较安全。人工喂养的婴儿吃奶时,要注意牛奶的温度不可太热,以防烫伤口腔。奶头的孔要大小合适,过小时婴儿吸吮费力,过大时会引起呛奶,甚至窒息。不管是母乳或是牛奶,吃奶后要将婴儿抱起轻轻拍背,使吞下的空气打嗝出来。躺下后最好右侧卧位,以防漾奶造成窒息。

3. 洗澡:洗澡前应将澡盆洗刷干净,将水温调至40～42℃。洗澡时注意保护耳朵,避免洗澡水进入外耳道。如果用儿童专用洗发香波洗头时,一定要避免流进眼睛。

4. 用药:必须在医生的指导下使用,不要随便用药。婴儿皮肤娇嫩,外用药也要注意浓度,使用不当可能加重病情或引起皮炎。外用药的碘酒和红汞不可同时使用,否则会引起中毒。用碘伏代替碘酒,对皮肤黏膜无刺激,消毒灭菌作用好,黄染易洗去,且腐蚀性小。

5. 玩具:婴儿玩具要注意安全。易破碎和易拆散的玩具或有尖刺棱角的玩具,不要给婴儿玩,以免发生危险。

(十)身体锻炼

充分利用自然界的空气、阳光和水对婴儿进行体格锻炼,不仅对促进婴儿的新陈代谢、体格发育大有好处,而且能够增强婴儿机体对疾病的抵抗力。

1～3个月的婴儿可以从以下几个方面进行锻炼:

1. 空气锻炼:使婴儿逐渐习惯于接触新鲜冷空气,提高肺呼吸功能和皮肤的体温调节功能。1个月后的婴儿就可以开始这种训练,每天抱到户外散步1次,2个月以后每天抱到户外散步2次。每次散步时间可逐渐延长,开始10分钟,以后延长到30分钟到1小时。

2. 日光锻炼:晒太阳可以预防维生素D缺乏和增强婴儿体质。每次到户外活动时就可以同时晒太阳。冬、春和秋季可抱婴儿到阳光下散步,夏季可在户外阴凉处。若是住在高楼不方便时,冬天可以在向阳的室内开窗后抱婴儿在窗前晒太阳。

3. 水锻炼:新生儿脐带脱落后,便可以每天洗澡。洗澡不但可以保持皮肤清洁,并且可以促进全身的血液循环,促进新陈代谢,增强身体抵御寒冷刺激的能力。1～3个月的婴儿洗澡时室温应不低于20～22℃,水温38～40℃,洗的时间不要太长。经常洗澡,婴儿就会习惯,所以一定要每天洗,夏天甚至可以一天洗2次。

4. 婴儿体操:做婴儿体操可以促进血液循环和呼吸功能,增强肌肉、体格和运动的发育,增强新陈代谢。在大人辅助婴儿做体操的时候,由于成人的接触可使婴儿心情愉快,促进婴儿的语言发育。2个月以后的婴儿可以做被动体操(据北京市妇幼保健实验托儿所资料),共分8节:

第一节胸部运动:握婴儿两手,将小儿两臂分开,然后在胸前交叉时放松。共2拍,重复8次。

第二节肩部和胸部运动:两臂左右分开,两臂上举,两臂前平举,两臂还原放体侧。共4拍,反复8次。

第三节上肢伸屈运动:两臂轮流弯曲,尽量使手触臂肩,伸直时放松。每侧2次,每次4拍。

第四节两臂回环动作:两臂以肩关节为轴轮流转动,手臂放松。每侧2次,每次4拍。

第五节下肢运动:两手握婴儿踝部,使两腿屈曲到腹部再同时伸直。共2拍,重复8次。

第六节两腿轮流伸屈:腿用力屈曲,使腿紧靠腹部,伸直时放松。每次一侧,每侧2次,每次4拍。

第七节两腿伸直上举:两手握婴儿两膝,使两腿上举与腹部成直角,臀部不离床面。共2拍,重复8次。

第八节股关节运动:两腿轮流屈曲至腹部,向外侧转动并渐伸直。每侧2次,每次4拍。

摘自《现代育儿新书》

四、4～6个月婴儿的保健

(一)身体发育特点

4～6个月的婴儿体格发育速度较快,体重每月平均增长600克,到4～5个月时,体重已是出生时的2倍。身长平均每月增长2厘米,到6个月时身长大约为66～68厘米。

脊柱的发育在出生后第1年中,长得特别快。新生儿脊柱很柔韧,几乎是直的。在出生后3个月能抬头时,脊柱出现第一个弯曲,颈椎向前凸。到6个月会坐时出现第二个弯曲,胸椎向后凸。第三个弯曲到1岁时走时才会出现,腰椎向前凸。这样,逐渐形成了脊柱的自然弯曲。

3个月以后头围的增长速度不如3个月以前快,但每月仍增长1厘米左右,到6个月时大约为42～43厘米。

有些孩子5～6个月已开始出牙,最先出的是下面两颗乳牙,出牙早晚和智力没有什么关系。

(二)能力发育

4个月的婴儿,当你逗他时,他不仅面有笑容,而且能发出很大的笑声。婴儿对自己发出的声音很感兴趣,有些婴儿能发出一些单音节,而且不停地重复。这个月,婴儿可以将两条腿抬起来,在空中作屈曲活动,像蹬自行车似的,有时手还能碰到膝部。

5个月的婴儿,听觉更灵敏了,对很多声音都有反应,其中人的声音最能引起他的注意。在屋内有很多人的情况下,他能够很快地发现爸爸或妈妈的声音,并转过头去。

6个月的婴儿,对大人的脸非常有兴趣,你抱他的时候,他会用手指去戳你的眼睛,你若戴着眼镜,他首先去抓眼镜,他还会抠你的鼻子和嘴,有时拉扯着大人的头发不松手。6个月的婴儿,应该会咀嚼固体食物了,虽然有些孩子没有出牙,但也应该有咀嚼的动作。

在语言方面,6个月的婴儿,也有明显的发展,当叫他的名字时,90%的孩子会有反应,能转过头去,朝声音方向寻找。

(三)不要拔苗助长

爸爸妈妈们不要急于锻炼宝宝坐、站、跳等运动潜能,不然对宝宝骨骼发育和关节稳定会造成负面影响。特别要注意,看到别的宝宝运动能力比较超前,千万不能着急开发自己宝宝的种种能力,拔苗助长,适得其反。宝宝运动能力的发育有早有晚,横向比较,宝宝可能暂时不具备某种能力,或比较弱、比较慢;但纵向来看,宝宝还是一天天在进步,就属于发育正常。

(四)注意添加辅食

无论母乳或牛奶喂养,在4～6个月之间,添加辅食有两种意义:补充乳类中营养素(主要指铁)的不足;进入半断奶时期为断奶做准备。

母乳或牛奶含铁量均低,牛奶中的铁又不如母乳中的铁易于吸收和利用。以乳类为主食的婴儿,为了保证铁的供给,要适时添加含铁丰富的辅食(如蛋黄)。婴儿体内的储存铁,大概在4～5个月时已用尽,因此,从4个月起便可添加蛋黄。方法是将鸡蛋煮熟,剥去外壳和蛋白,将蛋黄用开水或米汤化开调成糊状,最好不加盐或糖,用小勺喂给婴儿。开始时每日喂1/4个,逐渐适应后再增至1/2个或1个蛋黄。婴儿配方奶粉一般不缺铁,为了适应含铁辅食,吃婴儿配方奶粉的婴儿也可以在4～6个月时添加蛋黄。

婴儿从5个月左右进入半断奶期。半断奶的目的,是要训练婴儿逐渐习惯吃乳类以外的事物,以增进婴儿对吃有形食物的兴趣。此时除蛋黄外,还要添加有形食物,如添加一顿粥或其他婴儿谷类配方食品、菜泥或果泥等。量应由少到多,加好一种过三四天或1周后,如婴儿消化正常可再加第二种辅食。5～6个月时,可以喂一顿粥或谷类配方食品来代替一顿奶。蛋黄、菜泥可以就着粥或谷类配方食品吃,使婴儿品尝不同食品的味道。食具要选用碗、盘、勺或筷子代替奶瓶,以适应断奶后的进食方式。菜泥要多选用深绿色或深黄色蔬菜来制作,因为这些蔬菜含胡萝卜素较多。如油菜、菠菜、胡萝卜、西红柿等。果泥可以用香蕉和苹果,煮烂或生刮着吃均可,但生刮要注意卫生,以免引起肠炎。

4～6个月的婴儿,如果喂养得当,平均每10天可增加体重200克左右。如果增长低于150克,应找出原因加以改进。

(五)婴儿的饮料

4～6个月的婴儿,不必再喝煮过的蔬菜水或果子水,可以喂原汁。夏天可用西红柿,冬天可用橘子或橙子,将原汁挤出,要特别注意制作的清洁卫生。初喂时要加水冲淡,适应后再喝原汁,不加或少加蔗糖。在两次喂奶间喂给,每次100～150克,每日2次。这些果汁含维生素C较丰富,对母乳和牛奶喂养儿均适用。由于维生素C不能在体内储存,故应每日坚持饮用。

(六)环境

4～6个月的婴儿已不像以前那样软弱无力了,而且要主动活动、抓弄,已不满足于躺在床上,想要起来玩,并能够表达自己的喜悦和情感。在这种情况下,婴儿所处的环境也较以前扩大,并且喜欢接触更多的事物。当婴儿醒来时,可以和他说话或经常抚摸他,也可以唱些摇篮曲或放点音乐,但声音不要太大。在婴儿的周围可以布置得丰富多彩,墙上挂些小动物玩具或儿童画,床头上挂些色彩鲜艳的彩色玩具。玩具如能发出响声或能够活动就更能引起婴儿的兴趣,不仅会注视,还会去摸抓这些玩具。

为了加强婴儿的体格锻炼和开发智力,也要经常带婴儿到室外、绿地或公园去,使婴儿接触到新鲜空气和阳光,同时也开阔了婴儿的视野和刺激他的感官。

(七)衣服

4～6个月的婴儿生长发育迅速,活动量也

较以前大，所以衣服穿着要宽松，衣服的质地要柔软，以吸水性强、透气性好的棉织品最好，式样要简单些，易穿易脱。棉纺织品可以洗、烫、甚至煮沸，既便于洗净，又容易消毒，所以最适于婴儿穿用。

婴儿的内衣仍可以穿和尚领的小短衫。到5～6个月时，婴儿想坐起来，在床上用枕头支撑便可以保持坐的姿势，这时可以给穿小翻领内衣，穿上后将小翻领翻在罩裤外面，既可使颈部保暖，而且美观。也可以给婴儿在上衣外面罩一件宝宝衫，款式为小圆领，背后开口系带，胸前有一个小口袋。这种衣服便于穿、托和清洗，很适合婴幼儿穿着。

为了便于更换尿布，在1～2岁以内不要用带子或松紧带束腰，最好是穿背带裤。每次换完尿布穿好裤子后系上背带，既方便又舒服。

婴儿穿衣服要根据气候的变化而定。一般情况下婴儿穿衣的多少和成人差不多，如天气热而婴儿活动又多，则可以穿的比成人少些；天冷季节室内保温情况好时也不必穿得很厚，因婴儿活动时爱出汗，穿厚了反而容易着凉感冒。天冷外出时要注意保暖，尤其是头、颈和手、脚的保暖很重要。

(八)睡眠

4～6个月的婴儿，每天大约还要睡14～16个小时。但每天醒着的时间比以前延长了，当醒来时愿意环顾周围，用手抓摸面前的玩具，如果有人来抚摸他，与他说话，他也会笑得很开心。

婴儿良好的睡眠习惯要从小培养。一般白天喂奶后，应当逗着婴儿玩一会儿再睡。晚上吃过奶后要把婴儿放在婴儿床上，由他自己去睡。不要抱着孩子或是用拍、摇的办法来哄婴儿入睡，入睡时不要叼奶嘴或其他东西。

睡眠时可以侧卧或仰卧，两手放在身旁，如果睡眠的时间较长，可以帮助婴儿变换一下姿势，这样睡得比较舒服，可以使婴儿睡得深沉、香甜。

(九)玩耍和游戏

4～6个月以后，可以给婴儿玩用布做的各种娃娃或动物。玩具不要太大、太重，以便婴儿抓握玩耍。5～6个月的婴儿喜欢随意扔东西，觉得把玩具扔出去很有趣，又愿意扔出去的东西再回到自己身边。所以，婴儿玩耍时大人可在旁边帮助他捡拾玩具。但应注意不要给太多的玩具，要等一种玩具玩腻了，再给一样新玩具。可以培养他们的想像力。

婴儿到了4个月左右就能笑出声来。婴儿在吃饱睡足以后，有时会高声尖叫起来表示高兴，4～5个月时用力搔婴儿痒处他便会发笑，5～6个月以后当婴儿坐起时会表现高兴，而且越来越爱玩游戏。

家长，尤其是父亲常喜欢把婴儿举向空中，起初婴儿也许有些害怕，但很快就会喜欢这种游戏方式，但是要注意安全，切不可在吃奶后或睡觉前这么做。当抱婴儿时要搂抱婴儿身体，不可抓住婴儿两手向上提，以防使婴儿等肩部或肘部受损伤。

(十)开始听音乐

研究表明，胎儿在宫内已有听力，足月新生儿对声音已有反应（如惊吓反射、眨眼或啼哭等）。3个月的婴儿当听到声音后，头回转向声音一侧。婴儿从2～3个月开始就喜欢音乐，音乐不仅可以使婴儿安静，还能够陶冶婴儿的性情。因此，即使父母不太懂音乐，也可以唱唱催眠曲、摇篮曲或儿歌，婴儿就会表现出安静而高兴。

现在有收音机、收录机、磁带、光盘和广播，其中的儿童音乐和儿童歌曲或歌谣都会使婴儿听得高兴。但是当婴儿困倦或不高兴时，切不可强制他听。其他如轻音乐、古典音乐或大众音乐，只要婴儿表示愿意听，都可以让他听。

(十一)身体锻炼

4～6个月的婴儿进行身体锻炼时，如已有锻炼基础，则可以按照计划循序渐进，倘若还未进行应从头开始。如未到过户外的婴儿，开始抱到户外散步时，首先要使他逐渐习惯于接触新鲜空气，开始每天1次，以后每天2次，散步时间从开始每次10分钟，逐渐增加到1个小时左右。

婴儿体操在1～3个月时以被动体操为主，到6个月左右时，就可以在做被动操（见1～3个月身体锻炼一节）前8节的基础上，逐步做以下8节主动体操。

第9节提双臂坐起：让婴儿握紧家长双手的拇指，提婴儿使其用劲坐起来，再慢慢躺下。共4拍，重复4次。

第10节提单臂坐起：让婴儿握紧家长一手的拇指，另一手握住婴儿两踝部，提婴儿使其用劲，并用一手支持其坐起来再躺下。每侧2次，每次4拍。

第11节桥形动作：右手托起婴儿腰部，左手按婴儿两踝使其不离开床面。共2拍，重复8次。

第12节扶肘跪立：握住婴儿两肘，使婴儿从俯卧位起至跪立位，再俯卧下去。每次4拍，重复4次。

第13节后曲运动：让婴儿俯卧，两手握住婴儿两小腿，提起如推小车状，使婴儿手掌和面颊接触床面再放平。每次4拍，重复4次。

第14节扶肘站立：让婴儿俯卧，握婴儿两肘，使婴儿从俯卧位跪立，然后再站起来，再跪立、俯卧躺下。每次4拍，重复4次。

第15节自立前倾动作：婴儿背靠直立，大人一手扶住婴儿两膝，一手扶住婴儿腰部，使婴儿前倾捡拿玩具，再用颈直立起来。每次4拍，重复4次。

第16节跳跃运动：扶住婴儿两腋下使其直立，将婴儿提离床面再放下，动作要轻快自然。每次4拍，重复8次。

以上8节主动体操可以从6个月左右开始做，但也要根据婴儿体格发育情况，逐步一节一节地向下做，到婴儿会直立时就可以将16节体操全部做起来。

（十二）预防意外伤害

4～6个月的婴儿，虽然较以前有了一些自主活动的能力，但仍需细心安排婴儿的生活和护理，不能稍有疏忽。

4～6个月的婴儿，已经可以在床上转换头的方向或抬头，抓摸在面前的玩具，在哭闹时由于四肢的挪动也会使身体变换位置，到6个月可以翻身时，在床上扭动的范围就更大了。因此，当婴儿躺在床上时一定要注意拉好床栏，并在靠近床栏处垫上点绒布或毛巾被，以防小儿从床上跌下来或被床栏卡住。拴在床上的玩具一定要拴牢，以防玩具掉下砸伤婴儿。

4～5个月以后婴儿常愿意坐起来玩，当抱起或用枕头等将婴儿靠着坐起来时，既要稳当牢靠，又不要过于臃肿，以免被服落下妨碍婴儿呼吸。不要将空塑料袋任意放置，尤其是有其他幼儿同在时，要谨防小儿拿塑料袋罩住婴儿，这是很危险的。

（十三）预防传染病

4个月以后的婴儿外出的机会逐渐多起来，这样就会增加接触传染病的机会。尤其是此时从母体得来的各种抗体正在逐渐减少、消失，而婴儿自身的免疫力尚未产生，所以比较容易得传染病。为了预防传染病，必须注意坚持合理的生活制度，正确的喂养方法和丰富的营养，来提高婴儿本身的抗病能力，同时应按计划进行预防接种。不按计划接种，日后再补种，虽然也能达到免疫的目的，但产生免疫力的时间就要拖后了。及时按计划进行预防接种，可以提高婴儿的免疫力，避免婴儿患传染病。如果每个婴儿都严格地进行预防接种，就可以控制传染病的流行。例如由于多年普遍地接种牛痘，而使天花在世界上已经消灭。

冬春季节呼吸道传染病比较多见，为了预防呼吸道传染病，应该加强体格锻炼，多到户外活动，注意营养，室内经常通风换气，增强身体的抗病能力。平时要根据气温增减衣服，避免到公共场所或病人家中去，并要按时进行预防接种。

婴儿消化能力较差，而身体增长所需营养较多，一般情况下胃肠负担都是很重的，所以一旦饮食不当、着凉感冒或食物被污染时，就很容易发生消化不良或肠道感染。为了预防肠道疾病，一定要坚持正确的喂养方法，注意饮食卫生，避免接触肠道感染的病人。

摘自《现代育儿新书》

五、7～9个月婴儿的保健

（一）身体发育特点

婴儿在生后前半年生长发育的速度最快，半

岁以后逐渐慢下来,但比其他年龄还是快得多。体重在后半年大约增长 500 克,身高在后半年平均增长 1~1.5 厘米,头围每月平均长 0.5 厘米。

胸围是平乳头处绕胸一周的长度,反映胸廓的发育情况。在出生时,胸围小于头围,1 岁以内增长得最快。在这个年龄阶段,胸围已接近头围的长度,大约为 43~45 厘米。有维生素 D 缺乏的孩子,胸廓发育不好。

这个年龄阶段的婴儿,有些开始出牙了,最先出的是门牙。两岁以内的小儿,出牙数目等于月龄减 4(或 6),例如 8 个月的婴儿应出 2~4 颗牙。

(二)能力发育

7 个月的婴儿能在床上爬来爬去,还可以由俯卧位翻成仰卧位,或从仰卧位翻成俯卧位。这时平衡能力有了很大的提高,可以坐得很稳,不再需要用手在前方支撑,可以单独坐几分钟,一边坐着还可以一边玩。虽然能独自坐,但除少数孩子外,大多数 7 个月的孩子倒了就坐不起来,此时的婴儿能更多地运用手指而不是手掌,能把东西从一只手倒换到另一只手。不论什么东西到他手里,他都要用手去摇一摇,或者拿起来往桌子或墙上猛敲。

7 个月的婴儿喜欢有人陪他看图画书,但他的兴趣并不在画的内容上,而是在"哗哗"翻纸的声音上,有时撕纸的声音更能引起他的兴趣。对外界的事物也更关心了,当东西落地时,他会低头去寻找,如果在他面前把东西藏到枕头下面,他也会翻出来。另外,7 个月的婴儿不论是否出牙,应该会吃小饼干,有咀嚼的动作。

8 个月的婴儿大约有 75%~90% 的能扶着东西站立。但只有 50% 的小孩扶着东西能站起来。一旦他学会站起来,他的"本领"就越来越大了。他可以把一只脚放在另一只脚前面,用一条腿支持体重,还可以用一只手扶着床栏站立。不要小看这些动作,这都是为他迈出第一步做准备。

8 个月的婴儿能够独自稳坐几分钟,屁股还可以一抬一抬地活动,从床的一端移到另一端,而且保持平衡不歪倒。

8 个月的婴儿会用眼神表示他的要求,他会紧紧盯住他想要的东西。当他要引起别人对他注意时,会"哇哇"大叫。他会作出"不"的反应,会把不喜欢的东西推出去,当妈妈用毛巾给他擦脸时,有时会把妈妈手中的毛巾拉出来,扔到地上。

9 个月的婴儿应该会扶着东西站立。他不仅能从躺着的姿势自己坐起来,而且能在床上稳坐 10 分钟,如果向前倾斜,能保持平衡不歪倒,但如果向两侧倾斜时,就不能维持平衡了。有些小儿还会坐在椅子上,但要注意,别让他坐太长的时间,免得向左右两旁歪倒。9 个月的婴儿爬的本领加强了,可以从床的一端爬到另一端。

这个月龄的孩子,经过训练,当大人说"再见"时,会挥舞着小手表示"再见"。

(三)喂养方式方法

半岁以后绝不能单纯以母乳喂养了,必须添加辅食。添加辅食的主要目的是补充铁,母乳中铁的含量比较低,需要通过辅食补充,否则宝宝可能出现贫血。

妈妈尽量改善辅食的制作方法,增加宝宝吃辅食的欲望。喂辅时,妈妈要边喂边和宝宝交流:"宝宝真乖,能吃妈妈做的饭,妈妈非常喜欢宝宝,吃饱了带宝宝出去玩。"记住,宝宝吃辅食前不带他到户外活动,但吃完辅食一定出去玩。这样就形成了一种条件反射:吃完妈妈的饭,就可以和妈妈一起出去玩了。这种条件反射是很有效的。

(四)添加辅食

7~9 个月时,添加辅食要达到两个目的:一是随着婴儿月龄增长,营养需要增高,除原来已添加的辅食外,还需要补充更多的热能和蛋白质;二是在适应一次辅食的基础上,再增加一次辅食,从而使吃奶的次数再减少一次。

补充蛋白质,可添加全蛋、鱼、肉、肝和豆腐。全蛋和嫩煮鸡蛋、蒸蛋羹均可。豆腐可烹调后直接喂给。鱼、肉、肝可先从原汤开始,再逐渐改为烂泥,和碎菜一起烹调后喂给,淀粉类食物每日 2 次,种类除粥、断奶食品外,还可喂烂面条、熟土豆、烤白薯等交替使用。此时小儿正出牙,牙龈常常发痒,可选用硬质饼干、干馒头片、或干面包片,让婴儿自己拿着用牙龈咬食,起到摩擦牙龈促进乳牙萌出的作用。

(五)环境

婴儿在7~9个月这段时间里开始会坐、会翻身和会爬,然后扶着床栏也可以站起来,活动范围又向周围空间开展了许多,视野也开阔了不少,他已不满足于仅仅躺在床上或坐在床上,而是想要下来自己玩或和大人一起玩。这时,如像以前那样布置小儿的环境,已不能满足小儿的要求。因此,要在原有的基础上注意加强以下几个方面。

1. 小儿的床一定要有护栏,并且随时检查拉上床栏后是否牢固,以免小儿从床上跌下来。

2. 小儿周围要整齐利落,小物品要收拾好,以免小儿抓摸到手中将异物吞入,引起误食甚至吸入气管。

3. 最好为小儿备一辆带围栏的小车,小儿在室内可以站在上面或坐在里面玩耍,也可将小儿推到户外进行空气锻炼或晒太阳,同时也可以开阔小儿的眼界。在小儿玩耍时可将玩具放在他身旁,由小儿任意摆弄来增加乐趣,大人在旁边适当地帮助、鼓励,以培养小儿的自主能力和信心。父母的爱抚和微笑,可以使婴儿和父母更加亲密。

4. 此时婴儿的听力已经发育得比较好,为了教孩子听音乐,可以在婴儿玩耍或吃奶时播放音乐,但声音不要太大。

(六)衣着

随着活动能力一步步地发展,活动范围和活动量也逐渐加大,这时小儿虽然在衣着材料和款式上与以前没有多大变化,但是要注意大小得体,一定要方便小儿活动,如袖子不要太长,以免妨碍手的活动。在秋冬季节,婴儿穿上鞋子有利于保暖。

由于此时婴儿较以前活动量大,衣服不要穿得很多。随季节变化增减衣服时,比大人穿得相对要少一些。如果身上有汗,就说明穿的多了,就应该再适当减少一些。如果手、脚发凉,说明穿的不够,就应当再加些衣服。晚上盖被也不要太厚,小儿常常爱踢被,为防腹部着凉,可以用浴巾或小毛巾被盖在婴儿腹部,这样当婴儿翻身时不会踢掉。夜间被子太厚时,小儿出汗多,结果更易踢被子而着凉感冒。

(七)睡眠

7~9个月的婴儿白天约睡3次左右,每次睡1~2小时不等。只要婴儿养成按时睡觉的习惯,入睡也不难。早上起来玩2小时后,就会感到疲倦而自然入睡。不要抱着孩子连拍带摇、又走又唱地哄着入睡,这样虽然也能入睡,但却养成了不良的睡眠习惯,而且这样入睡后还常常容易惊醒,睡得不踏实。7~9个月的婴儿全天的睡眠时间为13~16小时。睡眠不但要保证足够的时间,还要保证质量,睡得要踏实。好的睡眠习惯是按时睡,按时醒,自动入睡,睡得踏实。这样,醒来后婴儿就会精神饱满、情绪愉快。

有时婴儿入睡后会出汗,一般人出汗在生理上可起到调节体温的作用。婴儿时期新陈代谢较成年人旺盛,经代谢而产生的热量也较成年人多,为了散发热量以维持体温的恒定,婴儿出汗也较成年人多。出汗受体内自主神经调节,婴儿的自主神经不够稳定,刚入睡时尤为明显,因此刚入睡时出汗较多。这乃是婴儿的生理特点,并不是病态。假若给婴儿盖的较厚,出汗就会更多。

也有的婴儿白天很好,每到夜间就莫名其妙地哭闹,不能安睡。经常夜哭不仅会损害婴儿健康,也搅得全家甚至邻居不安。婴儿夜间啼哭,多半是由于饮食、护理不当,例如尿布湿了、没有吃饱、蚊虫叮咬、皮肤湿疹、消化不良或感冒鼻塞等原因。这些原因要靠家长细心观察才能发现,必要时请医生诊断、治疗。

(八)玩耍和游戏

婴儿玩耍时一方面感到高兴,同时也使运动器官都活动起来。在婴儿醒着的时候,看、听、抓、摸、笑、俯卧、翻身都是玩耍。因此,通过玩耍不仅使婴儿有愉快的情绪,同时也促进了体格和智力的发育。

当婴儿开始会坐时,可以给他一个拨浪鼓或类似的玩具放在手里,他一边摇晃一边听着响声,一边看着色彩鲜艳的玩具,是非常高兴的。当婴儿开始学爬时,一切尖利的或有害的物品,都不要放在婴儿伸手能抓取到的地方,以防意外。在床上或地上放一些玩具,当婴儿看到后就会高兴地向玩具爬去。开始学爬时,也许婴儿还不会很好地利用四肢,这时家长可以帮助婴儿向前爬。在爬行时婴儿也可能跌到或撞着,家长不要惊慌,排除障碍后可以帮助婴儿继续练习,这样也可以锻炼婴儿的意志。当婴儿能抉床栏站立时,活动的范围和视野范围更为广阔,这时也可以让婴儿一个人玩耍,但要注意避开暖气、火炉、电插座和开水壶等,以防发生意外。

(九)防止发生意外

7~9个月的婴儿会抓摸物品,能够坐起来和爬行,如果稍有疏忽,就容易发生意外。为此应注意以下几个问题:

1. 婴儿的床栏必须注意牢固,如坐儿童车,也要有围栏或安全带,防止婴儿跌下来。

2. 所有尖利的物品一定要妥为存放,万万不可放在婴儿能够爬到或抓摸到的地方。药品、杀虫剂或有毒有害物品也应远离婴儿,以防误食中毒。

3. 为婴儿洗澡或婴儿刚学会站立时,旁边一定要有人守护,以防跌倒或溺水。

4. 食物中的瓜子、花生米、小糖果或小玻璃球等物品应远离婴儿,尤其不能放入婴儿嘴中,以防吸入气管。

5. 暖气、暖水袋、开水壶、热饭锅都要远离婴儿,以防烫伤。

6. 电插座要安在一定的高处或加上防护套,防止婴儿触摸,发生危险。

7. 切不可将塑料袋当玩具套在婴儿的头上玩,以防窒息,应将其放在远离婴儿的地方。

摘自《现代育儿新书》

六、10~12个月婴儿的保健

(一)身体发育特点

1岁以内的婴儿发育最快,前半年比后半年又要快一些。当婴儿12个月时,体重是出生时的3倍,大约在10千克左右。身长是出生时的一倍半,由出生时的50厘米长到75厘米,1岁以后增长的速度逐渐下降。

头围在第一年增长最快,到12个月时头围共增长11~12厘米,由出生时的34厘米长到46厘米。出生后第二年全年头围才增长2厘米。胸围增长的速度比头围增长的速度要快。1岁末时,胸围等于或略大于头围。

头颅前囟逐渐缩小,有些孩子在1岁时已完全闭合,也有到1岁半时才闭合的,这都属于正常。

脊柱到1岁行走时出现第三个弯曲,即腰椎前凸,这时,脊柱的自然弯曲已全部形成。

一般12个月的孩子已出牙8颗。

(二)能力发育

10个月时,婴儿爬的技能越来越熟练了,仅用手和膝来支持体重,腹部可以完全离开床面悬空起来。大约有2/3的孩子能扶着家具走一两步,还有1/3的孩子要到11个月时才会。10个月的孩子站立时能自己坐下来,还可以从坐的姿势改变到趴的姿势。

手的动作比以前灵活多了,可以一只手拿两件小的物品,每只手还可以做不同的动作。还会拉开抽屉,抽屉里的物品对他具有极大的吸引力,总想拉开抽屉翻腾一番。手的动作更灵巧了,会一只手拿着容器,另一只手把东西放进去,会把杯子里的东西倒出来再装进去,会把盒盖打开,还可以用拇指和食指把一个硬币放进玩具存钱罐里。

10个月的孩子理解能力有了进步,并能通过手势作出反应。当问他熟悉的某个人或某件东西在哪儿时,他会用手指指出来。他还会用摇头来表示"不",但不会用点头表示"是",或"同意"。要再等几个月会。

11月末时,2/3的婴儿能独立站立10秒钟以上。站立时两脚不用移动位置,身体也能向左或向右旋转90度而不跌倒。到11个月时,所有婴儿都应该能扶着家具走了,有些婴儿不用扶还能迈出一两步。

有些孩子到12个月时开始学走路了,大约有3/5的孩子在他过第一个生日时,能迈出他人生的第一步,但也有少数到12月末时,仍老老实实地站在那里不动。

12个月的孩子可以一手握两块积木,能够把一块积木搭在另一块上面,有时能将三块积木搭在一起。当给他一只铅笔时,他会自己乱画。

12个月的婴儿感情也更加丰富了。当他做了某件事引起你哈哈大笑时,他会很得意,他会一遍遍地重复这个动作,引你高兴。此外他也有惧怕、愤怒、爱、妒忌等感情,都能表现出来,并能意识到什么是好和坏。在语言方面不仅能听懂父母说的一些话,而且自己还能说上两三个字。

(三) 喂养方式方法

断奶并不意味着就不喝牛奶了。牛奶需要一直喝下去,即使过渡到正常饮食,1岁半以内的婴儿,每天也应该喝300到500毫升牛奶。所以,这时的婴儿应该喝500~600毫升的牛奶。

最省事的喂养方式是每日三餐都和大人一起吃,加两次牛奶,可能的话,加两次点心、水果,如果没有这样的时间,就把水果放在三餐主食以后。有母乳的,可在早起后、午睡前、晚睡前、夜间醒来时喂奶,尽量不在三餐前后喂,以免影响进餐。

这时的婴儿可以吃到蔬菜种类增多了,除了刺激性大的蔬菜,如辣椒、辣萝卜,基本上都能吃,只是注意烹饪的方法,尽量不给婴儿吃油炸的菜肴。随着季节吃时令蔬菜是比较好的,尤其是在北方,反季蔬菜都是大棚菜,营养价值不如大地菜。最好能随季节吃时令水果,但柿子、黑枣等不宜给婴儿吃。

(四) 支持孩子自己吃

较大的婴儿,随着两手的动作能力的发展和对周围事物的兴趣不断增加,渐渐不满足于别人喂食,而愿意自己动手吃东西了。这可以说是自我服务过程的开始。妈妈对于孩子的这种要求和初步尝试,应该抱着积极支持的态度,耐心地帮助孩子使用小勺、小碗自己吃辅食,拿着奶瓶喝奶喝水。这对于培养孩子自食习惯,锻炼孩子手的动作能力都有好处。

孩子刚开始自己吃奶时,由于动作还不太准确,技巧不够熟练,难免漏洒食物、弄脏手、脸和衣服,妈妈不应因此而加以制止,而要事先做好准备,如给孩子带一围嘴,让孩子在小桌上吃饭,不用容易摔碎的碗杯等。有时孩子吃饱后仍用小勺玩饭、菜,甚至弄得满桌都是,这时就应该把食物及食具拿走,换上玩具给他玩。当然,在孩子刚学习自己吃饭的时候,在自食过程中辅以喂食还是必要的。

(五) 护理与保育

快1周岁时,婴儿已经逐渐地会独自站立发展到会走路,对各种玩具兴趣越来越大,两只手也更加灵活,可以把方积木垒起2~3层,会关屋门或柜子的门,能抓住小东西,高兴时还会喊出"妈妈、妈妈"和"达达、达达"的声音,但有时也会缠人或发脾气。这时怎样护理和保育婴儿才能使他健康茁壮地成长呢?

在孩子的住室里放上垫子、布娃娃或小动物玩具等,他可以在里边坐、爬,或者扶着东西站立或行走。此外,每天可以带孩子到户外散步、晒太阳,有林荫草地或公园的地方,空气更新鲜,经常带孩子去走走玩玩,既有利于孩子的健康,又能开发智力。切忌带孩子到有病人的家里串门,以免传染上疾病。

这时的婴儿每天除了吃两三次奶外,应当逐渐养成1日3餐的进食习惯。喝水或吃奶时,也逐渐改用杯子喝,但有的仍愿意用奶瓶喝,也不必勉强。孩子长出牙齿能咀嚼时,可以开始给吃些切成片的食物,如水果片、饼干、馒头片等,有婴儿自己抓着来吃。有时一日3餐吃的量多少不等,如早餐吃得多,午餐不愿意吃,晚餐又吃得好;或只有午餐吃得好,其他两餐几乎不怎么吃。遇到这种情况,不用担心,只要孩子健康活泼,是会按照自己身体的需要来进食的。食欲减退常常是在婴儿吃饱以后,还要给他再吃造成的。两餐之间吃零食,到吃饭时就不饿,过后又要吃东西,结果下一餐又不愿意吃了。

婴儿的饮食调配合适,大便也会正常,每天1~2次;小便则与喝水量和气温有关,喝水多时尿也会多,每天可有10~16次。只要注意大小便的规律,白天可以按时把尿或练习坐盆排便,夜间仍然包尿布,以免影响睡眠。

婴儿学会站立和行走时,他自己也会感到高

兴。在练习的过程中,有时会摔倒,所以,要在孩子活动的地方排除危险品以保证安全。跌倒不可怕,大人也不必惊慌,可以帮助或要他自己爬起来,这对孩子的意志也是一种锻炼。

孩子也会遇到欲望得不到满足的时候,要教会孩子克服这种困难。例如他想拿一块手表来敲打,妈妈就可以找一块类似的可以敲着玩的东西换给他,或索性转移他的注意力,就可以避免他哭闹发脾气。另外,如孩子爬到旮旯的地方出不来而啼哭时,妈妈应该帮助他或教他转过身来,只要重复几次这个动作,他就学会了自己如何来摆脱困境。孩子作的比较好时,要及时给予鼓励。

一般来说,这时的婴儿都爱听好听的音乐和和歌谣,妈妈也可以用简单的图片或婴儿画报讲给孩子听。每次时间不要长,只要他表示出不感兴趣了,就不要再勉强。音乐在孩子玩耍时可以小声播放,使他在愉快和谐的气氛中活动。经常和孩子轻轻讲话、唱歌,教他认识周围的事物,这不仅对婴儿的感觉器官发育有益,妈妈也会在与孩子的感情交流中获得莫大的欢乐。

(六)衣着

为了使孩子活动方便,衣服要大小合体、整齐利落,衣服脏了要及时换洗。这时的婴儿经常要抱出去散步、晒太阳,首先要使孩子穿得舒服,所以宽松、柔软、清洁仍是必要的。色彩美丽而明快,易洗而不退色的衣服,孩子穿上更显得可爱。由于婴儿皮肤娇嫩,内衣必须用棉纺织品制作,因其吸水性、透气性都好,穿着舒适,且不刺激皮肤。毛纺织品刺激皮肤发痒,甚至可引起湿疹,而且洗涤不便,所以婴儿不要穿用。为了孩子活动方便,衣袖不要太长,裤子也要长短合适,最好是背带裤。我国习惯给婴儿穿开裆裤,这种裤子拉屎撒尿和换尿布比较方便,但不够卫生。应该逐步培养婴儿定时撒尿或大便的习惯,以便尽早地不再穿开裆裤。套头衫不便于穿脱,1岁以内还是以开襟衫为好。

从学走开始就要穿柔软、轻便、吸水性好并且有弹性的鞋。鞋子前方应宽大,在踝部的鞋帮要硬些,以保护踝关节。鞋子大小要合适,过大穿着拖沓不便,窄小会压迫血管神经,不利于生长发育。鞋底要软硬合适具有弹性,鞋底表面要有凹凸,可以增加阻力,防止婴儿滑倒。

(七)睡眠

随着月龄的增长,婴儿睡眠的时间也越来越少,到1岁时,每天白天睡两三次,每次1~2小时,全天约睡13~14小时。

良好的睡眠习惯是每天按时入睡,放在床上自然入睡。到了婴儿睡眠时间一定要使其准时入睡,不要因为一些小事而破坏婴儿的睡眠规律。天气暖和的季节可以开窗睡眠,但不要让风直接吹在婴儿身上。只要睡得舒服,仰卧、侧卧或俯卧都是可以的。如果婴儿睡的时间较长,也可以帮助他变换姿势。什么时候都不要给婴儿蒙头睡觉,以免妨碍呼吸。

(八)玩具选择

不满1周岁的婴儿,接触外界事物少,男女孩在心理上还没有什么区别,购买各种动物玩具或布娃娃,只要色彩鲜艳、形象美观,都会使孩子感到高兴,如能发出响声就更会激发他们的好奇心。还应注意选购外形光滑,无棱尖、易抓摸、无毒,不易退色又便于洗涤和消毒的玩具。不坚固的、易破碎的或是容易为婴儿吞到口中去的玩具,不要拿给孩子玩,以免发生危险。

(九)防止发生意外

10~12个月的婴儿,已经开始会站和学走,因此除了在7~9个月防止意外一节讲的以外,特别要强调随时有人看护,在婴儿活动的范围内,要拿开一切有害、有毒的东西,以免婴儿抓到后误食或受到伤害。尖利的物品或盛水的容器也要远离婴儿,以免跌倒时发生意外。

(十)带孩子看病应注意什么

当孩子生病或出现不正常的情况,应尽早带他去医院检查,以便及时发现问题,得到正确的诊断和治疗。起病急、病情重的(如突然高热、抽风)可随时去医院看急诊,因婴儿病情发展快,晚了会贻误病情;起病慢、病情较轻的,可选择合适的时间、医院或专科门诊,但也应越早越好。

为了提高诊断和治疗的效果,家长在带孩子看病时应注意以下几点:

1. 尽量就近就医：婴儿得的病，大部分是常见多发病，如上呼吸道感染、腹泻等，一般医院都能医治。如果有病就去大医院、儿童医院，势必使病儿过分集中，不但候诊时间过长，而且极易交叉感染，使孩子的病程延长，增加痛苦。如果大家都就近就医，就会减少这一问题的发生。

2. 不要忘了带与看病有关的所有材料：首先不要忘记带孩子的医疗手册（因过去看病、用药的记录对这次看病有重要的参考意义），以往在其他医院看病的医疗本、化验单及其他检查结果、诊断书等也要带着，必要时提供医生参考，并可避免不必要的重复化验。有些家长由于不愿接受以往医院的诊断（如白血病、恶性肿瘤等），故意隐瞒可原来的诊断书或化验结果，这种做法是不恰当的。因为诊断、治疗自有科学依据，不能凭主观愿望而改变，隐瞒了已有的检查结果及诊断，只能延误时间，增加患儿痛苦（因需要重新取标本作化验）。如果孩子有腹泻，看病时应带着新排出的大便，如怀疑泌尿系感染，应带着新鲜尿，以便及早化验。此外，还应带着奶瓶、尿布等，以保证在候诊时间内按时喂奶、喂水。

3. 遵守候诊秩序，减少交叉感染：儿科候诊室是患儿集中的地方，为了避免或减少交叉感染，大家应遵守候诊秩序。属于传染病患儿应按指定地点候诊，不要随意走动；非传染病患儿如为急性呼吸道感染（尤其是病毒性感染）也有一定传染性，最好彼此分散些，不要集中在一起。胃肠道感染（如痢疾）患儿的大便不要随意排在地上，以免传染其他儿童。

4. 详述患儿病情，协助医生诊断：在看病时，要把孩子的病情经过（主要症状和各症状发生的时间）以及有关的其他情况告诉医生，以便协助医生做出正确诊断。

5. 按医生意见做好护理及病情观察：看完病、取完药后，要当时弄清楚药物的服用方法以及回家后在护理方面应注意的事项。一时诊断不清需留在门诊观察的患儿，以及需在门诊输液治疗的患儿，家长应予以协助，并随时与医生取得联系，等病情允许后再离院回家。

摘自《现代育儿新书》

七、给予新生儿爱的信息

对于新生儿的健康成长来说，一个舒适、安静的生活环境是必不可少的，但作为一个生命个体，更需要父母亲精神上的安慰及爱的抚慰。

有些家长认为新生儿不会说话，什么也不懂，只要让他吃好、喝好、睡好就可以了。这一思想误区，会使很多新生儿得不到母亲的情感爱抚，以致长大后会产生一些心理障碍，如缺乏安全感、焦虑等。事实上，新生儿作为人的后代，从一出生便有了人际交往的需要，想要从母亲和他人那里得到爱的信息。因此，作为母亲，应利用各种方式与新生儿交流，给予小宝宝心灵的抚慰。

第一，对新生儿出现的一些信息给予及时的反馈。如：新生儿在吃奶时，眼睛不时地看着母亲，这是一种"眼睛对话"，对此母亲不要视而不见，而应用语言或眼睛对视来和新生儿进行交流。

第二，母亲要经常抱新生儿，让他体会到安全感，避免以后产生焦虑。

第三，母亲要经常与新生儿说话，和新生儿的发音相交流，以使新生儿获得人类语音的刺激，并满足新生儿人际交往的需要。

摘自《健康人生》

八、四个月后婴儿添加蛋黄

婴儿制造血液和肌肉所必须的铁质只能来源于胎儿期在肝脏中贮存的铁，因为母乳或牛乳中含铁均很少。当婴儿5～6个月时，贮存的铁就差不多消耗殆尽了，需要及早通过食物来补充。蛋黄含铁及维生素A和D较多，也容易消化。所以人们常将鸡蛋黄煮熟后取适量调入米汤或奶中喂哺婴儿。蛋黄含铁虽高，但利用较差，如能与含维生素C的水果汁、菜汁等同时吃，将有助于提高利用率。

摘自《家庭厨房百科知识》

九、六个月后婴儿才能喂固体食物

因为一般婴儿要到6～7个月以后口腔才能将固体食物向后送至咽部，才能分泌足够的消化酶,肾功能也逐步成熟,此时进食含有多量蛋白质和无机盐的食品才不易导致消化不良或肾脏负荷过大。另外,过早给婴儿喂辅食尤其是固体食物还可能引起过敏。所以,婴儿要在6个月以后才能喂固体食物。

摘自《家庭厨房百科知识》

十、婴儿发育健康的重要指标

(一)体重。体重是表明婴儿健康的重要指标之一。新生儿体重范围为2.5~4.0千克,在此范围内均为正常。出生后头3个月婴儿体重增加最快,每月约增加750~900克;头6个月平均每月增加600克左右;7~12个月平均每月增加500克,1岁时体重为出生时的3倍。健康婴儿的体重无论增加或减少均不应超过正常体重的10%;超过20%就是肥胖症,少15%以上,应考虑营养不良。

(二)身长。婴儿在出生后头3个月身长每月平均长3~3.5厘米,4~6个月平均每月长2厘米,7~12个月平均每月长1~1.5厘米。婴儿在1岁内生长最快,如果喂养不当,耽误了生长,就不容易赶上同龄儿的身高。

(三)头围。1岁以内是一生中头颅发育最快的时期,测量头围的方法是用塑料软尺从头后部后脑勺突出的部位量到前额眼眉上边。婴儿出生后头6个月头围增加6~10厘米,1岁时共增加10~12厘米。头围的增长标志脑和颅骨发育程度。

(四)胸围。新生儿的胸部较圆,随着发育,前后径变短成为扁平的胸。胸围是软尺平乳头绕胸一周的长度。婴儿出生后1年内胸围增加约11~12厘米。因胸腔内主要是心脏和肺脏,所以胸围的增加和体格发育关系很大。若发现孩子胸部有明显凹陷或突起,应尽早去医院检查。

摘自《现代育儿新书》

十一、婴儿常见问题的处理

(一)蜂蜜香油膏防治红屁股

中医认为,新生儿红屁股是由于局部湿热所致。据《本草纲目》所载:蜂蜜味甘性凉,能清热解毒,促进破溃皮肤的愈合,减轻疮面的疼痛和干结。香油也具有清热的作用。因此,可用蜂蜜和香油按2∶1的比例调成糊状,加热煮沸1分钟,待冷却后,用棉签蘸着均匀地涂于婴儿洗净的患处。每次更换尿布时可涂一次,一般3天左右症状可明显缓解。蜂蜜香油膏也可作为预防性治疗长期使用。

(二)清除小儿鼻疙疤

宝宝的鼻子容易被鼻屎堵住,不仅呼吸吭哧吭哧,连哭声和说话的腔调都会改变。这时的宝宝很难受,妈妈们也很着急,虽然很想帮宝宝,可是又怕损伤孩子的鼻腔。应该怎么处理宝宝的鼻涕和鼻疙疤呢?以下是四种切实可行的办法。

1. 如果是鼻涕,可以用吸鼻器;如果是干鼻疙疤,可去买一种专门夹鼻疙疤的圆头塑料小夹子,等宝宝睡着的时候夹出鼻疙疤,动作要快要轻。

2. 用脱脂棉搓成和宝宝鼻孔大小一样的棉条,先用水浸湿后放入宝宝鼻孔里湿润鼻疙疤,取出后再用干棉条把鼻疙疤粘出来。

3. 拿鱼肝油或生理盐水在鼻孔里各滴一滴,这样会软化鼻疙疤,过一会儿孩子打个喷嚏就会把鼻疙疤带出来。

4. 晚上在房间放一个加湿器,可以增加室内湿度,缓解孩子因空气干燥而引起的鼻塞。

(三)帮宝宝把痰咳出来

如果宝宝不会咳痰,你可以在孩子咳嗽的间隙让他侧卧或抱起侧卧,借助腕关节的力量,轻拍宝宝背部两侧。拍背不仅能促使痰液松动,而且可促使心脏和肺部的血液循环,帮助疾病早日恢复。

(四)提耳朵止婴儿呛奶

给婴儿喂奶时,由于奶水过多,婴儿吃得太急,容易呛着宝宝,引起宝宝咳嗽和哭闹。遇到这种情况,可以马上揪住宝宝的耳朵稍微向上提几下,很快就会好转。

摘自《郑玉巧育儿百科》

第七十一篇 幼儿期保健

一、幼儿期保健的内容和方法

(一)合理安排饮食

幼儿的咀嚼消化功能虽较婴儿期成熟,但乳牙正逐渐萌出,尚未出齐,胃肠消化功能较年长儿差,其饮食正从以乳品为主逐渐向以谷类食物为主,鱼、蛋、肉、蔬菜为副食的饮食结构方向转化;食物由流食、半流食向半固体、固体转变。为保证幼儿能够获得充足的营养,安排饮食的原则为:保证供给营养丰富食物,提供充足热能和优质蛋白质,热能供给量每日约4602.4～5020.8KJ(1100～1200kcal),蛋白质约40g,蛋白质、脂肪、糖之比为1:1.2:4,食物种类应多样化,可以是软饭、面条、饺子、包子等,不宜给粗硬、油炸食品,每日三次正餐,其间加1～2次点心、水果。每天要保证幼儿有一定量的乳品,一般1～2岁500ml,2～3岁300ml,分2～3次。

(二)培养良好的生活习惯

通过生活环节,培养幼儿正确睡眠姿势、按时入睡和独立睡眠。从喂饭逐步培养幼儿独立进餐的能力,养成不偏食、不挑食的习惯,饭前洗手,进餐环境要安静舒适,保持幼儿心情愉快,专心进餐,不要边吃边玩。1岁以后逐渐训练白天不兜尿布,不尿床。大便习惯的培养很重要,幼儿排便前均有面红、使劲、发呆等表情,应及时让孩子坐盆,逐步养成定时排便。在培养良好习惯的同时,从配合穿衣、脱衣、收拾玩具等日常生活着手,培养幼儿自我服务意识和能力。

(三)促进动作和语言的发展

1岁到1岁6个月幼儿,主要训练他走稳,克服惧怕摔跤的恐惧心理。2岁以后幼儿动作日趋协调,要经常带幼儿玩滑梯、平衡木、攀登架等,通过活动性游戏和自由活动,发展幼儿基本动作,让幼儿能自己随意地跑、跳、做游戏和玩运动器械。鼓励用匙进餐或以手工活动来培养协调动作,利用玩具如搭积木、画画、折纸等发展精细动作。

训练说话能力是这个时期重要任务,儿童最初语言发展是成人用语言同一定事物联系起来,不断给予刺激的结果。幼儿理解语言能力很快,1岁以后,开始用简单单词表达自己的意思或需求,此时应采用实物、动作和词汇相结合的方法,使之认识事物,教以"礼貌用语",营造幼儿和人们沟通的氛围,鼓励幼儿多说话。周围成人和幼儿进行语言交流时,用词要正确,发音准,语句连贯完整。如果家里人很少讲话或生活环境寂静,幼儿语言发育就迟缓。若家人讲多种方言,又不把方言与具体事物联系起来,会扰乱幼儿对事物概念的联系。

(四)预防意外事故

幼儿喜欢活动,动作发育又不够完善,缺乏应急反应和识别危险的能力,加上好奇心理,日常生活中往往因成人的疏忽而发生意外,如烫伤、外伤、异物吸入、中毒、溺水等。因此,对其活动场所,要采取积极的预防措施,如室内地板要防滑,窗户、楼梯要有栏杆,幼儿床要有围栏,围栏要牢固,避免摔倒、坠床,门不要装弹簧,以免夹幼儿手脚。不要让幼儿单独行动,火柴、热水瓶、剪刀、药品、化学制剂如洗衣粉、消毒剂、杀虫剂等要放到幼儿拿不到的地方,家用电器的电源插头要放在幼儿摸不到的地方。

摘自《儿童少年卫生与妇幼保健学》

二、古人论幼儿的护理

[唐]孙思邈《千金翼方·卷11·养小儿》曰:"儿新生,不可令衣过厚热,令儿伤皮肤肌肉,血脉发杂疮及黄。凡小儿始生,肌肤未成,不可暖衣。暖衣则令筋骨缓弱。宜时见风日。若不见风日,则令肌肤脆软,便易中寒。皆当以故絮衣之,勿用新绵也。天和暖无风之时,令母将儿于日中嬉戏。数令见风日,则血凝气刚,肌肉牢密,堪耐风寒,不致疾病。若常藏在帷帐中,重衣温暖,譬犹阴地之草,不见风日,软脆不堪当风寒也。"

[明]徐春甫《古今医统》云:"千金论曰:小儿二百一十日掌骨成,母当教以匍匐。一周满,母

当扶以行步。此皆则法。若或暖衣重围,不见风日,不著地气,致令筋骨软弱,数步不能行者有之。今观田舍小儿则反是,所以见风日得土气,筋力常健,岂贵贱之理有异哉。明乎此,则保婴之道得矣。"

《医学入门·调护》婴幼儿调护歌诀曰:"养子须调护,看承莫纵驰。乳多终损胃,食壅即伤脾。被厚非为益,衣单正所宜。无风频见日,寒暑顺天时。"

[元]曾世荣《活幼心书·小儿常安》曰:"殊不知忍一分饥,胜服调脾之剂;耐一分寒,不需发表之功。余故曰:'孩提之童,食不可过伤,衣不可太厚。此安乐法也,为父母者,切宜深省。'"

摘自《中国养生宝典》

三、幼儿的合理饮食

(一)幼儿的膳食原则

1~3岁的幼儿,正处在以乳类为主转变为以普通食物为主的时期。此时乳牙逐渐出齐,但咀嚼能力尚差,消化能力仍弱。幼儿时期生长发育虽较婴儿期明显减慢,但其速度仍高于其他儿童时期,根据以上特点,幼儿的膳食原则如下:

1. 供给充足的热能和蛋白质。每日约需总热能1050~1350千卡,蛋白质35~45克,且应以乳类、肉类、蛋类及大豆等优质蛋白为主,以满足生长发育的需要。

1~3岁幼儿每日参考食谱:牛奶250~500克,粮食干重140~220克,蛋白质类食品(包括蛋、肉、鱼、肝、豆制品)总量50~100克,蔬菜75~150克,水果75克,油脂10~20克,糖10~20克。

2. 幼儿虽以普通食物为主,但不能与成人饮食相同,应强调碎、软、新鲜,切忌用煎炸、过甜、过咸、过酸及刺激性食品,以适应幼儿的消化能力。

3. 每日餐次可按幼儿食量安排4~5次,除3次正餐外,加1~2次点心,时间可安排在下午或夜间。应注意定时定量。

4. 幼儿膳食中,可以谷类或谷类成品辅食作主食。食物应当多样化,培养不偏食、不挑食的良好饮食习惯。多样化食物可使各种食物的营养互相补充。

5. 重点防止气管异物。如花生米、瓜子、带核的枣等食物应严加限制。

(二)日托儿的夜间加餐

一般托儿所供应给日托儿的膳食约占每日供给量的80%,孩子回家后还需要补充不足的20%。补充何种食物,应根据托儿所的膳食来决定。如果托儿所不供应奶,可补充牛奶。如果托儿所蔬菜、水果供给量较少,可重点补充这些食物。总之,应把日托儿的夜间加餐视为补充托儿所膳食不足的机会,避免盲目地补充不是孩子需要的食物。

(三)培养良好的膳食习惯

许多家长抱怨孩子的膳食习惯不好,但却不知不良的膳食习惯往往是在不知不觉中从小养成,且反映出家庭的不良影响。因此,要从小培养孩子的良好膳食习惯,还要从纠正父母本身的不良习惯开始。良好的膳食习惯包括:

1. 吃饭定时,每餐定量。除三餐及点心外,不随意给零食吃。

2. 饭前洗手,吃饭时细嚼慢咽。

3. 食物要多样化,从小培养不偏食、不挑食的良好习惯。

4. 培养孩子的进食兴趣。可通过变换食物品种、花样,创造愉快的进食气氛来激发孩子的进食兴趣。要避免强迫孩子进食的做法。强迫只能使孩子产生逆反心理而更加厌食。要知道,幼儿的食欲比婴儿明显减退是一个规律,它直接受幼儿生长速度的制约。只要小儿身高、体重增长正常,父母就不必为此过分操心。

摘自《现代育儿新书》

四、1~3岁幼儿的保健

(一)1~3岁幼儿的特点

1~3岁的幼儿,对于这时的幼儿,人们常说:"不如以前胖了,越发淘气了。"形象地说明了幼儿的特点。这时幼儿的体格发育逐渐减慢,呈稳步增长状态。一般每年体重增长2千克,身高增长5厘米。幼儿的体格发育存在个体差异,以其动态变化符合规律为正常。

"越发淘气了",说明幼儿动作的发展加快

了,也反映了脑的发育。幼儿1~2岁,大脑皮质活动增强,2~3岁,脑重已达成人的2/3,大脑皮质运动中枢更加发育。小脑的发育更快。3岁时已基本与成人相似,能维持身体的平衡和运动协调。随着脑的发育,幼儿逐渐学会各种动作,从蹒跚学步、跌倒爬起到稳步前进。从摇摇晃晃、走走跑跑到捷足奔跑。从扶着栏杆上滑梯到上下楼梯。手的动作逐渐精细,从拿、抓、拉、扔、抱,到投掷、缠绕、穿珠、捏泥、折纸、翻书。本事越来越多,越来越大。可以说,幼儿期是长本事的大发展时期。

随着脑的发育,幼儿的认知能力、语言能力、思维想像力等迅速发展。认识的事物,会说的话,越来越多。可见幼儿期是长知识的大发展时期,并且潜力很大。如有的2岁幼儿能用流利的语言复述大人讲过的故事,能背儿歌、古诗,学大人说绕口令。这样的潜力,各个孩子都会有,只要教育得法,一定能发掘出来。

(二)幼儿的营养需要

营养需要包括热能和营养素两个方面。与周岁内婴儿相比,幼儿的生长发育速度略有减慢,所以供给生长发育所需的热能也有所减少。但幼儿的活动量较婴儿时要多,所以动作所需的热能应有所增加。所需总热能按每千克体重计算,较婴儿时所需略有减少,周岁内婴儿为110卡/日,1~2岁为100卡/日,2~3岁为90卡/日。蛋白质的需要量为每日每千克体重2.5克,应选择较好的动物食品或大豆及其制品。脂肪和糖类的需要量,按体重计算,与婴儿基本相同。每日所需水分,与婴儿差不多,每日每千克体重100~150毫升。在维生素中,除维生素A和维生素D外,其他维生素的需要量较婴儿时多些。在矿物质中,钙、磷、铁、镁、碘、锌的需要量随年龄的增长而增加。

需要指出的是,有些家长认为营养供给越高越好,多给幼儿吃含蛋白质、脂肪高的食品,不注意各种营养素的需要量和相互间的比例关系,不注意荤素菜搭配的平衡膳食,这就是肥胖的孩子多了的原因。其实体胖不等于结实健康,常常是"外强中干",还有不少的并发症。有资料证实,成人的冠心病与小儿时期的饮食有关,预防冠心病应从小儿时期开始,注意饮食结构。

(三)幼儿期的喂养

1~3岁幼儿牙齿逐渐出齐,咀嚼、消化功能逐渐增加,饮食以主食为主,但胃肠功能仍未发育完全,饮食原则需要注意少吃多餐,饮食构成应做到数量足、质量高、品种杂、营养全。饮食制作应以清、软、碎、烂,色香味俱全。同时,应注意幼儿进食心理,运用幼儿进食心理帮助克服偏食、挑食、拒食现象,提高幼儿的营养水平。其饮食保健应注意以下几个方面:

1.合理配备各类营养:断奶以后的幼儿,牛奶应是首要食品,每日应供应牛奶250~500克,并提供瘦肉25~50克,以保证蛋白质的供给。多食黄绿色新鲜蔬菜及新鲜水果,以保证维生素的供给。粮谷类食物含碳水化合物高,除供给热能外,尚有蛋白质、维生素B_1、烟酸及钙、铁等营养素,而纯糖除供热能外,无其他作用。故幼儿应尽量少吃糖。如食用过多,不仅有损食欲,而且易产生龋齿。脂肪除供热能外,且有利于脂溶性维生素的吸收,也是每日必须摄入的,但不宜过多,以免影响消化和其他营养素的摄入。

2.注意幼儿饮食的烹调方法:幼儿时期由于消化功能尚未健全,除了注意各类营养素的合理配备外,还需根据生长需要与进食心理,将菜肴做得味道可口,色、香、味俱全,引起幼儿的食欲。肉、菜、粮谷等均应细嫩,忌食油炸、油腻、块大、质硬或刺激性大的食品。

3.注意幼儿进食的心理:幼儿时期生性活泼,模仿性强,极易受周围人对饮食好恶态度的影响,幼儿对饮食也有特定的饮食心理。掌握幼儿的饮食心理特点,使幼儿养成较好的饮食习惯,合理进食很重要。3岁左右幼儿的进食心理,表现为喜欢按固定不变的饮食习惯进食,如坚持用固定形状或固定颜色、花纹的餐具,按固定的座位以及原来的进餐顺序进餐,甚至爱吃固定不变的饭菜。如改变进餐方式,必须事先说明原因,并用诱导和鼓励的方法,让幼儿乐意配合。3岁幼儿特别喜欢吃蛋糕、肉圆以及带馅的食物,他们对不常接触的食物如木耳、黄花菜、紫菜、海带，甚至某些水产品常持怀疑态度，不愿轻易尝试，喜欢吃整块、整片的酱肉，卤肝等直接用手拿着吃的食物。3～6岁幼儿都不爱吃肥肉，特别是炒得半生不熟、嚼也嚼不烂的肥肉丝、肥肉末，也不爱吃切得太长的菜叶、菜茎，滑溜溜的紫菜、浆糊状的肉片，都是幼儿所厌恶的。6岁时由于乳牙的松动，幼儿最怕啃整个的水果，或油炸馒头等，应把水果切成小片，让孩子食用。一种菜吃上几个月，会使幼儿厌烦，应该经常换口味，变换烹调方法。

(四)预防接种要有始有终

有些家长对周岁内婴儿的预防接种比较重视，当孩子大了就容易忽略了。其实几乎所有的预防针，都不是打一、两次即可平安无事，而是应按要求坚持打下去，有始有终，才能起到预防作用。

预防接种后能起到防病作用，是因为无论是经口服用的或是注射人体内的制剂，均可在人体内产生防病的物质。但每次预防接种后产生抗体水平是有限的，而且随着时间的推移，抗体的水平还会降低。当降到一定程度时，就起不到防病作用了。为了使体内抗体水平保持有效高度，经过一段时间后同样的预防针还得再注射几次，使已降低的抗体水平有所增高。这种做法称为"加强免疫"。所以，不管孩子长到多大，仍应按规定时间进行预防接种，否则会前功尽弃。

1～3岁的幼儿尚需进行下列一些预防接种：脊髓灰质炎减毒活疫苗（小儿麻痹）糖丸、白喉类毒素、百日咳菌苗、破伤风类毒素混合制剂（即白百破），在流行性乙型脑炎流行地区，每年应注射一次乙脑疫苗。此外，尚有流行性脑脊髓膜炎菌苗。

(五)保护好幼儿的乳牙

人一生中有两副牙齿，在婴儿期萌出，幼儿期长齐的叫乳牙。在学龄前期乳牙开始脱落，由新牙代替。新长出的牙不再脱换，陪伴终生，称为恒牙。有的家长对乳牙的重要性认识不足，认为乳牙是临时性的，将来要有恒牙替代，即使乳牙没有长好问题也不大，只要将来的恒牙长得好就行，乳牙与恒牙没有多大关系。这种看法是片面的。

其实，乳牙和恒牙有密切相关的联系，乳牙和恒牙对小儿一样重要。乳牙长得不好或保护得不好，不仅影响对食物的消化吸收，而且会影响到将来恒牙的质量，因为恒牙是在乳牙的基础上生长出来的，而且在乳牙萌出后，恒牙的牙胚早已存在于牙龈内。要让乳牙长得好，包括两个方面，一是乳牙的质量，二是乳牙的排列。乳牙质与量的不足，无疑会影响将来恒牙的质量。乳牙排列不整齐，上下牙咬不在一起，前后相错，下牙前错即为"地包天"，更多的是上牙前突。如不注意防止，将来长出的恒牙也会是这样的。

造成这些不正常的原因有：遗传因素、胎内发育不良、营养不良、维生素D缺乏病、不良习惯等。常见的不良习惯有：吮橡皮空奶头、吮手指、咬口唇、常在一侧睡、常用一边的牙咀嚼食物等。应该说，上述各种原因中，除遗传因素外，其他都是可以避免的。

龋齿也叫虫牙，大家都比较熟悉。发生的原因与细菌和化学作用有关。口腔除睡觉时口唇关闭外，其他时间经常开放，外界的细菌容易进入口腔；另外，由鼻腔吸入的细菌，进入咽部后再到达口腔，又是另一来源。在细菌中易引起虫牙者，主要为乳酸杆菌。乳酸杆菌作用于糖类时可产生酸类，酸类可使牙周的釉质脱钙，有机物质则趁机破坏，造成虫牙。糖类就是糖，除了糖果外，还有淀粉类食品。如不注意口腔卫生，临睡前吃零食，在牙缝及牙表面的沟裂中可有食屑沉着，发酵后腐蚀牙齿。当缺乏钙、磷、镁、氟等矿物质，或缺乏维生素D、维生素B，蛋白质不足时，牙釉质钙化不良，也是引起虫牙的原因。幼儿应经常喝水，清洁口腔，满3岁后就应开始刷牙，特别要在睡前刷牙。少吃甜食，保证钙、磷、蛋白质、维生素等的补充，均为必要的预防措施。一旦发现孩子有虫牙，就应及时治疗，不能等到牙痛时才去看病。龋齿严重时可影响恒牙的正常生长。

(六)保护好幼儿的听力

听力障碍可有程度不同，最严重者听力完全丧失，称为耳聋。从其发生的时间而言，有先天性和后天性两种，前者与胎内发育异常有关；值得重视、而且可以预防的是后天性听力下降。在后天性耳聋中，药物中毒所致者占首位，其次为高热、脑病、中耳炎等。

引起耳聋的药物主要是抗生素，常见者有链霉素、卡那霉素、庆大霉素、新霉素等。造成药物性耳聋的原因有两个方面：一方面，应该负主要责任的是医生，没有很好地掌握合理应用抗生素的适应症，没有严格掌握抗生素的用量和疗程。在有发热、感染存在时，不分析是由细菌或病毒引起，都用抗生素，甚至临床表现不明显，仅根据外周血白细胞增高，就长期应用抗生素。如使用青霉素嫌做皮试麻烦，怕阳性和阴性难以判定，为了方便，干脆不用青霉素，而用卡那霉素或庆大霉素。另一方面是家长的问题，有些家长迷信抗生素，迷信打针，认为打针比吃药来得快，所以孩子有发热、咳嗽、腹泻时，就要求打针。有的医生在家长的要求下，又怕贻误病情，就满足了家长的要求。

脑部感染也是造成后天性耳聋的重要原因。常见者为各种脑膜炎和脑炎。小儿常见的流行性腮腺炎，并发脑炎时可造成听力下降。化脓性脑膜炎如能及早发现，及时治疗，可以避免出现听力低下的并发症。因此家长有必要了解脑膜炎和脑炎的一些表现：孩子可有不同程度的发热、哭闹、烦躁、精神萎靡、易吐、颈部发硬，就应带孩子去医院检查。反复发生化脓性中耳炎，如不彻底治疗，也可造成听力下降。另外，长期处于高音的噪声环境中，如经常开着高音的收音机，对幼儿的听话力也会有影响。要及早发现听力下降，如幼儿说话晚，特别是原来已会说话，后来说话却少了；或发现一段时间来幼儿的反应有些迟钝，即应注意有无听力下降。如有听力异常，及时去医院检查。

（七）幼儿看电视须知

幼儿爱看电视，如不让看就会哭闹起来。幼儿能不能看电视，有何利弊？通过看电视，尤其是儿童电视片，对幼儿的智力开发，进行早期教育，是有好处的。但从保护视力出发，就不太合适了。婴幼儿的视觉调节功能尚未发育完善，缺乏突变的适应能力。特别是对各种色调的强光直接刺激，视觉难以适应和调节。电视机的亮度时暗时明，变化多而快，特别是彩电，颜色过浓，刺激性强，影响更大。光线太亮时会使瞳孔缩小，调节紧张。如关着灯看电视，荧光屏发生的亮度与周围的黑暗强弱分明，容易损伤眼睛。所以，不宜关灯看电视，且室内光度与荧光屏的亮度差别不能太大。一般讲，眼睛与荧光屏的距离为荧光屏对角线长度的4～6倍较为合适，过近和过远均对视力有影响。荧光屏的中心位置与视线在同一水平线上，或略低于视线。视线与荧光屏偏斜不能太大，特别是长时间、经常偏侧看电视，可造成斜视。总之，在注意以上几点的情况下，幼儿短时间看电视还是可以的。

（八）发展幼儿的色觉

幼儿喜欢鲜艳的颜色，如红、黄、绿、橙、蓝等色，尤其对红色更感兴趣，也喜欢颜色对比鲜明的图像。色觉能激起幼儿的情绪，使之产生强烈地反应，增强其注意力、观察力和记忆力，从而促进大脑和智力的发展。而幼儿对于颜色种类的认识和分辨能力是随年龄增长而发展的。1岁3个月左右开始能辨认红色，以后逐渐增加辨认的颜色，直到5岁可区别各种色彩。因此，父母应该有意识地培养孩子的色觉。

认色和教认周围物体结合起来。大人教孩子认识水果、玩具、家具、衣服等常见的物体的同时，要说出它们的颜色。如：这是红色的苹果，这是黄黄的香蕉，这是绿绿的西瓜。也可就孩子喜欢看的图画上的东西教认。也可以到公园里看各种颜色的花及绿绿的树和草。这样一举两得，既可使孩子容易记住物体的名称、特征，又发展了色觉。

边教认边提问，可以检查孩子的认色能力。辨认颜色一定要循序渐进，先让孩子辨认红色，面对五颜六色的各种物体，让孩子说出都有哪些是红色的。平时要多进行这方面的训练，直到孩子准确无误地识别出所有的红色，才可教认和提问下一种颜色。切莫贪多求快，以免造成孩子的色觉混乱。认色的顺序常常是红、黄、绿、黑、白、蓝、橙、紫。幼儿期辨色主要以这些颜色为重点，对此年龄的孩子不主张教认其他色。在认色过程中,对孩子说错的颜色,大人要及时纠正。

(九)语言能力的培养

1～3岁是学习语言的最佳时期,应就不同时期学习语言的特点,抓紧培养和锻炼。

1～1.5岁幼儿只会说单字词。但此时却是孩子理解词义的迅速发展时期。要让孩子多接触人和事物,如常出去玩、看图片、画册。父母利用这些教给孩子各种人的称呼,各种物体和动作的名称。抓住各种时机、用孩子可以听懂的语言同他说话。要鼓励孩子见人喊称呼,见物说名称。

1.5～2岁幼儿能说表达完整意义的双字词,如"妈抱"、"爸走"、"拿水"等。这时除继续教说物体、动作名称,扩大孩子语言外,可教孩子听懂命令语言,增强其理解能力。如"把杯子拿来!"

"不要打碎杯子。"又可提出肯定或否定的提问。如,"这是杯子吗?"等。

2～3岁的孩子已掌握了最基本的语言,会用形容词,能说出10个字以下的复合句。此时,应教孩子说明物体用处和简单动作,说出家人的姓名、性别,能理解和使用反义词10对以上。还要引导和教会孩子能用语言同家人和小朋友交往,见面时打招呼问好,能交谈几句;懂得我、你、他,分清谁的东西;客人走时主动说再见。教孩子背儿歌,选教浅显易懂的古诗。开始可以用接背,即大人读每句前几个字,让孩子接背后一字,和谐的音韵会引起孩子的兴趣。

(十)教幼儿自己动手吃饭

吃饭要用勺、或筷子把饭送到口中,再咀嚼、吞咽。既有利于手的技巧,又有手、眼、口、牙、舌各器官的协调配合。既可训练手的精细动作,锻炼手部肌肉,又可训练大脑对于上述器官的控制整合功能,锻炼智力。

幼儿对新事物都有新奇感,很喜欢自己动手吃饭,觉得自己吃比大人喂更津津有味。父母应鼓励他自己吃饭,为他安排一个整洁、温馨、愉快的进餐环境。进餐前让孩子洗净手,围上餐巾,规规矩矩地坐在固定的位置上,安静、快活地进餐。餐具应色彩鲜艳、形状美观,不易打碎,适合年龄特点。孩子喜欢这样的餐具,会增强进食兴趣。

幼儿开始学吃饭,动作不熟练、欠灵活和协调,乱拨拉饭菜,甚至打翻碗,撒得满桌子满地。父母对此不可厌烦,应慢慢地、耐心地教。幼儿学会吃饭,也是一种学动作、学技术的过程,要有一个从不会到会,从不熟练到熟练的过渡阶段。开始,父母应在旁做适当的协助和辅导。孩子会在边学边做中逐渐学会,熟练地掌握吃饭动作。

(十一)培养幼儿独自入睡

夜间睡眠释放的生长激素比白天多得多,充足的睡眠可促进生长发育,有利于幼儿健康。独自入睡,幼儿能睡得更安静,更充实,更能保证睡眠的良好质量。

合理安排睡眠时间,养成幼儿定时睡眠的好习惯。幼儿睡眠时间一般在12～13小时,晚上就寝最好不要超过9时,早上7时起床,中午睡2～3小时。幼儿按时起居,容易安静入睡。

应有安静舒适的睡眠环境。睡前不要和孩子嬉戏逗乐,免得过分兴奋。如果晚上来了客人,或外出归来比较兴奋,可以稍后一些时间,让孩子情绪安定下来再睡。睡前给孩子洗净手脸,或洗个澡。逐步教会较大的孩子自己动手洗漱、刷牙。被褥除按季节气温更换厚薄外,应经常放在阳光下晾晒消毒。孩子盖着松软、舒适的被子容易入睡。但一定不要让孩子口含东西入睡,以防窒息。

要让孩子睡得好,睡时护理也很重要。刚睡下时,要少盖被子,以防出汗,待其熟睡后再添被子。孩子头和颈部出汗时要及时擦干。注意室内通风,使空气新鲜,但不要让风直接吹在孩子身上。

(十二)幼儿的早期教育

研究表明,正常的大脑发育在3岁以前最快。在此期间,良好的刺激会促进大脑的发育,而教育和训练正是这种刺激。因此,3岁以前是学习的关键期,能发挥大脑的最大潜能,过了3岁,大脑和智力发展变慢,学习效果随之降低。因此,家长千万不能让孩子错过这个良机。如何抓住这个时机进行早期教育呢？主要应做到以下三点：

1. 全面抓：教育不光是学知识，其实儿童早期教育内容十分广泛，包括品德、知识、艺术、体育等很多领域。可以说，凡有助于儿童身心健康发展的内容都要抓，因此全面抓符合科学道理。这些方面的培养加强了大脑功能的全面发展，提高综合素质，更能学好知识。不要以为孩子学好知识就行了，懒点脏点不要紧。不能把孩子培养成"书呆子"和生活上的"低能儿"。

2. 循序渐进：孩子学什么都是从零开始，都要逐渐适应、熟悉、逐渐弄懂学会。家长要认识和理解孩子这种学习特点，不要因为早抓就希望孩子一学就会，否则就说孩子笨，没出息。孩子学什么都要循循善诱，反复引导，示范帮助和细致形象地讲述。不要厌烦、急躁。这样做，孩子就既能学新知识，又能感觉到亲情，会更愿意学习。

3. 寓教于乐：注意力和观察力是发展智力、提高学习效率、增强和巩固记忆的基础。幼儿的注意和观察都是不稳定的，易受干扰而转移。也易受情绪和兴趣所左右。所以，最好把各种学习和练习编成游戏，或结合有关的游戏进行。以此引发孩子的兴趣，越浓越好，他的注意和观察会越来越集中、越稳定、越持久，学习效果当然会更好了。

（十三）走进大自然

大自然是开发孩子智力的好课堂，家长应利用大自然对儿童进行教育。这种教育应根据孩子不同年龄，因时、因地制宜地进行，以开阔孩子的眼界，增进孩子的知识，培养孩子的品德。

以一年四季的景色变化而言，可以教育孩子如何欣赏自然美。春天万物更新，冰雪融化，枯枝发芽，田野一片嫩绿。家长可以给孩子讲解冰雪为什么会融化，枯枝为什么会发芽，还可以说说各种花的名称。也可以和孩子为花、树浇水，培养爱劳动、爱护树木花草的品德。夏天常有电闪雷鸣，阵雨彩虹，家长可用通俗的语言解释雷电、下雨、彩虹的道理，不仅提高了孩子的欣赏能力，而且也丰富了孩子的科学知识。秋天是收获的季节，可以带孩子去郊外或田野，看果林、庄稼，告诉孩子庄稼和瓜果的名称，说明这都是农民伯伯通过辛勤劳动，用汗水浇灌出来的。以此增强孩子对劳动人民的感情，培养孩子珍惜和节约粮食的好习惯。冬天雪后放晴，家长可以和孩子一起扫雪、堆雪人、滚雪球、打雪仗，既可锻炼孩子的身体，又可培养高尚的情趣。总之，春、夏、秋、冬大自然中的一切，都是对幼儿进行早期教育的好教材，适用于各年龄期的儿童。

（十四）幼儿玩具的选择

幼儿玩玩具，不仅可以促进生理和体格的发育，也是对孩子进行早期教育的工具，有助于智力和心理发育。选择什么样的玩具，应根据儿童的实际。

1~2岁的孩子，可选择能促进儿童运动发育的玩具，培养孩子行走、跑、跳、攀登、投掷等能力。可选择能滚动的机械车、木制鸭子车或色彩鲜艳的小皮球，均有利于运动发育。另外，1~2岁的幼儿是语言发育的关键时期，还可以选择一些图片、画册和形象玩具如动物、植物、生活玩具、交通工具等。家长在和孩子一起玩时，应告诉孩子这些玩具的名称、特征和用途。这样可以丰富孩子的知识，提高孩子的认识能力，也为语言发展创造有利条件。

2~3岁的孩子，在生理和心理上都发生了很大变化，具备了一定的思维和想象能力。因此，应选择知识性和科学性强的玩具，如积木、拼图、找对图片等。这些玩具可以构成各种漂亮的图案、建筑物、小汽车、大高楼等，通过这些，可以扩大孩子的知识领域，发展孩子的记忆力、想像力和思维能力。

2~3岁的孩子模仿性强，开始模仿大人的动作。所以可以买些锅碗、勺盆等玩具，让他学着做。但是必须注意，家用的热水壶、饭锅、刀具等，应放在孩子拿不到的地方，以防他们拿着学大人一样做。通过这些，可以教孩子洗碗、扫地、擦桌子等劳动。

需要指出的是，对1~3岁的孩子也不必买高级的电动玩具，对于这个年龄的孩子来说还分不清好与差、贵与贱。也可以自制一些简单、实用的玩具。

(十五)在玩中学知识

一切玩,只要善于利用和引申,其中都可以有教育孩子的内容,让孩子学习知识,增长才智。

玩具、图片、画册中的物体,都有形状和大小。用这些物体可以让孩子认识和分辨各种形状:先教认圆形、方形、三角形这些基本形状;再教认特殊的椭圆形、半圆形、月牙形、长方形、多角形。要随教随画出图形,讲说各种图形间的关系:椭圆形和长方形是拉长了的圆形和方形,椭圆形又是压扁了的圆形,半圆形和月牙形是圆形的一部分,三角形是方形、长方形、多角形的一部分。这样随教随画,就会使孩子很感兴趣。孩子大些时可以接着教认星形、菱形、梯形、平行四边形这些名称不好理解的形状。

用玩具、图像教孩子作物体量和体的比较、位置的比较。如:大和小、多和少、长和短、粗和细、厚和薄、高和低、上和下、前和后。在比较粗和细、高和低时可联系胖和瘦、宽和窄、高和矮。至于重和轻、远和近、左和右的比较,孩子大些才能理解,不必早教。这样在玩中教,既有教孩子认知、分辨,也有引导孩子类比、归纳、概括,利于孩子的思维。

编排一些有趣的游戏,寓乐于教,更是好办法。例如,对孩子说:"我们请动物来参加宴会吧。"孩子会把所有的动物玩具摆在一起。大人要说:"长着四条腿的是兽,长着两条腿的是鸟,兽和鸟吃不到一起,要分开。"随后帮孩子把兽和鸟分开。接着边说边指导和帮助孩子剪纸:"该给动物上菜了。老虎、金钱豹、大黑狗、小花猫爱吃肉,给他们一只小兔子吧。大象和小猴子爱吃水果,给他们十一盘香蕉吧!……"从而让孩子知道很多动物的习性,剪出很多东西。这样既增长了知识,又锻炼了手。玩中学知识的方法,形式很多,丰富多彩,家长应该多动脑筋,也要多看书,多学习,当好老师。

(十六)培养幼儿讲卫生的好习惯

讲卫生的内容既多又琐碎。大人要不厌其烦,一项一项地去教,并帮助孩子去做。大人认真的态度,会使孩子受到启迪、熏陶,乐于模仿,

喜欢动手。逐步提高其自助能力,在边学边做中学会该做的事。

逐步教会孩子该做的事并且一定要按时做、坚持做。如:起床后洗脸、刷牙、漱口;饭前、外出归来洗手,饭后漱口;晚上洗脸、刷牙、洗脚、洗屁股;夏季每天洗澡;冬季每周洗澡1~2次,有条件的天天洗更好。定期理发,修剪指(趾)甲,勤换洗衣服等。这些事虽然麻烦,但如果定期按时地做,形成生活规律,养成习惯,就不会厌烦了。

尽早教会孩子科学地讲究卫生。例如,洗手要用肥皂或香皂而且至少搓洗两次,这样才能清除手上的细菌。尽早教会孩子正确的刷牙方法,刷上牙由上向下,刷下牙由下向上。向孩子说明,这样才能刷净牙缝,让口腔更干净。尽早教会孩子从前向后擦洗屁股。让孩子知道,肛门附近有细菌,如果从后向前擦洗,易把细菌带进尿道口,尿道口会痒会痛会发病的。孩子懂了道理,会更自觉地讲卫生了。

要教会孩子逐步自觉地保持整洁,如:饭后擦净嘴,有鼻涕随时擦净;不检地下的脏东西吃、玩;食物掉地下,不检起再吃;不随地扔果核皮或纸屑;洗完手或手上有脏东西,不要抹在衣服上,要用毛巾或纸巾擦,而且手脏了要随时洗;不咬手指;不挖鼻孔等。

大人要以身作则,杜绝不讲卫生的言行。如果大人不讲卫生,或在街上随意买露天摆放的食品等,这样对孩子影响极坏,孩子是不会养成良好的卫生习惯的。

(十七)注意幼儿美育的培养

爱美之心,人皆有之。儿童也不例外。有的不到3岁的女孩会抹妈妈的唇膏,还拿镜子照来照去等。应当发展孩子这种爱美心理,培养对各种美的欣赏和享受。如何注意对幼儿美育的培养呢?

1.学美术。心理学家认为,从2岁开始,教孩子画图、捏泥、折纸,发展孩子对形象美的认识、感受,比较合适。能充分发挥孩子的美术潜能。这个年龄段的孩子也有这方面的兴趣,家长可用各种灵活的方法启发辅导。例如,画一个圆,让孩子在周围填上光线是太阳,把光线连接

起来是向日葵,周围圈上椭圆是小围裙,填上袖子是上衣,填上头、脚是人,再让孩子涂色。据有人对3岁的孩子测定,多数能用泥搓成球、压成饼;折纸成正方形、三角形;画出指定的线条,有的孩子竟能画打仗的场面,街上奔驰的汽车。幼儿是有一定形象美感的,应当注意培养。

2. 学音乐。热爱音乐,培养对音乐的欣赏、感受,能陶冶心灵,培养美德,增长智慧。音乐被称为"大脑的特种维生素",人体的"超级营养"。实验显示:给婴幼儿播放莫扎特的小步舞曲,他会安静地听,把乐曲打乱播放各个片断时,他会显得不耐烦。美国的一个学者说:"听莫扎特音乐,确实能使人聪明。"所以,要让孩子常听音乐,尤其是莫扎特的音乐,并鼓励孩子模仿乐曲的节奏和旋律哼唱。2岁开始可以教孩子同大人一起唱歌。从3个音阶学起,逐渐上升到5个音阶。孩子不会唱,就唱给他听,能听也是一种音乐欣赏能力。

3. 学体操和舞蹈。看电视、录像、光盘,都会引起孩子模仿图像做体操或舞蹈。以后听了类似的旋律,会自动地动起来,舞起来。有的孩子甚至"闻曲起舞",只要是欢快、优美的曲子,听了就舞。表明孩子能欣赏和感受身体的律动美。不管孩子有没有这种自发能力,家长都可以结合学音乐,引导孩子随乐曲边哼唱边舞动。或者根据不同年龄孩子的运动能力和熟悉的乐曲节奏,编排一些简单易行的体操舞蹈动作,孩子会更有兴趣,更喜欢学。

(十八)注重言传身教

父母不仅是孩子最亲密的人,而且是最早的老师。父母的一言一行都对孩子有潜移默化的影响。孩子特别喜欢模仿父母。父母必须十分注意言传身教。

父母以及其他家人,都要亲密和睦,愉快安详,使孩子时时受到温馨家庭的养育和陶冶。父母要互相尊重、互相信任、互相关心、互相帮助。遇事互相商量,不要争执、吵嘴、互相指责,更不要粗言粗语,分歧较大时应避开孩子去商谈。

父母应从点点滴滴做起,做事踏实、认真,为孩子树立榜样。如做各种家务事,为孩子洗脸、穿衣等都要认真。教孩子做的事,父母更要认真做到。答应孩子的事、答应别人的事,别人委托的事都要按时办好。让父母在孩子的心中深深印下一个踏实、认真的形象。

父母说话要合乎道理、合乎科学。特别教孩子做事、画图、唱歌、运动……都要有理有据。自己不懂先看看有关的书,学会了再教。日常不讲没有科学道理的话,让孩子从小就讲科学,懂事、懂理。

父母不要有坏习惯。例如,背后指责别人,议论别人的缺点、评论别人的过失,讥笑别人的缺陷。让孩子从小知道"闲谈莫论人非"。更不要贪看电视、小说,贪爱喝酒、打牌,以致成为电视迷、小说迷,甚至成为酒鬼、赌徒,对孩子造成坏的影响。

父母管教孩子,要目标一致,配合默契。不能一个管,一个惯。惯的一方更不能在孩子面前指责管的一方。即使管的不当,也要背着孩子指出不当之处。孩子很会钻大人不协作的空子,滋长坏毛病,靠一方的庇护,硬是不听话,不改正缺点,增加教育的难度。因此,父母在管教孩子上一定要配合默契。

父母不仅要注重言传身教,还要多与孩子一起玩,多给孩子讲故事,多给孩子大声朗读优美的文字和有趣的故事,多教孩子数数等。父母要与孩子建立起良好的亲子关系。

(十九)培养幼儿良好的性格

增进儿童道德观念,养成良好的性格,应按幼儿的心理和理解能力的发展逐步培养。逐步让幼儿懂得自己该做的事一定要自己去做,不依赖大人,更不能让大人代替。针对不同情况,大人灵活地给予鼓励和督促,适宜地说些道理。比如,玩完了,大人说:"好孩子要爱整洁,不乱放乱扔玩具,玩完了要自己收拾起来,放在一起,如果弄丢了,下次怎么玩呀?"如果孩子照办了,要夸他:"真是好孩子,把玩具收拾得很好。"从小做起,培养儿童独立自主的性格,有助于儿童心理和品德的成长发展,好处很多。

逐步让幼儿懂得不该做的事一定不做。听大人的话,知道对与不对,不做不对的事,例如,不打人,不撕书,不无故哭闹,做懂道理的好孩子。对于孩子不要娇惯、溺爱,凡事依从,久之形成以"我"为中心的意识,事事任性,动不动发脾气,哭闹不停。遇到孩子做不该做的事,家长虽不能严辞责骂,但一定要严肃地讲道理,使孩子认真对待,赶快纠正。进而会使孩子逐渐分清是与非,好与坏,善与恶,乃至心灵上的美与丑,真与假,养成真善美的性格。就是要对孩子尊重,但不溺爱,不放纵。

逐步让孩子从爱群到合群。孩子一般都爱群,喜欢同小朋友一起玩。家长要鼓励,特别是胆小、喜欢孤独的孩子,主动接触周围的小朋友,逐步扩大接触的范围,能和小朋友合得来,玩到一起,不离群。要教孩子喜欢、爱护小朋友,建立友谊。不和小朋友闹别扭,不欺侮小朋友,不抢夺小朋友的食品、玩具。小朋友给东西时要说谢谢。对小朋友不小气,能主动把玩具给小朋友玩,劝小朋友不生气、不哭。从小养成开朗、大度的性格,将来则能适应环境、社会的需要,是非常可贵的。

摘自《现代育儿新书》

五、4～6岁幼儿的保健

(一)生长发育的特点

孩子在两岁之前,一般都长得胖胖的,到就3～4岁以后,逐渐变瘦。孩子长不胖,原因多种多样,除了体质、营养、饮食、睡眠、疾病、运动量、遗传等因素外,这个年龄段的孩子普遍比小时候瘦。因为这个年龄的孩子,身体发育速度比3岁以前要缓慢得多。3～6岁的孩子,平均每年身高增长5～6厘米,而他们的体重每年只增加1.5～2千克。

此外,这个年龄段的孩子脑功能发育越来越完善,活动量越越大,除了吃饭、睡觉外,几乎没有多少闲着的时候,体内的热能消耗相对增多,所以身体开始变瘦,皮下脂肪减少。由此可见,这个年龄段的孩子不会像小时候那么胖,一般是正常的,只要生长发育正常,就不必到医院检查。

要知道孩子的生长发育是否正常,可以从孩子的身高、体重、胸围、头围等几个方面来判断。标准体重反映孩子的营养状况,体重可以用公式:"体重(千克)=年龄×2+8"来计算。例如:3岁孩子的体重为14千克,6岁为20千克,孩子体重较这一标准多于或少于在10%以内可视为正常,若低于标准体重15%以上,一般应视为体重低,可能因营养不良或一些慢性消耗性疾病所致;若高于标准体重20%以上,可诊断为肥胖儿,可能因营养过剩或其他代谢性疾病所致。身高和出牙数,可反映孩子骨骼生长发育情况。这个年龄孩子的身高可用公式:"身高(厘米)=年龄×5+80"来计算。身高低于正常标准30%为异常,可能由于维生素D缺乏病、营养不良、软骨发育不全、呆小病、垂体侏儒症、糖尿病等所致。正常的孩子在3岁以前20颗乳牙全部出齐,6岁时出1颗恒牙,即"六龄齿",并开始换牙。胸围可反映孩子胸部、胸背肌肉和肺脏的发育情况,这个年龄孩子的胸围可用公式:"胸围(厘米)=头围+8周岁数"来计算。孩子头围的大小一般与脑发育有关,3～6岁的男孩一般头围在49.1～50.8厘米,女孩在48.1～50厘米之间。头围过小,可能为先天小头畸形;头围过大,有可能为脑积水。

动作发育方面,3～4岁的孩子可以独立地到处行走,能跑、能跳,能在攀登架上爬上爬下。会自己洗脸、洗手、穿脱衣服、鞋袜。4～5岁的孩子能单脚跳跃,滑滑梯,玩跷跷板。5～6岁的孩子跑跳自如,能连续走20～30分钟的路程。

脑功能发育日趋完善,3～4岁的孩子可以做精细的动作,会写简单的字。4～5岁的孩子可以画比较完善的小人和简单的图形。5～6岁的孩子能书写简单的汉字和10以内的阿拉伯数字。

语言发育方面,3岁时能说出自己的名字、性别、年龄、家庭主要成员的姓名。4岁时说话能力明显提高,可以背诵5～10首简短的诗歌,能说几句简单的礼貌用语。5岁时愿意同周围人交谈,能说出自己的生日、家庭和幼儿园的住址。6～7岁时说话已相当流利,能比较自如地与别人对话,有的可认识一百余字,开始练习写字。

(二)幼儿的饮食调配

随着孩子年龄的增长,咀嚼能力和消化功能

逐渐增强，他们的饮食可逐渐由软到硬、由半流质食物改为接近成年人的食物，食物的种类也要逐渐增多。

蛋白质是供孩子生长发育的主要原料，要保证蛋白质的摄入量，肉类、豆类、乳类、蛋类食物中，蛋白质含量较高，尤其是蛋类含有丰富的钙、铁、维生素A、维生素B_2等，可适当给孩子多吃一些。

孩子每天摄入的热能应比成年人高，因为他们摄入的热能，一方面要保证活动的消耗，另一方面还要用来供生长发育的需要。热量主要来源于谷类食物，孩子的主食最好以面食为主，因为面粉中蛋白质和铁的含量都高于大米。在面食中，标准粉的营养价值优于精粉，因精粉在加工过程中，蛋白质、铁、维生素B_1等有效成分损失较大。在大米中，糙米的营养价值优于精米，糙米中所含的钙、维生素B_1比精米多1倍。所以，家长不要只给孩子吃精米、精粉。

在孩子的饮食中，每天应保证有一定量的蔬菜。维生素和矿物质的主要来源是蔬菜和水果，特别是一些绿叶蔬菜。蔬菜中的粗纤维可刺激孩子的胃肠蠕动，帮助消化。有些家长认为，只要保证孩子的高蛋白、高糖饮食，就能保证孩子生长发育的需要，这种看法是片面的。正在生长发育过程中的孩子，需要各种各样的营养，所以，家长在安排孩子饮食的时候，应注意各种营养成分的平衡。

4～6岁的孩子每日营养供给量大约鸡蛋1～2个，肉类50～75克，蔬菜不少于250克，五谷类250克左右，油25克，豆浆或牛奶250克。

一些家长总担心孩子营养不够，因而千方百计给孩子增加摄入量，除了每日三餐外，还要加餐，不断地给孩子吃零食，使孩子的血糖浓度一直保持在较高水平上，没有正常的饥饿感，到了吃饭的时候，不思饮食。4～6岁的孩子，两顿饭的间隔时间大于3小时，才能使孩子产生正常的空腹感，从而引起食欲，主动进餐。如果孩子已经吃饱了，家长就不要强迫他多吃。要给孩子创造一个良好的进餐气氛，在制定食谱时，应尽量做到饮食多样化，做到荤素搭配、干稀搭配，每天三顿饭尽量不重样，同时注意食物的色、香、味，以引起孩子的食欲。

（三）培养孩子独立生活的能力

培养孩子独立生活的能力必须从小开始。6岁以前，尤其是3岁以前，是儿童心理、智力发展和各种行为、习惯形成的关键期，一般情况下，孩子3岁时就能独自到处行走，具备了一定的独立思维和独立生活的能力。他们对世界上的任何事物都感到新奇，独立做事的愿望越来越强烈。常常听到一些孩子在妈妈帮他做事时，这样对妈妈说"我自己穿！""我自己做！"家长要爱护并充分利用孩子这一心理特点，鼓励孩子自己穿衣、吃饭、洗脸、洗手、大小便、起床和睡觉，尽量让孩子自己料理自己的生活。孩子在刚开始学习自己穿衣时，肯定穿不好或穿得很慢，钮扣也会扣得歪歪扭扭。有的孩子会把袜子、裤子穿反，自己洗脸、洗手，也难免把衣服弄脏。这时，妈妈不要着急，不要包办代替，要耐心地教他们自己来。孩子在开始吃饭时，也难免掉饭、洒汤、摔坏碗碟，这时，家长不要训斥孩子，要引导、鼓励他们。只要家长不包办代替，不过分地娇惯孩子，那么，一般三、四岁大孩子就可以很利索地自己吃饭了；五、六岁时，他们完全可以自己料理自己的生活了。只要家长不包办代替，有意识地鼓励、肯定他们，他们独立做事的积极性就会更强，只有这样，孩子长大后才能成为有自信心、有作为的人。

（四）道德品质形成的重要阶段

3～7岁是优良道德品质形成的重要阶段。因为这个时期的孩子，大脑生长发育速度很快。3岁时，大脑皮质的神经细胞体积不断增大，神经纤维不断增大，脑的重量已增至成年人的2/3。7岁时，脑重量及大脑皮质的分化作用均已接近成年人，大脑的结构及功能也逐渐完善。因此，在这一时期抓紧对儿童进行早期教育，能在他们的大脑中留下终生难以消灭的印象。我国著名的人民教育家陶行知先生曾经说过："人格教育，端赖6岁以前之培养。凡人生之态度、习惯、倾向，皆可在幼稚时代立一适当基础。"

孩子长到3岁后就开始对周围的人和事关

心起来,常常爱向父母提出许多问题。随着年龄的增长,问题会越来越多,父母必须耐心地一一回答,并把优良的道德规范灌输其中。在父母的教育下,孩子开始知道什么事可以做,什么事不能做;什么话可以说,什么话不能说;什么地方可以去,什么地方不能去。开始有了自己的道德规范行为准则。因此,父母应利用这一有利时机,对孩子进行优良道德品质的教育。但是,有的父母则忽视了这一点。他们认为,孩子将来要上学,要走向社会,完全可以在学习和实践中培养优良的道德品质,用不着父母从小就抓这方面的教育。这种认识是片面的。因为学校、社会环境的影响是复杂的、多方面的,社会上还存在着许多丑恶的现象,一些不良的道德观和人生观在某些人的头脑中还有市场,这些腐朽的东西随时都可以从各个方面来毒害我们的儿童。所以,我们必须在孩子还没有接触这些丑恶现象之前,先打"预防针"。在日常生活中,对他们进行优良的道德品质教育,逐少树立良好的道德规范和行为准则,为孩子将来上学和走向社会打下良好的思想基础。

培养孩子优良的道德品质,要从他们在生活中经常接触的和容易理解的事物入手。比如:教育孩子热爱祖国,要先从教育孩子热爱自己的家庭,热爱幼儿园,热爱自己的家人入手,进而热爱祖国。教育孩子爱人民,要先教育孩子爱自己的父母,爱周围的小朋友,爱幼儿园的老师阿姨入手,逐渐扩大到爱工人,爱农民,爱解放军,爱所有的劳动人民。教育孩子热爱劳动,就要先从教育孩子搞好自我服务,积极主动地参加一些家务劳动和幼儿园的公益劳动入手,以培养孩子的劳动兴趣,学会一些简单的劳动技能,懂得尊重别人的劳动和劳动成果,进而培养孩子爱护公共财物的优良品德。教育孩子爱科学,就要先从培养孩子对科学的兴趣入手,告诉他们如何观察大自然,如何独立思考,耐心细致地回答他们提问,并向他们传授一些科普知识,从而激发他们的求知欲望和热爱科学的浓厚兴趣。只有这样,才能使孩子从小就具有优良的道德品质,将来成为有用之才。

(五)游戏对儿童十分有益

游戏可以使儿童心情愉快,有利于身体的发育,有利于智力和语言的发展。游戏要求儿童动脑筋,在游戏中不仅可以获得各种知识和技能,而且也提高了人体观察、记忆、注意和独立思考的能力。可见,游戏对于儿童是非常有益的。

4～6岁的儿童除了各种球类、跳绳、捉迷藏游戏外,可做些智力游戏,如棋类、积木和数学游戏等,儿童从中可形成各种概念,促进观察能力、接受能力、思维记忆能力的发展。

角色游戏对这个年龄段的孩子也很有好处。儿童在游戏中扮演某一角色,模仿大人的生活和工作,像大人在现实生活中对待工作和人际关系那样,去对待他们想像中的生活和小伙伴。在扮演角色过程中,丰富了儿童的情感,锻炼了儿童的想像力和创造力。如做"当大夫"这种游戏,孩子们像医生那样给病人"叩叩"、"听听",用注射器打针,并模仿大夫、护士和病人之间关系,表现出大夫对病人的关心,并在模仿中丰富了知识,增长了才干,培养了良好的道德风尚。这个年龄段的儿童也可以做以唱歌为主的或以舞蹈为主的游戏,以达到艺术教育的目的。

关心并正确引导孩子游戏是父母的责任。为了扩大孩子游戏的题材和丰富游戏的内容,让孩子了解周围的人和事是非常重要的。父母应经常带孩子去公园、动物园、博物馆,到农村或郊区,到尽可能多的地方,让孩子在现实生活中认识人以及人与人在劳动中形成的关系,并教育孩子以正确的态度对待劳动,对待现实生活中的人和事。

父母应和孩子一起做游戏,并充当游戏中某一角色,这样可以因势利导,起到正确指导游戏,丰富游戏内容,启发孩子创造性的作用。当父母发现游戏内容是有害的时,应予制止或纠正。总之,游戏是儿童生活中极其重要的一部分,父母应帮助孩子做好游戏,促进孩子身心的全面发展。

(六)玩具的选择

玩具是儿童认识周围事物的桥梁。玩具的作用不仅在于使儿童认识某些形状、颜色,同时又帮助他们将已有的知识条理化。观察儿童对某种玩具的兴趣,能衡量儿童的智力水平。儿童在动手玩玩具的过程中,认识了周围事物,也锻炼了他们的意志。

为3～4岁的儿童选择玩具时,应从发展他们的器官,锻炼他们的语言能力及扩大他们对周围世界的认识出发,可给他们选择洋娃娃、餐具、家具、常见的小动物以及各种平面拼画、图片、画册、积木、汽车等,也可以玩皮球、手推车、三轮车等,以锻炼孩子的动作。

为5～6岁的儿童选择玩具,应充分考虑到他们的年龄特点和身体发育状况。通过各种娃娃、多种动物、简单的棋类以及各种运输工具,促使他们肌肉系统的发育,使他们的动作更协调、准确和灵活,并在玩的过程中增长知识,促进他们的智力发展。这个年龄段的孩子可以玩简单的电子计算玩具和乐器玩具,以培养他们对数学和艺术的兴趣。

儿童的玩具不宜太多,多了会使儿童经常更换玩具,哪一件也玩不长,这对孩子的耐性和集中注意力是不利的。

玩具要经常擦洗,损坏了的要及时修理,使孩子从小就懂得爱护自己的东西。孩子每次玩完以后,应让他自己收拾好玩具,并放回固定的地方。以培养孩子爱好清洁整齐,做事有条有理的良好习惯。

值得提出的是关于儿童玩具的卫生问题。以各种材料制成的玩具,种类繁多,特别是毛绒制成玩具,易脏且不易洗净。儿童用这些玩具玩耍不仅自身容易感染疾病,在与其他儿童共同玩耍时,还易于将疾病传给他人。所以,保持玩具的卫生是非常重要的。

(七)注重儿童的美育教育

3～4岁的孩子已开始注意周围的陈设及自己的仪表,喜欢鲜艳的色彩。他们对舞蹈、绘画、故事、诗歌、童话开始有强烈的兴趣,而且能比较有目的的欣赏,还能学会朗诵和表演。家长应为孩子创造条件,并进行正确地引导,在接受自然美、生活美和艺术美的教育中,提高孩子的审美能力和对艺术的欣赏能力。

5～6岁的儿童开始懂得各种现象之间的因果关系,绘画、唱歌、朗诵的艺术能力有了很大的发展,并逐步稳固。有的孩子能独立跳舞,有的能演唱歌曲,有的能识别绘画中的色彩和形体,有的表现出对某种艺术活动的偏爱。应及时发现孩子的才能和兴趣,创造条件,积极引导,让孩子的才能得到发挥,学龄前期的教育,特别是艺术教育,对促进孩子的健康成长不仅重要,而且容易见到成效。学前阶段背诵的诗歌、童话能够记许多年,甚至终生不忘。孩子在唱歌和朗诵时,借助歌曲中的旋律和歌词的内容,既抒发了感情,又学到了不少知识,并受到一次良好的品德教育。孩子在绘画过程中,学习使用各种颜色,辨别其差异,并通过描绘一个景物,一个人物,锻炼孩子的独立思考能力与想像力。为使学前的艺术教育收到良好效果,家长要注意掌握孩子学习某种艺术的最佳年龄。在学习过程中,要循序渐进,不能要求过急、过高。活动、游戏、学习穿插进行,其间要有一定的休息,保证足够的睡眠,防止过分疲劳。还应注意孩子的兴趣,不能过分勉强。

(八)孩子做错了事怎么办

学龄前期的孩子好奇心强,模仿性强,又由于不知道怎么干,所以特别容易做错事。当孩子做错事的时候,家长一定要冷静,要向孩子耐心地说明为什么不能做和应该怎样做的道理,使孩子明白错在什么地方,为自己做错事而感到难过,同时也明白了应该怎样做。千万不能一见孩子做了错事,就大声训斥、责骂,甚至动手就打。这种生硬的态度不仅不解决问题,而且会使孩子在做错了事后,或者将责任推给别人,或者编假话搪塞。长期这样,就会使孩子养成说谎的习惯,不利于孩子的健康成长。

有时孩子会把小朋友的玩具拿回家当成自己的玩具,这是由于孩子喜欢这种玩具,想多玩一段时间,他还不懂这样做是不对的。遇到这种事情,家长首先要将情况弄清楚,然后耐心地讲明把别人的玩具占为己有是错误的,当孩子认识到以后,就要鼓励他改正错误,立即把玩具送还别人,而且家长要和孩子一起去还,并当面向小朋友和他的家长说明情况,这样对孩子的教育会更深刻。

如果发现孩子在外面拾到东西拿回家想自己用时,家长既要严肃对待,又要充分说明为什么不能这样做的道理。通过教育要让孩子想到丢了东西的人是如何着急,还要让孩子知道,如果把拾到的东西占为己有,就是一件不好的事,会在自己的心灵中留下一个污点,永远不会心安。

有的孩子在和小朋友交往中很霸道,当其他小朋友不听他的话时动手就打,被打的孩子来家告状时,他不但不承认,反而说是别的孩子先打了他。遇到这种情况,家长千万不要袒护自己的孩子,首先是调查了解情况,确认是自己的孩子打了人,就要严肃认真地对孩子进行批评教育,让孩子知道小朋友之间要团结友爱,互相帮助,不能什么事都要按自己的意见办,要多听听别人的意见,打人是不对的,打了人不承认反而说谎话就更不对了。要使孩子确实明白是自己错了,主动去向被打的孩子认错。如果孩子确实这样做了,还应及时给予鼓励。总之,家长要通过对孩子做了错事后的处理,培养孩子良好的道德品质。

(九)防止发生意外

4~6岁的孩子最容易发生各种意外。有因登梯爬高摔伤的,有因玩弄刀剪扎伤的,有误服药品中毒的,有在路边追逐打闹被车撞了的,也有因玩火而烧伤的。总之,这个年龄段的孩子,家长稍有疏忽,就容易发生意外。

这一年龄段孩子的特点是:贪玩好动,好奇心强,对周围的一切都感兴趣,对身边发生的什么事情都感到新奇,什么东西都想摸摸、碰碰,什么危险的地方都想去,活动范围越来越宽,胆子也变得越来越大,但他们又不能把握住自己,所以,常常发生意外。

如果孩子突然发生了意外,家长该怎么办呢?明显的外伤,要立即对伤口处进行压迫止血,千万不要污染伤口,然后根据具体情况送医院。如果孩子从高处跌伤,表面上虽然没有出血,但也不能忽视,要注意观察孩子的变化,假如

孩子走动或说话时腹痛,或者脸色变白,提示内脏出血,要立即到医院检查,当天晚上不要给孩子洗澡,让他安静入睡,夜里要留尿,注意观察尿的颜色变化。如果头部外伤,未失去知觉,哭几分钟就好了,这无关紧要。如短时间失去知觉,知觉恢复后24小时以内,还应观察孩子有否头痛、呕吐等症状。如果孩子从高处跌下,脚和腕部痛得不能动,有可能是骨折,应立即到医院检查。一般较轻的擦伤、破皮,不必去医院,但一定不要污染创面,可用凉白开水将伤口处的泥土冲洗干净,然后用高度白酒消毒,用干净纱布包好。如用小刀、剪子割破了皮肤,流血较多时,可用干净手帕压在伤口上止血,如伤口较深,可包扎止血,如手、足指趾出血,可捏紧指趾根部止血。如果孩子被烫伤,千万不要随便用什么东西将水疱弄破,以防感染,可在伤口处涂清凉油并包好,几天后,水疱会自然浓缩结痂。皮肤大面积烫伤,应立即去医院进行处理。如果孩子把糖豆类的东西弄进口腔、鼻腔或耳朵里,家长千万不要用手指去抠,这样不但抠不出来,反而越抠越深,必须到医院请医生处理。

(十)儿童入学前的准备

目前,我国规定儿童上小学的年龄是满6周岁。因此,在这之前家长要帮助孩子做好入学前的准备工作。如思想准备、学习用具的准备,以及介绍学校生活内容、接受学前班教育等。

首先,家长要向孩子说明他已经到了入学的年龄,要和其他小朋友一样离开幼儿园开始上学了。学校的老师也会关心他,爱护他。可以带孩子到附近的学校参观,让孩子了解老师是怎么讲课的,小朋友是怎样唱歌、跳舞、做游戏的。使孩子感觉到小学生活比幼儿园有意义。这样可以消除孩子的紧张心理,自觉地要求上学。

能上个重点学校,对孩子的学习肯定好。但有的重点学校离家很远,孩子上学往返需要很长时间,中午也得不到休息,使孩子非常疲劳,影响学习效果。其实,孩子学习成绩的好坏,除了与学校的教育质量有关外,自身的努力和家长的课外辅导也起着相当重要的作用。

入学前,家长要为孩子准备一套学习用具,

包括书包、铅笔、文具盒、削笔刀、橡皮、小尺、喝水杯等。准备这些用具时,最好带着孩子去挑选他自己喜欢的用具,让孩子有新鲜感,可用提高孩子的学习热情。

设有学前班的地区,可以让孩子进入学前班学习。学习时间有1个月、3个月、半年或者1年不等。一般都有专门的学前班课本,开设语言(包括说话、拼音、认字、写字)、计算、常识、美工、音乐和体育6门课程。通过学前班的教育,使孩子尽快适应小学的课堂学习和生活方式,懂得一些卫生知识,养成良好的卫生习惯;学会在课堂上大胆发言,能准确连贯地讲普通话;学会控制自己的注意力,专心听讲,掌握一些记忆的方法;学会使用文明礼貌语言,对老师、小朋友都要有礼貌,遵守集体纪律,按时完成老师布置的作业。

总之,通过学前班的教育,使孩子在德、智、体、美全面发展上打下初步的基础,为孩子正式进入小学做好各方面的准备。

摘自《现代育儿新书》

六、注意保护好孩子的眼睛

孩子爱玩耍打闹,不知轻重,也缺少自我保护能力。为了保护好孩子的眼睛,家长应从生活的方方面面做好指导。

一是不要让学龄前儿童玩尖锐的玩具或器具。对较大的孩子,应教育他们不愿拿着尖锐的器具玩耍、打闹。

二是指导孩子做一些安全适当的游戏,以防止眼外伤。

三是禁止儿童燃放烟花爆竹,以免炸伤眼睛。

四是教育、督促孩子养成良好的用眼习惯,如看书、写字姿势要正确;看电视时不要坐得太近,而且看得时间不要太长;不要让眼睛过于疲劳。

五是不要用手揉眼睛。因为用脏手揉眼睛,会把一些病菌带进眼内,引起眼睛发炎。若眼睛里进了沙子等异物后,用手揉更会造成沙子等异物摩擦眼睛,使眼球损伤,严重时还会引起感染,损伤眼角膜等。

六是眼睛里一旦进沙子等异物后,先用消炎眼药水冲洗,若仍有异物感应去医院治疗。

保护眼睛除了防止受伤外,还可以吃一些有益眼睛的食物。益于眼睛健康的饮食疗法有以下几个方面。

1. 常吃富含蛋白质的食物:如瘦肉、禽肉、动物的内脏、鱼、虾、奶类、蛋类、豆类等。蛋白质是组成人体细胞的主要成分,组织的修复更新需要不断地补充蛋白质。

2. 常吃富含维生素A的食物:如牛奶、蛋黄、动物肝脏、鱼肝油及新鲜蔬菜、胡萝卜、苋菜、菠菜、韭菜、青椒、红心白薯,以及水果中的橘子、杏子、柿子。维生素A具有促进上皮组织生长,维持机体正常发育和保证正常视力的作用。如果缺乏维生素A就会出现夜盲,眼睛干燥,失去光泽,进而出现角膜软化等严重眼病。

3. 常吃富含B族维生素的食物:维生素B_1是视神经的营养来源之一,维生素B_1不足,眼睛容易疲劳;维生素B_2不足,容易引起角膜炎。可以多吃些粗粮、芝麻、大豆、鲜奶、麦芽等食物,补充B族维生素。

4. 常吃富含维生素C的食物:维生素C是组成眼球晶状体的成分之一。如果缺乏就容易造成晶状体混浊,即白内障。含维生素C丰富的食物有各种新鲜蔬菜和水果,其中青椒、黄瓜、菜花、小白菜、鲜枣、梨和橘子等含量丰富。

5. 常吃富含钙的食物:丰富的钙对眼睛有好处,钙具有消除眼睛紧张的作用。含钙高的食物有乳类、肉类、豆类、绿叶蔬菜、虾皮、芝麻酱等。

6. 常吃枸杞子:枸杞子含有丰富的胡萝卜素,维生素A、B_1、B_2、C、钙、铁等,是保护眼睛的良好食物。可以在煮粥和喝茶时加入一些。

摘自《现代育儿新书》

七、重视促进幼儿的心理健康

幼儿心理健康是其日后心理健康的基础,许多意研究表明,心理疾患多数是因婴幼儿时期教育不当引起的,因此父母必须十分重视改善孩子的心理卫生条件,促进其心理健康。丰富的营养、充足的睡眠时保证婴幼儿大脑发育和心理健康的重要条件,而父母、子女之间的血缘关系和供养关系,对父母的敬爱,对家庭的眷恋,以及对父母健康和喜怒哀乐的关切,则是一种情感的"反馈"。由此构成父母与子女情感联系和交流的闭合系统。这种联系和交流十分有利于情感的升华,为幼儿日后良好性格的发展、健康的人际交往,恰当的情绪、健全的心理及适当行为等奠定良好的基础。

我国目前独生子女比较多,独生子女与多子女有明显不同。主要表现在:由于"独"字的优势,他们的身体素质、智力发育比较好,有较强的进取心和自豪感;但也由于"独"字的特殊地位,尤其是父母过于溺爱,他们以自我为中心的观念强,而且比较自私、孤僻,生活自理能力低。为了确保独生子女的身心健康,在教育方面要特别注意以下几点:

第一,爱勿过度。儿童的最大心理需要是母爱。充分发挥母爱的教育作用,对增进儿童的心理健康具有重要意义。但母爱过度,变成娇宠溺爱、姑息纵容,则容易使儿童形成种种不健康心理,如过度依赖、撒娇、任性、固执、骄横、缺乏自制力、适应能力差等。若母爱忽冷忽热,容易使儿童情绪不稳定,过敏多疑。

第二,教育得法。父母不可因"望子成龙",对孩子要求过高、过严,否则会使孩子的心理负担过重,欲速则不达,反而阻碍孩子的智力和个性的发展。如果经常苛责、训斥、打骂或体罚,容易使孩子行成自卑、胆怯、畏缩、逃避等不良性格,或造成孩子说谎、反抗、逃学、吸烟、偷窃、离家出走等异常行为。

第三,多让儿童参加集体活动。家长应打破家庭的封闭的小环境,鼓励孩子多与别的孩子交往。多参加集体活动,有利于培养孩子良好的性格,增强集体感,防止他们产生孤僻和孤独、羞耻感。

第四,注意培养孩子的独立意识。从婴儿起,就应该根据儿童多身心特点,从玩耍、学习、走路到吃饭穿衣、使用物品,尽量让孩子自己动手、动脑,发展他们的独立意识和生活自理能力,为将来适应社会打下基础。如果父母事事包办代替、娇生惯养,只会助长孩子的依赖、无能、好逸恶劳等不良个性的发展。

第五,及时纠正孩子的不良习惯和行为。幼儿期是不健康心理的孕育期,如不及时纠正,到了青春期就可能发展成心理疾病以致犯罪行为,父母要特别注意教育和纠正孩子说谎、攻击性、偷窃等不良行为,防止其滋长发展。否则,将来难以教育。同时家长还应该纠正孩子的不良习惯,教育孩子从小养成良好的卫生习惯、饮食习惯、睡眠习惯、劳动习惯、锻炼身体习惯和文明礼貌习惯。

第六,重视品德教育。品德是人的心理行为的支柱。父母应该从小对孩子进行爱祖国、爱人民、爱科学、爱劳动、爱护公共财物的"五爱"教育和诚实、朴素、礼貌、勇敢、守纪律等优良品德的教育,以塑造孩子美好的心灵,将来成为有理想、有道德、有文化、有纪律的一代新人。

摘自(《健康人生》)

八、培养学龄前儿童的心理素质

学龄前儿童期是人的人格、情感、意志等形成的关键期。人们常说的"三岁看大,七岁看老"的意义就在这里。所以作为家长,应从以下几方面来培养他们的心理素质:

(一)培养热情。热情一般而言是与生俱来,但使其不受伤害而保持下去却不容易,因为热情是脆弱的,很容易被他人嘲笑、连续的失败或考试分数不理想所挫伤甚至毁灭。所以家长要注意避免伤害孩子的热情,多表扬鼓励,忌嘲笑挖苦,遇事多疏导说理,忌责难训斥。

(二)培养自信心。父母应尽早发现孩子的天资和才能,有意识地诱导他们鼓励他们对成功报有信心,培养孩子去迎接各种挑战的能力和勇气,树立战胜困难的信心。

(三)培养应变能力。应变能力在当今和未来都是起决定作用的个性。最好的办法是尽早用成人的爱心和感情对待孩子,多人为地为孩子设置一些复杂的、需要思考和变通才能完成的情感游戏,使孩子能早日用成人的眼睛看世界,避免过分幼稚和脆弱。

(四)培养同情心。从关心父母、关心他人做起,教育和引导孩子帮助父母和周围的小朋友作一些力所能及的事,更主要的父母要以身作则、言传身教。

(五)培养乐观精神。引导孩子学会在遇到困难和挫折时,不悲观失望、不恐惧、不退缩,想办法战胜困难。同时父母应保持乐观的态度,不在孩子面前表现出软弱、退缩、悲观,让其形成面对挑战轻松愉悦的思维习惯。

摘自《现代育儿新书》

第七十二篇　婴幼儿常见病防治

一、小儿形色诊病法

(一)入门审候歌《寿世保元》

观形察色辨因由,阴弱阳强发硬柔,若是伤寒双足冷,要知有热肚皮求,鼻冷便知是疮疹,耳冷应知风热症,浑身皆热是伤寒,上热下冷伤食病。

(二)观察面目诊病法《寿世保元》

眼胞络属脾(痒烂主风热)左腮属肝。
眼乌珠属肝(青主肝有惊)右腮属肺。
眼瞳人属肾(不转睛肾亏)额属心。
眼尾角属心(红主心有热)鼻属脾。
眼白睛属肺(白主肺受冷)颏属肾。

(三)观面部《寿世保元》

附:面部图

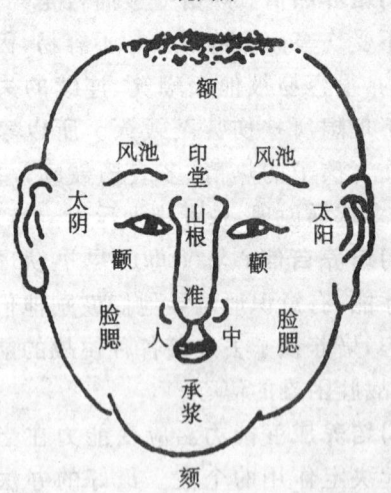

观面部

左腮属肝,其色青者为顺,白者为逆。若色赤主肝经风热,发热拘急,青黑主惊风腹痛,淡赤主潮热痰嗽。

右腮属肺,其色白者为顺,赤者为逆。若赤色甚者主咳嗽喘急,闷乱饮水,传于肾则小便赤涩,或淋闭不通。

额上属心,其色赤者为顺,黑者为逆。若青黑主惊风腹痛,瘛疭啼哭,微黄主盗汗,头发干燥,惊疳骨蒸。

鼻属脾,其色黄者为顺,青者为逆。若色赤主脾经虚热,饮食少思,深黄主小便闭而鼻燥衄血。

颏属肾,其色黑者为顺,黄者为逆。若色赤主肾与膀胱有热而小便不通。

又:

面赤心家热,面黄脾有积,面白肺家寒,面青肝有风。

唇赤心家热,唇黄脾有积,唇白肺虚寒,唇燥脾有热。

眼赤心经热,眼青肝有惊,眼黄脾有积,眼白肺有寒。

鼻青主吐泻,人中青感风,人中赤肺家痰,人中黑腹虫痛。

风池红多啼,风池黄吐逆,山根紫伤食惊,承浆黄主吐,青主惊。

唇红面赤伤寒,脸青唇黑惊风,唇青面白疟疾,面黄如土食症。

痢下眉头皱,惊风面颊红,渴来唇带赤,热甚眼朦胧,面黄多食积,青色是惊风,面白多成泻,伤寒色紫红。

(四)手指脉纹诊病法《寿世保元》

夫小儿三岁以下有病,须看男左女右虎口三关纹理。两手食指本节(连手掌的一节)为风关,中节为气关,第三节为命关,其纹曲直不同。如纹只在本节病易治,透过中节则病重,过第三节则难治。惊则纹青;淡红则寒热在表;深红必主伤寒痘疹;纹乱则病久;纹细则腹痛多啼,腹痛不消;纹粗直射指甲,必主惊风恶候;纹黑如墨必困重难医,此乃神圣工巧之一端也。

虎口三关脉纹:虎口,叉手处是也。三关在第二指(即食指),应看三节,第一节(即连手掌的一节)风关,第二节气关,第三节命关。

(五)相儿命短长法——《寿世保元》

儿初生叫声连延相属者寿,声绝而复扬急者不寿。

啼声散不成人。啼声深不成人。

脐中无血者好。

脐小者不寿。

通身软弱如无骨者不寿。

鲜白长大者寿。

自开目者,不成人。

目视不正数动者,大非佳。

汗血者,多死不寿。

汗不流不成人。

小便凝如脂膏者,不成人。

头四破不成人。

常摇手足者,不成人。

早坐、早行、早齿、早语,皆恶性,非佳儿。

头毛不周匝者不成人。

发稀少者,强不成人。一作不聪。

额上有旋毛者,早贵,妨父母。

儿生,枕骨不成者,能言而死。

尻骨不成者,能倨而死。

掌骨不成者,能匍匐而死。

踵骨不成者,能行而死。

膑骨不成者,能立而死。

身不收者死。

鱼口者死。

股间无生肉者死。

头下破者死。

阴不起者死。

阴囊下白者死。

卵缝通达黑者寿。

摘自《寿世保元》

二、小儿特定穴位及主治

小儿特定穴位及主治(头面颈项部) 表一

	穴 名	位 置	主 治
1	天门	两眉中间至前发际成一线	发热、头痛、感冒、精神萎靡、惊惕不安
2	坎宫	自眉头起沿眉弓向眉梢成一横线	外感发热、惊风、头痛、目赤痛
3	太阳	眉后凹陷处	发热、头痛、惊风、目赤痛
4	山根	两目内眦连线的中点处	发热无汗、惊风
5	人中	人中沟上1/3与下2/3交界处	惊风、昏厥、抽搐、唇动
6	迎香	鼻翼外缘,鼻唇沟陷中	急惊、鼻塞流涕
7	牙关	耳下1寸,下颌骨陷中	牙关紧闭、口眼㖞斜
8	囟门	前发际正中直上,百会前骨陷中	头痛、惊风、神昏烦躁、鼻塞、衄血
9	百会	头顶正中线与两耳尖连线的交点	头痛、惊风、目眩、脱肛、遗尿
10	耳后高骨	耳后入发际高骨下凹陷中	头痛、惊风、烦躁不安
11	风池	乳突后方,项后枕骨下大筋外侧陷中	感冒、头痛、发热、目眩、颈项强痛
12	天柱骨	颈后发际正中至大椎穴成一直线	项强、发热、惊风、呕恶、咽痛

小儿特定穴位及主治(胸腹部) 表二

	穴 名	位 置	主 治
13	天突	胸骨柄上凹陷处	痰壅气急、咳喘胸闷、恶心呕吐
14	膻中	两乳头连线中点	胸闷、呕逆、咳喘、痰鸣
15	乳根	乳下2分	喘咳、胸闷
16	乳旁	乳外旁开2分	胸闷、咳嗽、痰鸣、呕吐
17	中脘	前正中线,脐上4寸	腹胀食积、呕吐泄泻、纳呆、嗳气
18	胁肋	从腋下两胁至天枢处	胸闷、胁痛、痰喘气急、疳积、肝脾肿大
19	腹	腹部	腹痛、腹胀、消化不良、恶心呕吐
20	脐	肚脐	腹胀、腹痛、食积、便秘、吐泻
21	天枢	脐旁2寸	腹泻、便秘、腹胀、腹痛、食积
22	丹田	小腹部(脐下2寸与3寸之间)	腹痛、泄泻、遗尿、脱肛、疝气
23	肚角	脐下2寸旁开2寸大筋	腹痛、腹泻

小儿特定穴位及主治(背部) 表三

	穴 名	位 置	主 治
24	肩井	大椎与肩峰连线之中点,肩部筋肉处	感冒、惊厥、上肢抬举不利
25	大椎	第7颈椎棘突下方凹陷中	发热、项强、咳嗽
26	风门	第2胸椎与第3胸椎棘突间旁开1.5寸	感冒、气喘、咳嗽
27	肺俞	第3胸椎棘突下旁开1.5寸	发热、咳嗽、痰鸣、胸闷、胸痛
28	脾俞	第11胸椎棘突下旁开1.5寸	呕吐、腹泻、疳积、食欲不振、黄疸、水肿、慢惊风、四肢乏力
29	肾俞	第2腰椎棘突下旁开1.5寸	哮喘、腹泻、便秘、少腹痛、下肢痿软乏力
30	脊柱	大椎至长强成一直线	发热、惊风、腹痛、泄泻、便秘、疳积、瘫痪
31	腰俞	第3腰椎旁3.5寸凹陷中	腰痛、下肢瘫痪、泄泻
32	七节骨	第4腰椎至尾椎骨端成一直线	泄泻、便秘、痢疾、脱肛
33	龟尾	尾椎骨端	泄泻、便秘、脱肛、遗尿

小儿特定穴位及主治(上肢部) 表四

	穴 名	位 置	主 治
34	脾经	拇指末节罗纹面	腹泻、便秘、痢疾、黄疸、纳呆
35	肝经	食指末节罗纹面	烦躁不安、惊风、目赤、五心烦热、口苦、咽干
36	心经	中指末节罗纹面	高热神昏、烦躁、五心烦热、口舌生疮
37	肺经	环指末节罗纹面	感冒、发热、胸闷、咳嗽、气喘、脱肛

(续 表)

	穴 名	位 置	主 治
38	肾经	小指末节罗纹面	肾虚腹泻、遗尿、虚喘
39	大肠	食指桡侧缘,自食指尖至虎口成一直线	便秘、泄泻、痢疾、脱肛
40	小肠	小指尺侧边缘,自指尖至指根成一直线	小便短赤、水泻、遗尿、尿闭、发热
41	肾顶	小指顶端	自汗、盗汗
42	肾纹	手掌面,小指第2指尖关节横纹处	目赤、鹅口疮、热毒内陷
43	四横纹	掌面食、中、环、小指第1指间关节横纹处	疳积、惊风、气喘、腹胀、腹痛
44	小横纹	掌面食、中、环、小指掌指关节横纹处	发热、烦躁、口疮、腹胀
45	掌小横纹	掌面小指根下,尺侧掌纹头	痰热喘咳、口舌生疮、顿咳流涎
46	胃经	拇指掌面近掌端第1节	呕恶嗳气、烦渴善饥、食欲不振、吐血衄血
47	板门	手掌大鱼际平面	食积、腹胀、呕吐泄泻、疳积
48	内劳宫	掌心中,握拳中指端是穴	发热、烦渴、口疮、齿龈糜烂、虚烦内热
49	内八卦	手掌面,以掌心为圆心,从圆心至中指根横纹的2/3为半径作圆	咳嗽痰喘、胸闷气逆、腹胀、呕吐、泄泻
50	小天心	大小鱼际交接处凹陷中	惊风、抽搐、夜啼、小便赤涩、斜视
51	总筋	掌后腕横纹中点	惊风抽掣、口舌生疮、潮热、夜啼
52	大横纹	仰掌,掌后横纹	寒热往来、腹泻、痢疾、呕吐、食积
53	十宣	十指尖指甲内赤白肉际处	惊风、高热、昏厥
54	端正	中指甲根两侧近中指第2指间关节赤白肉际处	鼻衄、惊风、呕吐、泄泻、痢疾
55	老龙	中指甲后1分处	急惊风
56	五指节	掌背,五指第1指间关节	惊风、吐涎、惊惕不安、咳嗽风痰
57	二扇门	掌背,食指与中指、中指与环指根交接处	惊风抽搐、身热无汗
58	上马	手背环指及小指掌指关节后陷中	虚热喘咳、小便赤涩、腹痛、牙痛、睡时磨牙
59	外劳宫	掌背中,与内劳宫相对处	风寒感冒、腹痛、腹泻、痢疾、脱肛、遗尿
60	威灵	手背2、3掌骨岐缝间	惊风
61	精宁	手背4、5掌骨岐缝间	气喘、干呕、疳积、惊风
62	外八卦	掌背外劳宫周围,与内八卦相对	胸闷、腹胀、便结
63	一窝风	手背腕横纹正中凹陷处	腹痛、肠鸣、关节痹痛、伤风感冒
64	三关	前臂桡侧,阳池至曲池成一直线	一切虚寒病症
65	天河水	前臂正中,总筋至曲泽成一直线	一切热症
66	六腑	前臂尺侧,阴池至肘成一直线	一切实热病症
67	膊阳池	手背一窝风后3寸处	便秘、溲赤、头痛

小儿特定穴位及主治（下肢部） 表五

	穴 名	位 置	主 治
68	足膀胱（箕门）	大腿内侧，膝盖上缘至腹股沟成一直线	小便赤涩不利、尿闭、水泻
69	百虫	膝上内侧肌肉丰厚处	惊风、四肢抽搐、下肢痿痹
70	鬼眼	髌骨下方两侧凹陷中	下肢痿软、惊风抽搐
71	足三里	外鬼眼下3寸，胫骨前嵴外1横指处	腹胀、腹痛、泄泻呕吐、下肢痿软无力
72	前承山	前腿胫骨旁，与后承山相对处	惊风、下肢抽搐、下肢痿软无力
73	丰隆	外踝上8寸，胫骨前缘外侧1.5寸，胫腓骨之间	咳嗽、痰鸣、气喘
74	三阴交	内踝上3寸	遗尿、小便频数涩痛不利、下肢痹痛、惊风
75	解溪	距小腿关节前横纹中，两筋间凹陷中	惊风、吐泻不止、距小腿关节屈伸不利
76	大敦	足大趾外侧爪甲根与趾关节之间	惊风
77	委中	腘窝中央，两大筋中间	惊风抽搐、下肢痿软
78	后承山	腓肠肌肌腹下凹陷中	腿痛转筋、下肢痿软
79	仆参	足跟外踝下凹陷中	昏厥、惊风
80	昆仑	外踝后缘和跟腱内侧的中间凹陷中	惊风、下肢痉挛、跟腱挛缩
81	涌泉	屈趾，足掌心前正中凹陷中	发热、呕吐、腹泻、五心烦热

摘自《中医推拿临床手册》

三、婴幼儿内科病防治

（一）防治小儿发热方

《寿世保元·八卷》曰："小儿之病唯热居多。夫热有虚有实，实则面红耳赤，气粗口干燥渴，小便赤涩，大便坚闭，五心烦热，日夜焦啼，发壮热，宜大连翘饮主之；虚则面白眼青，气微，口中清冷，恍惚神缓，大便稀而小便频，夜出盗汗，发虚热，宜惺惺散主之。其有身体乍冷乍热，佛郁惊伤，上盛下虚，此冷热不调候也。如热在表宜汗，在里宜下，表里俱热则宜解散，其或表里已解，热又时来，此表里俱虚，气不归元，而阳浮于外，不可再服凉药，必使阳敛于内，身体自凉，宜参苓白术散主之。

又有潮热，则发热有时；惊热，颠叫恍惚；夜热，夕发旦止；余热，寒邪未尽；食热，肚腹先发热；疳热，骨蒸盗汗，壮热，一向不止；烦热，心躁不安；积热，颊赤口疮；风热，汗出身热；虚热，困倦少力；客热，来去不定；癖热，涎嗽饮水；寒热，发如疟状；血热，巳午时发热；疮疹热，耳鼻尖冷，

十六者，大同而小异，诸症得之，各有所归，其间或有三两症交互者，宜随其轻重而处治之。

盖小儿气禀纯阳，脏腑生热，阴阳气变，熏蒸于外，致令身热也。若肝热则两眼赤痛，流泪羞明，或生翳障。心热则口内生疮，小便赤肿，淋沥不通。肺热则鼻衄不止，大腑闭结。脾热则多涎沫，口内长流。心脾热则生重舌、木舌。胃热则耳聋，或出脓汁。此五脏所生，主热各不同，是不可以概论也。大抵热则生风，风则悸矣。"（《寿世保元》）

发热是小儿最常见的疾病之一，也是家长带孩子看病的一个主要原因。正常人腋下温度为36～37℃（试表时间5分钟为准）。喂奶或饭后、运动、哭闹、衣被过厚、室温过高都可使小儿体温暂时升高达37.5℃左右。新生儿、婴儿更易受上述条件影响，有时甚至可达38℃以上。所以，一般认为，37.5℃以上为发热，37.5～38℃为低热，39℃以上为高热。

小儿发热主要是由于细菌、病毒或其他病原微生物感染引起的。如常见的流行性感冒、肺

炎、败血症、痢疾等都引起发热。发热还可由于非感染性疾病引起，如药物过敏、中暑、脱水、严重烧伤、创伤等。小儿计划免疫苗接种后也可有短暂发热。

发热既是疾病的一种症状，也是机体与疾病作斗争的结果。对发热的孩子，首先要及时诊断，针对病因，进行治疗。

发热的孩子，尤其是高热者，一定要卧床休息。要给患儿多喝水以利于毒素排泄，增加尿量和汗腺分泌也有利于退热。对于高热39℃以上的孩子，要及时退热。有药物退热和物理退热两种方法。退热药都有一定毒副作用，故切勿滥用。物理降温可用冷水毛巾放在孩子前额做冷湿敷，可枕凉水或冰水袋，可用温水擦浴全身，用温热水泡脚，以及用30%～50%酒精或白酒擦洗颈部两侧、腋窝及两大腿根等方法（新生儿忌用）。

小儿发热，在未经医生诊治之前，不要随便给孩子服用退热药。在物理降温不起作用时，按医生嘱咐使用退热药。《现代育儿新书》

1. 药物疗法

【验方一】 热毒清 治小儿高热《常见病家庭诊治大全》

【组成】 金银花、大青叶各20克，荆芥、薄荷、桔梗、藿香、神曲、蝉衣各12克，芦根30克，生甘草9克。

【用法用量】 以上诸药煎液并加适量蔗糖制成糖浆为1剂量。新生儿日服1/3量；2～4岁日服2/3量；5岁以上服全剂量，每日分2～3次服完，至体温完全恢复正常。对于药后24小时体温不减者，剂量可增加1/3～1/2倍，至体温下降后再恢复原剂量。

【功效】 治小儿外感高热

【验方二】 青翘合剂 治小儿高热《你可能不知道的健康常识》

【组成】 大青叶10克，蓝根10克，银花10克，连翘10克，青蒿10克，淡竹叶10克，淡豆豉4克，龙胆草7克，青黛8克，香薷8克，重楼6克。

【用法用量】 取700毫升水煎10分钟后加生姜1片，煎取2道，分6次频服。每日1剂。

【功效】 适用于小儿高热，舌红唇赤，肢冷恶寒，头昏痛，周身酸痛，咽赤，口干，尿黄便结，指纹色紫，苔薄黄或厚腻，脉浮数。

【验方三】 大连翘饮《寿世保元》

【处方】 连翘、瞿麦穗、滑石、车前子、牛蒡子、赤芍药各八分，山栀子、木通、当归、防风各四分，黄芩一钱一分，柴胡、甘草各一钱六分，荆芥穗一钱二分，蝉蜕五分。

【用法】 上锉一剂，竹叶十个，灯草十茎，水煎服。风痰热、变蒸热加麦门冬。实热、丹热加大黄。胎热、疮疹余毒加薄荷叶，痈疽毒热加大黄、芒硝。

【主治】 小儿心经邪热，心与小肠受盛，乃水窦之处，常宜通利，壅则结，滑则脱，热则涩，盛则淋，平凉心火，三焦自顺，不待疾作而解。证成而疗者，疏待有之矣。一十五味加汤使用，才觉蕴热客热，寒邪风邪，冒之肺经，心将受之，不受，独传于小肠，或闭或涩，或赤或白，淋沥不通，荣卫不通，壅之作疾，其发多端，以致膈热，眼目赤肿，唇口白疮，津液不生，涕唾稠盛，须在表里俱得其宜，惊风悉能散之，痰热亦自消除，连翘之功，可谓大矣。

【验方四】 五福化毒丹《寿世保元》

【处方】 犀角（镑）三钱，桔梗一两，生地黄（酒浸）、赤茯苓（去皮）、鼠黏子（微炒）各五钱，粉草、朴硝各三钱，连翘、玄参各六钱，青黛二钱。

【用法】 上为细末，炼蜜为丸，如龙眼大，每服一丸，薄荷汤研化下。兼有惊风加朱砂为衣。

【主治】 小儿蕴积热毒，唇口肿破生疮，牙龈出血，口臭，颊热，咽干，烦躁不宁，并痘疹余毒未解，或头面身体多生疮疖。

【验方五】 惺惺散《寿世保元》

【处方】 人参，白术（去芦），白茯苓（去皮），甘草（炙），桔梗，白芍（炒），天花粉，细辛，薄荷叶。

【用法】 上锉，每服三钱，水煎，温服。

【主治】 小儿变蒸一症，乃小儿蒸皮长骨，变幻精神，不须服药，其有兼伤风咳嗽痰涎，鼻塞声重，变蒸发热，宜服此方。

2. 食物疗法

【验方一】 西瓜汁《〈婴幼儿保健小验方〉》
【组成】 西瓜适量。
【用法用量】 西瓜瓤挤（或榨）汁饮用。
【功效】 治小儿发热

【验方二】 银花茶《〈婴幼儿保健小验方〉》
【组成】 银花 10 克。
【用法用量】 煎水加糖服。
【功效】 治小儿发热

【验方三】 胖大海蜂蜜茶《〈婴幼儿保健小验方〉》
【组成】 胖大海 2 枚，蜂蜜适量。
【用法用量】 将胖大海与蜂蜜同放入杯中，加沸水关盖泡 10 分钟，滤澄清液后服用。
【功效】 此茶可清热利咽。适于风热咽喉肿痛，声音嘶哑，发热无汗，哭啼吐乳等症状。

【验方四】 蜂蜜蛋花汤《〈婴幼儿保健小验方〉》
【组成】 鸡蛋 2 个，蜂蜜 50 克，清水适量。
【用法用量】 先将鸡蛋打入碗中，搅匀待用，砂锅里加适量清水，煮沸后倒入鸡蛋，边倒边搅，即成蛋花汤，待温热时加入蜂蜜搅匀即可饮服。每日 1 次，连饮 8 天。
【功效】 可用于治疗精气不足，暑热目赤、咽喉肿痛、咳嗽下痢、胎产诸疾等症。本品适用于因气血两虚所致的低热患儿食用。

【验方五】 山楂枸杞茶《〈婴幼儿保健小验方〉》
【组成】 生山楂 15 克（干品），枸杞子 15 克，清水适量。
【用法用量】 将山楂和枸杞洗净，放入大杯子中，注入适量沸水泡半小时。频饮，每天数次，连续饮 5 天。
【功效】 有健胃消食、活血化瘀，滋补肝肾、润肺明目之功效。本品适用于因气血两虚所致的低热患儿食用。

【验方六】 生姜红糖水《〈父母是孩子最好的医生〉》
【组成】 生姜、红糖各适量，葱白 2～3 段（1 寸长）。
【用法用量】 将生姜洗净切丝，葱白 2～3 段，先放入锅中煮沸 10 分钟，加入红糖即可饮用。若孩子怕辣，可在给孩子煮的稀饭里加两片生姜、两段葱、几滴醋，煮好后，去掉姜葱，给孩子吃。
【功效】 能祛寒、发汗、退热，效果不错，孩子也愿意吃。

【验方七】 金橘汁可退烧《〈民间方〉》
【组成】 金橘 2 杯，红糖半杯。
【用法用量】 将金橘洗净，放入锅中，加 3 杯水煎煮一会儿，再放入红糖，换小火煎，直至金橘的皮熟透，用漏勺倒出熬好的浓汁即可。
【功效】 这种金橘浓汁散热效果明显，根据宝宝的年龄大小，服用几小匙至一小杯不等。
【宜忌】 金橘浓汁可以放在冰箱里冷藏，以备不时之需。季节转换是宝宝易感冒的时候，此时每天喝一些金橘浓汁，可以预防感冒。但注意的是，喝金橘浓汁前后一小时最好不要喝牛奶，因为牛奶中的蛋白质遇到金橘中的果酸会凝固，不易消化吸收，甚至导致腹胀。

【验方八】 蜂蜜菊花茶退热《〈民间方〉》
【组成】 菊花、蜂蜜各适量。
【用法用量】 先用沸水将菊花冲泡，而后加入蜂蜜即可饮用。
【功效】 清热利咽，养阴润燥。适用于小儿发热，咽干疼痛，小便短少，嘴唇和舌尖较红的热症。

【验方九】 石膏粳米粥退热《〈民间方〉》
【组成】 生石膏 6～10 克，粳米 20 克。
【用法用量】 将生石膏研成碎末，粳米淘净，加水适量（一碗左右），一同煮粥。取汁喂服，1 天 1 次，连服 1～3 次。
【功效】 清退实热。适用于小儿发热感冒。此方对成人实热也有效，石膏量应加大至 15 克。

3. 其他疗法

【验方一】 防治小儿发烧方《〈父母是孩子最好的医生〉》
孩子突然发烧，大多是由病毒引起的疾病（如扁桃体炎或感冒），与其因发烧深夜去医院挂号看急诊，增加交叉感染的几率，还不如第二天再看为好。孩子发烧，最好先在家里退烧，如果吃了退烧药在两小时左右退烧，就不用紧张，即使孩子几个小时后又烧起来了，也没有关系。但如果吃了退烧药不退烧，24 小时内应该看医生。所以当宝宝发烧时，只要宝宝精神还不错，体温不超过39.5℃,父母就可以自己处理。

小儿发烧有个特点:小儿如果手脚冰冷、面色苍白说明体温还会上升。一旦小儿手脚暖和了、出汗了,体温就可以控制,并能很快降温。

多数宝宝发烧是因为受凉感冒引起的,如果宝宝发烧时手脚冷、舌苔白、面色苍白、小便颜色清淡,父母就可以用生姜红糖水为其祛寒,在水里再加两三段一寸长的葱白。如果小儿发烧手脚不冷、面色发红、咽喉肿痛、舌苔黄或红、小便黄且气味重、眼睛发红,这说明小儿内热较重,就不能喝生姜红糖水了,应该喝大量温开水,也可在水里加少量的盐。只有大量喝水,多解小便,身体里的热才会随着尿排出,宝宝的体温才会下降。

两岁以上的宝宝发烧,父母可以帮其按摩。先搓小儿的脚心,把热往脚下引,把脚搓热了再搓小腿,小腿搓热了再搓手、膀子、后背,最后是小儿的耳朵。按摩时要轻、要慢,要多喂宝宝喝水。如果宝宝还持续发烧可用温水帮他擦身,用毛巾把宝宝身体擦热、擦红,给宝宝的身体散热;如果宝宝还是手脚发凉,说明宝宝受寒较重,可连续给宝宝多喝几次生姜红糖水。

对夜间突然发高烧(测量腋温≥39℃)的小儿,可采取以下护理措施:

装有空调的家庭可保持室温在21~24℃;让孩子卧床休息,敞开包被或松开衣服,使皮肤裸露;鼓励孩子多饮凉开水或清凉液体,一晚至少要饮300毫升;服用退烧药,必要时4~6小时再服一次,每隔1~2小时测量一次体温,直到体温降至正常范围。

应该注意,无论是否热退,次日家长应带孩子上医院就诊。

(二)防治小儿感冒方

感冒,西医称为上呼吸道感染。急性上呼吸道感染是指由细菌或病毒而引起的鼻、咽、喉部粘膜的急性炎症。本病四季皆可发病,冬春二季发病率较高。一般起病急,可有鼻塞流涕、喷嚏咳嗽、咽部不适或疼痛等症状,婴幼儿起病时可有高热惊厥,或伴有呕吐、腹泻等症状。

本病属中医感冒伤风、小儿伤寒等病症范畴。主要由外感时邪所致,一般可分为风寒外感或风热外感两大类,在秋季可夹有燥邪,夏季可夹暑湿之邪;时令气候不正,亦可夹有邪毒疫气。治疗时以疏风解表为主,结合时令及夹邪而佐以辛温、辛凉、清解、芳香化浊诸法。(《实用中医大全》)

感冒是大病之源。感冒的症状是多种多样的,主要有风寒感冒、风热感冒和流行性感冒三种。流行性感冒简称流感,是流行性感冒病毒引起的急性呼吸道传染病。其特点是突然发生、迅速传染,且传播力极强。流感病毒分甲、乙、丙三型,其中甲型和乙型可致广泛流行,一般每2~3年发生局部小流行,每10~15年可发生世界大流行。多在冬、春季节流行,大流行亦可发生在夏季。人类对流感病毒普遍容易感染,以5~20岁儿童、青少年发病最多,老弱者及幼儿易得重症。

患者为主要传染源,通过唾沫飞扬传播。从受到感染到出现症状约几小时到1~2天,称潜伏期,这期间已有传染性,在起病3天内传染性最强,传染持续1周。病人应隔离。

流感起病急骤,与一般感冒不同的是,鼻塞、流涕、打喷嚏、咳嗽等呼吸道局部症状往往较轻,而高热、寒战、头痛、背痛、四肢酸痛、疲乏无力等全身中毒症状更为突出。还可有腹痛、腹泻、腹胀、呕吐等消化道表现。婴幼儿病情较重,可合并喉炎、支气管炎甚至肺炎。如果没有并发症,流感发热一般持续3~4天,热退后全身中毒症状减轻,但体力衰弱可持续1~2周。少数病人还可有心肌炎、脑炎等严重并发症,故应引起重视。

流感至今还没有确切有效的特殊治疗,应着重护理和预防并发症。病儿应卧床休息,不要带病上学,那样易造成流行,患者本人也容易继发细菌感染或发生合并症。居室空气要新鲜,食物宜清淡易消化,要多喝水,补充多种维生素。发病早期用药可缩短病程、减轻症状。中药板蓝根、金银花、双黄连等对流感病毒有一定抑制或灭毒作用,可酌情选用。

流感重在预防。在流感流行期间,尽量少带儿童去人多的公共场所,提倡病儿就近就医,如无十分必要,尽量少去病人特别集中的大医院看病。居室要经常通风,注意经常洗手,外出可带口罩。平时要注意儿童体格锻炼,预防营养不良、贫血、维生素D缺乏病,增强体质,增强抗病能力。流感疫苗对降低发病率起一定作用,婴幼儿、体弱儿或有心、肺、肾脏疾患和糖尿病患者注射流感疫苗更为适宜。(《现代育儿新书》)

1. 药疗方

【验方一】 治感冒妙方(《寿世保元》)

小儿感风或冒寒,用老葱三、四根,舂极烂,以手抹来相搽满掌,烘温热,向病者遍身擦之,通气处再遍擦几遍,暖处出汗,立愈,又不相妨出痘疹,绝妙。

【验方二】 人参败毒散(《寿世保元》)

【处方】 羌活,独活,柴胡,前胡,枳壳,桔梗,白茯苓,川芎,薄荷叶,人参,甘草。

【用法】 上锉,姜、葱煎服。

【主治】 小儿伤寒头痛,壮热恶寒,咳嗽,鼻塞声重,痘疹欲出,发搐惊风,喘嗽,手足搐搦等症。

【验方三】 羌活膏(《寿世保元》)

【处方】 人参、羌活、独活、前胡、川芎、桔梗、天麻各五钱,薄荷、地骨皮各三钱,甘草二钱。

【用法】 上为细末,炼蜜为丸,如芡实大,每服一丸,姜汤研化下。

【主治】 小儿风寒外感,惊风,内积发热,喘促咳嗽痰涎,潮热搐搦,并痘疹初作。

【验方四】 抱龙丸(《寿世保元》)

【处方】 南星(为末,入腊月黄牛胆中阴干百日取出)八钱,天竺黄、雄黄、辰砂(研)各四钱,麝香一钱。

【用法】 上为细末,煮甘草膏为丸,如皂角子大,每服一丸,薄荷汤研化下,百晬(zuì,音最;意:婴儿周岁)内者作三服。或用腊月雪水煮甘草膏汁和药尤佳。

【主治】 小儿四时感冒,伤风瘟疫,身热昏睡,气粗喘满,痰实壅嗽,及惊风潮搐,蛊毒中暑,并疮疹欲出发搐,皆了服之。壮实小儿三、五日服一丸,可免惊风痰嗽等疾。

2. 药膳疗法

【验方一】 薄菊粥(《实用中医大全》)

【组成】 薄荷、菊花各9克,桑叶、竹叶各6克,粳米100克。

【用法用量】 先将上4味药水煎沸后5分钟,滤汁去渣,再入粳米煮粥即成。每日分2次服食。

【功效】 适于风热外感者。

3. 食物疗法

【验方一】 预防感冒方(《中国秘方全书》)

【组成】 葱白、大蒜各适量。

【用法用量】 用葱白或大蒜切片,夹在纱布口罩中戴上,能预防呼吸道感染,包括对百日咳、白喉、麻疹等都有效。

【功效】 预防上呼吸道感染

【验方二】 神仙粥(《实用中医大全》)

【组成】 生姜6克,糯米100克,葱白30克,米醋10毫升。

【用法用量】 生姜洗净,切丝,与糯米同入锅中,加水适量,煮沸后放入洗净切碎的连须葱白,继续煮至粥成时加入米醋和匀。趁热服,服后盖被静卧,取微汗。

【功效】 适于风寒外感者。

【验方三】 感冒汤(《婴幼儿保健小验方》)

【组成】 葱须、香菜根、白菜头各适量。

【用法用量】 上三味洗净,切碎,加水煎煮,代茶饮用,趁热温服。

【功效】 用于风寒感冒初起,发热怕冷,头痛,鼻塞流清涕。

【验方四】 姜汤饮(《婴幼儿保健小验方》)

【组成】 生姜15克,红糖适量。

【用法用量】 生姜洗净,切成片,捣烂,入红糖水煎,趁热饮用。

【功效】 治风寒感冒。

【验方五】 香菜黄豆汤(《婴幼儿保健小验方》)

【组成】 香菜50克,黄豆15克。

【用法用量】 将香菜洗净,切碎,与黄豆同入锅中,加水适量,煎煮10~15分钟,取汤服用。

【功效】 治风寒感冒。

【验方六】 姜蒜汤(《婴幼儿保健小验方》)

【组成】 大蒜、生姜各15克,红糖适量。

【用法用量】 大蒜和生姜洗净切片,加水一碗,煎至半碗,睡前一次服下。服时加红糖。

【功效】 治风寒感冒。

【验方七】 姜糖水(《婴幼儿保健小验方》)

【组成】 鲜生姜(带皮)3~5片,红糖10克。

【用法用量】 将生姜和红糖同入锅中,煎汤一碗,热服,以见身出微汗为好。

【功效】 治风寒感冒。

【验方八】 豆豉汤(《婴幼儿保健小验方》)

【组成】 淡豆豉10克,葱白25克,红糖少许。

【用法用量】 将葱白洗净,切碎,与淡豆豉同入锅内煎汤,加少许红糖,趁热服之,汗出即可。

【功效】 治风寒感冒。

【验方九】 菊花茶(《婴幼儿保健小验方》)

【组成】 菊花10克,茶叶少许。

【用法用量】 将菊花与茶叶一起煎水当茶饮。

【功效】 治风热感冒

【验方十】 白菜萝卜汤(《婴幼儿保健小验方》)

【组成】 大白菜50克,白萝卜(或胡萝卜)50克。

【用法用量】 将大白菜洗净切碎,萝卜洗净切丝,同煮汤饮。

【功效】 治风热感冒。

【验方十一】 葱白生姜胡椒蛋花汤(《民间方》)

【组成】 葱白、生姜、胡椒各适量,鸡蛋1个。

【用法用量】 将葱白、生姜洗净,切碎,与胡椒同放锅内,加水适量煮沸,打入鸡蛋,搅成花煮熟即可。

【功效】 此方治小儿鼻塞流清涕的风寒感冒,疗效很好。

【验方十二】 番茄草莓蜂蜜汁(《民间方》)

【组成】 番茄、草莓、蜂蜜各适量。

【用法用量】 将新鲜番茄、草莓洗净,切碎,加入蜂蜜,一起打成汁饮用。

【功效】 酸甜可口,开胃,提高免疫力,预防感冒。

【验方十三】 葱白乳治婴儿感冒(《民间方》)

【组成】 连根须葱白3~5根,母乳1小碗。

【用法用量】 将葱白洗净,拍打松散,然后挤鲜母乳1小碗,加入葱白,用文火炖,炖至葱白微烂,去葱白留乳喂婴儿。

【功效】 此法治疗婴儿感冒有良好的效果。

【验方十四】 葱姜红糖汤(《民间方》)

【组成】 连根须葱白3~7根,生姜3~5片,红糖适量。

【用法用量】 将葱白、生姜水煎后加红糖适量,热服发汗。

【功效】 治小儿感冒初起。

【验方十五】 葱白萝卜姜汁(《民间方》)

【组成】 葱白、萝卜、生姜各少许,红糖适量。

【用法用量】 将葱白、萝卜、生姜洗净,切碎,放入锅中加水炖汁,待熟后加入红糖给宝宝喂服。一天四五次,待睡醒发过汗后,宝宝的鼻涕就会止住。

【功效】 此方治小儿感冒流清水鼻涕。

【验方十六】 蜂蜜冰糖梨汁(《民间方》)

【组成】 梨1个,冰糖或蜂蜜各适量。

【用法用量】 把梨洗净后切成四瓣,待煮熟后放入冰糖或蜂蜜,喂宝宝服用。

【功效】 此方治小儿感冒时伴有嗓子干疼、鼻塞的症状。

【验方十七】 莱菔子山楂汤(《民间方》)

【组成】 莱菔子(俗称白萝卜籽)100克,山楂100克。

【用法用量】 先将莱菔子用文火炒熟,将山楂洗净与莱菔子同放锅中加水煲熟,每天分三次喂宝宝服用。

【功效】 此方治小儿食积后感冒。

【验方十八】 山楂白萝卜水(《民间方》)

【组成】 山楂、白萝卜各适量。

【用法用量】 将山楂、白萝卜洗净,一起煮水给小儿喝。

【功效】 此方可以去"火"治小儿"内热重"的感冒。

4. 外治疗法

【验方一】 熏鼻方(《父母是孩子最好的医生》)

葱白适量,切细丝,用开水泡汤,趁热熏口、鼻,专治乳儿伤风鼻塞。

【验方二】 脚心敷大蒜方(《父母是孩子最好的医生》)

小儿感冒后,若流浓鼻涕,说明有肺热,可把生大蒜捣碎敷脚心30～60分钟,就能明显降虚火、通经络,也不再流浓鼻涕了。有的孩子只是稍有好转,可在3天后再敷一次,一般流浓鼻涕的现象就能明显减轻。脚心敷大蒜的方法最多只能用两次,如果两次之后仍没效果,就不要再敷了。

【验方三】 按摩方(《父母是孩子最好的医生》)

小儿感冒后流浓鼻涕时,晚上孩子临睡时搓孩子的脚心,搓揉孩子的上背部和两手的大鱼际,把这些部位都搓热,可以祛除小儿的体内的寒凉,很快小儿就会再流浓鼻涕了。

【验方四】 食醋熏蒸防感冒(《科学育儿全书》)

食醋2～5毫升/立方米空间,加水2倍,置容器内加热至全部气化为止。每天一次,连续3天。

【验方五】 穴位按摩治小儿感冒6法(《健康文摘报》)

①开天门(见图1)。位置:两眉毛间至前发际成一条直线。手法:用拇指从下向上交替直推。

②推坎宫。位置:沿眉毛从眉头到眉梢。手法:用拇指从眉心向眉梢作分推。

③推六腑(见图②)。位置:前臂尺侧,阴池至肘成一直线。手法:用拇指腹或食、中指腹自肘推向腕。

④运太阳(见图③)。位置:眉梢后面的凹陷处。手法:用两手中指指端揉太阳穴。

⑤清天河水(见图④)。位置:在前小臂内侧正中间,从手腕到胳膊肘中央成一条直线。手法:用食、中二指从腕推向胳膊肘中央。

⑥揉二扇门(见图⑤)。位置:手背中指掌指关节两侧凹陷处。手法:用拇指按揉两侧。

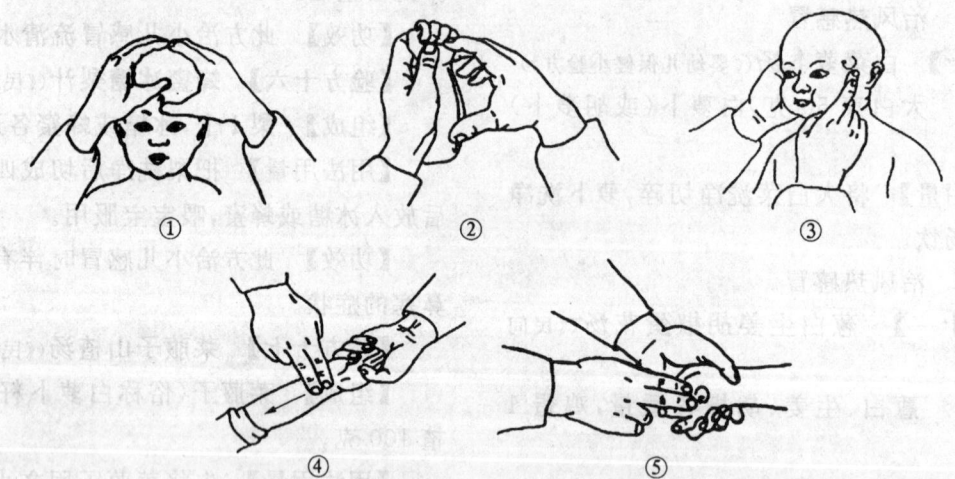

【验方六】 艾叶水泡脚防感冒(《父母是孩子最好的医生》)

艾叶50克,加水1500毫升左右煎煮,水开5分钟后关火、盖上锅盖,至温度适宜时,将药液倒入盆中,然后将小儿双脚至于盆中浸泡,可边洗边揉搓小儿足底,每次15～20分钟,晚上睡前泡洗为佳,以每周4～5次为宜。

艾叶味甘、性温,具有温经散寒之功效,有明显的止咳、平喘、祛痰作用。按照中医原理,人体五脏六腑各组织在足底都有相对应的区域。用艾叶水洗脚,对预防小儿感冒,尤其是平素体质虚弱易患感冒的小儿有着积极的作用。

【验方七】 绿茶金银花连翘水治感冒(《民间方》)

将绿茶20克,金银花、连翘各30克,再加入葱白少许和1000毫升的水入锅后煎煮10分钟左右。然后取出药液,滤出药渣,待药液的温度达到45℃左右时,就可以泡脚了。双脚泡40分钟左右,全身微汗为好。

【验方八】 搓搓耳朵治鼻塞《民间方》

当孩子感冒时,可隔着衣服在宝宝的背部上下搓,将背部搓热也能起到预防感冒的作用。如果宝宝有鼻塞,可将他的小耳朵搓红,这对治疗鼻塞效果也很好。

(三)防治小儿腹泻方

腹泻是指每天大便次数增多,同时大便性状改变,水分增加,含有不消化食物、黏液或脓血等。婴幼儿腹泻是由多种病因引起的,以腹泻为主要症状的综合征,是2岁以内婴幼儿的常见疾病。《现代育儿新书》

婴幼儿腹泻是由病毒或细菌感染,喂养不当,食物未充分消化所产生的肠毒素刺激,或腹部受冷使肠蠕动增强所产生的婴幼儿消化道疾病。多见于2岁以下婴幼儿。病初起以腹泻为主要症状,轻者腹泻数次至10余次,大便呈黄色、黄绿色糊状,或呈蛋花汤样,体温大多正常;重症每天排便在20次左右,甚或更多,大便呈水状或蛋花汤样,常伴脱水、酸中毒、电解质紊乱及全身中毒症状,或有发热,呕吐,精神萎靡,或惊厥昏迷。

本病属中医泄泻范畴。中医认为此病之本在于脾胃,由于各种原因导致脾胃运化失常,清浊不分,并走大肠而致病。诸如饮食不节,乳食壅积,风寒外袭,感受暑热等均可损伤脾胃,清浊不分而为病。病之初以实证为主,主要表现为伤食、风寒、湿热三种证型。若反复发作,迁延不愈,则可伤及脾胃。治疗以祛邪为主,如兼有脾虚、肾虚证者,可分别佐以健脾、补肾之法。《实用中医大全》

引起婴幼儿腹泻的原因很多,大体分为两类。一类为非感染性因素造成的,如饮食喂养不当或天气变化均可引起腹泻。饮食方面引起的腹泻包括进食过多或过少;食物成分改变,加糖过多;添加辅食引起不适,天气炎热时给孩子断奶等。天气变化如孩子受凉,可使肠道功能紊乱;气候炎热可使胃酸和消化酶分泌减少,消化不良引起腹泻。另一类为感染性因素造成的,如孩子进食的器皿或食物不洁,使细菌进入体内造成腹泻;长期服用广谱抗生素,引起肠道菌群失调引起腹泻;小儿患急性上感、肺炎、中耳炎、泌尿系感染、咽炎等病时,由于发热及病原体毒素的影响,均可造成腹泻。

预防腹泻应注意以下几点:①避免在炎热的夏天断奶。②辅食的添加要循序渐进,切忌几种辅食同时增加,少吃富含脂肪的食物。③保持食具清洁,要每天高温消毒。④食物要新鲜,防止食用剩奶或不洁食品。⑤避免与患腹泻幼儿接触。⑥不要让孩子养成吃手的习惯。在户外玩时,穿衣注意冷暖适度。《科学育儿全书》

1. 药物疗法

【验方一】 消导止泻汤《你可能不知道的健康常识》

【组成】 佛手5~10克,山楂5~10克,麦芽5~10克,连翘5~10克,白术5~10克,陈皮3~6克。

【用法用量】 上6味药,同入砂锅,水煎服,每日1剂,日服3次。

【功效】 消导止泻。

【验方二】 参苓白术丸治婴儿秋泻《生活中来》

【组成】 北京同仁堂中药二厂生产的袋装(100粒/袋)参苓白术丸。

【用法用量】 每次25粒,白开水化开,日服3次。

【功效】 治婴儿秋泻。3天后见效,一周内痊愈。

2. 食物疗法

【验方一】 黄瓜治小儿腹泻《你可能不知道的健康常识》

【组成】 黄瓜5条,蜂蜜100克。

【用法用量】 将黄瓜洗净去瓤,切成条,加少许水,煮沸后去掉多余的水,趁热加蜂蜜,再加热至开锅即可服食。

【功效】 治小儿腹泻。

【验方二】 银杏鸡蛋治小儿腹泻《你可能不知道的健康常识》

【组成】 银杏(白果仁晒干)3~5个,鸡蛋1个。

【用法用量】 将银杏去皮,研末;将鸡蛋从上端用小钉扎一个小孔,将白果粉装入鸡蛋内。

再将鸡蛋置放烧架上微火烘烧至熟，去皮食用。

【功效】 适用于小儿消化不良性腹泻。

【验方三】 山药莲子糊治小儿腹泻(《你可能不知道的健康常识》)

【组成】 山药、莲子各100克，麦芽、茯苓各50克，大米500克，白糖100克。

【用法用量】 上5种共磨成细粉，加水煮成糊状，用白糖100克调服，日服3次。

【功效】 益脾祛湿，和胃止泻。适用于小肠胃功能紊乱所致腹泻。

【验方四】 菱角治小儿腹泻(《你可能不知道的健康常识》)

【组成】 菱角壳30克，藕粉30克。

【用法用量】 菱角壳，水煎，取汁与藕粉调成糊状，煮熟喂食，每日3次。

【功效】 治小儿腹泻。

【验方五】 焦米粥治小儿季节性腹泻(《生活中来》)

【组成】 粳米一小把，茶叶一小把，红糖少许。

【用法用量】 先把粳米放锅中炒熟发焦黄颜色，然后和茶叶、红糖放在一起，加水适量，熬成红糖茶叶粥，待温热时服用。连吃3天。

【功效】 治小儿季节性腹泻，效果极好。

【验方六】 马齿苋汤治婴儿腹泻(《生活中来》)

【组成】 新鲜马齿苋100克，红糖2小勺。

【用法用量】 将新鲜马齿苋洗净，煎汤，加入红糖，倒进奶瓶内喝。连喝3～7天。

【功效】 治婴儿腹泻，3天内见效，一周内痊愈。

【验方七】 糯米固肠汤(《本草纲目》)

【组成】 糯米30克，山药15克，胡椒粉、白糖适量。

【用法用量】 将糯米略炒后与山药一起下锅，加水适量煮粥，待粥熟后加胡椒粉、白糖适量调味即可。饮服。每日2次。

【功效】 健脾暖胃，温中止泻。适用于小儿脾胃虚寒腹泻。

【验方八】 胡椒糊汤(《家庭药膳全书》)

【组成】 白胡椒1克，米汤适量，白糖少许。

【用法用量】 将白胡椒研为细末，加入米汤100毫升，再加白糖少许调味即可。饮服。每日3次，每次约30毫升。

【功效】 涩肠止泻。主治婴儿腹泻。

【验方九】 大蒜治腹泻(《父母是孩子最好的医生》)

【组成】 生大蒜几瓣，或糖醋大蒜适量。

【用法用量】 一般拉肚子了，吃几瓣生大蒜就能止住。孩子怕辣，可以吃糖醋蒜，同样有效。

【功效】 治小儿腹泻。

【验方十】 烧大蒜治腹泻(《婴幼儿保健小验方》)

【组成】 生大蒜瓣适量，白糖适量。

【用法用量】 取蒜瓣若干，放火上烧熟，然后蘸上白糖，让孩子吃，每次吃2～3瓣，每日早、中、晚三次。

【功效】 治小儿腹泻。连吃3天即见效，5～6天腹泻痊愈。

【验方十一】 熟苹果治腹泻(《婴幼儿保健小验方》)

【组成】 苹果1个。

【用法用量】 将苹果洗净去皮、核，切成片，放碗内加盖，入蒸锅蒸熟，捣烂如泥喂食。

【功效】 可生津止渴，健脾和胃。治小儿腹泻。

【验方十二】 胡萝卜山楂汤(《实用中医大全》)

【组成】 新鲜胡萝卜2根，炒山楂15克，红糖适量。

【用法用量】 胡萝卜洗净切片，与炒山楂、红糖水煎服。每天1剂，分次服用，连服2～3天。

【功效】 治小儿腹泻。适用于伤食泻者。

【验方十三】 扁豆煮茶叶(《实用中医大全》)

【组成】 茶叶9克，白扁豆9克，白糖50克，清水500毫升。

【用法用量】 将茶叶、白扁豆、白糖同入锅中，加水煮沸，待温后饮用。每天1剂，分次服用，连服2～3天。白天服。

【功效】 治小儿腹泻。适用于湿热泻者。

【验方十四】 鸡内金山药糯米粥(《实用中医大全》)

【组成】 鸡内金1个,山药30克,糯米适量。

【用法用量】 将鸡内金洗净,与山药同炒香,研末。每次取5克药末,如糯米煮粥。每天1剂,连服数剂。

【功效】 治小儿腹泻。适用于脾虚泻者。

【验方十五】 烤香蕉治小儿腹泻(《民间验方》)

【组成】 带皮香蕉一个。

【用法用量】 把带皮香蕉放在火上烤,一直烤到焦煳、开裂,里面的香蕉瓤冒泡,就像开锅一样,用汤匙把香蕉从皮里舀出来,能看到香蕉上面的丝状物。待香蕉不烫时就可以喂给孩子吃。

【功效】 此法可有效缓解小儿拉肚子(指的不是细菌性拉肚子)。

【验方十六】 蒸山药治小儿腹泻(《民间验方》)

【组成】 山药30克。

【用法用量】 将山药去皮洗净,切块,捣成碎末,放在锅里蒸,每日一碗,分早晚两次温热服食。连续服用7~10天。

【功效】 健脾胃。适用于小儿肠胃虚弱的慢性腹泻。

【验方十七】 大蒜治小儿腹泻方(《温度决定生老病死》)

小儿腹泻时,用生大蒜一头连皮一起小火烧烤,待皮焦黑,内软熟无辣味时,趁热去皮,吃蒜肉,能止腹泻。

【验方十八】 吃熟苹果可治腹泻(《大国医》)

把洗净的苹果放入碗中隔水蒸软,吃时去掉外皮,一日3~5次。小儿腹泻初起效果最佳。

【验方十九】 鸡蛋黄烤油治婴儿腹泻(《大国医》)

拿砂锅将7个熟鸡蛋黄慢火烤,油烤出来随时用勺盛出,烤出的油分3天服完,每天早、中、晚3次或多次,饭前饭后均可。轻者一剂即愈,如不愈再服一剂。

3.外治疗法

【验方一】 麝香虎骨膏(《常见病家庭诊治大全》)

取麝香虎骨膏3~5平方厘米,寒泻配白胡椒粉适量,热泻配"六一散"适量,均用醋调成糊状,贴于脐部,24小时更换1次。

【验方二】 云南白药(《常见病家庭诊治大全》)

取云南白药粉1克,加60~70%的酒精调成糊状,敷于患者脐部并用风湿膏固定,每6~8小时须将脐部药物取出,加调适量酒精,1剂可连用3天。

【验方三】 艾条熏小腹(《父母是孩子最好的医生》)

取2~3根清艾条,点燃后在孩子的小腹至肚脐来回熏10~15分钟,艾条离孩子皮肤一寸的距离,小儿由家人竖抱着,控制好小儿的手脚,不能乱动,以防烫着宝宝。腹泻轻的一天一次,连熏三天;腹泻重的一天三次,连熏三天后改成隔天一次,坚持一周,即可痊愈。

【验方四】 生姜敷脐治小儿腹泻(《民间方》)

将生姜洗净切片或捣碎敷在肚脐上,用活血止痛膏贴上固定,一天换一次,对小儿受凉和消化不良引起的腹泻有很好的效果。

【验方五】 酸石榴汁治小儿腹泻(《民间方》)

酸石榴3个,去皮后用干净纱布包好,挤出石榴汁,放在勺里,加火熬成糊状,摊在小纱布上,趁热贴在肚脐上,用伤湿止痛膏固定。小儿腹泻日久不愈者,用此法疗效很好

【验方六】 鲜姜贴肚脐治婴儿拉稀(《《大国医》》)

婴幼儿拉稀久治不愈,可把鲜姜剁成碎末,放在一块药布上,贴在肚脐处,用橡皮膏粘牢即可,此法立杆见影,屡试不爽。

4.其他疗法

【验方一】 防治小儿腹泻方(《郑玉巧育儿全书》)

小儿出现腹泻的情况,家长要注意观察大便的性状,如果出现了水样便、脓血便、果冻样便,而且腹泻次数多,说明情况比较严重,应该及时就诊。比如出现脓血便、果冻样便提示可能存在细菌感染,细菌毒素吸收可以引起全身性感染中毒症状,需要及时就医。去医院时要注意带上孩子的新鲜大便,在有脓血等异常排泄物的地方要多取一点。

如果明确地知道孩子是由于饮食不当造成

的非感染性腹泻，比如吃得比较多，或者吃了生食物，如果孩子腹泻次数不多，量不大，可以先给孩子吃一点乳酶生、妈米爱观察一下。如果病情有变化或者不缓解，就应及时就医。孩子腹泻，可以多补充一些口服液盐（一般药店有售），以防脱水。

为了防止脱水，国外对于儿童轻中度腹泻，比较提倡口服补液盐的使用，避免过多、不必要的输液，抗生素的使用比较严格，需要有明确的细菌感染才会使用。

(四)治吐泻症方

"夫小儿吐泻，皆因六气未完，六淫易侵，兼以调护失常，乳食不节，遂使脾胃虚弱，清浊相干，蕴作而然。大概有冷有热有食积，三者不同也。盖冷者脾胃虚寒，水谷不化，小便白而不便清，或如糟粕，手足厥冷，或吐或泻，宜助胃膏主之；如上之症，或兼有外感风寒，内伤生冷，身温乍凉乍热作吐泻者，宜藿香正气散主之。

热者，脾胃有湿，大便黄而小便赤，口干烦渴，四肢温暖，或吐或泻，宜甘露散主之；如上之症，兼有中暑受热作吐者，宜薷芩汤主之，或益元散亦可。

食积者，因伤食过多，积滞脾胃，则肚胀发热，若吐如酸馊气，若泻如败卵臭，宜万亿丸微利即愈，利后不愈，乃脾胃虚弱，仍以助胃膏主之。

凡吐泻初起，即服烧针丸镇固之即效。大抵吐泻之症，多因乳食过伤脾胃，乳食伤胃则为呕吐，乳食伤脾则为泄泻，吐泻不止，渐至日深，导其胃气之虚，慢惊之候自此而得，可不慎乎？《寿世保元》

【验方一】 烧针丸（《寿世保元》）

【处方】 黄丹（水飞过）、朱砂、白矾（火煅）各等分。

【用法】 上为末，枣肉为丸，如黄豆大，每服三、四丸，戳针尖上，放灯焰上烧过存性，研烂，凉米泔水调服，泻者食前。吐者无时，外用绿豆粉以鸡子清和作膏涂两脚心。如泻，涂卤门，止则去之。

【主治】 治吐泻如神。

【验方二】 五味异功散（《寿世保元》）

【处方】 人参，白术（去芦），白茯苓（去皮），陈皮，甘草（炙）。

【用法】 上锉散，姜、枣煎服。

【主治】 脾胃虚弱，吐泻不食，凡虚寒症，先服此以正胃气。

【验方三】 铁门栓（《寿世保元》）

【处方】 文蛤一两，（炒黄色），白矾二钱半（半生半枯），黄丹二钱。

【用法】 上为末，用黄蜡一两，化开为丸，如绿豆大，每服大人十五丸，小儿五、七丸，用茶一钱，姜二钱煎汤下。

【主治】 小儿五种泄泻，赤白痢疾，宜用。

【验方四】 金枣丸（《寿世保元》）

【处方】 木香、半夏曲、南星（汤泡透，姜汁炒）各三钱，丁香、陈皮各二钱半，砂仁、藿香各五钱，人参一钱半。

【用法】 上为细末，姜汁打糊，和成锭，辰砂为衣，淡姜汤送下。

【主治】 小儿呕吐不止。

【验方五】 回阳散（《寿世保元》）

【处方】 天南星为末。

【用法】 每服三钱，入京枣三枚同煎，温服。

【主治】 小儿呕吐不止，或其转过多，四肢发厥，虚风不省人事，用此四肢渐暖，神识渐省。

【验方六】 治小儿吐泻方（《寿世保元》）

一论小儿泄泻，用巴豆研末为膏，贴在囟门上，烧线香一炷，未尽即去巴豆，立效。

一小儿泄泻不止，用山药炒为末，不拘多少，入粥同粥食之，立止。

一治小儿吐不定，五倍子两个，一生一熟，甘草一掘，用湿纸裹炮过，同为末，每服半钱，米泔水调下。

(五)防治小儿肺炎方

肺炎是小儿一种主要常见病，婴幼儿时期最为多见。小儿肺炎是危害小儿健康最大的疾病之一。

小儿肺炎有多种分类方法。按病程分类，病程在1个月以内的称急性肺炎；病程在1~3个月的称迁延性肺炎；病程在3个月以上的称慢性肺炎。按病变部位分类可分为支气管肺炎、大叶肺炎和间质性肺炎。按病因可分为细菌性肺炎、病毒性肺炎、支原体肺炎和霉菌性肺炎等。急性肺炎在小儿肺炎中占的比重最大,急性肺炎中支气管肺炎最多。

引起小儿肺炎的以细菌和病毒为最多见,细菌有肺炎双球菌、溶血性链球菌、葡萄球菌、大肠杆菌、流感病毒和肺叶杆菌等。金黄色葡萄球菌对许多抗生素都有抗药性,治疗效果差,易引起死亡。引起小儿肺炎的病毒有腺病毒、麻疹病毒、流感病毒等,各种抗生素对病毒都无效。目前还缺乏对病毒有特殊疗效的药物,因此病毒性肺炎没有特效疗法的药物,腺病毒肺炎可造成流行,引起较多儿童死亡。麻疹肺炎或疹后肺炎也是比较重的,是引起麻疹患儿死亡的原因。

小儿抵抗力低,发生肺炎机会比成人高。年龄越小肺炎患病率越高,其中新生儿和婴儿最易发生,1岁后逐渐减少,3岁以后则显著减少。急性传染病后、外伤或手术后,小儿机体抵抗力降低,容易继发肺炎。营养不良、佝偻病、贫血和先天性心脏病等抵抗力低下,也容易发生肺炎。

气候寒冷或受凉,是小儿肺炎的重要诱因,上呼吸道感染或支气管炎未经合理治疗也可发展为肺炎。因此,小儿肺炎主要集中在冬春两季,其中以当年12月～次年3月之间最多。《科学育儿全书》

支气管肺炎又称小叶肺炎,是由细菌或病毒等感染而引起的急性炎症,为3岁以下婴幼儿最为常见的肺炎。临床以发热、咳嗽、气急、鼻煽等为主要症状。支气管肺炎起病或急或缓,多有发热,体温38℃～39℃,甚至达40℃以上。弱小婴儿或新生儿发热不高或不发热。咳嗽是肺炎主要症状之一,早期干咳无痰,继而咳有痰声。婴儿不会主动吐痰,痰在喉中呼噜很长时间。重症病儿可出现呼吸困难,表现为呼气时有吭吭声,呼吸浅表、增快,每分钟可达40～80次。更严重的患儿头向后仰,以利呼吸。医生用手叩打胸部,由于炎症时肺部实化和含气减少,而出现低沉的声音,称为浊音。听诊时在胸部可听到像水沸腾时冒出的水泡声,称啰音。湿啰音越细表示病变越靠近呼吸道末端,细湿啰音则表示肺泡的病变。支气管肺炎还影响患儿的其他系统,可出

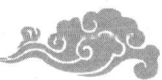

现呕吐、腹泻、腹胀。心率加快达每分钟160～200次,脉搏微弱、肝脏增大、颜面及下肢浮肿,为并发心力衰竭的表现。有时四肢发凉、面色发灰、血压降低,则为末梢循环衰竭。患儿常表现为烦躁不安或嗜睡,有的还可出现抽风,除高热、缺钙等原因外,并发化脓性脑膜炎或中毒性脑病也可引起抽风。

肺炎患儿都应当及时诊治,重症肺炎必须住医院治疗,轻症肺炎可以在家治疗。肺炎患儿护理十分重要,室内要定时通风,保持空气新鲜,冬天室温以18～20℃为宜,保持适当湿度(60%)以防痰变干不易咳出。患儿要经常翻身变换体位,或抱起活动以减少肺淤血,增加肺通气,促进痰排出。要勤喂水,给容易消化的食物,按医生嘱咐按时喂药。支气管肺炎只要治疗护理得当,轻症多在1～2周内痊愈,重症亦在3～4周内恢复。《现代育儿新书》

1. 药物疗法

【验方一】 治急性肺炎方(《婴幼儿保健小验方》)

【组成】 生香蕉一个,生莲藕一节,羚羊角一分,生桑白皮一钱,六一散一钱,正冬蜜三钱。

【用法用量】 以生香蕉头取其心三钱与生莲藕一钱捣烂,绞汁;用此汁与羚羊角一分,生桑白皮一钱,煎汤,两碗水煎至剩九分时,泡六一散一钱,正冬蜜三钱送服。每天饭前食用,每日二次。

【功效】 治小儿急性肺炎。

【验方二】 肺炎痰喘汤(《婴幼儿保健小验方》)

【组成】 生麻黄1.5克,生石膏15克(先煎),金银花9克,连翘9克,杏仁9克,生甘草3克,炒葶苈子6克,天竺黄6克,瓜蒌皮6克,元参6克。

【用法用量】 上药水煎服,每日1剂,日服3次。

【功效】 治小儿肺炎。外感风邪。内蕴痰浊,肺气闭塞。治以清宣开闭,豁痰平喘。

2. 食物疗法

【验方一】 柚子皮煮水治小儿肺炎(《生活中来》)

【组成】 一个柚子皮。

【用法用量】 柚子皮晾干,放进锅里几块加水一起煮(块不要太小。否则药效减少,但也不宜过大),水不要太多(和煎中药一样),连续煮沸几次后,把煮的汤给小儿喝下去。

【功效】 治小儿肺炎。连着喝几次病就会好。

【验方二】 丝瓜饮(《婴幼儿保健小验方》)

【组成】 丝瓜60克。

【用法用量】 将丝瓜洗净,切碎,水煎服。

【功效】 可润肺化痰。主治肺炎咳嗽痰多或痰黄黏稠。

【验方三】 萝卜排骨汤(《婴幼儿保健小验方》)

【组成】 肋排骨250克,萝卜250克,生姜、盐少许。

【用法用量】 将排骨、萝卜分别洗净,切块,加入生姜、盐少许。煮熟食用,每次1小碗,每日2次。

【功效】 此汤可清热解毒,顺气止咳,利尿发汗。主治肺炎初愈咳喘无力,自汗,四肢欠温者。

【验方四】 百合藕粉羹(《婴幼儿保健小验方》)

【组成】 新鲜百合50克,藕粉适量,冰糖适量。

【用法用量】 百合、冰糖加水煮烂后,加入已调成糊的藕粉,做成羹。每日2次,每次食用1小碗。

【功效】 此羹可润肺健脾。主治小儿肺炎后期,阴虚低热盗汗,口干咽燥,干咳少痰者。

【验方五】 杏仁萝卜煎(《婴幼儿保健小验方》)

【组成】 杏仁5克,生姜2片,白萝卜50克。

【用法用量】 将萝卜洗净,切片,与杏仁、生姜同入锅中,水煎服。

【功效】 此方可辛温解表,宣肺止咳。主治外感风寒,发热无汗,恶寒、流清涕,咳嗽痰多者。

【验方六】 白果冬瓜子杏仁饮(《婴幼儿保健小验方》)

【组成】 白果3个,冬瓜子15克,杏仁5克,冰糖适量。

【用法用量】 白果、冬瓜子、杏仁以水煮熬后,去渣,加入冰糖调匀,每日3次,每次1小杯。

【功效】 可清肺化痰平喘。主治肺热咳喘,发热、汗出,喉中痰鸣,痰黄稠者。

3.外治疗法

【验方一】 敷贴法(《实用中医大全》)

取白芥子末30克,加面粉30克,用水调和,用纱布包后敷贴背部,每天一次,每次15分钟,出现皮肤发红为止,连敷三日。

(六)防治小儿支气管炎方

支气管炎是指由各种病毒或细菌引起的支气管粘膜急性炎症。常继发于上呼吸道感染之后,出现较深较频繁的干咳喘息,伴有痰声,胸部呼吸音粗糙或听到干性罗音或较粗大的湿罗音或哮鸣音,与肺炎早期较难区别。支气管哮喘是世界性的多发病,以1~6岁儿童发病率较高,约有85%在3岁以内起病,所以支气管哮喘的防治应从婴幼儿开始。(《实用中医大全》)

支气管炎发作有较明显的季节性,以冬、秋季和换季时多见。发病急诱因主要是呼吸道感染,以呼吸道合胞病毒和支原体感染多见。平时发作还与气温变化(受凉)、饮食不当、药物过敏有关。(《现代育儿新书》)

咳嗽是急性支气管炎主要症状之一。咳嗽是人体的一种保护性反应,通过咳嗽可以将痰或异物排出体外,以免阻塞呼吸道或引起继发感染。小儿急性支气管哮喘和肺炎引起的咳嗽与上感不同,因为其下呼吸道有分泌物,因此不宜使用镇咳药,而只能用祛痰药或祛痰止咳药。如果用镇咳药,咳嗽虽被遏止,但下呼吸道内痰液滞留,可加重感染,甚至引起肺炎。

急性支气管炎可以采用中药或西药治疗。西药治疗一般采用抗感染和对症治疗两类药物。抗感染一般常用青霉素或红霉素等。由于临床上较难区分病毒还是细菌感染,故一般给予一种抗生素。对症治疗中除退热药外,还需给祛痰药,如小儿止咳糖浆等,而不能应用咳必清等镇咳药。(《科学育儿全书》)

1.药物疗法

【验方一】 治小儿哮喘方(《婴幼儿保健小验方》)

【组成】 人参五钱,麦冬五钱,肉桂二分。

【用法用量】 上三味药,水煎服。每天吃二三次,喘可减轻。如果夜晚再发作时,加牛膝六钱,熟地六钱,炮附子四分。水煎冷服,午前、午后吃一次,睡醒再吃一次,即可止。

【功效】 适用于小儿哮喘数日,热汗如雨,不食不眠症状。

2.食物疗法

【验方一】 川贝梨(《婴幼儿保健小验方》)

【组成】 川贝母1~2克,雪梨1个,冰糖3~5克。

【用法用量】 先把川贝母5~10克,研细末,备用。取雪梨1个,去外皮后,切下一块,然后挖出梨核。每次取川贝母粉1~2克,碎冰糖(粉碎)3~5克,放入梨心内。把削下的一块梨片,覆盖在原来的位置上,用小竹签2~3根,插在梨上封口固定。最后把梨放在小碗内(切口朝上),隔水放入锅内,加水适量,把梨炖熟即可。每日晚上吃1个,把梨、川贝、冰糖全部吃下,连用3~5天。

【功效】 化痰止咳。适用于小儿多种原因所致的咳嗽。

【验方二】 白菜冰糖饮(《婴幼儿保健小验方》)

【组成】 大白菜根2个,冰糖30克。

【用法用量】 将白菜根、冰糖同放锅中加水适量煎煮,取汁服用。每日3次。

【功效】 可以清热止咳。

【验方三】 银耳冰糖饮(《婴幼儿保健小验方》)

【组成】 银耳10克,冰糖20克。

【用法用量】 将银耳、冰糖同放砂锅中,加适量水煎煮,取汤服用。每日1次。

【功效】 具有润肺止咳清热之功效。

【验方四】 萝卜蜜汁饮(《婴幼儿保健小验方》)

【组成】 霜白萝卜1/4个,蜂蜜适量。

【用法用量】 将霜白萝卜洗净捣碎,绞取汁炖熟,加入蜂蜜调匀服用。

【功效】 主治咳嗽多痰。

【验方五】 蒸大蒜水(《婴幼儿保健小验方》)

【组成】 大蒜2~3瓣,冰糖适量。

【用法用量】 将大蒜洗净,拍碎,放入半碗水,放入一粒冰糖,把碗加盖放入锅中去蒸,大火烧开后改用小火蒸15分钟即可。当碗里的大蒜水温热时喂给孩子喝,大蒜可以不吃。一般每天2~3次,1次小半碗。

【功效】 大蒜性温,入脾胃、肾经,治疗寒性咳嗽、肾虚咳嗽效果非常好。

【验方六】 烤橘子(《婴幼儿保健小验方》)

【组成】 橘子适量。

【用法用量】 将橘子直接放在小火上烤,并不断翻动,烤到橘皮发黑,并从橘子里冒出热气即可。待橘子稍凉一会儿,剥去橘皮,让孩子吃温热的橘瓣。如果是大橘子,孩子一次吃2~3瓣即可,如果是小贡橘,一次可以吃一个。最好配合大蒜水一起吃,1天2~3次。

【功效】 橘子性温,有化痰止咳的作用。吃了烤橘子后痰液的量会明显减少。

【验方七】 无花果冰糖水(《婴幼儿保健小验方》)

【组成】 无花果10克,冰糖适量。

【用法用量】 无花果、冰糖同入锅中煲水服食。每天1次,连服3~5天见效。

【功效】 此糖水治肺热咳嗽。

【验方八】 胖大海冰糖茶(《婴幼儿保健小验方》)

【组成】 胖大海3~5枚,冰糖适量。

【用法用量】 把胖大海洗净放入杯中,加冰糖适量调味,冲入沸水,加盖焖半小时左右,作茶饮,每天数次,连服2~3天见效。

【功效】 此茶治肺热咳嗽。

【验方九】 食疗治小儿夏季咳嗽5方(《郑玉巧育儿全书》)

夏季宝宝咳嗽,只要掌握了主要症状,区分出咳嗽的类型,然后用食疗防治就可以了。

①当宝宝有咳嗽、痰黄并且舌苔也黄时,属于痰热型咳嗽,此时可以用白萝卜做汤,或者炒白萝卜丝,有清热化痰的作用,且能通大便。或者让宝宝吃点炒冬瓜,喝些冬瓜汤。

②当宝宝是由于天太热而突然咳嗽,则属于暑热重,这时可以多吃些丝瓜、冬瓜。

③当宝宝长时间咳嗽,痰却很少时,属于阴虚夹一点热症,此时可用一种传统的中医方子,川贝母研成粉末,与梨同蒸,再加些冰糖,止咳效果很好。也可做银耳汤、百合粥给孩子吃,可润

肺止咳。

④当宝宝从炎热的环境中突然进入到空调房间时,受凉也会引起咳嗽,这就属于里热外寒型咳嗽。此时,可用生姜3小片,切碎,与一把大米一起煮成稀粥,每日吃两次,连续吃3～5天。可暖脾胃,散风寒,利肺气。

⑤如果孩子咳嗽时间较长,常常是在半夜里咳,且一遇到潮湿的环境或闻到异味、烟雾易咳,则应考虑是否是过敏性咳嗽。如果家里有过敏史或哮喘病史,应带孩子去医院查一下过敏原。而对付这种咳嗽,可用白果熬粥或做白果排骨汤,不过,由于白果有小毒,一定要炖得很烂才能吃。

3. 外治疗法

【验方一】 拍背能缓解孩子的咳嗽（《父母是孩子最好的医生》）

孩子咳嗽时,家长可以经常帮孩子轻轻拍背,这样能缓解孩子的咳嗽。家长在孩子咳嗽时,应将其抱起,用手掌轻拍孩子的背部,上、下、左、右都要拍到。如果家长一拍到某部位孩子就咳嗽,说明孩子的痰液就积在此处,应重点拍。这个敏感部位多数在孩子肩胛下,也就是肺底部,这个部位容易积痰。只要有痰的刺激,孩子就会咳嗽,一旦痰液排出,咳嗽就能暂时缓解,所以给孩子拍背能起到宽胸理气、促进痰液排出的作用。孩子咳嗽期间,家长一定要经常地轻拍孩子的背部,帮助孩子咳痰,一天内最好是在孩子刚睡醒和将要睡觉时拍孩子的背,让孩子把痰咳出,利于睡眠。

【验方二】 手捂后背能止小儿咳嗽（《父母是孩子最好的医生》）

孩子受凉咳嗽时,可在孩子入睡时用手心捂住孩子的后背（两肩胛骨中间脊柱处）,直到手心出汗。这样可以驱寒,孩子很快就会止住咳嗽,安然入睡。这种方法很有效。

【验方三】 中药贴止咳（《郑玉巧育儿全书》）

如果一岁以上的孩子患上暑热夹湿类型的咳嗽,可以到中医院开一些含中药成分的止咳贴,贴在肺俞、天突及膻中穴上,可以迅速止咳。

(七)防治脾胃病方

【验方一】 补中益气汤（《寿世保元》）

【处方】 黄芪（蜜水炒）、拣参各八分,白术（去油、芦）、当归身（酒洗）各一钱,陈皮、甘草（炙）各五分,升麻、柴胡各二分。

【用法】 上锉,姜枣煎,空心温服。

【主治】 小儿诸病,因药攻伐,元气虚损,脾胃衰惫,恶寒发热,肢体倦怠,饮食少思,或兼饮食劳倦,头痛身热,烦躁作渴,脉洪大弦虚,或微细软弱,右关寸独甚,亦宜用之。大凡久病,或过服克伐之剂,亏损元气,而诸症悉俱者,最宜此汤调补。若无有前症,致儿为患者,尤宜用之。

【验方二】 四君子汤（《寿世保元》）

【处方】 人参、白术（去芦,炒）、白茯苓（去皮）、甘草（炙）各等分。

【用法】 上锉,姜、枣煎服。

【主治】 小儿脾胃虚弱,或因克伐之剂,致饮食少思,或食而难化,或欲作呕,或大便不实,脾胃虚损,吐泻少食。

【验方三】 异功散（《寿世保元》）

【处方】 人参、白茯苓（去皮）、白术（去芦,炒）、甘草（炙）、陈皮各等分。

【用法】 上锉,姜、枣煎服。

【主治】 小儿脾胃虚弱,吐泻不食,或惊搐痰盛,或睡而露睛,手足指冷,或脾肺虚弱,咳嗽吐痰,或虚热上攻,口舌生疮,弄舌流涎。若母有疾致儿患此者,母亦当服之。

(八)防治痰喘方

痰者,风之苗。热生于心,痰生于火。火者,痰之根,静则伏于脾土,动则发于肺金。水澄则清,水沸则浑。小儿痰嗽乃心火克制肺金,或寒邪停留肺腑,寒化为热,必生痰喘,咳逆上气,肺胀鼻勾鼻合,俗为马脾风,又为喉风,若不速治,立见危殆。（《寿世保元》）

【验方一】 定喘汤（《寿世保元》）

【处方】 麻黄六分,杏仁（去皮、尖）三分,半夏六分（甘草水泡七次）,黄芩（微炒）三分,桑白皮（蜜炙）六分,苏子四分,款冬花六分,甘草二分,白果五枚（去壳,打碎,炒黄）。

【用法】 上锉,水煎,温服,不必用生姜。

【主治】 齁喘气急。

【验方二】 人参款花膏（《寿世保元》）

【处方】 人参八钱,紫菀一两,款冬花(去梗)八钱,桑白皮(炒)一两,贝母二钱半,桔梗(炒)二钱半,紫苏五钱,槟榔五钱,木香五钱,杏仁(去皮、尖)八钱,五味子八钱,马兜铃二钱半。

【用法】 上为末,炼蜜为丸,如龙眼大,每服一丸,姜汤化服。

【主治】 小儿脾胃虚寒,久嗽不已,咽膈满闷,咳嗽痰涎,呕逆恶心,肚腹膨胀,腰背倦痛,虚劳冷嗽,诸药无效者,服人参款花膏

【验方三】 治痰喘神方(《寿世保元》)

用巴豆捣烂作一丸,以棉花包裹,男左女右塞鼻,痰即坠下。

(九)防治咳嗽方

夫咳嗽者,肺为娇脏,外主身之皮毛,内为五脏华盖,形寒饮冷,燥热郁蒸,最为伤也。而肺实肺虚皆能壅痰而发咳也。咳嗽二症,难作一途,咳谓无痰有声,肺气伤而不清,嗽为无声有痰,脾湿动而生痰,咳嗽谓有声有痰,因伤肺气,兼动脾湿也。其症感风寒者鼻塞声重,停寒者凄惨怯寒,夹热者则焦烦,受湿者为缠滞,停水者则怔忡,若痰饮则咳有痰声,痰出咳止,火极则咳声不转,面赤痰结,肺气则喘满气急息重,风痰壅盛则咳至极频,吐乳食与痰俱尽方得少息。而或实或虚,则视痰之黄白,唾之稀稠而可知也。以一岁论之,春乃上升之气,夏乃火气炎上,秋由湿热伤肺,冬则风寒外束。以一日论之,清晨本日痰火,午痰皆曰阴虚,夜间或有食积,其咳而吐脓血者,肺热感也。久痰不已必伤惊悸顽涎,甚至眼眶紫黑,如物伤损,血珠红赤如血,大可畏也。

治法:风寒宜疏散,烦热宜清利,受湿用胜湿之药,停水宜泻水之剂,痰饮即豁痰,火极则降火,肺胀则养血疏肝,风痰壅盛宜养胃而去风痰也。况肺生胃门,更能温中与表,顺助其气,滋润肺经,和顺三焦,一将见气壮则咳渐减,胃复则痰不生,肺滋则咳不有。乳母忌饮食,慎风寒,咳何从而生乎?(《寿世保元》)

1. 药物疗法

【验方一】 雄朱丸(《寿世保元》)

【处方】 牛胆南星、天花粉各一两,薄荷、荆芥、防风、羌活、天麻、朱砂、雄黄各六钱,麝香三分。

【用法】 上为细末,粳米饭为丸,薄荷汤送下。

【主治】 春夏秋风咳嗽,痰热喘急,并夹惊伤寒等症。

【验方二】 九宝饮(《寿世保元》)

【处方】 薄荷,紫苏,大腹皮,麻黄,桂枝,桑白皮,杏仁,陈皮,甘草。

【用法】 上锉,生姜三片、乌梅一个,水煎,温服。

【主治】 冬月感寒咳嗽,夜不得睡,以此服之。

【验方三】 参苏饮(《寿世保元》)

【处方】 紫苏,陈皮,桔梗,前胡,半夏,干葛,白茯苓(去皮),枳壳(去穰),人参,木香,甘草。

【用法】 上锉,生姜煎服。

【主治】 小儿四时感冒,发热头痛,咳嗽喘急,痰涎壅盛,鼻塞声重,涕唾稠粘,及内伤外感一切发热等症。

【验方四】 宁嗽膏(《寿世保元》)

【处方】 麻黄、杏仁(去皮、尖)、桔梗(去芦)、甘草、知母、贝母、款冬花、黄芩、紫菀各五钱,黄连四钱,香附(童便炒)二钱,牛胆南星一两。

【用法】 上为细末,炼蜜为丸,如芡实大,每服一丸,白汤食后化下。

【主治】 小儿一切咳嗽不已。

(十)防治小儿消化不良方

因为小儿对食物的需要量相对远较成人为多,所以消化器官的工作处于紧张状态,因此任何一种不良的因素都容易引起胃肠道机能紊乱。尤其是家长愿意让孩子多吃快长,往往营养过剩,喂养不当,超过了小儿消化的功能的负担能力,引起消化不良。

小儿消化不良,可食欲不好、呕吐、腹泻,孩子面黄肌瘦,易疲倦,易感染其他疾病,可发生营养不良。(《科学育儿全书》)

1. 药物疗法

【验方一】 清肠消导汤(《婴幼儿保健小验方》)

【组成】 白头翁6克,香附4克,砂仁1克,茯苓5克,苍术炭5克,山楂6克,焦神曲8克。炙甘草1克。

【用法用量】 将上药同入砂锅,加水量水,浓煎至200毫升,每日可分多次饮服。

【功效】 治小儿消化不良。

【验方二】 治消化不良方(《科学育儿全书》)

【组成】 莱菔子、麦芽各30克,生姜5片。

【用法用量】 水煎服。每日1剂。

【功效】 治小儿单纯性消化不良。

【验方三】 治消化不良方(《科学育儿全书》)

【组成】 焦白术5克,炒山药6克,茯苓6克,川朴5克,焦神曲9克,炒麦芽9克,陈皮、炒枳壳3克,砂仁3克。

【用法用量】 上药水煎2次,混合每日分3次服。

【功效】 治小儿消化不良。

2.食物疗法

【验方一】 参金散(《常见病家庭诊治大全》)

【组成】 红人参、鸡内金。

【用法用量】 取两药净品烘干,混匀,粉碎,过七号筛。每袋装3克,备用。1岁以内儿童,每日3次,每次1克。1周岁以上者随年龄升高适当增量。

【功效】 治小儿顽固性消化不良。

【验方二】 胡萝卜治小儿消化不良(《生活中来》)

【组成】 胡萝卜适量,红糖适量。

【用法用量】 将胡萝卜洗净,切片煮烂,加适量红糖让小儿服食。一般服几次后即可收到较好的效果。

【功效】 此方治小儿消化不良

【验方三】 消食饼(《家庭药膳全书》)

【组成】 炒山楂、炒白术各120克,神曲60克,米粉250克。

【用法用量】 把山楂、白术和神曲一并研为细末,与面粉和匀,然后加入清水适量,和匀搓揉成团,分成蛋黄大小的团块,压成饼,放入笼内蒸熟即可。每日2~3次,每次嚼服或用开水泡服2~3块,至症状消失为止。

【功效】 开胃口,助消化。适用于小儿伤食、消化不良等。

【验方四】 消食导滞饼(《家庭药膳全书》)

【组成】 炒牵牛子、炒大黄、炒萝卜籽、炒山楂、鸡内金各30克,面粉500克,芝麻、红糖各适量。

【用法用量】 先将前五味一并研成细末,过筛。把药末同芝麻、红糖以及面粉500克,一并和匀,加水调为面糊,烙成焦黄色小饼30块。1~3岁小儿每日吃1块;4~6岁小儿每日吃2块。嚼食。连服2~3天。

【功效】 消食导滞。适用于小儿食积。

【验方五】 高粱枣饼(《家庭药膳全书》)

【组成】 红高粱50~100克,红枣10~25克。

【用法用量】 把大枣洗净去核,放入锅内炒焦。把高粱炒黄后,同枣一并研成细粉。把细粉和匀后,加水拌匀,按常法做成小饼10~20块,蒸熟即可。每日2次,每次当点心细细嚼食1~2块。也可研粉后,用开水冲服,2岁以内每次10克;3~5岁每次15克,连服7~10天。

【功效】 益气,温中,健脾。适用于小儿消化不良。

【验方六】 山楂麦芽饮(《家庭药膳全书》)

【组成】 炒山楂10~15克,炒麦芽10~15克,红糖适量。

【用法用量】 把山楂、麦芽及红糖一同放入砂锅中,加水适量,煎沸5~7分钟后,去渣取汁。以上为1日量,分作2次,当饮料温热服。

【功效】 去积滞,助消化。适用于小儿消化不良。

【验方七】 米茶(《家庭药膳全书》)

【组成】 大米100克,茶叶6克。

【用法用量】 将大米淘净,放入锅中加水适量;再将茶叶用沸水冲泡6分钟,取茶汁倒入锅内余大米共煮成粥即可。每日1次,温服。

【功效】 健脾和胃,消积。适用于消化不良症。

(十一)防治伤食方

夫小儿伤食皆因乳哺不节,过食生冷坚硬之物,脾胃不能克化,积滞中脘,外为风寒所搏,或因夜卧失盖,以致头疼身热,面黄,目胞微肿,腹痛胁胀,足冷肚热,喜睡神昏,不思饮食,或恶食,或恶心,或呕或哕,或口嗳酸气,或大便败卵臭,或气短痞闷,或胃口作痛,或心下痞满,按之则痛,此皆为陈积所伤也,宜以万亿丸利之。若因内停于食,或外又感寒邪者,则人迎气口俱紧盛,头疼,恶寒拘急,兼前等症,宜以太和散主之。葛氏曰:乳者奶也,哺者食也,乳后不可与食,食后不可与乳。缘小儿脾胃怯弱,乳食易伤,难以消化,初得成积,久则成癖成疳,变为百病,可不慎乎?《寿世保元》

【验方一】 太和散《寿世保元》

【处方】 紫苏,陈皮,香附,羌活,苍术,川芎,枳壳,山楂,神曲(炒),麦芽(炒),甘草。

【用法】 生姜三片,水煎,温服。

【主治】 内伤乳食,肚腹胀痛,外感风寒,头疼发热,宜服太和散。

【验方二】 消食饼《寿世保元》

【处方】 莲肉(去皮),山药(炒),白茯苓(去皮),芡实(去壳,炒),神曲(炒),麦芽(炒),扁豆(炒),山楂(去子)。

【用法】 上各等分为末,每四两入白面一斤,水同和,烙焦饼用。

【主治】 小儿伤食,皮黄肌瘦,肚大腹胀,用此焦饼,常令食之。

【验方三】 启脾丸《寿世保元》

【处方】 人参、白术(去芦,炒)、白茯苓(去皮)、山药、莲肉(去心,皮)各一两,山楂肉、陈皮、泽泻、甘草(炙)各五钱。

【用法】 上为末,炼蜜为丸,如绿豆大,每服三、四十丸,空心米汤送下,小儿常患伤食诸疾,服之立愈。

【主治】 此药消食止泄止吐,消疳消黄消胀,定肚痛,益元气,健脾胃。

【验方四】 保婴丸(临川徐培鸿试验)《寿世保元》

【处方】 人参三钱,白术(去芦,炒)五钱,橘红(刮净)五钱,白茯苓(去皮)四钱,甘草(炙)二钱,青皮(去穰)三钱,砂仁二钱半,木香二钱五分,山药五钱,莲肉(去心,皮)三钱,使君子(去皮)三钱,山楂肉三钱,三奇神曲(炒)三钱。

【用法】 上共为细末,用生荷叶包粳米煮熟,去荷叶,将米杵烂,以净布扭出,再煮成糊为丸,如麻仁大,每二十五丸或三十五丸,至五十丸,陈米炒热煎汤,不拘时服。

【主治】 健脾胃,进饮食,消积滞,杀虫疳,长肌肉,乃保婴第一方也。

【验方五】 千金肥儿饼《寿世保元》

小儿无病,日常服三、五饼,可防患于未然,妙不可言。

婴孩恒阙乳,饮食不消停,脾胃一伤损,吐泻两相并。痰嗽加吭喘,热积致疳惊,面黄肌瘦削,腹胀吐青筋。赤子焦啼叫,慈母苦伤情,吾心怀幼切,家莲子茯苓,芡实干山药,扁豆薏苡仁,以上各四两,神曲麦芽陈,人参使君子,山楂国老饼,六味每二两,占糯米二升,药米均为末,布裹甑内蒸,白糖二斤半,调和饼印成,每食二三饼,诸病即安宁,肥儿王道药,价可拟千金。

【验方六】 治小儿食积方《寿世保元》

【处方】 黑丑(半生半炒)、槟榔各三钱,木香五分。

【用法】 上为细末,每服五分,黑砂糖调入滚水服,立消。

【主治】 小儿食积,腹痛膨胀,肚硬青筋。塔山王景明传。

(十二)防治诸疳方

夫疳者,甘肥无节,乳哺不调,或禀赋怯弱,血气不足。盖十五岁以前为疳,以后为劳也。书载:五疳病关五脏,要以脾家有一脏有积,失治而传其余也。脾家病去,余脏皆已。症虽分乎冷热,治当以补为先。宜用地黄丸、五疳膏、肥儿丸之类。《寿世保元》

【验方一】 消疳汤《寿世保元》

【处方】 山楂(去子)、白芍(炒)、黄连(姜汁炒)、白茯苓、白术(去芦)、泽泻各一钱,青皮四分,甘草(生)三分。

【用法】 上锉一剂,姜、枣煎服。

【主治】 小儿疳病,面黄肌瘦,肚大青筋,大便色疳白,小便浑浊,或澄之如米泔,此疳病也。

【验方二】 保婴五疳膏《寿世保元》

【处方】 青皮(麸炒)二钱,橘红五钱,白术

(去芦、蜜水炒)一两,白茯苓七钱半,麦门冬(去心)一两,使君子肉(锉,炒)七钱半,山楂肉五钱,麦芽(炒)五钱,金樱子肉(略炒)五钱,芡实仁二钱半,莲肉心(隔纸炒)五钱,甘草一钱半。

【用法】 上为细末,和匀,重七两,每次用药末一两,炼蜜四两,调成膏,每日中、晌、晚间各服一、二茶匙,温水漱口。身热咳嗽加地骨皮、百部。肚腹饱胀,大便稀水,腹鸣作声,或虫出不知,加槟榔二钱、木香一钱。禀受气弱加人参二钱半。

【主治】 小儿五疳潮热,面黄肌瘦,烦渴,肚大青筋,手足如柴,精神困倦,历试有效,无疾预服此药,则诸疾不生,元气虚弱者服半月身体健壮。

【验方三】 肥儿丸(《寿世保元》)

【处方】 人参三钱半,白术(去芦)、白茯苓(去皮)各三钱,黄连(姜炒)三钱半,胡黄连五钱,使君子(去壳)四钱,神曲(炒)、麦芽(炒)、山楂肉各三钱半,甘草(炙)三钱,芦荟三钱半(碗盛,泥封固,置坑中,四面谷糠火煨透用)。

【用法】 上为末,黄米糊为饼,白汤化下,或作丸,黍米大,每服二、三十丸,看儿大小,米汤下。

【主治】 消疳化积,磨癖清热,伐肝补脾,进食杀虫,润肌肤,养元气,真王道也。

(十三)防治小儿疳积方

疳积症是儿科常见的一种胃肠机能障碍和营养紊乱的疾患,又称为食滞、食积。病因是小儿脾胃虚损,运化功能失常,加之饮食失节,过食生冷油腻和甜食所引起。本病多见于3岁左右的婴幼儿。其症状为面黄肌瘦,气血不荣,头发稀疏,大便醒粘,精神疲惫,腹部胀大,青筋暴露,或者腹部凹陷如舟,饮食异常。疳积形成之后,影响小儿生长发育,出现营养素缺乏症,合并其他症,因此,要引起重视。此病宜健脾为主。另一种是因虫积或饮食肥甘而来,其症状是腹大坚硬,口臭,下唇有白泡,舌面有红点,这时要先杀虫,再来调理脾胃。(《中国秘方全书》)

1. 药物疗法

【验方一】 疳积散(《常见病家庭诊治大全》)

【组成】 鸡内金30克,神曲、麦芽、山楂各100克,红糖适量。

【用法用量】 上四味药,共研细末。每次1.5~3克。糖水调服,日服3次。

【功效】 治小儿疳积。

【验方二】 治疳积方(《中国秘方全书》)

【组成】 使君子五钱(去壳炒香),花槟榔五钱。

【用法用量】 上两味药,共研细末。每次三钱,早饭前蒸鸡蛋吃。

【功效】 治因营养不良与药物攻伐引起疳积。

【验方三】 治肉伤食方(《婴幼儿保健小验方》)

【组成】 生山楂15克或炒山楂20克。

【用法用量】 山楂熬水代茶喝,山楂或山楂糕嚼食同样有效。

【功效】 治小儿肉食伤食。

【验方四】 治蛋伤食方(《婴幼儿保健小验方》)

【组成】 醋、米汤,或神曲30克。

【用法用量】 可用醋兑米汤饮服,或用或神曲30克泡水饮服。

【功效】 治小儿蛋伤食。

【验方五】 治面食伤食方(《婴幼儿保健小验方》)

【组成】 炒麦芽20克,神曲9克,或炒莱菔子12克。

【用法用量】 将炒麦芽、神曲水煎服,或用炒莱菔子水煎服,日服2次。

【功效】 此方治小儿面食伤食。

【验方六】 治生冷果品伤食方(《婴幼儿保健小验方》)

【组成】 丁香3克,神曲12克。

【用法用量】 将丁香、神曲用开水冲泡饮服。

【功效】 此方治小儿生冷果品伤食。

【验方七】 治伤食腹胀腹痛方(《婴幼儿保健小验方》)

【组成】 神曲12克,乌梅3只,或炒麦芽9克,炒神曲、炒山楂各6克。

【用法用量】 将神曲、乌梅水煎服,日服2次;或用炒麦芽、炒神曲、炒山楂水煎服,一日2

次。或炒党参 12 克,焦白术 9 克,红枣 7 枚,水煎服,一日 2 次。

【功效】 此方治小儿伤食腹胀腹痛。

2.食物疗法

【验方一】 扁豆怀山粥(《科学育儿全书》)

【组成】 炒扁豆 60 克,怀山 60 克,大米 50 克。

【用法用量】 上物洗净,煮粥服食。

【功效】 健脾益胃,对小儿疳积有效。

【验方二】 鹌鹑大米粥(《科学育儿全书》)

【组成】 鹌鹑 1 只,大米 100 克,调味品适量。

【用法用量】 鹌鹑去毛与内脏,洗净,切成小块,与粳米加水同煮成粥,加调味品分次食用。

【功效】 益气补脾,可治小儿疳积。

【验方三】 茯苓鸡肝汤(《婴幼儿保健小验方》)

【组成】 鸡肝 30 克,茯苓 10 克。

【用法用量】 将鸡肝、茯苓洗净,共煮熟。吃鸡肝喝汤,连服 10 天。

【功效】 健脾生血,补益肝肾。适用于小儿疳积、身体亏虚。

【验方四】 内金煮黄鳝(《婴幼儿保健小验方》)

【组成】 黄鳝 1 条(约 250 克),鸡内金 10 克,酱油适量。

【用法用量】 将黄鳝洗净,去肠切段,同鸡内金加水共煮熟。每日 1 次,酱油调食。

【功效】 补虚损,强筋骨,健胃消积。适用于小儿疳积虚损。

【验方五】 消食散(《婴幼儿保健小验方》)

【组成】 谷芽、山楂、槟榔、枳壳各等份。

【用法用量】 将以上四味药,共研为细末。每次服 1~2 克,每日 3 次。

【功效】 健脾开胃,消食化积。适用于小儿疳积。

【验方六】 大米胡萝卜粥(《家庭药膳全书》)

【组成】 胡萝卜 250 克,大米 50 克。

【用法用量】 胡萝卜洗净,切片,与大米同煮为粥。空腹食,每日 2 次。

【功效】 宽中下气,消积导滞。适用于小儿积滞、消化不良。

3.外治疗法

【验方一】 疳积草(《常见病家庭诊治大全》)

【组成】 鲜疳积草 15 克,姜、葱各 30 克,鸡蛋 1 个。

【用法用量】 将上三味药,共捣烂,加入鸡蛋搅匀,外敷脚心一夜,隔 3 天换一次,5~7 次为一疗程。

【功效】 治小儿疳积。

【验方二】 根治小儿疳积方(《生活中来》)

【组成】 桃仁 7 粒,杏仁 7 粒,白胡椒 7 粒,栀子少许,鸡蛋 1 个。

【用法用量】 将上四味药,一起研成细末,用蛋清调好。每晚贴在手心、足心,男左女右,用纱布裹好,次日早晨取下来。一次见效,多次可痊愈。

【功效】 根治小儿疳积。

(十四)防治小儿营养不良方

小儿营养不良是因营养物质摄入不足、吸收不良及过度消耗等原因引起的一种慢性营养缺乏症。本病多发生于 3 岁以下的婴幼儿,临床上以体重减轻、食欲异常、生长发育缓慢或停滞为特征,严重者伴有全身各系统功能紊乱及各种继发感染,可并发维生素缺乏症、贫血、鹅口疮、肺炎等疾病。营养不良宜采用综合治疗。(《实用中医大全》)

1.药物疗法

【验方一】 治小儿营养不良方(《婴幼儿保健小验方》)

【组成】 当归、川芎、白芍、旧地、党参、茯苓、芡实各一钱,公猪的小肚一个。

【用法用量】 以上各药和公猪的小肚(洗净)一起慢火炖熟,吃肚喝煎汤,每天 2 次。

【功效】 治小儿营养不良、体虚。连续服用 5~7 天,必见奇效。

2.食物疗法

【验方一】 山楂山药汤(《实用中医大全》)

【组成】 山楂 9 克,山药 15 克,白糖 25 克。

【用法用量】 水煎饮。每日 1 剂,连服 1 周。

【功效】 本方适用于脾虚疳积之症。

【验方二】 参芪鸽肉汤(《实用中医大全》)

【组成】 党参10克,黄芪15克,白术9克,乳鸽1只。

【用法用量】 乳鸽去毛杂内脏,将党参、黄芪、白术研为粗末,布包后塞入鸽腹,隔水炖至烂熟,饮汤吃肉。3天炖服1剂,连服4~6剂。

【功效】 本方适用于气血两虚者。

【验方三】 肝泥肉泥(《婴幼儿保健小验方》)

【组成】 猪肝或牛肝、鸡肝50克,瘦猪肉50克,盐少许。

【用法用量】 将肝和猪肉洗净,去筋,放在砧板上,用不锈钢汤匙按同一方向以均衡的力量刮,制成肝泥、肉泥。将肝泥和肉泥放入小碗,加入少许冷水和盐搅匀,上笼蒸熟即可食用。也可将肝泥和肉泥放在粥中同米一起煮熟食用。肉香肝烂,适合婴幼儿食用。7~9个月的婴儿即可食用,每次1小汤匙,一天喂两次,每天最多不超过2汤匙。

【功效】 动物肝脏营养丰富,含铁质多,有利于改善贫血。连吃十几天,营养不良症即可好转。

【验方四】 北芪鲈鱼(《婴幼儿保健小验方》)

【组成】 北黄芪50克,鲈鱼500克,葱、姜、醋、盐、黄酒各适量。

【用法用量】 鲈鱼去鳞、鳃及肠杂,洗净。黄芪粉碎装入纱布袋内,扎紧口,与鲈鱼一起放入锅内,加葱、姜、醋、盐、黄酒、清水,用大火烧沸后,转用文火炖至熟。

【功效】 补中益气,健胃生肌。主治小儿营养不良。

【验方五】 当归羊肉羹(《婴幼儿保健小验方》)

【组成】 当归、黄芪、党参、生姜各25克,羊肉500克,食盐适量。

【用法用量】 羊肉洗净,切成小块。当归、黄芪、党参包在纱布里,扎好口,与羊肉同放在砂锅里,加水适量,以小火煨至羊肉将烂时,加入生姜片和食盐,待羊肉熟烂即可。可分顿喝汤吃肉。

【功效】 补益气血,强壮身体。主治小儿营养不良。

【验方六】 归参鲤鱼(《婴幼儿保健小验方》)

【组成】 当归15克,党参15克,鲤鱼500克,食盐、黄酒、味精适量。

【用法用量】 将鲤鱼宰杀后去头、骨、内脏,洗净切成丝备用;当归、党参装入纱布袋内,加水适量,用武火烧沸后撇去浮沫,加黄酒,转用文火煮熬1小时,捞出药袋,加盐即成。吃鱼喝汤。

【功效】 补益气血。主治小儿营养不良。

【验方七】 金针增智粥(《家庭药膳全书》)

【组成】 金针菇、糯米、食盐各适量。

【用法用量】 将金针菇切碎脱水熟化;糯米熟化;按每50克熟化的糯米加脱水熟化的金针菇干品5克的比例混合,加盐适量,以食品袋包装备用。滚开水冲泡,焖5分钟后即可食。

【功效】 益智增慧。对儿童增强记忆力、开发智力、增加身高和体重有益。可作为儿童早餐或课间餐食用,能提高儿童智力,促进儿童生长发育。

【验方八】 人参莲子粥(《家庭药膳全书》)

【组成】 人参10克,莲子10枚(去心),冰糖30克,粳米100克。

【用法用量】 将人参、莲子与粳米同煮为粥,待熟,入冰糖溶化,搅匀即成。每日1次,温热服食。人参可连用3次,最后吃掉。

【功效】 大补元气,开心益智。适用于元气亏损之智力低下及智力衰退。常服此粥,可促进儿童大脑发育,提高智能。

【验方九】 胡麻粥(《家庭药膳全书》)

【组成】 胡麻60克,粳米100克。

【用法用量】 将胡麻去皮蒸熟,微火炒香研末,与粳米煮粥,煮至粥汁粘稠为度。随意服食。

【功效】 补肝肾,润五脏,促发育。适用于治疗肝肾不足、筋骨软弱无力、须发早白、视物昏花、小儿发育不良等症。

(十五)防治婴幼儿腹胀、腹痛方

1.药物疗法

【验方一】 治小儿腹胀方(《婴幼儿保健小验方》)

【组成】 焦麦芽30克,焦山楂10克,焦神曲10克。

【用法用量】 将上三味药焙干,研细末,每次服3克,每日3次,连服1周。

【功效】 治乳食内积型腹胀。

2.食物疗法

【验方一】 山楂粥(《婴幼儿保健小验方》)

【组成】 鲜山楂适量,粳米50克,白糖适量。

【用法用量】 将山楂切片,炒至棕黄色,每次取10~15克,加温水浸泡片刻,煎取浓汁150毫升,再加水300毫升,入粳米、白糖,煮至稠粥即可服食。

【功效】 治乳食内积型腹胀。

【验方二】 枣肉鸡内金饼(《婴幼儿保健小验方》)

【组成】 大枣肉250克,生鸡内金50~60克,生姜30克,面粉500克,白糖适量。

【用法用量】 先将生姜煎汤,枣肉捣烂,鸡内金焙干研细末,共和入面,做成小饼,烘熟。每次吃2~3个,每日2~3次,连服1周。

【功效】 治脾虚夹积型腹胀。

【验方三】 鲫鱼姜椒汤(《婴幼儿保健小验方》)

【组成】 鲫鱼1条,生姜30克,胡椒1克,食盐少许。

【用法用量】 鲫鱼去鳞及内脏,洗净,生姜洗净,切片与胡椒一同放入鱼肚内,加适量水炖熟,加少许盐,饮汤食鱼。每天1次,连吃1周。

【功效】 治脾虚夹积型腹胀。

【验方四】 白术山药扁豆粥(《婴幼儿保健小验方》)

【组成】 炒白术6克,怀山药10克,扁豆6克,粳米30克。

【用法用量】 先将白术、山药、扁豆煎取浓汁,和粳米煮成稀粥服食。每日2次。

【功效】 对小儿脾胃素虚、消化不良、不思饮食、面黄肌瘦者有健脾止泄、消食导滞之效。

3.外治疗法

【验方一】 治新生儿腹胀方(《常见病家庭诊治大全》)

【组成】 木香6克,鸡内金3克,陈皮3克。

【用法用量】 将上三味药研为细末,装纱布袋内,用绷带捆在小儿脐上一夜。一般1~2次即可痊愈。

【功效】 治新生儿腹胀。

【验方二】 治小儿腹痛方(《婴幼儿保健小验方》)

【组成】 桔子皮1个,枫树叶1撮,油菜籽1勺,四季葱头2个,香附子1勺。

【用法用量】 将以上五味共捣烂调盐水炒热敷肚脐。

【功效】 主治小儿腹痛。

4.其他疗法(《郑玉巧育儿全书》)

小儿腹痛比较常见的原因是肠痉挛,冬季是高发时节。由于环境温度低或进食冷饮等不良刺激,使肠道血管痉挛,供血不足,肠壁肌肉会收缩导致疼痛。此外肠道蛔虫、急性阑尾炎、肠套叠等也会引起腹痛。

如果孩子腹痛剧烈,不让按揉,摸着肚子很硬,或者伴有发烧、呕吐等情况,或者伴有血便,并且有加重的趋势,说明情况可能比较严重,最好赶紧就医。就医前不要随便给孩子吃解痉止痛药,以免掩盖病情。

如果孩子发生过类似腹痛的情况,曾经去医院诊断为肠痉挛,孩子喜欢家长按揉肚子,觉得很舒服,腹部摸起来有点凉,而且软软的,可能是肠痉挛引起的,可以试着给孩子喝点温水,或者用热水袋敷敷肚子,看看孩子是否有好转。另外,有些孩子可能是胆道蛔虫导致的腹痛,由于蛔虫喜酸,可以给孩子喝点醋,蛔虫安静下来,腹痛会有所缓解。

(十六)防治小儿便秘方

便秘是儿科较常见的一种症状,是指大便次数减少,排便间隔时间长,且粪便坚硬,排出困难。引起便秘的原因很多,小儿常见的是饮食不合理,乳食积滞,燥热内结,肠道蠕动功能失调,缺乏按时排便训练,或津液耗伤,不能润便所致。合理饮食和自幼养成按时排便习惯是预防小儿便秘的最主要方法。(《现代育儿新书》)

1.药物疗法

【验方一】 白术散治疗便秘(《婴幼儿保健小验方》)

【组成】 生白术适量。

【用法用量】 取生白术适量,粉碎成极细末,每次服用白术散10克,每天3次。

【功效】 此方对虚性便秘疗效颇佳,一般用药3～5天,大便即可恢复正常。

【验方二】 生甘草治疗便秘(《婴幼儿保健小验方》)

【组成】 生甘草2克。

【用法用量】 取生甘草2克,用15～20毫升开水冲泡服用。每日1剂。

【功效】 此方专治婴幼儿便秘,效果满意,一般用药7～15天即可防止复发。

【验方三】 胖大海治疗便秘(《婴幼儿保健小验方》)

【组成】 胖大海5枚。

【用法用量】 取胖大海5枚,放在茶杯里,用沸水约150毫升冲泡15分钟,待其发大后,少量分次频饮服,并且将泡胀的胖大海也慢慢吃下,胖大海的核勿吃。

【功效】 治婴幼儿便秘,一般饮服1天即可通畅。

2. 食物疗法

【验方一】 蒲公英汤(《婴幼儿保健小验方》)

【组成】 蒲公英(根据年龄)60～90克。

【用法用量】 蒲公英加适量水煎至50～100毫升,每日1剂,1次服完,年龄小服药困难者可分次服。

【功效】 治小儿热性便秘,1～2次即可见效。

【验方二】 黑木耳红枣糊(《父母是孩子最好的医生》)

【组成】 黑木耳6片,红枣20个。

【用法用量】 将黑木耳泡发,红枣去核,一起粉碎,加适量水搅成糊状,然后再入锅中煮熟。糊状易烧焦,要一边烧一边用勺子搅,烧开后关火。每天下午空腹时给孩子吃上小半碗,2～3天即可见效。

【功效】 治小儿顽固性便秘。此方适合8个月以上的孩子。

【验方三】 萝卜黄豆菠菜汤(《婴幼儿保健小验方》)

【组成】 萝卜50克,黄豆60克,菠菜50克,盐适量。

【用法用量】 将黄豆用水浸泡一夜,和萝卜放入锅内,加水适量,放少许盐煮至熟烂,加入洗净的菠菜至菠菜烧熟。每日2～3次,连服3～5天,温服。

【功效】 此汤可化积通便。主治小儿积热便秘。

【验方四】 冰糖香蕉(《婴幼儿保健小验方》)

【组成】 香蕉2个,冰糖适量。

【用法用量】 香蕉去皮切段,与冰糖适量同煮。日食2次。

【功效】 此方可清热生津润肠。主治小儿积热便秘。

【验方五】 蜂蜜甘蔗汁(《婴幼儿保健小验方》)

【组成】 甘蔗汁、蜂蜜各1杯。

【用法用量】 将甘蔗汁和蜂蜜拌匀。每日早晚空腹,各服1杯。

【功效】 此方可清热润肠通便。主治小儿积热便秘。

【验方六】 萝卜籽粉(《婴幼儿保健小验方》)

【组成】 萝卜籽20克。

【用法用量】 将萝卜籽炒黄研粉,开水或糖开水送服。

【功效】 此方可利气通便。主治顽固性便秘。

【验方七】 芋头芥菜咸蛋汤(《民间方》)

【组成】 新鲜芋头、大芥菜各适量,咸鸭蛋1个。

【用法用量】 将芋头、大芥菜洗净,切碎,和咸鸭蛋(去壳)同放过中煮汤,给孩子当饭吃。

【功效】 此方可宽肠通便,泻火。治小儿便秘。

3. 外治疗法

【验方一】 大黄粉外敷(《常见病家庭诊治大全》)

【组成】 大黄粉、食用白醋各适量。

【用法用量】 用大黄粉(1次10克)加食用白醋适量调成糊状(稠糊),涂在患儿脐部,用纱布覆盖固定,再用热水袋热敷10分钟左右,每日1次。

【功效】 本方适应乳食积滞而致的大便秘结。

(十七)防治小儿暑热方

暑热症又称"夏季热",是婴幼儿时期特有的一种季节性发热性疾病。一般认为气候炎热时，婴幼儿体温调节功能暂时失调，不能维持产热和散热的平衡所致。本病以发热长时间不退，气候愈热体温愈高，口渴多饮。多尿，无汗等症状为特征。

暑热症属中医暑温、疰夏等病证范畴。由于小儿先天禀赋不足，或病后体虚，脾胃失调，气阴不足，不能耐受夏季炎热，稍感暑气，即闭塞腠理，暑热无从宣泄，内灼阴津，发为本病。由于本病主要表现为暑伤肺胃、热盛伤阴之证，故以治疗以清暑益气养津为主。患儿一般与秋凉后其热消退，很少导致其他严重并发症。（《实用中医大全》）

1. 药膳疗法

【验方一】 小儿暑热茶（《家庭药膳全书》）

【组成】 香薷3克，六一散3克，青茶1～1.5克，扁豆衣5克，西瓜翠皮5克。

【用法用量】 前3味研成粗末，与后2味共用沸水冲泡10分钟；或上5味加水500毫升，煎沸5～10分钟即可。每日1剂，不拘时频饮服。以冷饮为宜。

【功效】 清暑解热，生津益气。适用于小儿夏季暑热症。

【验方二】 银薷茶（《家庭药膳全书》）

【组成】 金银花6克，香薷、杏仁、淡竹叶各3克，绿茶1克。

【用法用量】 将香薷、杏仁研末与另3味共用沸水泡焖15分钟；或共加水500毫升，煎沸10分钟即可。每日1剂，分上下午2次饮服。

【功效】 清热解暑，宁心除烦。适用于小儿夏季热、口渴烦躁等。

【验方三】 小儿消暑茶（《家庭药膳全书》）

【组成】 鲜荷叶、苦瓜叶、丝瓜叶各10克。

【用法用量】 将3种叶子洗净，撕成小片，加水150毫升，煎沸即可。取汁代茶饮。

【功效】 清热，祛暑，适用于小儿夏季暑热症。

2. 食物疗法

【验方一】 荷叶粥（《生活中来》）

【组成】 新鲜荷叶1张，粳米适量。

【用法用量】 将新鲜荷叶洗净，切细，用粳米煮粥，待粥快熬好时加入荷叶，煮沸即可。

【功效】 用于暑热、暑湿泄泻发热者。

【验方二】 西瓜番茄汁（《生活中来》）

【组成】 西瓜、番茄各适量。

【用法用量】 西瓜取瓤去籽，番茄洗净去皮去籽，用清洁纱布（或粉碎机）绞汁，两液合用当水饮。

【功效】 适用于感冒发热、口干、小便赤热者（汁液随用随作，不可存放过久）。

【验方三】 去暑热方（《中国秘方大全》）

【组成】 新鲜空心菜4两，荸荠7个。

【用法用量】 将空心菜洗净切丝，荸荠洗净切片，同煮成汤。1日1剂，分2～3次服。

【功效】 此方治小儿暑热，连服7天，就可痊愈。

（十八）防治小儿贫血方

贫血可分为许多种，营养性贫血是由于缺少蛋白质、铁、维生素B_{12}、叶酸、维生素C等营养物质造成的。如果以缺铁为主，则发生缺铁性贫血，是婴幼儿最常见的疾病之一，如果以缺少维生素B_{12}或叶酸为主引起的，则称为营养性大细胞性贫血。目前我国7岁以下儿童缺铁性贫血的发病率达25%～65%，以6个月至3岁发病最多。

引起贫血的原因很多，如母亲妊娠期间有营养不良性贫血或者大出血，则新生儿体内铁储备不足。婴儿时期生长发育迅速，血容量增加快，所需要的造血物质多，但婴幼儿以乳食为主，奶中含铁低，如不及时添加辅食则易患贫血。较大儿童常因营养供应不足或因食欲缺乏，偏食、各种急慢性感染，经常腹泻或长期慢性失血如鼻出血、血小板减少性紫癜、钩虫病等，都可引起缺铁性贫血。

营养性贫血临床可见头晕纳呆，面色萎黄或苍白，指甲、口唇和睑结膜苍白，倦怠乏力，心悸气短等症状，重症患者可有浮肿、口腔炎、出血、生长发育障碍等症状。缺铁性贫血可见小红细胞，低血色素，血清铁降低，血清总铁结合力增高等症状。（《实用中医大全》）

正常人体含铁约35～60毫克/千克。其中

2/3存在于血红蛋白中。人体的铁需要由实物补充,食物中的肝、肾、豆类、蛋黄、绿叶菜、水果、海带含量较多,而奶中含量较少。食物中的铁约5%～10%能被吸收。小儿每日损失的铁极少,但由于生长发育快,需要的铁比成人多,每约需6～16毫克。

贫血对小儿的危害是多方面的,它影响小儿的生长发育、胃肠道功能、皮肤及黏膜防卫功能和全身免疫功能。贫血小儿易患各种感染性疾病。因此,小儿贫血的防治十分重要。治疗以益气养血,补充铁质,培补脾肾为主。(《现代育儿新书》)

铁是合成血红蛋白的原料,严重缺铁时不仅发生贫血,也可引起体内含铁酶类的缺乏,发生胃肠道、循环、神经等系统的功能障碍。(《科学育儿全书》)

1. 药膳疗法

【验方一】 参枣莲子粥(《婴幼儿保健小验方》)

【组成】 党参15克,红枣20克(去核),莲子30克,大米30克。

【用法用量】 以上4味共入锅中,加水适量,煮至米烂熟即可,食粥及枣。

【功效】 有健脾益气、益血补虚之功,适用于缺铁性贫血及病后体弱者。

【验方二】 麻花糊(《婴幼儿保健小验方》)

【组成】 黑芝麻、花生仁、白糖各适量。

【用法用量】 黑芝麻、花生仁分别洗净,入炒锅中炒熟,研成粉末。每次各取15克,加入开水120～150毫升,调成糊状,再入白糖适量调味,即可趁热食用。

【功效】 有润肠通便、养血补血之功,但出血腹泻时应停用。

【验方三】 木耳红枣煎(《婴幼儿保健小验方》)

【组成】 黑木耳3克,红枣15枚(去核),白糖适量。

【用法用量】 将黑木耳、红枣分别洗净,同入锅中,加适量水,煮熟后加白糖适量调味即可。1岁以内服汁,1岁以上同时服黑木耳及红枣。

【功效】 有补血安神作用。尤其是黑木耳,含铁量很高,自古以来即为补血佳品,可防治小儿缺铁性贫血。

【验方四】 龙眼枸杞粥(《婴幼儿保健小验方》)

【组成】 龙眼(又称桂圆)肉、枸杞子、血糯米(又称黑米)、粳米各15克。

【用法用量】 将龙眼肉、枸杞子、黑米、粳米分别洗净,同入锅,加水适量,大火煮沸后改用小火煨煮,至米烂汤稠即可。每日1剂,分早、晚2次吃完。经常食用有效。

【功效】 此粥可益气补虚,养肝益血,补血生血。适用于小儿营养不良性贫血。

【验方五】 当归羊肉汤(《婴幼儿保健小验方》)

【组成】 当归30克,生姜50克,羊肉150克,食盐、佐料少许。

【用法用量】 将羊肉、生姜分别洗净,切片,与当归同入锅,加水2碗,煎煮30分钟。加盐、佐料少许调味即可。趁热喝汤。第二天原锅中加水再煎,弃渣喝汤。每2日1剂,连续服用2个月。

【功效】 此汤可温阳散寒,温中和胃,补气生血。治小儿贫血伴食欲不振、怕冷。

【验方六】 三色肝末(《婴幼儿保健小验方》)

【组成】 猪肝25克,葱头、胡萝卜、西红柿、菠菜各10克,精盐少许,肉汤适量。

【用法用量】 将猪肝、葱头、胡萝卜、菠菜分别洗净切碎,西红柿、洗净用开水烫去外皮切碎备用;将切碎的猪肝、葱头、胡萝卜放入锅中加入肉汤煮熟,最后加入西红柿、菠菜、精盐煮片刻即可。

【功效】 这道菜适合7个月以上的婴幼儿补血食用。

【验方七】 鸡肝大米粥(《婴幼儿保健小验方》)

【组成】 鸡肝1具,大米150克,豆豉20克。

【用法用量】 鸡肝洗净切碎,与大米、豆豉煮粥,常服。

【功效】 治婴幼儿缺铁性贫血。

【验方八】 桑椹煮鸡蛋(《婴幼儿保健小验方》)

【组成】 桑椹30克,鸡蛋1个。

【用法用量】 桑椹水煎至药烂,去渣留汁;鸡蛋煮熟,剥壳;将剥壳鸡蛋下入桑椹药汁中煮沸,连汤带鸡蛋服用。

【功效】 治婴幼儿缺铁性贫血。

【验方九】 桂圆大枣汤(《婴幼儿保健小验方》)

【组成】 桂圆肉30克,大枣15枚。

【用法用量】 将桂圆、大枣去核洗净,共煮汤服用。

【功效】 治婴幼儿缺铁性贫血。

(十九)防治小儿多汗方

汗腺分泌汗液过多叫多汗。可分为生理性多汗和病理性多汗两类。生理性多汗见于天热、室温过高,穿衣盖被过多或体内供热过多和产热过多(如吃大量过热食物、活动过多等)。这时出汗是人体调节体温的必要方法,通过出汗可以降低体温以维持体温稳定,所以称生理性多汗。而病理性多汗往往见于无以上原因,安静时也有出汗。

小儿多汗,与儿童生长发育快、新陈代谢旺盛有关。但若小儿在安静和睡眠时,并非因衣被过厚或环境过热、活动过多而出汗较多,或者盗汗,就属病理现象,称为:"白汗症"或"小儿多汗症"。多见于5岁以下的幼儿。中医认为自汗症主要因为气虚卫外不固或气阴两虚所致。汗出过多,会影响小儿生长发育,还会使小儿体质虚弱,抵抗力差,易引起其他病症。(《婴幼儿保健小验方》)

1.药物疗法

【验方一】 治汗症验方(《寿世保元》)

【处方】 牡蛎(煅)二钱,黄芪(蜜炙)、生地黄各一两。

【用法】 锉散,水煎服。

【主治】 小儿盗汗,因食生冷之物过多,或热水淘饭,大能损土,为水所伤,则不能制其津液,故成汗自出也。

【验方二】 治汗症效方(《寿世保元》)

一论小儿盗汗,潮热往来,胡黄连、柴胡各等分为细末,炼蜜为丸,如鸡头子大,每一丸至三丸,银器中用酒少许化开,更入水五分,重汤煮二三十沸,放温,食后和渣服。

一治小儿虚汗,或心血液盛,亦发为汗,此药收心气。新罗人参、川当归各三钱上细锉,用雄猪心一个切三片,每服二钱,猪心一片,并水盏半煎,食前作两次服。

一治小儿盗汗,用五倍子为末,津液调涂脐中,一宿即止。

又方,用何首乌为末,津液调涂脐,效。

2.药膳疗法

【验方一】 五倍子饼(《家庭药膳全书》)

【组成】 五倍子30克,面粉100克。

【用法用量】 先把五倍子研为细末,用五倍子末与面粉和匀,然后加水适量,搅拌,如常法做成小饼约15~20块。把小饼放入笼内蒸熟。每晚临睡前嚼服2~3块,连续3~5天。

【功效】 敛肺止汗。适用于小儿体虚所致的自汗、盗汗症。

【宜忌】 此法只适用于虚症汗出,如属湿聚热蒸或发热多汗者不宜选用。

【验方二】 麦枣桂圆粥(《家庭药膳全书》)

【组成】 小麦25克,红枣5枚,桂圆肉10克,糯米适量。

【用法用量】 以上四味洗净后,同入砂锅,加水适量,共煮为粥。每日2次,温热服。

【功效】 补虚敛汗。适用于小儿自汗、盗汗。

【验方三】 三黄小麦粥(《家庭药膳全书》)

【组成】 黄芪、生地黄、熟地黄各15克,浮小麦、糯米各30克,大枣5枚。

【用法用量】 先将黄芪、生地黄、熟地黄、浮小麦洗净后,加水煎煮,去渣取汁,加入粳米、大枣(去核),共煮成粥。每日2~3次,温热服。3~5日为1疗程。

【功效】 益气固表,养阴清热。适用于小儿体虚自汗、盗汗。

3.食物疗法

【验方一】 牡蛎蛤粉红枣汤(《婴幼儿保健小验方》)

【组成】 牡蛎一两,蛤粉六钱,红枣五枚。

【用法用量】 牡蛎、蛤粉、红枣一同熬汤,经常服用有效。

【功效】 治小儿盗汗。

【验方二】 红枣稻根须汤(《婴幼儿保健小验方》)

【组成】 红枣十枚,稻根须五钱,甘草一钱。

【用法用量】 红枣、稻根须一同熬汤,以甘草调味。每日服1剂。

【功效】 此法不仅可治小儿盗汗,对成人盗汗也有同等效果。

【验方三】 糯米小麦粥（《婴幼儿保健小验方》）

【组成】 糯米、小麦等量,红糖适量。

【用法用量】 糯米、小麦等量,同煮粥,加红糖调味。每天早晨食1碗。

【功效】 此粥可固表止汗。主治气虚白汗,动则汗出,面色无华者。

【验方四】 泥鳅汤（《婴幼儿保健小验方》）

【组成】 泥鳅150克,食盐稍许。

【用法用量】 泥鳅放入热水中浸一浸,取起刮去潺,剖开肚,取出内脏,洗净抹干,下油锅煎黄,加水1碗半,慢火煲成半碗,下盐调味即可。每天服用1次,连续服用3天。

【功效】 泥鳅有补中益气的功效,治小儿多汗症功效显著。

【验方五】 黄芪百合粥（《婴幼儿保健小验方》）

【组成】 黄芪30克,百合10克,粳米25克。

【用法用量】 先用黄芪加水500毫升,煮沸后再小火煎半小时,去渣,取药液;百合洗净,与粳米加药液煮成粥1小碗。每日分2次空腹吃完,连吃1周以上。

【功效】 补肺气,清肺热,益卫固表,对小儿多汗症有较好的疗效。

【验方六】 生地黑豆鸡（《婴幼儿保健小验方》）

【组成】 生地100克,黑豆50克,童子鸡1只,食盐3克。

【用法用量】 先用生地水煎两次,去渣,合并两次滤液约500毫升;黑豆洗净;童子鸡去毛和内脏;将黑豆填入鸡腹,入砂锅,加药液,大火煮沸后加入盐,小火煨至鸡肉和黑豆烂熟。鸡分2～3天吃完,每周吃鸡两只,连吃3周以上。每次吃鸡肉、黑豆、喝汤,宜少不宜多。

【功效】 有养阴补肾清内热的功效。对阴虚内热盗汗的小儿多汗症有良效。

【验方七】 糯稻根煮泥鳅（《家庭药膳全书》）

【组成】 糯稻根、泥鳅各适量。

【用法用量】 先把泥鳅去肠杂,洗净,煎至金黄色,然后加水和糯稻根,同煮,每周喝2次。连续喝一个月。

【功效】 泥鳅是"水中人参",能补气祛湿,糯稻根可止汗、健脾。此方治小儿盗汗。

4.外治疗法

【验方一】 牡蛎蛤粉（《婴幼儿保健小验方》）

【组成】 牡蛎三两,蛤粉三两,酒精适量。

【用法用量】 牡蛎三两,蛤粉三两,同研为细粉。可用以代替痱子粉或爽身粉,在孩子沐浴冲洗后,先用酒精摩擦颈部、背部,再扑此粉。

【功效】 治小儿盗汗。蛤粉和牡蛎粉可以收敛皮肤,减少出汗,是有效的外用止汗剂。

【验方二】 泥鳅降治小儿虚汗方（《婴幼儿保健小验方》）

小儿睡眠时容易出虚汗的,可以用3～5条泥鳅（去头、肠子）烧汤喝,每周两次,能止虚汗,暖脾胃。

(二十)防治小儿肾脏病方

肾炎一般指肾小球肾炎,是一组种肾脏非化脓性疾病。其特点是多发生于儿童,有一定季节性,每年的9月至来年1月发病最多。绝大多数在发病前有一个先驱感染,以上呼吸道感染、扁桃体炎、猩红热、化脓性皮肤感染最为常见。其病因可以是细菌或病毒,但它的发病不是细菌或病毒直接侵袭肾脏,而是由于病原体侵入人体后,引起人体产生一种免疫反应,造成肾脏损伤。病人可有尿少、血尿、水肿等临床表现,还可以有血压升高。也有一些病人症状不明显,只有轻微的尿异常。

肾病综合征是与急性肾炎不同的一种疾病。其特点是多数发病年龄在2～7岁,男孩较多见,临床有明显尿少,水肿比急性肾炎严重。肾病综合征的治疗与肾炎不尽相同,多数应用肾上腺皮质激素治疗。也可以用中药治疗,像雷公藤制剂等。小儿肾脏病需去正规医院治疗。只要坚持治疗,并在医生指导下合理用药,大部分可以治愈。（《现代育儿新书》）

1.药膳疗法

【验方一】 鲫鱼冬瓜汤（《家庭药膳全书》）

【组成】 鲫鱼250克,冬瓜500克。

【用法用量】 将鲫鱼洗净,去肠杂及鳃,鲫鱼冬瓜(去皮)同煎汤。每日2次,吃鱼喝汤。

【功效】 清肺利尿,消肿。适用于小儿肾炎急性期。

【验方二】 茅根汤《家庭药膳全书》

【组成】 干白茅根250克,白糖25克。

【用法用量】 将干白茅根洗净后切碎,放入砂锅,加水适量,煎汤去渣,然后加入白糖,溶化后即可饮用。以上为1日量,分2～3次当茶温热饮用,连服1～2周,直至肾炎痊愈。

【功效】 清热利尿,适用于小儿急性肾炎。

【验方三】 茅根苡仁粥《家庭药膳全书》

【组成】 茅根、苡仁、粳米各30克。

【用法用量】 先煎茅根,去渣取汁,加入淘净的苡仁、粳米,共煮为粥。每日2次,温服。

【功效】 清热凉血,利水消肿,适用于小儿急性肾炎。

【验方四】 桑菊绿豆茶《家庭药膳全书》

【组成】 桑白皮30克,白菊花9克,绿豆60克。

【用法用量】 上3味同煎。每日分2次饮服。

【功效】 清肺利尿,消肿。适用于小儿肾炎急性期。

【验方五】 鸡豆散《家庭药膳全书》

【组成】 田鸡(即青蛙)1只,巴豆3粒。

【用法用量】 将巴豆塞入田鸡肛门内,倒挂屋内通风处,待阴干后(一般需7天左右),以瓦焙田鸡至酥脆,研成细末即成。分20～30次服,每日2次,白开水送服。

【功效】 补虚消肿。适用于小儿慢性肾炎、肾病水肿。

2.食物疗法

【验方一】 玉米须赤小豆汤《婴幼儿保健小验方》

【组成】 玉米须50克,赤小豆50克。

【用法用量】 先将玉米须加水1000毫升,煮半小时去渣,再入赤小豆煮烂热服,每日3次。

【功效】 具有健脾除湿、利水消肿之效,可用于小儿急性肾炎。

【验方二】 粳米赤小豆粥《婴幼儿保健小验方》

【组成】 赤小豆20克,粳米50克。

【用法用量】 先将赤小豆煮20分钟,再加入粳米煮烂成粥,温服取微汗。

【功效】 可清热、利湿、消肿,适用于小儿肾炎诸症。

【验方三】 大蒜蒸西瓜《婴幼儿保健小验方》

【组成】 大蒜30～45克,西瓜1个(约1500克)。

【用法用量】 先在西瓜上挖一个洞,大蒜剥皮纳入西瓜内,再用挖出的瓜皮塞住口,将洞口向上用小盘盖好,隔水蒸熟。趁热1天内分次吃完。

【功效】 利水消肿,适用于小儿急性肾炎。

【验方四】 葱白粥《婴幼儿保健小验方》

【组成】 连须葱白5根,生姜5片,糯米60克,米醋5毫升。

【用法用量】 将生姜捣烂,连须葱白洗净,与糯米一起熬粥。加米醋,趁热饮用,温覆取汗。

【功效】 适用于小儿小儿急性肾炎初期,浮肿以头面为主者。

【验方五】 黑芝麻散《婴幼儿保健小验方》

【组成】 黑芝麻适量,红糖适量。

【用法用量】 黑芝麻炒熟,研细末,加入红糖,用开水冲服。

【功效】 适用于小儿肾炎全身浮肿尤以下肢肿甚者。

【验方六】 藕节水《婴幼儿保健小验方》

【组成】 藕节150克。

【用法用量】 藕节,水煎,代茶饮用。

【功效】 对于小儿肾炎血尿明显者,疗效较好。

(二)防治小儿虫积方

【验方一】 追虫散《寿世保元》

【处方】 使君子二钱,槟榔一钱。

【用法】 作一剂,水煎,食远服。

【主治】 小儿虫积痛,凡腹痛,口中出清水者,虫积也。

【验方二】 楝根汤《寿世保元》

【处方】 苦楝根皮二钱,陈皮、半夏(姜炒)、白茯苓(去皮)各一钱,甘草五分。

【用法】 上锉一剂,生姜煎服。
【主治】 治小儿吐蛔虫。
【验方三】 钱氏白术散（《寿世保元》）
【处方】 人参、白术(去芦)、白茯苓(去皮)、藿香、木香、干葛、甘草各二钱,丁香二粒。
【用法】 水煎服,每服三钱。
【主治】 小儿冬月吐蛔虫,多是胃寒胃虚所致。

【验方四】 肥儿丸（《太平惠民和剂局方》）
【组成】 炒神曲300克,黄连(去须)300克,肉豆蔻(面裹煨)150克,使君子(去壳)150克,炒麦芽150克,槟榔(晒)120克,木香60克。
【用法】 将上药碾细筛净,取鲜猪胆汁和为小丸,每丸约重3克。开水调化,空腹时服一丸。1岁以下小儿服量酌减。
【功效】 杀虫消积,健脾清热。
【主治】 虫积腹痛、消化不良、面黄肌瘦、肚腹胀满、发热口臭、大便稀溏等。

肥儿丸是一种相对平和的药,是适用于小孩有虫积的方剂。方中肉豆蔻温中、涩肠、止泻,所以在脾胃虚、有积滞、有虫的时候用它,效果是非常好的。另外,在用使君子的时候要注意,它是有壳的,而使君子是用肉的,它就像花生果,是用花生仁,一定要打开、敲碎,分量也要注意,不然它的性味熬不出来。

(二)防治小儿蛔虫病方

蛔虫病是一种人类最常见的肠道寄生虫病。小儿感染率更高,在我国一般达60%～70%,一些地区甚至高达90%以上。蛔虫样子很像蚯蚓,灰白或粉红色,长15～35厘米。感染轻的肠子里有成虫几条或十几条,重的可达几百条。蛔虫寄生在肠子里摄取营养物,影响蛋白质的消化和吸收,同时分泌有害物质,影响小儿的食欲和肠道功能,妨碍小儿的生长发育,还可以有许多并发症,甚至危及生命,应引起家长的重视。（《现代育儿新书》）

人主要是吃进蛔虫卵而感染的。如吃生瓜果不洗烫,饭前便后不洗手,吃不洁的凉拌菜或泡菜,喝不清洁生水。孩子吮指,啃东西等。

蛔虫寄生在小肠内会引起以下症状:食欲不好、腹痛、疼痛一般位于脐周或稍上方,反复发作,疼的时候喜欢让人按揉。有的儿童可出现偏食或异食癖,喜欢吃墙皮、纸、土块等。蛔虫症可引起恶心、呕吐、腹泻或便秘。如蛔虫较多,可造成儿童营养不良、贫血、发育迟缓等。蛔虫症还可引起精神、神经症状,使孩子出现低热、精神不振,头痛、睡眠不好、夜间磨牙、易惊等。

蛔虫有在腹内游走的习性,可并发肠梗阻、胆道蛔虫症、蛔虫性阑尾炎等,威胁儿童生命。对于无症状的儿童可不必急于治疗,如果不再感染,一年内可将成虫自然排出。对于有明显症状的,要使用药物驱虫。对并发症,要及时送医院诊治。

对于蛔虫症,重在预防,教育儿童养成良好的卫生习惯,保持手的清洁,饭前便后要洗手。家长不要随便给儿童买街头小贩的不洁食品,熟食要加热,生食蔬菜要洗烫干净,吃水果要洗净去皮。（《科学育儿全书》）

1.药物疗法

【验方一】 使君子驱蛔虫（《你可能不知道的健康常识》）
【组成】 黄连3克,乌梅10克,黄柏(炒)5克,使君子12克,槟榔、川椒(炒)各10粒,金羚炭9克,细辛2克,土茯苓15克,赤芍10克。
【用法用量】 水煎服,每日1剂,日服3次。
【功效】 驱蛔止痛,适用于小儿蛔虫病。

【验方二】 使君子驱蛔虫（《常见病家庭诊治大全》）
【组成】 使君子适量。
【用法用量】 每1岁1次吃1粒。最多1次不超过10粒。吃法是去壳取仁,在锅中炒熟,空腹时细细嚼咽。同时要喝一些白糖水或米汤。每日服2次。
【功效】 适用于小儿蛔虫病。

2.食物疗法

【验方一】 丝瓜子治蛔虫（《生活中来》）
【组成】 干丝瓜子30粒。
【用法用量】 干丝瓜子30粒,连续吃几天即可见效。
【功效】 此方可以治小儿蛔虫病。

【验方二】 山椒子治蛔虫（《中国秘方全书》）
【组成】 山椒子10粒,或山椒树皮30～40

克。

【用法用量】 山椒种子,每次服10粒,晚餐禁食,第二天早晨,蛔虫就随着大便出来了。山椒具有独特的芳香与辣味,是很好的驱虫药。

如果这方法还治不好的话,可以将30~40克山椒树皮放入水中,煎至剩下一半的量,空腹饮用,差不多所有的蛔虫都会跟着大便出来。

【功效】 此方可以治小儿蛔虫病。

【验方三】 青梅汁驱蛔虫《婴幼儿保健小验方》

【组成】 青梅30克,黄酒100毫升。

【用法用量】 青梅洗净后放入碗内,加入黄酒,加盖放入锅内,隔水蒸30分钟。每次晨服10毫升,连服7~10天。

【功效】 有生津止渴、驱蛔止痛作用。适用于蛔虫及钩虫病。

【验方四】 醋姜汁驱蛔虫《婴幼儿保健小验方》

【组成】 生姜100克,米醋250毫升。

【用法用量】 生姜洗净,切丝,放入米醋中,然后将姜、醋同置罐中密封一周后启用。每日晨服10毫升,连服3天。

【功效】 有驱蛔作用。适用于肠蛔虫病。

【验方五】 蜂蜜调南瓜子驱蛔虫《婴幼儿保健小验方》

【组成】 南瓜子适量,蜂蜜适量。

【用法用量】 南瓜子洗净,晾干,去壳取仁,研极细末,备用;5岁以下小儿每次6~9克,5岁以上小儿每次10~15克,均用蜂蜜调服,日服2次,连服2~3天。

【功效】 本方对小儿蛔虫有效。

(二三)防治小儿蛲虫病方

蛲虫病是一种在世界各地流行极广的肠道寄生虫病。临床以肛门、会阴部瘙痒为特征。蛲虫病在儿童中发病率很高,但成人也能感染。蛲虫在肠子里只能活20~30天,只要控制再感染,不治也能自愈。得了蛲虫病不易断根,主要是重复感染,特别是自身感染之故。蛲虫有个特点,是在午夜前后成虫爬到肛门周围产卵,这时肛周非常痒,小孩就容易用手去抓,这样虫卵就污染到指甲里,在吃东西时就带入口腔内,引起自身感染。在家庭和幼儿园等集体单位中相互感染率很高。若发现小孩肛门经常瘙痒;或夜间在肛周看到成虫;或在大便内发现有如白色棉纱头样的东西(是蛲虫成虫)都可肯定患了蛲虫病。预防蛲虫病的关键是防止互相传染和防止自身反复再感染。预防措施是:①注意卫生,勤剪指甲,勤换衣裤,不要让孩子有吃手的习惯,饭前便后要洗手;②治疗期间每天要换内裤,并把内裤和擦洗毛巾煮沸消毒;③每晚在直肠内涂擦蛲虫膏(药店有售);④口服驱虫净,小儿每日每公斤体重1毫克,空腹一次服,连服7天。《现代育儿新书》

1.外治疗法

【验方一】 大蒜凡士林治蛲虫《生活中来》

将大蒜捣碎,调入凡士林,临睡前涂于患者肛门四周,第二天,将肛门洗干净。

【验方二】 涂食醋治蛲虫《生活中来》

临睡前,在肛门四周涂食醋,蛲虫闻到食醋,则全部涌到肛门外,经过几次即可杀清。

【验方三】 大蒜香油治蛲虫《婴幼儿保健小验方》

大蒜数瓣捣烂,加入香油,每晚临睡前涂于肛门周围,连用5天。治小儿蛲虫有效。

【验方四】 葱白蘸蜂蜜治蛲虫《生活中来》

用鲜葱白一段蘸蜂蜜,轻轻塞入熟睡的患儿肛门中,蛲虫聚而食,即被毒死,连治几次即可。

【验方五】 棉球蘸醋治蛲虫《生活中来》

用干棉球蘸醋涂擦肛门,坚持3~5天,可根治蛲虫。最好选在蛲虫爬在肛门外排卵时(即肛门有痒感)立刻擦用,同时更换床单、内裤,换下来的衣物应用沸水烫煮消毒。

【验方六】 药棉治蛲虫《生活中来》

用药棉少许成团塞入肛门内1厘米,最好在晚上睡前塞入,等夜间醒来取出然后烧掉。连续几次,即可治好。

【验方七】 紫药水治蛲虫《生活中来》

用牙签或火柴梗裹一棉球,蘸上紫药水,在肛门痒时,将药棉塞入肛门内1厘米处,每晚换药一次,数日即愈。内裤须注意烫洗净,以防再次感染。

(二四) 防治小儿绦虫方

1. 食物疗法

【验方一】 南瓜子槟榔驱绦虫(《中国秘方全书》)

南瓜子仁5~8钱，研细末，加适量白糖，另用槟榔5~8钱，煎汤送服。每天空腹服食1次。

【验方二】 南瓜子槟榔元明粉驱绦虫(《中国秘方全书》)

南瓜子2两，炒熟去壳，空腹时一次吃下，隔两小时后，再服槟榔一两五钱的水煎剂，再隔半小时，用元明粉三至四钱化水服取泻（小儿用量照年龄、体重递减之）。

【验方三】 椰子驱绦虫(《中国秘方全书》)

取椰子一个，先服汁，后吃椰子肉，每天早晨空腹时一次吃完，不需另服泻剂。隔三小时后，才可以进食。此法驱虫率与槟榔不相上下，但没有副作用，较为安全。

【验方四】 南瓜子石榴根皮驱绦虫(《生活中来》)

南瓜子50克，石榴树根皮25克。将南瓜子带壳研末，石榴树根皮洗净，水煎后待温凉冲服，每次服一两，日服两次（早晚空腹服），连服两日即可。小儿减半。

(二五) 防治小儿钩虫方

1. 药膳疗法

【验方一】 糖醋马齿苋(《家庭药膳全书》)

【组成】 鲜马齿苋200~250克，食醋30克，白糖适量。

【用法用量】 将马齿苋洗净后，煎取浓汁250毫升，去渣，加入食醋、白糖适量，调匀后即可。以上为1日量，1剂分作2次空腹温热饮用，连服3天为一疗程。

【功效】 驱虫。适用于小儿钩虫病。

【验方二】 炒香榧(《家庭药膳全书》)

【组成】 香榧子250~500克。

【用法用量】 将香榧子仁微炒至外表褐黑，内仁黄黑，发出香味为度。每日吃香榧子仁10~15克，连吃15~30天，直至大便中钩虫卵消失为止。

【功效】 消积杀虫。适用于小儿钩虫病。

【验方三】 葱汁麻油饮(《家庭药膳全书》)

【组成】 葱白7根，麻油30毫升。

【用法用量】 将葱白砸烂后拧出水；将麻油烧开。先喝烧开的麻油（待温凉时喝），再喝葱水。

【功效】 杀虫理气。适用于各种寄生虫症。

【验方四】 葫芦茶(《家庭药膳全书》)

【组成】 葫芦茶（干品）30克。

【用法用量】 上药加水煎汁，即可代茶饮用。每日1剂，不拘时饮服。

【功效】 解毒杀虫。适用于钩虫病、滴虫病、蛔虫病。

【验方五】 驱钩虫茶(《家庭药膳全书》)

【组成】 马齿苋2000克，食醋1000毫升，面粉适量。

【用法用量】 将马齿苋研粉，过60目筛，加入食醋和适量面粉拌和，压制茶块，每块30克。每日1块，临睡前开水冲泡代茶饮。

【功效】 解毒，杀虫。适用于钩虫病患者。

【验方六】 榧子茶(《家庭药膳全书》)

【组成】 榧子30克。

【用法用量】 将榧子炒香。每日30克，沸水冲泡代茶频饮，连用5~7天。

【功效】 杀虫，消积，润燥。适用于钩虫病、蛲虫病。

【验方七】 大蒜驱钩虫(《中国秘方全书》)

生大蒜适量，空腹吞服，即可使钩虫随大便排出。钩虫会使患者产生贫血现象，应尽早除去。

(二六) 防治小儿遗尿方

遗尿是指在睡眠时不能控制而把尿排在床上，有的数日1次，也有的1夜数次。遗尿是一种症状，而遗尿症则是指小儿3~5岁后夜间不能警醒排尿，而出现尿床现象，这种小孩白天能控制排尿，临床常查不到泌尿系有病理体征。绝大多数是大脑皮质及皮质下中枢功能失调。

遗尿的原因很多，总的来讲大致有5个方面的原因：①家族遗传。家族亲代中有人控制排尿功能发育落后。②精神因素，如精神紧张、惊吓、突然环境改变等。③泌尿系的疾患及先天异常。④控制排尿的神经、肌肉疾患。⑤全身性疾患。

如糖尿病、尿崩症、慢性肾炎等有时可表现为遗尿症。(《现代育儿新书》)

中医认为,遗尿主要由于脏腑虚寒所致,如肾与膀胱气虚,而致下焦虚寒,不能约束小便,或者上焦肺虚,中焦脾弱而成肺脾两虚,固摄不能,小便自遗。除虚寒外,还有挟热的一面,肝经郁热,火热挟湿,内迫膀胱,可致遗尿。本病以虚证为主,主要表现为下元虚寒、肺脾气虚和肝经郁热三种类型,治疗当以扶正为主。遗尿患儿多数持续至青年才消失。(《实用中医大全》)

1. 药膳疗法

【验方一】 肉桂大米治遗尿(《婴幼儿保健小验方》)

【组成】 肉桂10克,大米50克。

【用法用量】 将肉桂熬水20毫升待用。将大米煮粥,起锅时倒入肉桂汁,早晚服用。

【功效】 可温肾固涩,主治小儿遗尿。

【验方二】 车前草治遗尿(《婴幼儿保健小验方》)

【组成】 车前草15克,猪膀胱1个。

【用法用量】 二者洗净加水共煮熟,去药渣服用。

【功效】 本方适用于因肝经湿热所致的小儿遗尿。

2. 食物疗法

【验方一】 红枣白果枸杞水(《父母是孩子最好的医生》)

【组成】 红枣(切开去核)5个,白果3粒(去外壳及棕色内皮),枸杞子3粒。

【用法用量】 上3味加水在锅中煮10分钟,每晚睡前让孩子把食物和汤一起吃下,坚持一个冬天,孩子的遗尿症状会有明显的改善。

【功效】 主治小儿遗尿。

【验方二】 西洋参桂圆治遗尿(《中国秘方全书》)

【组成】 西洋参3钱,桂圆干3钱,猪腰旁边两片肉(瘦薄)一对。

【用法用量】 以上三样蒸熟食用一次即好。

【功效】 治小儿遗尿,效果神速。

【验方三】 猪尿脬白胡椒治遗尿(《中国秘方全书》)

【组成】 公猪尿脬一个,白胡椒少许,怀山药3钱,白果仁3钱(去壳去心),薏苡仁3钱。

【用法用量】 公猪尿脬洗净,把白胡椒(每岁1粒)、怀山药、白果仁、薏苡仁装入脬内,以线扎住口,炖烂食用。

【功效】 治小儿遗尿,马上痊愈。

【验方四】 银杏治遗尿(《婴幼儿保健小验方》)

【组成】 银杏10枚。

【用法用量】 将银杏炒黄,临睡前服,连服5～7天。

【功效】 主治小儿遗尿。

【验方五】 胡萝卜治遗尿(《郑玉巧育儿全书》)

【组成】 胡萝卜适量。

【用法用量】 把胡萝卜洗净,切成片,放在煎锅里煎、烤,每天就着番茄酱吃几根,效果很好。夜尿症虽然有情绪上的原因,但主要是因为孩子下体过凉引起的,而胡萝卜正是促进血液流动、温血的"良药"。但胡萝卜的温血效果必须在火上煎烤后才有保障,生吃或榨汁饮用,效果都不好。

【功效】 主治小儿遗尿。

3. 外治疗法

【验方一】 敷贴法治小儿遗尿(《实用中医大全》)

何首乌、五倍子各3克,研末,用醋调敷于脐部,以纱布覆盖,每晚1次,选用3～5次。或取生硫磺末45克、鲜大葱根7枚,先将大葱根捣烂,与硫磺末拌匀,睡前敷脐,油纸覆盖,纱布固定,第二天早晨取下,次日晚继续用一次。

或用麝香3克,蟾酥5克,桂枝5克,麻黄5克,雄黄5克,没药5克,乳香5克,共研细末。同时将药物加入适量酒精调糊,贴在内关(双)、气海、中极、三阴交(双)穴上,重者加肾俞、膀胱俞,每3～4日换药一次,连续换药3次为一疗程,不愈者隔三日后再进行第二疗程。

【验方二】 黑胡椒粉治小儿遗尿(《生活中来》)

每天晚上睡觉前把黑胡椒粉放在孩子肚脐窝里,填满为宜,然后用伤湿止痛膏盖住,主要是防止黑胡椒粉漏掉,7次为一个疗程。此方可治好小儿遗尿。

【验方三】 葱白硫磺治遗尿（《婴幼儿保健小验方》）

葱白7个洗净切碎，硫磺粉3克，共捣成糊状，敷于脐部，纱布固定，每2日换次，连用5～6次即愈。

【验方四】 生姜附子治遗尿（《婴幼儿保健小验方》）

生姜30克捣成泥状，炮附子6克，补骨脂12克。共研细末合为膏状，敷于脐上，纱布覆盖，胶布固定，5天换药1次，2～9次可愈。

【验方五】 牡蛎艾叶治遗尿（《婴幼儿保健小验方》）

牡蛎6克，陈艾叶15克，百部9克，花椒6克，共研细末，装入布袋即成，也可用公丁香10粒，八角3个，桂圆核3个，益智仁10克，共研细末，装入布袋内。将药袋系于患儿腹部，5～7日换一个药袋，直至痊愈。

【验方六】 治遗尿验方（《寿世保元》）

【处方】 益智仁七个，桑螵蛸七个。

【用法】 为末，水调服，用熟白果七个送下。

【主治】 小儿遗尿失禁者，膀胱冷弱也。

【验方七】 故纸散（《寿世保元》）

用破纸炒为末，每服一钱，热汤调下。

【验方八】 治遗尿效方（《寿世保元》）

一治小儿遗尿，六味丸加破故纸、益智仁、人参、肉桂。

一治小儿睡中遗尿不自沉者，官桂为末，雄鸡肝一具等分捣丸，如小豆大，温水送下，每日进三服。

一治小儿遗粪，用枯矾、牡蛎煅，等分为末，米汤调下。

(二七)防治小儿便闭方

【验方一】 神通散（《寿世保元》）

小儿小便不通者，膀胱火盛也。

小便闭涩不堪言，用儿茶末一钱，萹蓄煎汤来送下，霎时溲便涌如泉。

一治小便不通，腹胀欲死，野地蒺藜子不拘多少，焙黄色为末，温酒调服，立通。

又方，用火麻烧灰，酒调服。

【验方二】 没药散（《寿世保元》）

【处方】 没药、大黄、枳壳（炒）、桔梗各二钱，木香、甘草（炙）各一钱。

【用法】 上锉，每二钱，姜三片，水煎服。

【主治】 小儿大便不通者，脏腑有毒也。小儿风与热滞留蓄上焦，胸膈高起，大便不通。

【验方三】 治便闭验方（《寿世保元》）

一治新生小儿二三日不大小便，用葱汁、人乳各半，调匀，抹在口中，同乳带下，即通。

一掩脐法治小儿大便不通。取连根葱白一茎，生姜一块，淡豆豉二十粒，盐一小匙，同研烂，捏作饼子，贴脐中，烘热贴之，用绢帛扎定，良久气透自通。不通，再易一饼。

(二八)防治小儿呕吐方

呕吐是小儿疾病的常见症状之一，很多疾病都可以出现，多伴有恶心。反复呕吐能使患儿产生营养缺乏症。引起小儿呕吐的病因较多，可由消化道疾病和非消化道疾病所致，如果咽部、消化道受到刺激，由神经传到呕吐中枢，或者大脑里有病，直接刺激呕吐中心，都可以引起呕吐。（《婴幼儿保健小验方》）

婴幼儿呕吐，绝大多数是由于喂养不当，进食过多、过杂，食物不消化引起的。虽然呕吐有时对人体有保护作用，如食物中毒时吐出毒物，胃炎感染时吐出部分细菌和毒素。但有不少情况下可能是严重疾病的信号。

呕吐还有一些比较严重的原因，如急腹症，其中包括婴幼儿腹膜炎、肠梗阻、肠套叠及先天性食道闭锁等。这些病都需要手术治疗，而且越早越好，不能失去治疗时机，要及时送医院治疗。还有化脓性脑膜炎、病毒性脑炎，这些病也要及时抢救治疗，否则有生命危险。

呕吐的孩子应注意让他侧卧，以免呕吐物吸入气管发生窒息，呕吐不重可少量多次喂水，以补充水分。（《现代育儿新书》）

1. 药物疗法

【验方一】 神曲丁香治呕吐（《婴幼儿保健小验方》）

【组成】 神曲15克，丁香1.5克。

【用法用量】 将以上2味药同入杯中，沸水冲泡，代茶饮。

【功效】 适用于伤食之呕吐。

2. 食物疗法

【验方一】 绿豆汤治呕吐(《婴幼儿保健小验方》)

【组成】 绿豆200克。

【用法用量】 将绿豆洗净,煮汤,少量多次服。

【功效】 可清热止吐。主治胃热呕吐,伴有口干口臭,发热出汗,舌红者。

【验方二】 山楂煎治呕吐(《婴幼儿保健小验方》)

【组成】 山楂15克。

【用法用量】 以山楂煎水,少量多次服。

【功效】 可消积化滞。主治肉食油腻所伤及奶伤,食后即吐者。

【验方三】 生姜汁治呕吐(《婴幼儿保健小验方》)

【组成】 生姜10克。

【用法用量】 将生姜洗净,切丝,煎水,少量多次服,或在牛奶中加生姜汁3~5滴。

【功效】 开胃之呕。主治伤乳吐奶,哺乳后即嗳气回奶者。

【验方四】 苦瓜根治呕吐(《婴幼儿保健小验方》)

【组成】 苦瓜根6克。

【用法用量】 将苦瓜根洗净,水煎后频服。

【功效】 可清热止呕。

【验方五】 柿饼饭治呕吐(《婴幼儿保健小验方》)

【组成】 柿饼50克,大米250克。

【用法用量】 先将柿饼用清水洗净,切成0.5厘米见方的颗粒;大米淘洗干净。将大米和柿饼同放盆内,加水500克,放入蒸笼中蒸40分钟,取出即成。米饭软糯,稍有甜味,儿童喜欢吃。小儿可1~2天吃一次,至呕吐痊愈。

【功效】 此方有健脾,益胃,降逆之功效,适用于胃气虚弱于胃虚有热止呃逆、呕吐等症,有较好疗效。

(二九)防治小儿厌食方

厌食又称食欲缺乏,是小儿常见的症状,是小儿较长时期食欲不振,见食不贪,甚则拒食的一种病症。一旦小儿出现厌食现象,家长应与医生密切配合,仔细寻找厌食的原因。

引起厌食的原因很多。有些与疾病相关,但有些却毫不相关,往往系精神性、习惯性或环境因素所造成。多与喂养不当有关,如饭前吃零食,吃饭不定时,生活无规律,以及家长缺乏正确的喂养知识,片面追求高营养的滋补食物,加重了孩子的胃肠负担,超过了脾胃正常的运化能力所致。

一旦小儿出现厌食,家长应给予必要的重视。首先应了解小儿的饮食习惯、饭量大小,不要强迫进食。对于偏食或过多零食的习惯应因势利导,逐渐克服。应按时添加辅食,变换饭菜花样,以促进食欲。吃饭前及吃饭时不要谈论影响小儿情绪的事情,更不要批评、责骂。去除了这些因素后,厌食情况会逐渐好转。厌食较久而又找不到明显原因时,应到医院进行检查。(《现代育儿新书》)

1.药膳疗法

【验方一】 麦芽粥治厌食(《婴幼儿保健小验方》)

【组成】 麦芽50克,粳米50克。

【用法用量】 麦芽与粳米煮粥,食用。

【功效】 健脾,开胃,消食。主治小儿厌食。

【验方二】 山楂片治厌食(《婴幼儿保健小验方》)

【组成】 市售山楂片适量。

【用法用量】 1~3岁幼儿,每天吃山楂片50克;3~6岁幼儿,每天吃山楂片100克。均分3次饭后吃。连吃7~10天。

【功效】 可消食化滞。主治小儿因乳食停滞厌食。

【验方三】 神曲米粥治厌食(《婴幼儿保健小验方》)

【组成】 神曲10~15克,粳米适量。

【用法用量】 先将神曲捣碎,煎取药汁后,去渣,入粳米,一同煮为稀粥饮服。

【功效】 此粥适用于脾失健运所致之厌食症。

【验方四】 山楂鸡内金治厌食(《婴幼儿保健小验方》)

【组成】 山楂15克,鸡内金5克。

【用法用量】 山楂、鸡内金洗净,同入锅,加水半碗煮熟,饭前吃完,每日2次,连吃3天。

【功效】 此方有开胃、助消化之功效。

【验方五】 鸡内金粉治厌食《婴幼儿保健小验方》

【组成】 取洗净晒干的鸡内金50克。

【用法用量】 将鸡内金焙黄后研成极细末,温开水冲服。3岁以下幼儿每次服0.3克,3～5岁每次服0.6克,6岁以上每次服1克,每天服3次。

【功效】 消食化积,增进食欲。

【验方六】 鸡金楂枣方《民间方》

【组成】 鸡内金2个,山楂20片,红枣10枚,白糖少许。

【用法用量】 将山楂片及红枣烤焦呈黑黄色,加鸡内金、白糖水煮食用。每日2次。

【功效】 主治小儿厌食症和消化不良。

【验方七】 陈皮豆豉鱼《民间方》

【组成】 鲤鱼1尾(250克),豆豉30克,陈皮6克,生姜9克,胡椒0.5克。

【用法用量】 将鲤鱼刮鳞、去内脏,与其余4味同放砂锅内,加水适量煮汤。喝汤吃鱼,每日1剂,分2次食完,连用5剂。

【功效】 主治小儿厌食症和消化不良。

2.食物疗法

【验方一】 桔皮治小儿厌食《生活中来》

【组成】 新鲜桔适量,白糖适量。

【用法用量】 将桔皮洗净,切成细条或小动物形状的小块,加入适量白糖,拌匀,阴凉处存放一周。小儿进餐时取少许当菜吃。每日1～2次。

【功效】 此方对小儿厌食有效。

【验方二】 脾胃小米粥《民间方》

【组成】 猪脾、胃各1个,小米适量。

【用法用量】 将猪脾、胃洗净切细丝(不可用碱擦洗),加小米煮粥,连食数天。

【功效】 主治脾胃虚弱,厌食。

【验方三】 大米南瓜治厌食《民间方》

【组成】 大米500克,南瓜1000～1500克,红糖适量。

【用法用量】 将大米淘净,加水煮至七八成熟时,滤起,南瓜去皮,挖去瓤,切成块,用油、盐炒过后,即将过滤之大米倒于南瓜上,慢火蒸熟。若蒸熟时加适量红糖,其味更美。

【功效】 此方适用于脾失健运所致之厌食症。

(三十)防治小儿扁桃体炎方

扁桃体是守护我们身体大门的两个卫士,可以阻止空气中的病毒进入肺部,对身体造成伤害。扁桃体是咽部最大的淋巴组织,活跃于我们的儿童时期,一般在3～10岁时最大,10岁以后逐渐萎缩,因此儿童的扁桃体炎发病率比成年人高得多,是儿科中的常见病。扁桃体炎分为急性和慢性两种。急性扁桃体炎以细菌感染最为多见,少数由病毒引起。慢性扁桃体炎的症状一般较轻,孩子常会感到咽部不适,有轻度梗阻感,有时影响吞咽和呼吸。

扁桃体炎不是一种大病,主要症状是发热、嗓子痛、咳嗽等,有时伴有发冷、头痛、恶心、呕吐,甚至会因高热而出现抽筋。引起扁桃体发炎的原因是溶血性链球菌感染。溶血性链球菌很常见,在空气中就存在,当孩子抵抗力下降时,溶血性链球菌就会引起扁桃体发炎。扁桃体发炎并不可怕,可怕的是扁桃体发炎后诱发的大病。

溶血性链球菌感染后会诱发以下几种疾病:①急性肾炎;②出血性紫癜;③风湿热;④猩红热;⑤颈部淋巴结炎。

为早期发现早期治疗,在扁桃体炎治愈后2～3周内,要给孩子检查起床后第一次尿。要注意孩子的皮肤有没有紫色斑点、环状红斑、红色皮疹、皮下结节。扁桃体炎后持续发热要及时检查有无其他疾病发生。《科学育儿全书》

1.药物疗法

【验方一】 决明子煎汤治小儿扁桃体炎《中国秘方全书》

【组成】 决明子20克。

【用法用量】 决明子20克,加水适量,煎汤,一直煎到一半的量为止,待冷却后,用来漱口。决明子是胃肠药,对口中及喉内的细菌性炎症也能发挥作用。将决明子的煎汤含在口中数分钟,继续几次也可以治好口腔炎。

【功效】 此方治小儿扁桃体炎及口腔炎。

【验方二】 生大黄治小儿扁桃体炎《常见病

家庭诊治大全》)

【组成】 生大黄6～9克,冰糖适量。

【用法用量】 将生大黄放入茶杯内,用沸开水150～250毫升冲泡,待水温降至温凉时即可饮用,服完两小时后,原药再用沸开水冲泡一次服用。在服药时可加冰糖调味。用量:2～4岁每剂用生大黄6克,每日1剂,每剂冲泡150毫升;5岁以上用生大黄9克,每日1剂,每剂冲泡250毫升。

【功效】 此方治小儿化脓性扁桃体炎。

【验方三】 土牛膝治小儿扁桃体炎(《常见病家庭诊治大全》)

【组成】 新鲜土牛膝适量。

【用法用量】 新鲜土牛膝,剂量视病情轻重及年龄大小而定,一般用30～60克,水煎2次,每次40分钟,分2次服。服药12小时后,仍发热不退者,按前法再服,直至热退。

【功效】 此方治小儿化脓性扁桃体炎。

2.外治疗法

【验方一】 芋药外敷治小儿扁桃体炎(《中国秘方全书》)

【组成】 芋头适量,面粉适量,姜泥适量。

【用法用量】 将芋头外皮厚厚刮下一层,磨成泥状,加入同量的小麦面粉,再加入约芋头一成至一成半的姜泥,是最有效的,拌匀制成芋药。把芋药敷在干净的纱布上,然后将芋药贴在喉咙,干时就换,几天后,热度及肿痛都会消失。

【功效】 此方治小儿扁桃腺肿大。

(三)防治小儿脑炎方

脑炎是一种神经系统感染性疾病。多为急性起病,许多种病原都可以致病。常见的急性脑膜炎如流行性脑膜炎、肺炎球菌脑膜炎都属于细菌性化脓性脑膜炎。化脓性脑炎是小儿常见的脑膜炎症,由各种化脓菌所引起。因小儿抵抗能力弱,血脑屏障发育不完善,细菌易于侵入。病毒性脑膜炎、脑炎是病毒引起的非化脓性炎症,起病也较急,如腮腺炎脑炎和流行性乙型脑炎及其他病毒性脑膜炎,慢性的有结核性脑膜炎。乙型脑炎只在夏季发病,蚊虫是乙型脑炎的主要传播媒介。受乙型脑炎病毒感染的蚊子咬人时,把病毒传入人体,经过10～14天发病。一般发生在夏季有蚊虫季节,以8月份为最高峰。

各种细菌导致的脑膜炎症状大体相似,起病急,高热,头痛,呕吐,精神萎靡,嗜睡,烦躁,尖叫,前囟饱满。严重的出现昏迷、惊厥、休克。

神经系统感染是儿童时期的急重症,有一定的危险性,出现可疑症状,必须及时住院治疗。若能及早诊断(需做腰穿),积极治疗,大多数脑炎可以治愈。有些病例可出现并发症及后遗症,如颅神经麻痹、失明、耳聋、瘫痪、癫痫、弱智等。及早、积极的治疗可减少后遗症的发生。(《现代育儿新书》)

1.药物疗法

【验方一】 仙人掌球治脑炎(《中国秘方全书》)

【组成】 仙人掌球(俗名八卦红)适量,蜂蜜适量。

【用法用量】 取仙人掌球去皮,捣烂,取汁加蜂蜜调拌服用,连服数日,霍然而愈。既经济又方便,不妨一试。

【功效】 此方治小儿脑炎。

【验方二】 犀角羚羊角治脑炎(《中国秘方全书》)

【组成】 犀角二分,羚羊角四分,人中黄五分,地龙一钱五分,连翘二钱,金银花一钱五分,生地黄二钱,竹叶五钱,天门冬一钱。

【用法用量】 以上9味,水煎服。一服药可煎三次,每小时煎一次,服用三至五服,即可痊愈。

【功效】 此方有不少患者用过,具有神效。

【宜忌】 在服药期间,忌吃油荤,素食较佳。

【验方三】 生萝卜麦芽膏治脑炎(《中国秘方全书》)

【组成】 生萝卜适量,麦芽膏(要纯正的)适量。

【用法用量】 将生萝卜洗净,磨碎,取一大碗,麦芽膏平平的放在磨碎的萝卜上,约一二十分钟,麦芽膏被浸散了,再取其汁液,差不多一碗的量,给患者服下,就会渐渐退热,病重者可多饮几次,如系于昏迷状态时,用汤匙灌服。

【功效】 治小儿脑炎。此方救过不少患脑炎幼儿的性命。特为提出,供您参考。

【验方四】 三黄石膏治脑炎(《中国秘方全书》)

【组成】 大黄五钱,黄连四钱,黄芩四钱,石膏四钱,淡竹叶三钱,地骨皮二钱。

【用法用量】 以上6味,水煎服。每日1剂。三服后再加甘草二钱;幼儿服半剂(一半的量)即可。

【功效】 此方治脑炎。脑炎已至严重程度,有生命危险时,服此方后,即能张开眼睛,大便畅通,再服一剂,即能言语,服用六次(药量可酌减)后,即可痊愈。药效之神速,真是不可思议。

2.食物疗法

【验方一】 生吃大蒜治脑炎(《婴幼儿保健小验方》)

【组成】 生大蒜适量。

【用法用量】 生大蒜去外皮,洗净,生吃。每日2~3瓣,连吃一周。

【功效】 此方治流行性脑膜炎。

3.其他疗法

【验方一】 环境消毒法(《婴幼儿保健小验方》)

【组成】 艾叶、苍术、雄黄各10克。

【用法用量】 将艾叶、苍术、雄黄混合点燃后消毒室内空气。

【功效】 杀死病毒细菌,预防脑炎发生。

(三二)防治小儿流脑方

流行性脑脊髓膜炎,简称流脑,是由脑膜炎双球菌引起的化脓性脑膜炎,具有较强的传染性。病人主要是15岁以下的少年儿童,特别是6个月至2岁的婴幼儿容易感染。其特点是起病急、病情重,变化多、传播快、流行广,来势凶猛,病死率高,危害性大。本病在冬春季节为流行高峰期。关于流脑的防治,需要注意以下几点:

1.儿童及时接种流脑疫苗。

2.因流脑系呼吸道传染,流行期间儿童不宜到公共集体场所,切勿接触病人。

3.室内注意清洁卫生,勤开窗换气,保持空气流通,可用食醋或艾叶熏蒸消毒。

4.板蓝根、金银花、菊花、甘草水煎服,连服5~7天,对于流脑的预防,极有帮助。

5.流脑初起类似感冒,但呕吐、皮疹、高热、项强,精神不振等症状,是一般感冒少有的表现,如患儿出现此类症状,应该立即到医院进一步检查确诊治疗。切忌直接用治风寒感冒的药治疗,以免汗出伤阴,热盛于内,热邪转入营血,出现生命危险。(《大国医》)

【验方一】 治流脑方Ⅰ(《大国医》李振华)

【组成】 大蒜30克,生石膏30克,贯众30克,甘草6克,知母15克,明雄黄3克,连翘15克,大青叶30克,龙胆草15克,钩藤15克。

【做法】 上药加水1200毫升,文火煎成600毫升。

【用法】 每日口服300毫升,6岁以下日服200毫升,分2次服。

【验方二】 治流脑方Ⅱ(《大国医》李振华)

【组成】 贯众30克,云母石15克,连翘30克。

【做法】 先煎云母石,然后下贯众、连翘再加水适量,煎至120毫升为1剂量。

【用法】 1日煎1剂,5岁以下日服2/3剂,服至体温正常、体征消失为止。

(三三)防治小儿佝偻病方

佝偻病是小儿的一种常见病。发生本病的主要原因是先天禀赋不足,乳食失调,复感疾病,调剂失宜,日光不足,以致脾肾虚损,骨质柔弱或畸形。

本病是一种以骨骼生长发育障碍和肌肉松弛、易惊、多汗为主要特征的全身性疾病。佝偻病主要有脾肾虚弱型和肾气亏损型两类。脾肾虚弱型佝偻病的主要症状是:肌肉松弛,球颅,囟门较大,头发稀,色黄,汗多易惊,注意力不集中,同时睡眠不好,大便稀,舌苔白,脉缓无力。肾气亏损型佝偻病的主要症状是:形体瘦弱,发育迟缓,方颅、鸡胸、脊椎后弯,挺腹,O型腿或X型腿。脉迟无力。(《科学育儿全书》)

1.药膳疗法

【验方一】 黄芪猪肝骨头汤治佝偻病(《科学育儿全书》)

【组成】 黄芪30克,五味子3克,猪肝50克,猪腿骨(连骨髓)500克。

【用法用量】 先将猪腿骨敲碎,与五味子、黄芪一起加水煮沸,改用文火煮1小时。滤去骨片与药渣,将猪肝洗净,切片入汤内煮熟,加盐与少许味精调味,吃肝喝汤。一剂可分2顿服完,宜常服，直至病愈。

【功效】 健脾、益肾、壮骨，对小儿佝偻病以脾肾虚弱型为主要症状的效果较好。

【验方二】 龟板冲剂治佝偻病《科学育儿全书》

【组成】 龟板若干个。

【用法用量】 将龟板用清水浸泡3日（需每天换水），刮去污垢，放入砂锅内，加多量的水，用文火煮8～10小时，连煮3天。取出晒干，研为细末。每次1克，每日2～3次，温开水送服。

【功效】 补肾，健骨，可有效地防治小儿佝偻病。

【验方三】 蛋壳龟板散治佝偻病《婴幼儿保健小验方》

【组成】 鸡蛋壳、龟板等份。

【用法用量】 将鸡蛋壳洗净焙干，龟板用小火焙黄，趁热放入醋中浸泡片刻，取出晒干，与鸡蛋壳共研细末，装瓶备用。每次取3～6克，温开水或米汤调服。每日2次。连服数天。

【功效】 此方可滋阴补肾，制酸补钙。主治小儿佝偻病，手足抽筋症，营养不良等。

【验方四】 牡蛎面条治佝偻病《婴幼儿保健小验方》

【组成】 鲜牡蛎肉100克，面条适量，调味品适量。

【用法用量】 将牡蛎肉与面条机调味品一起煮熟。每日服用2次。

【功效】 可补益精气，强健筋骨。主治佝偻病肝肾亏虚症，筋骨软弱，囟门闭迟，下肢无力。

【验方五】 一品山药治佝偻病《婴幼儿保健小验方》

【组成】 生山药500克，面粉150克，核桃仁100克，什锦果料、白糖、猪油、豆粉各适量。

【用法用量】 将生山药洗净去皮蒸熟，放在大碗内，加面粉揉成面团，放在盘中，做成圆饼状，饼上摆核桃仁、什锦果料，然后放入锅内蒸熟。将白糖、猪油、豆粉放在另一锅内熬成糖汁，浇在圆饼上。作点心食用。

【功效】 可补脾益肾。主治佝偻病脾肾虚弱症，精神萎靡，食欲不振，形体虚胖或消瘦，便溏。

【验方六】 补虚正气粥治佝偻病《婴幼儿保健小验方》

【组成】 炙黄芪60克，人参5克，大米150克，白糖少许。

【用法用量】 将黄芪、人参切片，用冷开水浸泡半小时，入锅煎沸后，改用文火煎成浓汁，取汁后再加冷水如上法煎取二汁，去渣，将两次药液合并，用药汁与大米一起煮粥，粥熟加少许白糖，稍煮即成。早晚服食。

【功效】 此粥可益气健脾，治小儿佝偻病脾气虚弱症，食欲欠佳，神疲乏力，大便溏薄。

【验方七】 鹿茸附片治佝偻病《婴幼儿保健小验方》

【组成】 鹿茸100克，附片30克，猪蹄2只，食盐适量。

【用法用量】 将鹿茸切薄片，猪蹄洗净，上三味同入锅，加水适量，微火煮熟，加盐调味食用。

【功效】 本方适用于小儿发育不良，骨软行迟，囟门不合等症。

【验方八】 黄芪五味子治佝偻病《婴幼儿保健小验方》

【组成】 黄芪30克，五味子3克，猪肝50克，猪腿骨（连骨髓）500克，盐、味精适量。

【用法用量】 先将猪骨敲碎，与黄芪、五味子一起加水煮沸，改用文火煮1小时，滤去骨片与药渣，将猪肝洗净切片如汤内煮熟，加盐与少许味精调味，吃肝喝汤。一剂可一顿服完，宜常服，直至病愈。

【功效】 本方适用于以脾虚肾弱为主要症状的小儿佝偻病。

2.食物疗法

【验方一】 栗子糕治佝偻病《科学育儿全书》

【组成】 生板栗500克，白糖250克。

【用法用量】 先将板栗加水适量，煮半小时，待凉，剥去皮，放在锅内再蒸40分钟，趁热将板栗压成碎泥，加入白糖搅匀，再把栗泥摊平成饼状，供患儿经常食用。

【功效】 补肾益气，常吃对治疗小儿佝偻病有效。

【验方二】 清炖二骨汤治佝偻病《婴幼儿保

健小验方》)

【组成】 猪骨头250克,乌龟骨250克,盐少许。

【用法用量】 将猪骨、乌龟骨洗净,砸碎,加水适量炖至汤呈白色黏稠时,加盐少许调味。弃渣饮汤。每日饮汤1~2次。经常食用。

【功效】 此汤可补虚益肾,补充钙质。适用于小儿软骨病,出牙不齐,发育缓慢,头颅畸形。

(三四)防治小儿癫痫方

癫痫是阵发性、暂时性脑功能失调,俗称羊角疯,是小儿时期常见的一种惊厥性疾病。多次反复发作,表现全身或局部不自主抽动,同时伴有意识障碍。大部分患儿脑电图有癫痫波形。(《现代育儿新书》)

癫痫是由多种原因引起的,与遗传密切相关。各种脑部疾病,如外伤、肿瘤、脑炎、脑膜炎后遗症;肝脏疾病;其他疾病引起的脑缺氧;中毒;代谢疾病等都可引起癫痫。

癫痫的临床表现行式多样。如全身性强直,挛性抽搐,意识丧失的大发作;突然发生,短暂意识丧失的小发作;肌肉阵挛性发作的小运动型发作等。癫痫病人约半数在儿童时期发病。对患儿精神及智力发育有不利影响,所以应积极防治。(《科学育儿全书》)

1. 药膳疗法

【验方一】 硫犬猪肚治癫痫(《家庭药膳全书》)

【组成】 硫磺15克,猪肚1个,乳犬1只,食盐适量。

【用法用量】 将硫磺研成细末,纱布包;将刚生下的乳犬去肠杂洗净;将猪肚洗净,备用。将布包硫磺放入犬腹中,将犬装入猪肚内,加水适量,在砂锅中用文火煨炖;直至肉烂为止,吃时加盐少许调味。分3~4次空腹吃下,每年服3~4剂。

【功效】 暖胃补髓。适用于癫痫症。

【验方二】 红萆麻醋蛋治癫痫(《家庭药膳全书》)

【组成】 鸡蛋2个,红萆麻根(红茎红叶者)60克,黑醋适量。

【用法用量】 先将鸡蛋煮熟,后放醋,再下红萆麻根,加水同煮,用小火煮约半小时后即成。每日1次,吃鸡蛋喝汤,连服数日。

【功效】 补虚熄风。适用于癫痫症。

【验方三】 地龙炒蛋清治癫痫(《家庭药膳全书》)

【组成】 食用蚯蚓50条,鸡蛋清2个,菜油适量。

【用法用量】 将蚯蚓去泥,洗净切段,按常规炒菜法与蛋清同炒即可。每日1次,发作前食用。

【功效】 养阴补血,熄风定痛。适用于癫痫。

2. 食物疗法

【验方一】 鳖肉汤治癫痫(《婴幼儿保健小验方》)

【组成】 老鳖1只,食盐少许。

【用法用量】 将老鳖宰杀后去肠洗净;入锅,加水适量,煮沸5分钟后,剥去外壳,小火炖鳖肉,肉烂后加盐少许即可。吃鳖肉喝汤,每日1次,连服7日为1疗程。以在发病前服食为佳。

【功效】 可滋阴除热,散结消痞。适用于小儿癫痫伴口干舌红,小便短赤。

(三五)防治小儿惊厥、惊风方

小儿惊厥俗称抽风,是小儿时期常见的急症。表现为突然发生的全身性或部分性肌群的抽动,多见面部抽动、四肢强直抽动,同时可能有意识障碍或伴有双眼凝视、上翻、面色苍白、呼之不应,部分患儿大小便失禁。发作大多持续数秒钟至数分钟自行停止。严重者反复抽风多次,或持续数十分钟不止,小儿脸色青紫、呼吸不规则。抽风后多入睡。

小儿惊厥常见于3岁以下儿童,尤以1岁以下小儿最多见。小儿易发作抽风,主要由于大脑发育不够成熟,神经组织发育不健全,遇有刺激,脑组织广泛发生反应,即表现抽风。

如果发生有上述抽风表现,应及时去医院诊治。如小儿有大的抽动,应立即把他放在床上,侧位躺下,取出口中食物和黏液,防止堵塞呼吸,牙间垫物防止舌咬伤。如牙关紧闭,不可用力去撬,防止损伤牙齿。同时应把衣领扣解开,以保持呼吸道通畅。用手指压人中穴(鼻至上唇正中点),最好等止抽后再给小儿穿好衣服去医院诊治。如抽风不止必须送医院。

发生惊厥后,应到医院检查,进行治疗。尽量防止再次发生抽风。长时间抽风可能损伤脑组织,不利于小儿健康成长。(《现代育儿新书》)

惊风是以抽搐为主要症候的总称。小儿体质脆弱,不耐高热而易生风,往往因风邪、惊恐,或痰湿积滞而发病。起病迅速,且为热实症状的,称急惊风,是一种危急症候;病起较慢,表现为虚寒症状的,称为慢惊风。急惊风的症状是:高热不退,牙关紧闭,四肢抽搐,舌红苔黄,眼睛直视,最主要的现象是抽搐与高热。急惊风治疗不当或久病会转为慢惊风,其症状为:面色青白、舌色淡、脉博细弱无力、口角流涎,或吐或泻,睡则露睛,有时会有轻微的抽搐。(《中国秘方全书》)

1. 药物疗法

【验方一】 中药治小儿惊厥方(《婴幼儿保健小验方》)

【组成】 蝉衣6克,钩藤8克,甘草3克,珍珠母10克,炒枣仁10克,栀子4克,黄连3克,防风3克,杭芍8克,青黛3克。

【用法用量】 以上10味药,水煎20分钟,每剂煎2次。将2次药液混合,早、中、晚各服1次。第1周每日1剂,连服7剂。第2、3、4周隔天1剂,连用3周,共调理4周,可预防发热惊厥反复发作。

【功效】 此方主治小儿发热性惊厥。

【验方二】 中药治小儿惊厥方(《婴幼儿保健小验方》)

【组成】 当归3~5克,桃仁3~5克,红花3~5克,生地3~5克,赤芍3~5克,钩藤3~5克,羚羊角3~5克,白茅根3~5克。

【用法用量】 以上8味药,水煎20分钟,鼻饲、滴管、灌肠给药。

【功效】 此方可清热活血,平肝息风。主治小儿惊厥。

【验方三】 安定治小儿惊厥复发(《婴幼儿保健小验方》)

【组成】 安定适量。

【用法用量】 每次0.4毫克至0.5毫克/公斤体重,在首次使用8小时后再重复使用第二次就可以收到较为满意的疗效。只有个别病儿才考虑使用第三次。

【功效】 可防小儿高热惊厥(简称FC)复发。此方具有疗效确切、使用方便、副作用小的优点,对象是已有两次以上的FC患儿。必须指出,对所有FC患儿来说,在口服安定的同时,必须使用退热药以求快速降温,并积极选用抗生素以控制感染。

【验方四】 蚯蚓白糖治惊风(《中国秘方全书》)

【组成】 活蚯蚓10~20条,白糖5钱。

【用法用量】 将蚯蚓用清水洗净置碗内,加入白糖5钱,取其所化之水服下。

【功效】 此方治小儿急惊风。

【验方五】 石菖蒲姜汁治惊风(《中国秘方全书》)

【组成】 石菖蒲适量,老姜汁适量。

【用法用量】 将石菖蒲捣烂绞汁,约3~4匙,加老姜汁数匙混合均匀,灌下即好。

【功效】 此方治小儿急惊风。

【验方六】 中药治惊风方(《中国秘方全书》)

【组成】 胆星五钱,木通五分,竹茹五分,川贝八分,陈皮一钱,石菖蒲五分,海浮石七分,白芥子五分,沙参一分。

【用法用量】 以上九味药,以两碗水煎至九分的量,服两次就可痊愈。

【功效】 此方治小儿急惊风。

【验方七】 中药治惊风方(《中国秘方全书》)

【组成】 茯苓干一两,芦荟一钱,丁香十粒,炮姜一钱,肉桂一钱。

【用法用量】 将以上五味药共研为末,每日二次,每次服五分,用冷开水送服。

【功效】 此剂治小儿阴虚慢惊风,食欲不振,吐泻不止。

2. 食物疗法

【验方一】 桑椹粥治惊风(《婴幼儿保健小验方》)

【组成】 新鲜紫桑椹30克,糯米(或粳米)50克,冰糖适量。

【用法用量】 将桑椹洗净后与糯米同煮成粥,粥将成时加入冰糖。糯米先下锅,桑椹后下锅。特点:软糯,甜鲜,婴幼儿喜欢吃。

【功效】 此粥主治小儿惊风。

【验方二】 山药粥治惊风(《婴幼儿保健小验方》)

【组成】 山药30克,对虾1～2个,粳米50克,食盐各少许。

【用法用量】 将粳米洗净;山药去皮,洗净,切成小块;对虾择好洗净,切成两半备用。锅内加水适量,放入粳米,烧开后加入山药,用文火煮成粥,待粥将熟时放入对虾,加入食盐即成。粳米要先于山药入锅,以利熟烂。特点:山药软糯,对虾鲜香,很有海鲜味。

【功效】 此粥主治小儿惊风。

(三六)防治惊风方

惊风,有急惊风和慢惊风之分。夫急惊风者,因内有郁热,外挟风邪,心家受热而积惊,肝家生风而发热。……其症牙关紧急,壮热涎潮,窜视反张,搐搦颤动,唇口眉眼眨引频并,六脉浮散洪紧。治先搐鼻通关。痰涎壅盛,以吐风散吐之。次用败毒散、保命丹,或雄黄解毒丸下之。惊退而神志未定投安神散。但喷药不下,通关不嚏,眼睛翻转,口中出血,两足摆跳,肚腹搐动,或神缓而摸床循衣。症笃而神昏气促,心中热痛,忽大叫声者不治。(《中国秘方全书》)

夫慢惊风者,因外感风寒,内伤乳食,而作吐泻,或得大病之余,或误吐下之过,脾胃两虚,脾与肺母子也,母虚亦令子虚而生粘痰,胃虚则能生风,风能动能开,故其症目偏喜开,痰滞咽喉如牵锯状,口鼻气冷,唇缓面青涎流,口角将复瘛疭是也。治宜祛风活痰,健脾生胃,不可妄用脑、麝、巴、粉等药。其有眼闭四肢厥冷者,名曰慢脾风,极危笃,速用回阳之药,手足渐温,复以醒脾散理之,其服药不效,大冲脉尚有者,灸百会穴。但面黯神惨,鱼口鸦声,脾痛胁动,身冷粘汗,头摇发直,睛定口疮,喘嗌尸卧,唇缩气粗者不治。(《寿世保元》)

【验方一】 吐风散(《寿世保元》)

【处方】 全蝎(炒)一个,瓜蒂(炒)十个,赤小豆三十个。

【用法】 上为末,每一岁儿服一钱,温米饮调下。未吐再服。

【主治】 小儿急慢惊风,发热口噤,不省人事,手心伏热,痰涎咳嗽,上壅喘急,并宜涌法。

【验方二】 至圣保命丹(《寿世保元》)

【处方】 南星(炮,去皮,用白矾水浸一宿,再出晒干,再用生姜水浸一宿,晒干再炒)、半夏(同上制)、青黛、薄荷各一两,全蝎(去尾尖)、天麻、白附子(略炒)、僵蚕(姜汁炒)、防风、郁金、甘草各五钱,麝香少许,朱砂(为末)五钱。

【用法】 上为细末,炼蜜为丸,朱砂为衣,芡实大,每服一丸,灯心、薄荷汤化下。

【主治】 小儿胎惊内吊,肚腹坚硬,目睛上视,手足搐搦,角弓反张,痰嗽喘热,一切急慢惊风,并皆治之。

【验方三】 千金散内阁秘传(《寿世保元》)

【处方】 全蝎(炙熟)、直僵蚕各三分,朱砂四分,牛黄六厘,冰片、天麻、黄连各四分,胆星、甘草各二分。

【用法】 上为末,每服五、七厘,薄荷、灯心、金银煎汤,不拘时调下。

【主治】 小儿痰喘,急慢惊风,至死,但能开口,灌下无不活者。

【验方四】 安神散(《寿世保元》)

【处方】 人参、茯苓(去皮)、远志(去心)、天麻、白附子、麦门冬(去心)、全蝎(去尾)、莲肉、茯神(去皮、木)、朱砂各等分。

【用法】 上为细末,每服灯心汤调下。

【主治】 惊风退后,恍惚虚怯,安神定志,调理之剂。

【验方五】 加味和中散(《寿世保元》)

【处方】 人参、白术(去芦)各一钱,白茯苓(去皮)、陈皮各五分,半夏七分,全蝎(炒)五分,天麻七分,细辛三分,薄荷、甘草各二分。

【用法】 上锉一剂,生姜、枣煎服。乳母亦宜服之。

【主治】 治小儿慢惊风。

【验方六】 醒脾散(《寿世保元》)

【处方】 人参,白术(去芦),白茯苓(去皮),木香,全蝎,僵蚕,白附子,天麻,甘草。

一方,去天麻、僵蚕,加泡南星、半夏曲、陈仓米二百粒,水煎,旋旋服之。

【用法】 上锉,生姜三片,枣一枚,水煎服。

【主治】 小儿吐泻不止,作慢惊风,脾困昏沉,默默不食。

【验方七】 紫金锭子《寿世保元》

【处方】 人参、白术(去芦)、白茯苓(去皮)、白茯神(去皮、木)、山药(炒)、乳香、赤石脂(醋煅七次)、辰砂各三钱,麝香一钱。

【用法】 上为细末,以糕一两为丸,如弹子大,金箔为衣,每服一粒,薄荷汤研化服。

【主治】 慢惊乃元气虚损而致昏愦,急灸百会穴,若待下痰不愈而后灸之,则元气脱散而不救矣。此乃脏腑传变已极,总归虚处,唯脾受之,无风可逐,无惊可疗,此因脾虚不能摄涎而作痰也。此方专治慢惊涎潮发搐,或吐或泻,不思饮食,神昏气弱。

【验方八】 酿乳法《寿世保元》

【处方】 木香,沉香,藿香,丁香减半,陈皮,人参,神曲(炒),麦芽(炒)。

【用法】 上锉,每服四钱,紫苏十叶、生姜十片、枣二枚,水煎,先令乳母食,后捏去宿乳汁服之,即便卧,霎时,令药入乳之脉,次令儿吮,不可过饱,亦良法也。

【主治】 小儿慢惊,睡多惊啼,凡面黄脉细者难治。用此药与乳母服之。

四、婴幼儿传染病防治

(一)防治小儿水痘方

水痘是小儿时期的一种急性传热病。常发生在冬春季节。发病时,全身发热,咳嗽,面赤烦躁,身上出现红点,后变疱疹,光亮如珠,常遍布全胸后背。其主要症状是皮肤及黏膜分批出现斑疹、丘疹、疱疹与结痂等改变。

引起水痘的原因是水痘病毒。水痘属中医风温豆疹范畴。主要出外感风温湿毒,邪从口鼻而入,肺卫宣降失常引起。未患过水痘的人均对水痘有易感性。1～5岁小儿发病最多,6个月以内的婴儿因从母体获得抗水痘抗体,故较少发病。水痘病人是本病惟一的传染源。一般出诊前1日至出疹后5日,或皮疹结痂、干燥前均有较强的传染性。因此,对水痘患儿应该隔离至水痘全部结痂后方可取消隔离。患水痘后,可获终生免疫,第二次患病者及少见。《科学育儿全书》

1.药物疗法

【验方一】 胡萝卜芫荽治水痘《中国秘方全书》

【组成】 胡萝卜三两,芫荽二两。

【用法用量】 胡萝卜、芫荽洗净,水煎代茶饮。同时用活虾煮汤服用,能促使早透早愈,经过顺利,并减少并发症的发生。

【功效】 此方治小儿水痘。

【验方二】 金翘汤治水痘《常见病家庭诊治大全》

【组成】 金银花6～9克,连翘6～9克,黄连3～5克,紫草4～6克,木通4～6克,生甘草3～5克。

【用法用量】 以上6味药,水煎服,每日1剂,分2次服。

【功效】 此方治小儿水痘。

【验方三】 银翘一丁汤治水痘《婴幼儿保健小验方》

【组成】 金银花、连翘、车前子、六一散各10克,紫花地丁15克。

【用法用量】 上药纱布包裹水煎,头煎药液50～100毫升,分2～3次服,二煎洗患部。

【功效】 此方治小儿水痘。

【验方四】 银石汤治水痘《婴幼儿保健小验方》

【组成】 金银花、石膏各30克,玄参、紫草、泽泻各15克,薄荷9克,荆芥6克。

【用法用量】 上药水煎服。每日1剂,共取药液250毫升,分服。

【功效】 治小儿水痘。

【验方五】 荆防板蓝根汤治水痘《婴幼儿保健小验方》

【组成】 荆芥、防风各10克,板蓝根20克,芦根15克。

【用法用量】 水煎服,每日1剂,分2次服。

【功效】 此方治小儿水痘。

2.外治疗法

【验方一】 煮茶叶治水痘《民间方》

如遍身水痘,用二斤的茶叶,放在开水锅内即捞出,乘湿铺床上,上铺草纸一层,患儿卧于纸上,天寒时,盖好衣被,睡一觉就好了。

(二) 防治小儿麻疹方

麻疹是由麻疹病毒引起的一种小儿常见的传染病。主要通过呼吸道传播,传染性强。(《实用中医大全》)

小儿患麻疹以1~5岁较多,患后不会再患。患儿发热3~4天后遍身出现红色隆起斑疹点,如同麻粒,所以叫做麻疹。

古谓麻,即疹也。疹出如麻成朵,痘出如豆成粒,皆象其形而名也。夫胎毒一也。痘出于五脏,脏属阴,阴主血,故痘有形而有汁,其症寒热备有也。疹出于六腑,腑属阳,阳主气,故疹有形而无浆,其形多实热而无寒也。为症既异,则治法亦殊,痘宜内实,可用补剂,疹忌内实,祗宜解散。惟初热发表,略相似耳。既出之后,痘则补气以生血,疹宜补阴以制阳。何也?盖疹热甚则阴分受其熬煎而血多虚耗,故治宜清火滋阴为主,而不可少动其气。所以,人参、白术、半夏,若燥焊之剂,首尾当深忌也。世知痘症所系之重,而不知疹之杀人尤甚,方书忽而不备,良可太惜矣。(《寿世保元》)

麻疹初起类似感冒,鼻塞、咳嗽、微热、泪汪汪、嗜睡、食欲减退、喜用手揉眼擦鼻、牙龈上有白色腐皮、耳后可见隐疹;疹点出现前,发高热,眼屎多,先在颈项、耳背、发际出现,继而额部、颜面、肩背、四肢、胸腹,一直到手心、脚心就算出透了,此时发烧亦退,三天左右即见皮肤有糠皮状脱屑,留下棕色斑痕,一直到一两个星期才消失。这段时期因发热而耗体力,小儿多唇舌燥,身体消瘦,故需注意调养。(《中国秘方全书》)

麻疹患儿应隔离至出疹后5天,合并肺炎时应隔离10天,避免传染其他孩子。一般单纯出麻疹没有危险,家长不必惊慌,按医生嘱咐细致护理,可顺利恢复健康。(《现代育儿新书》)

1. 药物疗法

【验方一】 蝉蜕水治麻疹(《常见病家庭诊治大全》)

【组成】 蝉蜕3克。

【用法用量】 上药,水煎服,每日1剂。

【功效】 治小儿麻疹。适用于麻疹透发不畅。

【验方二】 透疹汤治麻疹(《常见病家庭诊治大全》)

【组成】 连翘2.4克,蝉蜕1.5克,紫草3克,牛蒡子2克,葛根6克,桔梗2.4克,银花2.4克,甘草1.2克。

【用法用量】 上药,水煎服。以上为1~3岁小儿的量,4~6岁加50%,每日1剂,至疹收热退为止。

【功效】 此方治小儿麻疹。适用于透疹退热。

【验方三】 牛膝甘草汤治麻疹(《常见病家庭诊治大全》)

【组成】 牛膝20克,甘草10克。

【用法用量】 上药加水150毫升,煎至60毫升,每次服4~6毫升,20~40分钟服1次。

【功效】 此方治小儿麻疹。

【验方四】 薄荷芦根水治麻疹(《婴幼儿保健小验方》)

【组成】 薄荷5克,芦根15克。

【用法用量】 以上2味药,水煎服,每日饮用,连服3~5天。

【功效】 此方治小儿麻疹。

【验方五】 升麻葛根汤(《寿世保元》)

【处方】 升麻、葛根、白芍各一钱,甘草五分。

【用法】 上锉,生姜水煎服。加紫苏、葱白以解肌,切忌大汗,斑不红者亦宜,乃麻疹初起之神方也。

【主治】 疹之初起,呵欠,发热恶寒,咳嗽喷嚏,流涕,头眩,宜升麻葛根汤。

【验方六】 消毒散(《寿世保元》)

【处方】 鼠粘子四钱,荆芥二钱,甘草(生)一钱,防风(去芦)半钱。

【用法】 上锉,水煎,加乌犀角尤妙。

【主治】 麻疹既出,一日而又没者,乃为风寒所冲,麻毒内攻,若不治,胃烂而死。可用消毒散。

【验方七】 二仙汤(《寿世保元》)

【处方】 黄芩(去朽)、白芍药(生用)各等分。

【用法】 水煎,温服,如神。

【主治】 麻疹已出而复没,或出不尽,心慌,啼哭不止，十分危急，死在须臾，或下痢腹痛，可服二仙汤。

【验方八】 导赤散《寿世保元》

【处方】 生地黄、木通、甘草、淡竹叶七片。

【用法】 水煎服。

【主治】 麻疹已出，谵语，小便闭，宜导赤散。

【验方九】 四苓汤《寿世保元》

【处方】 猪苓、泽泻、白术（去芦）、白茯苓各等分。

【用法】 水煎服，如小便如泔者，或小便不通者，加车前、木通。

【主治】 麻疹已出，泄泻不止，可服。

2. 食物疗法

【验方一】 白萝卜汤治麻疹《实用中医大全》

【组成】 白萝卜适量，白糖30克。

【用法用量】 将白萝卜洗净切丝，水煎，加入白糖饮服，每天2～3次，连服3～5天。

【功效】 此方治小儿麻疹。适用于初疹期。

【验方二】 豆腐鲫鱼汤治麻疹《实用中医大全》

【组成】 豆腐250克，鲫鱼2条。

【用法用量】 将豆腐切块，鲫鱼去鳃、内脏及鳞，与豆腐一起放在砂锅内煮汤服食，每天1次，连服2～3天。

【功效】 此方治小儿麻疹。适用于出疹期。

【验方三】 腊鸭头粥治麻疹《实用中医大全》

【组成】 腊鸭头60克，雪梨干15克，粳米50克。

【用法用量】 腊鸭头、雪梨干、粳米同煮粥服食，早、晚食用，每天2剂，连服5～6天。

【功效】 此方治小儿麻疹。适用于退疹期。

【验方四】 荸荠芦根水治麻疹《中国秘方全书》

【组成】 荸荠或芦根适量。

【用法用量】 荸荠或芦根洗净，煮水代茶饮。

【功效】 此方治小儿麻疹。可助麻疹早发、早回。并可防止并发症。

【验方五】 枇杷叶桑白皮治麻疹《中国秘方全书》

【组成】 枇杷叶、桑白皮、生石膏各五钱，冰糖适量。

【用法用量】 上三味药，水煎去渣，加适量冰糖饮服，一日二至三次分服。

【功效】 此方治小儿麻疹。适用于麻疹过后仍然热咳不止，即可治愈。

【验方六】 犀角粉治麻疹《中国秘方全书》

【组成】 犀角的粉末0.5克。

【用法用量】 一日服二次，此份量适用于五六岁幼儿。

【功效】 此方治小儿麻疹。可迅速治愈。

（三）防治小儿腮腺炎方

流行性腮腺炎俗称"痄腮"，是病毒引起的急性传染病，是一种小儿多发病。这种病毒存在于病人的唾液中，通过飞沫传染给他人，自发病前数日至腮肿完全消退，均有传染性。预防的主要方法是不要与患儿接触。患过流行性腮腺炎的人，可以获得终生免疫。

流行性腮腺炎病毒进入人体后，在口腔黏膜及鼻黏膜细胞中大量繁殖，然后进入血液，再随血液到腮腺，致使腺体组织周围组织发生充血、水肿；炎症刺激又使腮腺唾液分泌增多，因此可引起腮腺的肿胀、疼痛。在咀嚼和吞咽时更为厉害。本病会并发脑膜炎和睾丸炎。如出现高热不退，有嗜睡、呕吐等症状，应及时送医院治疗。《科学育儿金书》

患病后，要多卧床休息，多饮开水，应吃流质或半流质食物，避免咀嚼的食物，不宜吃酸味的食物，要常漱口，保持口腔清洁。《现代育儿新书》

1. 药膳疗法

【验方一】 浮萍散治腮腺炎《婴幼儿保健小验方》

【组成】 浮萍90克，大葱白3根。

【用法用量】 将浮萍研为细末，葱白熬水冲服。每日1次，每次9克。

【功效】 此方可疏风消肿。适用于小儿腮腺炎。

【验方二】 蛇蜕葱白治腮腺炎《婴幼儿保健小验方》

【组成】 蛇蜕3厘米，大葱白9厘米。

【用法用量】 将上药切碎，炒熟，夹在馒头内食之。每日1次，一般1～3次即愈。

【功效】 此方可祛风消肿散结。适用于小儿流行性腮腺炎。

【验方三】 蒜泥马齿苋治腮腺炎（《婴幼儿保健小验方》）

【组成】 鲜马齿苋60克，大蒜泥10克，酱油适量。

【用法用量】 将鲜马齿苋洗净，加水煮熟捞出切段，放入蒜泥和酱油调味，拌匀即可。作凉菜随意食用，连用1周。

【功效】 此方治小儿腮腺炎。适用于热毒蕴结型流行性腮腺炎。

【验方四】 板银粥治腮腺炎（《婴幼儿保健小验方》）

【组成】 板蓝根10克，银花12克，大米50克，砂糖适量。

【用法用量】 上药加水煮20分钟，去渣取汁，加大米熬粥，再加适量砂糖食用。

【功效】 此方有清热解毒、消肿作用。适用于腮腺炎发热伴红肿明显的婴幼儿。

2. 食物疗法

【验方一】 黄花菜汤治腮腺炎（《科学育儿全书》）

【组成】 黄花菜50克（或干品20克），食盐少许。

【用法用量】 黄花菜洗净，水煮，食盐调味。吃菜喝汤。每日1次。

【功效】 清热，利尿消肿，适用于小儿流行性腮腺炎。

【验方二】 绿豆白菜心治腮腺炎（《科学育儿全书》）

【组成】 绿豆100克，白菜心3个。

【用法用量】 先将绿豆置锅内加水煮开花，用文火炖烂，加入白菜心，再煮20分钟，取汤顿服，每日1～2次。

【功效】 清热解毒，对流行性腮腺炎有效。

【验方三】 鸭蛋冰糖治腮腺炎（《婴幼儿保健小验方》）

【组成】 鸭蛋2个，冰糖30克。

【用法用量】 先将冰糖放入热水中搅拌溶化，待水凉后打入鸭蛋搅匀，上笼蒸熟食用。每日2剂，连服7日。

【功效】 此方治小儿腮腺炎。适用于热毒蕴结型腮腺炎。

3. 外治疗法

【验方一】 醋和墨汁治腮腺炎（《婴幼儿保健小验方》）

醋和墨汁按1:1配好，用毛笔蘸此汁，涂于患处，每天5～6次，一般2～3天腮部肿胀自销。

（四）防治小儿百日咳方

百日咳是由嗜血性百日咳杆菌感染引起的呼吸道传染病，儿童常见，多发于冬春季节。初起似感冒，咳嗽逐渐加重。咳时面胀红，咳毕有吼声，呈阵发性、痉挛性发作，可出现呕吐、咳血、眼和鼻出血等，由于咳嗽持久，故称百日咳。（《常见病家庭诊治大全》）

百日咳主要通过飞沫经呼吸道传染。百日咳的潜伏期为7～14天。患儿需要隔离，隔离期为一个月。百日咳一般一个月至一个半月能痊愈。

严重的百日咳患者会发生一定的并发症，如肺炎、气胸、支气管扩张等，因此，患病后应及时去医院治疗。（《科学育儿全书》）

1. 药物疗法

【验方一】 车前草籽治百日咳（《中国秘方全书》）

【组成】 车前草籽。

【用法用量】 将10克车前草的种子放入一碗水中，煎至七分的浓度时，再空腹饮用，分成一日三次，1～3岁的小儿服此量的1/10，3～6岁的小儿服此量的1/5就够了。

【功效】 此方是治百日咳的良药，治咳嗽有特效。如果咳嗽又有痰的话，可在上列处方中，加上2～3克的黄柏粉末。

【验方二】 罗汉果柿饼汤治百日咳（《婴幼儿保健小验方》）

【组成】 罗汉果1个，柿饼15克。

【用法用量】 将罗汉果洗净捏碎；柿饼切碎；同置砂锅中，加水适量，炖1小时，去渣即可。饮服。每日1剂，连服5～7天。

【功效】 清热、润肺、止咳。主治百日咳。

【验方三】 川贝蜂蜜饮治百日咳（《婴幼儿保

健小验方》)

【组成】 川贝15克,蜂蜜120毫升,鲜姜12克。

【用法用量】 将鲜姜洗净捣烂如泥;川贝研粉,和蜂蜜共捣入茶杯内,搅匀,再将茶杯置旺火上,煮成膏取出。每日3次,每次1匙,温开水冲服,或用乳汁调服,至愈为止。

【功效】 润肺化痰止咳。适用于百日咳、咳嗽咽干、痰出不畅者。

2.食物疗法

【验方一】 核桃治小儿百日咳(《生活中来》)

【组成】 核桃若干(1岁1个,2岁用2个,依次类推),白糖适量。

【用法用量】 将核桃放在烧草灰里烧,不要烧焦了,略带黑色即取出。然后分别将核桃壳和核桃仁砸碎成面状,再将核桃壳和核桃仁调和在一起,加少许白糖,温开水送服。日服3次,吃完即好。最好选薄皮核桃(如云南纸皮核桃、新疆和田核桃)。

【功效】 此方治小儿百日咳久咳不止。

【验方二】 紫皮大蒜治小儿百日咳(《中国秘方全书》)

【组成】 紫皮大蒜1头,桔饼1个,蜂蜜适量。

【用法用量】 将紫皮大蒜1头去皮切碎,桔饼1个亦切碎,共加水1碗,煮沸过滤去渣,再加蜂蜜适量,一日分2~3次服用。

【功效】 此方治小儿百日咳。

【验方三】 冬瓜子治小儿百日咳(《婴幼儿保健小验方》)

【组成】 冬瓜子5钱,蜂蜜适量。

【用法用量】 将冬瓜子洗净,煮水,加蜂蜜调服。

【功效】 对百日咳初期患者是很有效。

【验方四】 胡萝卜红枣治小儿百日咳(《中国秘方全书》)

【组成】 胡萝卜4两,红枣10个。

【用法用量】 胡萝卜洗净切片,和红枣一起,加水3碗,煎至剩1碗的量,随意饮服。

【功效】 此方治愈小儿百日咳。

【验方五】 红枣胡萝卜治小儿百日咳(《家庭厨房百科知识》)

【组成】 红枣12枚,胡萝卜120克,白糖适量。

【用法用量】 将胡萝卜洗净,切片,与红枣一起煎水,取汁液,加入白糖亦可。代茶饮,连服10余剂。

【功效】 健脾养阴润肺。适用于百日咳恢复期,及痉咳期。

【验方六】 姜蒜汤治小儿百日咳(《婴幼儿保健小验方》)

【组成】 生姜3片,大蒜(去皮)15克,红糖适量。

【用法用量】 先将蒜、姜,煮熟后加入红糖,去姜片,吃蒜饮汤。每日4次,连服15天(以上为5岁患儿的量,年龄小者可酌减)。一般3~4天症状可好转,大部分患儿15天可痊愈。

【功效】 清热化痰,降气止咳。适用于百日咳痉咳期。

3.外治疗法

【验方一】 生大蒜治百日咳(《中国秘方全书》)

取生大蒜适量,去外皮,捣烂如泥,均匀摊于纱布上,厚约3~4分,与睡前敷贴于两足底(足底须先涂上凡士林或猪油,以防起泡),上面再盖一层塑料膜,穿上袜,次晨除去。如果足底没有痛感,可以连敷3~5晚,或隔天敷1次。此方治小儿百日咳。对于其它病症的剧烈咳嗽也很有效。

(五)防治传染性肝炎方

肝炎是我国常见的传染性疾病之一。许多种病原体均可引起肝炎,单是病毒就有好多种。通常所说的肝炎多指病毒性肝炎,目前人们公认的有甲型、乙型、丙型、丁型、戊型、庚型及所谓TTV病毒(输血传播性病毒)引起的肝炎。甲型肝炎是目前我国小儿最常见的一种肝炎,甲型肝炎有极强的感染性。乙型肝炎仅次于甲型肝炎。乙肝主要通过血液、体液和母婴垂直传染。

肝炎的症状是:多数患儿有轻至中度发热、乏力、食欲减退,较重者可有恶心、呕吐,4~5天后可出现皮肤、巩膜发黄,尿色变深,大便可能灰白,7~10天黄疸达高峰。大约3周左右,症状可全部消失。但要确定是哪一种病毒引起的肝炎，则需要测定有关病毒的抗原及抗体。甲型肝炎很少迁延不愈，绝大多数于1～2个月内恢复。而乙型肝炎和丙型肝炎易迁延不愈或转为慢性，相当一部分病人最后形成肝硬化，病程久也有转变为肝癌的可能，这在成人病例中是相当常见的。

如果怀疑小儿得了肝炎应立即隔离，并到医院检查。一经确诊应尽可能做到严格隔离。所有用具均需与健康人分开使用，排泄物应进行消毒。给予营养丰富、易消化的食品，特别是含糖较多、有优质蛋白及多种维生素的食品，避免吃过多的脂肪，按时服医生所开的药物。

预防肝炎，除平日应注意饮食卫生、预防经消化道感染的肝炎外，看病应到正规医院去，特别是输血、输液、注射、牙病等更应到正规的医院去诊治，避免由于消毒不严密引起乙型肝炎、丙型肝炎和TTV引起的其他病毒性肝炎。得了病毒性肝炎，应到相关医院诊治，病人应进行隔离。为预防乙型肝炎，应按照国家规定进行乙肝疫苗注射。密切接触者应尽快进行丙种球蛋白注射。

小儿肝炎预后要比成人好，恢复也快，特别是甲型和戊型肝炎，一般不会转为慢性。但急性重症病人最好住院治疗。恢复期的病人应注意合理休息，适当的营养，服用一些改善肝功能、调节免疫功能的药物，病毒性肝炎目前尚无满意的特效疗法。(《现代育儿新书》)

1.药物疗法

【验方一】 茵郁板枣汤治肝炎(《婴幼儿保健小验方》)

【组成】 绵茵陈、蒲公英各10～30克，郁金8～12克，板蓝根、大枣、虎杖各10克。

【用法用量】 上药，文火水煎，取液300～400毫升，每天1剂，分3～4次服。

【功效】 此方主治小儿黄疸性肝炎。

【验方二】 白茵奇金汤治肝炎(《婴幼儿保健小验方》)

【组成】 绵茵陈12克，陈皮5克，白茅藤、金钱草、奇良各7克。此为10岁儿童用量，可根据年龄增减。

【用法用量】 上药，水煎服。每天1剂。

【功效】 此方主治小儿黄疸性肝炎。

【验方三】 化疸复肝汤治肝炎(《婴幼儿保健小验方》)

【组成】 绵茵陈180克，金钱草90克，川郁金60克，粉干草15克，红糖适量。

【用法用量】 上药，水煎加红糖当水饮。每天1剂，分3～5次服。

【功效】 此方主治小儿黄疸性肝炎。

【验方四】 和肝散治肝炎(《婴幼儿保健小验方》)

【组成】 全瓜蒌60克，广郁金15克，片姜黄15克，神曲15克，生甘草15克，白糖适量。

【用法用量】 上药，共研细末，3岁每次2克(随年龄大小增减)，每日3～4次。白糖水冲服。

【功效】 此方主治小儿黄疸性肝炎。

【验方五】 茵陈赤虎汤治肝炎(《婴幼儿保健小验方》)

【组成】 茵陈20克，赤芍20克，山楂10克，板蓝根10克，紫草10克，夏枯草10克，金钱草12克，虎杖12克，垂盆草12克，白茅根(或玉米须)15克。

【用法用量】 上药，水煎服，每日1剂，日服3次。

【功效】 此方主治小儿黄疸性肝炎。

【验方六】 鱼腥草治黄疸(《中国秘方全书》)

【组成】 鱼腥草5～6两。

【用法用量】 将鱼腥草洗净，水煎，待温时服用。

【功效】 此方可治黄疸发热，也可治小儿胆囊炎，疗效颇佳。

2.食物疗法

【验方一】 王浆蜂蜜饮治肝炎(《婴幼儿保健小验方》)

【组成】 蜂王浆6毫升，蜂蜜500毫升。

【用法用量】 将蜂王浆与蜂蜜混合均匀，装瓶备用。4岁以下患儿每次服5毫升，5～10岁每次服10毫升。用温开水冲化后饮服(以早晨空腹服效果更好)。

【功效】 可滋补强体，保肝利胆。主治小儿病毒性肝炎，肝肿大，肝功能异常。

(六)防治黄疸方

【验方】 茯苓渗湿汤(《寿世保元》)

【处方】 茯苓、茵陈、山栀、黄连、黄芩、防己、白术、苍术、陈皮、青皮、枳壳、猪苓各一钱,泽泻三分。

【用法】 水煎,徐徐温服。如小便不通加木通。如伤食,不思饮食加神曲、麦芽、砂仁。

【主治】 小儿黄疸,寒热,呕吐而渴,或饮冷水,身体面目俱黄,小水不利,不得安卧,不思饮食。

(七)防治小儿痢疾方

夫小儿八痢者,乃饥饱劳役、风、寒、暑、湿,因触冒天地八风之邪而得,故以命名也。大抵多由脾胃不和,饮食过度,停积于脾胃,不能克化,又为风寒暑湿干之,故为此疾。伤热则赤,伤冷则白,伤风则纯下青血,伤湿则赤下如豆汁,冷热交并,赤白兼下,若下迫后重,里急窘迫急痛者,火性急速而能燥物故也。或夏末秋初,忽有暴折于盛热,无所发散,客搏肌肤之中,发于外则为疟,发于内则为痢,内外俱发,则为疟痢。凡痢病久则为肿满,下焦偏冷,上焦偏结,则为上实下虚。若脾胃湿热之毒熏蒸清道而上,以致胃口闭塞而噤口之症。又有一方一家之内,上下传染,长幼相似,是疫毒痢也。当先推其岁运,以平其外,察其郁结,以调其内,审其所伤,别其虚实冷热以治之,条然明白,不致妄投也。(《寿世保元》)

细菌性痢疾是小儿较常见的一种肠道传染病。它是由痢疾杆菌引起的,一年四季都可发病,但以夏、秋季最为多见。儿童患者较成人多,其中尤以婴幼儿及学龄前儿童发病数为最多。

病人和带菌者是菌痢的传染源。一般经水、食物、接触等途径传播,机体着凉、疲劳、饥饿以及其他疾病都可为诱发痢疾的因素。其主要病变是结肠黏膜充血、水肿、溃疡等炎症。主要特点为起病急、发热(体温一般都在40℃左右)、腹痛、腹泻、里急后重及排脓血便等。大便每天少则几次,多则几十次,常伴有恶心、呕吐、食欲减退,还有一阵阵腹痛,婴幼儿常哭闹不安。

人们患痢疾主要是由于没有养成良好的卫生习惯,比如喝生水,生吃未洗净、消毒的瓜果,或吃腐烂变质的食物。小儿主要通过污染的手儿感染。孩子得了痢疾要及时诊治,重症应马上住院治疗。一般轻症可在家里治疗。一定要遵照医生嘱咐按时服抗菌药物。

预防痢疾最重要的是使孩子养成良好的卫生习惯:不吸吮手指,不啃玩具,不要随地爬,饭前、便后要洗手。要注意饮食卫生,不吃馊的饭菜和腐烂的瓜果,积极消灭苍蝇、蟑螂。剩菜剩饭放入冰箱,下次吃之前一定要煮沸。总之,痢疾"病从口入",只要搞好饮食卫生,痢疾是可以避免的。(《现代育儿新书》)

1. 药物疗法

【验方一】 清热化滞汤(《寿世保元》)

【处方】 黄连(吴茱萸煎汤拌炒),白芍药,陈皮,白茯苓(去皮),枳壳(去穰,炒),黄芩,甘草。

【用法】 上锉,生姜一片,水煎,空心温服。初起积热正炽,加大黄、芒硝。血痢加酒炒黄芩、当归、地榆。白痢加厚朴、枳壳。赤白并下,加川芎、归尾、桃仁、红花、滑石、陈皮、干姜炒黑。白痢久虚,加白术、黄芪、茯苓、去芩、连、枳壳。赤痢久虚,下后未愈,去芩、连,加川归、白芍、白术、川芎、阿胶珠。里急后重,加木香、槟榔。腹痛加白芍、玄胡索、枳壳。小便赤少,加木通、猪苓、泽泻。下如豆汁,加白术、苍术、防风。食积加山楂、枳实、麦芽、神曲。久痢,气血两虚,加人参、黄芪、当归、川芎、升麻、肉蔻。下后二便流利,唯后重不去者,气陷于下也,以升麻提之。

【主治】 治痢主方。

【验方二】 开板丹(《寿世保元》)

【处方】 黄丹(飞过)二两,黄蜡一两,乳香一钱,没药一钱,杏仁(去皮、尖)八个,巴豆(去油)八个。

【用法】 上将五味为细末,将黄蜡溶开后,将药末同蜡拌匀,搅冷成块,丸如黄豆大,每服一丸,空心服。红痢冷甘草汤下。白痢,冷干姜汤下。水泻,冷米汤下。忌生冷、油腻。

【主治】 小儿痢疾属热居多,用黄连、黄芩、大黄、甘草煎服,赤痢加桃仁、红花、白痢加滑石末同煎。

【验方三】 治痢疾诸方(《寿世保元》)

一治小儿痢疾方,用鸡子一个,冷水下锅,煮二、三沸取出,去白用黄,研碎,以生姜汁半盅和匀,与儿服之,不用茶,神效。

一治痢不拘赤白,白萝卜汁、蜜各等分,搅匀,服三、四匙,效。

一治小儿噤口痢,用甜梨一个,挖空,入蜜填满,纸包,火煨熟吃,立止。

一治噤口痢,汤饮米谷不下者,石莲子去壳,并内红皮及心为细末,每服量儿大小,或五分,或一钱,二钱,用陈仓米汤调下。如呕,加生姜汁一二匙。

一治血痢用苦参炒为末,每服三分或五分,米汤调下。

一治白痢用肉豆蔻面包煨,乳香一粒,共为末,每服二、三分,米汤调服。

一治久痢不止,用陈萝卜煎汤,一服立止。一方用苋菜煎汤服,效。

一治泻痢久不止,不肯服药,用肉豆蔻煨去油为末三钱,麦面四两同和,切面入葱、盐煮,如常食之。

2.食物疗法

【验方一】 苦瓜浆汁治痢疾(《常见病家庭诊治大全》)

【组成】 鲜苦瓜100克,苦瓜花10朵,蜂蜜、姜汁各适量。

【用法用量】 将苦瓜和苦瓜花洗净,捣烂绞汁,1～2岁每次口服5毫升,3～5岁每次服10～15毫升。赤痢者加蜜,白痢者加姜汁2～3滴。日服2次。

【功效】 此方治小儿痢疾。

【验方二】 萝卜姜汁治痢疾(《婴幼儿保健小验方》)

【组成】 萝卜汁60克,姜汁15克,蜜糖30克,浓茶1杯。

【用法用量】 将萝卜汁、姜汁、蜜糖、浓茶和匀蒸熟服。每日2次。

【功效】 此方此方治小儿痢疾。

【验方三】 杨梅治痢疾(《婴幼儿保健小验方》)

【组成】 杨梅10个,白酒适量。

【用法用量】 将杨梅放酒内浸泡,每日2服用次。

【功效】 此方此方治小儿痢疾。

【验方四】 金针木耳煎治痢疾(《婴幼儿保健小验方》)

【组成】 金针菜30克,木耳15克,红糖适量。

【用法用量】 将金针菜、木耳分别洗净,加水同煎煮后,放红糖饮服。

【功效】 此方此方治小儿痢疾。

【验方五】 大蒜马齿苋煎治痢疾(《婴幼儿保健小验方》)

【组成】 大蒜10～15克,马齿苋30～60克,红糖适量。

【用法用量】 将大蒜去外皮,洗净捣烂;马齿苋洗净,水煎1碗,冲入蒜泥,取汁加红糖,每日2次分服。或大蒜烧存性,研末,每服1.5～3克,每日2～3次。

【功效】 此方此方治小儿痢疾。

(八)防治疟疾方

夫疟者,外因感受风寒暑湿,内因饮食饥饱而作也。其病不一,先寒后热者名寒疟,先热后寒者名温疟,寒而不热者名牝疟,热而不寒者名瘅疟,不寒而热、骨节疼痛、身重腹胀、自汗善呕者名湿疟,嗳气吞酸、胸膈不利者名食疟。一日一发,受病一月间日一发,受病半年,连发二日者,气血俱病也。起于三阳者多热而发于日,起于三阴者多寒而发于夜。发于日者随症而治,发于夜者加血药,并用升提。暂疟可截,久疟可补。经久不愈,纵儿饮水,结癖中脘,名曰疟母,此最难瘥。一二发间,用截太早,必变浮肿、痞利之疾。然婴儿之疟自饮食得之居多,治须以消导扶胃气为本,此秘诀也。(《寿世保元》)

【验方一】 清脾饮(《寿世保元》)

【处方】 青皮,厚朴(姜炒),草果,白术(去芦),白茯苓(去皮),柴胡,黄芩,半夏(姜炒),甘草。

【用法】 上锉,枣煎服。小便赤加猪苓、泽泻。

【主治】 食疟,呕吐痰沫,及时行瘴疟,不问先寒后疟,诸疟通用。

【验方二】 养胃汤(《寿世保元》)

【处方】 苍术(米泔浸),厚朴(姜汁炒),陈皮,半夏(姜炒),白茯苓(去皮),人参,草果,藿香,甘草。

【用法】 上锉,乌梅一个,生姜,水煎服。

【主治】 停食感寒发疟,及中脘虚寒,呕逆恶心等症。

【验方三】 治疟疾验方(《寿世保元》)

【处方】 川芎、生地、白芍药各一钱半,陈皮、半夏、炒芩各一钱,甘草。

【用法】 上作一服,姜三片煎,下鳖甲末半钱。

【主治】 乳儿疟疾痞块。

(九)防治小儿白喉方

白喉为白喉杆菌感染所引起的急性传染病。多见于儿童。主要表现为发热、喉痛、扁桃体及其周围组织红肿,出现白点,继之扩展成白色假膜,假膜不易脱落,强剥之易出血。(《常见病家庭诊治大全》)

1. 药物疗法

【验方一】 中药治白喉方(《常见病家庭诊治大全》)

【组成】 龙胆草15克,瓜蒌仁15克,生地50克,玄参50克,桑叶50克,生石膏50克,山豆根50克,黄连7.5克,木通10克,甘草10克,丹皮10克,牛蒡子10克,麦冬25克。

【用法用量】 水煎至240毫升,1岁每次20毫升,5岁每次40毫升,每日4～6次。

【功效】 此方治实热型白喉。

【验方二】 中药治白喉方(《常见病家庭诊治大全》)

【组成】 重楼、夏枯草、银花、麦冬、白芍各10克,北沙参、元参、生地、山豆根各15克,甘草6克。高热加柴胡、生石膏;声嘶加蝉衣、僵蚕;假膜范围大者,用重楼加蜂蜜磨汁涂局部。

【用法用量】 上药,水煎服,每日1剂。

【功效】 此方治小儿白喉。

2. 食物疗法

【验方一】 芦根萝卜治白喉(《中国秘方全书》)

【组成】 芦根1两,萝卜4两,葱白7个,青橄榄7个。

【用法用量】 以上4味,煮汤代茶饮。

【功效】 此方可预防白喉。亦适用于防治小儿麻疹,年使麻疹早透。

【验方二】 椰子树根皮治白喉(《中国秘方全书》)

【组成】 椰子树根皮1两,白糖适量。

【用法用量】 将椰子树根皮,晒干,水煎加糖服用。至假膜消失后,再服1周,巩固药效,轻者次日即见效。

【功效】 此方治小儿白喉。

(十)防治小儿风疹方

风疹是由风疹病毒引起的一种较轻的急性传染病。本病大多发生在冬春之际,以1～5岁小儿为多见。主要症状是低热、轻度上呼吸道炎,出现皮诊和耳后与枕部的淋巴结肿大。皮疹先见于头面部,次日见于躯干及四肢,为淡红色或红色丘疹,皮疹2～3天即可消退,无脱屑及色素沉着。

风疹从出诊前5天至出诊后5天均有传染性,尤其前期传染性最强。病人的口、鼻、咽部分泌物、血液、大小便均含有病毒,主要经呼吸道飞沫传播。病毒污染奶瓶、奶头、尿布、衣物等也可传播风疹。

风疹症状轻,有低热或中度发热、流涕、喷嚏、咳嗽、咽痛、眼结膜轻微充血、食欲减退、乏力,偶有呕吐、腹泻。风疹很少合并症,偶有扁桃体炎、中耳炎和支气管炎,个别病人数周后可出现肾小球炎或脑炎。

风疹无特效治疗,重点在对症治疗。发热期应卧床休息,可给流质或半流质饮食。有高热可给退热药。(《实用中医大全》)

1. 药物疗法

【验方一】 银翘散治风疹(《实用中医大全》)

邪犯肺卫者,可见发热恶风,咳嗽流涕,1～2天内全身出现疹点,疹色浅红,分布均匀,稀疏细小,伴有痒感,耳后、枕部痰核肿大,苔薄白,舌微红,脉浮数,治以疏风清热,方取银翘散加减。常用处方:银花10克,连翘10克,荆芥10克,防风10克,竹叶5克,牛蒡子10克,淡豆豉5克,薄荷(后下)3克,生甘草5克。疹色鲜红,加赤芍10克,丹皮5克。水煎服。

【验方二】 翘荷汤治风疹(《实用中医大全》)

邪热炽盛者,可见壮热口渴,烦躁易惊,小便短赤,唇干便结,疹色鲜红或暗紫,疹点较密,皮肤瘙痒,舌质红,苔黄腻,脉数,治以清热凉血解毒,方取翘荷汤加减。常用处方:连翘10克,薄荷(后下)3克,牛蒡子10克,赤芍10克,紫花地丁10克,紫草10克,山栀10克,生甘草3克,黄连3克。若热盛不退,加生地10克,丹皮5克;大便干结,加大黄(后下)3克,瓜蒌6克;口渴加芦根1尺,沙参10克。水煎服。

2. 食物疗法

【验方一】 蒲公英绿豆汤治风疹(《实用中医大全》)

【组成】 蒲公英15克,绿豆10克。

【用法用量】 上2味,加水适量煎汤,每日1剂,分2～3次服完。

【功效】 此汤可治小儿风疹。

(十一) 防治小儿猩红热方

猩红热是由乙型溶血性链球菌引起的急性呼吸道传染病。其临床特征为发热、咽及扁桃体炎症、全身弥漫性鲜红皮疹,疹退后有明显的脱屑。

猩红热病人及带菌者是猩红热的传染源。发病前24小时至疾病高峰时期的传染性最强,脱屑时的皮屑本身无传染性。

猩红热主要通过呼吸道飞沫直接传播。患者及带菌者的鼻咽部分泌物通过说话、咳嗽、打喷嚏等侵入易感者的呼吸道;偶尔也可通过病菌污染的玩具、书籍、饮料等间接传播。

猩红热可发生于任何年龄,多见于2～8岁儿童。猩红热一年四季均可发病,但以冬、春季为多。猩红热的潜伏期短者1天,长者7天,一般是2～4天。(《科学育儿全书》)

受这种病毒感染后2～3天出现症状,有发热,数小时后全身皮肤猩红,布满细小红疹,有时如鸡皮样。在皮肤皱褶处皮疹更密。面部猩红但口周无疹,形成口周一苍白圈。发热处皮疹同时有咽痛、头痛、呕吐,也可能有腹痛,并有全身不适。检查可见患儿咽部红,扁桃体肿大,也可能有脓疹渗出物。舌质鲜红,舌乳头肥大突出如杨梅状,医学上称为杨梅舌。持续2～3天体温下降,皮疹渐消退。疹退后皮肤无色素沉着。第一周开始脱皮。一般多为细屑样,严重病例躯干和手足可有大片脱皮。

儿童受溶血性链球菌感染后,可能并发变态反应性疾病,常见的是急性肾小球肾炎。往往发生在猩红热2周以后。轻症只在尿常规化验发现有少量蛋白和红细胞、白细胞。重症可有水肿、少尿和血尿,也可有血压升高。因此对猩红热患儿在发病2周时,做尿常规化验,以便早期发现,及时治疗。

患儿要隔离,以防止传染别人,同时也防止再感染其他疾病。在发热期间,要卧床休息,吃少油易消化食物,多喝水。热退后可恢复正常饮食。一般患儿不必住院治疗。可用青霉素注射、红霉素口服或其他抗生素治疗。用药后2～3天体温可下降,皮疹消退,这时不可停药,因体内细菌未完全杀灭。一般应治疗5～7天,待症状完全消失,咽部红肿消退才可停药。要经过正规足量抗生素治疗7天,无症状体征者可解除隔离。重症高热不退,中毒症严重者需到传染病院住院治疗。(《现代育儿新书》)

药物疗法

【验方一】 银翘散治邪在肺卫型猩红热(《科学育儿全书》)

主要症状:发热头痛,咽红肿痛,皮疹稀少。舌淡红,太藻白或藻茨,脉浮数。

【组成】 银花10克,连翘10克,薄荷5克,芦根15克,青黛3克,板蓝根10克,牛蒡子10克。

【用法用量】 上药,水煎服,1日1剂。

【功效】 治猩红热。可清热透邪,利咽解毒。

【验方二】 清营汤治热入气营型猩红热(《科学育儿全书》)

主要症状:高热、烦渴、咽喉充血、扁桃体红肿、疹色猩红、出遍全身、舌绛起刺、脉洪数。

【组成】 银花15克,连翘15克,板蓝根10克,黄芩10克,元参15克,生石膏18克,茅根15克,青黛3克,紫草10克,地丁10克。

【用法用量】 上药,水煎服,1日1剂。

【功效】 此方治猩红热。可气营双清。

【验方三】 增液汤治热去阴伤型猩红热

《科学育儿全书》

主要症状：在恢复期，热医疗消，有皮屑、口干舌燥、舌红苔少，脉细数。

【组成】 生地10克，元参10克，麦冬10克，知母10克，青果10克。

【用法用量】 上药，水煎服，1日1剂。

【功效】 此方治猩红热。可甘寒益阴。

五、婴幼儿外科皮肤病防治

(一)防治小儿荨麻疹方

荨麻疹是一种皮肤病。有的人突然发生皮肤瘙痒，在搔抓部位很快的出现了红斑和淡红色的风团，并且迅速增大，融合成片。这就是医学上所说的荨麻疹。荨麻疹可以发生在身体的任何部位，持续几十分钟到几个小时不等，一般的持续时间不会超过34小时，也有的荨麻疹一天发作好几次。

发生荨麻疹的原因很多。主要的原因是感染和机体对某些物质产生的过敏反应。相当一部分荨麻疹是发生在感染性疾病的过程中，如上呼吸道感染、支气管炎、肺炎等，在这种情况下，荨麻疹大多发生在疾病的急性期。还有一部分小儿是因为身体对某种东西过敏而发生荨麻疹，这种东西可能是食物，比如牛奶、鱼等，也可能是某种昆虫叮咬所致，或者对某种花粉过敏。还有一些小儿是家族遗传。

发生了荨麻疹不要紧张，首先应该找出引起荨麻疹的原因。如果能查出引起过敏的物质，就可以避免再次接触。如果是感染性疾病引起的荨麻疹，则首选抗生素治疗。对于局部皮肤的瘙痒，尽量不要抓破，以免继发感染，可使用一些抗组织胺药物减轻瘙痒，保证必要的休息。当然，这些药物都应该在医生的指导下使用。(《科学育儿全书》)

1. 药物疗法

【验方一】 山楂麦芽治荨麻疹(《中国秘方全书》)

【组成】 山楂一两，麦芽五钱，鲜荷叶五钱，甘草一钱。

【用法用量】 以上各药材用水煎，去渣，一日分二次服。

【功效】 此方治荨麻疹。

2. 食物疗法

【验方一】 冬瓜皮菊花治荨麻疹(《科学育儿全书》)

【组成】 冬瓜皮20克(要经霜的)，黄菊花15克，赤芍12克，蜂蜜少许。

【用法用量】 上三味水煎，当茶喝。饮用时加少许蜂蜜。每天1剂，连服7~8剂。

【功效】 此方治风胜热盛型荨麻疹。

【验方二】 米醋木瓜治荨麻疹(《科学育儿全书》)

【组成】 米醋100毫升，木瓜60克，生姜9克。

【用法用量】 将木瓜、生姜分别洗净，三味共放砂锅中煎煮，待醋煮干时，取出木瓜、生姜，分早晚两次吃完。每天1剂，连服7~10剂。

【功效】 此方治荨麻疹。

【验方三】 蜜糖黄酒治荨麻疹(《科学育儿全书》)

【组成】 蜜糖30克，黄酒60毫升。

【用法用量】 将两味合匀后炖温，空腹服，每天1剂，至愈为度。

【功效】 此方治风寒外袭型荨麻疹。

【验方四】 黑芝麻黑枣治荨麻疹(《科学育儿全书》)

【组成】 黑芝麻9克，黑枣9克，黑豆30克。

【用法用量】 三味洗净，同煮服食。每天1剂，常服。

【功效】 治阴虚火旺型荨麻疹。

【验方五】 荔枝红糖治荨麻疹(《科学育儿全书》)

【组成】 荔枝干14个，红糖30克。

【用法用量】 将荔枝去皮核，加水煎至1碗，放红糖服用。每天1剂，连服7~10剂。

【功效】 此方治气血两虚型荨麻疹。

【验方六】 黄豆绿豆治荨麻疹(《科学育儿全书》)

【组成】 生黄豆、绿豆各250克，白糖适量。

【用法用量】 将黄豆、绿豆共研末，加水1~2碗，搅匀后澄清，去渣，加白糖调服。每天1

剂,酌情服3～4剂。

【功效】 此方治热毒型荨麻疹。

3.外治疗法

【验方一】 酸枣树皮治荨麻疹《中国秘方全书》

【组成】 酸枣树皮、樟树皮各适量。

【用法用量】 以上两味药,煎水洗拭,每日二次,至好为止。

【功效】 此方治荨麻疹。

【验方二】 芝麻根治荨麻疹《中国秘方全书》

【组成】 芝麻根适量。

【用法用量】 以芝麻根煎汤洗,既方便又有效。

【功效】 此方治荨麻疹。

(二)防治小儿肠套叠方

肠套叠是婴幼儿常见的外科急腹症之一。其病变主要是一段肠管套入邻近的另一段肠管之中,造成肠道梗阻不通。如果套叠时间较久,套入的肠管因血液循环受压迫而发生坏死、穿孔,可造成患儿生命危险。肠套叠好发于2岁以内的小儿,尤其是6～12个月肥胖健壮的婴儿,男孩发病多于女孩。发病多在夏、秋气候变化的季节。有以下几种发病的原因:婴幼儿对增加的辅食不适应;夏季饮用冷食过多,引起肠道病毒、细菌感染机会多;这个年龄抵抗力弱。以上因素均能引起肠蠕动紊乱,诱发肠套叠。

腹痛、呕吐、便血、腹部肿块是肠套叠的典型症状。患了肠套叠,孩子是很痛苦的,肚子阵阵绞痛,孩子哭闹不止,双手紧握,四肢乱动,面色苍白。发作1～2分钟后,腹痛消失,患儿安静如常。约15分钟后,腹痛再次出现,重复出现,伴有呕吐。起病后到8～12小时,由于肠管缺血、坏死,就可出现果酱大便排出,这时切莫认为是肠道感染,应马上到医院就诊。

肠套叠取决于诊治的早晚,在发病24小时之内,一般都可用灌肠把套叠在一起的肠管冲解开来。如果诊治太晚,超过24小时,肠管可能已有坏死,需要做手术治疗。所以家长要提高警惕,对不寻常哭闹的孩子,应注意观察,及时到医院诊治。《现代育儿新书》

(三)防治小儿湿疹方

湿疹,又称奶癣。是婴儿期最常见的一种皮肤病,它可以发生在身体的任何部位。往往发生在2～3个月婴儿期。主要表现为皮肤上左右出现多形性、弥漫性、对称性的损害,即皮肤上左右对称的出现针头大小的丘疹、疱疹,且往往弥漫联合成片,伴有剧烈瘙痒。病因,是由于湿热内蕴,外感风邪所引起。

对湿疹的治疗,多采用清利湿热,疏散风邪的药膳调理。如小儿发生湿疹,在急性期皮肤发红有水疱和渗液时,用湿敷治疗效果最好,可止痒并减轻炎症。方法是:最好用干净的旧软布,叠成4层,用2％～3％硼酸水浸透,挤出多余水分后敷于患处,每15分钟再浸湿1次,共湿敷1小时,每天3～4次。湿疹患儿遇热时则痒加重,不宜穿得太多或室温过高,洗脸或洗澡用水不宜过热,也不宜用香皂洗脸,以减少对皮肤的刺激。《现代育儿新书》

1.药膳疗法

【验方一】 菊花茶治湿疹《婴幼儿保健小验方》

【组成】 菊花2钱。

【用法用量】 菊花,用开水冲泡饮用。

【功效】 此方治婴儿湿疹。可清热散风解毒。

【验方二】 银花茶治湿疹《婴幼儿保健小验方》

【组成】 银花5钱,白糖适量。

【用法用量】 以银花煎水,加糖适量饮用。

【功效】 此方治婴儿湿疹。可清热解毒、消肿痛、除疮毒。

【验方三】 绿豆薏仁汤治湿疹《婴幼儿保健小验方》

【组成】 绿豆、薏苡仁各30克,白糖适量。

【用法用量】 先煮绿豆、薏仁至烂熟,加入白糖调味,一天内分几次食完。每天1剂,连服5～7剂。

【功效】 此方治婴儿湿疹。适用于湿热型湿疹。

【验方四】 苡仁荸荠汤治湿疹《婴幼儿保健小验方》

【组成】 薏苡仁30克,荸荠10个,白糖适量。

【用法用量】 将荸荠去皮洗净,加薏苡仁和适量清水同煮,煮熟时加适量白糖调味服食。每天1剂,连服5～7剂。

【功效】 此方治婴儿湿疹。适用于脾虚型湿疹。

【验方五】 桑椹百合汤治湿疹（《婴幼儿保健小验方》）

【组成】 桑椹、百合各15克,大枣5枚,青果6克。

【用法用量】 上药,加水适量,煎汤服用。每天1剂,连服10剂。婴幼儿减量。

【功效】 此方治婴儿湿疹。适用于血燥型湿疹。

2.食物疗法

【验方一】 菜泥汤治湿疹（《婴幼儿保健小验方》）

【组成】 新鲜白菜、胡萝卜、卷心菜各适量,食盐适量,蜂蜜适量。

【用法用量】 将以上菜分别洗净,切成小碎块,放进锅里加水煮15分钟左右,然后取出捣成泥状后加盐服用；菜汤可调些儿童蜂蜜,随时喝。

【功效】 此方治婴儿湿疹。有祛湿止痒功效。

【验方二】 泥鳅汤治湿疹（《婴幼儿保健小验方》）

【组成】 新鲜泥鳅30克,食盐适量。

【用法用量】 将泥鳅洗净后放入水中煎煮,然后把汤汁取出,加盐调服。

【功效】 此方治婴儿湿疹。适用于湿疹症状较为严重的婴幼儿。

【验方三】 苹果胡萝卜煮水治湿疹（《生活中来》）

【组成】 苹果（较小的）1个,胡萝卜（与苹果等量）1个,冰糖适量。

【用法用量】 将苹果、胡萝卜洗净,不削皮,切片,加水适量煮开,小火煮10分钟,倒出果汁,每次200毫升左右,分2次给孩子喝,每日1次,连续饮用。可稍加冰糖调味。

【功效】 此方治婴儿湿疹。效果很好,不复发。

3.外治疗法

【验方一】 韭菜汁治湿疹（《中国秘方全书》）

用10～20根的韭菜洗净,揉盐,待流出汁来,用汁涂抹患处,韭菜价廉方便,功效好。

【验方二】 黑豆油治湿疹（《中国秘方全书》）

黑豆半碗,放在尺许长的白铁筒内,一头用黄泥封固,另一头用细铁丝绕成团塞住。另用铁丝吊起,架在炭火上干烧,塞铁丝的一头向下方,待干馏黑豆油滴出时,以碗接住。此即黑豆油。以此黑豆油涂于患部,治愈率达九成以上。

【验方三】 橄榄油等治湿疹（《中国秘方全书》）

橄榄油四两,黄柏粉二钱,大黄粉一钱,飞滑石粉三钱,冰片三分。共研匀,调入油中,搅和。先用食盐水洗患部,再以棉球拭干,厚涂药油,包扎好,每天一次,效果很好。

(四) 防治小儿黄水疮方

黄水疮是小儿常见的皮肤病。初期出现泡疹,破后流出黄水,变为糜烂的疮面,随着黄水流溢,逐渐向周边蔓延,浸淫成片。病因,由于湿毒感风引起。

得了黄水疮,开始皮肤发红,不久出现零散的丘疹及水疱。1～2天内水疱很快变大,疱液变浑,形成脓疱。破处会不断流黄水,水干后结成黄色痂皮。黄水疮多见于面部、嘴周围及上肢露出的地方。患儿可有不同程度的全身症状。

流出的黄水中含有大量的细菌,所以如果孩子接触了粘黄水的衣服、毛巾、手帕,以及抓了患处的手都可感染上黄水疮。所以要特别注意隔离消毒。患儿要注意个人卫生,勤剪指甲、勤洗手。病人与正常人的用具要分开,特别是玩具,也要清洗消毒。

得了黄水疮要及时治疗。如果不及时治疗,黄水疮可在全身感染,或反复发作。还有些可继发全身性疾病,如肾炎等。

对黄水疮这种病,关键还在于预防。要注意个人卫生,保持皮肤干燥清洁,勤洗澡换衣,保护皮肤不受外伤。（《科学育儿全书》）

外治疗法

【验方一】 龙蜂散治黄水疮（《常见病家庭诊治

大全》）

【组成】 龙胆草6克，蜂房6克，苦参10克，枯矾3克，黄豆8粒炒黑。

【用法用量】 将以上药研极细末，调匀装瓶备用。用时以香油调上药末成糊状敷于患处，每日换药2次。

【功效】 此方治黄水疮。

【验方二】 笋壳麻油治黄水疮（《中国秘方全书》）

【组成】 笋壳（新竹箨[音:tuò]:即竹笋上一片一片的皮）适量。

【用法用量】 将笋壳烧存性，研细末，以麻油调涂患部，调敷前要先将患处洗净。

【功效】 此方治黄水疮。对治小儿天泡胆、头疮都有效。

【验方三】 蚕豆皮麻油治黄水疮（《中国秘方全书》）

【组成】 蚕豆皮适量。

【用法用量】 将蚕豆皮炒焦，研成细粉，用麻油调涂，或用荚壳炒焦研细末也可以，每天2次。

【功效】 此方治黄水疮。

【验方四】 小蓟叶治黄水疮（《中国秘方全书》）

【组成】 小蓟叶适量。

【用法用量】 将小蓟叶捣烂，涂在疮上，干了就换，一直到好为止。

【功效】 治黄水疮。

（五）防治小儿疮类方

1. 药物疗法

【验方一】 鲜菱草治头疮（《中国秘方全书》）

【组成】 鲜菱草茎（去叶及须根）2～4两。

【用法用量】 将鲜菱草茎洗净，水煎服用。

【功效】 此方治小儿头部疮毒。

【验方二】 马齿苋治小儿脓疱疮（《常见病家庭诊治大全》）

【组成】 干马齿苋适量，葡萄糖粉适量。

【用法用量】 将干马齿苋研细粉，每次服3克，加葡萄糖粉适量调味，1日服3次，饭前温开水服下。

【功效】 此方治小儿脓疱疮。

2. 外治疗法

【验方一】 甘蔗皮治头疮（《中国秘方全书》）

【组成】 甘蔗皮适量。

【用法用量】 甘蔗皮烧存性，研细末，撒布患处或以麻油调涂，一日二次。

【功效】 此方治小儿头疮。也用来治头癣，具有奇效。

【验方二】 车前子治头疮（《中国秘方全书》）

【组成】 车前子3钱，醋适量。

【用法用量】 将车前子焙过，调醋敷于患处。

【功效】 治小儿头疮。还能长出头发来。

【验方三】 芜菁叶治头疮（《中国秘方全书》）

【组成】 芜菁叶适量，猪油适量，浓茶汁适量。

【用法用量】 芜菁叶烧存性，用猪油调和，患处用浓茶汁洗净后，涂敷其上，每天一次。

【功效】 此方治小儿头疮。此法也可治秃疮。

【验方四】 鲜芋艿治疖疮（《常见病家庭诊治大全》）

【组成】 鲜芋艿适量，食盐少许。

【用法用量】 将鲜芋艿捣烂，加少许盐，再捣烂如泥，敷于患部，早晚更换。

【功效】 此方治小儿疖疮。

【验方五】 鳜鱼尾治疖疮（《中国秘方全书》）

【组成】 鳜鱼（也叫桂鱼）

【用法用量】 鳜鱼1尾。取生鳜鱼尾贴患处，即可痊愈。

【功效】 小儿疖疮化脓时，此方可治愈。

【验方六】 豆腐皮香油治疖疮（《中国秘方全书》）

【组成】 豆腐皮适量，香油适量。

【用法用量】 豆腐皮烧存性，研为细末，香油调敷之，一日二次。

【功效】 小儿疖疮遍身痒难忍时，此方可治。若是过敏性皮炎，也可用此法治疗。

【验方七】 云南白药治小儿脓疱疮（《常见病家庭诊治大全》）

【组成】 云南白药，双氧水或p·p粉溶液（1/1000浓度）。

【用法用量】 先用双氧水或p·p粉溶液

(1/1000浓度)将患处洗净、擦干,然后再用云南白药粉撒在上面,每日1次,数日即可结痂痊愈。或用5%酒精调敷治疗痈肿疮疖,有良好疗效。

【功效】 此方治小儿脓疱疮。

【验方八】 鲜无花果叶治小儿脓疱疮(《常见病家庭诊治大全》)

【组成】 鲜无花果叶适量(每次约用100~150克)。

【用法用量】 将鲜无花果叶洗净后煎水,用药棉或细软布蘸无花果叶水擦洗患处。每日3~5次。一般第一天即见效,3~5天即痊愈。

【功效】 此方治小儿脓疱疮。

【验方九】 葡萄藤枝枯矾治小儿脓疱疮(《常见病家庭诊治大全》)

【组成】 葡萄藤枝(带叶)2公斤,枯矾50克,冰片10克。

【用法用量】 将葡萄藤枝切碎,水煎2次去渣,药汁合兑,再浓缩为糊状,待温时加入枯矾末、冰片,充分搅匀备用。使用时,先用淡盐水洗净患部脓液污物,然后将药糊涂于患处,每日2次。

【功效】 此方治小儿脓疱疮。

(六)防治头疮方

1. 一扫光(《寿世保元》)

【处方】 细茶一钱(口嚼烂),水银(入茶内研)一钱,牙皂、花椒各二钱。

【用法】 为末,香油调搽。

【主治】 小儿头生肥疮,或多生虱子,搔痒成疮,脓水出不止。

2. 治头疮验方(《寿世保元》)

【处方】 白矾五钱,胡粉一两,水银一两,黄连一两半,黄芩一两,大黄一两半,松脂一两半,蛇床子十八粒。

【用法】 上为细末,以腊月猪脂和研水银,不时敷之。

【主治】 小儿疮痛,经年不瘥者。

3. 治头疮效方(《寿世保元》)

【处方】 黄柏、黄连、白芷、五倍子各等分。

【用法】 上为细末,用井花水调,稀稠得所,涂开在碗内,覆架两砖上,中空处灼艾烟薰蒸,以黑干为度,仍取下前药,再研作末,清油调涂。如有虫,则用煎油调搽,立效。

【主治】 小儿头疮、胎毒、诸风恶疮、痘疮。

(七)防治脐疮方

【验方一】 矾龙散(《寿世保元》)

【处方】 枯矾、龙骨(煅)各五分。

【用法】 共为细末,每用少许,干掺脐上。

【主治】 小儿因剪脐外伤于风邪,以致脐疮不干,用矾龙散。

【验方二】 治脐疮验方(《寿世保元》)

一小儿脐中汁出并痛,用枯矾干敷。又方,黄柏末敷之。又方,蚕茧壳烧灰存性掺之亦可。

(八)防治小儿痱子方

外治疗法

【验方一】 庆大针剂治痱子(《生活中来》)

【组成】 庆大针剂。

【用法用量】 用庆大针剂直接涂抹于患处。

【功效】 此方可有效去除痱子。

【验方二】 藿香正气水治痱子(《生活中来》)

【组成】 藿香正气水。

【用法用量】 洗澡时,在浴盆里倒入一只藿香正气水。

【功效】 此方可有效去除痱子。

【验方三】 生姜片擦治痱子(《父母是孩子最好的医生》)

【组成】 生姜片。

【用法用量】 将生姜洗净切片,用生姜片去擦痱子。

【功效】 此方可有效去除痱子。擦过几小时后,痱子就会逐渐消失,效果非常好。

【验方四】 黄瓜片擦治痱子(《中国秘方全书》)

【组成】 生黄瓜。

【用法用量】 生黄瓜洗净,切片,将切口按在患部按摩就好,一天重复几次,就不会有痒感,因为黄瓜含有钾离子会和汗中的盐分中和。

【功效】 此方可有效去除痱子痒感。

【验方五】 花露水治痱子(《中国秘方全书》)

【组成】 花露水适量。

【用法用量】 在洗澡水中加几滴花露水,洗过澡的宝宝会感到舒畅。花露水的使用,不宜太多,也不可直接涂于患部。

【功效】 此方可有效去除痱子痒感。

【验方六】 花椒水治痱子《民间方》

【组成】 花椒30克。

【用法用量】 花椒放入锅中,加水3000毫升,煎煮,待水温后洗患处。连用1～2天。

【功效】 可杀虫止痒,治疗痱子。

【验方七】 西瓜皮治痱子《民间方》

【组成】 西瓜皮适量。

【用法用量】 将西瓜皮洗净,削去内层残留瓜瓤,擦拭患处两分钟左右,每天3次,一般两天后即可见效。

【功效】 此方治小儿痱子。

【验方八】 苦瓜治痱子《婴幼儿保健小验方》

【组成】 新鲜苦瓜适量。

【用法用量】 将苦瓜洗净,切片,用带汁的苦瓜肉擦拭患处,每天两次,连擦1～3天。痱子就可以消退。

【功效】 此方治小儿痱子。

【验方九】 阿司匹林可止痒《民间方》

【组成】 阿司匹林1～2片。

【用法用量】 将阿司匹林研碎,用凉水调成糊状,涂在被蚊子叮咬处。

【功效】 很快即可止痒。

(九)防治婴儿皮肤溃疡方

食物疗法

【验方一】 香油治婴儿皮肤溃疡《生活中来》

【组成】 香油适量。

【用法用量】 用香油擦婴儿皮肤的溃疡面。每天擦几次,连续擦几天。

【功效】 此方可治愈婴儿皮肤溃疡,效果很好。

(十)防治阴肿疝气方

1.治阴肿疝气验方《寿世保元》

一论小儿阴肿疝气者,寒邪所郁也,五倍子烧存性为末,好酒调服,出汗而愈。

一治疝气偏坠,肿痛不可忍者,槐子炒为末,每服一钱,入盐三分,黄酒调下,立止。

2.治阴肿疝气秘方《寿世保元》

一论小儿阴囊忽肿,或坐地多时,或风邪,或虫蚁吹者,蝉蜕半两,水一碗,煎汤洗肿处,其痛立止。若不消,再煎再洗,内服五苓散方见中暑灯草煎服。

又方,用葱园内蚯蚓粪,以甘草汁调涂肿处,或薄荷汁调亦可。

(十一)防治小儿疝气方

疝气是中医学病名。指少腹坠痛、牵引睾丸及睾丸偏大等疾患。通常指腔内脏(一般是小肠肠曲)突出腹腔或进入潜在的腹内间隙而言,突出体表者俗称"小肠气"。多由于腹腔内压增高和腹壁有缺损或薄弱而引起。《内经》有七疝的名称,如厥疝、冲疝、瘕疝、狐疝、癃疝等,《诸病源候论》、《儒门事亲》亦有七疝之分,名称则稍有不同。《金匮要略》所载的寒疝、狐疝,在临床上较为多见。寒疝是以寒性腹痛为主症的一种疝气症,常见绕脐腹痛、欲得温按、恶寒肢冷、筋脉拘急、遇寒即发、脉弦紧等。多由感受寒湿、寒凝气滞所致。治宜散寒、理气、止痛等法;若痛引睾丸、阴囊冷,治宜温经散寒、养血和肝。狐疝俗称"小肠气",因小肠坠入阴囊,偏有大小,时上时下,平卧可缩入,站立则下坠,治宜疏肝理气、补中益气,和外熨、针灸等疗法。常见的疝气包括腹股沟疝、股疝、脐疝和腹壁切口疝等多种疾患。《辞海》

食物疗法

【验方一】 丝瓜瓤治疝气《生活中来》

【组成】 丝瓜瓤2根。

【用法用量】 将丝瓜瓤剪成数段,每次用几段放在药锅中水煎半小时,每日当水饮用(不加任何东西),两周后即可治愈。

【功效】 此方治小儿疝气。小儿疝气照此治疗可除根,大人病情顽固,治疗时间要长些。

【验方二】 荔枝冰糖治疝气《生活中来》

【组成】 干荔枝(鲜荔枝也可)5～6个,冰糖适量。

【用法用量】 将荔枝去壳,用水煮20分钟,加冰糖(小粒的5～6块)再煮10分钟。每天当水饮用,连续服用3～4个月后可治愈。

【功效】 此方治小儿疝气。

【验方三】 西红柿治疝气《生活中来》

【组成】 西红柿1000克。

【用法用量】 西红柿洗净,每天生吃1000克,连续吃一星期。

【功效】 此方可治好小儿疝气,不再复发。

【验方四】 荔枝汤治疝气(《生活中来》)

【组成】 鲜荔枝 250 克(干的 100 克也可),冰糖适量。

【用法用量】 将荔枝去外皮,洗净加水煮,开锅后再煮 5 分钟,加点冰糖,温后服,一天一次;荔枝肉和核可煮 2 次。连续喝一个多月,疝气见轻,连续 4 个月,病可痊愈。

【功效】 此方可治愈疝气。

【验方五】 刀豆子粉治疝气(《中国秘方全书》)

【组成】 刀豆子适量。

【用法用量】 将刀豆子炒燥研粉,每次一钱半,开水送服。

【功效】 此方治疝气。

(十二)防治小儿脐突出和脐风方

【验方一】 经验五通膏(《寿世保元》)

【处方】 生地黄、生姜、葱白、萝卜子、田螺肉各等分。

【用法】 上共捣烂,搭脐四周一指厚,包住一时许,有屁下泄而愈。

【主治】 治小儿脐风撮口。

【验方二】 治脐风方(《寿世保元》)

一治小儿脐风撮口,用完全生葱捣汁,用直僵蚕三个研末,调涂母乳上,令儿吮之,或用乳调蚕末灌之,儿口即开。

【验方三】 治脐风秘方(《寿世保元》)

【处方】 僵蚕末二分,牛黄六厘,冰片、麝香各一厘。

【用法】 先将僵蚕、牛黄搽上,次将片、麝用虾蟆胆抹之。

【主治】 治脐风撮口。

外治疗法

【验方一】 儿茶冰片治小儿脐突出(《中国秘方全书》)

【组成】 儿茶一分,冰片少许,川黄连一分,朱砂一分,香油适量。

【用法用量】 上药共研细末,和香油抹肚脐。

【功效】 此方治小儿脐突出症。凡是小儿肚脐突出或是烂空时,以此方可治愈。

【验方二】 枯矾治小儿脐出汗(《中国秘方全书》)

【组成】 枯矾适量。

【用法用量】 将枯矾研为细末,敷肚脐上。

【功效】 此方治小儿脐出汗。小儿脐中出汗时,以此方则愈。

【验方三】 云南白药治婴儿脐炎(《常见病家庭诊治大全》)

【组成】 云南白药粉适量,生理盐水或新洁尔灭适量。

【用法用量】 先用生理盐水或新洁尔灭清除局部分泌物,然后于患处撒上云南白药粉 1 克,再用消毒纱布覆盖,包扎固定,隔日换药一次。

【功效】 此方治婴儿脐炎。

【验方四】 挑破齿龈黄粟治小儿脐风(《中国秘方全书》)

婴儿剪脐时,不慎风入脐,行走任脉中,即不啼不吃乳,三日内不治。

此时婴儿齿龈必生一小黄粟,挑破,待脓出,即愈。

(十三)防治小儿脱肛方

1.药物疗法

【验方一】 中药治小儿脱肛方(《中国秘方全书》)

【组成】 枳壳一两,赤石脂(煅研包)、升麻各二钱,黄耆四钱。

【用法用量】 以上四味药,水煎,一日二次分服。

【功效】 此方治小儿脱肛,效果明显。

【验方二】 乌梢蛇治小儿脱肛(《中国秘方全书》)

【组成】 乌梢蛇或腹蛇。

【用法用量】 将乌梢蛇或腹蛇烧存性,研细末,每次服一至二钱,一日二次。

【功效】 此方治小儿脱肛。此方也适用于妇女子宫下垂,很有功效。

2.食物疗法

【验方一】 黄麻肠治小儿脱肛(《婴幼儿保健小验方》)

【组成】 黄芪 30 克,黑芝麻 10 克,猪大肠适量。

【用法用量】 将猪大肠洗净,切碎,与黄芪、黑芝麻一起炖汤佐膳。用于因便秘而脱肛者;若大便稀溏而脱肛者,可将上方中的黑芝麻改成芡实30克,或用猪大肠与黄豆、花生米炖汤,随意服食。2岁以下小儿,弃肉饮汁即可。

【功效】 此方治小儿脱肛。

【验方二】 糯归麻饭治小儿脱肛(《婴幼儿保健小验方》)

【组成】 糯米100克,归身7克,升麻5克,猪大肠适量,食盐少许。

【用法用量】 先将糯米水浸泡1小时后取出,与归身、升麻共放入一小段(约25厘米)洗净的猪大肠内,两端用线扎住,置锅内,加水适量,文火煮1~2小时后取出,除去猪大肠及药渣,糯米饭用食盐少许调味,早晨空腹服食。

【功效】 此方治小儿脱肛。

【验方三】 槐花鸡蛋汤治小儿脱肛(《婴幼儿保健小验方》)

【组成】 槐花24克,鸡蛋1个,食盐、香油各适量。

【用法用量】 将槐花加水400毫升,熬至200毫升,滤去药渣,打入鸡蛋(去壳),打散,加油、盐调味,饮汁吃蛋。每日1剂,可连服10~15剂。

【功效】 此方治小儿脱肛。

【验方四】 无花果炖猪蹄治小儿脱肛(《婴幼儿保健小验方》)

【组成】 无花果100克,猪蹄适量。

【用法用量】 将无花果与猪蹄一起炖熟后,喝汤吃肉。

【功效】 此方治小儿脱肛。

【验方五】 大枣陈醋治小儿脱肛(《婴幼儿保健小验方》)

【组成】 大枣500克,陈醋1000毫升。

【用法用量】 将大枣与陈醋共置砂锅内,用慢火煮至醋干为止,待凉,装瓶备用。1~3岁每次服5枚,4~7岁每次服7枚,每日2~3次,治愈为止。

【功效】 此方治小儿脱肛。

【验方六】 枳壳黄芪膏治小儿脱肛(《婴幼儿保健小验方》)

【组成】 枳壳300克,黄芪200克,红糖500克。

【用法用量】 将枳壳、黄芪共放锅内加水适量,用文火煎煮2~3小时,去渣取药汁约400毫升,加入红糖调化,再熬炼成膏状,待凉,装瓶备用。1~3岁每次服15克,4~7岁每次服20克,放口内含化或温开水送服。每日2~3次,连服至愈。

【功效】 治小儿脱肛。

3.外治疗法

【验方一】 五白散治小儿脱肛(《常见病家庭诊治大全》)

【组成】 五倍子、云南白药各20克,生理盐水适量。

【用法用量】 将上药研细粉加3%生理盐水溶释后,坐浴及外敷。每日一次,连续至愈。

【功效】 此方治小儿脱肛。

【验方二】 蝉蜕粉治小儿脱肛(《常见病家庭诊治大全》)

【组成】 蝉蜕50~100克,1%的白矾水适量,香油适量。

【用法用量】 将蝉蜕放入烤箱烘干,研为细末过箩,越细越好,装瓶备用。先用1%的白矾水,将脱肛部分洗净,随涂以香油,再将蝉蜕粉涂上,而后缓缓将脱肛还纳。每日一次,连续至愈。

【功效】 此方治小儿脱肛。

(十四)防治小儿紫癜方

紫癜是指皮肤或皮下组织内红细胞外渗所致,皮肤和皮下大小不等的紫红色出血点和瘀斑为特征的出血性疾病。常见皮下瘀点、瘀斑,压之不褪色,医学上故称为紫癜。原因可由于毛细血管通透性和脆性增加;血小板数量不足或功能异常;凝血机制障碍,出血不能正常凝结等。儿童时期常见伴有紫癜的疾病有以下几种:如过敏性紫癜,血小板减少性紫癜,再生障碍性贫血,白血病等均可见皮肤紫癜,严重的细菌感染也可发生皮肤紫癜。

过敏性紫癜在小儿时期较常见。多见于4岁以上儿童,突出表现为皮肤大小不等的紫癜,常见于四肢,尤以下肢为主,臀部、面部有时也可见紫癜,皮疹稍高出皮肤,双侧大致对称,呈暗红色,2~3天后色变暗,以后渐消退,皮疹一批批反复出现。部分患儿可有严重腹痛,有时便血,也可有关节肿痛,不能行走。不少患儿可合并肾脏损害,表现为急性肾炎的症状,如蛋白尿、血尿、水肿等。紫癜病程约1个月左右。少数可迁延数年。在儿童期如有不明原因的腹痛、关节肿痛,应注意检查皮肤紫癜。

其次常见的是血小板减少性紫癜,也有人血小板数目不少,但功能不良,也可出现皮肤紫癜。表现为皮肤或皮下大小不等的出血斑点,或青紫斑块。有时局部有痛感,压之不褪色。紫癜初起为紫红色或青斑,2~3天后变为黄褐色,数日后消退,但可反复出现。

小儿皮肤有出血斑,同时伴有苍白、乏力、食欲减退和不规则发热,应警惕血液病的可能。常见的有再生障碍性贫血和白血病。

另外,严重感染也可能出现紫癜,小儿常见的有流行性脑膜炎。冬春季多见。发病急,进展快,在发热24小时内除皮肤紫癜外,有严重的感染中毒症状。高热、脸色差、精神不振、循环不良,部分患儿紫癜成大片,可发生休克、昏迷、抽风等。

遇有小儿发生皮肤紫癜,应到医院检查以明确诊断,及时治疗。本病也可采用食疗,或起主要作用,或起辅助作用。(《现代育儿新书》)

1.药膳疗法

【验方一】 紫草红枣茶治紫癜(《婴幼儿保健小验方》)

【组成】 紫草12克,红枣10枚,绿茶适量。

【用法用量】 将紫草、红枣同放砂锅内,加水1000毫升,武火煎开,改文火煎15分钟,滤去药渣,复置火上烧开,用时泡茶叶少许,茶要淡,随时饮用,每日1剂,连服10天为疗程。

【功效】 可凉血止血,补气摄血。适于血热迫血妄行、脾虚不能统血之小儿紫癜。

【验方二】 防己乌梅饮治紫癜(《婴幼儿保健小验方》)

【组成】 防己9克,乌梅6克,红枣10枚,生甘草3克,苋菜30克。

【用法用量】 将苋菜去根,摘洗干净,将上药与苋菜共入砂锅中,旺火煮沸,改用文火煮15分钟,去渣取汁,待温即可饮服。每日1剂。

【功效】 此方可补脾益气,止血。适用于脾气不足、脾不统血所致的小儿紫癜。

【验方三】 绿豆苡仁粥治紫癜(《婴幼儿保健小验方》)

【组成】 绿豆50克,薏苡仁80克。

【用法用量】 将绿豆、薏苡仁淘洗干净,入砂锅内,加水适量,武火煮沸,改文火熬之,待其熟烂成粥即可。待温,食粥,每日2次。

【功效】 此粥可清热解毒,凉血止血。适用于血热或热毒内蕴所致的小儿紫癜。

【验方四】 花生仁治紫癜(《婴幼儿保健小验方》)

【组成】 花生仁(带红衣)150克。

【用法用量】 将花生仁炒熟即可,亦可不炒生吃。随意食用,1天分多次食完,连食2~3个月。

【功效】 此方可补脾养气,止血。适用于气虚紫癜、各种出血之症、血友病。

【验方五】 红枣扁豆粥治紫癜(《婴幼儿保健小验方》)

【组成】 红枣500克,新鲜扁豆角300克。

【用法用量】 将红枣切开,去核,扁豆角洗净,去老筋,亦可加糯米适量。上3味,入砂锅内,加水适量,武火煮开,改文火熬煮,待枣烂米熟即可。待温,可作主食吃。

【功效】 此粥可健脾,益气,摄血。适用于治疗气虚紫癜,少气懒言,不思饮食之患儿。

【验方六】 鳖甲百部饮治紫癜(《婴幼儿保健小验方》)

【组成】 鳖甲25克,百部15克。

【用法用量】 将鳖甲打碎,入砂锅内,加水适量,武火煮沸,改文火熬煮1小时,再加入百部,炖约30分钟,去渣取汁饮用。早晚各1次,连续服用1个月。

【功效】 此方可滋阴、凉血、化斑。适用于阴虚火旺之紫癜。

2.食物疗法

【验方一】 茅根炖猪皮治紫癜(《婴幼儿保健小验方》)

【组成】 猪皮250克,白茅根30克,冰糖适量。

【用法用量】 将猪皮去毛洗净,加入煎好的白茅根水炖至黏稠,再入冰糖拌匀,分5次服,每日1～2次。

【功效】 此方治血热妄行型紫癜。

【验方二】 水牛角茅根汤治紫癜(《婴幼儿保健小验方》)

【组成】 水牛角20～30克,白茅根12克,白糖适量。

【用法用量】 上2味,水煎,加白糖服。每日1剂。

【功效】 此方治血热妄行型紫癜。

【验方三】 藕节大枣煎治紫癜(《婴幼儿保健小验方》)

【组成】 藕节250克,大枣500克。

【用法用量】 将藕节洗净,加水适量煎至稠,再放入大枣,煎至熟。拣去藕节,吃大枣,可分次服食。

【功效】 此方治血热妄行型紫癜。

【验方四】 藕节荞麦叶汤治紫癜(《婴幼儿保健小验方》)

【组成】 藕节2个,荞麦叶50克。

【用法用量】 上2味,水煎服。每日1剂。

【功效】 此方治血热妄行型紫癜。

六、婴幼儿五官科病防治

(一)防治婴幼儿鼻炎方

鼻炎为儿科常见病、多发病,尤其是婴儿,受冷空气刺激后,鼻黏膜水肿,治疗不及时易合并感染,蔓延至下呼吸道。(《婴幼儿保健小验方》)

1. 药膳疗法

【验方一】 鹌鹑党茯治过敏性鼻炎(《婴幼儿保健小验方》)

【组成】 鹌鹑1只,党参20克,茯苓20克,红枣10枚(去核),川七5克。

【用法用量】 将鹌鹑处理干净,将党参、茯苓、红枣、川七共研细末,用干净纱布包好置入鹌鹑腹中,放入蒸锅内,煮沸后再以小火炖4个小时,每两天吃1次。

【功效】 此方可治小儿过敏性鼻炎。

【验方二】 黄白防莲猪肺治过敏性鼻炎(《婴幼儿保健小验方》)

【组成】 黄芪50克,白术20克,防风20克,莲子50克,猪肺1具。

【用法用量】 以上五味,共同顿服,食汤即可,每两天吃1次。

【功效】 此方可治小儿过敏性鼻炎。

2. 食物疗法

【验方一】 糖蒜水治婴儿鼻塞(《父母是孩子最好的医生》)

小儿鼻塞时,喂奶的母亲不能吃寒凉的食物,要多吃温性的食物;同时可以喂孩子红糖水或蒜瓣煮的水(用2～3瓣蒜煮水15分钟,大一些的孩子可用7～8瓣蒜),能暖肺通鼻塞。

3. 外治疗法

【验方一】 人乳治婴儿鼻塞不通(《生活中来》)

婴儿鼻塞不通,哭闹不止时,乳母用乳头对着婴儿的鼻孔挤几滴奶汁,然后反复轻轻捏捏他的小鼻子,片刻即可见效。

【验方二】 葱白汁治婴儿伤风鼻塞(《父母是孩子最好的医生》)

葱白适量,捣烂挤汁,抹于鼻唇间,可使鼻通,或将葱白捣烂,开水冲后,乘温熏口鼻。或将一段大葱切开,放在孩子鼻子底下,让孩子闻,葱的刺激气味能缓解鼻塞。

【验方三】 葱白大蒜预防呼吸道感染(《父母是孩子最好的医生》)

葱白或大蒜洗净,切片,夹在纱布口罩中戴上,能预防呼吸道感染,包括对百日咳、白喉、麻疹等都有效。

【验方四】 温艾水泡脚治婴儿鼻流清涕(《父母是孩子最好的医生》)

晚上,临睡前,用温水泡脚或加一点艾叶水泡脚,让孩子发汗,就能及时排出寒气,早早地让孩子上床休息,很快孩子就不再流清水鼻涕了。

【验方五】 多种注射液混合治鼻炎(《婴幼儿保健小验方》)

灭菌注射用水3毫升,庆大霉素注射液4万单位,地塞米松注射液2毫克,氯苯那敏(扑尔敏)注射液5毫克。将以上药物混合,各鼻孔每次点1~2滴,每天3~4次,连用2~3天即可。疑有细菌感染,可针对性地选用抗菌药物。

(二)防治小儿鼻出血方

小儿鼻黏膜娇嫩,血管丰富,容易损伤,所以鼻出血在小儿时期十分常见。鼻出血原因很多,可分为全身性和局部性两类。全身性原因常为各种血液病所引起。局部性原因常为鼻外伤、鼻异物、鼻炎。此外当小儿因各种疾病高热时鼻黏膜毛细血管扩张,或因剧烈咳嗽使毛细血管破裂,常引起鼻出血。天气干燥季节(北方冬季),室内空气干燥,以致鼻黏膜干燥,容易出血。有些小儿有用手挖鼻孔的不良习惯,易损伤鼻黏膜引起出血。

遇到小儿鼻出血时,最简单的止血方法是"指压法",即用手指压迫流血一侧的鼻翼上方软组织处,使鼻翼紧贴鼻中隔,压迫5~6分钟后,轻轻放开手指,出血大多可止住。如果经过指压法,出血仍不止,就必须赶快到医院止血,以免失血过多。(《现代育儿新书》)

1.药物药膳疗法

【验方一】 桑白皮治小儿鼻出血(《常见病家庭诊治大全》)

【组成】 桑白皮30~40克。

【用法用量】 将桑白皮水煎,一、二煎共约800毫升,装入保温瓶内当开水饮,日饮4~5次,每次150毫升左右,3天为1个疗程。

【功效】 此方治小儿鼻出血。

【验方二】 白萝卜汁治鼻出血(《婴幼儿保健小验方》)

【组成】 鲜白萝卜500克。

【用法用量】 将鲜白萝卜洗净,切碎,榨汁,1天分多次服完,连吃3~4天为1疗程。

【功效】 此方治小儿鼻出血。

【验方三】 白菜根红枣汤治鼻出血(《婴幼儿保健小验方》)

【组成】 白菜根20克(中药店有售),红枣100克。

【用法用量】 上2味,一起煮汤,每次服一碗,连汤及枣,服5天为1疗程。

【功效】 此方治小儿鼻出血。

【验方四】 香蕉皮玉米须汤治鼻出血(《婴幼儿保健小验方》)

【组成】 香蕉皮30克,玉米须30克(中药店有售)。

【用法用量】 上2味,加水煮汤1大碗,分2次服用,服1周左右。

【功效】 此方治小儿鼻出血。

【验方五】 红鸡冠花猪肉汤治鼻出血(《婴幼儿保健小验方》)

【组成】 红鸡冠花1朵,瘦猪肉60克,盐、葱等调料适量。

【用法用量】 将红鸡冠花洗净拍碎,猪肉洗净切片,猪肉与红鸡冠花一起煮汤,加盐、葱等调料,吃汤及肉,连服5~7天。

【功效】 此方治小儿鼻出血。

【验方六】 红玉米粒治鼻出血(《婴幼儿保健小验方》)

【组成】 红玉米粒30~50克,调味料适量。

【用法用量】 将红玉米粒洗净,加水适量,用文火煎汤至烂熟,大孩子吃汤和玉米粒,吃时加些调味料,幼儿喝汤即可,服1~2天。

【功效】 此方治小儿鼻出血。

2.食物疗法

【验方一】 莲藕汁治小儿鼻出血(《中国秘方全书》)

【组成】 莲藕节适量。

【用法用量】 将莲藕节洗净,磨成泥,绞出汁来,每天服用1小杯(4岁以下服半杯),一直服到鼻出血现象消除为止。

【功效】 此方治小儿鼻出血。

【验方二】 苦瓜水治小儿鼻出血(《父母是孩子最好的医生》)

【组成】 苦瓜适量。

【用法用量】 将苦瓜洗净,切成薄片,取5~10片,加水煮10分钟后,给孩子喝。一般一天内喝2~3次。孩子的心火就能消,不会再流鼻血了。

【功效】 此方治小儿心火旺引起的鼻出血。

【验方三】 蛋清白糖水治鼻出血(《婴幼儿保健小验方》)

【组成】 鸡蛋2个,白糖30克。

【用法用量】 鸡蛋取蛋清,与白糖调于碗

中,用沸水冲熟,趁温未凉时饮用。

【功效】 鸡蛋性平味甘,能补阴益血,除烦安神,补脾和胃,蛋清更长于此功效。儿童因肺胃积热之鼻衄或易于鼻出血的婴儿,常吃蛋清白糖水有预防作用。

【验方四】 豆腐红糖汤治鼻出血(《婴幼儿保健小验方》)

【组成】 豆腐500克,红糖50克。

【用法用量】 将豆腐切成小块煮汤,沸前加入红糖,煮沸即可饮用。特点:清淡,香甜。

【功效】 豆腐性味甘寒,补脾益胃,清热解毒,且营养丰富,适于幼儿胃热肺燥之鼻衄者食用。

【验方五】 藕汁蜜糖露治鼻出血(《婴幼儿保健小验方》)

【组成】 鲜嫩藕250克,白萝卜适量,蜂蜜30克。

【用法用量】 将藕洗净切碎,绞汁约120毫升;白萝卜洗净切碎,绞汁约60毫升。将两种汁液调和后,再加蜂蜜拌匀即成露液。特点:脆嫩鲜甜,儿童爱吃。

【功效】 莲藕凉血止血,生用更佳;萝卜清热生津,亦能凉血;蜂蜜润燥解毒。此汁露可清热凉血,补中止血,小儿有鼻衄出血反复发作者,常吃此露可预防出血。

3. 外治疗法

【验方一】 云南白药治小儿鼻出血(《常见病家庭诊治大全》)

将云南白药粉撒在消毒药棉上,将患儿鼻内分泌物清除干净,然后将药棉塞入鼻腔,24小时后即可取出。如同时内服药粉0.1~0.2克,日服2次。效果更佳。

【验方二】 大蒜敷脚心治小儿鼻出血(《父母是孩子最好的医生》)

小儿鼻出血时,如果舌质是红的,则说明孩子内热大,这时最好用一头大蒜剁碎后敷孩子的脚心,用塑料薄膜缠绕固定,30~60分钟洗去,洗两遍。如果还没敷到30分钟孩子就喊脚心痛,就立即洗掉。用这种方法,一周敷上一次,连敷两周就足够了。

【验方三】 搓脚心捏脊治小儿鼻出血(《父母是孩子最好的医生》)

小儿鼻出血时,如果舌质不红,只是舌的两边发红,多数是肝火旺,家长可以在每晚孩子洗脚后给孩子搓脚心30~50下,并捏脊5~10遍,同时在饮食上只给孩子吃性平、性凉的食物,性温的尽量不吃。随着经络的疏通,孩子的肝火慢慢会消失,就不再流鼻血了。

【验方四】 捏足跟止鼻血(《父母是孩子最好的医生》)

孩子一旦鼻子出血,不要惊慌,可令其躺平,然后用手捏他的足跟凹窝处,仅二三分钟就能见效。但要注意:左鼻孔出血捏右足后跟,另侧反之。

(三)防治小儿口疮方

口疮是小儿的常见病、多发病。中医认为,小儿口疮多由脾胃积热、心火上炎及虚火上浮等因素所引起。以口腔粘膜、舌及齿龈等处,发生淡黄或白色大小不等的小疮或溃疡面为特征。根据小儿口疮的上述发病机理,治疗以清热解毒泻火为宜,采用相应的药膳调治和外治疗法,往往能取得满意的效果。(《婴幼儿保健小验方》)

1. 药物疗法

【验方一】 五倍子白糖治小儿口疮(《常见病家庭诊治大全》)

【组成】 五倍子30克,白糖2克,枯矾20克,香油适量。

【用法用量】 将五倍子炒黄,加入白糖,稍炒片刻待完全熔化为度,倒出晾干,和枯矾20克共研细末,用香油调成糊状,涂于患处,1日2~3次。

【功效】 此方治小儿口疮。

【验方二】 灯心草末治小儿口疮(《常见病家庭诊治大全》)

【组成】 灯心草(干品)适量。

【用法用量】 将灯心草放铁锅内,置火上焙至黄色为止,取出研成细末,涂擦于患儿口腔。每日3~5次,连用2~3次可愈。

【功效】 此方治小儿口疮。

【验方三】 红枣明矾治小儿口疮(《常见病家庭诊治大全》)

【组成】 大红干枣2枚,明矾适量。

【用法用量】 将干枣去核,然后取4块象枣核一般大小的明矾包入去核枣内,最后把枣放在火上烧焦,冷却后研成细末。每次用适量粉末撒在小儿口疮的疮面上,2次即可痊愈。

【功效】 此方治小儿口疮,效果明显。

【验方四】 香烟灰治小儿口疮(《常见病家庭诊治大全》)

【组成】 香烟灰适量。

【用法用量】 将香烟灰轻轻敷于口疮患处,稍等片刻待微疼过后,用水漱口,每隔半小时1次。5小时内重复操作4～5次,治愈率达100%,一般初期患者2次即可治愈。

【功效】 此方治小儿口疮,十分有效。

【验方五】 泻心汤(《寿世保元》)

用川黄连净为细末,每服一钱,蜜水调下。

【验方六】 治小儿口疮验方(《寿世保元》)

【处方】 白术、猪苓、泽泻、木通、生地、赤苓、肉桂、甘草各等分。

【用法】 水煎服。

【主治】 小儿满口白烂生疮,口糜。

【验方七】 治小儿口疮妙方(《寿世保元》)

一论小儿口舌生疮,乃心脾受热。口疮赤,心脏热,口疮白,脾脏冷,口疮黄,脾脏热,宜用吴茱萸末醋敷脚心,一夜即愈。药性虽热,能引热下行,其功甚良。

一论小儿白口疮,黄丹、巴豆仁同炒焦,去豆,用丹搽疮上,立已。

咽喉并口疮,我也有妙方,白矾二钱半许,硼砂一钱强,咽痛用吹入,口疮蜜调当,一次若不愈,再用保安康。

2.食物疗法

【验方一】 番茄汁治口疮(《婴幼儿保健小验方》)

【组成】 番茄数个。

【用法用量】 番茄洗净,沸水浸泡,剥皮去籽,用干净纱布包绞汁液,含漱,每日数次。

【功效】 此方可治小儿心脾积热型口疮。

【验方二】 西瓜汁治口疮(《婴幼儿保健小验方》)

【组成】 西瓜适量。

【用法用量】 用西瓜绞汁,频频饮之。

【功效】 此方可治小儿心脾积热型口疮。

【验方三】 糖渍西瓜条治口疮(《婴幼儿保健小验方》)

【组成】 西瓜适量,白糖适量。

【用法用量】 取西瓜肉去籽切成条,暴晒至半干,加白糖拌匀腌渍,再暴晒至干,加白糖适量食用,每日3～4次。

【功效】 此方可治小儿脾胃积热型口疮。

【验方四】 荷叶冬瓜汤治口疮(《婴幼儿保健小验方》)

【组成】 鲜荷叶1块,鲜冬瓜500克,食盐少许。

【用法用量】 将鲜荷叶洗净,撕成小块;冬瓜去皮洗净,切薄片;荷叶、冬瓜同入锅,加水适量煲汤,入食盐少许调味即可。饮汤食冬瓜,每日3～4次。

【功效】 此方可治小儿心火上炎型口疮。

【验方五】 冰糖银耳羹治口疮(《婴幼儿保健小验方》)

【组成】 银耳10克,冰糖适量。

【用法用量】 将银耳洗净后放碗内加冷开水浸泡,待泡至发胀后,拣出杂物,再加适量冷开水及冰糖,放锅内蒸熟,食银耳饮汁,每日1次。

【功效】 可治小儿虚火上浮型口疮。

【验方六】 红糖治鹅口疮(《婴幼儿保健小验方》)

【组成】 红糖适量。

【用法用量】 用红糖涂擦患处,每天数次。

【功效】 此方治鹅口疮,一般2～3天即愈。

3.外治疗法

【验方一】 穴位贴药治婴儿鹅口疮(《生活中来》)

【组成】 吴茱萸15克,醋适量。

【用法用量】 将吴茱萸研为细末,与醋调成糊状,取药涂布上,贴于双涌泉穴位,固定好,一日一换,痊愈为止。

【功效】 此方治婴儿鹅口疮,简单、经济、实用,又无痛苦,可很快痊愈。很适合婴儿。

(四)防治小儿口腔溃疡方

1.药物疗法

【验方一】 六神丸治口腔溃疡(《婴幼儿保健

小验方》)

【组成】 六神丸1支(30粒)。

【用法用量】 将六神丸研成细末,加2毫升凉开水浸透成稀糊液备用。用前先清洁患者口腔,然后用棉签蘸上六神丸液涂于溃疡面,以餐前10～15分钟用药为佳,每天3次,睡前加用1次。

【功效】 用药5分钟即起到止痛效果。小溃疡1～2天可痊愈,溃疡面较大者5天痊愈。

【验方二】 云南白药治口腔溃疡(《婴幼儿保健小验方》)

【组成】 云南白药适量。

【用法用量】 将云南白药研成细粉,敷于口腔溃疡创面,每日2次。

【功效】 一般2～3天痊愈。

【验方三】 维生素片治小儿口腔溃疡(《生活中来》)

【组成】 维生素B_1、维生素B_2和维生素C各半片,白糖少许。

【用法用量】 将维生素B_1、维生素B_2和维生素C各半片,压成粉,和少许白糖滴点水调成糊状,涂于小儿口内,最好能使其咽下。

【功效】 此方三次即可治愈小儿口腔溃疡。

2.食物疗法

【验方一】 鸡蛋绿豆治口腔溃疡(《婴幼儿保健小验方》)

【组成】 鸡蛋1个,绿豆适量。

【用法用量】 将鸡蛋打入碗中搅成糊状,绿豆适量放陶罐内冷水浸泡10多分钟,放火上煮沸1.5分钟(不宜久煮),这时绿豆未熟,取绿豆水冲鸡蛋花汤饮用,每日早晚各1次。

【功效】 此方治疗口腔溃疡效果好。

【验方二】 全脂奶粉治口腔溃疡(《婴幼儿保健小验方》)

【组成】 全脂奶粉适量,白糖适量。

【用法用量】 选用全脂奶粉,每次1汤匙,加少许白糖,开水冲服,每日2～3次,晚上休息前冲服效果更佳。

【功效】 一般2天溃疡即可消失。

【验方三】 浓茶漱口治口腔溃疡(《婴幼儿保健小验方》)

【组成】 浓茶适量。

【用法用量】 以浓茶漱口,每日多次。

【功效】 《本草纲目》称"茶苦而寒,最能降火……火降则上清矣。"茶含单宁,具有收敛作用,浓茶漱口可促使口腔溃疡愈合。

【验方四】 柿霜治口腔溃疡(《婴幼儿保健小验方》)

【组成】 柿饼适量。

【用法用量】 从柿饼上取下柿霜,用开水冲服或加入粥中服用。每日2～3次。

【功效】 此方可有效治疗口腔溃疡。

【验方五】 芭蕉叶治口腔溃疡(《婴幼儿保健小验方》)

【组成】 新鲜芭蕉叶适量。

【用法用量】 将芭蕉叶洗净,用或烤热,撕小块贴敷于口腔溃疡处。每日2～3次。

【功效】 此方可有效治疗口腔溃疡。

【验方六】 乙醇治口腔溃疡(《婴幼儿保健小验方》)

【组成】 95%乙醇适量。

【用法用量】 用棉签蘸95%乙醇,轻压口腔溃疡处,并轻轻转动棉签除去溃疡面上的腐败组织。每日2～3次,每次20～30秒。

【功效】 此方治疗口腔溃疡,大多数在2～3天即可愈合。

(五)防治小儿喉痹方

【验方一】 苏危汤(《寿世保元》)

【处方】 桔梗二钱,山豆根一钱,牛蒡子一钱,荆芥穗八分,玄参八分,升麻三分,防风八分,生甘草一钱,竹叶五个。

【用法】 水煎,频服。外用硼砂一味,噙化咽下,降痰消肿。

【主治】 小儿喉痹,会厌两傍肿者为双乳蛾,易治;一傍肿者为单乳蛾,难治。乳蛾小者为喉痹。热结于咽喉,且麻且痒,肿绕于外名缠喉风。喉痹暴发死者名走马喉风,宜此方。

【验方二】 治喉痹效方(《寿世保元》)

一治喉痹、乳蛾气绝者,即时返活。

单乳蛾用巴豆一粒,去壳打碎,入绵茧壳内塞鼻,在左塞右,在右塞左。若双乳蛾,用两粒塞两鼻。

一喉痹、乳蛾风、口舌生疮,用黑牛胆一个,入生白矾末二两、银朱五钱,入胆内阴干,取出研末,每少许,吹入喉内,神效。

(六)防治小儿牙病方

【验方一】 防治小儿马牙《中国秘方全书》

婴儿的口腔与牙龈如生白点叫做马牙。婴儿生了马牙,不能饮食,应予及早治疗。

【验方二】 挑马牙法《中国秘方全书》

用银针挑去白点,有血出为好,用药棉拭净,以薄荷汤磨京墨(即陈墨,普通的墨无效)涂上,待一时再擦,又过一时就可以吃乳。此方可治马牙。

【验方三】 黄连甘草汤洗马牙法《中国秘方全书》

取适量的黄连与甘草煎成浓汤,用手指裹干净软绸,频频拭洗,或是在春日剥桑树皮内白汁涂之。此方可治马牙。

【验方四】 防治小儿走马牙疳《中国秘方全书》

症状是生于牙根,齿龈黑烂,奇臭不堪,牙齿变黑,或脱落,蔓延与唇颊之四周。腐烂之速,甚于奔马,所以叫做"走马牙疳",其侵入喉间,顽肉不脱,腐黑复生,齿落无血,臭秽不止,身热不退,有的竟告死亡。

营养不良、居处不洁,常会获致此病,凡虚弱的儿童或儿童长痘出疹之际最易发生,切莫等闲视之。

【验方五】 鲫鱼治走马牙疳《中国秘方全书》

小儿牙龈色白而烂者,买大鲫鱼一条,去肠不去鳞;当归适量,研为细末,将当归末填满于鱼腹内,遍涂地土入灰火中煨,取出去泥研为粉状,再烧盐研末拌和,涂于齿龈,即可治好。

如发现红点,用正宗桂林荔枝干一个,打开一小孔装满食盐,外用赤泥包好,放炭火中煅至无声,取起存性,研为细末擦牙上,若走入喉内,将细末吹入喉内即可。可治好马牙疳。

【验方六】 清胃升麻汤《寿世保元》

【处方】 升麻、川芎、白芍、半夏(汤泡)各七分,干葛、防风(去芦)、黄连(酒炒)、生甘草各五分,软石膏(煅)一钱,白术七分,白芷三分。

【用法】 上锉,水煎,热服。能漱即含漱而吐之。漱药不用白术、半夏。

【主治】 牙疳者,阳明之热也。小儿齿肿流涎腮肿,走马牙疳等症。

【验方七】 立效散《寿世保元》

【处方】 青黛、黄柏、枯矾、五倍子各一钱。

【用法】 上为细末,用米泔水先漱口内,掺入患处。

【主治】 小儿走马牙疳。

【验方八】 防治小儿龋齿《现代育儿新书》

龋齿俗称"虫牙"或"蛀牙",是小儿时期最多见的牙病。正常牙齿的表面是光滑的、完整的,龋齿是牙组织逐渐被破坏。由于牙齿缺损、疼痛,妨碍消化功能,还能引起牙槽骨及颌骨的炎症,也可成为病灶,影响儿童的健康。发病原因分全身和局部两类。①全身因素:患维生素D缺乏病、营养不良(特别是缺乏维生素C、维生素D及钙、磷等),饮水中含氟量不足,过多食糖类等,均易使儿童患龋齿。②局部因素:牙齿发育钙化不良,排列不齐,口腔卫生不好,都容易发生龋齿。

对于龋齿的早期、及时的治疗十分重要,然而预防龋齿的产生更为重要。由于龋齿成因复杂,预防应是多方面的。一是要改善小儿营养状况,预防维生素D缺乏病,加强牙齿对龋蚀的抵抗力。二是要保持口腔卫生,养成良好的卫生习惯,3岁开始早晚刷牙,饭后要漱口。三是合理使用牙膏,可使用含氟牙膏,提高牙齿的抗龋能力。另外,要给小孩吃些较硬的瓜果和烤馒头、窝头片等,让孩子多咀嚼以利于牙齿和牙周组织的发育。少吃糖果、甜食,要定期口腔检查,以便对龋齿早发现、早治疗。要注意纠正孩子不良习惯,不要吮手指、咬铅笔、啃指甲,保持口腔卫生。

【验方九】 乳牙晚出《科学育儿全书》

第一颗乳牙应在小儿6个月左右萌出。如果小儿过1岁仍未长出第一颗乳牙,称为乳牙晚出。

乳牙晚出最常见的原因是维生素D缺乏性佝偻病。极度营养不良、呆小病(先天性甲状腺功能不全)、先天性梅毒也是导致乳牙晚出的原因。如果小儿超过1岁仍未长牙,家长应带孩子去医院检查,以明确牙床内有无牙胚,如果有牙胚,迟早会出牙,如果没牙胚,就要考虑无牙畸形的问题了。

【验方十】 乳牙早脱(《科学育儿全书》)

正常情况下,乳牙从6岁起开始脱落,每个乳牙脱落都有一定的时间。要是因为外伤、龋齿等原因使乳牙过早缺失,而接替它的恒牙还不能很快的长出来,缺失牙两侧的牙就会向这个空隙倾斜和移位。这样,当这个恒牙长出来时已经没有位置或空隙位置不够了,硬挤出来的牙将导致牙齿排列不整齐,影响以后的咀嚼功能和牙齿的美观。因此,如果乳牙过早脱落,应该到医院去,医生会根据需要给孩子装一个缺隙保持器,以防止空隙缩小,使恒牙能正常萌出。

【验方十一】 牙齿排列不齐(《科学育儿全书》)

牙齿排列不齐主要分为三类。第一类是上牙弓前突畸形。表现为上前牙突出,下前牙咬在上前牙里面的牙床上。也就是人们平时说的"暴牙"。第二类是下牙弓前突畸形。它的表现是下前牙咬在上前牙的外面,也就是人们平时说的"地包天"。第三类表现为上下牙咬合时,上下前牙不能合拢,称为开口咬合畸形。

牙齿排列不齐,除了少数人是一些遗传的因素外,主要是由于以下不良习惯引起的:

(1)吃手指习惯。如果孩子从几个月就养成吸吮手指的习惯,到3岁时,会出现明显的牙齿畸形,由于手指经常被含在上下牙之间,牙齿受力,造成咬合时上下牙之间出现空隙。

(2)咬唇习惯。有咬下唇习惯的,可以使前牙向前突出,阻碍下颌和下牙弓的发育,形成上牙弓前突畸形。有咬上唇习惯的,下颌及下牙弓前突,形成"地包天"。

(3)睡眠姿势不好。有的孩子习惯用手或拳头枕在一边脸颊下面睡觉,或者下巴压在枕头上趴着睡觉。这样,长期受压迫的上颌骨或下颌骨的发育就受到了影响,颌骨的发育不好,长在它上面的牙齿自然就不可能整整齐齐了。

(4)多生牙。有的人牙齿发育异常,比一般人多长出一个或几个牙。这样,额外长出的牙占了正常牙齿的位置,口腔就出现了前后重迭不齐的牙齿了。

(5)乳牙早脱或乳牙滞留。乳牙脱落过早接替它的恒牙还没长出来,邻近的牙齿就会向这个空隙的地方倾斜和移动,使空隙变得狭窄。等恒牙萌出时没有正常的位置而造成排列不齐。乳牙滞留,它下面的恒牙却顶着长出来,硬挤出来的牙排列也就不整齐了。

牙齿排列不齐不仅不美观,还给身体带来不少害处。一是牙齿排列不齐,食物残渣易存留,不容易保持口腔清洁,残留的食物在细菌的作用下,容易发生龋齿,也容易引起牙龈炎。二是牙齿排列不齐,咬合关系不正常,咀嚼不得力。未经细嚼的食物加重了胃肠的负担,容易引起消化不良,以致影响健康。三是长期的牙齿排列不齐,会影响上下牙弓和上下颌骨的正常发育,影响面部美容。

只要引起重视,早发现、早治疗,牙齿排列不齐和咬合关系畸形是可以预防和治疗的。

首先,要及早制止小儿的各种不良习惯,保持牙齿的正常发育。对患了牙病的牙齿及时到医院治疗,对多生的牙、该脱落未脱落的牙应及早拔除,保持牙列的整齐。其次,要保证孩子充足的营养,及时治疗全身性疾病,使全身及上下颌骨均得到良好而充足的营养,从而减少牙齿畸形的发生。

(七)助长小儿新牙方

有的小儿乳牙脱落后,新牙(恒牙)许久长不出来,家长甚为着急。《生活中来》上有人推荐一个方法不妨一试:即用新大蒜瓣的切断面,磨擦换牙处的牙床。连续磨上几次,新的牙尖就可以很快长出了。《生活中来》

(八)防治婴儿脸部裂纹方

有的小儿生下后不久,脸上会出现不少纤细的裂纹,不知是疼还是痒,小儿老是用手揉搓。医生给药擦也不见效。《生活中来》上有人介绍:维生素E可治手脚干裂。不妨一试。具体方法是:每天婴儿睡前,用刀切开一粒维生素E胶丸。均匀地涂抹患处,连续涂抹半个月,即可治愈。(《生活中来》)

(九)防治小儿中耳炎方

中耳炎是婴幼儿多见的一种耳病,它是由化

脓性病菌侵入中耳引起。婴幼儿抵抗力低下,易患各种呼吸道感染如鼻炎、咽炎、气管炎等及急性传染病如麻疹、流感等,这时鼻咽部炎性分泌物可直接由咽鼓管进入鼓室引起中耳炎。如果婴儿平躺着喂奶,也很容易反胃漾奶或呛奶,奶汁沿咽鼓管流入中耳腔而发生中耳炎。以上是最常见的原因。中耳炎还可由于用硬尖东西挖耳朵损伤鼓膜,细菌经鼓膜侵入中耳或在全身感染时细菌由血液循环到达中耳而引起。

婴幼儿患中耳炎时的主要症状：一般都有轻重不等的发热,有时用手搓揉患耳。小儿常常在吃奶时啼哭,拒绝吃奶。尤其在夜间睡眠时疼痛加剧,睡眠中常被痛醒小儿烦躁、哭闹不安,部分患儿还有呕吐、腹泻,重症的甚至可以抽风。如果积脓穿破鼓膜,则可看见从耳朵流出脓液。

小儿得了急性化脓性中耳炎,要及时到医院诊治。化脓性中耳炎治愈后,穿孔的鼓膜大多能愈合。如不及时、不彻底治疗可转成慢性中耳炎,常常影响听力,少数还可合并化脓性脑膜炎、脑脓肿等,所以家长要高度重视,防患于未然。平时要注意婴幼儿体格锻炼,按计划进行预防接种,以增强小儿抵抗力。切忌用尖硬物挖耳朵。患呼吸道感染时应及时治疗。只要家长重视,小儿中耳炎常常是可以避免的。（《现代育儿新书》）

1. 药物疗法

【验方一】 炸蜈蚣油治小儿中耳炎（《生活中来》）

从中药店买一条干蜈蚣（头、尾、脚全有），用香油炸了,晾凉后,用炸了蜈蚣的香油往患儿的耳朵眼里滴。每天3~4次,每次1~2滴,连续一周,即可痊愈。

【验方二】 猪苦胆明矾治小儿中耳炎（《婴幼儿保健小验方》）

新鲜猪苦胆1具,明矾10克研成细末,装入鲜猪苦胆中与胆汁均匀混合,系紧胆管悬挂室内通风处,60天取下,从苦胆中取出研细的药末,用细管吹入患耳内,每日2次,3天即愈。

(十)防治小儿耳疾方

【验方一】 清肾汤（《寿世保元》）

【处方】 防风、天花粉、贝母、黄柏（盐水炒）、白茯苓、玄参、白芷、蔓荆子、天麻、半夏（泡）各五分,生甘草二分半。

【用法】 生姜三片,水煎服。

【主治】 小儿耳肿、耳痛、聤耳,乃三阳风热壅遏所致,宜升阳散火汤加黄柏、知母晚服,兼服金花丸。

【验方二】 治耳疾方（《寿世保元》）

一治小儿耳后月蚀疮,烧蚯蚓粪合猪脂敷之。

一治小儿患溃耳出脓水成疮,以蚯蚓粪末吹耳中。

一方,用五倍子烧存性为末,吹入耳中亦效。

一方,用抱出鸡卵壳炒黄色为细末,香油调,灌耳内,即时痛止。

【验方三】 羽泽散（《寿世保元》）

枯矾为末少许,吹入耳中即已。

(十一)防治小儿眼病方

小儿常见的眼病有多种,但近视、弱视、斜视是小儿较多见的眼病,应该引起高度重视。

近视发病虽与遗传有关,但后天的影响也很大,如一项调查证实：学龄前儿童近视患病率为3％,小学生为7.8％,中学生为22.3％,大学生为40％左右,而近年更有明显上升的趋势。因此,尽可能防止近视是十分重要的。如阅读及写字时采取正确姿势,勿在走路、乘车时看书和躺着看书,注意照明度。注意营养,户外运动,控制看电视时间对于预防近视眼也有一定意义。

弱视对儿童的危害相当严重。虽然眼球无器质性病变,但矫正视力仍不能达到正常。治疗弱视比较复杂,总的原则是早发现、早治疗,要在学龄前得到治疗。要综合治疗,长期治疗,家长必须与医生合作,方能收到良好的效果。

斜视,是人们常说的"斜眼",实际上它可以分为麻痹性斜视和共同性斜视两大类。前者是由于控制眼球运动的眼神经麻痹,其原因可能是产伤、或其他外伤、中毒、发炎等引起。共同性斜视发生于儿童双眼视觉反射开始形成的过程中,由于大脑高级中枢反射异常,使双眼视觉,反射活动的正常建立和发展受到影响而产生的一种眼位分离的状态。多见于3岁左右的儿童。斜视绝不单单是一个美观的问题,若不及时、正确

治疗则会严重地影响眼的功能。因而,所有患斜视的孩子,均应及时去眼科检查,作出正确诊断和治疗。(《现代育儿新书》)

【验方一】 吹㾽散(《寿世保元》)

【处方】 乳香、没药各三分,雄黄三分,火焰一两,黄丹(水飞)一分。

【用法】 上为细末,每少许,吹两鼻孔。

【主治】 小儿两眼肿痛,上焦火盛也。

【验方二】 板毒膏(《寿世保元》)

用黄连为末,水调,敷脚心手心自愈。如肿痛难开,加姜黄、牙皂、朴硝为末,同敷太阳穴、手心、足心,加葱捣烂敷之尤妙。

【验方三】 治眼疾验方(《寿世保元》)

一方,熟地黄一两,以新汲水浸透捣烂,贴两脚心,布裹住,效。

一治小儿雀目,不计时月。

苍术二两为末,每服一钱,不计时候,以好羊子肝一个,以竹刀子劈开,掺药在内,麻绳扎定;以粟米泔一大盏,煮熟为度,患人先薰眼,温服。

(十二)勤做眼保健操可预防近视

第一节:闭目入静

动作要求:坐姿或站姿。双脚分开与肩等宽,双臂自然下垂,身体挺直,全身放松,两眼轻闭。

动作要点:两眼轻闭,切勿眯眼。

第二节:按压睛明

动作要求:双手食指分别按压双侧睛明穴,其余手指呈握拳状,每拍按压一次。

动作要点:由于睛明穴离眼球很近,做操前要保证手部卫生,同时力度要适宜。

第三节:按揉太阳、攒竹,抹刮眉弓

动作要求:第一、二个八拍,双手拇指按揉太阳穴,食指按揉攒竹穴,每拍按揉1次。第三、四个八拍,双手食指弯曲,余指握拳,由眉毛内端向外抹刮,每2拍抹刮1次。

动作要点:对太阳穴和攒竹穴采取按揉手法,而不是挤压。抹刮眉弓时,采取由内向外的方式进行。

第四节:按压四白

动作要求:每拍按压四白穴1次。

动作要点:取准穴位,采取按压手法,而不是按揉手法,因为按揉穴位不易准确。

第五节:捻压耳垂,转动眼球

动作要求:双手拇指和食指分别夹住耳垂,每拍捻压1次。转动眼球,第一、二个八拍眼球沿逆时针方向转动,其转动顺序为上、左、下、右。第三、四个八拍眼球沿顺时针方向转动,其转动顺序为上、右、下、左。每拍转动一个方向。

动作要点:耳垂采取捻压手法,而不是挤压和按压手法。转动眼球时,头部不动。

第六节:揉捻合谷,眺望景物

动作要求:第一、二个八拍右手拇指按压左手合谷穴,食指垫于掌面与拇指呈对应位置,每拍揉捻1次。第三、四个八拍,左右手互换,每拍揉捻1次。与此同时双眼远眺景物。

动作要点:合谷穴采用揉捻手法。眺望景物与揉捻合谷穴同时进行,但须注意,远眺时应背向阳光,尽力眺望远处目标。如在教室内做眼保健操,应起立通过窗户注视远处目标。(《大国医》)

(十三)防治沙眼方

沙眼是由沙眼衣原体引起的一种慢性传染性结膜角膜炎,是青少年时期的常见眼病。眼睛不舒服,眼睛内像有沙子的感觉,有强光刺激还会流泪。出现这种情况,多半是患了沙眼。

所谓沙眼,并不是沙子真的进入眼内,而是因睑结膜表面形成粗糙不平的外现,形似沙粒而得名。沙眼急性期发作时,眼睛发红,有异物感,怕光,眼部分泌物增多,迎风流泪,沿结膜上可见滤泡及乳头增生。孩子患了沙眼,如果在急性期得不到及时治疗,会逐渐进入慢性期,早上起床时出现眼屎粘住眼睫毛的情况,继续发展成重症,则会出现合并症,如眼睑内翻、倒睫、角膜溃疡,且眼球干燥等症状更加明显,甚至会影响视力。

中医认为,沙眼是因"脾土湿热或风热"而发生,因此在治疗上也就采用以"清利脾土湿热"或"清除脾土风湿"为主的方法。(《大国医》)

【验方一】 除风清脾饮(《大国医》唐由之)

【组成】 陈皮、连翘、防风、知母、玄明粉、黄芩、玄参、川连、荆芥穗、大黄、桔梗、生地各10

克。

【用法】 研末,煎汤去渣,食远服。

本方适合治粟疮症,症状为沙涩而痒,眼内好像有米粒一般,症状重的患者畏光流泪,翻开眼睑能看到形似粟米、红黄而软的颗粒。

【验方二】 归芍红花散《大国医》唐由之)

【组成】 当归、大黄、山栀、黄芩、红花(以上各药用酒洗微炒)、赤芍、甘草、白芷、防风、生地、连翘各等份。

【用法】 研末,每服9克,食远服,白水煎服。

本方适合治椒疮,症状为眨眼睛时磨眼而多泪,或觉干燥痒痛,睡醒之后眼屎多,眼睑略有肿硬,不易睁开,翻转睑皮可见血滞而红,丝脉不清,有红而坚的颗粒,严重的疙瘩高低不平,并且以上眼睑为多。

【验方三】 清凉丸(外用,洗药)《大国医》唐由之)

【组成】 当归尾、石昌蒲、赤芍药各6克,川连、地肤子、杏仁各3克,羌活1.5克,胆矾0.6克。

【用法】 共研细末,用大红绸布包好,如樱桃般大,然后用甜滚水浸泡,趁热蘸洗,勿见尘土。

【验方四】 胆矾(外用,点药)《大国医》唐由之)

胆矾的用法有两种,一种是将胆矾配成百分之一的溶液点眼,每天点5次,每2小时点1次;第二种方法是,将胆矾配成百分之五到十的油膏点眼,每天点三四次。制法为:先将胆矾在乳钵中研极细,调入制过的白色凡士林油中,必须研匀。

七、婴幼儿其他常见疾病防治

(一)防治小儿流涎方

小儿流涎,俗称流口水,较多见于1岁左右的婴儿,常发生于其断奶前后。婴儿长到6个月以后,身体各器官明显地发生变化。此时婴儿所需营养已不能局限于母乳,要逐步用米糊、菜泥等营养丰富、容易消化的辅食品来补充。小儿流口水的多少,与孩子的身体状况有直接关系。(《婴幼儿保健小验方》)

流口水多、时间长的孩子多半气虚体弱,如果母亲还在喂奶,只要母亲多吃温性的食物,如牛肉、海虾等,很快孩子流口水的状况就会改善。大一些的孩子可以吃山药糊,具体方法是:将山药去皮切成小块,放在粉碎机里,加少量的水一起打成稀糊状,倒入锅里煮开,煮的过程中,一定要不停地搅动,因为山药很容易糊锅底。每天上午或下午给孩子吃几勺,量不要多,坚持几天,孩子流口水的现象就会明显减少。(《父母是孩子最好的医生》)

1.药膳疗法

【验方一】 摄涎饼治小儿流涎(《家庭药膳全书》)

【组成】 炒白术20～30克,益智仁20～30克,鲜生姜50克,白糖50克,面粉适量。

【用法用量】 先把炒白术和益智仁研成细末。把生姜洗净后捣烂绞汁,再把药末同面粉、白糖和匀,加入姜汁和清水,和匀做成小饼约15～20快。把小饼放入锅内,如常法烙熟,备用。每日早晚2次,每次1块,嚼食,连用7～10天。

【功效】 健脾摄涎。适用于小儿口角流涎。

【宜忌】 对于小儿口腔溃疡、小儿口疮所致的流涎忌用。

【验方二】 大枣陈皮竹叶汤治小儿流涎(《家庭药膳全书》)

【组成】 大枣5枚,陈皮5克,竹叶5克。

【用法用量】 将大枣、陈皮、竹叶水煎服。每日1剂,分2次饮服,连服3～5剂。

【功效】 健脾益气,止涎。适用于小儿流涎。

【验方三】 灯心草粥治小儿流涎(《家庭药膳全书》)

【组成】 灯心草6克,石膏10克,山栀子3克,粳米30克。

【用法用量】 先将灯心草、石膏、山栀子水煎,去渣取汁,加入粳米煮成粥。每日服食。

【功效】 清热泻脾。适用于小儿流涎、口舌生疮、烦躁不宁。

【验方四】 茯苓益智仁粥治小儿流涎(《家庭药膳全书》)

【组成】 白茯苓、益智仁、糯米各30～50

克。

【用法用量】 将白茯苓和益智仁研为细末，再用糯米煮粥，然后调入药末，稍煮片刻，待粥稠熟即可。每日早晚2次，温热服。连用5～7天。

【功效】 益脾暖肾固气。适用于小儿流涎及小儿遗尿。

【验方五】 白术糖治小儿流涎《家庭药膳全书》

【组成】 生白术30～60克，绵白糖50～100克。

【用法用量】 将生白术晒干后，研为细粉，过筛；再把白术粉与绵白糖和匀，加水适量，调拌成糊状，放入碗内，隔水蒸熟即可。每日服10～15克，分作2～3次，温热时嚼服，连服7～10天。

【功效】 健脾摄涎。适用于小儿流涎。

【验方六】 姜糖神曲茶治小儿流涎《婴幼儿保健小验方》

【组成】 生姜2片，神曲半块，食糖适量。

【用法用量】 上3味同放罐内，加水稍煮即可。代茶随量饮。

【功效】 健脾温中，止涎。适用于小儿流涎。

2. 食物疗法

【验方一】 米仁山楂治小儿流涎《婴幼儿保健小验方》

【组成】 米仁100克，生山楂20克（鲜的更好）。

【用法用量】 将米仁、山楂洗净，同入锅内，加水650毫升。文火煮1小时，浓缩汤汁分3次服食，空腹服，连服7日。

【功效】 此方可治小儿流涎。

【验方二】 山药慈姑粉治小儿流涎《婴幼儿保健小验方》

【组成】 山药粉20克，慈姑粉5克，红糖适量。

【用法用量】 将上3味加白开水调成糊状，煮服。每日分2次服，连服5～7日。

【功效】 此方可治小儿流涎。

【验方三】 慈姑藕粉治小儿流涎《婴幼儿保健小验方》

【组成】 鲜慈姑30克，藕粉3克，冰糖适量。

【用法用量】 将上3味加白开水调成糊状，煮服。每日分2次服，连服5天为1疗程。

【功效】 此方可治小儿流涎。

3. 外治疗法

【验方一】 中药敷脐治婴儿流涎《生活中来》

【组成】 五倍子3克，乌梅3克。

【用法用量】 将上2味药，共研细末，外敷脐部，填满脐孔，纱布覆盖，用胶布固定。

【功效】 此方可治婴儿流涎。用此方敷两天后，流口水可明显减少，连用两次即可痊愈。

【宜忌】 中药外敷前后，用生理盐水消毒脐孔，以防感染。

【验方二】 吹气球治小儿流口水《健康文摘报》

家长可以采用吸管吸水喝，或吹气球的方式，来训练孩子的口腔肌肉收缩能力。吹气球时，家长可教他先合拢嘴巴，再慢慢鼓起腮，嘴处留出一个小孔吹气；当这个动作熟练后，再让他学会深吸气，并对准气球孔吹。这种反复的吸气和吹气，需要腮部不停地外鼓和收缩，进而促使口腔肌肉得到锻炼。当然，同样的道理，吹笛子、吹泡泡等，也有助于锻炼孩子的口腔肌肉，解决口水问题。

（二）防治小儿夜啼方

夜啼是指婴儿白天安静，入夜啼哭，或者每夜定时啼哭一类的病症，主要见于一岁以内的乳婴儿。体检也无异常发现，即通常所说的"夜哭郎"。小儿白天如常，入夜则啼哭不安，或每夜定时啼哭，甚则通宵达旦，故称夜啼。

中医认为，夜啼的主要原因有：脾胃虚寒，寒痛而啼；心经积热，热烦而啼；昼有所惊，因惊而啼等。也就是说，夜啼是由于脾寒、心热、惊恐等所致。小儿禀赋不足，或护理失慎，腹部中寒，阴盛寒凝，气机不通，故入夜腹痛而啼。其母过食香燥炙煿之物，胎禀已偏，又吮母乳，心火上炎，扰乱神明，或积热乘心，故见灯心愈啼。或小儿心气怯弱，又卒受惊恐，惊伤神，恐伤志，神志不宁，故梦中哭闹惊啼。由于本病为虚实夹杂，神明受扰所致，主要表现为"脾寒"、"心热"、"惊恐"

三种类型。治疗以扶正祛邪为主,佐以宁心安神。本病若调理得当,护理适宜,则大多数患儿能愈。(《实用中医大全》)

啼哭是婴儿一种本能性反应,因为婴儿不会说话,只能用啼哭来表达要求或痛苦,如饥饿、口渴、尿布潮湿、疾病疼痛等,这些都是正常的生理反应,只要满足其要求,消除其痛苦即可使其停止啼哭。

婴儿啼哭的原因主要有两种:病因型啼哭和无病因型啼哭。婴儿不具备说话的能力,用什么方式述说自己的要求和需要、不适与痛苦,啼哭就是婴儿的语言,婴儿用这种特殊的语言和周围的人交流。父母可以通过宝宝的哭声了解宝宝,给稚嫩的小生命以关怀、爱护,帮助他们解决饥饿、不适、痛苦与疾病等问题。

据《郑玉巧育儿百科》论述,婴儿疾病性啼哭主要有以下20种:

1. 阵发性剧哭:可能是肚子疼。阵发性剧哭就是一阵阵发作的剧烈哭闹,发作的间隔长短不一,每次发作的持续时间也长短不一,常伴有躁动不安。由于间歇时嬉笑如常,有的父母就认为是宝宝发脾气闹人,忽视了疾病的可能。当发生阵发性剧哭时可能是急腹症,应及时看医生。

2. 突发尖叫啼哭:可能是头痛厉害。突发尖叫啼哭就是哭声直,音调高,单调而无回声,哭声来得急,消失得快,即哭声突来突止,很容易被认为是受惊吓或做"噩梦"。突发尖叫啼哭可能是头痛的表达,是一种危险信号。

3. 连续短促的急哭:可能是喘不过气来。连续短促的急哭,其特点是哭声低、短、急,连续而带急迫感,好像透不过气来,同时伴有痛苦挣扎的表情。这是缺氧的信号。当出现此种啼哭时,妈妈应解开宝宝的衣领、裤带及各种束带,垫高肩部,使头略向后仰,颈部伸直,切莫紧紧抱着宝宝。

4. 小鸭样啼哭:可能是嗓子难受得不行。小鸭样啼哭,顾名思义,就是哭声似小鸭鸣叫,若同时出现颈部强直,则应考虑是否有咽后壁脓肿,应把这种哭声与一般的声音嘶哑相鉴别。声音嘶哑是感冒引起的咽炎、喉炎,而咽后壁脓肿较危险,若脓肿溃破脓汁可堵塞呼吸道危及生命,故若出现小鸭样啼哭应及时就医。

5. 呻吟低哭:可能是病得很重,无力大声哭了。

呻吟和啼哭有所不同,它不带有情绪和要求,似哭又似微弱的"哼哼"声,表现无助的低声哭泣,是疾病严重的自然表露,当宝宝大哭大闹时,很容易引起父母的重视,但宝宝在疾病过程中出现呻吟低哭,却往往被父母忽视。所以,当小儿出现呻吟低哭时,应尽快就医。

6. 夜间阵哭:可能是肛门奇痒有蛲虫。宝宝白天玩耍如常,但入睡后不久(20分钟~2小时),出现一阵突然的哭闹,好像用针扎了一下,哭得突然、剧烈,这可能是蛲虫作怪。蛲虫多在宝宝入睡后爬到肛门周围产卵,造成宝宝肛门奇痒,若宝宝哭闹时用小手抓屁股有助于诊断,妈妈可在宝宝入睡后观察肛周有无"细线样小虫"爬出,或用龙胆紫涂抹肛周,也可用蛲虫膏涂抹。

7. 夜间闭眼啼哭:可能是缺钙。宝宝夜间睡眠不安,如同惊吓一般,哭一会儿,睡一会儿,睡得很不安宁,很轻的动静就可以引起宝宝的哭闹,宝宝常呈睡状,闭着眼睛哭,出现肢体抖动,多是缺钙的表现。

8. 嘶哑啼哭:可能是咽炎。哭声嘶哑,呼吸不畅,一阵阵地哭伴咳嗽,声似小狗叫,发生的原因可能是咽炎。

9. 阵发性啼哭伴屈腿:可能是肚子疼。宝宝表现阵发性剧哭,双腿蜷曲,2~3分钟后又一切正常,但精神不振,间歇10~15分钟后再次啼哭,若再伴有呕吐,则肠套叠的可能性极大。应及时就医。

10. 阵发性啼哭伴满床打滚:可能是肚子剧疼。宝宝阵发性剧哭伴满床打滚,额部出汗,面色发白,哭声凄凉,拒绝任何人触摸腹部。若欲上前触摸时,宝宝惊恐万状,很可能是胆道蛔虫或肠套叠;若哭闹并不很剧烈,忽缓忽急,时发时止,无节奏感,又喜欢揉肚子,则可能是肠道蛔虫症或消化不良。

11. 突发尖叫啼哭伴发烧、呕吐 突发尖叫啼哭伴发烧、呕吐:可能得了严重疾病。宝宝突发尖叫啼哭同时伴发烧,喷射性呕吐,两眼发直,精神萎靡,面色发灰,可能患有脑膜炎等脑内感染性疾病。应尽快去就医。

12. 突发尖叫啼哭伴阵发性青紫:可能得了脑疾病。新生儿出生时有产伤或窒息史,APGAR评分低,当出现尖叫样啼哭同时伴有阵发性青紫,面肌及手足抖动时,应想到脑出血的可能及缺血缺氧性脑病。应及时就医。

13. 连续短促急哭伴咳喘:可能患了呼吸道疾病。当患肺炎、毛细支气管炎时,可表现为连续短促急哭伴咳喘、喘憋、口唇发绀、鼻翼扇动等,还可伴有发烧。

14. 连续短促急哭不能平卧,拒乳:可能患了心脏疾病。患有先天性心脏病的婴儿,哭闹时表现为连续的短促急哭,同时伴有不能平卧,喜欢让妈妈竖着抱起,头部放到妈妈到肩上,拒乳,还表现口唇青紫,点头样呼吸等,表明宝宝心脏可能有病患,应及时就医。

15. 啼哭伴抓耳挠腮:可能患了耳道疾病。宝宝表现哭闹不安,夜间尤甚,同时伴有抓耳挠腮,或头来回摇摆,不敢大声哭,多是急性中耳炎,外耳道疖肿或外耳道异物,若有脓性分泌物自耳中流出则更易诊断。

16. 啼哭伴流涎:可能患了口腔疾病。本来很干净的宝宝,变得流涎,下颌总是湿漉漉的,每当喂食时,引起哭闹。检查一下口腔是否有溃疡、疱疹、糜烂、齿龈肿胀等。

17. 啼哭伴某一肢体不动:可能患了骨关节疾病。哭闹时多是四肢舞动,小手乱抓,小腿乱蹬,若哭闹时有某一肢体不动,或触动某一肢体时引起宝宝哭闹,则可能是由关节、骨骼或肌肉病变,如关节脱位、骨髓炎、关节炎、软组织感染等。应及时就医。

18. 排便性啼哭:可能患了肛门或尿道疾病。排大便时啼哭,是由于肛门疾病引起,如肛门脓肿、肛裂、痔疮等;排尿时啼哭多由于尿道口炎症所致,男婴可由于包皮过长所致。应注意观察。

19. 疝气小儿突发哭闹:可能是疝气发作。患有疝气的婴儿突发持续的剧烈哭闹,应注意有无疝气嵌顿,需要到外科就诊。

20. 哭闹不安:可能是维生素 A 中毒。出现夜惊,诊断缺钙,就开始补充鱼肝油。鱼肝油由维生素 D 和维生素 A 组成,但摄入过多的维生素 A 可引起中毒,表现为哭闹不安,多汗,类似缺钙。若忽视了维生素 A 中毒的可能,继续误认为是缺钙,继续补充鱼肝油,甚至加大剂量,出现维生素 A 中毒将不可避免。应及时就医。
(《郑玉巧育儿百科》)

1. 药物疗法

【验方一】 蝉蜕治婴儿夜啼(《常见病家庭诊治大全》)

【组成】 蝉蜕5~7只,白糖适量。

【用法用量】 将蝉蜕去足洗净,水煎取汁约100毫升,稍加白糖,装入奶瓶,待温后分3~5次喂完。

【功效】 此方可治婴儿夜啼。

【验方二】 葛根汤治婴儿夜啼(《中国秘方全书》)

【组成】 葛根粉7~8克,蜂蜜适量。

【用法用量】 将葛根粉放入热开水里,使其溶解,再加入蜂蜜,趁热服用。

【功效】 葛根能扩张皮肤血管,有镇止痉挛的作用。小儿夜哭,喝葛根汤,会停止哭泣。

【验方三】 蝉壳薄荷汤治婴儿夜啼(《中国秘方全书》)

【组成】 蝉壳适量,薄荷汤、黄酒各少许。

【用法用量】 取蝉壳下半截研为细末(上半截无效),未满月者用半分,以薄荷汤入黄酒少许调和服食。

【功效】 此方可治婴儿夜啼。食后啼哭即止。

【验方四】 灯心草灰治婴儿夜啼(《中国秘方全书》)

【组成】 灯心草一钱五分。

【用法用量】 将灯心草烧成灰,涂于母亲的乳房上,孩子吃后,便能安静下来。

【功效】 此方可治婴儿夜啼。

2. 食物疗法

【验方一】 葱姜红糖饮治婴儿夜啼(《婴幼儿保健小验方》)

【组成】 葱根2根,生姜2片,红糖15克。

【用法用量】 将葱根洗净切段,与生姜、红糖一同水煎,煮沸3分钟即可。热饮频服。

【功效】 此方可治婴儿脾胃虚寒型夜啼。

【验方二】 饴糖糯米粥治婴儿夜啼《婴幼儿保健小验方》

【组成】 饴糖适量,糯米或粳米适量,葱丝、姜丝少许。

【用法用量】 糯米或粳米按常法煮粥,将熟时加入饴糖,并可入葱丝、姜丝少许,频服。

【功效】 此方可治婴儿脾胃虚寒型夜啼。

【验方三】 莲子饮治婴儿夜啼《婴幼儿保健小验方》

【组成】 莲子心3~5克或莲子30~60克,冰糖适量。

【用法用量】 将莲子洗净,水煎加冰糖代茶饮。

【功效】 此方可治婴儿心热受惊型夜啼。

【验方四】 蝉衣竹叶煎治婴儿夜啼《婴幼儿保健小验方》

【组成】 蝉衣7个,竹叶1把,冰糖适量。

【用法用量】 蝉衣、竹叶水煎加冰糖代茶饮。

【功效】 此方可治婴儿心热受惊型夜啼。

【验方五】 龙眼芡实粥治婴儿夜啼《婴幼儿保健小验方》

【组成】 龙眼肉(也叫桂圆)10克,芡实10克,粳米100克。

【用法用量】 以上三味,共煮成粥,频服。

【功效】 此方可治婴儿心热受惊型夜啼。

3.外治疗法

【验方一】 敷贴法治小儿夜啼《实用中医大全》

将艾叶、干姜粉炒热用纱布包裹,熨患儿胃脘至少腹,以上至下,热熨反复多次。或将丁香、肉桂、吴茱萸等量细末置于普通膏药上贴于脐部,治脾寒腹痛之夜啼。

【验方二】 佩药法治小儿夜啼《实用中医大全》

用五倍子研末,水调作饼子,贴肚脐以带固定,治各型小儿夜啼。

【验方三】 中药外挂治小儿夜啼《婴幼儿保健小验方》

天竺黄、川芎、钩藤、朱砂各6~9克。以布包好,挂在小儿胸前心尖部。此方适用于小儿夜啼。啼哭停止即除去药包。

【验方四】 朱砂外搽治小儿夜啼《婴幼儿保健小验方》

用上等朱砂6~9克,研成极细末,搽小儿手心。适用于小儿夜啼。啼哭停止即除去药。

【验方五】 绿茶敷脐治小儿夜啼《婴幼儿保健小验方》

大人用一小撮干的绿茶放口中嚼碎,每晚睡前敷小儿肚脐,用布包好固定,次日晨去掉,连用3天。此方适用于小儿夜啼。

【验方六】 录音机治小儿啼哭《生活中来》

婴幼儿常因大人没时间哄抱或别的原因啼哭不止,有时弄得大人很烦躁,却又无论怎样哄他,也无济于事。此时你不妨试试用录音机来止哭。方法是:孩子啼哭时,你用录音机把他的哭声录下来,等到孩子再哭时,让孩子听自己的哭声,孩子一般会停止哭泣而去聆听录音机中的哭声逐渐平静。如果婴幼儿啼哭,是因为疾病所致,你应该带孩子去医院看病。

(三)防治小儿吃土方

有的小儿有爱吃土的毛病。常抠墙洞和检地上的土块吃,但最爱吃的是黄土。当见到耕地翻出的黄土时,便停下来,不让吃不走。《生活中来》有一偏方可治此病:用棉花籽油炸黄土,吃后可治此病。炸过的黄土,患儿便不吃,硬给他吃下一小块后,就不再想吃了。若有此病,不妨一试。(《生活中来》)

1.清胃养脾汤《寿世保元》

【处方】 软石膏,黄芩,陈皮,白术(去芦),白茯苓(去皮),甘草,胡黄连,使君子(去壳)。

【用法】 上锉,等分,水煎,温服。或为细末,放于饮食内,令儿服之。

【主治】 小儿爱吃泥土,乃脾虚胃热所致。面色青黄,或是虫动,此药皆治。若不急疗,癖症生焉。

2.黄金饼《寿世保元》

干黄土为末,浓煎黄连汁和为饼,服之立愈。

(四)防治小儿多动症方

多动症又称"多动综合征",是儿童常见的一种以行为障碍为特征的综合征,多动症主要有以下症状:

1. 活动过多,无目的性。活泼好动是儿童的天性,但如果婴儿不安宁,喂食困难,难以入睡,易醒或难以唤醒,就有多动的倾向。有的孩子较早能站立行走,打翻碗盆,拆坏玩具,或独自上街。上幼儿园或上学以后,他们不能专注,上课时用手敲桌子、跺脚。不能坐定看一会儿电视,爬上爬下,拉窗子,踢椅子,活动时杂乱的无目的性。

2. 注意力不集中。多动症的孩子注意力不集中表现突出,他们的活动是无目的的,从一个活动很快转向另一个活动,拿一个玩具没一分钟就丢下玩另一个,不能专注一件事,也记不住对他讲的事,因为他没有注意听。做事表现有头无尾,丢三落四。

3. 容易冲动。多动症的儿童做事不考虑后果,如果他要喝水,拿起就喝,不考虑水是凉的还是烫的。在街上奔跑时不注意有没有车。在教室里喊叫乱跑不考虑是否影响了纪律。在集体活动时,他常不遵守规则。这些都不是他刻意要捣乱,而是他的冲动使他没想那么多。

4. 不良行为。多动症的儿童好打架、好顶嘴、不服从、横行霸道、好发脾气、纪律性差等。他过于独立又过于依赖,情绪不稳,有时过分兴奋,有时则任意发脾气,甚至产生攻击性行为。他难于有好朋友,缺少同龄的伙伴。

5. 学习困难。多动症的儿童智力发育上存在一些障碍,他难以适应一般的教学安排,往往需要个别辅导。有的儿童存在感知障碍,造成阅读困难。有的由于神经系统功能障碍产生运动协调困难,不会用剪子,不会系鞋带,写字画图存在困难。他能力上发育不协调常引起教师和家长的责备,这又使他受到挫折,形成恶性循环。

儿童患多动症的原因尚不十分清楚,避免以下因素,可预防孩子发生多动症。

①先天体质缺陷。可能由父母的遗传因素引起,也可能由于母亲妊娠期的问题所引起母亲孕期精神紧张,以及其他高危妊娠造成胎儿缺氧,影响胎儿脑发育。

②铅中毒。城市的儿童易受铅污染,如含铅的汽油等,造成儿童认知、语言、感知障碍。

③食物过敏。有人认为多动症是患儿对某些调味品过敏引起的。

④放射因素。研究发现,电视和荧光灯的小量放射可造成儿童多动症的发生。

⑤身体器官异常。有人发现患多动症的儿童身体发育器官不对称,大小比例异常等的情况较正常人多。

⑥心理因素。紧张的环境,父母教育不当,过多的指责与体罚,是儿童发生多动症的原因之一。

主要防治措施:一是早期发现幼儿的异常行为,查明所致的原因,及时接受精神心理医生的指导,可减少儿童多动症的发生。二是对已患多动症的儿童可以在医生指导下用药物治疗,同时按医生设计的训练方法,进行行为治疗,帮助儿童培养自我控制能力,改善儿童的倔强固执行为,引导儿童加强注意力,培养儿童的责任心。及早对多动症儿童采取治疗,预后还是比较好的。(《科学育儿全书》)

1. 药物疗法

【验方一】 当归茯苓等治儿童多动症(《婴幼儿保健小验方》)

【组成】 当归 15 克,柏子仁 10 克,茯苓 10 克,浮小麦 20 克,生龙骨 10 克,黄连 3 克,甘草 1.5 克。

【用法用量】 上药水煎服。间断服药。先取 3 剂,煎汤分服。停 5~10 天,继服 3 剂。2~3 个月为 1 疗程。

【功效】 此方可养心安神,益脾缓中。主治心脾不足型儿童多动症。症见形体消瘦,面色无华,心神不定,多动不安,注意力分散,情绪不稳,语言冒失,兴趣多变,做事有头无尾,脉缓而涩。

【验方二】 女贞枸杞等治儿童多动症(《婴幼儿保健小验方》)

【组成】 女贞子 15 克,枸杞子 12 克,白芍 10 克,生牡蛎(先煎)12 克,珍珠母(先煎)10 克,夜交藤 12 克。

【用法用量】 上药水煎服。每日1剂,水煎3次服。

【功效】 此方可平肝潜阳,滋补肝肾之阴。主治小儿多动症。

2.食物疗法

【验方一】 桑椹枸杞水治儿童多动症(《婴幼儿保健小验方》)

【组成】 桑椹子6粒,枸杞子6粒。

【用法用量】 用桑椹、枸杞一同用沸水冲泡后,给婴幼儿喝。

【功效】 能滋阴、养血、滋补肝肾。此方适应于儿童多动症。

【验方二】 银耳莲子糊治儿童多动症(《婴幼儿保健小验方》)

【组成】 银耳1朵,莲子(带芯)6粒,红枣4粒。

【用法用量】 将银耳泡发,莲子泡软,红枣去核后,一起放入粉碎机里绞成糊状后倒入锅中,烧开煮熟即可。每天吃一次。

【功效】 润肺、安神、滋阴、补血。此方适应于儿童多动症。

3.外治疗法

【验方一】 搓脚心治儿童多动症(《婴幼儿保健小验方》)

小儿睡觉前,搓搓他们的脚心能起到滋阴降火的作用。1～3岁的婴幼儿,每只脚搓50次,动作要轻、慢;4～6岁的婴幼儿,每只脚搓100次,动作也要轻、慢。此法可防治儿童多动症。每天坚持按摩,连续一周即可见效。

【验方二】 疏肝理气治儿童多动症(《婴幼儿保健小验方》)

家长把两只手放在婴幼儿的腋下,向下推至婴幼儿的腰间,动作要轻、慢。1-3岁的婴幼儿,每天推10～20次;4～6岁的婴幼儿,每天推20～30次。可以起到疏肝理气、降虚火的作用。此法可防治儿童多动症。每天坚持按摩,连续一周即可见效。

(五)防治小儿鸡胸方

鸡胸是指胸骨向前凸出的一种畸形,形状似鸡的胸廓,故称作鸡胸。最常见的原因是佝偻病。中医认为,由于先天不足,后天失调,脾肾亏损,骨骼发育障碍所致。治宜健脾补肾。(《辞海》)

1.药物疗法

【验方】 龟背方治小儿鸡胸(《婴幼儿保健小验方》)

【组成】 桂圆肉30克,红枣30克,核桃肉30克,栀子仁30克,桃仁、红花、莪术、赤芍、田七各15克,浓茶适量。

【用法用量】 将桃仁、红花、莪术、赤芍、田七、栀子仁共研细末,与桂圆肉、红枣、核桃肉、浓茶适量,一起和匀槌泥后,置放薄白手帕(或干净纱布)上包好,敷患处,连敷7天(如中途药末干燥,继用茶水调湿敷之)。

【功效】 此方治小儿鸡胸。在敷药时,内服培补脾肾佐以消导之品,连服7剂。内外合治,一次即可取效。

(六)防治小儿智力低下方

智力低下是指小儿在生长发育期间对客观事物的认识和理解能力,低于同年龄小儿平均水平。由于智能发育不够成熟,以致生活、学习和行为不能达到客观环境的要求。造成小儿智力低下的原因很多,如近亲婚配就是重要原因之一。不少遗传代谢病都有智力低下的症状。另外环境因素也可使小儿智力低下。

疾病因素中以胎儿时期和分娩时期障碍发病最多。应在妊娠期和围生期做好定期检查,及时发现不利因素,以防止影响胎儿。临产时因素有分娩时脑损伤,如难产、急产均可导致小儿脑损伤,因缺氧和外伤所致脑出血,严重窒息以致脑缺氧等均可导致小儿智力低下。这些因素如能做好产前检查,产时监护,大部分是可以防止发生的。

后天因素所致智力低下原因也很多。如新生儿时期严重黄疸,发生胆红素脑病(核黄疸)可以使小儿脑组织严重受损,表现智力低下、运动障碍,也可发生抽风。各种脑炎、脑膜炎后遗症,也可导致智力低下和抽风。

不论何种原因引起的智力低下,其共同特点是其对事物的认识和理解能力差。大部分都属于不可恢复的损伤。但程度有所不同。一般药物治疗效果不大。应进行特殊的培养、训练,越早开始越好。

药物可试用维生素 B_1 肌注，口服谷氨酸，食用药膳，对神经系统可能有帮助。也可配合针刺疗法，不少患儿有一定疗效。《现代育儿新书》

1. 药膳疗法

【验方一】 枸杞龙眼膏　治小儿智力低下。《婴幼儿保健小验方》

【组成】 枸杞子 2500 克，龙眼肉 2500 克。

【用法用量】 以上 2 味药用新汲流水 50 斤，用砂锅桑柴火慢慢熬之，渐渐加入水煮至枸杞、龙眼无味，去渣，再慢火熬成膏，用瓷罐收贮。不拘时频服。

【功效】 此方可滋阴养血，益智强筋。主治小儿智力低下。

【验方二】 水芝汤　治小儿智力低下。《婴幼儿保健小验方》

【组成】 干莲子 500 克，粉草 30 克，食盐少许。

【用法用量】 将干莲子带皮炒至极燥，捣为细末，粉草微炒研末，二者和匀。每次服 20 克，入盐少许，开水调服。

【功效】 此方可益精气，通心气。主治小儿智力低下。

【验方三】 人参莲肉汤　治小儿智力低下。《婴幼儿保健小验方》

【组成】 白人参 15 克，莲子肉 30 克，冰糖 20 克。

【用法用量】 先用清水泡人参、莲子肉 2 小时，加入冰糖，同放瓷碗内，隔水蒸 1 小时即成。连人参一起吃下。

【功效】 此方可健脾益气，补肾固精。主治小儿智力低下。

【验方四】 补精膏　治小儿智力低下。《婴幼儿保健小验方》

【组成】 牛髓 125 克，炒胡桃仁、杏仁泥各 100 克，山药 250 克，炼蜜 300 克。

【用法用量】 将胡桃仁、杏仁泥、山药同捣成膏，再放砂锅内，与炼蜜、牛髓和匀，文火煮熬成膏。每次服 1 匙，空腹温开水送服。

【功效】 此方可填精益髓，健脾补肾。主治小儿智力低下。

【验方五】 鱼头补脑汤　治小儿智力低下。《婴幼儿保健小验方》

【组成】 鳙鱼头 1 个，天麻 15 克。

【用法用量】 将鳙鱼头去鳃洗净，天麻切细，加入香菇、虾仁、鸡丁、清水共煮熟，或清蒸。加入香油、葱、姜、盐、味精等调味。

【功效】 此方可健脑益智。主治小儿智力低下，发育迟缓。

2. 有利于幼儿智力发育的食品

(1)鸡蛋：鸡蛋的蛋白质为人体吸收率相当高。蛋黄中还含有大量磷脂，既容易消化，又有利于脑髓发育。

(2)鱼类：鱼类含有球蛋白及含磷的核蛋白；还含有儿童发育必需的各种氨基酸，比值和儿童需要量相近，又容易消化；并富含不饱和脂肪酸和钙、磷、铁及维生素，有助于儿童脑髓发育。

(3)大豆及豆制品：含有的大豆球蛋白质是一种优质植物蛋白。大豆油中含有丰富的脂肪酸和磷脂，营养价值很高，有助于儿童脑髓发育。

《健康文摘报》

(七)防治儿童行为情绪障碍方

儿童的行为、情绪障碍，大多是因为不良环境，家庭及学校教育不得法，而使儿童产生异常心理后形成的。主要表现有以下几种：

1. 捣乱行为

有这种行为的孩子与多动症孩子不同，他是有意恶作剧、出洋相，来引起别人的注意。对这种孩子，你越批评，越给予注意，他的行为越难以克服。最好的办法是在他捣乱时不予过问，在平时多表扬少批评。给他表现自己的机会，如体育比赛、表演等。

2. 逆反心理

在孩子 3 岁以后，往往不能按父母的要求做，但随年龄增长，辨别是非好坏，就能讲道理了。有的儿童逆反心理越来越严重，你叫他东，他偏往西，表现出不顺从。对 4～7 岁不听话的孩子要进行训练，首先在活动和游戏中鼓励他和父母合作。进而要求他在游戏中按命令或游戏规则去做。如果他不听，则停止游戏。

3. 破坏行为

有的儿童将钟表玩具拆开，是因为好奇，但

有的孩子拆毁东西的心理是破坏。他们可以将物品向墙上掷,打破玻璃窗或灯泡,对别人的哭泣或愤怒感到有趣。

造成孩子破坏行为的原因很多,如儿童受到欺侮和嘲笑时不敢公开表示反抗,受到挫折时难以表达和发泄等,积累多了就会有有异常的表现。

对有破坏行为的儿童,要给予更多的爱和关注,引导他们把精力用在做好事上,使他们因做好事而受到人们的赞扬。

4.偷窃行为

要正确分析孩子拿东西的行为,特别是幼儿,他们还没有树立道德概念,父母的东西,他们拿来吃了、用了,把钱花了,他们不一定觉得有什么不妥。把幼儿园的东西拿回家,是因为他们还不懂得这东西是别人的。如果孩子经常偷窃,或这种行为的基础是某种消极情绪,就可考虑这是病态的行为,应及时加以矫正。有偷窃的儿童需要的不是某件东西,需要的是情感和关注。大人要更多地给予他们关心和爱护,让他们感到温暖和体贴。

5.说谎

儿童说谎除了模仿大人以外,还有心理上的因素。例如说谎可以表现自己,受到别人的羡慕,夸耀于人,说谎可以使自己摆脱困境;当说实话会受到处罚时,孩子会选择说谎。说谎的孩子敏感、胆小、独立性差、依赖。家长要使孩子认识到,他遇到的困难,做错了的事等等,都算不了什么,最不好的事情是说谎。一个人难免会犯错误,考试不及格也不可怕,而说谎是最糟糕的。说谎、欺骗往往是行为障碍的最初表现,家长给予重视,及早纠正这心理行为障碍。

6.惧怕

害怕是正常儿童发育中的一种体验,使儿童的一种健康的反应。害怕的内容随儿童年龄的增长而变化。随着儿童能力的提高,信心的增强,惧怕会减少。

惧怕是儿童对其所处环境的一种行为反应,父母的行为与教育方式在儿童惧怕的产生中起着重要作用。例如父母对孩子的过度保护;大人为了让孩子听话而吓唬孩子等。儿童的惧怕是在日常生活中通过条件反射的作用不断学得的,家长的大声斥责、外界的刺激等使孩子对某种东西产生惧怕。

既然孩子的惧怕是通过条件反射不断学习得来的,那么通过条件反射原理设计的一些方法也可以矫正儿童的惧怕行为。例如,鼓励孩子勇敢地克服惧怕的心理,试着去做他所惧怕的事,逐渐消除惧怕反应。如果孩子怕水,可以让他在澡盆里玩水,往他身上洒水,提水桶,和家长一起钓鱼等,逐步消除对水的惧怕。

总之,严重的惧怕是一种心理异常表现,有损于儿童心理健康,可造成难以治愈的精神障碍。因此,家长要给予足够的重视,及时矫正儿童的惧怕心理。(《科学育儿全书》)

(八)小儿通治方

【验方一】 神仙万亿丸(《寿世保元》)

【处方】 朱砂,巴豆(去壳),寒食面。

【用法】 上,先将朱砂研烂,即将巴豆同研极细,以寒食面、好酒打成膏入药中,仍同研百余下,再揉和为丸,如黍米大,凡所服,不过二、五、七丸而已,看虚实加减,照后引下。

一感冒风寒,姜葱汤下,出汗。

一内伤饮食,茶清下。

一心痛,艾叶煎汤,入醋少许送下。

一暑热,冷水送下。

一心膨气胀,淡姜汤送下。

一霍乱吐泻,姜汤下。

一痢疾,空心茶清下。

一肚腹痛,热茶送下。

一疟疾,姜汤下。

一急慢惊风,薄荷汤下。

一切杂病,茶清下。

【验方二】 雄黄解毒丸(《寿世保元》)

【处方】 雄黄二钱半,郁金二钱半,巴豆二十四个(去油)。

【用法】 上为末,醋煮糊为丸,如绿豆大,每服七丸,热茶清吞下。

一中风卒然倒仆,牙关紧急,角弓反张,不省人事,茶清送下,吐痰立苏,未吐再服。

一小儿急惊风、痰热等症，加牛黄五分、硼砂一钱，水糊丸，薄荷汤下。

一缠喉风、急喉痹，每七丸研化，以热水研白梅花调下，或热茶下即苏。热则流通之意。缠喉风卒死，心头犹温者，灌下即苏。

一疟疾，中有癖，用沉香磨水送下，泄下黑血如泥极臭，立效。

一诸积下痢，煎五苓散送下。

一疔疮加全蝎一钱，皂角一钱，麝香少许，滴水丸，每服二十丸，茶下。若始不觉是疔疮，不曾发汗，过数日方觉，则寒热体痛皆罢，毒气入里，须用利药，使内中毒气下泄，此药主之。

一瘰疬疮，加斑蝥七个，去翅足，糯米炒，冷茶下。

一切热毒壅盛，又能取积消食下热，茶下。

(九)防治小儿诸迟方

【验方一】 加味地黄丸（《寿世保元》）

【处方】 怀熟地黄八钱，山药四钱，山茱萸（酒蒸，去核）四钱，白茯苓（去皮）、牡丹皮、泽泻各三钱，嫩鹿茸（酥炙）二钱，怀牛膝（去芦，酒洗）三钱，五加皮三钱。

【用法】 上为细末，炼蜜为丸，黍米大，每服一钱，空心盐汤送下。

【主治】 小儿行迟，肝肾虚弱，骨髓不充，不能行步。

【验方二】 调元散（《寿世保元》）

【处方】 干山药五钱，人参、白茯苓（去皮）、白茯神（去皮、木）各二钱，白术（去芦）二钱，石菖蒲一钱，白芍药（炒）、熟地黄、当归、川芎（蜜炙）各二钱半，甘草（炙）一钱半。

【用法】 上锉，姜、枣煎，不拘时服，婴儿乳母同服。

【主治】 小儿禀受元气不足，颅囟开解，肌肉消瘦，腹大面肿，语迟行迟，手足如筒，神色昏慢，牙齿生迟，诸迟。

【验方三】 菖蒲丸（《寿世保元》）

【处方】 石菖蒲、人参、麦门冬（去心）、川芎、远志（甘草水泡、去心）、当归、乳香、朱砂（另研）各一钱。

【用法】 上为末，炼蜜为丸，黍米大，每服十丸，食远，粳米饮送下。

【主治】 小儿语迟者，心气不足也。

【验方四】 芎荬散（《寿世保元》）

【处方】 川芎、干山药、当归、白芍（炒）、甘草（炙）各二钱半。

【用法】 上为细末，每服二钱，白汤调下，食后服。将此药末擦牙龈即生。

【主治】 小儿齿迟者，肾气不足也。

第七十三篇 婴幼儿急救知识

一、小儿发生急症时的急救原则

(一)呼救

发现伤病情严重时，要立即呼救，请求周围的人及邻居帮助。呼叫急救车的电话号码统一为"120"。同时要注意以下几点：

1. 讲清楚发生了什么事情和伤病情的大致严重程度。
2. 讲清楚伤病者的姓名、性别、年龄。
3. 讲清楚地点，必要时告诉行车的路线。
4. 对方接话员明确终止对话时，再放下电话。

(二)初步处理

1. 没有特殊情况不要随意搬动受伤的儿童，能就地处理的尽量先处理再搬运。
2. 孩子触电时，要先切断电源再抢救。
3. 救护伤者的同时，还要注意保护自己（如防触电、防烧伤等）。
4. 受伤儿童要始终有人陪伴，不可将其单独留下。

(三)抢救生命

1. 如果受伤者有大出血，要先立即止血，再救护其他伤病。
2. 如果有骨折，要尽量先固定，再搬运。
3. 如果出现休克，要及时给予抗休克处理。
4. 迅速检查神志、呼吸和脉搏，若神志不清同时呼吸停止或脉搏触摸不到，要立即使气道畅通和做心肺复苏救护。

5.确保没有生命危险后,再处理其他伤患,直至急救车到来。

摘自《科学育儿全书》

二、昏迷的处理

医学上重度的意识障碍称昏迷。也就是人们常说的"不省人事",呼叫不醒。昏迷有轻度与重度之分。不论昏迷程度如何,都不能麻痹,应及时送医院救治。

引起小儿昏迷的原因很多。如发热、抽风后昏迷,糖尿病昏迷,肝昏迷,外伤后昏迷,煤气中毒昏迷,药物中毒昏迷等。

小儿昏迷都属急症,不管既往有无类似发作,家长均不可掉以轻心,必须及时送医院诊治。去医院途中应注意小儿呼吸、面色、脉搏,尽可能使小儿取头低位,侧卧,以防止吐出物吸入气管。勿乱服药,如患高热惊厥,可用酒精、温水擦浴。正抽风的孩子,最好等抽风停止后再送往医院。如果怀疑是药物中毒或毒物、食物引起中毒,应把误服的可疑药品或毒物、食物带到医院,以备检验。

摘自《现代育儿新书》

三、休克的处理

医学上的休克与一般人讲的"休克"并不是一回事。医学上的休克时一种严重的综合征,是由于各种病因导致的循环功能衰竭,身体重要器官供血减少,造成人体多脏器功能衰竭。

引起小儿休克最常见的原因有:严重感染如流行性脑膜炎、中毒痢疾、大叶肺炎、出血性肠炎、败血症等;大量失血、失水;大面积烧伤、烫伤;严重外伤;药物中毒、毒物中毒、食物中毒、过敏等。

休克病人最常见的症状和体征是:四肢发凉,脉搏快而弱,面色苍白,有时可能出现口唇及指(趾)甲青紫。不经治疗或治疗不当,或原发病太严重难以治疗,则休克逐渐加重,意识障碍更加明显,甚至昏迷,皮肤苍白、发绀,脉搏摸不到,血压测不出,排尿停止等。

休克属医学急症,父母及亲属遇到休克或怀疑小儿休克应当去医院救治。但如何送,对病情预后十分重要。原则上就近抢救,就近治疗,不宜长途运送。即使原发病复杂,一般医院治不了,也应当尽可能使休克平稳后再转往上级医院。运送时应十分小心,勿强力改变体位,如有骨折应加以固定,伤口用消毒纱布包扎,最好采取头低位,头侧偏,防止误吸、脑疝,并保证大脑有较多血液供应。寒冷季节应保温,但口、鼻应暴露于空气中。如有活动性出血应止血,在肢体可用止血带(每小时松开一次),其他部位可用压迫止血。

尽管休克是小儿急症,但多数原发病因清楚,只要及时发现,及时诊断,早期合理治疗,多数是可以抢救成功的。因此,作为家长掌握必要的医学知识,对于早期诊断、及时治疗、降低病死率是十分重要的。

摘自《现代育儿新书》

四、烧烫伤的处理

烧烫伤是小儿常见的一种意外伤害。5岁以下幼儿多见。因为这个时期孩子对周围事物很感兴趣,好奇心强,但又不知危险,活动频繁,而运动功能还不完善,动作不协调,容易碰倒热水瓶、汤锅,或摔倒在炉火上,幼儿多因家长或护理人员照顾不周所致。

受伤的原因多数是:开水烫伤(或热汤、热粥等),火烧伤,还有少数是由于化学烧伤(浓酸、浓碱、石灰等)或是电烧击伤。

幼儿身体小,容易造成大面积烫伤,而且小儿抵抗力差,烧烫伤后容易发生休克和化脓感染,所以烧烫伤对小儿危害更大。

烧烫伤的轻重与烧伤的面积大小、烧伤深度和受伤部位有关。烧烫伤面积可根据受伤者手掌面积大小来估计,一手掌大小约占全身面积1%。烧烫伤深度一般分为三度。Ⅰ度烧伤只损伤表皮,受伤部位皮肤发红、疼痛。Ⅱ度烧伤损伤了真皮,受伤部位起水疱、疼痛。Ⅲ度烧伤,全层皮肤及皮肤下面脂肪、肌肉甚至骨骼都受损伤,伤面发白或烧成焦黑,如神经也被损坏则反而不痛。Ⅱ度以上烧烫伤应到医院就诊。

万一孩子烧伤,不要惊慌失措,应立即把孩

子抱离火区,并立即将或扑灭。热水烫伤要脱掉热水浸泡的衣服,如衣裤紧紧粘住身体,应用剪刀小心剪开再慢慢揭掉,不可强行撕脱,以免加重创面损伤。Ⅰ度烧伤,伤处可立即浸泡在干净的凉水里,可止痛并减轻水肿,然后抹点干净的植物油、清凉油或市售烫伤膏,可不包扎。Ⅱ度烧伤起疱,尽量不要将水疱弄破,可在水疱周围用酒精涂擦,然后用干净纱布包扎或干燥外露。如头面部位受伤或是Ⅲ度烧伤,应立即送医院治疗。运送途中,要注意保持呼吸道通畅,要让孩子平卧,不要直立抱,要给喝些淡盐糖水(含盐1%,糖5%),疼痛明显的可服止痛药。

烧烫伤严重损害小儿健康,因此家长和护理人员要采取预防措施,防止事故的发生。烤火炉子要有护栏,不要让孩子在炉边乱跑。室内如有炉火,不可留孩子单独在屋里。要教育孩子不要玩火,火柴最好收藏起来,逢年过节燃放炮火,更应小心。热水瓶、汤锅不要放在活动通道和小孩能拿到的地方。化学物品如酸碱类要妥善保管,电源插座、开关安装位置要高些,家用电器不要让孩子随便触摸操作。总之,只要大人提高警惕,采取必要措施,绝大多数烧烫伤意外是可以防止的。(《现代育儿新书》)

(一)外治疗法

【验方一】 米酒治烫伤(《婴幼儿保健小验方》)

米酒适量。用药棉蘸米酒轻轻涂擦患处,直到患处有凉凉感,每隔半小时涂擦一次,次数越多好得越快。

【验方二】 蚯蚓液治烫伤(《婴幼儿保健小验方》)

鲜蚯蚓、白糖各适量。将新挖的蚯蚓,用水涮净,放入盛白糖的器皿中。这时蚯蚓会不停地蠕动,待蚯蚓不动后,可将分泌出的黏液,涂在患处,干后再涂,换3次。此方对治烫伤有效。

【验方三】 中药粉治烧伤(《婴幼儿保健小验方》)

大黄9克,苦参9克,黄柏9克,生石膏9克,龙骨(煅)9克,儿茶6克,地榆炭6克,青黛12克,三七4.5克,冰片1.2克,琥珀末6克。共研细末。若为水、火烫伤,用香油调敷;若为刀伤、外伤流血,则用干粉末敷。此方对治烧伤有效。

【验方四】 土豆治烫伤方(《温度决定生老病死》)

皮肤被开水或热油汤损伤后,赶紧切个土豆片敷在上面,热了再换新的,10分钟换一次,很快就可止痛。而且皮肤不会留下瘢痕。

(二)其他疗法

小儿容易烫伤,如果烫伤的范围小,皮肤发红,只是几个黄豆大小的水疱,先用自来水冲洗就可以了,没必要非要赶到医院。如果烫伤的范围较大,而且水疱已经破了,除了用自来水冲洗外,其他的就别在家里处理。如果家里离医院比较远,那么可以先用保鲜膜包上烫伤部位以防止感染。需要注意的是,不要急于脱衣服以防皮肤再次受伤,应先拿自来水冲洗后剪开衣服。(《科学育儿全书》)

五、摔伤的处理

处理摔伤等外伤的关键是对骨骼是否受伤的判断,应注意三点:一是能不能走路;二是受伤部位肿不肿;三是受伤处是否变形。如果外观挺好,只是按压受伤处有点压痛,一般没什么大事。

另外,就是测试骨传导痛,比如让患儿坐下,把脚放在地上,向下轻捶膝部看看小腿疼不疼;

向上捶膝部看看大腿疼不疼;屈曲肘关节向上捶肘部看看上臂疼不疼;向下捶肘部看看前臂疼不疼;如果未发现疼痛,基本可以排除骨折。如果出现叩击痛,应先不让孩子行走到医院拍片检查。这里就需要特别注意一点了,如果怀疑或确认骨盆、脊柱、颈椎等部位受伤最好去医院就诊。

如果是外伤导致皮肤红肿,但是皮肤没有裂开,不需要缝合,只是肿了点,那么自己冲洗干净拿酒精擦擦创面即可,否则赶紧去医院治疗。

摘自《科学育儿全书》

六、关节脱位的处理

很多家长尤其是年轻爸爸喜欢双手拎着孩子转圈玩,或走在路上拽着孩子。小孩子胳膊最容易脱环,徒然出现哭闹,前臂动不了,但是没有外伤,此时一定要及时赶到医院,耽误的时间长了会造成肿胀复位困难。

孩子最容易伤胳膊,如果按压伤处和活动伤处都无碍,还需要第三步验证,那就是拉手指,手臂平伸拉手指,如果胳膊某一部位疼痛难忍,则是发生了骨折,需要急诊治疗。

摘自《科学育儿全书》

七、气管异物的处理

1岁左右的婴幼儿,不管见到什么小东西,就会捡起来往嘴里塞,有时候,小儿仰脸哭笑,或突然大吸气,会把含在嘴里的东西掉进气管里。吞进的异物,自然咳出的机会很少,多数会留在气管内。

进入气管异物原因较多,常见孩子进食时注意力不集中,或说话、或嬉笑,误将食物呛入气管;给患儿灌药,因孩子哭闹,急促换气,而将药片呛入气管;有的孩子嬉笑打闹,误将口中的糖块、瓜子、果核、硬币、玻璃球、玉米粒、花生米等呛入气管。异物如堵塞声门或完全堵塞总气管则会窒息。

异物进入气管,会刺激气管内膜而引发呛咳。如发生以下3种情况,就可以证明异物仍在小儿气管之内。①可听见气喘哮鸣,张口呼吸时更为明显;②能听见异物随呼吸气流撞击声门而发出的拍击声,咳嗽时加重;③用手扪及患儿气管时,随呼吸动作可感到有一种轻微的物体撞击气管内壁的感觉。

发生气管异物后的急救措施:首先,要保持镇静,哄好孩子不要哭闹并减少活动。要将小儿头放低,拍其肩背,有时可将较小的异物咳出。对较大能配合的患儿,家长可站在患儿身后,抱住其腰,速用两手食指、中指、环指顶住患儿上腹(横膈肌位置),有节奏地向患儿用力挤压,造成一股人为的气流将异物冲出。上法无效时,速送医院救治。

小儿气管异物重在预防。家长应懂得发生原因及其危险性,要教育小儿养成良好的卫生习惯。进食时,坐姿要端正,精神要集中,大人不要逗孩子说笑、哭闹,以防食物呛入气管。要教育孩子不要把带尖的物品(如图钉、铁钉)、硬币、果核、玻璃球等细小物品含在嘴里玩耍;更不要将糖块、花生米等放入口中逗乐。给小儿喂药时,若是药片,应研成细粉,加水溶解,加少许糖拌匀,待小儿张口时,用小勺轻压舌尖,将药液徐徐喂下。小儿吞咽之后,再喂些糖水,千万不可将小儿鼻孔捏住,强行把药灌入口中。家长应掌握上述初步的急救知识,在遇到小儿气管异物时才能恰当处理,而不至于惊慌失措,延误治疗。

摘自《现代育儿新书》

八、动物咬、蜇伤的处理

在日常生活中可见到有蜜蜂刺伤、蝎子蜇伤、蚂蟥蜇伤、毒蜘蛛蜇伤、毒蛇咬伤、狂犬咬伤等。

(一)对蜜蜂刺伤或毒蜘蛛蜇伤的处理

如只有局部症状,可将毒刺取出,患处涂稀氨溶液、碱性药或蛇咬药外敷。严重病人应送医院急救。毒蜘蛛蜇伤也可以根据情况,按上述办法处理。《现代育儿新书》

(二)对毒蛇咬伤的处理

1.让患儿坐下或卧下,不要乱动,不要哭闹,以免毒液吸收扩散。

2.点燃火柴烧伤口,对毒牙较短、排液量少的毒蛇咬伤,疗效较好。方法是:在蛇毒未被吸收扩散之前,将几根火柴放在伤口上方,点燃火柴头爆灼伤口。局部高温可使蛇毒蛋白凝固而失去活性,达到减少毒液吸收的目的。

3.在伤口近心端扎止血带,阻止蛇毒经血液或淋巴液回流。注意每隔15~30分钟放松止血带1分钟,以防肢体缺血坏死。

4.用1:5000高锰酸钾液或清水冲洗伤口,用消毒小刀(可用水煮、火烧或酒精消毒)在咬伤处作十字形切口,挤出有毒血液。也可用拔火罐等吸出毒液。

5.使用季德胜蛇药外敷。或用新鲜半边莲捣烂敷于伤口周围,加雄黄外敷。不宜用酸类或碘酒涂伤口。

6.初步处理后,立即送医院诊治。《现代育儿新书》

【验方一】 治蛇伤《中藏经》

香白芷

右为末,浓煎麦门冬汤调下二钱,神效。

(三)对蚂蟥蜇伤的处理

被蚂蟥叮咬后,不要用手强拉硬扯,否则蚂

蜡的吸盘断在皮内,更难取出。应如下处置:

1. 在蚂蟥虫体上滴几滴浓盐水,或浓醋、碱水、辣椒水、烟油、肥皂水、白酒、酒精、碘酒等,蚂蟥即可缩身脱落。如无这些东西,可点燃火柴烧一下蚂蟥,也能使之松脱。或是连续轻轻拍打伤处周围皮肤,也能将其震落。

2. 蚂蟥掉落后,叮咬处出血,可用消毒棉球放在伤口上,用手紧压、按揉,几分钟后可止血。

3. 止血后,用碘酒涂抹伤口周围皮肤,再用酒精擦去碘酒。(《科学育儿全书》)

(四)对狂犬咬伤的处理

狂犬咬伤属于极其严重的急症。所以一旦被狂犬咬伤,立即在近心端扎止血带,伤口应彻底处理;用20％软肥皂或饱和碳酸氢钠溶液清洗伤口,至少30分钟,以后再用清水洗净,再以0.1％新洁尔灭液擦洗,如有可能尽快进行咬伤部位组织切除。同时应以最大的可能尽快注射狂犬疫苗。一旦被狂犬咬伤,应速去医院急诊。或送往传染病医院。除狂犬可以带狂犬病毒外,有的动物,如猫、蝙蝠等也可带有狂犬病毒。因此,被这些动物咬伤,也有感染狂犬病的可能,应当引起注意。

所有动物咬伤,均应防重于治。家中不要养狗、猫等。教育孩子不要在荒山草丛中玩耍,不要捅马蜂窝。当然,咬伤一旦发生,则应采取速治、彻底治疗的原则,而且以去医院治疗为宜。没有根据的应用偏方、土办法常常会延误抢救时机,造成不可挽回的损失。(《现代育儿新书》)

九、溺水的处理

溺水是小儿时期常见到一种意外伤害。每年春夏季最多。常由于小儿到河边玩耍失足落水、游泳溺水或掉入沟坑河渠造成淹溺。初冬或早春在薄冰上行走也有落水的危险。不会游泳的小儿落水后会本能的暂停呼吸,引起体内缺氧,恢复呼吸后,吸入大量水分。大量水分进入呼吸道,使气体交换发生障碍,导致体内缺氧而引起窒息,全过程往往只需4～5分钟。所以一旦发现小儿落水,应立即采取措施积极抢救。

首先应抓紧水上救护,应立即将小儿救上岸,可减轻吸入水分。从水中救上岸后,应将小儿俯卧在救护人员肩上,头向下垂,使水自然流出,立即清除溺水者口鼻内泥沙、杂草和黏性分泌物,以保持呼吸道通畅。同时解开衣扣和裤带,以免妨碍呼吸,应立即进行人工呼吸。如小儿尚有规则的心跳,可单纯进行口对口人工呼吸。做人工呼吸时一手捏住患儿鼻孔用力吹气,使小儿胸廓扩张,然后放开手,使肺里气体自然呼出。如此反复多次,大约每分钟20次左右。如小儿心跳、呼吸均已停止,应同时进行口对口人工呼吸和胸外心脏按压。心脏按压每分钟80～100次。直到有心跳呼吸后送入医院继续抢救,如有条件也可以一方面进行通过呼吸和心脏按压,同时送往医院。

小儿溺水多由于家长教育不够,管理照顾不到所造成。应特别加强教育,使儿童懂得溺水的危险性,预防发生溺水。

摘自《现代育儿新书》

十、触电的处理

电流通过人体为触电。孩子主要因不懂事,玩弄或误触电插座引起触电。小儿触电后,家长首先应立即切断电源,或用不导电物体使小儿脱离电源。不可用手去拉触电者,因拉触电者的人也会触电。孩子脱离电源后,应立即检查呼吸和心跳。如呼吸已停,应立刻进行口对口人工呼吸。若心跳已停止,应在人工呼吸的同时进行胸外心脏按压。触电时间不长者,经半小时左右的急救,约半数可恢复知觉。条件允许时,可在不停止抢救的同时,护送病人到医院救治。

触电是一种严重的意外事故,应加强预防。孩子从会走路开始就应反复教育其不许玩灯头、电插销、电线和各种电器。使孩子从小养成不玩电器类物品的习惯,可防止发生触电。电插销应放到孩子摸不到的地方,以免误触插销。教育孩子遇有雷雨时,不要在大树下、电线杆旁或高屋檐下避雨,以防电击伤。遇有断裂电线,不可用手去拿,也不可走近电线,应立即通知有关人员进行修理。

摘自《现代育儿新书》

十一、中毒的处理

凡有害物质侵入人体引起疾病即称中毒。小儿最常见的有药物中毒,煤气(一氧化碳)中毒,农药(包括杀虫药、灭鼠药、消毒药等)中毒,食物中毒,有毒植物中毒(如夹竹桃类、毒蘑菇等)。

中毒的症状及体征与毒物的性质、进入人体的部位、量的多少有关。最常见的症状有消化道方面的:恶心、腹痛呕吐、腹泻;神经系统方面的:头痛、头晕、嗜睡、烦躁、抽风、昏迷。有些中毒表现为一定的特点,如有机磷中毒有大汗、流涎、肌肉震颤等。阿托品类中毒表现黏膜干燥、皮肤潮红、心跳加快、烦躁不安、瞳孔散大。一氧化碳中毒,轻者头痛、恶心、呕吐,重者昏迷、大小便失禁。小儿可接触多种物品,很难一一尽述。因此,家长必须掌握一定的知识及中毒的抢救办法,并且采取各种措施防止中毒的发生。

摘自《现代育儿新书》

十二、误吞铁钉的处理

当幼儿误吞铁钉时,应去医院诊治。也可剥新炭皮捣碎为末,调粥三碗,服用之后,炭屑可包裹铁钉而出。这是古人的智慧,自有其存在价值。不妨一试。

摘自《中国秘方全书》

十三、严重过敏的处理

过敏也是儿童中的多发疾病,普通的过敏可能在皮肤上出现几个小点而已,吃点脱敏药就好。

但是如果突然孩子身上出现大片的荨麻疹,同时呼吸憋闷、眼睛发红、结膜出血、流泪、嗓子痒,符合这些表现中的几项,属于很严重的急性过敏,有的可能是药物过敏,必须马上去医院治疗。

上述列举的疾病或情况都是儿童中多发的,需要急诊处理的病情,其中任何一个都关乎着孩子的生命,所以家长一定不能马虎。

如果孩子有了以上疾病需要急诊治疗,那么家长一定要把孩子最近的病理资料带齐,便于医生掌握孩子的具体情况。

此外,离家最近的医院的急救电话,家长一定要牢记,或在家庭醒目处做提醒,这样一旦发生问题,家长可以第一时间与急诊大夫沟通,做一个急诊前路上的先期处理。

对于病情严重的孩子,家长一定要拨打120电话来处理,避免送医院途中处理不当加重孩子的病情。

摘自《科学育儿全书》

附录:1. 正常儿童身体发育平均标准

年 龄	标准体重(Kg)		标准身长(cm)	
	男	女	男	女
出生时	3.2	3.1	49.2	48.9
1——2月	4.7	4.5	55	54.6
2——3月	5.7	5.3	59	58.5
3——4月	6.3	5.9	61.6	60.7
4——5月	6.9	6.6	63.6	63.5
5——6月	7.5	7.1	66.2	64.9
6——7月	7.9	7.5	67.2	66.4
7——8月	8.2	7.7	69.3	68.1
8——9月	8.4	8.0	70.5	69.4
9——10月	8.5	8.2	71.4	70.7

(续 表)

年 龄	标准体重(Kg)		标准身长(cm)	
	男	女	男	女
10——11月	8.6	8.4	72.1	71.8
11——12月	8.8	8.6	74.1	73.5
12——18月	9.6	9.3	76.0	75.8
18——24月	10.8	10.2	82.1	80.6
2岁——3岁	12.2	11.7	87.5	87.0
3岁——4岁	14.1	13.7	95.7	94.5
4岁——5岁	15.4	15.0	102.4	99.2
5岁——6岁	17.0	16.7	107.4	106.4

摘自《生活科学手册》

附录：2. 儿童常用预防接种一览表

疫苗名称	预防疾病	接种对象	初种次数	初种间隔期	免疫期	其 他
卡介苗（皮内及划痕二种）	结核病	初种：初生儿；复种：1、4、7、10、14岁	1		3～4年	接种前作结核菌素试验，接种前2周及接种后4周不能作其他预防注射
痘苗	天花	初种：2足月以上；复种：每隔4～6年普种	1		4～6年	接种后2～4周内最好不作其他预防注射
脊髓灰质炎糖丸活疫苗（小儿麻痹症糖丸）	小儿麻痹症	初种：初生儿；复种：0～2岁儿童为主		初次口服Ⅰ型，间隔1个月再服Ⅱ型及Ⅲ型各1粒，分次服	3～5年	第2、3年与头年同样服法，用温开水送服
麻疹减毒活疫苗	麻疹	6足月～7足岁易感儿童	1	4年以上加强一次	4～6年	
百日咳，白喉，破伤风混合疫苗	百日咳，白喉，破伤风	初种：5足月以上婴儿；复种：3足岁儿童	3	4～6周	2～3年	
吸附精制白喉类毒素	白喉	复种：1及5年级小学生				
流行性乙型脑炎疫苗	流行性乙型脑炎	1岁～初中学生	2	7～10天，每年加强一次	1年	
流行性脑脊髓膜炎吸附菌苗	流行性脑脊髓膜炎	1～14岁儿童	2	4～6周	2～3个月	
吸附精制破伤风类毒素	破伤风	7足岁以上	2	4～6周		全程注射后，次年加强一次，以后于受伤后立即加强一次
霍乱菌苗	霍乱，副霍乱	1足岁以上儿童	2	7～10天	6个月～1年	
伤寒、副伤寒甲、乙三联菌苗	伤寒，副伤寒	1足岁以上重点对象	3	7～10天	1～3年	

△小儿麻痹症糖丸：Ⅰ型红色，Ⅱ型黄色，Ⅲ型绿色。本糖丸服用时忌用热开水送服。发到糖丸后尽早让孩子服下，不能存放以免变质失效。

摘自《生活科学手册》

附录:3. 婴儿预防接种程序表

月　龄	接种疫苗	备　注
出生后	卡介苗(初种)、乙肝疫苗(第一针)	母亲是乙肝病毒携带者,注射高效价乙肝免疫球蛋白
满1月	乙肝疫苗(第二针)	早产儿体重达2.5公斤后方开始接种疫苗
满2月	麻痹症糖丸疫苗(第一次初免)	可能有轻微发热或恶心,少见
满3月	麻痹症糖丸疫苗(第二次初免)百白破疫苗(初免第一针)	可能有轻微发热
满4月	麻痹症糖丸疫苗(第三次初免)百白破疫苗(初免第二针)	可能有轻度或中度发热
满5月	百白破疫苗(初免第三针)	可能有中度发热
满6月	乙肝疫苗(第三针)	局部可能有疼痛
满7月	没有计划免疫针	可根据当地要求接种其他疫苗,但要弄清楚疫苗种类和作用,不明白时,向当地防疫部门咨询
满8月	麻疹疫苗(初免)	可能有发热
满9月	没有计划免疫针	可根据当地要求接种其他疫苗,但要弄清楚疫苗种类和作用,不明白时,向当地防疫部门咨询
满10月	没有计划免疫针	可根据当地要求接种其他疫苗,但要弄清楚疫苗种类和作用,不明白时,向当地防疫部门咨询
满11月	没有计划免疫针	可根据当地要求接种其他疫苗,但要弄清楚疫苗种类和作用,不明白时,向当地防疫部门咨询
满12月	乙脑疫苗(初免2针)	可能有发热

摘自《郑玉巧育儿百科》

第十卷

老年保健

老年,是人的生命过程中的一个重要阶段,此阶段人处于衰老的过程,身体各器官的结构老化,功能下降,疾病增多,出现一系列与衰老有关的生理改变。同时,老年人面临着许多重大的生活改变,如离退休、配偶亲人故去、由子女照料等,对老年人来说,这些变化都是痛苦的生活改变,随之会出现相应的心理改变。因此,老年人更需要重视自我保健。

21世纪,是个老龄化的世纪。老年群体,是社会的一个重要组成部分。目前,我国60岁以上的老年人有1.3亿多人。老年保健,是提高老年人生存质量的一个现实而又紧迫的问题。老年保健不仅是属于个人的,也是属于家庭和社会的。

健康,是古今中外人们追求的永恒目标,健康长寿已经不再是人们的梦想,而是为越来越多的人所享有。但是,与人的自然寿命相比,现在的平均寿命还相差很远。其中一个重要原因,就是缺乏科学的保健知识,正如世界卫生组织指出的:"许多人不是死于疾病,而是死于自己不健康的生活方式。"并告诫人们:"不要死于愚昧,不要死于无知。"(《老年人健康长寿须知》)

养生保健本来是贯穿一生的事情,但现在的情况是少年忙于学习应试,青年忙于求职择业,中年忙于事业拼搏,竞争压力越来越大,哪有时间学习养生保健? 所以,也只有老年人才有时间和精力学习养生保健,虽然迟了点,但总比不学好得多。很多老年人中风住院,经检查,才知道原来早已患有高血压、高血脂、糖尿病等。如果学一点保健知识,也许可以免除许多病痛。现实情况说明,老年人学习保健知识是多么重要。

老年保健,就是要以新的健康视觉,新的健康信息,新的健康理念,来正确认识和对待健康问题。英国哲学家培根有句很精辟的话说:"养生有道,非医学的规律所能尽。一个人自己的观察,他对于何者有益何者有害于自己的知识,乃是最好的保健药品。"老年保健,就是要学习科学保健知识,养成良好的生活习惯,使老年人能够活到天年。

古人云:"善养生者寿。"善于养生保健,有利益寿延年。老年保健,不仅要从饮食、药物、运动、精神等方面,调理身心,保养身体,延年益寿,更重要的是提高生存质量,使老年人活得健康幸福,活得快乐美好,活得更有意义。

总之,老年保健,就是要坚持心疗、药疗、体疗、食疗"四疗"并举。这"四疗"中,心疗是统帅,药疗是核心,体疗是保障,食疗是基础。只要在日常生活中坚持不懈地实行"四疗",老年人就能远离疾病,健康长寿,幸福快乐地安享天年。

第七十四篇　老年人的生理特点

一、老年人的年龄界定

人的年龄一般都是按出生年月来计算的时序年龄(或日历年龄)。按照人类的生理变化,习惯上把婴儿出生到18岁称为生长发育期,19至45岁为青壮年期,46至65岁为渐衰期,65岁后开始进入衰老期。

关于老年人的年龄界定问题,世界各国目前尚无统一标准。1964年我国第一届老年学与老年医学学术会议曾规定男女都以60岁以上作为老年。日本过去受中国"60年为一花甲"的影响,习惯上也以60岁为老年界限。随着平均寿命的延长,老年人在人口中的比重不断增加,老年的年龄界限也逐渐后推,例如挪威规定67岁以上才算老年。欧美国家目前都以65岁为老年界限。(《老年生活实用大全》)

1980年世界卫生组织规定,发达国家65岁以上,发展中国家60岁以上为老年人。1991年世界卫生组织统一规定,将人的一生按出生年月序列划分为5个年龄阶段:①44岁以下为青年人;②45～59岁为中年人;③60～74岁为年轻老年人;④75～89岁为老年人;⑤90岁以上为长寿老人。中华医学会老年人医学会提出我国45～59岁为老年前期,60～89岁为老年期,90岁以上为长寿老人。60岁基本上被定为划分老年的界限。故通常认为年逾60岁为进入老年期。老年期在身体形态、器官功能以及心理、性格各方面都会发生一系列变化,了解这些老年人的生理和心理特点,是老年人养生保健的基础。(《养生益寿》)

在国际上,为了统计和比较的方便,联合国于1982年在"老龄问题世界大会"上取得一致决议:不分男女,均以年满60岁作为进入老年的年龄起点。这个决定,同我们中国的习惯和规定是完全一致的。从此,才在世界范围内都以年满60岁作为进入老年的年龄起点,才有了这么一个统一的划分老年的标准和界限。(《养生益寿》)

摘自《老年生活实用大全》、《养生益寿》

二、人的年龄分为几种

简单地以60岁以上作为进入老年的界限,虽然很明确,但是不太科学。因为有的60多岁的人,生理、心理状况还很年轻,而有的40多岁、50多岁的人却未老先衰了。因此,人的年龄比较常见的划分方法有五种:①自然年龄,又称时序年龄或年代年龄,是以人的出生时间来计算的年龄,多活一年就多长一岁。②生理年龄,即按人的生理健康程度,体内器官老化的程度所计算的年龄。③心理年龄,如记忆、理解、反应、对新鲜事物的敏感程度等,即按人的心理健康程度所计算的年龄。④社会年龄,即为社会作贡献的期限。一般而言,人到退休,社会年龄基本结束,但是有许多老人生命不息,奉献不止,继续发挥余热,他们的社会年龄是很长的。⑤外貌年龄,即按人的外貌形象来称谓的年龄。每个人都同时具备这五种不同含义、不同性质的年龄。这五种不同含义和性质的年龄之间,既存在着一定的联系,又存在着一定的差异,即既存在着一致性,又存在着差异性。

人的逐步老化过程,同时包含着自然年龄、生理年龄、心理年龄、社会年龄、外貌年龄这五个方面的发展变化。自然年龄相同的人,其生理年龄和外貌年龄,有可能与自然年龄大体相同,这是其一致性和同步变化的一面;但由于遗传因素和后天保健的差异,其生理年龄和外貌年龄也有可能与自然年龄不大相同,这是其非一致性和不同步变化的一面。有的人自然年龄虽已七八十岁,进入了老年阶段,但身体健康,思维敏捷,思想活跃,"老而不衰",生理和心理都还没有老化。相反,也有的人虽然自然年龄尚未满60岁,但身体垮了,思维不正常,无社会活动能力了,"未老先衰",生理年龄和社会年龄都提前老化。人的健康必须是生理、心理、思维和社会活动能力这四个方面都保持正常才行。

自然年龄是客观存在的自然规律,是不以人的意志为转移的,而生理年龄、心理年龄和社会年龄却是人的主观意志可以对其施加影响,使其发生部分改变的。如能保持合理的膳食,适度的运动,良好的心态,就能在一定程度上延缓衰老的进程。这对于人类,特别是老年人,有非常重要的意义。

摘自《老年生活实用大全》

三、细胞逐渐衰老

人的衰老变化是一个相当缓慢的渐变过程,老年人的生理变化主要是组织与细胞的逐步老化。如细胞膜的硬度增加,多不饱和脂肪酸减少,离子透过性减少,线粒体膜和内质网膜形态改变,脂褐色素在细胞堆积,自由基形成,细胞核缩小等。人体内有一类细胞如心肌细胞、骨骼细胞和神经细胞,在人出生后不再分裂更新,死一个少一个,一旦数量少到危及功能时,就影响到个体的生存。这种变化主要表现为细胞数量的减少、细胞器质的改变。

再就是细胞间质的衰老。细胞间质构成了细胞周围的微环境,对细胞的营养代谢、物质运输和交换起主要作用。人到老年,细胞间质中水分减少,粘度加大;血管纤维化造成血管硬化,骨质变脆;皮肤下结缔组织纤维化,弹性减弱等。

由此可知,细胞的逐步老化是导致老年人生理老化的主要因素。

摘自《健康指南》

四、生理功能下降

人的身体衰老是从生理功能下降,器官功能衰退开始的,主要表现在内脏器官的储备力降低,适应能力减弱,免疫功能降低,等等。

(一)**心脏功能下降**:老年人的心脏在生理需要减少的情况下,心血管功能改变,心率减慢、心肌萎缩、体积变小、心肌的收缩功能逐渐下降,由于低密度脂蛋白和胆固醇不断沉积,血管硬化程度逐渐加重,因此老年人易患心脏疾病。有报道讲:在70岁以上的老年人中,44%有心肌纤维化,36%有冠心病,29%有心肌变性。

(二)**肺脏功能下降**:老年人的肺脏会出现弹性降低、肺泡扩大,加之胸廓前后径扩大活动受限,出现肺总量增大和肺活量下降现象,到80岁时最大换气量下降到只有20岁时的一半。呼吸道黏膜萎缩,黏膜纤毛功能减退,使慢性气管炎、肺气肿、肺心病成为老年人的常见病。

(三)**肾脏功能下降**:人从30岁开始,肾脏细胞每10年大约下降10%,肾单位再生能力下降,肾小球过滤率降低,肾功能减退,到80岁时肾功能只有40岁的一半。平时由于肾功能有一定代偿能力而表现不显著,一旦生病,就极容易出现肾功能衰竭而危及生命。

(四)**肝脏功能下降**:老年人由于肝细胞数量减少,纤维组织增多,肝细胞的再生功能减退,使得肝脏的老化明显、体积变小、重量变轻。这种变化在60岁以后更为明显,90岁时肝脏的重量仅有正常人的50%,导致解毒能力和合成蛋白的能力下降,使血浆白蛋白减少,球蛋白相对增加,所以老年人的肝病常常较为严重。

(五)**大脑功能下降**:人的脑神经细胞数量从30岁开始呈逐渐减少的趋势,60岁以后尤为明显,到75岁时比年轻人要减少10%~30%,大脑重量减少6%~11%,大脑表面积减少10%。所以,老年人脑功能逐渐衰退,以致记忆力差、健忘、容易失眠,甚至出现情绪变化及老年痴呆。

(六)**消化功能改变**:老年人消化功能减退,主要表现为消化道黏膜萎缩,胃肠功能减退,胃酸、消化酶分泌减少。老年人因牙根的萎缩,容易引起牙齿脱落,咀嚼不全;唾液腺萎缩使唾液分泌减少,淀粉酶含量降低;味觉功能减退,食欲降低,胃液和消化酶含量减少;胃肠黏膜萎缩,使胃液量和胃酸度下降,胃蛋白酶分泌不足,胰腺功能下降使蛋白酶、脂肪酶、淀粉酶分泌减少,活性下降。这些都会影响对食物的消化,对营养的吸收,也是老年人缺铁性贫血的原因之一。另外,胃肠平滑肌纤维萎缩,胃排空时间延长,胃肠蠕动能力和张力减退,直肠肌肉萎缩,易导致消化不良及老年习惯性便秘。

(七)**内分泌功能改变**:腺体逐渐萎缩,甲状腺素分泌减少,甲状腺功能低下;雄激素分泌减少,性腺萎缩,性欲减退,生殖能力丧失;胰腺萎缩,胰液分泌减少,胰岛素分泌不足;肾上皮质激素分泌减少。

(八)**感觉功能改变**:在五官方面,老年人眼睑囊状下垂,角膜透明度降低,结膜菲薄,球结膜下易出血,晶体的调节功能下降出现"老花眼",甚至晶体混浊而发生白内障。耳垂缩小、听力下降在老年人中也颇为常见。老年人嗅觉功能减退,鼻黏膜干燥,容易发生鼻衄。老年人舌乳头上的味蕾数目减少(每个舌乳头含味蕾平均数,儿童为248个,75岁以上老人为30~40个),虽然大部分老年人未出现明显的味觉异常,但会影响食欲。

(九)**运动功能改变**:老年人骨骼中有机胶质成分减少,而无机成分增多,导致骨骼变脆、韧性降低，极易发生骨折。骨骼骨质疏松受力后可发生变形，如驼背等。老年人的软骨有时会发生脂肪化、钙化等变化，关节的表面粗糙不平整、变形，使之站立不稳、行动不便。颈椎、腰椎、膝关节等部位的骨质增生，引起颈椎病、腰痛、坐骨神经痛、关节肿痛等病症，常常给老年人带来极大的痛苦。

（十）**生殖功能改变**：在生殖系统方面，老年人也会出现明显变化。老年男性精子数量减少，能力降低，性欲减退，表现为生殖功能减退。前列腺肥大引起老年男性患者急性尿潴留，排尿困难。女性到45~50岁时，由于内分泌紊乱会出现众所周知的更年期综合征，引起生理、性格及心理的特殊变化。老年女性的内外生殖器随年龄增高也会出现萎缩干枯的变化。

摘自《老年养生必读》

五、体表外形老化

人进入老年后，体表外形会出现明显的变化，如须发变白或稀少脱落；皮肤干燥，皮质变薄而松弛，皱纹增多；肌肉和韧带萎缩，失去弹性；腰部和腹部脂肪增多，四肢皮下脂肪减少，皮脂腺萎缩；形态出现不匀称的肥胖，体重在初老期增加，老年期逐渐减轻；牙齿松动脱落；反应迟钝，步履蹒跚；腰弯背驼，个子变矮等。

（一）**逐渐矮瘦**：老年人随着器官功能的衰退，不可避免地会出现形体外貌的改变。身高比年轻时矮了一些，这是由于椎间盘萎缩、脊柱弯曲度增加、脊椎骨扁平化及下肢弯曲所致，与钙代谢异常致使骨质疏松、细胞和脏器组织脱水、萎缩等有关。正常情况下，我国男性40~60岁平均身高下降2.3厘米（1.4%），女性下降2.7厘米（1.83%）；60~80岁下降更明显，男性下降3.0厘米（1.9%），女性下降5.9厘米（4.0%）。老年人的体重一般也比年轻时有所下降，这是由于肌肉的逐渐萎缩以及细胞和脏器组织脱水、萎缩等所致。正常情况下，我国男性40~60岁体重平均下降3.3千克，女性下降4.1千克；60~80岁男性体重平均下降4.8千克，女性下降3.7千克。但由于每个人的营养状况、生活方式、环境条件、社会心理等因素不同，身高和体重下降的程度和速度也不同。

（二）**皱纹增多**：老年人由于皮肤弹性纤维逐渐减少，皮脂腺分泌减少，表现为皮肤弹性降低、菲薄、皱纹增多、皮肤干燥、皮肤表面失去光泽、出现色素沉着等，老年斑随年龄增长而逐年增加。面部皱纹逐渐增多，在外侧眼角部形成扇形皱纹，向周围延伸，出现由口至腭部的深沟。眼的外观以下眼睑肿胀，导致眼窝消失、眼球凹陷，80岁后表现更为明显。

（三）**须发变白**：进入老年期后，人的毛发由两鬓开始变白，白发由少而多，逐渐扩展到整个头部，脱发有的出现半秃或全秃；老年人的眉毛一般稀疏，部分或全部呈白色，个别老人眉毛全秃；胡须逐渐变白，白发银须也是老年人的标志。

摘自《老年养生必读》

六、适应能力下降

老年人对内外环境改变的适应能力明显下降。由于老年人的心肺功能和脑功能衰退，对年轻人很容易应付的体力劳动和脑力劳动，老年人却常常难以负担，体力活动时往往易于心慌气短，活动后恢复时间也相对延长。

老年人的皮肤神经末稍的密度显著减少，以致皮肤调温功能下降，对冷、热适应能力减弱，夏季易中暑，冬季易感冒。

老年人的脑神经突触数量减少并发生退行性变化，神经传导速度减慢，导致老年人对外界事物反应迟钝，动作协调能力下降。老年人听力下降、视力减退、视野变小，嗅觉不灵，感觉迟钝，步履蹒跚，对周围环境的适应能力降低。

肝、肾功能衰退给老年人的药物代谢功能带来一系列影响，如药物代谢缓慢、半衰期延长、排泄延迟，容易引起蓄积而产生药物中毒等，由此老年人尤其应该注意用药安全。

摘自《老年养生必读》

七、中医对老年生理的认识

中医认为，老年人的五脏六腑均会出现不同程度的虚损，这是自然规律。《黄帝内经·素问·上古天真论》就论述了人体从少年到中年、从中年到老年的具体表现："女子七岁，肾气盛，齿更发长；二七而天癸至，任脉通，太冲脉盛，月事以时下，故有子；……七七，任脉虚，太冲脉衰少，天癸竭，地道不通，故形坏而无子也。丈夫八岁，肾气实，发长齿更；……八八，则齿发去。……"说明人到老年的生理变化是不以人的意志为转移的自然规律，谁也无法改变。中医对老年人的生理特点有以下总体看法。

(一)气血不足：气血乃人身之根本，气血正常运行，则周身血脉通畅，五脏安和，身体健康。如《黄帝内经·灵枢·天年》曰："五脏坚固，血脉和调，肌肉解利，皮肤致密，营卫之行，不失其常。"而老年人脏腑亏损、气血不足者多。如气虚不足，或血亏失于濡养，则致身体状况低下；或卫外失固，邪气乘虚侵犯人体；或生化不及，精乏气养而脏腑功能益损，均可招致疾病的发生。如明代孙一奎在《医旨绪于》中说，因有外邪侵袭，"壮者气行则已，弱者着而为病。"常人尚未受感，但老年人由于气血亏弱，则病已隐袭于内，虽未知晓，其病已发。以外感发热为例，正气盛者，正邪相争剧烈，则高热不已，而老年人正气虚弱，正不胜邪，邪气直入，正邪无剧烈相争，故老年人外感发热往往不明显。

(二)五脏虚损：老年人大都存在着五脏虚损，以脾虚与肾虚最为明显。脾为"后天之本"，人进入老年后，脾的功能出现不同程度的衰减，主要表现在两个方面，一是脾对食物尤其是一些不易消化吸收的食物的消化吸收能力减退，引起气血等营养物质的产生不足，难以供应全身，从而影响到整个生命活动，而导致全身性的衰退；二是由于脾的运化功能减退，使其对水湿的运化和调节能力下降，进而聚湿为痰为饮。由此脾的虚损，主要表现为食欲的减退，或饮食无味，或口味异常，常伴有腹胀，不易消化，大便不调以及肌肉弹性的下降，舌苔腻等。肾为"先天之本"，与人体的许多功能和生命活动有关，如人的生长发育，生殖能力，水液代谢，呼吸功能以及人的寿命长短，衰老进程的早晚等。进入老年以后，普遍会出现精力不济、体力下降、发梳发白、牙齿松动脱落、记忆力下降、性欲减退、生殖力下降乃至丧失、腰膝酸软、听力减退、耳鸣、夜尿频多等，这些表现都与肾虚有关。

(三)阴阳失调：进入老年后，或阴虚阳盛，或阴阳失和，或阴阳两虚等，均可导致体内阴阳失调。而阴阳之变与生命活动密切相关。《黄帝内经·素问·宝命全形论》曰："人生有形，不离阴阳。"若阴或阳有一方虚损，常导致另一方也同样虚衰，即所谓"阴损及阳"或"阳损及阴"，出现阴阳两虚的情况。年迈之人，阴阳失调乃至两虚，或阳气虚而累及阴精生化不足，或因阴精亏损而波及阳气生化无源，均可导致体力虚衰。偶因外邪侵袭，或缘于七情不遂，或缘于饮食劳倦，便可致病，因其阴阳失去平衡，故受邪之后，病势发作甚重，易发生突变。

(四)瘀血痰浊：老年人体虚，脏腑虚弱，心气不足则推动血脉无力，血流缓慢，滞于脉管而成瘀血，故有"老年多瘀"之说。老年人脾虚不能运化水湿，肾虚不能气化，而使水液代谢失常，聚湿为痰浊。因此，每易致生痰浊等病理产物积聚体内，而成虚实夹杂之证，故痰湿多也是老年人的特点。

摘自《老年养生必读》

八、老年生理应重视的常见问题

老年人的生理有以下问题时，应引起注意：

(一)身高。老年人由于缺钙、脊柱压缩等原因，会出现渐进性的身高降低，这是正常的生理现象，但是如果出现快速的变化，则要去医院做一些详细的检查，看看是不是身体的某个方面出现了异常的疾病变化。

(二)体重。这是衡量健康的重要指标。有些老年人由于缺乏科学适量的锻炼，体内堆积了多余的脂肪，产生肥胖。如果比正常体重超过10%为超重，超过20%为肥胖，肥胖是病态的象征，往往伴发脑血管疾病和心血管疾病。老年人体重连续性下降则可能是患了消耗性疾病，如恶性肿瘤、肺结核、糖尿病等。

(三)体温。人的正常体温为36至37度，高于此为发热，低于此称为"低体温"。后者常见于高龄体弱老人及长期营养不良患者，也可见于甲状腺机能减退症、休克等患者。

(四)脉搏。即心跳频率，测量脉搏可以了解自己心脏血管的机能状况。人的正常脉搏频率在每分钟60～100次之间。如果脉搏在60次/分钟以下，或100次/分钟以上，说明心率过缓或过速。测量脉搏时，要注意频率、节律、搏动强弱等变化。脉搏测量一般在早晨起床后站立时，在正常情况下立位的脉搏可增加6～8次/分钟（注意卧位转为立位时要慢些，等两分钟后再测）。每日早晨起床前的脉搏一般都相同，如有明显加快或心律不齐应该去医院检查。老年人由于代谢减弱心率一般较慢，但只要不低于每分钟55次就属正常范围。

（五）**血压**。成年人正常血压不超过120/80mmHg。老年人随年龄的增加血压也相应上升，但收缩压超过160 mmHg时，不论有无症状均应服药。单纯舒张压过高，其原因很多，不宜私自服药，应到医院就诊。

（六）**排便**。健康人每日或隔日排便一次，为黄色成形软便。老年人尤其高龄老人，少吃、少动者可2～3天排便一次。只要排便顺利，大便不干，就不是便秘。大便颜色、性状、次数异常可反映结肠病变。

（七）**排尿**。成年人每日排尿1～2升左右，每隔2～4小时排尿一次，夜间排尿间隔不定。正常的尿为淡黄色，透明状，少许泡沫。如尿色、尿量异常、排尿过频、排尿困难或疼痛均为不正常表现，应到医院就诊。

（八）**呼吸频率和肺活量**。这是反映呼吸器官工作能力的重要生理指标，反映身体机能状态。老年人的呼吸频率为17～20次/分钟，肺活量女性2000～3000毫升，男性3000～4000毫升。缺乏运动者，呼吸次数多而浅，肺活量小，因此经常从事耐力性锻炼，对呼吸器官是很有好处的。

（九）**食欲**。吃饭有味、食后胃肠舒畅、消化良好、大便正常，说明老人的消化系统功能正常。如果缺少必要的体育活动，遇到不良刺激或消化器官染上疾病往往可出现食欲减退、胃满、腹胀。食欲是否正常，是衡量老年人健康的晴雨表。

（十）**自我感觉**。情绪饱满、精神振奋，经常保持清醒的头脑、思想集中、工作时效率高（或即使感到疲劳，但经过休息和睡眠后，能较快恢复），是身体健康的表现，如果经常感到精神不佳、头昏脑胀、疲乏无力，容易激动，说明机体状况不良或患有其他疾病。

此外，老年人还应重视不健康的"预报"，这些病前"预报"首先影响到大脑和神经系统，病人自己知道得最早，但由于客观和主观上的原因，未能引起重视，结果酿成大病。不健康的"预报"通常表现有：(1)全身感到紧张；(2)疼痛（身体的任何部分）；(3)怕冷、背部像冷水浇；(4)食欲减退；(5)大便不正常或便秘；(6)心慌、胸闷；(7)头晕、眼花；(8)脸色苍白、疲倦无力；(9)精神忧郁；(10)注意力不集中；(11)失眠。

老年人对于发现以上任何一个"预报"，都应引起重视，及时去医院检查确诊。

摘自《健康快乐一百岁》

第七十五篇　老年人的心理特点

一、心理是影响老年健康的重要因素

心理因素是影响老年人健康的主要因素，老年人心理问题对老年人的健康危害极大。一般说来，老年人常见的心理问题有孤独感、恐惧感、抑郁感、自卑、多疑等。据有关医疗部门的心脑血管专家介绍，老年人30%～40%的常见病其发生发展与人的心理行为因素有关。被称为老人"三大杀手"的心血管病、脑血管病和恶性肿瘤，其致病的因素，心理方面的原因已超过生理方面的原因。

据有关资料表明，由于大脑功能的退化和离退休前后生活的急剧变化，老年人中85%的人或多或少存在着不同程度的心理问题，27%的人有明显的焦虑、忧郁等心理障碍，0.34%的人则有一定的精神分裂症状存在，0.75%的人患有老年痴呆症。从这个数字来看，心理问题已经是老年人的一个普遍的问题，成为影响老年人生活质量的一个重大问题。我国是世界上老年人口最多的国家,2008年60岁以上的老年人已达到1.3亿多,预计到21世纪中叶将达到4亿。而老年人由于年龄增大后生理退化等各种原因,成为疾病的高发、多发人群,因此,老年人的心理健康问题必须引起高度重视。

另外,心理疾病还会诱发或加重一些老年人的常见疾病,如高血压、糖尿病、胃肠功能紊乱、老年痴呆症等众多疾病。大量实践证明,情绪的稳定、心理的健康也可预防疾病的发生,控制病情的稳定,延缓人的衰老。医学研究证明,消极情绪是打击和破坏人体免疫功能的凶手,是导致身心疾病的诱因。一个不正常心理状态的人将产生紧张焦虑的情绪,反复地给大脑以不安、浮躁的刺激,促使它产生许多有害的物质,扰乱人体本来应该有的良好均衡状态,诱发多种疾病。因此,只要具有良好的心理状态,人体就有很大的抗病能力。

摘自《益寿养生全书》

二、老年人的心理健康标准

什么是心理健康,定义各不相同。一位叫马斯洛的学者提出一种标准,对老年人颇为适用:第一.对现实具有敏锐的知觉;第二.自发而不依赖别人;第三.热爱生活,热爱他人,热爱大自然;第四.在所处的环境中能保持独立和宁静;第五.注意基本的哲学和道德的理论;第六.对于最平常的事物,都能经常保持兴趣;第七.能和人们建立深厚的友谊,并有乐于助人的热心;第八.具有真正的民主态度、创造性观念和幽默感;第九.能承受欢乐和忧伤的考验。

我国心理学家制定了老年人心理健康标准如下:

1. 感觉、知觉尚好。判断事物不常发生错觉。

2. 记忆良好。不总是要人提醒该记住的重要事情。

3. 逻辑思维健全。说话不颠三倒四,考虑问题,回答问题时条理清楚明了。

4. 想象力丰富。不拘泥于现有的框架,做梦常常新奇有趣。

5. 情感反映适度。积极情绪多于消极情绪,不会事事感到紧张。

6. 意志坚强。办事有始有终,不轻易冲动,不常常抑郁。能受得起悲痛和欢乐。

7. 态度和蔼可亲。能常乐,能制怒。

8. 人际关系良好。乐于帮助他人,也受他人欢迎。

9. 学习能力基本不变。始终坚持在学习某一方面或某几个方面的知识和技能。

10. 有正当的业余爱好。平常总有一至几项业余爱好在忙碌。

11. 与大多数人的心理活动保持一致。遵守社会公认的道德规范、伦理规范。

12. 保持正常的行为。能坚持正常的生活、学习、工作和活动,能有效地适应社会环境的变化。

摘自《益寿养生全书》

三、影响老年人心理的主要因素

人的心理活动随着客观情况的变化而不断地演变。影响老年心理的主要因素大体有以下几点:

(一)更年期的影响:更年期,是指人从成年期向老年期过渡的时期。通常女子在45～55岁,卵巢功能逐渐减退,月经终止;男子在55～65岁,睾丸逐渐退化,精子生成减少。在更年期阶段,由于生理急剧变化,有的人心理很不适应。特别是女性,多数反映为身体不适、心情紧张、好冲动、易激怒。男性中也有人具有异常反应,症状比较严重的,可发展成为更年期精神病或更年期综合征。在这种情况下,心理便逐渐萌发了开始向"老年"转变的观念。

(二)后代子孙的影响:当子女结婚,自己当了公公、婆婆或岳父、岳母时,就逐步产生"老年"的心理。尤其是在有了第三代,自己当了爷爷、奶奶或外公、外婆的时候,更是处处以"老"自居。"老年"的观念就这样逐步形成了。若是子女分居、各自成家立业以后,孤独感、寂寞感便油然而生。

(三)离退休的影响:老年人一旦离退休,不仅更加认为自己到了老年期,进一步增强了"老年"的观念,而且由于社会角色的转变——由"当官"到"百姓",由职工到居民,对自我价值的认识偏差更大,于是无用、失落、空虚、寂寞等感觉便接踵而来。

(四)家庭的影响:老年人家庭如有不睦,不论是与配偶不协调或是子女不争气(如不务正业或违法犯罪等),都会对老年人的心理活动产生极大的影响。或是有丧失亲人(比如老年丧子、丧女、丧偶)等不幸,就更是悲痛万分,甚至有可能造成致命的打击。

(五)身体状况的影响:个人由成年到老年,身体逐渐衰弱,行动日益困难,心理也会受到影响。当疾病缠身、生活难以自理时,难免背上严重的心理负担。如果久治不愈,更容易胡思乱想,整日顾虑重重、忧心忡忡,压力很大。

摘自《养生益寿》

四、老年人有哪些心理变化

老年人随着生理功能的逐渐变化,心理上也发生着不断的变化,如现在的事情记不住,过去的事情忘不了,事事总以自己为中心,以关心自己为主,愿意独处,不愿接受新的事物,讨厌喧闹,喜欢安静,看不惯新事物,固执己见,对衰老和疾病恐惧等。概括起来,主要有以下三个方面:

(一)人际关系的变化。夫妻关系从性爱为主转变为相伴为主,从爱情为主转变为亲情为主。与中青年夫妻相比,老年夫妻冲突减少,解决冲突的方法也比较积极,经常一起看电视,一起做家务,一同聊天,一同散步,相依为命,时间越长,越快乐。与子女沟通,特别是与孙子女或外孙子女在一起时,能给他们带来快乐,但接触的次数和时间与主观幸福无关。和朋友特别是几十年的老朋友交往,能够为老年人提供一种感情上的支持,如一起活动、下棋、打球、玩牌、钓鱼、摄影等,这样的快乐超过家庭成员在一起的快乐,因为他们之间无任何约束,不用考虑是否符合对方的期望。

(二)人格的变化。首先,不安全感是老年人的主要表现,常常担心自己的身体健康和经济保障。老年人的各器官功能退化,容易出现各种疾病,所以他们非常关注自己的身体健康,又担心得病后的生活和医疗,怕经济没有保障。其次,孤独感也是老年人普遍存在的问题,领导干部权威的失落感诱发孤独,退休人员的群体失落感产生孤独,最严重的是家庭关系中的失落,特别是丧偶的老人,如果得不到子女的关心,会感到极度的痛苦和孤独。再次,适应性差也不能忽视,这主要表现在对新环境、新情况和新事物的不适应。老年人趋于保守,动作刻板、速度减慢。最后,固执己见是老年人的另一个特点,他们认为自己经验丰富,并要求子女接受自己的观点,为此喋喋不休,常发牢骚。老年人解决问题担心闪失,注重把握,但行动迟缓。

(三)对疾病和衰老的恐惧。老年人固然害怕死亡,但对疾病和衰老的恐惧更加强烈,一方面疾病和死亡相联系,另一方面,更担心自己患病给家人和子女带来负担而被嫌弃,尤其担心得病后得不到应有的照顾。在老年人看来,衰老就是无用,无用就会被子女和他人讨厌,因此整日忧心忡忡、恐慌悲观,从而加重了衰老。

摘自《日常生活与健康》

五、老年人有哪些心理特点

人到老年,由于衰老带来各种生理上的退行性变化,退休后脱离工作岗位等带来的失落感,以及性格上的改变,都会对其心理产生影响。老年人爱回忆过去。在抚今追昔时,他们的心态往往是很复杂的。比如:年轻时盼望自己早日成熟起来,而真正到了老年的时候,却又感到害怕;年轻时认为自己最需要的是金钱,而到老了之后,则认为健康比金钱更重要;年轻时不大珍惜时光,总觉得"来日方长",而到老了之后,才痛惜时日不多;年轻时有个好胃口,但吃不到好的东西,而老了之后,什么好东西都有了,却没有了好胃口,或者是因为疾病的原因,想吃好的东西,又不能吃;年轻时总相信"养儿防老",一切希望都寄托在儿女身上,而到老了之后,才懂得"养老防老",更多的还是要靠自己或老伴;年轻时心中充满着幻想和希望,而到老了之后,则留下许多忧伤或遗憾。《养生益寿》

老年人大多是从坎坷中走过来的。离退休

的老同志,多数都是在生活中受苦、工作中受累、思想上担惊受怕的环境中熬过来的。他们在追忆过去的岁月时,对人生有着更深的感悟。他们的最大财富是经验,最大特点是成熟。老年人,由于长期的生活和工作习惯以及社会经验的积累等原因,习惯心理比较固定,心里特点十分突出。但由于每个老年人的具体情况不同,心理变化也就有所不同,其中较有共性的特点有以下几个方面:

(一)喜欢活动,害怕孤独。老年人处境和条件的变化,直接孕育着孤独心理的萌芽。如退离工作岗位,缺少社会交往,亲朋相继去世,晚年丧偶失子,老少分居两地等情况,都会使老人感到离群之后的寂寞孤单,无所依靠。再比如,当领导的退休以后,心理上有很多不适应,如领导干部习惯工作压力,习惯下属的敬畏,习惯领导指挥等,一旦退下来往往感到空虚、苦闷、茫然和不知所措,看到周围的人及子女们忙碌的身影,自己无所事事,更增加了这种苦闷。所以大多数老年人迫切要求参加各种活动,如力所能及的工作、学习、各种娱乐,以驱散无事时的无聊和寂寞。

(二)衰老和无用感。多种生理功能的改变使老年人体力、视力、听力、记忆力、思维力下降、反应逐渐迟钝等,令他们不安和消沉,从心理上产生"老了,不行了"的感觉,担心自己被人冷落、怕人嫌弃,有的变得不愿接触人,暗生闷气,有的变得暴躁、敏感、多疑。老年人常可因视觉减退而消沉,听觉迟钝而多疑,动作缓慢而急躁,记忆力衰退而唠叨。总之,经常自己感觉"我老了、没用了",但又不愿老。这种心理会使他们留恋过去和不安未来,并消弱对环境的适应能力。

(三)爱回忆往事,怕失去自尊。老朋友、老同事相聚时,儿孙绕膝时,总津津有味地谈论自己当年的辉煌、当年的苦难经历及战胜苦难的喜悦,希望子孙知道他们光荣历史,以换取自己的自尊。老年人多数自尊心特别强,认为自己年龄大,辈分长,经历多,理应受到尊敬。因而,无论在社会上或家庭中,都喜欢以自己为主,当"权威人物"。一旦自己的见解不为别人重视,不符合客观规律时,又会出现自卑心理。于是,就会出现沉闷抑郁,缺乏信心,消极地对待一切。

(四)喜欢安逸,害怕喧闹。有些老年人满足现状、悠闲自得,物质上希望得到别人的帮助,精神上希望得到别人的安慰,不愿关心他人,缺乏自立精神,特别在意别人对自己的态度,不如意时就唠叨或指责。不愿到喧闹的场所,也不愿被人打扰,只愿过安逸舒适的日子。(《日常生活与健康》)

(五)容易唠叨。一个沉默寡言的人,到了老年可能会啰嗦起来;一个善谈的人,老年时更是翻来复去说个没完。为什么有些人一进入老年就很容易唠叨呢?这是由于生理上的,特别是大脑组织的衰退,而引起的一种变化。首先,当事者受到影响的,常常是近事记忆的减退,表现为"前说后忘",明明已经说过的事,说了就忘,又会再次叮咛或反复询问。其次,这是老年人一般远事记忆能力的衰退比较慢,使他们总爱唠叨过去的事情,喜欢讲述自己过去的经历,以及获得过的荣誉等。此外,有些老年人或是过于自信,或是想极力维护自己的尊严,反复强调自己的主张等。这些都是一个人精神老化的迹象,唠叨只不过是它的表现形式而已。

(六)猜疑心重。任何人都可能有程度不同的猜疑心,而在有些老年人身上则表现得更突出些。这是因为,人到老年,常常会出现一系列生理功能衰退的现象,如视觉不清,听觉不灵,记忆不强,行动不便等。而有些老年人当自己看不清、听不清、记不住时,就爱反复地发问,如果得不到比较满意的答复,有时就会主观臆断是别人在背后议论他、排斥他、冷落他,甚至怀疑别人是在算计他。

所以,有些老年人常爱把贵重钱物东塞西藏,如果到后来自己也记不清和找不到时,就认为是被人偷走了。还有少数老年人,常常对邻居、子女、婿媳的言行斤斤计较,甚至怀疑自己的配偶行为不贞不忠等。由于猜疑,还可引起一种老年常见病,称为"疑病症"。总之,老年人的猜疑也是一种精神老化的现象,它是属于一种心理上的变态。它除了有生理因素外,很大程度上是由于精神上的孤独所致。

(七)嫉妒心理。嫉妒,通常是弱者所具有的一种心理。由于老年人在社会生活中处于弱势地位,因此有些老年人也容易产生各种嫉妒心理。只是各人抑制的程度与表现的形式有所不同而已。如有些老年人由于生理和心理上的日益衰老,感到自己从此不能再与青壮年相比。一种夕阳西下,处处不如人的惶恐不安心理油然而生,容易使他们对青壮年人的"年龄尚少"发生嫉妒;或者对同龄老人在智力、体力方面超过自己有所嫉妒;或者对同性别的老人和年轻人在"仪表美"方面的优越天赋有所嫉妒;或者对儿子与媳妇、女儿与女婿所流露的过分"亲昵"有所嫉妒;或者对其他家庭在政治地位、经济收入、生活条件、子女成才等方面的明显优势产生嫉妒。同时,由于嫉妒是一种人对人态度方面的消极因素,持有这种嫉妒心理的老年人,往往不肯服老,不让幼贤,思想保守,不愿意别人胜过自己。这种异常的心理,既不利于社会的稳定、家庭的团结,也无益于老年人自身的身心健康。

(八)自私心理。老年人的自私,和通常的一个人在思想本质上的自私不同,它是人在老年期的一种心理变态。老年期的自私主要表现为:有的人原先很慷慨大方,上了年纪就变得十分吝啬,样样都分"我的"、"你的",甚至对自己的妻儿也留个心眼;有的人事事以自我为中心,处处以关心自己为重;有的人过分重视自己的自我感觉和情绪变化,对其他家庭成员却不关心,不体谅。这种自私心理的产生,或者与老年人的社会交往范围缩小,与是非判断能力的减弱有关;或者与老年人在生活上缺乏他人的关心,在经济上要依靠他人生存有关;或者与他们的社会地位和家庭处境的改变有关,或者与老年人变化了的性格特征有关。总之,这些情况的发生常常是由于他们对周围的环境存在有一种不安全的感觉,这才促使他们以"自私"去适应变化了的环境。此外,也有少数老年人表现有一种感情上的自私,如:他们在子女即将成婚离家之时,总感到放心不下,眷恋着与子女在一起的时光,而且对他们未来的女婿和儿媳怀有一种戒心,担心婿媳的到来会影响子女对自己的感情;个别父母甚至自私到把儿女视为自己的私有财产,别人要是不付出使他们满意的代价,就难以谈婚论嫁。像这样一类自私心理存在的结果,必然容易产生翁婿、婆媳间的矛盾和隔阂。

(九)恐惧心理。少数性格内向的人,到了老年,会产生一种莫名其妙的恐惧心理。他们处处胆小拘谨,总感到忐忑不安。这种现象发展到严重时,当事者会自感心神不定,坐立不安,焦躁烦闷,甚至陷入不能自拔的痛苦境地。恐惧症是神经官能症一类的症状,它是一种较轻的心理或精神障碍,但还不是精神病。恐惧心理可以表现在日常生活的各个方面,如:对鬼怪的恐惧,对疾病的恐惧,或对食物的恐惧等。世界上没有鬼神,但有的老年人自述曾经见过,这实际上是心理学上所说的错觉和幻觉所造成;再如,有的老年人不敢吃鸡蛋,怕胆固醇增高使血管硬化;有的不敢吃花生,怕吃到发霉变质的花生会诱发癌症,等等。患有恐惧症的老年人还有种种禁忌,如由于害怕被子女嫌弃,不敢提出完全正当的要求;怕发生车祸,因而以步代车;怕煤气中毒,因而拒用煤气灶;怕受辐射线伤害,因而不敢看电视,等等。总之,恐惧会影响人的正常生活。

(十)固执心理。固执就是顽固地坚持自己的意见。一般说,老年人容易有这种表现。一是社会心理因素起了很大的作用。因为老年人本身都有过一段漫长的社会经历,在不同的生活方式中,积累了不少正反两方面的经验;在各种工作实践中,总结了一些成功或失败的教训,由此产生了对客观事物的主观态度。而当这种主观态度不适应客观环境时,在旁人看来便表现为明显的固执。另外老年人对环境的适应能力相对要差些,所以也更容易表现为固执。二是大部分老年人在社会和家庭中都还处于受尊敬的地位,这也使有些老年人在他们的言行不符合客观实际时,为了维护自己的"尊严",而主观的强调自己的一贯正确性。还有少数老年人为了"爱面子"掩盖自己的好胜心和虚荣心而固执己见,这些也都是具体的原因。

(十一)"隔代亲"心理。有些老人,在年轻时对自己的子女倒不怎么用心在意,有的甚至还严厉苛求。可是,一上了年纪,对他们的孙辈却疼爱万分,有时简直是百依百顺。为什么老年人会产生"隔代亲"呢?这里蕴藏着不少心理学上的道理。一是小孙子(女)代表着天真和纯洁。老年人在几十年的生活经历中,饱经风霜,对社会上某些人与人之间那种虚伪世故、自私冷酷特别厌恶,而小孙子(女)却像白纸一般,纯真洁白,天真无邪,有着与成人完全不同的心理世界,这正是失去了社会竞争力以后的老年人所渴望接触的"整个心身都公开的人"。二是小孙子(女)代表着生命和活力。一个只有老年人和成年人的家庭,往往显得过分的宁静和严肃,若有个天真活泼的小孙子(女),虽然会给老人们带来劳累、辛苦和麻烦,但更多的却是带来欢乐。老年人见到孙儿一刻不停地活动,自觉也跟着活跃了起来;听到孙儿一刻不停地发问,自己也跟着积极思考,以致忘却了心中的烦恼和忧愁。因此,处在衰退中的老年人,更愿意接近这些充满想象力、创造力和生命力的孙儿们。三是有个小孙子(女)在身边,最能解除老年人的寂寞和孤独,使他们在成年子女忙于工作、无暇经常陪伴的情况下,得到极大的宽慰,甚至焕发起老年人尚未泯灭的"童心"。总之,在隔了一代的孙儿们身上,老年人可以寄托自己的感情,并获得"心理补偿和满足"。这样,也就更觉得隔代的亲爱,即使往后孙儿长大成人,老年人仍会对之保持最美好的回忆。

(十二)成就需要。老年人有多种多样的需要。按照专家学者的观点,这些需要如果将它们分成层次排列,基本上可以归纳为以下几个方面,即:生理需要,安全需要,亲爱需要,尊重需要和成就需要(或自我实现)。其中,"成就需要"又是最高层次的需要,是具有社会性质的高级需要,是一种希望能充分发挥自己才能,努力实现自己最有价值的理想目标的需要。据社会科学专家的观察研究,成就需要并不因为人的年龄增高而有所减弱。他们发现:老年人在退休后的第一个五年中,"成就需要"能继续保持甚至增强。这些老人有的被本单位留用,有的被其他单位聘请,有的甚至著书立说,传授绝技,有的义务参加社会志愿者工作,积极性都很高。事实证明,"成就需要"能间接维持和影响老年人的生命。在老年人的"成就需要"得到满足的过程中,会产生一种"成就感"和"年轻感",使他们觉得自己是一个充满生机的人。同时,客观上他们确实为社会创造了一定的财富,做出了某些新的贡献。

(十三)"返老还童"。在生活中可以看到有这样的老年人,他们的语言、思维和动作都像个不懂事的孩子,说话幼稚,举止失当,争吃贪玩,情绪多变等。这类老人,平日常常会因小事而生大气,甚至与儿孙们斤斤计较,使人觉得啼笑皆非。这种现象,俗话叫作"老变小"或"老小孩儿",心理学上称为"返童现象"。它是人的心理异常的一种表现,是老年人缺少别人关心慰籍,与周围的人失去正常沟通的一种极端表现,也是大脑功能退化的结果。作为家庭中的成员,应该宽待这样的老年人。要用温柔的语言去帮助老年人控制情绪,使他们感到家庭的温暖。"返童现象"在文化修养较高、意志坚强的老年人中间,是比较少见的。(《养生保健大全》)

总之,老年人的心理特点可能与退休前的工作岗位、工作性质有关,但普遍存在脱离主流社会后的悲观和对衰老的担心与恐惧,"夕阳无限好,只是近黄昏"是他们的共同感受。因而,他们普遍呈现出一些矛盾的"夕阳"心态:既盼望青年胜于老年,但又难以老年让贤于青年;既自尊又自卑;既感到温馨又感到孤独;既悲叹衰老又不服衰老;既想自主又必须依赖;既留恋传统又向往现代;既感到满意又感到担心;既乐于奉献又有所索求;丧偶老人既想再婚,又怕新家庭难以驾驭,产生新的矛盾;既求彻底解脱,又怕死神来临。北京大学心理学教授沈政同志研究认为,老年人的心理特点主要有"四喜四怕":喜人尊重,怕受冷落;喜欢活动,怕受寂寞;喜忆往事,怕失传统;喜讲寿诞,怕听哀乐。了解老年人的这些心理特点,对于关心、帮助老年人和防治老年疾病有很大的帮助。

摘自《养生益寿》、《养生保健大全》、《日常生活与健康》)

六、老年人心理衰老的主要表现

老年人心理衰老的表现千变万化，老年心理学家将其主要表现归纳如下：

(一)记忆力障碍。 特别是近记忆障碍最为突出，如刚说过的话或做过的事一转身就忘记了。熟人的名字老是记不起来；电话号码总要反复看几遍才能记住；常常记不起随手放的东西。

(二)想像力衰退。 理想逐渐丧失，幻想越来越少；做梦日益减少，而且平淡无奇；脑子晚上不如上午清醒；对新鲜事物缺乏好奇心。

(三)思维活动迟缓。 理解能力减退，注意力不易集中，对外界反应的敏捷度显著减低。学习新事物感到吃力，甚至有点害怕学习新事物。

(四)言语能力衰退。 讲话变得缓慢而罗嗦。

(五)感觉、知觉衰退。 视力老化，听力不清，嗅觉迟钝，以前爱吃的东西现在感到淡而无味。

(六)情感变得不稳定。 较易动感情和在情绪上被人同化，还常常流泪。经常有莫名其妙的焦虑感。常常看不惯年轻人的一些正常言论和行为。

(七)意志衰退。 做事缺乏毅力，喜欢凭老经验办事，对任何事情都缺乏强烈的探索精神。下决心的事情常常拖拉而不行动，逐渐变得什么事情都不想做。

(八)反应能力下降。 动作不如以前灵活，对事物不如以前敏感。

(九)兴趣爱好减少。 生活中感兴趣的东西范围变小了。不再有兴趣看有关爱情的小说、电影、电视，不再喜欢参加各类活动，特别是集体活动。

(十)产生衰老感和死亡感。 总感到自己老了，经常想到自己临近死亡。常回想已故的亲友，又联想到自己，悲悲戚戚。

(十一)性格容易受各种影响发生变化。 如易变得暴躁、易怒、情绪低沉、忧郁、孤僻、古怪，甚至不近人情。

(十二)容易焦虑不安。 尤其是当环境中有不利因素时，就更容易出现焦虑不安的情绪。

(十三)情绪容易发生变化。 一方面是对一般的刺激趋向冷漠，喜怒哀乐不易暴露，或反应降低，使人易产生冰冷之感。另一方面遭到重大刺激时，情绪的反应却又特别强烈，难以抑制。别人认为很平常的事情，他或是唉声叹气，或是怒气冲天。

(十四)敏感多疑。 老年人感觉器官不敏锐，对捕风捉影、似是而非的事往往却很认真，常把听错的、看错的事当作对他的伤害，而感到伤心。

(十五)易产生孤独感。 他们的性格由外向转为内向，深居简出，懒得交际，不愿向前看，而更喜欢重温过去。

(十六)容易自卑。 主要是感到老了，不中用了。如果遇到生活水平降低，生活无人照顾，以及疾病等诸多困难时，均可使老人过分伤感，自卑情绪也随之加重了。

(十七)习惯心理巩固化。 年龄越大，形成的习惯越固定。有的老人固执，刚愎自用。

摘自(《老年人健康长寿须知》)

七、老年心理的个性特征

个性，是指在一定的社会条件和教育影响下形成的一个人的比较固定的特性。心理的个性特征，是指心理的个别差异，是指人与人之间的稳定的心理特征的差异，如性格、兴趣或能力方面的差异。

人的个性没有绝对相同的，但有大体相似之处，且可以分为若干种类型。一般情况下，可分为内向、外向和内外向之间这三种类型。国际上普遍分为A、B、C、D、E五种类型，即：①行为型(A型)；②平均型(B型)；③安定消极型(C型)；④安定积极型(D型)；⑤不安定消极型(E型)。在我国，据北京医学院心理学教授马朋人和北京大学心理学教授姜德珍等学者研究认为，我国老年人的个性心理特征大体可分为以下六种类型：

(一)慈祥型(或叫成熟型)：这类老人对自己一生的成绩感到欣慰，对自己的现实生活感到满足。他们冷静、沉着，善于控制和调节自己的情绪。他们不会患得患失，经得起欢乐与忧伤、成功与挫折、顺境与逆境的考验。

(二)进取型(或叫朝气型)：这类老人性格外向，心胸开阔，善于社交，比较开朗。他们对家庭和社会充满信心，不知老之已至。他们不仅不服老,而且还雄心勃勃,力求继续奋发有为,再干一番事业。

（三）**悠闲型**（或叫安乐型）：这类老人满足于现状,悠然自得,但胸无大志,缺乏进取心,"不求有功,但求无过"。有的只图自己享清福,不关心他人的痛痒,存在"各人自扫门前雪,不管他人瓦上霜"的心理。

（四）**谨慎型**（或叫自卫型）：这类老人情绪稳定,性格内向。他们温顺懦弱、胆小怕事,对人、对事都谨小慎微,生怕出什么差错,得罪别人。他们对自己的衰老和各种外来不幸,都采取预防机制来对待,处处设防,力求平安无事。

（五）**自尊型**（或叫愤怒型）：这类老人高傲自大,惟我独尊,好独断专行,认为"老子天下第一";喜欢被奉承、赞扬,听不得不同意见;情绪急躁,好激动,易发怒,对人对事态度粗暴,一不顺心就火冒三丈、怒发冲冠,人际关系较差。

（六）**自责型**（或叫消沉型）：这类老人往往把遭遇的不幸和失败都归于自己,好吃后悔药,好自我谴责。他们心胸狭窄,意志消沉,对人、对事都比较冷漠,往往沉默寡言、不露声色,有点逃避现实。

以上六种类型的老年个性心理特征中,前两种(慈祥型和进取型)比较健康,适应社会的能力强;中间两种(悠闲型和谨慎型)也有一定的适应社会环境变化的能力;后面两种(自尊型和自责型)就不大健康,不大适应社会环境的变化了。

当然,在现实社会生活中,老年人的个性没有完全绝对属于哪一种类型的,而只能是大体上划分归类,看其主要倾向于哪一种类型。就多数人,特别是离退休老年人的个性而言,主要倾向于前面三种类型的较多,倾向于后面三种类型的较少。

每个老年人都应该紧密联系实际,将自己的心理活动对照分析一下,看自己主要是倾向于哪种类型。如果倾向于前面两种类型,则属于健康的心理状态,应加以保持和巩固;如果倾向于后面几种类型,则属于不大健康的心理状态,应自觉进行调节,以逐步适应社会与家庭的各种变化。

摘自《益寿养生》

八、老年心理的主要需求

老年人的心理需求各式各样,但比较共同的有以下几种：

（一）**对生理健康的需求**。希望能延缓衰老,健康长寿。

（二）**对社会尊重的需求**。离退休以后,希望能得到社会和家庭的尊重。怕"人走茶凉",被人看不起。

（三）**对良好环境的需求**。一般都喜欢安静,怕烦燥,怕吵、闹、乱。

（四）**对家庭和睦的需求**。希望子女、亲属之间互相尊重、爱护、帮助,团结友爱,和睦相处。

（五）**对生活扶助的需求**。希望子女孝顺,很好地赡养老人,也希望能得到社会和原所在单位的关心、照顾。

（六）**对社会交往的需求**。多愿意与谈得来的老友、同事来往,互相谈心,交流感情。

（七）**对兴趣爱好的需求**。希望能参加自己爱好的文娱体育活动。

（八）**对学习的需求**。希望能学习新的知识和技能,了解各种信息,关心国内外大事。

（九）**对事业的需求**。不少老年人希望能"老有所为",发挥余热,继续奉献。

（十）**对再婚的需求**。失偶老人有相当一部分有再婚的愿望,希望能再有个志同道合、同心同德的老伴。

摘自《益寿养生》

第七十六篇　老年保健总论

一、老年保健的四项原则

老年人养生保健的理论博大精深,概括起来有以下四项原则：

（一）**顺应自然**。人生活在自然界中,时刻都受到自然环境的影响,人类只有能动地适应自然环境的变化,保持机体内环境的稳定,才能延缓衰老和减少疾病的发生。人的生理功能随着天地四时之气的运动变化而进行着自身的调节,正如《黄帝内经》所指:"春生、夏长、秋收、冬藏,是气之常也,人亦应随之。"因此,老年保健要顺应自然界的运动变化,与天地阴阳保持协调平衡,达到"天人合一"。要顺应四时气候来调养人体五脏之气,维护人和自然的和谐统一,以增强适应自然气候变化的能力;应遵循"春夏养阳,秋冬养阴"的原则,使人体阴阳气血调和,精神内守,方可达到抗衰防病之目的。老年保健的基本法则首先要顺应自然,与自然和谐相处。

(二)三因制宜。每个老年人的体质不同,所处的自然环境不同,所需的保健要求必然不同,还有不同的季节,保健的内容和方法也不同,因此,没有一种保健方法是放之四海而皆准的。老年保健的第二个原则就是要因时、因地、因人制宜,寻找适合自己的最佳方法。

1. 因时制宜。就是要与四时相应而保健。在四时气候变化中,春温、夏热、长夏湿、秋燥、冬寒,表示一年中气候变化的一般规律,人体也不例外,必须与之相适应。在四时气候变化中,每一季节都有它不同的特点。所以,人体调摄在保持其自身机能阴阳平衡的同时,必须顺应自然界四时的变化,并且了解掌握四时变化规律及不同自然环境的特点,通过自我调摄,最大限度地提高人体对自然界变化的适应性及调节能力,从而促进人体健康。

2. 因地制宜。是指要适应所处地域环境的实际情况进行保健。如南方,气候炎热潮湿,容易感受湿热之邪,所以南方人常用的养生保健是煲汤,放些调理脾胃、清热化湿的中药煮成一锅汤。而北方的气候寒冷干燥,容易感受寒邪,保健的重点就是温阳祛寒。

3. 因人制宜。就是根据不同的年龄、不同体质的特点,选择不同的保健方法。老年人的不同年龄阶段也有不同的保健要求,60~74岁为老年前期,五脏功能均呈下降的趋势,应该从各方面注意生活调节,保养身体;75~89岁为老年期,脏腑功能日渐衰退,阴阳平衡日渐失调,代表生命力的阳气日渐不足,代表生命物质基础的阴血、津液日渐耗散,应注意养护阴阳,防止过快地衰老;90岁以上为长寿期,脏腑之气均较为虚弱,体能的消耗日趋减少,全身机能活动维持在较低水平,处于相对抑制状态,应以静养为主。因人制宜还要根据每个人的体质特点进行保健。不同的体质采用不同的方式,如阳虚、阴虚、气虚、血虚体质的保健方法就各不相同。

(三)调和阴阳。阴阳平衡是人体健康的必要条件,是生命活动的根本。养生保健就必须使阴阳平衡。

阴阳是中医学和哲学概念,即凡是向阳的、外向的、明亮的、上升的、温热的都属于阳,反之,凡是背阳的、内守的、晦暗的、下降的、寒凉的都属于阴。人体也一样,头为阳、脚为阴,体表为阳、内脏为阴,六腑为阳、五脏为阴,气为阳、血为阴。世界上任何活动都是阴阳的运动,人体的生命活动也是阴阳的运动。如果阴阳平衡,人体就气血充足,精力充沛,健康长寿。如果阴阳失衡,那么就会患病、早衰,甚至死亡。所以养生保健就是根据阴阳平衡的规律,协调机体的功能使阴阳平衡。养生保健可通过饮食、起居、运动、心理调节等方式促进人体的阴阳平衡,必要时也可通过食疗、按摩、针灸、药物等手段促使阴阳平衡。

调和阴阳还表现在动静适度,"人身阴阳也。阴阳,动静也,动静合一,气血和畅,百病不生,乃得尽其天"。人在生活中,宜保持动静的适度,形体宜动,生命需要运动,才能使精气流通,气血调和;心境宜静,情志适宜安定,心无杂念,精神专一,有益于精神健康。

性生活的和谐也是调和阴阳的重要环节,健康适度的性生活能调和人体阴阳,减缓衰老,增进健康,延年益寿。而房劳过度或性生活不协调都会影响阴阳平衡,从而影响人的健康。

(四)形神兼养。中医的"神"是人体生命活动现象的总称,包括大脑的精神、意识、思维活动以及脏腑、经络、营卫、气血、津液等全部机体活动功能及其外在表现。人的整体,从大脑到内脏,从五官七窍到经络、气血等,以及肢体活动,都无一不是依靠"神"作为维持其正常功能的内在活力。"神"在人体生命活动中占有重要地位。《黄帝内经》指出："得神者昌，失神者死。"因此，形神兼养是中医的重要养生保健原则，形是神的载体，是神的物质基础，神是形的主宰，是生命活动的外在表现，两者相辅相成，不可分离。形神合一，共同构成了人体的生命。健康的人，应是形神双方都保持着协调工作，健康的形体是精力充沛、思维敏捷的物质保证；充沛的精神和乐观的情绪又是形体健康的表现和主导。所以中医养生保健非常重视形体和精神的整体调摄，提倡形神兼养，既要遵循"法于阴阳，和于术数，食饮有节，起居有时，不妄作劳"的养形方法；又要追求"恬淡虚无，真气从之，精神内守"的养神境界。摒弃过多的欲望，乐观豁达，轻松愉快，使内心保持恬淡平静的状态，可以有效地预防疾病。养形调神，守神全形，使得形体健壮而精力充沛，最终达到"形与神俱，而尽终其天年"的目的。

摘自《老年养生必读》

二、老年保健的三种境界

养生保健是为了更健康地生活，现代医学已经从"生物医学"和"生物——心理医学"发展到"生物——心理——社会医学"，世界卫生组织将健康最新定义为"身体、心理及对社会适应的良好状态"。因此，也有学者把老年养生保健分为三个境界，即：生理保健、心理保健和哲理保健。

（一）生理养生保健。 生理养生保健就是注重身体的保健，如通过饮食有节，饮食平衡以营养身体；通过起居有常，劳逸有度以颐养身体；通过运动锻炼，活动筋骨以强健身体；通过无病先防，有病早治以保养身体。这些都是生理保健，而且也是养生保健的基础。

（二）心理养生保健。 心理养生保健就是讲究调摄情志，使七情（喜、怒、忧、思、悲、恐、惊）活动得到正常宣泄，但又不过于激烈或持久，以免引起身心疾病，如喜伤心、怒伤肝、思伤脾、悲忧伤肺、惊恐伤肾。心理保健，最重要的是调摄情志，是"情贵中和"，以保持心境平和、精神愉快、情绪安定。如通过太极拳、气功、静功来安定情志，通过书法、绘画、音乐、舞蹈、阅读来陶冶情操。这些都属于心理保健的范畴，这也是一种更高层次的养生保健。

（三）哲理养生保健。 哲理养生保健就是通过提高老年人的思想修养和道德情操，避免各种各样的贪求、欲望等负性情绪对身体的刺激，将思想从世俗杂念中解脱出来，从而保持健康快乐、延年益寿的养生保健方式。如孔子曰："仁者寿"、"有大德必得其寿"；孟子云："不动心，可养浩然之气"；荀子说："有德则乐"、"乐则能久"。这都是讲的哲理养生保健。

哲理养生保健主要是要在养生保健上处理好以下两个关系：

一是养生保健与修身养性的关系。养性，就是培养良好的性格和性情，养成随和开朗、从容大度的好性格，情绪乐观，态度谦和，不急不躁，无所奢求，达到"宠辱不惊，看庭前花开花落；去留无意，望天空云卷云舒"的境界。中医养生理论很重视养性，认为"养生莫如养性"。养生保健为什么要养性呢？因为平和的性格、愉悦的心情、平静的心态、稳定的情绪，对人的健康有莫大的益处。唐代名医孙思邈在《千金要方》中指出："夫养性者，所以习以成性，性自为善……性既自善，内外百病皆不悉生，祸乱灾害亦无由作，此养生之大经也。"就是说，心地善良，不做坏事，是最好的养生保健之道。

孔子在《论语·卫灵公》中曰："言忠信，行笃敬，虽蛮貊之邦，行矣。言不忠信，行不笃敬，虽州里，行乎哉？"就是说，言语忠诚可信，行为笃实恭敬，即使到了边远的部族国家，也行得通。言语欺诈虚伪，行为轻浮狂妄，就是在本乡本土，难道也行得通吗？所以说，忠信笃敬，就是一个人修身养性的准则。忠：有忠诚、忠实等意义，是修身之关键。忠诚是一种坦荡无私的涵养，是一种通达宽广的胸襟，是一种纯净无染的爱，是一种人格升华的美。信：有诚信、不欺等意义，是一切德性的基础和根本。诚信就是诚实、守信用、重承诺、负责任。勿以恶小而为之，勿以善小而不为。有诚信则事业有成，做人受敬。笃：有厚实、真诚、专一等意义，是一种美德，是一种高尚而又坚毅的行为，是治学、立业、兴家的根本。古今中外成大业者、学传后世者无一不笃实从事、恪守终生。笃是大智若愚,默默耕耘,任劳任怨。笃是老实做人,勤恳做事。笃是大事讲原则,小事能宽容,不计较个人得失。笃是把人生贡献给自己热爱的事业,而矢志不渝。敬:有恭敬、尊重、严肃等意义,是一种内修心灵净化和品德升华,外予善举与良德于社会。我敬众人,众必敬我,各行各业都离不开这个敬字。社会需要敬,敬是生存法则,敬是自然规律,敬是清白本源。

明末清初著名思想家、哲学家王夫之提出的"六然"、"四看"可以说是哲理养生保健的最高境界。"六然",就是:"自处超然,处人蔼然,无事澄然,处事断然,得意淡然,失意泰然"。"四看",就是:"大事难事看担当,逆境顺境看襟怀,临喜临怒看涵养,群行群止看识见"。

二是养生保健与养德的关系。人的道德水准对心理状况有极其重要的影响作用。做了利人利国的善事,会给自己带来精神上的无限愉快之感,从而对自己机体各器官能活动起到有益的调节作用,使其正常发展。古人云"厚德载福",就是说多做好事本身就是幸福。其道理一方面说人做了好事心理上有一种愉悦;另一方面是说精神上的愉悦可以带来健康长寿的幸福之果。

古今养生保健中所说的道德,是指人们在日常生活和社会交往中的行为规范,就是做人的标准、尺度和规矩。人们之所以需要道德,是因为人类的一切活动都不能脱离社会而存在,都是在社会中进行的。道德作为一定的行为评价尺度,存在于人们的观念之中。如廉洁奉公、助人为乐、诚信无欺、救死扶伤等,这些道德规范都是人类应当共同遵守的准则。

要想健康长寿,不仅靠养生保健,而且要靠养德。历代医家和养生家都把养德作为养生的重要组成部分,如明代医家、养生家王文禄在《医先》中说:"养德、养生无二术。"就是说养生与养德,相符辅相成,密切相关。明代养生学家高濂在《遵生八笺》中提出:"养德养生兼得之。"强调养德与养生并重,且以养德为先。在养生保健中,如果只求助于养生之术,迷恋于药物、食物,不注重道德修养,要想健康长寿是很难的。晋代名医葛洪曾指出:"若德行不修,但务方术,皆不得长生也。"唐代名医孙思邈也强调:"德行不克,纵服玉液金丹亦未能延寿。"只有既注重养生保健,也注重品德修养的人,才能健康长寿。所以孔子曰:"大德必得其寿。"明代医家孙志宏在《简明医彀》中指出:"德为福寿之本,若其刚恶而不好德,柔弱而怠于修德,则祸及随之,而绝福寿根源矣。"强调养德不仅是延年益寿的基石,而且是人生幸福的根本。

道德高尚的人虚怀若谷,宽宏大量,心地善良,为人正派,故能心安不惧,心广体舒。鲁哀公曾向孔子请教,智者寿乎?仁者寿乎?孔子回答说:智者仁者皆可以致寿。观世人气质温和者寿,质之慈良者寿,量之宽宏者寿,貌之重厚者寿,言之简点者寿。盖温和也,慈良也,宽宏也,重厚也,简点也,皆仁之一端。其寿之长,绝非猛厉、残忍、褊狭、轻薄、浅躁者所能及。唐代著名禅师希迁,号称石头和尚,曾为世人开列十味奇药:"好肚肠一条,慈悲心一片,温柔半两,道理三分,信行要紧,中直一块,孝顺十分,老实一个,阴骘全用,方便不拘多少。"服用方法为:"此药用宽心锅内炒,不要焦,不要燥,去火性三分,于平等盆内研碎,三思为末,六波罗蜜为丸,如菩提子大,每日进三服,不拘时候,用和气汤送下。果能依此服之,无病无痊。切忌言清浊,利己损人,肚中毒,笑里刀,两头蛇,平地起风波。以上七件,速须戒之。"希迁的养生奇方其精要在于养德。养德"不老主顾,不费药金,不劳煎煮",却可祛病健身,延年益寿。希迁91岁时无疾而终,谥号天际大师。

按照"生物——心理——社会医学"的模式,生理养生是生物层面的养生,心理养生是高层次的养生,哲理养生是社会层面的养生,养生的三个层面是互相联系不可分割的。生理养生是健康的基础,心理养生是关键,哲理养生是导向,正确把握养生保健之道,三个境界的养生互相促进。反之,把握不好会互相影响,心里问题可以影响身体健康,个人的道德修养又可以影响心理健康,从而导致恶性循环。因此,一定要正确处理养生保健三个层面的关系,以共同促进身心健康。

摘自《老年养生必读》

三、老年保健的四大法宝

1992年,世界卫生组织召开的"健康促进会议"总结出了有利于老年人健康的四大法宝:"规律生活,合理膳食,适量运动,心理平衡。"并指出,实现了这四句话,可以使高血压减少55%,脑卒中、冠心病减少75%,糖尿病减少50%,肿瘤减少30%,平均寿命延长10年以上,而且生活质量大大提高。四大法宝的基本内容为:

(一)规律生活。规律生活,是指养成良好的生活习惯,做到"三戒"、"三缓"和"三个半小时"。

1. "三戒"。即戒烟、戒酒、戒赌。吸烟、饮酒、赌博有害身体健康是人所共知的。因此,结合老年人易患慢性呼吸道疾病,易患癌症和心、脑血管系统疾病的特点,为了保障老年人健康长寿,老年人应该禁止吸烟、饮酒、赌博。

2. "三缓"。指醒后不要马上起床,躺一会儿缓一下再起;起坐动作要慢,最好在床上坐着缓一会儿再下地;下地前做双腿下垂状,缓一会儿再直立。因为突然起床,会因身体急剧变化诱使血压突然下降,导致心肌缺血、脑缺血、心律失常发作,甚至猝死。实行"三缓",不花一分钱,即可减少许多老年人疾病发生的几率。

3. "三个半小时"。就是提倡:①早上起来活动半小时,打打太极拳,走走路,跑跑步,或者因人制宜地进行一些其他运动;②中午睡半小时,这是人体生物钟的需要,可以保护心脏;③晚上慢走半小时,可促使晚上睡得香,减少心肌梗死和高血压的发病率。

(二)合理膳食。民以食为天。吃饱、吃好容易,但吃得合理,做到"不胖也不瘦,胆固醇不高也不低,血粘度不稠也不稀"就不容易了。下列饮食习惯对维持合理膳食有效:

1. 补充钙质。提倡每天喝一袋牛奶。不喝牛奶容易导致缺钙,加速骨质疏松、骨质增生、腰痛、骨折、驼背等。

2. 控制主食。每餐100克主食,即每日300克主食,可根据个人身体状况、工作量不同进行适当变动。

3. 注意营养。一天三份高蛋白。一份高蛋白是指50克瘦肉,或者一个鸡蛋,或者100克豆腐,或者100克鱼虾,或者100克鸡和鸭,或者25克黄豆。一天三四份即可。

4. 粗细粮搭配。一周吃三四次粗粮,主要是玉米面、老玉米、红薯、各种豆类等,每顿七八分饱。

5. 蔬菜、水果不能少。每天吃蔬菜、水果500克,最好每顿都吃,要各种颜色的蔬菜、水果搭配吃,如蔬菜中红的有西红柿、红辣椒;黄的有胡萝卜、韭黄;绿的有绿叶蔬菜、黄瓜;白的有白蘑菇;黑的有黑木耳等。水果也有不同颜色。

6. 多饮开水。每天饮水量应不少于7杯(每杯200毫升)。应主动饮水,它可以洗涤内脏,对防病治病有极大的好处。

(三)适量运动。生命在于运动,但运动存在许多误区,故应做到科学适量运动并持之以恒。

1. 选择适当的运动项目。老年人要根据自己的健康状况选择锻炼项目,在锻炼之前要做全面的体格检查,最好是根据查体结果按医生开出的运动处方进行锻炼,同时还要考虑年龄、性别、体质、健康、兴趣、职业等情况。

2. 锻炼要循序渐进。老年人运动应有目的、有计划、有步骤地进行,应从小运动量开始,逐步递增,运动时发热、微出汗,运动后感到轻松、舒畅、饮食好、睡眠好为宜,不要急进、冒进。

3. 锻炼应持之以恒。再好的运动短期也不能立竿见影,运动保健贵在坚持,至少每周锻炼3次,每次30分钟,养成按时锻炼的好习惯。

4. 加强运动的自我监护。老年人在运动中要对自己的运动效果及体格状况进行自我观察、记录和评估,不要为完成计划而运动,随时调整运动项目和运动量。

(四)心理平衡。有人说:"要有个良好的心态,疾病就减轻了一半,人的精神一崩溃,百病就缠身了。"这话很有道理。受挫的哀怨、流言的侵袭、奢望的纠缠、世俗的喧嚣、妒忌的困扰、失落的惆怅……哪样事都让人心烦意乱,老年人虽退休了,如此心烦的事却照样一个都不少。法国女作家乔治桑说,"心情愉快是肉体和精神上的最佳卫生法"。马克思也说"一种美好的心情比十副良药更能解除生理上的疲惫和痛楚。"因此,老年人要以德养生,淡泊名利,退一步天地广阔。事实证明,凡重视心理养生保健者,身体也易进入长寿领域。

摘自(《自我保健230法》)

四、必须注重自我保健

自我保健又叫自我保养。它是依靠自己,用自我的力量跟虚弱、疾病、衰老作斗争,通过主观努力,采取主动措施保护自己的健康,增强体质,延长寿命。加强自我保健能使许多疾病在早期被自己所察觉、所发现而能及早治疗,以增强体质,消除某些病患或延迟疾病的到来。加强自我保健,并与医疗和药物的作用结合起来,会收到健身延年的效果。老年人坚持自我保健,就能做到无病早防,有病早治。

老年人自我保健内容十分广泛,主要包括如下几个方面:①制定有节奏的生活制度;②建立节制饮食的习惯;③养成良好的卫生习惯;④参加适当的有益劳动;⑤坚持科学的健康锻炼;⑥学会精神的自我控制;⑦勤做各种保健按摩;⑧坚持各项保健训练;⑨掌握自我查病方法;⑩培养健康的生活情趣。老人学会自我保健,坚持不懈,必有益处。

自我保健是为了自己的健康利益,自我发现、自我保护、自我处理或协同医生自我治疗的一种保健行为方式。在这里,人们从医疗服务机构的被动服务变成自身健康的自我服务者。它所起到的健康效果是现有卫生服务体系难以达到的。

身心健康主要依靠自我保健,取得最佳的健康,使身体达到最佳的状态。如今,自我保健在医学界被称为新兴的"第四医学"。"第四医学"与第一医学(临床医学)、第二医学(预防医学)、第三医学(康复医学)比较,其理论与实践方法的最大不同点是:它不再仅仅以病和病人为对象,而是更加强调自我防护,倡导科学的自我保健,包括自我保健医学方法与知识的应用。

近年来,自己来保护自己的健康,已成为人们保健的发展趋势。自我保健的内容是:利用自己所掌握的医学知识和养生保健手段,在不住院、不求医生和护士的情况下,依靠自己和家庭力量对身体进行自我观察、诊断、治疗、护理和预防等工作;逐步养成良好的生活习惯,建立起一套适合自身健康状况的养生保健方法,以达到健身祛病、推迟衰老和延年益寿的目的。自我保健意味着自己把握自己的健康和生命;自我保健也意味着你懂得改善周围的环境等。自我保健的内容广泛:可以服用有益身体的补充剂,如维生素、矿物质、抗氧化剂类食品或补品;可以利用意志力减压,学会放松身心;更要注意心理健康,加强自律,增强求知欲,激发自己的信念和耐力。健康是我们的选择,永远不要把健康交付他人手中,要紧紧地把健康把握在自己手中!《养生保健的266条法则》)

据世界卫生组织统计分析:每个人的健康与寿命,有15%取决于遗传因素,10%取决于社会因素(安定或动荡),8%取决于医疗条件,7%取决于气候影响(酷暑严寒),而有60%取决于自己。原苏联一位长寿专家的研究也证明:人的健康长寿,有10%左右取决于医疗条件,15%~20%取决于遗传因素,20%~30%取决于生存因素,40%~50%取决于生活方式。这两份统计资料所包含的内容大体相同,都足以证明一个人健康与长寿的关键主要取决于自己。因此,可以说健康长寿的"钥匙"主要掌握在自己手中。

美国著名长寿专家卡尔迈博士提出,人类要得以长寿,务必做到"五个必须":①必须有绿色的空间和新鲜的空气;②必须保持活跃的好奇心,有丰富的、充实的精神生活;③必须有适当的工作量;④必须牢记切勿饮食过量,只求营养成分适量均衡;⑤在预防疾病的同时,必须对疾病有进一步的认识,以便治疗疾病。这"五个必须"也同样证明,一个人要想延年益寿,必须依靠自己的主观努力,把主动权掌握在自己手中。如果放弃主观努力,单纯依靠自然的"恩赐",那是极不可靠的。

老年人如何做好自我保健呢?明代名医龚廷贤在《寿世保元·丁集四卷·老人》中指出:"老者安之,不以筋骨为礼,广筵专习何当?勉强支配,衰年之戒,一也。戒之在得,举念浑无去取,家之成败,开怀尽付儿孙,优游自如,清心寡欲,二也。衣薄绵轻,葛不宜华丽、粗重,慎于脱着,避风寒暑湿之侵,小心调摄,三也。饮酒暖而戒寒凉,食细软而远生硬,必须减少,频频慢食,不可贪多,慌慌大咽,四时宜制理气健脾之药,四也。莫为寻幽望远而早起,莫同少壮尽饮而晚归,惟适兴而止,五也。不问子孙贤否,衣衾棺椁自当预备,身虽强健,譬如春寒秋热,可得久乎?常以朝不保暮四字介意,六也。老能持此六戒,虽不用药,庶乎且安矣。若家贫,子孙不能称意,只当安命持守,闭门端坐,颐养天年而已。不可贪饕责备,反生恼恨,自速其寿也。"

《常见病家庭诊治大全》指出,老年人自我保健应注意以下问题:

1. 忌饱食。如果狂饮滥食,将会影响衰弱的胃功能,加重心血管负担。

2. 忌过油。饮食以清淡为佳,少吃动物性脂肪和油腻食物。医学研究认为,高脂肪食物是造成高胆固醇、肥胖、中风、冠心病、动脉粥样硬化等疾病的主要原因之一。

3. 忌烟酒。烟酒容易引起呼吸系统、心血管系统、消化系统的疾病。

4. 忌大喜大怒大悲。大喜大怒大悲往往会突然引起急性心肌梗塞或脑溢血。

5. 忌过量运动。老年人体质虚弱,过量运动不易使疲劳恢复。适宜于老年人的活动是太极拳、自由操、散步等。

6. 忌久蹲。久蹲后,突然站起,可能造成晕厥、眼花、倒地致中风。

7. 忌行路慌张。老年人注意力不集中,反应慢,行路慌张容易发生事故。

8. 忌懒动。生命在于运动,这是养生保健之道。

9. 忌大便秘结。大便长期秘结,是某种疾病出现的信号,要注意观察,及早就医。

10. 忌咸食。食盐过多,容易引起高血压。

(《常见病家庭诊治大全》)

摘自(《养生保健的266条法则》、《常见病家庭诊治大全》)

五、学习保健知识

保健知识比医疗条件、社会条件和生态环境更为重要。必要的健康知识,能改善自己的生存环境,提高和控制疾病的能力,是每个健康生命的必然选择。然而我们掌握的健康知识与其他任何生存技能方面的知识相比又是何等的贫乏。生活中,我们常见无数饱学之士,专注于工作和学习,却连起码的保健知识都没有,不懂得保护自己的身心健康,一旦病魔缠身,终不能酬其壮志,只能让人叹息。而在世界上最长寿的国家日本,每个家庭的书架上都会有几本健康类书籍,凡是四五十岁以上的中老年人,对流行的健康知识往往如数家珍。

保健知识是抵御疾病最好的武器和最有效的疫苗。保健知识在预防疾病发生过程中起着重要作用。人们只有具备了基本的保健知识,在面对疾病威胁时,才能科学地避免疾病的危害,才能主动寻求卫生服务,有效保护自身健康,科学地避免疾病的危害。

世界卫生组织的研究数据称,全球每年有170万人死于腹泻类疾病,其中94%的死亡病例是能够通过建立良好的卫生习惯而预防的。如果人们具备简单的卫生知识,如勤洗手,就可以有效预防腹泻的发生。因此,只有学习基本保健知识,摒弃不良生活习惯,树立健康生活理念,才能提高自己的健康素质。

作为一个老年人,要深知只有自己强身健体,才能愉快地安度晚年。而要强身健体,就要把养生保健当作一项事业来对待,坚持不懈地学习中西医保健知识,收集古今中外的养生保健方法,把它用于自身防治各种疾病上,达到强身健体的目的。在这方面,中医养生学是一个伟大的宝藏,它拥有许多西方保健医学所没有的宝贵理论和方法,如方药养生、经络养生、气功导引、针灸按摩等,使我们可以具有更多的养生保健途径,有更多的实现天年的保证。掌握自我保健知识越多,保健能力就越强。"我命在我不在天",我们要把健康和生命掌握在自己手中,绝不能把生死大事完全托付给他人;要坚信生命具有很大的可塑性,可以创造惊人的奇迹。

在我们的知识体系中,保健知识更是必不可少的,这是现代文明生活的重要象征,也是人类寿命不断提高,社会不断进步的保障,也是老年人健康长寿的必要条件。保健知识是指关于维护健康、预防和消除疾病的方方面面的知识,包括营养学的知识,健身养生的知识;对医疗保健系统等检测健康的手段的认识和了解;对疾病和损伤的预防和简单处理;以及对身心健康术的一定掌握。总之,保健知识是关于个人健康的所有必要的有益信息。要针对个人的健康情况,以个人的全面身心健康为目标,而不需要面面俱到,也不需要成为这方面的专家。保健知识就是最好的延年益寿处方。储备足够的保健知识,时刻关注自己的健康动态,用掌握的保健知识来评估自己的健康,定期参加锻炼,饮食均衡,起居定时,劳逸结合;定期检查身体,排除健康隐患,就可以在老年期减少疾病,拥有健康,延年益寿,活到天年。

摘自《健康人生》

六、老年人的健康标准

老年人的健康标准主要有以下三个:

(一)中华医学会提出的健康老年人标准是:

1. 躯干无明显畸形,无明显驼背等不良体形,骨关节活动基本正常。
2. 无偏瘫、老年痴呆及其他神经系统疾病,神经系统检查基本正常。
3. 心脏基本正常,无高血压、冠心病及其他器质性心脏病。
4. 无慢性肺部疾病,无明显肺功能不全。
5. 无肝肾疾病,无内分泌代谢疾病、恶性肿瘤及影响生活功能的严重器质性疾病。
6. 有一定的视听能力。
7. 无精神障碍,性格健全,情绪稳定。
8. 能恰当地对待家庭和社会人际关系。
9. 能适应环境,具有一定的交往能力。
10. 具有一定的学习、记忆能力。

(二)世界卫生组织制定的健康标准是:

1. 有充沛的精力,能从容不迫地应付日常生活和工作压力,而不感到过分紧张;
2. 处事乐观,态度积极,乐于承担责任,事物巨细不挑剔;
3. 善于休息,睡眠良好;
4. 应变能力强,能适应外界环境的各种变化;
5. 能够抵抗一般性感冒和传染病;
6. 体重适当,身体匀称,站立时头、肩、臀位置协调;
7. 眼睛明亮,反应敏锐,眼睑部无发炎;
8. 牙齿清洁,无空洞,无痛感,齿龈颜色正常,无出血现象;
9. 头发有光泽,无头屑;
10. 肌肉皮肤有弹性。

(三)祖国医学提出的健康老人标志:

1. 眼有神:目光炯炯有神,视觉和大脑功能良好。
2. 声息和:声音洪亮,反映发音和呼吸系统及循环系统良好。
3. 前门松:排尿畅通,泌尿和生殖系统功能良好。
4. 后门紧:肛门括约肌紧张度正常,肠道肛门无疾患。
5. 体不丰:形体不胖。
6. 牙齿坚:牙齿没有明显萎缩,牙齿不松动。
7. 腰腿灵:骨骼、肌肉、运动、神经系统功能良好。
8. 脉形小:心律正常,心功能良好,血压不高,血管硬化程度不高。

摘自《老年人健康长寿须知》

七、推迟衰老的"六招"

(一)注重营养是抗衰老的首要前提:人的衰老虽与许多因素有关,但最重要的应该是营养。食物营养古称食养,它的主要功能是脏器增加营养物质,有利于脏器正常功能的延长。但营养的消化吸收,必须以脾胃功能的正常为前提。

(二)合理饮食是抗衰老的基本条件:合理饮食非常重要,它可以使人不胖不瘦,胆固醇不高也不低,血黏度不稠也不稀。如果饮食无规律,长期饥一顿、饱一顿,饱饥失衡或过多食饮辛辣食品及多种维生素摄入不足等,都会影响人体的生理代谢,从而加速身体衰老的进程。

(三)经常运动是抗衰老的可靠保证:长期参加适当的体育运动或坚持适当的体力劳动,均可使全身各系统、各器官得到适宜的锻炼,增强机体功能,充满生机和活力,有效的延缓衰老。

(四)心理平衡是抗衰老的重要措施:心理平衡是抗御衰老的重要方面。容怀不良情绪,如失望、消沉、沮丧、嫉妒、焦虑、忧愁、悲痛、烦恼、愤懑等,若持续时间较长或反复出现,便会损害身心健康而引起衰老。只要心胸开阔、性格随和、心地善良,就能达到抗衰老的目的。

(五)改变习惯是抗衰老的关键因素:改变习惯就是戒除不良嗜好,改掉不良生活习惯,建立科学的生活方式,防止对内脏的损害。如酗酒、吸烟、暴饮暴食、房事过度、生活无规律等,都会引发多种疾病,造成早衰。

(六)药物滋补是抗衰老的补充良方:适宜对证的药补是抗衰老的有效方法。古往今来,应用中药延缓衰老,一直是人们憧憬的目标。目前认定的抗衰老药物有:人参、党参、黄芪、黄精、玉竹、菟丝子等45种。

除上述六个方面外,"脑运动"也是抗衰防老的重要方面。老年人要勤用脑、善用脑,开展积极的思维活动,如读书、看报、撰文、绘画、练书法、下棋和适当脑力劳动,就可以增强大脑供血量,提高脑力活动效率,延缓衰老的进程。

摘自《益寿养生全书》

八、抗衰老的有效方法

(一)免疫系统抗衰老:当人衰老时,细胞内的基因控制系统和免疫系统变得容易发生"故障",人们也就更容易患癌症。罹患关节炎是免疫系统失调的例子,这也是为什么关节和衰老有关,因而我们应该维持良好的免疫系统,尽力避免这些疾病,防止过早衰老。

(二)动脉抗衰老:当动脉被脂肪堵塞时,不只是心血管系统,全身也会衰老得更快。罹患高血压会使人的真正年龄比血压较低的人衰老25岁。因此,要预防动脉硬化和高血压。

(三)社会和环境抗衰老:生活环境、污染物质、生活压力都会对人的衰老起作用:吸二手烟、吃含高脂肪的食物、在不安全的环境里工作、使用手机等,都会缩短寿命或遭受更多疾病折磨。

(四)美满婚姻抗衰老:人们最好的社会支持当然是婚姻。研究显示,那些证明自己过着美满婚姻的人们比那些没结过婚或丧失配偶的人多活6.5岁。

(五)抗氧化营养素抗衰老:有一些营养素具有抗氧化作用,例如维生素E和胡萝卜素等普遍存在于植物性食物当中。因此,应适当多吃具有抗氧化营养素的食物。

(六)维生素C、E抗衰老:维生素C具有氧化及促胶原生成的作用,可提高白血球功能,预防感冒。维生素E通常被认为是防止老化的维生素,因为它能发挥抗氧化作用。含丰富维生素E的食物有小麦胚芽油、玉米油、黄豆油、麻油、花生、芝麻、鳗鱼等。

(七)人参抗衰老:现代医学分析指出,人参含有人参皂甙、人参二醇、多种糖类、维生素以及矿物质等多种成分,可健脑、增强记忆、抗疲劳,有胰岛素协同作用、能降低血糖,宜作为糖尿病辅助治疗,促进性腺功能、提高免疫力,有助于抗老防癌。

(八)芥菜抗衰老:芥菜被营养学家誉为蔬菜之王,含有蛋白质、糖类、脂肪酸、维生素A和C、矿物质以及胡萝卜素(抗老防癌)。

(九)核桃抗衰老:核桃自古以来有"长寿果"的美称,富含油脂,且90%是不饱和脂肪酸。核桃仁也含有丰富的维生素B和胡萝卜素及微量的锰、锌、钼等微量元素,可保护眼睛。延缓人体老化的速度。

(十)大蒜抗衰老:大蒜含有蛋白质、脂肪、糖类、维生素A、B、C及矿物质。医学科学家认为,消化道癌、乳腺癌、卵巢癌等病因均与体内硒元素的不足有关。而大蒜内含有丰富的硒,从而抑制癌细胞,抗老防癌。

(十一)抗衰老应改的坏习惯:一是整天愁眉苦脸;二是熬夜;三是经常暴晒;四是抽烟喝酒(少量红酒不在此限);五是面部表情过于丰富;六是无端发脾气;七是乱猜忌。

此外,医学专家还提出了一个整体性抗衰老方案:

1.一日养生保健的整体性方案

(1)抗氧化剂:维生素E 200毫克(2片)早、

晚饭后分服;维生素C 400毫克(4片)早、晚饭后分服;善存片(1片)早餐后服。功效:有抗自由基、增强免疫功能和防病抗衰老作用。

(2)保健食物:牛奶一杯或豆浆两杯(补充优质蛋白质和钙质);鸡蛋一个(补充蛋白质和卵磷脂)。

(3)蔬菜水果:是机体所需维生素、纤维素等的重要来源。每天至少吃两餐蔬菜,每天吃2~3次水果。每天蔬菜水果总量大于400克。

(4)饮水:清晨起床后即饮凉开水1~2杯,每天饮水(含茶水)8杯(约2000毫升)。功效:有清洗胃肠,稀释血液,防止便秘,排毒抗衰老等作用。

(5)饮茶:上午、下午各饮茶2~3杯。功效:有抗自由基、防癌、预防心脑血管疾病等作用。

(6)运动:选择适合的时间,合适的运动项目(如散步、太极拳等),每天运动半小时至一小时。

(7)按摩:按摩足三里和背部以及按揉腹部等。每天1~2次。功效:有通经活络,增强免疫功能,防病抗衰老作用。

(8)淋浴及足浴:夏天每天淋浴,冬春季睡前进行足浴。

2.其他综合性措施

(1)每周吃海带1次以上。

(2)每周吃鱼2次以上。

(3)每周吃豆类(含豆制品)3次以上。

(4)每周运动4次以上(每次半小时至一小时)。

(5)每周参加社交活动1次以上。

(6)患有心脑血管疾病、糖尿病等慢性病者,每月由医生进行1次体格检查,必要时每月进行1次穴位注射或穴位埋线。

(7)中老年人每年进行1次体格检查。

(8)年老体弱者,每年冬季打预防针,包括流感疫苗等。

因为目前还没有抗衰老的"灵丹妙药",也没有抗衰老的"孤胆英雄"。因此,必须实施整体性的养生保健抗衰老措施,才能取得理想的效果。实施整体性的养生保健抗衰老措施,还必须坚持经常持久,不能存在一蹴而就的侥幸心理,不能一曝十寒。

摘自《益寿养生全书》

九、长寿的八个法宝

(一)朝暮叩齿三百六,七老八十不落牙。 上下齿有节奏地反复相互叩击,不但能强肾固精,还能平衡阴阳。

(二)头为精明之府,日梳五百保平安。 每日最好晨梳2~5回,下午再梳一回,一回以两分钟梳100次为宜。

(三)脚为第二心脏,常搓涌泉保健康。 温浴后经常搓脚心,可温补肾经,疏筋活络,调理五脏六腑,还能治疗性功能衰退、高血压等几十种恶疾。

(四)日咽唾液三百口,让你活到九十九。 唾液除具有灭杀微生物、健齿助消化等功能外,还有很强的防癌效果,最好每口饭咀嚼30次。

(五)日撮谷道一百遍,治病消疾又延年。 放松全身,臀部及大腿用力夹紧,配合吸气,舌舐上腭,收提肛门,稍闭气,然后慢呼,全身放松。每天坚持100次,每次1~2分钟。

(六)随后揉腹一百遍,通和气血祛神元。 先用右手大鱼际在胃腔部按顺时针方向揉摸120次,然后下移至肚脐周围揉摸120次,再用全手掌揉摸腹120次,最后逆向重复一遍。

(七)人之肾气通于耳,扯拉揉搓健身体。 右手绕过头顶向上拉左耳14下,再换左手。

(八)消疲健美助血运,勤伸懒腰最为高。 伸直颈部、举抬双臂、呼吸扩胸、伸展腰部、活动关节、放散脊柱,能及时消除腰肌紧张,防止腰肌劳损。

摘自《益寿养生全书》

十、拥有"十心"得高寿

(一)欲求快乐康而寿,开心愉悦解千愁;嬉嬉笑笑无烦忧,病魔定会绕道走。

(二)不如意事常八九,宽心大度泯恩仇;牢骚满腹不可有,小心眼儿要弃丢。

(三)淡泊寡欲杂念除,静心神安得高寿;富贵名利莫贪求,事事知足乐悠悠。

(四)出言行事须仁厚,善心常存德当修;堂堂正正做好人,心理平衡无愧疚。

（五）忧愁烦恼谁没有,交心定能心情舒;常找知己聊聊天,自寻乐趣广交友。

（六）夫妻之间应和睦,爱心相伴共携手;互谅互让勿别扭,恩恩爱爱到白头。

（七）病魔缠身莫低头,信心十足斗敌寇;人生观念不淡漠,精神支柱渡关口。

（八）强身健体贵在动,恒心持久寿能久;譬如户枢终不朽,何必苦把仙方求。

（九）人老不为老所忧,童心常在眉无皱;修饰打扮老来俏,神采奕奕春常留。

（十）人到暮年志不休,壮心不已精神抖;春花虽落秋菊艳,何须暮年叹白头。

摘自《益寿养生全书》

十一、老年保健的四种理论

（一）平衡养生论。经原北京首都医学院院长、中国红十字会东方老年服务中心董事长陈应谦教授等研究认为,老年人的保健要动静结合,阴阳协调,做到心理平衡、生理平衡、营养平衡、动静平衡、环境平衡。因此,他们提出"生命在于平衡",主张用"平衡论"指导养生保健。

（二）健脑养生论。经医学科学研究发现,人的机体衰老首先是从大脑开始的。有人说"人老先从腿上老。"其实,腿的主管也还在于大脑,衰老归根结底还是先从大脑开始。老年人的大脑细胞,虽然每天都在死亡,可是在活动的情况下,又每天都有新生。而且,只要有适当的脑运动,并保证必需的脑营养,则新生的脑细胞还会比死亡的脑细胞多。科学家用超声波测定,勤于思考的人脑血管经常处于舒张状态,因而保养了脑细胞,使大脑不致过早地衰老。

（三）行善养生论。我国古代就有"仁者寿"的理论。春秋时期的大教育家孔子就说过:"大德必得其寿。"现代医学研究也证明,凡是具有忠诚、善良、正直、廉洁等品质,心地善良、处事和善、光明磊落、情操高尚的人,其体内会分泌出一些有益的激素、酶和乙酰胆碱等,使血液的流量和神经细胞的兴奋调节到最佳状态,从而提高机体的抗病能力,促进人体健康长寿。美国密西根大学调查中心在对2700多人进行长达14年的调查研究后得出一个结论,即凡是乐于助人、和他人相处融洽的人,预期寿命都显著延长;相反,凡是心怀恶意、损人利己、和他人相处不融洽的人,其死亡率要比正常人的死亡率高1.5倍。这就是现代行为医学研究所得的"善有善报,恶有恶报"的结论。

（四）养心保健论。北京图书馆馆长任继愈,根据其从古医典"血由气生,气由神主"中得来的"药补不如食补,食补不如神补"的思想,提出了"养心第一,养身第二;神养第一,药疗第二;自医第一,求医第二"的"三个第一"的主张。《中国老年报》2000年发表的《养生莫忘养心》一文写道:"'养心'者即'节欲'也……养心重在清心寡欲,静以养身,俭以养德,什么情欲、物欲、名欲、权欲、利欲等,皆要欲而有度,切勿使外物惑己心。反之,如果嗜欲、纵欲、贪欲,欲而无度,心有贪婪、嫉妒、憎恨、猜疑,妄想一切非分之想,久而久之,必致形荣精亏,积虑成疾,殆儿已矣。"

综上所述,各种养生保健理论,虽各有侧重不同,但都讲究"精、气、神"。因此,老年保健必须顺应自然,阴阳调和,内养外炼,益气全形,积精安神。

摘自《养生益寿》

十二、老年养生保健九法

（一）闭目养心法。闭目养心法是北京图书馆馆长任继愈老先生创造的一种养生方法。有以下几个方面:

1. 闭目静心。当诸事烦扰、头昏脑胀之时,找一清静空寂之地,正襟端坐,双目闭合、下沉,使心神潜入寂静状态;也可无意识地眯上双眼,目不瞻视,或眼虽动,却视若无睹。良久,则感到心平气和,头脑清醒。

2. 闭目降气。凡遭受屈辱或遇愤愤不平,感觉暴怒难捺时,就离开是非之地,闭目斟酌失去理智的后果。同时,用双手食指轻压眼睑并微微揉摩至眼珠发热、发胀,便可觉胸膛闷塞顿开,肝火胃气下降,心情和缓。

3. 闭目行悦。当感觉忧郁悲伤、失望空虚、心烦意乱之时,就退避静舍,闭目独坐,聚神头顶,然后微微仰面昂首,放松思想,回忆以往得意欢欣之事。

4. 闭目神驰。当事不如意，感觉若有所失、烦闷之时，就闭目抬头，臆想浩渺广阔的天空，或站在高处，俯视脚下人间万象，闭目可感心旷神怡。

5. 闭目卧思。卧而不寐，闭目使浮想联翩，促进自己大脑细胞的潜能最大限度地发挥作用，提高思维的深度。

（二）文娱怡情法。《中国老年报》2001年《娱乐抗衰八法》指出，现在出现一种以音乐、舞蹈、书法、绘画、戏剧、歌唱、雕塑等艺术来治疗疾病的新兴的艺术医学。其中的音乐疗法、书画疗法、舞蹈疗法、歌唱疗法，不仅能给人们以艺术上的享受，为人们带来莫大的乐趣，而且还有助于身心保健，延年益寿。

（三）健脑养生法。英国科学家柯基斯和米勒研究认为，脑的发展取决于脑运动和脑保健，因此，健脑是养生保健不可或缺的一个重要内容。它包括以下几个方面：

1. 必须合理用脑，经常看书、看报、看电视，勤于思考、观察和分析问题；注意劳逸结合，在用脑2～3小时之后，要适当休息一下，或闭目养神，或听听音乐、散散步，或参加文体活动。这样，脑体结合，交替进行，可使大脑管理不同功能的部分得到轮流兴奋和抑制，避免长时间使用同一个区域，以保持大脑功能的高效率。

2. 要经常食用对人脑有补益作用的食品，如糯米、小米、黄豆、黑豆、蔬菜、瓜果、花生、核桃、奶类、鱼类、猪肝和动物脑等，以保证脑营养充足。

3. 要经常注重脑保健，即注重以下两个方面：①常梳头对头部的几个穴位起按摩作用，可促进脑部血液循环畅通；②在大脑皮层的运动中，管手指运动的区域远远大于管其他器官运动的区域，因此，经常活动手指，如织毛衣、弹琴、玩健身球、用电脑等，或按摩手心、手指，都可以强化脑功能，防止脑退化。

4. 要尽可能避免如噪音、空气污染、吸烟等对大脑的刺激，避免容易使脑功能衰退的因素对大脑产生影响。

只有注重脑运动，搞好脑营养与脑保健，才能促进脑健康，进而通过脑去协调和控制全身各种器官的功能，使其有益于健康长寿。

（四）晨起锻炼法。所谓"晨起锻炼法"，即：每天早晨见晨光即披衣坐床，先伸伸懒腰，转动两肩，以活动筋骨；接着将两手搓热，擦鼻两目旁，干洗脸、干梳头、搓耳朵各20次；再以两手抱后脑，手心掩耳，用食指压中指弹击后脑30次；然后叩齿300下，下床，喝凉开水一杯；去阳台、庭院或野外树林地带，挺身直立，两手上举，先用鼻子深深吸气，再从口中徐徐吐出，同时，上身随之向前一伸一屈，反复进行深呼吸达10次；在这之后，再去练拳或散步。

（五）散步养生法。散步时，大部分骨骼、肌肉、韧带、血液都参加活动，因而散步不仅可以强腿健身，使肌肉得到锻炼，还可以加强新陈代谢和消化，调节心脏及整个血血系统的功能，甚至可以镇静神经系统。如在心情抑郁时，散步就可以起到开怀的作用。

（六）慢跑健身法。经国外对360名长跑锻炼者与一般人进行对照研究后发现，年满70岁以上的长跑锻炼者，其循环机能竟相当于45～50岁人的水平，其呼吸功能也相当于40岁人的水平。近年来世界各地掀起的一股慢跑热，使许多锻炼者原本患有的神经衰弱、食欲不振、失眠、便秘等多种疾病，都不治而愈。

（七）发汗健身法。发汗健身法就是通过运动，如慢跑、体操、打拳等，或是饮食，如喝热粥、热汤、热水、苦茶等，甚至是温热水洗浴，使身体微微出汗。发汗可以排除体内代谢废物，通经活络，活动全身器官，调节植物神经功能，扩张小血管，改善微循环，对健全脏腑和整个肌体的功能都有益处。对于预防和治疗感冒，效果较好。

（八）咽唾养生法。唾或津，即人的口水。咽唾，就是每天早晚以舌搅上下腭，待唾液满口，再徐徐将其咽下。这正如俗语所说："口水就是药。"经现代科学研究证明，唾液中含有的一些物质，不仅可以抗菌杀菌、清洁口腔、保护牙齿、中和胃酸、帮助消化，还有抗衰老和抗癌变的作用。它是人体的精华，与健康长寿息息相关。因此，古医书《红炉点雪》中说："津既咽下，在心化血，在肝明目，在脾养神，在肺助气，在肾生精，自然百骸通畅，诸病不生。"

(九)泡足按摩健身法。足心，中医称为涌泉穴。浸泡和按摩足心，可以舒经活络、祛病益寿。每晚临睡前，先用温热水浸泡双脚，再用右手按摩左足心涌泉穴100次，用左手按摩右足心涌泉穴100次，即可促进血液循环，消除疲劳，有利于睡眠。正如俗语说："晚上泡泡脚，强似吃补药"。

摘自《养生益寿》

十三、古代名人保健十要诀

我国人民自古就注重养生保健，更有不少名人雅士留下了大量行之有效的养生保健经验。以下这"十要诀"均出自名士，可供大家参考。

(一)一诀。明代养生家吕坤说："仁可长寿，德可延年，养德尤养生之第一要诀。"

(二)二字。宋代文学家苏东坡认为，养生在于"安"、"和"二字。"安"即静心，"和"即顺心。"安则物之感我者轻，和则我之应物者顺。"

(三)三戒。孔子曰："君子有三戒。少之时，血气未定，戒之在色；及其壮也，血气方刚，戒之在斗；及其老也，血气既衰，戒之在得。"

(四)四法。明代医学家万密斋指出："养生之法有四，一曰寡欲，二曰慎动，三曰法时，四曰祛疾。"

(五)五知。宋代周守忠说："知喜怒之损性，故豁情以宽心；知思虑之销神，故损情而内守；知语烦之侵气，故闭口而忘言；知哀乐之损寿，故抑之而不存；知情欲之窃命，故思之而不为。"

(六)六节。明代医学家汪绮石说："节嗜欲以养精，节烦恼以养神，节愤怒以养肝，节辛勤以养力，节思虑以养心，节悲哀以养肺。"

(七)七宜。清代养生家石成金指出："食宜早些，不可迟晚；食宜缓些，不可粗速；食宜八九分，不可过饱；食宜淡些，不可厚味；食宜温暖，不可寒冻；食宜软烂，不可坚硬；食毕宜饮茶二三口，漱口齿令极静。"

(八)八乐。清代养生家石成金还提出了养生保健的"八乐"，即：静坐之乐，读书之乐，赏花之乐，玩月之乐，观画之乐，听鸟之乐，狂歌之乐，高卧之乐。

(九)九思。孔子说："君子有九思，即视思明，听思聪，色思过，貌思恭，言思忠，事思敬，疑思问，忿思维，见德思义。"

(十)十常。清代享年89岁高龄的乾隆皇帝提出了养生保健的"十常"，即："齿常叩，津常咽，耳常弹，鼻常揉，眼常转，面常搓，足常摩，腹常旋，肢常伸，肛肠提。"（此外，有人还提出"身常摇、背常暖、发常梳、肤常浴、口常闭、舌常舔"等。）

摘自《养生益寿》

十四、老年养生保健的"五怕十忌"

老年养生保健应当注意的问题，主要有"五怕"和"十忌"，须高度重视，予以力戒。

(一)五怕

一怕认为自己"老而无用"，信心不足。必须摒弃"老而无用"的旧观念，树立正确的老年人生价值观，否则，不可能树雄心、立壮志，自觉积极地进行养生保健活动。

二怕不学不懂，盲目行动。养心健身中蕴含有深厚的学问，必须广泛学习，实行科学养生。最怕不学不懂，盲目行动。

三怕孤独、寂寞或情绪不良。如果不与家人和睦相处，或把自己孤立起来，不出门，不见人，这样势必感到孤独、寂寞，使得情绪不良，心情不佳。这是老年人养生保健的大忌。

四怕生活不规律，"二便"不通畅。老年人的饮食和起居，一定要有规律。最怕饮食不当，"二便"不通。如有便秘、便血等，必须及时诊治。

五怕劳逸无度，睡眠不足。不论脑体活动、文化娱乐或体育健身，都必须注意适度。若劳逸无度，导致睡眠不足、休息不好，必将极大地阻碍养生保健。

(二)十忌

1.忌吃得太饱。老年人的一日三餐，应该是"早餐吃好，中餐吃饱，晚餐吃少"，一般只吃八九分饱即可。

2.忌吃得太好。有人认为，大鱼大肉营养好，常吃便能健身，多吃就可长寿。其实，那是极其错误的。老年人的饮食应以清淡为主，多吃五谷杂粮,少吃鸡鸭鱼肉。忌过精过细。

3.忌滥吃补药。适当进补对老年人固然有好处,但不能迷信和滥用药物,否则,进补不当,反而还会使身体受到伤害。

4.忌冷暖无度。老年人适应温度变换的能力较差,如果不注意随着季节气温的更替变换、增减衣服,经常保持身体恒温,忽冷忽热,则容易引起疾病,影响身体健康。

5.忌不动脑筋。人的大脑用进废退,越用越灵,越用越活。切忌饱食终日,无所用心。

6.忌闲得无聊。"树老怕空,人老怕松",工作能使人年轻。从事某些爱好,追求某种事业,如听音乐、习书画、读书、写作、摄影、钓鱼、养花等,都可以使人"青春焕发",感到心旷神怡。

7.忌不动。古语云:"养生莫善于习动。"这与"生命在于运动"是一个道理。大多数健康老人都是一生勤劳之人。人怕不动,坚持活动,受益无穷。

8.忌不静。遇有不如意的事,要开朗、乐观、平静,要"笑迎挫折,乐对坎坷。"切忌忧伤、生气、发怒。

9.忌强压怒火。很多老年人常把"压制怒火"作为座右铭,其实,长期压制自己的不良情绪是有害的,一定要把握好制怒的尺度。

10.忌封建迷信。养生保健,不能信天信地、求神拜佛,更不能偏听盲信歪理邪说。谨防上当受骗。

摘自《养生益寿》

十五、老年保健要正确处理五种关系

老年人养生保健要处理好五种关系,做到"五个为主":

(一)在自我规范与组织管理方面,应两者结合,但要以**自我规范为主**。因为,老年人的生活有方方面面,多种多样,即使组织上热情照顾、周到服务,也无法包揽每个老年人的一切。因此,从个人来讲,主要是靠自己管理自己,自己约束自己,做到自力更生、自我保健,不能有依赖心理。

(二)在养心与健身方面,要精神与物质相结合,但要精神第一,即**以养心为主**。要注意树立科学的养老观,正确地对待和处理晚年生活中遇到的各种矛盾,保持良好的情绪和欢畅的心境,让生命之火熊熊燃烧。

(三)在保健与防病方面,应合二为一,但要"三分治七分养",**要以养生保健为主**。自觉改变一切不良的生活方式、习惯和嗜好,寻求适合自己特点的养生保健项目和方式、方法,坚持不懈地加强锻炼,以达到强身健体、预防疾病的目的。

(四)在防病与治病方面,应防治结合,但要预防第一,即**以防为主**。要随时注意生活规律,坚持养生保健活动,做好季节、气候转换时的预防工作。如有不适症状,应及时告诉家人,并请医生诊断治疗。

(五)在自理与他助方面,应互相配合,但要**以自助为主**。在日常生活中,凡是能够自己动脑、动口、动手去做的事情,都应自己亲自去做,不要随便请人代劳。这样,才可做到随时开动脑筋,活动筋骨和体魄,使身心时常处于运动状态。但是,要量力而行,不必尽力而为。如体力不支,必要时还是应该请家人或其他人予以帮助。

老年人只要能正确处理好这五种关系,坚持"五个为主",尽力做到积极养生保健,不听天由命;自觉主动,不被动依赖;养心第一,以精神为主;坚持科学养生保健,反对迷信蛮干,就一定能达到养生保健的功效。

摘自《养生益寿》

十六、影响老年人长寿的因素

影响老年人长寿的因素很多,一般地说,除天灾、人祸、疾病、瘟疫等因素外,还有遗传基因、自然环境、气候变化、社会状况、饮食营养、卫生保健、医疗水平、体育锻炼、生活方式、生活习惯、兴趣爱好、思想情绪、性格类型等因素,都或多或少地对老年人的长寿产生一定的影响。概括起来,影响老年人长寿的因素主要有以下几种:

(一)**情绪因素**。健康长寿多与开朗乐观为伴,忧郁烦恼总同病夫相随。美国耶鲁大学门诊部通过对所有求诊病人做病因分析,发现因情绪不良而致病的竟占76%。前苏联别依博士的调查也证实,在80岁以上的长寿老人中,有90%笑口常开。

(二)性格因素。 上海华东医学院曾对老年人做过一系列性格调查,经分析后所得结果证明:在性格温和平静、不慕虚名的老人中,长寿者占83%;在性格急躁、缺乏耐心的老人中,长寿者只有14%。

(三)社交因素。 美国耶鲁大学医学院的伯克曼教授,在美国加利福尼亚州随机对7060名成年人做了9年时间的跟踪调查后发现,社交广泛者寿命较长。一个人如果长时间独自生活,易出现性格孤僻、精神萎靡等现象,最终导致健康每况愈下而缩短寿命。

(四)婚姻因素。 据日本的一项研究资料表明,夫妻离异者与夫妻恩爱者相比,离异者的寿命,男性平均要缩短12岁,女性平均要缩短5岁。瑞典的医学科研人员对50～60岁的958人追踪观察9年,发现离婚者或鳏夫有22%的人死亡,而白头偕老者去世的只有14%。

(五)生育因素。 有人调查90～111岁的227名长寿老人的晚年生活,发现其中晚婚少育者与儿孙满堂者相比,前者能生活自理、外出活动的占71.4%,后者只有38.1%。

(六)睡眠因素。 据美国癌症协会的一项调查表明:平均每天睡7～8小时的人,寿命最长;每天睡10小时以上的人的死亡率,比每天只睡8小时的人的死亡率高出2倍。资料还表明:有良好午睡习惯的中、老年人,其免疫功能要比不午睡者强。

(七)身高因素。 我国遗传学家在对广西、湖南等地90岁以上长寿老人的调查中发现,长寿者的身高大都在1.26～1.58米之间。美国学者杜丝·马劳斯,假设以身高1.75米为美国男性的高矮界限,调查750名已故者的身高与寿命的关系后发现,矮个子的人平均寿命比高个子的多9年。在美国历届总统中,矮者的平均寿命为80.2岁,高者的平均寿命仅为66.6岁。

另据北京、天津、宁波、广东台山县、山西襄县和山东沂蒙山等地对448名老寿星的调查研究,总结的出长寿的10个原因,分别如下:①性格开朗;②情绪稳定;③生活有规律;④饮食结构合理;⑤妻贤子孝;⑥勤劳节俭;⑦经常锻炼;⑧环境幽静,空气清新;⑨讲功德,晚节好;⑩有遗传因素,系长寿家族。

美国著名长寿专家卡尔迈博士提出,人类要得以长寿,务必做到"五个必须":①必须有绿色的空间和新鲜的空气;②必须保持活跃的好奇心,有丰富的、充实的精神生活;③必须要有适当的工作量;④必须牢记切勿饮食过量,只求营养成分适量均衡;⑤在预防疾病的同时,必须对疾病有进一步的认识,以便治疗疾病。

这"五个必须"同样也证明,一个人要想延年益寿,必须靠自己的主观努力,把主动权掌握在自己手中。

摘自《养生益寿》

十七、老年保健的"十要十忌"

1986年在纽约召开的世界老年医学年会上提出了老年人养生保健的10条建议。即"十要十忌":

(一)**要**讲究饮食卫生,少吃多餐。**忌**暴饮滥食。

(二)**要**保持适当运动,从简单的散步到各种体育活动,都应适当地参加。**忌**饱食终日,无所事事。

(三)**要**保持与家人和朋友的联系往来。**忌**离群索居,与世隔绝。

(四)**要**与人交往,寻找新的活力。**忌**"年老无用"的自卑心理。

(五)**要**倾听他人呼声。**忌**固执己见,目中无人。

(六)**要**叶落归根,回到自己所熟悉的地方安度晚年。**忌**流落他乡。

(七)**要**保持自己原有的情趣,经常参加各种活动。**忌**闭门不出,老呆在家里,闲得无聊。

(八)**要**活跃文化生活,从事以前被放弃的各种爱好,如阅读、音乐、摄影、诗歌等。**忌**参与赌博。

(九)**要**注意仪容打扮。**忌**不讲究仪表、服饰。

(十)**要**思考问题,用足够的时间回忆往事。**忌**遇事不动脑子,随大流。

摘自《养生益寿》

十八、延缓衰老的六大秘诀

德国、美国、英国的一些科学家在进行科学研究中,发现了人类延缓衰老的方法。主要有以下六个方面:

(一)低温睡眠。在凉爽的房间里(室温17℃)睡觉,能使人青春常驻。德国一所大学的研究人员首先证实了这一点,其秘密是凉爽。若将苹果冷藏,它能保持较长时间的新鲜,这也同样适用于人和动物。温度越高,人体内新陈代谢过程进行得越快,人也因此早衰。所以医学家建议:睡觉时室温最好不超过17℃。

(二)轻度饥饿。每天摄取热量最多约6千焦,身体细胞活动就足以能快速进行新陈代谢。美国洛杉矶大学的万尔富德教授认为,这样人能活到120岁。万尔富德教授在老鼠身上做了试验:吃得少的老鼠,寿命比它想吃多少就吃多少的同龄伙伴高出一倍。他认为,运用此"青春剂",人能活到120岁,并保持精力旺盛,青春不衰。

(三)补充维生素。在每个年龄阶段,男人和女人的细胞需要不同的维生素和矿物质。研究人员最新发现了一种神奇物质,即增长荷尔蒙,此物质在人18岁时,比出生时多4倍。30岁以后,人体的生长停止了,肌肉和皮肤变松弛。美国科学家对一些65岁病人每周三次注射增长荷尔蒙,结果显示:肥胖消失了,皮肤绷紧了,而且肌肉又重新结实了。

(四)理想职业。为什么指挥家、牧羊人、哲学家能够保持青春呢?心理学家在一篇详尽的论文里破译了这个秘密:精神压力小。有些职业的人特别见老,而像指挥家、僧侣、画家和牧羊人等却永葆青春年华。因为这些人是自己人生的创造者,他们在自己的职业中没有受到压制,相反,那些任人摆布的人就会很快地变老。

(五)性爱刺激。富有规律的性爱刺激可促使人体的荷尔蒙生成,增强人体免疫功能,并且能产生一些令人惊讶的返老还童的效果。爱情比任何美容品都更有效,一位英国专家通过10年的研究证实了这一点。比如一次全身心的接吻能使免疫功能得到增强,并形成抗体和淋巴细胞,使胰腺分泌出更多的胰岛素。相互间的亲热、温存能促进循环,使人年轻。

(六)积极向上。积极向上的精神面貌能使人更加显得容光焕发,充实的工作和多姿多彩的生活也能使人在幸福的感受中保持健康的最佳状态。可以说,青春不老有秘方,重在个人修养和坚持。

摘自《益寿养生全书》

十九、有益健康的六个习惯

对于养生保健来说,好习惯是终生受用不尽的财富,坏习惯是终生偿还不完的债务。要想拥有健康的身体,需要养成以下六个好的生活习惯。

(一)没有病也要定期查体。在发达国家,人们的保健意识很强,即使身体没有不舒服的感觉,也按时体检。因此,如果有肿瘤等不易发现的疾病,就能够及时检查出来。而我们许多人,却有一个不好的习惯:只要身体没有不适,就不去体检。可是一旦感觉有病以后再去医院,往往小病成了大病,可治之症成了不治之病。因此,要改变没有病不体检的习惯,主动定期体检,防患于未然。

(二)不渴也要勤喝水。活字一边是个水字旁,一边是个舌头的舌字,说明人活着就离不开水。水是生命之源,人体里面水占到体重的70%之多,它对维持人体的循环和新陈代谢,具有不可替代的重要作用。有资料表明:如果一个人有水喝,不吃饭可以坚持一月之久,但如果喝不到水,生命维持不了一星期。就成年人而言,每天每人喝水应不少于3公斤。因此,要养成主动喝水的习惯。

(三)没有喜事也要快乐。俗话说,"人逢喜事精神爽"。其实,没有什么喜事也应该保持愉快乐观的心情。生活中总会有不尽人意的事情发生,会影响人的情绪,关键是如何尽快摆脱不良情绪的控制。生活像面镜子,你对它笑它也对你笑,你对它哭它也对你哭。"心境人造",只要每天都有乐观和积极向上的心情,自得其乐,才能增强身体的免疫力。

（四）**不疲劳也要主动休息**。一般人们只有累了才会去休息。这样做往往会造成体力的"透支"，很长时间恢复不过来，也容易降低自身免疫力，给疾病以可乘之机。古人云：磨刀不误砍柴工。无论工作学习都要有规律性，该休息就休息，力求做到主动休息，而不要等累了再去休息。

（五）**即使生活不富裕也要知足**。幸福是人们对自身生活及现实生存的满意程度，而不仅仅是对物质财富占有的多寡。金钱多，生活水平高，只能说明一个人物质生活富足，而不一定拥有幸福。对那些生活暂时还不富裕的人来说，也要心理平衡，要做到知足常乐，要善于用家庭的和谐、生活内容的丰富、精神的富有来弥补物质生活的不足。

（六）**再忙也不要忽视锻炼**。有人说，一个健康的乞丐也要胜过拥有无数金银财宝、大权在握却失去健康的国王。有钱可以买到一切商品，但是却买不到健康。而保持身心健康的一个基本方法，就是积极锻炼。因此不管平时工作多忙，社交时间多紧，也要抽出时间锻炼。

摘自《健康指南》

二十、维护健康的八个习惯

老年人要健康长寿，应养成以下八个良好习惯：

第一，每天吃早餐。一天下来，吃早餐的人记忆力比没吃早餐的人高，而且更容易有好心情。

第二，多吃豆类食品。如果每天吃40克的大豆蛋白，就能够降低患心脏病的风险。

第三，多吃蔬菜和水果。特别是十字花科蔬菜，像花椰菜、包心菜、甘蓝菜等，这些蔬菜具有抑制体内致癌物生成的功效。芒果、香瓜等浅色水果，富含维生素C，对身体也特别有益。

第四，一周两份鱼肉。鱼肉可以降低血中三酸甘油脂，有抗凝血效果；不仅可以减少血栓生成的机会，可以减少不规则心跳的次数，还可以预防心脏疾病、高血压、中风等。

第五，静坐冥思。在清晨或黄昏找个幽静的地方坐下，什么烦心事也不想，持续10至20分钟，为自己"减压"。

第六，不要欠下睡眠债。睡不好会使记忆力、注意力和认知功能受到影响。睡不好并不在于睡的少，而是经常改变睡眠习惯，如睡眠忽多忽少或忽早忽晚。

第七，多吃素食。专家建议，多吃蔬菜和全谷类食物，每周可以挑一两天来吃素。

第八，每天运动半小时。贵在持之以恒，天天坚持，形成习惯。

摘自《健康指南》

二一、养生保健"九不过"

老年人养生保健，要恪守以下"九不过"原则：

（一）**衣不过暖**：穿衣戴帽不要过于暖和，也不可过于单薄，过暖容易感冒，过冷容易受寒。

（二）**食不过饱**：吃饭不过饱，粗细都吃，荤素搭配；饭前要喝汤，不吸烟、不酗酒。

（三）**住不过奢**：要随遇而安，居室富丽堂皇易夺心志而蜕化变质。

（四）**行不过逸**：身体状况允许，尽量以步代车。如出门必乘车，日久腿脚就会失去灵便。

（五）**劳不过累**：劳动的强度是有限的，超过负荷容易造成身体的伤害。每日可以工作8小时，在8小时外，适当地散散步、看看报、活动一下，劳逸结合是必要的。

（六）**人不过闲**：终日无所事事，会丧失对生活的情趣而心灰意懒，所以即使退休在家，也应勤于动脑，散步聊天、写字作画、下棋看戏等，心情由此舒畅，益于延年增寿。

（七）**喜不过头**：人逢喜事精神爽，但是喜不能过头，"过喜则伤心"，范进中举后变疯，即为过喜所致。

（八）**心不过虑**：有不顺心的事和烦恼的事，心里不平衡也不要生气恼怒。怒则伤肝，伤肝就要发病，不要动肝火、发脾气，要有涵养，要乐观处世。

（九）**利不过求**：平平安安的生活是人最大的幸福。"酒色财气"都不取，"风花雪月"不粘边，无牵无挂，顺其自然，无欲常乐，活到天年。

摘自《健康指南》

二二、养生保健九益寿

老年人养生保健,要注意以下九个方面:

一个目的:以健康长寿为目的。

二个要点:烦恼愁闷时糊涂点;得意舒心时潇洒点。

三乐益寿:知足常乐、助人为乐、自我找乐。

四个忘记:忘记年龄、忘记疾病、忘记怨恨、忘记身份(职务)。

五个常有:身边有贴心老伴即是福;有所舒心住宅(老窝)即是仙;有点积蓄老底即是富;有群知心老友即是寿;有些难忘老物(纪念品)即是乐。

六个日吃:日饮一杯牛奶,两个水果、三碗主食(米饭、面食、杂粮等),四杯流质(白开水、茶水、果汁、汤等),五两食物(鱼肉蛋禽、水产品等),六种蔬菜(绿叶菜、豆制品等)。

七心伴存:开心,一笑解千愁;童心,童趣忘年老;爱心,互爱胜良药;静心,与世无所争;善心,助人行善事;信心,精神有支柱;恒心,恒练强体魄。

八个宜戒:戒贪、戒色、戒饱(少食多餐八分饱)、戒累、戒怒、戒愁、戒烟、戒酒(如有爱好,以少量红葡萄酒为宜)。

九种吃法:吃菜要香一点;质量要好一点;数量要少一点;蔬菜要多一点;食物要杂一点;口味要淡一点;主食要烂一点;水果要吃一点;吃得要慢一点。

摘自《健康指南》

二三、老年人十条长寿秘诀

英国《新科学家》杂志刊发世界各地科学家们对过去50年的长寿档案进行的系统研究分析,总结出10条"长寿秘诀"。科学家们宣称,如果人们按照这些简单的健康法则去生活,每个健康的人活到100岁的概率将会大大增加。

秘诀一:充满社交的生活、幸福的婚姻和完美的家庭是长寿的第一秘诀。婚姻可以给男人增加7年的寿命,给女人增加两年的寿命。科学家发现,一个终身的伴侣、一群可爱的孩子或一个好朋友,都能潜在增加人的寿命。

秘诀二:选择健康的生活环境。科学家对美国密苏里州圣路易斯市一个贫穷区的居民进行了研究,发现低劣的空气质量和肮脏的街道,能使他们晚年患上疾病的可能性高上三倍。另一份研究显示,生活在英国格拉斯哥市最贫穷郊区的人们平均寿命为54岁,比英国富人地区的平均寿命低30年。

秘诀三:喝点葡萄酒、吃点巧克力和睡足。对人体健康非但无害,反而有益。

秘诀四:经常给大脑"做保健操",如做智力游戏,可以帮助人们远离沮丧或精神分裂症等疾病。科学家发现,智力挑战可以使人的大脑更锐利,从而可以防止疾病。

秘诀五:防病比治病更重要。

秘诀六:吃低脂肪热量食物。

秘诀七:放弃刺激性冒险运动。

秘诀八:拥抱新科技使自己更年轻。一个70岁玩电脑的老人,肯定能和十几岁的孙子找到共同的语言。

秘诀九:态度乐观笑口常开。

秘诀十:某种低毒素或低剂量辐射或有益健康。这条长寿秘诀有点耸人听闻,因为它竟宣称如果人们适当暴露在某种低毒素或低辐射下,反而可以阻止衰老,使人的生命最多增加15年之久。科学家称,少量的"紧张性刺激"通常会被认为对人体有害,可事实上,它却有助于人体的自我修复系统,从而可以延长人的寿命。

然而,科学家并不赞成人们为了长寿故意让自己置身于某种毒素或低辐射环境中,因为这个"量"普通人很难把握。但科学家认为,限制身体的热量——某种接近饥饿状态的节食,同样可以产生对身体有利的"紧张性刺激",达到长寿的目的。

摘自《健康指南》

二四、养生保健的十项注意

(一)**家庭和睦**。家是人生最大的港湾,一生中相当一部分时间在家里度过,所以对健康影响最大。凡长寿者,子女孝顺,家乐融融,通过对百岁寿星的调查,这几乎是个百分之百的肯定因素。

(二)生活规律。表明你的生物钟走得正常,它严格、准确、连续地运转与控制着人体的生命活动,直到生命结束才停止。只要规律的生活,就能"正气存内,邪不可干",使免疫功能良好,这就使一切致病因素无法趁虚而入,必定使你健康。

(三)心态平和。这是心理平衡的表现,充满了科学和智慧,是健康养生的关键因素之一。心态决定快乐,细节决定健康。一位名人说过:"精神快乐是人类最好的滋补品"。愤怒和忧愁使免疫功能下降20%,很容易得癌症等疾病,并会引起血管强烈收缩,导致心肌梗死。心态平和,能消除焦虑和紧张,有益于增强免疫功能,有利于大脑分泌脑啡肽,轻松悠然,自然有利于长寿。

(四)节食微饿。这是古今中外行之有效的养生大法。科学研究认为,饱食之后,胰岛素就要大量分泌,高胰岛素血症对大脑细胞会产生损害,使大脑中纤维芽细胞生长因子增多,引起毛细血管内皮细胞和脂肪增多,促进脑动脉硬化狭窄,脑供血和供氧不足,引起大脑衰老和智力衰退。大脑决定健康,健康决定长寿,这是节食微饿造就健康长寿的最新研究成果。

(五)动静结合。指有氧运动和静则养心的原则,二者相辅相成,效果相得益彰。运动可以预防癌症,也可以辅助治疗癌症。美国有一项研究将运动员和病人分为两组,运动员的一组每天在床上睡觉;病人的一组每天组织他们锻炼身体,计划为2个月。结果一周后情况发生了变化,运动员一组吃不消了,纷纷起床逃跑了;而病人的一组身体却愈来愈好了。这说明,健康的人不锻炼会生病,生病的人锻炼会健康。

(六)蔬果丰富。指每天要摄入较多的红黄绿白黑紫等各色蔬菜和水果,营养才全面。蔬菜水果具有5大功效,即保持心血管健康,减低癌症危险性,提高抗病和抗衰老能力,增强骨密度,预防肥胖和营养不良。最新研究显示,长期吃动物性食物为主的膳食,会给身体带来意想不到的危险。五大慢性疾病可以通过植物为主的膳食得到缓解,植物饮食,有助于关闭癌症启动之门,以植物性食物为主最健康,这是一个惊人的发现。

(七)亲近绿树。可以抗衰老、延缓衰老。一亩树林一个月可吸收二氧化硫4000克,一年可吸收22~60吨,堪称"天然吸尘器";一亩树林每天吸收67000克的二氧化碳,释放65人所需要的氧气;森林中的负离子含量是室内的20倍,负离子的功能可促进人体新陈代谢,改善大脑功能,稳定血压,提高免疫力,享有"空气维生素"之美称。

森林对人类有8大益处:①能释放氧气,有神奇的杀菌、抗癌作用;②促进人体分泌生长激素;③有利于脂肪的分解与消耗;④促进支气管和肾脏健康;⑤保持好心情和缓解焦虑;⑥在森林中散步,心跳每分钟下降4~6次,血压下降3%~4%,呼吸每分钟下降4~8次,皮肤温度下降1~2℃。⑦能使思想集中、思维敏捷,每天9~17时由于阳光普照,树林释放氧气,此时森林浴和锻炼身体最为有益;⑧提高免疫力,少感冒、少生病。

(八)远离烟草。香烟中含有有害物质600多种,40多种物质能促使97种基因功能异常,一支香烟在体内产生100亿个自由基分子。终身吸烟可损寿6年,其死于肺癌的危险是不吸烟者的16倍,吸二手烟者患肺癌的危险比不吸烟家庭增加24%。

(九)无病养生。这是预防为主的最好措施。古代中医早就指出:"上工治未病不治已病",我们每个人都可以成为自己的"上工"。无病养生的内涵丰富,博大精深,生理养生、心理养生、哲学养生、季节养生和兴趣养生等,各显神通。太极拳和气功可谓养生一绝,真可谓"太极气功,得益无穷",能提高人体免疫功能,减少疾病。

(十)有病早治。每个老年人都要随时察觉自己身体的变化,做到早发现、早诊断、早治疗,及时控制病情。医生不是神仙,健康不能奢望高科技恩赐,长寿无须深奥的理论,只需要你的意志和行动。

总之,遵循现代养生的法则,求医不如求己。养生保健靠自己,健康行动从今起。

摘自《健康指南》

二五、保健十要十不要

一要心态平和,不要心情紧张。不要给自己施加压力,给自己施加压力就是跟自己过不去。

二要起居有序,不要打乱常规。人的生物钟是有规律的,一日三餐,晚间睡觉,饮食起居都有规律。如果打乱常规就容易出问题。

三要清淡饮食,不要高脂高糖。尤其是老年人,因为活动量减少,新陈代谢也放慢了,所以如果再摄入大量的高脂、高糖、高盐的饮食,有可能造成一些疾病。

四要每日散步,不要剧烈运动,也就是适量活动。

五要家里安静,不要外出食宿。家里为什么要安静?老年人需要心态宁静一些,如果家里总是吵吵闹闹,不光对听力有影响,对心理方面也有影响。俗话说:"七十不留宿,八十不留饭。"一定要考虑自己的身体状况,在心态方面可以不服老,但是要知道自己年龄已经到了那个阶段,也要服老。

六要关注自己,不要操心别人。操心别人,影响了自己的情绪、自己的身体,反倒给自己带来麻烦。

七要动静结合,不要不顾年龄。老年人活动一段时间后要注意坐下来休息一会儿,或者躺下来放松一下。

八要听人劝告,不要固执己见。老年人过于固执不利于自身健康。

九要笑口常开,不要自寻烦恼。笑口常开,健康自来;自寻烦恼,有损健康。

十要按时体检,不要忘记保健。体检很重要,一般的年龄段一年要体检一次,60岁以上的老年人,除一年一次体检外,还要有针对性的进行体检,比如说您的血压高,就应该三个月到半年去找医生给您调一下。体检是一种动态的来观察我们身体状况的方式,专业人员根据您的体检情况给您治疗的方案,有的是药,有的是生活方式的调整,有的是饮食调整。一定要高度重视体检,最好在正规的体检部门或者医院体检。

摘自《健康指南》

二六、养生保健重在平衡

人体是个平衡器,人体的结构和功能是符合对立统一规律的。例如:骨骼的屈和伸、肺的呼气与吸气;心脏的收缩与舒张;营养的吸收与废物的排出;肝脏的合成与分解等等,这些对立方面无一不是在神经和内分泌激素的调节下,相互协调,实现统一机能,维持着人体生命的存在。

人的血压、脉搏、呼吸、体温、体重、肝功能、肾功能等都有正常范围(值),正常值就是人体诸器官处于动态平衡的标志。只有在这种情况下,儿童才得以健康成长,老年人才能延年益寿。

生命在于平衡。平衡就是健康,失衡就导致疾病。保持自身综合平衡,就能防止疾病的发生。因此,要维持人体正常功能状态,必须实现以下几个方面的动态平衡。

(一)**营养平衡**。营养平衡可以保证人体正常的生理功能,促进健康和生长发育,提高机体的抵抗力和免疫力,有利于某些疾病的预防和治疗。我国"膳食指南"中指出:"食物要多样化,饥饱要适当,油脂要适量,粗细要搭配,食盐要限量,饮酒要节制,三餐要合理"。这样就能确保六大营养素的全面合理摄入。如果营养过剩,往往导致肥胖、糖尿病以及心脑血管疾病。如果营养不足,便会引起营养不良的一系列症状,消化系统、呼吸系统、泌尿系统容易染病,消弱人体的抗癌作用。缺乏微量元素易导致心血管疾病以及引起广泛的病变;酸碱失衡,也会使人生病。

(二)**动静平衡**。动静平衡属能量平衡,生命的三大支柱,除营养平衡外,运动和休息也很重要。人体器官的运动,有张有弛。过多运动,不注意休息和保证充足的睡眠,也会损耗身体百病丛生。锻炼可以增强体质,促进患病机体迅速地恢复健康。可是锻炼中如出现头晕、胸闷气喘、四肢无力,锻炼后出现明显肌肉酸痛、精神恍惚、萎靡不振、身体消瘦、体重下降等,则说明运动量过大,有损健康。要注意动静平衡,静可使人得到休养,排除杂念,有助于养精蓄锐,增强免疫功能,抵御病原体的侵袭。但身体过静,运动太少,则易使人气血不畅,脾胃功能减弱,精神不振,容易生病。

(三)**心理平衡**。心理平衡就是情绪平衡,情绪是生命的指挥棒。精神崩溃会导致身体崩溃。人在复杂的社会生活中,顺境、逆境都会遇到,无论在何种情况下,要避免情绪过度兴奋和抑郁,务必保持情绪的稳定和自我控制的良好状态。现代心理学研究表明,一个人心胸开阔,心气平和,不急不躁,精神愉快,中枢神经系统就会处于最佳功能状态,内脏及分泌活动在中枢神经系统调节下也处于平衡状态,使整个机体协调,充满活力,身体自然健康,体貌自然安泰。良好的情绪对人的身体有很大好处,它有助于稳定神经系统,平衡内分泌系统,增强免疫系统,使全身各系统功能更加协调,这对抵抗疾病有很大帮助。俗话说"笑口常开春常在",健康长寿多与开朗乐观的性格结缘。

(四)**环境平衡**。机体的存在要与多变的环境相适应,这就要求人们努力适应环境变化,增强机体抵御外界变化的能力。人类要给自己创造一个无污染、无公害的"绿色生活空间",力求环境优美、舒适安全。大量的流行病学调查研究表明,人类的疾病80%~90%是环境失衡造成的。人体一方面从环境中摄取空气、水、食物等生命必须的物质;另一方面,人体内产生的各种代谢产物,通过各种途径排入环境中,在环境中又进一步变化,作为其他生物的营养物质再被机体利用。因此,人体必须与环境保持平衡,要保护人类生存的大环境,才会少生病。

摘自《健康指南》

二七、老年人知老服老是关键

很多离退休老人虽已离开工作岗位却仍积极开辟第二职业,结果心有余而力不足。那么,这些"不待扬鞭自奋蹄"的老年人,如何发挥余热而又不伤及身体呢?我国著名内科专家、北京医院原内科主任曾昭耆教授向老年朋友提出了六点建议:

一是上午工作,下午、晚间参加文体活动或家务劳动。

二是每天工作时间以4~6小时为宜。

三是每工作1至2小时后,休息10至15分钟。

四是中午保证1小时左右的睡眠。

五是遇到难题慢慢求解,不必急于求成。

六是每半年停止工作1~2周,以放松身心。

老年人退休后发挥余热是好事,但"余热"的温度不可过高。对老年人而言,知老、服老是关键。有的老年人为实现某项既定目标,经常夜以继日地工作,以至于感觉不到身体不适;工作后则感觉腰酸腿痛、周身乏力。曾教授说,老年人的这种状况称之为"延迟反应",多因生理衰老造成的神经反应性迟钝。解决老年人"延迟反应"的最好办法是在工作中"细水长流,留有余地",即每日工作不要超过4小时,注意劳逸结合,一天完不成的工作不要勉强完成,留一部分等明天做不迟。总之,不要让身体感觉特别疲乏。

摘自《健康指南》

二八、出现六类症状群需警惕

有时候,在你的身上可能会发生一些"闪烁信号"——先兆症状,这些信号可能在警告你,将会在你的身上发生潜在的疾病。认识到类似临床症状的严重性并立即给予重视,对于保护自己将会很有益处。下面就介绍六大类重要的先兆症状。

(一)**手脚麻痹、麻刺感、麻木感、混淆、眩晕、复视、言语模糊、难以找到词汇表达意思、虚弱(尤其是脸或者身体一侧)**。

这些可能是中风的征兆,由于给大脑供氧的动脉阻塞或者破裂,引起脑组织死亡。这些症状主要由涉及脑区域的不同而异。如果是大血管阻塞,脑内将会出现广泛受累,因此,患者可能会出现身体一侧麻痹和其他功能的丧失,如语言和理解能力。如果是小血管阻塞,麻痹可能仅局限于手或者脚。

有这些症状,需尽快去医院急诊。如果是血栓导致的中风,就要对血栓进行处理。这一类治疗主要是溶栓,应在症状发生3小时内及时处理。通过紧急处理,在发生脑损害之前阻止脑组织的死亡。

(二)胸痛或者胸闷,手臂、下颌及颈部疼痛,以及突然冷汗、四肢末端无力、恶心、呕吐、晕厥、呼吸急促。

这些主要是心脏病发作的信号。如果患者出现这些症状,专家推荐给患者服用足量的阿司匹林以阻止心脏病发作时的心肌损害(对阿司匹林过敏者除外)。

并非每一位患者心脏病发作时都会有胸痛、压迫感或者消化道症状。一些患者,尤其是女性、老年人、糖尿病患者,心脏病发作时可能是"无痛性"的。了解"无痛性"心脏病发作信号也是很重要的,如情感低落、突发眩晕、呼吸急促、大汗淋漓、恶心、呕吐等。

(三)背部或者小腿触痛或疼痛、胸痛、呼吸急促、咳血。

这些症状可能是小腿有血栓,尤其是在久坐后,如长时间坐飞机、坐车。这些信号也可发生于外科手术后的久卧。每一个人都是本病的易感者,而且发生率远远高于大多数人和医生的想象。

当一个人久坐或久卧时,小腿就像一个血液池。如果最终在小腿形成血栓,患者小腿将会感觉到肿胀、疼痛。如果患者突然感觉到胸痛、呼吸急促,可能是血栓破裂顺着血流进入肺脏。这种情况可能会威胁到生命,就要尽快进入急诊进行治疗,刻不容缓。

(四)无痛性血尿。不论什么时候,一旦发生血尿,即使没有疼痛,都应该尽快看医生。

肾结石、膀胱结石、前列腺炎症都是引起血尿的常见原因。这些疾病通常都有疼痛症状或者不适,很容易让患者想到及时就诊。相反,当出现无痛性血尿时,更多的人是持"等等看"的态度,尤其是偶尔发生时。专家认为绝不能有这种态度,无痛并不意味着疾病不严重。肾脏、输尿管、前列腺的癌症都可能引起血尿,这些癌症早期时会引起的通常是无痛性血尿。不要忽视这些重要信号,因为血尿可能是早期诊断的主要线索。

(五)哮喘没有改善或者加重。哮喘症状没有改善或者加重就需要尽快进行急救护理。如果未加处理,可能会导致严重的胸肌疲劳或者死亡。不过,还是有一些固执的哮喘患者对于急诊处理犹豫不决,通过使用高剂量的吸入剂或者增加肺功能方法进行治疗。

由于哮喘时呼吸困难,将会使呼吸肌疲劳,肺脏换气容量降低,结果将会导致患者血氧水平下降、二氧化碳上升。二氧化碳在血液内的积聚将会影响大脑的功能,使患者昏昏欲睡,活动减少,呼吸减弱。哮喘患者看起来很放松——不再尽力呼吸,事实上他们情况很糟糕,这可能是呼吸疲劳的一个信号,最终患者可能会呼吸停止,这些患者正处于危险的边缘。患者可能自以为他们的情况正在改善,其实他们正在变得越来越糟;患者看起来很安静,可他们正在走向生命的终结。

一个最重要的问题是哮喘发作持续多久。如果患者几小时后呼吸困难不能缓解,即使表面看起来还不错,也不要让这种情况持续太久,应该尽快看医生。

(六)抑郁或者有自杀念头。很少有人愿意承受沉重的胸痛或者呼吸急促之痛,但是却有许多人在忍受着抑郁之苦,甚至最终可能意味着终结生命。

抑郁可能是非常严重的问题,因为患者最终可能会选择自杀。一些人即使有抑郁症也不寻求治疗,他们怕被人嘲笑为疯子、不够坚强,事实上是他们脑内发生了化学物质的失衡,就像其他疾病一样。

抑郁症状有忧愁、疲劳、感情淡漠、焦虑、睡眠习惯改变、食欲减退。抑郁可以通过药物和精神疗法治愈。如果有自杀的念头,可以向朋友倾诉。

摘自《健康指南》

二九、中风的简易判断法

为了减少脑卒中的发生率,我国将每年的11月20日,定为中国"卒中教育日"。

北京天坛医院副院长王拥军教授介绍,判断一个人是否发生了脑卒中(俗称中风),用简单的"微笑、举手、说一句话"三个办法,其准确率可以达到90%。

一是对着镜子微笑一下,看两边的嘴角是否不对称;

二是平举双手,看10秒钟之内是否有一边手臂控制不住往下坠落;

三是说一句比较复杂的话,看是否不能说,或者含混不清。

这三个问题中,只要有一个是肯定答案,很有可能是发生了脑卒中。

需要提醒的是,发现家人中风后,不要喂给任何药物,因为普通人很难辨别发病原因,服药不当反而加重病情。另一方面,服药时饮水,易造成误吸和呛咳引起肺部感染,是导致脑卒中病人死亡的第一大原因。应该争取在3小时之内将其送到医院。

摘自《健康指南》

三十、老年保健八悟

(一)**活着**。日出东海落西山,多活一天是一天;活一天,乐一天;乐一天,赚一天。

(二)**追求**。人活着都有追求,老人亦然。追求是青春的象征,人的青春是在他不再追求时结束的。追求什么?一曰健康,二曰有为。有健康才活得有质量;有作为才活得有意义。

(三)**学习**。学习是人生终身的任务,一个人的衰老是从他不再学习开始的。学习什么?一是养生保健知识,二是发挥余热的有关知识。

(四)**享受**。健康的全部价值就是使我们得以愉快地享受生活,最重要的享受方式就是做自己喜欢做、能够做、且对社会有益的事。人生只有高兴是"现金",其他都是"支票"。

(五)**适度怀旧**。人生是一个过程,适度怀旧有益健康。人到老年,就是要多想过去高兴的事、辉煌的事和应该感恩的事,忘掉那些被人算计、被人冤屈和不愉快的事。老年人对往事只有常想一二忘八九,才能够整天乐悠悠,健康又长寿。

(六)**健康是自己的**。地位是暂时的,金钱是身外的,荣誉是过去的,辉煌是当年的,孙子是子女的,只有健康是自己的。

(七)**健康四大支柱**。生活规律,饮食平衡,心态良好,适量运动。生活规律是健康的前提,饮食平衡是健康的基础,心态良好是健康的关键,适量运动是精神和物质相结合的催化剂。

(八)**爱的流向不一样**。父母对子女的爱是无限的,子女对父母的爱是有限的。明白人把对子女的付出视为义务和乐趣,一心图回报,往往惹烦恼。要明白,爱的规律是向下倾注的多,向上倾注的少,爱的流向不一样就是不一样。

摘自《健康指南》

三一、老年愉快长寿才有意义

古今中外,人们都希望健康长寿。但是人们发现,寿命其实有三种。第一种是自然寿命,即过一年增寿一岁。无论你是九十犹健,还是六十而衰,都逃不过一年长一岁的规律。第二种是健康寿命,这是20世纪末提出的新概念,是说在一生中保持健康的时间,即自然寿命减去罹患疾病的时间。例如,一个人已经九十岁(自然寿命),但生了十年病,他的健康寿命只有八十岁。第三种是愉快寿命,这比健康寿命的概念更积极。这源于荷兰社会学家对世界各国人们生活质量的评估,愉快是要有基础的,没有足够的"生活满意度"便愉快不起来,所以,一生中愉快的岁月是有限的。

中国养生理论中,长寿包含了四个方面:身体没有病、心理健康、社会适应良好、道德健康。同于西方的"愉快寿命",实际上指的就是心理健康和社会适应能力良好。一些人虽然身体没有病,很健康,寿命也不短,但是心态不好,遇到不如意、不顺心的事,无法化解,内心痛苦。痛苦一天,你的愉快寿命就减少一天。还有些人,总觉得现实与想象不符,事情往往不能按自己的意愿进行,很难接受和适应,总想逃避,遇到挫折,常常会一蹶不振。这就是社会适应能力不强,你这样"煎熬"多久,愉快寿命就减少多久。

所以说,只有愉快了,长寿才真正有意义。更重要的是,必须学会延长自己的愉快寿命。

快乐能用钱买到吗?不少人对这样的问题嗤之以鼻。据伦敦大学的一份研究报告,答案似乎是肯定的。不仅如此,研究者还计算出购买快乐的"价格"。

根据研究所折算出的"快乐指数",如果拥有健康的身体,那么人们从健康中获得的快乐感,等于每年赚30万英镑获得的满足。结婚也能增加人们的快乐感。如果一个人步入婚姻生活,就能够获得充分的满足和快乐。而一个单身汉,则每年需要多赚5400英镑,才能得到大致相当于结婚所带来的快乐感。邻里关系也很重要。如果一个人和邻里关系不错,能够经常往来,那么就等于每年赚4万英镑享受到的欢乐。

研究人员表示,尽管要得到快乐,"没有钱是万万不能的",但金钱也不是"万能的"。稳定的社会关系、良好的健康是维持一个人快乐感的必要条件。

因此,要学会开心,学会自己找乐。不要以为只有物质才能带来快乐,闭上眼睛,让心灵自由地驰骋,一样能找到快乐。

摘自《健康指南》

三二、生活有目标,长寿几率高

如果生活没有目标,衰亡进程就会加速。日本东北大学的医学家经过长期研究首次得出了这一结论。生活没有明确目标、不愿紧张劳作的人,他们的死亡率要比"积极分子"高出50%。

莫斯科健康学家说:"健康体现在生理、心理和社会等各个层面。任何一个环节有所缺失,健康都会受损。生活没有目标的人容易得心脑血管疾病,这毫不奇怪。这种疾病属于身心类疾病,主要是由于心情抑郁而引发的。"

实用心理学家解释了这种长寿机制的原理:所有的成功人士在年少时都知道自己想要做什么。他们给自己定下明确的目标,并长期不懈地向着这一目标迈进。这种动机使得他每天的所作所为都有目标性,如运动员努力训练,科学家认真搞科研。

但是人们又常常会发现,所谓的人生目标常常是一种虚幻的东西,一旦实现后,便会陷入茫然。人在退休之后容易生病衰老就是出于这一原因。不过,新的目标往往会在不经意间、在你意料不到的地方出现。墨西哥一位老人患了癌症,来日无多。但当他的儿子儿媳因车祸去世之后,他的病突然好了。按常人所想,病情该恶化才对。事实上,老人有了新的生活动机、新的目标:他得抚养无依无靠的孙子。正是这种强烈的精神"呼唤",最终使他战胜了疾病。

摘自《健康指南》

三三、养生保健靠自己

有病积极治,但怎么治却是值得我们深思的问题。不少人生病后,总是千方百计地求医问药,一番折腾下来,有时候疾病"莫名其妙"地好了,有时则迁延不愈,甚至越治越重。有关专家指出,不能太过分依赖医疗手段,自身的疾病还需要自己做主。

很多癌症病人,都曾被医生断言活不过三五年,然而实际上,10年、20年甚至30年过去了,一些病人却"奇迹"般地活了下来。除了必要的治疗外,他们更加注重心理平和,以积极健康的态度去迎接每一天,保持乐观的心态和良好的调理方法,便是他们战胜癌症的法宝。

其实,疾病是人生必经的桥,现代人比以往任何时候都更加注重健康,然而疾病还是会不期而至。这时,很多人便会立马想到求助外力,期望通过各种治疗手段让身体尽快恢复健康。中国医学科学院博士生导师丁宗一教授认为,各种治疗方法只是治病的辅助手段,战胜疾病的根本还是要靠人体的自愈力,尤其是对慢性疾病治疗来说,充分发挥自愈力才是关键。

北京中医协会理事郑幅中说,如果看病的理念和方法一开始就错了,那么后面的一切操作都将是错误的累积。他把病人比喻成暂时停走的挂钟,而医者就是拨动钟摆的手指,只要挂钟被拨动了,挂钟就会按照自己的节律有条不紊地一直走下去。但如果这手指自命不凡,想代替钟摆的作用,反复去拨动它,那么这个挂钟就会丧失其应有的节律,疾病将迁延不愈。

一切医疗要达到的最终目的都应该是激发患者天然的自愈潜能,郑幅中指出,患者一定要坚信,这种自愈力是无比巨大的。医生的职责只是通过仔细的检查与询问,借助医疗手段,协助患者找到并启动身体的自我修复程序,剩下的工作便是身体自己的事情了。

因此,治疗疾病时,要相信医生,更要相信自己,学会去体会和重视自身的感受,尽量地给身体的自愈力提供帮助。即使最终无法战胜疾病，也要学会坦然地面对疾病，与其和平共处。所以，有人总结说："不靠良药不靠医，养生保健靠自己。"

那么靠什么才能使自己健康长寿呢？近些年不少有名的专家都开出了很好的处方，但总结归纳起来主要有以下五个方面：第一是积极运动，强身健体，特别是脑力活动不能停息，常用脑可延年已成为共识。第二是平衡膳食，合理营养，一定要管住嘴别贪吃。第三是戒掉生活中的不良习惯，特别是不吸烟少喝酒，起居有常，劳逸适度，莫违生物钟。第四是要从容处世，保持乐观豁达的好心态。第五是多行善，加强自我修养，充实道德内涵。此五者都要靠自己诚信地恪守和实践，若能持之以恒，自然福在其中，寿在其中，远病而少祸，远医而自疗，健康也就与自己如影相随矣！

摘自《健康指南》

三四、十大寿星长寿秘诀

据中国老年保健学会介绍，第二届中国十大寿星排行榜推选活动是从各地推荐的175名百岁以上老人中，根据户籍簿确认的出生时间，按年龄排序产生了截至9月1日健在的2009年中国十大寿星。

2009年中国十大寿星平均年龄117.6岁，十位寿星都是跨越了三个世纪，居住地分布于5个省（区），其中新疆6名，海南、河南、湖南、云南各1名；男性6名，女性4名；维吾尔族6名，汉族2名，土家族1名，傈僳1名。蝉联中国十大寿星排行榜榜首的是新疆喀什的老寿星萨迪克·萨伍提，维吾尔族人，今年122岁，现住喀什市泽普县。

十大寿星带有共性的长寿秘诀主要有六条：一是饮食节制，不嗜烟酒，杂粮为主，不吃肥肉，喜吃鱼虾；二是起居规律，早睡早起，坚持午睡，很少吃肉，自我按摩；三是心胸宽阔，待人厚道，心态平和，知足常乐，与世无争；四是勤劳好动，一生劳动，长期走路，以步代车，经常锻炼；五是家庭和睦，子女孝顺，关系融洽，喜欢人来看他，不愿寂寞孤独；六是遗传基因，家族长寿，不刻意追求，凡事随意，顺其自然。除个人因素外，寿星能够长寿，还受社会、气候、环境等外界因素的影响。

中国老年保健学会最新调查数据显示，截至2009年9月1日，中国大陆健在百岁老人有40592名（不含港、澳、台地区），约占全国人口总数的3.06/10万；约占世界百岁老人总数的11.94%。

摘自《健康指南》

三五、"六心"铸就好身体

人到老年，性情心理都会随着年龄的增长而有所变化，使自己拥有良好的状态是很重要的，大致可归为以下"六心"：

（一）开心。常言说：笑一笑，十年少。人要乐观，对物质生活要知足，不去做毫无意义的妄想和给自己增添烦恼的攀比。

（二）童心。老来俏是老人不愿老的心理反应，会使老人乐于接受新事物、新观念，老年人不妨多一些玩心，在童心与玩心中，会得到一份好心情。

（三）宽心。善待别人，心胸大度，以谅解、宽容、信任、友爱等积极态度与人相处，尤其是被人误解的时候，更要有高姿态。

（四）爱心。夫妇之间要以爱心相伴，老年人的爱情是一剂长生不老的补药，精神的补助大大强于食物的补助。

（五）静心。常言道：最好的心情是宁静。宁静可以节约大脑、机体的能量，消除疲劳，达到祛病延年的目的。

（六）恒心。古今中外，许多人在晚年时圆了年轻时的梦，可谓大器晚成，这种恒心，与情趣和志向相伴，有兴趣使然，无论遇上多少困难，都会锲而不舍，苦中作乐。

摘自《健康指南》

三六、老人健脑六项标准

《中国老年人脑健康六项标准（讨论稿）》2009年12月公布。这六项标准为：

（一）思维清晰表达好。

（二）精力充沛气色好。

（三）心情愉快睡眠好。

（四）日常生活自理好。

（五）和谐相处行为好。

（六）社会活动参与好。

目前国际医学界对脑健康的标准并无统一认识。我国专家在2009年12月举行的中国老年人脑健康标准学术研讨会上通过研讨，至少在国内学术界达成了初步共识。目前出台的《中国老年人脑健康六项标准（讨论稿）》既综合临床中西医学、心理学、社会学等学科专家的意见，又重视实验室数据，比较符合临床实际。

摘自（《健康指南》）

三七、"精神跑步"十条

很多老年人离退休后，开始了健身活动，就是为了健康长寿，保持活力。不过，单单注重体力上的锻炼远远不够。因为生活悠闲、活动单调会使老人大脑神经细胞得不到刺激，会加速记忆功能的衰退。如何防止头脑老化、记忆力衰退呢？美国一位医学教授提出了所谓"精神跑步"10条，其中每一条都有益于心智活动的进行和防止记忆力衰退。

（一）**以读书代替看电视**。读书能刺激思考，使大脑积极活动，防止细胞过早老化。

（二）**看电视要有选择**。不要单纯从娱乐的角度出发或全套节目都看，而应多观看能够调动思维积极性的节日。

（三）**阅读报刊**。每个离退休老人应定阅1～2份报刊，以开阔眼界，增长知识。

（四）**参加讨论会**。积极参加社区、团体组织的学习讨论，在老年协会中起骨干作用，通过各种讨论，促进思维活动，锻炼心智。

（五）**参加集体活动**。在集体活动中增进人际交往，提高大脑反应能力。

（六）**参观博物馆、艺术馆、展览馆**。参观时切忌"走马观花"，应仔细读说明，使大脑皮层建立新的有益的联系。

（七）**有计划地接受教育**。积极参加有关会议，不断地、自觉地接受新思维、新事物、新形势的教育，使思维始终处于积极状态。

（八）**培养多种业余爱好和兴趣**。如书法、绘画、摄影、钓鱼、种花、养鸟等，尽可能地收集有关方面的科学知识。

（九）**多写**。通过写信、写作、记日记，同亲友交流思想及探讨共同关心的问题，促进脑力活动。

（十）**独处时不要无所事事**。可以打打牌、下下棋、练练字画，以增进心智。

除此之外，听音乐、唱卡拉Ok、旅游、打乒乓球等，既可增强体质，陶冶情趣，又可促进思维，从而收到减慢记忆力衰退的效果。

摘自（《长寿解读》）

三八、保持心理平衡"十法"

现代生活中如何保持心理平衡，这是人们共同关心的问题。美国心理卫生学会提出了心理平衡的10条要诀值得我们借鉴。

（一）**对自己不苛求**。每个人都有抱负，有些人把目标定得太高，根本实现不了，于是终日抑郁寡欢，这实际上是自寻烦恼；有些人对自己所做的事情要求十全十美，有时近乎苛刻，往往因为小的瑕疵而自责，结果受害者还时自己。为了避免挫折感，应该把目标和要求定在自己能力范围之内，懂得欣赏自己已经取得的成就，心情就会自然舒畅。

（二）**不处处与人争斗**。有些人心理不平衡，完全是因为他们处处与人争斗，使得自己经常处于紧张状态造成的。其实，人与人之间应和谐相处，只要你不敌视别人，别人也不会与你为敌。

（三）**对亲人期望值不过高**。妻子盼望丈夫飞黄腾达，父母希望儿女成龙成凤，当对方不能满足自己的期望时，便大失所望。其实，每个人都有自己的生活道路，何必要求别人迎合自己？

（四）**暂离困境**。在现实中受到挫折时，应该暂时将烦恼放下，去做你喜欢的事，如运动、读书、欣赏等，待心境平和后，再重新面对自己的难题，思考解决的办法。

（五）**适当让步**。处理工作和生活中的一些问题，只要原则问题不受影响，在非原则问题方面无需过分坚持，以减少自己的烦恼。

（六）**表示善意**。生活中被人排斥常常是因为自己有戒心。如果在适当的时候表示自己的善意,诚挚地伸出友谊之手,那么自然就会朋友多,隔阂少,心境会变得平静。

(七)倾诉烦恼。生活中有烦恼是常事,把所有的烦恼都闷在心里,只会令人抑郁苦闷,有害身心健康。如果把内心的烦恼向知己好友倾诉,心情会顿感舒畅。

(八)帮助别人。助人为快乐之本。帮助别人不仅可使自己忘却烦恼,而且还可以表现自己的价值及获得珍贵的友谊和快乐。

(九)积极快乐。生活中适当娱乐,不但能调节情绪,舒缓压力,还能增长新的知识和乐趣。

(十)知足常乐。荣与辱、升与降、得与失,往往不以个人意志为转移,宠辱不惊,淡泊名利,做到心理平衡是极大的快乐。

摘自《养生益寿》

三九、长寿的雅称

日常生活中,人们常用"寿比南山"、"松鹤延年"等象征性的词语来形容人的高寿,一则表示人们对长寿者的崇敬和仰慕;二则表达了人们对长寿者的向往和追求。在社交场合中,还有一些关于长寿的别具一格的雅称。

(一)喜寿:指77岁。草书喜字看似七十七,故借指77岁。

(二)米寿:指88岁。因米字看似八十八3个字,故借指88岁。

(三)白寿:指99岁。"百"数少一为九十九,"白"、"百"同音,故以此借指99岁。

(四)茶寿:指108岁。"茶"字上面为廿,下面为八十八,二者相加得108岁。

(五)上寿:指90岁以上。

(六)中寿:指80岁以上。

(七)下寿:指60岁以上。

另外,长寿还有一些别的称呼:

1. 耳顺之年、还历之年、花甲之年,均指六十岁。

2. 古稀之年、悬车之年、杖国之年,均指七十岁。

3. 朝枚之年、耄耋之年,指八十至九十岁。

4. 期颐之年,指百岁以上。

摘自《健康指南》

四十、心怀感恩,健康幸福

[智利《第三版时报》]报道:表达感激之情可以增进健康,带来幸福。

美国人比尔·戈尔登当了20年的兵,30年的警察,86岁那年罹患结肠癌,双膝还患有关节炎。

尽管疾病缠身,但戈尔登依然想尽各种方法报答社会,表达感激之情。研究人员认为这种感恩的态度对任何人都是有益无害的。

不久前研究人员提出,时常表达感激之情可以给自己带来好心情,有益身体健康,并能把积极乐观的态度传递给悲观的人。研究人员指出,成为一个受到感激的人可以帮助他人转变心情,唯一的条件是一年里必须不止一次地表达感谢。

加利福尼亚大学里弗赛德分校的心理学教授索尼娅·柳博米尔斯基说:"如果不能经常表达内心的感激之情,那么你一点好处都享受不到。这就好像你一年才去健身一次,能对身体健康带来多大的好处呢?"

近年来,科研人员一直致力于研究感激到底能给人带来多大好处。在由国家科学基金会资助的研究项目中,美国东北大学的心理学家戴维·德斯特内发现:"感激会让人向善,而且更淡泊名利。"

加州大学戴维斯分校的心理学教授罗伯特·埃蒙斯指出,凡是能表达感激之情的人都是不会产生嫉妒之情和怀恨他人的人。埃蒙斯认为这些人睡觉更甜,身体更棒,血压也会降低。纽约大学的心理学家布伦达·绍莎娜对此表示赞同。

绍莎娜著有《感恩的365个方法》一书,她认为"人不可能在心存感激的同时还感到抑郁。感恩能让人在身体上、心理上和各个方面都更加健康"。

文章开头提到的戈尔登对专家们的研究并不太关注,他只是觉得自己是一个"幸运的人",这要感激他的两个儿子和两个孙子,以及他89岁的女友。

感恩节历来都是戈尔登一家团聚的日子。

在感恩大餐开始前,他们围坐在餐桌旁,携手表达内心的感激之情。戈尔登说:"为一个人表达你的感谢之情,那种感觉很奇妙。'谢谢'这个词很容易讲出口,它会让你变得更好。"

摘自《健康指南》

四一、老年轻松人健康

人到老年感受最深刻的,恐怕要算人老后精神上得到的那从未有过的轻松了。细想,我们来到这个世界上,一懂事就背上了沉重的书包,接着便又是忙工作,又是结婚、生子、养老育幼,重担几乎一刻未曾离肩。几十年坎坎坷坷,不懈奋斗,随着老年的到来,一般都将步入坦途:工作担子卸了,经济负担轻了,子女长大成家了,我们自然可以清心寡欲,享受老年之福了。

什么叫福?除衣食不愁,后顾无忧,全家平安外,老人能按照自己的兴趣爱好"随心所欲",健康地过好每一天,就是福。比如,喜爱文学的,如今退休在家,过去想看而没有时间看的书,可以饱览为快了;想写而没有时间写的东西,能够尽情挥笔了。爱好书法、绘画的,退休后可以挥毫泼墨,精益求精,强身健体,升华性情。爱好文艺的,可以跳舞、歌唱,活跃日常文化生活。爱好运动的,可以散步、慢跑、登山、打拳,使身体更健康。爱好旅游的,可以到国内外走走看看,饱览风景名胜,欣赏异国风光。爱好棋牌的,可以下棋、玩牌、打麻将(但不要赌博,不宜时间太长),能会友聊天,驱散寂寞。总之,自己喜欢什么,能干什么,就干什么,只要对健康有益,对社会有利,就可以随心所欲。这就是福。

另外,人到老年,万事应该"闲看"。人到老年方能明白,一生东奔西走,竭力想去改变的不是别的,恰恰是自己。干了大半辈子,并非人人都能成功,个个都大有作为。只要自己奋斗过、努力过、追求过,就已足矣。几十年的时光换来的不是别的,而是心静如水。

当然,也有一种人,人到老年,还感不平。望着目前这个看重金钱的年代,突发感叹,后悔没有弄到多少钱,于是甚至用意料不到的方式,朝着赚钱这个目标冲去。比如,有的人退休了还当"拼命三郎",做起生意来比在岗位工作时还卖力,拼着老命去赚钱。结果钱是赚了不少,却赔了健康和快乐。用赚来的钱去治病,未必挽回了健康,还失去了许多用金钱都买不到的幸福——亲情、友情和爱情等。退休以后的人生,何必活得这样累!

赤橙黄绿青蓝紫,人生各个阶段,各具特色魅力,都是最珍贵的。退休以后的人生,是另一番境界,阅历丰富,老成稳当。在喧嚣纷纭的世间,能万事闲看,不以物喜,不以己悲,顺其自然,处之泰然,自信生活,保持一颗"清风徐来、水波不兴"的平常之心,就会对名利、权势、金钱、怨恨之类,采取超然物外的态度。这样人到老年,就会生活得充实、潇洒、健康和快乐。

世间万事万物,均有一定的规律,人都会老也是不可抗拒的自然规律。只要我们以平和的心态对待,用积极的态度去调节,就会从中感受到老年的种种益处,就能健康长寿。

摘自《健康指南》

四二、欣赏老年春常在

中央电视台著名节目主持人白岩松在《欣赏老年》一文中写道,他欣赏老年的成熟,老年的恬淡,老年的敦厚。而我们有些老年朋友却往往找不到这种感觉。其实,当你卸下许多人生的重负后,会发现老年也是轻松可爱的。因为,年轻人有许多路要走,而且那路并不平坦明朗;中年人有许多负担要扛,生活充满了沉重与艰辛。而老年人呢,有奉献过的充实,有长大的儿女,有退休后的保障,在生命夕阳中欣赏自己的晚年,享受自己的时光。

著名作家蒋子龙说,老年人的幸福和快乐比一般人要多得多,最突出的感受是心理空间大了,空间一大精神就舒展、强健,更容易与人相处,与生活相容。空间是一种境界,许多不切实际的渴望没有了,争名夺利的念头也没有了,如同返璞归真一般,只求在平凡的人世中找到属于自己的那一份归顺自然的美好。

有这样一个故事:一个外国游客在法国参观一个美丽的花园,这花园的一砖一石、一草一木都整理得很美观。有人介绍说,这得归功于一位花匠。这位游客十分欣赏花匠的工作,决定高薪聘请他。可老花匠却说,没人要求我怎么干,我只是喜欢我干的事,心情也好,我不想离开。这位花匠是谁呢?他竟是法国前总统密特朗。一位权倾一国的总统,退职后不但不失落,反以老花匠自乐,热爱平凡的事,这真让我们一些退休后困惑、失落的人汗颜。

德国哲学家康德曾经说过:"老年时像青年时一样高高兴兴吧!青年好比百灵鸟,有他的晨曲;老年好比夜莺,应该有他的夜曲。"人生如远行,老年的那一段旅程,就是进入了一个新的境界。

退休了,没有了耕耘成败的牵挂,放弃了争先恐后的奔忙,可以读书、养花、钓鱼、旅游等等,任其所好,展其所长。

退休了,可以悠哉悠哉。春听鸟啼,夏闻蝉鸣,秋听虫吟,冬踏雪景;夜色中观群星闪烁,晨风中听林涛回荡;仰望蓝天白云,观群山之伟岸;俯视湖海波澜,看大地雄浑壮丽之景。

书是知识之宝库、智慧之结晶。退休了,一书在手,纵览天下,如蜜蜂采撷,含英咀华。往昔因家境贫寒失去了读书机会,生活中带来多少困惑!退休了,可以填补当年遗憾。

以书为乐,虽处偏隅,可请名家、先哲;以书为药,可医思维愚顽、痴迷;以学为耕,可求人生之收获。

退休了,卸下了繁忙的职责重担,放松了紧张的生活节奏,避开了无尽的竞争纷扰,远离了是非曲直的争吵。退休了,心静如高山幽谷,平淡似白水素服,心胸豁然,意趣盎然。只要你心态良好,保持一颗平常心、平民心,退休就是人生最阳光、最欣慰的春天。

摘自(《健康指南》)

四三、人老退休是有福气

无论你是一个领导干部,还是一个普通公务员;无论你是单位职工,还是普通公民,你可能都曾穿越过历次政治风云,击退过病魔的侵袭,完成过生儿育女、养老送终的责任,如今,头发白了尚健在人间,你说这不是幸运者吗?这个普通的人生,其实也是一次壮丽的行程。俗话说:"守多大的碗吃多大的饭",平民的哲学总是很务实的。

向上看,确实有些人素质一般,由于种种关系混得比你高;往下看,也有不少人素质比你强,由于错失了种种机遇,至今不如你。纵横比较必然出现落差感,耿耿于怀是要不得的。一个"路"字解答了此中玄机,"路"字的一半是"足",说明人生之路都是人用脚走过来的;另一半是"各",说明人的天分、脚力、机遇是各不相同的,所以,每个人的结局是各不一样的,事实上,人生结局的同一性是不可能的。

有的人感叹"老年无用不值钱、人老珠黄讨人嫌"。其实,人能活到老年是有福气,有老年可过,是人生一个弥足珍贵的阶段。少年时的憧憬,青年时的浪漫,壮年时的辉煌,虽然已经成为历史的回忆,但庆幸自己毕竟拥有过。对生命向后的延续大约也看清了限度,而现在尚拥有着宝贵的生命,这段年龄的消费可以说是"一寸光阴一寸金,寸金难买寸光阴"。所以,老年人要好好享受人生弥足珍贵的夕阳时光。

据[西班牙《世界报》]报道:55岁以前退休让人变得更年轻。不少人认为退休意味着开始走下坡路,但事实远非如此。欧洲一项最新研究显示,及时退休应该意味着一个巨大的胜利,专家称,有一万多人在55岁左右停止工作后,健康状况明显改善,不仅如此,他们在大约10年时间里变得更加年轻。

这份在《柳叶刀》杂志上发表的研究报告基于对法国电力公司和法国天然气公司的1.47万名雇员(79%为男性)的评估。

研究人员发现,在55岁左右退休后,人的健康状况会明显改善。从退休前一年到退休后一年,他们出现不良健康状况的几率从19.2%下降到14.3%。这意味着可以多活8至10年。

在男性和女性中都发现了这种年轻化的现象,其效果最多可以持续7年。只有2%的参与者没有经历这类退休保护效应。这些人大都有更高的职位、工作要求更低并对工作的满意度更高。

在退休前的3年中,11%的参与调查者会遭遇沮丧情绪,29%会出现肌肉和骨骼疼痛,32%会因病缺勤21天以上。而大多数及时退休或对工作不满意的人在这方面的情况都会好很多。

研究人员发现,"更高的身体和心理要求"与健康状况恶化有关。而停止工作后,这种压力很有可能会转变为享受退休带来的好处。

因此说,"退休保护效应"可以让人更年轻,人老退休是有福气。

摘自(《健康指南》)

四四、老年保健应重"四养"

现代人如何养生保健?李俊德教授主编的《国医大师谈养生》一书,使人眼前一亮:这些中医学养生方法的倡导和践行者们在身体力行中创造出来的养生智慧和方法,不正是人们所期盼和可供仿效的宝典吗?30位国医大师中,已有10位是过了90大寿,18位过了80大寿,最年轻的两位也都是接近80岁的老人了,他们的平均年龄为83.7岁。

大师们的养生经验各有高招,体现出中医学因人、因地、因时辩证养生的法则和他们的不同体验。在这些感受中,重视和强调心养、食养、体养、药养四条瑰宝,充分体现了中医"以顺为养"的主流意识。

(一)**心养**,包括"养德"在内,是大师们养生心得中被列为第一位的要务。"思无邪僻是一药,行宽心和是一药,心平气和是一药,心静意定是一药。"这几句话是《大藏经》中说的,强调的是心养的至上功能。《黄帝内经》中有形式不同而意义完全一致的表述:"恬淡虚无,真气从之,精神内守,病安从来。"邓铁涛教授提出的"养生必先养德,大德方得其寿;养生必重养心,心宽方能体健"的理念;王玉川教授倡导的"静以养神,淡泊名利,修德润身"的观点等,都是大师们在一生实践和历练中用心编织出的妙法锦囊。

(二)**食养**,是最基本的养生内容。人之健康与否,无非在于气血、津液、精血,而它们无不来源于机体对食物的受纳、生化、吸收、利用。"五谷为养,五果为助,五畜为益,五菜为充。"程莘农教授的"合五味,宜清淡,吃暖食";路志正教授的"调养脾胃,注重三杯茶(上午绿茶,下午乌龙茶,晚上普洱茶)";李振华教授的"饮食有节,定时、定量、定性";颜正华教授的"七分饱,减肥胖,忌吸烟,慎饮酒";王绵之教授的"做到细嚼慢咽,切忌暴饮暴食"等论述,都是取之有据、行之有效、仿之有验的食疗真经。

(三)**体养**,包含与身心健康有密切关系的体能锻炼和愉悦身心的多种文体活动。任继学教授力倡"漫步四季,因时而动"的行为,苏荣扎布教授坚持"搓脸、转睛、叩齿、挺腹、太极拳"的综合程式;张琪教授重视清晨不间断的光浴、气浴、风浴的"三浴法";贺普仁教授自创经络引导养生的"六步功"等,都是极据个性特点的体养妙诀。

(四)**药养**,强调的是药物对于人体健康的重要意义。除了对相关疾病进行有效的治疗外,利用药物的特性,在自然养生中杂以药物的支持或辅助,以为人体的健康提供有力的促进和支撑。这些中医造诣非凡的大师们,在为他人提供各种药养良方的同时,也为自己量身定制出极据个性特色的药养方法:朱良春教授常服六味地黄丸,他认为该药有延缓衰老的作用;李辅仁教授长于在通利大便上做文章,他认为上下通畅是预防多种疾病发生的不二法门;张学文教授每天早晨上班前要喝一杯自制的菊花、麦冬、枸杞茶,他认为此茶能够养精提神、护卫正气……如此丰富多彩的药养法,或据于对医理的拓展,或据于对药物的效用,或据于对时令的把握,或据于对地域的考虑,或据于对体质的辨识,点滴中折射出大师们的高深学问和审慎精神。

摘自(《国医大师谈养生》)

四五、善人寿长恶人寿短

是否长寿,不仅与身体健康有关,还要看你是不是个善良的人。据美国趣味科学网站报道,一项涉及10万名女性的多年跟踪调查显示,不善良的人活得短。

荷兰科学家对男性做了一项研究,发现心地善良的男性比心存恶念的男性活得长。美国匹兹堡大学的医学专家把女性作为研究对象,研究人员对受访者发放了复杂的问卷,以便了解其生活观念和对人生的态度。8年的跟踪调查表明,与经常对他人怀有恶意的女性相比,善良友好的女性心脏病发病率要低9%,因各种原因死亡的几率也低14%。此外,不善良的人把更多的时间放到琢磨他人上,而善良的人则会把时间用在运动等快乐的事情上。

这项研究的负责人希拉里·廷德尔表示,善良的女性更乐观向上,喜欢微笑,她们广阔的胸怀更容易挺过不幸。不善良的人则因为常对人怀有恶意,斤斤计较,长此以往,必定会损害身心健康,让心情总处于憋闷状态,而且容易患上高血压和高胆固醇等疾病,从而影响生活质量和寿命。

摘自《健康指南》

四六、老年养生要先养心

(一)心态平和,淡泊名利。健康应该是由内而外的。只有心态健康,外达于表,才有健康的气色和神态。要保持健康,第一要务就是要养心。心就是心态,保持一份平和的心态,才能养生。古语曰:"仁之所以多寿者,外无贪而内清净,心和平而不失中正,取天地之美以养其身。"淡泊名利,遇事不怨天尤人,然后尽情地享受生活,对待生活保持一个知足的心,这就是老年的养心之道。

(二)五谷为主,蔬畜为辅。人吃五谷杂粮,其实五谷就是最健康的食物。日常的饮食,要坚持以五谷为主,五蔬、五果、五畜为辅,这在中医经典《黄帝内经》中就有记载。落实到餐桌上,可以这样安排:早餐一杯牛奶泡燕麦片,一个包子或者小窝头,饭后再吃半个苹果。午餐相对丰富一些,但也是遵循五谷为主、蔬菜为辅的原则,并且让蔬菜尽量"好看"一点。所谓好看,就是颜色多一点。中医讲五色养五脏,在选择蔬菜上,可以借鉴这一点。晚餐以粥为主,可以喝各种各样的粥。饮食不要过饱,八分饱是最佳的状态。

(三)见缝插针,运动健身。锻炼就得见缝插针,随时都可以进行。走步就是很好的锻炼方式。每天晚上看《新闻联播》时,就可以在客厅里走,每分钟一百步左右,等《焦点访谈》结束,锻炼也就结束。这样每天都能走上四五千步,这是一个很好的锻炼习惯。另外,早晨练练太极拳、八段锦等,也是老年人首选的锻炼方式。当然,运动方式是不拘一格的,老年人练太极拳或八段锦的时候,可以根据自己的情况,重复或删减一些动作,这样既可以达到强化锻炼的目的,也避免了运动的损伤。

(四)起居有常,生活规律。养生还要做到起居有常。将自己的生活规律化,不仅包括睡觉,还有平时对各种生活细节的安排,比如吃饭要定时定量等。这样,心态、饮食、运动加规律作息,就可以达到老年养生保健的目的。

摘自《健康指南》

四七、老年保健顺其自然

养生,主要靠自己,不必天天惦记着自己的健康,顺其自然最好。老年人长寿的秘诀就是淡泊无我,遵循自然规律,顺其自然。

顺其自然,是指按照自然的要求,内养其心,外养其形。饮食要粗茶淡饭,取之自然。还要养成健康的生活情趣,提倡饮食有节,合理地安排和选择膳食,做到饭有定时,食有定量,摄取的各种营养素要保持均衡。

顺其自然,还指人体应像自然界那样不停地运动。做到经常运动的人,全身的血液循环会得到调整和改善,摄入的氧气含量高,心肺功能得到加强,也能延缓衰老、防病祛病、强身健体。当然运动一定要适度,须根据自己的年龄特点,选择适合自己的运动方式,持之以恒地进行,切莫一曝十寒。

顺其自然,还要顺应自然规律。不可过于自我加压,不管竞争如何激烈,诱惑如何多,机遇如何令人心动,都应把个人的欲望减少一半,适可而止。应尽可能地把自己的内心活动调节到轻松、旷达、舒展、平衡的状态,学会随遇而安,避免大喜大悲和激烈的情绪波动,让自己达观一点,待别人宽容一点,精神简约一些。因为心平气和有助于血脉流畅,恬静淡泊有助于颐养天年。良好的精神状态还可以促使机体各器官功能活动协调、代谢有序,从而增强免疫力,减少疾病的发生。

顺其自然,是人生的坦然,是对生命的珍惜。它可以使你真正地享受生活,在追求中体验欢乐,在淡泊中充实自己,顺其自然得健康。

摘自《健康指南》

四八、养成好习惯,益寿又延年

美国一项最新研究成果显示,人们在日常生

活中可以通过多种方法来改善健康状况,延长自己的寿命,而且这些方法操作起来非常简单。

(一)成为一名乐观主义者,平均可延长寿命达8年。

(二)积极思维活动,其中包括读报、参观博物馆、玩填字游戏和上网,可延寿7年。

(三)合理和有规律的性生活,平均可延长寿命4年。

(四)家中养有宠物,有助于延寿2年。

(五)每天30分钟的美梦,可使寿命延长大约1年。

(六)养育子女和接受良好的教育有助于延寿。

(七)偶尔的家庭争吵也有助于延长人的寿命。统计显示,那些习惯于克制自己情绪的女性,其早亡的几率要比那些经常宣泄自己情绪的主妇高出一倍左右。

(八)每天食用苹果,可使寿命延长3年。此外,减少卡路里的摄入量有助减缓衰老的过程。

(九)体育锻炼对寿命的影响非常显著。每天进行3小时的体育活动可以延寿2年。

(十)尽早放弃吸烟平均可使寿命延长5年。

摘自《健康指南》

第七十七篇　老年人的体质保健

一、体质的形成和分类

体质是每个人身体形态和功能相对稳定的固有特性,这些特性影响人体的生长、发育、健康、衰老、疾病,也决定着身体对某种致病因素的易感性和因此而产生的病变类型的倾向性。形成体质差异以内因为主,与个体禀赋(禀赋:即人的体魄、智力等方面的素质)的不同有着非常重要的联系。禀赋决定个体对后天因素易感性和得病后病型的倾向性,例如,同样是房劳过度,有的人表现为肾精亏损,而有的人则表现为肾阳虚衰,这都与禀赋有关。

虽然体质主要由先天禀赋决定,但也受后天因素的影响。研究表明,人的体质类型与年龄、性别、心理素质、生活条件、饮食结构、地理环境、职业等诸多因素有关。①体质与年龄的关系:随着年龄的增长,正常体质的比例逐渐下降,异常体质的比例明显升高,其中阴虚体质者的比例随年龄段递增最为显著,痰湿体质、气滞血瘀体质的增加幅度也较大。②体质与性别的关系:男性的正常体质明显多于女性,在男女病理体质分布中,女性阴虚体质和气血两虚体质显著多于男性,而男性气滞血瘀体质明显多于女性。③体质与地理环境的关系:痰湿体质的发生率与地理区域有非常显著的相关性,以青海、西藏地区发生率最高,东南沿海地区的发生率高于长江中下游地区。形成病理体质的原因大多数不易觉察,这是一个潜移默化的过程。生活方式不当、劳逸失度、水土不服、饮食偏嗜、房劳过度等因素造成体质上的偏差,不是立竿见影马上就会表现出来,往往要经过较长时间才能显露出来。

各种体质偏向,必然会对老年人的健康、衰老和疾病产生影响。研究表明,高血压患者中阴虚型、痰湿型、阳亢型和阴阳两虚型比血压正常人高。糖尿病患者以痰湿型和阴虚型为主,但血瘀型患者也有。肥胖人痰湿体质与高血脂症、高血压、冠心病、中风、糖尿病的发病均有显著相关性。人从青年时期开始,就已形成相对固定的体质偏向,总体上说,人的体质可归纳为三种类型即平和体质类、偏盛体质类、偏虚体质类。

(一)平和体质。 此类人体质特征:阴阳气血调和,体态适中,面色红润,精力充沛。形体特征:体形匀称健壮。心理特征:性格随和开朗。发病倾向:平素患病较少。对外界环境适应能力:对自然环境和社会环境适应能力较强。

常见表现:面色、肤色润泽,头发稠密有光泽,目光有神,鼻色明润,嗅觉通利,唇色红润,不易疲劳,精力充沛,耐受寒热,睡眠良好,胃纳佳,二便正常,舌色淡红,苔薄白,脉和缓有力。脏气旺盛,抗病能力强,进入老年阶段后多无明显偏盛偏衰,呈整体逐渐缓慢下降趋势。由于阴阳平衡,气血平和,正常体质又称为平和体质。

（二）**偏虚体质**。此类人先天禀赋不足,自幼体质较为虚弱,在青、中年时期已形成一定的气、血、阴、阳偏虚的体质倾向。步入老年后偏虚的特征表现较为明显,形成气虚、血虚、阴虚、阳虚等症候。偏虚体质,还可以进一步细分为气虚体质、血虚体质、阴虚体质、阳虚体质和气阴两虚体质。

1. 气虚体质。中医认为,气是构成人体和维持人体生命活动的最基本物质。人体的"气"有促进生长发育、保卫身体及抵御疾病侵袭的生理功能。气虚体质的人面色苍白而无光泽,说话声音低微,食欲不振,身体容易疲倦,全身乏力,稍微活动则头晕、气短、出汗、心悸、舌质淡、舌苔白、脉虚弱。气虚体质者平时容易感冒,也比较容易生病。他们体型消瘦或偏胖,消瘦是因为气虚不能把营养物质输送到周身之故;身体偏胖,是由于气虚不能运化体内的津液、水湿潴留所致。

2. 血虚体质。中医认为,血对身体有营养和滋润的作用,如果年老体弱,或脾胃功能低下,血液生化不足,或七情内伤过度,耗伤阴血就会造成身体气血虚弱,形成血虚体质。血虚体质的人表现为形体瘦弱,精神倦怠,皮肤和颜面色泽萎黄或淡白,无光泽,唇色、指甲颜色苍白无华,四肢麻木,关节活动不利,皮肤干燥、瘙痒,毛发干枯脱落,头晕眼花,心悸,睡眠不宁,便秘或排便不爽,手足发麻,舌质淡,脉细无力,女性还见月经色淡、量少甚至闭经。

3. 阴虚体质。所谓阴,中医是指精、血、津液等物质。阴虚体质是指脏腑经络失养,精、血、津液输布障碍而出现阴精不足的一类体质,或由于慢性消耗性疾病、热病后期耗伤阴液、房劳过度耗伤阴精所致。阴虚体质表现为形体消瘦,面色潮红,心中烦热,少眠多动,手足心热,口燥咽干,多喜冷饮,畏热喜凉,大便干结,小便短赤,脉细数,舌红少苔。若伴肺阴虚,则常见干咳少痰,潮热盗汗;若伴心阴虚,则常见心悸健忘,失眠多梦;若伴肾阴虚,则常见腰酸背痛,眩晕耳鸣;若伴肝阴虚,则见胸胁疼痛,视物昏花。

4. 阳虚体质。中医认为,阳气是人体脏腑的功能活动。阳虚体质是人体的阳气虚损、阴寒相对偏盛的一种体质。阳虚体质表现为形体白胖,面色淡白,肢体懈怠,不爱活动,形寒肢冷,喜暖怕冷,四肢倦怠,小便清长,大便偏稀,舌淡胖苔白,脉沉乏力。阳虚体质者较常人总要多着衣盖被,适应寒暑变化之能力差,稍微转凉就感觉寒冷难受。老年男子容易阳痿,老年易患痴呆症。

5. 气阴两虚体质。气阴两虚是指气虚、阴虚同时存在,多表现为身倦乏力、少气懒言、自汗或盗汗、形体消瘦、口燥咽干、头晕目眩,甚至五心烦热、潮热、失眠多梦等。此类体质的人,实质上是既有阴虚的一面,故气虚及阴虚体质的表现均具备。目前,此类体质的人比单纯气、血、阴、阳一种虚的人居多,且临床上表现更复杂,治理及调养需更加慎重。

（三）**偏盛体质**。年轻时就有气滞、血瘀、痰湿、阳亢等偏盛表现,在进入老年阶段时,由于正气的消耗,功能的减退,机体对于这些偏颇更难以制约和调节,导致全身阴阳平衡失调加剧而出现偏盛体质,可细分为气滞体质、血瘀体质、痰湿体质和阳亢体质。

1. 气滞体质。气滞体质主要是由于七情内郁,或痰湿,或食积等,影响到气的流通,使气在体内运行受阻或不畅所致。气滞体质表现为面色苍暗或萎黄,平素性情急躁易怒、易于激动,或忧郁寡欢、胸闷不适、时欲叹息,舌淡红,苔白,脉弦。严重者见胸胁胀痛或窜痛,咽中梗阻,咽喉有异物感,颈项瘿瘤,胃脘胀痛,泛吐酸水,呃逆嗳气,腹痛肠鸣,大便不畅。妇女见乳房胀痛,乳腺增生,小腹不适,月经不调或痛经。气滞体质多见于女性。

2. 血瘀体质。血瘀体质是指血液在体内运行中受到某种影响,造成血液运行迟缓或不畅而形成。血瘀体质表现为肤色和面色晦滞,眼眶黯黑,口唇色暗,常有皮下瘀斑,易出血,舌紫暗或有瘀点,脉细涩或结代,甚至出现头、胸、胁、小腹或四肢等处刺痛,疼痛位置固定。妇女见月经推迟、痛经、经闭、崩漏、子宫肌瘤等。血瘀体质者多存在微循环障碍和血液流变异常。

3.痰湿体质。痰湿体质多由于阳气素虚、脾弱不运、饮食不当或疾病,导致体内痰湿过盛。痰湿体质的人常表现为平素嗜茶、酒,爱吃偏甜、肥腻之物,体形肥胖,肌肉松弛,面色淡黄而暗,身重困倦,嗜睡打鼾,不爱运动,动作迟缓,精神不振,头晕重浊,关节疼痛,胸脘痞闷,咳喘痰多,口中黏腻,大便黏滞,汗多,浮肿,眼睑微肿,舌体胖大,舌苔白腻,脉濡缓或濡滑。妇女见白带过多。痰湿体质者多伴有消化功能失调、内分泌失调。

4.阳亢体质。阳亢体质也就是我们通常所说的热性体质,指无阴虚表现、单纯阳热亢盛之体。阳亢体质表现为形体强壮,面色红润,声高气粗,情绪易于紧张、兴奋,喜凉怕热,容易口渴,喜欢冷饮,手足汗湿,大便熏臭。阳亢体质的人表现以交感神经兴奋为特点。

摘自《老年养生必读》

二、气虚体质的保健

对于气虚体质的人,宜补气保健,可从以下七个方面保健。

(一)药物保健。因肺主气,脾生气,故当重点补益肺脾两脏。如肺气虚,见语声低微、少气懒言、气短、咳嗽等症状,宜选补肺汤:人参、黄芪、五味子、熟地黄、桑白皮、紫菀。若气虚经常容易感冒者,可服玉屏风散冲剂(黄芪、白术、防风)。脾气虚,见食欲不振、肠鸣便溏、肢体乏力、面色萎黄等症状,选用四君子汤:人参、白术、茯苓、炙甘草,或服用参苓白术口服液(人参、茯苓、白术、怀山药、扁豆、莲子、薏苡仁、砂仁、桔梗、甘草)。如中气下陷者,见脱肛、子宫脱垂、胃下垂、久泻久痢等症,选补中益气汤:黄芪、人参、白术、甘草、当归、陈皮、升麻、柴胡、生姜、大枣。此型体质还可常服薯蓣丸:怀山药、人参、白术、茯苓、甘草、地黄、当归、白芍、川芎、阿胶、神曲、大豆黄卷、大枣、北杏、桂枝、柴胡、防风、干姜、桔梗、白蔹、麦冬。该方出自张仲景《金匮要略》,为平补之剂,很适用于老年人身体虚弱、盗汗、气短、咳喘、健忘、失眠、食欲不振等。用法:每服2~3丸(每丸3克),日服2次。

(二)饮食保健。气虚体质的人,宜吃甘温补气的食物,如粳米、糯米、小米等谷物都具有养胃气的作用。怀山药、莲子、大枣、黄豆、薏苡仁、胡萝卜、香菇、鸡肉、牛肉等食物也有补气、健脾胃的功效。

(三)药膳保健。具有补气功能的中药有人参、党参、黄芪、怀山药、白术、莲子、白扁豆、五指毛桃等,用这些中药和具有补气的食物做成药膳,如党参、黄芪炖竹丝鸡,参芪牛肉汤(牛肉250克,党参50克,生黄芪50克,白术15克,红枣10个,生姜15克),常吃可益气健脾。

(四)运动保健。气虚体质的人,适合散步、慢跑及舞蹈等运动,也可练八段锦、五禽戏等中医养生功。开始时运动量宜小,然后循序渐进,逐渐加大。

(五)经络保健。经常用艾条温和灸足三里穴和气海穴也有很好的补气功效,足三里穴位于小腿髌骨下3寸,胫骨前嵴外1寸;气海穴位于肚脐直下1.5寸处。点燃艾条一端,艾火距离穴位2~3厘米,对准穴位悬灸10~15分钟,以局部皮肤微红有温热感为度,隔2~3天一次。

(六)保健酒方。人参酒:人参30克,将人参置瓶中,加入白酒500克,密封浸泡7天即可服用。每次服10~20毫升,每天服2次。功效:补气健脾,治疗面色萎黄,气短乏力,神疲音低,易患感冒。气虚体质者宜常饮此酒。

(七)保健茶方。四君子茶:党参10克,白术6克,茯苓12克,甘草4克。煎水代茶饮。功效:补气,健脾,养胃,治疗脾胃气虚,运化力弱,饮食减少,语言轻微,全身无力,大便溏泄。

摘自《老年养生必读》

三、血虚体质的保健

对于血虚体质的人,当补血调养,可以从以下七个方面保健。

(一)药物保健。血虚体质宜常补血,但亦应配伍补气及健脾之品,血生于气,气源于脾。可常服当归补血汤(当归、黄芪)和四物汤(当归、川芎、熟地黄、白芍)。心血虚与脾气虚所致的心脾两虚,见气短心悸、失眠多梦、头晕头昏、肢倦乏力、食欲不振、崩漏、便血等症状，宜用归脾汤：人参、当归、白术、茯苓、炙黄芪、远志、酸枣仁、龙眼肉、木香、炙甘草。若气血两虚，见面色苍白或萎黄、头晕眼花、四肢倦乏、气短懒言、心悸、食少、舌淡、苔薄白、脉细弱等症状，则需气血双补，选八珍汤：人参、白术、茯苓、当归、川芎、白芍、熟地黄、炙甘草、生姜、大枣。或服用人参养营汤：人参、白术、茯苓、炙黄芪、熟地黄、当归、陈皮、白芍、肉桂、炙甘草、生姜、大枣。后三者均有相应的中成药归脾丸、八珍丸和人参养营丸，可按说明书服用。

（二）饮食保健。平时可常食桑葚子、荔枝、葡萄、红枣、黑枣、桂圆等水果，还有黑木耳、黑芝麻、松子、菠菜、胡萝卜、花生、莲藕等果菜，以及羊肉、鸡肉、猪肝、羊肝、牛肝、猪血、鸡血、鸭血、鹅血、甲鱼、海参等肉食，因为这些食物都有补血养血的作用。

（三）药膳保健。常用的补血中药有当归、熟地黄、川芎、白芍、阿胶、枸杞子、大枣、桑葚子、黄精、制首乌等。用这些中药和补血的食物一起做成可口的药膳，如当归生姜羊肉汤、四物炖鸡汤、十全大补排骨汤等，均有很好的养血效果。

（四）运动保健。血虚体质的人适合练太极拳、八段锦、保健气功、导引等。还可以进行郊游、踏青，既能呼吸新鲜空气，又能活动筋骨。经常参加体育锻炼，老年人经常感到这里痛、那里痒，这主要是血虚所致，血虚体质老人更是如此，因而，锻炼时运动量不宜过大，应量力而行，适可而止。

（五）精神保健。血虚体质的人时常精神不振、失眠、健忘、注意力不集中，故应振奋精神。当烦闷不安、情绪不佳时，可听听音乐、欣赏幽默剧，使精神振奋、排解忧愁。中医认为，思虑过度会耗伤心血。所以血虚体质的老年人不可用脑过度，感到大脑疲劳，就要休息调节一下，及时消除疲劳。

（六）保健酒方。徐国公仙酒：龙眼肉1000克，烧酒2000克。将龙眼肉、烧酒共放坛内，密封坛口，浸泡30天后即成。每天早晚随量饮此酒数小杯。功效：养血安神，补益心脾，悦颜色、助精神，大有补益，故名仙酒。适用于血虚体质、心血不足、惊悸失眠、怔忡健忘、年老体弱。

（七）保健茶方。党参红枣茶：党参15~30克，大枣5~10枚。煎汤代茶饮。4~6天为1疗程。功效：健脾补血，治疗病后体弱、贫血、心悸、脾虚气短、四肢无力等。

摘自《老年养生必读》

四、阴虚体质的保健

"阴虚生内热"，表现为五心烦躁、口干咽燥、神烦气粗、尿黄便干、心悸气短、头晕眼花、精神状态差、月经不调、面色无华、黄褐斑、蝴蝶斑滋生，一般多见于女性，各种机能亢进性疾病如肺结核、长期低烧等。阴虚体质的保健原则是养阴。夏季天气炎热，热邪容易耗伤人体的阴精；秋季天气干燥，燥邪也会耗伤人体津液。所以在夏秋两季，更要注意养阴。对于阴虚体质的人，可从以下几点保健。

（一）药物保健。阴虚体质的保健可选用生地黄、女贞子、山茱萸、旱莲草、龟板、鳖甲、天冬、麦冬、北沙参、玉竹等滋阴中药。肺阴虚者，宜服百合固金汤：百合、熟地黄、生地黄、当归、白芍、桔梗、玄参川贝、麦冬、甘草；心阴虚者，宜服天王补心丹：酸枣仁、柏子仁、当归、天冬、麦冬、生地黄、人参、丹参、玄参、茯苓、五味子、远志、桔梗；肝阴虚，宜服一贯煎：北沙参、麦冬、当归、生地黄、枸杞子、川楝子；肾阴虚者宜服六味地黄丸：熟地黄、怀山药、山茱萸、泽泻、丹皮、茯苓；骨蒸潮热明显者，可选用清骨散：银柴胡、胡黄连、秦艽、鳖甲、地骨皮、青蒿、知母、甘草。阴虚心肾不交，见失眠、多梦、健忘等症状，宜用坎离丸：天冬、麦冬、知母、黄柏、山茱萸、枸杞子、当归、怀山药、五味子、茯苓、远志、柏子仁、酸枣仁各30克，生地黄、熟地黄各20克，人参、龙骨、龟板、石菖蒲各15克，炼蜜为丸，每服6克，每日2次。一般年老阴虚体质可用八仙长寿丸：生地黄、山茱萸、茯苓、丹皮、五味子、麦冬、山药、益智仁。阴虚体质老年人可长期服用首乌延寿丹：首乌50克，豨莶草、菟丝子各15克，杜仲、怀牛膝、女贞子、旱莲草、桑叶、黑芝麻、桑葚子、金樱子各10克，金银花、生地黄各5克。研末制蜜丸，如梧桐子大小,每次10～15丸,每日3次。

(二)**药膳保健**。中药:北沙参、南沙参、麦冬、天冬、生地黄、百合等都具有补阴的作用。用这些中药煮粥,对于阴虚体质的人有很好的养阴作用,如沙参粥、百合粥等。

(三)**饮食保健**。阴虚体质的人饮食宜清淡,应滋阴潜阳,远离肥腻厚味、燥烈之品。可多吃蔬菜、水果、牛奶、鸡蛋、豆腐、银耳、莲藕、百合、雪梨、鱼类等清淡食物,少吃葱、生姜、大蒜、韭菜、辣椒、花椒等辛辣燥烈之品。条件许可者可食用燕窝、海参、淡菜、龟肉、鳖肉等补品。

(四)**精神保健**。阴虚体质的人性情较急躁,常容易动怒,平素应修身养性,工作中非原则性问题,少与人争论,以减少激怒,尽量少参加争胜负的文娱活动。

(五)**生活保健**。阴虚体质者常手足心热,口咽干燥,畏热喜凉,寒冬易过,热夏难熬,故在炎热的夏季应注意避暑。因为肾精属于阴,阴虚者应当养阴,而性生活太过可伤精伤阴,故以节制为宜。

(六)**运动保健**。阴虚体质的人不宜过激活动,适合练太极拳、八段锦、固精气功、咽津功法等。通过动静结合、刚柔相济、练身调神,以利于体内阴津的生长和体内虚热的消退。

(七)**保健酒方**。女贞子酒:女贞子250克,烧酒750克。将女贞子捣碎,浸于酒中,浸5天后即可饮用。每次饮20毫升,每天2次。功效:滋阴补肾,乌须黑发。治疗阴虚内热,头晕目眩,腰膝酸软,须发早白。

(八)**保健茶方**。茶汤:小米500克,白糖500克,桂圆肉50克,糖玫瑰50克。小米洗净,放在冷水盆中浸泡7个小时,捞出控净水分,粉碎,罗成细粉;桂圆肉切成小块。取细小米粉50克,放入碗中,兑入白糖,用少许温水调成糊(夏天用冷开水,冬天用温开水),然后用开水冲成适度的浓汁,将桂圆肉、糖玫瑰撒在上面,即成。趁热食之,每次食1～2碗。功效:甜香光滑,滋阴润燥,生津止渴,阴虚体质者食之甚宜,年老、病后体虚、营养不良者均宜服食。

摘自《老年养生必读》

五、阳虚体质的保健

"阳虚则生寒",表现为体质虚弱、手脚发凉、腰膝酸软、夜尿频繁、疲乏无力、气短懒言、失眠健忘、精神不振、易疲劳、脸色苍白,一般多见于男性,各种机能衰退性疾病及各种慢性疾病等。阳虚体质应温补阳气,抑制阴寒。可从以下几个方面进行保健。

(一)**药物保健**。阳虚体质当温阳补虚。一般老年阳虚体质保健可用加减神仙既济丸:人参、鹿茸、肉苁蓉、枸杞子、酸枣仁、怀山药、五味子、石菖蒲、黄芪、巴戟天、黄柏、知母、柏子仁、熟地黄、生地黄、菟丝子、天冬、当归、远志、小茴香、茯苓、杜仲、牛膝,诸药研为细末,炼蜜为丸。偏肾阳虚者,宜服右归丸:熟地黄、山药、肉桂、枸杞子、山茱萸、杜仲、制附子、菟丝子、鹿角胶、当归。偏脾阳虚者,选用理中丸:人参、干姜、白术、炙甘草。偏心阳虚者,宜用桂枝加附子汤:桂枝、芍药、炙甘草、生姜、大枣、制附子。

(二)**药膳保健**。阳虚体质保健可用补阳类食物与补阳类中药配制成壮阳药膳。常用的药膳处方,主食类有羊肉粥、羊肾粥、羊肚粥、狗肉粥、韭菜粥、胡桃粥、羊骨粥、腊八粥、虾仁粥、火腿粥、淡菜粥等;菜肴类有韭菜炒虾仁、辣椒炒鳝鱼丝、大蒜炒麻雀蛋、海参羊肉汤、胡葱羊肉片、洋葱鳝背、辣椒炒羊腰花、麻雀淡菜汤、辣椒叶鸡蛋汤、山药羊肉汤、核桃仁炒韭菜、麻雀虾仁汤、五香栗子狗肉;汤类有双鞭壮阳汤、羊肾汤、壮阳狗肉汤、阳起石牛肾汤、附子猪肚汤、当归生地羊肉汤、当归生姜羊肉汤、杜仲羊肾汤、人参鹿尾汤、鹿鞭壮阳汤、十全大补汤等。

(三)**饮食保健**。阳虚体质者可进食一些补阳的食物,如羊肉、狗肉、鹿肉、鸡肉、核桃、雄蚕蛾、韭菜、虾、雀卵、牛鞭、狗鞭、鹿鞭、大蒜、辣椒、黄鳝等。还可吃一些品性偏温的食物,如粳米、小麦、高粱、洋葱、淡菜、鲍鱼、糯米、扁豆、香菜、大枣、黑枣、乌梅、杏子、荔枝、栗子、猪肚、猪肝、酒、生姜、小茴香等。

(四)**精神保健**。中医认为,阳虚是气虚的进一步发展,故而阳气不足者常表现出情绪不佳,易于悲哀,故必须加强精神保健;要善于调节自己的情感,去忧悲、防惊恐、和喜怒,进而消除不良情绪的影响。

(五)起居保健。阳虚体质多形寒肢冷,喜暖怕凉,耐春夏不耐秋冬,故阳虚体质者尤应重视起居保健,多晒太阳,进行日光浴、空气浴,提高人体抵抗力。夏季不要贪凉在外露宿,不宜让电扇直吹,空调不要开得太冷,不宜睡竹席。

(六)运动保健。阳虚体质保健之道,首先重视运动锻炼,因为"动则生阳",春夏秋冬坚持不懈,每天进行1~2次。具体项目视体力而定,如散步、慢跑、太极拳、五禽戏、八段锦、养生操、工间操、球类活动以及各种舞蹈活动等。

(七)经络保健。可用艾火温灸关元、气海、膏肓、肾俞、命门、脾俞、中脘、足三里、肺俞、大椎等穴位,有温阳气、强身体、保健康、抗衰老的作用。根据"春夏养阳"的法则,夏季三伏天每伏进行一次艾灸治疗,在夏季自然界阳气旺盛之时,助人阳气一臂之力,可收到事半功倍的效果。也可在三九天再做一疗程艾灸,抑制阴寒。

(八)保健酒方。固本遐龄酒:当归、巴戟天、肉苁蓉、杜仲、人参、沉香、小茴、破故纸、石菖蒲、青盐、木通、山茱萸、石斛、天门冬、熟地黄、陈皮、狗脊、菟丝子、牛膝、酸枣仁、覆盆子、各30克,砂仁、大茴、益智仁(去壳)、乳香各15克,虎骨60克,淫羊藿120克,糯米1升,大枣500克,生姜60克(捣汁)、远志30克、新山药120克(捣汁),蜂蜜120克。

用法:将糯米、大枣放笼中蒸为黏米饭,将山药、生姜捣取汁,其余药物均研为粗末。然后把山药汁、生姜汁、蜂蜜、药末和粘米饭和匀如面块,分成四块,用四个布袋盛之,置入酒坛内,加入烧酒3.5公斤,密封浸泡21天,过滤即成。每次服15~40毫升,每天服2次。

功效:补肾壮阳,填精补虚,调补气血,消除疲劳,振奋精神,增进食欲。治疗肾阳虚弱,畏寒怕冷,倦怠乏力,食欲不振,记忆力减退,阳痿及性欲减退。

(九)保健茶方。人参花茶:人参花100克。将人参花用糖渍后,每用5克泡茶饮。功效:补气壮阳,兴奋神经,为阳虚体质者的保健饮料。

摘自《老年养生必读》

六、气阴两虚体质的保健

气阴两虚体质是气虚和阴虚两种体质的集中或交叉出现,保健原则为益气养阴、气阴两补,既要注意补气,又要兼顾滋阴,否则单纯益气不能养阴,反而加重阴虚症状,使虚者更虚。有些人在服食补气的食物或药物(如人参类)之后,常有烦躁不安或口舌溃烂、牙龈肿痛等症状出现,这主要是因为益气食物或药物的温燥重伤阴液所致。中医所说的"虚不受补"指的就是这种情况,这种人基本属于气阴两虚体质。当然,虚不受补并不是不能补,而是要善于补,可从以下三方面保健。

(一)药物保健。气阴两虚体质的人,药物保健应选用既能补气又能养阴的药物,如怀山药、西洋参、太子参、大枣、饴糖、炙甘草等,或同时使用补气的人参、党参、黄芪、白术、冬虫夏草、蛤蚧等药物,配合养阴的麦冬、北沙参、玉竹、百合、白芍、石斛等药物。金元名医李东垣创制的著名方剂"生脉散",就是中医典型的益气养阴处方,生脉散:由人参、麦冬、五味子(现在用于保健常去掉五味子)组成。

(二)饮食保健。气阴两虚体质的人,饮食保健可用上述益气、养阴的中药再配以鸡肉、乳鸽、鸭肉、乌龟、甲鱼等食品保养。如黄精山参鸡肉煲:黄精、党参、怀山药各30克,母鸡1只。做法:先将鸡去毛和内脏洗净,剁成1寸见方的小块,放入沸水中烫3分钟后捞出,洗净血沫,放入砂锅内,加入黄精、党参、怀山药等原料,加适量水煲至鸡肉烂熟即可。此方具有益气养阴的作用。

(三)运动保健。可经常练习沈氏养生操。沈英森教授根据自己属于气阴两虚的身体特点,编制了一套养生操,每天晨起锻炼一次,约30分钟。长期坚持练习此操对身体十分有益。现将沈氏养生操介绍如下。

1.按摩腰部。清晨起来,坐在床沿上,将双手掌放于腰俞穴(尾骨之上,骶管裂孔处),然后从下向上,又从上向下按摩腰部120次。此时腰部有温暖微热的感觉。

2. 按摩足部。用左手掌按摩右足心涌泉穴，然后用右手掌按摩左足心涌泉穴，每侧均按摩120次。按摩之后足底有温热的感觉。按摩足部有利关节的作用。

3. 甩手。下地后，双腿自然分开与肩同宽，双手向前平伸、向下甩动，反复甩手30次。

4. 旋臂。双手向前平伸，自内向外旋转30次，然后，自外向内旋转30次。甩手、旋臂这两个动作可以锻炼肩、臂部位，尤其是对肩周炎患者更加适合。

5. 摆手。双手向前平伸与肩平，然后向下摆动至腹部交叉，反复摆手30次。

6. 扩胸。双手平伸后，由外向内屈曲，由内向外伸展，做扩胸运动30次。3、4、5、6四个动作，主要是对肩关节、手臂及胸部肌肉有明显的保健作用。

7. 摇头摆尾。头部取正位，双眼望前方，然后从上向下，再从下向上，让返摆动60次；接着，头部取正位，双眼望前方，然后由左向右，再由右向左各摇动30次。这个动作对颈椎病，特别是有头晕等症状者有一定的辅助缓解作用，但初练者不宜动作过大、用力过猛，以免出现不适和危险。

8. 屈伸腰部。双手尽量上举，身体尽量后仰，然后弯腰，双手自然下垂，如此往返30次。

9. 按摩鼻侧。双手以中指按住鼻翼旁之迎香穴（鼻翼旁0.5寸，鼻唇沟中），自下向上至睛明穴（目内眦角稍内上方凹陷处），往返120次。这个动作可以宣通鼻窍，也可以明目。

10. 按摩颈部。双手以大拇指及食指分开成八字形，然后以喉结为中心，在双侧甲状腺旁部位上下往返按摩120次。这个动作对口腔、咽喉慢性炎症患者有辅助治疗作用。

这套养生操大约需要30分钟。完成后，春夏季节可令身体出汗，秋冬季节也觉微有汗出，且全身有暖和的感觉。

摘自《老年养生必读》

七、气滞体质的保健

气滞体质应疏肝理气，解郁行气，可从以下四个方面保健。

（一）**药物保健**。常用的行气中药有香附、乌药、川楝子、小茴香、青皮、柴胡、郁金等。一般老年气滞体质的保健可用越鞠丸：香附、川芎、栀子、苍术、神曲。肝郁气滞为主者，见胸胁痞闷、肋下胀痛、善叹息等症状，可用柴胡疏肝汤：柴胡、陈皮、川芎、白芍、枳壳、香附、甘草。若气郁引起血瘀，当配以活血化瘀药，如丹参、当归、田七等。

（二）**饮食保健**。可少量饮一些红葡萄酒，以活动血脉，提高情绪。多食一些能行气的食物，如佛手、橙子、柑皮、荞麦、韭菜、茴香菜、大蒜、火腿、高粱皮、刀豆、香橼等。

（三）**精神保健**。气滞体质的人多性格内向，精神常常处于抑郁状态，根据《黄帝内经》"喜胜忧"的原则，应主动寻求快乐，多参加社会活动、集体文娱活动，多看富有鼓励、激励意义的电影、电视，多听轻快、开朗、激动人心的音乐，多读积极向上的、鼓励的、富有乐趣的书籍，以培养开朗、豁达的性格，在处世上少计较名利得失，以知足常乐自勉。

（四）**运动保健**。多参加体育锻炼及旅游活动，因体育运动使身体气血流通，旅游活动既活动身体，又欣赏自然美景，调剂精神。可练习一些强壮功、保健功、站桩功等气功，着重锻炼呼吸吐纳功法，以开导郁滞。

摘自《老年养生必读》

八、血瘀体质的保健

血瘀体质应活血祛瘀，并配合行气补气，可从以下四个方面保健。

（一）**药物保健**。血瘀体质的人药物保健，应选用活血养血的中药，如田七、地黄、丹参、川芎、当归、白芍、地榆、续断、茺蔚子等，也可根据瘀血所在部位而选方药。如头部瘀血，见头痛、眩晕者，选用通窍活血汤：赤芍、桃仁、川芎、红花、麝香、老葱、生姜、大枣、黄酒；胸部瘀血，见胸痛等症，选用血府逐瘀汤：桃仁、红花、当归、川芎、赤芍、牛膝、桔梗、柴胡、枳壳、甘草；肢体瘀血，见周身疼痛者，选用身痛逐瘀汤：桃仁、红花、当归、牛膝、没药、甘草、川芎、五灵脂、地龙、香附、秦艽、羌活；胁下痞块，选用鳖甲煎丸；全身瘀血，成干血痨者，选大黄蟅虫丸：熟地黄、土鳖虫、水蛭、虻虫、蛴螬、干漆、桃仁、苦杏仁、黄芩、地黄、白芍、甘草。

（二）饮食保健。血瘀体质的人饮食保健，多进食养血活血的食品，如山楂、桃仁、月季花、花生、藕节、红糖、黑豆、油菜、慈姑、酒、醋等。也可选用活血养血之品如当归、川芎、田七、赤芍、红花、桃仁、丹参、鳖甲等，与乌骨鸡等配合制作菜肴，如归芎田七鸡汤。还可用丹参、红花、鸡血藤等活血中药泡酒经常饮用。

（三）精神保健。血瘀体质的人多有气郁之证，要培养乐观的情绪，精神愉快则经络气血流通，营卫和畅，有利于血瘀体质的改变。反之，苦闷、忧郁会加重瘀血停滞体内，阻滞经络。

（四）运动保健。血瘀体质的人要多进行有益心脏血脉的形体活动，如太极拳、八段锦、动桩功、武术、保健按摩以及各种舞蹈活动等，让全身各部位都能得到活动，以助气血运行。

摘自《老年养生必读》

九、痰湿体质的保健

痰湿体质的人，应当益肺健脾补肾，运化痰湿。可从以下五个方面保健。

（一）药物保健。痰湿体质的药物保健以调理肺、脾、肾三脏为主，因为痰湿的生成与体内水湿的运化失调有关，而肺主治节，宣发肃降水液；脾主运化，运化水湿；肾主开阖，气化、排泄水液。痰湿体质者多有肺、脾、肾三脏中，一脏或多脏功能失调。痰湿见咳嗽、气喘、痰多者，宜补肺化痰，可选补肺汤和二陈汤：黄芪、党参、熟地黄、紫菀、桑白皮、五味子、陈皮、法夏、茯苓、炙甘草。痰湿脾虚见食欲不振、恶心、泛吐痰液、大便溏薄者，宜健脾化痰，可选用陈夏六君子丸：陈皮、法夏、党参、白术、茯苓、炙甘草。痰湿肾虚见咳喘迁延日久、呼多吸少、痰多清稀者，宜补肾化痰行水，可选金匮肾气丸加味：附子、干地黄、怀山药、山茱萸、泽泻、茯苓、丹皮、苏子、陈皮、法夏。痰湿体质者平素可服金水六君煎：当归、熟地黄、陈皮、半夏、茯苓、炙甘草、生姜，以益肺补肾。或服陈夏六君子丸，健脾化痰，杜绝痰湿化生之源。

（二）药膳保健。痰湿体质的人，选择药膳保健宜调补肺脾肾，化痰祛湿。可用党参、怀山药、黄芪、红枣、茯苓、扁豆、莲子、薏苡仁、芡实等健脾除湿的中药，做成药膳，如薏苡仁粥，常吃可用化解体内的痰湿。

（三）饮食保健。痰湿体质的人，饮食保健应该多吃些健脾化痰的食物，如白萝卜、扁豆、红豆、荸荠、蚕豆、洋葱、紫菜、海蜇、白果、枇杷、大枣、薏苡仁、赤小豆、鲫鱼等。应限制食盐的摄入，少吃肥腻难消化的食品，少喝冷饮，少饮酒，且不宜过饱，忌暴饮暴食和进食速度过快。

（四）运动保健。痰湿体质的人，身体容易疲倦，不喜欢活动，故应长期坚持锻炼，可以从一些活动量小的运动开始进行，以后再逐步加大运动量。适合的运动有散步、慢跑、球类、舞蹈、游泳、登山、八段锦、五禽戏等。运动可以促进身体气血通畅和体内水液的正常代谢。

（五）起居保健。痰湿体质的人，不宜在阴冷潮湿的环境里。在阴雨季节，要注意避免湿邪的侵袭。嗜睡者应逐渐减少睡眠时间，多进行户外活动，享受日光浴；每次运动应做到全身出汗、面色发红；出汗后不宜马上洗澡，可先用干毛巾擦遍全身，待出汗减少后再行洗浴；穿衣尽量保持宽松，面料以棉、麻、丝等透气吸汗的天然纤维为主，有利于汗液的散发，使体内湿气得以祛除。切忌穿不透气的化纤衣服。

痰湿体质的人，平时还应定期检查血糖、血脂、血压，如有异常及时防治。还要经常注意调整情绪，保持心情舒畅。

摘自《老年养生必读》

十、阳亢体质的保健

阳亢体质的人，应以清热泻火、改善阳亢体质为主，使机体不向疾病方向发展，可从以下三个方面保健。

（一）药物保健。阳亢体质的人，药物保健可服用知母、黄柏、生地黄、麦冬、北沙参、丹皮、玉竹等药物。如肺热盛见咳嗽者，可常服桑菊饮：桑叶、菊花、杏仁、桔梗、连翘、薄荷、芦根、甘草；胃热盛见口干舌燥者，选用麦门冬汤：麦冬、半夏、人参、甘草、粳米、大枣；心火盛见口舌生疮者，服用黄连上清丸：黄连、栀子、连翘、蔓荆子、防风、荆芥穗、白芷、黄芩、菊花、薄荷、大黄、桔梗、川芎、石膏、旋覆花、甘草；肝火重见心烦易怒者，宜服丹栀逍遥丸：丹皮、栀子、柴胡、芍药、当归、茯苓、白术、甘草。

（二）**饮食保健**。阳亢体质的人，饮食保健应多吃凉性食物，如黄瓜、冬瓜、西瓜、藕粉、绿豆、绿豆芽、白菜、芹菜、胡萝卜、生梨、苹果、荸荠、白木耳等。少吃食辛辣、肥甘的食品，少饮酒，以免助热生火。

（三）**精神保健**。阳亢体质的人，多见情绪活跃、性情急躁、喜怒无常等表现。若精神不畅、情志郁结，最易导致气郁化火，进一步使机体阳气偏盛，引起疾病。因此，阳亢体质要注意调整情绪，当要发火时，可釜底抽薪，退出现场，离开其人其事，或找朋友谈一谈，分散自己的注意力。冲淡原有的情绪，使情绪安定下来。

体质保健，体现了中医辨证论治的思想，是一种针对性很强的个体化保健方式，如果老年人都了解自己属于哪一种类型的体质，并有的放矢地进行保健，定能收到事半功倍的效果。

摘自《老年养生必读》

第七十八篇　老年人的饮食保健

一、老年人的饮食保健原则

养生保健之道，莫先于饮食。宋代陈直在《寿亲养老新书》中云："主身者神，养气者精，益精者气，资气者食。食者，生民之天，活人之本也。故饮食进则谷气充，谷气充则血气盛，血气盛则筋力强。"饮食保健，历来为我国医家所重视。《黄帝内经》曰："五谷为养、五果为助、五菜为充、五畜为益、气味合而服之、补精益气。"就是说注意保持营养平衡的饮食，则可保持身体健康。汉代医圣张仲景曰："人体平和，惟须好将养，勿妄服药。"唐代名医孙思邈在《千金要方·卷26·养老食治》中指出："安生之本，必资于食；救疾之速，必凭于药。不知食宜者，不足以存生也；不明药忌者，不能以除病也。"并进一步强调："是故食能排邪而安脏腑，悦神爽志，以资血气。若能用食平疴，释情遣疾者，可谓良工。"明代御医龚廷贤在《寿世保元》中说："人知饮食所以养生，不知饮食失调亦以害生。"东汉医圣张仲景云："饮食之味，有与病相宜，有与病相害，若得宜则益体，害则成疾。"明代药物学家李时珍说："善食者养生，不善食者伤身。"明代养生家高濂在《遵生八笺》中说："一身之中，阴阳运用，五行相生，莫不由于饮食。……由饮食以资气，生气以益精，生精以养气，气足以生神，神足以全身，相须以为用者也。"清代著名养生家曹廷栋在《老老恒言》中指出："勿极饥而食，食不过饱；勿极渴而饮，饮不过多。"《洞微经》曰："太饥伤脾，太饱伤气。"现代医学之父希波克拉底说："天然的食物是最好的药物"。因此说，饮食保健是老年保健的重要基础。

世界卫生组织指出：营养过剩和生活方式疾病已成为威胁人类健康的头号杀手。人类"用自己的牙齿在制造坟墓。"2000年，人类死于营养过剩的人数首次超过了因营养不良而死亡的人数。如果膳食结构不合理，就会损害健康。要想保持身体健康，保持良好的饮食习惯非常重要。基于老年人逐渐衰老的生理与病理特点，饮食保健应掌握以下基本原则：

（一）**明确饮食调配原则**。平衡膳食是任何年龄都需要遵循的原则，对于老年人来说，合理调配，使膳食调节平衡更为重要。因为饮食的某些失衡，往往会导致老年人发生病理改变或加速衰老的进程，而调配各种营养素的适当比例，以满足老年人机体的需要，是保证老年人健康的重要措施。在热量要求方面，以热能供给量维持标准体重为原则，肥胖与超重者适当限制热能摄入，而消瘦及体重偏低者，则可适量增加热能供给。在膳食中，三大营养素所占的热能比例也有讲究，一般情况下，以蛋白质占13%～15%、脂肪占15%～20%、碳水化合物占65～70%为合理。蛋白质的供给,优质蛋白质应占50%左右,蛋白质的品种宜丰富,如以大豆蛋白为主,配以一定量的动物蛋白及其他谷类蛋白,以达到蛋白质的互补作用。脂肪的摄入,不仅应控制在占总热量的20%以内,而且因不饱和脂肪酸能降低胆固醇含量,预防动脉粥样硬化,抑制血栓形成,保护脑细胞等作用,故老年人饮食应以植物油为主。注意控制碳水化合物的摄入,尤其如蔗糖等简单碳水化合物,因在体内可转化为三酰甘油,故进食单糖、双糖以少于10%为宜,其中果糖较少转化为脂肪,故单糖宜选食果糖为优。在配制膳食时,不仅要注意维生素和无机盐的需要量,而且要重视其平衡关系。

1.饮食清淡。老年人在膳食中应多吃一些富含营养而清淡的食物,配菜以素食为主,荤素搭配;调味偏淡为宜,不过甜过咸;烹调以蒸、煮、炖为好,少用油炸煎炒。素食主要是指蔬菜、水果、粗粮、豆类、植物油等植物食品。清淡食物以素食为主,荤素搭配,有助于营养互补,便于吸收,防止脂肪堆积和高糖高盐,有助于防治疾病,促进身体健康。

饮食清淡是中医养生保健的一贯主张。《吕氏春秋·尽数篇》指出:"凡食无强厚味,无以烈味重酒。"唐代名医孙思邈说:"善养生者常须少食肉,多食饭。"元代医家朱丹溪在《茹谈论》中说:"少食肉食,多食谷菽菜果,自然冲和之味。"均强调饮食清淡的重要性。

现代医学认为,老年人长期过量食肉不利健康,容易患高血压、糖尿病、动脉硬化、肠癌和乳腺癌等病症。因此,老年人饮食宜清淡,忌大肉大荤,应多吃蔬菜水果,以素食为主,少佐荤腥,适当食用鱼、蛋、奶类食品,以摄取优质蛋白质和多种维生素、矿物质和纤维素等营养素。这样才有助于老年人防病保健。

2.易于消化。六十五岁以上的老年人,应该和五六岁的幼儿吃相似的食物,肥肉、重油点心、油炸糕、糯米糕、粽子、油拌凉菜、生硬水果等最好不吃,宜多食入口即化的软食。

3.多补钙磷铁,少吃盐。奶类、虾皮、芝麻酱、海带中含钙丰富;鱼、肉、蛋、奶和豆类中含磷比较高;动物内脏、蛋黄鱼及水产品中铁含量较多,可酌情选用。多盐则对老年人无益,尤要注意。

老年人的膳食原则,概括起来有以下五点:

(1)老年人要吃少。人进入老年期以后,日常活动逐步减少,基础代谢不断下降,消化功能日趋低下,因此,应根据老年人的生理特点及对各种营养素的需求,在饮食上注意吃少,每顿吃七八成饱即可,达到热能的提供与消耗保持平衡,保持恒定标准的体重,以免热能过剩导致肥胖,诱发高血压、冠心病、糖尿病、癌症等疾病。

(2)老年人要吃好。要满足老年人对多种营养素的需求,减少因营养不良所致疾病对老年人的危害,延缓老年人的衰老速度,老年人要吃好是指:饮食营养平衡、适度、清淡、卫生、多样。

(3)老年人要吃软。老年人因为牙齿、消化功能的减退,因此,不能像年轻人那样狼吞虎咽,老年人的饮食要松软、可口,利于消化与吸收。

(4)老年人要吃杂。注意食物的多样性,以保证各种营养素的均衡。

(5)老年人要吃粗。多吃粗粮、大豆等,因为粗粮中含有较多的膳食纤维、维生素和矿物质,这些食物对于均衡营养摄入,疏通肠道,延缓衰老有重要意义。

(二)建立合理的膳食制度。老年人工作减少,时间较充裕,较容易建立合理的生活制度和膳食制度,但作为个人,应注意长期坚持不懈地遵守这些制度。吃饭定时定量,每餐不宜过饱,尤忌暴饮暴食。少食多餐。每餐吃七分饱即可,但营养必须充足,这就要靠多餐来解决,餐间进食少量点心,每天可吃四至五餐。

合理安排一日三餐。一日三餐的安排应根据人在一天中的生理状况和获得需要而确定。白天以动为主,新陈代谢旺盛,活动量大,能量消耗多,所需营养自然也多;晚上人睡眠,以静为主,所需营养相对要少。古人说:"早餐宜好、午餐宜饱、晚餐宜少"正是对这一原理的总结。现代营养学家提倡一日三餐饮食量的分配为:早餐占全天总量的25%,午餐占40%,晚餐占35%。

也是对这一原则的进一步具体化。

早餐宜好,是指早餐要吃营养价值高、少而精的食品。体现量少质优、有干有稀、主副兼备的原则。最好配1~2种高蛋白质的食物,如蛋、奶、豆浆、花生、黄豆等。有的人早餐马虎随便,甚至不吃早餐,这严重违背人体生理需求规律。

午餐宜饱,是指要有充足的食品质量和数量。因为上下午活动量大,副食花样要多些,肉、蛋、豆类、青菜均要有,若能有一碗有荤有素的菜汤就更好。午餐后半小时可吃一些水果。

晚餐宜少,是说要适当少些,因为晚上活动量小,身体对营养需求也少。过饱容易使食物停滞,影响睡眠;另一方面营养过剩可引起肥胖,甚至诱发疾病。现在一般情况是,上班族生活紧张,工作繁忙,往往早餐吃不好,中午马马虎虎吃一点,晚餐吃的比较丰盛,如这样长期下去,则易诱发疾病。一定要注意克服这种不良习惯。

(三)**饮食品种多样化**。中医认为,老年人饮食宜保持多样化。《保生要录》指出:"凡所好之物,不可偏耽,耽则伤而生痰;所恶之物,不可全弃,弃责脏器不均。"《黄帝内经》也强调:"五谷为养、五果为助,五畜为益,五菜为充,气味合而服之,以补益精气。"这些都说明必须合理饮食,品种多样化。

由于不同食物含有不同的营养素种类、质量和数量都不相同,因此每日膳食构成中6类基本食品尽量要有,这是因为,没有一种食品是十全十美的,粮食类食品的缺点是蛋白质的质量差,不含维生素 A、P、C、B2 等等;蔬菜水果则蛋白质、脂肪的含量极少,碳水化合物也不多,维生素、矿物质的种类也不全面;营养价值相对较高的奶类食品也缺乏铁、纤维、维生素 C 及其他无机盐等,因此没有一种食品含有人体所需的全部营养素,也不能单独维持人体健康和生命。但是这些不同种类的食品混合食用,就可使各种食品的不足之处得到互补,并可减少粮食类食品的不利因素。

因此,膳食平衡要注意主食多样化,粗粮与细粮搭配好。副食注意荤与素互相搭配,尽量避免同一类食品的重复搭配。有人把膳食平衡质多样化概括为"一把蔬菜一把豆,一个鸡蛋加点肉,五谷杂粮要吃够。"营养学家推荐下列6类食品:①粮食类;②肉蛋类;③奶制品类;④豆类及豆制品;⑤蔬菜水果类;⑥盐油等调味品和饮料。

现代医学同样强调老年人要营养均衡。老年人所需要的营养物质主要包括蛋白质、脂肪、碳水化合物、维生素以及无机盐等。蛋白质是生命的物质基础,是人体所需的最重要的营养素。老年人摄入足够的蛋白质,能够供应身体中生成各种酶和激素的需要,从而保持正常的免疫功能,保护机体免受或少受细菌和病毒的侵害,减少脑中风和胃溃疡等疾病。脂肪能为老年人提供必要的热量,磷脂和脂肪酸能促进维生素的吸收与利用,保护老年人的器官组织免受损害。碳水化合物是老年人热量的主要能源,能供应人体的热量,保护肝脏的解毒功能。维生素是维持人体生理功能不可缺少的营养素,它参与多种酶的活性,推动机体的新陈代谢,保护人的骨骼与视力,保持人体的免疫功能。无机盐又称矿物质,它可以补充老年人体内微量元素的不足,维持酸碱度的平衡,对老年人的骨质疏松、贫血等疾病具有一定的抑制作用和疗效。如果各类营养物质的比例达不到人体所需的合理平衡,将对老年人健康长寿产生不利影响。因此,老年人的营养要均衡,就必须保持品种多样,饮食不偏的好习惯。

(四)**饮食有节**。饮食保健很重要的一条就是饮食有节,这对养生保健来说十分重要。饮食有节,是指饮食要定时、定量、不偏食、不暴饮暴食。

1. 饮食要定时。《吕氏春秋》曰:"食能以时,身必无灾。"《尚书》也主张"食哉唯时"。按照一定时间有规律地进食,能使人体建立起条件反射,可以保证消化、吸收功能有节律地进行活动。在体内生物钟的作用下,每当接近吃饭的时候胃肠便开始分泌消化液,食物则可在体内有条不紊地被消化、吸收,并将营养输布全身。老年人消化功能衰退,更要严格按时进食,不随便吃零食,养成良好的饮食习惯,保持正常的胃肠消化功能，这对身体健康将大有益处。如果不分时间，随意进食，打乱正常的胃肠消化规律，使消化功能减弱，那就必然影响健康。

2.饮食要定量。人体每天均需摄入一定量的食物，以维持生命活动的需要。如摄入量不足，人体得不到足够的营养物质，会影响健康，甚至会滋生各种疾病。反之，如果饮食量超过一定的限度，亦可损伤肠胃功能，引起疾病。正如《黄帝内经·素问·痹论》所云："饮食自倍，肠胃乃伤。"

另外，定量饮食对保持老年人体重稳定有重要的作用，保持体重的适当稳定是奠定老年人健康的基石。

3.不暴饮暴食。老年人的胃肠消化功能减退，不宜过量饮食，更经不起暴饮暴食的折腾。暴饮暴食轻则伤害胃肠功能，重则诱发痛风发作，或引起糖尿病酮症酸中毒，或引起急性胰腺炎。过量饮酒，可导致酒精性肝炎、肝硬化，或引起高血压危象，甚至引起脑出血。所以，老年人每餐的食量应以七八分饱为宜。

4.不可快食、烫食。进食时一定要细嚼慢咽，食物过热易使食道烫伤。

(五)**多食新鲜清洁食品。**新鲜菜肴不仅富含维生素、无机盐，对于老年人更为需要，而且不像腌制食品那样存在过多钠盐及较多亚硝酸盐等不利健康的成分。由于老年人解毒能力较差，清除致病因子的功能逐渐减弱，因而注意食用清洁新鲜蔬菜、水果、鱼肉至关重要，避免感染或食物中毒，对老年人的健康更不容忽视。

(六)**合理加工食品。**合理加工食品是为了减少不合理加工时营养物质的损失。

1.主食的加工。麦谷类的某些营养素大多分布在谷物表层，因此，加工越细营养损失越多，所以不可一味追求精米细面，要粗细搭配为好。米面所含的维生素、无机盐均易溶于水，浸泡时间越长，淘米次数越多，营养损失也越大。为了防止维生素被破坏，淘米切不可用开水烫洗。主食加工方法不同，对营养的损失影响很大，所以米饭以蒸和焖为宜，捞饭不可取，煮粥加碱会破坏维生素。面食尽量蒸、烙为好，面条水煮会使维生素损失一半，炸油条或油饼之类，由于碱和高温作用，其中维生素 B_1 几乎全被破坏。

2.副食的加工。副食的加工主要防止维生素和无机盐的损失。蔬菜中的维生素 B、C 既溶于水，又不耐热，还易氧化。应特别注意。洗菜应先洗后切，不可将菜长时间泡在水里，防止维生素损失过多。切菜不宜过碎，切后快炒。煮菜时，菜宜在水开后放入，煮的时间不宜超过一分钟。煮菜是最好最常用的办法。炒菜除对维生素 C 损失较大外，其他损失不大。炒菜要大火快炒，不宜早放盐，以防不熟和菜汁多。淀粉勾芡可使汤汁浓稠，并于菜肴粘在一起，具有保护维生素 C 的作用。煎炸菜时为保护营养素可挂糊再炸，使原料不与油直接接触，使营养素少受损失。

3.合理烹饪。成人每日摄入食盐为 3～6 克左右，摄入过量，不仅食后加重肾脏负担，还会使高血压发病率提高。因此，烹饪中应注意减少食盐用量。酱油易被黄曲霉素污染，不利健康。为安全起见，出现白醭的酱油最好不用，尤其做凉拌菜更不能使用。烹饪中加适量醋，可减少维生素破坏，促进钙的吸收，过量易伤肾、损齿，不利筋骨。做菜不可用铜器。做菜加酒，可除腥臊气味和其他异味，一般用黄酒。在做菜时注意油温不宜过高，少用动物油。反复高温煎炸的油可产生致癌物质。哈喇味的陈油不宜用，以防食后中毒。

由于老年人食欲较差，烹调更应注意色、香、味、形俱佳，以促进食欲。老年人咀嚼功能减退，故烹调及选料时都应注意质地柔软、松脆，使易于咀嚼而便于消化。由于老年人吸收功能较差，因而烹调更强调精工细作，如刀功精细、粉质宜细等。

(七)**注意温凉讲五味。**老年人虽然体弱多病，但体质也有热性、寒性之分。热体之人，应多吃凉性食物，如甲鱼、鸭肉、梨、西瓜、绿豆、冰糖等；寒体之人，则宜多食温热食物，如牛肉、羊肉、荔枝、桂圆、糯米、辣椒等，在配制菜肴时，要讲究五味，使更适合老年人胃口而增加食欲。注意某些病症不宜过食某种食物（如胃酸过多者，忌食酸味食物；浮肿者，忌食咸味食物等），还应参考古代性味之说，如酸味有收敛作用，苦味有泻火作用，诸味相配，各有特殊作用等，参考中药五味配合保健疗病功能的理论，作出适当调配。

(八)**少酒淡茶忌浓烈。** 由于饮酒易导致中枢神经系统的抑制或失调，易引起肝脏损害、脑血管意外等病变，故老年人不宜酗酒或饮烈性酒。少量饮黄酒或葡萄酒，有一定舒筋活血作用，对机体一般无多大妨碍，但对有肝病或心脑血管病人者，应当禁忌。茶中的咖啡因和茶碱对中枢神经系统和心血管系统均有兴奋作用，故老年人亦不宜饮浓茶。但茶有降低血清胆固醇浓度、解毒、消食等作用，适量饮淡茶有利健康。其他如咖啡等强刺激饮料，不利于老年人健康，应禁忌。

(九)**培养良好的进食习惯。** 老年人饭前洗手、饭后漱口、进食前不宜剧烈活动等，比青年人更为重要。因为老年人的抵抗力与消化力均较差，而这些习惯是保护消化力免受病害的必要手段。老年人进食时应有愉快情绪，避免在盛怒、大喜、大悲之下用膳；吃饭尤其宜细嚼慢咽，食时不应高声谈笑，或大叫大骂，或思考问题，或看惊险电视节目等。

摘自《老年养生必读》

二、老年人营养饮食标准

1996年，世界卫生组织营养学专家提出了老年营养饮食新标准，对老年人营养范围作了规定，上限规定的最高摄入量能预防包括癌症在内的各种慢性病，下限规定最低摄入量可防止发生营养不良性疾病。

(一)**总脂肪：** 应占膳食总热量的15%～30%，代表食物有豆油、玉米油、香油、花生油、菜籽油等。

(二)**蛋白质：** 应占膳食总热量的10%～15%，代表食物有瘦肉、鸡蛋、豆制品等。

(三)**碳水化合物：** 应占膳食总热量的45%～55%。

(四)**微量元素锌：** 富含锌的食物有鲱鱼、沙丁鱼、土豆、胡萝卜、牛肉、牡蛎、肝、肾、花生仁、杏仁、核桃仁、糙米等。

(五)**游离糖：** 下限为零，上限为10%，主要指甜菜、甘蔗中提纯或精炼的游离糖，不包括水果、蔬菜、牛奶所含的糖分。

(六)**食用纤维：** (非淀粉多糖类)代表食物有芝麻、香椿、麦麸、稻米、豆类、竹笋、海藻等。

(七)**食盐：** 上限为每日6克，无下限。

(八)**食用胆固醇：** 上限为每日300毫克，下限为零。

摘自《益寿养生全书》

三、老年人十大健康饮食原则

(一)**少量多餐，以点心补充营养。** 老年人由于咀嚼及吞咽能力都减弱，往往一餐吃不了多少东西。为保证让老年人每天能够摄取足够的营养及热量，营养师建议，不妨让老年人一天分5～6次进餐，在三餐正餐之间另外准备一些点心如牛奶饼干、低脂牛奶燕麦片，或是豆花、豆浆、酸奶、水果、坚果等。

(二)**以豆制品代替部分动物蛋白质。** 老年人必须限制肉类的摄取量，一部分的蛋白质来源应该以豆类及豆制品取代。老年人的饮食内容里，每餐正餐至少要包括含170克质量好的蛋白质(瘦肉、鱼、蛋、豆腐等)，素食者要由豆类及各种坚果类(花生、核桃、杏仁、腰果等)食物中获取优质蛋白质。

(三)**主食加入蔬菜一起烹调。** 为了方便老年人咀嚼，尽量挑选质地比较软的蔬菜，像西红柿、丝瓜、冬瓜、南瓜、茄子及绿叶蔬菜的嫩叶等，切成小丁或是细丝后再烹调。如果老人以稀饭或汤面作为主食，每次可以加入1～2种蔬菜一起煮，以确保老人每天至少吃到500克蔬菜。

(四)**每天吃350克水果。** 老年人每天应吃350克左右的水果，以确保维生素的摄入量。一些质地软的水果，如香蕉、西瓜、水蜜桃、木瓜、芒果、猕猴桃等都很适合老年人食用。可以把水果切成薄片或是以汤匙刮成水果泥食用。如果打成果汁，必须注意控制分量，打汁时可以加些水稀释。

(五)**补充维生素B。** 研究显示，维生素B族与老人罹患的心血管疾病、肾脏病、白内障、脑部功能退化及精神健康等都有相当密切的关联。

无论生病、服药或是手术过后,都会造成维生素B大量流失,因此对于患病的老年人来说,需要特别注意补充维生素B。

没有精加工的谷类及坚果中都含有丰富的维生素B,所以老年人准备三餐时,不妨加一些糙米、胚芽米或小麦胚芽等和白米一起煮成稀饭,或者也可以将少量坚果打成碎粉,加到燕麦里一起煮成燕麦粥。

(六)限制油脂摄取量。老年人摄取油脂要以植物油为主,避免肥肉、动物油脂,而且也要少用油炸的方式烹调食物。另外,甜点糕饼类的油脂含量也很高,老年人尽量少吃这一类高脂肪零食。最好多元不饱和脂肪(如玉米油、葵花油)和单元不饱和脂肪(如橄榄油、花生油)轮换着吃,这样比较能均衡摄取各种脂肪酸。

(七)少加盐、味精、酱油,善用其它调味方法。味觉不敏感的老年人吃东西容易多加盐,很容易吃进过量的钠,埋下高血压的隐患。可以多利用一些具有浓烈味道的蔬菜,如香菜、香菇、洋葱来炒蛋或是煮汤、煮粥。利用白醋、水果醋、柠檬汁、橙汁或是菠萝等各种水果酸味,也可以变化食物的味道。一些中药材,尤其像气味浓厚的当归、肉桂、五香八角或香甜的枸杞、红枣等取代盐或酱油,丰富的味道有助勾起老年人的食欲。

(八)少吃辛辣食物。虽然辛辣香料能引起食欲,但是老年人吃多可这类食物,容易造成体内水分、电解质不平衡,出现口干舌燥、火气大、睡不好等症状,所以少吃为宜。

(九)白天多补充水分。老年人在白天应该多喝白开水,也可喝一些绿茶等,但是要少喝含糖饮料。晚餐之后,减少摄取水分,这样就可以避免夜间上厕所、影响睡眠了。

(十)每天服用一颗复合维生素补剂。老年人的个体差异很大,加上又长期服药,所以每个人需要额外补充的营养素也大不相同。让老年人每天服用一颗复合维生素补剂是最基本且安全的强化营养方法。尤其可以补充老年人特别需要的维生素B、抗氧化维生素C及E、维持骨质的钙、增强免疫力的锌等。不要擅自服用高剂量的单一补充剂,尤其是脂溶性的维生素A、D、E等,吃得过多会累积在体内,甚至引发毒性。

摘自《健康指南》

四、老年人健康的膳食方式

老年人的合理膳食,应当是低热能,含充足的优质蛋白、少量脂肪、多种维生素和无机盐的平衡膳食。具体食物构成可为:粮食300～400克,鱼、肉、蛋100克,大豆制品100克,牛奶或豆浆200克,新鲜蔬菜(其中一半为有色蔬菜)400～500克,油质30～60克,水果50～100克。这些食物可满足老年人一天的营养需要。具体应做到以下几点:

(一)水果:选择水果时尽量吃多种水果(每天最好吃三种以上水果)。尽量吃新鲜的或是干果,而不是选择喝果汁。对每天2000卡路里的饮食量来说,需要吃一个小香蕉,一个大橙子和1/4杯量的杏干或者桃干。

(二)蔬菜:变换素食食谱。多吃绿色蔬菜如西兰花、羽衣甘蓝和其他绿叶菜;橘色蔬菜,如胡萝卜、红薯、南瓜;豆类,如菜豆、豌豆、扁豆、豇豆、梅豆、绿豆芽和黄豆芽等。

(三)富含钙的食物:每天喝3杯低脂或脱脂牛奶或等量的低脂酸奶。也可选择不含乳糖的奶制品或钙强化的食品或饮料。

(四)保证一半谷类是粗粮:每天至少吃85克的粗粮、面包、脆饼干、米饭或面食。30克即大约一片面包,一杯早餐麦片粥,或者1/2杯煮熟的米饭或面条。粗粮是指大麦、燕麦、玉米等。

(五)选择含蛋白质的瘦肉等:选择瘦的肉和家禽来食用。经常改变蛋白质食物选择,侧重更多的鱼、豆类、坚果和种子蛋白质食物。

摘自《健康指南》

五、科学饮食助长寿

谁都希望自己有一个聪明的头脑,那么什么样的营养最有益于智力呢?这得从脑物质说起。脑物质又叫神经递质,它们是一些有活性的化学物质,是记忆、思维、储存和传递信息的基础,因此有人称大脑是一盆"化学汤"。脑物质中的5—羟色胺和儿茶酚胺等都是必须由氨基酸合成的,这些氨基酸人体自身不能合成,必须从外界食物的蛋白质中摄取。因此,随着进食的食物质量的不同,脑物质的量及浓度也不同,脑的机能状态也不同。如大量摄取蛋白质时,儿茶酚胺浓度增加,去甲肾上腺素传递活跃。而去甲肾上腺素与人的学习、记忆关系十分密切。这种脑物质分泌、传递越活跃,学习和记忆能力就越强。这也正是以肉食为主的民族,注意力和耐心较强的原因所在。此外,去甲肾上腺素增加时,人的进攻能力增强。因此摔跤及拳击运动员都以食肉为主。维生素与脑物质的密切关系也不可等闲视之。当孕妇体内维生素 B_6 缺乏时,制造脑物质—R酪氨酸的酶功能就会下降,因而容易出癫痫患儿。

更多地食用动物蛋白,人体素质和寿命会得到很大提高。防止脑力衰退、保持脑的活力是抗衰老的出发点,没有脑功能的长寿,便没有人类的长寿。从有益于体力或智力来说,理想的蛋白质摄入法应当是:动物蛋白与植物蛋白比例为 1:1,动物蛋白中鱼和肉的比例也以 1:1 为宜。展望未来,将是信息化、老龄化社会,如何使人类终生思维敏捷、精力充沛,将是众所关注的课题。科学的饮食将使您更聪明、更长寿。

据国内外营养学家和医学专家介绍,在日常生活中若以下列食物为基础,人们在保持强身、延年益寿方面将有颇多受益。

(一)**脱脂牛奶**。钙在保证人的肌肉功能以及牙齿与骨骼保健方面的作用是非常重要的。而磷更是人体正常的新陈代谢所必需的。牛奶同时含有这两种人体必需,同时又可互补的矿物质,所以它对人体非常有利。为防止牛奶含有的过量脂肪,99％的脱脂牛奶最为适宜。

(二)**香蕉**。香蕉含有一定数量的矿物质,尤富有对于人体非常重要的钾元素,要使每天摄入的钾满足人体的营养需要,最好的办法是每天吃一只香蕉。

(三)**蘑菇**。蘑菇含有钾和磷,含有具保健功能的维生素B。

(四)**土豆**。土豆除碳水化合物外,还含有镁、铁、磷和钾等,用马铃薯制成的菜肴,可称为保健菜肴。

(五)**鱼类**。富含能使血液胆固醇降低并能增强人体体质的多不饱和脂肪。较之牛、羊肉和禽肉,它能在更大程度上中和脂肪以降低胆固醇。

(六)**洋葱**。每日食半个洋葱,可使良性的胆固醇增加30％。

(七)**核桃**。每天都咀嚼一个核桃的人,冠心病发病率仅是很少吃核桃的人的一半。

(八)**绿茶**。绿茶虽然不能防止人们患心脏病或病症,但是可延缓这些病的发生。

摘自《健康人生》

六、老年人营养健康礼物

老年人如果对自己的健康不够满意的话,那么,不妨送给自己身体12个健康承诺,作为珍爱自己的特别礼物:

(一)**每天半斤粮**——五谷为养,粮食能滋养大脑,也能养护肠胃,适量吃主食并不会使人发胖。

(二)**每天一餐粗**——粗粮富含维生素B族、矿物质和膳食纤维,让我们有顺畅的肠道和持久的精力。

(三)**每天一把豆**——豆子和豆制品能帮助补充蛋白质,更是多种保健成分的来源,让我们不容易发胖,而且不容易衰老。

(四)**每天一斤菜**——蔬菜是健康生活的永恒话题,它供应的保健成分、维生素和膳食纤维帮助人们远离多种癌症。

(五)**每天半斤绿**——在蔬菜当中,深绿色叶菜是营养之精华,无论是强健骨骼,还是预防大脑衰老,绿叶蔬菜都有意想不到的效用!

(六)**每天半斤果**——水果不仅味道甘甜,还能提供多种抗氧化成分和大量的钾,对于稳定血压、控制血胆固醇和预防癌症都有益处。

(七)**每天一两肉**——肉类和水产中的血红素、铁、锌和蛋白质能帮助女性拥有红润容颜和温暖的身体,只要适量摄入,就能美味与健康兼得。

(八)**每天一个蛋**——最新研究确信蛋黄是营养素的宝库,其中含有12种维生素和多种保健成分。它不仅无害于心脏,而且有利于延缓衰老。

（九）每天一杯奶——奶类中大量的钙和多种维生素对女性不可或缺。如果不喜欢喝牛奶，没关系，酸奶毫不逊色，而且其中的益生菌好处多多。

（十）每天一勺仁——坚果和种子是营养密集的食品，每天早上吃一勺，令人食欲满足，能补充多种微量元素，同时润肤美颜。

（十一）每天6000步——运动是保持强健心脏和苗条身材的不二法门。走路时脚步尽量快一些，加上每周两次有氧运动，能够有效延缓衰老。

（十二）每天8小时——睡眠是身体自我修复和充电的时间。高质量睡眠是美容的最佳方法，也是减少癌症危险的最简单方法。

无论怎么繁忙，对于重要的事情，人们总是有时间去做的。维护健康是每个人最重要的事业，也是期待未来成功的前提条件，因此，要把健康生活排在日程的最重要位置上。

如果能改变自己的不健康行为，哪怕只有一项，只要切实坚持一年，那么明年的今日，一定会感觉更加健康和自信。

摘自《健康指南》

七、适宜老年人的保健食品

老年人的保健食品主要应具备营养丰富、易于消化等特点，主要有以下几种：

（一）牛奶。 牛奶含有蛋白质、脂肪、碳水化合物、矿物质、维生素和水等六大营养素，是老年人理想的保健食品。牛奶含有3.3%～3.5%的乳蛋白质。乳蛋白质的消化吸收率可高达96%。牛奶含有赖氨酸、蛋氨酸、色氨酸等九种人体所必需却又不能在体内合成的氨基酸。蛋白质是维持身体进行正常新陈代谢的必要物质，多喝牛奶可保证有足量的蛋白质摄入。牛奶中的脂肪较之其他动物脂肪消化吸收率要高。多喝牛奶可以让老年人获得人体必需的不饱和脂肪酸。这对于防止动脉粥样硬化和高血压都有好处。牛奶脂肪含有脂溶性维生素A、D、E、K。老年人经常喝牛奶可以补充上述人体所需的维生素。牛奶中含有钾、钙、磷、镁、锌、酮、碘、锰等12种必需的矿物质，尤其是钙、磷更为丰富，是老年人最佳的补钙食品。因此，一生莫断奶，每日250克，对老年人的健康大有好处。《养老奉亲书》曰："牛乳最宜人，平补血脉，益心长肌肉，令人身体康强，润泽而目光，悦志不衰。故为人子者常需供之为常食，或为乳饼，或作炼乳等，恒使恣意充足为度，此物日生运矣。"可见古人早就知道牛奶对老年人的滋补强壮作用。现代医学之父希波克拉底也曾指出，如果有一种近乎完美的食物，那就是牛奶。

（二）大豆。 大豆补益脾胃，利大肠、消水肿，含优质植物蛋白和钙。大豆中的黄酮类化合物对乳腺癌、前列腺癌以及其他一些癌症具有良好的防治效果。大豆对绝经的老年妇女乳腺癌，有显著的预防作用。大豆所含的优质蛋白质能增进骨的形成，增加骨的密度，促进骨骼的健壮。常吃大豆和豆制品，能有效地防治心脑血管疾病，从而增强体质，延年益寿。坚持每天进食50克大豆蛋白质，可获得中等或高水平的异黄酮，六个月后可降低老年人患心脑血管病的危险性，并可促进绝经期妇女阴道细胞的活力，从而提高老年妇女的健康。大豆富含纤维素，既能及时清除肠道中的有害物质，保持大便通畅，又能调节体内热能，维护血糖平衡，对防治老年人肥胖和糖尿病都有重要意义。大豆中的多种生物活性物质不仅能抗癌，还能减低胆固醇，防止血管硬化及血栓形成，起到防治冠心病、预防中风的作用。大豆中的磷脂在人体内水解后可生成胆碱，胆碱又进一步生成乙酰胆碱，所以补充大豆磷脂能减缓脑细胞的退化与死亡，并焕发精神。对于不适合喝牛奶的人，豆浆是牛奶的最好替代品。因为豆浆不含乳糖，含大量的优质蛋白质和有益人体健康的不饱和脂肪酸，还含有多种矿物质和维生素。

（三）燕麦。 燕麦营养丰富，蛋白质、油脂含量居小麦、水稻、玉米、大麦、荞麦、高粱、谷子等几大食粮之首，蛋白质含量15.6%，是小麦粉、大米的1.6～2.3倍，蛋白质的氨基酸组成比较全面，人体必需的八种氨基酸含量均居首位，尤其是赖氨酸含量很高，是大米、小麦粉的6～10

倍；磷、铁、钙含量也为粮食作物首位；维生素E含量高于大米、小麦粉；可溶性纤维素是大米、小麦粉的7倍。燕麦的医疗价值和保健作用，已被古今中外医学界所公认。燕麦具有低糖、高热、高营养的品质，食用燕麦，可大大减少糖尿病患者的淀粉摄入量，作为糖尿病患者的食品尤为难得。燕麦能预防和治疗由高血脂引发的心脑血管疾病。长期食用燕麦片，有利于糖尿病和肥胖病的控制。由于燕麦对常见的老年病均有作用，因此燕麦是难得的老年人保健食物。

(四)核桃。核桃有补气养血、健脑益智、固肾强筋骨、润肠通便的保健作用。核桃所含脂肪的主要成分为亚油酸甘油脂，食后不但不会使胆固醇升高，还能减少肠道对胆固醇的吸收，对于防治老年动脉硬化、高血压有一定疗效。核桃中所含的微量元素锌和锰是脑垂体的重要成分，常食核桃有益于大脑的营养补充，具有健脑益智的作用。核桃可以充当神经衰弱的治疗剂，对于经常头晕、失眠、心悸、健忘、全身无力的人，每日早晚各吃一两个核桃仁，可以起到一定的防治作用。每天吃三个核桃，坚持不断，还可以起到防止白发的作用。

(五)黑木耳。黑木耳含有丰富的蛋白质、铁、钙、维生素、粗纤维，其中蛋白质含量和肉类相当，铁比肉类高10倍，钙是肉类的20倍，维生素B_2是蔬菜的10倍以上，黑木耳还有益气理气、轻身强志、活血化淤的功效，主治崩中漏下、产后虚弱、抽筋麻木、腰腿疼痛。黑木耳还有抗凝血、抗血栓、降血脂、提高免疫力、抗衰老的作用，有降低血黏度、软化血管、畅通血液、减少心脑血管病发生的功效。同时，黑木耳还含有大量纤维素而利于通便，对老年人习惯性便秘有效。黑木耳对胆结石、肾结石也有较好的化解功能，因为它所含的植物碱具有促进消化道、泌尿道各种腺体分泌的功效，从而使结石排出。

(六)香菇。香菇营养丰富，含有蛋白质、脂肪、糖分、多种微量元素和多种矿物质。香菇中含有18种氨基酸，且活性高，易被人体吸收。中医认为，香菇性味甘、平、凉，入肝、肾经，有补肝肾、健脾胃、益智安神、美容养颜之功效。香菇中含有一般蔬菜中所缺乏的麦角甾醇，为维生素D的前体，可转化为维生素D。1克香菇干品含麦角甾醇128国际单位，是大豆的21倍、紫菜的18倍、甘薯的7倍。正常人每日需要摄取维生素D400国际单位，因此人们每天只需吃3~4克香菇就够了，常吃香菇对防治老年人骨质疏松症有帮助。香菇为碱性食物，可使人体保持酸碱平衡，防止血液酸性化和血液中胆固醇的升高，对血管起到保护作用。因此，吃香菇可防治高血压、糖尿病、冠心病、动脉粥样硬化及中风等疾病。香菇所含的香菇多糖能促使T淋巴细胞活化因子的产生，增强T淋巴细胞、自然杀伤细胞的活力，因而香菇有提高免疫力和抗癌作用。老年人食用香菇还有强身健体、延年益寿的功效。

(七)灰树花。灰树花学名叫贝叶多孔菌，是一种新开发的名贵药食两用菌。灰树花实体肉质脆嫩、口味鲜美、香味独特、营养配比合理、人体必需氨基酸含量高、维生素及矿物质含量丰富。其氨基酸含量比香菇高一倍。研究表明，灰树花有抗衰老、抗癌、增强免疫功能、促进性腺功能、抑制肥胖、双向调节血压、降低血糖、降低血脂和抗病毒的作用，可防治动脉硬化、糖尿病、中风等心脑血管疾病。

(八)姬松茸。姬松茸作为一种食用菌，独具杏仁香味，脆嫩爽口，味道鲜美，营养丰富。姬松茸是蛋白质非常丰富的食用菌。姬松茸富含维生素B_1、B_2，还含有较多的麦角甾醇，经过光照和加热，这种维生素D原就会变成维生素D_2。姬松茸的多糖含量居食用菌之首，有抗肿瘤、降低血糖、降低血压、改善动脉硬化的作用。

(九)猴头菇。猴头菇以富含蛋白质而著称，含有7种人体必需的氨基酸。猴头菇有抗溃疡和抗炎作用，是辅助治疗溃疡病、慢性胃炎、慢性结肠炎等消化系统疾病的食物。猴头菇所含的不饱和脂肪酸，有利于血液循环，能降低血液中的胆固醇含量，是高血压、心血管疾病患者理想食品。食用猴头菇能提高人体免疫功能，有抗肿瘤作用，对消化道肿瘤患者大有裨益，是宜药宜膳的保健品。

(十)玉米。玉米含有丰富的营养成分，玉米中含有蛋白质、脂肪、碳水化合物、多种矿物质和多种维生素。玉米胚中脂肪量约占52%,在粮食作物中,其含量仅次于大豆。玉米可以补充人体维生素A的不足,对视力十分有益。玉米中的维生素B_1、维生素B_2、维生素E、烟酸和铁质等营养成分,高于大米4倍。玉米所含的脂肪为精米、精面的4~5倍,而且富含不饱和脂肪酸,其中50%为亚油酸,还有谷固醇、软磷脂等,能降低血清胆固醇,防止高血压、冠心病、心肌梗死的发生,并具有可延缓细胞衰老和脑功能退化等作用。玉米胚芽中含有大量的卵磷脂、亚油酸、谷物醇和维生素E,这些物质能有效地防治高血压和动脉硬化。嫩玉米棒中含有大量的纤维素,能刺激胃肠蠕动,帮助消化,增强食欲,防止大便干燥,促使肠道中的有毒物质排出体外。因此,老年人可适当食用一些玉米、嫩玉米棒和玉米芽油。

(十一)**洋葱**。洋葱可预防高血脂和冠心病,此外,它还含有能刺激血溶纤维蛋白活性的成分。洋葱也是目前所知唯一含前列腺素的植物。洋葱的成分特点,使它对人体具有扩张血管、降低外围血管和心脏冠状动脉的阻力,对抗体内儿茶酚胺等升压物质以促进钠盐排泄抻发作用。据实验,一般冠心病患者,每日食用50~75克洋葱,其作用比目前降血脂药物安妥明还要强。

(十二)**大蒜**。科学实验表明,吃奶油同时加些大蒜汁,血清胆固醇便不会上升。美国的实验报告指出:高胆固醇血症患者,每天食用3克大蒜,可使血液胆固醇含量明显下降。英国医学专家发现大蒜有溶解体内瘀血的作用,因此可用于冠状动脉血栓等症。

(十三)**芦笋**。芦笋在国外有"长寿草"之誉。据研究,芦笋对高血脂、高血压、动脉硬化以及癌症具有良好的预防功效。测定表明,每100克鲜芦笋含胡萝卜素200毫克、维生素C21毫克,此外尚有多种B族维生素。

(十四)**胡萝卜**。胡萝卜富含维生素A,是一种防癌蔬菜。它还含有五种必需氨基酸,十几种酶以及钙、磷、铁、氟、锰、钴等矿物元素和纤维素,这些成分显然对防止冠心病大有好处。胡萝卜中还含有槲皮素、山奈酚等,临床医学已证明它能增加冠状动脉血流量、降低血脂、促进肾上腺素的合成,因此,胡萝卜又具有降血压、强心等功能。

(十五)**黄豆芽**。黄豆本身就是高血脂和动脉硬化患者的有益食物。黄豆生成豆芽后,糖类中的产气因子被破坏,食用后不会产生腹胀等不适感觉,这对冠心病患者更为有利。黄豆发芽后,有碍于消化吸收的植物凝血素消失,不利于维生素A吸收的植酸酶被降解,这一切都对患者有效地利用黄豆营养素和改善症状更为有利。

(十六)**茄子**。茄子含B族维生素、维生素C、胡萝卜素等,紫色茄子还含有维生素P。常食茄子可防止血液中胆固醇水平增高,还具有预防黄疸、肝肿大、痛风、动脉硬化等病症的作用。茄子纤维中含有皂草甙,具有降低血液胆固醇的功效,它与维生素P同用,对于提高微血管弹性、防止小血管出血更有明显效果,有利于心血管疾患的防治。老年人多吃茄子,可使老年斑明显减少。

(十七)**韭菜**。韭菜含有挥发性精油及含硫化合物的混合物以及丰富的纤维素。现代医学已经证明,这些物质对高血脂及冠心病患者十分有益。韭菜中还含有较多的胡萝卜素、维生素B、维生素C以及钙、磷、铁等矿物质,这些营养素成分的作用也不容低估。

(十八)**芹菜**。芹菜除含有蛋白质、碳水化合物、钙、磷、铁、维生素A原、维生素C、烟酸等,还含有元荽甙、挥发油、甘露醇、环己六醇等,具有健胃、利尿、降压、镇静等作用。

(十九)**带馅食品**。各种带馅食品是由猪肉、羊肉、牛肉、鱼肉、鸡肉、鸡蛋、海米、虾皮、木耳、豆腐、植物油和白菜、韭菜、芹菜、西葫芦及葱、姜、盐、酱油、味精等调味品制成的。这种多样性的食品可以提供多种维生素及钙、磷、铁、镁、钾等矿物质,能够为老年人提供科学合理的营养,可防治老年人营养缺乏症。

由于老年人胃肠功能大大减弱,对各种油腻食物很难享用,但各种馅料却很适合老年人食用,既能增加食欲,又有利于各种营养的消化吸收。因此,老年人常吃水饺、馄饨、包子和馅饼等各种带馅食品,既能增加各种营养,又有益于身体健康。

(二十)含铜食物。当人体缺铜时,脑细胞中色素氧化酶减少,活力下降,从而使人出现记忆力减退、思维混乱、反应迟钝、步态不稳、运动失常等。另外,心血管中的弹性蛋白和胶原蛋白的生成,有赖于铜离子的催化和激活,人体若长期缺铜,就会导致动脉硬化,导致冠心病的发生。铜还是赖氨欧氧化酶的一种辅酶,其作用是促使胶原纤维的联结,当体内缺铜时,赖氨欧氧化酶的催化作用大大减弱,胶原纤维交联部全,从而使人牙齿脱落,腿脚不灵,筋骨乏力等。

铜元素在抗衰老、保护皮肤及头发、防治流行性感冒和癌症等方面均有一定的作用。预防老年人铜缺乏症,关键在于饮食上要更多摄入一些富含铜的食物,如虾、牡蛎、海蜇、鱼、蛋黄、肝、西红柿、豆类及果仁等。

另外,世界卫生组织公布的最佳食品,也适宜老年人食用。它们是:

最佳水果:木瓜,草莓,橘子,柑,猕猴桃,芒果,杏,柿子,苹果,西瓜。

最佳蔬菜:红薯,芦笋,卷心菜,花菜,芹菜,茄子,胡萝卜,荠菜,金针菇,大白菜。

最佳肉类:除鱼类外,鹅、鸭的脂肪量不比畜肉类(猪、牛、羊)少,但其化学结构接近于橄榄油,有益于心脏。

摘自《老年养生必读》

八、抗衰益寿的25种食物

(一)大蒜。大蒜是心血管病、中风、癌症、糖尿病这四大疾病的克星。大蒜能增添人寿,如果每周生吃了大蒜,将会受益匪浅。能降低血脂,稀释血液,从而降低血液粘稠度,也就可以避免患高血压、心脏病、脑溢血等病,可加强免疫力,增强肌体的抵抗力。

食用大蒜要讲究方法,科学地使用大蒜应该是:

1.大蒜宜生食不宜熟食。大蒜中含的大蒜素具有独特的香辛气味,能促进消化,增进食欲,但遇热时会很快失去作用。大蒜不仅怕热,也怕碱,它遇到碱也会失去作用。

2.食用大蒜最好捣成蒜泥,而不是切成蒜末。因为捣碎可以使大蒜中的蒜氨酸与蒜酶充分接触,发挥更大的杀菌作用。

3.大蒜不宜多吃。大量食用大蒜对眼睛有刺激,可引起眼睑炎、眼结膜炎,故眼疾患者在治疗期间禁食大蒜。

4.大蒜不宜空腹食。因为大蒜有较强的刺激腐蚀性,胃溃疡患者应禁食。

5.大蒜不宜长时间不间断地吃。大蒜影响维生素B的吸收,不间断地食用大蒜会引起维生素B的缺乏。每天吃一次或隔天吃一次为宜。

6.大蒜不能与蜂蜜同食。

7.高血压患者每天早晨空腹吃一头醋蒜,并喝两汤勺糖醋汁,连吃半月可降血压。

(二)蘑菇。常食蘑菇,对增强抗病能力,提高人体免疫力,降低血压、抑制胆固醇上升,防治胃癌、食道癌、子宫颈癌有一定功效。

(三)萝卜。萝卜是一种药用食品,中医用作下气、消积、化痰之用,主治食积腹胀、咳嗽痰喘等

萝卜有防癌抗癌的功效,其机理是:

1.萝卜中含有大量的维生素A和维生素C,它们是保持细胞间质的必需物质,起抑制癌细胞生长的作用,并可使癌细胞转化为正常细胞。

2.萝卜中含有的糖化酵素,能分解致癌物质亚硝胺,可大大减少该物质的致癌作用。

3.萝卜中含有较多的木质素,能使体内巨噬细胞吞噬癌细胞能力提高4倍。

4.萝卜中含有大量的粗纤维,能促使肠蠕动,防止便秘,预防结肠癌的发生。

(四)花生。花生,又叫长生果。其含有丰富的优质蛋白,不仅高于绝大多数的植物性食品,与鱼、肉、蛋、奶等含有高蛋白的动物性食品相比也毫不逊色。

花生中含有大量的无机盐和维生素E。花生仁中的核黄素含量是鸡蛋的7倍。维生素E可阻止和减轻动脉硬化,有软化血管、保持血管弹性和抗氧化作用,人们称维生素E是抗衰老维生素,所以把花生叫做长生果。

(五)大豆。大豆品种有黄豆、黑豆和青豆(大豆指黄豆)。它含有丰富的蛋白质,生理价值几乎接近于肉类,享有"植物肉"的美誉;它富含赖氨酸,这种氨基酸是其他粮谷所缺乏的。营养学家发现,黄豆与其他食品搭配食用,更能提高其营养保健价值。下面推荐三种食用方法:

1. 黄豆与玉米混食。将25%的黄豆与75%的玉米面混合在一起磨成粉,用其熬成粥或制成各类食品生物学价值就可以提高到76%左右,几乎可与牛肉媲美。

2. 豆腐与海带合吃。豆腐与海带同吃,是"长生不老"的妙药。科学家们说:常食豆腐配海带,可防治甲状腺机能亢进病,有利于老年人健康长寿。

3. 黄豆排骨汤。用黄豆和排骨煨制浓汤,香气扑鼻,美味可口,既是一种营养丰富的热食菜肴,又是老、弱、病人的调理和滋补食品。

(六)芝麻。芝麻又叫胡麻。常吃芝麻能起防癌抗衰老作用,有效地防治动脉硬化症,对患有动脉硬化、冠心病的老年人是颇有益处的。

芝麻中尤以黑芝麻为上品。黑芝麻中维生素E含量属植物性食品之首。维生素E能促进细胞分裂,推迟细胞衰老,常食之可中和细胞内衰老物质"游离基"的积累,起到抗衰老和延年益寿的作用。用黑芝麻做食品,有益肝、养血、补肾、润燥、乌发、美容的作用,是老年人的保健佳品。

(七)红枣。红枣不仅营养价值高,还具有很高的医疗价值。中医认为,红枣味甘性平,属补益药,以补气为主,兼有养血生津、安神镇痛和调和药性等功效。对脾胃虚寒、气血不足、消化不良、神经衰弱、气管炎、肝炎、贫血等症,都有一定的疗效。

枣中富含的维生素对人体健康和疾病防治更具有重要意义。维生素E能促进人们的生殖能力;维生素D可防治心血管疾病和老年高血压;维生素C对治疗癌症有一定作用。

我国民间流传着"一日吃三枣,一生不显老"、"天天吃大枣,青春永不老"的说法。实践证明,常食大枣不仅能健脑益智、滋润皮肤、振奋精神,还可以养血安神,强身健体,抗老防衰,和颜益寿。但要注意的是吃枣要量少、多次,一次不可多吃。

(八)蜂蜜。蜂蜜能强身防病,有悠久历史。实践证明,常食蜂蜜能预防感冒、治疗贫血、预防脂肪肝、有助消化、健胃润肠通便等功效,尤其对高血压、肺结核、神经衰弱、胃及十二指肠溃疡的老人有辅助治疗作用。蜂蜜对老年人的常见病、多发病均有预防和治疗作用。

(九)红薯。老年人常食红薯,有助于降低肠癌发病率,促进胆固醇排泄,预防动脉硬化和心脑血管疾病的发生。此外,常食红薯还能预防肝脏和肾中的结缔组织萎缩,保持消化道、呼吸道及关节腔的滋滑,保护心血管壁的弹性,防止动脉粥样硬化,提高机体免疫力。

食红薯一次不宜过量,否则会出现"烧心"、"泛酸"、"腹胀"等现象。红薯最好的食用方法是少食、慢食,与大米、面粉等主食搭配共食。红薯一定要蒸透、蒸熟后再吃,这样可以把气化酶破掉。平时胃酸分泌过多的人不宜食红薯。

(十)鸡蛋。鸡蛋含有较多的胆固醇,是人体不可缺少的重要物质,它是构成人体细胞的基本材料之一;在体内合成多种激素;在体内转变成维生素D;还能破坏肿瘤细胞或其他有害物质。一个50克的鸡蛋,含胆固醇280毫克,人食后,经过几天分解,再经血浆和组织间平衡,进入血液中的胆固醇微乎其微。血清胆固醇的浓度正常的老人,每天吃一个鸡蛋,不会引起动脉硬化等症。

蛋黄中不仅含有较高的胆固醇,还含有丰富的卵磷脂。卵磷脂是一种强乳化剂,能使胆固醇脂肪颗粒变小,保持悬浮状态,有利于脂类透过血管壁,被组织吸收利用。这样就使血液中胆固醇减少,降低血液粘稠度,避免胆固醇在血管壁沉积,可防治动脉粥样硬化。蛋黄中还含有保护动脉和心脏的硒、锌、铬等人体必需的营养元素。

(十一)骨头汤。骨头汤、排骨汤是人们喜爱的食品,它含有丰富的卵磷脂、类粘蛋白和骨胶原。老年人常喝骨头汤能预防骨质疏松。人到老年,微循环发生障碍,骨头汤中的胶原蛋白等可疏通微循环，从而改善老化症状，起到抗衰老作用。特别是在秋冬季节，用黄豆、骨头或排骨煨汤食用，有良好的滋补功效。煮骨头汤时最好用高压锅，时间不宜太长，这样容易保留较多的营养成分。煮骨头汤时，应把骨头砸碎，按一份骨头五份水的比例，用文火煮一两个小时，目的是把含有类粘朊（ruǎn 音软；意：蛋白质）和骨胶原的髓液溶解，类粘朊可使骨髓生成红、白细胞的功能增加。然后去除骨头，再加上蔬菜，经常食用，可减缓衰老。

（十二）枸杞子。枸杞子有抑制脂肪在肝细胞内沉积、促进肝细胞新生的作用。能滋肝补肾，益精明目，固髓健骨，润肺补虚，适用于肾亏遗精、阳痿、神经衰弱、腰膝酸软、头晕目眩、视力减退、虚劳咳嗽、糖尿病、肝炎等症。

（十三）核桃。核桃营养丰富，它的主要成分有脂肪、蛋白质、粗纤维、钙、磷、铁、铬、锰、锌等多种微量元素和核黄素、尼克酸及大量的维生素。

核桃仁中丰富的维生素C、维生素B、维生素E均呈高浓缩状态存在；

核桃仁中的维生素E防止细胞老化，有增强记忆力、健脑、延缓衰老作用。

核桃仁中的亚油酸，有软化血管，预防和治疗老年人心血管疾病的作用，还能解除疲劳。

核桃仁中的磷脂对人脑有良好的保健作用，对神经衰弱有辅助治疗的功效。

核桃仁中的镁元素，可帮助体内代谢的废物排除，从而保护心脏，维持正常内分泌功能。

核桃仁中的锌元素，有生血功能。

核桃仁中的铬元素，有降糖，促进胆固醇排泄的功能，从而可增强心肌、预防动脉硬化。

核桃仁含有18种氨基酸，其中的赖氨酸最容易被人体吸收。它和胡萝卜素都有抑制肿瘤生长的作用，对化学致癌物质有破坏作用，有助于防癌、抗癌。

因核桃含脂肪较多，一次不宜多食，否则会影响消化功能。

（十四）洋葱。洋葱的化学成分至少有上百种含硫的化合物。其中的萝卜硫素和硫化丙烯能帮助身体代谢致癌物质；洋葱中的硒是一种抗氧化剂，同时也参与了男性前列腺素的代谢，能减少外周血管和心脏冠状动脉的阻力，促使体内盐排除，减低血管脆性，降低血压，预防血栓形成。高血压、冠心病患者常食洋葱尤宜。

洋葱还含有丰富的具有抗癌作用的微量元素硒，对恶性肿瘤有抑制作用。洋葱中的烯丙基二硫化合物和少量的含硫氨基酸，有抗动脉硬化、降低血脂、防止血管栓塞的功能。其中的二硫化合物，还能降低血糖，提高血液中胰岛素的浓度，可辅助治疗糖尿病。

此外，洋葱还有消炎、祛痰、杀菌的功能，对预防感冒很有良效。

（十五）香蕉。香蕉是药食俱佳的水果。不仅营养丰富，而且具有多种药用功效。据研究发现，香蕉含有多种营养成分，有蛋白质、脂肪、糖、粗纤维、胡萝卜素、多种维生素和钙、磷、铁、钾等多种微量元素。如香蕉中钾的含量属水果之首。钾对维持人体细胞功能和体内酸碱平衡以及增进心肌功能均有明显促进作用。老年体弱者、低钾血症者常食香蕉对健康很有帮助。

香蕉味甘、性寒，有润肠通便、清热解毒功效。适用于便秘、醉酒、发烧、痔血等症，并对高血压、动脉硬化有一定的辅助治疗作用。坚持每天吃2支香蕉，可治疗高血压、脑晕和便秘。用2支香蕉加冰糖服，可治疗燥热咳嗽。

香蕉还有防癌作用，因此被列为防癌食品。但香蕉含糖量高，糖尿病人不宜食用。

（十六）绿豆。绿豆是一种低脂肪，高营养食品。常食绿豆有助于降血压、有益于高血脂病人。

绿豆有清热解毒、利水消肿、祛暑止渴等功效。它的解毒作用非常突出，胃炎、尿毒症、尿路感染、酒精中毒和其他药物中毒时，饮用绿豆汤，或绿豆配以维生素C，都有明显疗效。

盛夏酷暑，可将绿豆、荷叶、白糖熬成汤当饮料喝，有消炎止痒的功能；将绿豆和糖制成绿豆汤，可清热解暑，利尿除烦，补养身体，增强体力。

煮绿豆汤不宜加碱，否则会破坏营养，性能会受到影响；煮绿豆汤不宜用铁锅，不但感观不佳，食欲也会受影响。

（十七）玉米。玉米是杂粮中保健的佼佼者。常食玉米可降血脂，减少血小板聚集，防止动脉硬化，延缓血栓形成，并含有增强思维和记忆力的有效成分。

玉米中的蛋白质不仅量多，质量也好。磨碎的玉米面中含有赖氨酸和谷胱甘肽，具有促进新陈代谢，加速体内氧化物的分解，抗拒细胞衰老，延缓脑功能减退等作用。玉米纤维中的木质素还能有效清除致癌隐患——自由基。所以，老年人常吃玉米可延年益寿。玉米中含有大量的镁元素、硒元素和植物纤维。镁可以抑制癌细胞的形成和发展；硒在体内能与各种致癌物质混合，通过消化道排出体外；植物纤维能刺激肠蠕动，减少肠道对致癌物质的吸收，可预防大肠癌。玉米中有人体需要的钙，老年人常食玉米可防治骨质疏松，预防高血压。

此外，玉米柱头是胆囊炎、胆结石、肾炎、浮肿性疾病的有效良药；玉米须煎汤喝，可治疗尿道炎、膀胱炎和黄疸性肝炎等。

（十八）海带。海带含有人体所需的碘和大量的钙、磷、铁、钾等无机盐，是老年人的长寿菜。

海带的植物纤维很丰富，蛋白质和脂肪含量很少，多吃海带，不会使人发胖。干海带泡开后，表面有一层粘液样的物质，具有保护胃粘膜的作用，并能刺激肠壁，缓解便秘；海带中含有甜菜碱和海带氨酸，可阻止胆固醇的吸收，有降压作用；海带还可增强防癌免疫力，对放射性物质有特殊的亲和力，能降低放射性疾病的发生率。此外，海带还可预防心血管疾病，防止脑中风。食用时，干海带必须浸泡24小时以上，换两次水即可食用。

（十九）薏米。薏米又称薏仁米。薏米营养丰富，含有蛋白质、脂肪、钙及维生素 B_1、B_2 和维生素 B_5，这些成分的含量都超过大米。薏米中含有薏米仁脂和薏苡素两种特殊的物质。薏米仁脂具有抗癌作用，对治疗胃癌和子宫癌等有良好的疗效。薏苡素对慢性肠炎、消化不良者有显著效果，对肾炎和肝炎也有一定的食疗效果。此外，薏米中的氨基酸和维生素，能促进新陈代谢，能消除粉刺、雀斑、老年斑，尤其对疮疣疗效更佳。食用时，先将薏米洗净，用水煮熟后食用，或捣烂外敷均有效。

（二十）苹果。苹果是富含抗氧化剂黄酮醇的食品之一，所以具有抗衰老的功效。黄酮醇是一种有效的抗衰老剂，可保护皮肤细胞免受周围环境化学物质的危害。

（二一）猕猴桃。猕猴桃中维生素C的含量是橙子的两倍，维生素E的含量和鳄梨相当，维生素E和维生素C都是有效的抗衰老营养成分。

（二二）紫菜汤。紫菜含有丰富的维生素和矿物质，它所含的蛋白质与大豆差不多，比鲜蘑菇多9倍，维生素A约为牛奶的67倍，维生素C为卷心菜的70倍。紫菜还富含EPA和DHA，可以预防衰老；它含有大量可以降低胆固醇的牛磺酸，有利于保护心脏；紫菜的1/5是食物纤维，可以保持肠道健康，将致癌物质排出体外，特别有利于预防大肠癌；紫菜中的丰富胆碱，对记忆衰退有改善作用。

由不同原料组成的紫菜汤，既美味又营养。紫菜虾皮汤补碘又补钙，对缺铁性贫血、骨质疏松症有确切的疗效，对动脉硬化和高血压病均有辅助治疗作用，对因缺锰所引起的皮肤瘙痒有时可奏奇效，还可减轻妇女更年期综合症，并对男性阳痿也有一定的疗效。

（二三）豆豉。豆豉对于老年人而言好处很多，在国际上已经被誉为"营养豆"，它不仅开胃消食、祛风散寒，还能预防脑血栓形成和老年痴呆症的发生。

豆豉按原料分有"黑豆豆豉"和"黄豆豆豉"两种。以"黑豆豆豉"为主，其鲜美可口，咸淡适中，回甜化渣，具有特有豉香的营养最好。

豆豉可以调味，而且可以入药，历史上对它极为看重。李时珍在《本草纲目》中对它的功效记载最为详细："黑豆性平，作豉则温，既蒸暴，故能升能散。得葱则发汗，得盐则能吐，得酒则治风，得蒜则止血，炒熟则又能止汗，亦麻黄根节之义也。"就是说，豆豉可以开胃消食、祛风散寒，治疗水土不服。

豆豉的营养价值绝对可以成为"营养豆"。如含钙要远远高于牛肉,并含有大豆中的各种有益成分。现代研究证明,豆豉含有大量的蛋白质、脂肪及钙、磷、铁、钴、硒、钼、硫胺素、核黄素、尼克酸等微量元素。豆豉中钴的含量是小麦的40倍,有良好的预防冠心病的作用;钼的含量是小麦的50倍,而钼和硒都是具有极强的抗癌作用。豆豉中还含有大量能溶解血栓的尿激素,能有效地预防脑血栓的形成,对改善大脑的血流量和防治老年痴呆症很有效果。

(二四)红糖。人们一般认为,红糖适合月经不调和刚生了孩子的女性吃。其实红糖更适合老年人,特别是年老体弱、大病初愈的人吃。因为,红糖是未经精炼的粗糖,保留了较多维生素和矿物质。因没有经过高度精炼,它几乎保留了蔗汁中的全部成分,除了具备糖的功能外,还含有维生素和微量元素,如铁、锌、锰、铬等,营养成分比白糖要高很多。如红糖的含钙量是白糖的8~10倍,含铁量是白糖的3~4倍,含钾量是白糖的40倍。

每100克红糖含钙90毫克,含铁4毫克,还含有少量的核黄素及胡萝卜素。日本科研人员还从红糖中提取了一种叫做"糖蜜"的多糖,实验证明它具有较强的抗氧化功效,对于抗衰老有明显的作用。

中医认为,红糖性温、味甘、入脾,具有益气补血、健脾暖胃、缓中止痛、活血化瘀的作用。日本东京女子大学的柴田教授称,红糖还有排毒养颜抗衰老之功。老年人对各种微量元素和维生素的摄入逐渐减少,平时应注意在饮食中补充,以维持正常代谢功能,延缓衰老。所以专家建议,老年人更宜多吃红糖。

(二五)茶与红葡萄酒。据统计,经常喝茶的人患心血管疾病和癌症的比例要比不喝的人少得多。茶叶中含有儿茶酚和槲皮苷等10多种抗氧化物。这些物质同样富含与葡萄、浆果、洋葱及红葡萄酒中。

摘自《益寿养生全书》

九、健康长寿的十四个"一"

世界生物学家曾对人的最高寿限做过种种推算,认为人的最高寿限应该在100~175岁。为什么大部分人没有达到这个目标呢?是由于诸多社会因素、意外因素和人体自身的疾病所造成的。其中最主要的一个原因是生活方式不当,生活方式是导致疾病、影响健康与长寿的主要因素。下面介绍一组十四个"一"保健法,简便易行,十分有效。

(一)一暖瓶开水。在成人中,水约占人体重量的60%,从维持生命的角度看,水的重要性仅次于空气。成年人每天需要2500毫升水,合理饮水是延年益寿的重要手段。最好是早晚各饮一杯,因为早上喝一杯凉开水可以清洗肠道,补充夜间丢失的水分,降低心血管疾病的发生;晚上喝一杯水能稀释血液,保证一夜之间血液不黏稠,减少脑血栓、脑梗塞的发生。有人还强调:老年人每天应喝八杯水。

(二)一盅醋。醋的主要作用是解毒、杀菌、活血、解除疲劳。每日三餐中用点醋,可以帮助消化,预防高血压,降低血糖,养颜美容。

(三)一小勺香油。芝麻油中含有天然抗氧化剂芝麻酚,多不饱和脂肪酸含量多,能润肠通便、解毒、生肌,心血管病人常食有益。

(四)一个洋葱。洋葱被誉为蔬菜皇后。洋葱含钙、磷、铁、维生素C、胡萝卜素、蒜素、栎皮黄素、谷胱甘肽、硫化硒、前列腺素A、黄脲丁酸、二烯丙基、二硫化物等。其中蒜素、栎皮黄素、谷胱甘肽、硫化硒等,有防癌抗癌的功能;前列腺素A是一种较强的血管扩张剂,具有降低血压和预防血栓形成的作用;黄脲丁酸具有降低血糖作用;二烯丙基、二硫化物具有抗血管硬化及降低血脂的功能。最新研究发现,吃洋葱还可减轻玻璃体混浊、改善视力;醋洋葱可降血脂、血糖。

(五)一个茄子。茄子富含维生素A、B、C、D、P、蛋白质和钙,特别是外皮,含量更高。常吃茄子,能防治脑血栓、高血压、动脉硬化、高胆固醇、癌症、便血、痔疮和老年斑等。它所含的维生素P能增强细胞黏着力,可以调节神经,增加肾上腺分泌,令人心情愉悦;还含有一种龙葵素,能抑制肠癌、胃癌的发生。须提醒的是,茄子性凉,肺寒者慎食。

(六)一段鱼。日本人居世界长寿国首位与吃鱼有关,他们每年人均吃鱼达100多公斤。鱼含有丰富的核酸,能使细胞新生。海鱼中含有EPA,能降低血清胆固醇及低密度脂蛋白,提高高密度脂蛋白,防止血管壁粥样物质沉积,预防脑血栓、血管硬化和冠心病。平均每天吃鱼30～50克(最好是海鱼),可有效降低心脏病发病率。

(七)一个西红柿。西红柿含丰富的维生素A、C、B_1、B_2、胡萝卜素、蛋白质、矿物质、碳水化合物等,其保健功能主要有:①抗衰老、抗癌;②防治心血管病、坏血病;③减肥;④帮助消化,通大小便;⑤防治夜盲症、眼干燥症、皮肤粗糙;⑥降低毛细血管通透性,防止毛细血管破裂,对高血压患者有益;⑦防治口角炎、唇炎;⑧维持神经、消化系统正常功能,促进碳水化合物在体内代谢。每天吃一两个西红柿,再配上苹果和芝麻,对贫血患者有益。

(八)一碗紫菜汤。紫菜有"长寿菜"之称。每100克干紫菜含蛋白质25～30克,与大豆相当,含有大量的氨基酸、维生素A和C、钙、铁、钠、钾、镁、锌、磷、碘等。紫菜的保健功能有:防衰老,防治动脉硬化、咽喉炎、甲状腺肿大、淋巴结核、胃溃疡、肺脓肿、便秘、贫血、脚气、高血压、阳痿、更年期综合征,能利尿、排毒、补肾、降低胆固醇。

(九)一杯牛奶。牛奶可补充钙质,保护肝、脑、肾、胃,预防肠道、心血管胆结石、中风、肿瘤等疾病的发生。酸奶保存了牛奶的所有营养成分,将乳糖转化为乳酸,更易于人体吸收利用。酸奶具有保健益寿作用。

(十)一个苹果。苹果营养价值高,是一种对健康非常有利的水果。它含有大量的苹果酸、维生素、胡萝卜素、矿物质及膳食纤维等。苹果的保健功能有:①排除致癌物质,预防癌症;②防治便秘,帮助消化,治轻度腹泻;③降低胆固醇,防治心脏病,降血压;④维护骨骼健康,防止钙与镁的丢失,预防骨质疏松;⑤增强记忆力,预防老年性痴呆。

(十一)一袋茶。茶叶含有400多种对人体有益的成分,也是微量元素的良好来源。茶叶的保健功能主要有:①清除自由基,抑制细胞衰老;②茶多酚具有防癌抗癌功能;③强心利尿,预防肾结石形成,降低胆固醇,增强心肾功能;④兴奋大脑皮层,消除疲劳;⑤保护牙齿,有防龋作用,刺激口腔黏膜,生津止渴;⑥健脾护胃,增进食欲;⑦所含茶多酚和黄酮具有降血脂、降胆固醇作用,可预防老年人动脉硬化。

(十二)一公里步行。步行有四大好处:健身、祛病、怡神、强体。一般说来,一天的运动量不得少于一公里,步行的速度要尽量快一些,步行要抬头、挺胸、收腹,两手放松摆动,脚跟着地要实。

(十三)一个良好的生活规律。一是求安求和,安即安静,和即和顺,这是宋代苏东坡的养生之道;二是早睡早起,要和太阳一起行动;三是勤走动,广步于庭院;四是二根不闲,读书、看报、听音乐,陶冶情操,通畅气血,促进大脑血液循环,增加自身活力。

(十四)一个好的心态。人的情绪十分重要,无论何时何地都要保持健康的心理状态,做到心胸开阔,事事乐观。怎样才能有一个好心情呢?主要是做到"四忘"即忘老、忘病、忘忧、忘欲,做到这四点,身体也就不会垮了。

总之,只要能掌握以上这十四个"一",自然就能远离疾病,实现健康长寿的愿望。

摘自《健康指南》

十、能治疗疾病的七种食物

(一)土豆。据印度医学教授戈克哈尔博士研究:一个人只要坚持平均每星期吃5～6个土豆,遭受中风之害的危险降下降40%。这主要得益于土豆所含丰富的钾。临床医生发现,缺钾的人脑血管容易破裂而发生意外。

(二)红色果蔬。感冒堪称万病之首,科学家发现,红色果蔬可将其制服,如红苹果、西红柿、胡萝卜、红辣椒等。这些果蔬拥有一种"秘密武器"——抗感冒因子。特别是将新鲜的红色果蔬榨汁饮用,比煮熟吃效果更好。

(三)大豆。美国专家的最新研究资料显示,大豆是癌细胞的杀手。奥秘在于大豆中一种特品状物质,它能阻止新血管生成,断绝恶性肿瘤"给养",将其饿死。

(四)鸡汤。据西班牙巴塞罗那支气管生理病理研究所专家报告,鸡汤特别是母鸡汤对支气管炎堪称灵丹。因为母鸡脂肪有一种特殊成分,可增强支气管分泌,并有化痰止咳功效。

(五)牛奶。美国波士顿大学专家的资料显示:牛奶降压的"秘密武器"是丰富的钙质,大量钙质进入人体可保证血压稳定在正常水平。

(六)红葡萄酒。据美国康奈尔大学调查发现,红葡萄酒可保护心脏,减少心肌梗塞发作。红葡萄酒中有一种扩张血管的物质,发挥了积极作用。每天喝1~2杯,冠状动脉便处于扩张状态,保障供给心脏的血液充足,使心肌梗塞发作减少30%~40%。

(七)红薯。是一种很好的抗癌食品,可以明显降低结肠癌。

摘自《健康人生》

十一、老年人饮食的几个一点

老年人膳食应有自己的特殊要求。有助于健康长寿的膳食原则可参考以下几个一点:

(一)数量少一点:进食量比年轻时减少10%~15%左右。

(二)质量好一点:多吃优质蛋白质食品,以鱼类、禽类、蛋类、大豆为佳。

(三)蔬菜多一点:蔬菜可保护心血管并防癌,每天吃不少于300克的蔬菜。

(四)菜要淡一点:盐多会加重肾的负担,一日食盐量应控制在6克以下。

(五)品种杂一点:荤素兼顾,粗细搭配。每天食物不少于10种。

(六)饭菜香一点:适当往菜里多加些葱、姜、醋等调料,尽量做得香一点。

(七)饭菜烂一点:食物应做得烂一些、软一些,粗粮细做,便于吸收。

(八)饭要稀一点:把饭做成粥,有益消化,而且能补充大量的水分。

(九)吃得慢一点:细嚼慢咽可使食物消化更好,吃得更香,防止吃得多。

(十)早餐好一点:质量及营养价值要高一些、精一些,便于提供充足的能量。

(十一)晚餐早一点:"饱食即卧、乃生百病"。饭后宜稍活动,以利于促进饮食消化。

摘自《养生保健大全》

十二、长寿老人的十大饮食爱好

养生学家和营养学家在大量调查中发现,长寿老人在日常饮食中有十大饮食爱好。

(一)喜欢喝粥。长寿老人无一不喜欢喝粥。著名经济学家马寅初和夫人张桂君,夫妻双双都是百岁老人,俩人尤其喜欢喝粥。

(二)小米当补品。老人把小米当成最好的滋补佳品。体弱有病的老人常用小米滋补身体,中医认为,小米益五脏,厚肠胃,充津液,壮筋骨,长肌肉。

(三)玉米当主食。玉米是世界公认的"黄金作物",也是长寿老人离不开的主食。研究证明,玉米是最好的主食。它可以防治便秘、肠炎,保护眼睛,预防心脏病和癌症。

(四)每天一斤奶。喝奶是长寿老人的普遍习惯,尤其是居住在城市的寿星更是这样。

(五)每天吃一个鸡蛋。每天吃一个鸡蛋已成为长寿老人的普遍习惯。

(六)偏爱红薯。吃红薯是长寿老人的一大爱好。医学家说,红薯含有大量黏蛋白,故能防止肝脏和肾脏结缔组织萎缩,使人体免疫力增强。

(七)豆腐是美食。老人们普遍爱吃豆腐。常吃豆腐对于血管硬化、骨质疏松等症有良好的食疗作用。

(八)爱吃大白菜。大白菜含有矿物质、维生素、蛋白质、粗纤维、胡萝卜素,还含有分解致癌物质亚硝胺的酶。

(九)冬天不离萝卜。长寿老人冬天饮食不离萝卜。扬州八怪之一郑板桥曾写过一副对联:"青菜萝卜糙米饭,瓦壶天水菊花茶。"这就是郑板桥的养生之道。

(十)胡萝卜是心爱物。研究表明,胡萝卜能提供抵抗心脏病、中风、高血压及动脉硬化所需的各种营养成分。

摘自《健康指南》

十三、十大长寿食品

德国《焦点》杂志2006年2月刊公布了对人类健康最有益的十大食品排行榜，研究人员认为，常吃这些食品不仅能为身体提供足够的营养，还可增强体质，甚至延年益寿。

(一)苹果：每日吃一个苹果可以大幅降低患老年痴呆症的风险。苹果含有的栎精不仅具有消炎作用，还能阻止癌细胞发展。苹果富含维生素和矿物质，能够提高人体免疫力，改善心血管功能。

(二)鱼：关心心脏健康的人应当多吃鱼，每周做三顿鱼菜或每天吃30克鱼肉，能够使中风的风险降低50%。

(三)大蒜：大蒜不仅能够防治感冒，还能降低胃癌、肠癌风险，增强消化功能。另外大蒜还能很好地净化血管，防止血管堵塞，有效预防血管疾病。

(四)草莓：只要多吃草莓就能充分补充维生素C，草莓同时富含铁，可以提高机体免疫能力。草莓中的染色物质和香精油，能形成特别酶，预防癌症。

(五)胡萝卜：胡萝卜富含胡萝卜素，不仅能够保护基因结构，预防癌症，还能改善皮肤，增强视力。

(六)辣椒：红辣椒能够促进新陈代谢，帮助减肥，辣椒素能刺激胃液分泌，防止肠中有害细菌的滋生。甜辣椒有益健康，它富含维生素C，能够预防癌症和心血管疾病，延缓衰老。

(七)香蕉：香蕉碳水化合物含量最高的水果，还含有各种各样的微量元素，其中镁含量丰富，吃上一根香蕉就能满足人体24小时所需镁元素的1/6。

(八)绿茶：决定绿茶神奇功效的成分是茶多酚，这种生物活性物质能防止动脉硬化和前列腺癌，同时对减肥也大有帮助。

(九)大豆：大豆富含卵磷脂和维生素B，能够提高思维能力，促进神经系统功能。大豆还是重要的植物蛋白来源，对健康有益。

(十)牛奶：牛奶富含高蛋白、易吸收的脂肪和乳糖。牛奶富含钙，从小喝牛奶积聚的钙能年老时预防骨质疏松症，同时也是保障神经系统和肌肉骨骼正常功能所不可缺少的。

摘自《健康指南》

十四、健康长寿的"十强食品"

美国著名医学博士尼科勒斯·皮瑞肯在其《皮瑞肯的承诺——年轻长寿之道》里向人们郑重推荐了十种超级食品。

(一)爱莎伊：超强抗衰老。爱莎伊生于巴西热带雨林中，含有高浓缩法抗氧化成分，具有抗衰老的作用。它的抗氧化剂是红葡萄的10倍，是红葡萄酒的10～30倍。单一不饱和脂(健康脂)、纤维素和植物固醇的协调作用，可帮助维护心血管和消化系统的健康。几乎完美的必须氨基酸化合物和有价值的矿物质，是肌肉所需的必要成分。脂肪酸类似橄榄油，含有丰富多单一不饱和油酸。它的重要性在于可帮助Omega-3鱼油渗透细胞膜，并且维护细胞膜功能。

(二)葱属食物：排毒又防癌。大蒜、洋葱、及其他葱类含有的味道可刺激生成谷胱甘肽，是肝脏中最有效的抗氧化剂。它可帮助提高肝脏解毒和排解致癌物质，帮助预防癌症。

(三)大麦：降低胆固醇。大麦含有大量的可溶性和不可溶性纤维。可溶性纤维可帮助身体对脂肪、胆固醇和碳水化合物的新陈代谢，并可降低胆固醇。不可溶性纤维有助于消化系统的健康并预防癌症。

(四)绿色食品：提高免疫力。绿色食品是指包括大麦和小麦在内的有壳食物及海藻的一组食物。尽管它们的营养成分接近深绿色蔬菜的叶子，但是营养更为浓缩。许多研究表明，高量的叶绿素是它们对降低胆固醇、血压、提高免疫力和预防癌症的主要因素。

(五)荞麦：降糖又补血。荞麦比大米、小麦、小米、玉米所含的蛋白质更多，荞麦含有高量的氨基酸，可有效地降低胆固醇和控制血糖。荞麦含有的类黄酮对血液循环和心脏的健康都有好处，从而被称为补血食品。

(六)豆类：丰富蛋白质。豆类含有大量的碳水化合物、纤维和适量的必要脂肪酸的同时，还含有少量的脂肪、纳和卡路里。豆类含有丰富的蛋白质,只要和谷类食物合用,便可提供人体所需的全部氨基酸。

(七)辣椒:止痛补维C。辣椒所含的辣椒素不光给你味觉上的刺激,还具备抗感染、止痛、防癌的功效并对心脏健康有着重要的作用。红辣椒里的维生素C也是柑橘的2倍。

(八)果仁:心脏保护神。果仁含有多量的抗氧化剂和抗炎症元素。果仁含有的独特的蛋白质、脂肪、固醇和维生素,可提高心脏的健康也可抗癌。

(九)新芽:酶多易消化。植物的芽含有高量、集中的酶,也正因这些酶使新芽比种子和豆类更易消化。新芽还含有丰富的抗氧化剂可预防DNA的破坏,以及延缓衰老。

(十)酸奶:减肥效果好。酸奶和发酵制品的有益菌,可提高人体免疫力和维持自身真菌群平衡。酸奶和发酵制品还含有大量的钙,从而起到减肥的功效。

摘自《健康指南》

十五、五大降脂明星食品

《美国临床营养学期刊》载文说,坚持低胆固醇饮食一年的人,胆固醇最多可降29%,而饮食习惯未改的人,胆固醇还是没有起色。为此,美国梅约医学中心营养学家特别推荐五大降脂明星食品。

(一)燕麦。建议每天最好吃一杯半的燕麦。食用燕麦片是改善血脂的一种饮食方式,可减少冠状动脉及心脏病的危险。因为燕麦的水溶性纤维减少肠道吸收胆固醇,改变血中脂肪酸浓度,降低坏的胆固醇和甘油三酯。其它富含水溶性纤维食物还有:大麦、四季豆、苹果、桃子、瓜类、菇类、海带、黑白木耳、紫菜等。

(二)坚果。杏仁、花生、胡桃、腰果、栗子等坚果类含有多不饱和脂肪酸,可以降低胆固醇,还能维持动脉血管的健康和弹性。2006年世界医学会年会的研究报告称,坚果吃得多的人,罹患冠状动脉心脏病的风险愈小。每天吃13克坚果的人得心脏病的风险,比吃不到1克的人少四成。但坚果的缺点是热量太高。专家建议,不妨每周吃两次,每次吃8克,大约握在手里松松一把的量,即可获得丰富的不饱和脂肪酸和抗氧化剂。

(三)黄豆。黄豆的饱和脂肪量低,且不含胆固醇,用大豆蛋白取代动物性蛋白,可降低血中总胆固醇、低密度胆固醇、甘油三酯,而又不影响高密度胆固醇。另外,黄豆所含的异黄酮素与纤维素也可能有降低胆固醇的作用,每天摄取20～50克大豆蛋白,约可降低4%～8%的坏胆固醇和甘油三酯。除了黄豆,大豆蛋白制品还有豆腐、豆浆等。

(四)深海鱼。深海鱼中的-3脂肪酸可以降低甘油三酯浓度,减缓血液凝集速率,发挥对心血管的保护作用。深海鱼有鲑鱼、鲭鱼、秋刀鱼、海鳗等,最好能够每周至少吃到两份。

(五)橙汁。因为其中含有植物固醇,它可以和胆固醇在肠道里竞争吸收的管道,从而降低血液中胆固醇的量。

摘自《健康指南》

十六、老年人宜吃的八种抗癌食品

(一)鱼鳞。鱼鳞,内含丰富的卵磷脂、不饱和脂肪酸、磷、钙和胶原蛋白等元素,具有抗癌变、抗衰老、防治冠心病、动脉粥样硬化、脑梗死的功用。应选择小而薄的鳞,如:带鱼、刀鱼的鳞。烹调的具体方法:去除鱼内脏、鳃,留下鱼鳞、鱼油,洗净后清蒸、炖汤、红烧均可。煮熟后连鱼鳞带肉蘸醋吃,不腻且爽口,味美而不腥。亦可单独把鱼鳞取下,加少量水用文火煮成汁,冷却呈凝胶状(鱼鳞冻),切小块后食用。

(二)猪肉皮。猪肉皮,主要由胶原蛋白组成,同时含有氨基酸、多种维生素、无机盐。胶原蛋白进入组织细胞后,有抗癌变和良好的抗衰老功用,还能吸收充足的水分,让人变得容光焕发。除去猪肉皮上的脂肪层,洗净,加水炖至七八成熟,加入鲜蘑菇或黑木耳、竹笋、姜、葱、调味品煮汤,营养丰富,味道鲜美。亦可把肉皮用温火炖成胶冻状,冷却后切成片蘸调料吃,口感良好,常吃不腻。

(三)豆腐渣。豆腐渣,长期以来被当作废物,用来当肥料、猪饲料等,过去在饥荒年代才有人用它来充饥。科学研究证明,豆腐渣中含有较多的强抗癌物质——皂角苷。经常食用豆腐渣的人群中,前列腺癌、胰腺癌、乳腺癌、结肠癌、直肠癌等恶性肿瘤的发病率均明显下降。癌症患者加食豆腐渣后,不但能提高疗效,同时能防止愈后旧病复发。豆腐渣中还含有丰富的木质素、纤维素,能有力地吸附食物中的致癌物质,促进肠蠕动,防止高血压、动脉粥样硬化、冠心病等。豆腐渣未加工干涩难咽,用植物油和少许姜、葱、味精、盐炒熟后,口感则大有改善,当主食或菜肴均可。如把豆腐渣跟发酵的面共同揉匀蒸馒头和发糕,可常食不厌。

(四)葡萄皮。美国科学家研究发现,紫葡萄中含有一种抗癌物质,具有很强的抑制组织内的癌基因的作用,这种物质在果皮中的含量比肉汁里的还要多,常吃紫葡萄不吐皮能有效防止癌症的发生。葡萄皮组织虽较致密,却很薄,稍咀嚼就成糊状与果肉同吃不影响口感。另外,其他一些天然红色食物,如:桑葚、紫茄、番茄、山楂、南瓜、苋菜、红米、红豆等,均有显著增加体内巨噬细胞的功能,提高免疫力。

(五)橘络、柑橘。橘络、柑橘的防癌保健价值很高。研究显示,每天每人坚持吃两个柑或橘,就会产生明显的防癌和抗衰老效果。附着在肉与果瓣之间的橘络含有较多的芦丁,对改善中老年人血管弹性,防止内脏毛细血管出血有很好的作用。橘络看似难吃,其实很嫩,味道甘甜、清香,稍予咀嚼便可咽下。其中未被消化的纤维素和果胶则可吸附体内过剩的胆固醇,促进肠蠕动,利于保持体内的营养平衡。

(六)辣椒叶。辣椒的叶子具有良好的抗癌防病功效,也是美味的菜肴,但却很少有人知道。研究显示,辣椒叶含有大量的胡萝卜素、钙元素、微量元素等营养物质。常食用以辣椒叶为主烹饪的菜肴,不仅能够防止癌症的发生,还能够调治胃寒胃痛疼、消化不良、食欲不振、夜盲症等疾病,具体食法:可与猪肝、肉丝、肚片、鸡蛋等一切炒菜;亦可把嫩的辣椒叶洗净用沸水烫后,加少许味精、白糖、香油、精盐,做成一道味美爽口的凉拌菜。

(七)荞麦。地处南太平洋的斐济,由332个岛屿组成,人口只有60多万。这个国家迄今为止没有发现癌症患者,而且人均寿命长,因此有被称为"无癌国"和"长寿国"。

许多科学家前往斐济,探访当地人的生活起居。有医学人士研究后认为,斐济成为"无癌国"与当地人喜吃荞麦有关。荞麦中含有B族维生素以及微量元素硒,具有抗癌作用。荞麦中还含有丰富的荞麦碱、芦丁、烟酸、亚油酸和多种维生素及铁、锌、钙等,这些都不是一般"细粮"所具备的,所以荞麦还对高血压、高血脂、高血糖、动脉硬化引起的心脑血管疾病有保健价值。

(八)红酒泡洋葱。葡萄酒有活血防止心血管病的功能,洋葱有降脂抗癌作用,两者相加更是有益无害,其保健作用显而易见,而且其制作简单,操作方便。推荐一个葡萄酒加洋葱的保健处方。

【原料】 洋葱1~2个,红葡萄酒500毫升,如果喜欢甜食的人,可以适量加上一些蜂蜜。

【做法】 ①将洋葱洗净,去掉外表皮,切成8等份半月形。②将洋葱装入干净的玻璃瓶内,加上红葡萄酒。将玻璃瓶盖好密封,在阴凉的地方放置8天后,打开玻璃瓶,将里面的洋葱用滤网过滤后,把洋葱和酒分别装入瓶中放冰箱冷藏。

【用法】 ①一次喝50毫升,年纪大的人一次20毫升。一天喝1~2次。②浸过的洋葱片一起食用更好。③不喝酒的人,可用两倍左右的开水稀释饮用或每次放入电锅内加热约4~5分钟,待酒精蒸发后再饮用。

【功效】 活血、降脂、抗癌,预防心血管疾病。

摘自《健康指南》

十七、老年人喝粥能延年益寿

粥能益人,老年尤宜。喝粥在我国古代养生文化里有着悠久的历史。粥是由五谷杂粮熬制而成,含有充足的谷气,适当喝一些粥,可以帮助恢复胃气,还能补充津液,有直接补养脾胃的功效。如果同时配一些药物,对补养脾胃的功效更佳。另外,喝粥以后,这些食物直接作用在脾胃,效力比较持久。在药膳品种里,粥类属于非常平和的,易于吸收,而且没有毒副作用。所以,老年人应该经常喝些粥。

汉代医圣张仲景就很重视粥的养生保健作用。他在《伤寒杂病论》中提到的第一个方剂——桂枝汤,就记载了粥疗的功效。明代医药学家李时珍非常推崇以粥养生,他说:"每日起食粥一大碗,空腹虚,谷气便作,所补不细,又极柔腻,与肠胃相得,最为饮食之妙也。"老年人身体比较虚弱,选择喝粥是非常适合的。老年人经常喝粥,可以滋养脾胃,保护元气。所以李时珍指出:"世间第一补人之物乃粥也。"可见喝粥对养生保健之重要。从现代许多长寿老人的经验中都能验证李时珍关于喝粥可益寿延年的理论。

医学研究表明,人生随着年龄的增长,体内各脏器机能逐渐减退。根据各个脏器先后衰老的进程,结合不同年龄的体征和个人的身体情况,选食一定的药粥,来延缓不同脏器的衰老过程,控制老化速度,可以达到养生保健、延年益寿之目的。

(一)**喝粥的好处**。喝粥的好处很多,概括起来主要有以下几点:①补养脾胃;②增强功效;③药效直接;④药力持久;⑤无副作用。

(二)**粥的种类**。粥的种类划分,可以根据味道、所用的原料、炮制的方法等进行区分,有以下几种分法:

①味道不同:有甜粥、咸粥、淡粥。②原料不同:有米粥、面粥、杂粮粥等。③制作方法不同:有白粥、药粥(粥中加一些中药)、食品粥(粥中添加蔬菜瓜果、鱼肉)等。《养生之道》

(三)**健康粥歌**。人们可以根据自己的身体状况来选择喝不同的粥。下面这首"健康粥歌"在我国民间流传很广,它比较全面地概括了各种粥的功效:

健康粥歌

若要不失眠,煮粥加白莲;要想皮肤好,煮粥加红枣;气短体虚弱,煮粥加山药;

治理血小板,花生衣煮粥;心虚气不足,桂圆煨米粥;要治口臭症,荔枝能除根;

清退高热症,煮粥加芦根;血压高头晕,胡萝卜粥灵;要保肝功好,枸杞煮粥妙;

口渴心烦躁,粥加猕猴桃;防治脚气病,米糠煮粥饮;肠胃缓泻症,胡桃米粥炖;

头昏多汗症,煮粥加苡仁;便秘补中气,藕粥很相宜;夏令防中暑,荷叶可煮粥;若要双目明,粥中加旱芹。

(四)**养生保健粥的做法**

1.**人参粥**《中国历代名医养生秘籍》

【原料】 人参5克,大米100克,白糖少许。

【制作】 将人参洗净,切成薄片,用冷水浸泡半个小时,用水煎煮后取汁,可煎两次,并将两次所取的汤汁混合后分为两份,每一份同大米煮粥,待粥熟时放入白糖,再煮一两分钟即可。每天早晚各服用一次。

【功效】 大补元气,补益脾肺,生津止渴,安神醒脑。

【适应人群】 有气虚、面色苍白、胸闷气短、=经脉衰弱、脾肺亏虚、失眠多梦等患者,服食此粥,有很好的疗效。

2.**羊肝粥**《中国历代名医养生秘籍》

【原料】 羊肝、大米各100克,调味品适量。

【制作】 先将羊肝洗净,切细,与大米一同放入锅中,加入适量清水同煮。待到粥将熬好时,将葱花、姜末、花椒、食盐、味精等调味品放入锅内,再煮几分钟即可。每天服一次。

【功效】 补肝明目,养血益精。

【适应人群】 此粥具有养血明目的功效,因此,肝血不足而导致头晕眼花,视力下降,眼睛干涩的人可以食用。

3.**百合粥**《中国历代名医养生秘籍》

【原料】 百合30克,大米50克,冰糖适量。

【制作】 将百合、大米洗净后,放入锅中,加适量清水同煮。当粥煮熟后,将冰糖捣碎放入锅中,再煮几分钟即可。

【功效】 润肺止咳,清心安神。

【适应人群】 对患有肺部疾病、痨病、咳嗽等症状的病人有显著治疗效果。但是,此粥属于寒凉水润之品,所以因风寒引起的咳嗽,或者脾胃虚弱的人不宜食用。

4.**兔肉粥**《中国历代名医养生秘籍》

【原料】 兔肉、大米各100克,调味品适量。

【制作】 将兔肉洗净,切细,放入锅中,加适量清水煮沸。之后除去锅中的浮沫,并加入大米同煮,待粥熟时加入葱花、姜末、花椒、食盐、味精等调味品,再煮几分钟即可。每天服用一次。

【功效】 补中益气,主治热气湿痹、止渴健脾、凉血、解热毒、利大肠。

【适应人群】 此粥具有补中益气、清热止渴的功效,对脾胃虚弱、营养不良、常感疲倦乏力者有很好的疗效。老年人脾胃功能减退,消化吸收能力下降,因此,常食兔肉粥,确是老年人的保健佳品。兔肉是一种高蛋白、低脂肪、低胆固醇的肉食,更有"美容肉"的美称。

5. 老年降压粥(《养生之道》)

【原料】 粳米60克,芹菜50克,枸杞子15克,白菊花15克。

【制作】 把芹菜、枸杞、白菊花和粳米一起放入锅中。加适量清水煮熬,水煮开后,改用文火继续熬半个小时。熬的时候要不断搅动,当粥色变的绿的时候就可以起锅食用了。

【功效】 平肝,明目,降压,滋补肝肾。

【适应人群】 适合患高血压的老年人食用。

6. 老年降糖粥(《养生之道》)

【原料】 燕麦100克,南瓜60克,百合50克,枸杞子10克。

【制作】 先把南瓜洗净,切小块;锅中加适量水烧开后,放入南瓜、枸杞、百合,待南瓜煮熟后,加入燕麦,再煮3分钟即可。

【功效】 滋阴清热,健脾养胃,降血糖。

【适应人群】 适合患高血糖的老年人食用,对合并高血脂、高血压的人也是非常适合的。

7. 乌鸡粥(《养生之道》)

【原料】 大米100克,乌鸡100克,枸杞子15克,香菇20克,山药和莲子适量。

【制作】 先把乌鸡放入水中炖煮,当汤色发白的时候,捞出乌鸡,在汤中放入香菇(用水先浸泡)、莲子、枸杞、山药、葱花和大米,把原料用大火煮开,改用文火熬煮半个小时,加少许盐提味即可。

【功效】 健脾养胃,补气养血,提高免疫力。

【适应人群】 适合脾胃虚弱、气血不足、体质虚弱的老年人食用。

8. 养肝粥(《养生之道》)

【原料】 猪肝50克,胡萝卜50克,菠菜30克,粳米100克,料酒和盐适量。

【制作】 先把粳米加入适量的水煮开,然后放入猪肝片、胡萝卜丝、菠菜段。猪肝煮熟时,加入少许料酒去腥,继续用文火熬煮,半个小时后加一勺盐调匀即可。

【功效】 补血养肝,滋阴润燥。

【适应人群】 适合贫血患者和肝病虚弱体质的患者服用。

9. 神仙粥(《养生之道》)

【原料】 葱白、生姜各适量,糯米100克,米醋10毫升。

【制作】 先将糯米淘洗干净,放入锅中煮开,加入姜片和切碎的葱白,改用文火继续熬煮半小时左右,当粥熬成时,淋上10毫升米醋调匀即可。

【功效】 通阳,散寒,开胃。

【适应人群】 适合感冒初起时服用,对风寒感冒的患者,畏寒的患者也比较适合。

10. 补虚正气粥(《中医养生100讲》)

【原料】 人参3克,炙黄芪30克,粳米50克,白糖适量。

【制作】 先将人参、黄芪切成薄片,浸泡后入砂锅煮沸,后改文火煎成浓汁,取汁后,再加冷水如上法煎取二汁,去渣,将二次煎汁合并,分两份与每日早晚用粳米加水适量一起煮粥。粥成后,加白糖调味,稍煮即可。

【功效】 益气固本。

【适应人群】 可用于年老体弱、元气不足、身倦肢乏、自汗易乏、易于感冒、大便溏薄者,久服大补元气,延年益寿。

11. 参苓粥(《中医养生100讲》)

【原料】 党参30克,白茯苓15克,生姜6克,鸡蛋1只,粳米50克,盐少许。

【制作】 先将党参、白茯苓和生姜切碎切细,加水1500毫升煎至500毫升,去渣后,把粳米洗净,加入药汁中煮成粥。粥成时放入鸡蛋,用食盐、味精少许调味,搅匀后即可。

【功效】 健脾和胃。

【适应人群】 适用于病后体虚、气力虚弱、食欲不振等。冬令季节服用本粥,有增进饮食、恢复健康之效果。

12. 菊花粥(《中医养生100讲》)

【原料】 菊花10~15克,粳米50~60克。

【制作】 菊花晒干,研磨成粉备用。以粳米煮粥,粥成时调入菊花末,再煮两分钟即可。

【功效】 清肝平热,降血压。

【适应人群】 凡肝火头痛、肝阳上亢之眩晕目暗、风热目赤,及冠心病、高血压病等均可服食。

13. 防风粥(《中医养生100讲》)

【原料】 防风10~15克,葱白2茎,粳米50克。

【制作】 先将防风、葱白煎取药汁,另将粳米煮粥,待粥将熟时加入药汁,再煮沸即可。

【功效】 解表散寒。

【适应人群】 发热畏冷、恶风自汗、头痛身痛、风寒湿痹、骨节酸楚等患者用之有效。

14. 白术猪肚粥(《中医养生100讲》)

【原料】 白术30克,槟榔10克,猪肚1只,生姜少量,粳米100克。

【制作】 先将猪肚洗净,切成小块,用白术、槟榔、生姜煎煮,去渣取汁,与粳米一同煮粥。

【功效】 补中益气,健脾和胃。

【适应人群】 可用于中气不足、脾胃虚弱、腹胀虚痛、食少便溏、消化不良的患者。

15. 薏苡仁粥(《中医养生100讲》)

【原料】 薏苡仁、粳米各60克。

【制作】 将薏苡仁、粳米洗净,加水适量,共煮成粥。

【功效】 健脾利湿。

【适应人群】 用于肢体水肿、小便不利、脾虚泄泻等。

16. 海参粥(《中医养生100讲》)

【原料】 海参适量,粳米60克。

【制作】 将海参浸透,清洗干净,切片煮烂后,与粳米一同煮成稀粥。

【功效】 补精养血。

【适应人群】 对肾虚引起的虚弱羸瘦、梦遗阳痿、小便频数等病症,经常食用有良效。

17. 苁蓉羊肉粥(《中医养生100讲》)

【原料】 肉苁蓉15克,精羊肉50克,粳米50克,细盐少许,葱白2茎,生姜3片。

【制作】 将肉苁蓉、精羊肉洗净后切细,用砂锅煎肉苁蓉取汁、去渣,再放入羊肉、粳米武火同煮。煮沸后改文火慢炖,至羊肉烂熟,加入细盐、葱白、生姜稍煮即可。

【功效】 补肾助阳,健脾养胃,润肠通便。

【适应人群】 阳痿遗精、不孕不育、腰膝酸软、慢性便秘者可用。

18. 桂圆肉粥(《中医养生100讲》)

【原料】 桂圆肉15克,红枣5枚,粳米60克。

【制作】 将桂圆肉、红枣、粳米一并煮粥。

【功效】 养心安神,健脾补血。

【适应人群】 适用于心血不足、心悸失眠、健忘多梦、妇人产后浮肿、气虚水肿、脾虚泄泻等病症。

19. 猪蹄粥(《中医养生100讲》)

【原料】 猪蹄2个,通草5克,漏芦15克,葱白2茎,粳米60克。

【制作】 将猪蹄洗净,劈开切成小块,煎取浓汤,将通草、漏芦煎汁去渣,然后把猪蹄汤、药汁与粳米一同煮粥。待粥将成时,放入葱白稍煮即可。

【功效】 通乳汁,利血脉。

【适应人群】 产妇无奶,或乳汁不通者可服用。

20. 八宝粥(《中医养生100讲》)

【原料】 芡实、山药、莲肉、茯苓、党参、白术、薏仁、白扁豆各6克,粳米150克。

【制作】 先将诸药加水适量,煎煮30分钟,捞除党参、白术药渣,再加入粳米,继续煎煮,至粥成即可。

【功效】 补气健脾,消肿止泻。

【适应人群】 可用于体虚易病、气虚水肿、脾虚泄泻等。

21. 芝麻粥（《中医养生100讲》）

【原料】 黑芝麻30克，粳米100克。

【制作】 将黑芝麻洗净晒干，炒熟研碎，与粳米一同煮粥，供用。

【功效】 补肝肾，润五脏。

【适应人群】 可用于体虚贫血、须发早白、头晕目眩、大便干燥等。

22. 芡实粉粥（《中医养生100讲》）

【原料】 芡实粉30～60克，粳米100克。

【制作】 取芡实粉与淘净的粳米一同煮粥。

【功效】 益肾固精，健脾止泻。

【适应人群】 可用于尿频、遗尿、遗精以及脾虚泄泻等。

23. 食补养生"四季粥"（《健康指南》）

（1）春季喝百合粥

百合具有养阴、润肺、养胃、去燥火的功效，粳米性甘平。

具体做法：百合20克，粳米100克，冰糖少许。先煮百合，去渣取汁，然后加入粳米，煮熟后即可加入冰糖，稍后便可食用。

（2）夏季喝绿豆、藕粥

绿豆、藕均具有清暑热、增津液的功效。

具体做法：先煮绿豆，待绿豆要开花时，将粳米100克放入，煮至半熟后将切成薄片的藕放入，文火稍煮至熟，冷却后即可食用。

（3）秋季喝玉米红薯粥

玉米面富含不饱和脂肪酸等营养物质，红薯有祛病延年功效。

具体做法：将玉米面100克，先用凉水调成糊状，待水烧开后放入，然后将切成碎块的红薯一并放入，轻轻搅动一防止玉米面沾在锅底。熬粥时要用文火，中间可点几次冷水，玉米面红薯粥以不稀不稠为好。

（4）冬季喝小米、大枣、红小豆粥

小米性温，大枣补气养血，红小豆含人体必需的糖。冬季补之，有益健康。

具体做法：大枣7～10枚，小米200克，红小豆40克。先将红小豆洗净，放入温水中煮熟，然后放入小米、大枣。加水适量，煮熟后放在电饭煲中，随时可以使用。

老年人坚持常年喝粥，可使自己的消化、吸收功能日趋好转，身体由弱变强。

（五）喝粥应注意的问题。喝粥要根据个人的身体需要，比如玉米属于粗粮，纤维素比较多，适合有高血脂、高血糖的患者喝；大米性味比较平，适合大多数人喝；小米就属于偏凉，具有清热的作用。因此，自己搭配药膳，要注意以下几个方面：①因人而异，因时而异，因病而异；②配伍得当；③熟悉药性；④药量适宜；⑤如果不知道自己是什么体质，可以请中医帮助分析一下；⑥粥类药性比较平和，每周可以喝两三次，一周为一个疗程。但也不宜长期喝粥，以免摄入热量和营养不足。⑦药膳只是一种辅助治疗方法，不能代替吃药。《养生之道》）

摘自《养生之道》、《中医养生100讲》、《中国历代名医养生秘籍》）

十八、老年人调理脾胃益寿药膳

保养脾胃，可以益寿延年，这是中医学养生保健的一个重要观点。脾乃"后天之本"，是"气血生化之源"。脾虚则后天之精不能充养先天肾中精气，导致先天之精气失养，是脾虚导致人体衰老的重要原因。脾与胃是脏腑的表里关系，胃主受纳，脾主运化，共同完成消化吸收功能。老年人先天肾气已衰，主要靠后天脾胃化成水谷精微来补充肾气。清代养生家曹廷栋说："老年更以调理脾胃为切要点。"

（一）健脾益气延年药膳。 中医认为，若脾虚衰老，失于健运，则出现气虚无力、四肢困倦、精力不足等衰老征象，可选用下列药膳调养。

1. 八珍糕（《健康指南》）

【原料】 糯米粉2500克，米锅巴500克，白蜂蜜900克，白糖900克，党参240克，白茯苓180克，莲子180克，白扁豆240克，怀山药240克，白术180克，薏米仁180克，芡实240克。

【做法】 先将党参、白茯苓、莲子（去心）、白扁豆、怀山药、白术、薏米仁、芡实炒黄研为细末，再将米饭锅巴研为末，与糯米粉、白糖、白蜂蜜拌匀，放锅内蒸15分钟即可服用。每日早晚当点心食用。

与"八珍糕"相似的还有"长寿粉"：由芡实、

薏苡仁各240克,山药1500克,糯米500克,党参90克,茯苓90克,莲子250克,白糖适量,共为粉末。每日调服30克。

【功效】 健脾养胃、调和五脏六府,补十二经络。临床观察发现,"八珍糕"改善脾虚症状和抗衰老显著优于西药对照组。

2. 富贵饼(《健康指南》)

【原料】 白术500克,石菖蒲500克,山药2000克,面粉适量。

【做法】 将白术、石菖蒲与山药共为末,和面适量,作饼蒸熟;或加白糖,做成薄饼、蒸馍皆可。

【功效】 白术有健脾益气,除湿助消化的功效,煎饼久服,则胃气充足、气盛身轻、气纳延年;山药是补脾益气的要药,既益脾气又养脾阴。山药对2型糖尿病有一定疗效。山药富含植物雌激素,可降低血清胆固醇和低密度脂蛋白,增加高密度脂蛋白,从而对心血管起保护作用。还可降低更年期综合征的发病率,并可预防和降低子宫内膜癌、乳腺癌以及前列腺癌的发生率。

3. 抗癌苡仁海带汤(《健康指南》)

【原料】 薏苡仁50克,海带50克。

【做法】 将海带洗净,清水泡1小时;将薏苡仁淘洗后,与海带同在锅中煮至熟烂即成。

【功效】 有健脾抗癌的功效,可用于各种癌症。海带中含有岩藻多糖,薏苡仁可提高人体的免疫功能,二者组成一种理想的广谱抗癌剂。

4. 山药大枣粥(《健康指南》)

【原料】 山药30克,大枣15克,糯米100克。

【做法】 将山药去皮,洗净,切小块,与大枣、糯米同放入锅中,加水适量,煮粥服用。

【功效】 有健脾益气益血的功效,对身体消瘦、脾胃虚弱、气血不足者皆宜。

(二)健脾养胃延年药膳。健脾养胃补气是延年益寿的一个重要法则,凡脾胃气虚之疲倦无力、消化不良或胃寒的慢性病,均可酌情选以下药膳。

1. 养元粉(《健康指南》)

【原料】 糯米500克,山药100克,芡实100克,花椒30克。

【做法】 将糯米水泡一夜沥干,慢火炒熟;将山药、芡实炒熟;花椒去籽,炒后与糯米、山药、芡实共磨成粉。饥饿时开水冲50克,加白糖少许,做主食吃。

【功效】 温脾养胃,扶助元气。糯米、山药、芡实皆益脾养胃之品,佐以川椒辛温、暖胃散寒,适用于脾胃虚寒、元气不足之证。

2. 补益鸡(《健康指南》)

【原料】 老鸡1只,党参30克,小茴香30克,花椒10克,酱油15克,醪糟30克。

【做法】 老鸡不论公母,去毛并肠杂,洗净,将党参切片,小茴香、花椒去籽,用好酱油和醪糟拌和均匀,共入鸡肚内,放瓦钵内,隔汤蒸烂即可食用。

【功效】 温养脾胃,补益元气。适用于元气虚弱之重症。高血压和阴虚火旺者禁之。

3. 四仙羊肉(《健康指南》)

【原料】 羊肉500克,黄芪50克,当归10克,生姜10克。

【做法】 羊肉煮沸,打去浮沫,加入上3味药物再煮,至极烂,加盐少许,分多次食之。

【功效】 有补气血的功效。羊肉为血肉有情之物,黄芪、当归助羊肉补气补血、脾胃健旺,气血之源不绝。

(三)健脾养心、肺、肝、肾增龄药膳。脾为后天之本,气血之源,心肺、肝肾都靠脾供养。心脾气血虚衰出现心律不齐、健忘、失眠,可选健脾养心药膳;脾阴亏虚也可引起肝肾阴虚,出现慢性肝病,可选健脾柔肝滋肾的药膳;脾气虚衰,肺肾不足,可出现糖尿病,可选健脾益肺或健脾补肾的药膳。

1. 健脾养心糊(《健康指南》)

【原料】 薏苡仁1500克,白茯苓120克,芡实1000克,山药500克,莲子500克,糯米1500克,小米500克。

【做法】 将薏苡仁、白茯苓、芡实、山药、莲子、糯米、小米分别炒熟,打成粉末,混匀干燥保存。每次用30克,开水调成糊状,代主食食用。

【功效】 本方有健体腔身,扶正御邪作用,病时有促进病体康复、元气恢复的效力。

2.四妙蜜浆（《健康指南》）

【原料】 白蜜500克,生地黄500克,枸杞子500克,怀山药500克。

【做法】 将生地黄洗净切细,与枸杞子、山药同入砂锅,加水适量,煎取浓汁,去渣。将药汁与蜂蜜调匀,装瓶备用。每次空腹饮100毫升,早、晚各饮1次。

【功效】 本方有滋阴养血、健脾柔肝补肾之功效,适用于脾虚肝肾阴血不足之症。今之慢性肝炎、肝硬化、肝癌等病均可酌选食用。无肝病而有脾虚食少、肝肾阴虚之头昏目眩耳鸣、腰膝酸软等症者,平时吃用可健体延寿。

3.薏杞黄芪粥（《健康指南》）

【原料】 黄芪50克,薏苡仁30克,枸杞子15克。

【做法】 用黄芪煎液与薏苡仁、枸杞子（宁夏产）煮成粥。每天早、晚各吃一次。连吃1个月以上。

【功效】 本方有健脾利湿,益气补肾,降血糖的功效。

摘自《健康指南》

十九、老年人进食应注意"四度"

老年人的饮食,除了科学合理的搭配外,还应在进食时掌握好"四度",即速度、饱度、温度和硬度。

(一)速度。古医书《医学》云:"食不欲急,急则损脾,法当熟令细。"吃饭时通过咀嚼肌和牙齿的协同动作,把食物咬切成极小细块,越嚼得碎,食物被切得越细,越能扩大食物和肠壁的接触面积,就更有利于消化液充分发挥作用。老年人牙齿和消化功能差,如进食过快,不充分咀嚼,会影响食物消化。因此老年人进食应细嚼慢咽,速度要慢,忌狼吞虎咽。

(二)饱度。老年人的消化功能减弱,如果吃得太饱,会加重肠胃的负担,食物难以全部消化,会滞留于肠道,出现腹胀不适。要想身体好,吃饭别太饱。老年人吃饭以七八成饱为好。

(三)温度。老年人胃肠道黏膜变薄,腺体和小绒毛也逐渐萎缩,对食物刺激十分敏感。如食入过热或过冷食物时,就会对胃肠道产生刺激,也会影响消化功能。常吃过烫的食物,食管防御能力会下降,增加老人患食管癌的危险。老人进食温度一般以20℃～40℃为宜,特别是冬季,更应注意温度。

(四)硬度。《寿亲养老新书》曰:"老人之食大抵宜其温热熟软,忌其黏硬生冷。"老年人唾液淀粉酶、胃酸、胃淀粉酶、胰脂肪酶等的分泌均较少,加之肠道蠕动减慢,消化功能较差。粗糙坚硬食物不易消化,肠黏膜也易受损,如果进食未煮烂的较硬食品,极易引起胃炎、胃溃疡等疾病。因此,老年人宜多食软乎的食物,切忌生硬食物。

摘自《健康指南》

二十、为什么不能一味追求补品?

不少人把自身的健康寄托在特别滋补的物品或昂贵的食品上,如冬虫夏草、燕窝、鱼翅、海参、阿胶、人参、鹿茸等。这种看法不完全对。

价格昂贵的物品不一定都是补品。例如,燕窝含蛋白质虽然高达50%左右,但却是不完全蛋白质。再如,鱼翅含蛋白质更高,达83%以上,但缺少色氨酸,也是一种不完全蛋白质。它们的营养价值并不像人们所想象的那么高。这一类食品,其实不能叫做补品。

在价格昂贵的物品中,确实有些具有特殊功用。例如阿胶有生血作用,含蛋白质在93%以上,其中赖氨酸有很多,可以与谷类发生互补作用,提高膳食中蛋白质的利用率,在营养上、补血上确实是一种很有价值的物品。再如海参,含蛋白质很高,达61.6%,脂肪含量则很低,仅为0.9%,而且不含胆固醇,铁、碘、钒等微量元素都很丰富。钒是人体必需微量元素之一,与脂肪代谢有关。身体缺钒,血脂会升高,由于海参不含胆固醇,脂肪含量又很低,钒又能降血脂,所以是高血脂症和冠心病患者的理想食品之一。

摘自《老年生活实用大全》

二一、老年人不宜食用的食物

老年人的胃肠道不如年轻人强壮,往往蠕动缓慢,消化液分泌减少,稍不注意就会感到消化不良,胃肠不适,容易便秘或腹泻等。因此,老年人吃饭不能随心所欲。以下十二种食物不宜吃，是养生保健的大敌：

（一）油炸类：油炸类食品脂肪含量高，容易出现消化不良，还易诱发胆、胰疾患，或使这类疾病复发或加重。老年人消化功能减弱，尤其不宜多食，如果养成吃油炸食品的习惯，还有增加患癌症的危险。

（二）熏烤类：食物在熏烤的过程中，可产生一些致癌物，老年人抵抗力差，肝、肾的清毒和解毒功能下降，所以不要进食熏烤的食物。

（三）腌渍类：腌渍类食品一般含盐量高，而维生素含量甚低（维生素C在腌制过程中大多数被破坏），老年人若常吃这类食品，不仅会造成营养素缺乏，还易引起胃肠道疾患。

（四）酱制品：包括酱油、面酱和各种酱菜。它们普遍含盐量高，老年人经常食用会加重心血管和肾脏的负担，对健康十分不利，特别是有心、肾疾患的老年人更不要多食。

（五）冷饮类：冷饮食品进入胃肠后，会刺激胃肠，淡化胃液，使血管收缩，造成脾胃不和，甚至诱发心绞痛和心肌梗死。胃肠适应能力弱且患心血管疾病的老年人更不要多食。

（六）甜食类：甜食含糖量高，摄入过多可引起肥胖。而且糖类摄入过多，还可引起无机盐缺乏，老年人常有胰岛功能退化，有的人还会出现老年性糖耐量减低或糖尿病，因此少吃为妙。

（七）松花蛋：因为传统制作松花蛋的方法要用一定量的铅，经常食用会引起中毒，还会引起缺钙。现已有无铅松花蛋，购买时要注意选择。

（八）臭豆腐：臭豆腐在发酵过程中易被微生物污染，还含有大量挥发性盐基氮及硫化氢等，这些都是蛋白质分解的腐败物质，对人体有害。

（九）味精：每人每日味精的摄入量应不超过6克，过多摄入会使血液中谷氨酸的含量升高，限制了必须的二价阳离子钙和镁的利用，可造成短时期头痛、恶心等症状，对人的生殖系统也有影响。

（十）动物内脏：动物内脏含胆固醇高，如经常食用，会使血中胆固醇含量增高，引发冠心病、动脉硬化、高血压等，或使原有的疾病加重。老年人肝脏处理胆固醇的能力已经下降，不少人还患有心血管疾病，所以应少吃或不吃动物内脏类食物。

（十一）方便食品：方便面、糕点、油茶面等方便食品中含维生素较少，如果把它当作主食经常吃，容易出现维生素缺乏症，所以对需要更多维生素的老年人来说，应该多吃新鲜蔬菜、水果，少吃零食和方便食品。

（十二）久置食物：老年人生性节俭，但胃口不大，腿脚不利，有时求方便，买东西就多买些，吃剩了又舍不得扔。食物存放过久会发霉、变质，产生各种有害物质，容易引起食物中毒或致癌，所以最好不要吃久置的食物。

摘自《自我保健230法》

第七十九篇 老年人的药养保健

一、老年人药养原则

药养是指应用适当的中药来保养身体，平衡体内阴阳，疏通经络气机，补养气血，填精益髓，抗老防衰。高子曰：食药者，可以延年。尤其是当人进入中老年以后，更应正视药养的重要性，唐代名医孙思邈指出："中年之后，美药当不离身。四十岁以上，须服补药，五十岁以上，四时勿缺补药。如此，乃可延年得养生之术耳。"而且，孙思邈在《千金翼方·卷十五·补益》中曰："病患已成，即须勤于药饵，所以立补养之方。……平人无病，不可造次著手，深宜慎忌。"

服用补益之药饵，不仅能补充体内气血阴阳的不足，而且可增强机体的抗病能力，促进脏腑功能，调节并改善人体新陈代谢和免疫机制。人到老年，生理衰退，服食补益药饵，就可以达到增进体质，延缓衰老的目的。正如孙思邈在《千金翼方·卷十二·养性》中所指出："年少则阳气猛盛，食者皆甘，不假医药，悉得肥壮，至于年迈，气力稍微，非药不救。"

俗话说：药补不如食补。但对于体弱多病的老年人来说，食补也不能完全替代药补。孙思邈在《千金翼方·养性·养老大例》中指出："食能排邪而安脏腑，药能恬神养性以资血气，故为人子者，不可不知此二事。"就是说，饮食可以排除病邪，安宁脏腑，药物可以恬神养性，资助气血。所以，身为人子的人，不能不明白这两件事。因为这两件事对保养生命，延年益寿都非常重要。作为养生保健，食养和药养，两者可以相辅相成，相得益彰，配合应用，可收异曲同工之妙。实际上，自古即有"药食同源"之说，"食补"从本质上来讲，也属于"药补"，因绝大多数食物，在《神农本草》和《本草纲目》中都列为药物；而"药养"也是"食养"，因《神农本草》和《本草纲目》中的一些药物，又是人们日常生活中的食物。饮食保健与药养保健，同属中国古代养生学的重要内容，两者并不矛盾，而是相得益彰。

就是将食养与药养相结合，成为中国人独特的养生保健方法，称作药膳保健。

药膳保健是一种药食相助的特殊食品，由药物、食物、调料三部分组成，既能食用，又可健身，既不同于一般的中药方剂，又有别于普通饮食。药膳保健是取药物之性，用食物之味，药借食力，食助药威，相辅相成。

在药物与食物的选用搭配上，既要科学协调，又要合理烹饪。选择对人体有益的食物，同样要根据中医关于药食的四性、五味、归经、功效的理论，不可盲目滥用，胡乱组合。古今应用药膳保健，药食搭配，合理烹饪，并非难事。最常见的药膳类别有菜肴、甜点、面食、药粥、饮料、汤羹、药酒、蜜膏等。

老年人由于内脏机能减退，所以在用药调治，祛邪治疗等方面，与青壮年明显不同，不能大补，也不可峻攻，正如宋代医学家陈直在《寿亲养老新书·医药扶持第三》中也指出："上寿之人，血气已衰，精神减耗，危若风烛，百病易攻，……大体老人药饵，止是扶持之法，只可用温平、顺气、进食、补虚、中和之药治之。"因此，老年人药养保健，一定要从自身实际情况出发，注意以下四点。

（一）在医师指导下选用养生保健药。 选用养生保健药时，宜先进行体检和去医院请医生诊断，以了解个人身体的具体情况。如上虚下实，头晕眼花，尿频便秘等。然后根据身体的需要选用不同作用的药物。例如，神衰精神躁动，选用养神安神药方；气血不足，选用补气益血药方；阴阳亏虚，选用补阴壮阳之方。道听途说，凭简单的说明即选方用药，常致药不对症，徒劳无益，甚则致害。

选用药方以后，要详细观察（或体察），了解服药以后的效果，如服药后体质增强，疾病好转，精神焕发，食欲增加，睡眠安适，则可继续服用；反之即须停药，分析原因，找出问题之所在，改进服药的方法，或变更药方，或选用其他治疗方法。

养生保健药的选用，要反对盲目迷信。药物防治疾病的效果，只能在一定范围内调节身体阴阳的偏差，即使是补药，也有一定的适应症，用之不当，也会引起不良后果。因此，用药以对症为好，能否对证用药，要看对症的认识是否清楚，在自己没有把握的情况下，应在医师指导下用药，尤其是开始选用养生保健药的时候。

（二）药养保健，必须对症。 清代养生家曹庭栋在《老老恒言》中指出："凡病必先自己体察，因其自现之证，原其致病之由，自顶至踵，寒热痛痒何如，自朝至暮，起居食息何如，则病情已得，施治亦易。至切脉又后一层事，所以医者在乎问之详，更在病者告之周也。"就是说，首先要把自己的身体情况搞清，而后告知医生，以便对症用药。

另外，对各种偏方、秘方，不可迷信，一定要从自己身体的具体情况出发，对症选药，不可盲目用药。曹庭栋在《老老恒言》中说："方药之书，多可充栋，大抵各有所偏，无不自以为是。窃考方书最古者，莫如《内经》，其中所载方药，本属无多，如不寐用半夏秫米汤，鼓胀用鸡矢醴，试之竟无效，他书可知。总之，同一药，而地之所产各殊。同一病，而人之禀气又异。更有同一人，同一病，同一药，而前后施治，有效有不效。乃欲揣摩仿佛中求其必当，良非易事，方药之所以难于轻信也。"就是说，药物保健，选用药物必须对症，才能收到预期效果，否则，可能事与愿违。因此，药物保健,不可盲目,不可迷信,一定要对应自己的具体症状。

（三）勿用攻伐,择平和温良为上。进入老年以后,除内脏机能减退外,一般都患有一种以上慢性疾病,阴阳平衡失调,在养生保健及治疗时,选用药物药力太猛,攻伐太甚,体不受攻,会影响治疗效果。明代医生李梃在《医学入门》中说:"任有外邪,忌大汗吐下,宜平和药调之",即是老年人的用药原则。

老年养生保健,周期较长,需要长时间观察药效,应选择药效作用平和,性味温良之药方。这样便于长期服用,也不必再去进行复杂的加工炮制。要注意单味药物的使用。除中药典籍记载的药效稳定可靠者之外,一般宜少用,尤其是那些对药物药性功效认识不透彻,只在个人或局部地区使用认为有效的药物,更要慎用。

（四）老年保健,用药宜慎。谚云:不服药为中医。于老年尤当。药物的效用,一分为二,既有有益于身体,能治病的方面;也有它有害于身体,妨碍治病的方面。即使属于自然药物的中药,也同样具有上述的二重性,只是不甚显著而已。但服用药物的时间长了,也会产生不良作用。因此要注意,老年人养生保健,应尽量少用药,特别是应少用补药。

摘自(《常见病家庭诊治大全》)

二、老年人用药须知

老年人一般都有一种或多种慢性病,需要经常服用一些药物。但由于老年人的脏腑机能减退,适应能力减弱,在用药时一定要谨慎,以防身体耐受不住药力,引起副作用。因此,老年人要注意以下用药禁忌:

（一）老年人不宜常服鱼肝油。由于鱼肝油丸含有丰富的维生素 D,可促进肠黏膜对钙、磷的吸收和增加肾小管对钙、磷的再吸收,长期服用鱼肝油丸,就会增加尿内钙、磷的排泄,老年人由于体内血液循环相对缓慢,这时就更容易发生尿路结石。

因此,老年人采用鱼肝油或鱼肝油丸防治骨质疏松、动脉硬化、冠心病或眼疾时,要注意剂量适当,切勿过大,一般每天服 3 次,每次服 1 丸就可以了,同时还要做到服用 2 周停药一周,平时注意多饮水,增加尿液排泄,防止钙质沉淀。患有尿路结石或体质虚弱的老年人,则不宜服用鱼肝油,谨防加重结石症状或发生中毒,不利身心健康。

（二）老年人感冒不宜服用康泰克。康泰克的化学名称是复方盐酸苯丙醇胺缓释胶囊,有强烈的收缩血管作用,能迅速缓解流鼻涕、鼻塞等感冒早期症状,而对发烧、头痛、肌肉痛、咳嗽等无缓解作用。

若老年人患有严重的高血压,而苯丙醇胺迅速收缩全身微小血管的作用能使血压升高,患有高血压、冠状动脉硬化、青光眼、癫痫等病的老人服用之后易引起头痛、头昏、心悸、恶心、呕吐、焦虑不安等反应,甚至诱发早搏、中风、癫痫发作等。老年人最好慎用此类药。

（三）老年人胃痛忌用阿托品。老年人因胃肠疾病发生疼痛,不适宜服用阿托品、普鲁本辛之类药物,可以选用一些中成药治疗,因为不少中成药具有整体调节胃肠功能的作用,有较好的行气、止痛效果。

因为以阿托品为代表的药物除了有解痉止痛作用外,还具有散大瞳孔使眼压升高的作用,这对青光眼患者是个"危险",可以加重原有病情,所以青光眼病人应禁止使用此类药物。同时,此类药物还具有抑制汗腺分泌、加速心跳的作用,患有心脏病的老人,万不可自行服用,以免发生意外。

（四）老年人忌乱用利尿剂。患高血压和充血性心力衰竭的老年人,要慎用利尿剂。这是因为老年人使用利尿剂容易发生低钠血症、低钾血症,进而引发体位性头晕、低血压、意识模糊、暂时性轻度偏瘫、跌倒、惊厥和心律失常等,重则可危及生命。

老年人使用利尿剂,还容易使其血液黏稠度增加而导致中风或使中风危险性增高。利尿剂对糖代谢的影响也很大,并有可能导致糖尿病的发生,甚至有增加老年人患急性胰腺炎与胆囊炎的危险。

（五）老年人忌滥用抗生素。老年人肾功能

衰退，对药物的耐受性降低，尤其是对一些比较剧烈的药物，极易产生毒副作用和过敏反应。

抗生素、化学合成药等在人体吸收以后，多由肝脏和肾脏解毒、排泄。因此，肝肾功能不全的老人，在用这些药物时要慎重，不宜长期或大剂量应用。链霉素、卡那霉素、庆大霉素使用时间稍长，能引起眩晕、耳鸣、耳聋、平衡失调，对肾脏也有影响。使用氯霉素可能引起再生障碍性贫血。红霉素、呋喃妥因等能在肝胆内郁积，产生中毒和过敏反应。

(六)老年人忌重复用药。导致老年人重复用药的原因很多，一是患者有多种疾病，临床症状多，病因复杂，加之求治心切，常先后在多家医院或不同科室就诊，出现处方药物相同或相似情况，而患者又不懂，结果就会导致重复用药；二是目前治疗常见病的合成药物不少，其中治同一种或同一类疾病的合成药中的主要成分大同小异，但药名不同，患者买（或取）回后，又不仔细看药品说明书，结果将几种药名不同但成分相近的药物同服，也是重复用药的突出现象。

重复用药的最大危害是增加药物不良反应，严重时可致生命危险。因此，老年人患病后，一定要在医生指导下并坚持少而精的原则，尽量避免重复用药带来的危害。

(七)冠心病人用药指南。常发作心绞痛的病人，应随身常备硝酸甘油、消心痛、硫氮草酮、心痛定、倍他乐克及安定。如有心绞痛发作即含一片硝酸甘油（一般硝酸甘油的有效期为一年，因此应定期检查所带的硝酸甘油是否过期）。一般硝酸甘油含服后1～5分钟即生效，为防止短期内心绞痛复发，可随口再服一片消心痛，能维持疗效3小时左右。心绞痛发作并伴有血压升高者，可含服心痛定，5分钟内即开始降压，持续4～6小时。如为典型劳力型心绞痛发作并伴有血压高、心律增快，而无心衰及传导阻滞，可服用氨酰心安或倍他乐克半片。如心绞痛发作多在休息状态下，则考虑与冠状动脉痉挛有关，可口服硫氮草酮。如心绞痛发作与情绪激动等因素有关，可口服安定2.5毫克。另外，冠心病人用药时，还应注意以下几点：

1.心绞痛发作时忌直立含药。心绞痛发作时，应立即在舌下含一片硝酸甘油，或嚼碎后含在舌下，含药时不能站立，以免突然晕厥摔倒，应坐靠在宽大的椅子或凳子上。

2.伴有低血压、心动过缓、肺心病、慢性支气管炎、心功能不全、哮喘的冠心病人忌用或禁用心得安。因为心得安兼有降血压和抗心律失常的作用，只适合伴有高血压或心动过速的冠心病人。

3.忌自作主张随意联合用药。在临床上发现，心得安合并异搏定，可发生心动过缓、低血压、心衰，严重者甚至心脏骤停；而洋地黄和异搏定合用，则可发生猝死。

4.忌自作主张随意加减药量。有些病人治病心切，擅自加量，结果反而欲速则不达。如硝酸甘油是缓解心绞痛的速效药，个别人因一次含服不见效，就在短时间内连续服几片乃至十多片，结果不仅疗效不佳，反而疼痛加剧。因为，任意加大硝酸甘油量不仅产生耐药性，而且直接造成冠状动脉痉挛。

(八)老年人骨质增生用药须知。骨质增生在目前尚无特效疗法，但经过适当的治疗，疼痛还是可以减轻的。当急性发作时，应就地休息，并可用夹板或石膏作暂时固定。急性发作后的恢复期，可进行适当的活动和有计划的功能锻炼。老年人适当锻炼，可加强关节的稳定性，减缓退行性变化的发生。不过要注意避免过度活动和慢性损伤。各种透热疗法和手法按摩，可促进局部血液循环，起到缓解疼痛的作用。

服保泰松、消炎痛、炎痛静、炎痛喜康等药物，可以缓解疼痛。采用活血化瘀的中草药，也可缓解症状。对有局限性压痛点的患者，可应用醋酸去炎舒松0.5～1.0毫升，加1％的普鲁卡因作局部封闭，可起到抗炎、消肿、止痛的作用。

(九)正确使用阿司匹林。作为家庭常用药，阿司匹林可用于治疗发热、头痛、神经痛、肌肉痛等症；也可用于治疗胆道蛔虫病；还可作为外用药治疗足癣。阿司匹林口服吸收迅速，进入体内能很快发挥药效，一般的用药方法是：①用于治疗发热、头痛、神经痛、肌肉痛等症，每次0.3～

0.6克,1日3次;②用于治疗胆道蛔虫病,每次1克,1日2～3次,连用2～3天,当阵发性绞痛停止24小时后即停药,再行常规驱虫治疗。阿司匹林作为外用药治疗足癣的方法是:先用温开水或1:5000高锰酸钾溶液洗涤患处,然后将药的粉末撒于患处,2～4次即愈。

(十)老年人慎用攻伐之药。 老年人,由于生理功能的衰退,特别是肝细胞数量减少,所含药物代谢酶的活性降低,致使解毒能力减弱,药物不良反应增大;再则肾动脉的硬化,血流量减少,肾小球滤过率降低,使药物随尿液排出量减少,而产生蓄积毒性反应。因此,老年人用药之时,除药量适当减少,要慎用攻伐之药,应以温良平和为主,剂量适当,药味不要过多,尽量少用药,更不宜中西药混合应用。具体来说,有以下几类:

1. 慎用清热解毒药。清热解毒类药物偏凉,脾胃功能较差、体质虚弱的老人如果随意服用,可能会导致胃痛、呕吐或腹泻等。近年来,临床上已经有多起老年人因服用板蓝根等清热解毒药引起消化道黏膜出血、造血系统出现轻度障碍,甚至过敏致死等不良反应的报道,需要引起大家的注意。

2. 慎用壮阳药。老年人性功能衰退是一种正常现象,如果滥用壮阳药物,只能起到饮鸩止渴的作用,对身体极为不利。要想延缓性功能下降,可从调理饮食、适当锻炼等方面入手。

3. 慎用寒性药物。寒性药物对正气的损害很大,虚寒体质的老人常有肢体畏寒、小便清长、面色发白等特征,一旦因服偏凉中药造成不适,将加重阴阳失衡状态,对健康极为不利。

4. 慎用泻药。老年人便秘,大多是因为身体过胖,腹部肌肉无力,肠蠕动减弱所引起的功能便秘,如果靠泻药导泻,容易发生结肠痉挛,使排便更加困难。还有如服用大量或浓度过高的硫酸镁、酚酞等溶液,可能使组织中吸收大量水分而导致脱水,老年人对水代谢尤其敏感。

(十一)服用补药常识。 除了服用一般药物要注意方法外,服用补药应该注意的问题:

1. 啥虚补啥,不虚不补。服补药要有针对性,不能无的放矢。如患实症而无虚症则不能进补,否则会对原病情不利,甚至会使病情恶化。

2. 要注意机体消化吸收功能。脾胃为后天之本,久病体虚的弱虚症病人进补时,应配合应用陈皮、麦芽等有助消化的药物,或先调脾胃,促进食欲,以后再用以补药。

3. 要注意药补、食补、动补三结合。"药补不如食补"是经验之谈。饮食营养对机体的作用是长期的,值得重视。所谓动补,是指用适当的运动来防病、治病、增强体质。在冬令进补时,最好先经中医诊断后,服用符合自己体质的补药。药补、食补、动补三结合,"三管齐下"会对身体健康十分有益。

摘自(《你可能不知道的健康常识》)

三、老年人科学用药法

老年人由于体弱多病,常常服多种药,甚至每天服一大把药。这样大量服药或同时服多种药,容易产生药物相互作用,对身体健康不利。因此,老年人必须科学用药,恰到好处,才能祛病益寿。

(一)合理使用药物。 不要认为药物越贵越好,吃得越多越好,即使维生素、中药制剂也是如此。是药三分毒,老年人用药更要针对病情,选药合理。用药能口服的,就不必注射。同时,用药应因人而异,一般认为体质单薄、虚弱、贫血的老年人,切忌大寒、大凉、发散、峻泻之药;体质肥胖,壮实或高血压、高血脂、高胆固醇的老年人,应慎用大温、大热、提升、滋补之药。

(二)不能随便停药。 药物不能随意使用也不能随意停用。一般使用治疗用药,病好就应该停药,尤其是抗心律失常、强心、止血、抗菌药等。但是有些药是不能随便停用的,如激素类、降血压药、抗癫痫药及抗结核药等,应在医生指导下逐渐减量或使用维持剂量,突然停用或改药会引起病情突然变化。

(三)把握用药的剂量。 由于老年人肝、肾功能减退,对药物的代谢能力下降,排泄也较缓慢,负荷也比青壮年低,所以老年人用药应从小剂量开始,逐渐加量,一般65岁以上的老年人用药剂量为正常剂量的四分之三左右,用药种类也不宜过多。

(四)掌握给药的方法。 老年人常患有慢性病,一般不是急性病不主张用静脉点滴和肌肉注射方法给药,应采用口服、缓进式给药。但如患急性呼吸道感染、急性细菌感染伴有高热等,则需要静脉给药,千万不要贻误治疗。

另外,服药时应坐着或站着,服药后不要立即仰卧,稍停留片刻,利用药物的自身重力作用使其快速通过食道,以免在食管内滞留,延缓药物的作用及损伤食管黏膜。服药时应多喝点水,一般用温开水200毫升至300毫升送入,最好活动五六分钟再躺下睡觉。如果服药时感觉药物堵塞在食道中,且情况严重,则应立刻上医院检查。还有临睡之前不可服用降压药,否则易诱发心脑血管并发症。

(五)注意药物的不良反应。 老年人对从未用过的药要特别注意药物的不良反应。如果出现不良反应,应及时停药。对已引起不良反应的药物,特别是既往曾经发生过变态反应的药物,决不能再使用。此外,还应避免长期使用一种药,以免药物蓄积中毒。

(六)不要迷信抗衰老药。 目前市场上流行的抗衰老药,大多是一些补药、保健药、营养药。但任何人在任何情况下,靠补药长生是做不到的,俗话说,药补不如食补,况且,各类补药药性各不相同,甚至有些药物对肝肾有毒性作用及严重不良反应,使用不当不利于健康。因此,千万不要迷信抗衰老药,不要以药代食,靠药延年。

摘自《自我保健230法》

四、老年人用药十八禁忌

(一)忌任意滥用。 患慢性病的老人应尽量少用药,尤其切忌不明病因就随意滥用药物,以发生不良反应或延误治疗。

(二)忌种类过多。 老年人服用的药物越多,发生药物不良反应的机会也会越多。此外,老年人记忆欠佳,大堆药物易造成多服、误服或漏服,最好一次不超过3~4种。

(三)忌用药过量。 临床用药量并非随着年龄的增加而一直增加。老年人用药剂量应相应减少,一般用成人剂量的1/2~3/4即可。

(四)忌时间过长。 老年人肾功能减退,对药物和代谢产物的过滤减少。故老年人用药时间过长,会招致不良反应。老年人用药时间应根据病情以及医嘱及时停药或减量,尤其是对于毒性较大的药物。

(五)忌生搬硬套。 有的老年人看到别人用某种药治某种病便仿效之,忽视了体质差异和病情差异。

(六)忌用药"跟着感觉走"。 今天见广告说这好,便用这种药;明天又改用那种药。用药品种不固定,多药杂用,不但治不好病,反而容易引出毒副反应。

(七)忌长期用一种药。 一种药长期使用,不仅易产生抗药性,使药效降低,而且会产生对药物的依赖性甚至形成药瘾。

(八)忌依赖安眠药。 长期服用安眠药易发生头昏、头胀、步态不稳和跌跤,久用也可以成瘾和损害肝肾功能。治疗失眠应交替轮换用毒性较低的药物。

(九)忌滥用泻药。 老年人常易患便秘,如为此而常期服泻药,可使脂溶性维生素A、维生素D、维生素B、维生素k吸收障碍,引起这类维生素缺乏症。《细说养生秘方》

(十)忌滥用抗生素、激素和维生素(所谓西药"三大素"):这是因为人到老年脾胃多虚,"三大素"类似于苦寒中药,如黄芩、黄连、黄柏之类,伤脾败胃,副作用较多。

(十一)忌长期滥用止痛片: 因为止痛片损伤胃肠道,引起胃出血,久服还会成瘾,危害极大。

(十二)忌擅自增加用药剂量: 这样会使脾胃不能承受重负,反增变症。

(十三)忌滥用滋补药: 补药亦要辩证使用,盲目进补,非但无功,反招其害。

(十四)忌盲目服用抗衰老药: 市场上出售的抗衰老药,大都夸大宣传,效果甚微,且疗效不能巩固。

(十五)忌迷信名贵药: 贵药不等于好药,不一定对症。草药价廉,功在对症,如参茸盲投,多见伤人,大黄对症,屡屡救人。

(十六)忌轻信偏方、秘方: 偏方、秘方确有对症之病,但地有南北,人有寒热,差之毫厘,缪之千里。

(十七)**忌茶水送药、酒后或抽烟服药**:烟酒后或喝茶服药有多种不良反应,会使药效大减。

(十八)**忌用饮料或矿泉水服药**:饮料和矿泉水中可能含有苯类防腐剂,会导致肝脾质地纤维化。《益寿养生全书》

摘自《《细说养生秘方》、《益寿养生全书》》

五、病家十要

明代医家万全在《云林暇笔》中提出"病家十要"如下:

一择明医,于病有神,不可不慎,生死相随。
二肯服药,诸病可却,有等愚人,自家耽搁。
三宜早治,始则容易,履霜不谨,坚冰即至。
四绝空房,自然无疾,倘若犯之,神医无术。
五戒恼怒,必须省悟,怒则火起,难以救获。
六息妄想,须当静养,念虑一除,精神自爽。
七节饮食,调理有则,过则伤神,太饱难克。
八慎起居,交际当法,稍若劳役,元气愈虚。
九莫信邪,信之则差,异端诳诱,惑乱人家。
十勿惜费,惜之何谓,请问君家,命财孰贵?

摘自《中国养生宝典》

六、老年人的药养秘方(71方)

《药王千金方》、《遵生八笺》、《中国养生宝典》、《中国秘方全书》等典籍中记载中药秘方很多,现摘录如下:

(一)乌头麝香油(《永乐大典》)

香油二斤,柏油二两(另放),没石子六个,川百药煎三两,五倍子半两,诃子皮一两半,酸石榴皮半两,猪胆两个(另放),真胆矾一钱,旱莲台半两。

右件为粗末。先将香油锅内熬数沸,然后将药末下入油内同熬,少时倾出油,入罐子内盛。微温,入柏油一两搅;渐冷,入猪胆又搅;令极冷,入下药:苓苓香、藿香叶、香白芷、甘松各三钱,麝香一钱,再搅匀,用厚纸封罐口。每日早、午时、晚各搅一次,仍封之。如此十日后,先晚洗头发净,次早发干搽之。不待数日,其发黑绀,光泽香滑,永不染尘垢,更不须再洗,用之后自见。黄者黑。旱莲台诸处有之,科生,一二尺高,小花如菊,折断有黑汁,名胡孙头。一方去柏油,加王不留行半两,依法造用。

(二)秘传乌发方(《古今医鉴》)

五倍子,不拘多少,捶碎,去灰,入砂锅内炒,烟尽为度,以青布打湿,扭干裹之,脚踏成饼,为末,每用钱半;乌黑霜即炒黄好细面四两,当归尾一两为末,白芨末一两,三味搅匀每用一分半;红铜末,不拘多少,火内烧红,投入碗中,取出,再投,取水内自然之末,用水淘净,酢(同醋)煎数沸,至干随炒黑色,每用一分半;明矾末一分半;青盐一分二厘;没石子二厘半,诃子肉二厘半,二味俱用面包入炒锅内,将桑炭同伴,炒至焦干。

右为末,以浓茶调匀,以酒盏盛时贮,用铁勺注水,煮如糊。先将皂角水洗净须发,然后涂药,包裹一夜。次早洗去,以胡桃油涂之令润。

(三)外染乌云膏(《种杏仙方》)

没石子二个,面炒黄色;铜末制二钱;白矾、白盐各一钱半;五倍子制五钱。

右为末,浓茶调令匀,重汤煮见黑色。如上法用,须发即黑。

(四)黑发乌须方(《寿世传真》)

黑豆五升,拣去扁破。用一大砂锅,将乌骨老母鸡一只,煮汤二大碗。无灰老酒二大碗。何首乌四两,鲜者用竹刀削碎,陈者用木槌打碎。陈米四两,旱莲草四两,桑椹三两,生地黄四两,归身四两,破故纸二两,俱为咬咀(fu ju音:府举;意:咀嚼),拌豆。以酒、汤为水,砂锅大,作一料;砂锅小,作二料。用文火煮豆,以干为度。去药,存豆,取出晾去热气,以磁罐盛之。空心用淡盐汤食一小勺。以其曾用鸡汤煮过,早晚宜慎于盖藏,以防蝎蚣也。食完再制。但此永不可食萝卜。服至半载,须发从内黑出,目明如少,极妙。

(五)乌须黑发返老还童方Ⅰ(《古今图书集成》)

秤金丹:久服须发黑,返老还童。

熟地黄、没石子各一两,地骨皮、莲花、槐角子俱酒浸,夏一日,春秋三日,冬六日,晒干,薄荷各三两,人参、木香各五钱。

右为末,蜜丸芡实大,每一丸嚼化,温酒送下,日三服。

（六）乌须黑发返老还童方Ⅱ《《古今图书集成·艺术典》》

还原秋石丸：治因房室损精，须发早白。

秋石、茯苓各一斤，天门冬、麦门冬、人参、生地黄、熟地黄、地骨皮、人乳粉各四两。

右为细末，蜜丸梧桐子大，白汤或温酒下三五十丸，久久即效。

（七）乌须黑发返老还童方Ⅲ《《古今图书集成·艺术典》》

神仙乌云丹：乌须黑发，返老还童，神效无比。

何首乌八两，人砂锅内，黑豆同蒸半日，去豆，用好酒浸七日，晒干，如此七次；旱莲汁、槐子各二两，破故纸四两酒洗，砂锅内炒黄，梧桐泪一两为末。

右为细末，枣肉二斤，胡桃肉半斤，捣为丸，梧子大，空心盐汤下五七十丸，服三个月。

（八）乌须黑发返老还童方Ⅳ《《古今图书集成·艺术典》》

却老乌须健阳丹：能变白须发令黑。

菟丝子、破故纸、牛膝各八两，以黑豆汁拌蒸二次；赤何首乌、白何首乌、赤茯苓用牛乳五升浸，文武火煮干；白茯苓人乳汁五升浸，文武火煮各一斤。

右为末，蜜丸，弹子大，每服一丸，温酒化下，日二次。或生地黄、熟地黄各一斤加入，尤妙。

（九）乌须黑发返老还童方Ⅴ《《古今图书集成·艺术典》》

加味苍术膏：久服精满气盛，发白变黑，齿落更生。

苍术十斤，捣如泥，入大锅内，用水二桶，以文武火煮至十余碗，绢滤取汁，入磁罐内；人参、生地黄、熟地黄、黄檗、远志、杜仲、川芎、胡桃肉、川椒、破故纸、当归炙，各四两，青盐二两，珠砂一两，旱莲草汁二碗，白蜜二斤。

右各药为末，入术膏内封固，大锅水煮，官香二炷为度，取出埋土中七日，每取二三匙，空心酒汤任下，日二次。养精，养气，养神。

（十）乌须黑发返老还童方Ⅵ《《古今图书集成·艺术典》》

一醉不老丹：专养血乌须黑发。

莲花蕊、生地黄、槐角子、五加皮各二两，没石子六个。

右以木石臼捣碎，以生绢袋盛药，同好清酒十斤人浸坛内，春冬浸一月，秋二十日，夏十日，紧封坛口，浸满日数，任意饮之，以醉为度，须连日服令尽，酒尽而须发白者自黑矣。若不黑，再制，服之自黑。

（十一）脂桃膏《《寿世传真》》

取木火相生。

补骨脂十两（拣净，黄酒浸一夕，蒸熟晒干，为末。又名破故纸），胡桃肉二十两（温水泡去皮，捣如泥），蜂蜜一斤（白者更佳）。

先将蜂蜜人锅内煎一二滚，即以前二味人蜜内搅匀，收入磁罐内。每饭前空心，酒调一盏服。如不饮酒，用滚开水亦可。忌芸苔、油菜。

补骨脂属火，坚固元阳，暖丹田，人命门补相火。（肾虚则命门火衰，不能熏蒸，致脾胃虚寒。迟于运化，饮食减少，故补命门相火即是补脾胃也。）胡桃肉属木，温肺化痰，补气养血，通命门，助肾火，合故纸有木火相生之妙，能使精气内充。昔郑相国生平不服他药，只此一方久服，后容颜如少，须发转黑。

（十二）黄精《《本草求真》》

黄精，书极称羡，谓其气平味甘，治能补中益五脏，补脾胃，润心肺，填精髓，助筋骨，除风湿，下三虫，且得坤土之精粹，久服不饥，其言极是。

（十三）服黄精法《《太平圣惠方》》

黄精根茎不限多少，细剉，用流水去掉苦汁，九蒸九曝食之。或阴干捣末，每日水调服，任多少。忌食梅实。一年内变老为少，久久成地仙。

（十四）食白术延年Ⅰ《《抱朴子内篇》》

南阳文氏说，其先祖汉末大乱，逃去山中，饥困欲死。有一人教之食术，遂不能饥。数十年乃来还乡里，颜色更少，气力胜故。自说在山中时，身轻欲跳，登高履险，历日不饥；行冰雪中，了不知寒。……术一名山蓟，一名山精。

故《神药经》曰："必欲长生，长服山精。"

（十五）食白术延年Ⅱ《《庸闲斋笔记》》

康斋弟壬申冬遇绍城俞宝山老医，云："顷有天台老友相访，年已一百十七岁，渠之所以得此大寿者,久服白术之功耳。叩其服法,以鲜白术四十斤切片,冰糖四斤,入瓦罐内煮干晒之,九蒸九晒,约得八斤。日嚼数片,以供一年之需。此人已服至六十余年。其子八十余岁,亦服之,甚健。"考《神农本草经》有"术作煎饵,久服轻身延年"之语,洵不诬也。

(十六)不畏寒方（《贮香小品》）

天冬、茯苓,等分为末,酒服二钱,日再服,虽腊月衣单,汗流浃背。

(十七)固齿牙粉（《教你活到100岁》）

青盐15克,生石膏15克,补骨脂12克,花椒(去目)5克,白芷5克,防风8克,薄荷叶8克,旱莲草8克,细辛5克。

上药生晒,研为细末。每早或晚上用此药粉擦牙或刷牙,然后再用水频漱吐之。

此固齿牙粉,代替牙膏,可固齿益肾。且无特殊异味,无毒性,还对顽固性复发性口腔溃疡有独特功效。

(十八)周白水侯散（《千金翼方》）

主心虚劳损,令人身轻目明。服之八十日,百骨间寒热除,百日外无所苦,气力日益,老人宜常服之,大验,方:远志五分,去心,白术七分,桂心一两,人参三分,干姜一两,续断五分,杜仲五分,炙,椒半两,汗,天雄三分,炮,茯苓一两,蛇床仁三分,附子二分,炮,去皮,防风五分,干地黄五分,石斛三分,肉苁蓉三分,括楼根二分,牡蛎三分,熬,石韦三分,去毛,钟乳一两,炼,赤石脂一两,桔梗一两,细辛一两,牛膝三分。

右二十四味,捣筛为散,酒服钱五匕。服后饮酒一升,日二。不知,更增一钱匕,三十日身轻目明。

(十九)济神丸（《千金翼方》）

方:茯神、茯苓、桂心、干姜各四两,菖蒲、远志去心、细辛、白术、人参各三两,甘草二两,炙,枣膏八两。

右一十一味,皆捣筛,炼蜜和更捣万杵。每含一丸如弹丸,有津咽之尽,更含之。若食生冷宿食不消,增一丸。积聚结气,呕逆,心腹绞痛,口干胀醋咽吐呕,皆含之。绝谷者服之,学仙道士含之,益心力,神验。

(二十)不老延年（《千金翼方》）

方:雷丸、防风、柏子仁。

右三味,等分,捣筛为散,酒服方寸匕,日三。六十以上人亦可服二匕。久服,延年益精补脑,年未六十,太盛勿服。

(二一)五参丸（《千金翼方》）

主治心虚热,不能饮食,食即呕逆,不欲闻人语。

方:人参一两,苦参一两半,沙参一两,丹参三分,玄参半两。

右五味,捣筛炼蜜和为丸,食讫饮服十丸如梧子大,日二,渐加至二十丸。

(二二)乌麻脂（《千金翼方》）

主百病虚劳,久服耐寒暑,方:乌麻油一升,薤白三斤(薤:音 xiè 谢;也叫"藠头(jiào tou)")。

右二味,微火煎薤白令黄,去渣,酒服一合,百日充肥,二百日老者更少,三百日诸病悉愈。

(二三)彭祖延年柏子仁丸（《千金翼方》）

久服强记不忘,方:柏子仁五合,蛇床子、菟丝子、覆盆子各半升,石斛、巴戟天各二两半,杜仲炙、茯苓、天门冬去心、远志各三两,去心,天雄一两,炮,去皮,续断、桂心各一两半,菖蒲、泽泻、薯蓣、人参、干地黄、山茱萸各二两,五味子五两,钟乳三两,成炼者,肉苁蓉六两。

右二十二味,捣筛炼蜜和丸如桐子大。先服食二十丸,稍加至三十丸。先斋五日乃服药。服后二十日,齿垢稍去白如银;四十二日,面悦泽;六十日,瞳子黑白分明,尿无遗沥;八十日,四肢偏润,白发更黑,腰背不痛;一百五十日,意气如少年。药尽一剂,药力周至,乃入房内。忌猪、鱼、生冷、醋滑。

(二四)损益草散（《千金翼方》）

常服之佳。主男子女人老少虚损,及风寒毒冷,下痢癖饮,咳嗽消谷。助老人胃气,可以延年。又主霍乱。酒服二寸匕,愈。又主众病休息下痢,垂命欲死,服之便瘥(瘥:chài 意:病愈)。治人最为神验,方:人参、附子炮去皮,各三分,干姜、桂心各五分,防风一两半,牡蛎熬、黄芩、细辛各三分,桔梗、椒去目,闭口者,汗、茯苓、秦艽、白术各一两。

右一十三味,各捣筛为散,更秤如分,乃合之治千杵,且以温酒服方寸匕,老人频服三剂,良。兼主虚劳。

(二五)**大补肾汤**(《千金翼方》)

主肾气腰背疼重,方:磁石、石斛、茯苓、橘皮、麦门冬去心、芍药、牛膝、棘刺、桂心各三两,地骨皮三升,人参、当归、五味子、高良姜、杜仲各五两,炙,紫菀、干姜各四两,远志一两半,去心,干地黄六两,甘草二两,炙。

右二十味,㕮咀,以水四升,煮取一升,分十服。

(二六)**肾气丸**(《千金翼方》)

主五劳七伤,脏中虚竭,肾气不足,阴下痒,小便余沥,忽忽喜忘,悲愁不乐,不嗜食饮,方:薯蓣、石斛各三分,苁蓉、黄耆各三两,羊肾一具,茯苓、五味子、远志去心、当归、泽泻、人参、巴戟天、防风、附子炮,去皮、干姜、天雄炮,去皮、干地黄、独活、桂心、棘刺、杜仲炙、菟丝子各二两。

右二十二味,捣筛为末,炼蜜丸丸如梧子,空腹酒服十丸,日三。稍加至二十丸。

(二七)**肾沥散**(《千金翼方》)

主五劳男子百病,方:防风、黄芩、山茱萸、白薇、厚朴炙、芍药、薯蓣、麦门冬去心、天雄炮,去皮、甘草炙各五分,独活、菊花、秦艽、细辛、白术、枳实炙、柏子仁各一两,当归、芎䓖、菟丝子、苁蓉、桂心各七分,石斛、干姜、人参各二两,钟乳研、蜀椒汗,去目、闭口者、附子炮,去皮、白石英各一两,乌头三分,炮,去皮、羊肾一具,黄耆二两半。

右三十二味,捣筛为散,酒服方寸匕,日二,加之二匕,日三。

(二八)**张仲景八味肾气丸方**(《千金翼方》)

干地黄八两,泽泻二两,桂心二两,薯蓣四两,山茱萸四两,牡丹皮、茯苓各三两,附子炮,去皮,二两。

右八味,捣筛为末,炼蜜和丸如梧子,以酒服七丸,日三。稍加至十丸,久长可服。

(二九)**常服大补益散方**(《千金翼方》)

肉苁蓉、干枣肉、石斛各八两,枸杞子一斤,菟丝子、续断、远志各五两,去心,天雄三两,炮,去皮,干地黄十两。

右九味,捣筛为散,酒服方寸匕,日二。无所忌。

(三十)**益元七宝丹**(《遵生八笺》)

用何首乌赤白各一斤,用米泔水浸一日,竹刀刮皮,打块如棋子大。另有制法具前。

牛膝八两,同前何首乌,用黑豆五升,木甑(zèng音增;意:古代蒸饭的瓦器)砂锅蒸三次,晒三次,为末,加盐一二钱同浸。枸杞子八两,酒浸洗净,晒干为末。茯苓赤白各一斤,赤者用牛乳浸,白用人乳浸,俱一宿,晒干为末。菟丝子八两,酒浸三日,晒干为末。破故纸八两,炒干为末。当归八两,酒浸一宿,晒干为末。

上七味,各不犯铁器,炼蜜为丸,如弹子大。日进三丸,早晨空心酒下,午后姜汤下,临卧盐汤下。初服三日,小便杂色,是去五脏中杂病。至二七日唇红,口生津液,再不夜起。三七日,体健身轻,两颧红润。至一月,鼻头酸,是诸风百病皆去。四十九日,目视光明,两手火热,精气通实,发白返黑,齿落更生,阳事强健,丹田如火,行走如飞,气力加倍。非人不可轻泄,乃神仙秘方。

(三一)**草灵丹**(《遵生八笺》)

此药延年益寿,添精补髓,乌须发,固牙齿,强筋骨,壮气血,返老还童。冬月服之,腮面如㗜(xùn音讯;意:喷水)血,行步轻飞。七十老人,诚心服饵,健若少年。别有奇功,不行尽述。服之一月,乃见其效。如要试验,拌饭与白术食之,一月变成黑犬,此其验也。老人服之十日,便不夜起。服药者,不可赖此频行房事。忌黑羊肉鹁鸽,桃李果子,恐减药力,保而慎之。不热不燥,亦无飞走金石药味。过一月,耳聪目明,发白再黑。

真川椒四两,去目炒出汗,白茯苓一两,去皮炒,川乌一两,去皮脐,茴香二两,盐炒,苍术四两,酒浸焙干,甘草二两,粉者,去皮炙,熟地三两,炙浸,山药三两。

上为细末,炼蜜为丸,如桐子大。每服三十丸至四五十丸,空心温酒下,以干物压之。

(三二)**论痰治法**(《遵生八笺》)

经曰:"百病皆生于痰。痰之本,水也,原于肾。痰之动,湿也,主于脾。脾主湿,每恶湿。湿生痰,寒又生湿。"故古人用二陈汤,为治痰通药。其中半夏味辛燥湿,以齐地者良。若不制以为曲,恐其太燥;若制曲无法,亦鲜奏功。凡治痰病,必须制曲,具法于后。齐半夏,即山东所产大个麻点半夏也。

(三三)**白玉丹** 专治久痰嗽。(《遵生八笺》)

天花粉一斤,用清水浸洗,刮去粗皮,切片晒干,磨细末。筛过极细末,将绢袋盛,用清水洗出浆,出渣,澄清换水,如此五七遍,去苦,晒干取十二两。用河南真绿豆粉,水漂三五次,晒干,取四两。二味共一斤,用苏州薄荷叶一斤,入瓶内,层层间隔,封瓶口,入锅内隔水煮三炷香为制。取起冷定,开瓶,筛去叶,留粉听配。白檀香、白石英、白硼砂各五钱,白豆蔻、玄明粉各一两,白石膏二两煅,柿霜三两,白糖霜八两。

共为末,和前粉一处,入瓶。每次取二匙噙化。消止痰咳,开胃滋阴,降火醒酒,清心明目,解渴,大有神效。

(三四)**神化丹**(《遵生八笺》)

马兜铃、水芹菜、旋覆花、酱瓣菜各半斤,俱生活用,薄荷八两,五倍子五两。

上将六味捣末成饼,安七日,白毛出了。又采生的四样,捣烂绞汁,拌前饼子,又捣千余下。如此四十九次,方用半分,入舌上闭口噙化,神效。

(三五)**治痰快气消隔食神方**(《遵生八笺》)

山东半夏一斤洗,南星一斤,去皮,生姜一斤,皂角一斤,切碎,白矾一斤。

五味用水煮至南星心内无白点为度,去皂角不用,将姜切碎,同南星、半夏晒干,或用火焙,每味净一斤,配后药。青皮去瓤、陈皮去白、萝卜子炒另研、苏子炒、神曲炒、香附子姜汁煮,去毛、麦芽炒、干葛、杏仁去皮尖另研、山楂以上各半斤。

上与前药三斤,一处研为细末,以生姜自然汁浸,蒸饼为丸如桐子大。每服五六十丸,临睡茶酒服。

(三六)**治顽痰不化方**(《遵生八笺》)

用青石一两,石绿半两,俱研绝细末,水飞二物,以饼糊为丸。每服十丸,温汤下,吐痰一二碗,不妨。

(三七)**痰中欲绝吹鼻散**(《遵生八笺》)

用大茶子一颗,糯米七粒,共为细末,以些少吹入鼻中,吐出黏痰数碗,病者即醒。

(三八)**明目补养四神丸**(《遵生八笺》)

用甘州枸杞四斤,分为四份,好酒洗净。一斤用川椒四两同炒,去椒不用。一斤生芝麻四两同炒,芝麻不用。一斤小茴香四两同炒,茴香不用。一斤好薄荷四两同炒,薄荷不用。

炒过放地上出火气,加生地黄、熟地黄、白茯苓、白术、菊花各四两,炼蜜为丸,如桐子大。每服五六十丸,无灰酒,或盐汤俱可下。

(三九)**吹鼻六圣散**(《遵生八笺》)

川芎、雄黄、石膏、乳香、没药各一钱,盆硝五钱。

共为细末。更治赤眼,冷泪,头风,中耳疼痒,鼻塞声重,牙疼。口先含水,用管吹药一二分入鼻,吐水,半晌即愈。

(四十)**治外痔方**(《遵生八笺》)

若肛门外有痔碍者,用刘寄奴,一名九里光,取自然汁煎如蜜为度。入孩儿茶、苦参各一钱,轻粉三分,血竭五分,没药五分。

六味作末,和前膏内,一日三次搽之,止痛立消,大有神效。

(四一)**治漏奇方**(《遵生八笺》)

用蝉蜕、姜黄、升麻、蜂房、象牙末各一两,木香、乳香、没药、血竭、胡黄连各五钱,皮硝、地骨皮、梧桐皮各三钱。

以上煎汤熏洗。

(四二)**搽药方** 治痔疮(《遵生八笺》)

用珠子一分,入豆腐内,纸包火煅为末。冰片五厘,象牙末五分,血竭五分,乳香五分,没药五分,海螵蛸去壳,五分,龙骨火煅尿浸,五分,轻粉三分,定粉火煅黄,五分。

共为末,干搽立效。

(四三)**化毒消肿方**(《遵生八笺》)

治诸恶疮发背,疔肿等症。

明乳香三钱,椿根白皮五钱,芝麻一钱。

上为末,水二盅,煎三五滚。热服,拥被汗出

（四四）活命饮《遵生八笺》

至妙之药，病起当急饮之，即可解也，屡验。

治一切痈疽发背，肿毒诸恶疮。初起，一服即散；已成疮，即有顶；成脓，易溃。其效不可具述。

穿山甲用蛤粉炒黄色、甘草节、真没药、赤芍药、防风、香白芷各六分，天花粉、贝母、皂角刺各八分，当归尾、乳香各一钱，陈橘皮、金银花须四年陈者，各三钱。

以上药，共作一剂，用无灰好酒三茶盅，入瓦罐内，煎四五滚，取出楂，滤去滓，温服药汤，以尽为度。疮在腰上，食后服；疮在腰下，空心服。能饮酒者，服药酒后，再饮三两杯无药的清酒尤妙，最行药势。

（四五）乌须内补人仁丸《遵生八笺》

人参五钱，砂仁、沉香、木香、槐角子、生地酒洗、桑椹、熟地各五钱，山药去皮、茯苓、川椒去目、枸杞、大茴香酒洗、旱莲草、甘草、苍术各一两，米泔水浸三日，盐炒用，何首乌四两，用黑豆拌蒸七次，取起。首乌先以竹刀切碎，去头用，勿见铁器。

上为末，炼蜜为丸，如桐子大。盐酒下。忌食萝卜。服此药者，不惟须发皆乌，其固元保真之妙，不可尽述。

（四六）神秘搽牙方《遵生八笺》

旱莲草捣汁，一斤，何首乌一斤，切片，黑豆蒸二次，青盐六两，水洗炒，北细辛、白芷各五钱，软石膏八两，火煅，桑寄生四两，黑豆一升。

上为末，每日清晨、夜晚擦牙。黑须发，去邪风，功效甚多。

（四七）治癣妙方《遵生八笺》

用川椒槿皮一两，斑蝥二钱，木鳖子一两，槟榔三钱，樟脑一钱，枯矾一钱，硫磺一钱，麝香二分。

共为末，用烧酒，春秋二日，冬三日，夏一日，蘸搭搽癣疮上，略疼些，三日除根。

（四八）辟寒丹 辟寒气，省棉衣。《遵生八笺》

用雄黄，赤石脂粘舌者佳，丹砂光明者，干姜。

各等分为末，蜜同白松香末为丸，如桐子大。酒下四丸，服十日止。不着棉衣，赤身可行水内。

（四九）辟暑丹《遵生八笺》

用雌黄研，水飞，白石脂水飞，丹砂研细，黄泥裹烧如粉，磁石捣水飞去赤。

各等分，人乳同白松香末为丸，小豆大，空心汤下四丸。服三两后，夏月可衣裘褐，炎气不侵。二方仙传，颇有神验。

（五十）治老人小解秘涩方《遵生八笺》

用人参、白术、牛膝、茯苓、陈皮、山楂、当归、白芍药各一钱，甘草五分。

加生姜三片，煎服。春加川芎，夏秋加黄芩、门冬，冬加干姜。如更短，倍加当归。

（五一）头皮痒头皮屑多验方Ⅰ《中国秘方全书》

鸡蛋一个，取其蛋白，猪胆汁少许，冲以清水约半面盆，彻底洗头，忌用肥皂，每晚一次，一周后，头皮屑必能全除，治愈后，每日再洗一次，可以断根。

（五二）头皮痒头皮屑多验方Ⅱ《中国秘方全书》

对于脂肪性的头皮屑，可将三十枚菊花叶放入1.8升的水中，煎至液体呈现绿色为止，待冷后洗头。如果没有菊花叶，则可以桃叶代替，洗过头后，任它自干。

（五三）使白发变黑验方Ⅰ《中国秘方全书》

为了促进新陈代谢，可给头皮一些适度的刺激。将两瓣大蒜以及拇指大的姜磨成泥，充分搅拌后，用来擦头皮，再用水冲掉。事后，可洒一些香水或花露水，以减少大蒜的臭味。三天一次，最好在就寝前擦，连擦三四个月，就能生效。大蒜及姜都有促进新陈代谢的作用。

（五四）使白发变黑验方Ⅱ《中国秘方全书》

以黑芝麻粉半斤，何首乌粉半斤，加糖少许，煮成浆状，用滚水冲服，早晚一碗，半年后，白发转灰，灰发转黑，很有效。

（五五）使白发变黑验方Ⅲ《中国秘方全书》

椰浆洗法，《本草纲目》上说是"椰子浆涂头令发黑"，这种乌发的方法由来已久。此外，多吃椰肉，能使肌肤光泽，美容颜。所以使用此法的人很多。

(五六)使白发变黑验方Ⅳ（《中国秘方全书》）

黄芪一两,肉桂三钱,全归一两一钱,生地六钱,茯神五钱,熟地五钱,党参五钱,白术五钱,麦冬五钱,茯苓五钱,五味子四钱,陈皮五钱,杞子五钱,川芎五钱,防风五钱,龟板胶五钱,羌活四钱。以上各研为末,装入布袋缝好,浸在高粱酒内(酒十斤,盛在坛内封好),约半个月,每日早、午、晚各饮一杯,连续服上两剂,不但白发转黑,且身体强壮。

(五七)使白发变黑验方Ⅴ（《中国秘方全书》）

熟地(制)、干桑叶、生何首乌(赤者)各三两,黑芝麻一两(炒),生白果(去壳,取肉)三十个,桔梗三钱,花椒二钱(焙),万年青二斤,生干并用。各为细末,勿经铁器,蜜丸梧子大,每日早饭服下一两白汤送下,发即变黑。

(五八)强身健康法验方Ⅰ（《中国秘方全书》）

多吃洋葱,可使身体强壮。古埃及人认为洋葱是劳力工人的主要食物,建造金字塔的工人都吃大量洋葱,据闻古时横渡英伦海峡的游泳家,在训练期间,也要多吃洋葱。

洋葱含有蛋白质、糖、胶质及矿物盐,并可供给铁质。古时人们也用洋葱心,作为防止疫症的侵袭,今人也有用洋葱来治疗伤风的。

(五九)强身健康法验方Ⅱ（《中国秘方全书》）

美国《时代周刊》上,有篇"喝尿治癌"的文章中指出,喝自己的尿,能治疗癌症、白内障、肺结核,如能每天喝下一杯自己刚解出的热尿,对身体的保健,极有助益。

(六十)强身健康法验方Ⅲ（内功静修法）（《中国秘方全书》）

闭目冥心坐：盘膝而坐,头腰宜直,双手拳握膝上,呼吸匀静。

握固静思神：神光内收,下照心中,一念不生,万缘放下,觉身心俱空,天宽地阔。

叩齿三十六：使上下齿相叩,作出响声三十六次。

两手抱昆仑：在叩齿同时用两手心掩双耳,两手食指压在中指上；用食指弹敲脑后两枕骨尖上,哆哆作响,谓之鸣天鼓。

二十四度闻：鸣天鼓二十四次(即以指弹脑后枕骨处)。

微摆挺天柱：天柱即背椎也,轻轻转之,不可用力,或太快,左右各转三次。

赤龙搅水津：赤龙即舌也,将舌头左右各转三十六次。

一口分三咽：一口津液满时,如漱口状三十六次,分三次咽下。

龙行虎自奔：心意如龙,津液如虎,心意下注于丹田,则津液随之至丹田矣。

闭气搓手热：即闭一口气将手掌搓热。

背搓后精门：将搓热之手掌,在后腰眼上,由上向下搓二十四次。

尽此一口气：用深呼吸一口。

想火烧脐轮：心中默想肚脐发热。

左右辘轳转：使左右臂由后向前,各转二十四次。

两腿放舒伸：两腿由盘膝变为放直。

叉手双虚托：两手交叉由头顶向上虚托,如此三次(或二十四次)。

以候神水至：仍然盘膝静坐,候口内生津咽之。

再漱再生津：一口津液满时,如漱口状三十六次,然后分三次咽下。

如此三度毕：依上法共行三次,每次吞咽三口,三次共咽九口。

咽下汨汨响：咽下要有响声。

百脉自调匀：气血周流百脉畅通调匀。

行功无间断：每日早晚二次,不可间断。

万病化灰尘：气血充足精固神全,自然百病不生,宿疾全消矣。初练时难免有不如意处,久练即能随心所欲。

(六一)强身健康法验方Ⅳ（《中国秘方全书》）

此法名胎息。平卧,双手双腿都平放床上,两腿要离开一点,与上肩齐宽,用深呼吸一口引而闭之,不呼出来。心中默数,初练时,一口气能默数一百二十就行,至忍不住时,由口慢慢呼出来,不要喘粗气,以不令自己双耳听到呼啸的声音为合格。久练默数自然增加,练到一口气能默数一千个数,自可返老还童,但并非心急所能的事,起码要二年以上,功到自然成。效果不同凡响,对身体确实有益无损。

(六二)强身健康法验方V《中国秘方全书》

平卧床上,手脚都平放床上。开始先提摄肛门如忍便状,同时两手放在小腹上,用深呼吸,吸一口气,慢慢由口中呼出,同时放松肛门,两手亦慢慢放回床上,如此为一回次。照上法连续练习作十二回次,最后一次不要呼出来心中算数,能算多少就算多少,至忍不住时,用单手中指按海底穴二十四次,此穴在肛门前阴囊后,接着将二手掌搓热,双手按在腿上,由里向外轻轻搓二十四次,再将手掌搓热,两掌按住两腮及下巴,叩齿三十六次,再搓两手,以双手掩住双耳,又将两手指并在中指上,弹敲脑后枕骨尖上二十四次,名曰:鸣天鼓。

再搓手,双手交叉着搓胸口,三十六次;再搓手,双手顺着由胸口向下搓二十四次;再搓手,用单手按住肚脐,侧身用另只手伸在后腰眼上,由上向下搓二十四次,接着用中指按住尾脊骨尖上,向上按搓二十四次,名曰:托梁。

左右换搓已毕,不用再搓手,用单手搓小腹一百二十次,再换另手搓一百二十次。再一单手握住阴囊及睾丸,轻轻搓一百二十次,再换另手搓一百二十次。如系妇女,可改揉乳房各一百二十次。此运动里里外外都运动到了,久练身体自然强健延年。

(六三)三味乌发方《生活中来》

制首乌加水果就酒治白发。每天饮酒时,切三四片何首乌和水果就酒吃,一年可使白发变黑。

(六四)首乌煮鸡蛋治白发方《生活中来》

制首乌100克,鲜鸡蛋2个,加水适量同煮,鸡蛋煮熟后去皮再煮半小时,加少许红糖再煮片刻。吃鸡蛋喝汤,每三天一次,一般的人服2~3个月可见效。

(六五)何首乌加生地治白发方《生活中来》

每次用何首乌12克,生地25克,先用酒刷一下,将两种药放入茶杯内,用开水冲泡,每天当茶饮,水没色了换新药。半年后,头发开始变黑,一年后,满头黑发。

(六六)醋水豆浆治脱发方《生活中来》

洗头时,除用适量洗发液外,水中加一勺豆浆;清洗头时,水里加适量米醋,每两天洗一次。一段时间后,可使头发浓密黑亮。

(六七)红枣治脱发方《生活中来》

每晚临睡前吃一两红枣可治脱发。每天把50克红枣(10个)洗净泡水,泡胀了再煮熟,每晚临睡前吃下,效果极佳。

(六八)侧柏叶泡酒治脱发方《生活中来》

侧柏叶(生品)浸入白酒中(加盖),七日后弃去柏叶,每日涂于患处。一月后可长出黑发,日久渐多。

(六九)面部除皱方《生活中来》

把少许酒精及蜂蜜倒入一小杯中,挤入一些丝瓜汁混合调匀,然后将汁液涂于面部皱纹处,待干后用清水洗净。每日早晚两次,两周后深度皱纹消除,好似年轻几岁。

(七十)蛋清黄瓜片除皱纹方《生活中来》

做饭用后的鸡蛋壳内残留许多蛋清液,每天用黄瓜片蘸蛋清液贴在脸上。数日后可使脸上皱纹消失,光滑年轻。

(七一)刷脖治颈部松弛方《生活中来》

老年人脖颈皮肤渐变松弛,用普通短毛宽面毛刷蘸清水,分左、中、右三颈区,每颈区自上而下,沿直线来回刷50下,每天早晚刷一次。一月后脖颈皮肤渐变细腻,收紧。长期坚持会恢复皮肤原有形态和光泽。

摘自《药王千金方》、《遵生八笺》、《中国秘方全书》、《中国养生宝典》、《生活中来》

七、喝黄芪汤保健康

现代药理研究发现,黄芪对兴奋中枢神经系统、增强网状内皮系统的吞噬功能、提高抗病能力、改善心肺功能、扩张血管、降低血压,改善皮肤血液循环和营养状况、保护肝脏、防止肝糖减少、促进细胞的新陈代谢、利尿、健肾、降血糖、镇静、抗病毒、杀菌等方面,均有良好的作用。由于黄芪含有丰富的微量元素硒,还具有良好的抗癌和预防冠心病的作用。

老年人随着机体的衰老,红细胞的变形性能减弱,柔软的红细胞逐渐趋于钢性,不易变形。因此,老年人易患心血管疾病。科学研究发现,黄芪在改善老年人的机体代谢及预防老年病方面,有着十分重要的作用。因此,经常用黄芪煎汤,泡水当茶饮,与糯米煮粥喝,炖母鸡煮黑豆、炖大豆,皆有良好的防病保健作用。

摘自《健康指南》

第八十篇 老年人的起居保健

一、老年人居室要舒适

老人的居室最好是坐北朝南,以便采光充足,防潮防湿,空气流通,冬暖夏凉。居住的楼层不宜太高,否则上下楼梯会给老人带来诸多不便,即使楼房有电梯,也会对老人健康带来不利因素。倘若有条件,老人的居室最好安排在一楼,室前或屋后有一个小院子更好。这样,老人可与老友、邻居或儿孙们在院中下棋、打牌、种花、聊天、看书、饮茶。

老人应有自己的居室。许多老人和儿孙辈住在一起,又往往把面积大、朝向好的房间让给儿孙,从而失去了自己活动的地方。其实,老人应有自己的"小天地",这样,生活、会客、看书、休息就比较自由,对老人的生活和身心健康都有好处。条件许可的话,老人应有专门的居室。

老人的居室要舒适。老年人的时间,多半是在自己的居室里度过的。居室对老人的健康关系极大。如居室阴暗、潮湿,对于老人的心脏不利,还容易引起风湿病、关节炎一类疾病。同时室内过暗过湿会使老人心情抑郁、不安。居室过于狭小,通风条件差,空气不流通,会使老人感到胸闷、压抑、不安宁,久而久之,对心血管、神经系统极为不利。因此,老人应住在舒适的单间为宜。如何才能舒适?

一是宜住坐北朝南的的房间。居室朝向对老人生活关系很人。朝南的房间,冬天得到日光照射时间长(约六七个小时),室内明亮、暖和,且能去潮驱寒。夏天则凉风习习,室内很凉爽。朝南的房间,冬暖夏凉,能享受到"天然空调"带来的好处,非常有利于老年人的健康。

二是室温要适宜。老人,尤其是高龄或体弱的老人,血液循环缓慢,新陈代谢也慢,自身释放的热量也少。冬天难免有"血脉不和"及"畏寒"之感。除了自身多保暖,很重要的一条是室温不能过低。如果室温过低,心脏必须用力泵压血液以保持身体温暖,将增加心脏负担,引起血压升高,对老人更为不利。所以,冬季要设法提高老人居室的温度。应装上取暖设备,使冬天的室温在18℃～20℃为宜。盛夏,对老人也是难熬的季节,因此,要尽量使老人的居室凉爽些。使夏季的室温保持在21℃～32℃为宜。窗户要装上窗帘,不使太阳直射,也可在窗外种一些藤蔓植物,减少阳光直射的热量。可在室内放一盆冷水、井水或冰块,让水蒸发带走热量。上午10时至下午五时要把门窗关好,防止室外高温侵入室内。晚上,应把窗户打开,让冷空气进来。有条件的,可安装空调或电扇,使室内空气流通,降低室温,使老人感到凉快。另外,夏天备一把扇子也是很好的降温措施。

三是居室要防潮。老人若住在一楼或平房,要注意防潮。居室过于潮湿,对老人健康极为不利。防潮的办法很多,最简单的办法是将地面铺上木地板或磁砖等。居室要经常开窗通气,保持空气流通。冬季,可安装取暖设备;夏季,可使用空调、风扇,驱除室内的潮气。或使用加湿器,使室内湿度保持在30%～40%为宜。

四是居室光线要明亮。因为阳光可以增加室内光线,使居室豁然开朗,又能杀菌消毒,净化空气,增高室温,还能使老人精神愉快,促进身体健康。老人居室光线宜柔和明亮,使人心情舒畅。光线不足会使老人产生压抑感、孤独感。因此,老人居室墙面以淡色为佳,可使室内显得明亮、典雅。室内可以装上一两面镜子,借助镜面的反射使室内更亮堂。室内家具、物品要"少而精",可在室内插一些鲜花,或配以吊灯或壁灯,以营造明快、开朗的环境。

五是居室要清洁。《寿亲养老新书》曰:"栖息之室,必常洁雅。"良好的卫生习惯是增进身心健康和延年益寿的重要因素。因此,老人居室要注意清洁卫生,保持空气清新,减少尘螨侵害,以利身体健康。

摘自《老年养生必读》

二、老年人起居要有常

起居有常,是指日常作息时间的规律性。起居作息要符合自然界阴阳消长的规律及人体的生理规律,其中最主要的是昼夜节律,这是强身健体、延年益寿的重要方面。有规律的生活,可对中枢神经系统形成一种良性刺激,形成条件反射,使组织器官的生理活动高效率地运行。良好的生活习惯和生活规律,有助于提高机体对外界环境的适应能力,提高预防疾病的能力,达到增进健康、延年益寿的目的。相反,废寝忘食、通宵达旦、生活作息毫无规律的人,健康必然受损。

起居有常,要求老年人科学地安排每天的作息时间,按时作息。《寿亲养老新书》曰:"凡行住坐卧,宴处起居,皆须巧立制度,以助娱乐。"就是说,作息要有规律,生命活动是有一定规律的,老年人的生活更应该有一定的规律性。老年人离退休后,生活方式发生了改变,原来的作息规律也随之发生变化,所以应尽快根据个人的具体情况建立起新的作息规律。千万不可因为不上班了,就通宵达旦地看电视、打麻将、打牌等,这样对身体极为不利。对于老年人来说,身体的生物钟调节能力下降,按时作息尤为重要。当然,每个人都可以通过自己的实践形成自己的生活规律,养成按时睡觉、按时起床、定时定量进餐、定时排便的习惯,坚持有规律地活动和锻炼。首先要保证充足的睡眠时间,睡眠可以消除疲劳、恢复体力。老年人最适合的睡眠时间为每天8~10小时,除了晚上正常睡眠外,可增加一些午间休息(每天午饭后休息30分钟~1小时)。要定时作息,早睡早起。俗话说:"每天起得早,八十不觉老。"睡前不要用脑过度,晚饭不要吃得太饱,以免影响睡眠。总之,老年人在一天中的起居作息等都顺应生物钟的运转,就是最好的养生保健。反之,就容易导致疾病。

摘自《老年养生必读》

三、老年人劳逸应有度

所谓劳,是指劳力、劳心等方面。劳力包括体力劳动、体力活动、运动锻炼等;劳心包括脑力劳动(看书、学习、写作、研究)和用脑的文娱活动如打麻将、桥牌、下棋、玩扑克等。所谓逸,是指休闲、消遣、休息、睡眠等。劳逸有度,就是老年人要有适当的体力活动,要适当用脑,又要注意休息。要注意劳逸结合,动静适宜,不妄劳作,不可过度。

适当的体力活动和脑力活动对老年人的身心健康十分有益,可促进气血流通、脏腑功能调和、经络畅通;可起到促进食欲、补益气血、长养肌肉、强壮筋骨的作用;可使人精神愉快,心情舒畅。因而适当的劳力、劳心对老年人的健康长寿具有重要意义。当然,在进行体力和脑力活动时要根据自己的年龄、体力、精力等多方面因素,控制在适当的范围内,避免超出机体的承受能力,因为过多的劳累反而有害健康。所以体力和脑力活动都要坚持量力而行的原则,以自己不感到疲惫不堪为宜。如:或琴棋书画,或种花养鸟,或家务劳动,事事不妨以身亲之,时时有小劳,又不及疲,则可使筋骸血脉,乃不凝滞。以达"流水不腐,户枢不蠹。"总之,老年人坚持劳逸适度才能有利于健康长寿。

摘自《老年养生必读》

四、老年人睡眠要有方

睡眠是人的一种生理需要。充足的睡眠是保护大脑、消除疲劳、延缓衰老的有效途径。人在睡眠状态下,身体各组织器官大多处于休整状态。安睡有方可以保证高质量的睡眠,从而消除疲劳、恢复精力,有利于老年人健康长寿。人体每天需要的睡眠时间因年龄、性格、体质状况、劳动强度、营养条件、工作环境的不同而有所差异。过去认为,老年人因为新陈代谢减慢及体力活动减少,所需睡眠时间可以少些,但现在研究认为不能减少,而且随着年龄的增长还应增加。正常的睡眠,不仅取决于睡眠时间的长短,而且取决于睡眠的质量。一般说来,正常的睡眠以精神和体力的恢复为标准,若睡后疲劳消失、头脑清晰、精力充沛,无论时间的长短都属于正常睡眠。

午睡是一种有益健康的良好习惯,特别是老年人每天坚持午睡,对于身体健康更为重要。午睡不仅有益于健康,更有助于提高下午的工作效率。研究证明,午睡具有神奇的力量。

午睡是人体的生理需要。当我们劳作了一个上午,精力与体力明显降低,这时午睡对补充体能最有效。而午饭后,大脑会分泌一种物质,这种物质会让我们觉得头脑发胀,昏昏欲睡。所以,午睡完全是生命规律造成的,是机体生理的需要。睡眠专家将午睡形象地比喻为身体的"润滑剂"、生命的"加油站"。

午睡可以避免早衰。睡眠专家发现,人类的身体倾向于分两段式睡眠。一次在晚上,另一次出现在下午。适当的午睡可使体内激素分泌更平衡,使人体的新陈代谢趋缓,能量消耗减少,从而避免早衰。

午睡可以预防心脑血管病。研究发现,每天午睡30分钟可使冠心病发生率减少30%,其原因就是午睡给心血管疾病提供了一个稍息的机会。午睡还可以减少脑出血发病的机会。

午睡可以提高工作效率。午睡后,人的思维更清晰,每天午睡45分钟,工作效率将提高35%。

什么时候午睡好?研究发现,人们身体的激素在一天中的分泌是不断变化的,因而使我们24小时中有两个特别想睡觉的时间点:晚上10点～凌晨5点和午后1点～3点。午睡正是顺应了生物钟的运转定势,是正常生理功能的呼唤。但不要饭后立即睡,这不利于消化吸收。应午饭后稍微活动10分钟后再睡。午睡最好的时间是在早上睡醒之后的8小时,以及晚上睡觉前的8小时,也就是一天活动的中间,即下午1点～3点。老年人由于大脑皮层抑制功能减弱,一般在夜间不易入睡,造成睡眠不足、疲乏无力。为了弥补这种睡眠不足,午睡是一种最容易做到的办法,即使睡不着,闭目养神对身体也有好处。午睡应选在午餐结束30分钟后进行,这样可以保证胃内食物有一定的消化时间,每日午睡约1小时左右就可以消除因睡眠不足造成的疲劳。

第八十篇 老年人的起居保健

睡眠有方,必须保证足够的睡眠,老年人每天睡眠时间以8～10小时为宜。要注意卧床宜软硬适宜,过硬,全身肌肉不能松弛而得不到休息;过软,脊柱周围韧带和椎间关节负荷过重,容易引起腰痛。枕头一般离床面5～9厘米为宜,过高、过低都对颈椎不利。睡眠姿势,一般都主张向右侧卧,微曲双腿,全身自然放松,一手屈肘放腿,一手自然放在大腿上,这就是养生名言"卧如弓"中的弓形卧位。晚饭不可饱食,不宜吃刺激性和兴奋性食物,中医认为,"胃不和则卧不安";晚上不喝浓茶、咖啡,睡前用热水浴足有助于睡眠。老年人的卧室应有所选择,《老老恒言》云;"老年宜于东边生气之方,独房独卧,静则神安也。"总结古人睡眠的经验,约有"十忌":

(一)睡眠不可仰卧。古人说:"睡不厌蹴,觉不厌舒。"就是说,睡时宜侧身屈膝,则精力不散,醒时宜舒展活动,则气血流通。如果仰卧,则体直不舒,肌肉不能放松,且手易搭胸,多生恶梦,还影响呼吸与心跳。

(二)睡眠不可忧虑。睡时一定要专心安稳思睡,不可想事,古人说:"先睡心,后睡眼。"这是睡眠的重要秘诀。如果睡下以后思想日间或过去未来的杂事,甚至忧愁焦虑,不但会失眠,而且对身体的损害比白天更大。

(三)睡前不可恼怒。《黄帝内经·素问·举痛论》曰:"怒则气上,喜则气缓,悲则气消,恐则气下,思则气结。"凡情志的变化都会引起气血的紊乱,从而导致失眠,甚至疾病。所以睡前非但不可恼怒,亦应防止任何情绪的过激。

(四)睡前不可饱食。临睡进食容易增加胃肠负担,既影响入睡,又伤害身体。古人说:"早饭宜早,午饭宜饱,晚饭宜少。"这确是一个值得注意的养生保健经验,若夜卧以后,在床上进食,更为不利。当然由于特殊情况所造成的因饥饿而进食,则又当别论,只是不应形成一种习惯。

(五)睡卧不可言语。中医认为,肺为脏华盖,主出声音,凡人卧下,肺即收敛,如果此时言语,则易耗肺气,这好像钟磬一样,不悬挂不能发声。另外,睡前说话也会使精神兴奋、思想活跃,从而影响入睡,导致失眠。

（六）**睡卧不可对灯**。睡卧对灯光，使心神不能安定，不易入睡，也易醒。

（七）**睡时不可张口**。孙思邈说："夜卧常习闭口"，是保持元气的最好方法。张口呼吸有很多缺点，不仅不卫生，而且使肺脏易受冷空气和灰尘的刺激，胃内也容易进入凉气。

（八）**睡时不可掩面**。以被覆面，使人呼吸困难，而且吸入自己呼出的大量二氧化碳，对于身体健康极为不利。因此，"三叟歌"中有"下叟前致词，夜卧不覆首。"足见古人对这一养生保健方法的重视。

（九）**卧处不可当风**。古人认为，风为百病之长，善行而数变，人体睡眠后，对环境变化的适应能力降低，最易受风邪的侵袭，《琐碎录》说，卧处不可当风，"恐患头风，背受风则嗽，肩受风则臂疼，善调摄者，虽盛暑不当风及坐卧露下"。

（十）**卧不可对火炉**。卧时头对火炉，易受火气蒸烤，令人头重目赤，或患痈肿疮疖，并易发生感冒。《琐碎录》说："卧处不可以近火，恐伤脑。"且由于温度过高，容易在入睡后将被撩开，反而着凉；或夜间起身，亦易受寒。

摘自《老年养生必读》

五、老年人衣着应适当

衣着是人类主动适应自然界，保护自身阳气的重要措施，但只有运用得当才能达到养生保健的目的。要厚薄、大小适当，调换适时。太厚则易生火、扰动心神、耗伤阴液，心神扰动则脏腑失和，阴液外泄则出现盗汗、自汗和多梦、烦躁等，并导致气血失和，营卫失调，容易招致外邪侵袭；太薄则易感受外界寒邪，使阳气受伤，气血凝滞，引起各种疾病。

春季寒气未尽，人体阳气处于由弱渐强的生长阶段，称之为"少阳"，如撤衣减被过早，人体阳气易受伤害；秋季人体阳气未衰，自然界寒气未盛，所以不必过早加衣添被，以免助火生燥。故民谚有"春捂秋冻"之说。又如《孙真人卫生歌》云："春寒莫使绵衣薄，夏热汗多勤换着。秋令觉冷渐加添，莫待疾生才入药。"强调"春不忙减衣，秋不忙增衣"，确实有一定道理。

衣着服饰对人体健康的影响，主要是与衣服的宽紧、厚薄、大小、质地、颜色等密切相关。老年人衣着，则以轻软、宽松、舒适、式样简单、穿脱方便为原则。古人有"春穿纱，夏着绸，秋天穿呢绒，冬装是棉毛"的说法。老年人的服装还要考虑面料的性能特点及它的舒适性、经济性和美观性。夏季服装的面料，要求透气性、吸湿性良好，穿在身上舒适、凉快，但又不能太薄，或透明度很高，也不要闪闪发光，以免影响老年人的端庄、持重。冬季服装的面料要松软、厚实些，保暖性要好，但又不能太重。内衣应是质地柔软、吸水性好的棉织品。大汗不要急着脱衣，要一层一层地减，汗后应及时换衣，不宜久穿紧身衣。

老年人的衣着要厚薄适度，松紧适度，增减适度。款式要适合老年人体型，符合老年人生理、心理特点。老年人的衣着款式要简洁，不要繁琐。老年人的衣着要朴实，不要太夸张，过大、过小、过长、过短都不适宜。老年服装宽大些是必要的，但也不能太肥、太长，特别是裤脚管不宜过长，以防踩着拌倒。老年人的衣着款式要简洁、朴实，不等于单调。从品种上讲，要多样化：款式要个性化、时装化、民族化。颜色上宜多用橙红色。老年衣着要丰富多彩，穿出健康，这样老年人穿了才会显得精神焕发。

老年人的鞋袜要舒适、轻软。老年人穿鞋应以布鞋和轻便运动鞋为主，老年人的鞋，不能太硬、太厚、太重，若硬、厚、重则不堪穿。因"老年脚力不胜鞋"也。老年人的袜子以纯棉为佳。老年人的鞋，应宽紧恰当，惟行远道，紧则便而捷。老年家居宜宽，使足与鞋相忘，方能稳适，《南华经》所谓"忘足履之适"也。

冬季老年人的衣着更应作周密安排。比如，外出时应戴好帽子、耳盖、手套，穿好棉鞋。不要忽视防寒保暖。冬季，老年人尤其要注意戴帽子。因为人的头部是大脑神经中枢的所在地。研究表明，气温在15℃左右时，人体约1/3的热量从头部散发；气温在4℃左右时，人体约1/2的热量从头部散发；而气温在零下10℃左右时，竟会有3/4的人体热量从头部"跑掉"。由此可见，一个人如果只是多穿几件衣服，而不戴帽子，那就像热水瓶不盖塞子一样，热气会源源不断地向外跑掉。所以,冬天保温要戴帽子。有"老慢支"、胃溃疡和怕冷的人,最好在棉衣里面再加一件狗皮背心,因为狗皮比羊皮的保暖率要增加20%,从而有利于保护心肺和胃部功能。

老年人不宜穿保暖内衣。目前市场上出售的保暖内衣多采用复合夹层材料制成。比如有些是在两层普通棉织物中加一层蓬松化学纤维或超薄薄膜,通过阻挡皮肤与外界进行热量交换,起到保暖效果。但这种内衣透气性差,出汗后,汗液中的尿素、盐类等会附着在体表,不及时清除会引起皮肤瘙痒,造成接触性皮炎、湿疹等疾病。而且内衣夹层中的化学纤维还容易产生静电,使皮肤的水分减少,皮屑增多,进而诱发或加剧皮肤瘙痒。尤其是老年人,皮肤功能开始衰退,长期穿保暖内衣,会加重冬季频发的皮肤瘙痒症状。因此,爱出汗的人、干性皮肤、对化学纤维过敏的人,以及皮炎、湿疹、银屑病患者和内热重、易上火或有高烧症状的人,都应慎穿保暖内衣,以免加重病情。

至于老人盖的被子,也应力求做到松软、轻便和暖和,有条件者还可垫上一条狗皮褥子。如遇气温突然下降时,要注意加盖一条毛毯。

摘自《老年养生必读》

六、老年人性生活保健

性生活是男女之间自然的生物现象,也是健康人正常生理、心理的需求,其中也包括老年人。老年人只要身体健康,性功能无缺陷,性生活就应该伴随夫妻生活的全程。有规律的性生活是健康的象征,是长寿的征兆,也是延年益寿的需要。因此,性生活作为人类感情和精神生活的一个重要组成部分,老年人对性生活应有清醒的认识。

(一)性生活是人的本能需求。 性生活是人类生活中的一个重要组成部分。没有它,很难谈到美好,而有了它,一定会更加美好。正如医学专家所说:"和谐的性生活是恩爱夫妻的鲜花与美酒。"这是形容和谐的性生活使人身心愉悦、促进夫妻间感情交融的生动写照。现代医学研究认为,经常而有规律的性生活对人体健康有巨大的促进作用。

古人云:"男女之欲事,阴阳自然之道,""男不可无女,女不可无男"。孔子在《礼记·礼运》曰:"饮食男女,人之大欲存焉。"孟子在《孟子·告子》中也指出:"食、色,性也。"这就是说,性生活是人的本能。男女到了成熟之年,性生活就会自然地降临了。也从这个时期开始,直到老年,人们就应该懂得和把握性生活的规律了。东晋道家、养生家葛洪在《抱朴子》中说:"阴阳不交,则坐致壅遏之病,故幽闭怨旷,多病而不寿也。任情肆意,又损年命。惟有得其节宣之和,可以不损。"古人的论述充分说明,性生活不仅是人的生理本能,而且也与人之健康密切相关。

性,是人类最基本的生物学特征之一,或者说是一种本能,本能是不能被消灭的,如果本能被强制性地扼杀或压抑,人们的生活就缺少完整性。然而,如果把性当成唯一关心的事情,那也是很糟糕的。禁欲固然不对,但也不是性交的次数越频、时间越长越好,而是以双方均得到满足为度。

(二)老人性爱贵在坚持。 中华性文化博物馆馆长刘达临教授认为,性生活可以维持终身,即使到了老年,都应该"坚持"。当然,具体情况要根据年龄、健康状况、对性的需要和夫妻间的相互关系而定。因为性爱不是个体所能完成的,性爱的频率应遵循"第二天不疲倦"原则。一般来说,一个月一两次是合适且没有问题的。然而现实生活中,人们往往是上了年纪,就没了性爱。这其中有三个原因:第一,年纪大了,觉得做这个事情很难为情;第二是自我感觉身体有些虚,怕性爱影响健康;第三是高血压、糖尿病等慢性疾病患者较多,担心身体承受不了性爱。但刘达临教授认为,这些观点并不完全正确。老年人的性生活可以增强自身的自信,增加快乐。心情愉悦了,人也容易长寿。所以性生活对老年人是有益无害的。而且,性器官和其他器官一样"用进废退"需要经常锻炼,不然就更容易退化。

国外曾有报道,一对70多岁的夫妻由于性功能衰退,已经没有性生活了,但他们却表示每天都有"性高潮"。因为"每天晚上吃饭时,他们都含情脉脉地注视着对方;饭后牵手散步;晚上睡觉时相互裸体拥抱着"。虽然亲吻和拥抱等未必能达到身体上的高潮,但对夫妻心理的抚慰很有必要。因为性生活并非总得有完全勃起,只要有足够的精神、肉体的刺激,双方同样感觉很好。它能让人感到温暖、舒适,是一种心灵补偿。

性爱是深化老年夫妻感情的纽带。性爱和情爱是婚姻的两翼和基础。男女靠两性的结合形成了婚姻。但是如果不注意维护、深化和丰富夫妻的感情生活,任何一种外力作用,都将会给婚姻带来灾难性的后果。而性生活正是夫妻感情的最好催化剂。"一夜夫妻百日恩",性生活不仅是夫妻间的一种享受、义务,更是夫妻间追求肉体和灵魂完美交融的共同权利。正常、纯洁、合理的性生活是符合人道要求的,青年、中年夫妇如此,老年夫妇在和谐的夫妻关系中更是必不可少。在两人世界里,通过性生活仍能互相表达感情。爱慕、尊重和忠诚,通过性生活的纽带,能把双方的互相爱恋、相互归属感牢固地结合在一起。老年人尤其渴望两性的和谐,他们虽然性交次数比年轻人有所减少,但仍可获得与年轻人同样的心理感受,在获得性快乐与满足后,会产生一种潜在的积极乐观的动力,夫妻间也能够更加相互爱慕、关心和体贴。相反,如果自然的性要求和性生活受到不恰当的抑制,会引起精神的烦恼和身体的不适,对生活和健康造成不良影响。适度和谐的性生活,可使老年人生活更充实愉快,消除空虚和寂寞的情绪,增强自信和生命力。
《健康快乐一百岁》

(三)晚年性生活有益健康。老年人维持适当的性生活,是有益于健康的。性生活对于老年人是一种强度适宜的运动,有助于保持身体的健康机能。从心理学上来说,性生活还可消除压力,提高自尊,增强信心,防止老年抑郁症。性生活是一种良性刺激,能够给双方带来肉体的舒服和精神的满足,使人心情愉快。它又能够促进血液循环,使心搏有力,呼吸顺畅,胃肠蠕动加快,内分泌旺盛,四肢百骸都得到锻炼。一次完美的性生活,胜过一次良好的体育活动。因此,老年人维持适当的性生活,能够使自己充满青春活力,欢乐常在,童心常在,把一切烦恼抛到九霄云外,远离病魔和衰老,从而健康长寿,颐享天年。

人到老年,一定要保持性生活的连续性,让性爱伴随自己,夫妻恩恩爱爱、情意绵绵,人生幸福莫过于此。

健康性爱益处很多:①改善睡眠。性交是催眠的特效药,性交后容易很快入睡,而无需吃安眠药。②心情愉悦。性交达到高潮后,精液中的5-羟基色胺和多巴胺两种物质可以刺激脑部和血液循环系统,给身体各部位带来舒服愉悦的感觉。③减轻疼痛。当达到性高潮后,体内会产生极高的镇痛能力。④减少忧虑。性爱可以减少精神烦躁、压力和紧张的情绪。当得到性爱的欢愉后,体内会产生化学物质帮助人排除各种忧虑。⑤精神放松。当过性生活时,精神就会放松,使所有肌肉处于良好的运动状态。⑥改善循环。性交结束后,血液在全身流动加速,身体会感到舒适。⑦保持体重。性交20分钟,消耗热量200卡路里,相当于打羽毛球半小时,或者跑步1500米。因此,性交是一种防止体重增加的活动。所以,老年人应明白,性生活对人体有益。莎士比亚说过,"爱情能使每一个器官发挥双倍的功效。"适度的性生活刺激,能使大脑神经系统得到调节,增强机体适应性。因为性腺的分泌,除保证性功能外,还有助于造血、代谢和水电解质的平衡。性生活还有相互安慰的作用,能增强老年人的自信心,是健康长寿的一剂良药。

房事养生,是我国古代养生学的一大特色。性生活顺应天性,适度而愉快的性生活对人们的身心健康有很多益处。夫妻生活和谐,房事协调,心情愉快,有助增进健康。禁欲不利于健康。节制性生活不等于禁欲。若老年人体质尚好,应当维持适当的有规律的性生活。适度的性生活有利于健康长寿。我国学者曾对百余名寿星、260名长寿夫妇的随机抽样调查表明,性生活可以调节老年夫妻情感,活跃身心健康来,使晚年生活更充实,从而有利于长寿。其中一对百岁夫妇的性生活终止于84岁,另一对终止于80岁。还有一对长寿夫妇,男方90岁仍能每周行房。若老年人完全禁欲,绝房事,则是不利于身体健康的。一些研究表明,长期避免性生活将会造成比年轻时还要严重的心理障碍。长期没有性生活的老年妇女，其阴道萎缩的程度与同龄有性生活的妇女相比要明显得多。同样，长期避免性生活的男性，往往发生阴茎不能勃起。这种现象，称为功能废用性萎缩。因此，适度而有规律的性生活，有利于维持性器官的功能，是有利于身心健康的。

性器官和其他器官一样，都有"用进废退"的共同规律。老年人有适度的性生活，可刺激机体性激素的持续分泌，防止性器官过早衰退和萎缩。男子60岁以后，如果每月能有一两次比较满意的、有规律的性生活，能使人精力充沛、精神愉快、对生活充满信心，从而把神经系统功能调节到最佳状态。而性交稀少或完全停止，会导致性冲动后前列腺充血、前列腺液得不到及时排出，易导致前列腺炎或前列腺肥大等。女性如能在晚年维持良好的性功能，可使妇女的性周期活动比较有规律，阴道不致因分泌太少而干涩，性交疼痛困难的发生机会也会降低。绝经后由于性生活的刺激，使性激素持续分泌，更年期综合征的症状轻微，患妇科病的机会亦少。许多调查研究表明，没有性生活的老年妇女，要比同年龄的有性生活的妇女，性器官会发生更大的萎缩。老年妇女长期不能获得性满足，可导致盆腔慢性瘀血，可造成盆腔脏器发生慢性营养性障碍，从而引起许多妇女病。（《健康快乐一百岁》）

所以，老年人的性生活是一项非常重要的内容，对维持老年人男性、女性激素分泌水平有着积极意义。因此说，老年人适度的性生活，不仅有益于身心健康，还可延缓人的衰老。

（四）老年性生活应注意的问题。 老年性生活要特别注意以下几点：

一是注意适度，有所节制。老年人肾气肾精已衰，若恣意纵欲，房劳过度，则会伤肾耗精，折人寿命。《寿世保元》指出："年高之人，血气即虚，阳气辄盛，必慎而抑之。……若不制而纵欲，火将灭而更去其油。"年老人性交频率，根据我国老年人的实际情况和古人记载的经验，一般以每月1~2次为宜。但由于老年人体质差异很大，故当根据体质强弱而加以调节。如果，不知节制，恣情纵欲，不但于健康无益，且贻害无穷。尤其是老年人，本身精血衰败，再性欲无度，图一时快活，还乱吃牛鞭、鹿鞭、伟哥等壮阳药，会更加耗伤精气，严重者可诱发中风、心肌梗塞等。因此，老年人在身体情况允许的条件下，应有节制地行房事，方可保精全命。中医认为："房中之事，能生人，能煞人。譬如水火，知用之者，可以养生；不能用之者，立可尸之矣。"所以应慎房帷、节制房事，保精以养生，避免损害健康。

基本原则：做一般体力劳动或者运动后每分钟心率达到130次而无不适时，对性生活可以不必顾虑；冠心病患者如上三层楼而无任何不适者，对性生活不必特别限制。若性生活后每分钟心率达到110~115次，即引起心绞痛或其他异常者，则性生活要加以控制，并且在性生活前应该先服硝酸甘油；如果舌下已含过此药，每分钟心率在115次以下仍有缺血症状发生者，必须限制性生活；急性心肌梗死后四个月内禁止性生活；在性交中或性交后感觉心慌、气短、咳嗽、胸闷、呼吸困难时，要绝对禁止性生活。（《自我保健230法》）

二是性交的次数与体位。人的性生活有一定规律。古往今来，许多人做过这方面的调查。《素女经》里说："人有强弱，年有老壮，各随其气力，不欲强快，强快即有所损。故年二十，盛者日再施，羸者可一日一施；年三十，盛者可一日一施，劣者二日一施；四十者，盛者三日一施，虚者四日一施；五十，盛者可五日一施，虚者十日一施；六十，盛者可十日一施，衰者可廿日一施；七十，盛者可三十日一施，虚者不泻。"一个人性生活的次数没有什么硬性规定，可因人而异。一般人的经验是：性交次日，感到身心愉快、精力充沛，即说明性交频率是合适的；若性交次日，感到头晕眼花、身体疲乏，则说明性交频率不合适。老年人具有性的要求，阴茎勃起良好，性交后情绪饱满，精力充沛者，说明身体对性交的次数与时间适应；若相反，则为纵欲，必导致身心亏虚或引发相关疾病。此外，如果老年人对习惯的性交体位感到体力不支，为避免体力过分消耗，可根据情况采取侧位、坐位、立位、女上位等进行性交。若变更体位后仍不能性交，就不要强求性交。性爱是情感和肉体的一种结合，不一定非要情欲、勃起、湿润、高潮或性交。老年人可利用"第二种语言"进行性生活,即充分地拥抱、接吻、触摸、爱抚等,这同样能使双方获得极大的性满足与性快感。因为嘴唇、乳房、性器官的皮肤和黏膜都是可以引起性兴奋的。当然,如果老年人还能用生殖期过性生活,那是最好不过的。一个人的性生活次数随着年龄增大而减少是必然规律,是与人的体质相适应的。若不遵循这个规律,试图靠壮阳药强行调动性激情,没有必要也没有好处,一时的冲动,换来的是身体的透支和短寿。(《自我保健230法》)

三是注意性交的禁忌。古人云,男女交合有三忌,"即天忌、地忌、人忌。……所谓天忌者,指大寒、大热、大风、大雨、日月蚀、地震、雷电时,忌交合;所谓地忌者,指山川、地祇、社稷、井灶之处,皆忌交合;所谓人忌者,指醉、饱、喜、怒、忧、悲、恐、惧时,切忌交合。犯此忌者,既致疾病,子必短寿。"

现代人总结出了男女交合"十忌",也颇有指导意义:一忌饱食同房;二忌酒后同房;三忌病中同房;四忌过劳过饥同房;五忌悲恐同房;六忌经期同房;七忌临产同房;八忌新产同房;九忌大寒大热同房;十忌过繁同房。还有人提出了性生活七忌:①忌醉酒行房;②忌饱食或饥饿行房;③忌情志过激行房;④忌劳倦行房;⑤忌患病新愈行房;⑥忌气候异常行房;⑦忌阴部及环境不洁行房。(《自我保健230法》)

摘自《快乐健康一百岁》、《自我保健230法》

第八十一篇　老年人的运动保健

运动是保持身体健康的最佳方式。规律的运动不仅能阻止并减缓某些疾病的发生、身体状况的恶化、降低并发症产生,还能让身体保持更佳的状态。经常规律运动的人比少运动的人更容易远离疾病威胁,进而改善生活质量。经常适量运动不仅可增强身体的力量、柔软度、持久性,更可促进身心健康及预防疾病。正确的运动习惯能为生命注入活力,错误的运动方式却又可能造成运动损伤。大体说来,依运动量而言有助于身体健康的运动类型有三种:有氧运动、强化肌肉运动、柔软度运动。有氧运动可改善血液循环、增加耐力。强化肌肉及柔软度运动,必须每天做,可增加柔软度,减少肌肉的酸痛。步行、慢跑、太极拳、游泳、骑自行车、跳舞是综合以上三类运动的最佳运动方式。

一、老年人运动保健的益处

老年人的运动保健,就是指通过适量的运动来达到养生保健目的。适量的运动包括日常活动、体力劳动或体育运动等,通过这些运动可以活动筋骨、调节气息、畅达经络、疏通气血、调和脏腑、增强体质,从而使人健康长寿。美国运动医学专家曾说,如果健身锻炼可以做成胶囊,那将成为医学史上最常用、最有效的药物。所以,适量运动可以给老年人带来很多益处。

体育锻炼,可以增强体质,提高机体的生理功能,使组织、器官、精神充满活力,推迟机体各组织器官退行性进程。老年人要延缓身体功能的衰退,就应当进行适当的体育锻炼。

老年人体育锻炼的种类很广,要看本人的喜爱和条件。一般老年人只能根据条件,比如广播操、散步、慢跑、太极拳、气功、八段锦、游泳、登山、门球等运动项目,可随意选择,只要能持之以恒,锻炼与不锻炼大不一样。

生物学规律告诉我们,随着年龄增长,机体功能日渐衰退是必然的。但如果老年人经常参加体育锻炼,就能延缓衰老进程。体育锻炼能改进新陈代谢和消化能力。老年人如能进行适宜的体育活动,还会使肺功能、心脏功能增强,提高肌肉力量,身体活动灵便,加快血液循环,脑子和其他器官的供氧得到改进,精力充沛,身体健壮,即使慢性病缠身在医生指导下也能全面康复。

老年人体育锻炼除了上面讲的益处外,最重要的是对心血管系统、呼吸系统、神经系统、消化系统的益处更明显。

老年人适度的体育锻炼,对于高血压、动脉

硬化、冠心病等有一定的辅助治疗作用。还可以防止肥胖，降低血脂和胆固醇，缓解心血管疾病的症状，减少心脏病突发的危险因素。

老年人体育锻炼，使呼吸运动加快、加深，呼吸肌活动幅度加大，呼吸回缩力增强，胸腔容积扩大，有更多的肺泡参与气体交换，提高肺气量和摄氧量。

体育锻炼可以增加脑氧的供应，改善营养物质，有助于休息和睡眠，这对于老年性神经衰弱是行之有效的辅助治疗，也可以防止因心血管硬化而导致的老年性痴呆发生。

体育锻炼会使人产生饥饿感，食欲明显提高，胃肠蠕动增强，消化液增多，促进了人体消化吸收功能。老年人体育锻炼后，新陈代谢旺盛，不会出现食欲不振，消化不良等现象。

老年人体育锻炼也可以促进人体内分泌功能，从而提高人体的生命活力和对周围环境的反应能力，加速泌尿系统和皮肤的排泄机制，清理体内代谢产物，保持人体的酸碱平衡和体液平衡，对防御疾病也起着重要作用。

（一）运动可以延缓衰老。运动是人类健康的一个法宝。人到老年，机体、内脏、形态、功能都将逐步出现衰老退化。要延缓衰老，运动是有效方法之一。适量的运动，使老人的机体功能得到改善和增强，可减缓、减轻老年退行性变化的进程。运动还可以增强人体免疫力，提高抗病能力和病后康复速度。运动主要围绕肩、腰、髋、膝、踝等关节来进行。人体每一处关节都分布有若干肌群，经常运动，既能消除脂肪，又能增强肌肉的力量，使运动功能得到改善，体格更为强壮，能有效地延缓衰老。大量的科学研究证实，长期坚持适量运动，不仅可以使寿命延长4～10年，而且生存质量大为提高。

（二）运动能够帮助消化。运动可加强胃肠蠕动，增加消化分泌液，促进营养物质的吸收和转化。运动时血液循环加快，从而促进肝脏功能和胰腺等功能的改善；运动增加呼吸的深度与频率，促使腹肌上下移动和腹肌的剧烈运动，对胃肠起到很好的按摩作用，对胃肠功能起到很好的增进作用。运动可以增加人体对胰岛素的敏感性，增强对血糖的调节作用，提高人体对葡萄糖的耐受能力，从而预防糖尿病的发生。

（三）运动能改善心血管功能。运动时肌肉对氧的需求增加，就需要吸收更多的氧气，呼吸进来的氧气，需要心脏血管运输，从而增强心脏血管的功能，改善心肌的收缩能力。运动能降低血脂，使血液中胆固醇及甘油三酯下降，降低心血管系统疾病的发病率。运动可增加血液中的高密度脂蛋白、稳定血压、降低血脂，有助于预防和控制动脉硬化，可预防和推迟老年人心血管病的发生，使心脏和整个循环系统的功能保持在较好的水平。据研究，经常进行运动锻炼，可使心脏病发作的危险性减少35%。

（四）运动可增强呼吸功能。运动能使呼吸增强、肺活量增加、吸入更多的氧气、排出更多的二氧化碳、增强气体交换的功能，并能保持肺组织的弹性，使呼吸加深，加强胸廓的活动范围，可预防老年肺气肿。一般人因肺活量小，胸围呼吸差只有5～8厘米，换气效率低，参加活动容易气喘。而经过长期运动锻炼的人，胸围呼吸差能达到9～16厘米，能用加深呼吸的方式提高换气率，可提高身体工作能力，加快疲劳的恢复。还有，经常运动锻炼，可增强免疫功能，适应气候变化，有助于预防呼吸道疾病。

（五）运动促使骨骼强壮。老年人骨骼弹性差，韧性减弱，轻微的意外就可能发生骨折，且愈合恢复缓慢，这主要是由于骨骼结构发生退化、骨质丢失、骨萎缩、骨质疏松、钙流失等原因引起的。通过运动，促使骨骼的血液循环得到改善，防止钙、磷等无机成分的丢失，使骨的弹性、韧性增强。老年人的关节弹性和灵活性差，运动可加强关节坚韧性，改善关节的弹性和灵活性，增加关节的活动幅度，从而可防止关节及肌肉萎缩、韧带硬化和滑囊的滑液分泌减少；增加骨密度、骨关节和韧带的力量；预防骨折等多种骨损伤；防止老年性关节炎和关节强直；降低骨质疏松发生的危险性。

（六）运动有调节神经功能。老年人神经调节能力下降，对外部刺激反应迟钝，记忆力减退等。经常运动，可促进脑血流循环，改善大脑细胞的氧气和营养供应,延缓中枢神经细胞的衰老过程,使大脑皮质活动的过程强度、均衡性和灵活性均得到改善,有利于老年人保持充沛精力、行动方便、提高工作效率。尤其是轻松的运动,可以缓和神经肌肉的紧张,收到放松镇静的效果,对神经衰弱、抑郁症、高血压等病证都有良好的治疗作用。神经心理学家已经证明,肌肉紧张与人的情绪状态有密切关系。不愉快的情绪通常和骨骼肌肉及内脏肌肉紧张有关,运动能使肌肉在一张一弛中逐渐放松,从而解除肌肉紧张状态,缓解和减少精神压力,改善不良情绪。

总之,老年人需要适量运动,通过运动促进人体新陈代谢,增强对疾病的抵抗力,减缓衰老,延年益寿。

(七)老年人运动应注意的事项。老年人体育锻炼,最好根据自身的体质条件,先进行全面的体格检查,选择适宜的运动项目。运动本来是一种积极的保健措施,老年人参加体育锻炼一定要自我监督,掌握心跳和呼吸规律,就是要根据个人的健康状况,生活习惯,确定运动种类、运动量和运动时间。如果患有某种慢性疾病,更需要谨慎,切忌过猛或过急,不然就会伤身。因此,老年人体育锻炼应严格注意下列事项:

1. 循序渐进,切忌急于求成。老年人一定要根据自身的体质条件,合理地选择锻炼项目和运动强度,即运动量和时间、运动次数等。老年人体育锻炼的目的,不是为了比赛,而是使身体得到锻炼,疾病得到康复,体质得到增强。所以,开始时要宁慢勿快,宁小勿大,宁缓勿急。

2. 持之以恒,切忌一曝十寒。老年人体育锻炼,容易感觉疲倦。因此,选择好适合自己的体育项目,并持之以恒是非常重要的。老年人体育锻炼的运动项目不宜多,哪怕一、两种,只要长期坚持,便会受益无穷。选择一种自己喜欢而易行的锻炼项目,数十年坚持不懈,不但能获得健康,而且慢性病也可得到康复。因此,老年人体育锻炼的关键不在于功法或运动项目,而在于坚持不懈的活动。

3. 避免剧烈运动,注意量力而行。参加体育锻炼的老年人,应避免爆发性用力的运动,因为用力过猛,容易造成关节、肌肉的损伤,如有心脏隐患,还会因此而发生危险。老年人运动是否适宜,主要看运动后的恢复情况。一般测量早晨刚醒时的脉率,如晨脉指标高了,说明人体疲劳尚未恢复,运动量可能大了;如晨脉指标平稳,说明人体疲劳已恢复,运动量基本适宜。老年人体育锻炼时脉搏频率加快,一般在 120 次/分左右为适宜。

4. 注意自身疾病,切忌粗心大意。一般运动时比安静时消耗更多的热量,心脏、呼吸等内脏器官要加快工作,为了满足运动时肌肉、心脏、大脑氧的需要,血液循环、呼吸活动骤增,据此患有心脏病、脑血管病、肺心病的老年人运动一定要慢,运动量一定要适宜,运动结束时,应先放慢速度,而后停止运动。

运动中发现胸前区疼痛、呼吸困难、恶心、头痛,双腿无力、肌肉和关节疼痛,应立即停止运动,采取必要的急救措施,以防万一。

老年人体育锻炼,要根据个人的身体素质、年龄和有无疾病,以科学为指导,调整活动内容和活动量。这些都是老年人体育锻炼时应严加注意的事项。

老年人要安度晚年,必须有自信、自尊、自强的精神,把自己放到一个适当的位置上。要多读书报,多学习新的科学知识和保健知识。不要轻信不科学的东西和广告上的过头宣传,自己没把握的要多请教专业医务人员,不要自作主张乱用药。

养生之道关键在于正确的理想,人生观决定了一个人的生活。

摘自《老年养生必读》.

二、老年人运动保健的原则

(一)老年人运动要因人制宜。老年人由于肌肉力量减退,神经系统反应较慢,协调能力差,宜选择动作舒缓柔和、肌肉协调放松、全身能得到活动的运动,如步行、太极拳、易筋经、八段锦、健身操等。体力较好的老年人,也可选择跑步、球类、登山等较费体力的运动。每个人的身体情况不同,所选的运动项目应有所差别,脑力劳动者可参加一些使精神得到放松的活动;体力劳动者则应多参加那些在职业劳动中较少活动的部位。再比如，经常伏案工作者，要选择一些扩胸、伸腰、仰头的运动项目；用眼较多者，应开展望远活动或作眼保健操等。每个人应根据自己的健康状况、性别、年龄、生活习惯、锻炼基础不同选择适合自己的健身运动项目。总之，一句话，选择运动项目，一定要因人制宜，切实从个人的具体情况出发，既要符合自己的兴趣爱好，又要适合自己的身体条件，千万不能盲从。

（二）**老年人运动要适度为宜。** 运动保健是通过适度锻炼来达到养生保健的目的。锻炼时一定要掌握好运动量的大小，太小达不到锻炼的目的，太大则超过了机体的耐受限度而损害身体健康，甚至造成意外损伤。因此，运动保健要量力而行，适度为宜。中医传统养生保健一直强调："常欲小劳，但莫大疲。"小劳则有益身心健康，大疲则有损脏腑气血，这就是过犹不及的道理。那么运动量怎样掌握才算合适呢？中医认为，运动后疲劳很快恢复、精神清爽、睡眠改善、食欲增加，就达到了运动的目的；若运动后精神倦怠、睡眠不宁、食欲不振、头昏头痛，说明运动量过大，超过了身体的生理耐受限度，就会使身体因过劳而受损。另外，还可用脉搏作为运动量的指标，因为脉搏随运动量增大而加快。合适运动量的计算公式是：合适的运动后每分钟脉搏＝170－年龄。例如，60岁的老年人，运动后的脉搏应当是每分钟110次（170次－60）左右，若明显超过每分钟110次，就说明运动量过大，反之则表明运动量不足。

（三）**老年人运动要循序渐进。** 进行运动保健时，疲劳和痛苦都是不必要的，只有轻松愉快的、简单易学的、充满乐趣的和丰富多彩的，人们才能够长期坚持下去。所以，运动保健不要急于求成，不能一蹴而就。正确的锻炼方法是遵守运动量由小到大，动作由简到繁、由易到难，节奏由慢到快，时间由短到长的原则。每次锻炼遵循由静到动，再由动到静，逐渐过渡。就是说，锻炼开始时先做一些准备活动，结束时再做一些整理活动。锻炼的时间与强度应遵守宁短勿长，宁小勿大的原则。比如步行或慢跑，刚开始时要速度慢些、距离近些，经过一短时间锻炼后，再逐渐提高速度和增加距离。

（四）**老年人运动要持之以恒。** 运动保健不是一朝一夕的事，应将其作为一项日常生活习惯，长期坚持不间断。因为，运动对身体的益处往往要经过一段时间才能逐渐反映出来，机体状况的好转是随着运动的不断进行而一点一点地改善的，只有持之以恒才能收到良好的效果，只有坚持不懈才能达到预期的目的。所以运动保健不能急于求成，不能搞突击，不能练练停停，必须持之以恒。

人贵有志，学贵有恒。无论做什么事情，要想取得成效，没有恒心是不行的。能坚持天天锻炼最好，如有困难，最低每周不少于3次运动，每次运动不少于30分钟。这样日积月累，才能收到运动保健的功效。持之以恒是运动保健的要求，也是对自己意志和毅力的挑战。因此，运动保健不仅是身心的锻炼，也是对意志和毅力的磨练。

（五）**老年人运动要动静结合。** "文武之道，一张一弛。"综观古今养生理论，都提倡养生保健既要动也要静，要动静兼修，形动心静，动后养，动静适宜。运动时，选择安静的环境锻炼，一切顺乎自然，进行自然调息、调心，神态从容，摒弃杂念，神形兼顾，内外俱练，形劳而不倦，动于外而静于内，动主练形而静主养心。动后静养是一种有效的放松和调节，可排除各种烦闷心情和伤感情绪。这样，在锻炼过程中外练形体，内练精神，使内外和谐，体现出由动入静、动中有静、以静制动、动静结合的整体思想。总之，老年人运动要顺其自然，注重平衡，达到动静结合、脑体结合、劳逸结合才最好。

（六）**老年人应重视重量锻炼。** 老年人在运动时，需要重视重量锻炼，因为适度的重量锻炼对减缓骨质流失，防止肌肉萎缩，维持器官功能都会起到积极作用。老年人应选择轻量、安全的重量锻炼，如举小沙袋，握小杠铃，拉轻型弹簧等，每次锻炼时间不要过长。

（七）**老年人运动要顺应季节。** 人类以大自然为生存条件，经受四季气候变化的制约，运动必须顺应这种规律而变化,随机应变,提高锻炼效果。春季是锻炼的最佳时机,应早睡早起抓紧锻炼。冬季是万物生机潜伏闭藏的季节,应减少户外活动,锻炼应在上午十时至下午三时为佳。夏季气温较高,防暑是前提,户外活动不宜过长,不宜剧烈运动,锻炼宜适可而止,保重身体。秋季气候适宜锻炼,食欲明显增强,人的体力增强,可以适当增加运动量和运动时间。

(八)老年人运动要选择好环境。 老年人在户外活动时,最好选择花草树木繁茂的公园、绿地或河湖边,以场地平坦、环境雅静、阳光明媚、空气清新的地方为宜。这种好的锻炼环境,不仅利于活动,而且有助于增强锻炼效果。如果好的锻炼环境离家太远时,不宜为找场地费时费神,四处奔波,也可因地制宜,在居家的院里或在室内进行。《老年养生必读》

(九)老年人运动要坚持"九性"。 老年人运动要坚持"九性原则",即:

1. 要注意科学性,不要蛮干;

2. 要注意渐进性,由简至繁,由少至多,循序渐进;

3. 要注重平衡性,使四肢和内脏都得到活动;

4. 要注意对称性,使全身上下和左右,以及胸腹和背部都能得到活动;

5. 要注意交替性,伸与屈、旋与转、按与摩、掐与推等动作交替进行;

6. 要注意趣味性,根据各人的爱好和特点进行;

7. 要注意季节性,根据季节、气候的变化,安排相应的室外或室内活动;

8. 要注意持久性,任何运动项目都需要持之以恒,才能达到有益健康的目的;

9. 要注意安全性,活动中要有安全保障。
《养生益寿》

摘自《《老年养生必读》、《养生益寿》》

三、老年人运动保健的方法

现代运动生理学研究证明,增强心肺功能最有效的锻炼,是能促进机体大量吸氧的运动,国外称之为需氧运动,如步行、慢跑、游泳、骑自行车、球类等耐力性项目。下面介绍几种主要适合老年人参加的运动保健方法:

(一)步行锻炼法。 步行是最适合老年人的运动项目,它虽然运动量不大,但非常安全,尤其适合年老体弱者。步行锻炼,每次要达到半小时以上。步行时,人体60~70%的肌肉都参加活动,它对增强下肢肌肉及韧带的活动能力,保持关节灵活性,促进四肢及内脏器官的血液循环,调节神经系统,加速新陈代谢过程均有良好作用。步行对于人的健康有很多好处。美国著名的心脏病学家怀特说:"运动是世界上最好的安定剂","轻快的步行(至有疲倦感),如同其它形式的运动一样,是治疗情绪紧张的一副理想的'解毒剂',并能改善人们的身体健康。"另一位医学家证实,15分钟轻快的步行所收到的放松神经肌肉的效果,胜过服400毫克的眠尔通(一种常用的镇静安眠药)。另外,饭前饭后散步还是防治糖尿病的有效措施。现代医学证实,步行能提高机体代谢率,中老年人以每小时3公里的速度步行1.5~2小时,代谢率增高48%。糖的代谢也随之改善。糖尿病患者经一天的徒步旅行后,血糖可降低60毫克%。很多老人,由于长期坚持步行,都受益匪浅,对自己的健康长寿起到了积极的作用。

(二)慢跑锻炼法。 慢跑动作缓和,简单易行,能使心脏更适应各种不同的变化,变得强壮有力,增加心脏排血量;促进呼吸肌发达,增大肺活量;促进新陈代谢,减少体内水分,排除体内脂肪和胆固醇;对骨骼关节病变、高血压、冠心病、动脉硬化、肥胖病、神经衰弱、慢性支气管炎等,都是一种积极的预防和治疗措施。

参加慢跑锻炼者必须方法得当,坚持不懈,最好每天跑一次,每次可跑5~10分钟,速度由慢而快,距离由近而远,循序渐进,可以走、跑交替,一切以全身舒畅为准。在慢跑的过程中,呼吸要自然、深长,不应有憋气感觉。跑时还要步子节奏相配合,如果呼吸急促,应降低跑速;如感到呼吸困难、胸闷难受、头晕眼花、心率反常,应立即停跑,千万不要勉强,以防发生意外。

慢跑国外称为健身跑。今天它已风行世界,

国外的各种媒体大量宣传慢跑："你要长寿，就得慢跑。"慢跑所以如此风行，是因为通过长期实践及大量科学实验证明它简单易学，不需要专门场地和器材，能吸进更多的氧气，而且对增强体质，延缓衰老，预防心血管疾病效果显著。经国外对360名长跑锻炼者与一般人进行对照研究后发现，年满70岁以上的长跑锻炼者其循环机能竟相当于45～50岁人的水平，其呼吸功能也相当于40岁人的水平。近年来世界各地掀起一股慢跑热，使许多锻炼者原本患有的神经衰弱、食欲不振、失眠、便秘等多种疾病，都不治而愈。二十世纪七十年代，美国由于开展了慢跑运动，使心脏病减少了8％。慢跑的时间可长可短，一般不少于15分钟。慢跑对改善人的精神状态也有益处。一些老同志离退休后，由于失去了紧张工作的节奏和某些社会上的交往，容易产生孤独、寂寞、郁闷等心理变化。慢跑将对此产生极为良好的作用。

（三）**太极锻炼法**。太极锻炼法包括太极拳、太极剑、太极扇等。太极锻炼法适合年老体弱和慢性病患者。太极锻炼法涉及全身主要关节和肌群，长期坚持可增进关节灵活性、增强韧带的机能，促进血液循环和胃肠蠕动。

太极拳等太极锻炼法，具有轻松柔和，平稳舒展，先后贯穿，密切衔接，连贯均匀，绵绵不断，以腰为轴，圆活自然，上下相连，协调完整以及全身轻松，精神愉快等特点。经常打太极拳等可以活动全身肌肉、关节，特别可以使腰腿得到锻炼，提高老年人脊柱的活动能力，延缓骨质的老年变化。还能调节中枢神经，增强血液循环和心脏收缩运动，加强呼吸、消化、排泄等器官功能，改善人体的新陈代谢过程。因此，对辅助治疗高血压、心脏病、胃溃疡、肺结核、关节炎、神经衰弱等慢性病都有良好的疗效。

（四）**游泳锻炼法**。游泳是一项把日光浴、空气浴和水浴结合起来的全身性健身运动。也是对老年人极为有益的有氧代谢运动。它能促进体内钙和磷的代谢，有利在血液中的红细胞和维生素D的形成，可防止骨骼软化病（佝偻病）。老年人经常游泳，能增强血管弹性、锻炼心脏，使供给心脏的血管增粗，使供应心肌营养的冠状动脉的血流量增多，能使血液得到更好的循环。

游泳还能增强呼吸肌和加大肺活量，使整个肺部的呼吸功能得以强化。人站在齐胸的水中，则受12～15千克的水压，必须加深呼吸，才能完成呼吸动作，使呼吸肌得到锻炼。因此，游泳可以增加肺活量，可以改善心肺功能。

游泳还是治疗某些慢性病的理想方法。慢性关节炎患者，在水中锻炼比慢跑疗效要好。人在水中将平时的直立运动变成水平运动，使腰椎、四肢关节的活动量增加，改善四肢血液循环和新陈代谢，有利于各关节的锻炼，可减轻骨关节的增生和肌肉酸痛。另外，游泳时，皮肤得到水中化学物质刺激，能改善和保护皮肤，防止皮肤病发生。

（五）**球类锻炼法**。球类锻炼法，包括羽毛球、乒乓球、门球、太极柔力球、健身球等。科学观察已经证实，老年人可以参加羽毛球、乒乓球、门球等小型球类活动，而且对身体诸方面都有好处。

首先，打羽毛球、乒乓球、门球等可以强化内脏的生理功能，主要是心肺功能。因为，打羽毛球、乒乓球、门球等是一项全身运动，全身的大肌群都可参与至该项活动中来，对血液循环、氧气供应、废物排泄等功能均有较高的需求。因此，通过长时间的锻炼，其心肺功能有显著增强。

其次，打羽毛球、乒乓球、门球等可以活动全身各大关节及各大肌群。如肩关节、髋关节及腰椎腰骶关节，都必须积极参与，才能对付灵活多变的球类运动技巧。在肌肉方面，主要是肩部、上臂、前臂、手部的大小肌群，都必须广泛参与，才能行动敏捷，应变自如，在攻与防中发挥出较好的水平。所以，经常参加打羽毛球、乒乓球、门球等运动，有益于老年人的身心健康。

（六）**踢毽子锻炼法**。踢毽子是我国民间传统的健身运动项目。经常踢毽子，能提高人体中枢神经系统和内脏器官的功能，培养灵活、柔韧和耐力，延缓骨骼、肌肉、内脏器官、神经系统的衰老进程，达到延年益寿的目的，是最适宜老年人开展的理想健身运动。

(七)跳绳锻炼法。跳绳是一种以四肢肌肉运动为主的全身运动。我国中医认为,脚乃人体之根,有六条经脉及众多穴位在这里交错汇集。跳绳不仅能加强心脏功能,促进血液循环,还有增强上下肢灵敏度、改善平衡机能的作用。老年人在跳绳时,身体以下肢弹跳和后蹬动作为主,以臂摆动,胸、腹、背、膈肌都参加活动,所以大脑也不停地运动。同时,手握绳头不断地旋转会刺激拇指相关的穴位,进而增加脑神经细胞的活力,所以,跳绳不仅有益于增加心肺功能和身体素质,而且是一项非常有益的健脑活动。

(八)"拍、摩、扭"锻炼法。"拍、摩、扭"锻炼法,是非常适合老年人的一项健身运动。拍:是从上到下全身拍打;摩:是头部、面部、耳部进行按摩;扭:是扭动脖子、腰部、膝关节、踝关节。当这些动作都做完后,就有意识来几次慢慢的深呼吸,每天最多用20分钟,就能将这套"健身操"做完,做完后,人顿时感到神清气爽。只要每天坚持做这套"拍、摩、扭"健身操,不仅可以减轻腰酸背痛疼,而且体质也可大大增强。还有资料讲,经常用左右手互相拍打手背,可以预防和减轻老年斑的发生。

(九)活动手指锻炼法。经常活动双手的十指,可使两侧大脑都能得到刺激,延缓脑细胞的退化,有益身体健康。医学临床资料称,近70%的脑出血患者发生在右脑半球,因人们习惯使用右手,从而使大脑左半球得到锻炼,因而容易使大脑右半球血管壁变得脆弱,所以,右脑半球比左脑半球血管发生出血、缺血、拴塞的可能性要大。由此可见,活动双手指具有预防中风的作用。因此,常用右手的人要多锻炼左手,爱用左手的人要多锻炼右手。平时多玩健身球、握健身圈、织毛衣等,都可以有效地刺激大脑,延缓大脑的衰老。下面介绍一种十指运动健身的方法:

1. 两手相对搓擦50次,发热后可通六经,促进血液循环。

2. 两手十指相握、相屈、相钩或玩物、操作等,有益脑运动、血液回流,可防止痴呆症。

3. 双手互相按拇、食、中、无名指、小指,顺序从前后和内外两侧按揉指节18～36次,每天1～2次,可有效地提高内脏各器官的功能。

4. 双手伸展后猛握,直到中指尖抵触劳宫穴约10秒钟,然后由小指开始各个放开,如此反复10次,它会像一台运转的辅助供血泵,促进有氧代谢,可预防脑血管硬化和脑中风。

5. 两手食指于胸前用力相钩,拉时用鼻深呼吸,松时用嘴吐出浊气,可保护肝脏和质量肝脏受损症。

(十)"金鸡独立"天天练。此法也叫单腿独立,不过要双目紧闭,左右腿轮流独立,时间在3～5分钟。由于是闭目,没有凝视物,又无手扶物,很不容易站稳,因此要静心气正,方血脉平稳,久之练习经络疏通,将气血引向足底。这个动作可防重大疾病产生,如痛风、高血压、糖尿病、颈椎病,也可治疗小脑萎缩,好处很多,贵在坚持,早晚各练一次为宜。

摘自《益寿养生全书》

四、老年人运动保健须知

老年人运动保健要讲究科学性,坚持从自身实际出发,注意量力而行。这样才能既锻炼身体,又确保安全,防止意外情况的发生。老年人运动保健要注意以下事项:

(一)运动前要做全面身体检查。了解自身健康状况,以便合理选择运动项目,确定适宜的运动量。也便于进行自我医务监督。运动时,要先做准备活动,防止运动事故的发生。

(二)运动要循序渐进。开始锻炼时运动量要小些,适应后再逐渐增加。每增加一级负荷,都要有适应阶段。在锻炼中如要增加速度,更应慎重。

(三)运动要有规律。要按时锻炼,持之以恒。锻炼前要进行准备活动,锻炼后要作整理活动。锻炼要认真,练功、打拳,都要全神贯注。

(四)运动时间不宜持续过久。运动过程中要注意适当休息。步行或慢跑锻炼,有个同伴更好,彼此可以聊天,使锻炼气氛轻松活跃,锻炼后感到精神愉快,心情舒畅。

(五)运动要因时制宜。夏天锻炼要避开炎热的时段(上午10时～下午3时),防止中暑;冬天锻炼要注意保暖,预防伤风感冒。锻炼后不要立即洗凉水澡；不要在大雾天锻炼；锻炼时不要用嘴呼吸。

（六）不宜进行憋气运动。 因为憋气用力时，肺、胸、腹内压都明显升高，造成血液循环受阻，很容易引起脑贫血、头晕目眩、胸闷恶心或休克。容易损伤呼吸肌，甚至使肺泡破裂而引起肺和支气管出血。

（七）不宜进行过度兴奋和竞技性的运动。 因为这种运动对患有高血压、冠心病等心血管疾病的老年人，很容易导致心肌梗塞或中风的发生，严重者甚至危及生命。

（八）不要进行快速跑跳运动。 老年人心肺功能衰弱，动脉血管硬化，血流减慢，呼吸弱浅，大脑供血量也相对不足，如果突然起动，快速跑跳，必然引起心率剧增、供氧不足、血压猛升、眼花耳鸣等不适症状，稍有不慎极易发生危险。

（九）不宜进行举重、负重运动。 老年人骨质松脆，肌肉韧带日趋萎缩、硬化，重负荷运动易造成骨骼损伤或骨折。因此，举重、拔河、引体向上、俯卧撑、举杠铃等运动，老年人不宜参加。

（十）不要进行头位置变换和旋转运动。 如前俯后仰、侧倒旁弯、各种翻滚、头下脚上的倒立等都是属于头部移位的运动。这些运动会使血液向头部流动，导致脑溢血，甚至晕倒。另外，老年人协调性差，平衡力弱，因而像荡秋千、滑冰及各种旋转动作不要进行，对老年人来说这些都是危险性极强的运动。稍有不慎，极易造成损伤。

（十一）不要在硬马路上跑步或锻炼。 吃饭前后一小时不宜进行运动；运动前要饮水，运动后不要马上大量饮水或吃冷饮。

（十二）患有慢性器质性疾病的老年人，应在医生的指导下进行运动或减少和暂时停止某些运动；在有病、感冒发烧，或身体过累时，应暂停锻炼。

摘自《细说养生秘诀》

五、老年人如何避免运动伤害

老年人在运动中如何才能远离伤害呢？主要应注意以下几点：

（一）在运动前热身，而运动后再做伸展操。 这样不仅让身体活跃起来，更能增加肌肉弹性及关节活动能力，减少肌肉拉伤、韧带扭伤。

（二）剧烈运动后要做缓和运动。 这样可以加强新陈代谢、防止乳酸堆积、降低肌肉酸痛并减少心脏负担。

（三）重视平日的日常保养。 这样不仅能为保持健康添一份保障，更能在遭受运动伤害时，快速修复受伤的机体组织，提升快速复原的能力，将伤害度降到最低。

（四）适时适量补充身体所需营养。 为了补充运动后所流失的水分、电解质，必须经常喝水或运动饮料。然而想要远离运动伤害、维护健康，平日营养补充也是十分重要的。

摘自《健康指南》

第八十二篇　老年人的经络保健

一、经络及其作用

经络保健是指通过对经络的刺激（如针刺、灸法、按摩、推拿等）方法，调理人体的经络系统，使气血通畅，脏腑功能协调，从而起到保健作用的一种方法。

经络是人体经脉和络脉的总称。它能运行全身气血，联络脏腑肢节，沟通人体上下内外，使人组成一个有机的整体。因此，人体一切生理和病理作用，都在经络系统的调节和控制下进行。经络系统实际是人体的总控制系统，是保持人体健康、长寿的关键。《黄帝内经》指出经络具有"行气血、调阴阳、决死生、处百病"的功能。

经络是人体气血运行的通道，包括经脉和络脉。经脉贯通人体上下，联系体表和内脏，是经络的主干部分；络脉纵横交错，遍布全身，是经络的分支部分。经脉和络脉在结构上是相通的，在功能上是协同的，故一般统称经络系统，它主要由以下三部分组成：

(一)十二经脉。十二经脉是经络系统的主体，手足各六经，即：手太阴经、手厥阴经、手少阴经、足太阴经、足厥阴经、足少阴经和手阳明经、手少阳经、手太阳经、足阳明经、足少阳经、足太阳经。十二经脉在内属络脏腑，在外连接肢体，六阴经与六阳经互为表里，结成六对经脉，即太阴与阳明相表里、厥阴与少阳相表里、少阴与太阳相表里。十二经脉左右对称地分布于四肢、头面和躯干。十二经脉首尾相接，逐经相传，构成一个周而复始、如环无端的气血流注体系，气血通过经脉内到脏腑、外达肢体，营养全身。

(二)奇经八脉。奇经八脉是督脉、任脉、冲脉、带脉、阴维脉、阳维脉、阴蹻脉、阳蹻脉的总称，因它们与十二经脉不同，既不属脏腑，又无表里配合，故称奇经八脉。它们循行于十二经脉之间，沟通了十二经脉之间的联系。奇经八脉还对十二经脉的气血起蓄积和渗灌的调节作用，气血旺盛时加以蓄积，当人体功能活动需要时又能渗灌供应。奇经八脉只有任脉和督脉有自己所属的穴位，其他六经都是寄附在十二经脉和任、督脉上。十二经脉和任、督脉上的穴位，称为经穴，是针刺、艾灸的主要部位。

(三)十五络脉。络是从经脉分出来的细小分支，刚从经脉分出来的称络，络脉再分成浮络，浮络又再分成孙络。十五络脉是络脉的主要部分，由十二经脉和任、督脉每经各分出一络，加上足太阴脾经从大包穴分出一条特别的络叫"脾之大络"，合称十五络脉。

(四)经络的作用。经络对正常人体有三个主要作用：①沟通内外，使人体的五脏六腑、四肢百骸、五官九窍、皮肤肌肉成为一个有机联系的整体。②运行气血，使人体各脏腑筋骨皮肉均得到气血的濡润滋养，完成正常的生理功能。③抗邪卫外，经络还运行营气、卫气，营气行于脉中，卫气行于脉外，使人体肌表密固，外邪不得侵袭，起到抗御外邪、保卫机体的作用。

摘自《老年养生必读》

二、穴位及其作用

穴位，又叫腧穴，是脏腑和经络的气血在人体外表汇聚的部位。穴位可分成三类：①经穴，分布在十四经脉上的穴位称为经穴或十四经穴，经穴有固定的位置、穴名和归经(归属那一条经脉)。②经外奇穴，分布在经脉之外的穴位，有固定的位置和穴名，但没有归经。③阿是穴，又称天应穴，是随着疾病出现的一些压痛点，无固定位置和穴名，更没有归经。

穴位是经络治疗的部位所在。要了解经络保健，就要先了解一些重要穴位的位置和定位方法、作用、主要治疗的疾病及操作方法。人体有361个经穴，数百个经外奇穴，其中重要的穴位有120个左右。穴位主要有以下三个作用：

一是气血运行的枢纽。经脉为气血运行的通道，穴位是经脉上气血通行出入的部位，穴位的功能正常与否事关经脉的畅通和气血的运行。针灸、按摩、推拿等正是通过穴位来调整人体经络脏腑的气血运行。

二是反映疾病的窗口。人体脏腑气血功能失调可通过经络反映到穴位，在穴位局部出现压痛、酸楚、结节、肿胀、瘀血、皮疹、虚陷等变化，特别是足太阳膀胱经上分布有五脏六腑的"背俞穴"，五脏六腑的病变多在此有所反映，如肝胆疾病，肝俞、胆俞有压痛。近年来更是应用光、声、电、磁等方法，透过穴位这个窗口，使用现代的仪器测定穴位的电位、电阻、红外线发射、冷光等参数，了解经脉脏腑的虚实和病变，是中医诊断现代化的一个方向。

三是接受经络治疗的部位。针灸疗法就是通过针刺或艾灸作用于穴位来防治疾病，如针刺足三里可预防感冒、针刺合谷可预防腮腺炎、艾灸中脘可帮助消化；推拿按摩、药物外敷、磁疗、光疗、电疗等治疗也都可以通过穴位起作用。如眼保健操按摩眼周穴位睛明、四白、阳白、太阳等，可消除眼肌疲劳和预防近视眼。总之，穴位是经络疗法的治疗部位，学会取穴定位是经络保健的关键。

摘自《老年养生必读》

三、老年保健常用穴位

(一)命门：位于第二腰椎棘突下凹陷中。有补肾扶正的功效。主治阳痿、遗精、白带增多、遗尿、尿频、月经不调、泄泻、腰痛、手足厥冷。

（二）大椎：位于第七颈椎棘突下凹陷中。第七颈椎是最大、最突出的颈椎，容易辨认。有解表、通阳、醒脑的功效。主治发热、疟疾、咳嗽、气喘、盗汗、癫痫、头项强痛、肩背痛、风疹。

（三）百会：位于头顶最高处，即双侧耳尖连线的中点。有醒脑升阳的功效。主治头痛、眩晕、中风失语、脱肛、泄泻、子宫脱垂、健忘、失眠。

（四）人中：位于人中沟的上1/3与中1/3交点处。为急救要穴，有醒脑开窍的功效。主治昏迷、晕厥、痫证、面瘫、急性腰扭伤。

（五）关元：位于脐中下3寸（针灸学上的寸，1寸相当于大拇指的宽度，3寸相当于四指的宽度）处。为补虚要穴，有补肾固本的功效。主治遗尿、小便频数、癃闭、泄泻、腹痛、遗精、阳痿、疝气、月经不调、不孕、中风、虚劳羸瘦。

（六）气海：位于脐中下1.5寸处。也是补虚要穴，有补气扶正的功效。主治腹痛、泄泻、便秘、遗尿、疝气、遗精、阳痿、月经不调、闭经、崩漏、虚脱、形体羸瘦。

（七）中脘：位于脐中上4寸处。有和胃理气的功效，主治胃痛、呕吐、吞酸、呃逆、腹胀、泄泻、黄疸。

（八）膻中：位于两乳头连线的中点。有理气宽胸的功效，主治咳嗽、气喘、胸痛、心悸、乳少、呕吐、噎膈。

（九）尺泽：位于肘横纹中，肱二头肌腱桡侧凹陷处。有清肺降气的功效。主治咳嗽、气喘、咯血、潮热、胸部胀满、咽喉肿痛、吐泻、肘臂挛痛。

（十）列缺：位于桡骨茎突上方，腕横纹上1.5寸。取穴时可将两手虎口垂直交叉，一手指按在另一手桡骨茎突上，指尖下凹陷为列缺穴。有祛风宣肺的功效。主治伤风、头痛、项强、咳嗽、气喘、咽喉肿痛、口眼歪斜、牙齿疼痛等病症。

（十一）合谷：位于手背第一、二掌骨之间，平第二掌骨中点处。取穴时可将对侧拇指指关节横纹放在拇食指之间的指蹼缘上，屈指当拇指尖处为合谷穴。有祛风解表的作用。主治头痛、目赤肿痛、鼻出血、牙齿疼痛、牙关紧闭、口眼歪斜、耳聋、腮腺炎、咽喉肿痛、热病无汗或多汗、腹痛、便秘、闭经、难产等病症。

（十二）曲池：位于肘横纹外侧端，屈肘时当尺泽与肱骨外上髁连线中点。有祛风清热的功效。主治热病、半身不遂、风疹、手臂肿痛、咽喉肿痛、齿痛、目赤痛、腹痛吐泻、痢疾、高血压。

（十三）迎香：位于鼻翼外缘中点旁，当鼻唇沟中。有通利鼻窍的功效，主治鼻塞不通、面瘫、鼻出血、面痒、鼻息肉。

（十四）天枢：位于脐中旁开2寸。有理气、消滞、通便的功效。主治腹痛、腹胀、肠鸣、泄泻、痢疾、便秘、肠痈、热病、疝气、水肿、月经不调。

（十五）足三里：位于膝关节髌骨下缘3寸，胫骨前嵴外1寸。有健脾和胃、安神补虚的作用。主治心痛、腹胀、胃寒胃痛、呕吐、肠鸣、泄泻、痢疾、腿膝肿痛、病后虚劳羸弱等症候，也可治疗高血压、神经衰弱、乳腺炎等病症。对中老年人有保健作用，为保健要穴。针灸足三里可以增强人体免疫功能。

（十六）丰隆：位于外踝高点上8寸，胫骨前缘外二横指。有健脾、和胃、化痰的功效。主治痰多、哮喘、咳嗽、胸痛、头痛、眩晕、便秘、癫狂、痫证、下肢痿痹、呕吐。

（十七）三阴交：位于足内踝尖上3寸，胫骨内侧面后缘。有健脾、疏肝、补肾的功效。主治肠鸣、泄泻、腹胀、消化不良、月经不调、闭经、痛经、崩漏、白带增多、子宫脱垂、难产、产后血晕、恶露不尽、不孕、遗精、阳痿、早泄、疝气、小便不利、遗尿、失眠、下肢瘫痪。

（十八）阴陵泉：位于小腿内侧，当胫骨内侧髁后下方凹陷处。有健脾化湿的功效，主治腹胀、水肿、癃闭、淋症、遗尿、阴痛、遗精、黄疸、下肢瘫痪、膝痛。

（十九）血海：位于髌骨内上缘上2寸，当股四头肌内侧头隆起处。有祛风清热、调经理血的功效，主治月经不调、痛经、闭经、崩漏、隐疹、皮肤瘙痒、丹毒、股内侧痛。

（二十）神门：位于腕横纹尺侧端，尺侧腕屈肌腱的桡侧凹陷中。有宁心安神的功效。主治心痛、心烦、健忘、失眠、惊悸、怔忡、痴呆、癫痫、心理疾病、精神病、胸胁痛、掌中热。

（二一）**后溪**：握拳，位于第五掌指关节后的掌横纹赤白肉际。有通络止痛的功效。主治头项强痛、耳聋、热病、疟疾、癫痫、盗汗、目眩、目赤、咽喉肿痛。

（二二）**养老**：位于前臂背面尺侧，当尺骨小头近端桡侧凹陷中。有明目止痛的功效。主治目视不明、肩背肘臂酸痛、急性腰痛、头痛项强。经常按压该穴有预防老年眼花的作用。

（二三）**听宫**：位于耳屏前，下颌骨髁状突的后缘，张口呈凹陷处。有耳聪、安神的功效。主治耳鸣、耳聋、中耳炎、牙痛、精神病、癫痫。

（二四）**风门**：位于第二胸椎棘突下，旁开1.5寸。有祛风宣肺的功效。主治伤风、咳嗽、发热头痛、鼻塞多涕、目眩、项强、胸背痛。

（二五）**肺俞**：位于第三胸椎棘突下，旁开1.5寸。有清肺理气的功效。主治咳嗽、气喘、胸满、背痛、骨蒸、潮热、盗汗、咯血。

（二六）**脾俞**：位于位于第十一胸椎棘突下，旁开1.5寸。有健脾和胃的功效。主治腹胀、泄泻、呕吐、胃脘痛、消化不良、水肿、背痛、黄疸。

（二七）**肾俞**：位于第二腰椎棘突下，旁开1.5寸。有补肾壮腰的功效。主治遗尿、遗精、阳痿、早泄、不育、不孕、月经不调、白带增多、腰膝酸软、耳鸣、耳聋、小便不利、水肿、喘咳少气。

（二八）**大肠俞**：位于第四腰椎棘突下，旁开1.5寸。有调理大肠、通络止痛的功效。主治腰背疼痛、腹痛、腹胀、泄泻、便秘、痢疾。

（二九）**委中**：位于腘横纹中央。有壮腰强膝、舒筋清热的功效。主治腰背疼痛、下肢瘫痪、腹呕吐、腹泻、小便不利、遗尿、丹毒等症。

（三十）**膏肓**：位于第四胸椎棘突下，旁开3寸。有清肺养阴、益气补虚的功效。主治咳嗽、气喘、肺痨、健忘、遗精、消化不良。

（三一）**涌泉**：位于足底二、三趾缝纹端与足跟连线的前1/3与后2/3交点。有滋阴降火、醒脑安神的功效。主治头痛、头昏、便秘、小便不利、小儿惊风、足心热、昏厥。

（三二）**太溪**：位于内踝尖与跟腱之间凹陷处。有补肾滋阴的功效。主治头痛、目眩、月经不调、遗精、阳痿、小便频数、消渴、胸痛咯血、气喘、咽喉肿痛、齿痛、失眠、健忘、腰痛、耳鸣、耳聋、下肢厥冷、内踝肿痛。

（三三）**照海**：位于内踝尖下方凹陷中。有补肾、利咽、宁神的功效。主治癫痫、失眠、小便不利、小便频数、咽喉干痛、目赤肿痛、月经不调、痛经、白带增多。

（三四）**内关**：位于腕横纹上2寸，掌长肌腱与桡侧腕屈肌腱之间。有宁心安神、宽胸和胃的功效。主治心痛、心悸、胸闷、胸痛、胃痛、呕吐、呃逆、癫痫、热病、上肢瘫痪、失眠、眩晕、偏头痛。

（三五）**劳宫**：位于第二、三掌骨之间偏于第三掌骨，握拳时中指尖处。有清心安神的功效。主治心痛、呕吐、癫痫、口疮、口臭。本穴是练习气功时气感聚集之处，许多气功师通过本穴发出外气，因此，劳宫穴是练习气功的重要穴位。

（三六）**外关**：位于腕背横纹上2寸，桡骨与尺骨之间。有清热解表的功效。主治热病、头痛、颊痛、目赤肿痛、耳鸣、耳聋、胁肋痛、上肢瘫痪。

（三七）**支沟**：位于腕背横纹上3寸，桡骨与尺骨之间。有泻火通便的功效。主治耳鸣、耳聋、暴暗、胁肋痛、便秘、热病。对老年习惯性便秘有较好的疗效。

（三八）**翳风**：位于乳突与下颌角之间的凹陷处。有耳聪祛风的功效。主治耳鸣、耳聋、面瘫、牙关紧闭、牙痛、颊肿、血管性头痛、偏头痛。

（三九）**风池**：位于胸锁乳突肌与斜方肌之间的凹陷中，平后发际中直上1寸。有祛风解表、明目聪耳的功效。主治头痛、眩晕、目赤肿痛、鼻炎、鼻窦炎、耳鸣、耳聋、颈椎病、落枕、感冒、中风、热病、疟疾。

（四十）**环跳**：位于股骨大转子高点与骶骨裂孔连线的外1/3与内2/3交界处。有壮腰健腿的功效。主治腰胯疼痛、腰腿痛、半身不遂、下肢瘫痪。

（四一）**阳陵泉**：位于腓骨头前下方凹陷中。有疏肝利胆、舒筋活络的功效。主治胁痛、口苦、呕吐、半身不遂、下肢瘫痪、脚气、黄疸、肝炎、胆囊炎、胆石症。

（四二）**悬钟**：位于外踝尖上3寸，腓骨后缘。有清热滋髓的功效。主治项强、胸胁胀痛、下肢瘫痪、半身不遂、咽喉肿痛、痔疮。

（四三）**行间**：位于足背第一、二跖骨间，趾蹼缘后方赤白肉际。有清肝明目的功效。主治头痛、目眩、目赤肿痛、青光眼、胁痛、疝气、小便不利、月经不调、痛经。

（四四）**太冲**：位于足背第一、二跖骨结合部之前方凹陷处。有疏肝理气、平肝熄风的功效。主治头痛、眩晕、目赤肿痛、口㖞、胁痛、遗尿、疝气、小便不利、月经不调、癫症、呕逆、中风、下肢瘫痪。

摘自《老年养生必读》

四、老年保健灸四穴

（一）**足三里**。《针灸大成》曰："若要安，三里常不干。"民谚有"三里灸不绝，一切灾病息"之说。《灸法》记载：常灸足三里对结核病、伤风感冒、高血压、低血压、动脉硬化、冠心病、肺心病、风湿性心脏病、消化系统疾病及贫血、失眠、头痛、神经衰弱、半身不遂等慢性病均有良好的防治作用，并有增强体力、解除疲劳、强身健脑、预防衰老、补益肾气及健步等作用。因此，古有足三里是"长寿穴"的说法。

足三里是足阳明胃经之合穴，为回阳九针穴之一，是强壮要穴。灸足三里有温中散寒、健运脾阳、补中益气、宣通气机、导气下行之功效。研究证明，灸足三里能促进新陈代谢、增强机体免疫力、调节内分泌功能及强壮全身的作用。长年坚持灸足三里而获得延年益寿者屡见不鲜。

如果灸法操作不便，亦可以橡皮锤或木棒叩击、敲打的方法刺激穴位，亦可获同样之保健效果。

（二）**中脘**（又叫太仓）。中脘穴属任脉，是手太阳、少阳及足阳明经与任脉之会，又为胃经之募，六腑之会，凡腑病皆治。灸此穴有调胃和中、补虚益气、纳谷化湿、降逆止呕之功效。是中老年保健灸的重要穴位之一。

（三）**关元**（也叫下丹田）。关元穴属任脉，是足三阴经与任脉之会。关元为一身元气之所在，是男子藏精、女子蓄血之处。《难经·六十六难》集注云："丹田者，人之根元也，精神之所藏，五气之根元，太子府也。男子藏精，女子主月水，以生养子息，合和阴阳之门户也。"《扁鹊心书》曰："人无病时，常灸关元、气海、中脘……可保百余年寿。"此穴有培肾固本、调气回阳、主生殖、主元气之功效。常灸此穴，能增强神经、泌尿、生殖系统功能，提高免疫力，防止早衰，能主治诸虚百损，壮一身之气。古有谚云："若要安，丹田、三里不令干"。

（四）**神阙**（又名脐中）。神阙穴属任脉。有温补元阳、健运脾胃、复苏固脱之效。在此穴施灸，可益寿延年。一向受古今中外养生家之重视。《类经图翼·卷八》记载：在神阙行隔盐灸，"若灸至三五百壮，不惟愈疾，亦且延年"。

近代研究证明：脐腹是人体最重要的免疫系统，如同60%的免疫球蛋白由这里产生。脐腹部有1000亿个神经细胞，这里有一个非常复杂的神经网络，被科学家称之为"第二大脑"。常在脐（神阙）施以隔盐灸，可以提高机体免疫力，不但有确切地临床疗效，而且有显著的延缓衰老作用。

摘自《中华养生康复》

五、老年人自我按摩保健法

（一）**常梳发按摩头顶**。俗话说，发多梳，头不白。常梳发按摩头顶一方面可达到刺激局部头皮，促进血液循环，防脱发、白发；另一方面能起到醒脑、安神的作用。具体做法是十指微屈，以指代梳，从前额及耳前梳到枕后，每次梳36遍，每日1～2次，以晨起及睡前梳头为佳。梳头时要求动作轻柔和缓，用力均匀。对伴有经常性头痛者，可适当加重双手压力，以自己能耐受为度。

（二）**常摩掌浴面**。双手相互摩擦，搓热，将手伸展，平贴于面部，指尖向上，位于两额角处，然后自上向下按摩两颊20～30遍，最后将中指沿鼻翼两侧划过，以面部微微发热为度。该法具有活血、养颜作用。

（三）**常搓手按摩双目**。两手先相互摩擦，搓热后将两只温热的手掌分别放在两眼上，待手掌温度复原后，再次摩擦，如此反复3次。然后以食指、中指轻轻抚摸眼球。抚摸时切忌用力过大。上述方法可以促进眼球局部的血液循环，具有明目作用。

（四）常搓鼻通窍。两手掌相对，将中指和环指紧贴在鼻的两旁，自鼻翼两侧向上按摩到鼻根部，再返回鼻翼，反复摩擦数十次，直至鼻部有温热感为止。此后，再用左手或右手中指往返按揉鼻唇沟9次。上述方法不但可以防治鼻周疾病，起到通鼻窍的作用，还可以防治感冒。

（五）常叩齿、漱口。每天晨起静心凝神，然后口轻闭，缓慢叩击门齿36次，再叩击白齿36次。随后用舌尖舔牙周3～5圈，两腮做漱口动作，待唾液满口时，将唾液分三口咽下，并想象着将咽下的唾液直接送入小腹丹田中。该法具有固齿防龋，生津养胃的作用。

（六）常搓腰。两手相互摩擦生热，随后分别将两手按于左右肾俞穴，稍停片刻，用力向下搓至尾闾，然后再搓回到两臂后屈尽处，每次搓36遍。具有壮腰强肾的作用。

（七）常揉腿膝。首先将双手摩擦热，两掌抱于大腿根部，用力向下擦到足踝部，然后再用力擦回大腿根部，如此上下来回按摩十余次，直至腿部皮肤有热感为止；接着将两掌心分别紧贴于两膝盖，同时向内旋转十余次，随后再同时向外旋转十余次，以膝部皮肤发热、发红为度。可促进下肢血液循环和淋巴回流。

（八）常搓涌泉。先将手搓热，然后以搓热的手指按揉两足底涌泉穴，各按搓81次，每日可搓1～2次，以睡前和晨起为宜。有补肾温阳作用。

（九）搓胸搓背健康百岁。具体方法：端坐或仰卧，先将双手搓热，用右手掌按在右胸上方，手指斜向下，适度用力搓至左下腹；然后再用左手掌按在左胸上方，手指斜向下，适度用力搓至右下腹，如此往复搓至胸腹发热。然后搓背，将双手反叉于后背，沿着腰背部脊柱两旁上下来回搓，如此往复搓至后背发热。每天晚上睡觉前、起床后各做一次。

经常搓胸搓背能使"睡眠"的胸腺细胞活跃兴奋，增加胸腺素分泌，作用于各脏器组织，提高免疫功能，对预防疾病、延缓衰老、健康长寿大有益处。

（十）每天点点"不老穴"。在人的手腕处，有两个"不老穴"，即阳谷穴和养老穴。经常按摩这两个穴，可以促进新陈代谢，协调脏腑功能，增强机体抗病能力。

阳谷穴在腕关节尺骨小头前下缘，三角骨与尺骨茎突之间即是。养老穴在前臂内侧，尺侧茎状突起直上中央凹陷中，手腕后1寸。按摩时，两手屈肘在胸前，用一只手的四指放在另一只手的养老穴处，用指端做推擦活动1分钟；接着两手屈肘于胸前，一手前臂竖起，半握拳，另一只手的四指托住手臂，用拇指端甲缘按掐阳谷穴，一掐一松，连做14次；最后用上述方法按揉阳谷穴1分钟。

摘自（《自我保健230法》）

六、老年人的穴位保健法

（一）可以使人强壮的穴位。所谓强壮穴，就是对人体有补养作用的穴位。这些穴位从治病的角度讲，能够治疗一系列慢性虚弱性病症；从防病的角度讲，可以强身健体、防病保健、抗衰老、益寿延年。

人体具有明显强壮作用的穴位有关元、中极、气海、脐中、中脘、膻中、百会、大椎、身柱、命门、风门、肺俞、心俞、膈俞、肝俞、脾俞、胃俞、肾俞、膏肓、足三里、太溪、涌泉、血海、三阴交等。如果用于强身防病、抗衰防老，一般多采用关元、气海、肾俞、足三里、涌泉、三阴交穴位按摩或施灸的方法。按摩可每日1～2次，每次5～10分钟；艾灸可每日或二日一次，每次每穴5～10分钟。

（二）可以使人补气的穴位。所谓补气，就是补益人体的阳气以及五脏六腑之气（如肺气、心气、脾气、胃气、肾气等）。气海、关元、中脘、膻中、肺俞、心俞、脾俞、胃俞、肾俞、命门、心俞、足三里等穴就具有补气的作用。

肺气不足的人，常常少气懒言、久咳、气喘、出虚汗，可选用气海、关元、膻中、肺俞、足三里；心气不足的人，常感气短、心慌、惊恐，并有失眠，可选用膻中、心俞、足三里；脾胃气虚的人，常有不思饮食、腹胀、腹泻、水肿、肢软无力、遗脱肛、内脏下垂等,可选用气海、关元、膻中、脾俞、胃俞、足三里;肾气不足的人,常有遗精、阳痿、月经不调、腰膝酸软、遗尿、小便清长、耳鸣、虚喘,可选用关元、气海、肾俞、命门、足三里等穴。

(三)可以使人补血的穴位。人体具有补血作用的穴位有气海、膻中、膈俞、肺俞、心俞、肝俞、脾俞、胃俞、膏肓、足三里、绝骨、血海、三阴交等。

中医认为,人体的血液由食物中吸收的精华部分变化而成,所以,补血穴大多数同脾、胃、肝消化脏器有关。同时,补气可以生血,许多补气穴也具有补血功能。凡是患有贫血症的病人,都可根据自己的发病情况,选择上述有关穴位,运用艾灸法或皮肤针叩刺来升高红细胞、白细胞、血色素,以纠正贫血状态。如属营养不良引起的贫血,可选用血海、三阴交、脾俞、胃俞、足三里等穴施灸;如属气虚血少,可选用气海、膻中、脾俞、胃俞、足三里等穴施灸;如因造血机能障碍所致贫血,则可选用膈俞、心俞、肝俞、脾俞、胃俞、膏肓、足三里施灸。

(四)可以急救的穴位。如果有人由于高烧、中暑、癫痫发作或中风等原因导致神志不清、说胡话、突然倒地、不省人事时,千万不要慌张,应立即采取急救措施,让病人尽快脱离险情,转危为安。

具有急救作用的针灸穴位有人中、素髎、百会、大椎、气海、关元、脐中、内关、少商、中冲、合谷、太冲、隐白、大敦、足三里等。如果病人表现为昏迷不醒、满面通红、牙关紧闭、双手紧握、呼吸急促气粗、喉中痰鸣、大小便不通,称为"闭症",应急用人中、百会、大椎、内关、少商、中冲、合谷、太冲、隐白、大敦穴,以指针重掐或皮肤针重叩出血,刺激强一些让其苏醒;如果病人表现为神志不清、面色苍白、眼口俱开、呼吸微弱、汗出不止、大小便失禁、脉搏难以触及,称为"脱症",应急用素髎、百会、大椎、气海、关元、脐中、足三里穴,施行艾灸或皮肤针轻轻叩刺,促使其阳气恢复,即可清醒。

(五)可以升压的穴位。血压,即血液对血管壁所产生的压力。当一个人的血压值低于90/60mmHg 时,就可认为是"低血压"了。如果血压再低于 60/40mmHg 时,就是医学上常说的"休克"状态。

人体具有明显升压作用的穴位有素髎、百会、肺俞、脾俞、胃俞、内关、太渊、足三里、三阴交。其中尤以素髎的升压作用最为显著。如遇有人因手术、外伤、分娩、等失血过多或一氧化碳中毒(煤气中毒)后血压下降而休克,可急取素髎穴施行皮肤针叩刺或艾灸,血压可很快回升。对于平时血压偏低而伴有贫血、头晕眼花、心慌、乏力的人,则可经常在上述穴位施灸或用皮肤针叩刺,往往能够收到较为满意的升压效果。

(六)可以除寒的穴位。除寒穴是能够消除内脏组织以及肌肉、关节寒凉,具有温暖肢体作用的穴位。主要有脐中、气海、关元、中脘、命门、足三里、三阴交、太溪、肺俞、脾俞、胃俞、肾俞等。

内脏组织感受寒凉之后,会出现腹痛、肠鸣、腹泻、咳痰清稀、小便清长、四肢不温;肌肉、关节感受寒凉之后,会出现肌肉、关节痠疼,阴雨天加重,夜晚睡觉总感到四肢冰凉,不得安卧。不论是内脏组织受寒还是肌肉、关节发凉,均可选用上述除寒穴,加上相应关节部位腧穴,施以指针、皮肤针、艾灸、拔罐疗法,特别是艾灸、拔罐疗法,效果最理想。在出差、旅游途中发病,如没有艾灸,也可用香烟灸,同样有效。

(七)可以化痰的穴位。关于"痰"的含义和范围,中医比西医抽象而广泛。中医认为,痰涎产生于脾胃,贮存于肺中,其形成与水湿过盛、停滞不行有关。

中脘、肺俞、脾俞、胃俞、内关、丰隆、足三里、阴陵泉等穴都具有化痰作用。可治疗咳嗽痰多的气管炎,痰蒙心窍的神志病(癔病、癫狂),痰湿阻滞经络所致的肢体疼痛、麻木、瘫痪等。热痰(咳痰色黄、浓稠)和神志病,只针不灸;寒痰(咳痰清稀、色白)和痰湿阻滞经络所致的肢体疼痛,针灸、拔罐并用。

(八)可以消食的穴位。消食穴,就是能够帮助消化食物,治疗消化不良的穴位。一个人如脾胃功能不好,或者脾胃功能虽好,但由于暴饮暴食(特别是生冷、油腻和不易消化的食物),超过了脾胃所能承受、消化的限度,就会出现消化不良。症见胃疼、腹胀、肠鸣、腹痛、或呕吐酸臭食物,或泄泻不消化的食物。

中脘、建里、梁门、天枢、脾俞、胃俞、内关、公孙、足三里等穴都具有较好的消食作用。家庭保健一般可用采用指针按摩和皮肤针叩刺的方法加以治疗。如果引起消化不良的原因与受凉也有关系的话,并可加用艾灸和拔罐疗法。

(九)可以止血的穴位。

1. 鼻出血:迎香、素髎、印堂、上星、大椎、风池、风府、膈俞、合谷、少商。用指针点按、皮肤针叩刺或行冷敷法。

2. 牙龈出血:实证(牙龈红肿溃烂、口臭、小便黄、大便干)选用膈俞、颊车、合谷、内庭、梁丘、足三里,只针不灸;虚证(牙根松动、耳鸣、腰膝酸软、小便清长)选用膈俞、颊车、合谷、足三里、太溪、照海、涌泉,针灸并用。

3. 咳血:膏肓、膈俞、尺泽、孔最、太渊、鱼际、太溪、足三里,可针可灸。

4. 吐血:中脘、内关、足三里、郄门、膈俞、胃俞。指针、皮肤针轻刺激,也可加灸。

5. 尿血:关元、中极、膈俞、胃俞、足三里、三阴交、阴陵泉。以针为主。

6. 便血(包括痔疮、肛裂出血):孔最、承山、三阴交、足三里、膈俞、命门、腰阳关。以针为主。

(十)可以调经的穴位。调经即调理月经。凡经期提前或推迟,经色时淡时红或夹有血块,经量时少时多,都属于月经不调。

针灸调经有比较好的效果。常用穴有关元、气海、天枢、膈俞、肝俞、脾俞、肾俞、合谷、太冲、血海、三阴交、隐白、大敦。如属实证(经色深红夹有血块、心烦、口渴、胸肋乳房胀痛),应只针不灸;如属虚证(经色淡红、质地清稀、面色苍白、腰膝酸软),则宜针灸并用。

摘自《健康指南》

七、常见疾病的穴位疗法

(一)感冒的穴位疗法

1. 揉风池穴。用食中指腹揉按脖后两条粗肌肉外缘发际处(风池穴)30～50下,有酸痛感为好,可疏风解表、通窍、清脑、解晕、舒心。

2. 按摩鼻翼。两手半握拳,用屈曲的大拇指背面平贴在鼻梁两侧,做上至鼻根下至鼻翼往返推擦20～30次,能清鼻窍,醒脑,润肺气,预防和治疗感冒效果均好(预防时日做两次,稍有感冒之感随时可推擦)。

3. 扣击头皮。十指成鹰爪状,从前额向头顶后脑脖颈,绕两腮过耳廓、太阳穴至额施力扣击百余下(力度以舒服感为好),止头痛,醒脑,清热。

(二)电吹风防治感冒四法

著名中医按摩、针灸专家魏慧强教授发明的"电吹风防治感冒四法"已被中国科学技术信息研究所和世界中医学会认可推广。其方法简便易行,效果明显。具体穴位于操作如下:

1. 涌泉穴(第二、第三个跖趾关节后方):长期的观察与临床实践发现,流感患者涌泉穴与脚趾的皮温常常偏低,而只要用电吹风的热风吹涌泉穴几分钟。该穴位及脚趾的皮温会当即明显升高,可明显改善鼻塞、流鼻涕、发烧等流感的症状,而给患者一种轻松的感觉。

方法:用电吹风的热风在距涌泉穴约10厘米处(双脚)各吹3～5分钟。

2. 大椎穴(第七个颈椎棘突下):改善大椎穴的微循环,能影响体温调节中枢,使体温的"调定点"下移,促使汗腺大量排泄汗液而利于退热。

方法:用电吹风的热风在距大椎穴约10厘米处吹大椎穴3～5分钟。

3. 第二掌骨(即食指后部的掌骨):改善第二掌骨的循环不仅可以增加肺的通气量,改善肺的通气功能,还有平喘的功能。

方法:用电吹风的热风在距第二掌骨约10厘米处吹两手第二掌骨各3～5分钟。不仅有益于改善第二掌骨的微循环,还有增强自身抵抗流感的能力。

4. 素髎(liáo 音:撩)穴(鼻子的尖端):改善素髎穴的微循环对呼吸频律、节律及各种异常呼吸均有改善作用。

方法:用电吹风的热风在距素髎穴约10厘米处,从下向上吹素髎穴及两鼻孔5分钟。

(三)咳嗽、哮喘的穴位疗法

1. 睡觉前后,用一手掌大鱼际从锁骨窝始向下推揉至肚脐10～20次。

2. 按揉足底部前脚掌肺部反射区。

3. 早起床时用物刺激舌根部,使之咳嗽,直到出痰为止,但不宜用力过猛,实属呼吸器官的自相按摩。

(四)胃病的穴位疗法

1. 双掌摩擦生热后,放在肚脐上由轻到重进行按揉5分钟,再按揉合谷、足三里各1～2分钟。

2. 稍后可坐在凳子上双膝分开,两手穿过大腿间,握住板凳边缘,吸气,两手抬凳。然后按擦膝上外侧许(梁丘穴)和膝下外侧(足三里)60～120秒。

3. 每天睡觉前后,仰卧,双手擦热,相叠紧贴肚脐上部顺逆时针按揉各200～300次;每晚睡前温水泡脚后,双手握拳,用拇指关节突出处按揉双腿足三里穴50～80次,可预防胃病的发生。

(五)牙痛的穴位疗法

1. 施力按压患侧手食指指甲上方少许处(商阳穴)。

2. 施力压患侧手的虎口(合谷穴)。

3. 上牙痛按压耳前(下关穴)、下牙痛按压耳下前方(咬牙时鼓起的位置为颊车穴)。以上各做1分钟以上。

4. 用冰块冷刺激手的虎口(合谷穴)。

(六)耳聋的穴位疗法

1. 鸣鼓,两手掌擦热,按在双耳孔,用中指按在后脑部,用食指压住中指,再将食指下弹震后脑部,自己可听到"嘭嘭"声。每日做两次,每次50下。

2. 贯耳,接上式,掌心紧按耳孔猛然抬起,动作有力,口微张。日做两次,每次50下。

3. 充耳,食指插入外耳门旋转,突然离开(拔出),口微张。每天做两次,每次10下。

4. 足趾按摩,一手按脚,另一首食指从五趾(小趾)根部外侧向内侧转半圈,擦摩16下,每日做两次。晚上临睡前,温水泡脚后进行更好,另外,还可用大拇指腹从五脚趾根下前脚掌边缘从内向外推摩10次,每日做两次。

第八十一篇 老年人的运动保健

(七)便秘的穴位疗法

1. 食中指按在肚脐上四寸处(中脘穴),顺时针方向揉按40～50圈,每日做两次。

2. 双手中食指按在肚脐两侧许,用力由外向里揉按50次,每日做两次。揉按时速度要慢且均匀。睡觉前后,仰卧,身体放松在做,效果更佳。

3. 双手掌擦热相叠压在肚脐上,顺逆时针用力揉动各50次,然后再扩大范围(圈大一点)揉动50次,每日做两次。

4. 双手掌相叠放在小腹左侧上下推动50次,每日做两次。

5. 大便时,左手中食指使劲按压肚脐右侧7厘米处几十秒,一般便引起便意。如还没有可再做。

(八)老花眼的穴位疗法

1. 揉眼球,双目轻闭,把手掌擦热,以小鱼际(掌心外侧)在眼球上顺逆时针各擦揉100次,然后左右擦揉10～20次,上下擦揉10～20次。

2. 转眼球,顺逆时针旋转各36次。

3. 贴墙站好,脚跟、腿肚、臀、背、后脑成一直线,双臂斜上前方举起,挺胸拔背,自然呼吸,眼球分别向左、上、右、下直视各30秒。

4. 顺逆时针揉太阳穴各36圈。

5. 刮眉弓,双手半握拳用食指内面从内至外刮眉弓36下。

6. 揉下眼泡36下。

7. 用食指腹环形抹擦眼眶36圈。

8. 足部按摩,以食指揆揉脚3、4趾根10～15次。

9. 热敷,用热水杯贴近眉宇间、内外眼角、上下眼睑、太阳穴各10秒。

10. 热气浴眼。睁开一只眼贴近热水杯口,热气熏10秒。以上各项,每日做两次。

(九)阳痿的穴位疗法

1. 睡觉前后,一手食中指按揉耻骨中间(关元穴),一手食指按揉肚脐下三指处(气海穴)100圈(约1分钟),每日做两次。

2. 站立,双腿稍分开,在脚后跟垫一厘米高的硬物块(砖、木块均可),全身放松,双手自然下垂,全身上下颤动50次,这样能按摩脚后跟的生殖腺穴位,激活性功能。

3. 提尿道,以尿完尿后向外挤尿的方法提尿道50次,每日做两次。以上按摩时意念在阴茎部。

(十)颈椎病的穴位疗法

1. 足部按摩四节:

第一节,一手握脚,一手食指腹从脚大拇趾根部内侧向外侧施力摩擦3/4周12次。

第二节,食指弯曲加钳状夹脚大拇趾根部施力拉长缩回12次。

第三节,大拇指腹施力按脚大拇趾内侧根部12次。

第四节,拇指食指成钳状夹压前脚掌两侧12次。

2. 揉后颈五节:

第一节,双手掌捂耳孔,大拇指腹揉按后颈两条大肌肉(僧帽肌)外侧发际处36下。

第二节,食中指钳状从上到下捏拿颈后两条大肌肉(僧帽肌)36下。

第三节,五指成鹰爪状按压耳后跟12下。

第四节,拇指与四指相对捏拿肩上肌肉,方向从后发际——两条大肌肉直至肩头12次。

第五节,半握拳,四指与大拇指捏攥耳后风池穴向斜下方耳下肩上(水突穴)12下。

(十一)腰痛的穴位疗法

1. 腰稍弯,双手握拳,幅度较大地上下用力搓摩后腰(脊柱两侧1指许)50次。

2. 睡觉前后俯卧双手扣击后腰部50下。

3. 睡觉前后(尤其在晚上温水泡完脚后做,效果更好)一手握脚一手拇指腹沿足弓内缘用力按压(从脚趾向脚跟方向)5次。以上各项,每日做两次。

(十二)膝关节痛的穴位疗法

1. 双手拇食指端按压膝下四指许,腿骨两侧凹陷处(足三里和阴陵泉穴)60～80次。

2. 接上式,按压膝上二指许凹陷处(血海、梁丘穴)60～80次。以上两节应有一定力度,自觉热麻感为宜。

3. 双手擦热用力摩擦膝盖骨两侧,直至发热。此项每日做2～3次,对缓解、消除膝关节疼痛很见成效,对预防更有好处,简便易行,可随时进行。

4. 按揉腿曲处(膝后)的横纹中间(委中穴)60～80次。腿平伸、放松,要有一定力度。可另一手在膝盖上方稍用力下按,施力手中、四指腹揉按即可。

5. 按揉足弓外侧,从足跟至小拇趾方向60～80次。取坐位,腿弯曲,左右相对手的大拇指腹从足跟推向小拇趾根脚掌部,适当有点力度。

6. 按压脚心人字区(屈脚趾,脚掌1/3处有人字形下缘)上近脚趾部60～80次。经常按摩对肺、支气管及肾、甲状腺等脏器均有好处。

7. 用四指按压外踝上五厘米处(另一膝的反射区)60～80次。可取坐位,腿弯曲,手稍用力揉按,有酸疼感为度。以上各项,每日做1～2次,即可。

(十三)腿老化的穴位疗法

除按上节"膝关节痛"的穴位疗法外,还可做几套下肢按摩操:

1. 睡觉前后,仰卧,用手掌抱腿,从腿跟向脚部掐按,每条腿做4次,然后从腿跟向脚部提拉(肉厚处)4次。

2. 接上式,双手握捶打各30秒。

3. 双手背后,从腰部沿尾骨两侧,至髋部,捏揉30秒(可预防坐骨神经痛引起的腿病)。

4. 从脚跟向脚趾端用手拇指推摩30～60秒。以上每日做两次。推摩时,从脚掌外侧始,然后掌中、掌内侧。力度以稍有痛感即可。推摩完,整个脚掌有发热感为好。常期坚持利于各脏器保健。

(十四)肩膀痛的穴位疗法

1. 手的拇指和四指相对捏拿从肩头起至三角肌至肘,左右臂各30次。

2. 用手掌击拍此处30次,击拍时从肩部始向下至腕部,先臂外侧,后正面,再内侧,最后为后面(可抬起臂来),重点放在肩外侧。

3. 按揉足趾部,手拇指与四指相对成钳状按揉前脚掌内外侧16下(拇趾跟外侧和小趾跟外侧)。早晚(睡前后)各一次,力度稍大有疼痛感为好。

(十五)肛门疾病的穴位疗法

1. 双手掌相叠,按压百会穴,顺逆时针各揉30圈,稍施力按压8下,拍击30次。
2. 双手背后用中指腹按压尾骨两侧半指许(上髎、中髎、次髎、下髎穴)36次。用双手大鱼际上下肉搓20次亦可,每日做两次。

(十六)前列腺肥大的穴位疗法

1. 睡觉前后,仰卧床上,手掌擦热,顺逆时针揉睾丸各36次,要意念在睾丸,达到刺激指挥中心——中枢神经,调整睾丸的内分泌。
2. 接上式,一手四指(食指~小指)施力按揉耻骨50下,(按压时如果觉得小便口有疼痛感,说明前列腺已肥大)。
3. 按摩足部前列腺反射区,位于足踝骨下方(俗说脚核桃下两平坦处),半握拳,拇指关节凸出部位按揉40~50下,每日做两次。

(十七)肾老化的穴位疗法

1. 以一手食中指按揉眉宇间眉端两个点(攒竹穴)36次。每日做两次。
2. 以食指腹按揉鼻子底下唇上(人中穴)36次。按揉时,以小幅度轻揉,且力度适中,右转左转相间进行,每日做两次。
3. 握拳以拇食指弯成的(虎口),上下摩擦后腰处(三焦俞、膀胱俞)50次(幅度越大越好),使之发热为佳。每日做两次。
4. 按摩足部肾的反射区(涌泉穴)36次。方法:半握拳,食指弯曲关节凸出部按摩脚心(涌泉穴)。每日做两次。

(十八)脑老化的穴位疗法

1. 弹指,十指紧握拳,一指一指用力弹出,再握拳再弹,速度与心跳吻合,连作10次。同样脚五趾在睡前睡后如小孩般"抓挠",连作10次。
2. 十指如鹰爪状插入发际,由前向后梳头36次。力度要均匀,用力大小以舒服为宜。配合呼吸进行,梳至后脑为好,过脑顶时呼气,以深呼吸并为腹式呼吸进行。
3. 顺逆时针揉太阳穴各36圈。揉时以食、中指、四指腹进行,力度先轻后重,但不宜过大,

以舒服为度。速度要慢且均匀,自然呼吸,心静,全身放松。

4. 双手掌捂耳孔,用食指弹后脑勺36下,而后收掌突然离开耳孔8次(口微张),弹时有"嘭嘭"感,用力适度。其法为食指先压中指背边缘,再弹下即可弹上后脑勺。
5. 半握拳,以食指弯曲关节,顶部施力按揉脚大拇趾腹20秒,还可以手弯曲的食指内侧,刮脚大拇趾腹20下,刮时要有力度,一般从趾腹内向外刮。
6. 用十指端从前额至前脑、脑顶、后脑、脑侧回到前额为一周进行头皮扣击60秒,日做两次。

(十九)高血压的穴位疗法

1. 擦摩降压沟,双手半握拳,大拇指腹与食指相夹按摩,耳轮后降压沟50次、以耳热为佳。还可用双手掌前后擦抹耳轮,来回往返50次,仍以发热为好。
2. 击打肩井穴,双手前后甩动,甩胸前时打侧肩头,甩后背时打心脏反区50下。
3. 揉压百会穴,双手掌相叠压在头顶,左右旋揉各10圈,再按压10下,拍击10下。
4. 双手揉太阳穴顺逆时针各30次。
5. 用食指刮前额(从里向外)50次。
6. 按揉手腕内侧内关穴、手背的合谷、腿部的足三里、三阴交各30下。揉内关、合谷二穴位时可大拇指和中指相对,同时按揉即可。
7. 握拳,用虎口平面,上下推擦腰椎两侧60下。腰部稍弯,力度要大些,如觉吃力,每次36次,每日可多推擦几次。
8. 敲击腿部80下(每条腿的前后、内外侧)。
9. 按摩脚心的涌泉穴80下。以上每日做两次。

(二十)糖尿病的穴位疗法

1. 用食指内侧刮额头前发际(旁三带穴)40次。
2. 用大拇指腹分别按摩手腕外侧(阳池穴)、小腿内侧(漏骨、三阴交、太溪)、外侧(足三里)等部位各50次。以上每日做两次。

3. 弯腰,双手背擦后腰椎两侧(阳纲至肾腧)50次。

4. 用手掌大鱼际推摩中脘、肚脐下至耻骨(中脘至关元)50次。以上每日做两次。

(二一)冠心病的穴位疗法

1. 用手掌从锁骨摩揉至肋下,重点放在左侧(心前区),连作16遍,每日做两次。

2. 每日早晚两次按摩腕内侧(内关)30下。每日做两次(约60秒)。按压方法可用点击法或按压30秒抬起指腹,稍停再按压,两种按法使上臂有麻感效果最佳。

3. 按揉左脚掌四、五趾下方30秒。在左脚掌四、五趾根部下方是心脏反射区(曲脚掌后脚心"人"字的外上方),按压时此点如有疼痛感,应检查一下心脏是否有问题。

(二二)中风的穴位疗法

按摩对中风患者是非常有益的,也是中医宝库中灿烂之花。对康复中风有独特的疗效。中风后轻者可以自己按摩,重者只好让他人给予按摩。其部位基本相同:

1. 以手指按揉心口窝下方(膻中穴、中脘穴)和耻骨下方(关元穴)各60秒。

2. 患者用双手捏拿瘫痪的上下肌肉,然后重点按揉各关节,如肩、肘、腕、髋、膝、踝等60秒。

3. 按揉十指,从指尖按揉到指根,然后捋揉回到指尖,每指往返5次。

4. 揉拿脑后至肩头(风池穴至肩井穴),约3分钟,按揉时要刚柔相兼,但不施暴。以上每日做两次为宜。

(二三)白发、脱发的穴位疗法

1. 干洗头,双手十指成鹰爪状,从前发际始如犁状施力向头顶、后脑勺、后发际耕耘,循环复始36次,提高毛乳头供血量。

2. 旋转搓头,一手紧贴前额,一手紧抱后脑勺,左右旋转搓头10~15次。

3. 挠头,十指成鹰爪状,从后发际向头顶、前额至前发际挠头,循环复始36次。

4. 推头,十指成鹰爪状,分别从头两侧(耳前耳后)向上施力推至脑顶,后十指交叉,做36次。

5. 扣击头皮,从轻到重十指以鹰爪状从双鬓角始至头顶、后脑勺、后发际绕到耳前会到双鬓扣击一圈,每次做5遍。以上五节,均每日做两次,力度以舒服为宜。女性不变做时可每日梳头4~6次亦可。以上疗法不但护发还可健脑。

(二四)美容的穴位疗法

1. 舒展皮纹,形成皱纹的是真皮,而真皮成束状,束与束之间形成皮纹,应舒展皮纹,延续皱纹的出现。首先两手食指从鼻子两侧轻轻滑过两颊到太阳穴,睡觉前后各做2~3分钟。然后四指并拢,从额中分向两侧按揉2~3分钟。最后手捧两腮,用食指从下至上顺逆时针环形摩擦眼眶各8~10圈。

2. 洗脸按摩,一日两次洗脸均先温(其温不要超过室温,太热会使皮肤松弛)后凉。洗时不要过力摩擦脸,少用肥皂,尤其不要用碱性肥皂。

3. 轻抹外眼角,此处正是鱼尾纹处,用食指腹从里到外轻抹40次,延缓生鱼尾纹。

4. 干洗脸,双手擦热,从捧两侧下颌始缓缓向上至前发际,五指变鹰爪状插入发内,向后至后发际,擦过眼后。突睁大眼,翻眼看天两秒钟,防"双下巴",滋润皮肤,减少皱纹。

5. 睡前温水泡脚后,以食指按压脚大拇趾内侧30次,起床时再按揉手大拇指内侧30次,延缓生老年斑,并治三叉神经痛。

6. 长期用冷水或冬季以雪水洗脸,可增加面部供血量,有美容效果。

7. 防止眼皮下坠可用拇食指相对提拿眼眉(从内到外返回到内)30次,然后提拿上眼皮10次(拇食指相夹提拿)。提眼眉时,以大拇指腹和其他四指腹相对,从眉内侧始向外,反复提拿,用力适度。

8. 用食中指腹在小范围内左右按揉下眼泡36次,把脂肪团化开,消除肉眼泡,每日做两次。按揉时力度要小,自我感觉舒服为宜。

摘自《中老年健康生活百事通》

第八十三篇　老年人的按摩导引保健

一、按摩导引的作用和方法

按摩导引在我国已有两千多年的历史，是一种很好的养生保健方法。明代冯时可在《雨航杂录》中曰："按摩为养生之一术，劳役者资之而血不越乱，佚惰者资之而气不壅滞。"就是说，按摩是养生的一种重要方法，劳动筋骨的人凭借它，能使血行循环而不致紊乱；闲逸无事的人凭借它，能使气机畅通而不致壅滞。明代养生学家高濂在《遵生八笺》中云："高子曰：人身流畅，皆一气之所周通。气流则形和，气塞则形病。故《元道经》曰：'元气难积而易散，关节易闭而难开。'人身欲得摇动，则谷气易消，血脉疏利。仙家按摩导引之术，所以行气血，利关节，辟邪外干，使恶气不得入吾身中耳。传曰：'户枢不蠹，流水不腐。'人之形体，亦犹是也。故延年却病，以按摩导引为先。"因此，按摩导引历来受到医家和养生家所重视。正因为按摩导引不用吃药打针，既经济、简便，又无任何副作用，且疗效显著，深受人们欢迎。

按摩导引所以能预防和治疗疾病，是因为通过按摩导引能调整人体脏腑，疏通经络，调和气血，增强体质，通利关节，活血化淤，松解肌肉和软组织，激发活力和增强抵抗力。

（一）按摩的操作方法

按摩的操作方法，主要有按、摩、推、拿、揉、擦、刮、掐、击等。

1. 按：就是用手指腹按压穴位，逐渐用力。
2. 摩：即用掌面贴紧穴位表面或皮肤上，顺逆时针环形摩揉。
3. 推：就是四指并拢，紧贴皮肤向上或向两侧推挤肌肉，用力均匀。
4. 拿：即用大拇指、食指或中指端成钳状拿于穴位上，一紧一松地按。
5. 揉：即用指腹或掌部、大小鱼际以及掌根部在所定部位上或穴位上缓慢揉动旋转。
6. 擦：就是用掌的大小鱼际或并拢的四指，沿指定部位直线上下摩擦。
7. 刮：就是多用食指侧面快速地刮抹。
8. 掐：即用拇指和食指端连同指甲，在穴位上反复掐捏（用力有度，不能刺破皮肤）。
9. 击：就是用指端、掌面拍击体表穴位处。

（二）按摩的注意事项

1. 室内要有适当温度且通风，保持空气新鲜，避风寒，电扇、空调不可直吹按摩部位。
2. 按摩后半小时内要喝温开水1～2杯。
3. 饭后1小时后方可进行按摩。
4. 按摩时最好避开骨骼凸起部，遇到时也应用力要小，免得搓伤骨膜。
5. 老人骨骼关节衰老，脆且僵硬，用力应适度。
6. 自己按摩后不要用冷水洗手，要用稍高于体温的水来洗。

摘自《中老年健康生活百事通》

二、简易按摩健身法

（一）双耳按摩法。耳是肾之外窍，不仅是人的听觉器官，而且和脏腑的健康有密切的关系。耳朵的各部位与人体内脏器官存在着生理的内在联系。所以，经常按摩耳朵，能增强听觉、清神醒脑。

按摩耳朵的方法很简单，用两手掌按压耳孔，然后突然放开，连续做一两分钟；再用两手拇指、食指自上而下按摩耳廓，持续一分钟；然后用同样的方法按摩耳垂约一分钟，至耳部发热为止。再用两手掌心紧按耳孔，五指置脑后，用两手中间三指轻轻叩击脑后，名曰"鸣天鼓"。

（二）背部按摩法。擦背能祛病健身，因为人体背部有丰富的脊神经，摩擦背部可以刺激背部神经及皮下组织，促进血液循环，并通过神经系统的传导，增强内分泌系统功能，提高抗病防病能力。

人体背部有两条经脉，经脉上有大椎、命门等穴位。摩擦背部可以刺激这些重要穴位，通经活络，养心安神，调整各脏器的功能。擦背对失眠、便秘、高血压、高血脂症等慢性病有治疗作用。老年人如能坚持长期摩擦背部，能祛病健身，益寿延年。

具体做法是用温热的湿毛巾自上而下，反复从风府穴沿颈椎、胸椎、腰椎、骶椎摩擦，以感觉舒服为佳。每天1～2次，每次3～5分钟。

(三)**腋窝按摩法**。腋窝是人体的敏感区，经常按摩有如下保健作用：可增强食欲，提高消化系统的能力；可增加肺活量，加强呼吸系统的功能；可使体内代谢的产物经排泄系统尽快地排出体外。

按摩方法：双腿盘坐于床上，左手手指置于右腋窝内，先顺时针旋转10次，再逆时针旋转10次，反复进行3～5分钟。然后用右手手指置于左腋窝内，按同样方法按摩。早晚各做一次。

(四)**胸部按摩法**。人到中老年，如能注意养生保健，对抗衰延年，大有裨益。推胸就是一种简便易行的健身方法。推胸，能宽胸、顺气、活血，起到自我按摩的作用。经常推摩胸部能起到调节胸腺的应激系统，使"休眠"的胸腺细胞处于活跃状态，使体液系统产生各种激素，作用于各种器官组织，从而提高人体免疫功能，有益于抗衰延年。

胸部推摩的方法：用右手掌按在右乳上方，手指斜向下，适度用力推至左下腹，然后再用左手从左乳上方斜推至右下腹，这样左右手轮换交叉进行，一上一下为一次，连续推摩数十次，每次推摩胸部后如果能做一次深呼吸，有助于吐故纳新，健身效果更佳。

(五)**腹部按摩法**。腹宜常运，摩腹"辅仓廪之首，助泌渎之功"，有"祛病延年之效"。按摩腹部方法一般有四种：

1.摩脾胃：右手全掌着力，贴于左肋弓下，从左肋弓下推摩至右肋弓下，反复数次。

2.推腹降逆：左手全掌横贴于剑突下，径直滑推至耻骨，然后以右手同样操作，反复数次。

3.脐部蝶转：右手全掌按住脐部，手掌不移动，用暗劲反复顺时针方向旋压，着力点依小鱼际、掌根、大鱼际、四指端之顺序旋转，反复数次。

4.腹周旋摩：右手掌部着力，从右下腹开始，沿升、横、降结肠之顺序在腹周旋转运摩，反复数次。

(六)**转腰健肾法**。转腰对肾有保健作用。具体方法是：双手叉于腰际，上身向前稍倾，以腰为轴，由左向右旋转腰部9次，再由右向左旋转腰部9次，连做4次。接着双手臂向上举起，掌心向前，前倾后仰10～20次。前倾后仰时速度和幅度要根据自己情况而定，防止头晕目眩。最后，上身微向前倾，两手轻握空拳，捶命门、肾俞穴2～3分钟。这样，能改善脊椎骨的血液循环和代谢，从而起到改善肾脏血液供应的作用，提高肾脏排泄代谢物的能力，延缓骨质疏松和脱钙等老化过程。

(七)**捶背健身法**。捶背与捶胸有同样的健身效果。背为筋脉所在，脊椎两旁的足太阳膀胱经与五脏六腑密切相关，人体之脏腑：肝、心、心包、脾、肺、肾、大肠、小肠、三焦、胆、胃、膀胱、十二胺都集于背部。常用双手半握空拳或用小木槌捶背，可以激发和增强背部经络之经气，促进气血流通，平衡阴阳，疏通经络，振奋脏腑，从而起到增强身体免疫功能，延缓衰老的作用。

摘自《养生保健大全》

三、孙真人按摩法

[唐]孙思邈《摄养枕中方·导引》曰：常以两手摩拭面上，令有光泽，斑皱不生。行之五年，色如少女。摩之令二七而止。卧起，平气正坐，先叉手掩项，目向南视上，使项与手争，为之三四，使人精和，血脉流通，风气不入，行之不病。又，屈动身体四极，反张侧掣宣摇百关，为之各三。又，卧起先以内著厚帛试项中四面，及耳后周匝，热温如也。顺发摩项，良久，摩两手以治面目，久久令人目自明，邪气不平。都毕，咽液三十过，导内液咽之。又欲数按耳左右，令无数。令耳不聋，鼻不塞。

常以生气时咽液二七过，按体所痛处。每坐常闭目内视，存见五脏六腑，久久自得分明了了。

常以手中指接目近鼻两眦，闭气为之，气通乃止。周而复始。行之周视万里。

常以手按两眉后小穴中（此处目之通气者

也），三九过。又以手心及指摩两目及颡（sǎng：音，嗓；意：额，脑门子）上，又以手旋耳各三十过，皆无数时节也。毕，以手逆乘额上三九过，从有中始，乃上行入发际中，常行之，勿语其状；久而上仙。修之时，皆勿犯华盖（华盖：肺也）。

摘自《中国养生宝典》

四、按摩十术

缥缈道人《按摩十术》曰：一术运元。右手按囟门，右旋三十六。左手按枕骨，左旋三十六。复左右手互易摩如之，日月角（日月角：即眼角）如之。

二术补脑。左右手各按左右脑门，右自左旋右，自右旋左。同摩五十五。

三术拭目。两手大拇指上节，各按左右眉棱陷处，摩之六十。复于两眉梢陷处，以大拇指侧甲摩之。复仰摩上骨下陷处，俯摩下骨上陷处。复以上节下平处，各摩左右瞳子，及上圆转三十六。复以右指自左顺摩至右，左指自右顺摩至左。同时各六十，当有液出。未出再摩，以出为度。凡摩眼遍数须疾。行之久之，七十外灯下可细书。

四术驻颜。左右手掌，各按两颧，顺摩三十六。复自上下，下上，至脑下颐（颐：即下巴）如之。

五术明堂。明堂者，自心胃至脐上也。先以两手一在上，一在下，按心胃，左右旋摩之三十六。复按左右乳摩之。又再按右按左摩之。复按两脊骨亦如之。又两手按脐上下摩之如心胃。又于脐左右摩之。

六术扶吕。两手掌分左右腰带处，各摩五十五。复于腰下臀上摩如之。然后以左右大指食指头各按肩井穴前后摩之。然后两手互攀两肩，以食指中指头摩脊骨网旁一二椎穴。然后两手握固，先从三四椎两旁，以大指末节承腰吕摩之，全身挺力坐下，各指节承之，自三十六至五十六，以意消息，直至尾闾长强一穴。凡每椎之按，俱叩齿默数之。

七术舒臂。伸两手臂，运动肩背骨脊，同同三十六。然后左右手互抱臂，交运如之。然后互捻肘，互抱肩肘，盘拱运动如之。凡运时骨空皆有声。

八术息踵。两手按左右膝，摩三十六，摩时即互摩脚心。复摩两腘，及内外踝，自上肢下，各五十五。复两手捧睾丸，力板向上，两脚跟力挺向下，脚背连指屈伸之，各三。乃箕张二膝，左右手轮摩肾囊下阴道前，又分摩囊两旁腿胯各三十六。

九术启。两手各按两耳，摩三十六。乃以食指拼之，用力一开一阖，喤喤有声，一阖一叩齿，无声。又以两手掌掩两耳，食指中指弹之，所谓"鸣天鼓"也。一弹一叩齿，俱三十六。

十术漱泉。两手分按两颐，摩齿根三十六。乃以舌尖左右旋，亦各三十六。

待津生，上下齿相叩无声。又左右旋，又叩齿如之分三五遍，咽之直下丹田，入大肠。

摘自《中国养生宝典》

五、按摩秘诀

[明]高濂《遵生八笺·延年却病笺上》曰：

（一）擦肾腧穴。张成之为司农丞监史同坐。时冬严寒，余一二刻间，两起使溺。问曰："何频数若此？"答曰："天寒自应如是。"张云："某不问冬夏，只早晚两次。"余谂（shěn 音：审；意：仔细询问）之曰："有导引之术乎？"曰："然。"余曰："旦夕当北面。"因暇专往叩请，荷其口授。曰："某先为家婿，妾弟少年遇人有所得，逐教小诀：临卧时坐于床，垂足解衣，闭气，舌柱上腭，目视顶，仍提缩谷道，以手摩擦两肾腧穴，各一百二十次，以多为妙。毕，即卧。如是三十年，极得力。归禀老人，老人行之旬日，云：'真是奇妙。'亦与亲旧笃信者数人言之，皆得效验。"

（二）兜囊去疾术

《逍遥子导引诀》曰：元气亏弱，腠理不密，则风寒伤感。患者端坐盘足，以两手紧兜外肾，闭口缄息，存想真气自尾闾升，过夹脊，透泥丸，逐其邪气。低头屈抑如礼拜状。不拘数，以汗出为度，其疾即愈。

逍遥子云：跏趺端坐向蒲团，手握阴囊意要专。运气叩头三五遍，顿令寒疾立时安。（跏趺：jiā fū 音，加夫；意：即双足交迭而坐。俗称双盘、单盘。据佛经说，跏趺可以减少妄想，集中思想）

（三）金丹秘诀

[清]汪昂《勿药元诠》云：

一擦一兜，左右换手，九九之功，真阳不走。戌(午后七至九点钟)亥(午后九至十一点钟)二时，阴盛阳衰之候，一手兜外肾，一手擦脐下，左右换手，各八十一次，半日精固，久而尔佳。

(四)擦涌泉穴

〔明〕解缙等：《永乐大典·卷11620》云：其穴在足心之上，湿气皆从此入。日夕之间，常以两足赤肉更次，用一手握指，一手摩擦。数目多时，觉足心热，即将脚趾略略动转，绢则稍歇。或令人擦之亦得，终不若自擦为佳。

陈书林云："先公每夜常自擦数千，所以晚年步履轻便。仆性懒，每卧时只令人擦，至睡熟即止，亦觉得力。"

乡人郑彦和自太府丞出为江东仓，足弱不能陛辞，枢密黄继道教以此法，逾月即能拜跪。霅人丁邵州致远病足，半年不半下床，遇一道人亦授此法，久而即愈。今笔于册，用告病者，岂曰小补之哉！(霅：zhà音，扎；意：霅溪，浙江吴兴的别称)

摘自《遵生八笺》

六、经常八搓防衰老

预防衰老的形式多种多样，揉搓身体也是一种方法，每天搓以下八个部位可以预防衰老：

(一)搓手。双手先对搓手背50下，然后再对搓手掌50下。经常搓手可以促进大脑和全身的兴奋枢纽，增加双手的灵活性、柔韧性和抗寒性，还可以延缓双手的老化。

(二)搓额。左右轮流上下搓额头50下，经常搓额可以清醒大脑，还可以延缓皱纹的产生。

(三)搓耳。用手掌来回搓耳朵50下，通过刺激耳朵上的穴位来促进全身的健康，并可以提高听力。

(四)搓鼻。用双手食指搓鼻梁的两侧。经常搓鼻可以使鼻腔畅通，并可起到防治感冒和鼻炎的作用。

(五)搓肋。先左手后右手地在两肋中间胸腺穴位轮流各搓50下，经常搓胸能起到安抚心脏的作用。

(六)搓腹。先左手后右手地轮流搓腹部50下，可促进消化、防止积食和便秘。

(七)搓腰。左右手掌在腰部搓50下，可补肾壮腰和加固元气，还可以防治腰酸。

(八)搓足。先用左手搓右足底50下，再用右手搓左足底50下。足部是人的"第二心脏"，可以促进血液循环，激化和增强内分泌系统机能，增强人体免疫力和抗病能力，并可增加足部的抗寒性。

做上述"八搓"时，搓手、额和耳时的手法不要太重，而搓鼻、肋、腹、腰和足时，手法可重些。

摘自《你可能不知道的健康常识》

七、导引秘诀

(一)导引乃养生大律

〔晋〕葛洪：《抱朴子·内篇·别旨》云：

夫导引不在于立名、象物、粉绘、表形、著图，但无名状也。或伸屈，或俯仰，或行卧，或倚立，或蹲踞(zhú音，竹；意：住足)，或徐步，或吟或息，皆导引也。不必每晨为之，但觉身有不利则行之。皆当闭气，闭气即其气冲以通也。亦不待立息数，待气似极，则先以鼻少引入，然后口出吐也。缘气闭既久则冲喉，若不更引而便以口吐，则气粗而伤肺矣。如此但疾愈则已，不可使身汗，有汗则受风，以摇动故也。凡人导引，骨节有声，如大引则声大，小引则声小，则筋缓气通也。夫导引疗未患之疾，通不和之气，动之则百关气畅，闭之则三官血凝，实养生之大律，祛疾之玄术矣。

(二)导引保真法

〔明〕李诩：《戒庵老人漫笔·卷8·导引保真法》云：

王乔、赤松古称仙术，修丹炼汞，世有奇书，然无补元真，何羡云丹五色？苟有神天本，只求独卧一床，故采纳非工，引申罔益，敬录数款，铭兹座右。则近取诸身，法约而功倍，行之日用，力逸而可久，又何必伯山甫之神方、卫叔卿之异术耶？

一．静坐，将两手指击头后枕骨九次，以鸣天鼓。

一．用嘻嘘呼吸各九次，以调元气。

一．叩齿三十六，以集元神。

一．将两手大指摩热，各拭眼二十四，以元

明。

一．将两手大指摩热，拭鼻两旁二十四，以培元息。

一．将两手摩热，擦两耳腔二十四，以达元聪。

一．将两手摩热，摩面三十六，以润元颜。

一．将两手顺摩腰眼肾经二十四，以固元精。

一．将两手擦脚底涌泉穴，左右交互，各二十四，以壮元力。

一．将两肩胁肋不耸动三十六，以运元筋。

以上十件功完，口中津液滋生，即用漱满，分作三咽，意期入丹田，以养元真。

（三）按摩导引宜忌

[三国·魏]华佗：《中藏经》云：

夫病者，有宜按摩者，有宜导引者。导引，则可以逐客邪于关节；按摩，则可以驱浮淫于肌肉。宜导引而不导引，则使人邪侵关节、固结难通；宜按摩而不按摩，则使人淫随肌肉，久留不消。不当导引而导引，则使人真气劳败、邪气妄行；不当按摩而按摩，则使人肌肉䐜（chēn；音，押；意：肿胀）胀、筋骨舒张。大凡治疗，要合其宜；内无客邪，勿导引；外无淫气，勿按摩。

摘自《中国养生宝典》

八、分行外功诀

（一）心功

凡行动时，先必冥心，息思虑，绝情欲，以固守神气。

（二）身功

1. 盘足坐时，宜以一足跟抵住肾囊根下，令精气无漏。

2. 垂足平坐，膝不可低，身子不可着在所坐处（凡言平坐、高坐，皆坐于榻与椅上）。

3. 凡行动毕起身，宜缓缓舒放手足，不可急起。

4. 凡坐，宜平直其身，竖起脊梁，不可东倚西靠。

（三）首功

1. 两手掩两耳，即以第二指压中指上，用第二指弹脑后枕骨作响声，谓之鸣天鼓（治风池邪气）。

2. 两手扭项，左右反顾，肩膊随转。

3. 两手相叉抱项后，面仰视，使手与项争力（去肩痛、目昏。争力者，手着力要向前，项着力要向后）。

（四）面功

用两手掌相摩使热，随向面上高低处楷之，皆要周到。再以口中津液唾于手掌，擦热，楷面上多次（凡用两手摩热时，宜闭口鼻气摩之。能令皱斑不生，容颜光泽）。

（五）耳功

1. 耳宜按仰左右多数。谓以两手按两耳轮，一上一下摩擦之（所谓营治城郭，使人听彻）。

2. 平坐，伸一足，屈一足，横伸两手，直竖两掌，向前若推门状，扭头项左右顾，各七次（除耳鸣）。

（六）目功

1. 每睡醒，且勿开目，用两大指背相合擦热，楷目十四次，仍闭住，暗轮转眼珠，左右七次，紧闭少时，忽大睁开（能保炼神光，永无目疾）。

2. 用两大指背曲骨按两眉旁小穴，三九二十七遍；又以手摩两目颧上，及旋转耳，行三十遍，又以手逆乘额，从两眉中间始，以入脑后发际中，二十七遍，仍须咽津无数（治耳目，能清明）。

3. 用手按目之近鼻两眦（即眼角），闭气按之，气通即止（常行之，以洞观）。

4. 跪坐，以两手据地，回头用力视后面五次，谓之虎视（除胸臆风邪）。

（七）口功

1. 凡行动时必闭口。

2. 口中焦干，口苦舌涩，咽下无津，或吞唾喉痛，不能进食，乃热也。宜大张口，呵气十数次，鸣天鼓九次，以舌搅口内，咽津，复呵，复咽，候口中清水生，即热退脏凉。又或口中津液冷淡无味，心中汪汪，乃冷也，宜吹气温之，候口中有味，即冷退脏暖。

3. 每早，口中微微呵出浊气，随以鼻吸清气咽之。

4. 凡睡时，宜闭口，使真气不出，邪气不入。

（八）舌功

舌抵上腭，津液自生，再搅满口，鼓漱三十六次,作三口吞之,要汩汩有声在喉(谓之漱咽,灌溉五脏。可常行之)。

(九)齿功

1. 叩齿三十六遍,以集身神。
2. 凡小便时,闭口紧咬牙齿(除齿痛)。

(十)鼻功

《黄帝内经》曰:阳气和利,满于心,出于鼻,故为喷嚏。

1. 两手大指背擦热,揩鼻上三十六次(能润肺)。
2. 视鼻端白,数出入息。
3. 每晚俯身卧,暂去枕,从脖湾反竖,两足向上,以鼻吸纳清气四回,又以鼻出气四回,气出极力,后令微气再入鼻中收纳(能除身热、背痛)。

(十一)手功

1. 两手相叉,虚空托天,按顶二十四次(除胸膈邪)。
2. 两手一直伸向前,一屈回向后,如挽五力弓状(除臂腋邪)。
3. 两手相捉为拳,捶臂膊及腰腿,又反手捶背上,各三十六次。
4. 两手握固,屈肘向后,顿掣七次。颈随肘向左右扭(治身上火丹疙瘩)。
5. 两手作拳,用力左右各虚筑七次(除心胸风邪)。

(十二)足功

1. 正坐伸足,低头如礼拜状,以两手用力扳足心十二次。
2. 高坐垂足,将两足跟相对,扭向外,复将两足尖相对,扭向内,各二十四遍(除两脚风气)。
3. 盘坐,以一手捉脚趾,一手揩脚心涌泉穴(湿风皆从此入)至热止,后以脚趾略转动数次(除湿气,健步)。
4. 两手向后据床,跪坐一足,将一足用力伸缩,各七次,左足交换(治股膝肿)。
5. 徐行,手握固。左足前踏,左手摆向前,右手摆向后;右足前踏,手右前左后(除两肩邪)。

(十三)肩功

1. 两肩连手左右轮转,为转辘轳,各二十四次(先左转,后右转,曰单辘轳;左右同转,曰双辘轳)。
2. 调息神思,以左手擦脐十四遍,右手亦然,复以两手如数擦胁、连肩摆摇七次,咽气纳于丹田,握固两手,屈足侧卧(能免梦遗)。

(十四)背功

两手据床,缩身曲背,拱脊向上,十三举(除心肝邪)。

(十五)腹功

1. 两手摩腹,移行百步(除食滞)。
2. 闭息存想丹田火,自下而上,遍烧其体(即十二段锦所行)。

(十六)腰功

1. 两手握固,拄两胁肋,摆摇两肩二十四次(除腰肋痛)。
2. 两手擦热,以鼻吸清气,徐徐从鼻放出,用两热手擦精门(即背下腰软处)。

(十七)肾功

1. 用一手兜裹外肾两子,一手擦脐下丹田,左右换手,各八十一遍。诀云:一擦一兜,左右换手,九九之数,真阳不走。
2. 临睡时坐于床,垂足,解衣,闭息,舌抵上腭,目视顶门,提缩谷道如忍大便状,两手摩擦两肾腧穴,各一百二十(能生精、固阳,除腰疼,稀小便)。

摘自《中国养生宝典》

九、合行外功诀歌

[清]徐文弼:《寿世传真·卷1·修养宜行外功》:闭目冥心坐,握固静思神。

叩齿三十六,两手抱昆仑。

左右鸣天鼓,二十四度闻。

微摆撼天柱,赤龙搅水津。

鼓漱三十六,神水满口匀。

一口分三咽,龙行虎自奔。

闭气搓手热,背擦后精门。

尽此一口气,想火烧脐轮。

左右辘轳转,两脚放舒伸。

叉手双虚托,低头攀足频。

以候神水至,再漱再吞津。

如此三度毕,神水九次吞。

咽下汩汩响,百脉百调匀。

河车搬运毕,想发火烧身。
旧名八段锦,子后午前行。
勤行无间断,万病化为尘。

以上系通身合总行之,要依次序,不可缺,不可乱。先要记熟此歌,再祥看后注各诀,自无差错。

十二段锦第一：闭目冥心坐　握固静思神

盘腿而坐,紧闭两目,冥忘心中杂念。凡坐,要竖起脊梁,腰不可软弱,身不可倚靠。握固者,握手牢固,所以闭关却邪也。静思者,静息思虑而存神也。

十二段锦第二：叩齿三十六　两手抱昆仑

上下牙齿相叩作响,宜三十六声。叩齿以集身内之神,使不散也。昆仑即头。以两手十指相叉,抱住后项,即用两手掌紧紧掩耳门,暗记鼻息九次,微微呼吸,不宜耳闻有声。

十二段锦第三：左右鸣天鼓　二十四度闻

记筭(suàn 音：算；意：数也)鼻息出入各九次毕,即放所叉之手,移两手掌掩耳,以第二指迭在中指上,作力放下第二指,重弹脑后,要如击鼓之声。左右各二十四度,两手同弹,一先一后,共四十八声。仍收手握固。

十二段锦第四：微摆撼天柱,赤龙搅水津

天柱即后颈。低头,扭颈向左右侧视,肩亦随头左右摇摆,各二十四次。赤龙即舌。以舌顶上腭,又搅满口内上下两旁,使水津自生。

十二段锦第五：鼓漱三十六　神水满口匀
一口分三咽　龙行虎自奔

鼓漱于口中,三十六次。神水即津液。分作三次,要汩汩有声吞下,心暗想目暗看,所吞津液,直送到脐下丹田。龙即津,虎即气。津下去,气自随之。

十二段锦第六：闭气搓手热　背擦后精门

一鼻吸气,闭之,用两掌相搓擦极热,急分两手摩后腰上两边,一面徐徐放气从鼻出。精门即后腰两边软处。以两热手摩三十六遍,仍收手握固。

十二段锦第七：尽此一口气　想火烧脐轮

闭口鼻之气,以心暗想,运心头之火下烧丹田,觉似有热,仍放气从鼻出。脐轮,即脐下丹田。

十二段锦第八：左右辘轳转　两脚放舒伸

曲弯两手,先以左手连肩圆转三十六次,如绞车一般,右手亦如之。此单转辘轳法。放所盘两脚,平伸向前。

十二段锦第九：叉手双虚托

两手指相叉,反掌向上,先安所叉之手于头顶,作力上托,要如重石在手托上,腰身俱着力上耸。手托上一次,又放下,安手头顶,又托上。共九次。

十二段锦第十：低头攀足频

以两手向所伸两脚底作力扳之,头低如礼拜状,十二次。仍收手握固,收足盘坐。

十二段锦第十一：以候神水至,再漱再吞津。如此三度毕,神水九次吞咽下汩汩响,百脉自调匀。

再用舌搅口内,以候神水满口,再鼓漱三十六次。连前一度,此两二度,乃共三度毕。前一度用三次吞,此二度作六次吞,乃共九次吞。如前咽下,要汩汩响声。咽津三度,百脉自周遍调匀。

十二段锦第十二：河车搬运毕　想发火烧身

心想脐下丹田似有热气如火,闭气如忍大便状,将热气运至谷道(即大便处)升上腰间、背脊、后颈、脑后、头顶止,又闭气,从额上、两太阳、耳根前、两面颊、降至喉下、心窝、肚脐下丹田止。想似发烧,一身皆热。

八段杂锦歌：

热擦涂津美面容,掌推头摆耳无声。
攀弓两手全除战,捶打酸痛总不逢。
摩热脚心能健步,掣抽是免转筋功。
拱背治风名虎视,呵呼五脏病都空。

擦面美容诀：

此诀无论每日早起及日间偶睡,凡睡醒之时,且慢开眼,先将两手大指背相合摩擦极热,随左右手各揩左右眼皮上,各九数,仍闭目,暗用眼珠轮转,向左九遍,又向右九遍,仍闭片时,即大睁开,明用眼珠向左右九转(大除风热,永无目疾)。

随后又将两大指背摩擦极热,即以两指背趁

热一上一下揩鼻上三十六遍。（能润肺）

随后又将两大指背弯骨按两眼外角小穴中，各三十六遍，又按两眼之近鼻两角之中如数。（大能明目洞视）

随后合两掌，摩擦极热，即以热掌自上而下顺揩面上九十数，要满面高低处俱到。再舔舌上津液于掌，仍摩擦稍热，复擦面上，九十次。（能光泽容颜，不致黑皱）

此诀极简易，但于睡醒时稍迟下床，便可行之。起来觉神清气爽，即妙处也。久行，各效俱见。

摘自《中国养生宝典》

十、卧功·立功·坐功

[清]曹庭栋：《老老恒言·卷2·导引》云：导引之法甚多，如八段锦、华佗五禽戏，娑罗门十二法、天竺按摩诀之类，不过宣畅气血，展舒筋骸，有益无损。兹择老年易行者附于左，分卧功、坐功、立功三项。至于叩齿咽津，任意为之也。修炼家有纳气通三关结成丹之说，乃属左道，毋惑！

（一）卧功五段

仰卧，伸两足，竖足趾，伸两臂，伸十指，俱着力向下，左右连身牵动数遍。

仰卧，伸左足，以右足屈向前，两手用力攀至左，及胁。攀左足同，轮流行。

仰卧，竖两膝，膝头相并，两足向外，以左右手各攀左右足，着力向外数遍。

仰卧，伸左足，竖右膝，两手兜住右足底，用力向上，膝头至胸。兜左足同，轮流行。

仰卧，伸两足，左手握大拇趾，首着枕，两肘着席，微举腰摇动数遍。

（二）立功五段

正立，两手叉向后，举左足空掉数遍，掉右足同，轮流行。

正立，仰面昂胸，伸直两臂，向前，开掌相并，抬起，如抬重物，高及首，数遍。

正立，横伸两臂，左右托开，手握大拇趾，宛转顺逆摇动，不计遍。

正立，两臂垂向前，近腹，手握大拇趾，如提百斤重物，左右肩局耸动，数遍。

正立，开掌，一臂挺直向上，如托重物，一臂挺直向下，如压重物，左右手轮流行。

（三）坐功十段

跌坐，擦热两掌，作洗面状。眼眶，鼻梁，耳根，各处周到，面觉微热为度。

跌坐，伸腰，两手置膝，以目随头，左右瞻顾，如摇头状，数十遍。

跌坐，伸腰，两臂用力，作挽硬弓势。左右臂轮流互行之。

跌坐，伸腰，两手仰掌，挺肘用力，齐向上，如托百钧重物，数遍。

跌坐，伸腰，两手握大拇指作拳，向前用力，作捶物状，数遍。

跌坐，伸腰，两手握大拇指向后，托实坐处，微举臀，以腰摇摆数遍。

跌坐，伸腰，两手置膝，以腰前扭后扭，复左侧右侧，全身着力，互行之，不计遍。

跌坐，伸腰，两手开掌，十指相叉，两付拱起，掌按胸前，反掌推出，正掌挽来，数遍。

跌坐，两手握大拇指作拳，反后捶背及腰，又向前左右交捶臂及腿，取快而止。

跌坐，两手按膝，左右肩前后交扭，如转辘轳，令骨节俱响，背微热为度。

摘自《中国养生宝典》

十一、四时摄养阴阳法

[清]陈士铎：《石室秘录》云：先春养阳法：每日闭目冥心而坐，心注定肾中，咽津七口，送下丹田。起立，双手自抱，两胁微摇者三。如打恭状起立，俟（sì 音：四；意：等待）气定再坐，如法咽津七口，送下丹田。永无风证之侵。一月行六次可也，多多更妙。

先夏养阴法：每日闭目冥心而坐，心注定肾中，咽津十四口，送下心中。永无暑气之侵。

先秋养阴法：每日闭目冥心而坐，心往肝中，咽津送下丹田者十二口，以双手攀足心者三次，俟气定，再如前咽津送下丹田者七口而后止，永无燥热之病。

先冬养阳法：每日五更坐起，心注定两肾口中，候有津水送下丹田者三口，不必漱津，以手擦足心，大热而后已，再送津三口至丹田，再睡。永无伤寒之证,而长生之法亦在其中矣。

摘自《中国养生宝典》

十二、晨起健身"九分钟"

早晨苏醒后的几分钟,是人体一天生命活动的开始,要尽快抓紧时间把身体调整到良好状态,使起床后的感觉更舒服。另外,抓紧醒来的几分钟做些保健运动,对白天预防老年人心脑血管疾病的突发和各个器官的保健业有明显的作用。

早晨醒来,先躺在床上慢慢地做九分钟的保健运动。每一分钟的内容可以安排如下。

(一)**手指梳头一分钟**。用双手指由前额至后脑匀连贯梳理,可增强头部的血液循环,增加脑部血流量,可防脑部血管疾病,并有助于保持黑发。

(二)**轻揉耳轮一分钟**。用双手指轻揉左右耳轮至发热舒适,因为耳朵布满全身的穴位,这样做可使经络疏通,尤其对耳鸣、目眩、健忘等症,有明显的预防作用。

(三)**转动眼睛一分钟**。眼球可顺时针和逆时针各转动半分钟,这样做有利于锻炼眼部肌肉,让大脑尽快清醒。

(四)**轻轻叩齿一分钟**。躺在床上,轻轻叩动牙齿并卷舌,可使牙根和牙龈充分活动并达到健齿的作用。

(五)**伸屈四肢一分钟**。通过伸屈运动,使血液迅速回流到全身,供给心脑系统足够的血和氧,可以预防急慢性心、脑血管疾病,并增强四肢大小关节的灵活性。

(六)**轻摩肚脐一分钟**。用双手掌心交替轻摩肚脐,因肚脐上下是神阙、关元、气海、丹田等穴位,尤其是神阙,能预防和治疗中风症,轻摩可以帮助提神补气。

(七)**收腹提肛一分钟**。反复收腹,使肛门上提,可增强肛门括约肌收缩力,促使血液循环,并促进起床后的定时排便。

(八)**蹬摩脚心一分钟**。仰卧,用一只足跟交替蹬摩另一只脚心,使脚心感到温热。蹬脚心后可促使全身血液循环,并有活经络、健脾胃的功效。

(九)**左右翻身一分钟**。在床上轻轻翻身,活动脊柱大关节和腰部肌肉,可使身体从睡眠的状态中尽快活跃起来。

摘自《健康指南》

第八十四篇 老年人的心态保健

一、老年人要重视心态保健

要健身,先健心。有了心态健康,身体才能健康。心态平衡是老年人健康长寿的法宝。早在1948年世界卫生组织关于健康的定义中就有了心理平衡,1992年维多利亚宣言健康四大基石中也有心理平衡。有了心理平衡,人体的神经系统、内分泌系统、免疫系统、各器官代偿功能才能处于最佳的状态,才能减少疾病和战胜疾病。

世界卫生组织对人类健康与长寿因素研究后指出:"人的健康与长寿,60%取决于自己,15%取决于遗传因素,10%取决于社会因素,8%取决于医疗条件,7%取决于气候环境的影响。"也就是说,每个人的心理健康、生活方式、行为习惯都是影响健康长寿的因素,其中心情愉快,豁达乐观则是健康长寿的重要原因。

心理健康是人格升华和心灵净化的崇高境界,需要我们长期锻炼,加强思想品德的修养。具体地讲,心态保健要做到"五不":

(一)**心胸开阔不忧虑**。忧虑是情绪消沉郁结的状态。忧虑太过,导致气血失调,神经系统和内分泌系统会发生一系列异常改变,出现面部憔悴,还可出现食欲减退及大小便紊乱等症。尤其处于忧虑状态,会造成体力过分消耗,致使身体免疫功能低下,大脑功能紊乱,内脏功能失调,加速器官老化,而导致癌症、心脏病、高血压、精神病等疾病。同时还可引起超前衰老。所以老年人要心胸开阔,遇到不快事,应该赶快从中解脱,积极寻找乐趣。如看喜剧影视、相声小品,或与好友交谈,或旅游散心等,把心里的苦闷和忧虑排解出来。

(二)宽容大度不心窄。心胸狭窄主要表现为对人对事难以宽容大度,容易动怒、不满,常常自寻烦恼,遇事想不开,产生消极情绪。这样往往会引起身体内各器官功能的紊乱,诱发多种疾病,有害身心健康。因此,培养锻炼一个宽阔大度的胸怀,对于老年人来说是十分重要的。要面对现实,对环境的改变或发生的烦恼,以乐观的态度来对待;要善于理解和体谅别人,不要习惯于以自我为中心,把大小过失都归罪于他人;应将心比心,多站在对方的角度考虑和处理问题。

(三)心怀坦荡不猜疑。人到老年,随着工作、生活环境的变化及内分泌生理功能的衰退,往往疑虑重重。有的怀疑别人在议论自己;有的怀疑自己有这种病、那种病。到处疑神疑鬼,不得安宁。这种情况应得到家人的理解、劝导和帮助,主要还是靠自己控制和克服。

(四)控制情绪不发怒。人老气衰,不可发怒。愤怒不但可以伤身,而且可以致病,因此老年人要控制情绪,注意制怒。方法是:释放、转移、忘却,冷静和避开。

(五)遇事随和不固执。人越老,越容易固执己见,爱认死理,思想狭窄,自尊心强,好钻牛角尖。这样不利于人际交往,不利于家庭和睦,不利于把事情办好。因此,人到老年,凡事要随和,以和为贵;要学习,注意接受新事物。

总之,老年人从生理、心理、精神角度看,接受衰老是明智之举,延缓衰老亦蕴含生命哲理。接受衰老,因为人变老是不可违背的自然规律;延缓衰老,则可以通过自身的努力去实现。一位哲人说过,承认、接受衰老,是对生命的理解、热爱和尊重。它反映出一种积极向上的良好心态,是治疗"未老先衰"这一心理疾病的一剂良方。

摘自《老年人健康长寿须知》

二、心态乐观益寿延年

长寿妙药属乐观。"乐观者长寿",是不衰的真理。养生学家把人的精神因素视为养生之首。古今中外的高寿老人之所以能长寿,其中最重要的一条就是活得快乐,没有精神负担,随遇而安,自得其乐。据美国的一位心理学家的调查结果证实,人的精神、情绪的好坏,直接影响着大脑皮层的功能和神经系统的张力。如果能保持乐观、愉快的精神状态,就能活跃体内的免疫系统,增强肌体的活力。可见保持愉快的情绪,乐观的精神,是战胜疾病、维护身体健康的重要法宝。巴甫洛夫曾经说过:"愉快可以使你对生命的每一跳动,对于生活的每一印象易于感受,不管躯体和精神上的愉快都是如此,可以使身体发展,身体强健。"又说:"一切顽固沉重的忧悒和焦虑,足以给各种疾病大开方便之门。"美国耶鲁大学医务所曾对所有求诊病人做过病因分析,结果发现因情绪不好而致病的占76%。因为人的大脑里有一种被称作是B枣内啡肽的物质,它能够调整人的心理情绪,人在情绪乐观时,分泌出来的B枣内啡肽能够提高细胞的活力,增强免疫功能,抵抗外来病源,维护身体健康。反之,情绪恶劣、悲观时,这种物质就分泌不出来,导致内分泌失调,植物神经紊乱,进而招致免疫力减弱,直接影响身体健康。古今中外的无数事实证明:乐观的情绪,开朗的性格,与健康长寿有着极大的关系。世界上的长寿者绝大多数都是性格豁达的乐观者。《长寿通道》

阳光心态对每一个人都很重要。心理学认为,个体一旦感到失去了对自己生活具有重要意义的东西,便会变得无所适从,不知所措。人生意境的追求,关键在于心态如何。用恬淡平和的心态绘出的人生画卷,定是一幅成功之作。好心态胜过灵丹妙药。不管遇到什么困难,只要心态阳光,乐观面对,没有过不去的坎。面对人生暮年的来临,能拥有一种欣赏生活、乐观从容的心态,不仅难能可贵,而且能延年益寿。

快乐是一种愉快的情趣和活跃的身心所组合而成的情绪,是一种精神上的体验,是一种发现、宽慰与追求。老年人保健要强化"利导思维",淡化"弊导思维"。在思维方式上,"弊导思维"者遇事爱从不利的方向去考虑,尽往难处、坏处想,搞得自己不舒坦;善于利导思维的人遇事多往好的方向去想,把一切思考引向对自己有利的方面,所思、所为使自己心情舒畅。所以,一个人的心态不同,对同一事物的感受会截然两样。

有个寓言故事讲:两个工匠去卖花盆,途中不幸翻车摔坏了一部分。对此,一个工匠很难受地说:"摔坏了这么多花盆,真倒霉!"而另一个工匠却很高兴地说:"真幸运,还有这么多花盆没摔坏!"可见,"弊导思维"会把人的心态引向坏的方面,成为悲哀的前奏;利导思维会把人的心态引向好的方面,成为快乐的酵母!所以,老年人养生保健,要善于自我调节,强化"利导思维",保持乐观的态度。因此,要面对现实,承认差别。人生历程千差万别,每个人的情况各不相同。对于个人的荣辱、地位、待遇,除自身固有的因素之外,任何时候都不可否认有不同的机遇。因此,人与人之间没有绝对的可比性。你要想什么都公平,样样都合理,随时都万事如意,那时绝不可能的。这既是差别,也是现实。这就要靠自己宽慰自己,要想得开一些。《庄子·天道篇》曰:"知天乐者,无天怨,无人非,无物累。"如果一个人能够做到不怨于天,不非于人,不累于物,那就能够乐其心,乐其业,乐其生,始终保持良好的心境和心理平衡。那么你的生活就会充满着阳光,乐观豁达的轻松感就会永远伴随着你。乐观可以激发人的活力和潜力,是一种积极向上的性格和心境。紊乱、抑郁心理,消弱身体的抵抗力,而乐观愉快的心情却是和疾病做斗争的有力武器。老年人心态保健,就是要具有快乐达观的性格和心境。

人的一生如一年四季,春兰、夏荷、秋菊、冬梅,斑斓多姿,各展其秀。人的一生如日出日落,朝阳、艳阳、夕阳,每个时段,各有辉煌。人生的每个阶段都弥足珍贵。特别是老年人有着丰富的人生阅历,对任何事物都能洞若观火,就更应该善待生命,享受退休之乐,珍惜绚烂的夕阳,度过人生最后的辉煌。退休之乐是一种感觉,是一种心境,它不是上苍的赋予,而是靠自己感悟和营造。

老年人只要能生活多样化,内容丰富化,就会感到处处都是乐,而且是其乐无穷。老年人的退休之乐是因人而异和多种多样的,概括起来,老年人退休之乐有以下几种:

1. 忘年之乐。人老不可怕,可怕的是心老。老年人离退休之后,机体虽老,但如能忘掉年龄,便可收到延年益寿之效。

2. 知足之乐。"知足之乐"是一种积极的人生追求和高尚的思想境界。老年人若能做到知足,不贪名、不图利,就能"富也安然,贫也安然,行也安然,坐也安然"。

3. 安居之乐。在比较舒适的环境中休养生息,安其居,乐其业,甘其食,美其服,就能过得无忧无虑,心旷神怡,自得其乐。

4. 宽容之乐。在人际关系上严于律己,宽以待人,就可做到豁达乐观,心情舒畅,青春常在。

5. 平静之乐。古人云:"莫要恼,莫要恼,烦恼之人容易老。"只要心静,就可天地宽、情绪稳,任你东西南北风,我自稳坐钓鱼台。

6. 自娱之乐。一位学者说:"没法找到时间娱乐的人,迟早会被迫找到时间生病。"老年人一定要培养自己的兴趣、爱好,并通过文娱活动来陶冶情操,以达到延年益寿的功效。

7. 畅谈之乐。好友相聚,谈天说地,一抒胸怀,其乐无比。

8. 读书之乐。俗话说:"点灯求亮,读书求理。"读书、看报、听广播、看电视等,能丰富知识,增长智慧,更新观念,跟上时代。如能从中搜集资料,专门研究一些问题,更是一大乐趣。

9. 想象之乐。回忆过去的快乐、幸福或勾画未来的美景,都可以收到妙不可言的效果。如回忆年轻时代的顺心之事、如意之作、辉煌业绩、突出贡献等,就能使你沉浸在快乐和幸福之中。

10. 天伦之乐。沉醉在自己家庭的小天地里,安然享受夫妻之情、父子之情、母女之情、手足之情、祖孙之情,就会感到幸福、愉快。

11. 教子之乐。关心下一代健康成长,教育培养子孙后代,也是一种天伦之乐。

12. 歌舞之乐。经常听听音乐、唱唱歌、跳跳舞,可以使人潇洒、愉悦。

13. 运动之乐。生命在于运动。经常散步、慢跑、打拳、打球等,能促进身心健康。

14. 旅游之乐。若身体状况和经济条件允许,外出参观、旅游,可以开阔视野,怡情养性,强身健体。

15. 耕耘之乐。种花、养鸟等爱好，虽劳累肢体，但可健心。特别是如有条件，可种些瓜果蔬菜，和家人一起品尝自己的劳动成果，味美心甜。既锻炼了身体，又取得了物质和精神两方面的收获，一举多得。

16. 助人之乐。助人为乐，既是一种美德，一种善良，也是在播种友谊和幸福。"送人玫瑰，手留余香。"帮助别人做好事，能使自己快乐无比，心情爽朗。（《养生益寿》）

古人云："常愁愁常在，常乐乐常来。"老年人的乐趣如此之多，只要善于辩证思考，寻找快乐，就能事事、处处、时时都感到乐在其中。有一首《知足诗》写道："人生尽寿福，人苦不知足。思量事劳苦，闲着便是福。思量疾厄苦，无病便是福。思量患难苦，平安便是福。思量死亡苦，活着便是福。"

这首诗告诉我们，凡事只要换一个角度，就是另一种感觉，另一种境界，就会使人在失落中不放弃，在安逸中不迷失，在绝望中看到希望，在危机中找到机遇，在痛苦中品尝甘甜，永远保持一种乐观，而益寿延年。

乐观的心态，尽管与人的气质、性格、经历等主客观因素有关，但是他的主动权仍然操纵在自己的手里。首先，要明确乐观的心态是健康长寿的关键。乐观的心态比任何高档的保健滋补品都有助于身体健康。有的人心胸狭窄，稍有不如意的事就容不下，情绪低落，耿耿于怀。即使是整天吃山珍海味和珍稀补品，也不能延长他的生命。因此，必须善于控制自己的情绪，努力摆脱烦心事的缠绕，决心做一个乐观豁达的人，千方百计地远离不良情绪的袭击。其次，要学会自得其乐。要努力营造自己的乐观环境，遇到不良事情的干扰，也要从积极方面着想，看到有利的因素，以"塞翁失马，焉知非福"来宽慰自己。这就能够帮助你摆脱不良情绪，乐观地面对现实。要知道，不是生活中没有愉快，而是我们没有感悟和发现。其实，愉快的事情到处都有，无处不在，关键在于你能否感悟和发现。学会自得其乐，就能保持乐观。再次，要做到知足常乐。有的人之所以不能摆脱红尘的干扰，就是因为不知足，总想超过他人，有一种功名利禄的心态。这种心态会使你不甘寂寞，总想"拔尖"。只有做到知足常乐，才能感到心里愉快，无忧无虑，心底坦然，身心康健。（《长寿通道》）

乐观的人，有一些共同的主观心理因素。心理学家把这些重要因素归纳为三原则：一是"接受"。包括自我接受和被人接受。后者要付出一些努力，证明自己所做的事是对的，然后才会被人接受。而前者，则是人必须喜欢自己，必须善于经常不断地发现并欣赏自己的长处，不要纠缠乃至完全忘却那些非人力所能克服的缺憾。只有喜欢自己的人，才会是乐观的人。人需要不断地充实、提高，不断地增进品格修养和才能。人愈进步，就会愈喜欢自己、接受自己，从而也使别人喜欢自己、接受自己。二是"亲爱"。包括爱他人与被人爱。有爱的人生才美丽。因此，人们追寻的就是爱他人与被人爱。三是"成就"。人不一定要做大人物。社会上不同阶层不同职业的人，各有其一定的社会功能。自觉有所成就，是乐观不可缺少的因素。

有什么寻乐妙法呢？古人云："比上不足，比下有余。"此最是寻乐妙法也。将啼饥者比，则得饱自乐；将号寒者比，则得暖自乐；将劳役者比，则悠闲自乐；将疾病者比，则康健自乐；将祸患者比，则平安自乐；将死亡者比，则生存自乐。

〔清〕 沈复：《浮生六记·卷6·养生记逍》云：

世事茫茫，光阴有限，算来何必奔忙。

人生碌碌，竞短论长，却不道，荣枯有数，得失难量！

看那秋风金谷，夜月乌江，阿房宫冷，铜雀台荒，荣华花上露，富贵草头霜。

机关参透，万虑皆忘。夸什么，龙楼凤阁；说什么，利锁名缰。闲来静处，且将诗酒猖狂。

唱一曲，归来未晚；歌一调，湖海茫茫。逢时遇景，拾翠寻芳。约几个知心密友，到野外溪旁：或琴棋适性，或曲水流觞，或说些，善因果报；或论些，今古兴亡；看花枝堆绣，听鸟语，弄笙簧。一任他，人情反复，世态炎凉。优游闲岁月，潇洒度时光。

此不知为谁氏所作，读之而若大梦之得醒，热火世界一帖清凉散也。

要保持乐观的情绪，对自己和他人的要求和期望值要适宜、适中，不可过高地苛求。否则脱离实际，期望越高，失望就越大，挫折感就越强。老年人怎样才能做到乐观呢？

一是回忆往事。为了培养乐观情绪，就应回忆那些让你高兴的事，成功的事，生活中有趣的事，与人交往中甜蜜的事，爱好中的情趣事，这些事要牢记在心，一旦遇上不愉快的事，马上转移到这些事上来，愉快就来了。

二是适当的工作。为了保持乐观还应有适当而紧张的工作，就是在紧张的工作中磨砺出愉快，看着自己的劳动成果会诱发你的开心和欢悦。

三是辩证思维。人都难免遇到不顺心的事，这就要辩证对待，好事和坏事都是相对的，"塞翁失马"比比皆是。要学点阿Q精神或"酸葡萄心理"。就像吃不到葡萄说葡萄酸的狐狸，这样就减少内心的失望。还应具有"甜柠檬心理"——什么都是我的好，我比别人有更大的优势来冲淡内心的不安与痛苦。

四是广交朋友。与朋友聊天，大有保健作用。因为能抒发内心的话，说出来会感到惬意和满足。

五是适量运动。运动后能使人精神振奋，减少大脑皮层疲劳，提高植物神经系统的能力。

六是多参加文娱和社会活动。多参加文娱和社会活动能使人感到快乐，忘却烦恼。

七是不时地回味那些著名的表演艺术家表演的相声、小品、喜剧等乐趣横生的场面，会让你意味无穷而捧腹大笑。

八是正确对待疾病。对待疾病应在战略上藐视，战术上重视，有病早治，无病预防，小病不在乎，大病不耽误。（《中老年健康生活百事通》）

美国出版了一本畅销书《天天都过好日子》，提出了保持乐观情绪的以下原则：①要对周围事物感兴趣；②不要老担心生病；③要热爱工作，以工作为乐；④广交朋友，积极做人；⑤和颜悦色，不要怨天尤人；⑥当机立断，不要为一些问题左思右想；⑦珍惜眼前时光，以有效方式思想、工作、学习，帮助别人。

在人们生活的广阔天地中，到处都有激发乐观情绪的事物。善于发现它们，从中获得丰富的美感，无穷的乐趣，时时与它们同在，也是构成美好人生的极端重要的内容。

人是大自然的精灵。我们每一个人能够以主体的意识亲切感受到"我"在这个无始无终、无边无际的宇宙中的存在，本身就是一种奇迹，就是一件非常值得庆幸的事情。人没有理由不高度评价自我的存在，没有理由不珍重自我，没有理由不乐观！

有一条"一张纸"和"一辈子"的短信写道：出生一张纸，开始一辈子；毕业一张纸，奋斗一辈子；婚姻一张纸，折腾一辈子；股票一张纸，起伏一辈子；金钱一张纸，辛苦一辈子；双规一张纸，后悔一辈子；看病一张纸，花钱一辈子；悼词一张纸，了结一辈子。

回过头来看看，束缚人这一生的这些纸，是多么没有意义。人唯一重要和缺乏的，是快乐。只有快乐才能使人年轻、充满活力、身体健康，而永恒的快乐却是金钱、权力换不来的。明白了这些，我们就会珍惜生命中的每一天，用健康的心态去感染周围的人，让他们和我们一起，天天快乐！

摘自《《养生益寿》、《长寿通道》、《中老年健康生活百事通》》

三、心理养生六法

（一）**善良是根本**。善良是心理养生的营养素。心存善意，常做善事和好事的人，会始终保持泰然自若的心理状态，这种心理状态能把血液的流量和神经细胞的兴奋性调整到最佳状态，增强机体的免疫力，从而提高机体的抗病能力，这正是善有善报的内在原因。

（二）**宽容是关键**。宽容不仅包括理解和原谅，更显示气度、胸怀和力量。豁达开朗、善于宽容的人始终保持心理平衡，机体处于平衡状态，免疫力和抗病能力都处于最佳状态，百病自然难生。一个心胸狭隘、只知苛求别人的人，其心理往往处于紧张状态，从而导致神经兴奋、血管收缩、血压上升，使心理和生理进入恶性循环，身心健康遭到损害。

（三）压力自调适。随着生活节奏的不断加快，现代人在享受物质生活水平提高的同时，也面临着前所未有的心理压力。医学专家认为，具有强烈的竞争意识、时间急迫感、急功近利等特征的人，容易患高血压、冠心病等身心疾病。而拥有平常心，对自己定位准确的人可减轻精神压力，有利于身心健康。

（四）关系需缓和。人际关系影响人的身心健康。俗话说，远亲不如近邻。的确，良好的人际关系不仅能带来一个好心情，而且可以提供良好的心理支持和帮助。所以，正确处理家庭关系和人际纠纷，遇到问题时认真分析，严于律己，宽以待人，就能缓和人际关系，做到邻里和、家庭亲、夫妻爱、子女敬。

（五）乐观心境好。人要学会在生活中寻找乐趣，学会自娱自乐，闲暇之时不妨听听音乐、逛逛公园、看看书报、吟诗作画、种花养鸟、下棋打牌、唱歌跳舞、钓鱼摄影或者邀朋友聚会。让精神世界尽享大自然的美妙，在生活中放大快乐，从而缩小忧愁，把快乐的心态与人分享，你将更加快乐。

（六）淡泊长寿来。淡泊名利是心理养生、健康长寿的一剂良药。淡泊的心态能使人正确看待自己的优势和劣势，不为名利、地位、金钱等身外之物所累，以避免损害身心健康。

摘自《长寿解读》

四、好心情是保健的良药

一个人的心情好坏，同他的健康与寿命成正比。德国哲学家马克思指出："一种美好的心情，比十剂良药更能解除心理上的疲惫和痛楚。"心理学家发现，每天都能快乐的生活，血液中会有较健康的化合物。这显示，快不快乐和患不患病是相关的。愈快乐的人拥有愈少的可体松，而高含量的可体松与Ⅱ型糖尿病、高血压有关。

在复杂的社会环境中，谁乐观向上，谁的精神系统就增强了抗各种干扰的免疫力。这里需要灌注自立、自信、自慰、自得的因素，快乐便从中而生。生活不能满打满算，当遇上黄牌，需要退而求次、随遇而安，这是心理防卫机制中合理化反应，是适应各种环境的能力。

好心情不是天天有、时时在。月有阴晴圆缺，人有喜怒哀乐。好心情即是相比较而升腾，是由生活观鼓励而支撑。影响一个人快乐的，有时并不是困境与磨难，而是一个人的心态。如果把自己浸泡在积极、乐观、向上的心态中，快乐必然会充满你的每一天。

好心情是自制的一剂良药，它要靠自己锻炼、自己培养，光听别人唱赞歌，会使自己变得脆弱。应把握好自己的人生之舵，唱好自己的歌，走进自己的精神乐园，创造自己的美好生活和人生风格。生活上的变化，可能使人的心情有些起伏，但都是短暂的，时过境迁之后，天生别扭的人还是想不开，天生开心的人又恢复好心情。好心情能战胜各种各样的坏心情，好心情务必要压倒坏心情。

朱德元帅有诗道："开心才见胆，破腹任人钻，腹中天地阔，常有渡人船。"要心胸豁达，宽以待人，宽以容人，遇事拿得起放得下，没有什么想不开的事，精神自然会轻松愉快，生活质量自然得以提升，人的寿命自然得以延年。

好心情可以帮助击退心脏病。美国研究人员对1700人进行了长达10年的健康跟踪，他们发现，最焦虑的人和心情最抑郁的人患病风险最高。研究人员认为，人们应该努力让自己开心起来。

该研究报告发表在《欧洲心脏学杂志》上，开始，研究人员从憎恶和焦虑到喜悦、热忱和满足感对志愿者的不同情感对身心的影响进行了评估。通过5分制的快乐得分来评估这些受试者的积极情感。研究结束时，约145人患上了心脏病，比率略低于十分之一。但是，快乐得分每升高一分，人们患心脏病的风险就会降低22%。研究人员相信，快乐的人可能睡眠模式较好，压力较小，更可能走出阴霾，而睡眠不好，压力大和不愉快都会给身体带来压力。该研究第一作者卡琳纳·戴维森博士承认，要想建立这一联系，还需要进行更多研究，但是，她仍建议人们尽量形成积极的人生观。

戴维森表示，通常人们只是在等待在假期好好玩玩，他们应该每天都寻找快乐："如果你喜欢看小说，但总是拿不起书，你可以花15分钟左右来进行阅读。如果走路或者听音乐能改善你的心情，你就把这些活动纳入自己的日程中。实际上，每天几分钟的确能让你放松，让自己高兴起来肯定对你的心理健康有好处，还可能会改善你的身体健康。"

好情绪是治疗癌症的"良药"。人体的免疫系统就像忠于职守的哨兵，时刻监测各个部位，一旦发现癌变苗头，便迅速聚集"各路人马"进行围杀。而乐观的精神、良好的情绪和积极的心理状态，能最大限度地调动具有抗癌作用的T淋巴细胞、巨噬细胞、肿瘤杀伤细胞的"积极性"，围剿或杀灭癌细胞。

在具体的治疗中，有许多方法与情绪密切相关。例如，美国的"精神想象操"、日本的"生活意义疗法"以及我国传统的意念诱导等，这些方法都是让病人产生一种想象，即体内免疫系统组成了铜墙铁壁，癌细胞在这强大的防御系统面前碰得头破血流；T淋巴细胞、巨噬细胞等，就像骁勇善战的斗士勇往直前，癌细胞这群发育畸形的"乌合之众"是不堪一击的，被撕成碎片……患者如果每天在头脑里像过电影一样地想几次，对战胜癌魔大有裨益。

医学之父希波克拉底早就看到了精神与疾病的关系。他精辟地指出："人的精神是自己疾病的良医"。如果我们不幸患了癌症，除了采取积极的治疗手段以外，还要尽快调整好自己的情绪。

坏心情是癌魔的"向导"。医学家在一项调查中发现，81.2%的癌症病人在患病前曾遭受过负性生活事件的打击，如配偶死亡、夫妻不和、生活规律重大改变、工作学习压力大、子女管教困难、夫妻俩地分居、遭受精神打击等。京、沪等大城市的一项398例胃癌调查发现，各地都有一个共同点，即胃癌患者都有经常生闷气的情况，从而说明不良的精神因素可以导致胃癌的发生。同时各地调查还发现，性格开朗、精神健康的人不易患胃癌。动物实验也证明，在连续精神刺激下，动物体内可长出肿瘤。所以，少忧郁，多乐观，万事想得开，是防癌的有效措施之一。

美国最新研究显示，对待心理压力的心态是否积极与"好胆固醇"水平的高低有密切关系。

调查发现，在遇到不顺利的事情时，凡是采取敌对、抱怨、自我孤立等心态处理问题的人，他们血液中的"好胆固醇"（高密度脂蛋白，能将血管中的血脂运到肝脏中处理掉）的含量比较低；那些能以冷静乐观的心态面对逆境的人，他们的"好胆固醇"含量则比较高。实践证明，在压力面前，心态越冷静乐观，越有助于"好胆固醇"的含量趋向正常，并促使一种压力激素的水平降低，这对保护血管，维护健康很有益处。

为了健康长寿，老年人要学会"经营"心情。心情是个变量，它以各种形式存在于每个人的心间。它可以是开朗的、兴奋的，也可以是郁闷的、愁苦的，其表现形式不同，全在于个人的经营。在日常生活中，你可以把自己的心情经营得阳光明媚，春风和煦，这是一种智慧的人生。经营心情是人生必备的一门功课。善于经营心情，才会"长风破浪会有时，直挂云帆济沧海"；善于经营心情，才会"生来奔走万山中，踏尽崎岖路自通"；善于经营心情，才会"清风徐来，水波不兴"；善于经营心情，才会"老夫聊发少年狂，左牵黄，右擎苍，锦帽貂裘，千骑卷平冈"……

经营心情，必有所得。或是饱满的人生或是干瘪的人生，或是亮丽的生活或是晦暗的生活，或是生命的传承或是精神的永恒，这一切，全在于个人如何去经营。

播下青翠，收获金黄；播下空虚，收获叹息。我们要学会善于经营心情，快乐生活，健康一生。

摘自《健康指南》

五、老年养生要心静加心净

有位年近九旬的老者，在谈到自己的养生秘方时说，无论做人做事，只有心静和心净才能轻松自在。这个养生体会有道理、有意义，使人感悟，给人启迪。

心静，就是内心宁静、平静、心思安静，保持一种清明、清爽的心态。古往今来，大凡有所成就的人，无不把"静以修身"、"宁静致远"奉为座右铭,借以磨练淡泊明志的心胸、高风亮节的气度。心净,就是内心清净,是一种对功利和私念的超越,体现出对生活的从容和淡泊,它可以沉淀出生活中的纷繁和浮躁,过滤掉人性中的肤浅和粗俗。心静与心净,是相互关联、相互促进的。心静是表象,心净是根本。心不净,心静也是一时的,表面的,只有心净了,心里才能静得自然、长久。所以,心净了才能真正做到心静,要心净,必须节欲。

要心净,必须拒惑。人是生活在凡尘中的,在这个五彩缤纷的世界里,很多时候人的眼里、嘴里、耳里、心里塞满了太多的诱惑。这些权、利、名、色等诱惑像海妖的"歌声"一样,搅得人心慌意乱,心神不宁。有人这样形容:诱惑像火,心静如水。水可以灭火、理智可以控制欲念。所以,抵制诱惑不仅态度要坚决,意志要坚定,而且方法要正确。这样才能斩断名缰利索,解开恩怨,进入一种极静的境界,一种极佳的心境,获得真正的心净。

要心净,必须善比。爱比是人的天性。理论上,它可以激发每个人奋发图强的上进心。但是,很不幸,有时上进心却会走样变味。人之爱比,祸害大矣。因为不比不服气,比输了还是不服气。样样事都比,样样都有气。不管哪一种比,都会出现三种结果:一种,比别人强,这下子可以装得很谦虚地说:"比上不足,比下有余"。在这种情况下,天下稍安,暂保太平。另一种结果,比较伤感,就是比输了,于是说:"人比人,气死人",内心不但不服气,而且是越想越气,越气越嫉。第三种,也就是那种比输了的人为了超过赢家,采取了许多卑鄙的手段,甚至干出杀人、放火、抢劫的违法事,最终滑向犯罪的深渊!

实际上,只要能容忍别人的长处,就能减少不必要的攀比,自然也就想开了。每个人的才智本来就有差异,而且钟鼎山林,各有天命,不可强也。尺有所短,寸有所长,每个人资质有异,时运有别,何必强比?因此,为人处世,少比为妙,不比更好!

人为什么会心不净?在很大程度上就是攀比不当引起的。要人不攀比是不可能的,可人性的一个普遍弱点却是习惯于往上比,眼睛往上盯,这样越比就越想不通,心里越不平衡。所以,人到老年,要尽量少比为佳、善比为贵,这样才能心平气和地做好自己的事情,心清气爽地过好自己的日子,心旷神怡地安度自己的晚年。

摘自《健康指南》

六、老人常笑益健康

中外古语中有"笑是最好的药物"的说法,今天的人们爱说"笑是心灵的有氧运动"。每天笑上几分钟,往往能驱除一天生活给你的压力。笑的时候,人感觉轻松自信。笑可以带来显著的生理效应,如呼吸加快,血流量增加,全身肌肉交替地收缩和放松,紧张和焦虑完全消失,重新恢复了活力。

近年的科学研究找出了笑与精神状态之间的生理关系。研究表明,笑能促使机体产生一种天然的麻醉剂(贝塔-内啡肽),能够使人减少痛苦、降低血压;笑可以刺激人体分泌多巴胺,使人产生欣喜感,释放压力,放松精神。

笑是人类最普通又最神秘的表情。尽管每个人笑的程度、音调不一样,但只要你开口一笑,大脑就会迅速向全身的肌肉和腺体发出信号。近期出版的美国《读者文摘》杂志为大家描述了身体各器官在大笑后的一系列反应。

1. 脸:当你发出笑声时,脸部15块肌肉挤压、变形,组成你特有的笑容。面部的血流量增加,让你面颊绯红,展露高兴的神采。

2. 眼睛:笑得强烈,泪腺就会受到刺激,即所谓的"喜极而泣"。无论悲伤还是欢乐的泪水,都具有减压作用。

3. 嘴巴:笑会让人自然地张大嘴巴。研究表明,大笑之后,唾液里的免疫球蛋白含量和血液中的"疾病杀手"T淋巴细胞含量明显增加。这说明,笑能提高人体免疫力。

4. 发音系统:大笑时,为了配合大脑歇斯底里般的快乐感,发音系统需要更加卖力地工作。人的肺叶下有一块强有力的肌肉——横膈膜,它将空气向肺里压入或从中吸出。当空气穿过喉咙时,笑声就产生了。为了发出更高的笑声,肺会吸入比平时更多的空气,血液中的含氧量因此更加丰富。

5. 血液：在最近的一项研究中，美国马里兰大学的心脏病专家迈克尔·米勒发现，人在大笑时，血管内皮扩张并释放一氧化碳，它能减少血液凝块和病菌感染，从而降低心脏病风险。

6. 肌肉：研究发现，一次捧腹大笑相当于在跑步机上运动10分钟，能让全身主要的肌肉组织得到一次锻炼。因此，笑可以说是一次"内部的慢跑"。虽然大笑时血压和心率会升高，但笑过后，血压和心率则会低于平时水平，和锻炼的效果差不多。对于不能参加运动的老人和病人，大笑是最重要的锻炼方式。

7. 缓解疼痛：美国得克萨斯理工大学心理学家罗斯科根发现，笑具有止痛作用，它能增强我们对疼痛的忍耐力。

现在世界上有许多地方都风行"微笑疗法"。之所以称其为"疗法"，这是因为微笑的确有治疗功能。医学研究表明，微笑可以缓解紧张、消除郁闷、促进体内各系统良性循环、改善免疫系统功能。轻松而发自肺腑的微笑，可使肺气布散全身，使面部、胸部及四肢肌群得到充分放松，排出毒气。美国加利福尼亚一所大学的研究成果表明，微笑有助于降低高血压，消灭血液中的细菌。微笑还可以促进面部血液循环，改善皮肤营养，有利于皮肤细胞再生，减少皱纹、白发和老年斑，使皮肤细嫩有光泽。经常微笑，在一定程度上还能减少腹部脂肪的沉积，使人线条匀称，荣光焕发。

在生活中，微笑有着丰富的内涵。英国诗人雪莱曾这样描述："微笑是仁爱的表达，快乐的源泉，亲近别人的桥梁。有了微笑，人类的感情就沟通了。"的确如此，微笑不仅是缩短人与人之间距离的最美丽的无声语言，还是沟通人与人之间心灵的最短桥梁。此外，经常微笑还能让人充满自信，富有亲和力，有助于提升个人气质。

有人说，微笑是心理健康的一个重要标志。因为，经常微笑的人，通常是那些快乐的且有安全感的人；流露真诚微笑的人，通常是那些乐意帮助别人，愿意分担他人忧伤，减轻他人痛苦，也愿与人共享快乐的人。

俗话说，天天微笑容颜俏，七八十岁人不老，相逢莫问留春术，淡泊宁静比药好。在当今社会，随着竞争的日益剧烈，生活节奏的不断加快，人们的压力都很大，因此就更需要微笑。如果人人脸上都带着微笑，就会给自己以及周围的人都带来好心情，那么人们的生活将会更加美好，身心将更加健康。

每天，外界都在"制造"笑，电视、广播、相声、小品、喜剧、漫画、短信、幽默等经常带来让人开怀的内容；每天，我们自己也要"制造"笑，和家人聚在一起讲讲笑话，是最放松的时候；适当的场合开开玩笑、讲点俏皮话也可以使气氛顿时轻松。总之，我们有必要也有能力让笑声充满生活。

对于老年人来说，笑的作用就更重要了。笑无异于心灵的慢跑，是益寿延年的有力武器！让我们用好这个武器，天天为自己也为他人带来笑声，使我们健康长寿。

摘自《健康指南》

七、不良情绪是致病的根源

情绪是人对周围的事物反映出来的一定的态度。无论是好感或是反感，情绪都是主观对客观的一种感受，是可以由自己支配的。情绪可分为两大类：一类是愉快的良好情绪，如兴奋、快乐、喜欢、满意等；另一类是不愉快的不良情绪，如悲伤、焦虑、紧张、愤恨等。这两种情绪具有积极的增力和消极的减力，这种积极增力和消极减力，直接影响着人的身心健康。据美国长寿学家胡夫兰德博士对200多人进行40年的健康观察后发现：情绪焦虑者，血压上升，胆固醇也增高；乐观开朗者，身体健康指数上升，衰老得比较缓慢。因此，他在所著的《人生延寿法》一书写道："在对人的一切不利影响中，最能使人短命夭亡的，莫过于不良的情绪和恶劣的心境了。"

不良情绪可导致躯体、心理的异常反应，产生一系列的生理、心理反应的状态。如不能及时调整，不良情绪就会进一步引起病理状况，就会出现一系列病理性反应如高血压、糖尿病、冠心病等疾病，也会产生抑郁症等心理障碍。心理情绪与高血压病的关系则更为密切。我国心理学工作者对高血压病人进行的病理学研究表明,患者病前具有不良情绪者高达74.5%。与情绪因素有密切关系的疾病远不止这一种,很多疾病都与情绪因素有关,只是密切程度不同而已。所以说,健康的最大敌人就是不良的情绪和恶劣的心境。

美国两位心理学家将人的性格分为两个类型A型和B型。A型者有强烈的竞争性,缺少耐性,固执己见,雄心勃勃,整天忙碌,遇事易激动。这种人易患冠心病。B型者遇事从容安详,心胸坦荡,悠闲自得,不争抢好胜,不计较得失。这类性格的人患冠心病者少。

紧张和焦虑等不良情绪可通过下丘脑和它联系的垂体而影响免疫机能,从而降低机体对病毒、病菌、过敏因子、致癌因子的抵抗力而导致疾病。临床心理学的研究表明,发生癌症之前,大多数病人有焦虑、失望、忧伤、压抑、愤怒等情绪变化,它们通过中枢神经而影响免疫力,使抵抗致癌因子的能力减弱而导致癌症。一位英国医生曾调查过250名癌症患者,发现156人在患癌之前遭受过重大精神打击。于是他得出一个结论"压抑情绪容易致癌"。我国在进行食道癌普查工作中也发现心理因素与食道癌的密切关系。据山西省卫生部门统计,食道癌患者中56.5%的人有忧虑、急躁的消极情绪;河北则报道说,性情急躁者占69%。

美国一心理学家说:"紧张与压力是杀人不见影的恶魔"。这句话听起来多么可怕,然而紧张与压力确实对生活、身体和心理健康不利。紧张与压力时,脑内植物神经系统不平衡,从而影响循环系统、呼吸系统、消化系统的正常运行;内分泌系统与免疫水平均受影响。所以,老年人要学会放松,放松是控制紧张、焦虑的有效方法。老年人每天应有1~2次进行"放松"。这样的自我调适,对松弛紧张与焦虑情绪,预防心身疾病十分有益。

现代医学研究也证明,情绪能通过大脑影响心理活动和生理活动。乐观的情绪,可以使人体内的神经系统和内分泌系统的自动调节作用处于最佳状态。在情绪高涨、精神愉快时,脉搏、呼吸、血压、胃肠等都平稳而协调。在这种情况下,机体的免疫力强,可以促进健康,预防疾病。反之,消极的情绪会给人以负面影响,如有烦恼不能自解,使得情绪烦乱,便会引起大脑神经系统和内分泌系统的一系列混乱,使人体免疫力下降,诱发各种疾病,或使原来所患疾病的病情加重、恶化。由此可见,人的情绪对健康的影响之大。这正如《黄帝内经》所言:"气血充和,百病不生;一有抑郁,诸病生焉。"所以,老年人一定要注意调节自己的情绪,使其处在比较适度的范围内。

有一首诗写道:"你要是心情愉快,健康就会常在;你要是心情开朗,眼前就是一片明亮;你要是经常知足,就会感到幸福;你要是不计较名利,就会感到一切如意。"老年人一定要做自己情绪的主人,健康长寿的命运就可以掌握在自己的手里。

摘自《养生益寿》

八、老年人要善于调整心态

人们都希望长寿,但更想健康幸福地长寿,那么,怎样才能健康幸福地长寿呢?答案只有一个:首先要调整好自己的心态。就是要对自己不健康的那部分心理状态,采取有效措施进行自我控制和调节,使之转变成健康的心理状态。医学实践证明,绝大多数疾病的发生和发展都与人的心理因素有关。只要保持良好的心态,才能有良好的情绪,身心健康才有保证。唐代名医孙思邈在《千金翼方·卷第十二·养性》中指出:"故养老之要,耳无妄听,口无妄言,身无妄动,心无妄念,此皆有益老人也。……又老人之道,常念善无念恶,常念生无念杀,常念信无念欺。……能如此者,可无病长寿。"

人生在世,有得有失,而失去的远比得到的多。在一定意义上讲,人生就是一个不断得到又不断舍弃的过程。领悟了这个道理,才会在任何情况下都能稳得住心神,管得住身手,扛得住诱惑,经得住考验,成为一个高尚的人。

把忧虑从头脑中挤出来的最好良药就是让自己忙起来。不要让昨天的懊恼和明天的忧虑成为今天的负担,而是要集中所有的精力和智慧把今天的事做好。人生哪能多如意,万事但求半称心。所以老年人要牢牢把握现在,过好"每个今天"。没心没肺能活百岁,问心无愧活得不累。明白"福兮祸所伏,祸兮福所倚"的哲理,在困难的时候不断调整自己的情绪,真正驾驭住自己的命运。这样,就能为长寿打好坚实的心理基础。

对于不良心理状态进行自我调节的途径,心理学家认为,主要有以下几个方面:

(一)面对现实,善于处事。人生活在大千世界,必须以积极的态度了解社会,面对现实。正确对待某些负面效应,避免出现反常心理。无论以前是多大的官、多高的职位,离退休后要学会做平民百姓。对人、对事、对自己,都要讲究理智。要正确评价事物,承认差别,妥善对待。要有自知之明,对自己不苛求。对别人不斤斤计较,不要处处与人争斗,要友好相处。只要你不敌视别人,别人也不会以你为敌。对事不患得患失,要想得开,看得远。在家庭内部,对亲人不要期望值过高。和亲属子女之间,也要互相理解,互谅互让,融洽和睦。

(二)修身养性,知足常乐。老年人应淡泊名利,少想过去的辉煌历史,多和周围的人和睦相处,遇事冷静,不要处处看不惯,学会随遇而安,保持乐观稳定的情绪。生活上应养成知足常乐的习惯,知足才能养性,养性才能修身。日常生活中不免有很多烦恼和忧愁,其实这都是不知足的结果。有首诗写得好:"春有百花秋有月,夏有凉风冬有雪,若无闲事挂心头,都是人间好季节。"

(三)思想开朗,情绪乐观。开朗、乐观有助于精神畅达、气血和顺、生机旺盛,从而消除消极情绪对人体的影响,有益身心健康。开朗、乐观的人平时不爱想不痛快的事,不愉快时,不独自思考,而是去找善意、通达的朋友倾诉,得到帮助或理解,以减轻自己的精神压力。开朗、乐观的人不固执己见,会尊重他人的意见,凡事不苛求别人。

(四)保持积极的生活态度。脑子越用越灵活,越用越能延缓衰老。所以老年人应生活有规律,有乐趣,多学习,多用脑,多做一些力所能及的工作,参加一些用脑的活动,如读书、看报、下棋、练习书画、写作等,就会对生活充满希望,就能老而不衰,充满活力。否则就会在无所事事、老而无用的消极情绪中加速衰老,危及健康。

(五)坚持力所能及的体力活动。体力活动可促进血液循环和新陈代谢,防止肌肉萎缩,增强各器官功能。同时体力活动还可丰富晚年生活,增加生命乐趣,使人精神振奋,心情愉快,提高生存质量。如散步、慢跑、游泳、打拳等各种健身活动,都是很好的活动方式。

(六)笑口常开,歌声不断。笑一笑,少一少;愁一愁,白了头。笑能使人体的心、肺、胸、腹都得到运动,笑3分钟等于15分钟体育锻炼。笑,令人身心放松,忘记烦恼,愉悦心情。开怀大笑,能使全身肌肉松弛,促进血液循环,加速激素分泌,解除人们厌烦、内疚、抑郁、紧张等状况及由此引起的头痛、全身不适等。唱歌能锻炼心肺、陶冶情操,使人神清气爽、驱散烦恼、精神愉快、活跃情绪、延缓衰老。

(七)善良是心理养生的营养素。心存善良,就会以他人之乐为乐,心中就常有欣慰之感;心存善良,就会与人为善,心中就常有愉悦之感;心存善良,就会光明磊落,心中就常有轻松之感。总之,心存善良的人,会始终保持泰然自若的心理状态,这种心理状态能把血液的流量和神经细胞的兴奋度调至最佳状态,从而提高机体的抗病能力。所以,善良是心理养生不可缺少的高级营养素。

(八)宽容是心理养生的调节阀。在人际交往中,吃亏、被误解、受委屈的事总是难免的。面对这些,最明智的选择就是学会宽容。学会宽容就会正确认识和对待别人,多看别人的长处,多记别人的好处,多想别人的难处,处处严于律己,事事宽以待人。这样,就能够减少烦恼,化解矛盾,就等于给自己的心理安上了调节阀。

(九)乐观是心理养生的不老丹。乐观是一种积极向上的性格和心境,它可以激发人的活力。而悲观则是一种消极颓废的性格和心境,它使人悲伤、烦恼、痛苦,影响人的身心健康。

(十)淡泊是心理养生的免疫剂。清代名臣张之洞说："无求便是安心法"；当代著名作家冰心也曾说："人到无求品自高"。这说明，有了淡泊的心态，就不会对身外之物得而大喜，失而大悲；就不会对世事他人牢骚满腹，攀比嫉妒。淡泊的心态使人始终处于平和的状态，保持一颗平常心，一切有损身心健康的因素，都将被击退。

有一首《不老歌》，以辩证的观点看待老年，写得很科学。歌曰：

"什么是老，什么是不老？
个人的心情很重要。
今年比前年又长两岁，
今年比后年年轻不少，
就看你前瞻还是后瞧。
四十的人见了一根白发会吓一跳，
感到过了'而立'正变老，
嗟叹没有机遇而烦恼，
心灰意冷放弃了高目标。
花甲之年可以觉得比七十的人还小，
心想事成一定要趁早。
'十年磨一剑'都知道，
怕是朝三暮四心浮躁。
人生来世走一遭，
旅途曲折多美妙，
犹如流星划空过，
熄灭之前尽燃烧。
奉献使生命之旅更美好，
求索使生命之光更闪耀。
活到老学到老，
吸取新知永不动摇。
在奉献和求索中活着，
就是'不老'。
什么是老，什么是不老？
别人的评论不重要。
容颜只反映人的外表，
无须对着镜子天天照。
岁月的年轮刻在脸上抹不掉，
青春的律动仍可伴随着心跳，
心理年龄自己最知晓，
积极上进是'永远年轻'的写照。
五十的人自叹半生蹉跎意志消，
只盼抱孙儿把心操。
到了七十会感叹：
半百时风华正茂，
二十年不过'弹指一挥'就飞掉。
其实哪个年龄不是宝？
百岁耄耋还羡慕'古稀'身体好，
尽管科学使人的寿命在往极限靠，
可生命的规律谁也改不了。
应该是：终点未到不言老，
将眼下的时光来把牢，
用火一样的热情把生命拥抱，
让快乐在你周围环绕，
把寂寞孤独全赶跑，
活到老快乐到老，
其实这就是不老。"

还有几首《老年谣》写得也很好："谁说七十古来稀，如今百岁不稀奇，八十九十不算老，七十只是小弟弟。"有一首《长寿谣》写道："六十老人比较小，七十老人满街跑，八十老人不算老，九十老人随便找，百岁老人精神好。"现在的健康老人是："心态非常健康，身板十分硬朗，思维无比敏捷，行动一切如常。"有人将这类老人称之为"新新老人"，有这样一首《老年谣》写道："八十岁的年龄，七十岁的模样，六十岁的时尚，五十岁的包装，四十岁的追求，三十岁的理想。"

这些《不老歌》和《老年谣》很强调人的心态，由此也可以看出，老年人一定要注重调整好自己的心态，这对于身心健康，延年益寿确实非常重要。

医学和心理学研究表明，好心态能使人增强生活信心，能在黑暗中找到光明，能提高承受生活的压力、挫折和克服困难的勇气；好心态可以给人带来希望，能使人变得坚强；好心态能促进人际间的友好交往，从中体会到人间的无穷乐趣；好心态的人，整天乐不思蜀、笑口常开，从而使紧张的情绪得以放松；好心态能使身体各器官功能发挥到最佳状态，如增强胃蠕动、增加胃液分泌、改善消化功能、促进血液循环、提升肺活量、促进各种腺体的分泌、增强机体的抗病能力等。因此，离退休老人要重新定位、重新选择、重新创造、重新生活。有了这"四重新",找准了自己的生活方向与基点,就会迎来"太阳每天都是新的"的美好生活感受。

总之,老年人调整好自己的心态,就能使身心处于积极向上的态势,提高大脑及神经系统的活力,使体内各脏器的活动协调一致,充分发挥机体的潜能,使人精力旺盛,心情舒畅,吃、睡都香,身体健康。

摘自《养生益寿》

九、老年人应正确面对退休生活

人总归要老的,干部、职工到了一定的年龄总是要退休的,这是不可抗拒的自然规律。古今中外都有老年退休制度,谁也不能例外。因此,要"当进则进,当退则退",否则"当退不退,难免受罪"。只有正确地认识到这一点,才能正确面对离退休以后心理上出现的各种不平衡。但一个人工作几十年,一旦离开工作岗位,各方面的情况骤然发生变化,难免会产生一些失落感或这样那样的想法,思想上要受到一些冲击。其实,所谓的"失落感",无非是失掉了"官",失掉了"权",失掉了"势",只要放下官架子,转变身份,由"官"到"民",问题就好解决了。不管以前是多大的"官",退下来后能以普通老百姓的身份出现,就不会自找烦恼了。

人到老年,必然会离开自己多年习惯的工作环境和工作节奏,重新创造生活环境和人际关系,改变原有的生活节奏包括生活内容。对此应有充分的心理准备,这里有个重要的环节就是做好"角色退场"的准备。

"角色退场",其实是人的一生经常遇到的问题,如一个女孩结婚后,"姑娘"的角色就必然退场了。离退休也是人生到一定年龄必经的程序。如何做好"角色退场"的准备?首先,老年并不是人的生命句号。它是每个人用其一生的成功和失败的经历铺垫过来的,是值得回味与回顾的。其次,无论怎样,任何人在生命的历程中都有结束工作的时候。到一定年龄为自己的工作阅历划个句号,应做到珍视往事而又平淡往事。因为虽然人到老年,但未来时日仍很长,怎样走过今后的历程保持晚节,倒是需要认真思考、精心设计的。第三,面对"角色退场",应持以平和的心态。人要有一个淡化自我和时刻准备改变自己角色的过程。及早而主动地在一个角色将终结并将向另一个角色转换,或退场之间搭建一个心理过渡的桥梁,这能使自己在"角色退场"时过渡得轻松一些,且少有失落感。(《益寿养生全书》)

其实,到了这个年龄段,人生各项大事趋于定型,子女逐渐长大,应该是人生收获的季节。繁华曾经闪现,生命的真相正在显现。此时此刻,保持良好的心境,做到身虽老而心年轻才是睿智的选择。退休以后,要以"休"为中心,以"养"为基本点,以"乐"为追求,留点关爱给自己。

真正使人老去的不是年岁的增大,而是希望的减少。老年不是人生的末季,用积极、健康的心态面对,它可以成为人生的又一个春天。最美不过夕阳红,温馨又从容。

古希腊哲学家认为,一个人进入老年时期,不仅不是意味着从生活中退出,相反还可以使自己的人生进入一个新的境界。因为老年时期的生命体变得比任何时期都更为完整无缺和成熟圆满,所以老年时期是人生的高潮。另外,人在年轻时追求有光芒、有亮度,到了老年时期,可能产生一个升华,"绚烂之极归于平淡"进入一个平静、平淡、平和的境界。黑格尔说过,同一句格言,年轻人说出来和老年人说出来,内涵是不一样的。就是因为老年人有丰富的阅历,他对格言的理解要比年轻人的理解丰富的多,深刻地多。

老年人的幸福和快乐比一般人要多,最突出的感觉是心理空间大了,更懂得生命的价值,更容易与人相处,与生活相容。空间是一种境界,许多不切合实际的渴望没有了,争名夺利的念头也没有了,如同返璞归真一般,只求在平凡的人世中找到属于自己的那一份美好。

夕阳真美,退休真好。退休是生命的星期天。有位哲人说过一句很精辟的话:"在经济社会中,人只有退休后,才能真正认识自我,才能真正享受生活。"

退休老人的生活,一般可以分为以下几种类型:一是工作型。退休后仍进行一些力所能及的工作。老专家、老教授继续搞科研、搞创作、搞教学、坐诊所；有经验、有技术的老工人受聘去当顾问、带徒弟；有专长、身体好的老年人，再就业，发挥余热等。二是学习型。不少老年人把看书学习作为退休生活的一个主要内容，这使他们的精神世界不断丰富，思想跟上了时代的步伐。这些老人大都心胸开阔，不为家庭琐事烦恼。三是家务型。承担日常的家务劳动，或帮助子女做一些力所能及的家务事，获得一些天伦之乐。四是悠闲型。或锻炼、娱乐，或旅游、观光或无所事事，自由自在，悠哉游哉。但如果过于闲散，人的智力和体力都会加速退化，对个人、家庭和社会都是不利的。《老年生活实用大全》

美国研究老年生活的伊萨卡大学教授乔尔·萨维申斯基通过跟踪研究退休人员得出结论说，"退休远远不是做投资组合，也不只是凑合着过下去"，而是应该"了解你自己，有放纵自己的热情和为未知做好准备"，这是退休人员重塑生活的三件要事。这就告诉老年人，退休后的生活完全可以过得更美好。关键是如何开发自己，如何重塑退休后的生活。由于每一位退休老人的具体情况不同，应该根据自身的特点，来重塑退休后的生活。

首先，要对自己有个客观的评估，思考一下做什么事情是自己最感兴趣的。对年轻人来说，兴趣是成才的阶梯，而对老年人来说，兴趣则是丰富生活的重要手段。譬如，有的老人爱打麻将，有的老人爱玩扑克，有的老人爱看电视剧，有的老人爱聊天，有的老人爱锻炼，等等。这些不同的兴趣、爱好都无可厚非，只要能够从中寻求到快乐，就会觉得生活很惬意，很满足，很高兴。《长寿通道》

其次，要有所追求。应以重塑新生活的热情，不断进取，追求一种很充实，很有意义的生活。这就需要有热情，有雄心壮志。就是要有曹操的"老骥伏枥，志在千里；烈士暮年，壮心不已"精神。只有具备了"壮心不已"的热情，才能提升老年人的兴趣档次，产生一定的社会效应。正如德国哲学家康德说的："青年人好比百灵鸟，有他的晨歌，老年人好比夜莺，有自己的夜曲。"人生路上没有"晚"字，只要有著名作家巴金那种"让生命开花"的追求，有李可染大师那种"七十始知己无知"的求知欲望，有冰心老人"生命从八十岁开始"和黄宗英大姐那种"永不言老"的年轻心态，就能跟上时代节拍，扮靓晚年生活。从而青春永驻。

第三，要量力而行。老年人做事不要有过高的目标，应该量力而行，把握好分寸。凡事预则立。干什么事情要有个打算和计划，才能达到预期的结果。离退休后计划一下未来的生活，便于把自己的兴趣、爱好，以及雄心壮志的目标具体化，便于操作，便于按部就班地进行实施。同时也会使生活变得有节奏，有规律，有条不紊。尤其是当你热心于某个目标的追求时，就会产生一种"不知老之将至"的朝气。这种朝气能使老年人在自己的爱好、特长方面得以发挥和进取，实现自己的抱负，使精神生活充满活力。

一些老年人退休以后，由过去整日为工作操劳转为悠闲自在的生活，因工作压力消失，休息时间的改变，人际关系的不适应，使有些还没有做好退休准备的老年人感到惆怅、痛苦、烦躁不安、沉闷抑郁，有的甚至出现生理功能失调，导致各种疾病，这就叫"退休综合症"。

"退休综合症"的产生与老年人长期形成的较稳定的自我情绪和性格有关。老年人过去在家庭中是一家之主，经济上是掌权者，生活上是管理者，家务上是实干者，精力上是充沛者，是家庭一切生活的主宰者。有些老年人以前在工作岗位上是领导干部或专家等，常常处于受人敬畏或者尊重的地位。同时，老年人经历了风雨历练，积累了很多经验，有较强的观察和判断能力，在某些方面确实是专家和内行。不但做出过突出贡献，有一定的权威性，而且依然受到社会的推崇，渐渐地就行成了养尊处优的习惯。退休以后，社会角色变了，受人尊重的时候少了，精力体力不足了，经济收入明显减少，社会地位、家庭地位降低，如此种种，造成了这样那样的不适应，忍受不了别人对他们的冷落，于是多种失落、怨恨、烦恼、空虚等不断袭来。

特别是工薪人员一旦离退休后，生活的各个方面会发生一些非常明显的变化，而且很多都是根本性的转折。这些变化、转折直接影响着老年人的身心健康。比较主要的变化、转折有以下几点：

1. 以前，活动的场所多在单位；现在，基本上是在家里。

2. 以前，交往的对象多是大、小干部；现在，主要是妻儿老小。

3. 过去，接触的事物和谈论的内容多是政治、经济或行政方面的大事；现在，多是柴、米、油、盐、酱、醋、茶等琐碎小事。

4. 过去，按时上下班，忙个不停，生活节奏很快；现在，不用上班，自由闲散。

5. 过去，出行有小车接送；现在，出门要挤公交、骑单车或者步行。

6. 过去，一些当领导的，是领班子、管干部、带队伍；现在，整天是菜篮子、米袋子、带孙子、忙家务。

另外，群居是人的共同属性，老年人一生习惯了紧张的生活环境，按时上下班，同事们一起工作、学习、娱乐、交谈，虽然忙碌、辛苦，但忙中有乐，苦中有甜。工作对于他们不仅仅是谋生的手段，而是生活和情感甚至是生命的寄托。退休后失去工作，对于他们来说，就是失去了生命的一部分。环境的变化，心理的落差，令他们突然丧失自信，感到自己无足轻重，出现烦恼、孤独、寂寞，不知所措。如果家庭关系中缺乏配偶的关爱和理解，子女又忽略老人的心理感受，那么，这种"退休综合症"就会表现得更加强烈。

但是，任何事情都有物极必反的规律，如果一味沉迷于过去，只看过去，不管现在，整日长嘘短叹，精神不振，甚至自卑、自责就属于病态心理了。无论过去如何风光，如何辉煌，也已经成为历史，我们只能面对现实、正视现实、欣赏现实。否则，就会导致这样那样的不适应，于人于己都是有害无益的。唐代名医孙思邈在《千金翼方·卷第十四·退居》中指出："人生一世，甚于过隙……若知进而不知退，知得而不知丧，嗜欲煎其内，权位牵其外，其于过分内热之损，胡可胜言？况乎身灭覆宗之祸，不绝于世哉。"相反，如果换一种活法，那就是以积极的人生态度，树立六十而立的信念。再不为工作繁忙，不为儿女操心，不为生活奔波了，能真正随心所欲地为自己活着。为什么不活得潇洒自在一些呢？学自己愿意学的，干自己乐意干的，玩自己喜欢玩的，什么唱歌、跳舞、书画、摄影、旅游、锻炼、志愿服务等等，只要感兴趣就去做。自信人生200年，60创业正当年，惟有探索，惟有追求，惟有继续奋斗，才能永葆青春的活力。好汉不提当年勇，老当益壮才年轻。

法国前总统密特朗，在位时手握大权，卸任后却去修理花园。他在这个平凡的岗位上工作认真，一丝不苟，把花园修整得花儿娇艳、空气清新、青草吐绿、小路洁净，游人们都感到很满意。他由一个"大官"变成"平民百姓"，不仅不感到失落，反而乐滋滋地以一名老花匠自称。他说："我生活得很好，我很爱我的工作，不想离开。"（《养生益寿》）

老年人离退休以后，与其悲叹失去，不如像密特朗那样，换一种心情来欣赏暮年，舒舒坦坦过余生。

<small>摘自《长寿通道》《益寿养生全书》《老年生活实用大全》</small>

十、老年人应有积极的人生态度

宋代大诗人陆游在《书愤》中"壮心未与年俱老"的名句，应成为老年人的座右铭。老一代革命家吴玉章在《自励》诗中写道："春蚕到死丝方尽，人至期颐亦不休。一息尚存须努力，留作青年好范畴。"可见，老年人壮志不已，积极进取的人生态度，可以使晚年岁月放射光芒，使夕阳生活充实而有意义。

满足是一种快乐，追求也是一种快乐。人们在追求新知、实现目标的不断进取中，获得充实感、成就感，从而享受奋斗的乐趣。这叫"常乐于不知足"。积极奋斗之乐，也能冲淡、抵消其他方面的郁闷。哀莫大于心死。人生在世，总得有种精神，有所追求。

当我们以积极的心态去迎接晚年的到来时，会觉得这是人生中最美好的时刻，像绚烂的晚霞一样，宁静而迷人。应当珍惜晚年这段生命中最愉快、最轻松的时刻，发掘自身潜能。或者阅读，学习当初没有时间或条件学习的东西或者习练；

比如一个兴趣爱好，一种手艺或者一项技能。

一个人的精神状态，并不完全取决于年龄，有的人风华正茂却已老气横秋，有的人虽至暮年却依然风采不减。只要你有个阳光心态，就能使你花甲之年不失青春朝气，古稀之年不减廉颇威风，耄耋之年不显老态龙钟。心不老，春常在。只要有不老的心态，你就能保持青春的活力，焕发出生命的光彩。

老年人也有未来，八十岁有，九十岁也有，活着就有未来。退休这个阶段，是几十年连续劳累、头发都熬白了才换来的自由自在的好时光。你是你自己的了，可以干自己愿意干的事。对于老年人来说，人退休精神不能退休，未来比过去更重要，过去已经不再属于自己。回忆过去，是为了走好未来的路。只有心中装着未来，不让梦想退休，前进才会有方向，脚步才会有力量。

我们应该抓住成熟过程中的一切机遇，而不应过分注重外貌而拒不接受身体的变化，因为这些变化标志着丰富的阅历。这些身体信号让我们意识到自己处于哪个生命阶段，让我们明白哪些事情适合自己，以便更好地享受生命。认识到衰老是生命演化过程的正常现象至关重要。不要再为逝去的青春而叹息，应当面对现实，在新的生命阶段中寻找什么可以做，什么要保持和什么要学习。

人生有目标，长寿几率高。生活没有目标的人容易得心脑血管疾病，这毫不奇怪。这种病属于身心类疾病，主要是由于心情抑郁而引发的。拥有目标的人能够从重要的人生经历中领悟出人生的意义，并将自己的意志集中在明确的目标上面。有位诗人说过，我活着的目的很简单，就是不辜负人生。著名作家巴金说过，要"让生命开花"。

最美不过成功地变老。进入老年以后，同样可以获取成功，完全可以成功地走向老年。这就是要：做自己能做的，做自己应该做的，做自己想做的。也就是量力而行，发挥长处；也就是做一些帮助别人的事情；也就是做自己熟悉的，发挥自己所长，并从中得到快乐的事情。总之，成功地变老，就是充实、快乐、积极主动地生活，使老年和以往一样，充满了价值和意义，直到生命的终点。

人的生命是由躯体和精神共同组成的，人既能调节躯体，又能调节精神。但人的衰老首先是从精神的衰落开始的，当人到了一定年龄时，特别是离退休以后，就容易产生一种"人老了，无用了"、"人届老年，万事皆休"的消极意识。为此，整天无所事事，终日闭门不出。这种消极意识对身体健康不利，人真的会很快衰老。如果自己根本没有苍老的意识，仍认为自己是身强能干的，真的会精神焕发。所以，老年人要有积极的人生态度，设计一种以精神保健为主的生活方式，开辟自己精神上的第二青春，保持生活的乐趣，积极乐观地面对余生，使自己重新获得生活的信心。

那些持有积极心态的老年人，最为突出的特点是笃信"人生不老心不老"。就是说，只有心态不老，才能保持年轻人的活力。因此，心理健康是老年人长寿和安度晚年的基础。要做到心理健康，应该树立"四心"，即信心、热心、童心和宽心。

所谓"信心"，是指对自己充满信心。老年人有老年的优势，要看到自己的优势。那种认为自己无用的观点首先是自己否定了自己。宋代诗人苏东坡诗曰："梅须逊雪三分白，雪却输梅一段香。"人到老年自然有些地方不如青年人，这是客观规律。但是这并不意味着老年人就处处不行。老年人思想成熟，经验丰富，世事洞明，老练稳重，是年轻人所不能比拟的。这就是老年人的优势，老年人的财富，老年人的宝贵之处。只要看到了这一点，老年人就对自己充满了信心，相信自己在社会上仍然可以发挥出自己的作用。老年人的自信是一种积极的精神状态，这种精神状态是老年人战胜疾病，健康长寿的无形力量。我们经常看到有的老年人步履矫健，心态平和，精力充沛，与人相处大气老练。其实，这就是老年人具有自信的外在表现。

所谓"热心"，是指要热爱离退休后的生活，发掘生活潜能，保持愉快而平和的情绪。老年人离退休后，或者培养自己的兴趣爱好，享受惬意的生活,或者积极参加家务或公益性的劳动,培养自己的生活情趣,或者热心助人,肯于奉献,发挥自己的余热。总之,就是在离退休后,要热爱生活,善待生活,享受生活。如莎士比亚所说的那样,"快乐之魂来自过程",在闲情逸致中充分感受到生活的快乐与温馨;或者在以自己的能力和智慧去作奉献时,都能感受到自我的成就和愉悦。

所谓"童心",是指要忘掉自己的年龄,要像儿童那样无忧无虑地生活。儿童是单纯的,他们不计较生活中的恩恩怨怨,也不知道发牢骚。该吃就吃,想玩就玩,想睡就睡。即使有了不高兴的事,也是哭几声就忘。如果老年人能够像清代诗人龚自珍说的"六九童心尚未消"那样,单纯而天真地安度晚年,是非常幸福的。老年人若能保持一种儿童那样的单纯心态,就会感到清心宁静,无忧无虑,有助于身心健康,益寿延年。

所谓"宽心",是指宽厚心和宽容心。许多长寿老年人的经验证明,他们大多数心胸豁达,性格开朗,达到了世事洞明,人情练达的人生境界。每个老年人如果都能怀着一颗宽心对待世间的人和事,就会感到轻松自然,无忧无虑,心静如止水,心理年龄也就显得年轻了许多,无疑对身体健康是大有裨益的。(《长寿通道》)

据一些老年学家研究认为,老年人的60~80岁这个年龄段是"金色年华",是人生中的"第二个青春期"。因此,老年人应该在精神上有雄心壮志,善于发现自己,更新自己,壮大自己,做"三自"老人,笑迎人生第二春。所谓"三自"老人,即自己看得起自己,自己珍惜自己,自己开发自己,最终赢得长寿。

1. 自己看得起自己。就是要正确地认识和对待自己。要像高士其老人说的那样:"青春诚可贵,老年价更高。"要看到老有老的用处,老有老的好处,要自己看得起自己。

2. 自己珍惜自己。离退休老同志们都曾经有过光辉的过去,为党和人民做出过一定的贡献。这些珍贵的荣誉,永远值得自豪和骄傲,应当倍加珍惜和爱护。

3. 自己开发自己。老年人离退休以后,仍然要积极进取,"余热"生辉。要根据自己的优势和特长,寻找新的精神寄托,选择既适合自己,又有益于社会的新位置,发挥自己的特长,为社会所用,实现老年人的人生价值,做到"莫叹阳春美景好,更有红枫染秋天"。(《养生益寿》)

摘自《长寿通道》、《养生益寿》

十一、老年人要有自己的兴趣爱好

广泛的兴趣爱好,可以陶冶人的情操,丰富多彩的精神生活是最好的滋养剂。一位心理学家说:"没有爱好的老年人,生活不会宁静幸福,有什么样的爱好,关系并不大,只要全力以赴就能驱除各种消极情绪。"爱好一种有益活动,对老年人的思维大有好处,能使大脑保持应有的活力,从而延缓衰老。爱好能使人身心健康。保持长寿,要让自己的心思完全沉浸在自己感兴趣的事情上。心里被自己的兴趣装得满满的,就不会东想西想,心态自然好。医生早已发现,让病人参加一些自己喜欢的活动,可使他们忘记自己的病痛,可见爱好对身心恢复健康非常有益。因此,要多培养一些兴趣,如果您有了一些乐趣,您会感觉每天的阳光都是不一样的,每天的您也是不一样的,每天的生活也都是美好的。所以有人说,老年人要活到老玩到老,玩是老年一个宝。玩要玩得有水平,玩要玩得有文化,玩出科学性,玩出艺术性,玩出高尚,玩出健康。

兴趣是人们力求认识某种事物或爱好活动的倾向。这种倾向是和一定的情感联系着的。兴趣可分为直接兴趣和间接兴趣。直接兴趣是对于事物本身感到需要而引起的,如不少老人喜欢听评书、看电视、练书画、钓鱼、下棋、玩牌、打拳、养宠物等。间接兴趣是对某种事物的未来结果感到需要而引起的,如有些老人感到"气功"能促进健康、延年益寿,从而对"气功"产生了兴趣。

老年人除了直接兴趣外,要重点培养间接兴趣,根据自身的体质、条件等选择爱好。要重视兴趣的广度,勿使自己局限在一个小天地里。还要在广泛兴趣中确定一个中心兴趣,这是一种珍贵的品质。同时要注意兴趣的稳定性,坚持数年,必有成效。

一个人的爱好是一种精神寄托,有时可以使

你消除烦恼和寂寞，陶冶性情，增添生活乐趣。最好把精神寄托在自己的事业和爱好上，这样就不会有孤独、寂寞之感。从事绘画、书法、篆刻等艺术活动，还是一种体力和运动，起到类似太极拳和气功的养生作用，而从中获得艺术的享受和情感陶冶，有益于心理健康。种花、钓鱼、下棋等各种爱好，也是精神寄托的所在。如有条件，不妨外出旅游，能使人心旷神怡，起到移情养性的作用。

老年人要培养个人的爱好和兴趣。老年人不能终日被消极的情绪所缠绕，要学会给自己"找乐"，扩大自己的生活情趣。平时情有所托，就会感到生活充实、有乐趣；就会产生一种成就感、满足感，增加生活的情趣，增强生命的活力。只要你对某种有助于身心健康的事情有兴趣、有基础，就不妨努力一下，发展一下，使得你的精力寄托于这个方面，就会感到乐在其中，乐趣无穷。可结合自身实际情况，培养一两种兴趣爱好，如种花、养鸟、绘画、书法、打球、下棋、钓鱼、旅游等。兴趣和爱好使精神有所寄托，能很好地消除老年人各种不良情绪。兴趣和爱好能陶冶性情、净化心灵，使生活变得轻松快乐、丰富多彩。

老年人享受退休之乐，最主要的就是享受自己的爱好和兴趣。退休老人由于人生经历和文化修养的不同，兴趣爱好是多种多样的。有的爱养花，有的好钓鱼，有的爱养鸟，有的好下棋，有的爱打拳，有的好旅游，有的爱书画，有的好读书，等等，不一而足，但只要寻找到自己的兴趣和爱好，心灵就有了寄托，就不会觉得空虚和寂寞，就会觉得整天有做不完的事，活得有滋有味。老年人要"玩"得开心，玩得健康，提升"玩"的品位，培养高雅的兴趣。一般说来，兴趣越浓厚，烦恼就越少，快乐就越多，就会达到孔子"乐以忘忧，不知老之将至"的境界。

有爱好的人，自由度大，快乐多；无爱好的人，心里空空，沮丧寂寞。人有爱好，精神上就有寄托，活得也充实。爱好并非仅仅是琴棋书画，花鸟鱼虫；并非仅仅是发明创造，鉴定收藏；并非仅仅是练功习武，旅游探险。爱好，就是自己喜欢做的事。所谓爱好，就是自己给自己找个乐。

清朝著名戏曲理论家李渔认为："素常乐为之事可以当药。"这就是说，平常喜欢做的事，或者说爱好可以当药。从养生角度说，爱好确实是一味药，是一味养心之药。爱好这味药，不仅仅适合中老年人，同样也适合还在工作的年轻人。

老年人的兴趣一般说来比较专注，但专注并不等于单一。为了增加老年人的生活乐趣，应尽量扩大爱好面。多方面、多色彩的兴趣爱好，会给老年人带来更多乐趣。譬如，以下几种活动对老年人的健康都比较有益。

1.养花。养花对老年人来说，是一种锻炼身体、延年益寿的适宜体力活动，也是一种学习科学知识，提高艺术素养的文化活动。通过养花，可以学到许多知识，可以提高自己的审美能力，使老年人的情感得到一种美的陶冶。家中养花多种，不求名种异卉，四时不绝便佳，可为日课，伺其开落，悦目赏心。养花，观花，可以"清心"、悦目，使老年人的心理活动与生理活动趋于平衡，有益于身心健康。

2.钓鱼。钓鱼是最适宜老年人的健身活动。老年人离退休以后，会经历一种"心理上的断乳"的矛盾过程，易产生躁怒的情绪和恶劣的心境。对这种情绪与心境的矫正需要再学习、再适应，垂钓乃是一项极有效的方法。垂钓时，需要安静的环境，"钓鱼莫着急，全在好脾气"。经常钓鱼，能克服躁怒的情绪，使自己对人生的新位置，在生理与心理上适应起来。因此，垂钓是培养老年人"心理卫生"的好方法。

3.养宠物。宠物是老年人"健康之友"，有时动物也可成为我们的"心理医生"，狗给我们的启示是：不幸的事快快抛开，永远从美好的一面看人生。猫的处事态度是：随遇而安，从不会为明天担忧。鸟教导我们要懂得忙里偷闲，享受生命。养鸟，每天听它悦耳动听的鸣叫，看它色彩艳丽的羽毛，或训练它放飞、接物、学人语，能使人产生童心，净化心灵，其乐无穷。养金鱼数尾，闲时观鱼之乐，既足怡情，兼堪清目。总之，老年人养自己喜欢的宠物，可以摆脱孤单，增加生活的乐趣，丰富生活的内容，使得精神愉快，感到情有所托，改善心理状态。

4.集邮。集邮是一种对人有益的爱好,特别是对于老年人身心愉快有好处。它既可使老人消除烦恼、疲劳,又可陶冶性情,延缓衰老。

5.练习书画。练习书画可以练气、练功,是颐养精神、锻炼身体的好办法。汉字书法有它自己一套艺术规律。它起于点画用笔,系于单字结构,成于整幅章法,美于风神气韵,"求工于一笔之内",寄情于点画之间,法度森严而又变化无穷。笔墨挥洒,最是乐事,素善书画者,兴到时,不妨偶一为之。书必草书,画必兰竹,乃能纵横任意,发抒性灵,而无拘束之嫌。练习书画是一种美的享受,可使人延年益寿。

6.学习。学习可以让老人更健康。为了延缓脑力衰退,健康长寿,老年人坚持学习是十分必要的。研究证明,老年人适度用脑,可以推迟大脑衰老过程,这是"脑力上的慢跑"。经常积极用脑的人,到六十至七十岁,其思考问题的能力仍可象二十岁时那样敏捷,看不到脑力反应迟钝的衰退表现。个性学习方法对老年人最为适宜,或者学电脑,或者学外语,或者学摄影,或者学书画,或者学养生保健知识,或者读中外经典名著,或者上老年大学,或者学写作,等等,老人可根据自己的兴趣爱好、能力大小,选择学习的内容,这样会学得愉快,收获也大。古今中外优秀的文艺作品有一种潜移默化的作用,能振奋人的精神,提升人的境界,愉悦人的精神,增加文化底蕴,培养"长寿性格"。学习可以使老人有所追求,心胸开阔,心理平衡,生活规律,对健康必然有利。总之,老年人如果每天能坚持一定时间的学习,都会学有所得,不仅能够防止智力衰退,预防老年痴呆,还能使自己的夕阳生活过得丰富多彩。

7.写作。写作有益身心健康。通过记日记、写信、发表博客文章和著书,记录我们的情感与经历有益于身心健康。心理学家认为,写作不仅可以医治心灵创伤,还能帮助我们战胜身体上的病痛。书写一直被视为人类认知能力的延伸。书写的过程就是一个发现的过程。思维总是慢于情感,而写作比思维还要慢半拍。当情感、思维和写作交汇之时,我们就会在理性的引导之下,将内心情感用文字表述出来。写作、大脑和免疫系统之间也存在一种类似的三角关系。只要这种关系能够稳定下来,我们就会获得身心的平衡。

写作这个动作本身就可以改善我们的身心健康,如果写作的内容具有一定意义,那么写作的治疗效果就会更加明显。科学研究显示,写作可以降低血压,促进淋巴和血液循环,进而加强人体的免疫反应,因此具有保健作用。

写作赋予了我们打开心结的力量,能够帮助我们把心中所想以具体的形式表达出来。敢于在写作的过程中承认自己陷入迷惘,才能有意识地寻找和发掘解决方法,最终获得身体与心灵的双重健康。

摘自《长寿通道》

十二、老人"趣多"寿自长

不少人进入老年之后会产生失落感,对生活失去信心,消极地打发余年。更有甚者,人未老心已老,人虽在心已去,这对身心健康非常不利。其实,老年人可以活得更潇洒,让晚年生活充满乐趣。老人乐趣多,寿命自然长。

一是俏趣。适当讲究穿衣打扮年给老人平添青春活力,从而产生一种自我暗示:我不老,还年轻。这种心理上的安慰和满足,是一种精神调节剂,不仅可以活跃自身的脑细胞,消除中枢神经系统的疲劳,使心态年轻,还可以起到延缓精神老化、减少疾病和延年益寿的作用。

二是情趣。老有所乐、老有所爱、老有所学、老有所为都是情趣。多点生活的情趣,会使生活丰富多彩,增强生命活力,不仅有利于实现人生价值,谱写人生晚年的华章,而且能愉悦身心,延年益寿。

三是侃趣。人到老年最怕孤独,可常与朋友相聚,海侃神聊,聊中寻乐,谈天下大事与古往今来,开阔胸怀;谈养生秘诀,添寿开窍;说老伴之爱,儿孙之孝,其乐融融。侃而趣,趣而乐,乐而康,康尔寿。

四是童趣。人到老年,要保持童心不衰、童趣不泯,常忆童年的生活,让童年那份纯真、竹马情趣与日长存;童心常闲嬉,以童心而养天年;多存童乐,获得童心复萌和青春活力;含饴弄孙,在天伦之乐中忘却烦恼,获得慰籍。多交童年友,大智若愚、大巧若拙,是让自己保持童心童趣的良方。多看童话书。一个简单的童话和寓言极富哲理和幽默感,老年人常读童话书,可捕捉到童年的乐趣,还能培养情操,充实生活,延缓身心衰老。

五是谐趣。幽默是一门独特的艺术,是生活中的"去忧剂"。它可以化烦恼为欢心,使痛苦变愉快,让你获得发自内心的欢笑,益神健心,延年益寿。

摘自《健康指南》

十三、老年人要学会欣赏自己

欣赏就是赏识,就是领略人生的美好。人生在世,就是对大千世界不断的欣赏过程:欣赏大自然,观山观水观人文;欣赏人群,观男观女观自己。

欣赏别人是一种尊重;被别人欣赏是一种认同;欣赏自己是一种自信。欣赏自己需要勇气,特别是到了老年,处在社会的"边缘",往往容易被人"遗忘"。而欣赏自己是一种睿智,让自己的"闪光点"尽快"灿烂"起来,让自己的"余热"尽可能多地发挥作用。就是说,老年人要有良好的自我意识,能够正确、客观地认识自我、评价自我,具有正确良好的自我观念。既不自视清高、狂妄自大,去干力所不及的事,又不自轻自贱、妄自菲薄。就是要认同自己存在的人生价值。

处在不同的人生阶段有不同的价值取向。青年人善于欣赏自己,是珍惜自己"早晨八九点钟的太阳"金子般的年华;中年人欣赏自己,是重视自身长期积累经验的长处;老年人欣赏自己,则是在令人羡慕的"夕阳红"中为人类历史再添辉煌。有些从工作岗位上退下来的老同志,有一种失落感,心理不太平衡。其实,只要善于欣赏自己的长处和优势,在银发世界里自由自在,根据自己的兴趣爱好,完成自己的人生夙愿,自得其乐,不是也很有意义吗?

老年人只有欣赏自己,自己瞧得起自己,才能被别人所欣赏、所信赖。平凡不等于平庸,人生有没有价值,关键是自己要有成就感,要活得充实、愉快、很有意义。而且,善于欣赏自己,还是老年人健康长寿的法宝。

摘自《益寿养生全书》

十四、老年人多学习可延缓衰老

老年人需要继续学习。当今我们正处在知识爆炸的时代,新知识和新技术更新很快,确有"如果不学习旧知识变垃圾"的急迫感。特别是在科学技术突飞猛进的今天,老年人过去熟悉的知识与技能有的已经老化,要做到与时俱进,不落后于时代,就得及时充电,继续学习,丰富和扩展自己的知识领域,以便赶上时代的发展步伐。同时,老年人常动脑筋,勤于思考,能够提高大脑的机能,增强脑细胞的活力,有益于身体的健康。

一是老年人继续学习,能够学有所得,使夕阳生活丰富多彩。老年人把青春和热情奉献给了国家,在几十年的奋斗岁月里,形成了工作的惯性,离退休以后,常常会感到寂寞、孤独、无所事事。因此,充分利用时间富余的特点,或者读老年大学,或者练书法、绘画,或者学习外语、电脑,或者学习诗词、写作,或者学习养生保健等。总之,老年人继续学习,能够增长知识,开阔视野,焕发活力,使得精神上有所寄托,晚年生活充满生气,有益于自己的身心健康。

二是老年人继续学习,有助于开发智力,延缓衰老。现代医学研究证实,老年人的大脑神经细胞的突起、分枝的数目及长度都比年轻人要多要长。而这种神经细胞的突起和分枝是传递信息和完善大脑功能的主要载体。这就说明老年人的思维能力、分析能力、逻辑推理能力并没有衰老,还具有较强的智能优势。要开发这种智能资源,需要作两种努力。那就是学习和发挥余热。加强学习,养成学习的习惯,能够推迟大脑的衰老,防止智力的衰退。人的大脑是"用进废退",如果终日不动脑,老年人的智力也会逐渐下降。因此,老年人参加一些自己喜欢的学习和社会活动,对开发自己的智力资源是大有益处的。与此同时,老年人在学习和接触社会的过程中,还能扩大眼界,了解社会,吸取新的知识和信息,把老年人的聪明才智发挥出来,为社会服务。

三是老年人的学习要从实际出发。老年人的文化水平,工作经历,家庭环境,经济条件,兴趣爱好，个性特点等都有所不同，所以，老年人应根据自己的具体情况来确定自己的学习目标。老年人学习的内容，应适合自己的兴趣爱好与专长。学习计划与青少年有所不同，每天的学习时间不宜过长，进度也不要太快，要留有余地。学习条件不同的老年人应有不同的学习方法。一般来说学习时间放在上午较好，下午可以复习或练习，晚上应以休息为主。

总之，老年人的学习目的不同于年轻人补学历，不带有任何的功利色彩，完全是出于一种自觉自愿的学习行为，是一种发自内心的渴求知识的努力。如果老年人每天能用一定的时间来学习知识或者技能，不仅能够防止智力衰退，提高思维的灵敏度，还能使自己的晚年生活过得有滋有味，丰富多彩。

摘自《长寿通道》

十五、老年人要与人为善

老年人处事要与人为善。心存善良，就会乐于扶贫帮困，从而常有欣慰之感；心存善良，自然乐于与人友好相处，就会常有愉悦之情；心存善良，往往能够对人敞开心扉，常处于轻松之境；心存善良的人，就会始终保持泰然自若之态，使心理状况进入最佳之界。所以，善良是心理养生不可或缺的营养素。

许多长寿者在实践中体会到，养生保健之法虽有百条、千条，惟有与人为善是养生保健的总纲。与人为善，古代称之为"行善"或"施善"，用现代的话来说就是做好事，助人为乐。古代的养生观，包括养形、养神和养德三个方面。养形，指身体的营养与锻炼等；养神，指内心的宁静与豁达等；养德，指行善与修养，是一种从根本上增进身心健康的措施。因此，古人总是告诫人们："积善之家，必有余庆"，"君子成人之美"，"养生必先养德"，"大德必得其寿"，"德不修则易损寿"等。这里强调的"德"，就是与人为善、急人所难、乐于助人的道德修养。与人为善，乐于助人，不仅有利于陶冶性情，修养品德，还能够促进身心健康，益寿延年。

其一，从心理学上看，人的生活离不开群体，彼此间有着一定的依赖性。无论男女老少，或你我他，都是在相互依存中，和善相处中，以及相互帮助中获得生命力的。如果某个人离群索居，就会感到异常孤独，久而久之就会形成孤僻怪诞的性格和神经衰弱的病态，损害身心健康。可以设想，一个不与人为善的人，缺乏道德修养，经常损人利己，或者满腹牢骚，怨天尤人，或者算计别人，拨弄是非，制造事端等等。像这样的人即使吃山珍海味，灵丹妙药，也不能使他获得精神上的愉快，反而他的这种恶劣心境会加速肌体的衰老。现代医学研究证明，经常做坏事，与人为恶的人，心中时时有一种负面的强烈刺激，使其心理处于一种"常戚戚"的状态，直接损害了免疫系统的抗病能力，这怎能健康长寿？唐代名医孙思邈在《备急千金要方·卷二十七·养性》中指出："夫养性者，欲所习以成性，性自为善，不习无不利也。性既自善，内外百病皆悉不生，祸乱灾害亦无由作，此养性之大经也。善养性者，则治未病之病，是其义也。故养性者，不但饵药餐霞，其在兼于百行；百行周备，虽绝药饵，足以遐年。德行不克，纵服玉液金丹，未能延寿。"

其二，与人为善是一种亲和力。与人为善是把人与人的关系视为朋友的关系，所以能够心存善良，乐于助人。对人对事都能够做到心平气和，心底坦荡，能够与人和谐相处。在自己为他人排忧解难过程中，就能获得心灵上的慰籍与自豪感。同时也体会到自身的价值，即使在助人时有辛苦劳累也能得到心理上的平衡。而这种平衡的心理会使人心地宁静，精神乐观，还能使人的肌体在均衡的状态下运行，促使体内分泌更多的有益激素、酶等物质，把血液的流速、细胞的兴奋调节到最佳状态，从而增强抗病能力，促进健康与长寿。

其三，与人为善，使人长寿。美国密西根大学的研究中心以社会关系对人的寿命的影响为题，对2000人进行了跟踪14年的调查，结果发现凡是乐于助人，与他人和睦相处的人，寿命显著延长，而那些心怀恶意，自私自利，损人利己的人死亡率比正常人高出1.5倍。另据美国精神病学家雷德福·威廉斯教授发现，脾气暴躁，性格孤僻，对他人不友善者，比那些心地善良，沉着冷静，乐于助人的人的死亡可能性高出四倍。这两项研究资料表明，人的善恶言行影响着人寿命的长短。心怀善意，助人为乐者，不仅使自己获得精神愉快，还能延长人的寿命。

对于老年人来说，与人为善更有特殊的意义。老年人离退休后活动范围缩小，对养形、养神和养德都受到一定的局限，常常产生一种孤独感和寂寞感。如果能在体力允许的前提下走出家庭，为社会、为他人多做善事，就能使自己的情绪处于乐观、愉悦的状态，心底觉得宽广，精神感到充实，无疑是能够促进健康，益寿延年的。

摘自《长寿通道》

十六、老年人要散淡从容

明代学者吕坤在《呻吟语》中说："天地万物之理，皆始于从容，而卒于急促"，"事从容则有余，人从容则有余年。"这就昭示人们，处事从容的人，不急不躁，心无所扰，遇事不慌，神无所损，思而后行，行无所误，因而有助于健身养生，益寿延年。

所谓从容，是舒缓、泰然、大度、淡泊之总和。从容之人，做事不急不慢、不躁不乱、不慌不忙、井然有序。从容不仅反映了一个人的气度、修养、性格和行为方式，而且是一种符合人的生理、心理需要的有节律、和谐、健康、文明的精神状态和生活方式。

从容是人生的一种坦然。面对外界环境的各种变化及不如意之事，要自我调适，自我解脱。从容又是一种淡泊宁静。面对大千世界的种种诱惑，要心不跳，眼不红，心静如水，不为权力所争，不为名利所诱，不为金钱所累，不被"灯红酒绿"所吸引。

事从容则有余味，人从容则有余年。从现代心理医学的角度看，从容之人，一则面对生活压力，能做到"三个善于"：即善于排遣，善于转移，善于超脱。二则从容之人，能较好地协调内外环境的关系，使人体的神经系统、内分泌系统经常处于一种很有规律的缓释状态。因此，从容之人心脑血管和其他器官受刺激的次数显然较少，气血充和则百病难生，健康长寿就寓于其中了。对于老年人来说，拥有从容，就拥有了安度晚年的精神财富。

从容作为一种品德修养，既与人本身的气质、秉性有关，也是长期历练的结果。老年人之所以从容者多，是他们饱经风霜的经历使然。在漫漫的人生道路上，老年人感受过美丽的春光和辉煌，也经历过坎坷磨难和悲怆。生活的历练使得他们变得超然物外，悲喜不惊，得意淡然，失意泰然，顺其自然。这种境界使得老年人排除了许多额外的干扰，心平气和地面对人生，自然能够无忧无虑地安度晚年。

从容并没有一个固定的模式，它因人的秉性、气质而有不同的表现。相声大师侯宝林在"文革"时期被红卫兵揪斗游街时，想给他戴上一个高帽子，他马上就从兜里掏出一个纸糊的高帽子说："我这里准备好了，要是嫌短，还可以往长里抻抻。"这是一种笑对人生的从容。由此可见，从容是一种品格，也是一种处世的方略。那些心胸豁达、性格开朗的人自然就把握了从容的主动权。

老年人要做到从容，应该培养恬淡的心绪。《庄子》曰："圣人休休焉则平易矣，平易则恬淡矣，平易恬淡则忧患不能入，邪气不能袭，故其德全而神不亏。"这里庄子说的"休休"，是指人的气量大，能够宽容。就是说，人只要有气量，就能"大肚能容"，就能把复杂的事情看得平易简单。这样就会感到心里恬淡自适，不会受到各种烦心事的干扰，人的元气就不会受损，自然能够达到心理平衡，气畅神舒，身体安康。因此，要培养从容的品格，就要从平易恬淡入手，把眼界放宽，把大事看小，不计前嫌。

从容就是要善待人生，心怀坦荡，做到遇事不慌，逢喜不惊，得意不狂，失意不伤，达到"宠辱不惊，看庭前花开花落；去留无意，望天空云卷云舒"的境界。惟其如此，才能言无所失，行无所误，心无所扰，神无所损，自然身体健康，益寿延年。

散淡是一种心无所欲、清闲安逸、无拘无束、自由自在的心理状态。这是老年人非常难得的一种颐养天年的心理品质。要做到散淡，就要对任何事情都能坦然以待。俗话说："人生不如事常八九。"人生不可能时时顺心,万事如意,一切顺利,坎坷和磨难不时地也会光顾你。这也是事物发展的客观规律,它不以人的意志为转移。只要你能够坦然地对待,就能够客观地看待自己,客观地看待环境,做到心神散淡,与世无争。因此,老年人应做到:当突发事件袭来时,你不应被动地困扰于阴霾的笼罩下;当与人发生口角时,你不应垂头丧气地怨天尤人;当与邻里、同事产生摩擦或分歧时,你不应耿耿于怀,斤斤计较;当子女们处事不当,令人不满意时,你不应指责不休,懊恼气愤。做到了这一步,就表明你已经"世事洞明",达到了"不以物喜,不以己悲"的心地坦然的超凡境界。只有这样,才能有利于身心健康。

摘自《长寿通道》

十七、老年人要宽容忍让

人在社会交往中,吃亏、被误解、受委屈的事是不可避免的。面对这些,明智的选择是学会宽容。宽容是一种良好的心理品质。它不仅包含着理解和原谅,更显示着气度和胸襟、坚强和力量。一个不会宽容、只会苛求别人的人,其内心往往处于紧张状态,从而使心理和生理处于不良状态。懂得宽容就会严于律己,宽以待人,使心理始终保持平衡,宽容可谓是一个良好的心理减压阀。

待人宽容是良好的心理品质,是做人的美德,也是融洽人际关系,构建和谐社会的一种艺术。但从养生保健的角度看,宽容还是开启健康之门的一把钥匙。据医学家证实,一个心地狭窄、算计他人、自私自利的人,由于容不得他人比自己强,总是忧心忡忡,其心理常常是处于紧张的状态之中。这样久而久之,就会导致大脑与神经系统高度兴奋,引起神经紧张,血管收缩,血压不稳定,就连消化系统也受到抑制,由此滋生出各种疾病和心绪烦躁、怀恨报复等生理和心理的症状。但正如俗话说的"害人反害己",对人不宽容,也会给自己的身体造成损害,总想报复别人,最后也会报复到自己。因此,待人宽容就要做"三开"老人,即要开通一些,开明一些,开朗一些。无论遇到什么事情,都要想得开、提得起、放

得下,不发愁,不生气,这样才能保持心情愉快。

生活的实践证明,善于宽容他人的人,一般都是胸襟开阔,通达事理,智慧高超的人。他们的思想本质正如一副对联所写的那样:"大肚能容,容天下难容之事;开口便笑,笑世间可笑之人。"在这样人的眼里,能尽量回避不必要的矛盾,充分相信人的觉悟和自律性,由此能够把"大事"化小,"小事"化了,舒缓和化解对大脑和神经的刺激,尽量给自己营造好的心情,无忧无虑,自然能促进身心的健康,益寿延年。(《长寿通道》)

在人际关系上,左邻右舍、家庭成员之间,常有些鸡毛蒜皮的是是非非,并非是重要的原则性问题。遇到这种情况,就应装聋作哑,力避"三闲"——不听闲话,不管闲事,不生闲气,再不然就是"忍让为先"。因为那些是是非非,间接听来的不一定准确,亲自听到的也不一定清楚,亲眼看到的也不一定理解的客观、公正。退一步讲,即便听清楚、看准确、理解正确了,为了避免矛盾扩大,也要明白"百忍成金"、"小不忍则乱大谋"的道理。"事临头三思为妙,怒上心一忍最高。"只要无关大局,就不一定非要去辩个是非,争个高低。

忍让是一种修养,是一种智慧,是一种谋略,是一种毅力,它不是懦弱的表现。"忍得一时之气,免得百日之忧。"日常生活中的家庭争吵、邻里纠纷、同事摩擦、人际矛盾等,只要双方都能忍让一下,就不一定能吵得起来。"性急匆匆惹祸端,但凡为事要心宽。"如果大家都以忍让为先,我们的社会必将充满亲切祥和的气氛,人们都会过得轻松愉快。(《养生益寿》)

摘自《长寿通道》、《养生益寿》

十八、老人"善忘"有益康健

日常生活中经常见到老人们在一起聊天,那些不言老,很乐观的人就不显得老。因为他们忘掉了年龄,忘掉了老。那些童趣盎然、乐而忘忧的人更显得年轻。可见,心态决定了一个人的精神,决定了一个人的容颜,决定了一个人的气质,决定了一个人的寿命。

"善忘",是指忘却掉那些令人不愉快的事情,忘掉那些缠绕自己情绪的东西,做到心地坦

然、豁达，不为消极情绪所左右。对于那些不愉快的事情，不去计较，而是采取过眼烟云的般的忘却，豁达以待，才能使人保持旺盛的生命力和创造力。有的人总结出"三忘养生"：忘记死亡——摆脱恐惧死亡的困扰；忘记钱财——从钱财的桎梏中解放出来；忘记子孙——除去为子孙操劳的精神负担。有的人总结老年保健要"五忘"：忘形——重视修身养性对保健十分重要。因为高尚的道德修养，有助于你坦然面对万事万物。即使身患疾病也会泰然处之。忘劳——能够任劳任怨地参加一些工作或劳动，并把它看成是生活的乐趣，这将有利于身体健康。忘怀——忘记过去的是是非非，有利于心境豁达，心情愉悦。忘情——"忘情则无烦"，面对喜怒哀乐之事，要淡然处之，使神情超脱。忘年——老人如能忘掉年龄，多想自己还"年轻"，这对延缓心理衰老大有益处。还有人总结出老人"九忘"有益健康：忘掉年龄，保持旺盛精力；忘掉怨恨，宽容对事对人；忘掉悲痛，从伤痛中解脱出来；忘掉气愤，想得开忘得快；忘掉忧愁，减少疾病缠身；忘掉悔恨，过去的已过去；忘掉疾病，减轻精神压力；忘掉成绩，跨越人生新境界；忘掉名利，活得更加潇洒。

人的一生中难免要经历一些坎坷和挫折，难免要遇到几个势利小人，也难免遇到一些让你难以忘怀的烦心事。甚至夫妻间也会出现一些矛盾和分歧，弄得心情不快。可是如何对待这些人和事，却是个科学的问题，处理的不好，会直接影响你的情绪和健康。一般地说，对那些以算计他人为快的势利小人，只要认为自己行得正，就不必为之伤神，也不必计较，最简单的对付办法就是置之不理，将其忘却。人到老年大脑皮层和皮层下的神经组织细胞已经衰老，对情绪活动的抑制作用明显减弱。由于回忆一些过去的不愉快的事情，而引起的恶劣情绪会导致内分泌失调，生理活动紊乱，很容易诱发一些老年病。所以，人到老年应十分注意培养乐观、豁达的情绪，应尽量忘却一些不愉快的人和事，以便推迟衰老，颐养天年。

"善忘"的前提是心胸豁达。"善忘"，就是要用理智过滤掉自己思想上的杂质，不断陶冶自己的情操。学会"善忘"，才能更好地保留人生最美的回忆。俗话说"宰相肚里能撑船。"如果心胸不豁达就会被这样或那样的大事小事弄得心绪烦乱，狼狈不堪。只有拿得起、放得下，尤其是能够做到忘却一些干扰自己心绪的事情。这样才能做到"大肚能容"，不计前嫌，轻装前进。老年人如果能够做到心胸豁达，忘却烦心事，那就会经常保持好心情。

"善忘"应坚定生活信念。西部歌王王洛宾的一生中前后蹲监狱20年，但他始终以"活着千年不死，死后千年不倒，倒后千年不朽"的胡杨树自励，树立了坚定的信念，使得他始终保持着旺盛的生命力。他坚信自己的行为符合人民的利益，把主要精力用于对音乐事业的追求，这就使得他能够宽容那些迫害他、陷害他的人，忘却前嫌。老年人应从中受到启示，树立坚定的信念和精神寄托。有了自己的人生追求，精神有所寄托，一些不愉快的事情就会被挤出思想空间，自然心情愉悦，益寿延年。

摘自《长寿通道》

十九、老年人"小事糊涂"益长寿

清代著名诗人、书画家郑板桥写过一个条幅："难得糊涂"，条幅下面还有一段小字："聪明难，糊涂难，由聪明转入糊涂更难……"这里讲的"糊涂"，是指心理上的一种自我修养，意在要明白事理，胸怀开阔，宽以待人。

俗话说："大事清楚，小事糊涂。"即对原则问题要清楚，处理要有原则，即大事不糊涂；而对生活小事，不必认真计较。从心理学的角度看，一个对生活中无关紧要的、不中听的话或看不惯的事，装作没听见、没看见，或者随听、随看、随忘，做到"三缄其口"。这种"小事糊涂"的做法，不仅是处世的一种态度，亦是健康长寿的秘诀之一。

一个人每天都要受到或多或少或大或小的事情纠缠于人际纠葛，如果一个人遇事总是过分计较，久而久之，不利于身心健康。医学研究表明，人若经常处在烦恼和忧愁的漩涡之中，不仅会加速人的衰老，而且会引起高血压、消化性溃疡等疾病。而"小事糊涂"，既可使矛盾"冰消雪融",又可使紧张的气氛变得轻松、愉快,岂不有利身心健康。

其实,人们日常生活中的许多纠纷大都是由一些鸡毛蒜皮的小事引起,这些小事在双方感情好时常会被忽略、被谅解,感情不好时就会被放大。心理学研究告诉我们,感情常常带有盲目性、冲动性和时间性,聪明的人在处理这类纠纷时常常用"冷处理"的方法,或者称为"冷却法",因为感情冲动常会因时间的消逝而冷静下来。冷静之后就能看出这些纠纷是何等的渺小,因而矛盾常于无形之中随之化解。倘若过分计较,或只顾发泄心中的怨恨,无异于火上浇油,反而会激化矛盾,于身心健康无益。由此可见,在处理某些生活小事的冲突时,适当"糊涂"一些是很有必要的。它会帮助你消除心理上的痛苦和疲惫,甚至难以想象的鸿沟。这是因为"糊涂"也是乐观主义精神的一种体现。因此,"难得糊涂"不能简单地理解为是消极的避世之辞,其实对于老年人则是一种乐观的养生保健之道。(《长寿解读》)

老年人的情绪容易波动,特别是消极的情绪,如焦急、害怕、气愤、悲伤等情绪,会引起内分泌、血管和内脏的生理变化,造成中风、心脏病或肠胃功能紊乱。即使是持续几分钟,但造成的后患却是难以估量的,甚至会导致生命的终结。因此,老年人的良好情绪乃是健康长寿之源。

美国一位科学家做过一个实验,他把人呼出的气体收集起来再溶入一种液体后发现,人在平静时液体没有什么变化,而在被消极的情绪所控制时,这种液体就出现混浊和白色沉淀。他把这种沉淀物给老鼠吃竟然把它给毒死了。他还据此计算出,一个人如果生气10分钟,就相当于长跑三公里所消耗的体能。因此他得出结论,人的消极情绪严重影响内分泌系统的正常运作,直接影响着人的身体健康,甚至还认为人在很大程度上并不是老死的,而是气死的。这个结论告诫人们保持良好情绪和心理状态的必要性。

要保持良好的心理状态,对于老年人来说,最切合实际的做法就是"难得糊涂"。老年人对于"难得糊涂"的理解,不同于当年郑板桥的寄意抒怀,而是需要从以下几个方面入手:

一是少管闲事。要避开矛盾的锋芒,对许多非原则问题要睁一只眼闭一只眼。不要欲望太高,不要想一些不切合实际的事情,不要介入更多的社会纠葛。对于社会上和家庭中的一些不合情理的事或自己看不惯的事,不必计较,要善于精神解脱。一旦遇到烦恼,也不必过于计较,可付之一笑,在开怀大笑中消除闷气,稳定情绪。或者两耳半聪半聋,双目半开半闭,做个"难得糊涂"之人。

二是摆脱"应激源"。所谓"应激源"是指能引起人肌体内器官运作平衡失调的不良因素。对老年人来说,主要"应激源"是指关乎老年丧偶或丧子、晚辈人犯罪、突发的家庭纠纷或事故、突发的大小事件。这些"应激源"往往是不期而至,对家庭造成的危害极大,老年人经不起这种精神刺激,给身心带来不良的影响。对此,老年人要学会解脱自己,开导自己,安慰自己,宁可糊涂些,也不要把各种利害关系想得过多。即使遇到不幸突发事件,也要努力避开目前的环境,到外地探亲或旅游,以新的兴奋点来转移、疏散"应激源",不要钻牛角尖,用新的兴奋点来占据思想的空间,排除不良的情绪,也是一种"难得糊涂"的表现。

三是提高自控力。郑板桥在"难得糊涂"的款跋中写道:"聪明难,糊涂难,由聪明转入糊涂更难。放一着,退一步,当下心安,非图后来福报也。"人的消极情绪一般都是由不同程度的"应激源"造成的,面对强烈的精神刺激,而强作"糊涂",是相当困难的。为此,只有"放一着,退一步",求得"当下心安",不必想得太远、太多。这就需要自控力。依靠这种自控力,大其心容物,虚其心纳善,平其心论事,潜其心辨理,不为疙瘩所拌,不为惆怅所缠。消除自己的不良情绪,避开锋芒,凡事想得开,努力将消极因素的狂涛疏散到平静的港湾。(《长寿通道》)

摘自《长寿通道》、《长寿解读》

二十、老年人要尽量少生气

生气是百病之源。从中医角度看,生气对人体至少有九大害处:

(一)伤脑。气愤之极,可使大脑思维突破常规活动，往往做出鲁莽或过激举动，反常行为又形成对大脑中枢的恶劣刺激，气血上冲，还会导致脑溢血。

（二）伤神。生气时由于心情不能平静，难以入睡，致使神志恍惚，无精打采。

（三）伤心。气愤时心跳加快，出现心慌、胸闷的异常表现，甚至诱发心绞痛或心肌梗塞。

（四）伤肝。人处于气愤愁闷状态时，可致肝气不畅、肝胆不和、肝部疼痛。

（五）伤肺。生气时人的呼吸急促，可致气逆、肺胀、气喘咳嗽，危害肺的健康。

（六）伤肾。经常生气的人，可使肾气不畅，易致闭尿或尿失禁。

（七）伤胃。气懑之时，不思饮食，久之必致胃肠消化功能紊乱。

（八）伤肤。经常生闷气会让你颜面憔悴、双眼浮肿、皱纹增多。

（九）伤内分泌。生闷气可致甲状腺功能亢进。

因此，老年人要善于超脱，善于宽容，少管闲事，保持乐观，尽量少生气。这样，才能有利于健康和长寿。

摘自《长寿解读》

二一、老年人要学会幽默

幽默是运用美好丑恶的强烈对照，借助于温和的态度或含蓄的手法，营造一种喜剧情境。它具有滑稽、讽刺、风趣等意义。它是生活中的"除忧剂"，生命活力的"润滑剂"，人际关系的"协调剂"，自我调侃、自我排忧的"滋润剂"。在人生的道路上，每个人都会遇到一些烦恼，遇到这样或那样不愉快的事，甚至会有误解、纠纷、失意、挫折，等等。当你遇到这些人生的麻烦时，要豁达以待。如果你选择了幽默，就能在生活的大海里寻找到"救生圈"。这是因为：幽默能使你紧张的心理得到放松，释放被压抑的情绪，摆脱窘迫的场面，减轻焦虑和忧愁，避免过度的精神刺激和心理负担，从而避免盲目和鲁莽，对事情做出妥善的处理。这种幽默的作用常常能够化险为夷，淡化生活中的紧张情绪。在一次祝捷的酒会上，一位服务小姐在斟酒时不慎把酒滴在身边的一位十分严厉的将军的秃头顶上。小姐吓得目瞪口呆，其他在场的人也不敢出声，以为将军一定会狠狠地批评她。可是这位将军却幽默地说："小姐，你以为这样可以让我重新长出头发来吗？"一句幽默的话语打破了僵局，缓解了矛盾，皆大欢喜。

幽默是极好的精神调节剂，有保健的作用。一个富于幽默的人常能自寻快乐、摆脱困境、消除烦恼，在艰难的困境中不颓废突唐、不牢骚满腹；遇到突发事件时不惊慌失措或勃然大怒。幽默是创造和谐的一种艺术。家庭中有幽默产生，可融洽感情。尤其当家庭中出现愤怒烦躁的情绪、紧张不安的气氛、窘迫尴尬的场面时，一个得体的幽默能使这一切云消雾散。从某种意义上讲，是人与人之间的润滑剂，它可以使人们的交际变得顺利、自然。乐观可使人长寿，幽默也有益健康，使人长寿。因此，我国历来就很重视幽默的保健作用，认为幽默能够促使人笑逐颜开，使得人的大脑皮质得以休息，血液循环加快，呼吸加深，肺活量增大，从而促进人的新陈代谢，调整植物神经系统的机能，提高防病和抗病的能力。按照现代医学的观点，人的大脑皮层有一个"快乐中枢"，在接受了幽默的信息后，会呈现出兴奋状态，使人产生一种"生物—化学的暴风雨"，激活人体的机能，起到心理按摩的作用，使得压抑的情绪得以释放，忘却忧愁，排遣抑郁，拓宽心境，摆脱窘境，缓和气氛，避免不良信息的干扰。因此说，幽默是一种笑对人生的特效药，有助于人的身心健康。那么，老年人怎样才能学会幽默呢：

第一，要自信。老年人一般与外界的交往较少，遇到一些事情需要进行自我调适，以求得心理的平衡。这就更需要充分运用幽默手段来保护自己。因此，老年人要有健康的心理素质，对生活要超脱豁达，积极乐观；对自己要充满自信，对他人要宽容平和。这是幽默的思想基础。其实，幽默是高度自信的产物，因为自信才敢于自嘲，才能用自嘲的形式来进行幽默的批评或反击，以解脱自己的烦恼。

第二，要多读书，多学习。平时广泛涉猎各种报刊,扩展知识面,提高文化素质,开阔眼界。同时也要多听相声,看小品。听的、看的多了,遇事就容易引发幽默的联想,自觉或不自觉地捕捉到幽默的闪光一瞬,促使自己开怀大笑,仿效他人的幽默行为来解脱自己。

第三,有点阿Q精神。 阿Q精神的实质就是能够巧妙地进行自我解脱、自我调侃和自我安慰。生活中遇到不如意的事,用阿Q精神去面对,就会觉得心里坦然,吃得香,睡得着,无忧无虑,即使是乌云压顶,也会从中看到自己的优势,总觉得自己是胜利者。因此,在现实生活中多一分幽默,就少一分痛苦;多一分幽默就少一分矛盾和冲突。一个幽默风趣的老人,就会成为一个身心健康、保持青春的老人。

摘自《长寿通道》

二二、老人养生应重"五情"

老年人养生保健应注重"五情":

一是巩固爱情。 俗话说"少年夫妻老来伴,恩爱夫妻多长寿"。愈老愈要珍惜、巩固爱情。老年夫妇切莫分开各自跟随儿女过日子,而应朝夕相处,说说悄悄话,相互体贴,相互关心。

二是珍惜亲情。 人到老年,更应珍惜对配偶、对子孙的感情,让亲情充满天伦之中。尊重儿女们的选择,不要过多干预儿女的生活。

三是增进友情。 "有朋自远方来,不亦乐乎",这句话对许多老年人来说体会尤为深刻。人到老年害怕孤独,应该多交朋友,并常与老友聚会,或结伴郊游,使老年生活兴趣盎然。

四是愉悦心情。 保持良好的情绪,心胸豁达大度,逢事淡然处之,勿与人争高低,尽力培养自己的业余爱好,确立精神支撑,从中寻找乐趣。琴棋书画,种花养鸟,都是最佳的选择,自可陶醉其中。

五是注意世情。 进入老年,也应入时,要注意自己的穿着打扮,因为恰当的修饰能给老人带来活力,它会使老人自感年轻,同时,注重仪表也利于社交活动。

老年人都企盼有个健康的身体,以求欢度晚年。但往往事与愿违,自然规律使人体的各个器官逐渐衰老,抵御疾病的能力相对减弱,这就需要老年人学会自己调节,虽然身体不能再年轻,但心理却能想多年轻就多年轻。

摘自《健康指南》

二三、老年人要正确对待疾病

人的生老病死是一种自然规律,是新陈代谢的必然结果,是任何人都无法改变的。随着年岁的增长,人的骨骼、肌肉会发生变化,心、肺、肾等器官功能也在减退,对疾病的免疫力、抵抗力都在下降,出现这样那样的疾病是在所难免的。进入老年后,身体各组织器官不可避免地会发生一些毛病。高血压、冠心病、动脉硬化、支气管炎、糖尿病、肺气肿等,都是老年人的常见病。有了这些病必须治疗,防止继续恶化。对疾病要采取正确的态度:不可大意,也不要过分忧虑,有病必须积极治疗。吃药要遵医嘱,不可乱吃,特别不要乱用补药。补药用得不当,不但无益,反而有害。常从医生处或书本上学习一些老年医药知识也很有必要。所以,老年人不要为年老而哀叹,不要为疾病而忧伤,更不要为死亡而恐惧。既要知老、服老,又不要怕老、恐老,要正确对待疾病,勇于同疾病作斗争。

(一)要积极乐观地对待各种疾病。 无数事实证明,心理状态对于疾病的发生和加重有很大的关系。有一种说法,得癌症的人有一半以上是被吓死的。心理状态不好,无病会变有病,小病会变大病,它会使人的肌体丧失免疫力,精神崩溃,什么都完了。而健康的心理,良好的心态,就可增强人体抵抗力,就不容易得病,得了病也会好得快。所以,老年人要心胸豁达,心态积极乐观,身体该检查就去检查,有病该吃药就吃药,配合医生,积极治疗,使疾病及时得到有效控制。最好的医生是自己,要勇于与疾病作斗争,不要被疾病吓倒。

(二)对于疾病要"既来之,则安之,"不要过分恐惧。 老年人经历了人生的大风大浪,应该是处变不惊,临危不惧,对疾病也应该如此。老年人患病后,不必惊慌失措,而应该泰然处之。应尽量使自己的心理处于相对平静的状态,不要因此而过分恐惧、愤怒悲伤、怨天尤人,及时就诊并配合医生治疗才是正确对待疾病的态度,焦虑、紧张不安不但不能缓解病情,反而会影响疾病的正常恢复。人得病是很平常的事,但得病并不是都要面对死亡,大部分疾病经过医生的合理治疗和患者自己的努力是能够治疗缓解的,患者尤其是老年患者应避免病人角色,不能得了病就和死亡联系起来,应树立战胜疾病的信心,积极和疾病作斗争。

(三)对疾病要辩证思考,注重"防养"。任何事物都有两面性,对于疾病不要只看到对个人的危害性,也要看到疾病的治愈就是实现了转化,修复了不健康的器官,促进了身体的健康。同时也增长了医学知识,即所谓"久病成良医"。由于在治疗过程中懂得了病理,学会了治疗的方法,以后就能及时预防或及时治疗,这就是有的人经常病病殃殃还能够长寿的原因。

我国传统的养生理论很重视"防养之道",所谓"防养",就是"不治已病治未病",也就是说小病之时防大病,大病之时防多病。一旦患了疾病,忧心如焚,怨天尤人,只能是加剧病情,甚至还会酿成更严重的疾病。宋代司马光在《与范景仁第四书》里说:"医术治已病,平和心气治未病。"如果老年病人能够明白这个道理,就能够控制自己的情绪,防止新的疾病发生。这样就有利于单纯疾病的治疗,使身体尽早恢复健康。

(四)要树立正确的生死观。死亡是任何一个生命进程的最终阶段,任何生命、任何人都无法逃避死亡或早或晚的要面对死亡。人生在世,你老我老大家老,早死晚死总会死。举目古今中外,谁可以逃过一死呢?最后的去世和最初的诞生一样,都是人生的必然,就正如最后的晚霞和最初的晨曦一样,都是光照人间。况且,高龄并不是评价生命的主要因素。时间的多少,年龄的高低,并不能说明生命质量的优劣。真正使人悲伤和老去的,不是年岁的增多,而是期望的减少。一旦期望没了,生命的活力就消失了。因此,只要你有良好的情绪、欢畅的心境、正确的前进方向、明确的目标追求,你就会豁达大度、壮心不已,即使到了老年,仍然可以有所作为。如果能够正确地对待死亡,就会感到生命的可贵,珍惜生存的每一天,活得有滋有味。所以,老年人应理智的理解和面对死亡,生活中不要时时刻刻把任何事情都与死亡联系在一起,生命存在一天就要想办法把这一天过得有意义。

摘自《长寿通道》

二四、老年人要保持晚节

古人云:"知足不辱,知止不殆,可以长久。"就是说,能够知足的人才会不受辱、不遭灾,懂得节制的人就不会有危险。这样的人是能够长寿的。这里所提倡的"知足"和"知止",其实是一个问题的两个方面,其核心都是自我节制。"知足"是对欲望的节制,"知止"是对行为的收敛。这种观念既符合儒家学说的"中庸之道"和"过犹不及",又与中医的辨证论治相一致。中医认为,人身体内的阴阳处于平衡协调状态时,就健康,不生病;而当这种平衡失调时,阴阳对立的一方发生偏盛偏衰,就会使人生病。因此,为了保持身体健康,就要十分注意"知足"和"知止",从而达到行为有节,心态平衡的境界。老年人多一些知足常乐、多一些节制,就会变得与世无争,营造一个平和宁静的生存环境,颐养天年。可是一旦被无节制的欲望所左右,就会成为危害健康的祸源。

欲者,不可得而强求之,或已得而贪得无厌之谓也。怎样才能做到少私寡欲呢?《老子·十九章》曰:"谋名曰名欲,图财曰利欲,贪色曰色欲,皆身外之物,求无止境,或乱心,或犯刑,或伤身,此为养生之第一大患。故当节之。当寡之、当去之,而不可放纵。欲者,心贪外物也。不为外物所惑,自能少私寡欲。"先哲精论,言简意赅,当可警世。《老子》又曰:"不欲则静,天下自定。""祸莫大于不知足,咎莫大于欲得。"因此,老年人应当行为有节,自觉地薄名利、禁声色、廉货财、损滋味、除狂妄、去妒忌,这样才能达到修身养性,延年益寿的目的。

宋代学者龚昱在《乐庵语录》中说:"初节易保晚节难","要看寒花晚节香"。阐述了人保持晚节的重要性。古往今来,一切注重修养、品德高尚的人都非常重视保持晚节的问题。然而,在市场经济的条件下,一些老年人(高中级干部)经不起诱惑,丧失了自尊、自爱、自律、自重的人生观,失却了法律、道德的约束,收受贿赂,腐化堕落，而身败名裂，足以给人警鉴。

有鉴于此，老年人保持晚节首先要摆正位置，恪守人生信条。自己一生追求的远大理想，不要轻易放弃，自己承续的传统美德不要随便亵渎，应该相信和尊重自己的人生价值，做到始终如一，善始善终，不要让些许污垢沾染了自己的灵魂。人们常说的老年人应该与时俱进，是强调老年人的思想要跟上时代的脚步，不断地提高自己的思想认识，不要抱残守缺，停滞不前；而不是在乱七八糟的事情上同流合污，随波逐流。

其次，要甘于清贫，廉洁自律，不为各种利益所诱惑。老年人要做到保持晚节，必须做到拒绝诱惑，这是关键的一条。有的老干部倚老卖老，为儿孙搞特权，争利益；有的老年人羡慕灯红酒绿，纸醉金迷，妻妾成群，美女如云，穿名牌，开名车，住豪宅；有的老年人想捞回失落的东西，都是不能正视诱惑，往往容易中箭被俘。

第三，要明白人的一生人品最重要。电视剧《宰相刘罗锅》里的和珅与刘墉就是明显的例子。刘墉虽说一生清贫但是道德高尚，即使是最为穷困之时也不改其志，赢得了人们的爱戴；而和珅物欲横流，贪赃枉法，献媚取宠，到头来还是自食其果，遭到人们的唾弃。可见，要保持晚节就要做到"冰心与品流争激，霜情与晚节弥茂"（《宋书·陆微传》），做到"晚节寒花香"。因此，离退休老人要坚持自己的人格，做到本本分分地做人，踏踏实实地做事，善始善终，一念不差，一尘不染，永葆光荣传统。

摘自《长寿通道》

二五、老年人要有维权意识

现实生活中侵犯老年人合法权益的情况时有发生，主要涉及老年人的受赡养扶助权、人身权、财产权、继承权、房屋居住权、婚姻自由权、继续参加劳动并获得合法收入的权利等等。维护老年人的合法权益既要靠宣传打击、思想教育、道德约束和执法保护，也需要老年人学习法律知识，进行自我维护。因此，老年人要注意学习有关维护老年人合法权益的法律知识。

(一)《中华人民共和国老年人权益保障法》

1996年8月29日全国人大常委会第21次会议通过制定的《中华人民共和国老年人权益保障法》（简称《老年法》），是我国在保障公民的合法权益方面，制定的又一部专门性法律。

这部《老年法》，对老年人的合法权益，除了《宪法》等有关法律所规定的以及普遍所享有的各种权力之外，又对老年人的特殊权益做出了若干明确的规定。《老年法》共有6章50条，内容涉及老年人的政治、经济、文化、婚姻、家庭、财产及衣、食、住、行、用、养、医、学、乐等各个方面的权益。它的主要内容有以下几个方面：

1. 关于老年人在家庭中的权益保障。在第二章"家庭赡养与扶养"中第10～19条内，对老年人在家庭生活中的受赡养与扶助权、人身权、婚姻自由权、房产和居住权、财产权、继承权等，都做了明确的规定。其中，第11条就明确规定："赡养人应当履行对老年人经济上供养、生活上照料和精神上慰藉的义务，照顾老年人的特殊需要……赡养人的配偶应当协助赡养人履行赡养义务。"

2. 关于老年人在社会生活中的权益保障。在第一章"总则"和第三章"社会保障"中的第20～39条内，分别对老年人应享有的特殊权益作了明确规定，内容涉及老年人的生活、医疗、居住、婚姻、社区服务、教育、文化生活、环境与福利等诸多方面的权益。

3. 关于老年人参与社会发展的权益保障。在第四章"参与社会发展"中第40条规定："国家和社会应当重视、珍惜老年人的知识、技能和革命、建设经验，珍重他们的优良品德，发挥老年人的专长和作用。"第41条还就老年人从事对青少年和儿童的教育、兴办公益事业、维护社会治安、调解民事纠纷等各方面做出了规定。

4. 关于老年人发挥"余热"理应获得报酬的权益保障。在第四章"参与社会发展"中第42条规定："老年人参加劳动的合法收入受法律保护。"同时，退休人员应聘工作是国家允许的，取得的报酬是他们再次劳动的所得，也是允许的。国务院有关文件还规定：退休人员受聘后，其退休待遇仍由原单位发给。聘用单位除发给"补差"以外，还应视其工作成绩适当发放奖金。如果老年人"按劳取酬"获得合法收入的权益受到侵犯,可以诉诸于法律,寻求法律的保护。

5. 关于侵犯老年人权益者,所应承担的法律责任及其处理程序方面的规定。在第五章"法律责任"中第43~48条内,规定了对侵犯老年人权益者的制裁措施,也规定了有关部门、组织和单位公职人员违法失职所应承担的责任。老年人的合法权益遭受侵犯时,有权要求有关部门处理,或者向人民法院提起诉讼。如果赡养人或其家庭成员有虐待、遗弃老年人,暴力干涉老年人婚姻自由,抢夺、盗窃老年人财物等违法行为的,视其情节轻重分别追究其行政或刑事责任。

(二)保护老年人合法权益的相关法律规定

在这部专门性的《老年法》之外,我国的《宪法》和其他相关的法律、法规及文件也有保护老年人合法权益的规定

1.《宪法》

第44条规定:"国家依照法律规定实行企业事业组织的职工和国家机关工作人员的退休制度。退休人员的生活受到国家和社会的保障。"

第45条规定:"中华人民共和国公民在年老、疾病或者丧失劳动能力的情况下,有从国家和社会获得物质帮助的权利。"

第49条规定:"……成年子女有赡养、扶助父母的义务……"

2.《婚姻法》

第2条规定:"保护妇女、儿童和老年人的合法权益……"

第3条规定:"禁止家庭成员间的虐待和遗弃。"

第21条规定:"……子女对父母有赡养、扶助父母的义务……子女不履行赡养义务时,无劳动能力的或生活困难的父母,有要求子女付给赡养费的权利……"

第26条规定:"国家保护合法的收养关系。养父母和养子女间的权利和义务,适用本法对父母子女关系的有关规定……"

第28条规定:"……有负担能力的孙子女、外孙子女,对于已经死亡或子女无能力赡养的祖父母、外祖父母,有赡养的义务。"

3.《继承法》

第7条规定:继承人故意杀害、遗弃或虐待被继承人的,即丧失继承权。

第10条规定:遗产按照"第一顺序:配偶、子女、父母"的顺序继承,没有第一顺序继承人的按"第二顺序:兄弟、姐妹、祖父母、外祖父母"的顺序继承。

4.《民法通则》

第104条规定:"婚姻、家庭、老人、母亲和儿童受法律保护。"

5.《刑法》

第257条规定:"以暴力干涉他人婚姻自由的处二年以下有期徒刑或者拘役。犯前款罪,致使被害人死亡的处二年以上七年以下有期徒刑……"

第260条规定:"虐待家庭成员,情节恶劣的处二年以下有期徒刑、拘役或者管制。犯前款罪,致使被害人死亡、重伤的处二年以上七年以下有期徒刑……"

第261条规定:"对于年老、年幼、患病或者其他没有独立生活能力的人,负有扶养义务而拒绝扶养,情节恶劣的,处五年以下有期徒刑、拘役或者管制。"

6.《民事诉讼法》

第97条规定:人民法院对于追索赡养费、扶养费、抚育费、抚恤金、医疗费用的案件,根据当事人的申请,可以裁定先于执行。

7.《中共中央关于建立老干部退休制度的决定》(中发[1982]13号文件)

第(四)条指出:"老干部离退休以后,一定要很好地安排照顾。基本政治待遇不变,生活待遇略为从优……"

摘自(《养生益寿》)

二六、老年人也要学会感恩

老年人退休生活是否舒心,可能有多方面的原因,但对老年人来说,很重要的一点是学会感恩。

有些老年人总认为自己奋斗过、奉献过,辛辛苦苦几十年,就应该享清福了,心中缺少感恩之念。所以,稍有不周,就会怨天尤人,牢骚满

腹,感觉别人对不起自己。这是一种"理所当然"的心态在作怪。

感恩是一种健康的老年观。人到老年,大都退出了工作岗位,已成为别人劳动果实的分享者,成为别人的服务对象。所以,对人对事应常怀感恩之心,常存感激之念,常有感谢之情。因为人和人之间有一种互利互惠的关系,你以感恩的心态对待别人,别人才会以同样的心态对待你。这样你就会发现晚年是如此美好,晚辈是如此可爱,人间自有亲情在,生活处处有阳光。

感恩也是一种养生之道。养生从大的方面来说,不外乎生理养生和心理养生两个方面。心怀感恩的人,才能更多感受到生活的幸福和美好,进而心情舒畅,精神愉快,健康长寿。心理专家认为,老人如保持舒畅的心情,体内新陈代谢和内分泌调节将处于良好状态,能够延年益寿。

古今中外的养生实践也证明,心怀感恩寿自长。

感恩也是一种美好的人生态度。人在世上走一遭,心存感恩很重要。在家应感恩赋予我们生命的父母,在校应感恩教我们知识的老师,在单位应感恩支持你工作的领导和同事,在社会应感恩帮助、关心、爱护你的人,夫妻之间也应相互感恩,感谢对方对你的真诚和关爱、给你的支持和理解,为你的付出和照顾……尤其是人到老年,对别人的服务更应怀着感激、感恩、感谢的情怀,这样别人才乐于为你服务。

如果在我们心中有一种感恩的思想,则可以沉淀许多浮躁和不安,消融许多不满与牢骚。老年人能知道感恩、学会感恩、生活在感恩的氛围中,自然心中少麻烦,眼中有快乐,身体健康,生活幸福,颐养天年。

摘自《健康指南》

第八十五篇　老年人的人际关系保健

一、老年人多情则多寿

你会老,我会老,他会老,人人都会老,这是不依人的意志为转移的自然规律。但是一个情字,却不能因为人老了,也跟着日渐衰老、日渐淡漠了。情,应似陈年老酒,越老越醇,越有余味无穷的甘美。

一些长寿老人都有这样的体会:因为拥有爱情、亲情、友情、乡情、邻里情,晚年才生活得丰富多彩,情趣盎然,快乐无限。

爱情让生活更甜蜜。老夫老妻,虽说少了年轻时的浪漫,却多了些老来的恩爱。知冷知热,知饱知饥,相扶相携,相濡以沫,老夫老妻之间和谐相处,即使生活中偶尔有点不如意,也能坦然处之。

亲情让生活更开心。老来有子女常回家看看,陪着聊聊天,给带点小礼品,会让你心满意足,充满快乐。如果你的身体还硬朗,也可经常走走亲戚,互致问候。看着儿孙们一天天长大,看到咱当长辈的的身体还健康,岂不高兴。

友情让生活更愉快。老年人最怕孤独与寂寞,最不愿意心里头空落落的。而经常与老朋友们隔长不短地聚一聚,天南海北地侃一侃,古今中外地聊一聊,自然会驱散心中的空荡与孤寂。若能再结交一些新朋友,特别是忘年交,那么,晚年生活就会更加充实和快乐。

乡情让生活更有趣。如果年幼时生活在乡下,老了也别忘了乡亲们。时间长了写封信、打个电话,或者回老家走一走,寻觅自己人生之初的印记,或是请乡亲来家里做客,听听原汁原味的乡音,唠唠家常趣事,谈谈家乡变化,都会给自己的晚年生活增添新的内容,带来新的趣味。

邻里情让生活更温暖。人到老年,子女大都有自己的家庭,忙自己的事业,不在身边;亲戚们也多各居一处,相距甚远,只有和自己的邻居们住在一个楼、一个院,天天相见。邻里之间,相互尊重,相互关心,相互理解,相互照应,能使人切实体会到"远亲不如近邻",能使人感受到"大家庭"的和谐与温暖。

天意怜幽草,人间重晚情。人们总会一天天老去,但是只要情不老,人的心就不会老。晚年有爱情、亲情、友情、乡情、邻里情时时相伴,老年人就会活得有滋有味,无忧无虑,不知老之将至,快乐幸福,健康长寿。

摘自《健康指南》

二、营造和谐的人际关系

人是社会关系的人,人无时无刻不在与周围的人打交道,没有人可以在孤岛上长期生存。人类健康而完整的精神面貌是在人际交往当中形成的。人类群居共生,和周围的人建立良好的关系,可以消除孤独感,获得安全感。人也是通过人际交往认识自己、评价自己和改变自己,同时在社会交往中使个性的特点、优势得以体现、发展和完善的。在家庭与家人相处,在住地与邻里相处,在单位与同事相处,在社会与朋友相处等,能不能处理好彼此间的人际关系,都会直接影响到身心健康。有些人心理素质稳定,处事很有技巧,跟大部分人都能合得来,人缘好,有亲合力。如何在人际交往中构建和谐的人际关系,使自己健康快乐呢?

(一)保持乐观情绪。尤其在逆境中,在困难较多的情况下,要有一点乐观主义的精神,思想豁达开朗些,心胸眼光放长远些,步子迈得再扎实一些,对不顺心的事要想得开,要拿得起,放得下,看得远。

(二)正确对待自己和他人。处理好人际关系的关键,是要正确认识自己和正确对待他人。对自己,有些事情要看得惯、想得开、忘得快;对别人,要多看长处、多记好处、多想难处;对人对事,要气量大些,姿态高些,要以律人之心律己,以恕己之心恕人。这样,多一些宽容和谅解,看大节容小节,"得饶人处且饶人",才能搞好人际关系,广交朋友,并从中得到愉快和欣慰。要勇于改变自己的不良性格和不良习惯。生活中没有人是完美无缺的,包括我们自己,必须敢于承认并改正自己的弱点。一个人过于清高,往往让人敬而远之;过于高傲,让人望而避之,爱耍小心眼,让人看不起;刚愎自用,不尊重别人,难以与人相处;自私、刻薄、小气,也会招人厌恶。自己有什么缺点,要勇于承认和改正,并接受别人的建议、帮助和忠告。有了改正自己缺点的勇气和行动,就能吸引朋友来帮助你,就能创造良好的人际关系。(《自我保健230法》)

(三)坚持与人为善。养生保健之法虽有百法、千法,惟有与人为善是养生保健的总纲。与人为善,不仅有利于陶冶情操,修养品德,还能够促进身心健康,益寿延年。因此古人告诫人们:"积善之家,必有余庆","君子成人之美","大德必得其寿"等。这实际上就是强调一种与人为善的道德修养。与人为善和人的健康长寿有什么关系呢?首先,从心理学的角度看,人的生活离不开群体,彼此间有着一定的依赖性。无论是任何人,都是在相互依存中,获得生命活力的。如果一个人离群索居,就会异常孤独,久而久之形成孤僻怪诞的性格和神经衰弱的病态,肯定会损害身体健康的。一个不与人为善的人,经常做些损人利己的事,稍有不快,就牢骚满腹,怨天尤人,或者以整人为快,拨弄是非,制造事端等。这样的人即使吃山珍海味,灵丹妙药,也不能使他们获得精神上的愉快,反而他的这种恶劣的心理情绪会加速肌体的衰老,何谈长寿?现代医学研究证明,经常做坏事,与人为恶的人,时时遇到一种负面的强刺激,使其心理处于一种"常戚戚"的状态,直接损害了免疫系统的抗病能力。据美国一位科学家对2700名普通人跟踪14年的调查显示,那些与人为善,人际关系好的人,比那些离群索居,自私自利,损人利己的人的死亡率低2.5倍。其次,与人为善是一种亲和力。与人为善,是把人与人的关系视为朋友的关系。能够与人为善的人,在自己与他人的和谐相处,相互帮助的过程中,能获得心灵上的慰藉与自豪感。同时也体味到自身的价值,得到心理上的平衡。而这种平衡心理会使人心地宁静,精神乐观,还能使人的肌体在均衡的状态下运行,促使体内分泌更多的有益激素、酶等物质,把血液的流速、生殖细胞的兴奋调节到最佳状态,从而增强抗病能力,促进健康与长寿。再次,对于老年人来说,与人为善更有特殊的意义。老年人离退休后,活动范围缩小,常常产生一种孤独感和寂寞感。如果能在体力允许的前提下走出家庭,为社会,为他人多做善事,就能使自己的情绪处于乐观、愉悦的状态,心底觉得宽广,精神感到充实,无疑是能

够促进健康,益寿延年的。(《长寿通道》)

（四）**善于与人交往**。经常与家人、同事、朋友、邻居聊天,并一起参加社会活动,有广泛的社交圈。交往中注意虚心学习别人的长处,不以自我为中心,这样便能给大家留下好印象,别人会觉得你这个人很随和,愿跟你一起交往。老年人参加社交活动,可以开阔视野,获取更多的信息。在社交活动中,要尊重风俗,尊重礼节,做到"上交不谄,下交不渎。"就是对上不巴结,对下不怠慢。在社交场合,要做到言之成"礼"语言美。语言美的基本要求是文雅、和气、谦虚。所谓文雅,就是要学会使用日常生活中的见面语、感谢语、告别语、招呼语,不使用粗俗语言。所谓和气,就是要心平气和地同别人说话,不强词夺理,不恶语伤人。所谓谦虚,就是从语意、语气、语调等方面处处表现出对他人的尊重,多用讨论、商量的口吻说话,养成对人用敬语,对己用谦词的习惯。当然,社交的语言美还要根据不同的场合,选择不同的语言。社交中要注意"十戒":一戒冷面对人,不友好相处;二戒有失风度,举止轻浮;三戒自视清高,高人一等;四戒固执己见,强词夺理;五戒揭人之短,通别人的伤疤;六戒卖弄聪明,看不起人;七戒玩弄奸诈,仗势欺人;八戒轻率从事,无所不谈;九戒忽视仪表,不注意端庄;十戒顾此失彼,产生误解。

（五）**营造良好的氛围**。在单位里与同事友好相处是一个很重要的问题,因为每周五天工作日,你大部分时间在工作岗位上,学会与同事建立融洽的关系,才能感受到集体的温暖与同事的友爱,并坚定自己不断进取的决心与信心,从而真正感受到工作的快乐。要注意保持与原单位的联系。但不要随便评头论足,干涉单位的工作;不要无原则地提过高要求,给单位出难题。

（六）**热心助人为乐**。关键时伸出手帮人一把,平常多为别人着想,也是营造和谐关系的良方。其实,一个人的举手之劳便可能为别人提供很大的方便,只要尽力而为了,你即使办不成,别人也会感谢你。莫因善小而不为,多帮助别人会使你自己快乐,别人受感动,你心里也高兴。送人玫瑰,手有余香。让心情总保持一种愉悦状态,对身心大有裨益。(《自我保健230法》)

摘自《《自我保健230法》、《长寿通道》）

三、营造和谐的夫妻关系

老年人夫妻和谐能增寿。离退休后,子女长大自立门户,老夫妻又回到了二人世界。夫妻恩爱,相濡以沫,同操家务,共品甘甜;同乐同玩,一同锻炼。在轻松祥和中过日子,在相知相爱、超然从容中营造金色的黄昏。老年夫妻关系和谐、恩爱,能使人感情愉悦,精神松弛,充满着幸福感和满足感。而这种精神状态从生理学的角度看,会使夫妻双方的身体分泌出一些激素、酶、乙酰和胆碱等物质。这些物质能缓解肌体器官的衰老,使身体的代谢调节到最佳状态,非常有益于身体健康。老年夫妻互相尊重、互相恩爱,使彼此都有可靠的精神支柱,这是家庭幸福、夫妻健康长寿的源泉。夫妻恩爱,能够提高肌体的抵抗力,可及时发现疾病,有利于战胜顽症,有益于心理健康,可预防大脑的老化,使家庭生活充满阳光,充满爱情和欢乐。

老年夫妻和谐、恩爱,还能使人获得战胜疾病的精神力量。老年人身体日渐衰老,大病小病难以避免,更需要亲人的照顾与关怀。即使儿女再孝顺,也代替不了老伴的体贴、关心。老夫妻共同生活了几十年,"心有灵犀一点通"。老伴的些许变化都会引起对方的注意,老伴的一句安慰、体贴的话语,也会像一股暖流注入心间,让人感到温馨、快慰。一旦老伴的身体有了不适或疾病的征兆,另一半的提醒、关心,能使对方重视疾病的治疗,或得到战胜疾病的力量。老人在患病时,老伴的护理体贴入微,知冷知热,善解人意,即使对方没有说出口的意愿,老伴也能理解。这种感情的力量,对患者是一种精神的慰籍,有助于身体的康复。就是在平时老人有了不痛快的事,要是得到老伴几句安慰的话,精神负担立即消失。这种体贴入微的一片爱心是儿女们所不能替代的。美国芝加哥大学的社会学家罗斯·施托尔滕贝格用三年多的时间调查了3000对美国夫妻,结果发现妻子或女友通常是男人的健康卫士,即使丈夫在工作上花费很多时间,只要有妻子关照,都有助于他们的身体健康。由此可见，和谐、恩爱的夫妻关系能使老年夫妻心灵相通，彼此关照，有助于老年人的身体健康，使其益寿延年。据专家的调查显示，生活在夫妻和睦、婚姻美满家庭的人，患癌症、忧郁症、狂躁症和失眠等疾病的危险要比婚姻不幸或暴力型家庭的人少50%；一些爱情生活贫乏的人患心脏病的几率，要高出夫妻生活和睦的人10倍以上。可见，沐浴在爱河里的人确实比婚姻不如意的更为健康，生活更有情趣。

事实上，并不是所有的老年夫妻都能做到和谐美满的。尤其是夫妻进入老年后，由于生理、家庭和社会原因，发生矛盾和冲突的机会增多。例如，在生理上，男性容易失眠、发怒、记忆力减退；女性经常急躁、情绪不稳定、好发脾气、多疑和抑郁等。另外，老年人离退休以前，夫妻各有工作，在一起的时间有限，离退休后，天天在一起，产生矛盾的机会就多了。要避免、减少这些矛盾，首先要互相尊重，互相理解，互相忍让。老年人由于生理和心理的变化，性情易变，脾气反常。如果老伴之间不能体谅和忍让，动则"兵戎相见"，势必火上浇油，激化矛盾。因此老年夫妻要互相宽容、忍让、缓和矛盾，避免纠纷。其次是互相体贴、互相照顾、互相帮助。人到老年，子女都已成家，不在身边。老伴间实际上是处于一种相依为命的生存状态，因此，彼此之间要把对方看作一棵相互依靠的大树。生活上互相关心，互相照顾。一旦老伴身体不适，另一半就应主动承担起照顾的责任，在精神上更应该多开导，鼓励对方战胜疾病。俗话说"少年夫妻老来伴。"年轻夫妻，还可以对配偶使使性子；到了老年，就要消除火气，宽宏大量，善于自我调适。第三是对老伴要耐心，不能厌烦、急躁和吹毛求疵；对自己，则应注意克制，不要为了区区小事，互不相让，纠缠不休。要互让互谅，互相尊重，这样才能和谐地生活。（《长寿通道》）

有人总结，夫妻和睦有"八互"：一互敬，多协商；二互爱，情意长；三互信，莫乱想；四互勉，共向上；五互助，热心肠；六互让，不逞强；七互谅，心坦荡；八互慰，暖心房。知名学者季羡林说过：婚姻有三个档次，初级的是肉体的结合，中级的是生活的结合，高级的是精神的结合。如果按此标准来分析，老年夫妻大半属于中、初级的档次，即"凑合夫妻"。这就更需要相互谅解，才能和睦相处。

老年夫妻要重视为爱情保鲜，才能白头偕老，恩爱百年，幸福终生。①互敬互信。老年夫妻要互相尊重，有事共同商量。尊重是爱情存活的空气，对老人尤为重要。同时，要互相信任，一方外出活动，另一方要放心支持；自己花钱要自觉，对方花钱要信任。相互猜疑是爱情保鲜的大敌。②互帮互学。老年夫妻要互相体贴，互相帮助，互相学习。你做饭我买菜，你扫地我洗衣；你学习我劳动，你锻炼我健身，互相促进，共同进步。③学会欣赏。将妻子的唠叨当作爱的作料，将丈夫的兴趣视为个人爱好，多看对方的长处，多给鼓励和赞扬。④重温爱意。与老伴故地重游，沿着以往的爱情路线回顾过去恋爱的历程；经常回味年轻时代的爱情浪花，交谈过去爱恋的趣事，让爱情的甜蜜得到升腾。⑤旅游赏心。在祖国的大好河山中陶冶性情，在大自然的秀丽风光中愉悦心情，走出孤独的二人世界。这样，老人会更加年轻，精神会更加振奋，爱情会更加融洽。⑥创造激情。过年过节时，互相祝福，互相勉励；生日纪念时，说一句感人的话语，献一束美丽的鲜花，给一个甜蜜的香吻。让爱情之花在激情中长开不败，永远保鲜。⑦主动聊天。老年夫妻多聊天，不论对夫妻感情交流，还是身心健康，都是非常有益的。著名心理学家默里认为，人类至少有20多种心理需要，其中通过聊天可能得到满足或部分满足的就有成就、交往、表现、培育、感觉、了解等。现代医学证实，良好的心理状态能提高身体免疫力，保持体内循环的平衡。老年夫妻多聊天，既是晚年生活不可缺少的保健良药，也是保持良好心理状态的有效途径，还是延缓大脑衰老，增强大脑活力的一剂良方。总之，老年夫妻之间，要能接受对方的性格、习惯、兴趣、爱好，甚至容忍缺点和错误。这样，才能恩爱幸福，携手百年。（《老年人健康长寿须知》）

生活充满矛盾，家家都有难念的经。所以，夫妻拌嘴也是寻常事。怎样才能减少夫妻争吵呢? 有人总结了以下秘诀:①真情动容。以真诚炽热的感情来融化相互之间的隔阂,焕发爱情的光彩。②幽默化夷。用有趣幽默而意味深长的语言、表情、动作或其他形式来淡化相互之间的对立情绪,缓解矛盾。③小事糊涂。对于一般的小事,可以糊涂一些,不必斤斤计较,硬要弄个明白、分个高低。④就是论事。就某一件事讲清就算了,不要胡乱联系,揭老底、算旧账,以免扩大冲突。⑤以冷对热。一方感情冲动、正在火头上时,另一方就要冷静一点,且不可互不相让,以牙还牙。⑥决不动手。夫妻闹矛盾时,要做到一不动手乱摔东西,二不动手打人。⑦及时刹车。当争吵升级、火药味很浓的时候,要当机立断,鸣金收兵。夫妻争吵有"十忌":一忌赌气发作,离家而出,一走了之。二忌给脸色看,不理睬对方。三忌不听对方把话说完,就主观臆断。四忌固执己见,不愿反省,一意孤行。五忌出口不逊,强词夺理。六忌以牙还牙,说话带刺,激怒对方。七忌对方求谅,不依不饶。八忌拉外人作证,扩大矛盾。九忌不知节制,没完没了。十忌耿耿于怀,寻机报复。(《养生益寿》)

恩爱的伴侣、美满的家庭,是老年人健康长寿的重要条件。俗话说:"孝顺的儿女不如忤逆的夫妻。"朋友再多也代替不了老伴。因此,失偶老人再婚,无疑会给晚年生活带来生机和欢乐。首先是亲密感的满足。亲密感就是朝夕相处,你我相依的感觉。美国心理学家斯滕博格指出,爱情的产生靠激情,但爱情的延续则靠亲密。对于老年人来讲,再没有伴侣间的亲密感更能维系一个人的健康环境。亲密感也是爱意的直接表现,而爱是人类的高层次需求满足。爱与被爱的需求满足决定了一个人的幸福状态。良好的婚姻状态对于老年人的心理健康与延年益寿起着十分重要的作用。其次是关照的满足。老年人的身心健康倍加需要亲人的关照。由于代沟的差距,子女就是再孝顺,也无法完全在认知、情感和行为方式上与父母协调一致。而如果此刻,老年人能够享受"黄昏恋"的愉悦,有人相互照顾,则无疑是最好的养生。再次是活力的满足。人到老年,面临种种的生活挑战,如家庭地位的边缘

化,工作状态的赋闲化,健康状态的衰弱化,人际关系的零落化等。这些都会滋生老年人的心理不适,如失落、抑郁、焦虑、孤寂等。而突然丧偶或意外事件的发生,更会给老人的身心健康带来额外的打击。丧偶与失婚的老人最不堪忍受的是孤独。失偶者的发病率及寿命都明显高于幸福婚姻者。所以,失偶老人应该找老伴,再建美好、幸福的新家庭。这既是失偶老人的实际需要,也是老人的合法权益。婚姻自由,不仅是子女的权利,也是父母的权利,任何人无权干涉和阻拦。但是,从实际利害角度看,也要与子女们联系,应该跟子女打个招呼。这样一方面可以使他们有思想准备,同时,也可以在事前解决一些颇费周折的事。再说,成年子女有独立的观念和见解,跟他们打个招呼,也可请他们来帮助出主意、提建议,可使老人在再婚问题上处理得更慎重、稳妥些。所以,老人再婚应谨慎。老年人再婚时要注意感情的沟通与磨合。因为再婚老人都在各自的生活轨道上运行了几十年,形成了各自稳定的生活习惯和个性。这就需要双方认真对待这个磨合过程。另外,再婚的老年人,其实不仅仅是两位老人的结婚,而是意味着两个家庭的重组,所以在注意沟通夫妻感情的同时,还要用心处理好与对方子女的关系。这种感情的调适,都需要做些努力。一是老年再婚勿念旧,努力营造融洽的夫妻氛围。二是不存私念,以诚相待。三是"一碗水端平",处理好与两方子女的关系。(《长寿通道》)

总之,夫妻恩爱,和睦相处,就会加深感情,性欲得到满足,精神保持愉快,心理得到平衡,就可以延年益寿。(《老年人健康长寿须知》)

摘自(《长寿通道》、《养生益寿》、《老年人健康长寿须知》)

四、营造和谐的父母与子女关系

父母与子女关系是最近的直系血亲,是家庭中的重要成员,双方相互享有法定的权利和承担法定的义务。父母与子女的关系也不是一成不变的,它随着历史的发展而发展。在不同的时代,父母与子女双方在法律上的地位,相互间的权利和义务有很大的差别。但是不管在哪一个

时代,父母与子女的关系是否和谐,始终是家庭兴衰的决定性因素。

在历史上,父母与子女的关系,是一种不平等的关系。所谓"父为子纲",实际上就是封建社会"君为臣纲"的一个缩影。社会主义新型父子关系的显著特征是父子平等。这里说的平等,首先是指人格上的平等,不管是父母或是子女,在人格上一律平等。在家庭生活中,不管是父母子女,都不能以势压人,而应以理服人。父母子女平等使家庭关系更亲密了。父母与子女之间除了骨肉之情外,还有同志之谊,这种关系不是一般的社会关系所能比拟的。

父母与子女间有哪些权利和义务呢?《中华人民共和国婚姻法·第三章·家庭关系》第二十一条规定:"父母对子女有抚养教育的义务;子女对父母有赡养扶助的义务。"并规定:"父母不履行抚养义务时,未成年的或不能独立生活的子女,有要求父母付给抚养费的权利。子女不履行赡养义务时,无劳动能力的或生活困难的父母,有要求子女付给赡养费的权利。"父母对子女的抚养教育包括三个方面:一是生活上的照料,二是思想上的教育,三是行为上的监护。子女对父母的赡养扶助也有三个方面:一是物质上的供给,二是精神上的安慰,三是感情上的体贴。中国历来提倡"以敬为孝"和"以教为养",这可以说是父母与子女间权利和义务的集中体现。

父母是子女的"终身教师"。家庭教育的一大特征是它的终身性。对每一个人来说,家庭是一所永不毕业的学校,而这所学校中的教师,就是父母。子女不管处于幼年、少年、青年、壮年,都应接受父母的教育。当然,每一年龄阶段的教育内容和教育方式是不相同的。当父母的要根据子女不同的年龄阶段施以恰如其分的教育,父母对子女放弃教育是不对的,子女不接受父母的教育是错误的。(《老年生活实用大全》)

家庭教育如何,对子女的成长会产生深刻的影响。对子女身上的优点、弱点,对他们的生活环境和条件,最了解的莫过于父母,所以,父母抓住子女这些特点,从小抓紧教育,对子女的健康成长有很大的影响和作用。搞好对子女的教育,最重要的是以身作则,身教重于言教。父母日常生活中的一言一行,甚至音容笑貌,待人接物等,对子女有着耳濡目染、潜移默化的巨大影响。家教的主要内容应该是对子女进行社会主义核心价值观的教育,教他们学会做人。家教的基本原则是说服教育。家教的形式有四种:一是面教。当面对子女进行教育,可以通过谈话、谈心、拉家常、谈工作、讲学习等对子女进行教育。二是身教。父母自己要有正确的理想、信念和高尚的道德情操,以身作则,使子女受到潜移默化的影响,有所效法,奋发有为。三是函教。子女父母各居一地,可用通信、短信或电话来勉励子女在思想上、政治上、工作上、学习上力求进步,寓教育于通讯之中。四是诗教。通过写诗词对子女进行形象化的教育,以艺术力量感染子女。家教的总原则是使子女成为德、智、体、美全面发展的人。这四个方面,哪一方面也不能偏废。但其中有两条是核心:一是要从小培养他们有道德、会做人的高尚品质;二是要培养他们不断学习、勇于创新的精神。

在家教中,对子女的爱要有所节制。高尔基有句名言:"单单爱孩子,这是连母鸡也会的事。"当父母的不仅在于是否给孩子以爱,而在于给孩子怎样的爱。著名教育家苏霍姆林斯基把"爱"分成四种基本类型:①"骄纵的爱"。大人对孩子溺爱骄纵,孩子要什么,就给什么。听任孩子所为。②"专横的爱"。大人不研究孩子的心理,也不讲教育方法,借助于打、骂等手段管束孩子。③"包办的爱"。什么都由大人包办,孩子只会衣来伸手,饭来张口。④"明智的爱"。也就是建筑在科学分析和科学管理基础上的爱。苏霍姆林斯基说:"父母的爱应当是一股凉爽的轻风,它可以把孩子心灵中燃起的对别人关心的火花吹得更加旺盛。"我们需要的是明智的爱,有节制的爱。怎样才算有节制的爱?我国老一代教育家刘绍禹在"教育儿童原则"中指出:"不要太关心儿童","不要太亲近儿童","要节制对孩子的爱"。应当说,爱也是有质的规定性和量的节制性的。"爱"的质的规定性,是指对孩子的爱要有利于他们德、智、体、美全面发展,不利于此者,决不滥施其"爱"。"爱"的量的节制性,是指不要什么都护着孩子,要让他们逐步养成自理自立的习惯。著名作家严文井说得好:"我的母亲和别人的母亲一样,也有对子女的'母爱',但是我的母亲给我的母爱是有节制的,她主张我早日离家独立。现在我认为,这是她关心我的一种表现。她的决心是明智的,她貌似坚硬的心并非不温柔。"对子女,我们也要提倡有节制的爱,凡是孩子们独立能做的事,决不包办代替。凡是孩子不合理的要求,决不依顺迁就。

老年人如何与成年子女处好关系。老年人和青年人之间在思想观念上的差异,谁是谁非不能一概而论,主要的是双方都要献爱心。固然要大力提倡"百善孝为先"的传统美德,但是,作为父母来讲,也应注意以下几点:

一是更新观念,缩小差距。老年人政治上的坚定和生活上艰苦朴素的好传统,固然应当保持,但有些观念确实已经陈旧,已不合当今时代的潮流,需要及时更新,这样才能把两代人的思想统一到改革开放的社会主义市场经济轨道上来。

二是逐步降位,退居二线。父母对子女的爱是无私的、始终如一的,但子女对父母的爱却是随着时间的推移和条件的变化而逐渐淡化、减退的。所以,就一般而言,父母在子女心目中的位置是这样变化的:子女是小孩时为第一位,子女结婚成家以后便降到了第二位,有了孙子辈以后更是降到了第三位。这是一种"爱的再分配",是一种客观存在,带有一定的必然性,一代一代都是如此,并非都是子女的过错。父母应该尊重客观规律,在家庭生活中自觉地退居二线,让子女们扮演主角。否则就有可能自寻烦恼,人为地给自己的家庭生活蒙上一层阴影。

三是互相尊重,平等对待。父母既做长辈又当朋友,站在朋友的立场,以平和的心态多看子女的长处。对他们的锐意进取给予支持,对他们的片面偏激给予引导。这样,多一些理解,少一些训斥,关系就会融洽起来。

四是求同存异,折中等待。父母与子女之间,遇有认识不一、各执己见的时候,应求同存异或静观发展,待机再议。切不可针锋相对,把自己的观点强加于子女,造成他们"压而不服",伤害彼此之间的感情。

五是注意方式方法。教育和管理子女应讲究语言艺术,注意场合分寸,要尊重子女们的自尊心,相信并敢于让他们去创造自己的未来。子女们成家立业后,父母应做到"老不问少事",不要仍然把他们当作小孩子看待,事事过问,样样都管,也不要总以"长辈"教训人。要知道,过去是"三娘教子",而现在有些问题也得讲点"子教三娘",要平心静气地倾听子女的意见,尊重他们的观点。同时,年轻人最怕老年人啰里啰唆,唠叨没完。要是一味老生常谈,他们不只是听不进,而且还会很反感。所以,千万注意不要光凭自己年岁大、资格老这个优势,乱发脾气,感情用事。若是一切都由着老年人的脾气来,子女们就会把你当作"老小孩",那并不好。

因此,有人总结出父母与子女相处有十个禁忌:①忌偏袒。对儿子、儿媳、女儿、女婿、养子养女要"一碗水端平",不要厚此薄彼。②忌猜疑。不要捕风捉影,没事找事。③忌挑剔。不要"鸡蛋里面挑骨头",无事生非。④忌过话。不要在亲友中随便议论晚辈。⑤忌专断。不要只讲"尊老",不讲"爱幼"。⑥忌冷漠。不要整天都板着面孔对子女,没有一点笑容。⑦忌迁就。对子女的缺点、错误,该说的要说,不能迁就。⑧忌唠叨。子女们不对的地方,该教的要教,但不要没完没了地唠叨。⑨忌偏激。不要遇事不冷静,没有弄清情况就说绝话,做绝事,乱发脾气。⑩忌争钱。不要只顾自己所需,向子女要钱,不顾子女的经济情况。(《养生益寿》)

作为老人,要少想儿女应怎样孝敬自己,多想儿女现实生活中的不容易,在他们有困难时帮一把。现在的年轻人有自己的事业,他们孩子小,既要顾外又得顾内,负担不小。因此,有时老人应力所能及地负担些家务对孩子知冷知热是家庭和睦的调和剂。

子女应该孝敬父母。我国历来提倡的"以敬为孝"和"以教为养"的美德,集中地体现了父母和子女间的权利和义务。随着时代的变迁,古代那种"王祥卧冰求鱼"式的孝顺,已被"以敬为孝"的亲子关系所替代。这主要体现于子女对父母在物质上的供给、精神上的安慰、感情上的理解与体贴,以及老人患病时的护理与照顾等方面。可以说这是一种既传统又现代的"孝顺观"。人到老年后,大多都没有独立创造财富的能力,身体也逐渐衰弱,成为社会和家庭的弱势群体。因而子女的孝敬既是对老年人最大的精神安慰,又是使老年人安享晚年的前提和基础。

家家有老人,人人都会老,善待老人就是善待自己的明天。有两句打油诗写道:"少年莫笑白头翁,花开花落几日红。"实事求是地讲,人的生老病死是客观规律,谁也无法回避。今日的少年郎,明天的白头翁,人人都会老的。如果你不孝敬父母,日后你当父母时,你的子女也不会孝敬你。子女对父母的赡养和照顾,既是自己的责任,又是自己的义务,是不能耍奸取巧的,否则就会自食其苦果。子女孝敬老人应做到以下几点:一是要支持老人有机会发挥个人的特长,增强老人自身的成就感。子女们不要伤了老人的自尊心,支持和鼓励老人参加自己兴趣爱好的有益活动。二是要学会赞赏老人。子女对老人的赞赏,是对老人身心健康的精神孝敬之道。在尽孝心、赡养老人方面,很多人认为提供充足的物质条件就是孝顺了。殊不知,在和谐社会的环境中,子女对老人应敬在心里、孝在嘴上、落实在行动中。"孝在嘴上"就包括对老人的感恩和赞赏。要知道,对老人适时有度地赞赏,是一种精神保健品和补益剂,对缓和代际关系、创建和谐家庭、满足老人的精神需求、提高赡养质量都起着很好的作用。因此,学会赞赏老人,不仅是晚辈赡养老人的重要内容,也是一种生活艺术和敬老技巧。三是要让老人有家的归属感。俗话说::"不怕缺金少银,就怕骨肉不亲。"儿女们应常为老人做顿可口的饭菜,在老人生病的时候,要悉心照料。老年人往往有很强的自尊心,容易固执己见,做子女的不要和老人较劲,更不能出言不逊。只有充分尊重老人的价值观念和生活习惯,才能和谐的美满的家庭关系。

新型的亲子关系是彼此平等的,子女应该孝敬父母,丝毫不能含糊;但是作为老年人,对子女的孝顺观念也逐渐发生变化,形成了新的亲子关系。儿女是父母的贴心肉,作为父母总是希望儿女生活的比自己好。在儿女身上不仅寄托着父母的理想和期冀,而且"十指连心",每个儿女生活得好坏都牵动着父母的心。据调查显示,老年人所期望的儿女孝顺,集中于:及时让父母了解自己的状况、事业有成、教育好自己的孩子、经常看望父母、尊重父母的意愿、陪父母聊天、资助父母和父母患病时有人护理等问题上。父母对儿女孝顺的理解也在随时代的变化而变化,而是把了解儿女的现状放在了重要位置。就是说,儿女工作好,生活得好,老人就心安理得,感到欣慰,也理解为对自己的孝顺。这表现父母对儿女的宽容和理解。

当然,老人也很希望子女"常回家看看",享受天伦之乐。譬如,每逢年节或双休日,全家老少聚在一起,吃顿饭,聊聊天,都能给老人以孝顺的感觉。老人与儿孙们坐在一起,说说开心话,讲讲孙子女的成长趣事,可以让老年人感受到子女的关心,产生愉悦的心情。老年人能从中获得一种众星捧月的精神享受,即使粗茶淡饭也会吃得格外香甜。儿女们这些细微的一举一动都温暖着老人的心,老人会觉得儿女孝顺,自己心情舒畅。医学研究证明,人的情绪好的时候,能够分泌出各种有益的激素、酶和乙酰胆碱。这些物质可以使血液的流量、神经细胞的兴奋调节到最佳状态,对人的身体健康大有裨益。让老人享受到儿孙绕膝的天伦之乐,有助于老人的延年益寿。

其实,老人对子女最关注的,还是在自己患病时能够得到子女的精心护理。这也是子女尽孝心的好机会。亲人护理不仅照料得体贴入微,更重要的还是感情的呵护于慰藉。人在患病时最想念亲人,老年人更是如此。因此,床前尽孝是儿女的职责和义务。人到老年似乎没有什么可期待的,儿女们事业有成,生活过得好,不让老人操心,节假日能够享受到天伦之乐,在身卧病榻时有儿女护理,就知足了,幸福了。

摘自《《养生益寿》、《老年生活实用大全》》

五、营造和谐的婆媳关系

处理好婆媳关系是构建幸福美满家庭的重要环节。但是，婆媳关系从古到今都是家庭生活中的一道难题。为了处理好两者的关系，从当婆婆的角度看，一要象爱自己的儿子那样爱儿媳。手心手背都是肉，儿子儿媳一样亲，要把疼儿子的心分一半给儿媳，不要把儿媳当"外人"。二要象对自己女儿一样待儿媳。有些当婆婆的把进门的儿媳看成是"又添了一个女儿"，那样，当儿媳的就会把婆婆当"娘"亲。三要在力所能及的范围内多帮儿媳做一些家务，使儿媳一天紧张工作后有一个轻松自如的晚间休息，那样，儿媳自然也会感激婆婆的。（《老年生活实用大全》）

婆媳关系自古以来就是一个难解的谜。怪不得恩格斯说："父母很难（有时甚至不可能）公正地对待违背他们的意图进入家门的女婿或媳妇。不管父母怎样相信自己的意图是最好的，但这些最好的意图多半会造成新成员的痛苦。"那么究竟是什么原因使得婆媳矛盾这样尖锐呢？从根本上讲，家庭是一个由血缘关系和姻缘关系组成的复合体。父母子女构成血缘关系，夫妻构成姻缘关系。可是公婆与儿媳却没有血缘关系，而且按照弗洛伊德的学说，母亲对儿子是溺爱有加的。总担心自己心爱的儿子被儿媳所占有，"娶了媳妇忘了娘"，因而总是对儿媳品头论足，血浓于水，更不能推心置腹地相处。

公爹与儿媳也没有血缘关系，怎么一般都相处和谐呢？这就涉及到公爹、公婆与儿媳相处的技巧问题。婆媳关系常常是出于女性的特点，侧重于形而下的，对日常的、琐碎的较为关注；而翁媳之间出于传统观念的影响，两代人"授受不亲"，彼此相处较为宽松、谨慎，互相礼让，互不干涉，谨言慎行。即使有所不满或有所矛盾，也不便形诸于外，而是采取一种"无为而治"的办法，当然就显得和谐而容易相处了。

尽管婆媳关系是一个难解的结，但只要抓住诚信这个维系人际关系的纽带，就容易迎刃而解。所谓诚信，就是对待人和事要以诚实、信用为本，真诚相待，礼让于人，宽容大度，谨言慎行。

这就需要注意以下几点。第一，公婆少管儿媳的私家事，保持相对的独立性。特别是两代人之间，由于年龄的差异和生活经历的不同，容易形成传统观念与现代意识的矛盾。如果公婆按自己的意愿，像约束儿子那样来要求儿媳，自然会给儿媳很大的压力，久而久之就容易引起婆媳冲突。公婆要把婆媳关系搞得超脱一些，宽松一些，糊涂一些，对儿媳的事不干涉、不限制、不过问，给予充分的独立性。但也不是绝对不管，当儿媳遇到难处时，能及时雨般地帮一把，就会使儿媳真正体会到亲人的关怀，感到像在父母身边那样温暖。第二，婆媳间要像母女那样亲情相待。妈妈把女儿视为"贴心肉"，言听计从，笃信无疑，总是把女儿当成娇闺女，给多少也不觉得多；而对儿媳则往往像后娘养的一样，总是隔心隔肺，无论干多少也觉得是应该的。同样，儿媳也觉得与婆婆彼此隔着一道墙，亲近不起来。这种错位的观念是导致婆媳矛盾的总根源。要是婆媳间像妈妈对待女儿或女儿对待妈妈那样，彼此间问寒问暖，体贴关怀，以诚相待，就能产生一种互酬效应，使得婆媳关系变得十分融洽、和谐。第三，遇事多进行换位思考。婆媳间长期相处，不可能没有矛盾。母女间遇到矛盾时，可以直来直去地辨别是非，没有什么思想压力。而婆媳间就不像母女那样坦率。因此当某件事给婆媳间带来矛盾时，双方都不要着急，而是应该进行换位思考。设身处地的从另一个角度对此事进行分析、判断，尽量为对方多考虑。这种换位思考能够使你对同一件事得出不同的结论，能帮助你冷静地思考问题。婆媳间的矛盾多半是生活琐事，这样将心比心的换位思考，能够避免谁是谁非的纠缠，营造宽松、真诚的家庭环境。（《长寿通道》）

在家庭人际关系中，婆媳之间的关系也是父母与子女之间的一种关系，但是，它是属于一种特殊的情况，起特殊的作用。婆媳之间，除了一些父母与子女之间的"代沟"问题，还有一个血缘关系和感情竞争问题。其一，婆媳并非母女，没有血缘关系，只是由于有一个既是母亲的儿子，又是媳妇的丈夫的"男人"联系着，才形成了一种特殊的父母与子女之间的关系。在这种关系中，婆媳之间虽有老幼之称,但缺乏骨肉之情,双方潜意识中易把对方当作"外人",感情上不容易交融在一起,可是又要在一个家庭中象母女一样相处,这就有它的难处。其二,婆媳之间,两代女性分别以母子之情和夫妻之情爱着同一个男人,双方都力图更多地占有这个男人的感情,这就必然地要产生一些感情竞争。在儿子结婚以后,当母亲的容易把以前认为是无所谓的小事当成问题,责怪儿子"娶了媳妇忘了娘",甚至往往还误认为是媳妇造成的;当媳妇的也容易犯同样的错误,责怪丈夫结婚以后"不如以前了",甚至也往往误解为是婆婆造成的。这样一来,婆媳双方都带了有色眼镜去看对方,对对方的言行举止疑神疑鬼、胡乱猜疑,当造成误解、矛盾或摩擦时,双方彼此之间都难以开诚布公、坦率地交换意见,误解便越积越多,矛盾便越来越深,以致最后发生对立或冲突。

婆媳之间虽有特殊的情况和相处的难点,但只要彼此间有双向爱心,互相都能理解和容纳对方,也是不难搞好关系的。作为婆婆来讲,不应当像对女儿一样地要求媳妇,但应当像对女儿一样地爱护,真正当成"自家人"一样地关怀、照顾、帮助、支持,不存疑心,不挑毛病,不在儿子和其他人面前议论媳妇的长短。理解加宽容,婆媳之间就能相处得很好。搞好婆媳关系的关键在于:一要和睦相处,二要理解年轻人的心理。对自己应当受到的尊敬,不要想得过多、过细、过高;不要当"碎嘴子"婆婆,一点小事就唠叨个没完;不要以老压人,自己有缺点,也要接受儿媳的正确意见和建议;不要护短,不论是子女或儿媳都应当一视同仁,不偏心;儿媳正当年轻,爱漂亮、讲时髦是正常现象,不要指责。只要做到以上几点,婆婆就应当可以同儿媳保持良好的关系。

在婆媳相处之道中,当婆婆的应注意以下几个方面:

1. 要顾及儿子的幸福和家庭的团结和睦,象疼爱自己的亲生女儿一样疼爱儿媳。
2. 要理解青年一代,关心、支持儿媳。
3. 不要随便指责儿媳。
4. 不要在儿子和外人面前议论儿媳的不足。
5. 不要干涉儿媳的私生活。
6. 要多夸奖、赞美儿媳,在子女面前树立她的威信。
7. 要全权让儿媳教育孙子女,不要随便干涉。
8. 要协助儿媳料理家务。
9. 要记住儿媳的生日。
10. 要热情对待儿媳的父母和兄弟姐妹。

发生在家庭中的矛盾和冲突,十之八九是"柴、米、油、盐、酱、醋、茶"这一类的小事,不可事事认真,小题大做;不要一意孤行,坚持一定要按自己的意图行事。作为长辈,不妨学点"装聋作哑",糊涂一点为好。而小辈呢?除了日常尊老、敬老以外,在小事情上也要迁就一下老年人的某些固执,才是上策。(《养生益寿》)

摘自《养生益寿》、《长寿通道》、《老年生活实用大全》)

六、营造和谐的邻里关系

邻里和睦胜似金。俗话说:"远亲不如近邻。"这句古人总结出来的格言,形象地揭示了邻里关系的重要性。

1976年唐山大地震和2008年汶川大地震时,许多被压在倒塌的房子里的人都是邻居帮助脱险的。个别的人因为邻里关系不睦,被压在废墟里没有得到及时的救助,等到抢险救灾的人赶来时已经无济于事了。这说明在遇到危难之事时,的确"远水解不了近渴",这就更显得邻里关系的重要了。

但并不是每个人都认识到这个问题的,尤其是居住在楼房里的邻里,关上门就相当于一个封闭的独门独院,大多很少往来,往往显得邻里关系较为淡化。这种淡化的邻里关系,如果不发生矛盾,还倒相安无事,要是一旦出现纠纷,关系容易恶化,甚至闹得难解难分。

在邻里关系上,古代有个"六尺巷"的故事:清朝康熙年间,安徽桐城才子张英当了礼部尚书,桐城老家的人准备扩大府第,要求邻居让出三尺宽的地面,以便把府第修的方方正正。可是邻居叶家也有人在朝担任侍郎,根本不买张家的账。张家人觉得尚书比侍郎官大,就想让张英出面促使叶家屈服。不料张英对家人仗势欺人的做法十分不满,就给家里写了一首诗:"千里修书只为墙,让他三尺又何妨,万里长城今犹在,不见当年秦始皇。"张家人见到这首诗觉得很有道理,就退后三尺筑墙。叶侍郎得知此事后,便给老家捎信,命家人拆掉院墙,也把自家的院墙后移三尺。这就形成了一个"六尺巷"。这个故事说明,尊重对方,互相谦让是处理邻里关系的关键。邻里之间生活在较小的空间里,彼此之间有些矛盾、摩擦或误解是难免的,关键在于如何对待。要是互不示弱,就必然使矛盾激化。平时抬头不见低头见,谁都别扭。要是都学张尚书和叶侍郎,互相礼让,就能化解矛盾和纠纷,和睦相处。

首先,邻里之间要营造开放的氛围。邻里们住在一个楼、院,也是在互相关联中生存和发展的。邻里之间老死不相往来,必然产生隔膜。表面看来好像是各行其是,互不干扰,其实这种封闭的生活已经为邻里关系的恶化隐藏了危机。如果打破封闭的格局,主动与邻里打招呼,串串门,拉拉家常,互相关照,就能建立起新的邻里关系,就会感到大家庭的温暖,感受到和睦邻里胜似金的和谐与惬意。

其次,自律是邻里关系的凝固剂。有个相声说:一个单身青年租房住在一个老式木板的楼房里,他每天回来很晚,每次脱鞋时都是把鞋扔到楼板上。而他的楼下住的是一位老人,只要楼上一扔鞋,就把老人惊醒,再也睡不着了。无奈,老人向这位青年提出要求:把鞋轻轻放下,青年满口答应。这天晚上他脱鞋时刚刚仍掉一只,忽然想起了老人的要求,就把第二只鞋轻轻地放下。殊不知老人为了等他的第二只鞋扔下的声音却一夜没有睡。看来,邻里间不干扰他人是起码的公德。这位青年并不是道德缺乏,而是自律不够。诸如此类的事在邻里间并不少,如有的人家放音响,音量过大,有的人家养宠物乱叫乱拉,有的人家图自家方便把自行车或杂物放在楼道里等,自己不以为然,却忽视了对邻居的干扰,自然就影响了邻里关系。

再次,邻里间切忌传闲话和弄是非。邻居之间女性是活动的主体,彼此间的友好与隔阂一般都是取决于双方女性交往的厚与薄。一般地讲,退休的女性除了家务事外,无所事事,常常是通过聊天、锻炼等来打发无聊的时光的。因此,女性邻居间不拨弄是非,不捕风捉影地传闲话,不说长道短地传"新闻",就少了许多矛盾与纠纷。做到这一点,就需要加强道德修养,"己所不欲勿施于人"。在一个居民院里住着几十家、上百家的成百上千人,每个人的经历不同,教养有异,性格、爱好、生活方式也会有很大的差异。在这种多样性的人群中,邻里间的交往不能以自己的意志为转移,要尊重他人,包容他人;对自己看不惯的事情,不必说三道四,更不能捕风捉影地传闲话。以免引起不必要的矛盾或纠纷。《长寿通道》

一般地说,邻里相处,应遵守以下原则:①要主动与邻居打招呼,互相亲近,不要自恃自傲。②要主动维护公共卫生,不要不讲公德。③要注意环境的安静,言行举止不要动作太大,以免影响他人。④邻居外出要主动照应,帮忙防火、防盗、照看门户,不要"事不关己,高高挂起"。⑤要爱护邻居家的小孩,不要嫌弃别人家的孩子。⑥要尊重邻居的人格,不干扰别人的家政。⑦邻居家有喜事时,应予以祝贺,不可嫉妒、漠视。⑧邻居遇到灾祸时,要尽力帮助,不要袖手旁观,幸灾乐祸。⑨自己家里丢东西时,不要捕风捉影,随便猜疑。⑩与邻居发生矛盾或纠纷时,不要兴师动众,打骂人家;要多做自我批评,及时消除矛盾。《养生益寿》

摘自《长寿通道》、《养生益寿》

七、老年多交友,健康又益寿

广交朋友是老年人预防孤独、健康益寿的良方。日本医学界认为,"一个朋友都没有的人难享天年"。古罗马谚语说"多交一个朋友,就多了十年寿命"。美国密西根大学的一个研究组对百余名老人的调查发现,有将近1/4的退休老人,尽管他们的生活水准并不高,但由于每人都有十来个要好的朋友,经常互诉衷肠,使得他们都没有孤独感,觉得比退休前生活得更幸福。这充分说明了退休后的老年人广交朋友的必要性。国外还曾有报告得出结论:长寿老人朋友多。因此说，广交朋友是老年人长寿的一个重要因素。

(一) 老年人广交朋友的益处

首先，老年人广交朋友有利于身心健康。一是可以解除精神上的苦闷。尤其是刚退休不久的老年人，正处于由工作环境到家居生活转轨的过程中，往往产生一种失落感和孤独感。而这种不良情绪又不便同儿女们诉说，郁积于心，就会久蓄成疾。如果此时有知心朋友能听你倾诉苦闷和困惑，帮助你解开心锁，就能使你愉快地面对退休后的新生活。二是朋友多，不寂寞。朋友交谈有助于心理平衡。生活中难免遇到不平事、烦心事，此时最好与知心朋友谈谈自己的遭遇，诉诉苦，发泄一下怨气。因为他们会耐心倾听，且帮助你找到解决问题的办法。俗话说："有钱难买心头快"。心理负担解除了，自然心神愉悦，胸襟开阔，有利于促进身心健康。

其次，广交朋友可以扩大视野，增加生活的乐趣。广交不同兴趣爱好的朋友，可以使自己晚年生活变得丰富多彩，很有趣味。到老年活动中心去，与好友一起练字、绘画、作诗，别有一番情趣；与好友同去晨练、散步、爬山，既健身又增添乐趣；结伴去垂钓、摄影、打球、对弈，可以增加生活情趣。丰富多彩的生活，可以赶走孤独，使心理上得到满足和愉悦，既健身又益寿。另外，退休老人的朋友聚会，一般不负载功利性，不是为了某个目的去拜访朋友的。彼此见面往往是海阔天空地闲聊，互通信息，随机议论，侃侃大山。你知道得多就多说一些，我知道的少就洗耳恭听。朋友间对社会上的一些看不惯的事，丑恶的事，大加挞伐；对自家的窝心事，朋友们也帮助品评议论。既排解了胸中的郁闷，也开阔了眼界。听到了许多新闻、信息，还在轻松愉快的聊侃中明白了许多事理。

第三，老年人还应和年轻人交朋友。不但要与同代人交朋友，而且多交一些"忘年交"，这对老年人的身心健康会有很大的好处。年轻人朝气蓬勃，奋发向上，头脑敏捷，接受新事物快。多和年轻人交朋友，能使老年人萌发童心，从而对生活充满希望，保持愉快，思想年轻。

老年人与年龄小于自己的晚辈人交朋友被称作"忘年交"。这种"忘年交"的益处就在于"忘年友谊可以忘年"。一是思想能够被注入活力。老年人退休后与社会的接触面逐渐缩小，接触的新鲜事物也越来越少，往往使得长期居家的老年人对社会迅猛发展了解不多，或者不够全面，因而使思想更加封闭，思维更加单一。如果能与年轻人有更多的接触，一方面能从他们那里得到很多新的信息，另一方面还能受到年轻人思维敏捷、见解锐利、新潮意识的鼓舞。从而为趋于老化的思维注入新的活力，改变对一些新事物的固执看法，与时俱进地跟上时代的步伐。二是能延缓心理年龄的老化。人的生理年龄是随着年龄增长而逐渐老化的；而心理年龄则与人的心态息息相关。有的老人心态健康，性格豁达，就显得比同龄人年轻许多。如果老年人能与青少年多交往，就容易受到对方的影响，吸取对方的长处，使得自己忘却年龄，"不知老之将至"，思维、心理、性格，甚至语言都会从青少年那里获得新的营养和朝气，从而使自己年老而心不老，信心百倍地迈向新的未来。三是有助于身体的健康。大脑是人体一切活动的最高司令部。人老了，大脑和身体的其他器官一样，也会出现衰老的现象，也就是大脑细胞发生老化。而朝气蓬勃的心态能使人焕发精神，促进大脑细胞获得更多的氧气，激活大脑细胞，减少死亡的数量，延缓人的衰老。所以，老年人经常与青少年接触，可以从青少年那里获得积极进取的心态、富于朝气的活力，使自己变得年轻起来。这种心态能够使老人保持较为健全的思维能力，对新事物有较强的接受兴趣，使自己成为"年轻的老人"，有助于延年益寿。

(二) 老年人交朋友应把握的问题

第一，要注意不断增进老友间的友谊。马克思说："友谊需要忠诚去播种，热情去灌溉，原则去培养，谅解去护理。"这里说的忠诚、热情、原则、谅解，可以说是增进朋友间友谊的基本条件。忠诚，要求老友之间在任何情况下互相信任、互相支持、互相关怀，尤其当一方蒙受不幸，身处逆境时，另一方应该以自己赤诚的心去温暖友人。老友间的热情虽然没有年轻人那样外露，但更纯真、更深沉。老友间的友谊也应讲原则,如果发现老友有缺点、错误,应直言不讳地批评其过失,促其改正。当然,对友人一时的过失,尤其是对自己某些方面处置失当,则取宽宏大量的谅解态度。只有这样,友谊才能牢固、久长。

第二,要及时消除老友间的误会。老朋友之间有时也难免发生误会,为了友谊,应及时消除误会。使友谊裂痕得以弥合的良方是:坦率和真诚。坦率地承认自己的不足,真诚地表述对友人的情感。当然,在处置上,不要在友人感情激动时急于求成,而应等对方冷静下来后慢慢地表述心迹。

第三,要采取必要的交往形式。老友间可以根据各自的兴趣、爱好、习惯,以及健康状况选择不同的交往形式。这些交往形式大致有:

(1)经常走动式。对健康而熟知的老友,经常走动是完全可能和必要的,有的甚至数日一面,有话则长,无话则短,不拘形式,不拘礼节。

(2)定期聚会式。这样可以一下与多位、十多位以至数十位老友见面,是一种既节省时间精力,又互通情报的交往好形式。

(3)通讯联络式。这样老友间的交往面可以更开阔些。有些朋友身在他乡、异域,可以用书信、电话、短信代替面晤。身体较弱、行动不便的老人,也可以用这种形式交流情感。

(4)互赠礼品式。一段时间,或节假日给老友送去一些礼品,那也是一种好的交往方式。礼不在重,而在得当。主要在于互相惦记的一片心意。

第四,要有一定的防范意识。但是也要看到,任何事物都是一把双刃剑。老年人在与青少年交往时,也要有心理防范。有的年轻人处于某种功利性的目的,来找有利用价值的老年人交往,一旦他的目的达到后,就扬长而去。有鉴于此,老年人在与年轻人打交道时,不要有求必应,而应在看清了年轻人的人品和动机后,再作决定。要尽可能防范居心叵测的人对老年人的利用。

总之,对于老年人来说,不论经济收入多少,相比之下都不如身体健康和精神愉快重要。而能促进身体健康和精神愉快的措施,除了家庭和睦、饮食营养、健身锻炼、服用药物之外,恐怕就是朋友的友情了。有了朋友的友情,能帮助老年人摆脱孤独、困惑和恶劣的心境;能够开阔视野,排解不良情绪;还能够激发雄心,促使上进。而且这些宝贵东西的获得,是金钱难以买到的。所以,美国密西根大学的调查结论宣称:"老年人的朋友比财富还重要。"因此说,老年人广交朋友,特别是可推心置腹、无话不谈的老友,是老人精神生活的一个支柱,是十分珍贵的。"人要活到九十九,必须广交好朋友",这可称得上是经验之谈。

摘自《长寿通道》

第八十六篇　老年病的预防

随着年龄的增长,步入老年人行列后,各组织器官逐渐衰老,疾病自然会逐渐增加,这是自然规律,是每个老年人都应正确面对的事实。

明代著名养生家高濂在《遵生八笺》中曰:"生身以养寿为先,养身以却病为急。故人之所生,神依于形,形依于气,气存则荣,气败则灭,形气相依,全在摄养。"《金匮妙录》曰:"凡欲求长生却病,大法有三:一保精,二行气,三服饵。凡此三事,亦各有法,不得真传,卒难得遇也。故保精之术,列叙百数,服饵之方,略有千种,皆以勤劳不强为务。夫行气可治百病,可祛瘟疫,可禁邪魅,可止疮血,可居水中,可辟饥渴,可延年命。其大要旨,胎息而已。胎息者,不以口鼻为之,如在胞胎之中,则以成道。"又曰:"道以精为宝,施与人则生人,留于己则生身。……天地有阴阳,阴阳人所贵。所贵合于道,但当慎无费。"《玄禾》曰:"志者气之神也,气者体之充也。善者遂其生,恶者丧其形。故行气之法,少食自节,心定自安,志坚自通,意专自达,久则神矣。"故养性之士,不知自慎之方,未可与论养生服气之道。故向道者，以自慎为第一事。高子（高濂）还提出了色欲当知所戒论，身心当知所损论，饮食当知所损论的"三知延寿论"。

清代著名养生家曹庭栋在《老老恒言·卷二·防疾》中曰："心之神发于目，肾之精发于耳。《道德经》曰：五色令人目盲，五音令人耳聋。谓淆乱其耳目，即耗敝其精神。……久视伤血，久卧伤气，久坐伤肉，久立伤骨，久行伤筋，此《内经》五劳所伤之说也。老年惟久坐久卧不能免，须以导引诸法，随其坐卧行之。使血脉流通，庶无此患。"

根据老年人疾病逐渐增加的特点，应对的措施是顺应自然规律，注重治未病的预防思想，未病先防，有病早治，病后调理康复，最大限度的健康快乐地安度晚年。

一、疾病对人类寿命的影响

（一）影响寿命的主要因素。许多事实证明，正常人的寿命应该在一百岁以上。如老年学家巴风发现："任何动物的寿命，都相当于它生长期的5～7倍。"比如猫，其生长期为1～1.5年，其寿命为7～11年。人的生长期为16～18年，以巴风学说推算，人的寿命应该在120岁以上。

美国老年学家海弗利克实验证实，人大约由500亿个细胞组成，这些细胞在胚胎时期就开始分裂增多，很有规律。这种分裂到第五十次就不再进行，而细胞逐渐死亡。从人体细胞分裂的次数与间隔的时间（周期）来计算，人的寿命应该在120岁以上。

我国在两千多年前就知道人的寿命在一百岁以上，如最早的中医经典《黄帝内经》中就指出人可以："尽其天年，度百岁乃去。"汉代王充也指出："强弱夭寿，以百为度，不至百年，气血不足也。"

我国2000年第五次人口普查资料表明，当时100岁以上的老人总数是17877人。根据2005年国家统计局的百分之一人口抽样调查结果推算，到2005年底，我国百岁以上的老人已超过3万人（占全国总人口的十万分之二点三）。

事实证明，人是能活到100岁以上的。但是，日常生活中，为什么大多数人活不到100岁呢？古今中外的医学研究表明，影响人类寿命的因素很多，主要有以下几点：

1. 疾病因素。我国老年医学的先驱、北京医院的计苏华副院长，曾对我国194名50～90岁逝世者进行了尸体解剖与详细调查，发现他（她）们没有一个是因老而死，全部是因病而死。其中死于心血管疾病的有96人（占49.4%），死于癌症的67人（占34.4%），死于肺炎、肝硬化、肾炎等疾病的31人（占16.2%）。国外有位学者曾对40名90岁以上逝世者进行尸体研究，发现其中37人是死于疾病，仅3人死因不明（即可能是老死的）。以上资料表明，绝大多数老人并没有活到他（她）们应有的寿命（天年）就中途病故了。因此，疾病是影响人类寿命的主要因素。

2. 个体因素。个人的生活习惯、知识水平、父母的遗传因素等，也直接影响人的寿命。

3. 社会因素。社会经济状况，社会医疗、防疫保健措施，文化科学技术发展情况，社会环境保护情况，社会福利事业等都影响着人类的健康和寿命。比如，解放前，我国处于半封建半殖民地的社会，战乱不断，灾荒频发，民不聊生，1949年全国人均寿命只有35岁。新中国成立后，社会安定，经济发展，党和政府关心民生，特别是改革开放后，人民生活水平与文化知识不断提高，社会保健与养老水平不断改善，2008年我国的人均寿命已达73岁。（《健康指南》）

（二）六气为病

1. 风类。诸暴强直，支痛䏚戾，里急筋缩，皆属于风。厥阴风木，乃肝胆之气也。……然燥金主于紧敛、短缩、劲切，风木为病，反见燥金之化者，由亢则害，承乃制也。况风能胜湿而为燥也。风病势甚而成筋缓者，燥之甚也。故甚者皆兼于燥也。

2. 热类。诸病喘呕吐酸，暴注下迫，转筋，小便浑浊，腹胀大，鼓之如鼓，痈疽疡疹，瘤气结核，吐下霍乱，瞀郁肿胀，鼻窒衄衊，血溢血泄，淋闭身热，恶寒战栗，惊惑悲笑，谵妄，衄蔑血汗，皆属于热。少阴君火之热，乃真心小肠之气也。

喘，火气甚为夏热，衰为冬寒，故病寒则气衰而息微,病热则气盛而息粗,而为喘也。

呕,胃膈热其则为呕,火气炎上之象也。

吐酸者,肝木之味也,由火盛制金,不能平木,而肝木自甚,故为酸也。如饮食热则易酸矣。……

3. 湿类。诸痉强直,积饮,痞膈中满,吐下霍乱,体重胕肿,肉如泥,按之不起,皆属于湿,太阴湿土,乃脾胃之气也。

痉,瘛也。强直,谓强项也。太阳经中湿,则令人项强,有汗者曰阴痉,仲景所谓柔痉是也。无汗者曰阳痉,仲景所谓刚痉是也。……

膈,阻滞也,肠胃湿甚则转化失常也。

中满,土位中央,湿则令人中焦满也。

吐下霍乱,谓肠胃湿饮相兼故也。

体重,清阳为天,浊阴为地,湿土为病,体重宜也。

胕肿,湿胜于下也。

肉如泥,按之不起,湿胜于身也。

4. 火类。诸热瞀瘛,暴喑冒昧,躁扰狂越,骂詈惊骇,胕肿疼酸,气逆冲上,禁栗如丧神守,嚏呕疮疡,喉痹耳鸣及耳聋,呕涌溢食不下,目昧不明,暴注瞤瘛,暴病暴死,皆属于火。少阳相火乃心胞络三焦之气也。

瞀,昏也。君火化同。

瘛,热令肌肉跳动也。

暴喑,卒痖也,心火热盛,上克肺金,不能发声也。

冒昧,昏愦也。

躁扰,谓热盛于外,手足不宁也。

狂越,谓乖越礼法而失于常也。

骂詈,言之恶也,……心火热极则发恶言也。……

5. 燥类。诸涩枯涸,干劲皴揭,皆属于燥。阳明燥乃肺与大肠之气也。

涩,遍身涩滞不滑泽也。

枯,不荣生也。

涸,不通流也。

干,不滋润也。

劲,不柔和也。

皴揭,皮肤开裂,皆血液病尔。

6. 寒类。诸病上下所出水液,澄澈清冷,症瘕癥疝,坚痞,腹满急痛,下痢清白,食已不饥,吐利腥秽,屈伸不变,厥逆禁固,皆属于寒。足太阴寒水,乃肾与膀胱之气也。

上下所出水液,澄澈清冷,如天气寒则水自然澄清也。

症,气聚之积,或聚或散,无有常处也。

瘕,血结之块,盖由女子月经水沉滞,久而成瘕也。……

癥疝,足厥阴经受寒则阴肿也。

坚痞,腹满急痛,如水寒则冰坚硬如地也。

下痢清白,水寒则清净明白也。

食已不饥,胃热能消谷,寒则不能消谷,虽已而亦不饥也。

吐利腥秽,寒水甚而制火,不能平金,肺金自盛,故水腥也。

屈伸不变,厥逆禁固,谓手足蜷挛而冷也。

《寿世保元》

(三)脏腑血气脾胃论

1. 脏腑论。心藏神,肾藏精,脾藏魂,胆藏魄,胃受物而化之,传气于肺,传血于肝,而传水谷于脬肠矣。

肾北方天乙水,故可以藏精,精始为魂魄,乃精之所自出,是精气之佐使,而并其出入。水能生木,木为之子,故胆中藏魄。

心南方太虚火,用以藏神生阳,曰魂魄乃神之所自出,是为神气之所弼而随其出入。火能生土,土为之子,故脾中藏魂。人之一身,精神其主,而魂魄其使也。人之主也,精神魂魄性之用也,血气水谷形之用也。惟内外交相养,则精神强而魂魄盛。性者受之天,必有藏焉。心者神所藏,肾者精所藏,脾者魂所藏,胆者魄所藏。统其藏者心也,故能发见于声臭言视之间,而不违其则者,所以灵也。形者资于地,必有腑焉。

肺为传气之脏,胃为化水谷之腑,又为之脬肠,以流其渣滓浊秽,故天地之性人为贵,岂若异端者之言魂魄哉。愚谓人之饮食入口,由胃管入于胃中,其滋味渗入五脏,其质入于小肠,乃化之则入于大肠,始分别清浊渣滓,浊者结于广肠,津液清者入于膀胱,膀胱乃津液之腑也。至膀胱又分清浊,浊者入于溺中,其清者入于胆。胆引入脾，脾散于五脏，为涎、为唾、为涕、为泪、为汗。其滋味渗入五脏，乃成五汁。五汁同归与脾，脾和乃化血行于五统之于肝，脾不和乃化为痰。血生气于五脏五腑，而统之于肺。气血化精，统之于肾。精生神，统之于心。精藏二肾之间，谓之命门。神藏心之中窍，为人之元气。气从肺管中出，鼻为呼吸也。

2. 血气论。人生之初，具此阴阳，则亦具此血气。所以得全性命者，气与血也。血气者，乃人身之根本乎。气取诸阳，血取诸阴。血为荣，荣行脉中，滋荣之意也。气为卫，卫行脉外，护卫之意也。人受谷气于胃，胃为水谷之海，灌溉经络，长养百骸，而五脏六腑皆取其气。故清者为荣，浊者为卫，荣卫二气周流不息。……夫血者，譬则水也。气者，譬则风也。风行水上，有血气之象焉。盖气者，血之帅也。气行则血行，气止则血止，气温则血滑，气寒则血凝。气有一息之不运，则血有一息之不行。病出于血，调其气犹可以导达病原于气。区区调血，又何加焉。故人之一身，调气为上，调血次之，先阳后阴也。……凡治病，当识本末。如呕吐痰涎，胃虚不食以致发热，若以凉剂退热，则胃气愈虚，热亦不退，宜先助胃止吐为本，其热自退。纵然不退，但得胃气已正，旋与解热。又有伤寒大热，累用寒凉疏转，其热不退，但与调和胃气，自然安愈。

心为血之主，肝为血之藏，肺为气之主，肾为气之藏。止知血之出于心而不知血之纳于肝，知气之出于肺而不知气之纳于肾，往往用药南辕北辙矣。假如血痢，以五苓、门冬等剂行其心，巴豆、大黄逐其积，其病犹存者，血之所藏无以养也，必佐以芎、归，则病自止。……

病有标本，治有先后，纲举而目斯张矣。噫！此传心至妙法，敢不与卫生君子共之。

3. 脾胃论。夫脾胃者，仓廪之官也。属土以滋众脏，安谷以济百骸。故位于中宫，职司南政，旺于四季，体应四肢。胃形如囊，名水谷之海。脾形若掌，乘呼吸而升降，司运化之权。其致呼吸者，元气也。脾居其间，附胃磨动，所以谷气消而转输也。胃属于戊，脾乃己也。至哉坤元，万物滋生。人之一元，三焦之气。五脏六腑之脉，统宗于胃，故人以胃气为本也。凡善调脾胃者，当惜其气。气健则生降不失其度，气弱则稽滞矣。运食者，元气也。生血气者，饮食也。无时不在，无时不然。……

夫心气和则脾土荣昌。心火，脾土之母；肝木，脾土之贼。木曰曲直作酸，故疏肝则胃气畅矣。肺乃传送之官，肺主气属金，肺金有力则能平肝木，不能作膈闷矣。……

予家传三因和中健脾丸，为脾胃家之通用，其功效不可尽述。原夫世俗但知枳术丸为脾胃之要药者，肤略之传也。人或信为健脾养胃之药而可久服，缪之甚矣。不特无效，抑且剥削真气。凡知《素》、《难》大旨者，察安危全在于胃气，盖三焦司纳、司化、司出者，本诸元气。凡治内伤不知惜气者，诚实实虚虚之谓，学者致思焉。（《寿世保元》）

（四）五运六气论

夫五运者，金、木、水、火、土也。六气者，风、寒、暑、湿、燥、火也。天干取运，地支取气。天干有十配合，则为五运。地支有十二对冲，则为六气。天气始于甲，地气始于子，天地相合则为甲子，故甲子者，干支首也。天气终于癸，地气终于亥，天地相合则为癸亥，故癸亥者，干支之末也。阴阳相隔，刚柔相须，是以甲子之后，乙丑继之；壬戌之后，癸亥继之。三十年为一纪，六十年为一周，太过不及，斯皆见矣。然以天干兄弟次序言之，甲乙东方木也，丙丁南方火也，戊己中央土也，庚辛西方金也，壬癸北方水也。以其夫妇配合言之，甲与己合而化土，乙与庚合而化金，丙与辛合而化水，丁与壬合而化木，戊与癸合而化火。故甲己之岁，土运统之；戊癸之岁，火运统之。

诗曰：甲己化土乙庚金，丁壬化木尽成林，丙辛化水滔滔去，戊癸南方火焰侵。然以地支循环之序言之，寅卯属春木也，巳午属夏火也，申酉属秋金也，亥子属冬水也，辰戌丑未属四季土也。以其对冲之位言之，子对午而为少阴君火，丑对未而为太阴湿土，寅对申而为少阳相火，卯对酉而为阳明燥金，辰对戌而为太阳寒水，巳对亥而为厥阴风木。故子午之岁，君火主之。丑未之岁，湿土主之。寅申之岁，相火主之。卯酉之岁，燥金主之。辰戌之岁，寒水主之。巳亥之岁，风木主之。

诗曰：子午少阴君火暑，丑未太阴湿土雨，寅申少阳相火炎，卯酉阳明燥金主，辰戌太阳司水寒，巳亥厥阴风木举。然五运有主运、有客运，六气有主气、有客气。主运、主气万载而不易，客运、客气每岁而迭迁。然主客运也有太过焉，有不及焉。太过之年，甲丙戊庚壬五阳干也。不及之年，谓乙丁己辛癸五阴干也。太过者其至先，不及者其至后。客气也，有正化焉，有对化焉。正化之岁，谓午未寅酉辰亥之年也。对化之岁，谓子丑申卯戌巳之年也。（《寿世保元》）

（五）五运主病

诸风掉眩，皆属肝木。

掉，摇也。眩，昏乱旋运也。风主动故也。所以风气甚而头目眩晕者，由风木旺，必是金衰不能制木，而木复生火。风火皆属阳，多为兼化。阳主乎动，两动相传则为之旋转。故火本动也，焰得风自然旋转。……经曰：曲直动摇，风之用也。眩晕而呕吐者，风热甚故也。

诸痛痒疮疡，皆属心火。

人近火气者，微热则痒，热甚则痛，附近则灼而为疮，皆火之用也。或痒痛如针刺者，犹飞迸火星灼之然也。痒者，美疾也，故火旺于夏而万物蕃鲜荣美也。灸之以火，渍火以汤，而痒转甚者，微热之所使也。因而痒去者，热令皮肤宽缓，腠里开通，阳气得泄，热散而去故也。……

诸湿肿满，皆属脾土。

地支体也，土湿过极则痞塞肿满，物湿亦然。故长夏属土，则万物隆盛也。

诸气愤郁病痿，皆属肺金。

愤，谓愤满也。郁，谓奔迫也。痿，谓手足无力以运动也。大抵肺主气，气为阳，阳主轻清而升，故肺居上部。病则其气愤满奔迫不能上升。至于手足痿弱不能运动，由肺金本燥，燥之为病，血液衰少，不能荣养百骸故也。经曰：目得血而能视，掌得血而能握，指得血而能摄，足得血而能步。故秋金旺，则雾气蒙郁而草木萎落，病之象也。萎犹痿也。

诸寒收引，皆属肾水。

收敛引急，寒之用也。故冬寒则拘缩矣。（《寿世保元》）

（六）五脏六腑病虚实例

1. 肝脏病虚实。肝象木，旺于春。其脉弦，其神魂，其候目，其华在爪，其充在筋，其声呼，其臭臊，其味酸，其液泣，其色青，其藏血，足厥阴其经也。与胆合，胆为腑而主表，肝为脏而主里。肝气盛为血有余，则病目赤，两胁下痛引小腹，善怒气，逆则头眩，耳聋不聪，颊肿，是肝气之实也，则宜泻之。肝气不足，则病目不明，两胁拘急，筋挛，不得太息，爪甲枯而青，善怒，恐如人将捕之，是肝气之虚也，则宜补之。

2. 心脏病虚实。心象火，旺于夏。其脉如钩而洪大，其候舌，其声言，其臭焦，其味苦，其液汗，其养血，其色赤，其藏神。手少阴其经也。与小肠为腑而主表。心气盛为神有余，则病胸内痛，胁支满，胁下痛，膺背髀胁间痛，两臂内痛，喜笑不休，是心气之实也，则宜泻之。心气不足，则胸腹大，胁下与腰背相引痛，惊悸恍惚，少颜色，舌本强，善忧悲，是心气之虚也，则宜补之。

3. 脾脏病虚实。脾象土，旺于长夏。其脉缓，其候口，其声歌，其臭香，其味甘，其液涎，其养形肉，其色黄，其藏意。足太阴其经也。与胃合为腑主表，脾为脏主里。脾气盛为形有余，则病腹胀，溲不利，身重若饥，足痿不收，行善瘛，脚下痛，是为脾气之实也，则宜泻之。脾气不足，则四肢不用，后泄，食不化，呕逆，腹胀，肠鸣，是为脾气之虚也，则宜补之。

4. 肺脏病虚实。肺象金，旺于秋。其脉如毛而浮，其候鼻，其声哭，其臭腥，其味辛，其液涕，其养皮毛，其藏气，其色白，其神魄。手太阴其经也。与大肠合，大肠为腑主表，肺为脏主里。肺气盛为气有余，则病喘咳上气，肩背痛，汗出，尻、阴、股、膝、踹、胫、足皆痛，是为肺气之实也，则宜泻之。肺气不足，则少气不能报息，耳聋，嗌干，是为肺气之虚也，则宜补之。

5. 肾脏病虚实。肾象水，旺于冬。其脉如石而沉，其候耳，其声呻，其臭腐，其味咸，其液唾，其养骨，其色黑，其神志。足少阴其经也。与膀胱为腑主表，肾为脏主里。肾气盛为志有余，则病腹胀，飧泄，体重，喘咳，汗出憎风，面目黑，小便黄，是为肾气之实也，则宜泻之。肾气不足则厥,腰背冷,胸内痛,耳鸣若聋,是为肾气之虚也,则宜补之。

6. 胆经虚实病候。胆象木,旺于春。足少阳其经也,肝之腑也,谋虑出焉,诸腑脏皆取决断于胆。其气盛为有余,则病腹内冒冒不安,身躯习习,是为胆气之实也,则宜泻之。胆气不足,其气上溢而口苦,善太息,呕宿汁,心气澹澹如人将捕之,嗌中介介数唾,是为胆气之虚也,则宜补之。

7. 小肠虚实病候。小肠象火,旺于夏。手太阳其经也,心之腑也。水液之下行为溲便者,流于小肠。其气盛为有余,则病小肠热,焦竭干涩,小腹肿胀,是为小肠之气实也,则宜泻之。小肠不足,则寒气客之,肠病惊跳不言,乍来乍去,是为小肠气之虚也,则宜补之。

8. 胃经虚实病候。胃象土,旺于长夏。足阳明其经也,脾之腑也。为水谷之海,诸腑脏皆受水谷之气于胃。气盛为有余,则病腹肿胀气满,是为胃气之实也,则宜泻之。胃气不足,则饥而不受水谷,飧泄呕逆,是为胃气之虚也,则宜补之。

9. 大肠虚实病候。大肠象金,旺于秋。手阳明其经也,肺之腑也,为传导之官,变化糟粕出焉。气盛为有余,则病肠内切痛如锥刀刺,无休息,腰背寒痹挛急,是为大肠之气实也,则宜泻之。大肠气不足则寒气客之,善泄,是大肠气之虚也,则宜补之。

10. 膀胱经虚实病候。膀胱象水,旺于冬。足太阳其经也,肾之腑也。为五谷五味之津液,悉归于膀胱,气化分入血脉,以成骨髓也。而津液之余者,入胞则为小便。其气盛为有余,则病热,胞涩,小便不通,小腹偏肿痛,是为膀胱之气实也,则宜泻之。膀胱气不足,则寒气客之,胞滑,小便数而多也,面色黑,是膀胱之气虚也,则宜补之。

11. 三焦虚实病候。三焦者,上焦、中焦、下焦是也。上焦之气出于胃上口,并咽以贯膈,布胸内,走腋,循太阴之分而行,上至舌下,至足阳明。当与荣卫俱行,主纳而不出也。中焦之气,亦并出于胃口,出上焦之后,此受气者,泌糟粕,承津液,化为精微,上注于肺脉,乃化而为血,主不上不下也。下焦之气,别回肠,注于膀胱,而渗入焉,主出而不纳,故水谷常并居于胃,成糟粕而俱下于大肠也。谓此三气,焦干水谷,分别清浊,故名三焦。三焦为水谷之道路,气之所终始也。三焦气盛为有余,则胀气满于皮肤内,轻轻然而不牢,或小便涩,或大便难,是为三焦之实也,则宜泻之。三焦之气不足,则寒气客之,病遗尿,或泄利,或胸满,或食不消,是三焦之气虚也,则宜补之。(《寿世保元》)

(七)五脏补泻主治例

1. 肝虚者,陈皮、生姜之类补之。虚则补其母,肾者肝之母也,以熟地、黄柏补之。如无他症,六味地黄丸主之。实则白芍泻之,如无他症,泻青丸主之。实则其泻子,以甘草泻心汤主之,心者肝之子也。

2. 心虚者,炒盐补之。虚则补其母,肝者心之母,生姜补之。如无他症,以安神丸主之。实则甘草泻之,如无他症,重则泻心汤,轻则导赤散主之。

3. 脾虚者,甘草、大枣之类补之。虚则补其母,心乃脾之母,以炒盐补之。实则其泻子,肺乃脾之子也,以桑白皮主之。又云:实则黄连、枳实泻之,如无他症,益黄散主之。

4. 肺虚者,五味子补之。实则桑白皮泻之,如无他症,阿胶散主之。虚则补其母,脾乃肺之母,以甘草、大枣补脾。实则其泻子,肾乃肺之子,以泽泻泻肾。

5. 肾虚者,熟地、黄柏补之。肾无实不可泻,钱仲阳止有补肾地黄丸,无泻肾药。虚则补其母,肺乃肾之母,以五味子补肺。(《寿世保元》)

摘自《寿世保元》《健康指南》

二、注重未病先防

未病先防,包括丰富的内容,前面所述的饮食保健、药物保健、运动保健、起居保健、心态保健等都是防病保健的有效措施,这里再补充自我监测和定时体检两项,以便能及时发现疾病,防微杜渐,防患于未然。

(一)自我监测

1. 体重。老年人的体重应保持合适和相对稳定,我国60岁以上的老年人标准体重的计算公式为:60岁以上男性标准体重(千克)=身高(厘米)×0.65－48.7;60岁以上女性标准体重(千克)=身高(厘米)×0.56－33.4。例如,身高170厘米老年男性标准体重为:170厘米×0.65－48.7=61.8千克。老年人维持体重在标准体重上下10%较为合适。超过标准体重20%以上诊断为肥胖。

肥胖是老年人患高血脂症、高血压、糖尿病、冠心病、中风等老年常见疾病的危险因素。因此,肥胖老人应积极控制饮食和参加运动以控制体重。体重低于标准体重20%以上可诊断为消瘦。体重在短时间内急剧变化尤其应引起注意。一个月内体重增减不应超过4千克,超过者为不正常。不明原因的体重减轻、出现明显消瘦,可能患肿瘤、甲亢、糖尿病、结核病和消化道疾病等。老年人突然消瘦,首先要考虑癌症,特别是消化道肿瘤往往使人消瘦得特别快而明显。甲状腺功能亢进、糖尿病、结核病和消化道疾病,也会使人发生消瘦。

2.体温。正常体温口腔为36.3℃～37.2℃,腋下比口腔低0.2℃～0.3℃。老年人体温比年轻人略低,正常人每天体温略有波动,早晨略低,下午略高,运动或进食后体温稍高,但每天体温变化不超过1℃,超过1℃为不正常。体温高于正常体温水平称为发热,其临床表现是,37.3℃～38℃为低热;38.1℃～39℃为中度发热;39.1℃～41℃为高热;41℃以上为超高热。老年人发热的特点是反应迟缓。当老年人患心内膜炎、肺炎等炎症时,发热要比年轻人低,甚至有一部分老年人患急性胆囊炎、阑尾炎、胃肠穿孔时仅表现为低热,体温低于37.5℃。患严重感染的老年人中,还有约20%～30%不发热或仅为低热。体温低于正常水平称为体温过低,老年人应注意由于消瘦或没有夹紧体温计而使体温计读数低于实际体温。

3.脉搏。脉搏为每分钟60～100次,平均为72次。女性较男性为快,老年人较慢,可低至每分钟55～60次。正常情况下白昼较快,夜间睡眠时较慢;餐后、活动后或情绪激动时增快。在病理情况下,多于100次为增快,少于60次为减慢。例如,发热、贫血、疼痛、甲状腺功能亢进,脉率增快;颅内压增高、阻塞性黄疸、伤寒、Ⅱ度以上房室传导阻滞、甲状腺功能减退等,或服用某些药物如地高辛、心可定、利血平、心得安等,脉率减缓。

4.呼吸。正常成年人安静状态下,每分钟呼吸16～20次,随着年龄的增长而逐渐减慢。呼吸次数与脉搏之比为1:4。每分钟呼吸少于10次为呼吸过缓,每分钟呼吸多于24次为呼吸过速,见于发热、贫血、疼痛、甲状腺功能亢进及心力衰竭等。一般体温升高1℃,每分钟呼吸大约增加4次。

5.血压。正常血压随年龄增加而逐渐增加,一般老年人血压在70～90/110～140mmHg,男性比女性略高些,一天从早到晚血压处于动态变化之中,上午和傍晚较高,午夜较低,心情紧张和体力活动也可使血压升高。一般在安静状态下,血压经常超过90/140 mmHg,可诊断为高血压。高血压是导致老年人血性心衰、中风、冠心病、肾功能衰竭及主动脉瘤的发病率和死亡率升高的危险因素,严重影响老年人的健康长寿和生活质量。老年人血压波动大,血压高时大多无症状。如果血压低于60/90 mmHg,则为老年人低血压。低血压引起脑和心脏的严重供血不足,其危害程度不亚于高血压病。低血压病人常感头晕、头痛、眼前发黑、健忘、思维迟钝,容易发生缺血性脑卒中、心绞痛、心肌梗死。有一种低血压为体位性低血压,或称直立性低血压。老年人神经调节功能差,动脉硬化使其动脉弹性下降,体质虚弱、长期卧床的病人及在闷热的环境中站立过久,均易诱发体位性低血压,特别是在直立位置或卧位时突然起立更容易发生问题,此时可有眩晕、眼前发黑、出汗、心悸甚至猝倒等表现。另一种低血压为排尿性低血压,排尿中或排尿后突然晕倒、神志不清,发作前无先兆,发作后2～3分钟恢复正常。多因夜间膀胱胀满后突然排空使腹腔压力骤减,静脉随之扩张,回心血量减少,导致血压下降。体质性低血压多于体质虚弱的老年妇女,且有家族遗传倾向。出现头晕、心跳、乏力等症状,这是由于老年人心肌张力减弱,血管壁弹性丧失所致。因此对老年人应重视血压的自我监测,对于易紧张患者在家里进行动态自我血压测量,还可消除医院测量血压时出现的所谓"白大褂现象",能更准确地反映真实血压水平。建议家庭自我血压监测使用臂式电子血压计,因为电子血压计具有操作简单、易学易用的优点,且在上臂肱动脉处测量较少受动脉硬化的影响,而腕式电子血压计易受动脉硬化的影响,较适合年轻人使用。一般老年人在血压平稳时每周测1~2次,血压波动时至少每天1~2次,最好在早晨六点至十点和下午四点至八点测量,每次测量两次取平均值。血压自我监测最好先经过医务人员指导,以确保自测血压的可靠性。电子血压计要注意定期与医院血压计进行比较以确保其准确性。

6.睡眠。每个人每天所需的睡眠时间是大大不同的,平均大约是8小时。在人的一生中的不同阶段,睡眠时间也不一样,刚出生的婴儿每日需睡16小时以上,随着时光的推移,小孩在长大的过程中,睡眠时间逐渐减少,青年期约需8小时,比成年人相对长一些。一般进入老年期后,睡眠时间逐渐减少,老年人的睡眠时间一般为5~7小时即可,也有一些长寿健康老人可到8~10小时,一个人每天应睡多长时间因人而异,不可一概而论。如果老年人的睡眠多于10小时,或少于4小时,则多为不正常。充分合理的睡眠对老年人的身体健康是十分重要的。人步入老年后睡眠障碍是一个普遍存在的问题。老年人失眠表现为不易入睡,睡眠过浅,容易惊醒,醒后不易再睡,白天常显得昏昏沉沉,总打瞌睡。随着年龄的增高,老年人的脑动脉逐渐硬化,血管壁弹性减低,管腔愈来愈狭窄,脑血流量相对减少,使得脑组织呈慢性缺血缺氧状态。一旦疲劳或睡眠不足,就极容易出现打呵欠、爱瞌睡现象,这是人体衰老的一种表现。

7.食欲。老年人的食量比年轻时少一些是正常的。但是突然发生食欲不振,可能是疾病来临的征兆。肝脏、心脏、胃肠的疾病,恶性肿瘤的病人都从食欲不振开始。也有可能是药物的不良反应,或因为情绪不好吃不下,最好能尽快去看医生查清原因。老年人突然食欲旺盛,三餐后常感肚子饿,总是想吃些东西,但又总也吃不胖,而且逐渐消瘦,在这种情况下要警惕甲亢、糖尿病、胰岛B细胞瘤等疾病。甲亢是由于甲状腺素分泌过多,促使机体代谢旺盛,消耗过快,吃得多,睡得少,消瘦,心率快。糖尿病典型症状是"三多一少",即多吃、多喝、多尿和体重下降。这是由于胰岛素分泌减少,致使机体不能充分利用糖,造成人体能量不足,总是有饥饿感。不能利用的糖堆积在血液中,使血糖升高,超过肾阈,糖就从尿中排出,并带走大量的水,因而多尿。多尿又造成失水,引起口渴多饮。胰岛B细胞瘤是由于胰岛素分泌过多,致使血糖低而食欲亢进,产生饥饿感,并常伴有心慌、无力、苍白、冷汗等症状。

8.大便。老年人大便应基本定时,每日1~2次。若大便干结、排出困难或排不尽、大便次数减少,连续三天以上不大便为便秘。老年人牙齿多不健全,喜吃低渣精细饮食,因而缺少纤维素对肠壁的刺激,使结肠运转粪便的时间延长;老年人运动少,肠肌收缩力普遍下降,均易促成结肠便秘;老年人肛提肌和肛门括约肌松弛无力,造成粪便嵌塞在直肠窝内而成直肠便秘。便秘也可由肛周疾病如痔、漏、结肠癌、直疝等引起。若一天大便四次以上也为不正常。老年人如果突然出现大便习惯改变、便次增多或无原因的黏液、脓便血,要警惕是否患结肠、直肠癌,应及时去医院检查,以免延误病情。出现黑便多为胃、十二指肠、小肠上段等消化道出血。排暗红色血便多为小肠、大肠等下消化道出血。大便带鲜红色血液多为直肠出血或痔疮出血,伴肛门激烈疼痛为肛裂。

9.小便。正常情况下一昼夜的尿量在1500毫升左右,连续三天24小时内尿量多于2500毫升,或一天内尿量少于500毫升为不正常。如果出现尿频、尿急、尿痛多为泌尿道感染,老年人泌尿道感染大多症状较轻,仅有轻度的尿频、尿急、小便不适,多没有发热或仅有低热,应及时就医,以免变成慢性感染。老年男性夜间尿频,排尿费力,在排尿时需要屏住呼吸,用膈肌及腹肌的收缩来配合排尿,小便射程变短,排尿中断,排尿时间延长,并感到会阴不适,多为前列腺肥大,应及时到医院检查治疗。

10. 乳房。自我检查乳房一般包括看、触、卧、拧四个步骤。①看察。在明亮的室内,脱去上衣,观察两乳房。利用镜子仔细观察乳房表面有无色泽的变化,皮肤有无橘皮样改变,两侧乳房大小是否对称,位置是否正常。乳房皮肤色泽有无变化、有无水肿、有无橘皮样或猪皮样变化、有无肿块,看乳头有无内陷等。②触诊。看完之后,就可利用指尖触摸乳房。左手放在头部后侧,用右手检查左乳房和左腋窝,然后触摸至腋窝、锁骨顶部,触摸看是否有肿块。由乳头开始做环状顺时针方向检查,逐渐向外触压约三四圈至全部乳房检查完为止,用同样方法检查右乳房。乳房触检时应注意肿块的部位、肿块的大小、肿块的活动度、肿块的硬度和肿块的数量。③卧检。平躺下来,右肩下放一个枕头,将右手弯曲至头下,重复触检的方法,检查右边乳房,注意不能用手抓捏乳房,以免把正常的乳腺组织错认为乳房肿块。用手掌轻压、触摸、滑动,可依如下顺序进行:内上→外上→外下→内下→中部→腋下。④拧检。除了乳房,亦须检查腋下有无淋巴结肿大,最后再以大拇指和食指轻压乳晕,然后轻揉乳头,看是否有异常分泌物。通过乳房的自我检查,常会发现一些细微的变化,诸如小肿块、肿胀、瘢痕、红点等,有的属于正常现象。一旦发现乳房出现变化,如发现皮肤血管明显、出现皱褶、乳头流出液体甚至血性分泌物等,应尽早看医生。自我检查每季至少一次,如能每月一次更好。

11. 其他。注意面部颜色有无变化,面部及眼睑有无浮肿,眼内有无眼眵、干涩不适,鼻子是否流涕、鼻衄及嗅觉减退等,有无耳痛、耳鸣、耳痒及听力减退等。注意颈部有无肿块,经常触摸颌下、颈部等处有无结节或肿大的淋巴结。注意咽部有无发干、疼痛、异物感,口腔黏膜及舌有无红肿、溃疡,口腔有无异常气味等。注意有无胸痛、气短、咳嗽、痰、发烧等心肺疾病的症状,同时

注意腋下、锁骨上窝有无淋巴结肿大。注意腹部有无包块,腹股沟有无肿大的淋巴结。注意肩、肘、膝、髋、脊椎和踝关节等有无疼痛、肿胀、变形以及活动是否灵活。注意体表皮肤有无肿块、经久不愈的溃疡,或原有小结节、黑痣有无增大和出现溃疡、出血。是否经常出现头晕、头痛,尤其是持续时间较长和伴有呕吐、视力障碍、肢体麻木等。老年女性应注意阴道有无脓性或血性分泌物、异常气味等;男性应观察生殖器官有无肿胀、溃疡等异常。

(二)定时体检

老年人要定期进行体检,这样做有以下好处:一是通过定期体检,可以了解身体内各器官系统的生理功能有无异常变化,全面估计健康状况,更好地考虑以后的生活与保健。二是可以早期发现疾病。有许多疾病,开始很隐蔽,没有明显症状,发展到一定程度才显出症状和体征,如动脉粥样硬化发展为冠心病,良性肿瘤发展到恶性肿瘤等。又由于老年人反应较迟钝,患病后常常没有典型的症状和体征,即使病情较重,却往往表现很轻。这样,老年人患病就容易被忽略而发生误诊。通过体检,可以及时发现一些轻微的、不典型的症状和体征,有利于疾病的早期诊治。三是对原有的疾病定期复查,可以积累资料,进行对比分析,确定有无发展、加重或减轻、停止。有利于以后的治疗和保健。

老年人体检最好每年进行一次,宜在气候温暖的季节进行。检查项目主要有以下内容:

1. **一般情况**:包括身高、体重、血压、脉搏、呼吸、体温等。

2. **临床各科检查**:包括内科、外科、口腔科、耳鼻喉科、眼科等。外科检查包括直肠指诊,男性应作前列腺检查。眼科包括眼底检查。女性还必须做妇科检查,包括宫颈刮片检查等。

3. **三大常规检查**:包括血常规、尿常规、大便常规。

4. **血液生化检查**:包括血脂检查、乳甘油三酯、胆固醇、低密度脂蛋白、高密度脂蛋白等。肝功能检查如丙氨基转移酶、天门冬氨酸氨基转移酶、碱性磷酸酶、r-谷氨酸转移肽酶、血清白蛋

白、血清球蛋白、总胆红素等。肾功能如尿素氮、肌酐、B2-微球蛋白等。血糖、尿酸及各种电解质如血钾、血钙、血钠等。

5. **免疫检查**：包括乙肝两对半、抗O、类风湿因子、C反应蛋白等检查。

6. **肿瘤相关检查**：包括甲胎蛋白、癌胚抗原、肿瘤相关因子测定（TS-GF）、EB病毒抗体等。男性可加检查前列腺特殊抗原(PSA)。

7. **血液流变学检查**：包括全血黏度、毛细血管血浆黏度、红细胞压积、红细胞聚集指数、红细胞刚性指数、红细胞变形指数、红细胞电泳指数、纤维蛋白原、循环滞留时间、血栓形成系数等。

8. **辅助检查**：包括拍摄X线胸片，心电图检查（必要时做心脏负荷试验或24小时动态心电图），肝胆B超、泌尿系B超、心脏和大血管彩色B超检。女性做妇科B超、乳腺红外线扫描或乳腺彩色B超。必要时做食道钡餐、消化道钡餐或胃镜检查。可根据情况需要和条件可能，增加其他需要和条件可能，增加其他检查项目，如骨密度检查、内分泌检查等。

摘自（《老年养生必读》）

三、坚持有病早治

老年人对各种致病因素的抵抗力及对环境的适应能力均减弱，以致容易发病。同时由于老年人反应性低下，对冷热、疼痛反应性差，体温调节能力也低，故此自觉症状比较轻微，例如老年人肺炎可无寒战高热，咳嗽轻微，白细胞不升高等。由于年龄差别，甲状腺功能亢进在老年人未必有同年轻人一样的典型症状，如多动、怕热、出汗、眼球突出和甲状腺肿大等，由于老年人感觉减退，急性心肌梗死时可无疼痛，泌尿道感染时的尿急、尿频、尿痛等膀胱刺激症状不明显，容易麻痹大意，延误治疗。老年人的各种器官功能减退，机体适应能力低下，故一旦发病，病情常迅速恶化。如老年人溃疡病，平时无明显胃肠道症状，直至发生消化道大出血才就诊，此时才发现已并发出血性休克和肾功能衰竭，往往病情迅速恶化。老年心肌梗死起病时仅感疲倦无力、出汗、胸闷，但很快出现心理衰竭、休克、严重心律失常甚至猝死。可见老年人得病有症状轻微、病情发展快、容易出现并发症等特点。因此，老年人有病一定要尽早治疗，以免生变。

摘自（《老年养生必读》）

四、自我诊断疾病五法

（一）**观察指甲上的半月形**。观察指甲上半月形的多少，可以判断自己体内寒的轻重。

体内寒重的人，血液流动就会变得缓慢而滞涩，血液不容易到达四肢、皮肤等人体末梢，就会造成手脚冰冷，皮肤颜色发暗，而且容易长斑和皱纹。体内寒重还会造成胃肠的消化、吸收能力下降，血液的生成就会减少。指甲也是人体的末梢，如果常年血流不畅或血液不足，就无法在指甲下部生成半月形。所以，这个半月形不但能判断体内寒湿的轻重，还可以判断体内血液的多少。

一般来说，健康人大拇指的半月形应占到整个指甲的1/4。除小手指外的其他的手指，半月形也应占1/5~1/6。如果只有大拇指有半月形，说明体内可能寒重；如果5个手指甲上都没有半月形，说明体内也许有大寒，而且营养状况不好，血少，血稀。

还有的人手指甲上的半月形过大。这种人年轻时身体比较好，血液足、内热大、饭量大、不怕冷、好动、不知疲倦。到了中年，因为内热大，脾气容易急躁，血压容易高。他们还特别贪凉，更容易造成体内寒重和经络淤堵，常表现出阴虚火旺的情况，容易患上糖尿病、高血脂。另外，他们一贯认为自己身体不错，不注意保健，如果过多消耗体能，就很容易引发脑溢血、心肌梗塞等重大疾病。

这个半月形在小时候形成后，多数人变化不大。它代表着小时候的营养状况、身体素质及体内寒湿的多少，而这种状态又会一直延伸到中年、老年。如果注意食疗，补足血液，并去掉体内的寒湿，让血液的运行流畅，身体素质明显提高后，这个半月形还会慢慢长出来，而当你身体素质下降时，这个半月形又会消失。

还要注意这个半月形颜色的变化。如果这个半月形长得不错，手指甲上是淡淡的粉红，而半月形的乳白色很清晰，说明你过去和现在的身体状况都很好;如果半月形长得不错,但上面的乳白色有些发暗、发灰了,说明你以前身体很好,但现在的身体状况已明显下降。

(二)观察指甲的纵纹。要注意看指甲上有无纵纹。看看老年人的指甲,很少有平整、光滑、有光泽的;再去看看孩子的指甲,就知道区别有多大。

纵纹的多少与深浅反映了你身体衰老的成度。当人开始衰老、退化,身体内的血液不足时,手指甲就缺乏营养,纵纹就会越长越多、越长越深。这时,如果对身体进行全方位的调理,注意休息,补足血液,适当按摩,就会发现手指甲上的纵纹在变浅。只要坚持,就会有明显好转。

指甲上的纵纹是身体状况的报警器之一,告诉你身体内的能量内存还有多少。纵纹多的代表身体内已出现透支;纵纹加深,代表透支进一步加重。这是用来诊断身体体能及血液是否充足的最简单、最实用的方法。

(三)观察手掌的颜色与青筋。健康人的手掌应该是白里透着粉红,润泽而有弹性。从手掌的颜色和光泽可以判断你身体现在的状况。

如果手掌毫无光泽、干巴巴的,颜色偏黄或偏白,就说明血少、血稀、营养不良。

如果手心区域明显发白,就有两种情况:一是平时贪食寒凉,已造成体内寒重了,但还是经常吃寒凉的食物;二是体内寒重,不能吃寒凉的食物,吃一点就会感到胃肠极不舒服,容易引起胃痛、腹泻,说明脾胃已经很虚弱。

如果手掌的颜色明显偏红,说明阴虚火旺、内热重、脾气急、易怒;如果只是偶尔发红,多因吃的食物热量大或补品吃得多,内热大、营养过剩;如果只是大拇指根部区域的人鱼际发红,一般说明上半身火旺,易患高血压、心脏病,脾气也比较急躁;如果是小鱼际偏红,多数是下半身虚火大,易患肠炎、糖尿病。

如果手伸出来,过一会儿手指头的颜色比手掌的颜色深,发紫、发暗时,说明体内寒重,血液运行已变得缓慢,血液的粘稠度较高。

手掌上的青筋越少越健康。我们说的青筋就是静脉小血管。总的来说,手上青筋出现得越少越健康。

根据青筋的位置、长短和深浅,就可以知道是身体哪个部位存在问题,是否严重,以及容易出现什么症状。

手指、手掌上能见到数条青筋,就说明可能长期排便不畅或便秘。

大拇指侧有青筋,代表头部供血不足,经常头痛、头晕。

大拇指根部有青筋,代表心脏动脉硬化。青筋越粗,代表病程越长、越重,病人常常会感到心前区有不适;青筋较细、较浅,代表患病时间短,多数病人平时心脏不会有明显不适,只是在劳累和心情不好时会有些胸闷,休息过后就会好转。

大鱼际外侧有青筋,代表心率不齐,心脏跳得快慢不一,有时会有早搏、心悸、心慌的现象。

大鱼际底部有青筋,代表体内寒湿重,已对心脏及关节造成影响,而且还会伴有腰酸背痛、关节疼的症状。

食指外侧有青筋,而且青筋长、颜色深,说明小时候身体不好,不好好吃饭,疳积重,消化功能弱,营养不良,常常生病,体质很弱。

中指中部有青筋,代表常常头痛、头晕。如果大拇指的外侧也有青筋,说明从小就患有头痛、头晕,多数都是先天不足造成脑部供血少引起的。

中指根部有青筋,代表脑动脉硬化。如果只是出现在左侧(靠大拇指一侧的为左),表示左侧脑动脉硬化及经络不通比较严重,头部左侧容易出现不适;如果出现在右侧,说明右侧脑动脉硬化及经络不通比较严重,头部右侧容易出现不适;如果两侧都有青筋,而且颜色较深,说明脑部的动脉硬化已非常明显。

小指外侧出现青筋,代表先天肾气不足。小的时候容易遗尿,大了以后同样会出现肾脏方面的毛病,而且腰腿没劲、酸软。同样是青筋越长、越深,病情就越重。

中指下部、手掌上部的区域是颈的部位。如果出现青筋,代表甲状腺有问题,或者有慢性咽炎以及中医说的"梅核气",是颈部经络不通的标志。

大鱼际上、生命线上出现青筋,代表过敏体质,易出现药物过敏和食物过敏,容易患湿疹、牛皮癣等皮肤病。

(四)观察手纹诊病。 人的手上主要有三条纹路,分别是:生命线,头脑线,感情线。

生命线:起于食指与拇指之间,呈抛物线形,一直延伸至手腕线。此线越长越好,越长代表寿命越长。

头脑线:又称"智慧线",起点与生命线在一起,是走在手掌中间止于小鱼际上的一条线。只要是弱智、痴呆的人,两只手上这条线都很浅、很细、乱,不能成为一条清晰的线。

感情线:起于小指侧的掌边开始,弯向食指方向,到达食指和中指指缝之间为标准。

两只手上的手纹,一般是左手代表先天到四十岁之前的身体信息,右手代表先天到四十岁以后的身体信息。如果在两只手上都有相同的疾病信息,说明这种病的病程已很长了。也有的手纹分男左女右,也有的手纹又分人的左边和右边,不论怎样分,只要出现下面所列的情形都可能是疾病的表现。

1. 先天不足的手纹。在头脑线上分叉,无论出现在左手还是右手都代表先天不足,心脏功能弱,不适宜剧烈运动。这种人因为先天体质弱,心脏功能不强,于是更喜欢做一些手工的作用,因此心灵手巧、聪慧、细腻。

头脑线上出现岛纹(注:手纹的主要纹路上出现中空的记号,形状如岛,称为"岛纹",下同),容易出现头痛、头晕等不适。如果是在左手出现,多代表先天的脑部发育受一些影响,如母亲在怀孕的早期反应重,摔过跤,或此人小时候头部受过外伤。

在感情线上出现岛纹,代表先天的头部供血不足,多说明母亲在怀孕时营养状况不好,孩子的头面部各器官发育不完善,长大后有可能患上近视、弱视、耳鸣、中耳炎、鼻炎、扁桃体炎、咽炎等。

左手感情线上的无名指下出现岛纹,说明左眼易患近视或各种眼疾;右手无名指下出现岛纹,代表右眼易患近视或各种眼疾;两只手无名指下的感情线上都有岛纹,代表两只眼睛都可能有近视或各种眼疾。

在感情线上的小手指下出现岛纹也是一样,出现在左手,左边耳朵易患中耳炎或耳鸣;

出现在右手,右边耳朵易患中耳炎或耳鸣。这类先天不足的孩子,容易出现听力下降、幻听。如果同时有肾虚、肾寒及过敏性体质的青筋,在小时候就容易因用药而导致耳聋、听力下降。

2. 后天营养不良的手纹。如果在手掌的下方出现纹路,多代表此人幼年时营养不良,消化、吸收功能不好,肾脏发育不够完善,长大后仍肾虚明显。在男性手上出现,说明他易患痛风、前列腺的毛病。在女性手上出现,容易患上各种妇科病,纹路越重就越不容易受孕。

有的人是出现一根纹路,有的人是出现几根纹路,纹路粗重,代表病程长,病情重。而纹路细、乱的话,代表病情比较轻。如果同时有食指外侧的青筋出现,就说明这人的营养不良是小时候多病造成的。如果没有明显的青筋出现,就说明这人的营养不良是小时候生活条件差造成的。

3. 风湿纹。在生命线下端有开叉,代表身体内寒湿重。如果两只手都有,说明小时候他身体内寒就很重了。如果出现在右手,说明是后天贪凉造成的。

4. 体质虚弱纹。如果在生命线的下端有一条斜纹插在生命线上或穿过了生命线,代表此人身体虚弱,抵抗力很差,小毛病不断。

5. 心肌缺血纹。在生命线下端出现三角纹,代表此人心肌缺血。如果左右手都有,说明这人患病的时间已经很长了。如果只是右手有,说明这人是在中年后才出现心肌缺血的症状。当此人经过祛寒和补足血液后,这三角形的纹路会变浅,最后会不断开不再合上,说明心肌缺血的症状得到了缓解和改善。而随着身体变差,寒湿加重,它又会加深,重新合上。如果你有这种手纹,通过观察这个三角纹的变化就可以随时知道你最近心脏缺血的情况。

6. 易患妇科病的手纹。在生命线下端出现明显的岛纹,或在手腕上端的中间出现岛纹的妇女易患妇科病,如各种长期不愈的妇科炎症、子宫肌瘤等。

7. 小时候常患感冒、咳嗽的手纹。在生命线与头脑线相连的部位出现乱纹，代表小的时候呼吸系统也许经常出现问题，易感冒、咳嗽，曾患过气管炎、片桃体炎、或鼻炎等。

8. 颈椎病的手纹。在食指、中指根部之间向下的部位出现纹路，有的人只是一根纹路，有的人是细细的几根，代表颈椎不好，常常会出现颈肩酸痛、头痛、头晕。纹路越重，病情越重。

9. 腰背痛的手纹。在小指侧的掌边，感情线以下的这个区域代表着整个背、腰、骶部，可以通过这个区域横纹出现的多少来判断大致哪个部位有病。如出现的位置偏上是背痛，出现在中下部为腰腿，出现在偏下部为腰骶部的疼痛。横纹细、浅，说明只是酸痛、疲劳，而横纹粗、深，代表你已有非常明显的背痛、腰痛或腰骶部疼痛了。这个部位在手掌的侧面，要侧过来看才能看准确。

10. 腿痛、膝盖不舒服的手纹。在小鱼际上，下1/3处出现的横纹，代表这个人的腿及膝盖经常不舒服或有疼痛。

11. 疲劳纹。在食指根部、生命线起端以上的这个区域如果出现纵纹，代表此人的身体抵抗力弱，易疲劳，没精神。如果是井字纹，则说明疲劳的时间已很长了。这个部位低平，有纹路的人，往往身体敏感，有一点小毛病身体都能反映出来。这类人多数都比较会保养身体，一般不会超负荷地工作和娱乐，因为他们没这个精神。反过来说，这类人身体的消耗也相对要少。这个部位低平的人，还代表着小时候肝脏发育不完善，这类人肝脏的解毒功能不强，容易药物中毒，解酒的功能也弱，多没有酒量，或喝酒后身体的不适反应较重，因而一般不会酗酒。这就是这类人虽然总是病病歪歪，但也能长寿的原因。

而这个区域肉质饱满的人，整天干劲十足，不知疲倦，能吃能睡。这些人往往都是在体检时发现身体有病，而他们自己还没有感觉。这类人身体内的报警系统已经反应迟钝，不能及时提醒他。这类人一定要经常去医院体检，只有这样才会提高警惕，才可能注意保养身体，以免出意外。同样，这类人肝脏的解毒、解酒功能强，酒量普遍较大。反过来说，这些人长期喝酒自然会伤害肝脏，造成血脂高、脂肪肝。

12. 肾虚的手纹。小手指下、感情线以上这个区域，如果低平而且有细小的纵纹，就代表肾虚，肾气不足，抵抗力弱。

13. 内分泌紊乱的手纹。在大拇指靠近根部的指节上的纹路多而乱，代表此人内分泌紊乱。患糖尿病、甲亢、更年期综合征的人，在此处都有不少的乱纹。

14. 怎样看肺活量的大小。肺活量的大小是看感情线与头脑线之间区域的大小。区域宽的代表肺活量大，这种人从小身体锻炼得不错，很少感冒，抵抗力强。同样是先天不足和小时候营养不良的人，他们当中肺活量大的，和那些从未积极锻炼身体、肺活量小的人相比，患心脏病、动脉硬化、高血压、糖尿病等老年性疾病的年龄要推迟10～20年，而且患病的程度轻，调理后身体恢复得也较快。

一般说来，感情线与头脑线之间的距离超过1厘米，都代表肺活量大，而明显小于1厘米的，肺活量小，这种人身体体质和体能都差，极易患感冒、咳嗽、哮喘。

当你了解到，可以从手上的第二掌骨、指甲的半月形、纵纹的多少，以及手掌上的颜色、青筋、手纹，就能清楚地知道你目前的身体状况、你小时候的营养和身体状况以及你先天的状况时，一个立体的人就呈现在你的面前。这些信息都留在了你的手上，是伴随你终生的。你中年、老年所患的任何一种疾病，都是你小时候身体状况延续后的结果，是量变到质变的必然关系。

学会手诊，是指引你正确防病、治病的最关键一步。当你学会了手诊的各种知识后，你不但随时都能掌握身体的变化，还能知道自己的病根在哪。这样不论发生任何疾病，都可以自己动手治病。从你身体的弱点及缺陷的部位开始治起：血液不足的人运用食疗补足血液；身体寒湿重的人注意尽量少贪凉，并运用前面介绍的方法及时祛除身体内的寒凉；经络不通的人，配合使用按摩、艾灸、刮痧等多种方法来疏通经络。只要从病根上着手治疗，病情很快就能控制住，剩下的就是长期坚持对症治疗,各种疾病都会慢慢好转,直至痊愈。

(五)看舌诊病。人体的很多疾病可以通过舌头表现出来,它就像身体健康的晴雨表。

舌与人体脏腑通过经络密切相连,当脏腑生理功能失调时,舌上必然会有反映。中医将舌按部位分属五脏:一般以舌尖属心肺、舌边属肝胆、舌中属脾胃、舌根属肾。从舌相应的部位可以看出五脏的病变,而且根据舌质的颜色、润燥晦暗,以及舌的形态、大小也可以判断脏腑的病变程度,再参照舌苔就会更为全面。

作为身体的保健,只要了解一些简单的看舌质、舌苔的方法,能区分什么是寒、什么是热、什么是虚,就能应对自己及家人的常见病了。

1. 看舌质。正常的舌质湿润,色泽为淡红色。舌质偏淡的多数血少、血稀;舌质发紫、发暗的代表体内有寒并有经络淤堵的现象;舌质红的内热大;舌体颜色正常,而舌尖发红的心火旺;舌边发红的肝火旺;舌边有牙齿印的,说明身体虚,脾胃消化功能弱。

2. 看舌苔。舌头上都应有一层淡淡的舌苔,是舌体上面所散布的一层苔垢,正常情况下应是淡淡的薄白,是湿润的,不滑不燥。

(1)舌苔发白:是体内有寒,无论是吃了寒冷的食物还是受了寒,舌苔都会发白。现在的人多数是白苔,就是因为吃寒冷的食物过多或贪吃冰镇食物造成的。

(2)舌苔发黑:说明寒重,已严重影响了脾胃功能,消化能力极差。

(3)舌苔发黄:几乎所有的中医书中都认为此情况是人体内有热,但还要结合舌质看。如果舌苔黄而舌质是红的,说明体内有热,这时用消炎药是很管用的。但单纯是体内热的并不多,多数都是寒中带热、虚中带热。所以现在所见的黄苔或黄腻苔的舌质多数不发红,是正常的舌质或偏白,或只是舌边发红的虚热,这个时候的内热完全可以用推拿、按摩等疏通经络的方法散热、消热,而无需用消炎药,更不能用泻火的消热解毒的大寒中药。要知道,用这些药虽然很快消了火,但同时却加重了身体内的寒,而用疏通经络来消火是不会增加体内寒的,在消火的同时再用食疗祛寒,这样病会很快好转,而且不反弹、不反复。

(4)舌苔厚腻、发黄,并没有明显上火的:多数是脾胃虚弱引起的食物不能正常消化、积滞所致。在运用食疗补血、补肾的同时,再适当的配合经络的按摩,帮助脾胃运化、帮助食物的消化吸收。

(5)没有舌苔:多见于久病虚弱之人。还有的人感冒、发热的时候是白苔,可用了消炎药后不但白苔没了,连舌苔都没了,就认为消炎药还真管用。其实这可不是好事,只能说明你的消化、吸收功能更虚弱了,体质下降了。这时只要通过食疗方法补足气血,你又会看到舌苔上出现淡淡的正常舌苔了。

3. 看舌苔时应注意的问题。刚吃过或喝过东西去看舌苔肯定不准。如刚喝过热水,或刚吃过辛辣等刺激性的东西,舌质会变红;刚喝过牛奶,舌苔是白色;吃了桔子,舌苔颜色变黄;吃了巧克力,喝了咖啡以及有颜色的食物,舌苔都会变。所以一定要在进食至少半个小时以后再看,而且一天内最好多看几次,才能判断准确,不致出错。

摘自《不生病的智慧》

五、如何判断自己气血是否充足

(一)看眼睛。孩子眼睛明亮、有神、专注是血液充足的表现。那些眼睛不明亮,目光散乱的孩子通常都血液不足。而看大人的眼睛,主要看眼白的颜色。俗话说人老珠黄,指的就是眼白的颜色变得混浊了,变黄了,有血丝了,就说明血液不足了。眼睛随时都能睁得大大的,和年轻人一样,说明血液充足。到了老年,眼睛干涩,沉重,睁不大了,都代表血液不足了。眼袋的出现同样代表血液不足。

(二)看皮肤。孩子的皮肤应该是淡淡的粉色,富有弹性、光泽,代表血液充足。如孩子脸色发暗、发青、发黄、发白,都代表孩子的身体内有寒,消化不好,贫血,血液不足。

大人也是一样,皮肤有光泽、有弹性,肤色白里透着粉红,无皱纹、无斑代表血液充足。皮肤粗糙、没光泽、发暗、发黄、发白、发青、发红或长斑都代表身体状况不佳,血液不足。

(三)**看头发**。孩子头发乌黑、浓密、柔顺,代表孩子血液充足。那些头发稀少、发黄、竖着的、不服帖的,代表孩子血液不足或营养失衡。

大人也是一样,头发乌黑、浓密、柔顺,代表血液充足。头发干枯、开叉、掉发,颜色发黄、发白都代表血液不足。

(四)**看耳朵**。看孩子的耳朵,就能直接的看出这个孩子先天肾气是否充足,是强壮苗还是细弱苗,它可以反映孩子在母体时的营养状况。如果耳朵较大,形状完美、圆润,肉多、骨少,摸上去柔软的,代表孩子先天肾气足、血液足。如果孩子的耳朵偏小,骨多、肉少,摸上去较硬的,代表孩子先天肾气不足、血液少。

大人的耳朵除了看形态好不好,还要看色泽如何,是否有斑,是否疼痛。如果耳朵是淡淡的粉红色,有光泽,没有斑点和皱纹,形态饱满代表血液充足。如果耳朵色泽暗淡,无光泽代表血液少。如果你看到耳朵萎缩、枯燥,有斑点,皱纹多的,就代表肾脏功能已经衰竭,人的生命将走到尽头了。

(五)**摸手的温度**。血液充足的孩子,小手应该随时是温暖的,那些小手整天冰凉的孩子存在血液不足的情况。

大人也是一样,手四季都是温暖的代表血液充足。如果手心爱出汗或手冰冷的,同样代表血液不足。

(六)**看手指的指腹**。孩子与大人都是一样。手指指腹扁平、薄弱或指尖细细的,都代表血液不足。而手指指腹饱满、肉多、有弹性,代表着血液充足。

(七)**看青筋**。鼻梁上或眉梢上出现青筋的孩子体内寒气重,消化不好,血液不足。而随着孩子长大,青筋会消失,会出现在手上。如果食指上出现青筋,代表孩子消化功能弱,体内寒重,血液不足。小手指上有青筋,代表先天肾气不足,孩子容易患遗尿、肾炎。如果大人的食指上有青筋,说明不但小的时候消化功能不好,血液不足,而且一直延续到长大,他的消化吸收能力都没有能得到改善。这类人体质弱、血液少,容易患上肝、胆、胰腺、胃、肠的各种疾病。大人的小手指上有青筋,同样说明肾气不足,而且肾脏功能虚弱一直没有调理好,成年之后容易患肾脏疾病。

在手掌心的下方,接近腕横纹的地方纹路多、深,也代表幼年时候营养较差,体力较弱,血液不足。成年之后,妇女易患妇科疾病,男性易患前列腺肥大、痛风等。

(八)**看牙龈**。牙龈萎缩代表血液不足。只要发现牙龈的隙缝变大了,食物越来越容易塞在牙缝里,你就要提高警惕了,说明你的身体状况在走下坡路,正在逐渐衰老。

(九)**观察运动后的身体反应**。运动后胃口大开,食欲不错的孩子血液充足。反之,运动后食欲不振是血液不足的表现。

成人运动后出现头晕、胸闷,或者疲劳很长时间才能恢复,都代表身体内的血液少。

(十)**观察睡眠情况**。孩子和成人一样,入睡快,睡眠沉,呼吸均匀无声响,一觉睡到天亮,代表血液充足。那些入睡困难,易惊、易醒,夜尿多,呼吸沉重或打呼噜响的人,身体都存在血液不足的情况。

(十一)**观察打呼噜的情况**。很多男性睡觉会打呼噜。细心的家人只要注意观察就会发现,当男性身体健康时,他的呼噜声是均匀的,声音也不是太大。而当他们身体疲劳或是在喝酒后,呼噜的声音就明显加大。所以呼噜的声音逐渐变大,也是身体逐渐亏虚的象征。

另外要观察呼噜的频率,只要打呼噜时快慢不一,时常会出现明显的憋气,而且憋气的时间越来越长,半天才缓过一口气来,遇到这种情况,提示动脉硬化已很明显了,心脏和脑都有缺血、缺氧的情况了。动脉硬化的关键就是身体内的温度下降,肾虚造成的。只要我们在日常的饮食中去掉一切寒凉的食物,少用空调,多吃补血、补肾的食物,呼噜就会慢慢变得规律了,憋气的时间也少了,也短了。所以这种观察方法很容易,也最能及早给你发出警告,如睡觉时呼噜声越来越大,憋气时间越来越长,那离冠心病、脑梗塞越来越近了。

摘自《不生病的智慧》

第八十七篇　老年常见病的防治

一、冠心病的防治

(一)药物治疗

【验方一】 中药治心绞痛方Ⅰ(《健康指南》)

肉桂粉1.5克,三七粉3克,当归30克。用当归煎汤冲服肉桂粉、三七粉。一天分3次服。效果良好。

【验方二】 中药治心绞痛方Ⅱ(《健康指南》)

黄芪30克,当归、白芍各12克,川芎9克,生地黄15克,炙甘草6克。水煎两次取汁混合,均分两份,每天1剂。专治心绞痛。

【验方三】 中药治心绞痛方Ⅲ(《健康指南》)

薤白(也叫薑头)15克,桂枝10克,荜茇10克,高良姜9克,细辛3克,香附9克,血竭9克,乳香10克,没药9克。水煎服,每天1剂,分两次服。

【验方四】 邓氏温胆汤(《大国医》邓铁涛)

【组成】 竹茹10克,枳壳6克,橘红6克,法夏或胆南星10克,云苓12克,甘草6克,丹参12克,党参15克,(若口干,改党参为太子参30克)。

【用法】 水煎服,每日1剂。

与原"温胆汤"相比,"邓氏温胆汤"以橘红易陈皮可加强宽胸之力;轻用竹茹意在除烦宁心,降逆消痞;枳壳代枳实,宽中又不破气伤正;党参补气扶正,且用量以15～18克为宜,多用反而不利豁痰通淤,或用太子参30克活血化淤。在临床上,它除了用于治疗冠心病外,还可用于治疗心衰及各种内科杂症。在具体治疗时,可以以治痰为主兼活血,也可以以活血为主兼祛痰。另外,气阴两虚者合生脉散;血瘀胸痛甚者加田七末、豨莶草或失笑散;气虚甚者合用四君子汤或重用黄芪。血压高加草决明、代赭石、钩藤、牛膝;血脂高加山楂、布渣叶、草决明、何首乌。

【验方五】 中药外敷治心绞痛方(《健康指南》)

桃仁、栀子各12克,炼蜜30毫升。将两味药研末,加蜜调成糊状,摊敷在心前区,纱布敷盖。第一周每3天换药1次,以后每周换药1次,6次为一疗程。此方为外敷治疗心绞痛方。

(二)其他疗法

【验方一】 抓手运动治疗心脏病(《长寿解读》)

据报载,著名演员秦怡练抓手运动治好了自己的心脏病。这种抓手运动做起来简单易学,具体方法如下:

做抓手运动之前,先进行一次深呼吸,然后,两脚分开,与肩同宽,自然站立。脚跟提起,脚板与地面成45°,两手向前伸直,手心向上,手指并拢,往手心用力慢抓100～150下即可。每天早上吃饭前做一次,晚上睡觉前做一次即可。做这个运动,要持之以恒(多年),才能收效显著。

【验方二】 经常下蹲,强心健体(《健康指南》)

平时经常练下蹲,可以起到加强心功能的作用。只要每天坚持进行下蹲锻炼,连续一年以上不间断,心脏的健康状况就会明显改善。

下蹲的方法:双臂平行前伸,这样容易保持平衡,下蹲时尽量脚跟离地,重心落在前脚掌上;上身保持平直和避免前倾,同时口含"呵"字音,起立时咬紧牙关,气引丹田,随着吸气站直身体。如此反复多次,动作切忌太快,无需贪多,量力而行,贵在持之以恒。一般每天只要能够坚持做三十个下蹲站起动作,天长日久必有收效。

二、高血压的防治

(一)高血压的药物治疗 (见第三十二篇《常见疾病的药疗方法·32》)

(二)捏手掌心防治高血压(《长寿解读》)

当血压上升时,捏手掌心可作为紧急降压措施,其做法是:先从右手开始,用左手的大拇指按右手掌心,并从手掌心一直向上按到指尖,从手掌心各个部位起至每根指尖。然后再依样按左手手掌。此法可及时有效降低血压。

三、糖尿病的防治

夫消渴（西医叫糖尿病）者，由壮盛之时，不自保养，任情纵欲，饮酒无度，膳食脍炙，或服丹石，遂使肾水枯竭，心火燔炽，三焦猛烈，五脏干燥，由是渴利生焉。口烦渴、口燥渴、口强中三证者，消渴也。多渴而利，燥渴者，由热中所作。但饮食皆作小便，自利不渴，令人虚极短气。强中者，阳具不交而精溢自出。凡消渴之人，当防患痈疽。所怕者，一饮酒，二房劳，咸食及面，俱可忌也，大抵脉大者易治，细小者难医也。（《寿世保元》）

（一）药物治疗

1. 治消渴总方（《寿世保元》）

【处方】 人参、白术（去芦）、白茯苓（去皮）、当归（酒洗）、生地黄各一钱，黄柏（酒炒）、知母（去皮）、黄连、麦门冬（去心）、天花粉、黄芩各八分，桔梗五分，甘草三分。

【用法】 上锉一剂，水煎服。

【主治】 治三消总治之方，服之立应。

2. 天池膏（《寿世保元》）

【处方】 天花粉、黄连各半斤，人参、知母（去毛）、白术（炒，去芦）各四两，五味子三两，麦门冬（去心）六两，怀生地黄汁二碗，藕汁二碗，人乳、牛乳各一碗，生姜汁二酒盅。

【用法】 上先将天花粉等七味切片，用米泔水十六碗，入砂锅内浸半日，用桑柴火慢熬至五六碗，滤清。又将渣捣烂，以水五碗煎至二碗，用前汁又煎去二三碗，入生地等汁，慢熬如饧，加白蜜一斤，煎去沫，又熬如膏，收入磁罐内，用水浸三日，去火毒。每用二三匙，安舌咽之，或用白汤送下。

【主治】 治三消如神。

3. 治消渴验方（《寿世保元》）

消渴，口干心热，用天花粉一味水煎，当茶服之，立效。

4. 治消渴神方（《寿世保元》）

治三消渴神效，用缫丝汤。如无缫丝汤，却以原蚕茧壳、丝绵煎汤，皆可代之。无时饮之，极效。盖此物属火，有阴之用，大能泻膀胱中伏火，引阴水上潮于口而不渴也。

5. 养血清火汤（《寿世保元》）

【处方】 当归一钱，川芎八分，白芍（酒炒）一钱，生地黄（酒洗）一钱，黄柏（蜜水炒）五分，知母一钱，麦门冬一钱，石莲肉五分，天花粉七分，黄连八分，乌梅肉五分，薄荷五分，甘草五分。

【用法】 上锉，水煎温服。

【主治】 治阴虚火盛，烦渴引饮无度。

6. 玉泉丸（《寿世保元》）

【处方】 人参、黄芪（半生，半蜜炙）、白茯苓、干葛、麦门冬、乌梅肉（焙）、甘草各一两，天花粉一两五钱。

【用法】 上为细末，炼蜜为丸，如弹子大。每服一丸，温汤嚼下。

【主治】 治烦渴。

7. 天华散（《寿世保元》）

【处方】 天花粉一两，生地黄一两，麦门冬五钱，粉葛五钱，甘草五钱。

【用法】 上锉，糯米一撮，水煎服。

【主治】 治消渴。

8. 参芪救元汤（《寿世保元》）

【处方】 黄芪（蜜炒）、人参、粉草（炙）、麦门冬（去心）、五味子各等分。

【用法】 上锉水煎，入朱砂少许，不拘时服。

【主治】 肾水枯竭，不能运土，作消渴，恐生痈疽。

9. 玉泉散（《临证指南医案》）

【组成】 白粉葛10克，天花粉10克，麦冬10克，生地10克，五味子10克，甘草3克，糯米10克。

【用法】 上药研为细末，做成枣样小丸。每日1丸。

【主治】 糖尿病。

（二）食物治疗

验方一 葛根粉粥（《你可能不知道的健康常识》）

方法：粳米100克，葛根粉30克。粳米淘净，放入砂锅内，加清水适量，用武火烧沸后，转用文火，煮至米半熟，加葛根粉，再继续用文火煮至米烂成粥。有发表解肌、生津止渴之效。

验方二 苦瓜蚌肉汤（《你可能不知道的健康常识》）

方法：苦瓜 250 克，蚌肉 100 克。或蚌用清水养 2 天除泥味后取肉，同苦瓜煮汤；以盐油调味。喝汤吃苦瓜和蚌肉，食用天数酌情而定，适用于上消型糖尿病，养阴清热、润燥止渴。

【验方三】 山药粥（《你可能不知道的健康常识》）

方法：山药 50～60 克（鲜品 100～120 克），粳米 60 克。山药洗净切成片，同粳米煮成粥。供四季早餐食用，用于多食易饥者。

【验方四】 生山药知母羹（《你可能不知道的健康常识》）

方法：生山药粉 30 克，花粉 15 克，知母 15 克，生鸡内金粉 10 克，五味子 10 克，葛根粉 10 克。先将知母、五味子加水 500 毫升，煎汁 300 毫升，去渣，再将山药粉、花粉、鸡内金粉冷水调糊，趁药液滚沸时倒入搅拌为羹。每次服 100 毫升，每日 3 次。用于尿频、下肢浮肿、清热降火等。

【验方五】 枸杞炖兔肉（《你可能不知道的健康常识》）

方法：枸杞子 15 克，兔肉 250 克，蔬菜、油、盐各适量。先将枸杞子、兔肉加水炖熟，加蔬菜、油、盐调味。饮汤吃肉，每 1～2 天吃 1 次，经常食用可以治疗糖尿病，以及大便稀泻、困倦无力、尿频等症。

【验方六】 南瓜汤（《你可能不知道的健康常识》）

方法：南瓜 1000 克，洗净切块，加水适量，煮汤熟后随饭饮用。南瓜富含维生素，是一种高纤维食品，能降低糖尿病人的血糖，并能增加饱腹感。

【验方七】 玉液汤（《重订医学衷中参西录》）

治消渴。消渴，及西医所谓糖尿病，忌食甜物。

生山药一两，生黄芪五钱，知母六钱，生鸡内金捣细，二钱，葛根钱半，五味子三钱，天花粉三钱。

消渴之证，多由于元气不升。此方乃升元气以止渴者也。

方中黄芪为主，得葛根能升元气。而又佐以山药、知母、花粉以大滋真阴。使之阳升而阴应，自有云行雨施之妙也。用鸡内金者，因此证尿中皆含有糖质，用之以助脾胃强健，化饮食中糖质为津液也。用五味者，取其酸收之性，大能封固肾关，不使水饮急于下趋也。

（三）运动疗方

【验方一】 踢毽子降血糖（《健康指南》）

生理学研究表明，常踢毽子还能调节全身血液流量，加速血脂、血糖代谢，降血糖的作用明显。踢毽子 20～30 分钟降血糖的效果最佳；超过 40 分钟，虽然血糖可降低，但血液中脂肪可能增加。

刚开始锻炼，宜从 5～10 分钟开始，1～2 个月内将运动时间延长到 20～30 分钟。每次结束运动时，再做 10 分钟左右的恢复运动。中老年人踢毽子要以不出现心悸、气喘为度。

四、癌症的防治

（一）药物治疗

1. 肝癌验方（《大国医》朱良春）

【方名】 蟾龙散

【组成】 蟾酥 5 克，蜈蚣、儿茶各 25 克，参三七、丹参、白英、龙葵、山豆根各 250 克。

【用法】 上药共同研成极细末，每服 4 克，每日 3 次。

【功效】 活血化瘀、清热解毒、镇痛。

2. 食管癌验方（《大国医》朱良春）

【方名】 藻蛭散

【组成】 海藻 30 克，生水蛭 6 克。

【用法】 研成极细末，每服 6 克，每日 2 次，黄酒、温水各半冲服。

【功效】 软坚、化瘀、消痰、散结，适用于痰瘀互结，而苔腻、舌质衬紫、边有淤斑、脉细滑或细涩者。

3. 胃癌验方（《大国医》朱良春）

【方名】 消癌丸

【组成】 僵蚕 120 克，蜈蚣 48 克，制马钱子（浸润去皮，切片，麻油炸黄，沙土炒去油）24 克，硫磺 9 克。

【用法】 共研极细末，以炼蜜为丸如桂园核大，每日 1 粒，服用 10 日后痛减而呕止，连服 2～

3月,可痊愈。

【功效】 理气止痛、攻毒制癌、破血祛瘀,适宜体虚者。

4. 乳腺癌验方(《大国医》朱良春)

【方名】 乳癌散

【组成】 炙蜂房、苦楝子、雄鼠粪各等份。

【用法】 研极细末,每次服9克,水送下,隔一天服一次。

【功效】 用于治疗乳癌初起。

5. 白细胞保护方(《大国医》郭子光)

【组成】 人参10克,黄芪、制首乌、鸡血藤、大枣各30克,熟地黄、补骨脂、女贞子、山茱萸、阿胶、虎杖各15克。

【用法】 每日一剂,水煎服。

【功效】 对白细胞的保护和促生具有良好的作用。在癌症治疗中,放疗、化疗会导致白细胞减少,此方是国医大师郭子光教授研制的白细胞保护方。

6. 黄芪可防癌保健(《大国医》朱良春)

用半斤黄芪煮水,除去药渣后,加薏苡仁、绿豆、扁豆熬煮,熟了之后放入冰箱冷藏。每天早晚取出少量,用微波炉加热后食用,不仅有营养,而且可以预防疾病,特别能降血脂、预防肿瘤。

黄芪,豆科植物,有增强机体免疫功能、保肝、利尿、抗衰老和较广泛的抗菌作用,能消除肾炎蛋白尿,增强心肌收缩力,调节血糖含量。比较适合中老年人服用。

(二)食疗方法

凡能通过提高机体的免疫功能,或改变肿瘤细胞的免疫原性,或直接杀伤癌细胞,抑制其生长等作用的食疗药膳,属抗肿瘤法。适用于各种癌症的食疗方如下:

【验方一】 半枝莲蜂乳粥(《实用中医大全》)

半枝莲30克,蜂乳30毫升,粳米100克。先将半枝莲水煎取汁,下粳米熬粥,调入蜂蜜即可。1日内分2次服用。功能抗癌解毒,扶正补虚。适用于各种癌症,体虚患者。

【验方二】 土茯苓蚤休粥(《实用中医大全》)

土茯苓、蚤休各20克,粳米100克,白糖适量。先水煎土茯苓、蚤休,去渣取汁,入粳米熬粥,调入白糖,再煮沸即可。每日1~2次。功能清热解毒,防癌消瘤。适用于各种肿瘤,有抑制癌细胞生长,改善症状的作用。

【验方三】 苡角莲草汤(《实用中医大全》)

薏苡仁50克,菱角(去皮)30克,半枝莲、白花蛇草各15克,蜂蜜适量。先水煎半枝莲、白花蛇草,去渣取汁后加入薏苡仁、菱角,煮熟调入蜂蜜。食苡仁、菱角,喝汤。每日2~3次。功能抗癌消瘤,健脾补虚。可用于各种肿瘤。

【验方四】 芦笋香菇汤(《实用中医大全》)

芦笋250克,水发香菇100克,食盐、蒜、姜适量。芦笋切丝,与水发香菇一起入油锅煸炒,至五成熟时,加适量清汤、盐、蒜、姜,再炖煮至芦笋、香菇熟透即可。佐餐菜肴,每日1~2次。功能防癌消瘤,降压降脂。适用于各种肿瘤、高血压、高血脂等症。

【验方五】 柴龟解郁汤(《实用中医大全》)

柴胡、桃仁各9克,白术15克,白花蛇草各30克,乌龟250克,姜、大蒜、食盐、料酒适量。乌龟去爪、内脏洗净。四味药加水煎汤,去渣取汁,入乌龟炖熟,下姜、蒜、盐、料酒等调料,再炖至龟肉熟烂即可。可吃肉喝汤。每天1剂,常服。功能解郁活血,抗癌消瘤。适用于肝癌、鼻咽癌的辅助食疗。

【验方六】 桃红草车鳖甲汤(《实用中医大全》)

桃仁9~12克,红花6~9克,白花蛇草各30克,紫河车50克,鳖甲30克,白糖适量。前五味水煎去渣取汁,调入白糖,代茶饮用。每天1剂,常服。功能活血化瘀,软坚消瘤,养血益气。可用作肝癌患者的食疗常用方。

【验方七】 蘑菇大蒜粥(《实用中医大全》)

蘑菇50克,大蒜30克,糯米50克,食盐少许。将蘑菇、大蒜与糯米一同入锅,加适量水熬粥,熟后入食盐调匀即可。每日1~2次。功能抗癌,解毒。用于各种恶性肿瘤,适用于呼吸道癌症的食疗方,尤宜于鼻咽癌。

【验方八】 荸荠炒蘑菇片(《实用中医大全》)

鲜蘑菇250克,荸荠150克,大蒜、生姜、盐、麻油适量。将荸荠洗净,与蘑菇分别切片;炒锅油冒青烟时,入大蒜、生姜煸出香味,下荸荠与蘑菇片翻炒片刻,再加少许清汤和盐等调料,用水淀粉勾芡,淋上麻油即可。佐餐菜肴。每天1剂,常服。功能防癌利水,清热。用于肿瘤及内热咽痛,面浮足肿患者。

【验方九】 苡仁菱粉粥（《实用中医大全》）

生薏苡仁、菱粉各30克,粳米100克,白糖适量。先将苡仁、粳米加水适量熬粥,至粥将熟时,调入菱粉、白糖,再继续煮至粥稠即可。每日1~2次。功能抗肿瘤,健脾胃。适用于消化道癌症的食疗方,预防胃溃疡癌变,消化道肿瘤术后者常服能减少复发。苡仁或菱粉亦可单独煮粥吃,作用同上。

【验方十】 鹅血木耳汤（《实用中医大全》）

鹅血200克,黑木耳50克,食盐、蒜苗适量。黑木耳水发,鹅血加少许盐凝固。砂锅中加适量水煮沸,入黑木耳、鹅血、蒜苗,将熟时,调入盐即可。每日2次。功能滋阴血,抗肿瘤。用于各种肿瘤,尤宜于消化道肿瘤。

【验方十一】 菇草汤（《实用中医大全》）

猴头菇50克,白花蛇草60克,白糖适量。将前二味加适量水煎汤,去渣取汁,调入白糖,代茶饮用。功能防癌消瘤。主要用于消化道肿瘤。

【验方十二】 山楂田七粥（《你可能不知道的健康常识》）

山楂20克,田七5克(研粉),粳米60克,蜂蜜1匙。将山楂、田七、粳米一同入锅内,加清水适量煮粥,粥熟时调入蜂蜜服用,每日2次。此方可辅助治疗结肠癌。可经常食用。

【验方十三】 海参木耳猪肠汤（《你可能不知道的健康常识》）

水发海参60克,黑木耳15克(水发),猪大肠1段(约50厘米)。将猪大肠洗净切小段,与海参、木耳一同加水煮烂,调味食用。此方可辅助治疗结肠癌。可经常食用。

【验方十四】 炖猪大肠（《你可能不知道的健康常识》）

木香10克,黄连6克,田七5克,猪大肠1段(约30厘米)洗净。将木香、黄连研末和田七一起装入猪大肠,两头扎紧,加水炖至猪大肠熟烂,去药饮汤食猪大肠。此方可辅助治疗结肠癌。可经常食用。

【验方十五】 猪血鲫鱼粥（《你可能不知道的健康常识》）

生猪血200克,鲫鱼100克,大米100克。将鲫鱼除鳞,去肠杂及腮,切成小块,和猪血、大米煮粥食用。每日1~2次。此方可辅助治疗结肠癌。可经常食用。

【验方十六】 木耳金针乌鸡饮（《你可能不知道的健康常识》）

黑木耳15克(水发),金针菜30克,乌鸡1只(约500克)。将乌鸡去毛及内脏。先将乌鸡炖1小时,再放入木耳、金针菜,炖至熟烂,加盐调味,食用佐膳。此方可辅助治疗结肠癌。可经常食用。

【验方十七】 仙人粥（《你可能不知道的健康常识》）

生何首乌60克,粳米100克,红枣6枚(去核),红糖适量。先将何首乌煎取汁,去渣,药汁与粳米、红枣同入砂锅内煮粥,粥将成时,放入红糖调味,再煮片刻便可食用。此方可辅助治疗结肠癌。可经常食用。

【验方十八】 双参猪髓汤（《你可能不知道的健康常识》）

党参30克,泡发海参约200克,海带50克,猪脊骨连髓带肉500克。党参切细包好,猪脊骨切段,与海参同放锅内。加水适量,武火煮沸,文火再煮3小时,加盐调味,去党参药包,饮汤食肉佐餐。此方可辅助治疗结肠癌。可经常食用。

【验方十九】 蒜菇葡萄根汤（《实用中医大全》）

蘑菇50克,大蒜30克,野葡萄根60克,蜂蜜适量。前三味水煎去渣取汁,调入蜂蜜。代茶饮用。功能抗肿瘤。常用于肺癌患者的辅助治疗。

【验方二十】 莪术粥（《实用中医大全》）

莪术10克,粳米100克,白糖适量。先水煎莪术,去渣取汁,用药汁煮粳米粥,调入白糖即可。每日1~2次。功能抗肿瘤,化瘀血。适用于各种肿瘤,尤以子宫颈癌为宜。出血患者慎用。

(三)抗癌食疗方使用注意

抗肿瘤法的食疗药膳多与攻邪、补益方法结合应用。如脾胃虚弱者宜配合理气、和胃、健脾

之药食,以助其发挥更好的作用。(《实用中医大全》)

五、中风的防治

中风,又称脑卒中、脑血管意外。(《实用中医大全》)中风是老年人容易发生的疾病,是目前死亡率最高的疾病之一。老年人一旦发生中风,若救治不及时,会危及生命,即使侥幸度过险关,也可能会留下不同程度的后遗症。

中风可分为缺血性和出血性两大类。缺血性中风又可分为短暂脑缺血发作和脑梗塞(包括脑血栓形成、脑栓塞),出血性中风则包括脑出血及蛛网膜下腔出血。其症状:一是在动脉硬化的基础上突然出现血压升高,使脑内小动脉破裂引起的"出血性中风",常见的如脑溢血、蛛网膜下腔出血。二是由于动脉硬化、脑动脉管腔变窄、血流缓慢、供血不足,而发生血栓所造成的"缺血性中风"。中风病人在发病前数分钟、数小时乃至数天会出现一些先兆症状。常见的中风前迹象是:头昏、眩晕、脸舌及四肢发麻、说话含糊不清、活动不灵活手脚无力、头痛、突然跌倒、短时间的意识丧失、全身无力、恶心呕吐、瞌睡、不由自主的抽搐、视力模糊等等。发现这些征兆要积极采取措施,及时检查诊治。

防治中风,首先,要对中风有足够的认识,提高警惕,及早发现,及时治疗,并保持冷静,切莫惊慌失措。其次,生活应有规律,戒除烟酒,饮食清淡,多吃蔬菜水果和大豆制品。再次,注意劳逸结合,切忌精神紧张和情绪激动;坚持参加体育锻炼,增强体质。第四,可服用活血化瘀的药物,如口服小剂量的阿司匹林等。(《老年人健康长寿须知》)

中风病最关键的问题就在于早发现、早防治,最好在中风的先兆阶段积极地进行干预性防治和调养。因此,尽早识别和诊断中风先兆表现显得极为重要。中风先兆临床表现为:年龄常在40岁以上,眩晕昏视,遍身无力麻木,头麻涨痛,一次性晕厥或言謇,步态不稳,神倦嗜睡,健忘,舌紫暗,舌下淤丝淤点,脉弦滑或弦细等。其中,眩晕、遍身无力麻木、舌紫暗、舌下淤丝淤点、脉滑是其中最主要的特征。

中风先兆无论是由什么原因导致,都会有一个共同的病理变化,即气血失调,血淤形成。因此,在防治上,采用各种药物或非药物的手段,促使其经脉疏通、气机调畅,防止血淤形成。(《大国医》张学文)

【验方一】 中风歪嘴的治疗(《生活中来》)

歪嘴病,就是面部神经麻痹引起的口眼歪斜,一般是睡眠时发病,多为中风,此病用活鳝鱼可治好。方法是:将活鳝鱼一条切段取血,涂于侧面部,再用干稻草点燃烘干。如果患者感觉恢复正常了,可用温水洗去鳝鱼血;如果没有恢复,再用上述方法治疗,早晚各一次。

还有一方:用鲜鳝鱼血1汤匙,麝香0.5克调匀,左斜涂右,右斜涂左,直到病好。

【验方二】 搜风汤(《重订医学衷中参西录》)

治中风。

防风六钱,真辽人参四钱另炖同服,贫者可用野台参七钱代之,高丽参不宜用。清半夏三钱,生石膏八钱,僵蚕二钱,柿霜饼五钱,冲服,麝香一分药汁,送服。水煎服。

【验方三】 熄风汤(《重订医学衷中参西录》)

治各类中风。

人参五钱,赭石煅研五钱,大熟地一两,山萸肉去净核六钱,生杭芍四钱,乌附子一钱,龙骨不用煅五钱捣,牡蛎不用煅五钱捣。水煎服。

【验方四】 清脑通络汤(《大国医》张学文)

【组成】 草决明30克,川芎12克,赤芍10克,山楂15克,丹参15克,磁石(先煎)30克,菊花12克,葛根15克,地龙10克,豨莶草30克,川牛膝15克,水蛭6克。

【功效】 清脑降压,活血通络。

【主治】 中风先兆(小中风),症见头痛头昏、眩晕、耳鸣、肢体麻木、手足逐渐不利、疲乏无力、舌质淡紫、舌下脉络淤阻、脉弦细等。

【用法】 水煎服,每日1剂,分2次服。

【验方五】 夺命通关散(《寿世保元》)

【处方】 皂角(如猪牙者,去皮弦,二两。用生白矾一两,以苎布包,入水与牙皂同煮,化去帛,再煮令干,取出晒干为末),辽细辛(去土、叶为末)五钱。

【用法】 上合匀,每遇痰厥,或喉闭不省人事者,先以少许吹鼻,候有嚏可治,无嚏不可治。却用蜂蜜汤调服二匙,即吐痰,不吐再服。另:用半夏为末,用少许吹鼻,即效。

【主治】 中风、中气、痰厥,不省人事,牙关紧急,汤水不下。

【验方六】 摄生散《寿世保元》

【处方】 南星(湿纸煨)一钱五分,半夏(汤泡)一钱五分,木香一钱五分,苍术(生)一钱,辽细辛一钱,石菖蒲一钱,甘草(生)一钱。

【用法】 上锉一剂,生姜七片,水煎服。痰盛加全蝎,炙,二枚。仍先用通关散吹鼻。

【主治】 卒中,不问中风、中寒、中暑、中湿及痰厥、气厥之类,不省人事,初作用此方。

【验方七】 三生饮《寿世保元》

【处方】 南星(生)五钱,川乌(去皮尖,生)一钱,大附子(去皮尖,生)一钱,木香一钱半。

【用法】 上锉一剂,生姜十片,水煎温服。气虚之人,虚弱之甚,加人参一两。如气盛人,只用南星五钱,木香一钱,生姜十四片,水煎温服,名星香散。

【主治】 中风、昏迷不知人事,口眼㖞斜,半身不遂,咽喉作声,痰气上壅,无问外感风寒,内伤喜怒,或六脉沉伏,或指下浮盛,宜并服之。兼治痰厥、饮厥,及气虚眩晕,症属虚寒者。

【验方八】 牛黄紫金丹《寿世保元》

【处方】 牛黄三分,朱砂二钱,阿芙蓉一钱,沉香一钱,冰片三分,广木香五分,麝香二分。

【用法】 上为细末,人乳为四十丸,阴干,每服一丸,梨汁送下。如无梨汁,薄荷汤研化,灌下立苏。

【主治】 中风、暗风、痰厥、气厥,不省人事。

【验方九】 养荣汤《寿世保元》

【处方】 当归(酒洗),川芎,白芍(酒炒),生地黄,麦门冬(去心),远志(甘草汤泡,去心),石菖蒲(去毛),南星(姜制),半夏(姜制),陈皮,白茯苓(去皮),枳实(麸炒),乌药,黄连(姜炒),防风,羌活,秦艽,甘草。

【用法】 上药各等分,加竹茹一团,生姜三片,水煎服。

【主治】 风中血脉者,外无六经之形症,内无便溺之阻膈,肢不能举,口不能言,为在中也,宜此方。

【验方十】 地黄饮子《寿世保元》

【处方】 熟地黄,巴戟(去心),石枣(酒蒸,去核),肉苁蓉(酒洗),石斛,大附子(炮),五味子,白茯苓(去皮),石菖蒲,远志(甘草水泡,去心),官桂,麦门冬(去心)各等分,薄荷少许。

【用法】 上锉,生姜、枣子水煎,温服。

【主治】 肾气虚弱,舌喑不能言,足痿不能行。

【验方十一】 复正汤《寿世保元》

【处方】 防风,荆芥,细辛,黄芩,乌药,天麻,当归(酒洗),白芍(酒炒),川芎,白术(去芦),白茯苓(去皮),陈皮(去白),半夏(泡),枳壳(去瓤,麸炒),白芷,桔梗,僵蚕,甘草。

【用法】 上锉,生姜煎服。

【主治】 风中经络,则口眼㖞斜也,宜此方。

【验方十二】 金刀如圣散《寿世保元》

【处方】 川乌(泡)二钱,草乌(泡)二钱,防风二钱,川芎二钱,白芷四钱,细辛二钱,苍术四钱,天麻五分,白术五分,麻黄五分,雄黄三分。

【用法】 上为细末,每服五分,临卧温酒调服。

【主治】 治诸风,口眼㖞斜。

【验方十三】 天仙膏《寿世保元》

【处方】 天南星、草乌、白芨(俱用大者)各一枚,僵蚕七个。

【用法】 上为细末,姜汁调,左㖞涂右,右㖞涂左。干更涂之。

【主治】 卒暴中风,口眼㖞斜。

六、心脑血管病的防治

心血管疾病的真正原因是什么?早在1940年就有科学家发现在膳食中缺乏维生素B6可引起猴子的动脉损伤,直到1970年美国哈佛大学医学院基尔·默麦卡莱博士经过研究试验,大胆提出:"膳食中缺乏维生素B6才是心血管病的真正原因"。人们吃进的动物蛋白中有丰富的甲硫氨基酸,在维生素B6不足的情况下,甲硫氨基酸在代谢过程中,可产生较多的胱氨酸。胱氨酸引起娇嫩的动脉壁的细胞坏死和脱落。这种胱氨酸产生的损伤发生在肾动脉,就会刺激血管收缩引起高血压。如果损伤发生在冠状动脉的话,那么动脉壁沉积物增多后,血流受阻,心脏供血发生障碍,心绞痛和心肌梗塞便会经常发生。而服足量的维生素B6后,就可以阻止胱氨酸的形成,不使血液中脂质沉积,从而可防止动脉硬化的产生。此外,维生素B6还能控制已经形成的动脉粥样硬化症的发展,预防脑中风。富含维生素B6的食物有鱼、香蕉、土豆、胡萝卜等,为预防心血管病的发生,老年人可服一些维生素B6进行预防,已有高血压、冠心病的,为防止发生心肌梗塞和中风,更要经常服维生素B6片制剂,预防血栓形成,具体的服法和用量,最好遵照医生的指导。(《长寿解读》)

(一)药物疗法

【验方一】 中药预防动脉硬化症(《健康指南》)

具体方法:何首乌6克,丹参3克,灵芝5克,枸杞子5克,草决明7克。将此药泡入2000毫升开水中,随时饮用。此方可防治动脉硬化、降血脂,保护肝脏,防肢体麻木,抗疲劳,明目保健。

【验方二】 吃萝卜籽可治高血脂(《健康指南》)

据临床报道,中药莱菔子(即萝卜籽)治疗高血脂症有较好的疗效。具体方法:将莱菔子放入锅中用文火炒至爆壳(略焦),稍冷后研细末,装瓶备用。每日服3次,每次服9克,餐后服,30天为一个疗程,可连续服用2~3个疗程。当血脂控制较好时,可减为每次6克,日服3次,服一个疗程,以巩固疗效。

【验方三】 水牛角粉可降高血脂(《健康指南》)

临床经验表明,服用水牛角粉治疗血脂过高有良好疗效。用水牛角粉12克,加水煎2小时后分2次连渣一起服用。服后有些患者可出现轻度腹泻、腹胀,但无需处理。此方除了可以降低胆固醇和甘油三脂外,还能减轻体重,所以尤其适合肥胖的高血脂症患者。

(二)食物疗法

【验方一】 喝豆浆吃豆腐能护血管(《健康指南》)

香港大学研究发现,每日摄取20毫克大豆异黄酮,对预防心血管病有很大帮助。

香港大学医学院内科学系心脏科教授刘柱柏建议,每天应从日常饮食中摄取20毫克的异黄酮,相当于每天进食80克豆腐或210毫升豆浆。但他不建议靠服食药物或补充剂摄取异黄酮,最好是从日常饮中吸收。

负责此次研究的专家说,虽然现在医学界对异黄酮能预防心血管疾病的原因仍未有定论,但异黄酮有抗氧化作用,能修补血管,增强血管功能,从而减低血管粥样硬化和中风的风险。

【验方二】 吃亚麻籽油防脑血管病(《健康指南》)

中国保健专家委员会副主任委员西木博士建议,对于老年人,为了预防老年痴呆症等脑血管病和高血脂,可以在做菜时使用几勺亚麻籽油。

亚麻籽油含有丰富的亚麻酸(其含量可达57%)。亚麻酸在体内可以氧化成支配大脑运转的DHA,提供给大脑充足的营养。体内如果缺乏亚麻酸,很容易导致欧米伽三脂肪酸摄入的不平衡,从而引起脑萎缩,对老年人来说,缺乏亚麻酸也会增加老年痴呆的发生几率。亚麻酸对于高血脂的生成也有很好的抑制作用。

"亚麻籽油最好是生吃。"西木说,亚麻籽油的营养成分非常容易在高温中被破坏,所以最好选择有机冷榨的,在食用时最好是凉拌和调汤,千万不能用来煎炒烹炸。老年人每天摄入的亚麻籽油在2~6小食勺比较适量,亚麻籽油最好与清淡的蔬菜搭配,这样才能更好地起到保健的作用。

【验方三】 石榴汁防心血管病(《健康指南》)

美国的一个医学研究报告指出,美味可口的石榴不但有助防御癌症,还可改善老年痴呆症和心脏病造成的严重影响。根据研究结果,人们只要每天饮236毫升石榴汁,便可把体内抗氧化物水平提高40%,患心血管疾病的几率减少50%。

石榴一直被称作是果蔬中的"抗氧化之王"。专家指出,抗氧化物是人体内一种特殊物质,每日适当补充抗氧化物可以大大降低患心血管疾病和癌症的风险。

【验方四】 醋泡西红柿防动脉硬化(《健康指南》)

西红柿的红色源于番茄红素,这种重要的物质不但能够去除自由基、预防癌症,还有抑制坏胆固醇(低密度脂蛋白胆固醇)的作用,有效防止动脉硬化。小西红柿中番茄红素的含量是普通西红柿的2倍。

如果用黑醋或陈醋与小西红柿一起搭配食用,能进一步提高人体对小西红柿营养成分的吸收。这是因为,黑醋或陈醋中不仅含有维生素和矿物质,还有丰富的氨基酸。当番茄红素遇到醋酸后,不但不会被分解,西红柿中的营养成分还更容易被人体吸收。

制作醋泡西红柿需要小西红柿20个,黑醋或陈醋200毫升,白糖1匙,盐1/3小匙。首先,将小西红柿洗净,去蒂,用牙签在上面均匀地扎孔。然后,其余材料放入锅中,边加热边搅拌,直到糖和盐溶化。之后将西红柿放入瓶中,再倒入完全冷却的混合液体,等5~6小时就可以食用了。

防动脉硬化效果非常好的醋泡西红柿,每天可以吃6个左右。在冰箱的冷藏室里可以保存1周左右。

【验方五】 醋泡花生防动脉硬化症(《健康指南》)

具体方法:花生适量,洗净,米醋适量,将花生和醋同置一干净的玻璃瓶中浸泡7天后即可食用。每日早饭前吃8~12粒。常年坚持,可治疗动脉硬化症。此外,银杏叶片,每次2片,每天2次,也有防动脉硬化作用。

【验方六】 每天吃鸡蛋防动脉硬化症(《健康指南》)

美国营养学家用鸡蛋来防治动脉粥样硬化,获得了意料之外的惊人效果,他们从鸡蛋、核桃、猪肝中提取卵磷脂,每天给患心血管病的人吃4~6汤匙。三个月后,患者的胆固醇明显下降。

【验方七】 每天吃紫菜防心血管病(《健康指南》)

每100克紫菜中含镁460毫克,可以说是"镁元素的宝库"。研究表明摄入镁能预防身体软组织的钙化,保护动脉血管的内皮层。每人每天食用50克紫菜就可以保证身体对镁的需求,预防心血管病的发生。

【验方八】 吃猪血防心脑血管疾病(《健康指南》)

猪血不仅含有诸多对人体健康的有益成分,其丰富的营养物质还能对心血管疾病起一道预防作用。从营养学角度分析,老年人食用猪血的好处如下:①猪血是低热量、低脂肪的食品,其脂肪含量极少。②相关数据表明,每百克猪血中含有16克的蛋白质,高于牛肉、瘦猪肉蛋白质的含量。③猪血的含铁量极为丰富,每百克含铁量高达45毫克,比猪肝、鸡蛋、猪肉的含量要高得多。所以,贫血病人常吃猪血可以起到补血的作用。④猪血所含的锌、铜等微量元素,具有增强人体免疫功能及抗衰老的功效。另外,猪血中的卵磷脂能抑制低密度脂蛋白胆固醇对身体的伤害,有助于防治动脉粥样硬化,是老年人与高血压、冠心病、高血脂症及脑血管病患者的理想食品。

【验方九】 防血栓常吃"营养豆"(《健康指南》)

豆豉在国际上被称为"营养豆",它不仅开胃消食、祛风散寒,还能预防脑血栓形成和老年痴呆症发生。

豆豉分"黑豆豆豉"和"黄豆豆豉"两种,以黑褐色或黄褐色为主,其中,鲜美可口、咸淡适中、回甜化渣、具有特有豉香的营养最好。

豆豉可用于调味,而且可以入药。此外,豆豉中钴的含量是小麦的40倍,有良好的预防冠心病的作用;钼的含量是小麦的50倍,而钼具有极强的抗癌作用。豆豉中还含有大量的能溶解血栓的尿激素,能有效地预防脑血栓的形成,对改善大脑的血流量和防治老年性痴呆很有效果。

【验方十】 黑芝麻蔬菜汁治动脉硬化抗衰老(《健康指南》)

自由基是导致治动脉硬化、高血压、糖尿病等疾病的元凶,而黑芝麻中含有大量能排除自由基的抗氧化成分。因此,适当食用黑芝麻可以有效防止上述疾病。

黑芝麻可以直接食用,不过如果和蔬菜汁混合,就能结合蔬菜中的维生素、矿物质、食物纤维等发挥出更理想的防病作用。而加入黑芝麻的蔬菜汁,营养更加均衡,还能解决难喝的问题。

具体做法:选用3~5克黑芝麻(炒熟最好),油菜、芥兰、甘蓝等任意蔬菜200克(绿色越深的蔬菜,所含的营养也就越丰富)。将蔬菜洗净,切碎,与黑芝麻混合后榨汁。老人每日喝1杯。但最好在饭后或两餐之间饮用,因为如果在饭前饮用,可能会影响进食。

【验方十一】 食品防动脉硬化(《健康指南》)

中医认为,不仅山楂、红薯、木耳、茄子等蔬菜水果具有预防动脉硬化的作用,下面这些食品也具有预防动脉硬化的作用。

(1)葛根粉。将葛根磨成粉晒干,取干粉50克,煮成羹,代早餐食用。或用葛根150克与粳米100克煮成粥(先煮葛根,取滤液与粳米同煮)代早餐。坚持服食3个月即可见效。葛根含黄酮类物质,能扩张脑血管,改善脑血液循环。

(2)鲜青椒。鲜青椒富含维生素C和辣椒素,有助于防止动脉硬化和血栓的形成。常吃鲜青椒的人患脑血栓和冠心病的几率会减少。

(3)叶酸。动脉硬化引起的脑中风、冠心病心肌梗塞与患者血浆内高半胱氨酸有密切关系。每天补充5毫克叶酸就能使血浆中的高半胱氨酸转化为对人体有利的蛋氨酸,从而预防动脉硬化。每天吃500克绿叶蔬菜或喝400毫升的豆浆,就可摄取足够的叶酸。

(4)香蕉。香蕉中含有丰富的钾,钾具有抗动脉硬化、降血压、保护心脏的作用。每天吃4个香蕉,能预防动脉硬化、降血压、预防脑中风。

七、老年痴呆的防治

老年痴呆症,是由老年人脑部萎缩引起的精神疾病。痴呆症患者,终日发呆,自言自语,不会有强烈的情绪反应,和一般的精神病患者不一样。其主要表现是:做事情经常会丢三落四,刚做的事很快就会忘记;分不清时间,有时把夜间认为是白天;不知道季节,不能根据气候的冷暖及时更换衣服;不知道自己所在的地方是何处,有时候明明身在家中却吵着要回家,或走出家门找不到回家的路;不认识熟人,老朋友来访却称不认识,甚至不认识亲人,把女儿叫成大姐;自己不知道饥饱;呆滞,对周围事物不关心;多疑,经常自己拿了别人的东西,别人劝他不听;等等。

但是很多人容易把健忘和痴呆混为一谈,这是因为健忘和痴呆都表现为遗忘。记忆力减退、生理性健忘的老人对过去的事情可能会部分遗忘,但有时可以部分记忆,重新想起部分的内容,往往表现远期的记得清,近期的想不起来。痴呆的老人则是完全性遗忘,根本不记得发生过的事情,即使经过提醒也不能回忆;同时,生理性健忘的老人虽然记忆力下降,却可以清楚地判断时间、地点和人物之间的关系,而痴呆老人则对周围环境丧失了判别能力;健忘的老人情绪不稳定,而痴呆老人情感则变得冷漠,甚至对关系到他切身利害的事情也无动于衷;最后,健忘的老人对记忆力下降不仅了解,还要求治疗,希望提高自己的记忆力,而老年人痴呆从早期就不知道有病,虽然记忆力不好,但是却不知道,如把冬天说成是夏天,还认为自己说得对,无求医愿望。总之,健忘是老年人的正常现象,痴呆是一种疾病的表现,只要稍加分析,是可以区别的。

有一个极为简便的痴呆测量方法,即长谷川痴呆量表,可以在家里自行测量。一共有11道题:

1.今天是哪年、哪月、哪日、星期几?

2.这里是什么地方?

3.您多大年纪了?

4.您在这里住多久了?

5.您在什么地方出生的?

6.您哪一年上大学(工作)的?

7.一年有多少天?

8.中国现在的领导人是谁?

9.请计算100-7=?93-7=?

10.我先说几个数字,请您将它们的顺序倒过来说,例如:我说"1—2",您就说"2—1",明白了吗?当病人理解之后,就可以开始,两次即可。

11.现在我给您看五种东西,看完后记住它们,然后请您回忆出来刚才看见了什么东西(看过后将东西盖起来,再让病人回忆,此五种东西为火柴、勺子、手表、钥匙和硬币)。

这一方法每个题目有相应得分:(1)3分;(2)2.5分;(3)2分;(4)2.5分;(5)2分;(6)3.5分;(7)3.5分;(8)3.5分;(9)每一题正确得2分;(10)每一次正确得2分;(11)回忆对五种得3.5分,四种得2.5分,三种得1.5分,两种得0.5分,回忆一种或不能回忆、回忆错误得0分。全部正确,满分为32.5分。

结果判断:10分及以下为痴呆;10.5—21.5分为可疑痴呆;22—30.5分为边缘状态;31—32.5分为正常。

这些题目里面,有测远期记忆力的,有测近期记忆力的,还有是测人的判断力和反应能力的,可以比较均衡全面地衡量老年人是否患有痴呆症。

随着人们寿命的延长,老年性痴呆的患病率在不断增加。65岁以上老年人中明显痴呆者占2%～5%,而80岁以上者增至15%～20%。因此,早期认识这种疾病并加以预防是十分必要的。(《健康指南》)

分清基本类型是防治老年性痴呆的基础。老年性痴呆症主要分为以下几种:①阿尔茨海默老年性痴呆(1907年德国精神病和神经病理学家阿尔茨海默·阿勒斯所描述,并以他的名字命名)。即老年性痴呆是一种原因不明的原发性、进行性痴呆。大多与遗传因素有关,多发生在60岁以上的老人,也见于60岁以下的人中。②血管性痴呆。即多梗塞性痴呆,常由于多次反复发作缺血性脑梗塞引起,我国多见。③混合性痴呆。为上述两种痴呆的混合表现。④其他原因引起的痴呆。如大脑炎、血管性疾病、肿瘤、内分泌疾病、外伤等原因也会引起痴呆。

防治老年痴呆,首先,应及时到医院就诊。治疗的关键,在于早期诊断,早期治疗。其次,除了药物治疗外,还应注意心理治疗,保持乐观的情绪,避免经常生气动怒。第三,应注意合理饮食。少吃甜、咸食物,不要吃得过饱,多吃海藻类和面粉类食物,每天早睡早起,并进行适当的活动。特别是加强手的运动,如写字、绘画、弹奏乐器、编织等多做手的运动,对脑健康有益。血管性痴呆:预防的重点是治疗脑动脉硬化,如预防高血压、糖尿病、高血脂症、戒烟、减肥等,均可延缓或减轻脑血管病,以防血管性痴呆的发生。必要时用抗血小板凝集药(如小剂量阿司匹林、力抗栓等)预防脑梗死。阿尔茨海默老年性痴呆:预防的方法是服用麦角碱、氯酯醒、脑复康、尼莫通等,可延缓痴呆发生或改善脑功能。(《中老年保健精粹》)

(一)手指操防老年痴呆。具体做法是:用拇指依次揿按其余4个手指的指尖,先分别揿按食指2次、中指1次、无名指3次、小指4次;然后倒过来分别揿按无名指3次、中指1次、食指2次。换句话说,要按照2、1、3、4;3、1、2这样的顺序共揿按20次。这样不间断地对指尖进行刺激,能使手指末端的气血流通,从而促进全身的血液循环,改善内脏的功能。这是锻炼记忆力和注意力的良法,也是防止老年痴呆的好方法。

(二)涂彩球防治老人痴呆。日本老年病学家用球体涂色法,防治老年痴呆症,取得了良好的效果。具体方法:他们让病人用红、蓝、黄三色水彩笔,在直径20厘米的球面上以曲线画6个区域,每一区域涂一种色,同色的要隔开。经过摆弄此球后,患者都取得了意想不到的疗效。此方法可以使大脑皮层的兴奋和抑制过程达到相对平衡,激素和其他生物活性物质分泌增加,血流量及神经功能的调节处于良好的状态。(《长寿解读》)

(三)背小诗可预防老年痴呆。每天背诵一首短小的律诗,连续坚持一年以上,可有效防治老年痴呆症。(《健康指南》)

(四)长期补钙须防诱发痴呆。老年人因骨质疏松症,有的长期服用钙补充剂。近年来国外学者注意到,若长期服用柠檬酸钙(即枸橼酸钙)补充钙质,则可大大增加小肠对铝的吸收。而当人体内铝蓄积过量时,会造成脑组织和智力严重损害,导致老年痴呆症的发生。临床研究发现,老年痴呆症患者的大脑中,都蓄积了大量的铝。

美国某医学中心曾给30位健康女医护人员服用柠檬酸钙。所有受试人肾功能均正常,服药

13～25天后,她们24小时内,尿铝排出量明显高出服用前,同时,血铝浓度也明显高于服用前。此实验证明,服用柠檬酸钙会明显增加人体对铝的吸收。因此,老年人若选择柠檬酸钙作为钙补充剂时,应十分谨慎,用药前必须测定肾功能,特别是老年妇女和患糖尿病或高血压的病人,在长期服用柠檬酸钙时更应小心。(《长寿解读》)

(五)治疗验方

【验方一】 猪心朱砂防老年痴呆(《中国秘方全书》)

具体方法:猪心一个,朱砂六克,一起放入锅中蒸煮,熟后即可食用。

利用"同物同治"的作用,以猪心补足心脏所需。朱砂又名硫化水银,是一种矿物药,亦为精神安定剂。"朱砂安神丸"就是一种精神病治疗药。

【验方二】 何远石茯防老年痴呆(《中国秘方全书》)

具体方法:何首乌二钱,远志一钱,石昌蒲六分,白茯苓一钱,莲藕二钱,桔梗一钱,鹿角胶二钱。以上诸药以砂锅煎成药汁饮服,一副药可煎二至三次,温服,忌用糖。这是成人一日的服量,如为严重的痴呆症,则每日加"生桃花"一两五钱至二两,同药一起煎服。

生桃花即是桃树所开的桃花,采回桃花不用水洗,放入同煎,即可。所以,治疗严重的痴呆症,最好在有桃花开放的季节最适宜。

此药及桃花为日用量,所以要天天更换,在这一周内,要排出很多汗,就以煎好的药汁补充水分即可。不须另饮茶水,约一周后,神志就见清楚,这时,可不再用桃花,单饮以上诸药,直到恢复正常为止。

服药期间,忌吃各种动物血、无鳞鱼、羊肉、萝卜、葱、大蒜等,三餐也应少吃咸。

痴呆症的起因,有的是因父母得了食物中毒的毒素,或生病时所服药物,在无意中麻痹了胎儿,也有的是因患者本身遭受病灾而得了痴呆症,不论先天与后天的痴呆症,此方药物对男女都适用,且具有良好功效。

【验方三】 老年痴呆症验方(《大国医》朱良春)

【方名】 健脑散

【组成】 红人参15克,地鳖虫、当归、枸杞各20克,制马钱子、川芎各15克,地龙、制乳香、没药、炙全蝎各12克,紫河车、鸡内金各24克,血竭、甘草各9克。

【用法】 上药研成极细末,每早晚各服4.5克,开水送服,可连续服2～3月。

马钱子有剧毒,其炮制正确与否,对疗效很有影响。一般以水浸去毛,晒干,放在麻油中炸,但若油炸时间太短,则呈白色,服后易引起呕吐等中毒反应;油炸时间过长,则发黑炭化,以致失效,因此在炮制中,可取一枚用刀切开,以里面呈紫红色,最为合度。

(六)食疗方法

中医认为,老年痴呆症多因肝肾亏虚、脑髓不足所致。故以滋补肝肾、填髓健脑的中药和食物进行治疗和预防。

【疾病特征】 部分老年人由于大脑组织病变、脑血管疾病以及精神打击、中毒等因素的影响,出现智力、精神异常,知觉、记忆力减退,反应迟钝,言语混乱等痴呆症状。

【保健要点】 患老年痴呆症的病人要多吃含复合维生素B、胆碱、硫、烟胺等丰富的食物,饮食以高蛋白、低脂肪、高纤维等清淡的食物为宜。适宜老年痴呆症患者的食物有菠菜、芹菜、洋葱、辣椒、大蒜、鸡蛋、虾、核桃、卵磷脂、维生素等。

【日常禁忌】 铝是诱发老年痴呆症的因素之一。要注意避免使用过多的铝制品。

【食疗方法】

1. 核桃大枣粥治疗老年痴呆症(《吃出健康好体魄》)

[原料]核桃仁50克,大枣12个,粳米150克。

[食法]将核桃仁、大枣洗净,粳米淘净,然后一起放入锅中加适量的水煮,待粥成即可。可健脑补脑。

2. 桂圆枣仁粥治疗老年痴呆症(《吃出健康好体魄》)

[原料]桂圆肉20克,炒枣仁20克,芡实25克。

[食法]将桂圆肉、芡实、枣仁分别洗净,然后

放入锅中加适量的水煎煮,待汁浓即可。此方对神经衰弱者有防治作用。

3. 百合芹菜根治疗老年痴呆症(《吃出健康好体魄》)

[原料]百合25克,芹菜50克。

[食法]将芹菜洗净切碎,将百合洗净,然后将芹菜和百合一起放入锅中加适量的水煎煮,汤浓即可。可养神宁心。

4. 黑芝麻牛骨髓粥治疗老年痴呆症(《吃出健康好体魄》)

[原料]黑芝麻20克,牛骨髓20克,糯米100克,白糖适量。

[食法]将糯米淘净,然后把黑芝麻、牛骨髓、糯米一起放入锅中,加适量的水煮,待粥成时放入白糖搅匀即可食用。此方可补脑、抗衰老。

5. 核桃芝麻莲子粥可预防老年痴呆(《益寿养生全书》)

[原料]核桃仁、黑芝麻各30克,莲子15克,大米适量。

[食法]加水适量煮粥服食。

6. 小麦大枣粥可预防老年痴呆(《益寿养生全书》)

[原料]小麦100克(浸软压片),大枣10枚。

[食法]加水适量,共煮粥服食。

7. 羊肉炖栗杞可预防老年痴呆(《健康指南》)

[原料]羊肉90克,栗子、枸杞子各15克,调料适量。

[食法]将羊肉洗净切块,与栗子、枸杞子一起,炖熟服食。

8. 鹌鹑蛋炖核桃杞子可预防老年痴呆(《中医养生100讲》)

[原料]鹌鹑蛋5个,煮熟去壳,核桃肉15克,枸杞子10克。

[食法]一起炖熟服食。

9. 常吃臭豆腐可预防老年痴呆(《益寿养生全书》)

臭豆腐一经制成,营养成分合成了大量维生素B12。每100克臭豆腐含维生素B12 10克左右。科学家们研究认为,缺乏维生素B12可以加速大脑老化过程,从而可引起老年痴呆。因此,常吃些臭豆腐,对预防老年痴呆有积极作用。

10. 可预防老年痴呆的食品(《健康指南》)

(1)糙米:经日本学者研究,吃糙米尤其是发芽糙米,有助于提高学习能力和预防老年痴呆症。

(2)核桃:核桃有明显的健脑作用,可提高学习效果,故它被称为"益智果"、"长寿果"。经研究,核桃中的磷质对神经细胞有保护作用。常吃核桃对营养大脑,提高记忆,促进神经元活力有帮助。

(3)鱼、鸡蛋:老年痴呆症的患者,经检测其血中的DHA(22碳6稀酸),均较正常人低。DHA是一种多价不饱和脂肪酸,鱼、鱼油、鸡蛋内含量较高,故多吃一些有助于预防老年痴呆症。

(4)葡萄酒:经研究葡萄酒中含有一种特殊元素,可激活大脑神经元。科学家已在葡萄酒中发现了防治痴呆症发生的物质。故常喝点红葡萄酒可预防老年痴呆症。

(5)口香糖:研究发现,当人们咀嚼口香糖时,大脑海马区的脑细胞兴奋性增强。因此,常嚼口香糖可帮助开发智力、增强记忆,防止衰老。

(6)此外,常吃腐竹、芝麻、莲子、花生、大枣、桑椹、葡萄、荔枝、松子、山楂、枸杞子、蜂王浆等食物都有预防老年痴呆症的作用。

八、前列腺炎的防治

前列腺是男性泌尿生殖系统的一个器官,其功能是分泌构成精液主要成分的前列腺液,因其开口于尿道相连,故极易在各种致病因素作用下出现炎症反应。前列腺炎是指各种因素导致前列腺急性或慢性的炎症,它是一种男性常见病。(《干部健康手册》)

临床上主要表现为尿道口有白色粘液溢出,尤以大便之后;排尿频繁,下腹部、会阴部或者阴囊部疼痛,有时见血尿,严重者伴阳痿、早泄、血精、遗精及全身乏力、神疲等症状。诊断主要依据为直肠指检时前列腺有压痛,前列腺液涂片可发现每高倍视野白细胞超过10个以上。

前列腺炎属中医淋症、尿浊等病症范畴。本病多因过食醇酒厚味、生活起居不慎,以致脾胃运化失常,湿热内蕴,下注膀胱,出现尿频、尿急、尿痛等下焦湿热表现。由于肝失条达，气血失和，经脉不利，膀胱气化失司，而致水液运行失常。急性期以实证为多。若急性前列腺炎日久失治，或因房劳不节，忍精不泄，或有手淫恶习，劳伤肾精而转成慢性者，多属肾阴耗伤，阴损及阳，亦可导致命门火衰。本病初起以清热利湿为主，后期则以滋补肾阴或温补肾阳为主，亦须兼顾肝脾。(《实用中医大全》)

前列腺是男性特有的器官，也是男性最大的附属性腺，参与生殖代谢。然而，前列腺是个"多事"的地方。很多中老年男性都有不同程度的前列腺炎。

前列腺炎在中医学属于"白浊"、"精浊"等范畴。中医认为该病是由于"下焦湿热"、"气化失调"所引起。由于前列腺扼守着尿道上口，一旦发炎，首先排尿便会受到影响，从而导致尿频、尿急、尿痛、尿线细、尿等待、尿分叉、小腹胀痛等症状，给男性带来难以言状的痛苦。此外，前列腺炎还会导致性功能障碍，甚至可能成为癌症的帮凶。

中医认为，中老年男性之所以慢性前列腺炎发病率高，主要是因为人至中老年以后，肾气虚弱，下元阳气不足，从而没有力气将毒邪驱出体内，导致气滞、血瘀、湿热、痰浊交互为患，使病情迁延，反复不愈。在前列腺炎治疗上，要时刻注意标本兼顾，消补兼施，调补肾中阴阳与清热利湿、活血化瘀相辅相成，方能取得满意的疗效。

(一)发病原因：急性前列腺炎，发病多在劳累、着凉、长时间骑车、酗酒、性生活过度、损伤、经尿道器械操作、全身或局部抵抗力减弱时，致病菌由身体其他部位的病灶经血运或经尿道进入前列腺，最主要的致病菌为大肠杆菌、葡萄球菌、变形杆菌和链球菌。

慢性前列腺炎。病因较为复杂，少数由急性前列腺炎未能彻底治愈迁延而来，绝大多数病人则未曾经历过明确的急性阶段。引起慢性前列腺炎的致病微生物主要是细菌，其次有病毒、支原体、衣原体以及其他致敏原等。性欲过旺、前列腺炎充血、下尿路梗阻、会阴部压迫、损伤、邻近器官炎症病变波及前列腺以及全身抵抗力下降等等，也可能是造成慢性前列腺炎的原因之一。有时精神状态也是影响症状轻重的一个因素。

(二)健康自测：如果出现以下症状时，有可能患有前列腺炎或前列腺增生，应及时到医院就医。①尿道口"滴白"，即早晨起床或大小便后，尿道口有乳白色或透明黏液；②尿频、尿急、尿不尽、尿滴沥、尿等待、尿分叉、尿道口灼痛；③出现阴茎异常勃起或性欲减退；④排便时直肠或肛门周围痛；⑤持续性神经衰弱、疲乏无力、失眠、健忘、多梦、烦躁；⑥曾患有泌尿系统感染或衣原体、支原体感染；⑦出现血精，精液呈现淡红色或黄褐色。

(三)预防知识：有关专家研究认为，前列腺的发病与日常的人为因素有关。归纳起来，前列腺有"七怕"。

一怕嗜烟。根据调查，吸烟者前列腺疾病的患病率比不吸烟者高1～2倍。

二怕饮食不节。经常食用辛辣、酸性食物和饮烈性酒，可引起血管扩张促使前列腺充血而引发炎症或加重原有病情的发展。

三怕受凉。前列腺有丰富的肾上腺素能受体，当它受凉时极易引起交感神经兴奋，导致腺体收缩，使尿道内压增加。

四怕性事不当。短时间内持续多次性交者，发生急性前列腺炎的比例高达89.7%。相反，性欲旺盛者因故无法正常排泄，致前列腺分泌大量"囤积"，时间长了导致前列腺过度扩张与充血，也可引发炎症。此外，体外排精、性交中断等，同样可使前列腺充血肿胀而引起炎症。

五怕便秘。便秘者直肠内积聚大量粪便，会压迫邻近的前列腺而加重其充血。同时，便秘者往往排便时使劲大，腹压增加，压迫前列腺。

六怕挤压。久坐或常骑自行车都可以使前列腺长时间受到挤压，导致局部血液循环不畅。

七怕憋尿。经常人为地憋尿，可以使膀胱充盈胀大，导致排尿无力，引起局部压力增大和血流不畅，加重前列腺肥大的症状。(《干部健康手册》)

(四)中药疗法

【验方一】 参苓六黄汤(《干部健康手册》方药

中）

【组成】 党参、黄芪、生地黄、车前子各15克,黄连、蒲黄、黄柏、黄精各10克,牛膝12克。

【功用】 益气,解毒,利湿。

【主治】 前列腺炎。

【用法】 水煎2次分服,每日1剂。

（方药中：原中国中医研究院研究员,首批国家级名老中医）

【验方二】 活血化瘀、清利湿热法（《干部健康手册》叶继长）

【组成】 猪殃殃100克,半边莲15克,鱼腥草30克,红花10克,桃仁、泽兰、茯苓、车前子各12克,滑石18克,甘草3克,桂枝6克。

【功用】 活血化瘀、清利湿热。

【主治】 慢性前列腺炎。

【用法】 水煎3次分服,每日1剂。

若小腹会阴部或睾丸胀痛加青皮10克,川楝子、橘核各12克;尿道滞涩或有尿不尽之感者加木通、王不留行各9克;有红细胞者加茅根、小蓟各15克;尿末或大便时有白浊滴出者加萆薢、败酱草各5克;有阳痿、早泄、性功能减退者加淫羊藿10克,鹿胶12克。治疗期间每2周复查1次前列腺液与尿三杯试验。

（叶继长：湖北省荆州市中医院主任医师,首批国家级名老中医）

【验方三】 补肾软坚活血汤（《干部健康手册》常培华）

【组成】 核桃夹30克,鳖甲20克（先煎）,熟地20克,肉桂3克,黄柏10克,知母10克,芒硝15克,桃仁10克,红花10克,赤芍15克,川牛膝10克,皂刺10克,王不留行10克,车前子10克,竹叶6克,甘草10克。

【功用】 补肾、软坚、活血。

【主治】 前列腺炎、前列腺肥大尿潴留所引起的小腹膨隆、尿频、尿急、尿痛、小便点滴难出,小腹部、会阴部、腰骶部胀困、刺痛等。

【用法】 水煎服,1日1剂。气虚加党参、黄芪。

（常培华：山西省文水县中医院副院长,主任医师,首批国家级名老中医）

【验方四】 治下焦湿热型前列腺炎方（《实用中医大全》）

本病属下焦湿热者,可见尿频、尿急、尿痛,排尿不畅,尿道灼热不适,终末尿混浊,或大便努挣后尿道有较多乳白色分泌物流出,甚至流出脓性泌物流或伴血尿,小腹或会阴部瘦胀、掣痛,或有烧灼感,舌红,苔黄腻,脉弦滑。治以清利湿热、化浊解毒,方取八正散和三妙丸加减。常用处方：

【组成】 忍冬藤15克,粉草薢15克,萹蓄12克,瞿麦12克,蒲公英15克,败酱草15克,苍术6克,黄柏10克,牛膝12克,甘草梢4.5克,木通3克。

【功用】 清利湿热、化浊解毒。

【主治】 治下焦湿热型前列腺炎。

【用法】 水煎两次服,每日1剂。

【验方五】 治气滞血瘀型前列腺炎方（《实用中医大全》）

气滞血瘀者,可见会阴部、小腹、尿道、腰骶等处瘦胀疼痛,有时痛引睾丸,尿道口滴白较少,常伴小便滴沥涩痛,排尿不畅,舌质黯红,或有瘀斑,苔薄白,脉弦细或沉涩。治以活血化瘀、软坚散结利湿,方取血府逐瘀汤和失笑散加减。常用处方：

【组成】 柴胡10克,枳壳10克,当归12克,赤芍6克,郁金12克,桃仁10克,没药3克,玄胡素12克,川楝子10克,王不留行12克,牛膝10克。

【功用】 活血化瘀、软坚散结利湿。

【主治】 气滞血瘀型前列腺炎。

【用法】 水煎两次服,每1剂。

【验方六】 治肝肾阴虚型前列腺炎方（《实用中医大全》）

肝肾阴虚者,可见尿道口时滴白色粘液,小便频数,淋沥不尽,五心烦热或者低热,颧红盗汗,眩晕耳鸣,腰膝瘦软,口干便燥,或有遗精,舌红苔少或有龟裂,脉弦细而数。治以滋肝肾、泻虚火。方取知柏地黄丸和三才封髓丹加减。常用处方：

【组成】 生地15克,山萸肉10克,怀山药12克,黄柏6克,知母6克,玄参10克,丹皮6克,龟板12克。

【功用】 滋肝肾、泻虚火。

【主治】 肝肾阴虚型前列腺炎。

【用法】 水煎两次服,每日1剂。

【验方七】 治脾肾阳虚型前列腺炎方(《实用中医大全》)

脾肾阳虚者,可见尿道滴白量多,遇劳累更甚,夜尿频数,腰膝酸软,面色苍白,畏寒肢冷,神疲乏力,性功能减退,甚则阳痿滑精,舌淡或有齿痕,苔薄白,脉沉细无力。治以温补脾肾、固摄下元。方取附桂八味丸加减。常用处方:

【组成】 熟地12克,山萸肉10克,山药12克,巴戟肉10克,仙灵脾(又名淫羊藿)12克,肉桂(后下)3克,附块6克,黄芪12克,当归10克,狗脊15克。

【功用】 温补脾肾、固摄下元。

【主治】 脾肾阳虚型前列腺炎。

【用法】 水煎两次服,每日1剂。

【验方八】 薏苡附子败酱散(《大国医》张琪)

【组成】 附子15克,薏苡仁30克,败酱草50克,蒲公英30克,金银花25克,竹叶15克,瞿麦15克,熟地黄20克,山茱萸15克,山药15克,川楝子15克,橘核15克,鹿角霜20克,芦巴子15克,芡实15克,金樱子20克,丹参15克,桃仁15克,赤芍20克,甘草15克。

【用法】 水煎,每日1剂,早晚温服。

【主治】 前列腺炎。

(五)食疗方法

【验方一】 荸荠汁治疗前列腺炎(《干部健康手册》)

具体方法:荸荠150克(带皮),洗净去蒂,切碎捣烂,加温开水250毫升,充分拌匀,滤去渣皮,饮汁,每天2次。

【验方二】 甘蔗汁治疗前列腺炎(《干部健康手册》)

具体方法:甘蔗500克,去皮,切段,榨汁,饮服,每天2次。

【验方三】 葡萄治疗前列腺炎(《干部健康手册》)

具体方法:鲜葡萄250克,去皮、核、捣烂后加适量温开水饮用,每天1~2次。

【验方四】 藕汁冰糖治疗前列腺炎(《干部健康手册》)

具体方法:鲜藕汁100毫升,冰糖50克,蒸熟服用,每天2次。

【验方五】 蜂王浆治疗前列腺炎(《干部健康手册》)

具体方法:蜂王浆适量,加适量温开水。每天口服2次。每次20~30毫升,长期用。

【验方六】 马齿苋车前草治疗前列腺炎(《干部健康手册》)

具体方法:马齿苋60克,车前草60克。将二味药洗净,加水煎汤代茶饮。

【验方七】 老丝瓜治疗前列腺炎(《干部健康手册》)

具体方法:老丝瓜200克,焙黄研末,分2次用甜酒冲服。

【验方八】 绿豆车前子治疗前列腺炎(《干部健康手册》)

具体方法:绿豆60克,车前子30克。将车前子用细布包好,绿豆淘洗干净,同置锅中加水烧开,改用小火煮至豆烂,去车前子即可食用。

【验方九】 猕猴桃治疗前列腺炎(《干部健康手册》)

具体方法:鲜猕猴桃50克去皮、捣烂,加温水250毫升搅匀后饮服,每天2次。

【验方十】 吃苹果治疗前列腺炎(《健康时报》)

国外一项研究发现,长期食用苹果可治疗慢性前列腺炎。前列腺液中的主要成分除了蛋白质、各种酶类、有机物外,还含有许多微量元素,其中锌占大多数,含量远高于机体其他组织。国外临床医学研究人员发现:苹果汁对锌缺乏症具有惊人疗效,这项研究就是"苹果疗法"。与过去常用的含锌药物疗法相比,苹果汁比含锌高的药物更具有疗效。果汁越浓疗效越佳,故慢性前列腺炎的患者经常食用一些苹果,是非常有益的。对于慢性前列腺炎的患者来说,每天吃2~3个苹果,就可获得比较充足的锌元素,达到协同治疗前列腺炎和防止复发的目的。饮用苹果汁或食用果酱都可以。

【验方十一】 嚼食生栗子养护前列腺(《健康时报》)

栗子性温、味甘，熟食健脾，生食补肾止遗，对肾虚腰痛者，最宜食用。前列腺的功能和所在区域，也隶属于中医的肝肾系统。唐代孙思邈称栗子为"肾之果也，肾病宜食之"。明代李时珍也曾记载："治肾虚腰脚无力，以袋盛生栗悬干，每旦吃十多颗，次吃猪肾粥助之，久必强健。"

因此，中老年男性不妨吃点栗子，养护前列腺，对改善小便频繁的症状尤其有益。但要注意的是，生栗子要细细咀嚼，连津慢慢吞咽，早晚各吃一两颗，不宜更多，食用过量易伤脾胃，致食积停滞、脘腹胀满、易便秘者更要注意慎食。

(六)运动疗法

甩手运动。方法是：两脚分开与肩同宽，双目向前平视，挺胸、收腹、全身放松，双手五指并拢，手心向后。然后在吸气的同时，提肛，两手向前伸至前胸，随后呼气，这时随即松肛、两手向后甩去。两手前、后运动算一次。每晚睡前进行亦可，体弱者暂做200次（5分钟），逐步达到400次（10分钟），以400次为宜，呼吸要自然，以免产生头晕。（《干部健康手册》）

(七)外治疗法

【验方一】 敷贴法治前列腺炎（《实用中医大全》）

具体方法：将麝香粉0.15克倒入脐内，再用7粒白胡椒研末盖上，上再封一层白圆纸，外取胶布固定。7~10天换药1次，10次为1疗程。

【验方二】 洗浴法治前列腺炎（《实用中医大全》）

具体方法：黄柏、枯矾、丹参各5克，煮开后15分钟，水温降至42℃，坐浴10~15分钟，每日2次。

【验方三】 坐浴按摩治前列腺增生（《健康指南》）

具体方法：每天晚上用一盆热水坐浴，同时用一只手按摩肛周100次，然后用力从下而上按摩会阴部150次，整个坐浴时间15分钟左右。连续三个月即可明显见效。

【验方四】 葱白敷脐治前列腺炎（《健康指南》）

具体方法：葱白200克，硫磺粉20克，共捣泥热敷脐。此方治前列腺炎有效。

九、前列腺肥大的防治

前列腺肥大是指前列腺体增大，导致膀胱颈部阻塞而引起的一种退行性病变，是一种慢性泌尿系梗阻性疾病。中老年男性居多，病初症状不明显，发展缓慢，逐步出现排尿次数增多，尤其在夜间更为明显。当前列腺增大到一定程度时，可见排尿费力，尿流变细等现象。在早期尿液还能排空，以后阻塞情况逐步加重，尿液不能完全排空，而在膀胱内有残余尿。残余尿量可随阻塞情况而加重，最后可产生完全性尿潴留或充盈性尿失禁。本病根据手指直肠检查，可以摸到前列腺体而确诊，也可以作膀胱镜检查。

(一)主要症状：前列腺肥大的早期症状主要有如下几个：①排尿次数增多。这是由于前列腺肥大，每次小便不能把膀胱里的尿液全部排空，就形成残余尿，相对使得膀胱容量减少，排尿间隔时间也缩短。②排尿费力。前列腺尿道部位有梗阻，尿流排泄阻力增加，必须使劲地用力屏气，所以十分费力。③尿流变细。肥大的前列腺压迫尿道，使尿道内腔狭窄，尿流也随之变细。④尿程变短。即使用力排尿，尿流也射程不太远，有时甚至从尿道口滴沥下来。⑤血尿。前列腺肥大有时会出血而酿成血尿。最为严重的症状是排尿困难发展成急性尿潴留，也就是压根儿无法排尿，大量尿液囤积在膀胱里，使得下腹部鼓鼓囊囊，尿意又相当急迫，病人十分难受与痛苦。

前列腺肥大属于中医癃闭、尿少等范畴。本病主要因肾气虚衰，阴阳失调，瘀浊互阻、精关壅塞所致。病初可见尿频尿急、解尿努责等症状；若久坐少动，房事过度，寒凉所伤，劳倦耗神或者过食辛辣刺激之品，以致耗气伤阴，损脾伐肾，而见小便淋沥不畅，终致膀胱气化无权，小便点滴难出。临床上，本病宜分虚实。实证可分湿热下注和瘀结阻窍两型。虚证可分中气不足、肾阴亏损、肾阳虚衰三型。实证当泻，虚证宜补是本病的治疗大法。至于虚实夹杂者，治疗上宜以兼顾。（《实用中医大全》）

(二)药疗方法

【验方一】 治前列腺肥大方Ⅰ（《实用中医大

本病湿热下注者,可见小便不畅、尿频尿急、尿时刺痛,甚至出现血尿或低热口渴、舌质红、苔黄腻、脉象滑数。治以清热利湿、通利小便,方取萆薢分清饮合八正散加减。常用处方:

【组成】 金钱草30克,粉萆薢15克,石菖蒲6克,瞿麦15克,扁蓄12克,黄连3克,乌药6克,冬葵子12克,赤茯苓15克。

【功用】 清热利湿、通利小便。

【主治】 湿热下注型前列腺肥大。

【用法】 水煎两次服,每日1剂。

【验方二】 治前列腺肥大方Ⅱ《实用中医大全》

瘀结阻窍者,可见小便不畅、有时刺痛、小腹时痛、腰痛、血尿、唇舌俱黯,脉细或带涩,治以活血化瘀,通络散结,方取四物汤加减。常用处方:

【组成】 当归尾12克,赤芍6克,丹皮6克,王不留行12克,泽兰10克,炙甲片6克,丹参15克,赤茯苓15克,马鞭草15克,淡竹叶6克。

【功用】 活血化瘀,通络散结。

【主治】 瘀结阻窍型前列腺肥大。

【用法】 水煎两次服,每日1剂。

【验方三】 治前列腺肥大方Ⅲ《实用中医大全》

中气不足者,可见小便不畅、点滴而下,溺后余沥,夜尿多,甚至小便不通,动则气短,舌淡苔白,脉沉细,治以补益中气,升清降浊,方取补益中气加减。常用处方:

【组成】 黄芪24克,党参12克,茯苓15克,白术10克,柴胡3克,升麻3克,当归10克,白芍15克,粉萆薢15克,炙甘草3克。

【功用】 补益中气,升清降浊。

【主治】 中气不足型前列腺肥大。

【用法】 水煎两次服,每日1剂。

【验方四】 治前列腺肥大方Ⅳ《实用中医大全》

肾阴亏损者,可见小便频而淋沥不畅,时发时止,遇劳即发,长期不愈,且见头晕耳鸣,腰痠,舌质红,脉细数,治以滋养肾阴,方取六位地黄丸和二至丸加减。常用处方:

【组成】 生地15克,山萸肉10克,山药15克,黄柏3克,旱莲草12克,女贞子12克,龟板12克,鳖甲12克,茯苓12克,泽泻12克。

【功用】 滋养肾阴。

【主治】 肾阴亏损型前列腺肥大。

【用法】 水煎两次服,每日1剂。

【验方五】 治前列腺肥大方Ⅴ《实用中医大全》

肾阳虚衰者,可见小便困难,点滴难下,色泽清白,神气怯弱,畏寒肢冷,腰腿痠软,舌淡苔白,脉象沉迟,治以温补肾阳,方取右归丸加减。常用处方:

【组成】 熟地15克,巴戟肉12克,山药15克,仙灵脾(又名淫羊藿)12克,枸杞子12克,补骨脂12克,党参12克,黄芪12克,茯苓12克,牛膝10克,泽泻12克。

【功用】 温补肾阳。

【主治】 肾阳虚衰型前列腺肥大。

【用法】 水煎两次服,每日1剂。

(三)外治疗法

【验方一】 敷贴法治疗前列腺肥大《实用中医大全》

具体方法:独头蒜1个,栀子3枚,盐少许,捣烂,摊纸贴脐部。

【验方二】 药熨法治疗前列腺肥大《实用中医大全》

具体方法:葱白1斤,捣碎,入麝香少许拌匀,分二包,先置脐上1包,热熨15分钟。

3.食疗方法

【验方一】 西红柿茄子治疗前列腺肥大《健康指南》

具体方法:每天常吃西红柿和茄子,可防治前列腺肥大。

【验方二】 生南瓜子治疗前列腺肥大《健康指南》

具体方法:每天去壳嚼食生南瓜子90克,早、中、晚各一次,每次30克。一周为一疗程,可连续服用2~3个疗程可收到疗效。

【验方三】 猕猴桃治疗前列腺肥大《健康指南》

具体方法:猕猴桃1个,洗净,去皮后捣烂,放入杯中加入温开水。每日1剂。

【验方四】 枸杞子治疗前列腺肥大《健康指南》

具体方法：枸杞子15克，洗净放入杯中，用沸水冲泡，代茶频饮。

【验方五】 黑豆蜂蜜治疗前列腺肥大《健康指南》

具体方法：黑豆浆1碗，煮熟后调入蜂蜜，每日2剂。

【验方六】 柿饼灯心草治疗前列腺肥大《健康指南》

具体方法：柿饼2个，灯心草6克，洗净后水煮饮食，每日1剂。

【验方七】 无花果治疗前列腺肥大《健康指南》

具体方法：无花果30克，洗净后水煮，加入冰糖适量服用。每日1剂。

【验方八】 丹参桃仁治疗前列腺肥大《健康指南》

具体方法：丹参20克，桃仁12克，芥菜50克，分别洗净，牛肚200克，洗净后切成小块，用文火煮烂，加入调味品食用。每日1剂。

【验方九】 山药生地治疗前列腺肥大《健康指南》

具体方法：怀山药、生地、肉苁蓉各10克，洗净后研成粗末，放入杯中，用沸水冲泡，加盖焖20分钟，代茶频饮。每日1剂。

【验方十】 党参红小豆治疗前列腺肥大《健康指南》

具体方法：党参30克，红小豆60克，红枣6枚，洗净后放入锅中，用文火煮1小时。每日上下午服用。

【验方十一】 核桃芝麻治疗前列腺肥大《健康指南》

具体方法：核桃仁、黑芝麻各200克，洗净后研成细末，调入适量蜂蜜。每日2次，每次15克。

【验方十二】 芥菜荸荠治疗前列腺肥大《健康指南》

具体方法：芥菜500克，荸荠200克，洗净，加水煮汤，代茶频饮。

【验方十三】 玉米须车前草治疗前列腺肥大《健康指南》

具体方法：玉米须、车前草、赤小豆、西瓜皮、冬瓜皮各50克，水煮，代茶频饮。

【验方十四】 海参粳米粥治疗前列腺肥大《健康指南》

具体方法：海参30克，洗净后切碎，与粳米50克共煮粥。每日1剂。

【验方十五】 吃豌豆降低前列腺癌风险

英国最新研究显示，男性每周吃两份到三份豌豆（即每周吃400克豌豆）可以降低得前列腺癌和原位癌扩散的风险。

【验方十六】 多吃豆可降低前列腺癌发病率《健康指南》

具体方法：医学专家指出：经常多吃点黄豆制品，如豆腐、豆皮、豆浆等，长期坚持可降低前列腺癌发病率。

【验方十七】 多吃葱蒜降低前列腺癌风险《健康指南》

意大利医学专家的调查结果显示，每天摄入少量葱蒜属类蔬菜的人，罹患前列腺癌的风险可减少50%。而前列腺增生病人普遍摄入各种蔬菜，尤其是葱蒜类的量和频度偏低。所以，前列腺增生患者可以经常食用葱蒜类，以降低患前列腺癌的风险。

【验方十八】 石榴汁防治前列腺癌《健康指南》

美国研究人员的实验证明，石榴汁对小鼠体内的前列腺癌细胞有抑制作用。威斯康星大学医学院皮肤学教授哈桑·穆赫塔尔说："我们的研究……显示，石榴富含非常有效的抗癌物质，对前列腺癌效果尤其明显。"穆赫塔尔还说："现在有理由把这种水果应用于人类—既可防癌，又可治癌。"

十、老年尿频的防治

（一）药物疗法

【验方一】 白芷片泡水饮治疗尿频《健康指南》

方法：白芷片6克，用沸水冲泡，拌少许白糖，当茶饮。此方治尿频，当天见效。在尿频厉害时，在泡白芷片时加一些食盐，目的是便于药的吸收，其效果更理想。

【验方二】 芡实金樱子治疗尿频（《中国秘方全书》）

方法：芡实五钱，金樱子四钱，菟丝子、车前子各三钱，水煎服。

【验方三】 黄酒泡草棉子治疗尿频（《中国秘方全书》）

方法：将草棉子十斤，用滚水泡过，盛入蒲包，焖约一至二小时，取出晒裂壳口，去壳皮取其仁，压去油，再用黄酒泡一夜，取出仁，蒸三至四小时，晒干。

净棉子仁一斤，配补骨脂、菟丝子各半斤，共研细，炼蜜为丸，每服二钱，一日二次。这是《本草纲目拾遗》中记载，颇具奇效。

(二)药膳疗法

1. 膀胱虚弱，小便频数：一个人的小便，每天都要畅通，但如果太过频繁，经常为解小便着急，这是因为膀胱虚弱，不能储水，以致于一点点小便就要解出来，非常麻烦。（《中国秘方全书》）

【验方一】 银杏猪肉治疗尿频（《中国秘方全书》）

方法：银杏（又名白果）果肉四两，和猪肉四两炖熟食用，一餐吃不完，分两次吃，可放适量的盐，但不用酱油和香料，一周吃两次，二十四小时内可见效。

此方适用于男女老幼，唯气喘病患忌吃。儿童减半服用，婴儿可饮其汤。

【验方二】 白果鸡蛋治疗尿频（《中国秘方全书》）

方法：生白果仁二至三粒，研末，取鸡蛋一个，开一小孔，将白果末塞入鸡蛋，以纸糊封，放饭锅内蒸熟，每天吃一至二个鸡蛋即可。

【验方三】 白果加糖治疗尿频（《中国秘方全书》）

方法：白果仁三钱，炒后放入水中煎，加糖少许，连汤食之，如果炒燥研成粉服也可。

【验方四】 玉米芯、根治疗尿频（《中国秘方全书》）

方法：玉米芯、玉米根各二两，水煎去渣，加入适量白糖，一日二次分服。

【验方五】 竹叶菜车前草治疗尿频（《中国秘方全书》）

方法：竹叶菜一两，车前草一两，甘草三钱，用水煎，去渣，一日二至三次分服有效。

【验方六】 山药零余子治疗尿频（《中国秘方全书》）

方法：山药零余子（即山药藤上所结的珠芽）一至二两，煮熟去皮，加白糖少许，临睡前服用，胜如山药。

2. 年老腰脚无力，小便频数：

【验方七】 吃生栗子治疗尿频（《中国秘方全书》）

方法：每日早晚各吃生栗子一至二枚，细嚼慢咽，久之生效。古老相传，有诗云"老去自添腰脚病，山翁服栗旧传方，客来为说晨与晚，三咽徐收白玉浆。"但此物不可多吃，否则会妨碍消化。

(三)食疗方法

1. 糖尿病患者，小便频数：

【验方一】 猪肚炒山药治疗尿频（《中国秘方全书》）

方法：以猪肚炒山药，加大葱、生姜，不但可治好夜半多尿，还可以治糖尿病。

应注意的是要用大葱，约有大拇指一般粗，不是普通小葱。药性可消毒。还有生姜，并非老姜，这种葱姜合用，对糖尿病有克制的作用。

【验方二】 田螺治疗尿频（《中国秘方全书》）

方法：田螺数十只，养清水中漂去泥，换置清水中浸一夜，取其水煮沸，每日饮此水，或是煮熟饮汁也可以。

【验方三】 冬瓜麦冬治疗尿频（《中国秘方全书》）

方法：冬瓜皮、麦冬各一至二两，黄连三钱。以水煎汤，一日二至三次分服有效。

【验方四】 盐炒核桃治疗老年尿频（《健康指南》）

方法：先将核桃肉放入锅里用盐微炒，然后加莲子煎汤服用。咸能入肾，核桃加盐略炒，能增强核桃的补肾作用，有利于治疗夜尿症。

【验方五】 姜枣饮治疗老年尿频（《你可能不知道的健康常识》）

方法：每天用生姜150克、红枣100克，加水500毫升，煎煮15分钟取汁，加白糖适量，当茶饮。一天内服完,连服15天为一疗程,一般服两三个疗程即可由明显效果。

【验方六】 枸杞桂圆治疗老年尿频《健康指南》

方法:枸杞子20粒,葡萄干20粒,桂圆肉2个,干杏仁2个,核桃仁2个。用开水冲泡,水和食物一起饮服。每天一剂,连续吃一个月以上即可见效。

【验方七】 核桃炒韭菜治疗老年尿频《健康指南》

方法:核桃仁30克,韭菜200克洗净切段,核桃仁油炒后拌入韭菜及虾肉适量,用盐调味佐餐。可补肾壮阳,防治尿频。

【验方八】 蚕蛹核桃治疗老年尿频《健康指南》

方法:蚕蛹、核桃仁各25克,芡实、党参各15克,白果(银杏)5枚,生姜1片,炖服。能补益肺脾肾,缩尿暖腰,防治尿频。

【验方九】 竹丝鸡汤治疗老年尿频《健康指南》

方法:鸡四分之一只并去皮,巴戟天10克(用盐水炒制),杜仲15克(用盐水炒制),怀山药15克,所有材料煲汤服食,能补肾阳,温而不燥,防治尿频。

【验方十】 猪小肚治疗老年尿频《健康指南》

方法:猪小肚(膀胱也叫尿泡)一个,莲子、芡实各20克,田七片6克,或田七末3克,陈皮半片,煲汤或炖服。能补脾固肾,散瘀缩尿,防治尿频。

【验方十一】 白茅根汤治小便不利《重订医学衷中参西录》

治阴虚不能化阳,小便不利。或有湿热壅滞,以致小便不利,积成水肿。

白茅根掘取鲜者一斤,去净皮与节间小根,细切。

将茅根用水四大碗煮一沸,移其锅,置炉旁。候十数分钟,视其茅根若不沉水底,再煮一沸,移其锅,置炉旁。须臾,视其根皆沉水底,其汤即成。

去渣,温服多半杯,日服五六次,夜服两三次使药力相继,周十二时,小便自利。

然必须如此煮法,服之方效。若久煎,其清凉之性及其宣通之力皆减,服之即无效矣。所煮之汤,历一昼夜即变绿色。若无发酵之味,仍然可用。

【验方十二】 寒通汤治小便滴沥不通《重订医学衷中参西录》

治下焦蕴蓄实热,膀胱肿胀,溺管闭塞,小便滴沥不通。

滑石一两,生杭芍一两,知母八钱,黄柏八钱。

水煎服,一剂稍通。又加木通、海金沙各二钱,服两剂痊愈。

【验方十三】 升麻黄芪汤治小便滴沥不通《重订医学衷中参西录》

治小便滴沥不通。偶因呕吐咳逆,或侧卧欠伸,可通少许,此转胞也。用升提药,提其胞而转正之。胞系不了戾,小便自利。

生黄芪五钱,当归四钱,升麻二钱,柴胡二钱。水煎服。

三焦之气化,不升则不降。小便不利者,往往因气化下陷,郁于下焦,滞其升降流行之机也。故用一切利小便之药不效,而投以升提之药,恒多奇效。

(四)外治疗法

1. 用热水袋敷小腹治尿频《长寿解读》

方法:每天晚上睡觉时,备好装有80℃~90℃的热水袋,用毛巾包好,放在小腹部,可治夜尿频多症。连续敷用两周以上即可明显见效。

2. 巧解小便治尿频《健康指南》

方法:解小便时,两脚分开成内八字,抬脚跟,脚尖着地,咬紧牙关,并将身体重量分别放在两足大趾上,如站立不稳可扶墙。小便过程中,有意中断排尿3次,即在小便畅快的时候,有意停止排尿,待停止3~5秒钟后再继续排尿。如此停了再排,排了再停,连续3次即可。晚上睡觉前和早上起床时小便量大,最好不要错过。此法能防治前列腺增生,可改善尿频、尿急等症状,对防治阳痿、早泄有良好的疗效。此法连续坚持3年以上,可收到明显成效。

十一、尿失禁的防治

尿失禁是指尿道括约肌因损伤或者控制它

的神经功能失常,病人不能控制排尿,尿液自尿道口流出,亦有因尿道括约肌功能性松弛而导致小便不禁。(《实用中医大全》)

尿失禁,又称为尿崩,西医称为膀胱括约肌麻痹症,由于脑垂体之机能发生障碍而引起,中医则认为是肾脏虚寒所致,它的症状是小便频数、遗尿,甚至尿崩失禁。日常饮食,应以少含盐及蛋白质少者为宜。(《中国秘方全书》)

老年人容易发生尿失禁。尿失禁是自己不能控制排尿,尿液不自觉流出,给个人带来痛苦,给家庭增加麻烦。

尿失禁可由局部或全身因素引起。局部因素如有子宫脱垂或膀胱膨出症的老年妇女,其膀胱颈部肌肉和盆腔底部支持组织松弛,当大笑、咳嗽、搬重物使腹压增加时,就会有尿液外溢,称为压力性尿失禁;前列腺增生症发展到晚期,小便涓滴难出,出现慢性尿潴留,膀胱过度膨胀,尿液自行溢出,称为充盈性尿失禁;老年妇女患无菌性尿道炎并发萎缩性阴道炎时亦可致尿失禁;尿路细胞感染常可引起暂时性尿失禁。全身因素大多由于大脑排尿中枢的神经细胞功能随着年龄增长而衰退所致,因此老年人往往有膀胱收缩增强,容量减少和残余尿量增多,引起尿急、尿频、尿失禁等症状。

中医认为,尿失禁的病因主要有以下四个方面:一是肾气虚寒,以其素体阳虚,或者久病伤阳,命门火衰,气化无权,制约失职,则为小便不禁。二是肺脾气虚,由于久咳伤肺,治节失常,加之脾虚气陷,膀胱气化失常而为尿失禁。三是肝肾阴虚,多因病久阴亏或者素体阴虚,虚热内生,久则膀胱失约而为尿失禁。四是膀胱蓄热,由湿热下注而造成约束不利为尿失禁。尿失禁辨其寒热虚实。虚寒者尿频而清长,虚热者量少而色深黄,实热者尿频量少而伴有尿道刺痛。临床上以虚症居多,故治疗多以扶正为主。(《实用中医大全》)

【验方一】 熟地补骨脂等治疗尿失禁(《实用中医大全》)

本病属肾气虚寒者,可见小便不禁,尿频清长,面色苍白,倦怠乏力,腰脊痠楚,四肢不温,舌淡胖,有齿痕,苔薄白,脉沉细无力。治以温肾固涩。方取巩堤丸加减。常用处方:

【组成】 熟地12克,补骨脂12克,枸杞子12克,菟丝子12克,巴戟肉12克,茯苓12克,焦白术10克,熟附块12克,煨益智12克,怀山药15克。

【功用】 温肾固涩。

【主治】 肾气虚寒型尿失禁。

【用法】 水煎2次服,每日1剂。

【验方二】 生地山萸肉等治疗尿失禁(《实用中医大全》)

肝肾阴虚者,可见小便不禁,尿短涩色黄,头晕耳鸣,两颧潮红,腰痠腿软,骨蒸盗汗,胁肋隐痛,五心烦热,大便不爽,舌红少苔,脉细数无力。治以滋补肝肾,佐以固涩,方取大补阴丸加减。常用处方:

【组成】 生地12克,山萸肉10克,龟板12克,女贞子12克,旱莲草12克,桑螵蛸15克,五味子6克,沙苑子12克,知母10克,生甘草3克。

【功用】 滋补肝肾,佐以固涩。

【主治】 肝肾阴虚型尿失禁。

【用法】 水煎2次服,每日1剂。

【验方三】 党参黄芪等治疗尿失禁(《实用中医大全》)

肺脾气虚者,可见小便不禁,且见频数,咳喘气怯,神疲乏力,纳减便溏,时见腹胀,舌淡苔薄,脉细弱。治以温补肺脾,益气固涩。方取保元汤加减。常用处方:

【组成】 炒党参12克,炙黄芪12克,焦白术10克,怀山药15克,茯苓12克,陈皮6克,大腹皮10克,诃子6克,炙苏子10克,炙甘草3克,大枣5枚。

【功用】 温补肺脾,益气固涩。

【主治】 肺脾气虚型尿失禁。

【用法】 水煎2次服,每日1剂。

【验方四】 萹蓄草瞿麦等治疗尿失禁(《实用中医大全》)

膀胱蓄热者,可见小便不禁,尿黄滴沥,尿道灼热刺痛,小腹重坠不适,口苦口干,舌红苔黄,脉象弦数。治以清利湿热,方取八正散加减。常用处方:

【组成】 萹蓄草15克,瞿麦15克,木通5克,滑石(包)15克,生大黄(后下)12克,炒山栀12克,车前子(包)12克,生甘草梢3克。

【功用】 清利湿热。

【主治】 膀胱蓄热型尿失禁。

【用法】 水煎2次服,每日1剂。

【验方五】 茱萸覆盆子等治疗尿失禁《中国秘方全书》

【组成】 山茱萸、覆盆子、茯苓各三钱,附子一钱,熟地四钱。

【用法】 水煎服,每日1剂。

【功用】 治遗尿有实效。

【验方六】 山茱萸五味子等治疗尿失禁《中国秘方全书》

【组成】 山茱萸三钱,五味子二钱、益智仁二钱。

【用法】 水煎,取其汤饮服,每日1剂。

【功用】 治疗尿频失禁。

【验方七】 芡实粳米粥治疗尿失禁《中国秘方全书》

具体方法:每天用芡实(去壳)合粳米煮粥进食,可以治小便失禁、遗精带下。芡实,青壳白肉,形如珍珠,其味略甜,是养生的良好食品。

【验方八】 猪肚五味子治疗尿失禁《中国秘方全书》

方法:新鲜猪肚一个,洗净,和五味子一两八钱(布包),一同炖食,吃两三次即可见效。

【验方九】 "还原汤"、"加味缩泉丸"治疗尿失禁《中国秘方全书》

服饮"还原汤"五日后,停服,改服用"加味缩泉丸",早晚空腹时,以淡盐汤送下,每剂用一百丸,通常一剂即可断根,极严重者三副痊愈,五副段根,治尿崩症也有效。

"还原汤":雷州益智仁一两,山萸肉五钱,覆盆子五钱,白术一钱。以三大碗水浓煎至一大碗左右,用小炭火在砂锅内慢慢煎熬,不得用铝锅或任何金属锅。

"加味缩泉丸":老鹿茸五钱(速炙)、益智仁五两(盐炒后去盐)、天台乌药五两。以上三味研细末,怀山药四两,高粱酒浸,加水煮成糊状后,将以上三味之末调均匀,制成丸药,如梧桐子般大小。

年过二十岁之青年,常常有他念,所以要断根,服缩泉丸(加味缩泉丸去鹿茸)可培元固本,每天服十五粒即可。

【验方十】 党参核桃仁治疗尿失禁《健康指南》

方法:党参18克,核桃仁15克。加适量水浓煎,饮汤食核桃仁。此汤益气固肾,对老年人肾虚导致的小便失禁有疗效。

【验方十一】 黄实山药粥治疗尿失禁《健康指南》

方法:黄实粉、山药粉各30克,核桃仁20克,大枣8枚,同煮粥食用。此粥补气健脾,固精益肾,补脾和胃,适宜老年人脾肾两虚型的小便失禁者服用。

【验方十二】 龙眼枣仁治疗尿失禁《健康指南》

方法:龙眼肉15克,炒枣仁12克,黄实10克,水煎代茶饮。龙眼肉益心脾、补气血,枣仁养肝、宁心,黄实补脾固肾,能起到养血安神、益肾、固精、缩尿的功效,适用于老年人心气虚损、心肾不交所致的小便失禁者服用。

【验方十三】 大蒜治急性尿潴留方《温度决定生老病死》

若发生急性尿潴留时,可将大蒜捣成泥状,敷在肚脐上,慢慢就可以缓解症状。

十二、防治遗尿方

夫尿者,赖心肾二气之所传送,膀胱为传送之府。心肾气虚,阳气衰冷,致令膀胱传送失度,则必有遗尿失禁之患矣。《经》云:膀胱不利为癃,不约为遗尿也。大宜温补,清心寡欲。又有产后不顺,致伤膀胱,及小儿胞冷,俱能令人遗尿失禁,各须随症治之。《寿世保元》

【验方一】 缩泉散《寿世保元》

【处方】 乌药、益智仁各等分。

【用法】 上为细末,山药糊为丸,如梧子大。每服七十丸,空心,盐汤下。

【主治】 治肾气不足,小便频数,日夜百余次。

【验方二】 治遗尿验方《寿世保元》

【处方】 鸡膍胵（鸡内金）一具（并晒干，去秽净，不用水洗。男用雌鸡，女用雄鸡）。

【用法】 上为细末，每服二钱，空心，滚白汤调下，二三服即愈。

【主治】 治遗尿不禁。

【验方三】 治小便频数方《寿世保元》

治小便多者，萆薢夜煎服之，永不夜起。

【验方四】 治夜尿多方《寿世保元》

治夜尿多小便，用胡桃灰火煨熟，临卧，温酒嚼下。

【验方五】 治小便频数验方《寿世保元》

气不足，脉微而涩，小便频数。用小茴香不拘多少，同盐炒为末，取糯米糕一片，炙软，热蘸药吃，立效。

十三、防治小便闭方

小便不通，由膀胱与肾俱有热故也。肾主水，膀胱为津液之府，此二经为表里，而水行于小肠，入胞者为小便。肾与膀胱既热，热气太盛故结涩，令小便不通，小腹胀满。气急甚者，水气上逆，令心急腹满，乃至于死。诊其脉紧而滑直者，不得小便也。《寿世保元》

【验方一】 禹功散《寿世保元》

【处方】 陈皮、半夏（姜制）、赤茯苓、猪苓、泽泻、白术（炒）、木通、条芩、山栀子（炒）各一钱，升麻三分，甘草二分。

【用法】 上锉一剂，水二盅，煎至一盅。不拘时服，少时以鸡翎探吐之，得解而止。妙在吐，譬如滴水之器，闭其上窍则涩，拔之则水通流泄矣。

【主治】 小便不通，百法不能奏效，服此无不愈。

【验方二】 治小便不通方Ⅰ《寿世保元》

小便不通，腹胀。土蒺藜炒黄为末，黄酒调下。

【验方三】 治小便不通方Ⅱ《寿世保元》

小便不通，用猪胆投热酒中，服之立通。

【验方四】 治小便不通方Ⅲ《寿世保元》

用蚯蚓，研以冷水，滤浓汁，服半碗立通。大解热疾，不知人事者服之立效。

【验方五】 治小便不通方Ⅳ《寿世保元》

治小便不通，用蝼蛄一个，焙熟嚼吃，黄酒送下立通。

【验方六】 治小便不通方Ⅴ《寿世保元》

治小便不通，小腹胀满，不急治即杀人。连根葱白一斤，捣烂炒热，以布裹，分作两处，更替熨脐下即通，加些麝香尤妙。一治小便不通，诸药无效，或转胞至死，此法用之，小便自出。

十四、防治大便闭方

夫阴阳二气，贵乎不偏，然后津液流通，肠胃润溢，则传送如经矣。摄养乖理，三焦气滞，运掉不行，遂成闭结之患。有曰：曰风闭、气闭、热闭、寒闭、湿闭是也。更有发汗利小便，及妇人产后亡血，走耗津液，往往皆能令人闭结。燥则顺之，涩则活之，闭则通之，寒则温之，热则清之，此则一定之法也。《寿世保元》

【验方一】 治大便闭结效方《寿世保元》

大脏实热，大便闭结不通，用大黄、皮硝、牙皂三味，各等分水煎，一服立效。

【验方二】 治大便闭结验方《寿世保元》

用皮硝五钱，熟酒化开，澄去渣，加香油三四茶匙，温服立通。

【验方三】 治大便闭结神方《寿世保元》

治大便不通，乌桕木方停一寸，劈破以水煎，取小半盏服之，立通。不用多吃，煎极神。

【验方四】 治大便闭结外敷方《寿世保元》

大小便闭，数日不通，用商陆捣烂敷脐上，立通。

【验方五】 治大便闭涩方《寿世保元》

治老人大便闭涩，连日不通。火麻仁一盏半研，水浸取汁。芝麻半盏炒研，水浸取汁。荆芥穗一两，桃仁去皮尖，炒研一两，入盐少许同煎，服之立效。

【验方六】 活血润燥丸《寿世保元》

【处方】 当归（酒洗）二两，怀生地黄一两，怀熟地黄一两，火麻仁一两五钱，枳壳（麸炒）七钱，杏仁（去皮尖）五钱。

【用法】 上为细末，炼蜜为丸，如梧子大。每服七十丸，空心，温水送下。

【主治】 治大便常闭结,宜久服。

十五、防治二便闭方

【验方一】 治二便闭良方《寿世保元》

二便闭结甚难医,急炒盐来塞满脐,蒜片覆盐堆艾熨,利便良方少人知。

【验方二】 治大小便不通方《寿世保元》

【处方】 生姜半两,葱白根叶一大茎,盐一捻,豆豉三十粒。

【用法】 上捣烂,安脐中。须烘热脐中,以帛扎定。良久,气透即通,或再换一饼。

【主治】 专治老人大小便不通。

【验方三】 铁脚丸《寿世保元》

大小便不通者,此气闭也。皂角去皮子,炙,不拘多少为细末,酒打面糊为丸,如梧子大。每服三十丸,酒送下。

【验方四】 蜗牛膏《寿世保元》

用蜗牛三枚,去壳捣为泥。加麝香少许,纳脐中,以手揉按之立通。或用田螺亦可。

【验方五】 苏危散《寿世保元》

【处方】 苦瓜蒂五钱,川乌(炮)、草乌(炮)、香白芷、牙皂(炮)、细辛各三钱,胡椒一钱,麝香少许。

【用法】 上为细末,用小竹筒将药吹入肚内即通,神速。

【主治】 大小便不通垂危者。

十六、颈椎病的防治

颈椎病是一种综合征,又称颈椎综合征。它是老年人常见的一种疾病,是在外感、外伤、失稳、劳损等因素作用下,导致人体颈椎间盘逐渐发生退行性变、颈椎骨质增生,或颈椎正常生理曲线改变后刺激或引起的一组综合征状。可分为颈型、神经根型、脊髓型、椎动脉型、交感神经型和其他型。《老年疾病健康读本》

(一)颈椎病的类型

1. 神经根型。表现主要有颈部、肩部、上肢疼痛麻木,枕部痛,握力减弱及肌肉萎缩,是由于骨质增生或颈椎位移而使椎间孔变小,进而压迫神经根所致。

2. 椎动脉型。表现主要有眩晕、头痛、耳鸣、听力下降等,也就是常说的脑供血不足的症状。

3. 脊髓型。表现有四肢无力,步态笨拙,颤抖等,严重者可引起肢体瘫痪和二便失禁。

4. 交感神经型。表现主要有眼球肿胀,视物模糊,偏头痛,肢体发冷,心动过速或过缓,某些内脏器官功能紊乱,多汗或少汗等。

5. 颈型。主要颈部组织受影响,表现有颈部发胀、发酸、疼痛等不适,总感觉颈部托不住头,觉得头比较重,脖子没劲。

6. 食道型。也称咽喉型。主要表现在吞咽困难,食物经过咽部时感到不适,下咽困难。开始时表现在硬质食物,严重时对软质或流质食物都有这种感觉。

7. 混合型。具有上述六型中两型或者两种类型以上症状的叫混合型。比如,既有神经根型症状,又有椎动脉型的症状,就可以归为混合型颈椎病。这在临床上也是最多见的。《干部健康手册》

人到老年,软骨逐渐衰老,颈椎部分骨质增生,形成骨刺,刺激着颈部神经根周围的软组织,使之肿胀,神经根受压,从而引起局部疼痛、麻木。此外,若身体经常处于某种特定的姿势,则颈、脊柱一侧的软组织长期处于相对的紧张收缩状态,另一侧处于相对的牵拉状态,这就使颈椎两侧肌肉和韧带的张力不平衡,长久下去会促成一侧骨质增生,导致颈椎病。《老年人健康长寿须知》

一般人只知道颈椎病与长期低头屈颈,导致椎间盘退变有关。实际上,90%以上的颈椎病患者均有程度不同的咽喉部炎症。颈部有通到大脑的血管、神经,又是咽喉、食管、气管的通道,有些职业人士,比如演员、中小学教师、化工厂工人,声带、咽喉长期处于疲劳状态,或在空气污染的环境下长期工作,往往是颈椎病的好发者。另外,嗜酒等易感咽喉部炎症的人群,也易患颈椎病。研究证实,咽喉部炎症是颈椎病的重要易患因素之一,且病程和程度都对颈椎病的发生有着重要影响。颈椎与咽喉毗邻,两者之间的淋巴循环有密切联系。咽喉部的细菌、病毒等炎症物质,可以播散到颈椎部位的关节及周围的肌肉、韧带、关节,使这些组织收缩、变性,肌张力下降,韧带松弛,破坏局部的完整性与稳定性,最终引起内外平衡失调,导致颈椎病的发生。(《长寿解读》)

颈椎病的症状及分期:颈椎病是一种常见病、多发病,好发于40～60岁之间的成人,男性较多于女性。本病主要的临床症状有头、颈、臂、手及前胸等部位的疼痛,并可有进行性肢体感觉及运动障碍,重者可致肢体软弱无力,甚至大小便失禁、瘫痪、累及椎动脉及交感神经则可出现头晕、心慌等相应的临床表现。

颈椎病的分期,是用以展示颈椎病的进展过程,可分以下5期:①颈椎间盘退变初期。②颈椎间盘膨出期。③颈椎间盘突出期。④骨赘形成期。⑤脊髓变性期。

(二)颈椎病的预防:

1. 注意颈肩部保暖,避免头颈负重物,避免过度疲劳。

2. 长期伏案工作者,应定时改变头部体位,按时做颈肩部肌肉的锻炼。

3. 注意端正头、颈、肩、背的姿势,不要偏头耸肩,谈话、看书时要正面注视。要保持脊柱的正直。

4. 避免高枕睡眠的不良习惯。理想的枕头应是符合颈椎生理曲度要求的,质地柔软,透气性好的,以中间低,两端高的元宝形为佳。枕头不宜过高或过低,切忌"高枕无忧"。

(三)颈椎病的治疗:

治疗颈椎病的方法很多,可分为非手术疗法和手术疗法两大类。我国多采用中西医结合多种方法治疗颈椎病,大多数患者通过非手术疗法可获得较好的疗效,且花钱少,痛苦小,很受欢迎。只有极少数病例,如神经、血管、脊髓受压症状进行性加重,或者反复发作,严重影响工作和生活,才需手术治疗。(《老年疾病健康读本》)

(四)药物疗法

【验方一】 骨痹汤(关幼波)

【组成】 杭白芍30～60克,生甘草10克,木瓜10克,威灵仙15克。

【功用】 滋补肝肾,祛邪止痛

【主治】 骨质增生,包括颈椎骨质增生、腰椎骨质增生、足跟骨质增生等引起的疼痛、麻木等症。

【用法】 水煎服,每日1剂,每剂分两次服用。

(关幼波:曾任北京中医医院主任医师、教授,北京中医药学会名誉会长,首批国家级名老中医。)

【验方二】 益肾坚骨汤(汤承祖)

【组成】 黄芪30克,补骨脂15克,骨碎补12克,菟丝子12克,狗脊12克,川断12克,枸杞子12克,干地黄20克,当归12克,白芍12克,鸡血藤30克,葛根12克。

【功用】 益肾养血,和络止痛。

【主治】 颈椎、胸椎、腰椎增生,上肢麻痛、脊柱活动欠利者。

【用法】 水煎服,每日1剂,日服两次。

(汤承祖:曾任南通市中医院副院长、江苏省中医药学会理事,首批国家级名老中医。)

【验方三】 除痹逐瘀汤(吕同杰)

【组成】 当归15克,川芎12克,红花9克,刘寄奴15克,姜黄12克,路路通30克,羌活9克,白芷12克,威灵仙12克,桑枝30克,胆星9克,白芥子9克。

【功用】 活血化瘀,行气通络,除湿涤痰。

【主治】 颈椎病(颈椎骨质增生)

【用法】 水煎服,每日1剂,日服两次。服6剂停1天,12天为1个疗程。

(吕同杰:山东中医药大学附属医院名誉院长,首批国家级名老中医。)

【验方四】 阿司匹林治颈椎病(《健康指南》)

具体方法:阿司匹林肠溶片,每日饭后服一次,每次100毫克。连服一年即可见效。

(五)食疗方法

中医认为,核桃、山萸肉、生地、黑芝麻等具有补肾髓之功,合理少量服用可起到强壮筋骨、推迟肾与关节退变的作用。(《干部健康手册》)

【验方一】 复方红花酒。(《干部健康手册》)

红花20克,当归尾15克,赤芍15克,川芎15克,肉桂2克。将以上各品研成粗粉,浸泡于

1000毫升低度白酒中,每日摇晃1次,10天后开始饮用。早晚各饮1盅(约20毫升)。本方可活血化瘀,温通经络。供神经根型颈椎病人选用。

【验方二】 蛤蚧乌蛇酒。《干部健康手册》

蛤蚧(连头足)1对,乌蛇(连头)100克,低度白酒1000毫升。将蛤蚧去鳞片,切成小块,乌蛇研为粗末,同浸泡于白酒中,封存,每日振摇1次,10天后开始饮用。早晚各饮1盅(约20毫升)。本方可补肾益精,防风利湿,通络止痛。供神椎动脉型颈椎病人选用。

【验方三】 枸杞杜仲酒。《实用中医大全》

枸杞、杜仲、五加皮各30克,浸泡于1000毫升白酒中,7~10天后即可服用。每晚睡前饮用25毫升。本方可治颈椎病。

【验方四】 归芪鸡血藤蜜汁《干部健康手册》

当归尾20克,炙黄芪30克,鸡血藤60克,干地龙20克(酒浸),蜂蜜30克。将当归尾、黄芪、鸡血藤、地龙用冷水浸泡半小时,入锅加水浓煎1小时,去渣取汁,趁温兑入蜂蜜,搅匀即成。早晚两次分服。本方可益气养血,舒筋活络。供脊椎型颈椎病及部分神经根型颈椎病人选用。

(六)运动疗法

颈椎病的治疗除药疗、食疗等对症治疗外,运动疗法是不可忽视的重要手段。运动疗法,主要在于经常参加体育锻炼,以增加肌肉力量,减缓骨质增生。《老年人健康长寿须知》

【验方一】 转头运动《老年人健康长寿须知》

(1)将头向右后慢慢转,尽力而为;然后慢慢回到正位。再将头向左后慢慢转,尽力而为;然后再慢慢回到正位。如此反复10次左右。

(2)慢慢地将头向前俯伸,然后再慢慢地向后仰缩,来回反复10次左右即可。

还可以采取锤打颈部、拍打颈部、按摩颈部的办法以及采用牵引、推拿等方法进行治疗。

【验方二】 颈部体操《长寿解读》

颈部体操是运动疗法的关键,一方面能增强颈背部肌肉力量,增进颈椎活动功能,另一方面还有解痉止痛、缓解症状的功能,颈部体操共分五节,每节做四到八拍,每日一至两次,具体内容如下:

(1)左顾右盼。上身直立,双手插腰,头向左、右旋转,做八个节拍。

(2)伸颈拔背。两肩放松下垂,同时颈部尽量向上伸,似头顶球状,做八个节拍。

(3)与颈争力。两手交叉置于枕后部,头颈用力后伸与手成对抗状,做八个节拍。

(4)环绕颈项。头顶放松,缓慢转头,顺时针转与逆时针转各四个节拍。

(5)按摩颈部。全身放松,将双手除拇指外的其余四指竖置于后颈部两侧,自上而下,自下而上,逐次按摩颈椎两侧肌肉,共八个节拍。

【验方三】 练功疗法《长寿解读》

(1)准备:两脚分开站立,距离与肩同宽。身体自然放松,双手掌心放置于头颈后,手掌用力摩擦颈部以使有温热、舒适感。

(2)往后观瞻:站立位。头颈向右后转,眼看右后方,然后还原;头颈向左后转,眼看左后方。

(3)前伸探海:站立位。头颈前伸并侧转向右前下方,眼看前下方似向海底窥探一样;回复原位后头颈前伸并侧转向左前下方,眼看前下方,回复原位。

(4)颈项侧弯:站立位。头颈向左侧弯,还原,再右侧弯,再回复原位。

(5)前后点头:站立位。头颈向前点两下,然后尽量后仰再点两下,回复原位。

(6)头颈绕转:站立位。头颈自左而前向右往后再至左绕转一周,还原,再反向绕转一周。以上步骤可视各自状况反复多次。

【验方四】 颈部活动法《干部健康手册》

根据现代医学研究,适量的颈部活动配合治疗慢性颈椎病效果比较好,对预防颈椎病也很有好处。下面是北京体育大学教授窦文浩推荐的防治颈椎病的颈部活动法。

(1)头部绕环动作。方法为:双手叉腰,身体保持正直,坐姿或站立均可。头部先沿着顺时针方向旋转,几分钟后再沿着逆时针方向旋转。注意旋转速度不可追求快,旋转的幅度可逐渐加大,也可以大小幅度相结合。旋转次数可依据个人的承受程度自行确定,不要勉强。

(2)头部水平运动,即向左看、向右看。方法为:双手叉腰,身体保持正直,坐姿或站立均可。头部向左看后复原,再向右看后复原,反复进行。要注意身体保持正前方,不可转动身体,可根据个人情况逐渐增加次数。

(3)仰头、低头练习。方法为:双手叉腰,身体保持正直。头先向后仰(仰面朝天),然后恢复到正直,再低头,再恢复到正直,反复进行。

(4)头侧倒练习。方法为:双手叉腰,身体保持正直。头先向左侧倒,然后头回到正直,再向右侧倒,再恢复到正直,反复进行。

(5)头部写字运动。用头做写字动作,这样可以使头部做多样化的活动,使颈椎在各种不同的动作中得到锻炼。比如用头写"天下太平",也可以写别的字。

(6)站桩练习。背靠墙站,头、肩、臀、脚跟四点一线紧贴墙壁,这时头用力向上顶,肩做下沉动作,保持不动,可根据个人情况保留一段时间。最初练习不少于一分钟,然后逐渐加长时间,这个动作等于做不用外力的自我牵引,长期锻炼对颈椎病的治疗有意想不到的效果。

(7)活动颈部法。方法为:每天早晨、晚上端坐在椅子或沙发上,将脖子和头尽量往前伸,伸到最大限度(身体不能往前倾斜),50秒钟后,恢复原位;然后头部往后仰,仰到最大限度后,恢复原位;接着向左、右转头,转到最大限度。坚持数年,可治疗颈椎病。须注意的是:头部和脖子前伸后仰、左右转动时,必须保持胸腹挺直、姿势端正,伸、仰、转头部脖颈时,必须坚持50秒钟以上再恢复原位。

(七)外治疗法

【验方一】 敷贴法:(《实用中医大全》)

用乳香、威灵仙、生川乌适量,共研细末,以陈醋调成糊状,再加少许凡士林调匀,敷患处。

【验方二】 搽擦法:(《实用中医大全》)

用生南星20克、白芷20克,丁香5克,浸入100毫升陈醋中,两周后,以此陈醋涂于患处,然后进行推擦。

十七、腰椎间盘突出症的防治

腰椎间盘突出症,亦可称为髓核突出(或脱出)或腰椎间盘纤维破裂症,是临床上较为常见的腰部疾患之一。主要是因为腰椎间盘各部分(髓核、纤维环及软骨板),尤其是髓核,有不同程度的退行性改变后,在外界因素的作用下,椎间盘的纤维环破裂,髓核组织从破裂处突出(或脱出)于后方或椎管内,导致相邻的组织,如脊神经根、脊髓等遭受刺激或压迫,从而产生腰部疼痛,一侧下肢或双下肢麻木、疼痛等一系列临床症状,即为腰椎间盘突出症。产生腰椎间盘突出症的常见病因为腰椎间盘的退行性改变、外伤、腰椎间盘内压力突然升高。

中医认为,本病的发生除与外伤有关外,还与肝肾功能失调及风寒湿邪有着密切的关系。肝肾亏虚,则筋脉失于濡养,使纤维环易变性。风寒湿邪侵袭腰部,则使腰肌痉挛,小血管收缩,影响局部的血液供应,促使已经变性的纤维环损伤加重,因而发生髓核突出。(《实用中医大全》)

腰椎间盘突出症多见于男性,可出现腰臀部疼痛、放射性神经痛(坐骨神经痛)、下肢感觉障碍、下肢肌肉萎缩、间歇性跛行及脊柱姿势改变等临床表现。

腰椎间盘突出症患者应注意的问题:①急性期及症状发作期应立即卧床休息,避免下地活动。床铺最好是硬板床,床的高度要略低一些,最好能使患者刚坐起时,双脚就可着地。②症状缓解期应注意减少刺激,避免受寒和潮湿,避免劳累及腰部外伤。《老年疾病健康读本》

(一)药物疗法

【验方一】 汤液疗法Ⅰ(《实用中医大全》)

对腰椎间盘突出症初期,治以活血舒筋,方取舒筋活血汤加减。常用处方:

【组成】 羌活6克,防风9克,荆芥6克,独活9克,当归12克,续断12克,青皮5克,牛膝9克,五加皮9克,杜仲9克,红花6克,枳壳6克,泽兰6克。

【功用】 活血舒筋。

【主治】 腰椎间盘突出症初期。

【用法】 水煎服,每日1剂,日服2次。

【验方二】 汤液疗法Ⅱ(《实用中医大全》)

病程较久者,体质多虚,治以补养肝肾,宣脾活络,方取补肾壮筋汤加减。

【组成】 熟地黄12克,当归12克,牛膝10克,山萸肉12克,茯苓12克,杜仲10克,白芍10克,青皮5克,五加皮10克。

【功用】 补养肝肾,宣脾活络。

【主治】 腰椎间盘突出症病程较久者。

【用法】 水煎服,每日1剂,日服2次。

(二)食物疗法

取桂枝、牛膝、威灵仙、续断、桃仁、海风藤、制乳香、制没药各15克,全蝎5克,共研细末,浸白酒2000毫升,一星期后即可服用。服时摇匀,每服30～50毫升。

(三)外治疗法

【验方一】 敷贴法(《实用中医大全》)

伤痛处可外敷宝珍膏。或取生川乌10克,生草乌10克,马钱子12克,三七20克,共研细末,用醋调匀后敷患处。

【验方二】 热敷法(《实用中医大全》)

可用湿热敷法;或取当归、红花、苏木各15克,水煎布包后乘热外敷伤痛处。

【验方三】 麦麸加醋热敷治腰腿疼(《生活中来》)

具体方法:在1500克的麦麸里加入500克的老陈醋,搅拌均匀,然后用锅炒热。再趁热将麦麸倒入布袋子里,扎紧袋口,立即热敷疼痛处,凉后再继续炒热再敷,每小时一次,一次大约30分钟。连续几天,即可见效。

【验方四】 步行加醋治腰突症(《健康指南》)

具体方法:首先"以步代车",尽量多步行,同时坚持早晚外出步行30分钟。其次是抹醋,将老陈醋滴入手掌心,再将其涂抹在腰椎疼痛处揉搓,如此反复多次。醋有较强的渗透力和软化骨刺的作用,在早晚抹醋后步行效果会更好。

【验方五】 生姜缓解腰肩疼痛(《健康指南》)

具体方法:先用适量生姜洗净切片,煮成热姜水,再加入少许盐和醋,然后用毛巾浸水拧干,敷于患处,反复数次。此法能使肌肉由张变驰、舒筋活血,可大大缓解疼痛。

十八、关节炎的防治

【验方一】 木瓜熨摩治膝关节痛(《生活中来》)

具体方法:木瓜15克,秦艽15克,麻黄10克,大粒盐500克,加在一起放锅里炒。炒至烫手时,装入布袋里,再包上一两层毛巾,用它在膝盖上转圈熨、按摩。每天两次,每次20～30分钟,一付药可反复炒三次用三次。连续用8付药,即可痊愈。

【验方二】 醋和大葱可治关节炎(《生活中来》)

具体方法:500克鲜大葱,切成2厘米长的段,然后与500克食醋放在一起煮沸待用。待液体变温后,用医用纱布或干净棉球蘸上醋葱汁擦洗关节处,在疼痛处多擦洗几遍。每天6次,每次10分钟,坚持半月即可见效。

【验方三】 吃生姜治疗关节炎(《生活中来》)

方法:把生姜洗净不去皮,切成薄片放点醋当菜吃,每天吃10克左右。连续3个月即可见效。

【验方四】 中药治疗关节炎(《中国秘方全书》)

方法:金毛狗脊、千年健、地风各20克,冰糖半斤,白酒1斤。同置于一干净容器中浸泡一周,即可食用。《中药学》记载:金毛狗脊,补肝肾,强腰膝,祛风湿。千年健,祛风湿,强筋骨。金毛狗脊与千年健是治关节炎的对症药物。每天服用一次,连续服用四五剂即可治愈。

【验方五】 辣椒水治疗关节炎(《生活中来》)

方法:干红辣椒25个,花椒30克。先将花椒加水3000毫升,文火煎半小时,再放入红辣椒煮软取出,去籽。将辣椒皮撕开,贴于患处,共贴三层(可用纱布绑住),敷10分钟左右(根据自己的忍受程度缩短敷治的时间)。然后再用热花椒水熏1小时左右,如果花椒水凉了可用反复加热。最好每晚敷一次,连敷一周。每天用的花椒和辣椒必须是新的。

【验方六】 花椒生姜治疗关节炎(《生活中来》)

方法:花椒50克压碎,鲜姜10片,葱白6棵切碎,混在一起,装在布袋内。将药袋放在膝盖上,药袋上放热水袋热敷。每次热敷30～40分钟,每日2次。连续几天即可见效。

【验方七】 大葱治关节痛方(《温度决定生老病

死》)

关节痛或患有痈、疮、肿毒时,可将葱捣烂成糊,再加醋搅拌,然后外敷痛处,加纱布固定。连敷几天,能散瘀、消肿、除风湿、通经络、止疼痛。

十九、防治痿躄方

痿者,手足不能举动是也,又名软下风,下身瘦弱不能趋步,及手战摇不能握物,此证属血虚,血虚乃阴虚,阴虚生内热,热则筋弛。步履艰难而手足软弱,此乃血气两虚。(《寿世保元》)

(一)药物疗法

【验方一】 大防风汤(《寿世保元》)

【处方】 当归(酒浸)一钱,川芎七分,白芍(酒浸)一钱,熟地黄一钱,黄芪(蜜炙)一钱,人参五分,防风一钱,羌活五分,牛膝(酒浸)五分,杜仲(姜炒)一钱,白术(去芦)一钱五分,大附子(炮,去皮脐)七分,甘草(炙)五分。

【用法】 上锉一剂,生姜五片,枣一枚,水煎温服。

【主治】 此药能去风顺气,活血壮筋。又治痢后脚弱缓痛,不能行履,名曰痢风。或两脚肿痛,足胫枯细,名曰鹤膝风。兼治一切麻痹痿软,风湿挟虚之候。

【验方二】 治足痿方(《寿世保元》)

【处方】 鹿茸、人参各五钱。

【用法】 上锉一剂,水煎,空心温服,连进数服而愈。

【主治】 两足痿弱,不能动止。

【验方三】 起痿丹(《寿世保元》)

【处方】 菟丝子(酒洗,炊烂,捣饼晒干)二两五钱,肉苁蓉(酒浸)二两,川萆薢、破故纸(酒炒)、胡芦巴(酒炒)、沙苑蒺藜(微炒)、川牛膝(去芦,酒洗)、川杜仲(酒炒)、防风(酒洗)、甘枸杞子各二两。

【用法】 河间方去枸杞,加桂减半。上为末,酒煮猪腰子,捣烂和丸,如梧子大。每服七八十丸,空心下。

【主治】 治肾气虚惫,腰膝酸疼,行步无力。

二十、口腔溃疡的防治

【验方一】 用醋漱口治口腔溃疡(《长寿解读》)

方法:用食用醋漱口治疗复发性口腔溃疡疗效较好,具体治疗方法是:每日饭后半小时刷牙,清除口腔内残留物后,用10毫升食用醋漱口,每日3次。

【验方二】 蜜汁含漱法治口腔溃疡(《长寿解读》)

方法:可用10%的蜜汁含漱,能消炎、止痛、促进细胞再生。

【验方三】 蜂蜜疗法治口腔溃疡(《生活中来》)

方法:将口腔洗漱干净,再用消毒棉签将蜂蜜涂于溃疡面上,涂擦后暂不要饮食。15分钟左右,可把蜂蜜连口水一起咽下,再继续涂擦,一天可重复涂擦数遍。

【验方四】 木耳疗法治口腔溃疡(《生活中来》)

方法:取白木耳、黑木耳、山楂各10克,水煎,喝汤吃木耳,每日1~2次,可治口腔溃疡。

【验方五】 可可疗法治口腔溃疡(《家庭药膳全书》)

方法:将可可粉和蜂蜜调成糊状,频频含咽,每日数次,可治口腔发炎及溃疡。

【验方六】 白菜根疗法治口腔溃疡(《生活中来》)

方法:取白菜根60克、蒜苗15克、大枣10个,水煎服,每日1~2次,治口腔溃疡。

【验方七】 菜籽疗法治口腔溃疡(《生活中来》)

方法:取白萝卜籽30克、芥菜籽30克、葱白15克,放一起捣烂,贴于足心,每日1次,可治口腔溃疡。

【验方八】 苹果疗法治口腔溃疡(《生活中来》)

方法:取1个苹果(梨也可以)削成片放入容器内,加入冷水(没过要煮的苹果或梨)加热至沸,待其稍凉后同酒一起含在口中片刻再食用,连服几天即可治愈。

【验方九】 核桃壳疗法治口腔溃疡(《生活中来》)

方法:将30~50克核桃壳熬水两次,每天早晚各服1次。可治口腔溃疡。

【验方十】 云南白药治口腔溃疡《生活中来》

方法：将少许云南白药倒入一个小店容器内，用纯净水搅拌成糊状，再用消毒的棉签蘸少许云南白药糊涂在口腔溃疡患部，一天2次，便能消肿，迅速止痛。

二一、慢性鼻炎的防治

【验方一】 盐水洗鼻治鼻炎《长寿解读》

方法：用牙签卷上棉球蘸盐水洗鼻孔，然后把药棉暂留鼻孔内，此时或头上仰或平躺，用食指按鼻两侧，并用力吸气，使棉球上饱蘸的盐水流入鼻腔内，再流入咽喉部。开始时感到鼻内辛辣难忍，几次便可适应，也可先用淡些的盐水洗鼻，逐渐加浓，使鼻腔慢慢适应。每天早晚各1次，一个多月后，鼻腔畅通，嗅觉灵敏，可治愈多年的鼻炎。

【验方二】 冷热水按摩治过敏性鼻炎《生活中来》

方法：每天早晨洗脸两手捧凉水按摩鼻翼两侧16次，晚上洗脸用温热水同样按摩16次。三个月症状减轻，一年后基本消失。

【验方三】 唾液治好过敏性鼻炎《生活中来》

方法：晚上睡觉时，用唾液擦于鼻腔，数次以后，鼻腔开始结痂，结痂后过敏性症状即消失。随着结痂的自行脱落，过敏性鼻炎即可治愈。

【验方四】 冷水浸鼻孔治好过敏性鼻炎《生活中来》

方法：每天洗脸前先将鼻孔插入冷水中，轻轻吸气，使冷水与鼻腔黏膜充分接触，然后将水呼出，如此反复进行，持续1～3分钟（可抬头换气），洗完脸后再用中指揉压鼻翼两侧约20次左右。坚持一段时间，即可治愈过敏性鼻炎。

【验方五】 滴香油治好过敏性鼻炎《生活中来》

方法：用普遍食用香油滴入鼻腔内，每次五滴左右，每天三到五次。滴前将鼻腔清除干净。持之以恒，必定见效。

【验方六】 红霉素眼膏可治鼻炎《生活中来》

方法：将红霉素或四环素眼膏涂在消毒的棉花棒上，伸入鼻腔内均匀涂上药膏，每次以涂满鼻腔为准，一日两次，一般鼻炎3～5天即可痊愈，无后遗症。

【验方七】 醋泡芥末可治过敏性鼻炎《生活中来》

方法：将一份芥末在2～3份醋中浸泡3～5日后，用其调拌凉菜或蘸饺子、包子吃，连吃数日，对治疗治过敏性鼻炎有奇效。

【验方八】 萝卜大蒜汁可治鼻炎《生活中来》

方法：取200克白萝卜和50克大蒜一起捣烂后取汁，加入盐0.5克，每天用0.6毫升滴入鼻孔内，一般一个月就会痊愈。

【验方九】 皂荚治疗过敏性鼻炎《健康指南》

皂荚，又名皂角，为豆科植物皂荚的果实。其味辛、咸、性温，有小毒。归肺、大肠经。具有祛风痰、除湿毒、开窍、杀虫等功效。临床用以治疗过敏性鼻炎，有较好疗效。

方法：将皂荚适量研末，取少许吹入鼻中，同时，将其与食醋调成膏，取豆粒大小敷于双侧鼻旁迎香穴，早晚各1次。7日为1个疗程，2个疗程左右即可痊愈。第二年入冬后，预防性治疗2个疗程，以巩固疗效。

【验方十】 大蒜治鼻炎方《温度决定生老病死》

患鼻炎、鼻塞时，可以将大蒜剁碎后装入一个小瓶内，经常将小瓶口对着鼻子，蒜味刺激后能缓解鼻塞。坚持每天嗅几次，能治疗鼻炎。

【验方十一】 治疗过敏性鼻炎方：《求医不如求己》

慢性鼻炎是脾肺两虚之症。长流清涕为肺气不足，肌表有寒，可常用取嚏法。补中益气丸也有补脾肺之效。常吃大枣可以改善过敏体质，对慢性鼻炎有辅助疗效。用"取嚏法"，所用的工具最好用吸管剪成细丝，两个鼻孔同时使用。容易被水湿的材料最好不用。取嚏法：用巴掌大的餐巾纸，分成4小块，正方形或长方形都行。折成对角，搓成细细的小棍子。然后沿着内鼻壁稍稍摩擦，如果你比较敏感，一下子就会止不住地打喷嚏了。

二二、慢性咽炎的防治

【验方一】 口型运动治咽炎（《长寿解读》）

1. 张口型运动。张开大口，心里默念"啊"字。口腔内上颚使劲上挺，使上颚口腔悬缀而尽量向上提起，舌在口腔内作自然伸缩运动。通过这样的张口闭口反复，使患者咽部得到伸拉运动。

2. 收口型运动。张口型运动以后，口型变为收口型，口里默念"嗷"字。两腮里塌，口型变窄，舌在口腔内作自然伸缩运动。

3. 咧口型运动。心里默念着"一"字，口型像"一"字，舌贴下牙床一下一下地使劲挤下牙床，使舌根得以充分活动，促进血液循环。

4. 错口型运动。在微微张开小口以后，下颌骨由右向左移动错开，形似老牛反刍，由左向右移动后，再由右向左移动，使两侧咽壁受到牵动。

5. 嚼口型运动。小口型似小孩嘬奶状，运动时两腮往里抽，嘴像小孩嘬奶。舌在口内形成条状卷起，贴上颚一伸一缩运动，对上颚及咽部形成运动按摩。这样运动出水以后，将口水徐徐咽下，以润其咽喉。

6. 闭口型堵气运动。将双唇紧闭，而后在口内鼓气。由于双唇紧闭，故可使气流冲击咽部，用气流对整个口腔和咽部进行按摩，使口内产生大量津液，将这些津液徐徐咽下，以润咽喉。

以上方法如果每天坚持运动3~4次，就可使咽部炎症逐渐得到改善。

【验方二】 蒜泥醋蛋羹治慢性咽炎（《生活中来》）

方法：鸡蛋2个，打入碗内搅匀，水蒸20分钟，蒸好后放入3~5瓣切碎的蒜末，倒入醋（可多些）及香油（少量）即可食用。每天早晚食用，一般两三天即可痊愈。

【验方三】 按摩治疗咽炎（《生活中来》）

方法：天天用手掌按摩脖子前部，每天1~2次，每次15~20分钟，半年以后即可治愈。

【验方四】 蕻菜雪梨治疗慢性咽炎（《生活中来》）

方法：备好三个700克左右的玻璃瓶；雪梨五六个洗净切碎，与10~30克的蕻菜（中药店有售）同放锅内，加水没过梨和蕻（hàn音：汉）菜2~3厘米即可，用大火烧开，再用微火煮5~10分钟，然后加入冰糖适量搅匀，待温热时盛一小碗食用，余下的倒入玻璃瓶中盖严，待凉后放入冰箱，以后食用。每天早晚或出现症状时食用。饮用时应多在咽部润一会儿再咽下，效果更好。若买不到蕻菜，可用罗汉果1~2枚和胖大海3~5枚代替，效果也不错，只是当梨水煮开后再放入这两味中药，用文火煮的时间别太长，3~5分钟即可。

【验方五】 丝瓜汁治疗慢性咽炎（《健康指南》）

方法：用丝瓜绞汁或将丝瓜藤切断，让其汁自然流出，放入碗内，上过蒸熟，再加适量冰糖饮用，就能有效防治慢性咽炎。

【验方六】 "二冬茶"治疗慢性咽炎（《健康指南》）

方法：麦冬5克，天冬5克，罗汉果1个，一起放在茶杯中，用开水浸泡后当茶饮，有清咽润喉、止咳化痰的作用，对治疗慢性咽炎有效。

【验方七】 蜂蜜醋饮治疗慢性咽炎（《健康指南》）

方法：蜂蜜50克，食醋50克，纯芝麻油25克，白开水80毫升，将以上的食品混合、摇匀，加热待凉备用。老年人可每天早晚空腹时含一大口，缓缓咽下，一般3~5天即见效。

【验方八】 喝鸡蛋面汤治疗慢性咽炎（《健康指南》）

方法：每天早、晚各喝一次面汤加鸡蛋，可有效防止咽炎和声音变哑。这是豫剧大师马金凤70多年的护嗓"法宝"。方法：就是搅面疙瘩（小麦面粉糊）汤加入一个鸡蛋（打碎），煮成面疙瘩鸡蛋汤，每天喝一两次。

【验方九】 醋煮鸡蛋治疗暗哑（《健康指南》）

方法：用搪瓷容器盛上半斤醋，里面加入三个生鸡蛋，然后煮10~15分钟，鸡蛋煮熟并保持沸腾。接着去除蛋壳，再煮10~15分钟，最后把鸡蛋连同食醋一起服下。

二三、治咽喉病方

【验方一】 咀华清喉丹(《重定医学衷中参西录》)

方法:大生地黄切片一两,硼砂研细钱半。

将生地黄一片,裹硼砂少许,徐徐嚼细咽之,半日许宜将药服完。功效:治咽喉肿疼。

生地黄之性能滋阴清火,无论虚热实热服之皆宜。硼砂能润肺,清热化痰,消肿止疼。二药并用,功力甚大,而又必细细嚼服者,因其病在上,煎汤顿服,恐其力下趋,而病转不愈。且细细嚼咽,则药之津液常清润患处也。此方用之,随手奏效者不胜记矣

【验方二】 养阴清肺汤(《重定医学衷中参西录》)

方法:大生地一两,寸麦冬六钱,生白芍四钱,薄荷二钱半,玄参八钱,丹皮四钱,贝母四钱,生甘草二钱。喉间肿甚者,加生石膏四钱。大便燥结者,加清宁丸二钱,玄明粉二钱。胸下胀闷,加神曲、焦山楂各二钱。小便短赤者,加木通、泽泻各一钱,知母二钱。燥渴者,加天冬、马兜铃各三钱。面赤身热,或舌苔黄色者,加金银花四钱,连翘二钱。功效:治咽喉之证。

【验方三】 生姜治口腔疾病方(《温度决定生老病死》)

口腔溃疡、牙周炎、口臭、喉咙发痒的,口含生姜片或煮生姜水喝就能治愈,以后只要不吃寒凉食物,就不会复发。

二四、治咳血方

【验方一】 化血丹(《重订医学衷中参西录》)

治咳血,兼治吐衄,理瘀血,及二便下血。

花蕊石煅存性三钱,三七二钱,血余煅存性一钱。

共研细,分两次,开水送服。

三七与花蕊石同为止血之圣药,又同为化血之圣药,且又化瘀血而不伤新血。以治吐衄,愈后必无他患。……即单用三七四五钱,或至一两,以治吐血、衄血及大小便下血,皆效。

【验方二】 补络补管汤(《重订医学衷中参西录》)

治咳血、吐血,久不愈者。

生龙骨捣细,一两,生牡蛎捣细,一两,萸肉去净核,一两,三七研细二钱,药汁送服。

服之血犹不止者,可加赭石细末五六钱。

二五、老年性耳鸣、耳聋的防治

【验方一】 自我按摩防治老年性耳鸣(《健康指南》)

自我按摩治疗耳鸣法,对耳鸣较轻的老年人有较好的疗效。具体做法是:

(1)屏气法:安定静坐,紧紧闭嘴,以两指捏紧鼻孔,怒睁双目,呼气冲击耳窍,至感觉到轰轰有声为止,每日做数次,连做2天即能见效。

(2)搓掌法:屏息坐定,搓掌心50次,趁掌心热时紧按双侧耳门,如此做6次,连做2~3个月。治疗时,要保持心情清静,方可收效。

(3)按摩耳门法:先用大拇指顺时针方向按摩耳门12下,再逆时针方向按摩耳门12下,然后用食指和中指并拢扣耳门两下,大拇指按一下,两边一按为一次,连续12次,每天早晚各做1次。

【验方二】 治耳鸣两法Ⅰ(《生活中来》)

方法:当你耳鸣时,用小拇指尽量插入耳朵眼内(左耳鸣,插左耳;右耳鸣,插右耳),要插紧,然后小拇指稍向上,将小拇指弹出,耳鸣立刻可止。

【验方三】 治耳鸣两法Ⅱ(《生活中来》)

方法:耳鸣时,憋一口气,尽量憋气时间长些,而后慢慢呼出。一般憋一两口气即可使耳鸣停止,效果很好。

【验方四】 喷白酒可治耳鸣(《生活中来》)

方法:耳鸣时,请人往耳朵里喷一口白酒,即可除去耳鸣,非常灵验。

【验方五】 常抖下巴可治耳鸣(《生活中来》)

方法:每日早、晚张开口,空抖下巴100下,可大大控制耳鸣,使症状缓解。

【验方六】 黑豆煲狗肉治老年性耳鸣(《生活中来》)

方法:黑豆100克,狗肉500克,橘皮1块。将黑豆先炒熟,狗肉洗净,切小块,用酒、姜片、盐腌渍半小时,油爆姜片,放狗肉炒匀,加水煮开后

放入黑豆、橘皮,小火煮2小时。吃黑豆、狗肉,并喝汤。此方补肾益精,治老年性肾虚耳鸣有效。

【验方七】 中药治耳鸣(《健康指南》)

方法:珍珠粉20克,女贞子30克,旱莲草10克,牛膝9克。水煎服。每日1剂,连服3剂,即可痊愈。

【验方八】 吃大豆防耳聋(《健康指南》)

方法:年龄超过60岁的老人,每天吃足量的大豆及其制品(30克),可有效防止动脉硬化,减缓听力减退,有利于预防老年性耳聋。

【验方九】 喝紫菜汤可防耳聋(《健康指南》)

研究表明,耳鸣耳聋的发生与缺乏一些微量元素有关。特别是缺铁易使红细胞变硬,运输氧的能力降低,耳部养分供给不足,可使听觉细胞功能受损,导致听力下降。因此,补铁是预防耳鸣耳聋的第一要素。紫菜是日常食品中含铁最多的,每百克含铁46.8毫克。专家建议,每周喝2~3次紫菜汤就能保证人体所需的铁含量了。含铁较多多食物还包括虾皮、海蜇皮、黑芝麻、黄花菜等。保护耳朵还要多吃新鲜绿叶蔬菜、核桃、花生、黑木耳和韭菜。这些食物含维生素C、E较多,能改善末梢血流量,从而保护内耳。

【验方十】 耳鸣自疗七法(《健康文摘报》)

耳鸣是一种症状而不是疾病,可以通过自疗来缓解症状。下面是耳鸣自疗八法。

(1)患者取舒适坐、卧位,搓双手掌心至发热,并趁掌心热时紧按双侧耳门(位于头部侧面耳前部,耳珠上方稍前缺口陷中,微张口时取穴)。按上述方法重复做5~6次,连做2~3日,治疗时要心情淡然,方能奏效。

(2)先将右手从头顶伸至左耳,用拇、食、中三指揪住左耳尖力量适中,以耳朵不感到疼痛为度地向上做一拉一拉的动作36次。再用左手以同样的方法揪拉右耳,早晚各一次。

(3)取熟地40克,白芍、山萸肉、麦冬各20克,柴胡、栀子、白芥子各9克。水煎内服。每日早晚各服一次。

(4)取石菖蒲20克,生甘草10克。先用冷水浸泡1小时,文火煎,取液分2次服用。

次。

(5)取百合90克,研为细面贮于有盖瓶内备用。每次用温开水送服9克,每日两次。适用于阴虚火旺致耳鸣或听力减退的患者。

(6)取雪梨1个,银耳适量,同入锅,文火煮1~2小时,加少许蜂蜜,每日服一次。适用于肝火过旺型耳鸣。

(7)取荷叶、苦丁香、菊花、夏枯草、蔓荆子、石菖蒲制成枕心,有聪耳明目之效。

二六、防治耳病方

耳者,属肾而开窍于少阳之部,通会于手三阳之间,坎离交则聚气以司聪以善听也,管于肾而贯于脑。《内经》曰:五脏不和则九窍不通。其耳鸣、耳痒、耳聋者,皆属肾虚,水不上头,清气不升所致也。从补益肾治之。其壮年及小儿耳肿、耳痛、耳聤,乃三阳风热壅遏所致也,宜升阳散火汤加黄柏、知母,晚间兼服金花丸可矣。《寿世保元》

【验方一】 安神复元汤(《寿世保元》)

【处方】 黄芪(蜜炒)一钱五分,人参一钱五分,当归(酒洗)一钱五分,柴胡一钱,升麻五分,黄连(酒炒)一钱,黄芩(酒炒)一钱,黄柏(酒炒)一钱,知母一钱,防风一钱,蔓荆子七个,甘枸杞子一钱五分,麦门冬一钱,茯神一钱,远志一钱,酸枣仁(炒)一钱五分,甘草五分。

【用法】 上锉一剂,桂圆肉三枚,水煎服。

【主治】 思虑烦心而神散。精脱于下,则真阳不上泥丸,而气不聚,故耳鸣、耳重不听及耳内痒。

【验方二】 千金补肾丸(《寿世保元》)

【处方】 当归(酒洗)、白芍(酒炒)、怀熟地黄(酒蒸)、黄芪(蜜炒)、人参、白茯神(去皮木)、山茱萸(酒蒸,去核)、牡丹皮、泽泻、菟丝子(酒制)、蛇床子、肉苁蓉、石斛、干姜、桂心、大附子(炮,去皮脐)、巴戟(去心)、远志(去心)、细辛、甘草各二两,石菖蒲一两,防风一两五钱,羊肾二枚,共二十三味。西园公加山药二两殊效。

【用法】 上为细末,炼蜜为丸,如梧子大,每服十五丸,加至三四十丸,盐汤下。

【主治】 劳聋、气聋、风聋、虚聋、毒聋、久聋、耳鸣。劳聋者,劳火鼓其听户也;气聋者,经气滞塞于听户也;风聋者,风热闭塞其听户也;虚聋者,气血虚耗而神不用也;毒聋者,脓血障碍,妨于听户也;久聋者,病非一日,邪气痹塞也;凡是聋者,势必耳鸣,故总系其耳鸣也。

【验方三】 治耳鸣验方(《寿世保元》)

【处方】 黄连、黄芩、栀子、当归、陈皮、胆星各一钱,龙胆草、香附各八分,玄参七分,青黛、木香各五分,干姜(炒黑)三分。

【用法】 上锉一剂,生姜三片,煎七分,入玄明粉三分,痰盛加五分,食后服。如作丸子加芦荟五分、麝香二分为末,神曲糊丸,每服五十丸,淡姜汤送下。如肾虚耳鸣者服六味地黄丸。

【主治】 治耳鸣主方。另:耳中常鸣,生地黄截塞耳,数易之,以瘥为度。

【验方四】 治耳聋效方(《寿世保元》)

【处方】 石菖蒲一寸,巴豆一粒(去壳),全蝎一个(去足、尾)。

【用法】 上为末,葱涎为丸,如枣核大,棉裹塞耳中即通。

【主治】 塞药治耳聋,殊效。

塞药专治耳聋,或因病因气及感风邪而聋者,若老年耳聋者不治。蚯蚓去土,阴干为末七分,麝香三分,用葱截寸许,塞药于内,左聋塞右耳,右聋塞左耳,左右俱聋,两耳俱塞。

【验方五】 通灵丹(《寿世保元》)

【处方】 安息香一钱五分,桑螵蛸一钱五分,阿魏一钱五分,朱砂五分,蓖麻子仁七个,巴豆仁七个,独蒜七个。

【用法】 上为细末入二仁,与蒜同研为丸,如枣核样,每用一丸,绵裹入耳内,觉微痛即去。

【主治】 治耳聋。

【验方六】 独胜丸(《寿世保元》)

【处方】 川黄柏(去皮,八两,入乳拌匀晒干,再用盐水炒褐色)。

【用法】 上为细末,水糊为丸,如梧子大,每服百丸,空心盐汤送下。

【主治】 专治耳鸣耳聋。

【验方七】 红绵散(《寿世保元》)

【处方】 枯白矾五分,干胭脂粉二分半,麝香少许,片脑一分,熟炉甘石五分。

【用法】 上为末,先以棉杖子展干脓水,另将鹅翎管子送药入耳底。一方用蚌竹粉易矾、甘亦效。另治耳卒肿出脓水,用枯矾为末,以笔管吹耳内,日三四次,或以绵裹塞耳中。

【主治】 聍耳生脓并黄水。

二七、神经性头痛的防治

【验方一】 按摩十指防治神经性头痛(《健康指南》)

神经性头痛是老年人的常见病,坚持按摩双手十宣穴,可起到大脑皮质兴奋与抑制平衡作用,可促进恢复正常睡眠与记忆增强等功能。具体按摩方法是:

坚持每天早、午、晚三次双手交替,用大拇指和食指直接按摩双手十宣穴(即双手十指肚)即可。每次按摩10~20分钟,一般按摩二至三天即可有效果。长期按摩可起到健脑、醒脑、促进记忆力的作用。

此外,患神经衰弱的老人,可在膳食中经常食用鸡蛋、动物肝、脑等,可促进疾病恢复。

【验方二】 生姜防治偏头痛(《生活中来》)

方法:生姜36克煮熟、打烂,左边头痛包右足心,右边头痛包左足心,一日一换。即可见效。

【验方三】 呼气可缓解偏头痛(《生活中来》)

方法:偏头痛通常适由于大脑供养过量引起的。当偏头痛时,拿一个圆锥形的小纸袋或小塑料袋(最好不透孔),将袋子开口的一头捂住鼻子和嘴,用力向袋内吹气,以减少大脑中的氧气。反复数次后,偏头痛症状就会缓解,以致最后消失。

【验方四】 酒精棉球防治头痛(《生活中来》)

方法:头痛时,将两个酒精棉球塞入两个耳道内,片刻后头脑有凉爽和清醒的舒服感觉,头痛症状就会大大缓解或消失。

【验方五】 韭菜根治头痛(《生活中来》)

方法:鲜韭菜根150克,白糖50克。将韭菜根放砂锅中,加水600毫升,微火熬煮,煮至剩一茶杯(约200毫升)时,加入白糖,再少煮一会儿即可。每晚睡前半小时温服,每天一剂,连服3~5次。此方既可治头痛,又可起到安眠作用。

【验方六】 拉耳垂可治头痛《生活中来》

方法:头痛时,用双手的大拇指和食指捏住两耳的耳垂向下拉动,连拉100次,即可治愈头痛。

【验方七】 猪苦胆绿豆可治头痛《生活中来》

方法:由高血压引发的头痛,可用新鲜猪苦胆两个,每个装绿豆25克,焙干(用瓦片在火上焙干或在微波炉烤干均可),研成细末,早晚温开水冲服,每次10克。三日为一疗程,一般2~3个疗程即可。

【验方八】 冷热水交替洗脚治头痛《生活中来》

具体方法:头痛时,每天晚上睡觉前,用冷热水各一盆反复交替洗脚,连续几天,即可治愈头痛。

【验方九】 按摩双脚大拇趾缓解头痛《生活中来》

方法:头痛时,双手同时用力掐、按摩双脚大拇趾的下部,约5分钟左右,头痛症状可完全缓解。

【验方十】 热毛巾可治偏头痛《生活中来》

方法:头痛时,煮一条毛巾,趁热的时候(不要太烫)敷在头上,连敷几次就不头痛了。敷时毛巾要热的,凉了加热后再敷。

【验方十一】 黄豆枕头巧治头痛《健康指南》

方法:把2公斤黄豆放进一尺长、半尺宽的棉布袋里做成枕头,其高度大约有10厘米,刚好与人在平躺时颈部与床之间的间隙高度一致,可让头部、颈部、肩部都能感到舒适。黄豆的韧性也与人体骨骼的软硬度相似,对颈椎的生理曲度有支撑作用;同时,黄豆的滚动还会对颈部小关节的紊乱和韧带肌肉痉挛产生按摩作用。此外,把比如同体温略高一些的温水放在一个500毫升的输液瓶里,然后放在颈下,早晚各枕30分钟,也可以简便、有效地让颈椎恢复正常曲度,从而改善头痛的各种不适症状。

二八、咳嗽的防治

(一)食疗方法

【验方一】 荸荠核桃治百日咳《生活中来》

方法:将荸荠和核桃去皮后,一口荸荠,一口核桃同吃,疗效很好。每日吃两三次,每次各吃三四个即可。连吃几天即可治愈。

【验方二】 蒸雪花梨花椒治咳嗽《生活中来》

方法:将一个雪花梨洗净,用锥子扎59个眼儿,每个眼内放一粒花椒,把梨置入碗中,放进锅里蒸熟,然后将花椒掉,把梨吃了,一天一个,一次见效,连吃三次可痊愈。

【验方三】 生姜可治咳嗽《生活中来》

方法:把一块生姜洗净去皮,切成片,咳嗽时往嘴里放一片,吃下去就不咳嗽了。一天吃两次,连吃三天,即可痊愈。

【验方四】 生姜炒鸡蛋可治咳嗽《生活中来》

方法:油热后放入姜丝稍过一下,随即倒入1~2个鸡蛋拌匀,炒熟趁热吃下。晚上临睡前吃更好。连吃几次,即可痊愈。

【验方五】 开水冲鸡蛋蜂蜜治咳嗽《生活中来》

方法:把一个鸡蛋打在碗里,放入适量蜂蜜搅匀,用开水冲成一碗,放点香油即可饮服。一天一次,连服三天即可治愈。

【验方六】 栗子肉治咳嗽《生活中来》

方法:栗子250克,去皮,瘦猪肉200克,洗净切成小块,同放入砂锅中煮,煲汤,适当加点盐及味精服食。可分两次服食。连续吃3~5次,有很好的疗效。

【验方七】 荸荠止咳《生活中来》

方法:将荸荠去皮洗净和鸭梨一起蒸熟,再加入蜂蜜。咳嗽时吃,连吃几次即可治愈。

【验方八】 陈皮白萝卜治咳嗽《生活中来》

方法:紫苏叶10克,陈皮10克,白萝卜半个,加入一碗半水后放进小锅内煮,煮至一碗为止。再加进红糖一小勺,分成三份,每次吃一份,一天吃三次,连吃三天,即可治愈。

【验方九】 外搽风油精治咳嗽《生活中来》

方法：每当咳嗽时，用风油精外搽前脖颈和颈两边，咳嗽立刻止住，同时还能平息痰喘。

【验方十】 黑豆汤润肺化痰止咳（《健康指南》）

方法：黑豆75克，薏米（大粒）40克，杏仁40克，莲藕1节100克。事先将已经泡软的黑豆、薏米、杏仁和所泡的水，连同洗净切碎的莲藕，用榨汁机打成浆。在电饭锅里煮30分钟，让其煮透，喝的时候可根据喜好加点红糖调味。

咳嗽严重的老年人，每天喝一次，连续喝一周。一周后便可减轻咳嗽的症状。如果是因为伤风感冒引起咳嗽，可以加点姜片。

【验方十一】 姜茶糖水炖鸡蛋治咳嗽（《生活中来》）

方法：一片生姜，半碗茶水，几块冰糖，同放碗中，打入一个鸡蛋，放在锅里蒸熟即可。连吃三、四天，有效。

【验方十二】 醋泡苦杏仁治咳嗽（《健康指南》）

方法：醋、苦杏仁、冰糖各适量。每年夏天一伏开始泡上，至立冬开始吃，每天早上吃4粒，并喝少量醋。

(二) 外治疗法

【验方一】 按揉脚防治干咳（《健康指南》）

方法：在脚背最高处，用大拇指向前推按，在第一和第二跖骨之间会有明显的酸胀痛的感觉（两只脚相同），再用第二、三、四手指的指端，在该处按揉，每次按揉100～200下，每天早晚各一次。坚持按揉一个月即可治愈顽固性干咳。

【验方二】 中药外敷治咳嗽（《健康指南》）

方法：黄连、百部、生半夏各等份，研细末，生姜3克捣成泥，加入药粉两克，蛋清调糊，睡前敷双足底涌泉穴。

【验方三】 中药敷脐治咳嗽（《健康指南》）

方法：制半夏10克，白果仁9克，杏仁6克，细辛6克，共研细末敷脐。

外治法均可用纱布或伤湿止痛膏固定，一般24小时更换一次，7日为1个疗程。皮肤过敏者停用，以醋酸氟轻松乳膏涂患部。

【验方四】 香蕉冰糖止咳方（《生活中来》）

香蕉3根，冰糖5克，装入碗内上锅，文火蒸一刻钟食用，止咳效果很好。

二九、"老慢支"的防治

(一) 食疗验方

【验方一】 平喘止咳糖浆（北京电视台科教频道《健康大讲堂》）

【处方】 生甘草50克，清水500克，蜂蜜25克，米醋150克。

【用法】 将甘草冷水浸30分钟后，煮25分钟，待水剩120克时，将甘草捞出，加入蜂蜜、米醋，再炖3分钟。每日喝2次，每次10克。可止咳平喘。

【验方二】 治哮喘食疗方（北京电视台科教频道《健康大讲堂》）

【处方】 鸡蛋一个，米醋适量。

【用法】 将醋烧开，打入鸡蛋煮熟即可。一天吃一次，连吃一个月。只吃鸡蛋即可。可治寒虚性哮喘。

【验方三】 慢性支气管炎去根法（《生活中来》）

方法：每年秋天用白萝卜和胡萝卜煮食（白萝卜和胡萝卜为2：1），每天早晚各服食一小碗，连汤带菜同食。连续服到春天。即可痊愈。

【验方四】 生姜橘梗治慢性支气管炎（《生活中来》）

方法：生姜30克，洗净切丝，橘梗20克，与红糖20克拌匀，共置于暖水瓶内，沏入开水，加盖一小时后，代茶饮用，饮后以微汗为佳。此法适用于慢性支气管炎患者。

【验方五】 数伏当天治慢性支气管炎（《生活中来》）

方法：在数伏那天，只吃洗净的生黄瓜和煮鸡蛋，注意不能加盐，也不能喝水，饿了就吃煮鸡蛋，渴了就吃生黄瓜。以后连续三年数伏那天都这样吃，即可痊愈。

【验方六】 蜂蜜鸡蛋羹治支气管炎（《生活中来》）

方法：立冬当天开始，用蜂蜜一汤匙，鸡蛋一个，蒸鸡蛋羹（加适量水），每天早晚各吃一次，连续吃到立春，即可痊愈。

【验方七】 黄芪乌骨鸡治疗"老慢支"（《健康

指南》）

方法：黄芪60克，乌骨鸡一只。将乌骨鸡去毛和内脏，切块，放砂锅中与黄芪共炖，鸡肉熟烂后，加调味品，饮汤食肉，可分作3～4次食用。坚持服用一个月。黄芪为补气诸药之最，与滋肾养血的乌骨鸡同炖，能显著增强机体防御能力。

【验方八】 四仁鸡子羹治疗"老慢支"（《健康指南》）

方法：白果仁、甜杏仁、各一份，胡桃仁、花生仁各2份，共研末。每日清晨取四仁末20克，鸡蛋1个，蒸成蛋羹1小碗服用，连服半年。一般从初秋开始，一直服到次年春天。此方有扶正固本、补肾润肺、纳气平喘之功效，对咳喘日久的老慢支患者较为适用。

【验方九】 补肾胡桃泥治疗"老慢支"（《健康指南》）

方法：取紫衣胡桃1个，每晚临睡前细嚼后咽下。胡桃肉有补肾养血、润肺纳气的作用，适宜肾虚的老慢支患者食用。

【验方十】 人参蛤蚧粥治疗"老慢支"（《健康指南》）

方法：蛤蚧粉2克，人参粉3克，糯米100克。先将糯米煮成粥，加入人参、蛤蚧粉搅匀，趁热服。有补肺肾、益元气、平虚喘之功效，适用于肺肾两虚的老慢支病人。

【验方十一】 山萸肉粥治疗"老慢支"（《健康指南》）

方法：怀山药50克，山萸肉40克，粳米100克。将怀山药、山萸肉煎取浓汁与粳米同煮粥，日服1～2次，有补肾益精之功效，适用于肾虚型的老慢支病人。

【验方十二】 芝麻生姜治老年性哮喘（《健康指南》）

【配方】 黑芝麻250克，生姜、冰糖、蜂蜜各125克。

【制法】 将黑芝麻用文火炒熟（粉碎）待用；再将洗净的鲜生姜挤压成汁与炒好的黑芝麻一起拌匀，再放锅内略炒，出锅放凉；最后放入事先溶化好的冰糖水与蜂蜜，再次拌匀，放入瓶内，盖好盖，放在阴凉通风处。

【用法】 每日早晚各服一汤匙，一个月为一疗程。连服三个月。

【功效】 能有效治疗老年性哮喘。

（二）运动疗法

【验方一】 游泳防治"老慢支"（《健康指南》）

慢性支气管炎、肺气肿主要是肺的通气功能受损。游泳能改善肺的通气功能，增强呼吸道的抵抗力，对于防治支气管慢性感染以及合并肺气肿有积极意义。

经常游泳能提高肺的通气功能，这主要通过三个途径：①游泳是一种全身运动。游泳时身体的耗氧量增加，需要排出体外的二氧化碳也增加，必然促使呼吸道的通气加强、加深；②游泳能使胸肌、膈肌和肋间肌等呼吸肌得到锻炼，从而提高肺的通气功能；③游泳时，胸廓在水中所受到的压力增加（大气压加上水压），这样有利于呼吸时气体从肺内排出，能增强肺泡壁的伸缩性，使肺泡的弹性增加。如果经常参加游泳活动，可使肺活量在原有基础上提高500毫升以上。

慢性支气管炎病人呼吸系统抵抗能力低，对寒冷的适应能力降低，所以症状往往是夏轻冬重。坚持游泳活动，从炎热的夏天到凉爽的秋天，甚至坚持冬泳，能大大提高身体对气温的变化，特别是能提高呼吸道的耐寒能力，减少感冒的发病率，缓和减轻疾病的症状。

慢性支气管炎的患者，一般年龄都较大，有的症状较重。所以，刚开始游泳，活动量宜小，或者在水中稍作活动即可。以后，根据具体情况逐渐增加活动量。

三十、防治牙病方

夫牙齿者，乃骨之萃也，骨乃肾主之，则诸经血脉津液皆润泽清凉矣。盖血足则凉，凉则骨坚固。血虚则热，热则齿浮动。人之上唇人中之下牙属督脉，下前齿属任脉，其两颊上下及环口皆属乎阳明二经。故牙床属土，牙齿犹木栽土上，土凉则根固，土热则焦摇。牙即骨也，骨不能痛。其痛者，牙龈筋肉也。人食梅多者，牙即锉麻，痿而不能力嚼者，非木酸制土耶？其牙断肉脱，胃火也。牙疏脆者，肾之相火也。《经》曰：诸痛痒疮疡，皆属心火。言心火之下，阴精承之。若承之者不缺，何痛之有？其牙患之名，有风牙、虫牙、牙疳、牙宣，盖由一火之不齐也。故热则生风，风字有虫。又曰：血遇火则沸而出牙宣也。热兼外邪则肿痛。真阴未成而热炽者曰疳，乃溃塌之速。凡为治者，保肾水者知其本，清胃火者知其标，疏风邪者知其权。盖风药善通经开腠，则是火郁宜发之义耳。修养家常食淡些则血不凝，戒慎厚味甘辛香辣则不积火。治牙之药不效时，热之积也。盖因纵欲而阴虚，嗜味以为补而增其火。其目下嗜欲之节，乃为后边晚景不甚苦于牙也。禀阳明火多者，易作牙病也。凡用椒、姜、巴豆、荜拨性热辣者，擦而定痛，虽快于一时，实乃资邪益深矣。戒之戒之。其小儿牙疳、牙痛者，恣以甘，嗜以味，而不知节，厚其衣，重其绵，而不知摄。乳儿作疳者，母之遗热也。烘焙纯棉，夜暖图于睡寐。况脏腑真阴未成，所以为害暴也。故不可不留心究明于斯矣。《经》云：肾衰则齿豁，精固则齿坚。（《寿世保元》）

（一）药疗方法

【验方一】 加味清胃散（《寿世保元》）

【处方】 当归尾、生地黄、牡丹皮、升麻、黄连、防风、荆芥、软石膏各等分。

【用法】 上锉，水煎服。

【主治】 一切牙齿肿痛，皆属胃经火盛，多是辛热厚味及服温暖之药过多，以致胃热，上下牙痛，牵引头脑，面热，其齿喜冷恶热者。

【验方二】 凉膈饮（《寿世保元》）

【处方】 连翘、栀子、大黄（酒蒸，为君）、芒硝、黄芩、薄荷、知母、升麻、石膏、黄连、甘草各等分。

【用法】 上锉，水煎，频服。

【主治】 胃有实热齿痛，或上牙痛尤甚者。

【验方三】 保牙散（《寿世保元》）

【处方】 软石膏一两，川乌三钱，草乌三钱，花椒三钱。

【用法】 上俱生用为末，擦牙漱口，吐之，立已。

【主治】 治风牙肿痛。

【验方四】 治牙痛神方（《寿世保元》）

【处方】 巴豆（去壳）三枚，真川椒七粒。

【用法】 上先将川椒略焙为末，次入巴豆，同研极烂，入红米饭些许，捣研为末，丸如黍米大，每用一丸，贴痛处。

【主治】 治牙痛如神。

【验方五】 治牙痛验方（《寿世保元》）

【处方】 黑豆（炒）一两，盐六钱，花椒五钱，生姜六钱，连须葱六钱，艾六钱。

【用法】 上白水煎，漱口吐去。

【主治】 治牙痛。

【验方六】 滋阴清胃固齿丸（《寿世保元》）

【处方】 山药末一两，牡丹皮末一两，黄柏（酒炒，末）二两，黄连（酒炒，末）二两，升麻（末）一两，当归（酒洗，末）一两，玄参（末）一两，干葛（末）一两。

【用法】 上用知母一两、山楂肉二两煎浓汤，去渣，净汁葛粉为糊，又用籼米饭一盏，研烂和葛粉，同又研匀，调以上八味末为丸，如绿豆大，以水飞过朱砂为衣，晒干，每服三钱，食后白汤送下。要忌一切厚味、姜、蒜、辣椒、诸甜等物。

【主治】 善治牙痛，且能固齿。

【验方七】 治牙痛溃烂方（《寿世保元》）

【处方】 川椒（炒）一钱半，铜青一钱，硼砂一钱。

【用法】 上三味为末，每少许擦患处，流涎立已。

【主治】 李小园患满口牙齿疼痛溃烂动摇，饮食不下，乃牙疳也。诸医不效，忽遇一道人传此方，一擦即愈。

【验方八】 治牙疳验方（《寿世保元》）

【处方】 白硼砂一钱，白矾（枯）一钱，芦荟五分，青黛三分，轻粉二分，雄黄二分，冰片一分。

【用法】 上为细末，候睡去时以竹管引药吹在牙疳上，或以鸡翎扫敷之。

【主治】 治牙疳臭烂，久不愈。

【验方九】 固齿明目乌须黑发良方（《寿世保元》）

【处方】 何首乌（黑豆拌蒸一次，牛膝拌蒸一次）、旱莲草各四两，槐角（黑豆煮汁拌蒸）四两，怀生地黄（酒拌，沙锅内蒸一日至黑）二两，骨碎补（刮去皮毛，炒七次）一两五钱，青盐二两，没石子（公母成对）二两。

【用法】 上共为细末,每早擦牙,滚水咽下。

【主治】 牙痛胃火,厚味所起,齿动肾虚,房劳过矣,补肾牙牢,清火痛止,节欲甘淡,何疾不愈,经验良方,擦牙固齿,明目乌须,香口润体,久而用之,其妙无比。

【验方十】 牢牙固齿乌须黑发秘方(临川刘云莱传)《寿世保元》

【处方】 没石子四钱,青盐二两,细辛一两,地骨皮二两,熟地黄二两,破故纸(炒)二两。

【用法】 上共为细末,每早擦牙良久,滚水咽下。

【主治】 牢牙固齿乌须黑发。

【验方十一】 擦牙乌须方(本县丁侯传)《寿世保元》

【处方】 白茯苓(去皮),细辛,牙皂(炒成炭,存性),五倍子(炒黑)。

【用法】 上各等分为细末,频频擦牙,日久须自黑。

【主治】 治须发白。

【验方十二】 固齿乌须黑发方《寿世保元》

【处方】 旱莲草阴干,切碎,半斤,香附米四两。

【用法】 上二味入沙锅炒黑存性,为末擦牙。

【主治】 擦牙固齿,牙宣口臭,乌须黑发。吏部吴继疏试效。

(二)食疗方法

【验方一】 土豆治牙痛方《温度决定生老病死》

牙痛时,用生土豆片敷在外面,同时用艾叶水泡脚,即可止住牙痛。

【验方二】 咀嚼法治牙齿过敏《健康指南》

老年人吃东西牙齿过敏时,可采取咀嚼大蒜治疗法,一般咀嚼几分钟即可收到明显的效果。咀嚼生蒜苔也同样有脱敏作用,因其辛辣比大蒜小,更容易为患者所接受。咀嚼茶叶,其脱敏效果也不错。

【验方三】 红果花生米治牙齿过敏《健康指南》

方法:吃酸东西过敏时,可吃一小段生葱或几粒花生米即可治牙齿过敏。或者每日同时吃红果和生花生米,每日1~3次,每次各5~10粒,连续吃一两个月,即可治愈。

【验方四】 用凉茶水漱口治牙齿过敏《健康指南》

方法:牙齿过敏时,用凉茶水漱口可立即有效,屡试不爽。

【验方五】 含大蒜巧治牙龈炎《健康指南》

方法:每天晚上睡觉前口含一片大蒜(把一瓣大蒜切成三片),连续含一周,即可治愈牙龈炎、牙龈出血、口腔异味等口腔疾病。

三一、老年性便秘的防治

便秘是指在不用泻剂的情况下,每周排便少于2次,排便时费力;或粪块潴留在直肠壶内不得排静。《老年疾病健康读本》便秘为临床常见多发病,多见于中老年人。引起便秘的原因很多,饮食过于精细,嗜食辛辣,缺少运动,过度疲劳等,均可影响胃肠功能而发生便秘。但主要是神经性痉挛及饮食调配不当引起的。对不同原因引起的便秘应采取不同的措施。

由于神经系统功能失调,肠壁交感神经功能亢进,使肠壁痉挛,肌肉紧张并过分收缩,而致肠腔狭窄,大便难于通过,这种类型的病人有阵发性腹痛症状,部位不固定,鼓肠,里急后重,便干色黑,形小类似羊粪。

便秘时宜食无纤维的少渣半流食物,如症状好转后可改为少渣软饭,禁用任何强刺激性食品,如浓茶、咖啡、香料等,多喝开水,保持肠道粪便中的水分,使大便软易于排出。

另一种便秘时由于膳食中长期缺乏含纤维素的食物,如新鲜菜、水果、粗粮,食物过于精细,食物残渣对肠粘膜刺激不足,不能产生便意,或老年人由于排便无力,饮食中水分不足,膳食中缺乏油脂而引起便秘。在饮食上首先是多增加些含纤维的食物,如粗粮、蔬菜、水果等。其次多食些易于产气的食物如生葱、生蒜、蜂蜜和黄瓜等,利用它们在肠道中发酵作用,借以产气鼓肠,增加肠的蠕动,利于排便。再次是适当增加些油脂利于润肠。此外,加强体育活动也是促进肠蠕动的好办法,靠吃泻药纠正便秘的办法要不得,它虽有暂时通便作用,但久用之后,反而减慢肠道蠕动加重便秘。

专家指出,纠正便秘应注意饮食结构的调整,多食富含高纤维素的蔬菜、豆类和薯类,要多饮水,多吃新鲜的水果,如香蕉、苹果等,这些食物均有通便的作用。患者应加强腹肌锻炼,增加腹内压力助排便,每天仰卧起坐30次对治疗便秘有益。老年人经常吃些蜂蜜对排便有一定的作用。(《长寿解读》)

(一)非药物疗法

【验方一】 摩脐疗法(《长寿解读》)

取坐位或立位,右手手掌放于脐上,左手掌放于右手背上,在小腹部顺时针方向揉动,揉5分钟,然后按逆时针方向再揉5分钟,共做10分钟,每日早晚各做一次,连续两周,对治疗便秘有明显的效果。

【验方二】 肚脐呼吸法(《长寿解读》)

无论是站、坐、卧、行,都应静心想着:吸气时收腹,气经脐孔进入胸腹,呼气时鼓腹,气由胸腹经脐孔而出,只要坚持一段时间,则会感觉腹部发热,肠鸣音增强,呼吸深大平顺,心情愉快,食欲增强,从而使大便转为正常。此方对治疗便秘有明显的效果。

【验方三】 医疗体操法(《长寿解读》)

医疗体操以腹部运动为主,可选用下列三节练习,每天进行2～3次。①屈腿运动:仰卧位,两腿同时屈膝提起,使大腿贴腹,然后还原,重复十几次;②举腿运动:仰卧位,两腿同时抬起,然后缓慢放下,重复十几次;③"踏自行车":仰卧位,轮流屈伸双腿,模仿踏自行车运动,动作要快而灵活,屈伸范围尽量大,时间为20～30秒。此方对治疗便秘有明显的效果。

【验方四】 意想运气法(《长寿解读》)

当解大便解不出时,思想要镇静,集中注意力,除杂念,舌抵上腭,吸气时深收,呼气时慢慢由口轻轻吹出,同时意想此气到小腹,到达直肠,直推肠中的大便,这样不断意想运气推动大便下行,几分钟后,大便可排出。此方对治疗便秘有明显的效果。

【验方五】 葱白外敷治便秘(《健康指南》)

带须葱白50克,生姜20克,食盐15克,淡豆豉20克,共捣成膏,烘热敷脐。

【验方六】 甘遂敷脐治便秘(《健康指南》)

甘遂3克,麝香0.3克,食盐5克,共研细末敷脐。

(二)食疗方法

【验方一】 香蕉菠菜粥治疗便秘(《吃出健康好体魄》)

[原料]香蕉300克,菠菜300克,粳米100克。

[食法]将香蕉去皮,菠菜洗净,然后将香蕉、菠菜分别切成小段。将粳米淘净,与菠菜一起放入锅中加适量的水煮粥,待米开花时,把香蕉段放入一起煮,粥成即可食用。

【验方二】 萝卜蜂蜜汁治疗便秘(《吃出健康好体魄》)

[原料]鲜白萝卜800克,蜂蜜适量。

[食法]将白萝卜洗净切碎,然后放入果汁机中榨汁,将蜂蜜放入白萝卜汁中搅匀即可饮用。

【验方三】 菠菜汤治疗便秘(《吃出健康好体魄》)

[原料]菠菜200克。

[食法]将菠菜洗净切碎,然后放入锅中加适量的水煮,待汤成即可饮用。

【验方四】 黑木耳蜂蜜治疗便秘(《吃出健康好体魄》)

[原料]黑木耳30克,蜂蜜适量。

[食法]将黑木耳洗净,放入锅中加适量的水煮,待黑木耳烂熟后,加入蜂蜜调匀即可饮用。

【验方五】 牛奶蜂蜜治疗便秘(《中国秘方全书》)

[原料]牛奶250克,蜂蜜100克,葱白100克。

[食法]先将葱白洗净捣烂取汁。牛奶煮开,加入蜂蜜、葱汁即可。每早空腹饮用,有明显疗效。

【验方六】 柚子治疗便秘(《中国秘方全书》)

[原料]皮厚汁多的大柚子1个。

[食法]将柚子剥去外皮,连瓤食用,大便即可通畅。柚子的功效是"泻",吃后能畅通如泻。

【验方七】 黑芝麻核桃仁治疗便秘(《中国秘方全书》)

[原料]黑芝麻30克,核桃仁30克。

[食法]将黑芝麻和核桃仁磨成粉末,泡开水食用。即可治好便秘。

【验方八】 桑椹子治疗便秘《中国秘方全书》

[原料]干桑椹子5钱,番泻叶1钱。

[食法]将桑椹子、番泻叶一起放入锅中加适量的水煎汤,每晚临睡前饮服。服后必可泄泻,自第三次起,可单用桑椹子,连服数次,可促进肠部蠕动,有效治疗便秘。

【验方九】 黑芝麻甜杏仁治疗便秘《中国秘方全书》

[原料]黑芝麻60克,甜杏仁150克,大米60克,砂糖适量。

[食法]将黑芝麻、甜杏仁、大米分别洗净,淘净,然后一起放入豆浆机中磨成糊,再放进锅中煮熟后,放入少许砂糖调味即可食用。此方对治疗便秘功效颇大。

【验方十】 蜂蜜水治疗便秘《中国秘方全书》

[原料]蜂蜜。

[食法]用80克蜂蜜加适量的温开水,每天早晨空腹饮用,可治愈习惯性便秘。

【验方十一】 杏仁粉拌豆腐治疗便秘《中国秘方全书》

[原料]杏仁粉、芝麻油、食盐各适量,豆腐1块。

[食法]将杏仁粉两勺(约50克)、豆腐、少许食盐和芝麻油一起拌均匀后,放在微波炉中加热后食用。每天分早晚两次服完,连服一周大便即可通畅。

【验方十二】 空腹吃梨治疗便秘《健康指南》

[原料]新鲜梨一个。

[食法]将梨洗净,每天早晨起床后空腹食用,连续按时吃15天,就能有效治疗便秘。

【验方十三】 豆腐渣治疗便秘《健康指南》

[原料]豆腐渣、青菜各适量。

[食法]将青菜洗净切碎,与豆腐渣一起炒熟,稍放些佐料调味。每天一次,连续吃一周,治疗便秘效果明显。

【验方十四】 麸皮汤治疗便秘《健康指南》

[原料]小麦麸皮1500克。

[食法]将麸皮放入锅中文火炒至微黄,倒出晾透后放入干净容器中。每天早晚两餐后喝汤时,取20克炒麸皮放入汤碗中搅匀喝下。连续服用7天即可,疗效神奇。平日多吃青菜水果、多饮茶效果更佳。

【验方十五】 荸荠治疗便秘《健康指南》

[原料]荸荠适量。

[食法]将荸荠洗净,掐头去尾,中间不削皮。如果3～4天排便一次,每天吃50～60个;如果两天排便一次,每天吃40个;如果大便干结,每天吃20～30个。连续吃7天即可见效。需要坚持天天吃。

【验方十六】 陈米醋治疗便秘《生活中来》

[原料]陈米醋适量。

[食法]每天早晨空腹饮一汤匙陈米醋,然后紧跟着饮一杯温开水。连续饮用7天,效果明显。

【验方十七】 十谷粥治疗便秘《健康指南》

[原料]糙米、黑糯米、小米、小麦、荞麦、芡实、燕麦、莲子、麦片、红薏米仁各适量。

[食法]将这十种谷米各适量,洗净,放入锅中加适量的水煮粥,每天中午吃,不加任何佐料,与瓜、菜、鱼、肉同食。连续吃一个月以上,可消除便秘,治疗痔疮。

【验方十八】 蜂蜜土豆汁治疗便秘《生活中来》

[原料]土豆200克,蜂蜜适量。

[食法]将土豆洗净削皮切碎,然后放入榨汁机中榨成土豆汁。而后将土豆汁放入锅中用小火煮,当土豆汁变得黏稠时,加入适量蜂蜜,搅拌均匀后装进干净的瓶里保存。每天早晨空腹饮一次,每次两勺(约30克),然后喝一杯温开水。连续服用10天,可有效治疗习惯性便秘。

【验方十九】 核桃仁治便秘《健康指南》

每天早晨空腹食用2个核桃仁,并喝点开水。连吃10天即可通便正常。

【验方二十】 大麦炒面防治便秘《健康指南》

将大麦面粉在铁锅内用文火炒熟,每天两汤匙,适当加些白糖和香油,用开水冲成一小碗糊状大麦炒面服下,每日一次,空腹服下即可。

【验方二一】 香油拌菠菜治便秘《老年养生必读》

菠菜 200 克，洗净，置沸水中烫约 4 分钟后捞出，用香油调拌，早晚各吃一次。有利五脏下气调中、润肠通便之功。

【验方二二】 空腹喝紫菜汤治便秘《生活中来》

早晨起来空腹喝一碗紫菜汤，对便秘有显著疗效，每次餐前喝紫菜汤对治便秘效果也明显，但要喝热紫菜汤，喝时加少许醋疗效更好。

【验方二三】 冰糖水治便秘《健康指南》

数天大便仍不解者，临时冲一杯稍浓的冰糖水，可立竿见影，迅速通便。

【验方二四】 豆腐渣茶治便秘《健康指南》

豆腐渣茶含有多种营养成分，如蛋白质、脂肪、纤维素、钙、钾以及维生素、微量元素和果胶等，可预防高血压、糖尿病和便秘，对老年人的保健效果要更好一些。

具体做法：将豆腐渣放入锅中翻炒，小火炒 20 分钟，直到水分基本炒干，这时豆腐渣变成了干爽的黄褐色。注意不要炒糊，使其变成粉末状，盛出放入密封的容器内保存。饮用时，每 180 毫升开水中加入 1 大勺炒过的豆腐渣，用滤茶网过滤后即可饮用。

豆腐渣茶和大麦茶一样香气扑鼻，而且不像其他保健茶那么苦，可热可凉。每天喝 180 毫升，分 3 次饮用，能有效缓解头晕、便秘。

另外，把豆腐渣蒸熟后，用香菜末、葱姜末、香油、细盐拌匀食用。或炒熟吃，都可治疗便秘。还可收到排毒养颜的效果。

【验方二五】 车前子治疗便秘《健康指南》

实验表明，车前子所含的车前子多糖、车前子胶等能提高肠道内水分，缩短排便时间，从而起到缓泻作用。

具体做法：车前子 50～70 克，用纱布包好，加水适量，文火煎 30 分钟，煎至 400 毫升即可。早晚各服 200 毫升，两天为 1 疗程，可连服 4 个疗程。一般 3 天即可见效。

三二、痔疮的防治

痔疮是直肠粘膜下痔静脉扩大与曲张成团的疾病。痔疮依其轻重，可分为痔核、脱肛、痔漏三种。痔核与排出的大便摩擦，会引起出血，最感痛苦的，便是嵌顿（绞窄）痔核，有的痔疮患者，痔核会脱出肛门外；也有的在肛门附近流出脓汁，这就是痔漏。痔疮使人痛苦，影响身体健康。

产生痔疮的原因很多，如果饮酒无节，过食辛辣刺激食物，或久坐久立，缺乏运动，房事过度，妊娠生产，泻痢过久或长期便秘都有引发痔疮的可能。在发生的部位上，痔疮又可分为三种：①内痔：生在肛门内，初期痔核很小，痔面鲜红或青紫色，常为大便擦破出血，所下之血为鲜红色，不会疼痛，也不会脱出肛门外。中期痔核渐大，大便时可脱出肛门外，便毕又缩回，后期痔核在大便后脱出肛门外，脱出后须用手托回或平卧才能回复，较严重的，甚至在行走或久站、咳嗽都回脱出，不易复位，且有肿痛和溃烂坏死的现象。②外痔：生于肛门外，呈一光滑突起，色紫暗，逐渐扩大，按之质较硬，一般不出血，但会有疼痛感。③混合痔：除上述内痔和外痔症状兼有，且内痔和外痔往往相连生长。《中国秘方全书》

（一）轻度痔疮的防治

【验方一】 艾叶治轻度痔疮《中国秘方全书》

艾叶 50 克（鲜品 250 克），以一升的水煎至半量，加入热水中，坐浴，这是腰部浸入热水中的沐浴法，浸到上半身冒汗的程度即可。此方可治轻度痔疮。

【验方二】 干萝卜叶治轻度痔疮《中国秘方全书》

以干萝卜叶二三株，用二升的水煎至半量，加入浴水中，坐浴。此方可治轻度痔疮。

【验方三】 无花果叶治轻度痔疮《中国秘方全书》

以无花果叶适量煮汤，坐浴也可。此方可治轻度痔疮。

以上三种坐浴法，都有保温的作用，连续坐浴十天以上，则可完全治好。坐浴法可促进患部血液循环，具有很大的功效。但要注意的是，坐浴时，上身要披上毛巾或穿上浴衣，以防热气散失。

【验方四】 芜菁子治轻度痔疮《中国秘方全

书》）

芜菁子一合（约二至三两），捣研成细末，以开水一杯冲入，布包绞汁，每次二至三钱空腹服下，过片刻即可通便，连续几次，就能生效。此方可治轻度痔疮。

【验方五】 黄芪地龙治痔疮《《中国秘方全书》》

生黄芪6克，地龙6克。研为细末，开水冲服，每天1次。此方可治疗痔疮。

（二）痔肿的防治

【验方一】 黑干木耳可治痔肿《《中国秘方全书》》

黑干木耳一两，用开水泡软，每天清晨空腹炖食，轻者一斤可治好，重者二斤即可，治内、外痔皆有效。

【验方二】 木耳煮羹可治痔肿《《中国秘方全书》》

有人以木耳煮羹吃，治疗痔肿具有神效。

【验方三】 冬瓜煎汤治痔肿《《中国秘方全书》》

有患者用冬瓜煎汤，洗患部，可以消肿疼。

【验方四】 绿豆猪肠治痔肿《《中国秘方全书》》

将绿豆120克塞入猪肠（一条）内，两端用绳子扎紧，再放入蒸锅内蒸煮，即可食用。

绿豆有清热解毒的作用，能治疗发炎和红肿的症状，肛门是大肠的尾端，所以痔疮也属于肠部的疾病，这里用"同物同治"的观念，以食用大肠来治疗痔疮。

【验方五】 绿豆黄连可治痔肿《《中国秘方全书》》

生绿豆粉一两、黄连一钱，共研末，调开水，厚敷于患处，对肿痛有效。

【验方六】 甘草汤洗治痔肿《《中国秘方全书》》

解便后以甘草汤洗患部，然后用五倍子和荔枝草的煎汁再洗，非常有效。荔枝草又叫"癞虾蟆草"，四季皆有，面青背白，麻纹垒垒，有奇臭。

【验方七】 柿饼可治痔肿《《中国秘方全书》》

每天食柿饼一至二枚，先要煮热再食，胃弱的患者可分四五次吃完，胃力强的，多吃无妨，这是因为柿饼有润肠消炎，防止痔疮发作的功效。

【验方八】 芫荽煮汤治痔肿《《中国秘方全书》》

芫荽（或芫荽子）煮汤熏洗患部，同时用醋煮芫荽子，以湿布温罨（yǎn：音，演；意：敷）患部，皆能见效。

【验方九】 黑芝麻何首乌治痔肿《《中国秘方全书》》

黑芝麻和何首乌以四比一的份量，炒热研粉，和匀，用二汤匙的量冲开，加蜂蜜服下，每晚临睡前吃，可使大便正常，并能安睡，面红体重，还能使白发变黑发。

（三）痔疮出血的防治

【验方一】 木耳砂糖可治痔疮出血《《中国秘方全书》》

木耳30克与砂糖60克，加水适量，一同煮熟后食用。这种食品对于治疗排便时会有剧痛或出血的现象，都很有效，不论内痔或外痔皆适用。

【验方二】 鲫鱼草果可治痔疮出血《《中国秘方全书》》

新鲜大鲫鱼一条，洗净切片与葱三茎、小椒二钱（研末）、草果一钱（研末）共同煮熟，调入五味，空腹服食，可治久痔、肠风、便血的症状。

【验方三】 蜂蜜香蕉可治痔疮出血《《中国秘方全书》》

每日清晨，空腹食下浇上蜂蜜的香蕉二至三个，香蕉愈熟愈好，蜂蜜则愈纯愈佳，重患者服用四十至五十日，轻患者约三十至四十日即可见效，不再为便血所苦。

【验方四】 生黄瓜可治痔疮出血《《中国秘方全书》》

每天早上和晚饭后，食用一根生黄瓜，头尾不吃，连续半个月，大便就不再有血。

【验方五】 鲜杨桃可治痔疮出血《《中国秘方全书》》

鲜杨桃切碎捣烂，以凉开水冲服，一日二至三次，每次二至三个即可。此方治痔疮出血。

【验方六】 山芋煮水治痔疮出血《《中国秘方全书》》

以山芋适量煮水，每天早晨连水带山芋吃下，数日即可痊愈，如再犯时，可再照此法服用，即可断根。

【验方七】 无花果治痔疮出血《《中国秘方全书》》

无花果一至二个，用水煎或空腹时生食，一

日二次,可酌量加减。此方可治痔疮出血。

【验方八】 大蒜汁可治痔疮出血《中国秘方全书》

先将患处用水洗净,将大蒜绞汁(或磨碎),用三至五倍的水冲稀,以脱脂棉将蒜汁涂在伤口。

(四)脱肛的防治

【验方一】 茶叶水治脱肛《中国秘方全书》

将茶叶水代替白开水饮用,约半年,不但能治好痔疮、便血,就连脱肛也有效,因为茶叶有消毒、降火的功能,每天饮用,必生奇效。

【验方二】 茄根苦参可治脱肛《中国秘方全书》

茄根二两、苦参五钱,二者用水煎,熏洗患部,并温毡托上,纳入即可治好。

(五)痔漏的防治

【验方一】 龟肉葱酱治痔瘘《中国秘方全书》

凡患痔疮与痔瘘的人,常用龟肉加葱酱煮食,有滋阴清热,消炎止血的功效。此法忌用醋,要注意。

【验方二】 嚼食川椒治痔瘘《中国秘方全书》

每天空腹嚼川椒一口,以凉水送下,三五次即生效。此方可治痔瘘

(六)痔疮的食疗法

【验方一】 羊血疗法《长寿解读》

将200克已凝固的羊血切成小块,加米醋一碗煮熟,以少许盐调味,食羊血(醋可不吃),可治初期内痔。

【验方二】 香蕉疗法《长寿解读》

将两只香蕉不去皮,炖熟,连皮吃,可治痔疮出血。

【验方三】 猪胆汁疗法《长寿解读》

将猪胆汁搽于患处,每日2次,可治外痔。

【验方四】 万年青根疗法《长寿解读》

将15克万年青根和适量猪肉放一起煮烂,去药,吃肉喝汤,每日1剂,连服5天为1疗程。

【验方五】 蒜梗疗法《长寿解读》

将陈大蒜梗7根、陈大蒜头3个,用1000克水煮半小时,熏洗患部,每日1~2次,可治痔疮。

(七)痔疮的体疗法

【验方一】 脚尖走路治痔疮《长寿解读》

具体方法是:双脚走路时,双双抬起脚后跟,一个劲地用脚尖走路。早晚两次在家中各走十个来回(约100米)。且持之以恒,坚持不懈。因为这样练习走路,既有利于提肛收气,又使肛门静脉瘀血难以形成痔核而致充血脱肛。可谓一举两得。连续坚持一年,即可告别痔疮一身轻。

【验方二】 单脚跳跃治痔疮《长寿解读》

具体方法:每天单脚跳跃20分钟,10天后痔疮会有不同程度的减轻。单脚站立时,臀部肌肉的用力一张一弛,能促进肛门周围的血液循环,减轻静脉内压力,所以经常单脚站立可防治痔疮。

【验方三】 简易体疗治痔疮《长寿解读》

具体方法如下:

(1)取仰卧位,全身肌肉尽量放松,双手重叠于小腹,做腹式深呼吸,吸气时腹部鼓起,呼气时腹部凹陷,重复做10~20次,做时应排除杂念,意守丹田。

(2)仰卧,双腿交叉,臀部及大腿用力夹紧,肛门逐渐用力上提,持续5秒钟左右,并可逐步延长提肛的时间,重复做10~20次。

(3)仰卧屈膝,两足跟尽量靠近臀部,两臂平放体侧,以双脚掌击两肩部支撑,骨盆抬起,同时收缩肛门,持续5秒钟以上,还原,重复做5~10次。

(4)坐位,双足交叉,然后双手叉腰并起立,同时肛门收缩上提,持续5秒钟,还原,如此重复做10~15次。

(5)取站立位,双手叉腰,双脚交叉,踮起脚尖,同时肛门上提,持续5秒钟,还原,如此重复做10~15次。

上述自我体疗方法,每日做2~3次,一般持续一个月即可见效。但对重度痔核脱垂及发炎水肿明显或有肛裂患者不宜。

(八)治痔疮不必斩草除根

人的肛管内齿状线上方有一宽约1.5~2厘米的环状组织带,通常被称为痔区。此区域厚而柔软,为血管性衬垫,内含血管、平滑肌及弹性结缔组织。衬垫通过调整其弹性,协助括约肌维持肛管的正常闭合,故又称肛垫。专家认为:痔不

是传统认为的静脉曲张团索,而是肥大的肛垫。肛垫就像一个天然的柔软塞子,起到水龙头的垫圈作用,使肛门紧闭。仅仅依靠括约肌的自身收缩,难以有效地控制和维持肛门自制。遗憾的是,人们对肛垫的这一重要形式和功能长期缺乏认识。一位专科医生介绍,应该保守治疗的轻度痔若被全部切除,特别是采用非正规根除法,患者的控便功能多有不同程度的损害。在他们收治的6000位痔疮患者中,需要做补救手术者占30%。术后遗症表现为:出现轻度大便失禁者26%,漏气者9%~10%。因此,治痔疮不必斩草除根,应尽量做保守治疗。(《长寿解读》)

三三、老花眼的防治

老花眼是老视的俗称,指的是随着年龄的增加,眼睛调节功能减弱,不能看清近距离物体但能看清远距离物体的情况。原来,在人体的眼睛里长有一种叫做晶状体的结构,要看近物时晶状体会变厚,看远物时晶状体又会变薄,能让看到物体的成像正好落在视网膜上。所以,它功能的好坏直接关系到看东西是否清楚。老年后,晶状体自行变厚的能力会衰退,于是看近物时会变得模糊不清。老年人的晶状体调节能力减退的原因是由于晶状体中的纤维所含蛋白质等物质,因代谢逐渐变性而失去水分,于是质地变硬,弹性消失。这种晶状体的老花现象从四十岁左右开始,以后逐渐严重。防治老花眼的方法如下:(《老年生活实用大全》)

【验方一】 长期按摩眼不花(《长寿解读》)

具体方法:把双眼紧闭片刻,突然睁开,每天坚持数次。以后再加做闭眼眼球反时针转动的练习,做到眼球发酸为止,长年坚持,从不间断。上述活动后,再用双手掌鱼际部分别压揉左右眼眶,沿太阳穴压揉,经耳轮上方直至脑后。这种活动不但对眼有益,有清脑作用。

【验方二】 按摩操防治老花眼(《健康指南》)

(1)擦额头:用干净的两个手掌,按在额头上作左右移动摩擦,共100次。

(2)撑眼角:以两手中指,分别在左右眼角外缘作起点,施力向耳朵方向撑擦,60~80次。

(3)按眼球:闭上眼睛,以两手中指轻压眼球,做上下左右的转揉,60~80次。

(4)弹眼皮:以两手拇指和食指抓住双眼的眼皮,拉起后放开、回弹,做60~80次。

(5)梳眼帘:两手握拳,闭眼,以食指压着拇指的指甲,使指关节背形成的疙瘩压着眼帘,从鼻梁两侧开始,由内向外贴着眼睫毛进行梳捋,60~80次。

(6)抹眼眶:以两手中指,按住鼻梁开始,沿着眼上眶由内向外抹抚直至眼外角,做60~80次,用力大小以感觉舒适为宜。

经过上述的按摩操作,促进了眼神经和微细血管的循环运动,达到眼睛保健的目的。

【验方三】 老花眼的保健方法

(1)经常眨眼。利用一开一闭的眨眼方式来振奋、维护眼肌,然后用双手轻揉眼部,这样能使眼肌经常得到锻炼,延缓衰老。(《益寿养生全书》)

(2)经常转动眼睛。因为眼睛经常向上、下、左、右等方向来回转动,可锻炼眼肌。(《益寿养生全书》)

(3)掌握正确阅读方法。读书时要舒适地坐着,全身肌肉放松,读物距离眼睛30厘米以上,身体不要过分前倾,否则会引发背部肌肉的劳损。不要在床上躺着看书,不要在车上看书,过度疲劳时不要强行读书。(《益寿养生全书》)

(4)每天一次盯住一个目标远视片刻(最好是远处的绿色)不要斜视看物。(《老年疾病健康读本》)

(5)从暗处到阳光下要闭目,不要让太阳光直接照射到眼睛。看电视、电影的时间不宜过久,保护好视力。(《益寿养生全书》)

(6)注意锻炼、合理膳食。要多做全身运动,增加全身血液循环。多食富含维生素、优质蛋白食品,如瘦肉、鱼、牛奶等。常吃黑豆和黑芝麻可使视力减缓衰退。(《益寿养生全书》)

(7)按摩眼睛,双手指弯曲,从内眼角横揉至外眼角,再从外眼角横揉至内眼角,用力适中;再用食指尖按太阳穴数次。每日早晚各做一遍,对眼肌大有好处,不仅可推迟眼老花,还可防治白内障等慢性眼病的发生。(《益寿养生全书》)

(8)吸气吐气防老花眼:腰背挺直,用鼻子吸气,吸到最大限度时紧闭双眼,再用口慢慢向上

吐气。每次反复约15分钟,每天1~2次。这样可防止老花眼症状的过早出现。(《健康指南》)

【验方四】 老花眼多吃黑豆蜂蜜(《健康指南》)

具体方法:中医认为,老花眼是由肾水亏损、精血不足而起,膳食应多食黑豆、蜂蜜、水果、蔬菜、豆制品、动物肝脏。黑豆有补肾养血之功,老人服用能固齿明目。蜂蜜含有氨基酸,可延缓衰老。

【验方五】 酱醋羊肝防治老花眼(《健康指南》)

具体方法:将羊肝洗净切片,调以酱油、醋、料酒、姜,爆炒后食用。对中心性视网膜炎、视神经萎缩引起的花眼疗效尤佳。

【验方六】 红肝丸防治老花眼(《健康指南》)

具体方法:取红花10克,与250克猪肝共剁为泥,做成丸子蒸食。此方不仅能明目,而且对白内障术后眼中血丝,能起到活血化瘀的作用。

【验方七】 枸杞蛋防治老花眼(《健康指南》)

具体方法:枸杞子20克,与两个鸡蛋调匀蒸服。此方对老年眼花、多泪有效。

【验方八】 清肝明目梨加醋(《健康指南》)

具体方法:将梨去皮切成片,每片鸭梨上滴一滴白醋后直接吃,一天吃10片,保肝偏方就这么简单。这样的吃梨方法,可以改善眼睛的酸涩和干燥,达到明目的作用。

【验方九】 醋黑豆防视力下降(《健康指南》)

黑豆中富含抗氧化成分——花色素和对眼睛有益的维生素A。这两种重要的营养素不仅能缓解眼睛的疲劳,也有助于防止视力下降。用醋浸泡黑豆,能促进黑豆中营养成分溶出,利于人体吸收。

【验方十】 多吃玉米可防眼老花(《健康指南》)

玉米含有蛋白质、糖类、胡萝卜素、黄体素和玉米黄质,尤其是玉米黄质含量较高。因此,多吃玉米可以抗眼睛老花。但由于黄体素和玉米黄质为脂溶性,食用时最好加油烹煮,以利吸收。

【验方十一】 热敷帮老人耳聪目明(《健康指南》)

具体方法:①明目:将毛巾放入稍烫手的热水中,浸透折叠,放在合闭的双眼上,双手在毛巾上做轻柔的揉眼动作;毛巾稍冷后重新泡热再热敷。每次做时要保持呼吸自然,心情放松。每次可重复做3~5遍,每天1~次,能起到缓解疲劳,保护视力的作用,对预防老花眼、近视也有效果。

②聪耳:把用热水浸透过的毛巾掩盖在双耳上,也可掩盖左耳或右耳,每次交替重复做3~5遍,每天1~次,能增加耳部的气血流量,预防耳部疾病及老年人常见的耳聋病。

【验方十二】 四法延缓老花眼(《健康指南》)

(1)冷水洗眼:清晨起床后,坚持用冷水洗脸、洗眼。首先将双眼泡于冷水中1~2分钟,然后再用双手轻轻搓脸部及眼睑20~40次。

(2)经常眨眼:平时有空就利用一开一闭的眨眼来振奋、维护眼肌,同时用双手轻轻揉搓眼睑;或以反复用力闭眼、迅速睁眼的办法,促使泪液滋养眼球,闭眼时竭力挺起肩,两眼紧闭一会儿再放松。如此反复作30次。

(3)热水敷眼:每天晚上临睡前,用40~50℃的热水洗脸。洗脸时先将毛巾浸泡在热水中,取出来不要拧得太干,立即趁热敷在额头和双眼部位,头向上仰,两眼暂时轻闭,热敷1~2分钟。

(4)吃补肝肾明目食物:如鸡肝、羊肝、枸杞子、胡萝卜、桑椹等。

【验方十三】 洗眼疗法防老花眼(《健康指南》)

具体方法:将温水装满茶杯,使眼睛浸入其中,睁开眼睛往杯底看,睁闭三次;由左眼到右眼各做两次,然后用湿毛巾把眼按半分钟,再把两眼左右来回揉半分钟。此法可在洗脸时进行,三个月可见效。

【验方十四】 扣眼球防治老花眼(《健康指南》)

具体方法:每两个小时(特别是工作期间)用食指、中指、无名指轻轻地扣(覆盖轻压)眼球,每次扣几秒钟;近距离看东西后,一定要望远,放松眼睛。此法可防治老花眼。

【验方十五】 黑豆芝麻糊防治老花眼(《健康指南》)

具体方法：黑豆500克，黑芝麻250克。均炒熟研细末，每次调服25克，每日2次。

【验方十六】 桑叶洗目防治老花眼（《健康指南》）

具体方法：当每年九月二十三日（农历）这一天，用桑叶洗目一次，永不昏暗。

三四、老年性白内障的防治

白内障是指在黑眼珠的瞳孔部位出现灰白色反光的一种老年人慢性眼病。瞳孔部位的灰白色反光是由变为混浊的晶状体所引起。当晶状体一旦变为混浊，就演变成白内障，视力也随之衰退，甚至丧失。（《老年生活实用大全》）

本症在黑眼珠的瞳孔中间呈现如水银珠样的白色圆形翳障，故有此名，即西医所称之为"白内障"。初起时，视觉微有昏花，常见空中有黑化缭绕，或金蝇乱飞，或眼前如有轻烟薄雾。患者瞳孔内有一点白色，如油点浮在水面，局部不痛不痒，伴有头昏、耳鸣、心悸等症状发生。老年人得此症较为常见。（《中国秘方全书》）

中医认为，本病多多因年老体衰，肝脾肾三脏亏损，致水谷不化，精血不足，不能上濡目窍，晶珠失养所致。故以虚为本。治疗侧重于扶助正气，培补精血，结合患者的身体情况，调补阴阳，以延缓晶状体老化的速度，尽可能保存现有视力，因此必须坚持长期治疗，方能见效。（《实用中医大全》）

人眼中有一个组织叫做晶状体，正常情况下它是透明的，光线通过它及一些屈光间质到达视网膜，人才能清晰地看到外界物体。一旦晶状体由于某些原因发生混浊，就会影响光线进入眼内到达视网膜，使人看不清东西，便是发生了白内障。也就说，晶状体混浊导致视力下降就是白内障。

白内障是致盲和视力损伤的首要原因，多见于50岁以上老人。并且多为双眼发病，但两眼可有先后。在发病初期，常有固定不飘动的眼前黑点，亦可有单眼复视或多视。随着病情加重，患者会感到视力模糊、怕光，所看到的物体变暗、变形，乃至失明。

国医大师唐由之教授研究白内障多年，积累了丰富的临床经验。他认为，白内障的晚期必须经过手术治疗，而在发病初期是可以通过药物治愈的。不过，要根据不同的病机，采用不同的治疗方法。（《大国医》唐由之）

（一）药物疗法

【验方一】 证属肝肾不足，阴虚血少，目失涵养（《大国医》唐由之）

【症状】 前见有点条状阴影飘浮，视物昏花，或伴有耳鸣耳聋、腰酸足软等。脉搏细数，舌质红、少苔，治宜平补肝肾、滋阴明目。

【方药】 制首乌15克，黄精15克，熟地黄15克，菟丝子15克，枸杞子12克，蕤仁10克，磁石15克，神曲12克，凤凰衣6克，枳壳10克。

【加减】 如兼有眼睑启闭无力，久视易乏者，酌加白术12克，炙黄芪12克，升麻7克。

【用法】 水煎服。

【验方二】 证属脾肾阳虚（《大国医》唐由之）

【症状】 双目昏糊，视远不清，眼前蝇飞蝶舞，瞳神内黄精有少许淡淡纹理，可见脸色发白，神疲体乏，形寒肢冷，溺清便溏，或夜尿次频，舌质淡嫩，脉沉细。

【方药】 磁石（煅，醋淬）、龙齿（煅）、苁蓉（酒浸）、茯苓各60克，人参、麦门冬（去心）、远志（去心）、续断、赤石脂（煅，醋淬）、鹿茸（酥炙）各45克，地黄（干者）90克，韭子（炒）、柏子仁、丹参各37.5克。

【加减】 酌加白术，炙黄芪、升麻等。

【用法】 上药为末，蜜为丸，如梧桐子大。每服30~50丸，空腹时用温酒送下。

【验方三】 证属肝虚血少，肝阴不足，阴不潜阳，阴虚阳亢（《大国医》唐由之）

【症状】 见头眩耳鸣，腰膝酸无力，眼干，烦躁不眠，唇红颧赤，津少口干，口苦舌红，脉弦。治以滋阴降火、育阴潜阳、养血明目。

【方药】 泽泻、茯苓各7.5克，生地黄（酒洗，晒干）、牡丹皮、山茱萸、当归梢（酒洗）、五味子、干山药、柴胡各15克，熟地60克。

【用法】 上研为细末，炼蜜为丸，如梧桐子大，朱砂为衣。每服50丸。空腹时用淡盐汤送下。

(二)治疗白内障食疗方

1. 红枣 7 枚,枸杞子 15 克。加适量水煎服,每日一剂,连续服用。红枣含蛋白质、维生素 C 及钙、磷、铁等,可补血明目、提高视力。《大国医》唐由之)

2. 猪肝 150 克,鲜枸杞叶 100 克。先将猪肝洗净切条,与枸杞叶共同煎煮,饮汤吃肝,每日 2 次。可明目清肝,改善视功能。《大国医》唐由之)

3. 枸杞子 20 克,龙眼 20 枚。水煎煮,连续服用有效。枸杞子富含胡萝卜素、维生素和钙、磷、铁等微量元素。龙眼肉富含维生素 B2、维生素 C 和蛋白质。这些营养素均能益精养血、滋补明目。《大国医》唐由之)

4. 黑芝麻炒熟研成粉,每次以一汤匙冲入牛奶或豆浆中服用,并可加入一汤匙蜂蜜。黑芝麻富含维生素 E、铁和蛋白质,可延缓机体衰老,改善眼球代谢,能维护和增强造血系统、免疫系统的功能。《大国医》唐由之)

(三)治白内障诸方

【验方一】 石胡荽治白内障(《中国秘方全书》)

欲除目翳,以石胡荽一钱,塞入鼻中,翳膜自落。

石胡荽又名鸡肠草、天胡荽。气温而升,味辛而散阳,除翳之功尤为神妙。

【验方二】 煮食菠菜治白内障(《健康指南》)

目中浮翳遮睛,每天用菠菜煮食,不放盐;亦可煎水熏洗,浮翳自退。

【验方三】 中药治白内障(《中国秘方全书》)

当归二钱,川芎二钱,白芍二钱,旧地二钱,川茯苓一钱,白术一钱,甘杞一钱,石燕二钱,云母石二钱,木贼一钱,夜明砂二钱,蝉蜕七个。水煎,炖鸭肝服用,加酒少许,饭后服下。小儿服十分之三。

此方专治男女老幼,眼内白珠,白云难翳,败肾朦雾,流目油,很有功效。

【验方四】 焰硝可治白内障(《中国秘方全书》)

眼中障翳的消除,可用好焰硝一两,置铜器内溶化,和冰片二分、黄丹二分,以铜筷(或铜条)搅匀,收于瓶中,勿使泄气,每次点少许,效验如神。

【验方五】 青羊肝可治白内障(《中国秘方全书》)

青羊肝一具,去上膜,薄切之,取未用过的新瓦盆拭净,纳肝于其中,炭火上炙至极燥,脂汁尽取之,分别倒决明子半升、蓼子一合,熬合香,更筛以饮汁,合羊肝脂汁,饭后服方寸匙,逐渐加至三匙,不过二剂,即可治愈,重见光明。

【验方六】 黄精枸杞汤治白内障(《实用中医大全》)

黄精 15 克,枸杞 9 克,菊花 3 克,珍珠母 18 克,陈皮 9 克,红糖适量。水煎服,每日 1 剂,连服 15 天。

【验方七】 肝脾双补粥可治白内障(《实用中医大全》)

夜明砂 9 克,山药 30 克,菟丝子 9 克,用布包好,加水 2500 毫升,煎成 1500 毫升,去渣如粳米 60 克,红糖适量,煮粥。每日 1 剂,连服 15 天。

【验方八】 白内障多补维生素 C(《健康指南》)

老年性白内障因年老体衰,晶状体发生混浊影响视力,表现为视力缓慢性减退。白内障患者大多缺乏维生素 C,因此大枣、西红柿、桔子、苹果、葡萄、西瓜、猕猴桃等富含维生素 C 的蔬菜水果是最有效的预防性食品。此外,预防白内障,老年人要注意对锌和维生素 A、D、E 及核黄素的充分摄入,这些元素年起到明目的作用。

【验方九】 啤酒可防白内障(《健康指南》)

据塔斯社报道,每天饮啤酒可预防老年白内障。而黑啤酒能降低心脏病的发生率。这是加拿大和美国科学家的研究成果。

研究表明,啤酒富含阻氧化酶,能够阻碍葡萄糖水平升高。原来,细胞中的线粒体可以把葡萄糖变成维持细胞正常活动的能量。葡萄糖含量过高会破坏线粒体的功能。一旦线粒体的工作出现故障,眼睛晶体的表面就会开始形成白内障。所以医生建议长期日饮一杯啤酒对眼睛非常有利。

【验方十】 车前子可治白内障(《健康指南》)

具体方法:取车前子 20 克(1 次量),用布包煎(不用包得过紧)半小时,水以没过药包为度。1 剂药煎 2 次,第 1 次药液内服,第 2 次清洗患目,1日3次。

三五、防治眼袋方

(一)缩小眼袋方《生活中来》

英国和荷兰科学家研究表明:"眼袋"是人体脂肪代谢障碍的表现,"眼袋"显著的人大多数患有高血脂症,其中51%的人存在动脉粥样硬化症。不能只通过手术将其摘除。应该去医院检查,在医生指导下服用药物,控制病情。

(二)蘸盐水敷缩眼袋《生活中来》

若有眼袋,可在大约一升热水中放一茶匙的盐,搅匀后用药棉蘸盐水敷在眼袋上,待冷了后再换热的,反复多次,数天后眼袋可以缩回。

(三)消眼袋茶(北京电视台科教频道《健康大讲堂》)

【处方】 车前子3克,防己2克,黄芪皮4克。

【用法】 开水泡当茶饮。

(四)治疗眼袋方《求医不如求己》

有眼袋是气血严重不足了,先喝山药薏米粥,加些大枣,以健脾养血,然后练推腹法,强肾法,金鸡独立以及撞丹田,也可敲胆经和按摩心包经。

三六、老年性青光眼的防治

青光眼是指眼压增高,视功能损害的一种严重眼病。中医则称为绿风内障,此病起于肝肺劳热,痰湿攻伤,也就是眼内之液体调节机能失常,因于水毒而引起的眼球疾患。西医则认为系眼压过度增高的结果,此症会因压迫视神经导致失明。

其症状为眼内痛涩、眼胀,经常会头晕、头痛,晚上看灯光,觉得有虹彩光圈笼罩,有时会因剧烈的头痛而呕吐。先天性青光眼三个主要症状,即流泪、畏光、眼睑痉挛。

治疗方法,在平肝热利肺气,健补肝肺劳损,以消除水毒。应就医诊治。(《中国秘方全书》)

【验方一】 中药治青光眼Ⅰ(《中国秘方全书》)

羚羊角、防风、知母、花旗参、云苓、元参、桔梗各五钱,黄芩、车前子各一两,共研粗末,分若干包,每包三钱,每次用一包,水一碗半煎至七分于饭后服下,每日二次。连服十天,即见效。

待头晕、发胀、呕吐等症状消失时,再服用下方:芫蔚子、防风各一两,花旗参、决明子、车前子、川芎、细辛各五钱,共研细末,炼蜜丸如梧桐子大,每次服十丸,于每天清晨用白开水送下,早、晚各一次,连服一月至视力恢复为止。

【验方二】 中药治青光眼Ⅱ(《中国秘方全书》)

若中气不足,不能壮血上升,目无血则不能视物,可服饮"补中汤",连服十剂。此方已治愈多人。

补中汤:黄芩钱半,正北沙参钱半,白术一钱,甘草一钱,正西当归钱半,柴胡一钱,升麻一钱,陈皮钱半,菊花钱半,草决明二钱,蒙花钱半,谷精一钱,半红大枣一钱。水煎服饮。

【验方三】 中药治青光眼Ⅲ(《中国秘方全书》)

皮硝二钱,乌梅三个,以水一盏,煮至半量,用青布衣小块洗眼三次,不论瞖目昏花火眼,多洗即可痊愈。

洗眼日期为农历正月初七、二月十一、三月初四、四月初九、五月初六、六月初四、七月初三、八月初一、九月十三、十月十二、十一月二十六、十二月初四,即每月一次,此系秘方,屡获奇效。

【验方四】 中药治青光眼Ⅳ(《中国秘方全书》)

甘草二钱,荆芥七分,木通六分,独活八分,木贼三钱,防风二钱,赤芍七分,红花三分,甘菊四钱,蔓荆子二钱,决明子二钱。水煎服,饭后半小时服用,或临睡时服下亦可。如有热者,加入黄芩二钱共煎服。如身体虚弱者,可加入"四物补血汤"共煎服,多服无妨。

四物补血汤:当归一钱,川芎二钱,熟地一钱,白芍二钱共以水煎。

此方为眼病总方。头痛眼赤或无头痛而起赤瞖膜点均适合。有人两眼无坏,忽然不能视物,此即瞳仁反背或青光盲症,百医无效,服此方十剂即复明如初。另有一人,得青光眼三年,服此方七剂即获光明。

【验方五】 中药治青光眼Ⅴ(《中国秘方全书》)

芫菁菜子一升,以烧酒浸一夜,取出蒸二十分钟,然后晒干,研为细末,炼蜜为丸,如小豆大,每次服二钱,用米粥或汤送服,一日二次。对青盲眼障,包括夜盲、疳眼、角膜生翳等,都有很好的治疗效果。

【验方六】 羊肝煎剂治青光眼《实用中医大全》

羊肝60克,谷精草、白菊花各15克,水煎服,每天1剂,连服数剂。适用受风热之邪患者。

【验方七】 桑椹蜜膏可治青光眼《实用中医大全》

桑椹适量熬膏用,以沸水冲化饮用,每日2次。适用肝肾亏者。

【验方八】 生地青葙粥可治青光眼《实用中医大全》

生地15克,青葙子9克,陈皮6克,粳米60克,前三味加水煎汤,去渣后入粳米煮粥食,每天1剂,连服7~8剂。适用阴虚内热者。

三七、防治老年黄斑病方

黄斑是眼睛视网膜的一个重要区域,位于眼后底部,是视力最敏锐的地方。人眼的视力检查,就是查黄斑区的视觉能力。因此,一旦黄斑区出现病变,常常会出现视力下降、眼前黑影或视物变形。

黄斑病可由遗传性病变、老年性病变、炎症性病变引起,也可受其他眼底病变累及。其中,老年性黄斑病是老年人最常见的致盲性眼病之一,多见于45岁以上患者,临床表现为黄斑部色素紊乱、出血等。目前,西医对老年性黄斑病还没有较好的治疗方法,中医在这一领域取得了突破性的进展。

在黄斑病变治疗上,国医大师唐由之教授十分重视气血的作用,他认为"五脏六腑之精气,皆注于目而为之睛",必然与气血关系紧密。另外,淤和痰皆是脏腑功能失调的病理产物,可直接或间接地作用于眼部而引起疾患,因此凡是黄斑病变经久不愈,主要是因为其内淤血斑不易消散吸收,故而在治疗上应化痰淤、活血并举。根据不同症状,推断出不同的病因,从而进行辩证施治。《大国医》唐由之)

(一)药物疗法

【验方一】 肝肾不足,淤热内阻型《大国医》唐由之)

【症状】 视力下降,视物变形,眼前暗影,眼底检查,黄斑渗出、出血,视野呈中央或旁中央暗影,眼底荧光造影黄斑部出现渗漏和遮蔽荧光。舌红苔黄,脉数或弦细涩。

【治法】 补益肝肾,益气活血,清热散结。

【方药】 川芎5克,三棱10克,白芨12克,法半夏12克,枸杞子15克,菟丝子12克,黄芪15克,牛膝12克,连翘12克。

【验方二】 肝肾不足,脾气虚弱型《大国医》唐由之)

【症状】 眼部见症,大便稀溏,舌淡红或淡白,脉细弱。

【治法】 补益肝肾,益气活血,健脾渗湿。

【方药】 川芎5克,三棱10克,法半夏12克,车前子12克,泽泻12克,枸杞子12克,菟丝子12克,黄芪15克,牛膝12克,白术15克,茯苓15克。

【验方三】 肝肾阴虚型《大国医》唐由之)

【症状】 眼部见症,大便干,夜尿频多,舌红少苔,脉细数。

【治法】 滋养肝肾,散结明目。

【方药】 赤芍15克,三棱10克,白芨12克,法半夏12克,枸杞子12克,菟丝子12克,黄芪15克,牛膝12克,熟地15克,桑葚子15克,楮实子15克,太子参30克,水牛角12克。

(二)老年黄斑病食疗方

1. 枸杞15克,鸡蛋2个,大枣6枚。同煮,蛋熟去壳,再煮片刻,吃蛋饮汤。可以明目、提高视力。《大国医》唐由之)

2. 猪肝100~200克,枸杞子50~100克,加水共煮。勿过煮,宜淡食,食肝饮汤。补肝肾,益精血,可增强视力,改善视功能。《大国医》唐由之)

3. 羊肝60克,去膜切片,加生葱3根切碎,油锅炒片刻。另用大米100克,加水煮至大米开花,再放入羊肝煮熟,早晚餐服用。可以补肝明目,辅助治疗老年性黄斑变性、视物昏花模糊。《大国医》唐由之)

4. 女贞子12克,桑葚子15克,制首乌12克,旱莲草10克。加水适量,水煎,去渣取汁,分3次服,加入适量白糖调味更佳。可以滋补肝

肾、养血明目。《大国医》唐由之）

三八、防治眼病方

【验方一】 蒲公英汤（《重定医学衷中参西录》）

方法：鲜蒲公英四两，根叶茎花皆用，花开残者去之，如无鲜者可用干者二两代之。

上一味煎汤两大碗，温服一碗。余一碗乘热熏洗。（按：目疼连脑者，宜用蒲公英二两，加怀牛膝一两煎汤饮之）

功效：治眼疾肿疼，或胬肉遮睛，或赤脉络目，或目睛胀疼，或目疼连脑，或羞明多泪，一切虚火实热之证。

古服食方，有还少丹。蒲公英连根带叶取一斤，洗净，勿令见天日，晾干，用斗子解盐（即《本经》大盐晒于斗之中者，出山西解池）一两，香附子五钱，二味为细末，入蒲公英，水内淹一宿，分为十二团，用皮纸三四层裹扎定，用六一泥（即蚯蚓泥）如法固济，灶内焙干，乃以武火煅通红为度，冷定取出，去泥为末，早晚擦牙嗽之，吐咽任便，久久方效。年未及八十者，服之须发反黑，齿落更生。年少服之，至老不衰。由是观之，其清补肾经之功可知。且其味苦，又能清心经之热，所以治眼疾甚效者，或以斯欤。

【验方二】 清脑黄连膏（《重定医学衷中参西录》）

方法：黄连二钱为细末，香油调和如薄糊，常常以鼻闻之，日约二三十次。勿论左右眼患证，应须两鼻孔皆闻。功效：治眼疾由热者。

目系神经连于脑，脑部因热生炎，病及神经必生眼疾。彼服药无捷效者，因所用之药不能直达脑部故也。愚悟得此理，借鼻窍为捷径，以直达于脑。凡眼目红肿之疾，及一切目疾之因热者，莫不随手奏效。

【验方三】 益瞳丸（《重定医学衷中参西录》）

方法：萸肉去净核二两，野台参六钱，柏子仁炒一两，玄参一两，菟丝子炒一两，羊肝一具切片焙干。

上药共为细末，炼蜜为丸，桐子大。每服三钱，开水送下，一日两次。连服两个月可明显见效。功效：治目瞳散大昏耗，或觉视物乏力。

三九、老年人骨质疏松症的防治

骨质疏松是指由于各种原因引起的单位体积的骨组织量减少，骨组织矿化正常，矿物质与骨基质的比例无明显改变的症状。骨质疏松症有随着年龄递增的现象。骨质疏松症一般发生在老年人，它既可以是由机体和骨本身的生理性退行性病变引起的，也继发于某些疾病和其他原因。典型的骨质疏松症多以腰酸背痛、身高变矮、驼背畸形、易发骨折为特征。临床上，一般将骨质疏松症分为三大类。《老年疾病健康读本》）

（一）**原发性骨质疏松症**：是由于年龄增长或绝经后的女性骨组织本质发生生理性、退行性变化而引起的。

（二）**继发性骨质疏松症**：是由其他疾病或药物等一些因素所诱发的。

（三）**特发性骨质疏松症**：多半有家族遗传史，女性多于男性。

骨质疏松症一般没有明显的临床症状，早期的症状有下肢乏力、腰、背、腿痛，以后出现驼背、身高降低，下肢变形等。通过骨密度（BMD）检查可诊断骨质疏松症。《干部健康手册》）

老年人易患骨质疏松症，而且治疗困难，所以，要注意预防。预防骨质疏松的办法，主要在平时多吃含钙质多的食物，如牛奶、青菜、鱼虾等。更重要的是增加体力活动，尤其是进行与体力有关的定期活动，如散步、骑自行车、打拳等，但切忌用力过猛的运动。

对于老年人骨质疏松症，目前还没有理想的治疗方法，通常采取如下两种疗法：①增加饮食中的钙质，以帮助纠正骨骼脱钙，一般是增加钙质食物的摄入，例如牛奶、豆类、芝麻、黑木耳、海带等。也可使用维生素D和钙剂，例如葡萄糖酸钙等。②多吃高蛋白饮食，例如鸡蛋、瘦肉、鱼虾等，具有促进骨质生成的功效。如果饮食正常，单纯性服用钙片并不能预防骨质疏松症，只有长期低钙饮食的人才需采用钙片预防本病。其实，唯一可取而又十分简便的预防方法是每天早、晚各喝一杯牛奶或酸奶；不喝碳酸饮料（它能使钙流失）、少吃盐；注意适当晒太阳（每天半小

时);坚持每天适度的运动锻炼,可预防骨质疏松的发生。《实用中医大全》

(四)食物疗法

[保健要点] 骨质疏松症患者要根据自己的年龄和身体状况选择合适的运动方式加强锻炼,多晒太阳。饮食上要多喝牛奶、豆浆,多吃鸡蛋、虾米、芝麻、海带、花生、花菜、荠菜等含钙高的食物。尤其是牛奶含钙量高,而且易于吸收,还能增加蛋白质的摄入,有利于骨基质形成。睡前喝一杯牛奶更有利于肠钙的吸收。

[日常禁忌] 骨质疏松症患者忌剧烈运动或爬山等,预防骨折的发生。饮食上以清淡为宜,因咸能伤骨,不利于骨质疏松的修复;少喝酒,过量饮酒会导致骨质疏松症。

[食疗验法]

【验方一】 猪骨汤治疗骨质疏松《吃出健康来》

[原料]猪骨 300 克,黑豆 30 克,作料适量。

[食法]将黑豆洗净泡软,将猪骨洗净、剁成小块,然后将猪骨与黑豆一起放入锅中,加适量的水炖煮,开锅后用文火煮 2~3 小时,调味后食用。

【验方二】 赤小豆鲫鱼汤治疗骨质疏松《干部健康手册》

[原料]活鲫鱼 1 条,赤小豆 30 克,作料适量。

[食法]鲫鱼去鳞、鳃及内脏,洗净,加葱、姜、料酒、盐等调料,腌制片刻,然后与赤小豆一起入锅,加适量的水煮熟,分次食用。

【验方三】 虾米鸡蛋汤治疗骨质疏松《干部健康手册》

[原料]虾米 30 克,鸡蛋 2 个。

[食法]将鸡蛋打入碗中搅匀。锅中加适量的清水煮沸后,放入虾米和鸡蛋液煮沸,调味后食用。

【验方四】 芝麻核桃仁治疗骨质疏松《吃出健康来》

[原料]黑芝麻 250 克,核桃仁 250 克,白砂糖 50 克。

[食法]将黑芝麻洗净、晾干、炒熟;核桃仁在微波炉内烤熟。然后把黑芝麻和核桃仁放在果汁机中绞成粉末,加入白糖,搅拌均匀后装入瓶中,放进冰箱冷藏室。每日 2 次,每次 15 克(1 汤勺),温开水送服或调服。可增加骨密度,延缓骨质衰老,有良好的防治骨质疏松作用。

【验方五】 猪骨黑豆治疗骨质疏松《健康指南》

[原料]猪骨头 1000 克,黑豆 250 克。

[食法]先将黑豆加水浸泡,然后洗净猪骨头,将黑豆、猪骨头一起放入锅中,加适量的水用文火煮烂,少加调料调味即可食用。

【验方六】 虾皮紫菜汤治疗骨质疏松《健康指南》

[原料]虾皮 15 克,紫菜 9 克。

[食法]将虾皮、紫菜洗净一起放入锅中,加适量的水煮熟,加入调料即可。虾皮含钙丰富,可有效补钙。

【验方七】 芝麻核桃治疗骨质疏松《健康指南》

[原料]芝麻 250 克,核桃仁 250 克,韭菜 125 克,鹿茸片 125 克,白糖 250 克。

[食法]将芝麻、核桃仁分别洗净晾干,将韭菜洗净、晾干、切碎。然后将芝麻、核桃仁、韭菜、鹿茸片一起放入果汁机中粉碎,再加入白糖搅匀即可。每日早晚各服 3 克。

【验方八】 醋泡海带治疗骨质疏松《健康指南》

[原料]海带适量,食醋适量。

[食法]将海带泡好洗净切丝,放入干净的容器里,按 1 比 3 的比例加入食醋浸泡,冷藏 10 天,即可食用。每天早餐吃 50 克。此方具有强健骨骼、牙齿、防止软骨病和改善高血压症状等功效。

【验方九】 菟丝子粥防治骨质疏松《健康指南》

[原料]菟丝子 60 克,粳米 100 克,白糖适量。

[食法]先将菟丝子洗净捣碎,加水煎取汁,去渣后入米煮粥。粥熟时加入白糖,稍煮即可。此粥可补肾虚,颇有效益。

【验方十】 羊骨粥防治骨质疏松《健康指南》

[原料]羊骨100克,粳米100克,细盐少许,葱白2根,生姜3片。

[食法]取新鲜羊骨,洗净捣碎,加水煎汤,然后以汤代水,同米煮粥,待粥熟时加入细盐、葱白、生姜。稍煮二三沸即可食用。此粥可起到补肾健骨的作用。

【验方十一】 多吃蹄筋可防骨质疏松(《健康指南》)

老年人应适量吃一些蹄筋和肉皮来保持胶原蛋白的摄入,可以预防骨质疏松的发生。老年人每周吃一次炖牛蹄筋,可强壮筋骨,还能补虚。做法:牛蹄筋100克,花生米100克,大枣10枚,当归5克,盐适量。先将牛蹄筋洗净,切成块;花生米、大枣洗净;然后将牛蹄筋、花生米、大枣一起放入锅中,加水适量,用大火煮沸后,改用文火炖至牛蹄筋烂熟时,加入精盐调味即可。此方是热性,宜在秋、冬季食用,或是体虚者饮用效果最佳。

四十、老年帕金森病的防治

帕金森病,是一种以震颤、强直、运动障碍、姿势反射丧失为特征的,中老年神经系统变性疾病,又名震颤麻痹。目前已成为神经系统中仅次于脑血管病的常见病。帕金森病的病情因人而异,病情会随着时间的推移而有所改变,不同时期会有不同的症状出现,而且病情会越来越严重。通常帕金森病患者的记忆力及智力均不会受到影响。(《老年疾病健康读卡》)

(一)帕金森病的病因:年龄老化是帕金森病的促发因素;环境中毒性物质摄入体内导致DA(多巴胺)能神经元变性死亡是帕金森病的病因之一;帕金森病在一些家族中呈聚集现象,提示帕金森病发病与遗传因素有关。目前普遍认为,帕金森病并非单一因素所致,可能有多种因素参与。遗传因素可使患病易感性增加,但只有在环境因素及年龄老化的共同作用下,通过氧化应激、线粒体功能衰竭、钙超载、兴奋性氨基酸毒性、细胞凋亡、免疫异常等机制才导致黑质DA能神经元大量变性而导致发病。

(二)帕金森病的临床症状:大部分帕金森病患者在60岁以后发病,偶有20多岁发病者。起病隐袭,缓慢发展,逐渐加剧。其主要症状如下:

1. 震颤:常为首发症状,多由一侧上肢远端开始,逐渐扩展到同侧下肢及对侧肢体,下颌、口唇、舌及头部通常最后受累。典型的症状是静止性震颤(俗称"颤抖"或"哆嗦"),拇指与屈曲的食指间呈"搓丸样"动作,安静或休息时出现或明显,运动时减轻或停止,紧张时加剧,入睡时消失。

2. 肌肉强直:表现为屈肌和伸肌同时受累,被动运动关节始终保持增高的阻力,类似弯曲软铅管的感觉,故称"铅管样强直";部分病人因伴有震颤,检查时可感到在均匀的阻力中出现断续停顿如同转动齿轮感,称为"齿轮样强直",是由于肌肉强直与静止性震颤叠加所致。

3. 运动障碍:表现为随意动作减少,包括始动困难和运动迟缓,并因肌张力增高,姿势反射障碍而表现一系列特征性运动症状,如起床、翻身、步行、方向变换等运动迟缓;

面部表情肌活动减少,常常双眼凝视,瞬目减少,呈现"面具脸";手指精细动作如扣钮、系鞋带等困难;书写时,字越写越小,呈现"写字过小征"。

4. 姿势异常:表现为步态异常,站立时呈屈曲体姿,步态障碍甚为突出。疾病早期表现走路时下肢拖拽,随病情进展呈小步态,步伐逐渐变小变慢,启动困难,行走时上肢的前后摆动减少或完全消失;转弯时,平衡障碍特别明显,此时因躯体僵硬,乃采取连续小步使躯体和头部一起转弯。晚期患者自坐立、卧位起立困难,迈步后即以极小的步伐向前冲去,越走越快,不能及时停步或转弯,称为慌张步态,此与姿势平衡障碍导致的重心不稳有关。

(三)帕金森病的治疗

帕金森病目前仍以药物治疗为主,早期无需特殊治疗。患者应以积极的生活态度对待疾病,保持好心情,避免激动,多做主动运动。若疾病影响患者生活和工作能力,则需采用药物治疗。原理是恢复纹状体多巴胺和乙酰胆碱两大递质系统的平衡,包括应用抗胆碱能药和多种改善多巴胺递质功能药物,这些药物只能改善症状,不

能阻止病情发展,因而需要终生服用。《老干部保健手册》

【验方一】 抗胆碱能药物《老年疾病健康读本》

常用安坦、开马君等药物。这类药物对震颤和强直有一定效果,但对运动迟缓疗效较差,适用于震颤突出年龄较轻的患者。主要副作用有口干、视物模糊、便秘和排尿困难,严重者有幻觉、妄想。青光眼及前列腺肥大者禁用;可影响记忆力。

【验方二】 多巴胺替代疗法的药物服法《老年疾病健康读本》

本药是治疗震颤麻痹最有效的药物,需长期服用,连续数月至一年。主要不良反应有恶心、呕吐、厌食、血压下降、各种不自主运动及精神异常等。服用本药期间禁用维生素B6及A型单胺氧化酶等抑制剂。肝、肾、心血管疾病患者慎用此药。

【验方三】 服用布洛芬、阿司匹林《健康指南》

每周服用两片布洛芬、阿司匹林,其患上帕金森氏症的风险要比其他人显著降低。不过这类药也有明显的副作用,因此必须根据个人情况遵医嘱服用。

【验方四】 多吃蚕豆可缓解帕金森《健康指南》

第三军医大学重庆新桥医院神经外科副主任黄其林教授提醒早期帕金森病患者,在膳食中可以适量增加蚕豆的摄入量,因为蚕豆中富含多巴胺,有利于调节大脑神经功能。增加多巴胺的摄入,有利于控制帕金森病的早期症状。《长寿解读》

四、打嗝、抽筋的防治

(一)打嗝的防治

生活中,人们由于吃饭受凉,或者是吃得太快,使膈肌痉挛,造成打嗝的现象,非常难受,而且找不到很好的办法来解决。现在介绍几个治打嗝的方法:《长寿解读》

【验方一】 遇到打嗝不止时,即用自己的手指指甲,用力掐住中指顶部,大约过1~2分钟以后,即可达到制止打嗝的目的。《长寿解读》

【验方二】 打嗝不止时,也可以用指甲掐"内关穴",此穴位于手腕内侧6~7厘米处,即第一横纹下约两横指的距离,其止打嗝的效果也比较好。

【验方三】 打嗝不止时,饮一大口水含在嘴中,然后将其分七次咽下,中间不换气,即可止住。《生活中来》

【验方四】 打嗝不止时,深吸一口气,用力憋住,同时胸腔用力,实在憋不住时再呼气。一次即可止住。《生活中来》

【验方五】 大蒜治打嗝方《温度决定生老病死》

呃逆时,将大蒜去皮后放在口中嚼烂,轻者不必咽下,即可见效,重者咽下蒜汁,呃逆也可以止住。

(二)抽筋的防治

老年人容易发生小腿抽筋,有的发生在白天休息时,有的发生在夜间睡眠时。出现小腿抽筋,令人疼痛难忍,也影响睡眠。

发生小腿抽筋的原因,有些是由于缺钙,有些是与腿部血液循环障碍有关,因为老年人多有动脉硬化,血管腔变窄,使得供血不足。当活动时,腿部肌肉的收缩和舒张会挤压血管,加快血液流动,使腿部血液循环维持正常。当人们在休息时,腿部血流减慢,使代谢物不能及时被血液带走,这些代谢物积聚于肌肉中达到一定浓度时,就会刺激肌肉产生收缩,因而发生小腿抽筋的现象。所以,防治小腿抽筋,既要补钙,又要改善血液循环。《老年人健康长寿须知》

【验方一】 盐水防治抽筋《健康指南》

具体方法:将2克左右的食盐和一杯水调匀,当抽筋时,马上喝两三口,不出五分钟,抽筋就自然消失了。

【验方二】 白芍防范腿抽筋《健康指南》

具体方法:白芍30克,甘草10克。水煎分早晚2次服,每日1剂。连服3~5剂,可阻止小腿抽筋发作。

【验方三】 维生素E防治抽筋《健康指南》

具体方法:如果老年人经常出现夜间小腿抽筋的症状,您不妨多吃为维生素E可起到保护肌肉和改善末梢血管血流的作用。但每天服用的剂量最好保持在300毫克,否则无任何治疗效果。

防治小腿抽筋,要坚持适量运动,加强血液循环;要积极治疗原有的疾病如高血压、高血脂、动脉硬化、糖尿病等。具体方法还有:

(1)注意睡眠时勿使腿部受凉;

(2)可在医生指导下服用维生素E、藻酸双酯钠或丹参等药物;

(3)抽筋时,用自己的下边牙齿咬上边的嘴唇,如右腿重就咬右边嘴唇,左腿重就咬左边的嘴唇,用力要适当(不要咬破嘴唇),几秒钟就过去;

(4)抽筋时,立即用拇指食指捏住上嘴唇的人中穴,持续用力二三十秒钟,抽筋的肌肉就可以松弛,疼痛就可以消除。(《老年人健康长寿须知》)

当然,不管是膈肌痉挛造成的打嗝现象,还是小腿抽筋,如果用过以上办法还不行,则应该去医院就诊,检查一下是否有其他问题,以防后患。(《长寿解读》)

四二、皮肤瘙痒症的防治

皮肤瘙痒是老年人常见的一种症状,痒起来令人难受,甚至睡不好觉,影响人的精神和健康。其原因主要是由于皮肤的衰老萎缩,皮肤的血液供应减少,汗腺、皮脂腺功能减退,不能滋润皮肤,结果皮肤干燥,抵抗外界刺激的能力降低,在受到各种因素刺激时发生瘙痒。皮肤瘙痒症的诱发因素有:

(一)气温变化。秋冬季节,气温降低,湿度减少,人体皮肤水分散失较多,与此同时,皮肤的脂肪和汗液分泌也显著减少,皮肤变得干燥,从而导致皮肤瘙痒的发生。

(二)物理性刺激。如穿毛织品或化纤内裤,由于有静电效应,可诱发皮肤瘙痒。

(三)化学刺激。如用碱性大的肥皂,或用含有洗涤液的水洗澡,使皮肤脱脂,可诱发皮肤瘙痒。

(四)疾病因素。如胆汁郁积的各种肝病,血中尿素增高的肾功能衰竭,甲状腺功能异常以及

神经系统障碍;还有糖尿病、病灶感染和恶性肿瘤(尤其是恶性淋巴瘤)等,均可引起皮肤瘙痒症。

防治皮肤瘙痒,一是要增强体质,改善健康状况,坚持适当的运动和休息,保证充足的营养。注意寒暖温度的变化,消除忧虑和烦恼。二是要消除可能的病因,避免诱发或加重瘙痒的一切因素,积极治疗有关的内部疾病,消除体内慢性病灶。同时,要注意合理保护皮肤,衣服应宽大、松软,以全棉为佳。生活力求规律,保护皮肤卫生。三是饮食要清淡,多吃水果蔬菜。勿抽烟喝酒,少饮浓茶和咖啡。四是要避免搔抓摩擦,不用40度以上的水洗澡,洗浴不宜过勤(一般每周洗澡一次),洗浴时间不宜过长,不要使用碱性强的肥皂,以免皮肤脂肪丢失。五是适当用一些润肤剂和止痒剂,为保护皮肤滋润,洗浴后可涂润肤剂。此外,住所要保持一定的湿度,以减轻皮肤干燥程度,缓和皮肤瘙痒症状。(《老年人健康长寿须知》)

【验方一】 海带可治皮肤湿毒瘙痒(《健康指南》)

具体方法:取海带、绿豆、粳米、红糖各适量,煮粥食用,可治皮肤湿毒瘙痒。

【验方二】 芝麻核桃可防皮肤瘙痒(《健康指南》)

具体方法:多吃一些含不饱和脂肪酸的芝麻、核桃,可促进油质分泌,预防皮肤瘙痒。

【验方三】 香烟灰可治皮肤瘙痒(《健康指南》)

具体方法:皮肤瘙痒时,可在一撮香烟灰里滴几滴水,搅成糊状后敷于患处,即可止痒。另外,将鲜丝瓜叶捣烂擦拭患处,效果也不错。

【验方四】 绿豆缓解皮肤瘙痒(《健康指南》)

具体方法:将绿豆加水适量,煮到微发烂,饮用绿豆水即可止痒了。此外,如薄荷,对于风热所导致的皮肤瘙痒则很有疗效。薄荷可用于外敷或泡水饮用。

【验方五】 甘油加醋治皮肤瘙痒(《健康指南》)

具体方法:医用甘油20毫升加白醋80毫升,调匀制成润肤露,每次于沐浴后趁着毛孔全

部张开、皮肤未干透时立即涂抹全身,使润肤露渗入皮肤深处。

【验方六】 芦荟叶汁治皮肤瘙痒(《健康指南》)

具体方法:掐一个芦荟叶子,在瘙痒处涂抹芦荟汁液,涂一遍如果还痒,就再涂。这种办法相当有效。

【验方七】 中药擦洗治皮肤瘙痒(《健康指南》)

具体方法:取花椒10克,苦参30克,白矾20克,水煎。用清洁的棉花蘸其药水,擦洗患处,每天一次,连擦3～4天后,即可见效。

【验方八】 药醋可治皮肤瘙痒(《健康指南》)

具体方法:苦参100克,加入白醋适量,浸泡3～5天即成。每次洗浴时加入苦参醋液30～50毫升于浴水中洗浴,或用棉签蘸药水外涂患处,每日2～3次,连续5～7天。

【验方九】 肥皂能止痒(《健康指南》)

具体方法:用肥皂一小块,用水蘸湿,在患处反复涂擦,可收到止痒的奇效。

【验方十】 氯霉素眼药水可止痒(《健康指南》)

具体方法:皮肤瘙痒时抹1～2滴氯霉素眼药水可止痒。被蚊子叮咬后,涂抹1～2滴氯霉素眼药水可止痛止痒。由于霉素眼药水有消炎作用,涂抹后还能起到消炎的效果。

【验方十一】 阿司匹林能止痒(《健康指南》)

具体方法:被蚊子叮咬后奇痒难耐时,可将一两片阿司匹林研碎,以适量凉开水化开,调成糊状。清洗被叮咬处,然后涂上药糊,很快即可止痒。

【验方十二】 石灰水能止痒(《健康指南》)

具体方法:取石灰水少许,用棉花蘸湿敷于患处,倾刻便可止痒消肿。

【验方十三】 牙膏能止痒(《生活中来》)

具体方法:取牙膏少许,连续涂抹患处,痒痛便可消失。

【验方十四】 花椒水可治花粉过敏性瘙痒(《健康指南》)

具体方法:取花椒30粒,用100毫升开水焖泡4～6小时,装入干净瓶中备用。皮肤有花粉过敏瘙痒时,用花椒水擦拭即可。

【验方十五】 绿茶擦身治瘙痒(《健康指南》)

补锰是防止皮肤瘙痒的关键。老人如出现轻微皮肤瘙痒,可以将沏好的绿茶冷却后,用干净的棉花蘸茶水擦身即可止痒。茶叶里含有丰富的微量元素锰,能促进蛋白质的代谢,提高人体对蛋白质的吸收和利用能力,并能促使蛋白质因分解而产生的一些对皮肤有害物质的排泄,从而减少换季对皮肤的不良刺激。

【验方十六】 苦冰酊治皮肤瘙痒(《健康指南》)

中药止痒良方——苦冰酊,该方经临床数百例验证,效果良好。

具体方法:取苦参10克,冰片4克,放入75%酒精约100毫升中,浸泡2～3天,待其色黄透明即可使用。以棉签蘸药液涂患处,可很快止痒,每天可酌情涂抹数次。适用于异位性皮炎、神经性皮炎、皮肤瘙痒症、湿疹、丘疹性荨麻疹、痒疹、肛门瘙痒症等引起的瘙痒而无皮肤创伤者。

【验方十七】 中药外敷治皮肤瘙痒(《健康指南》)

具体方法:红花20克,紫草20克,栀子20克,大黄20克,冰片5克,共研为细末,加凡士林调成膏敷脐(神阙穴)。此方治皮肤瘙痒有效。

四三、老年斑的防治

老年斑也叫寿斑或老年色素斑(痣),多见于老人暴露在外的皮肤上,如手背、前臂及面部等处,成大小不等的棕色斑点。使寿斑显色的物质叫黑色素,它是在酪氨酸酶的液化作用下,经过一系列反应最后形成的。一般说来,这种"斑"或"痣"对健康无害。其成因是多方面的。比如说由"先天决定"、营养缺陷、某些物理因素等都会导致斑痣形成。"先天决定"与遗传有关,营养方面如缺乏维生素A、半胱氨酸、甲硫氨酸等;物理因素则是指紫外线的照射,老年斑多见于暴露的部位就是个明证,此外,还可能有内分泌的作用。目前还没有特定的手段来防止或消灭它。(《老年生活实用大全》)

老年斑的预防主要应做到以下几点:

(一)避免暴晒:因为紫外线会加速皮肤衰老,所以夏天应避免长时间在阳光下暴晒;外出时暴露皮肤表面要涂防晒霜,加以保护,并应用遮阳伞、遮阳帽,加以防护。

(二)皮肤按摩:经常推拿按摩或轻轻拍打面部及手背等,可以改善局部血液循环,预防和减缓老年斑的出现。

(三)注意营养:多吃新鲜水果和蔬菜,保持大便畅通,适量服用一些维生素A、维生素C、维生素E,可以延缓细胞衰老的速度,提高新陈代谢的能力,增加组织细胞对色素的清除能力。
《老年疾病健康读本》

【验方一】 生姜蜂蜜水去老年斑《健康指南》

饮用生姜蜂蜜水可以抑制老年斑的产生。生姜中含有姜辣素,有很强的抑制脂褐素的作用,而蜂蜜对老年斑也有一定的抑制作用,这两个"绝配"一起服用,对付老年斑就不在话下了。

具体方法:将新鲜生姜洗净切成薄片,取10～15克,用200～300毫升开水浸泡5～10分钟,待水温降至60℃以下时,加入10～15克蜂蜜搅匀饮用。长期坚持服用,不仅能从一定程度上防止老年斑继续出现,而且还可使已经出现的老年斑逐渐变浅、缩小。

【验方二】 薏苡仁治老年斑《健康指南》

具体方法:取薏苡仁40～50克,煮熟或蒸熟,再加入适量白糖,一次吃完,每天1次。7天为一个疗程,坚持两个疗程即可见效。

【验方三】 常拍手背防治老年斑《健康指南》

人到了老年,皮肤上会出现深棕色的斑块,这就是人们常说的"老年斑"。出现这种斑块的祸根就是人体新陈代谢的产物——自由基。特别是手背上还会长出如同西瓜子大的黑斑,并且随着年龄的增长还会有增多之势。

手背为阴阳两经汇聚和交接处,经常拍打可调和阴阳、疏通经络,加速血液循环。勤于拍手背可以使老年斑消失或预防老年斑出现,关键是要坚持不懈。

具体方法是:先用左手掌拍右手背,再用右手掌拍左手背,相互交替着各拍300下。然后再用两只手背对拍300下。

【验方四】 芦荟汁可除老年斑《健康指南》

具体方法:用三年生的芦荟挤出汁液,涂抹在长有老年斑的部位,坚持早、晚各一次,一个月左右老年斑即可由深变浅。

【验方五】 胡萝卜汁祛脸斑《健康指南》

具体方法:将新鲜胡萝卜研碎挤汁,取10～30毫升,每日早晚洗完脸后,以鲜汁拍脸,待干后用涂有植物油的手轻拍面部。此外,每日喝一杯胡萝卜汁也有祛斑作用。

【验方六】 大蒜片可除老年斑《健康指南》

具体方法:把大蒜切成薄片,贴在老年斑处,反复摩擦,直到皮肤充血发红为止,每天3～5次。可去除老年斑。

【验方七】 银耳鹌鹑蛋可除老年斑《健康指南》

具体方法:取水发银耳50克,煮熟的鹌鹑蛋3个,加少量黄酒、味精、盐,慢火煮烂后食用,每天一次。

【验方八】 醋泡鲜姜片擦掉老年斑《健康指南》

具体方法:每天晚上睡觉前,用醋泡的姜片擦老年斑,连续一个月即可消除老年斑。方法:将鲜姜洗净切成5毫米厚的片,放在白米醋中浸泡,擦完后把姜片再放醋中浸泡,下次继续用。

四四、老年抑郁症的防治

老年抑郁症,是一种情感紊乱的精神疾病,是一种心理障碍。常见的症状有:无助感、悲伤感、悲观失望、丧失兴趣、睡眠障碍、食欲不振、敏感多疑、情绪低沉、厌世轻生,甚至发生自杀行为。

(一)老年抑郁症产生的原因

抑郁症在老年人较普遍,发病率约为20%～30%。老年人发病率高的原因有以下几种:

1. 退休后脱离社会群体,感到孤独寂寞和无用。

2. 久治不愈的慢性疾病的缠绕,感觉活得很痛苦。

3. 年老体弱,生活不便,失去独立性和活动能力,认为自己是子女的累赘。

4. 退休后收入减少，日常活动也减少，活动范围日趋缩小。

5. 某些难言之隐的精神创伤，老伴或亲人去世的打击，子女不孝的心理刺激等。

6. 某些不适症状的疑病妄想，某些药物对情绪的影响等。

以上这些情况，虽说有一定的外界因素，但多半出自老人主观意念，而且出现症状后常不为家人所理解，因此对老人的这些消极意念就失去足够重视，所以患了老年抑郁症，往往会日渐严重。

（二）老年抑郁症的防治

因为老年抑郁症的症状与老龄化过程中许多生理表现相似，所以出现上述症状时，应去医院就诊，因为老年抑郁症是可以防治的疾病。

（三）老年抑郁症的预防

1. 要改变抑郁处境，如您可以走进社会，积极参加各种社会活动，做一些力所能及的社会公益活动，从大家对您的认可中获得自信。

2. 可以找一位您信任的心理医师咨询，他可以给您提供一个探讨自己情感问题的场所，有经验的医师可以帮助您摆脱困境。如果您有一位值得信赖的好朋友，您也可以与他交谈，从朋友处获得帮助，同时也找到一个宣泄心理感受的机会。

3. 如果身体条件允许，可以制定一个健身计划，研究表明，躯体健康和精神健康之间存在明显的关联性。每天锻炼半小时～1小时，既可以改善躯体健康，又使人的心理更为健康。因为人的大脑内存在一种叫内啡肽的物质，它能使大脑产生一种欣快感，而锻炼能使大脑内啡肽合成增加，使人产生一种愉快的感觉。

4. 改变某些思维定式。不要以极端的方式来看待事物，不要对别人和自己太过于苛求。

（四）老年抑郁症的治疗

抑郁症是一个完全可以治疗的疾病。治疗方法有多种多样，但主要分为心理治疗，药物治疗和物理治疗。需要何种治疗应该由医生决定。有抑郁症的患者，尽量去正规医院治疗。《中老年保健精粹》

四五、老年常见病的指压疗法

老年常见病的指压疗法如下：

（一）头痛。用双手食指按压双侧太阳穴，压至有酸胀感，并按顺时针方向旋转一分钟左右，头痛便会减轻或消失。

（二）胃痛。用双手拇指按压两腿足三里穴3～5分钟，疼痛即可减轻或消失。

（三）腰痛。双手叉腰，大拇指分别按于腰眼处，用力挤压，并旋转揉按，先顺时针，后逆时针各36圈，重复三至四次腰痛即可减轻。

（四）耳鸣。双手食指分别轻轻插进两侧耳孔，如同钻井打水一样，来回转动十几次，以耳孔发热为限。每天坚持做几次即可使耳鸣减轻或消失。《长寿解读》

四六、须发早白的防治

许多中老年人，须发早白，影响仪表，造成很重的精神负担。根据现代医学研究，造成须发早白的原因很多，其中以精神因素（诸如高度紧张、长期焦虑不安等）为主，其次由于饮食中长期缺乏维生素、蛋白质、铜、铁等微量元素，生理功能失调，甲亢、结核病、内分泌障碍等疾病都会出现白发。此外，还与遗传因素有关。中医认为：发为血之余，属肾之外华，"肾气弱，则骨髓枯竭，故发白"。可见头发黑白与肾气强弱，气血盛衰密切相关。治疗须发早白主要采取补气益肾，养肝生血为原则。《健康指南》

【验方一】 首乌黑豆乌发方《健康指南》

方法：首乌，核桃仁，黑豆，熟地，黄精，黑芝麻，白术，枸杞子，当归，山萸肉，黑枣等。这些药一味或数味煎水，坚持服用，必有益处。

【验方二】 首乌黑芝麻乌发方《健康指南》

方法：黑芝麻 500 克，何首乌 150 克，核桃仁 300 克。以上三种药研碎和匀，在铁锅内炒熟后，每天服 15 克，连服三个月，可治疗白发。

【验方三】 首乌熟地乌发方《健康指南》

方法：首乌 60 克，熟地 50 克，山萸肉 50 克，枸杞子 50 克，黑小豆 500 克，核桃仁 300 克。先将枸杞子和首乌、熟地、山萸肉加水同煮。煎取浓汁后去渣,再将核桃仁和黑豆一起放入已煎好的药汁中,直煮到核桃仁稀烂,全部为黑小豆吸收为度,然后取出放于细铁筛上晾干或低温干燥,即可食用,每日两次,每次6～9克(约50粒小黑豆)。早晚空腹服用为好。

【验方四】 覆盆子乌发方(《健康指南》)

方法:新鲜覆盆子适量,榨取汁液涂发,可使白发变黑。

【验方五】 酸石榴乌发方(《健康指南》)

方法:酸石榴、五倍子、芝麻叶,捣碎,用绢袋盛之,于铁器内水浸,用来洗发。可使白发变黑。

【验方六】 醋煮黑豆染发方(《健康指南》)

方法:陈醋适量,黑豆适量,用醋煮黑豆,待黑豆煮烂后去豆取汁煎稠,用此汁染发,可使白发变黑。

【验方七】 糯米泔水乌发方(《健康指南》)

方法:糯米泔水存放两天后用来洗头,久而久之,有滋润美发之功效,白发亦可变黑。

四七、老年失眠的防治

【疾病特征】 引起失眠的因素有很多,大多是心理因素所致,患失眠的人表现为入睡困难、睡眠不熟、睡眠质量差等,同时还伴有头痛、头晕、心悸等症状。

【保健要点】 失眠的人注意多吃蔬菜、水果、鱼类、瘦肉、牛奶、豆制品等,最好选择清淡、易消化的食物。适宜失眠患者的果菜有芹菜、百合、莲子、核桃、南瓜、小鱼等。

【日常禁忌】 失眠的人要少吃含胆固醇高的食物,动物性脂肪、动物内脏要控制摄入,酒、茶、咖啡、可乐等都不宜多食。(《吃出健康好体魄》)

(一)食疗方法

【验方一】 芹菜汁治疗失眠(《吃出健康好体魄》)

[原料]芹菜50克,蜂蜜适量。

[食法]将芹菜洗净切成段,放入果汁机中榨汁,取出汁液倒入杯子中,加蜂蜜和开水调匀后即可饮用。

【验方二】 莲子百合汤治疗失眠(《吃出健康好体魄》)

[原料]莲子50克,百合25克,冰糖适量。

[食法]将百合洗净,与莲子一起放入锅中,加适量的水煮,莲子煮熟时放入冰糖调匀即可食用。

【验方三】 丝瓜络丹皮治疗失眠(《吃出健康好体魄》)

[原料]丝瓜络50克,丹皮15克。

[食法]将丝瓜络、丹皮洗净一起放入锅中,加适量的水煎煮,待汁液煮浓即可饮用。

【验方四】 大枣葱白治疗失眠(《吃出健康好体魄》)

[原料]大枣20个,葱白10根,白糖适量。

[食法]将葱白洗净切成段,然后与大枣一起放入锅中加水煮,待水煮至一半时,加入白糖调匀即可。

【验方五】 核桃黑芝麻治疗失眠(《吃出健康好体魄》)

[原料]核桃仁200克,黑芝麻200克。

[食法]将核桃仁、黑芝麻洗净、晾干,一起放入果汁机中绞成粉糊状,每天临睡前食用15克,用开水冲服。此方治疗失眠效果明显。

【验方六】 莲子桂圆肉治疗失眠(《中国秘方全书》)

[原料]莲子20粒,桂圆肉10个。

[食法]将莲子、桂圆肉分别洗净,放入锅中加适量的水炖熟。每晚临睡前吃一次,可治好一般失眠症。

【验方七】 核桃仁红糖治疗失眠(《中国秘方全书》)

[原料]核桃仁、红糖各适量。

[食法]将核桃仁捣碎,加入红糖用开水于饭后冲服。每晚一次,此方可治疗一般失眠。

【验方八】 灯心草煎汤治疗失眠(《中国秘方全书》)

[原料]灯心草四扎。

[食法]将灯心草洗净,放入砂锅中加适量的水煎汤饮用,每晚一次,马上见效。

【验方九】 西洋参治疗失眠(《中国秘方全书》)

[原料]西洋参二钱。

[食法]将西洋参用开水泡在碗里,密盖半小时后饮用。每天早晨空腹饮用,晚上临睡前,用早上泡过的西洋参再泡饮一次,不但夜晚容易入

眠,且早晨醒来时头脑清爽,精神百倍,并可兼治便秘。

【验方十】 蒸莲子治疗失眠(《中国秘方全书》)

[原料]莲子90克。

[食法]将莲子洗净,放入锅中蒸熟即可食用。每天一次,长期服用,更见效果。此方可治疗虚烦引起的失眠。

【验方十一】 小麦大枣甘草治疗失眠(《中国秘方全书》)

[原料]小麦60克,大枣15个,甘草30克。

[食法]将小麦、大枣、甘草洗净,一起放入砂锅中加入4杯水煎煮,煮至剩1杯水的量时即可。沥去残渣,喝其汁液,分两次食用,早、晚各饮一次。此方可治疗精神衰弱引起的失眠。

【验方十二】 酸枣仁白糖治疗失眠(《中国秘方全书》)

[原料]酸枣仁一至二钱,白糖适量。

[食法]将酸枣仁绞成细末,加入白糖搅匀,临睡前用温开水调服。此方可治疗精神衰弱引起的失眠。

【验方十三】 花生叶治疗失眠(《中国秘方全书》)

[原料]鲜花生叶150克(或干品50克)。

[食法]将花生叶洗净,放入砂锅中加适量的水煎煮40分钟即可代茶饮。此方对治疗精神衰弱引起的失眠有效。

(二)外治疗法

【验方一】 热水泡脚加"作料"治失眠(《健康指南》)

把醋、姜、花椒和水一起煮成酸辣泡脚水,每天睡觉前泡泡脚,有很好的保健作用,尤其对于睡眠质量不高、怕冷的人能起到很好的效果。

具体方法:在锅中加入100~150克醋,再按1:50的比例倒入多半盆温热水,最后加入姜和花椒,把水煮至沸后倒入洗脚盆。泡脚前先用水的热气熏脚,到水温合适时开始泡脚,15~20分钟即可。如果用大一些的盆连同小腿一起浸泡,效果更好。

中医认为,醋可以刺激足底穴位,增强各系统的新陈代谢,从而使得人体得到放松,缓解疲劳。可以调节、松弛紧张的神经,调和经络气血,改善睡眠质量,缓解多梦、早醒等睡眠障碍。姜和花椒味辛性温,可加速人体的血液循环,改善手脚冰凉、畏寒怕冷等不适症状。长期坚持,会使身体轻松、精力充沛、睡眠质量提高、神清气爽,脚部不再皲裂。

四八、老年人低血压的防治

一些老年人认为血压低些好,有些血压低的老年人还认为自己没有高血压这一富贵病而庆幸,这种认识是不科学的。其实,老年低血压也能引起脑和心脏的严重供血不足,其危害程度不亚于高血压病。

低血压容易造成人体各器官的供血不足,尤其易引起脑组织的缺血,病人常常感到头晕、头痛、眼前发黑、健忘、思维迟钝,同样容易发生缺血性脑卒中、心绞痛、心肌梗死。

对于老年性低血压,首先要查找原因,如降压过度者应暂停服降压药物;患有贫血、慢性胃出血等病时要及时诊治;如果患的是体位低血压,在起立或起床时动作尽量缓慢,不可操之过急,每变换一次体位,要休息2~3分钟;体虚者宜加强营养。

低血压的老年人可根据自己的体力情况,选择适合自己的锻炼项目,饮食上应增加营养。(《健康指南》)

【验方一】 适当多吃盐可改善低血压(《健康指南》)

具体方法:低血压的患者可适当增加盐的摄入量,约为正常食盐的2~3倍,即每日12~18克,多摄入盐后还要多喝水,较多的水分进入血液可增加血容量,从而升高血压。

另外,滋补药也可调节血压,可每日服用桂圆肉6克,也可在医生指导下服用人参或其他中药,也可用肉桂、桂枝、炙甘草各9克,开水浸泡当茶饮,连服10~20天,效果好。

【验方二】 按摩法可改善低血压(《健康指南》)

具体方法:在床上仰卧,双臂自然放于体侧,闭目,全身放松,吸气时默念"安静",呼气时默念"放松",反复2~5分钟。然后进行如下自我按摩:

(1) 先用两手掌从前额中间向两鬓角按摩30秒钟,再以双手的中指各自在左右鬓角按摩6～8次。

(2) 轻闭双眼,用手指从鼻梁根部经过上眼睑按摩到眼外角。重复4～5次。

(3) 微抬起下巴,左手掌放在右侧颈部,由下颌角经颈部至锁骨推摩8～10次。右手按上法按摩左侧。

(4) 拇指放在同侧颈动脉搏动处,轻轻按压5～6秒钟,休息10～15秒,重复做3～4次,然后做另一侧。

(5) 两手指放在前额部,向两侧颈部推摩,然后用掌根揉按两侧颈部,重复8～10次。

此按摩法每天做1～2次,长期坚持,可有效改善低血压。

【验方三】 单脚跳可"跳"走低血压（《健康指南》）

《家庭保健报》报道:单脚跳跃能帮助血压恢复到正常的水平。

具体方法:即每天坚持单脚跳跃。左右脚轮换着单脚跳,每天早晚各做一次,每次单脚跳跃100下。开始,可先跳30下,逐渐增加到100下以上。此法需天天坚持,长期坚持,连续单脚跳半年到一年,可使血压恢复到正常水平,还增强体质,使人更有精神,身体健康。

四九、感冒的防治

【验方一】 玉屏风散（北京电视台科教频道《健康大讲堂》）

【处方】 黄芪20～30克,白术15～20克,防风10～15克。

【用法】 把药物放锅内,加冷水浸30分钟后,加热煮沸后改文火20分钟倒出药汁,连煎两次,药汁混合,分3次服用。可预防夏秋季感冒。

【验方二】 易感冒的人用黄芪"固表"（《健康指南》）

有些人一遇天气变化就容易感冒,中医称为表虚不固。中医有一个名方,叫"玉屏风散",有三味药,主药就是黄芪,可以用来治疗经常性感冒。

黄芪的主要药理作用是益气固表,可以利水,也可以托毒生肌。凡是中医认为气虚、气血不足、中气下陷的证型,如平时体质虚弱,容易疲劳,常感乏力等气虚的表现,贫血等气血不足以及脱肛、子宫下垂等中气下陷的症状者,冬天吃些黄芪大有益处。

【验方三】 黄芪配枸杞效果更好（《健康指南》）

吃黄芪的时候再配些枸杞,效果更好。枸杞性平,味甘,具有滋补肝肾、益精明目的功能。现代研究发现,枸杞内含甜菜碱、胡萝卜素、玉蜀黍黄素、烟酸、维生素B1、B2、C、钙、磷、铁、亚油酸及多种氨基酸。

【验方四】 生吃大蒜防流感（《健康指南》）

研究人员实验发现,食用大蒜可让感冒发生几率降低2/3。因此,建议每天生吃两瓣大蒜。

专家提示:如果想达到最好的保健效果,食用大蒜最好捣成蒜泥,而不是用刀切成蒜末,并且要先放10～15分钟,让蒜氨酸和蒜酶与空气中氧气结合产生大蒜素后再食用。

【验方五】 早起含片生姜防感冒（《健康指南》）

生姜中含有植物杀菌素,其杀菌作用不亚于葱和蒜。生姜中的姜辣素能刺激胃液分泌,有促进消化的作用。

专家提示:生姜最好早上吃,早起后,先喝一杯开水,然后将生姜刮去外皮,洗净,切薄片,取2～3片放入口中咀嚼。坚持食用,对预防感冒大有裨益。但生姜性属微温,过量食用会伤阴助阳,所以阴虚火旺的人不宜多吃。

【验方六】 吃生大葱防感冒（《健康指南》）

葱含有挥发油,其油中的主要成分为葱蒜辣素,也叫植物杀菌素,具有较强杀菌或抑制细菌、病毒的功效。在呼吸道传染病流行时,吃些生葱有预防作用。

专家提示:患有胃肠道疾病特别是溃疡病的人不宜多吃葱。葱白中的葱蒜辣素多于葱叶,出现打喷嚏、流鼻涕等症状时,取葱白咀嚼,可帮助出汗祛病。

【验方七】 绿豆治流感方（《健康指南》）

先煮绿豆,煮烂后再加姜丝和可乐,趁热喝下即可退烧治流感。

【验方八】 大葱治感冒方《《温度决定生老病死》》

小儿感冒时,可以在煮稀饭里放上两段葱,喂饭时将葱挑出来只吃粥,能治疗孩子风寒感冒。

五十、怕冷的防治

冬天,很多老年人尤其是糖尿病患者经常会觉得手脚冰冷,抱着热水袋也暖和不过来。有专家建议,对于特别怕冷的老年人和糖尿病患者,不妨用肉桂泡水喝。肉桂具有补火助阳、散寒止痛、温通经络的作用,能够让身体暖和起来。

国外研究表明,肉桂中的一种化合物能增强脂肪细胞对胰岛素的反应性,降糖的作用也不小,因此,糖尿病人用肉桂泡水喝,能起到暖身和降糖的双重作用。

从临床看,阳虚型、阴阳两虚型的患者效果好一些,阳虚型的患者除了怕冷外,还经常腰膝酸软,可用肉桂6克、薏仁12克、肉苁蓉9克,加上适量的水,煎服;而阴阳两虚型的患者,会出现小便多,舌淡苔白,在使用上述方法时,还可以吃点六味地黄丸。

而经常咽干口燥,舌头干红的阴虚型患者,不能使用肉桂,吃六味地黄丸即可。(《健康指南》)

五一、浮肿的防治

【验方一】 蓖麻粉可消浮肿《《健康指南》》

蓖麻子可以作为外用药,缓解脚部浮肿的症状。当您脚部出现浮肿时,不妨试试。

方法:取蓖麻子适量,可以从药店里购买,放在研钵中研成粉末,涂在浮肿双脚的脚心上,用纱布包住,固定好,再用胶布固定。每当出现浮肿的时候就可以用,但要注意每日要更换2～3次。

【验方二】 红小豆可治浮肿《《中国秘方全书》》

红小豆是浮肿的克星,多吃一些红小豆可有效治疗下肢浮肿。

方法:一是用压力锅煮红小豆、大枣、小米粥喝;二是常买红小豆包食用,连续食用一段时间,腿部浮肿即可痊愈。

【验方三】 艾叶盐水可消肿《《健康指南》》

艾叶加盐煮水洗,可有效消除下肢(脚和小腿)浮肿。

方法:艾叶(干、鲜均可)适量,食盐少许(三四个蚕豆大小的盐粒),一起放入锅中,加水1000毫升烧开,倒入盆中放温后,泡洗15～20分钟,连洗三天即可见效。

【验方四】 玉米须煮水治浮肿《《健康指南》》

方法:胡萝卜、苹果各半切成片,加些玉米须煮水当茶饮,连续服用6～7天浮肿即可治愈。

【验方五】 消栓散治轻度浮肿《《健康指南》》

方法:全蝎、地龙、水蛭各15克,蜈蚣18条,地鳖虫10克,焙干研细末,装在胶囊里,每次服3克,每日服2次。此方可治愈下肢轻度浮肿。

【验方六】 醋煮鲤鱼治浮肿《《你可能不知道的健康常识》》

方法:大鲤鱼一尾,加醋60毫升煮干后食鱼。每日1次。食用两尾2000克的醋煮鲤鱼10次,即可见效。

【验方七】 醋煮海带治浮肿《《健康指南》》

方法:海带(干品)60克,加醋适量煮,1次食完。连续食用15次,即可见效。

【验方八】 泥鳅防治面部浮肿方《《温度决定生老病死》》

面部浮肿时,用泥鳅10条(去头、肠子),放大蒜2头,一起炖熟后不加盐喝,连喝几天,即可以消除面部浮肿。

五二、慢性肾炎防治

感冒会导致慢性肾炎患者病情加重,坚持服用黄芪水,不但可以预防感冒,还能避免慢性肾炎其他症状。

黄芪是免疫调节剂,有些慢性肾炎患者因为病情需要服用激素,会导致免疫功能下降,此时,坚持服用黄芪水就能使免疫功能恢复到正常。此外,黄芪还有利水、消肿的作用,对部分出现此类症状的患者也大有裨益。服用方法也很简单,就是用黄芪30克,加入适量水煎服,坚持每天服用。(《健康指南》)

五三、年老体虚补益方

夫人之正气不足曰虚,复纵嗜欲曰损。致病

之因有六焉：一曰气，二曰血，三曰精，四曰神，五曰胃气，六曰七情忧郁。六气委和，则各司其职，曰无病。失养违和，阴阳偏胜克剥，则诸病生焉。夫气乃肺之主，血乃肝藏之，精乃肾主之，神乃心主之，饮食乃脾胃主之，七情乃七神主之。凡应事太繁则伤神，喋谈朗诵、饥而言多则伤气，纵欲妄思则伤精，久视郁怒则伤肝，饮食劳倦则伤脾，久行伤筋，久立伤骨，久坐伤肉，此五劳七伤之属也。其有禀赋素薄之人，又兼撕丧太早者，真阴根本受亏。肾水一亏，则火必胜，胜则克肺金。肺主皮毛，则腠理不密，鼻不闻香臭。火炎痰升而致咳嗽，甚至肾水枯竭，肺子能令母虚是也。金水既病，则五脏六腑皆为火贼，此乃内出之火。宜补精血而火自退，当服五仁斑龙胶丸，培复精神之圣药也。夫鹿者，得先天气质之厚，又食灵苗之精，故曰寿牲。角乃众体之首，一身精化之所聚者也。方名五仁者，黄精、参、杞之类是也。男妇虚弱之病，服之以复真元，非此不能。故斑龙胶丸为血肉上品之良剂也，善斡旋心肾，资填五内，益精神，充气血，滋益于一身。……若虚损精血不足之症已成者，及五十岁外人服之，则元阳精气何由而生。……

参本味甘微寒，善补五脏，安精神，健脾胃，生津液。况《素问》言，虚者治以甘温，乃万世不易之定论也。《寿世保元》

(一) 药物疗法

【验方一】 四君子汤（《寿世保元》）

【处方】 人参、白术（去芦）、白茯苓（去皮）各二钱，甘草（炙）一钱。

【用法】 上锉一剂，姜枣煎服。加陈皮名异功散。加半夏、陈皮，名六君子汤。去茯苓加干姜，名理中汤。

【主治】 元气亏损，脾胃虚弱，饮食少进，或肢体肿胀，或大便不实，体瘦面黄，或胸膈虚痞，痰嗽吞酸等症。

【验方二】 四物汤（《寿世保元》）

【处方】 当归（酒洗）、怀熟地黄各三钱，白芍（酒炒）二钱，川芎一钱五分。

【用法】 上锉一剂，水煎温服。

【主治】 心血亏损，肝脾肾血虚发热，或哺热甚，头目不清，或烦躁不寐，胸膈作胀，或胁作痛等症。

【验方三】 十全大补汤（《寿世保元》）

【处方】 人参（去芦），白术（去芦），白茯苓（去皮），当归（酒洗），川芎，白芍（酒炒），熟地黄，黄芪（蜜炙），肉桂，麦门冬（去心），五味子，甘草（炙）。

【用法】 上锉散，生姜、枣子水煎温服。

【主治】 凡人元气素弱，或因起居失宜，或因饮食劳倦，或因用心太过，致遗精白浊，盗汗自汗。或内热哺热，潮热发热。或口干作渴，喉痛舌裂。或胸乳作膨胀，胁肋作痛。或头颈时痛，眩晕眼花。或心神不宁，寤而不寐。或小便赤涩，茎中作痛。或便溺余沥。脐腹阴冷。或形容不充，肢体畏寒。或鼻气急促，或更有一切热症，皆是无根虚火，宜服此方。

【验方四】 五子益肾养心丸（《寿世保元》）

【处方】 甘枸杞子四两，柏子仁二两，覆盆子二两，楮实子（炒）二两，沙苑蒺藜子（微炒）二两。

【用法】 上共五味为细末，用蜜八两，入斑龙胶先炼，次入浮小麦粉四两，芡实粉四两水调，亦入胶蜜同炼熟，和药再杵千余下，丸如梧桐子大。每服百丸，淡盐汤下。

【主治】 大补元气，培填虚损之圣药也。

【验方五】 归茸丸（《寿世保元》）

【处方】 怀熟地黄（酒蒸）四两，怀山药（酒浸）二两，山茱萸（酒蒸，去核）二两，白茯苓（去皮）一两，牡丹皮一两，泽泻一两，当归（酒洗）二两，嫩鹿茸（酥炙）四两，辽五味子四两，怀牛膝（去芦，酒洗）二两，官桂二两，大附子（炮，去皮脐）二两。

【用法】 上为细末，鹿角胶半斤，酒打稀糊为丸，如梧桐子大。每服五十丸，空心，盐汤、温酒送下。

【主治】 滋养肝肾，补益心血，利足膝，实肌肤，悦颜色，真卫生之良药也。

【验方六】 仙传斑龙丸（《寿世保元》）

【处方】 鹿角霜、鹿角胶、柏子仁（另研）、菟丝子（酒浸）、怀生地黄（酒蒸一日至黑）各十两。

【用法】 上为细末,先将鹿角胶磁器内慢火化开,却将胶酒煮糊,和药杵二千下,丸如梧桐子大。每服五十丸,淡盐汤下,酒亦可。

【主治】 昔有一道人卖此药,歌曰:"尾闾不禁沧海竭,九转神丹俱慢说,惟有斑龙顶上珠,能补玉堂关下血。"此药理百病,养五脏,补精髓,壮筋骨,益心志,安魂魄。令人悦泽,驻颜轻身,延年益寿,久服成地仙。

【验方七】 补精膏《寿世保元》

【处方】 牛髓四两(捣烂,去粗),核桃肉(去皮)四两,杏仁(去皮)四两,山药(姜汁拌,蒸熟,去皮)八两,人参四两,红枣肉(去皮核)八两。

【用法】 上将杏仁、核桃肉、山药、红枣肉、人参五味,捣为膏,用蜜一斤,炼去白沫,与牛髓同和匀,入瓷罐内,重汤煮一日。空心,以一匙,用酒或白化汤服。

【主治】 主壮元阳,益真气,助胃润肺。

【验方八】 白术膏《寿世保元》

白术要好雪白者,去芦、油不用,净一斤,入沙锅内熬三次,取汁滤去渣。入沙锅内,文武火慢慢熬至三碗,入蜜四两,又熬成膏。入磁罐收贮封固,土埋七日,出火毒,取出。每服四五匙不拘,米汤调服。善补脾胃,进饮食,生肌肉,除湿化痰,止泄泻。

【验方九】 茯苓膏《寿世保元》

大白茯苓坚硬,不拘多少,去黑皮,为细末,用水漂去浮者。漂时,先令少用水,和如面状,令药湿,方入水漂澄。取下沉者,用净布纽去水,晒干。再为末,再漂再晒,凡三次。复为细末,每末一斤,拌好白蜜二斤,令匀。贮长磁瓶内,箬皮封口,置锅内,桑柴火悬胎煮尽一日。抵晚,连瓶坐埋五谷内,次早倒出,以旧在上者装瓶下,旧在下者装瓶上。再煮,再入五谷内。凡三日夜,次早取出,埋净土中七日,出火毒。每早晚用三四匙噙嚼少时,以白汤下。补虚弱,治痰火殊效。

【验方十】 延寿丹《寿世保元》

用白茯苓半斤,净锅内煮一夜,晒一日,去皮切片,拌蜂蜜二斤,蒸三炷香,晒干。再加蜜,再蒸再晒,如是三次。为细末,炼蜜为丸,如梧桐子大。每服三五十丸,温水送下,久服大补,殊效。

【验方十一】 地黄膏《寿世保元》

真怀庆大生地黄一斤,酒洗令净,加麦门冬去心四两,贮沙锅内,入水熬干。一半倾入磁盆内,又入水又熬,凡三次。将汁滤去渣,将汁用文武火慢慢蒸至三碗,入蜜四两,又熬成膏。入磁罐内封固,入土埋,出火毒取出,每服二三匙,空心,白汤点服。能补肾水真阴,填精固髓,生血乌须。

【验方十二】 枸杞膏《寿世保元》

甘枸杞一斤放沙锅内,入水熬十余沸,用细绢罗滤过,将渣挤取汁净。如前,再入水熬,滤取汁三次,去渣不用。将汁再滤入沙锅内,再慢火熬成膏,入磁器内不可泄气。不论男妇,每早晚用酒调服。能生精补元气,益荣卫,生血悦颜色,大补诸虚百损,延年益寿。

【验方十三】 万病无忧酒《寿世保元》

【处方】 当归五钱,川芎五钱,白芷五钱,白芍一两,防风七钱半,荆芥穗五钱,羌活一两,地骨皮五钱,牛膝五钱,杜仲(炒)一两五钱,木瓜五钱,大茴香五钱,破故纸一两,五加皮一两五钱,威灵仙一两,钩藤一两,石楠藤一两,乌药五钱,紫金皮一两五钱,自然铜(火煅)、木香、乳香、没药、甘草(炙)各五钱,雄黑豆二两。

【用法】 上共二十五味和匀,用缯布为囊盛之。无灰酒一大坛,入药在内,春秋五日,夏三日,冬十日。后取酒温饮之,或晨昏午后,随量饮之。大能去风活血,养神理气。其味又佳,如饮一半,再加好酒浸饮,极妙。

【主治】 常服能除百病,理风湿,乌鬓须,清心明目,利腰肾,健腿膝,补精髓,疗跌扑损伤筋骨,和五脏,平六腑,快脾胃,进饮食,补虚怯,养气血。

【验方十四】 长春酒方《寿世保元》

【处方】 黄芪(蜜炒),人参,白术(去芦),白茯苓(去皮),当归,川芎,白芍,熟地黄,官桂,橘红,南星,半夏(姜炒),苍术(米泔浸),厚朴(姜炒),砂仁,草果仁,青皮(去穰),槟榔,丁香,木香,沉香,藿香,木瓜,石斛,五味子,杜仲,白豆蔻,薏苡仁,枇杷叶,桑白皮(蜜炙),神曲(炒),麦芽(炒),甘草(炙)。

【用法】 上各件制了,净秤三钱,等分作二十包。每用一包,用生绢袋盛,浸一斗酒内,春七夏三秋五冬十日。每日清晨一杯,甚有功效。

【主治】 大补气血,状筋骨,和脾胃,宽胸膈,进饮食,祛痰涎,行滞气,消酒食,除寒湿等症。

(二)食物疗法

【验方一】 神仙粥(《寿世保元》)

山药蒸熟去皮一斤。鸡头实半升,煮熟去壳。捣为末,入粳米半升,慢火熬成粥。空心食之,或入韭菜子末二三两在内尤妙。食粥后,用好热酒饮一二杯妙。此粥善补虚劳,益气强志,壮元阳,止泄精,神妙。

五四、治阴虚方

【验方一】 一味薯蓣饮(《重订医学衷中参西录》)

治劳瘵发热,或喘或嗽,或自汗,或心中怔忡,或因小便不利,致大便滑泻,及一切阴分亏损之证。

生怀山药四两切片

上一味,煮汁两大碗,以之当茶,徐徐饮之。山药之性,能滋阴又能利湿;能滑润又能收涩。是以能补肺、补肾兼补脾胃。且其含蛋白质最多,在滋补药中诚为无上之品,特性甚和平,宜多服常服耳。

【验方二】 资生汤(《重订医学衷中参西录》)

方法:生山药一两,玄参五钱,于术三钱,生鸡内金捣碎二钱,牛蒡子炒捣三钱,热甚者,加生地黄五六钱。水煎服,每日1剂。

功效:治劳瘵羸弱已甚,饮食减少,喘促咳嗽,身热脉虚数者。亦治女子血枯不月。

【验方三】 珠玉二宝粥(《重订医学衷中参西录》)

方法:生山药二两,生薏米二两,柿霜饼八钱。

上三味,先将山药、薏米捣成粗渣,煮至烂熟,再将柿霜饼切碎,调入融化,随意服。山药、薏米皆清补脾肺之药。然单用山药,久则失于黏腻;单用薏米,久则失于淡渗,惟等分并用,乃可久服无弊。又柿霜之凉可润肺、甘能归脾者,以为之佐使。病人服之不但疗病,并可充饥,不但充饥,更可适口。用之对症,病自渐愈,即不对症,亦无他患,诚为至稳之善方也。

功效:治脾肺阴分亏损,饮食懒进,虚热劳嗽,并治一切阴虚之证。

【验方四】 水晶桃(《重订医学衷中参西录》)

方法:核桃仁一斤,柿霜饼一斤。

先将核桃仁饭甑蒸熟,再与柿霜饼同装入瓷器内蒸之,融化为一,晾冷随意服之。

功效:治肺肾两虚,或咳嗽,或喘逆,或腰膝酸疼,或四肢无力,以治孺子尤佳。

果之有核,犹人之有骨,是以骨亦名骸,其右旁皆从亥也。肾主骨而为生育之本,果核之仁,亦是生生之机。故凡果核之仁,具补益之性者,皆能补肾。核桃乃果核之最大者,其仁既多脂,味更香美,为食中佳品,性善补肾可知。柿霜色白如肺,而甘凉滑润,其甘也能益肺气,其凉也能清肺热,其滑也能利肺痰,其润也能滋肺燥,与核桃同用,肺肾同补,金水相生,虚者必易壮实。且食之又甚适口,饥时可随便服之,故以治小儿尤佳也。

五五、治阳虚方

【验方】 敦复汤(《重订医学衷中参西录》)

方法:野台参四钱,乌附子三钱,生山药五钱,补骨脂炒捣四钱,核桃仁三钱,萸肉去净核四钱,茯苓钱半,生鸡内金捣细钱半。水煎服,每日1剂。

功效:治下焦元气虚惫,相火衰微,致肾弱不能做强(《内经》云,肾者作强之官),脾弱不能健运,或腰膝酸疼,或黎明泄泻,一切虚寒诸证。

敦复汤原为补相火之专方,而方中以人参为君,与萸肉、茯苓并用,借其收敛下行之力,能大补肾中元气,元气既旺相火自生。又用乌附子、补骨脂之大热纯阳,直达下焦,以助相火之热力,核桃仁之温润多脂,峻补肾脏,以厚相火之基址。且附子与人参同用名参附汤,为回原阳之神丹;补骨脂与核桃仁并用名青蛾丸,为助相火之妙品(核桃仁属木,补骨脂属火,并用之,有木火相生之妙)。又恐药性太热,与下焦真阴久而有碍,故又重用山药，取其汁浆稠黏，能滋下焦真阴，其味甘温，又能固下焦气化也。至于鸡内金，其健运脾胃之力，既能流通补药之滞，其收涩膀胱之力，又能逗留药之性也。

五六、治心病方

【验方一】 定心汤（《重定医学衷中参西录》）

方法：龙眼肉一两，酸枣仁炒捣五钱，萸肉去净核五钱，柏子仁炒捣四钱，生龙骨捣细四钱，生牡蛎捣细四钱，生明乳香一钱，生明没药一钱。水煎服，每日1剂。心因热怔忡者，酌加生地数钱。

功效：治心虚怔忡。

《内经》谓"心藏神"，神既以心为舍宇，即以心中之气血为保护。有时心中气血亏损，失其保护之职，心中神明遂觉不能自主，而怔忡之疾作焉。故方中用龙眼肉以补心血，枣仁、柏仁以补心气，更用龙骨入肝以安魂，牡蛎入肺以定魄，魂魄者心神之左辅右弼也，且二药与萸肉并用，大能收敛心气之耗散，并三焦之气化亦可因之团聚。特是心以行血为用，心体常有舒缩之力，心房常有启闭之机，若用药一于补敛，实恐于舒缩启闭之运动有所妨碍，故又少加乳香、没药之流通气血者以调和之。其心中兼热用生地者，因生地既能生血以补虚，尤善凉血而清热，故又宜视热之轻重而酌加之也。

【验方二】 安魂汤（《重定医学衷中参西录》）

方法：龙眼肉六钱，酸枣仁炒捣四钱，生龙骨捣末五钱，生牡蛎捣末五钱，清半夏三钱，茯苓片三钱，生赭石轧细四钱。水煎服，每日1剂。

功效：治心中气血虚损，兼心下停有痰饮，致惊悸不眠。

方书谓痰饮停于心下，其人多惊悸不寐。盖心火也，痰饮水也，火畏水刑，故惊悸至于不寐也。然痰饮停滞于心下者，多由思虑过度，其人心脏气血恒因思虑而有所伤损。故方中用龙眼肉以补心血，酸枣仁以敛心气，龙骨、牡蛎以安魂魄，半夏、茯苓以清痰饮，赭石以导引心阳下潜，使之归藏于阴，以成瞌睡之功也。

五七、治肝病方

【验方一】 麦苗善治黄疸（《重订医学衷中参西录》）

遂采鲜麦苗一握，又为之加滑石五钱，煎汤服之。服后病即轻减，又服一剂痊愈。盖以麦苗之性，能疏通肝胆，兼能清肝胆之热，犹能消胆管之炎，导胆汁归小肠也。

【验方二】 治肝病验方（北京电视台科教频道《健康大讲堂》）

【处方】 柴胡3克，青皮3克，乌鸡100克。

【用法】 煮汤食用，每周3次。秋冬季最好。

五八、治肺病方

【验方一】 黄耆膏（《重定医学衷中参西录》）

方法：生箭耆四钱，生石膏捣细四钱，鲜茅根切碎四钱如无鲜者可用干者二钱代之，粉甘草细末二钱，生怀山药细末三钱，净蜂蜜一两。

上药六味，先将黄耆、石膏、茅根煎十余沸去渣，澄取清汁二杯，调入甘草、山药同煎，煎时以箸搅之，勿令二味沉锅底，一沸其膏即成。再调入蜂蜜，令微似沸，分三次温服下，一日服完，如此服之，久而自愈。然此乃预防之药，喘嗽未犯时，服之月余，能拔除病根。

功效：治肺有劳病，薄受风寒即咳嗽，冬时益甚者。

肺中之气化，瘀而且喘，痰涎壅滞，而嗽亦作矣。故用黄耆以补肺之阳，山药以滋肺之阴，茅根以通肺之窍，俾肺之阴阳调和，窍络贯通，其阖辟之力自适均也。用石膏者，因其凉而能散，其凉也能调黄耆之热，其散也能助茅根之通也。用甘草者，因其味甘，归脾益土，即以生金也，用蜂蜜者，因其甘凉滑润，为清肺润肺，利痰宁嗽之要品也。

【验方二】 离中丹（《重定医学衷中参西录》）

方法：生石膏细末二两，甘草细末六钱，朱砂末一钱半。

共和匀，每服一钱，日再服，白水送。热甚者，一次可服钱半。咳嗽甚者，方中加川贝五钱。咳血多者，加三七四钱。大便不实者，将石膏去一两，加滑石一两，用生山药面熬粥，送服此丹。若阴虚作喘者，亦宜山药粥送服。至于山药面熬粥自五钱可至一两。

功效：治肺病发热，咳吐脓血，兼治暴发眼疾，红肿作痛，头痛齿痛，一切上焦实热症。

【验方三】 安肺宁嗽丸（《重订医学衷中参西录》）

治肺郁痰火及肺虚热作嗽，兼治肺结核。

嫩桑叶一两，儿茶一两，硼砂一两，苏子炒捣一两，粉甘草一两。

上药五味为细末，蜜作丸，三钱重。早晚各服一丸，开水送下。

【验方四】 大蒜治肺结核方（《温度决定生老病死》）

每天烧饭时将一头大蒜放在灶台上烤熟，每天吃2~3头，连吃半年，可使肺结核钙化。

五九、补虚扶正方

（一）和肝汤（《大国医》方和谦）

【组成】 当归10克，白芍10克，党参10克，柴胡10克，茯苓12克，香附10克，白术10克，苏梗6克，大枣4枚，薄荷（后下）5克，炙甘草6克，生姜3片。

【用法】 水煎服，每日1剂。

"和肝汤"是方老积多年临床经验，师《伤寒论》小柴胡汤和解之法所拟的方子。本方的应用范围极广，方老曾用于治疗肝胆系统疾病、脾胃系统疾病、心脏系统疾病、泌尿系统疾病、精神系统疾病等，均取得了较理想的效果。当然，这些病的病机必须是由于各种原因导致的肝血不足、肝气不柔、肝气郁滞、疏泄不利、脾不健运、水湿内停或筋脉失养、经络阻滞不畅，除此无效。

（二）滋补汤（《大国医》方和谦）

【组成】 党参9克，白术9克，茯苓9克，炙甘草5克，熟地黄9克，白芍9克，当归9克，官桂5克，陈皮9克，木香5克，大枣4枚。

【用法】 水煎服，每日1剂。

在《金匮要略·血痹虚劳篇》补法九方的基础上，方老自拟"滋补汤"作为补虚扶正的基本方剂。在本方中，用四君子汤之党参、茯苓、白术、炙甘草补脾益气，培后天之本；四物汤之当归、熟地、白芍滋阴补肾、养血和肝，固先天之本；另外，佐官桂、陈皮、木香、大枣温补调气、纳气归元，使其既有四君四物之气血双补之功，又有温纳疏利之力，使全方补而不滞，滋而不腻，补气养血，调和阴阳。不管临床表现如何，只要是气血不足、五脏虚损，均可灵活加减使用。

六十、治胃肠病方

【验方一】 大葱治胃病方（《温度决定生老病死》）

每天烧饭时，在锅里放上一颗葱，等饭烧熟后，就将葱空腹吃下，每天吃一次，坚持一段时间，可以辅助治疗各种胃病，包括胃炎、胃溃疡、十二指肠溃疡、萎缩性胃炎等，效果不错。

【验方二】 大葱治急性肠炎方（《温度决定生老病死》）

急性肠炎，伴有上吐下泻，可用红枣20粒，切开，加4根大葱，加水一同煮10分钟后，趁热服下，能暖胃肠、止吐止泻。

【验方三】 治痢疾神效香粟饮子（《中藏经》）

丁香五枚，罂粟壳五个，炙黄，甘草一寸，炙，白豆蔻仁一枚，乳香一皂子大。

右嚼咀，以水一碗，煎至半碗，温服。

【验方四】 当归生姜羊肉汤（《金匮要略》）

寒疝腹中痛，及胁痛里急者，当归生姜羊肉汤主之。

当归三两，生姜五两，羊肉一斤

上三味，以水八升，煮取三升，温服七合，日三服。若寒多者，加生姜成一斤；痛多而呕者，加橘皮二两白术一两。加生姜者，亦加水五升，煮取三升二合，服之。

六一、治皮肤病方

【验方一】 神效乳香膏（《中藏经》）

治一切疮肿，生肌止痛。一名"金露"。

芝麻油四两，黄丹一两半，乳香一分，羊同骨髓四两，麝香少许（一方用没药一分代乳香）

右件药合一处，入磁器内，用文武火熬之成膏。用绵滤过，入磁合收之，入黄蜡半两。

【验方二】 土豆治痘方（《温度决定生老病死》）

脸上出痘时，只要发现开始冒，有些胀痛时就赶紧用生土豆片敷在上面，半小时后更换，连换几次，就能消掉，而且没有色素沉着。

六二、治痰饮方

【验方一】 理痰汤（《重定医学衷中参西录》）

方法：生芡实一两，清半夏四钱，黑芝麻炒捣三钱，柏子仁炒捣二钱，生杭芍二钱，陈皮二钱，茯苓片二钱。水煎服，每日1剂。

功效：治痰涎郁塞胸膈，满闷短气。或溃于肺中为喘促咳逆；停于心下为惊悸不寐；滞于胃口为胀满哕呃；溢于经络为肢体麻木或偏枯，留于关节、着于筋骨为俯仰不利、牵引作疼；随逆气肝火上升为眩晕不能坐立。

世医治痰，习用宋《局方》二陈汤，谓之治痰之总剂。不知二陈汤能治痰之标，不能治痰之本，何者？痰之标在胃，痰之本原在于肾。肾主闭藏，以膀胱为腑者也。其闭藏之力，有时不固，必注其气于膀胱。膀胱膨胀，不能空虚若谷，即不能吸引胃中水饮，速于下行而为小便，此痰之所由来也。又肾之上为血海，奇经之冲脉也。其脉上隶阳明，下连少阴。为其下连少阴也，故肾中气化不摄，则冲气易于上干，为其上隶阳明也，冲气上干，胃气亦多上逆，不能息息下行以运化水饮，此又痰之所由来也。此方以半夏为君，以降冲胃之逆。即重用芡实，以收敛冲气，更以收敛肾气，而厚其闭藏之力。肾之气化治，膀胱与冲之气化自无不治，痰之本原清矣。用芝麻、柏实者，润半夏之燥，兼能助芡实补肾也。用芍药、茯苓者，一滋阴以利小便；一淡渗以利小便也。用陈皮者，非籍其化痰之力，实籍其行气之力，佐半夏以降逆气，并以行芡实、芝麻、柏实之滞腻也。

【验方二】 健脾化痰丸（《重定医学衷中参西录》）

方法：生白术二两，生鸡内金去净瓦石糟粕二两。

上药二味，各自轧细过罗，各自用慢火焙熟（不可焙过），炼蜜为丸，梧桐子大。每服三钱，开水送下。白术纯禀土德，为健补脾胃之主药，然土性壅滞，故白术多服久服，亦有壅滞之弊；有鸡内金之善消瘀积者以佐之，则补益与宣通并用。俾中焦气化，壮旺流通，精液四布，清升浊降，痰之根柢蠲除矣。又此方不但治痰甚效，凡廉于饮食者，服之莫不饮食增多。且久服之，并可消融腹中一切积聚。

功效：治脾胃虚弱，不能运化饮食，以至生痰。

【验方三】 期颐饼（《重定医学衷中参西录》）

方法：生芡实六两，生鸡内金三两，白面半斤，白沙糖不拘多少。

先将芡实用水淘去浮皮，晒干，轧细，过箩。再将鸡内金（中有瓦石糟粕，去净，分量还足）轧细，过箩，置盆内浸以滚水，半日许。再入芡实、白糖、白面，用所浸原水和作极薄小饼，烙成焦黄色，随意食之。然芡实、鸡内金须自监视，如法制好，不可委之于坊间也。

功效：治老人气虚不能行痰，致痰气郁结，胸次满闷，胁下作疼。凡气虚痰盛之人，服之皆效，兼治疝气。

鸡内金鸡之脾胃也，其中偶有瓦石铜铁，皆有消化痕迹，脾胃之坚壮可知。故用以补助脾胃，大能运化饮食，消磨瘀积。食化积消，痰涎自除。再者，老人痰涎壅盛，多是下焦虚惫，气化不摄，痰涎随冲气上泛。芡实大能敛冲固气，统摄下焦气化。且与麦面同用，一补心，一补肾，使心肾相济，水火调和，而痰气自平矣。

六三、治大气下陷方

【验方一】 升陷汤（《重定医学衷中参西录》）

方法：生箭芪六钱，知母三钱，柴胡一钱五分，桔梗一钱五分，升麻一钱。水煎服，每日1剂。

气分虚极下陷者，酌加人参数钱，或再加山萸肉（去净核）数钱，以收敛气分之耗散，使升者不至复陷更佳。若大气下陷过甚，至少腹下坠，或更作疼者，宜将升麻改用钱半，或倍作二钱。

功效：治胸中大气下陷，气短不足以息，或努力呼吸，有似乎喘；或气息将停，危在顷刻。其兼证，或寒热往来，或咽干作渴，或满闷怔忡，或神志健忘，种种病状，诚难悉数。其脉象沉迟微弱，关前尤甚。其剧其，或六脉不全，或参伍不调。

大气者，充满胸中，以司肺呼吸之气也。人之一身，自飞门以至魄门，一气主之。然此气有发生之处，有培养之处，有积贮之处。天一生水，肾脏先成,而肾系命门之中(包肾之膜油,连于脊椎自下上数七节处),有气息息萌动,此乃乾元资始之气,《内经》所谓"少火生气"也。此气既由少火发生,以徐徐上达,培养于后天水谷之气,而磅礴之势成;绩贮于膺胸空旷之府,而盘踞之根固。是大气者,原以元气为根本,以水谷之气为养料,以胸中之地为宅窟者也。夫均是气也,至胸中之气,独名为大气者,诚以其能撑持全身,为诸气之纲领,包举肺外,司呼吸之枢机,故郑而重之曰大气,夫大气者,内气也。呼吸之气,外气也。人觉有呼吸之外气与内气不相接续者,即大气虚而欲陷,不能紧紧包举肺外也。……

升陷汤,以黄耆为主者,黄耆既善补气,又善升气。且其质轻松,中含氧气,与胸中大气有同气相求之妙用。惟其性稍热,故以知母之凉润者济之。柴胡为少阳之药,能引大气之陷者自左上升。升麻为阳明之药,能引大气之陷者自右上升。桔梗为药中之舟楫,能载诸药之力上达胸中,故用之为向导也。至其气分虚极者,酌加人参,所以培气之本也。或更加萸肉,所以防气之涣也。至若少腹下坠或更作疼,其人之大气直陷至九渊,必须升麻之大力者以升提之,故又加升麻五分或倍作二钱也。方中之用意如此,至随时活泼加减,尤在临证者善变通耳。

【验方二】 醒脾升陷汤《重定医学衷中参西录》

方法:生箭耆四钱,白术四钱,桑寄生三钱,川续断三钱,萸肉去净核四钱,龙骨煅捣四钱,牡蛎煅捣四钱,川萆薢二钱,甘草蜜炙二钱。水煎服,每日1剂。

功效:治脾气虚极下陷,小便不禁。

《内经》曰:"饮入于胃,游溢精气,上输入脾,脾气散精,上归于肺,通调水道,下输膀胱。"是脾也者,原位居中焦,为水饮上达下输之枢机,枢机不旺,则不待上达而即下输,此小便所以不禁也。然水饮降下之路不一,《内经》又谓"肝热病者,小便先黄",又谓"肝壅两胠(胁也)满,卧则惊悸,不得小便",且芍药为理肝之主药,而善利小便。由斯观之,是水饮又由胃入肝,而下达膀胱也。至胃中所余水饮,传至小肠渗出,此又人所共知。故方中用黄耆、白术、甘草以升补脾气,即用

同寄生、续断以升补肝气,更用龙骨、牡蛎、萸肉、萆薢以固涩小肠也。又人之胸中大气旺,自能吸摄全身气化不使下陷,黄耆与寄生并用,又为填补大气之要药也。

六四、治气郁滞疼痛方

【验方一】 健运汤《重定医学衷中参西录》

方法:生黄耆六钱,野台参三钱,当归三钱,寸麦冬带心三钱,知母三钱,生明乳香三钱,生明没药三钱,莪术一钱,三棱一钱。水煎服,每日1剂。

此方减麦冬、知母三分之一,合数剂为一剂,轧细炼蜜为丸,名健运丸,治同前证。

功效:治腿疼、臂疼因气虚者,亦治腰疼。

从来治腿疼、臂疼者,多责之风寒湿痹,或血瘀、气滞、痰涎凝滞,不知人身之气化壮旺流行,而周身痹者、瘀者、滞者,不治自愈,既偶有不愈,治之亦易为功也。愚临证体验以来,知元气素盛之人,得此病者极少。故凡遇腿疼、臂疼,历久调治不愈者,补其元气以流通之,数载沉疴,亦可随手奏效也。

【验方二】 振中汤《重定医学衷中参西录》

方法:白术炒六钱,当归身二钱,陈皮二钱,厚朴钱半,生明乳香钱半,生明没药钱半。水煎服,每日1剂。

功效:治腿疼、腰疼,饮食减少者。

六五、骨伤的防治

【验方一】 三七粉鸡腿骨治骨折《健康指南》

三七粉10克,鸡腿骨20根。将鸡腿骨砸碎,加入三七粉熬汤。饮汤吃肉。每天1次。连续服用,可有效促进骨折痊愈。

【验方二】 接骨丹《中藏经》

治一切卒中,手足顽麻,腰膝沉重,左瘫右痪;截四时伤寒,妇人血刺、产前产后。每一粒,酒一盏,碎捶,浸至夜,温动化散。临睡,和滓服。小儿惊搐,米饮化半丸。

桑白皮、川芎、吴白术、紫河车、威灵仙、蔓荆子各二两,人参、防风、何首乌各二两,地骨皮二两,五味子、木香、苦参各一两,犀角半两,麝香、龙脑各半钱。

右为细末,用膏和。

作膏法

地黄三斤,去根不去节,剉细,苍术半斤,槐角半斤。

右用河水一斗八升(井水亦得),同熬至三四升,去滓留清者,再熬成膏,和前药,每两作八丸,朱砂为衣。

【验方三】 土豆治摔伤方(《温度决定生老病死》)

生土豆消肿、止痛的功效可以用在各种皮肤外伤、烫伤、疖肿上。摔伤后,皮肤红肿,用生土豆切成薄片去敷,半小时更换一次,几个小时后红肿就可消退。

六六、手足皲裂的防治

【验方一】 中药洗防治皲裂(《健康指南》)

具体方法:当归、地肤子、白藓皮、熟地各30克,白芷15克,甘草20克。将上药水煎后外洗,症状会有所改善,也可用开塞露、猪油等外抹。

【验方二】 鱼肝油防治皲裂(《健康指南》)

具体方法:每天睡觉前,先用热水浸泡干裂处几分钟,使之软化。然后取鱼肝油丸2~3粒,挤出其液体涂在裂口部位,每晚一次,一周即愈。

【验方三】 醋与甘油防治皲裂(《健康指南》)

方法:将醋与甘油以5:1的比例调匀后,每天2次涂擦患处,皮肤会变得光滑、细嫩。

【验方四】 鸡蛋油防治皲裂(《健康指南》)

具体方法:将鸡蛋2个煮熟,取其蛋黄置铁锅内,用小火熬成油状,冷却后涂于皲裂皮肤表面,一日2次,三四天即可痊愈。

【验方五】 土豆凡士林防治皲裂(《健康指南》)

具体方法:土豆1个,煮熟后剥皮捣烂,加少许凡士林调匀,放入净瓶内,每日1~3次涂患处,数日可愈。

【验方六】 核桃芝麻防治皲裂(《健康指南》)

具体方法:核桃仁20克,芝麻10克,共捣烂研末,加蜂蜜15克调匀,涂沫患处。数日即可痊愈。

【验方七】 黄豆凡士林防治皲裂(《健康指南》)

具体方法:黄豆100克,洗净,晾干,研细,过筛。与凡士林200克混匀,装瓶备用。用时先洗净患处皮肤,然后将药膏填平裂口,外用纱布覆盖,每隔3天换一次药。一般换药2~4次即可痊愈。

【验方八】 香蕉甘油防治皲裂(《健康指南》)

具体方法:用熟透的香蕉1只,用手将其捏软,把果肉置于容器中待用。取甘油10毫升,与果肉混合拌匀。使用时,将开裂的皮肤洗净,把果肉泥涂于患处,反复搓揉。连续使用3~5天即可治愈。

【验方九】 首乌汤泡脚防干裂(《健康指南》)

具体方法:当归、生地、何首乌各50克,煮沸后晾温,浸泡手、脚的干燥部位,一次浸泡半个小时,每日1次,泡后不必用清水清洗,再外涂护肤保湿软膏。也可在干燥部位涂抹维E软膏、尿素膏、凡士林、橄榄油等。

【验方十】 大枣治手脚裂方(《生活中来》)

把数枚大枣去掉皮核,加水煮成糊状,涂抹于裂处,一天两次,几天即可痊愈。

【验方十一】 生地桑叶红枣茶可润肤(《健康指南》)

具体方法:生地10克,桑叶5克,红枣2枚,开水冲泡即可。其中生地能滋阴润肤,桑叶疏风宣肺,红枣可补血润肤。可润肤和预防皮肤干裂。

【验方十二】 麦冬菊花茶可润肤止痒(《健康指南》)

具体方法:麦冬10克,杭白菊5克,开水冲泡即可。其中麦冬滋阴润肤,杭白菊疏风平肝清热止痒。可预防皮肤干裂、发痒。

【验方十三】 山药当归排骨汤可润肤(《健康指南》)

具体方法:山药补脾益肾养阴,当归养血润肤。可预防皮肤干裂。

【验方十四】 红枣冬青炖猪蹄可润肤(《健康指南》)

具体方法:红枣补血润肤,冬青活血祛瘀,猪蹄含有丰富的胶原蛋白,可使皮肤柔润。可预防皮肤干裂。

【验方十五】 胡萝卜羊腩汤可润肤(《健康指

南》）

具体方法：胡萝卜富含维生素A，对皮肤脂腺分泌有帮助，并能抗皮肤角化，保持皮肤润泽。可预防皮肤干裂。

【验方十六】 猪皮花生防皲裂（《健康指南》）

冬季天气寒冷而干燥，老年人容易出现皮肤干裂病症，除气候原因，与血管神经功能减退，造成局部的血液循环不良有关，可以选用药膳猪皮花生来治疗。

方法：取新鲜猪皮200克，生花生米250克，食盐、葱、姜等适量。猪皮去毛洗净，入沸水中烫过，切成小丁。花生米洗净，与猪皮一起放入锅中，加水及姜片，煮至猪皮熟烂，最后撒上葱花、食盐调味，即可食用。猪皮富含胶质，有维持神经系统正常功能的作用，能补血养颜，使皮肤富有光泽和弹性。

六七、老年润肤保湿方

皮肤干燥光靠外搽护肤品不能从根本上起到护养作用，润肤保湿需要由内而外才能收到更好的效果。通过中药的调养，补益气血，使津液滋润皮毛肌肤，可避免出现皮肤干燥、脱屑和皱纹。（《健康指南》）

（一）中药方剂

【验方一】 四君子汤（《健康指南》）

具体方法：党参、炒白术、茯苓各30克，甘草10克。每日1剂，水煎取汁，分次服用，连服3个月为1疗程，可连服1年。有补益润肤之功。

【验方二】 冬瓜子丸（《健康指南》）

具体方法：冬瓜子60克，天门冬90克，远志、杜蘅、白芷、当归、车前草、云母粉各30克，柏子仁、细辛、橘皮、白石脂各15克，铅丹3克。上药晒干，研为细末，用筛筛过，再将筛取之极细粉末用白蜜揉合成丸，每丸如黄豆大小。用时温开水吞服5～10克，每日两次，饭前服用。可润肤美白防皱。

（二）饮食疗法

【验方一】 百合罗汉果汤（《健康指南》）

具体方法：百合30克，罗汉果半个，鸡500克，瘦猪肉100克，生姜3片。药材洗净稍浸泡，鸡切块，瘦猪肉洗净，与生姜一同放进瓦煲内，加清水，武火煲沸后，改文火煲两小时，调味便可。罗汉果和百合能清肺润燥，以保湿美容。

【验方二】 首乌鸡汤（《健康指南》）

具体方法：乌骨鸡一只约800克，制首乌50克，生姜一块，水适量，文火煎煮，肉烂汤浓时调味即可饮汤食肉。用于补肾，美发养颜，其效甚佳。

（三）外用妙方

【验方一】 芪薏苓面膜（《健康指南》）

具体方法：用黄芪15克，薏米30克，茯苓30克。加清水6碗煲30分钟，滤渣取液备用。用时先以面膜纸吸收药液，敷面15～20分钟，再以清水清洗面部即可。建议每星期使用一次。可养颜保湿美白。

【验方二】 猪蹄美容方（《健康指南》）

具体方法：猪蹄1具，桑白皮、川芎、白芷、茯苓各90克，商陆、白术各60克。加水3000毫升，煎猪蹄及药，取1000毫升，去渣，备用。每次取一小碗温热，洗手面。此方是滋养性的美容方，用后可使皮肤光滑鲜嫩，洁白细腻。

六八、老年人补钙可防病

【验方一】 苹果荠菜香菜汁能补钙（《健康指南》）

具体方法：1个苹果，5棵荠菜，2棵香菜。先将苹果洗净、去皮、去核，切成2厘米见方的小块；荠菜、香菜分别洗净，切成2厘米长度小段，然后将它们合在一起加半杯纯净水榨汁即可饮用。它是夏天补钙强骨的好选择。这是因为荠菜和香菜都是含钙量很高的蔬菜。苹果的含钙量比一般水果要丰富，而且其中的维生素B6和铁还非常有助于钙质的吸收。

【验方二】 牛奶黑芝麻补钙效果好（《健康指南》）

严重缺钙会导致过早脱发；牙齿松动、脱落；腰酸背痛、腿抽筋；血管失去弹性；骨质流失，易骨折等。能替代海产品（如虾皮等）的钙含量丰富的食物有很多，但是最好的是黑芝麻，它的钙含量很高，非常适合老年人作为营养的补充剂食用。牛奶是最佳的补钙食物，可以每天饮用200克左右。

【验方三】 每天吃两勺芝麻酱能补钙（《健康指南》）

老年人要想"腰好、腿好、筋骨好"，补钙是防止骨质疏松的有效方法，但有些老年人对于糖不耐受，喝牛奶容易腹泻，可以将芝麻酱作为牛奶的"替代品"。据研究测定，每100克纯芝麻酱中含有钙2239毫克，和其他食物相比，含钙量较高，除了钙，芝麻酱这还含有很多老年人所必需的微量元素，如铁、镁、锌、铜等，能够及时帮助老人补充微量元素，比吃这些微量元素合剂片要便宜多了，而且效果也更好。

芝麻酱含有甲基、油酸、亚油酸、卵磷脂、维生素E等，这些物质都是保护心血管的好帮手，有利于延缓动脉粥样硬化与血管衰老，改善心脏与脑血管功能，因此，老年人每天可以吃两小勺相当于10～20克的纯芝麻酱。

在各种调味品中，只有芝麻酱变身的本领最大，它"遇盐变咸、遇糖变甜，单吃很香"，可以和很多种食物搭配，做成不同口味的食物。

【验方四】 吃咸鸭蛋能补钙铁（《健康指南》）

咸鸭蛋营养丰富，它富含脂肪、蛋白质、以及人体所需的各种氨基酸，还含有钙、磷、铁等多种矿物质和人体必需的各种微量元素及维生素，而且容易被人体所吸收。

与普通鸭蛋相比，咸鸭蛋中部分蛋白质被分解为氨基酸，由于盐腌，使蛋内盐分增加，蛋内无机盐也随之略增。咸鸭蛋中钙质、铁质等无机盐含量丰富，含钙量、含铁量比鸡蛋、鲜鸭蛋都高，因此是补钙、铁的好食物。

但是，咸鸭蛋再好也不宜多吃，咸蛋用盐量一般在10%左右，吃多了容易得高血压。

【验方五】 泥鳅烧豆腐能补钙（《健康指南》）

豆腐在制作时需加入硫酸钙（石膏）或氯化钙（卤水）作为凝固剂，本身就是富钙食品，而泥鳅则是鱼类中含钙最多的一种，而且B族维生素和铁、锌等微量元素含量也高于鱼类。

【验方六】 木耳菜拌芝麻酱能补钙（《健康指南》）

芝麻酱是含钙量最高的食品之一，而木耳菜是蔬菜中含钙量最高者之一，其中胡萝卜素和维生素C含量也非常丰富，甚至超过番茄的含量。

但由于蔬菜中有较高的草酸，一定要用沸水焯过，去掉绝大部分草酸之后再烹调，才能保证钙的吸收率。

六九、老年人补肾可强身

【验方一】 每天吃栗子能治肾虚（《健康指南》）

1. 栗子细细咀嚼，连津液吞咽。无论生吃还是炒食、煨食，都可达到理想的补益效果。
2. 栗子生吃，适宜于吐血、便血者。
3. 栗子煨食、炒食，适宜于脾胃虚寒者。
4. 栗子早晚各生食1～2个，对老年肾虚、小便频繁者有益。
5. 每日吃栗子10个，同食猪肾粥，可治一般肾虚引起的腰腿无力。

栗子虽有食疗功效，但也要控制食用量，糖尿病人要节制食用量，产妇、小儿、便秘者不宜多食栗子。栗子食用过量易伤脾胃。食积停滞、脘腹胀满者忌食。

【验方二】 黑色食物能养肾（《健康指南》）

中医认为，黑色入肾。而黑色食物对肾的滋养和呵护，更是受到了专家的肯定。黑色食物一般含有丰富的微量元素和维生素，如我们平时说的"黑五类"，包括黑米、黑豆、黑芝麻、黑枣、核桃，就是典型代表。

如果仔细研究"黑五类"的营养，就会发现，其中个个都是养肾的"好手"。米中的珍品——黑米，也被称为"黑珍珠"，含有丰富的蛋白质、氨基酸以及铁、钙、锰、锌等微量元素，有开胃益中、滑涩补精、健脾暖肝、舒筋活血等功效；黑豆被誉为肾之谷，味甘性平，不仅形状像肾，还有补肾强身、活血利水、解毒、润肤的功效，特别适合肾虚患者；有"营养仓库"之称的黑枣，性温味甘，有补中益气、补肾养胃补血的功能；核桃则有补肾固精、利尿消石、润肠通便、温肺定喘的作用，常用于肾虚腰痛、尿路结石等症；黑芝麻性平味甘，有补肝肾，润五脏的作用，对因肝肾精血不足引起的眩晕、白发、脱发、腰膝酸软、肠燥便秘等有较好的食疗保健作用。这五种食物一起熬粥，更是难得的养肾佳品。

此外，还有黑木耳、李子、乌鸡、乌梅、紫菜、板栗、海参、香菇、海带、黑葡萄等，也都是营养十分丰富的食物。肾不好的人，可以每周吃一次葱烧海参，将黑木耳和香菇配合在一起炒，或炖肉时放点板栗，都是补肾的好方法。

【验方三】 温阳补肾数仙茅（《健康指南》）

仙茅又名独脚仙茅，为石蒜科植物仙茅的干燥根茎。据说因"基叶似茅，久服身轻"而得名。《海药本草》载其具有补暖腰脚，清安五脏，明耳目、强筋骨、填骨髓、益阳等功能。现代医学认为，仙茅有温肾壮阳、祛寒除湿之功。适用于肾阳不足、命门火衰所致的阳痿精寒、腰膝冷痛、筋骨痿痹等症状。

【验方四】 补肾阳不足、腰膝冷痛（《健康指南》）

具体方法：仙茅25克，细辛3克，当归9克，水煎服，每日1剂。

【验方五】 治命门火衰、阳痿精寒（《健康指南》）

具体方法：仙茅250克，制附子60克，当归90克，黄芪180克，慢火烘干，共研细末吞服。每日上、下午各1次，每次10克，温开水送服。

【验方六】 治肾虚阳痿、耳鸣（《健康指南》）

方法：仙茅30克，金樱子15克，洗净捣碎布包，与猪瘦肉同炖1小时，吃肉喝汤。

【验方七】 治老年人遗尿、尿频（《健康指南》）

具体方法：仙茅30克，白酒500毫升，浸泡7天后饮用。每次10~20毫升，早晚各服用1次。

【验方八】 治肾虚腰膝疲软、高血压（《健康指南》）

具体方法：仙茅、淫羊藿、巴戟各3~9克，知母、当归各4.5~9克，黄柏6~9克，水煎服，早晚各1次。

【验方九】 补肾养肝女贞子（《健康指南》）

女贞子，甘、苦、平，有补肾滋阴、养肝明目的功效。常用于肝肾不足、头晕、耳鸣、两目昏花、头发早白等症。

李时珍在《本草纲目》中这样描述中药女贞子："此木凌冬青翠，有贞守之操，故以女贞状之。"

相传在秦汉时期，江浙临安府一员外，膝下只有一女，年方二八，品貌端庄，窈窕动人，琴棋书画俱通。员外视若掌上明珠，求婚者络绎不绝，小姐均不应允。员外却贪图升官发财，将爱女许配给县令为妻。哪知员外之女与府中的教书先生私订了终身，出嫁之日，小姐含恨一头撞死在闺房之中。教书先生闻小姐殉情，如晴天霹雳，忧郁成疾，茶饭不思，不过几日便形容枯槁，须发全白。

几年后，教书先生到小姐坟上凭吊，以寄托哀思。但见坟上长出一株枝叶繁茂的女贞子，果实乌黑发亮。教书先生遂摘了几颗放入口中，味甘而苦，直沁心脾，顿觉精神倍增。从此，教书先生每日必到此摘果充饥，病亦奇迹般地日趋好转，过早的白发也渐渐地变得乌黑了。他大为震惊，深情地说道："此树即尔兮，求不分离兮。"打那以后，女贞子便开始被人们作为药物使用。

【验方十】 补肾用点补骨脂（《本草纲目》）

《本草纲目》记载，补骨脂主要用于肾阳虚引起的各种症状，如腰痛、尿频等；也用于调理脾胃功能和治疗老人肾虚喘咳等症。

补骨脂治病验方颇多：①治肾阳虚腰痛：补骨脂12克，胡桃仁30克，杜仲、肉苁蓉、续断各10克，水煎，早晚各服1次。②治脾肾阳虚五更泻：补骨脂15克，大枣10枚，肉豆蔻6克，生姜10克，水煎，早晚各服1次。③老年人肾虚气喘：补骨脂15克，冬虫夏草10克，水煎，早晚各服1次。

【验方十一】 补肾验方（北京电视台科教频道《健康大讲堂》）

【处方】 补骨脂12克，肉苁蓉15~18克。

【用法】 水煎服。每日1~2次。或与食物结合用均可。

七十、老年肿瘤的早期症状

老年人是肿瘤的高发人群，大多数肿瘤的发病率随年龄的增大而提高。这是因为老年人各系统机能的逐渐减退，反应也变得迟钝，对疼痛的敏感性降低，对应感知的不适常常不能觉察。再有老年人各种慢性病较多，这些疾病所表现的症体症往往掩盖或混淆肿瘤的早期症状。还有一些老年人忽视每年的体检,不重视有些不明原因的异常感觉,恰恰这些异常则很可能是肿瘤的早期信号。

老年人如有下列异常感觉与症状,应及时到医院检查。

1. 进食时胸骨后闷胀,吞咽不利,应警惕食道癌;

2. 食后胃区不适、发胀、食欲减退、黑便,要考虑胃癌;

3. 大便习惯改变,大便变细,变黑,或大便带黏液和血,要考虑结肠癌或直肠癌;

4. 乳房发现硬块,边缘不齐,与皮肤粘连不活动,或乳头流血水、黄水样液,要注意是否患乳腺癌;

5. 妇女绝经后阴道突然出血,应考虑患子宫癌的可能;

6. 鼻塞、鼻涕带少量血液,耳鸣,要提防鼻咽癌;

7. 口腔黏膜如果发现白斑,或慢性溃疡经久不愈,要提防癌变;

8. 尿频,特别是夜尿次数增多,尿流变细,排尿困难,要提防前列腺癌;

9. 如果血尿,尿时不感觉疼痛,要提防膀胱癌;

10. 久治不愈的咳嗽,偶有痰中带血丝或胸痛,特别是烟瘾重者,要提防肺癌;

11. 不明原因的体重减轻,要警惕胃癌和肺癌;

12. 不明原因的黄疸要警惕肝胆道癌或胰头癌。

大量临床实践证明,肿瘤越早发现,越早治疗,效果越好。早期发现是早期诊断和早期治疗的前提,因此,老年人一旦出现上述异常现象和症状,不要大意,一定要引起高度重视,尽早到医院做一次认真的体检。如果排除了患肿瘤的可能,也就放心了。一旦确诊是肿瘤,就应尽早进行对症治疗。早期或相对早期以及发生转移之前就能发现肿瘤,进而给予及时合理的治疗,相当部分患者能得到满意的治疗效果,有的甚至可以达到治愈的目的。(《健康指南》)

七一、老年人保健药酒

(一)益寿乌发酒

1. 首乌延寿酒(《家庭药膳全书》)

【原料】 何首乌200克,白酒1000克。

【制作】 将何首乌研末,与白酒共入瓶中,加盖密封,置阴凉处,每天晃动两次,10天后澄清即可饮用。

【服用】 每日早、晚各一次,每次饮服15-20毫升,随饮随加新酒,直到药酒味淡为止。

【功效】 补肝,益肾,养血。适用于肝肾阴亏、须发早白等。长期服用有延年益寿之效。

2. 首乌黑豆酒(《家庭药膳全书》)

【原料】 制首乌90克,生地黄、天门冬、麦门冬各45克,枸杞子、牛膝、女贞子、当归各30克,黑豆60克,白酒2500克。

【制作】 将上述药捣碎,装入细纱布袋内,扎紧口,与白酒共放容器内,密封浸泡15天后,去药渣过滤即可饮用。

【服用】 每日2～3次,每次饮服15-30毫升。

【功效】 补肝益肾,生发乌发。适用于脱发、白发。

3. 经验乌须酒(《家庭药膳全书》)

【原料】 枸杞子60克,生地黄汁80克,白酒1000克。

【制作】 将枸杞子捣碎,同酒盛于容器内,浸泡20天,加入生地黄汁搅匀,再密封一个月即可饮用。

【服用】 每日早、晚空腹饮服20-30毫升。

【功效】 乌须发,使身轻体健。适用于阴虚血热、须发早白等。

4. 常春酒(《家庭药膳全书》)

【原料】 常春果、枸杞子各200克,白酒1500克。

【制作】 将上述药捣碎,装入细纱布袋内,扎紧口,与白酒共放容器内,密封浸泡7天后,去药渣过滤即可饮用。

【服用】 每日3次,每次饮服20-40毫升。

【功效】 乌须发,悦颜色,强腰膝,久服健身。适用于须发早白等。

5.黄精酒(《家庭药膳全书》)

【原料】 黄精20克,白酒500克。

【制作】 将上黄精切片,装入细纱布袋内,扎紧口,与白酒共放容器内,密封浸泡30天后,去药渣过滤即可饮用。

【服用】 每日3次,每次饮服5-10毫升。

【功效】 益脾祛湿,乌发,润燥。适用于发枯变白、心烦失眠等。

6.首乌熟地酒(《家庭药膳全书》)

【原料】 制首乌、熟地各30克,当归15克,白酒1000克。

【制作】 将上述3味药与白酒同置容器中,密封浸泡,15天后即可饮用。

【服用】 每日1次,每次饮服15-30毫升。

【功效】 补肝肾,益精血,乌须发。须连续饮至见效。

(二)明目安神酒

7.枸杞生地酒(《家庭药膳全书》)

【原料】 枸杞子250克,生地300克,白酒1500克。

【制作】 将上述药物捣碎,与酒一起置于干净瓶中,密封浸泡,15天后去渣即可饮用。

【服用】 每日早、晚各一次,每次饮服10-20毫升。

【功效】 补精益肾,滋阴,养肝明目。适用于视物模糊、阳痿遗精、腰膝酸软等。

【宜忌】 勿食芫荽、葱、蒜。

8.远志安神酒(《家庭药膳全书》)

【原料】 远志10克,白酒500克。

【制作】 将远志研碎,与白酒共入容器中,密封浸泡,置阴凉处。每日摇晃一次,7天后即可饮用。

【服用】 每日1次,每次饮服10-20毫升。

【功效】 安神益智,消肿止痛。适用于惊悸失眠、迷惑健忘等症。

9.合欢健脑酒(《家庭药膳全书》)

【原料】 合欢皮(即绒花树皮)100克,黄酒500克。

【制作】 将合欢皮瓣碎,浸于黄酒中,密封

第八十七篇 老年常见病的预防

置阴凉处。每日摇晃一次,14天后过滤即可饮用。

【服用】 每日2次,每次饮服15-20毫升。

【功效】 安神健脑,止痛消肿。适用于健忘、神经衰弱、失眠头痛等症。

10.菖蒲健脾酒(《家庭药膳全书》)

【原料】 石菖蒲、白术各250克,白酒1250克。

【制作】 将石菖蒲切碎蒸透,白术切细,装入息纱布袋内,与白酒同置容器中,密封浸泡,夏秋7天,春冬14天即可饮用。

【服用】 每日2次,每次饮服20-40毫升。

【功效】 化湿开窍,健脾养胃。适用于心脾两虚、早衰健忘、视力减退、耳鸣、耳聋等。

(三)抗衰老酒

11.灵芝酒(《家庭药膳全书》)

【原料】 灵芝30克,黄酒500克。

【制作】 将灵芝切碎,与黄酒同置瓶中,密封浸泡,7天后即可饮用。

【服用】 每日2次,每次饮服10-20毫升。

【功效】 养血安神,益精悦颜。可提高机体抗病能力,是强壮身体、延缓衰老之佳品。

12.枸杞子酒(《家庭药膳全书》)

【原料】 枸杞子200克,白酒500克。

【制作】 将枸杞子洗净切碎,与白酒同入瓶中,加盖密封,置阴凉处,每日摇动1次,7天后即可饮用。

【服用】 每日1次,临睡前服,每次饮服10-20毫升。

【功效】 益精气,抗早衰。适用于肝肾亏损和早衰。

13.人参枸杞酒(《家庭药膳全书》)

【原料】 人参20克,枸杞子350克,熟地100克,冰糖400克,白酒1000克。

【制作】 将人参烘烤切片,枸杞子去杂质,装入纱布袋内备用。将冰糖加热溶化备用。将药袋和白酒同入坛内,加盖密封浸泡15天,每天搅拌1次,取出药袋,用细纱布过滤,加入冰糖汁即可饮用。

【服用】 每日1次,临睡前服,每次饮服10-

20毫升。

【功效】 强壮抗老，补阴血，乌须发，壮腰膝，强视力。适用于体虚贫血、营养不良等。无病常饮，亦有强身益寿之功。

14.固本地黄酒（《家庭药膳全书》）

【原料】 生地黄、熟地黄、天门冬、麦门冬、白茯苓、人参各30克，白酒1000克。

【制作】 将上述药共捣碎，与白酒同入容器中，浸泡3天，文火煮沸，以酒黑色为度。

【服用】 不拘时，空腹服，随量。不可过量。

【功效】 补虚乌发，悦容颜。适用于阴阳两虚、须发早白、未老先衰等。

15.养生抗衰酒（《家庭药膳全书》）

【原料】 当归身、菊花各30克，桂圆肉240克，枸杞子120克，白酒浆（系初酿）3500克，烧酒（系蒸馏酒，白酒亦可）1500克。

【制作】 将上述药装入纱布袋内，与酒同入坛中，密封浸泡，窖藏30天后即可饮用。

【服用】 每日1~2次，每次饮服随量。不可过量。

【功效】 补益强身，养生防病。适用于血虚精亏、面色无华等。常饮能改善免疫功能，增强抗病能力，延缓衰老。

(四)延年益寿酒

16.首乌归地延寿酒（《家庭药膳全书》）

【原料】 赤、白何首乌各250克，生地、生姜汁各60克，红枣肉、胡桃肉、莲肉、白各45克，当归、枸杞子各30克，麦冬15克，米酒3500克。

【制作】 将上述药捣碎，装入纱布袋内，与酒同入坛中，加盖密封，置阴凉处，隔日摇动数次，浸泡14天后，取出药袋，再用纱布过滤澄清，加入白蜜，贮存净瓶中备用。

【服用】 每日早、晚各一次，每次饮服15-20毫升。

【功效】 补精益血，乌须黑发，延年益寿。适用于肝肾不足、须发早白、腰膝酸软等症。

17.六神补精酒（《家庭药膳全书》）

【原料】 人参、白茯苓、麦冬各30克，杏仁40克，生地黄、枸杞子各75克，白酒750克。

【制作】 将人参、茯苓研末备用；将麦冬、生地、枸杞子捣碎，置砂锅中加水1300克，煎取500克；再将药汁与白酒混匀，置瓷锅中煮至约1000克，待冷后倒入净瓶中；最后将人参、茯苓末倒入瓶中，密封浸泡，每日摇动数次，7天后即可饮用。

【服用】 每日早、晚各一次，每次饮服15-25毫升。

【功效】 补精髓，益气血，健脾胃，悦颜色，延年益寿。用于精亏气虚、腰膝软弱等症。

18.香菇健脾酒（《家庭药膳全书》）

【原料】 香菇75克，蜂蜜250克，柠檬3枚，白酒1500克。

【制作】 将香菇、柠檬洗净，晾干，柠檬切成两半，与蜂蜜同入坛中，加入白酒，密封浸泡7天后将柠檬取出，再密封浸泡7天，即可饮用。

【服用】 每日2次，每次饮服15-20毫升。

【功效】 健脾益胃。有降血压、降胆固醇和增强免疫功能的作用。

19.双冬滋肾酒（《家庭药膳全书》）

【原料】 天冬、麦冬、熟地、生地、山药、莲肉、红枣各30克，白酒1500克。

【制作】 将上述药切成小块，与白酒同置容器中，密封浸泡15天，每天摇动1次。

【服用】 每日早、晚各一次，每次饮服30毫升。

【功效】 滋阴养血，益脾和胃，安神志，黑须发，延年益寿。适用肝肾阴亏、须发早白。

(五)明目聪耳酒

20.枸杞黄酒（《健康指南》）

【原料】 枸杞子250克，黄酒3000克。

【制作】 将枸杞子与黄酒同置坛中，密封浸泡60天即可饮用。

【服用】 每日2次，饭后适量饮用。

【功效】 养肝明目，清热疏风。适用于肝虚所致的见风流泪、白内障等。

21.聪耳磁石酒（《家庭药膳全书》）

【原料】 磁石30克，木通、石菖蒲各80克，白酒1700克。

【制作】 将磁石捣碎，用纱布包裹；石菖蒲用米泔水浸2日后切碎，微火烤干。把三味药装入纱布袋里,与白酒同置容器中,密封浸泡7天后即可饮用。

【服用】 每日早、晚各一次,每次饮服20-30毫升。

【功效】 通窍,聪耳。适用于肝肾阴虚所致的耳鸣、耳聋等症。

22.胡桃滋肾酒(《家庭药膳全书》)

【原料】 胡桃肉、胡桃夹、磁石、菖蒲各20克,黄酒1500克。

【制作】 将上药捣碎,与黄酒同置坛中,密封浸泡15天后,过滤后即可饮用。

【服用】 每日1~2次,每次饮服20毫升。

【功效】 益肾补脑。适用于肾亏所致的耳鸣、耳聋等症。

23.苍耳子治聋酒(《家庭药膳全书》)

【原料】 苍耳子、防风、牛蒡子、大生地、黄芪、白茯苓、独活各30克,木通、薏苡仁各20克,人参15克,肉桂12克,白酒1000克。

【制作】 将牛蒡子炒后,上11味药共捣碎,装入纱布袋中,扎紧口,与白酒同置容器中,密封浸泡7天后即可饮用。

【服用】 每日空腹饮,每次1~2小杯。

【功效】 除热,补虚。适用于骨痛、耳聋。

24.菖蒲桂心酒(《家庭药膳全书》)

【原料】 石菖蒲2克,木通1克,桂心、磁石各15克,防风、羌活各30克,白酒500克。

【制作】 将石菖蒲以米泔水浸一宿到焙,桂心去粗皮,上6味药,共捣碎,装入纱布袋中,与白酒同置容器中,密封浸泡,7天后去渣备用。

【服用】 每日早、晚各一次,每次饮服10-15毫升。

【功效】 开窍祛风,纳气潜阳,安神。适用于耳鸣、耳聋等症。

25.益肾明目酒(《家庭药膳全书》)

【原料】 覆盆子50克,巴戟天、肉苁蓉、远志、川牛膝、五味子、续断各35克,山萸肉30克,白酒1000克。

【制作】 将上药共捣碎,装入纱布袋中,与白酒同置容器中,密封浸泡。春夏5日,秋冬7日,然后加冷开水1000克,和匀备用。

【服用】 每日早、晚各一次,每次饮服10-15毫升。

【功效】 益肾补肝,养心,聪耳明目,悦容颜。适用于肝肾虚损、耳聋目昏等症。

(六)老年保健酒

26.首乌益寿酒(《大国医》李辅仁)

【处方】 何首乌10克,黑芝麻10克,黄精10克,当归10克,枸杞子10克,杭白芍10克,黄芪10克等。

【配法】 将上药共煎成浓汁,过滤去渣,兑入25度500毫升高粱酒内。如多配可按比例类推。

【服法】 每日2次,每次20~50毫升。

【主治】 鬓发早白、肾虚腰酸、腿软无力、气虚血弱,久服无副作用。

27.丹参酒(《大国医》李辅仁)

【处方】 丹参10克,檀香5克,木香5克,砂仁5克,赤芍10克,党参10克等。

【配法】 将上药共捣成粗末,加入25度白酒500毫升,浸泡2周,澄清去渣,以不见杂质为佳。

【服法】 每日3次,每次20毫升。

【主治】 冠状动脉硬化性心脏病、心绞痛、心肌梗死等,有活血化瘀、益气强心作用。

28.养血安神酒(《大国医》李辅仁)

【处方】 茯神10克,炒枣仁10克,五味子5克,夜交藤5克,秫米5克,杭白芍5克,琥珀粉5克,桑葚5克。

【配法】 将上药共研细末,兑入25度白酒500毫升,浸泡2周,再过滤去渣。

【服法】 每晚服30~50毫升。

【主治】 长期失眠。入睡困难,醒得早,多惊恐梦,日久体弱,记忆力差,神疲乏力等症。

29.玉屏风酒(《大国医》李辅仁)

【处方】 黄芪15克,防风10克,白术15克,柴胡10克等。

【配法】 将上药共研细末,兑入低度白酒500毫升,澄清后,去掉沉渣。

【服法】 每日3次,每次20~30毫升。

【主治】 体弱畏风或气候变化时易感冒者,

有补气扶正、抗风寒、防感冒之功效。

30.枸杞子酒(《大国医》李辅仁)

【处方】 枸杞子60克,桑葚子20克,百合20克,莲子10克等。

【配法】 将上药兑入500毫升低度白酒内,浸泡2周,澄清去渣,不去掉原药亦可。

【服法】 每日2次,每次20～30毫升。

【主治】 补肾益精、安神滋阴,治水肿胀满、腰背酸痛等症。

31.生脉酒(《大国医》李辅仁)

【处方】 党参10克,麦冬10克,五味子5克,龙眼肉20克等。

【配法】 将上药浓煎去渣,兑入低度白酒500毫升。

【服法】 每日3次,每次15毫升。

【主治】 为强心复脉剂。可补气敛汗,对气短、口渴、脉虚弱等症有疗效。

将强身健体的中药与"百药之长"的酒"溶"于一体的药酒,不仅配制方便、药性稳定、安全有效,而且因为酒精是一种良好的半极性有机溶剂,中药的各种有效成分都易溶于其中,药借酒力、酒助药势而充分发挥其效力,提高疗效。

药酒中含有补血益气、滋阴温阳的滋补强身之物,加上酒本身辛散温通的功效,有利于各种慢性疾患的防治,同时还能抗衰老,延年益寿。

32.二仙延寿酒(《寿世保元》)

好上等堆花烧酒一坛,入龙眼去壳一斤,桂花四两,白糖八两,封固经年,愈久愈佳,其味清美香甜,每随量饮,不可过醉,能安神定智、宁心悦颜、香口,却病延年。

七二、老年人保健秘方

(一)益血养颜膏(《健康指南》)

【原料】 阿胶500克,黄酒500克,黑芝麻250克,核桃仁250克,桂圆肉200克,大枣100克。

【制作】 将阿胶放入黄酒中浸泡7天,而后放入锅中蒸熟;将黑芝麻、核桃仁分别炒熟粉碎;将桂圆肉、大枣(去核)粉碎。最后将粉碎过的黑芝麻、核桃仁、桂圆肉、大枣一起放入阿胶黄酒中,搅拌均匀,装入保鲜盒,放进冰箱。

【服用】 每日早晚各一次,每次一汤匙,温开水冲化饮用。从立冬到立春连服三个月。

【功效】 补血养颜,强身健体。适合于血虚的中老年人冬季服用。

(二)补气养血饮(《健康指南》)

【原料】 五味子500克,龙眼肉500克,蜂蜜500克。

【制作】 先将500克五味子和500克龙眼肉加适量的水煎煮两次,每次一小时,将两次的煎液合并,去渣;然后加入500克蜂蜜,用慢火熬成膏,冷却后装入容器中,备用。

【服用】 每日服用2～3次,每次服一汤匙。

【功效】 补气血,强筋骨,延年益寿。用于气血不足、失眠多梦、头昏心悸等。

(三)补肾益肝饮(《健康指南》)

【原料】 五味子5克,绿茶、蜂蜜各适量。

【制作】 将五味子用文火炒至微焦后,与绿茶和蜂蜜一起用沸水冲泡。

【服用】 每日一剂,代茶饮。

【功效】 补肾益肝,振奋精神。

(四)益气聪明汤(《健康指南》)

【原料】 蔓荆子9克,人参3克(用党参为15克),黄芪15克,升麻6克,葛根15克,黄柏6克,白芍9克,甘草6克。

【制作】 将以上诸药放入砂锅内,加水1000毫升,浸泡半小时左右;然后以大火煮沸,再改小火慢煮45分钟～60分钟,即可服用。

【服用】 每日一剂,煎2次,混合在一起,早餐前和临睡前各温服一次。

【功效】 益气,升阳,养脑,令人耳聪目明。用于头晕、目眩、耳鸣、健忘、失眠、记忆力减退、视力听觉下降等。

(五)补虚清热饮(《健康指南》)

【原料】 五味子5克,西洋参2克。

【制作】 开水浸泡。

【服用】 每日一剂,代茶饮。

【功效】 补虚清热。用于阴虚内热、口燥咽干等。

(六)养颜抗衰古方(《健康指南》)

一斤生姜半斤枣,一两白盐二两草。丁香沉

香各半两,四两茴香一处捣。煎也好,点也好,修合此药胜如宝。每日清晨饮一杯,一世容颜长不老。这是我国古代养生家总结出的养颜护肤良方。

处方为:生姜500克,大枣250克,盐50克,甘草90克,丁香15克,沉香15克,小茴香200克。将以上药物共同研成粗末混匀,每天早晨取10克药物,水煎服用,或用开水泡饮。方中各味药各有所长,共同达到养颜美容的目的。

生姜:性味辛温,其中所含的辛辣成分能够加速血液循环,健脾和胃,还能祛除身体关节内的寒湿之邪。

大枣:性味甘温,能补益脾胃,调节气血。其中所含的多种氨基酸,正是人体美容护肤的佳品。

丁香:性味辛温,能芳香健脾,理气祛寒。药理研究证实,丁香对多种致病性皮肤真菌有抑制作用,有杀菌护肤的功效。

沉香:性味辛温,有温补脾胃虚寒,治疗气虚性疮疡肿痛等作用。

小茴香:能温阳理气,其中所含的有效成分能抑制金黄色葡萄球菌、肺炎球菌、大肠杆菌、伤寒杆菌等有害病菌。

甘草:性味甘平,能和中解毒,调和诸药。有助于体内毒素的排出,从而能保持皮肤洁白细嫩。

盐:有较强的抑菌作用,并能促进肠胃的消化吸收和排泄功能。

此方中的药物组合,芳香辛温之品能加速血液循环,清除体内的污垢沉积,并能抑制细菌生长。甘甜之品则能补气血,滋润肌肤。

(七)中医抗衰老方剂

1. 扶桑至宝丹(《大国医》何任)

【组成】 桑叶500克,巨胜子120克,白蜜500克。

【做法】 炼蜜为丸,如梧桐子大。

【用法】 每服100丸,一日2次,白开水送下。

【功效】 驻容颜、乌须发、祛病延年,服至半年以后,精力能生,诸病不作;久服不已,自登上寿。老人服之,步健眼明,又能消痰生津、补髓添精。

2. 枸杞子酒(《大国医》何任)

【组成】 枸杞子200克,白烧酒500克。

【做法】 枸杞子洗净,剪碎,放入瓶中,再加入白烧酒,加盖密封,置阴凉干燥处,每日摇动1次,1周后即可饮用。边饮边添加白酒。

【用法】 根据酒量,晚餐或临睡前饮用,通常每次服10～20克,不得过量。

【功效】 促进肝细胞新生,抗动脉硬化、降低胆固醇、降血糖等。长期服用可补虚延年。

3. 唐郑相国方(《大国医》何任)

【组成】 破故纸300克,胡桃肉600克。

【做法】 将破故纸酒蒸为末,胡桃肉去皮捣烂,蜜调如饴。

【用法】 每天早晨酒服一大匙,不能饮酒者,以熟水调服。忌芸菜、羊肉。

【功效】 补肾肺,治虚寒喘嗽、腰腿酸痛。

4. 七宝美髯丹(《大国医》何任)

【组成】 何首乌、白首乌(米泔水浸三四日,去皮切片,用黑豆2升同蒸至豆熟,取出去豆,晒干,换豆再蒸,如此9次,晒干)各500克,赤、白茯苓(去皮,研末,以母乳拌匀晒干)各500克,牛膝(酒浸1日,同何首乌第7次蒸至第9次,晒干)250克,当归(酒浸,晒干)240克,枸杞(酒浸,晒干)240克,菟丝子(酒浸生芽,研烂,晒干)240克,补骨脂(以黑芝麻拌炒)120克。

【做法】 上药捣为细末,炼蜜和丸,如梧桐子大。

【用法】 每服9克,盐汤或温酒送下。

【功效】 治肝肾阴亏、气血不足而致的须发早白、牙齿动摇、遗精崩带、筋骨无力等,以滋养气血,血足则须发柔美,故有"美髯"之名。

5. 黄精单味延年方(《大国医》何任)

将黄精根茎锉细,先水浸去苦汁,九蒸九晒,每日服食;或将黄精阴干捣末,每水调服若干。黄精含有黄精多糖及赖氨酸等多种氨基酸,能补脾胃,治肺痨久咳、动脉粥样硬化及老年人糖尿病、虚弱等。

6. 地黄单味延年方(《大国医》何任)

将地黄根洗净，捣烂，绞汁，煎浓，加白蜜再煎，煎成稠浓为丸，如梧桐子大。每天早晨温酒吞服30粒。熟地味甘微温，含有地黄素及多种氨基酸，尤以精氨酸含量最高，有强心、止血、利尿、降糖、保肝等作用，长于补血，治头眩、心悸、崩漏等。

7. 加味三红茶——（翁维健：北京中医药大学教授）

【配方】 每次用量：枸杞子5克，干山楂片10克，干小红枣（撕碎去核）10克，干橘皮（撕碎）5克，干菊花适量，绿茶适量。

【制法】 除菊花和绿茶外，其余原料洗净，全部放保温杯中，沸水浸泡半小时后，代茶频饮，边饮边补充沸水，味淡为止。每日1～2次。

【功效】 补肾健脾，益气养血，活血化淤，养颜祛斑。可防治老年斑。

中医认为，枸杞子味甘性平，补益脾肾；红枣味甘性温，补气养血；山楂味酸性微温，活血化淤；橘皮味辛、苦性温，行气导滞；菊花味甘苦性凉，清热解毒；绿茶味甘性凉，清热解毒。

本方中各种原料相互配合，其性质温凉并调，补清同用，适合中老年或面部有晒斑、黄褐斑、化妆斑等青年朋友应用，并可根据不同季节个体质调节每种原料用量，酌情加减。

由于配方中前三味原料皆为红色，故命名"加味三红茶"。

（八）陈立夫自制防心血管病方（陈立夫）

1. 用大白菜（降血压通血管）半颗，切成小块，用果汁机打烂。

2. 加黑木耳（美国认为可使血小板部凝结）浸水后一饭碗之量，加入果汁机打烂。

3. 加冬菇（日本一研究所认为，冬菇是血管之清道夫）浸水后去蒂，一饭碗之量，加入果汁机打烂。

4. 加山楂粉（可平血压通血管）二两及水若干，于果汁机加水，打烂成薄浆。

5. 加丹参粉（治心肌阻塞之有效药粉）二两及水若干，于果汁机加水，打烂成薄浆。

6. 加黄芪粉（治心肌阻塞之有效药粉）二两及水若干，于果汁机加水，打烂成薄浆。

7. 将此薄浆倒在锅中煮滚后，倒在瓶中，置入冰箱，分五六天与燕窝同于早饭前煮食之。

按：此为陈立夫自己发明，使心脏不致阻塞，服了六年之久，亦有友人服之有效。

（九）补阳还五汤（《健康指南》）

清代名医王清任创立了"补阳还五汤"，170年来为诸多名医所推崇。实践证明，它可以有效治疗心脑血管血流不畅性疾病，如冠心病、脑血栓后遗症等；对患有动脉硬化血液黏稠的中老年人，也有很好的治疗保健作用。

"补阳还五汤"具有补气行气、活血化瘀、通经活络的功效，由7味中药组成。治疗参考用量：黄芪30克，当归尾12克，川芎10克，赤芍10克，桃仁10克，红花10克，炒地龙6克。水煎两遍混匀，分早晚两次温服，每日1剂，5日一个疗程。

患有动脉硬化血液黏稠的中老年人，每周服一剂"补阳还五汤"，可抗缺氧和抗疲劳，并可提高免疫功能，可有效预防心脑血管疾病的发生。

禁忌：有出血倾向忌用，血压高者忌用。一般情况下不要与阿司匹林同用。具体用药需经中医师处方。

（十）长寿丸（桑麻丸）（北京电视台科教频道《健康大讲堂》）

【原料】 干桑叶500克，黑芝麻250克，蜂蜜适量，香油、酒精各少许。

【做法】 将桑叶、黑芝麻分别研成细末；将容器和加工用具用酒精消毒干净；用蜂蜜将桑叶和黑芝麻细末混合搅匀，和成面团（如饺子面一样）；将桑叶和黑芝麻细末混合成的面团做成面剂，分成小段，揉成小丸，每个小丸重9克。和面与揉药丸时，手上涂上香油，以防粘手、粘容器。药丸做好后，装入干净容器，放入冰箱。

【用法】 每日早晨空腹用淡盐水送服一丸，晚上用黄酒或温开水送服一丸。

【功效】 补肝肾，润五脏；祛风清热，凉血明目；补中润燥，止痛解毒。中老年人从每年秋天开始，每天服用，直到春天，可健体防病，延年益寿。

（十一）每日"喝三口"，延年又益寿（《健康指南》）

一位长寿老人介绍他的养生之道是：坚持每

日"喝三口",即早晨起来喝一口红葡萄酒,中午吃饭时服一盅醋,晚上睡觉前吞一汤匙芝麻油。

老人说,早晨喝红葡萄酒,满嘴余香,满腹热气,精神顿觉爽朗,可活血脉、通经络。中午吃饭时来一盅醋,可以打开胃口,增加食欲,又可防病。醋具有促进消化、防腐杀菌的功效。每到冬天,每天喝一点醋可以预防感冒。晚上睡觉前吞一汤匙芝麻油,有通便的作用,最大的好处是其含有不饱和脂肪酸,有降血脂、软化血管之功效,从而可延缓脑动脉、冠状动脉、肾动脉等硬化。喝一口香油,可防治许多老年性疾病。

(十二)法制黑豆(北京电视台科教频道《健康大讲堂》)

【处方】 补骨脂、沙苑子、核桃仁、杜仲、大回香(八角)、大青盐(粗青盐粒)、白蒺藜各6克,雄黑豆(大圆、绿心的)一斤。

【用法】 除盐、核桃外,其它5味药煎汁三次,过滤去渣,用药汁泡雄黑豆4～6小时。尔后,用药汁加入核桃仁、大青盐将黑豆煮熟。每日30克,口嚼咽下。可补肾健体。

(十三)杂方

1.法制枸杞子(《寿世保元》)

【处方】 甘枸杞子(红者,半斤),白檀香末五钱,白豆蔻四钱,片脑一钱(另研)。

【用法】 上用甘草膏拌枸杞子,三味末为衣,任意取用。

【主治】 补诸虚,滋肾水,延年益寿。

2.桂花饼(《寿世保元》)

【处方】 桂花一两,孩儿茶五钱,诃子七个,甘草五分。

【用法】 上锉末,桂花水为饼,每嚼一丸,滚水下。

【主治】 清痰降火,止嗽生津。

(十四)自配延寿仙丹

国医大师颜德馨教授自己配制了防衰老膏方,每个人都可以试用,而且其中也没有多么名贵的药材,但是它的功效惊人,颜老如今已年近九十,仍奋战在生命科学的第一线,体力充沛,从无倦容。防衰老膏方的具体配制方法如下:

【验方】 防衰老膏方(《大国医》颜德馨)

【组成】 红花9克,桃仁9克,丹参12克,赤芍9克,柴胡9克。

【做法】 把这几味中药一齐倒入盛有清水的沙锅中,用大火煎30分钟,然后把药汁倒在一个碗里;再往沙锅续上半杯开水,第二次煎煮锅里的药,再煎上20分钟,20分钟之后再倒出第二碗药汁;第三次再反复第二次的做法,续上开水,再煎一次,还是20分钟;20分钟后,把第三碗药汁也倒出来,接下来把沙锅里的药渣都倒掉,再把刚才煎出的三碗药汁全部倒回沙锅,用大火把它烧至浓缩,再加两三勺蜂蜜继续熬,把药汁几乎收成膏状,最后盛在一个容器里放进冰箱备用。

【用法】 温开水化开加热或煮开后服用,早晚各服1次,每次1～2汤匙。

七三、老人保健六戒六伴

老人保健六戒为:

"老者安之,不以筋骨为礼,广筵专席何当?勉强支陪,衰年之戒,一也。

戒之在得,举念浑无去取,家之成败,开怀尽付儿孙,优游自如,清心寡欲,二也。

衣薄绵轻,葛不宜华丽、粗重,慎于脱着,避风寒暑湿之侵,小心调摄,三也。

饮酒暖而戒寒凉,食细软而远生硬,必须减少,频频慢食,不可贪多,慌慌大咽,四时宜制理气健脾之药,四也。

莫为寻幽望远而早起,莫同少壮尽饮而晚归,惟适兴而止,五也。

不问子孙贤否,衣衾棺椁自当预备,身虽强健,譬如春寒秋热,可得久乎?常以朝不保暮四字介意,六也。

老能持此六戒,虽不用药,庶乎且安矣。若家贫,子孙不能称意,只当安命持守,闭门端坐,颐养天年而已。不可贪饕责备,反生恼恨,自速其寿也。(《寿世保元》)

老年保健六伴是:①与书报为伴。经常读书读报,不仅可以随时汲取最新的信息和知识,使自己紧跟时代前进的步伐,而且可以激活自己的脑细胞,永葆青春的活力。②与运动为伴。每天有规律地适度运动,以动为伴,创造一切条件活动,有益于健康。③与朋友为伴。经常与朋友交往,可以使自己的心态也变得更年轻。④与善良为伴。乐善好施,常参加慈善献爱心活动,帮助需要帮助的人,可以使自己的心灵更美。⑤与诗词为伴。诗歌朗诵能使人得到心灵慰籍,有益于身心健康。⑥与音乐为伴。音乐是健康的促进剂。(《健康指南》)

七四、老年益补的食物

(一)补血的食物

牛肉、羊肉、鳝鱼、阿胶、红枣、桂圆、花生、红豆、红糖、白果、枸杞子、当归等都是人们常吃的补血、补肾的食品,将它们互相搭配,就成了补血食疗的妙方。

1. 牛肉——补血功效强。牛肉有补中益气、滋养脾胃、强健筋骨的功效。牛肉分黄牛肉和水牛肉。水牛肉性凉,黄牛肉性温,因而以食用黄牛肉为佳,而且黄牛肉补而不燥,不易上火,适合所有人群。

牛肉的纤维组织较粗,不易煮烂,所以,牛肉一定要炖烂后再吃,其营养成分才能被全面吸收。

吃牛肉对增强体质很有帮助。可以将牛肉烧好后放入粉碎机打成糊状,再与稀饭共煮10分钟。这样的牛肉稀饭可以帮助老人及久病的人调养脾胃、补血、补肾。

牛骨髓补血效果好,可以将牛骨髓敲碎,再加入红枣一起炖汤,能补血、补肾。或加入山药、核桃、枸杞子一起炖汤,能补血、补肾,暖腰腿,强筋骨。(《健康指南》)

2. 羊肉——具有补血祛寒的作用。羊肉,可炖煮、煨汤、涮食,一直被认为是暖身养体的上好食物。一道已沿用了两千年的名方——当归生姜羊肉汤,是医圣张仲景创制,记载于中医经典著作《金匮要略》。羊肉特有的驱寒保暖、补血、养血、补肾、暖腰、调经祛风作用,可用来治疗恶风怕冷、疲倦乏力、四肢酸痛、头昏失眠,以及容易感冒、面色偏白、月经不调、血虚经少、血枯经闭、痛经、经期头痛、习惯性流产、产后腰腹疼痛等症。

羊肉是甘温大热的,吃多了容易上火。所以在烧羊肉时,各种香辛调料如辣椒、花椒、茴香等要少放。吃羊肉的同时要与各种绿叶蔬菜搭配着吃,这样就补而不燥。

羊肉食疗方(1)治产后缺乳:羊肉1斤,猪蹄1只,黄芪10克,当归10克,共同煮汤,大火烧开后,小火炖2个小时,吃的时候再加少许盐、味精调味。产妇吃肉喝汤,2～3次后就能感觉乳汁分泌增多,以后可以每周食用2～3次。这不仅能及时补足产妇虚弱的身体,而且婴儿吃优质母乳也补了身体,睡觉会踏实,还不易生病。

羊肉食疗方(2)祛寒暖肾补血:羊肉1斤,生姜2大块,当归20克,再加少许盐、料酒、糖、醋、酱油,大火烧开后改小火炖1～2个小时,每周吃上2～3次,能治疗血虚、血寒、怕冷、四肢不温,能明显缓解腰酸、背痛、颈肩不适,还能治疗痛经及各种妇科慢性炎症,以及慢性鼻炎、过敏性鼻炎及眩晕、耳鸣等症状。

羊肉食疗方(3)治遗尿、尿频:羊肉1斤,山药半斤,加盐、料酒等调料一起慢炖,每周吃两次,补虚暖肾的效果很好,可治疗成人全身乏力、懒言、说话费力、遗尿。

羊肉食疗方(4)健脾开胃:羊肉1斤,萝卜半斤,生姜2块,加盐、料酒、少量糖、醋、辣椒炖烂后,每周吃一次,能健脾开胃,暖胃,治疗食欲不振、胃胀、泛酸及腹胀等症。(《健康指南》)

3. 鳝鱼——补血效果快。长期吃红烧鳝鱼段,能够补血。鳝鱼和瘦猪肉在一起红烧,补肾效果很好。2斤鳝鱼、8两瘦猪肉,1大块姜、3棵葱、1头蒜,再加上盐、料酒、酱油、糖、醋、辣椒、八角,先用大火烧开,再用小火炖1个小时。每天晚上吃1小碗(一顿吃不完,就放入冰箱),一周内吃完。坚持经常食用,不但补血效果明显,而且能缓解腰腿痛,还有非常明显的美容作用,吃后皮肤细腻、有光泽,祛斑效果也很明显。(《不生病的智慧》)

4. 红枣——最常用的补血食物。红枣是最常用的补血食物,熟吃补血效果最好,所以红枣尽量吃熟的。

每天取10～15个红枣加水小火煮十几分钟,吃枣喝汤,坚持常年喝,是最经济实惠的补血方法。

红枣还可以在铁锅里炒黑后泡水喝,可以治疗胃寒、胃痛,再放入桂圆,就是补血、补虚的茶了,特别适合教师、营业员等使用嗓子频率较高的人。常喝红枣、桂圆、枸杞茶的女性朋友,皮肤白皙,美容效果不错。每天泡一杯红枣、桂圆、枸杞茶,不但补气血,还能明目,特别适合在电脑前工作的人们。

红枣、花生、桂圆,再加上红糖,加水在锅里慢慢地炖,炖得烂烂的,经常吃,补血的效果很好。红枣、红豆放入糯米里一起熬粥,也是一道补血的佳肴。红豆不易煮烂,可以先把红豆煮烂,再放入糯米和红枣一起煮。红枣10粒切开,枸杞子10粒,煮水喝,能补血、补肾,专治腰膝酸软,常年吃有养颜祛斑的作用。红枣10粒切开,生姜3片,煮水喝,是暖胃肠、祛寒湿的良方。(《不生病的智慧》)

5.当归——补血良药。当归的首要功效就是补血。当归可以配着食物吃。如当归生姜羊肉汤能补血、活血、祛寒;如当归黄芪乌鸡汤能补血、补虚、补肾。

当归通常分为全当归、当归头、当归尾。全当归补血活血,当归头补血,当归尾活血。因为当归补血、活血的效果好,可以将生当归加工粉直接吃。具体方法是:将买来的当归片在太阳底下晒干,然后放到粉碎机里加工成很细的粉末,这样利于快速、全面地吸收。

因为当归性温,有的人吃后会上火,那就尽量选择当归尾。先吃当归尾1~2周后,再改吃全当归就可以了。

当归粉不仅适合女性,也同样适合男性和老人。常年食用当归粉能明显改善体内缺血的症状,改善头昏、心慌、乏力的症状;能活血、行血、治疗关节的疼痛;能养血、润肠、通便,治疗便秘;能调经,治疗各种妇科病;当归治疗血虚的同时还可以治疗皮肤病、湿疹、白癜风;当归的活血、补血对冠心病、脑梗塞、糖尿病、脂肪肝、高血压都有治疗效果。

吃当归上火时,可以加上山楂,当归与山楂的比例是5:1,这样配在一起吃不容易上火。山楂可以去药房买干的山楂,也是在粉碎机里加工成粉末。

吃当归粉的量视各人的身体情况而定。用作保健的最好是在早饭后吃上小半勺(约啤酒瓶盖大小);身体虚弱、多病的就可以一天三次,一次小半勺。(《不生病的智慧》)

(二)补肾的食物

肾虚就是肾的供血不足造成肾的功能下降,肾的阳气不足。补血的食物都能补肾,此外还有一些食物补肾效果比较明显。

1.虾。虾,性温,能补肾、强身、通乳。适用于肾虚阳痿、腰膝酸软、倦怠无力等症。

虾分为海虾、河虾、龙虾等。

海虾的补肾效果强。成人一般吃上半斤后,就能感到腰部的舒适。腿、脚踝浮肿的,吃上一斤海虾后,第二天就能明显消肿。但量小时,效果不明显。虾最好是白灼或炒虾仁吃。

河虾虽也有补肾的效果,但吃多了易上火,容易扁桃体发炎,咽喉部不适。

河虾的小虾米是补钙的最佳食品,可以直接油炸至酥脆后,连皮一起食用,一个月吃上一次。小虾米对孩子骨骼发育,孕妇的补钙效果明显

2.海参。海参,性平,味咸。有补肾益精、壮阳、滋阴、补血、润燥、调经等功效。不同品种的海参有不同的功效。颜色发黑的辽参补肾效果最好,食用后能明显缓解阴虚火旺的各种症状如口干、舌上有裂纹、唇干裂等。

海参与海虾搭配食用功效最好。海参补肾阴,海虾补肾阳,海参能缓解食用海虾后的燥热及内热大。

3.淡菜。淡菜,性温,有补肝肾、益精血、调经血的功效。其脂肪、蛋白、矿物质、碳水化合物及维生素的含量等大大超过了海虾、蟹、海参、干贝、黄鱼等,有"海中鸡蛋"的美称。所以常吃淡菜可以治疗腰膝酸软、关节疼痛,以及妇女有肾虚、肾寒造成的白带过多、瘙痒等症状。

淡菜可以烧汤、炒韭黄,或者与猪肉、牛肉一起炖着吃,还可以将淡菜泡软,切碎后与鸡蛋一起蒸着吃。

4.海马。海马,性温,补肾壮阳、强腰、暖肾。因海马能通任脉,又有活血的功效。海马暖小腹

的作用很明显,并有明显的收缩子宫的功效,可以治疗各种妇科病及男性前列腺炎。但孕妇忌食,以防堕胎。海马的补肾作用强,很容易造成上火及血压升高,所以最好在入冬后食用,或选择小一些的海马,功效较为缓和。海马也可以泡酒,也可以打碎成粉末来服用。但量要控制,不能多,吃海马粉只能吃一啤酒盖二分之一的量,多吃很容易上火,血压高的人不能吃。

5. 枸杞子。枸杞子,性平。滋阴补肝肾、明目、抗衰老,可以治疗腰膝酸软、头晕目眩。它还能降火清肝,所以对各种眼病有良好的治疗作用。枸杞子可以泡水喝,也可以放入羊肉、牛肉及鳝鱼里炖食,补肾又补血;量不宜多,一次十几粒即可。

6. 白果。白果,性平,主要具有收敛、固涩的作用。能止咳定喘;能固精,治疗遗精、早泄;能缩尿,治疗遗尿、小便频数;还能涩带,治疗妇女的白带过多等症。白果有微毒,一定不能多吃,成人一天不要超过10粒,小儿一天只能吃3～5粒。

白果可以在铁锅里炒熟后吃,或者将白果敲裂,放到微波炉里小火加热2分钟就可以吃了。还可以在烧乌鸡汤时放上白果,能补血、补肾,适合冬天进补。

白果、红枣汤:每晚用白果10粒、红枣10粒,加水煮10分钟后食用,能明显的补肾、固精,减少夜尿,利于睡眠,同时还能治疗虚喘、咳嗽,特别适合老年人吃。经常服用还有很好的养颜美容作用。

白果、桂圆汤:每晚用白果8粒、桂圆8粒,加水煮10分钟后食用,能补血、补肾、安神,有利于睡眠。

7. 韭菜。韭菜,性温,有温中、行气、散瘀、活血、解毒以及补虚益阳、调和脏腑等作用,可以治疗反胃、阳痿、遗精、多尿等症。韭菜又名起阳草,《本草纲目》说,韭菜补肝及命门,治小便频数、遗尿等。

韭菜烧虾仁是一道非常好的补肾壮阳的菜肴,怕冷、手脚不温的人可以经常吃。

韭菜烧淡菜,也是非常好一道的补肾菜肴,常吃能治疗妇女的小腹冷痛,白带多以及妇科的各种慢性炎症,也能治疗腰酸、腰痛。

韭菜籽碾成粉,每天早晚各吃小半勺,能固肾、壮阳,治疗腰痛。(《健康指南》)

(三)补虚的食物

中医常把虚与气连在一起,如肾气虚、脾气虚、肺气虚等。虚就是血液少,虚所造成的各种脏器的功能下降。因此补血是补虚的关键。

食物中确实存在着补气的食物,如人参、黄芪、山药等。这些补气的食物有向上升发的作用,吃后能令人明显的有精神、有劲。但是身体虚弱的人多数是虚不受补的,不宜多吃补气的食物,补气的食物一吃就上火或胸闷、气堵、胃胀等。而用补肾的食物代替补气的食物,效果比较好,还不会出现身体的不适。

在补气的食物中,山药的作用较为平缓,能补中益气、长肌肉、止泄泻、益肺固精、强壮身体,对身体虚弱、精神倦怠、食欲不振、消化不良、慢性腹泻、虚劳咳嗽、遗精盗汗、妇女白带过多等都有治疗作用。(《健康指南》)

七五、十大抗衰老名方

(一)龟龄集

组成:人参,鹿茸,海马,枸杞子,丁香,穿山甲,雀脑,牛膝,锁阳,熟地黄,补骨脂,菟丝子,杜仲,石燕,肉苁蓉,甘草,天冬,淫羊藿,大青盐,砂仁等。

功效:强身补脑,固肾补气,增进食欲抗衰老。

适用范围:用于肾亏阳弱,记忆减退,夜梦精溢,腰酸不利,气虚咳嗽,五更溏泄,食欲不振等。忌生冷、刺激性食物,伤风感冒时停服,阴虚内热者禁服。

(二)首乌延寿丸

组成:何首乌,稀莶草,菟丝子,杜仲,怀牛膝,女贞子,旱莲草,桑叶,黑芝麻,桑椹子,金樱子,金银花,生地。

功效:有滋肾养肝、健壮腰膝、补益精血的作用,具有良好的抗衰老效果。

适用范围:适用于40岁以上稍劳动即感疲乏、腰膝不利者;用脑后头晕、耳鸣者;脉搏和血压容易波动者；骨质疏松引起的四肢筋骨不舒者；动脉硬化或者心律不齐者；中年早衰、房劳久疾等虚损病患。阳虚便泄、畏寒明显者慎用。

(三)六味地黄丸

组成：熟地黄，山茱萸，山药，泽泻，茯苓，丹皮。

功效：滋阴，补肝肾阴精。

适用范围：对于肝肾阴精不足引起的头晕耳鸣、腰膝不利、遗精盗汗有特效，能提高人体免疫力，增强抗病能力。有利于延缓衰老和养生保健，对骨质疏松症也有预防作用，还可预防老年性痴呆。明显阳虚怕冷者忌用。

(四)金匮肾气丸

组成：熟地，山药，肉桂，丹皮，茯苓，山茱萸，附子，泽泻等组成。

功效：温补肾阳，行气化水。用于肾精与肾阳虚导致的衰老。

适用范围：用于腰膝酸软、畏寒肢冷、尿频尿急、虚劳腰痛、消渴、老年喘咳、脚气、妊娠转胞以及大热烦渴、口腔糜烂诸症。确属肾阳虚微者，都可用本方治疗。

(五)八仙长寿酒

组成：由人参，檀香，玫瑰花，茯神，枸杞，莲子肉，龙眼肉，白豆蔻等组成，泡酒服用。

功效：益气养神抗衰老，开胃健脾、固阳滋阴、气血双补。

适用范围：食前饮能和胃气，食后饮可消宿食。用于中老年脾胃虚弱、气血不足的情况，具有良好的健胃抗衰效果。高血压者忌用。

(六)归脾丸

组成：人参，白术，黄芪，茯苓，远志，酸枣仁，龙眼肉，当归，木香，大枣，甘草。辅料为蜂蜜。

功效：益气健脾，养血安神。

适用范围：用于心脾两虚导致的记忆力下降、气短心悸、失眠多梦、血压偏低性头昏头晕、肢倦乏力、食欲不振。尤适于延缓脾虚导致的血压偏低型衰老。高血压者忌用。

(七)八珍丸

组成：人参，白术，白茯苓，当归，川芎，白芍，熟地黄，炙甘草。

功效：益气补血抗衰老。

适用范围：面色苍白或萎黄，头晕耳眩，四肢倦怠，气短懒言，心悸怔忡，食欲减少，舌淡苔薄白，脉细弱或虚大无力。适用于气血两虚的中老年人。高血压者要在血压控制良好的情况下才可应用。

(八)天王补心丹

组成：桔梗，天冬，麦冬，人参，茯苓，生地，元参，枣仁，五味，远志，柏仁，丹参，当归，蜂蜜，朱砂等组成。

功效：补气补阴，健脑养心，镇静安神，最适用于延缓气阴两虚体质者的心脑衰老。

适用范围：阴虚型心力衰竭或心力不支，阴虚型健忘症，阴血不足导致的虚热烦燥、口干咽燥、口舌生疮、大便秘结，或失眠、梦遗、心悸、健忘、精神不振、不耐思虑。大便溏泄的患者不宜用，外感发热患者忌服。

(九)七宝美髯丹

组成：何首乌，补骨脂，白茯苓，菟丝子，枸杞，牛膝，当归。

功效：补益肝肾，乌发壮骨，滋养肾精，兼可益脾、补肝、养心。

适用范围：肝肾不足的中老年人均可应用，肾虚精少不育之症，亦甚适宜。尤其适宜精血不足引起的须发早白、脱发、齿牙动摇、腰膝不利、梦遗滑精等。

(十)大补阴丸

组成：熟地黄，知母(盐炒)，黄柏(盐炒)，龟板(炙)，猪脊髓。

功效：通过滋阴降火而改善更年期症状。

适用范围：用于更年期阴虚火旺、潮热盗汗、心情烦躁、耳鸣遗精。对于虚火上炎所造成的骨蒸潮热、遗精盗汗、头晕目眩、腰膝不利以及性功能障碍有较好的疗效。

摘自《健康指南》

七六、能抗衰老的中药

(一)何首乌久服长筋骨益精髓

《开宝本草》载："何首乌益气血，黑髭鬓，悦颜色，久服长筋骨、益精髓、延年不老。"现代药理分析，何首乌含锌量最高，每克生药中含421微克。锌是酶的活化剂,可促进人体的生殖机能及免疫功能。何首乌还含有多量维生素 E,能阻止皱纹再生,延缓衰老。

剂量:每日 15 克,久煎。脾胃虚寒、大便不成型者忌用。

(二)黄芪长肉补血,抗衰老

黄芪富含硒元素。硒是组成甘肽氧化物的成分之一,它能催化细胞内有毒过氧化物的分解,具有抗癌抗衰老的作用。黄芪是中医传统的重要益气药。《日华本草》记载:"黄芪助气壮筋骨,长肉补血"。现代药理研究证实,黄芪有抗衰老、保护肾功能等多方面的药理作用。它能有效的清除体内自由基,具有抗氧化、免疫调节等作用,能延缓衰老的进程。

剂量:每日 10 克～30 克,上火者忌用。

(三)沙苑子补肾精有特殊功效

沙苑子豆科植物扁茎黄芪的干燥成熟种子,富含硒元素,有补肝益肾、明目固精的作用。《本草逢原》曰:"沙苑子,性降而补,益肾大有殊功,以之点汤代茶,亦甚甘美益人。"《本草从新》亦载:沙苑子"补肾,强阴,益精,明目"。现代药理研究证实,沙苑子对羟自由基有较强的清除能力,是一味抗衰老的良药。

剂量:每日 30 克,捣碎入煎。

(四)补骨脂暖丹田,补添筋骨

补骨脂富含锰元素。锰能提高人体内性激素的合成,可激活一系列酶,有抗衰老的作用。《本草图经》载:"补骨脂弥久则延年益气,悦心明目,补添筋骨"。《本草纲目》曰:补骨脂"治肾泄,通命门,暖丹田,敛精神"。现代药理研究表明,补骨脂通过调节血液和神经系统,促进骨髓造血,增强免疫和内分泌功能,从而发挥抗衰老作用,久服可爽神,轻身耐老。

剂量:每日 15 克,捣碎入煎。

(五)肉苁蓉益脑髓,养五脏

肉苁蓉也富含锰元素,具有补肾益精的功效。《药性论》曰:"肉苁蓉益髓,悦颜色,补中养五脏延年"。动物实验证实,肉苁蓉具有一定程度的抗衰老作用。

剂量:每日 15 克,上火者不宜。

(六)丹参活血祛瘀,安神宁心

丹参富含铜元素。铜作为铁利用及造血的重要促进因子,参与机体免疫和弹性蛋白的合成,对人的寿命有很大影响。丹参具有活血祛瘀、安神宁心的功效,能养血除风。现代药理研究表明,丹参提取液能使肝细胞核和细胞器保持良好,改善肝细胞超微结构,抑制肝细胞的凋亡,具有保护肝细胞、抗衰老的功效。

剂量:每日 15 克,有出血倾向者不宜,口服其他抗血栓药者需经医生严格处方。

(七)四君子汤补五劳七伤

四君子即人参、白术、茯苓、甘草四味药,是专门补益胃肠的方剂。《医方集解·补养之剂》称:"人参甘温,大补元气;白术苦温,燥脾补气;茯苓甘淡,渗湿利尿;甘草甘平,调和诸药。气足脾运,饮食倍进。"食用四君子汤则五脏营养有保证,可使人色泽身强。君子汤中含有丰富的铁元素,铁可参与血红蛋白、肌红蛋白、细胞色素氧化酶、过氧化氢酶的合成。人体一旦缺铁,就会引起贫血,抵抗力下降,以致影响人的寿命。四君子汤大补元气,可补五劳七伤,具有补气强壮的功效,可起到抗衰老的作用。

剂量:人参 15 克,白术 20 克,茯苓 20 克,甘草 6 克。高血压与内热、上火者忌服。

摘自《健康指南》

附录一 主要食物营养成分表

（每100克食物所含的成分。500克为一市斤） 表一

类别	食物名称	蛋白质（克）	脂肪（克）	碳水化合物（克）	热量（千卡）	无机盐类（克）	钙（毫克）	磷（毫克）	铁（毫克）
谷类	大米	7.5	0.5	79	351	0.4	10	100	1
	小米	9.7	1.7	77	362	1.4	21	240	4.7
	高粱米	8.2	2.2	78	385	0.4	17	230	5
	玉米	8.5	4.3	73	365	1.7	22	210	1.6
	大麦仁	10.5	2.2	66	326	2.6	43	400	4.1
	面粉	12	0.8	70	339	1.5	22	180	7.6
干豆类	黄豆	39.2	17.4	25	413	5	320	570	5.9
	青豆	37.3	18.3	30	434	5	240	530	5.4
	黑豆	49.8	12.1	19	384	4	250	450	10.5
	赤小豆	20.7	0.5	58	318	3.3	67	305	5.2
	绿豆	22.1	0.8	59	332	3.3	34	222	9.7
	豇豆	22.6	2.1	58	341	2.5	100	456	7.9
	豌豆	24	1	58	339	2.9	57	225	0.8
	蚕豆	28.2	0.8	49	318	2.7	71	340	7
鲜豆类	青扁豆	3	0.2	6	38	0.7	132	77	0.9
	白扁豆	3.2	0.3	5	36	0.8	81	68	3.4
	四季豆	1.9	0.8	4	31	0.7	66	49	1.6
	豌豆	7.2	0.3	12	80	0.9	13	90	0.8
	蚕豆	9	0.7	11	86	1.2	15	217	1.7
	菜豆角	2.4	0.2	4	27	0.6	53	63	1
豆制品类	黄豆芽	11.5	2	7	92	1.4	68	102	6.4
	豆腐浆	1.6	0.7	1	17	0.2	-	-	-
	北豆腐	9.2	1.2	6	72	0.9	110	110	3.6
	豆腐乳	14.6	5.7	5	30	7.8	167	200	12
	绿豆芽	3.2	0.1	4	30	0.4	23	51	0.9
	豆腐渣	2.6	0.3	7	41	0.7	16	44	4

表二

类别	食物名称	蛋白质（克）	脂肪（克）	碳水化合物（克）	热量（千卡）	无机盐类（克）	钙（毫克）	磷（毫克）	铁（毫克）
根茎类	小葱	1.4	0.3	5	28	0.8	63	28	1
	大葱	1	0.3	6	31	0.3	12	46	0.6
	葱头	4.4	0.2	23	111	1.3	5	44	0.4
	荸荠	1.5	0.1	21	91	1.5	5	68	0.5
	红薯	2.3	0.2	29	127	0.9	18	20	0.4
	藕	1	0.1	6	29	0.7	19	51	0.5
	白萝卜	0.6	-	6	26	0.8	49	34	0.5
	马铃薯	1.9	0.7	28	126	1.2	11	59	0.9
叶菜类	黄花菜	2.9	0.5	12	64	1.2	73	69	1.4
	金针菜	14.1	0.4	60	300	7	463	173	16.5
	菠菜	2	0.2	2	18	2	70	34	2.5
	韭菜	2.4	0.5	4	30	0.9	56	45	1.3
	苋菜	2.5	0.4	5	34	2.3	200	46	4.8
	油菜	2	0.1	4	25	1.4	140	52	3.4
	大白菜	1.4	0.3	3	19	0.7	33	42	0.4
	小白菜	1.1	0.1	2	13	0.8	86	27	1.2
	圆白菜	1.3	0.3	4	24	0.8	100	56	1.9
	香菜	2	0.3	7	39	1.5	170	49	5.6
	芹菜茎	2.2	0.3	2	20	1	160	61	8.5
菌类	鲜蘑菇	2.9	0.2	3	25	0.6	8	66	1.3
	干口蘑	35.6	1.4	23	247	16.2	100	162	32
	香菇	13	1.8	54	384	4.8	124	415	25.3
	黑木耳	10.6	0.2	65	304	5.8	357	201	185
海菜	海带	8.2	0.1	57	262	12.9	2250	-	150
	紫菜	24.5	0.9	31	230	30.3	330	440	32
茄瓜类	茄子	2.3	0.1	3	22	0.5	22	31	0.4
	冬瓜	0.4	-	2	10	0.3	19	12	0.3
	菜瓜	0.9	-	2	12	0.3	24	11	0.2
	黄瓜	0.8	0.2	2	13	0.5	25	37	0.4

表三

类别	食物名称	蛋白质（克）	脂肪（克）	碳水化合物（克）	热量（千卡）	无机盐类（克）	钙（毫克）	磷（毫克）	铁（毫克）
茄瓜类	南瓜	0.8	-	3	15	0.5	27	22	0.2
	西葫芦	0.6	-	2	10	0.6	17	47	0.2
	瓠子	0.6	0.1	3	15	0.4	12	17	0.3
	丝瓜	1.5	0.1	5	27	0.5	28	45	0.8
	西红柿	0.6	0.3	2	13	0.4	8	32	0.4
水果类	西瓜	1.2	-	4	21	0.2	6	10	0.2
	甜瓜	0.3	0.1	4	18	0.4	27	12	0.4
	柿	0.7	0.1	11	48	2.9	10	19	0.2
	枣	1.2	0.2	24	103	0.4	41	23	0.5
	苹果	0.2	0.6	15	60	0.2	11	9	0.3
	香蕉	1.2	0.6	20	90	0.7	10	35	0.8
	梨	0.1	0.1	12	49	0.3	5	6	0.2
	杏	0.9	-	10	44	0.6	26	24	0.8
	李	0.5	0.2	9	40	-	17	20	0.5
	桃	0.8	0.1	7	32	0.5	8	20	1
	樱桃	1.2	0.3	8	40	0.6	6	31	5.9
	葡萄	0.2	-	10	41	0.2	4	15	0.6
干果类	花生仁	26.5	44.8	20	589	3.1	71	399	2
	栗子	4.8	1.5	44	209	1.1	15	91	1.7
	杏仁	25.7	51	9	597	2.5	141	202	3.9
	菱角	3.6	0.5	24	115	1.7	9	10	0.7
	红枣	3.3	0.5	73	309	1.4	61	55	1.6
肉类	牛肉	20.1	10.2	-	172	1.1	7	170	0.9
	牛肝	18.9	2.6	9	135	0.9	13	400	9
	羊肉	11.1	28.8	0.5	306	0.9	11	129	2
	羊肝	18.5	7.2	4	155	1.4	9	414	6.6
	猪肉	16.9	29.2	1.1	335	0.9	11	170	0.4
	猪肝	20.1	4	2.9	128	1.8	11	270	25

表四

类 别	食物名称	蛋白质（克）	脂肪（克）	碳水化合物（克）	热量（千卡）	无机盐类（克）	钙（毫克）	磷（毫克）	铁（毫克）
肉类	鸡 肉	23.3	1.2		104	1.1	11	190	1.5
	鸭 肉	16.5	7.5	0.1	134	0.9	11	145	4.1
乳类	鲜牛奶	3.1	3.5	4.6	62	0.7	120	90	0.1
	牛奶粉	25.6	26.7	35.6	48.5		900	-	0.8
	鲜羊奶	3.8	4.1	4.6	71	0.9	140	-	0.7
蛋类	鸡 蛋	14.8	11.6	-	164	1.1	55	210	2.7
	鸭 蛋	13	14.7	0.5	186	1.8	71	210	3.2
	咸鸭蛋	11.3	13.2	3.3	178	6	102	214	3.6
水产品类	青 蛙	11.9	0.3	0.2	51	0.6	22	159	1.3
	甲 鱼	16.5	1	1.5	81	0.9	107	135	1.4
	河螃蟹	1.4	5.9	7.4	139	1.8	129	145	13
	海 虾	20.6	0.7	0.2	90	1.5	35	150	0.1
	河 虾	16.4	1.3	0.1	78	1.2	99	205	0.3
	虾 米	46.8	2	-	205	25.2	882	-	-
	田 螺	10.7	1.2	3.8	69	3.3	357	191	19.8
	蛤 蜊	10.8	1.6	4.8	77	3	37	82	14.2
	鲫 鱼	13	1.1	0.1	62	0.8	54	20.3	2.5
	鲤 鱼	18.1	1.6	0.2	88	1.1	28	17.6	1.3
	鳝 鱼	17.9	0.5	-	76	0.6	27	4.6	4.6
	带 鱼	15.9	3.4	1.5	100	1.1	48	53	2.3
	黄花鱼	17.2	0.7	0.3	76	0.9	31	204	1.8
油脂类	猪 油	-	99	-	891	-	-	-	-
	芝麻油	-	100		900				
	花生油	-	100		900				
	芝麻酱	20	52.9	15	616	5.2	870	530	58
	豆 油	-	100		900				

摘自《百度网》

附录二 人体重要营养素表

表一

营养素	主要功用	缺乏时的病症	补充来源
糖	供给热能、增进肝的解毒功能。	生长发育迟缓,体重减轻,容易疲劳。	粮食等含淀粉类食物、水果类。
脂肪	供给热能、脂肪酸,帮助脂溶性维生素的吸收。	消瘦,易得脂溶性维生素缺乏症。	芝麻、花生、大豆、菜、玉米、椰子等植物油,动物油脂、蛋黄、牛奶等。
蛋白质	促进生长和发育,补充机体代谢的消耗,供给热能。	生长发育迟缓,营养性水肿等症。	大豆、小麦、标准米、标准面、小米、玉米、禽蛋白、瘦肉、鱼、牛奶、花生。
维生素A	是上皮细胞和骨肝细胞分化时的调节因素,也是视网膜内感光色素的组成部分。可增强机体对传染病的抵抗力。	夜盲病、干眼病、皮肤干燥、毛囊角化、发育不良、容易感染呼吸道传染病。	动物肝脏、牛奶、蛋黄、胡萝卜、芭菜、空心菜、雪里红、苋菜、玉米、菠菜等。
维生素B1(硫胺素)	增进食欲,促进发育,是机体脱羧辅酶的主要成分。	缺乏食欲,易得脚气病和神经炎。发育迟缓,心脏增大症。	麦芽、全麦、豆芽、米胚皮、豌豆苗、花生等谷、豆类的皮层及胚芽中,蔬菜、鲜果。
维生素B2(核黄素)	为构脱气酶的主要成分,参加体内氧化还原过程,促进生长发育。	口角炎、唇炎、舌炎、脂溢性皮炎、角膜炎、阴囊炎、视觉不清。	小米、大豆、酵母、豆瓣酱、绿叶菜、动物肉、肝、蛋、乳。
维生素B3(泛酸、芋草酸)	组成辅酶I及辅辅酶II,促进消化道功能,预防癞皮病。	癞皮病、舌炎、皮炎、消化不良、食欲不好、呕吐、腹泻、头痛、眩晕、记忆力减退。	豆类、新鲜绿色蔬菜、动物肝、肾、肉、酵母。
维生素C(抗坏血酸)	促进体内氧化还原作用,和维持结缔组织的正常代谢有关,抗坏血病,增加机体抵抗疾病能力,促进损伤愈合。	坏血病、齿骨不固、牙龈出血、血管脆弱、皮下出血、贫血。	新鲜蔬菜和水果、尤以野枣、野苋菜、苜蓿、青椒、油菜、青蒜苗叶、山楂等。
维生素D	促进肠内钙、磷吸收增进钙化,促进骨骼、牙齿正常发育(抗佝偻病)	儿童软骨病、成人骨质软化症、齿质生成迟缓。	鱼肝油、牛奶、蛋黄、蕈菇、酵母、人皮肤中有一种物质,经日光照射后可变成维生素D。
维生素K(凝血维生素)	体内生成凝血酶原所必需。	容易出血,或肢体稍撞击,皮下即发青紫。	苜蓿、菠菜、卷心菜、花菜、花生油。
钙	构成骨骼、牙齿的主要成分,帮助血液凝固及肌肉收缩维持心跳规律、体内酸碱平衡以及毛细管的正常渗透压。	骨骼、牙齿发育不全,骨质松软,严重时可致软骨病、血凝不佳、易流血不止、手足抽筋。	小鱼、虾皮、动物软骨、豆腐、青菜、牛奶、蛋、大豆、麦麸、硬果、葡萄,和维生素D同时进食,易于吸收。
磷	是骨骼、牙齿、软组织及各种酶的主要成分,参与保持体内酸碱平衡,帮助葡萄糖、脂肪及蛋白质代谢。	骨骼、牙齿发育不全,软骨病、骨质软化病。	同钙。
铁	构成红细胞中的血红蛋白。	贫血、容易疲劳等。	动物肝、血,蛋黄,绿色蔬菜,特别是菠菜。
碘	是甲状腺素的主要成分,调整碘代谢平衡。	引起甲状腺机能失调,发生地方性甲状腺肿大。	海带、海藻等海产品食物。

摘自《中国秘方全书》

附录三 用药剂量换算单位

(一)公制与市制计量单位的折算

1.基本折算

1公斤(kg)=2市斤=1000克(g)

1克(g)=1000毫克(mg)

2.十六进位市制与公制的折算

1斤=16两=500克(g)

1两=10钱=31.25克(g)

1钱=10分=3.125克(g)

1分=10厘=0.3125克(g)

1斤=500克(g)

1两=31.25克(g)

2两=62.5克(g)

3两=93.75克(g)

4两=125克(g)

5两=156.25克(g)

6两=187.5克(g)

7两=218.75克(g)

8两=250克(g)

9两=281.25克(g)

10两=312.5克(g)

11两=343.75克(g)

12两=375克(g)

13两=406.25克(g)

14两=437.5克(g)

15两=468.75克(g)

16两=500克(g)

一钱=3.125克

二钱=6.25克

三钱=9.375克

四钱=12.5克

五钱=15.625克

六钱=18.75克

七钱=21.875克

八钱=25克

九钱=28.125克

十钱=31.25克

一分=0.3125克

二分=0.625克

三分=0.9375克

四分=1.25克

五分=1.5625克

六分=1.875克

七分=2.1875克

八分=2.5克

九分=2.8125克

十分=3.125克

3.十进位市制与公制的折算

1斤=10两=500克(g)

1两=10钱=50克(g)

1钱=10分=5克(g)

1分=10厘=0.5克(g)

16两=500克(g)

(二)古方中特殊计量单位的说明

1.方寸匕:是依古尺正方一寸所制的量器,形状如刀匕。一方寸匕的容量,约等于现代的2.7Ml;其重量,金石药末约为2g,草木药末约为1g左右。

2.铢:古代衡制中的重量单位。汉以二十四铢为一两,十六两为一斤。

摘自《中国秘方全书》

附录四 各类食物性质表

1.	谷 类 食 物
性平	大米、玉米、青稞、米皮糠(米糠)、番薯(山芋、红薯)、芝麻、黄豆、饭豇豆(白豆)、豌豆、扁豆、蚕豆、赤小豆、黑大豆、燕麦。
性温	糯米、黑米、西谷米(西米)、高粱。
性凉	粟米、(小米)、小麦、大麦、荞麦、薏苡仁、绿豆。

2.	肉 类 食 物
性平	猪肉、猪心、猪肾、猪肝、鸡蛋、鹅肉、驴肉、野猪肉、刺猬肉、鸽肉、鹌鹑、乌鸦肉、蛇肉、蚂蚱、阿胶、牛奶(微凉)、酸牛奶、人奶、甲鱼(微凉)、龟肉(微温)、干贝、泥鳅、鳗鱼、鲫鱼、青鱼、黄鱼、乌贼鱼、鱼翅、鲈鱼、银鱼、鲥鱼、鲤鱼、鲳鱼、鲑鱼、鲨鱼、橡皮鱼、海参。
性温	黄牛肉、牛肚、牛髓、狗肉、猫肉、羊肉、羊肚、羊骨、羊髓、鸡肉(微温)、乌骨鸡、麻雀、野鸡肉、鹿肉、熊掌、蛤蚧、獐肉、蚕蛹、羊奶、海马、海龙、虾、蚶子(毛蚶)、淡菜、鲢鱼、带鱼、鳊鱼、鲶鱼、刀鱼、混子鱼、鲦鱼(白鲦鱼)、鳟鱼、鳝鱼、大头鱼。
性凉	水牛肉、鸭肉、兔肉、马奶、蛙肉(田鸡)、鲍鱼。
性寒	鸭蛋(微寒)、马肉、水獭肉、螃蟹、海螃蟹、蛤蜊、牡蛎肉、蜗牛、蚯蚓、田螺(大寒)、螺蛳、蚌肉、蚬肉(河蚬)、乌鱼、章鱼。

3.	果 类 食 物
性平	李子、沙果、菠萝、葡萄、橄榄、葵花籽、香榧子、南瓜子、芡实、莲子、椰子汁、柏子仁、花生、白果、榛子、山楂、板栗。
性温	桃子、杏子、大枣、荔枝、桂圆肉、佛手柑、柠檬(微温)、金桔、杨梅、石榴、木瓜、槟榔、松子仁、核桃仁、樱桃。
性凉	苹果(微凉)、梨、芦柑、橙子、草莓(微凉)、芒果、枇杷、罗汉果、菱、莲子芯、百合。
性寒	柿子、柿饼、柚子、香蕉、桑椹、杨桃、无花果、猕猴桃、甘蔗、西瓜、甜瓜。

4.	菜 类 食 物
性平	山药、萝卜(微凉)、胡萝卜、包菜、茼蒿(微凉)、大头菜、青菜、母鸡头、豆豉、土豆、芋头、洋生姜、海蜇、黑木耳(微凉)、香菇、平菇、猴头菇、葫芦。
性温	葱、大蒜、韭菜、芫荽(香菜)、雪里蕻、洋葱、香椿芽、南瓜。
性热	辣椒。
性凉	西红柿(微凉)、旱芹、水芹、茄子、油菜、苤蓝、茭白、苋菜、马兰头、菊花脑、菠菜、金针菜(黄花菜)、莴苣(莴笋)、花菜、枸杞头、芦蒿、豆腐(豆腐皮、豆腐干、豆腐乳)、面筋、藕、冬瓜、地瓜、丝瓜、黄瓜、海芹菜(裙带菜)、蘑菇、金针菇。
性寒	慈姑(微寒)、马齿苋、蕹菜(空心菜)、木耳菜、莼菜、发菜(龙须菜)、蕨菜、竹笋(微寒)、瓠子、菜瓜、海带、紫菜、海藻、地耳、草菇、苦瓜、荸荠。

5.	其 他 食 物
性平	白糖、冰糖(微凉)、豆浆、枸杞子(微温)、灵芝、银耳(微凉)、燕窝、玉米须、黄精、天麻、党参、茯苓、甘草、鸡内金、酸枣仁、菜油、麻油、花生油、豆油、饴糖(麦芽糖、糖稀)。
性温	生姜、砂仁、花椒、紫苏、小茴香、丁香、八角、茴香、山奈、酒、红茶、石碱、咖啡、红糖、桂花、松花粉、冬虫夏草、紫河车(胎盘)、川贝、黄芪(微温)、太子参(微温)、人参、当归、肉苁蓉、杜仲、白术、何首乌(微温)。
性热	胡椒、肉桂。
性凉	绿茶、蜂蜜、蜂王浆、啤酒花、槐花(槐米)、菊花、薄荷、胖大海、白芍、沙参、西洋参、决明子。
性寒	酱油、面酱、盐、金银花、苦瓜茶、苦丁茶、茅草根、芦根、白矾。
备注	1. 性平的食物一年四季都可食用。2. 性温的食物除夏季适当少食用外,其他季节都可食用。3. 性凉的食物夏季可经常食用,其他季节如要食用须配合性温的食物一起吃。4. 性寒的食物尽量少吃,如要食用必须加辣椒、花椒、生姜等性温热的食物一起吃。

摘自《百度网》

附录五 五行与五脏等对应关系表

五　脏	肺	肝	肾	心	脾
五　行	金	木	水	火	土
五　色	白	青	黑	赤	黄
五　声	哭	呼	呻	笑	歌
五　志	忧	怒	恐	喜	思
五　官	鼻	目	耳	舌	口
五　臭	腥	臊	腐	焦	香
五　液	涕	泪	唾	汗	涎
五　味	辛辣	酸	咸	苦	甘
五　体	皮毛	筋	骨	脉	肉
五　华	毛	手	发	面色	唇
五　变	咳	握	栗	忧	哕
五　方	西	东	北	南	中
官　职	丞相	将军	大力士	君主	谏议之官
家庭角色	金公	木母	婴儿	姹女	黄婆
动　物	白虎	青龙	玄武	朱雀	蚯蚓

摘自《百度网》

附录六 九种体质的基本特征

序号	类型	特点	形体特征	常见表现	心理特征	发病倾向	适应能力
1	平和体质	健康	体形匀称健壮。	肤色润泽,发密有光,目光有神,嗅觉通利,味觉正常,精力充沛,耐受寒热,睡眠安和,胃纳良好,二便正常。	性格随和开朗。	平素患病较少。	对外适应能力较强。
2	气虚体质	气短	肌肉松软。	气短懒言,精神不振,疲劳易汗,目光少神,唇色少华,毛发不泽,头晕健忘,大便常,小便或偏多	性格内向不稳。	易患感冒、内脏下垂。	不耐受寒邪、风邪、暑邪。
3	阳虚体质	怕冷	形体白胖,肌肉松软。	平素畏冷,喜热饮食,精神不振,睡眠偏多,口唇色淡,毛发易落,易出汗,大便溏薄,小便清长。	内向沉静。	发病多为寒症,易患肿胀、泄泻、阳痿。	耐夏不耐冬,易感湿邪。
4	阴虚体质	缺水	体形瘦长。	手足心热,口燥咽干,大便干燥,两目干涩,唇红微干,皮肤偏干,易生皱纹,眩晕耳鸣,睡眠差,小便短。	性情急躁,外向好动。	易患阴亏燥热病变。	耐冬不耐夏,不耐受燥邪。
5	痰湿体质	体胖	体形肥胖,腹部肥满松软。	面部油多,多汗且黏,面黄胖暗,眼泡微浮,容易困倦,身重不爽,大便正常或不实,小便不多或微混。	性格温和,多善忍耐。	易患消渴、中风、胸痹等病症。	不适应潮湿环境。
6	湿热体质	长痘	形体偏胖。	面垢油光,易生痤疮,口苦口干,身重困倦,大便燥结,小便短赤,男易阴囊潮湿,女易带下量多。	急躁易怒。	易患疮疖、黄疸、火热等病症。	对湿热交蒸气候难适应。
7	瘀血体质	长癍	瘦人居多。	面色晦暗,易有瘀斑,易患疼痛,口唇暗淡或紫,眼眶暗黑,发易脱落,肌肤干,女性多见痛经、闭经等。	性格内郁,心情易烦。	易患出血、中风、胸痹等病。	不耐受风邪、寒邪。
8	气郁体质	郁闷	形体偏瘦。	忧郁面貌,烦闷不乐,胸胁胀满,走窜疼痛,多伴太息,睡眠较差,健忘痰多,大便偏干,小便正常。	忧郁脆弱,敏感多疑。	易患郁症、不寐、惊恐等病症。	不喜阴雨天,不耐精神刺激。
9	特禀体质	过敏	无特殊或有生理缺陷。	有遗传疾病、先天疾病、胎传疾病等相关疾病特征。	情况各有不同。	过敏体质、血友病、胎寒、胎热、胎惊等。	适应能力差。

摘自《健康指南》

附录七　九种体质的调理方法

序号	类型	体质形成原因	调理体质方法
1	平和体质	阴平阳秘,先天禀赋好,脏腑气血功能正常,后天调养得当。	注意保养,饮食有节,劳逸结合,生活规律,坚持锻炼。
2	气虚体质	元气虚弱,先天不足、后天失养或病后气亏。	培补元气,补气健脾。代表方为四君子汤、补中益气汤等。
3	阳虚体质	元阳不足,先天禀赋不足,如属父母老年得子或母体妊娠调养失当等。	补肾温阳。常用方为金匮肾气丸及右归丸、斑龙丸、还少丹等。
4	阴虚体质	真阴不足,与先天本弱,后天久病、失血、积劳伤阴有关。	滋补肾阴,壮水制火。常用方为六味地黄丸、大补阴丸等。
5	痰湿体质	脾虚失司,先天遗传或后天肥甘及病后水湿停聚。	健脾利湿,化痰泻浊。代表方为参苓白术散、三子养亲汤等。
6	湿热体质	多湿热,蕴结不解,先天禀赋或久居湿地造成。	分消湿浊,清泄伏火。代表方为泻黄散、泻青丸、甘露消毒丹等。
7	瘀血体质	血脉瘀滞不畅,先天遗传、后天损伤、起居失度或久病血瘀。	活血祛瘀,疏利通络。代表方为桃红四物汤等。
8	气郁体质	气机郁滞,与先天遗传及后天情志所伤有关。	疏肝行气,开其郁结。代表方为逍遥散、柴胡疏肝散、越鞠丸等。
9	特禀体质	先天性或遗传因素造成。	过敏者应益气固表,养血消风。代表方为玉屏风散、消风散、过敏煎等。

摘自(《健康指南》)

附录八 不同体质的食疗方法

序号	类型	宜吃食物	宜服药物	少、忌服食物
1	气虚体质	脾是气血生化之源,气主要就是靠脾不断地消化吸收食物的水谷精微,然后转化成气的。所以气虚的人应多吃一些具有益气健脾作用的食物,如黄豆、白扁豆、香菇、大枣、桂圆、蜂蜜、粳米、鸡肉、牛肉、鳝鱼、桂鱼、花生、樱桃、葡萄。	人参、黄芪、山药、西洋参、白术。	空心菜、生萝卜。
2	阴虚体质	肾阴肾阳是机体一身阴阳之气的根本,所以阴虚的人应该多吃一些滋补肾阴的食物,以滋阴潜阳为法。可多食瘦猪肉、猪皮、鸭肉、绿豆、冬瓜、芝麻、糯米、藕、马兰头、白菜、黑木耳、银耳、豆腐、甘蔗、桃、西瓜、黄瓜、甲鱼、牛奶、海蜇等。	百合、山药、天麻、黄精、女贞子、鳖甲。	辛辣、羊肉、韭菜、鸡肉和炸、爆、烤食物,龙眼、荔枝等。
3	阳虚体质	阳虚体质的人应多吃姜,可在做菜时多放,也可口嚼,还可把生姜切片放在肚脐上。适当多吃以温补脾肾阳气为主的食物,如牛肉、羊肉、牛奶、童子鸡、鹅肉、虾、韭菜、大蒜、糯米、黑米、甘薯、扁豆、芡实、桂圆、红枣、栗子、银杏、荔枝、桃、杏、菠萝、樱桃、杨梅、黑砂糖、桂皮等。	鹿茸、海马、菟丝子、淫羊藿、肉苁蓉、山药。	生冷黏腻食物及寒冷食品,如冰水、冰淇淋、冰西瓜等。
4	痰湿体质	痰湿体质的人饮食宜清淡,适当多吃一些能宣肺、健脾、益肾、化湿的食物。如冬瓜、荷叶、山楂、赤小豆、扁豆、白萝卜、荸荠、紫菜、海蜇、洋葱、白果、薏苡仁、红小豆、蚕豆、包菜等。	川贝、桔梗、半夏、白果、胖大海、苦杏仁。	肥肉和甜、黏、腻的食物,如蛋糕、点心。酒不宜多饮,忌饴糖、石榴、枣、柚子,最忌暴饮暴食和进食过快,应少食盐。
5	湿热体质	饮食应以清淡为主,可多食赤小豆、绿豆、芹菜、黄瓜、藕等甘寒、甘平的食物。适当吃些清利化湿的食品,如薏苡仁、莲子、茯苓、蚕豆、鸭肉、鲫鱼、冬瓜、丝瓜、葫芦、苦瓜、黄瓜、西瓜、白菜、空心菜、卷心菜等。	黄芩、黄连、黄柏、苦参、连翘、菊花、金银花、蒲公英、板蓝根、决明子。	辛辣、温热食物,如辣椒、生姜、大蒜、大葱、狗肉、牛肉、羊肉、酒及火锅、炸、烧烤食物,忌饴糖、石榴、大枣、柚子,最忌暴饮暴食和进食过快,少食盐。
6	血瘀体质	宜多吃一些行气活血的食物,应多吃山楂、醋、玫瑰花、金桔、番木瓜、桃仁、黑豆、油菜等。对于非饮酒禁忌的人可适当饮黄酒、白酒、葡萄酒,对促进血液循环有一定的益处。	当归、川芎、丹参、地黄、三七、红花。	少食肥肉等滋腻之品。
7	气郁体质	宜多吃一些具有疏肝行气的食物。适当多吃黄花菜、海带、山楂、玫瑰红等具有解郁、消食、醒神作用的食物。适当多吃蔬菜、鱼、瘦肉、乳类、豆制品、佛手、橙子、荞麦、茴香菜、大蒜、刀豆等。可少量饮酒,以促进血液循环。	山楂、鸡内金、陈皮、厚朴、麦芽、建曲。	辛辣、咖啡、浓茶等刺激品,少食肥甘厚味的食物。
8	特禀体质	饮食应清淡、均衡,粗细搭配适当,荤素配置合理,多吃一些益气固表的食物,如糯米、羊肚、燕麦、红枣、泥鳅。	人参、防风、黄芪、太子参等。	荞麦、蚕豆、牛肉、鲤鱼、虾、蟹、茄子、酒、辣椒、浓茶咖啡及腥膻发物和含致敏物质的食物。

注:平和体质的人,根据自己平时良好饮食习惯即可。

摘自《健康指南》

参考文献

[1]《黄帝内经灵枢》/任廷革 点校;人民军医出版社,2006年10月

[2]《黄帝内经素问》/任廷革 点校;人民军医出版社,2005年9月

[3]《伤寒论》/[汉]张仲景 著,[晋]王叔和 撰次;学苑出版社,2007年4月

[4]《金匮要略》/[汉]张仲景 著,[宋]林亿 校正;学苑出版社,2007年4月

[5]《脉经》[晋]/王叔和 撰,梁亚奇 校注;学苑出版社,2007年6月

[6]《中藏经》/[后汉]华佗 撰,农汉才 点校;学苑出版社,2007年6月

[7]《针灸甲乙经》/[晋]皇甫谧 原著;王军 点校;人民军医出版社,2005年11月

[8]《黄帝内经太素》/[唐]杨上善 撰著,李云 点校;学苑出版社,2007年6月

[9]《神农本草经》/[清]顾观光 辑,杨鹏举 校注;学苑出版社,2007年4月

[10]《黄帝八十一难经》/[战国]扁鹊 撰,高丹枫.王琳校注。学苑出版社,2007年4月

[11]《本草纲目通释》(上下册)/陈贵廷 主编;学苑出版社,1992年12月

[12]《药王千金方》/[唐]孙思邈原著;高文柱 主编。华夏出版社,2004年9月

[13]《医宗金鉴》(上下册)/[清]吴谦 等编;人民卫生出版社,1963年10月

[14]《医方集解》/[清]汪昂 撰,苏礼 等整理;人民卫生出版社,2006年6月

[15]《女科经纶》/[清]萧壎 纂著,朱定华 整理;人民卫生出版社,2006年6月

[16]《活幼心书》/[元]曾世荣 撰,田代华 整理;人民卫生出版社,2006年6月

[17]《老老恒言》/[清]曹庭栋 撰,王振国、刘瑞霞 整理;人民卫生出版社,2006年6月

[18]《寿亲养老新书》/[宋]陈直 原著,[元]邹铉 增续,黄英整理;人民卫生出版社,2007年7月

[19]《遵生八笺》/[明]高濂著,王大淳、李继明、戴文娟、赵加强整理;人民卫生出版社,2007年11月

[20]《重订医学衷中参西录·上下册》/张锡纯著;柳西河等重订,人民卫生出版社,2006年7月

[21]《温病条辨》/[清]吴瑭著,南京中医药大学 教研室整理;人民卫生出版社,2005年8月

[22]《温疫论》/[清]吴有性撰,张志斌整理;人民卫生出版社,2007年7月

[23]《温热论》/[清]叶桂撰,张志斌整理;人民卫生出版社,2007年7月

[24]《湿热论》/[清]薛雪著,张志斌整理;人民卫生出版社,2007年7月

[25]《兰室秘藏》/[金]李东垣撰,文魁、丁国华整理;人民卫生出版社,2005年8月

[26]《丹溪心法》/[元]朱震亨撰,王英、竹剑平、江凌圳整理;人民卫生出版社,2005年8月

[27]《太平惠民和剂局方》/[宋]太平惠民和剂局编,刘景源整理;人民卫生出版社,2007年7月

[28]《带您走进医林改错》/温武兵、温长路编著;人民军医出版社,2007年1月

[29]《名医类案》/[明]江瓘原著,苏礼、焦振廉等整理;人民卫生出版社,2005年8月

[30]《景岳全书》(上下册)/[明]张介宾著,李继明等整理;人民卫生出版社,2007年9月

[31]《濒湖脉学》/[明]李时珍撰,贾君、郭君双整理;人民卫生出版社,2007年9月

[32]《诊家枢要》/[元]滑寿编纂,贾君、郭君双整理;人民卫生出版社,2007年9月

[33]《素问病机气宜保命集》/[金]刘完素撰,孙洽熙、孙峰整理;人民卫生出版社,2005年8月

[34]《医学入门》(上下册)/[明]李延编撰,田代华、张晓杰等整理;人民卫生出版社,2006年11月

[35]《石室秘录》/[清]陈士铎撰,王树芬、裘俭整理;人民卫生出版社,2006年6月

[36]《兰台轨范》/[清]徐大椿撰,王咪咪整理;人民卫生出版社,2007年7月

[37]《儒门事亲》/[金]张子和撰,邓铁涛、赖畴整理;人民卫生出版社,2005年8月

[38]《医方考》/[明]吴昆著,张宽、齐贺彬等整理;人民卫生出版社,2007年8月

[39]《医学心悟》/[清]程国彭撰,田代华整理;人民卫生出版社,2006年6月

[40]《古今医案按》/[清]余震纂辑,苏礼、洪文旭等整理;人民卫生出版社,2007年7月

[41]《临证指南医案》/[清]叶天士撰,苏礼等整理;人民卫生出版社,2006年6月

[42]《时方妙用》/[清]陈修园著,王鹏、王振国整理;人民卫生出版社,2007年9月

[43]《竹林寺女科秘传》/[清]竹林寺僧撰,董少萍整理;人民卫生出版社,2006年6月

[44]《秘传眼科龙木论》/接传红、高健生整理;人民卫生出版社,2006年6月

[45]《医学源流论》/[清]徐大椿撰,万芳整理;人民卫生出版社,2007年7月

[46]《银海精微》/[明]佚名氏撰,郑金生整理;人民卫生出版社,2006年6月

[47]《先醒斋医学广笔记》/[明]缪希雍著,王淑民整理;人民卫生出版社,2007年7月

[48]《重楼玉钥》/[清]郑梅涧撰,郭君双整理;人民卫生出版社,2006年6月

[49]《慎柔五书》/[明]胡慎柔撰,郑金生整理;人民卫生出版社,2006年6月

[50]《秘传证治要诀及类方》/[明]戴原礼撰,王英等整理;人民卫生出版社,2006年6月

[51]《幼科发挥》/[明]万全著,何永整理;人民卫生出版社,2006年6月

[52]《小儿药证直诀》/[宋]钱乙著,阎孝忠编集,郭君双整理;人民卫生出版社,2006年6月

[53]《内经知要》/[明]李中梓辑注,胡晓峰整理;人民卫生出版社,2007年7月

[54]《金匮钩玄》/[元]朱震亨撰,[明]戴原礼校补,竹剑平等整理;人民卫生出版社,2006年7月

[55]《经效产宝》/[唐]昝殷撰,朱定华整理;人民卫生出版社,2007年7月

[56]《女科辑要》/[清]沈尧封辑,朱定华整理;人民卫生出版社,2007年7月

[57]《口齿类要》/[明]薛己撰,郭君双整理;人民卫生出版社,2006年8月

[58]《喉科秘要》/[清]破头黄真人撰,曹炳章评阅,宋咏梅整理;人民卫生出版社,2006年8月

[59]《仙授理伤续断秘方》/[唐]蔺道人著,胡晓峰整理;人民卫生出版社,2006年8月

[60]《正体类要》/[明]薛己著,曹炳章校订,丁继华、王宏整理;人民卫生出版社,2006年8月

[61]《医醇賸义》/[清]费伯雄著,王鹏、王振国整理;人民卫生出版社,2006年6月

[62]《得配本草》/[清]严洁、施雯、洪炜同纂,郑金生整理;人民卫生出版社,2007年7月

[63]《饮膳正要》/[元]忽思慧撰,张工彧校注;中国中医药出版社,2009年1月

[64]《抱朴子内篇全译》[晋]葛洪著,顾久译注;贵州人民出版社,1995年3月

[65]《抱朴子外篇全译》(上下)[晋]葛洪著,庞月光译注;贵州人民出版社,1997年8月

[66]《屡试屡效方》/张锡纯著;刘观涛点校;学苑出版社,2007年3月

[67]《中医四小经典·表注歌诀易读版》/张爱珍等编校;人民军医出版社,2008年11月

[68]《黄帝内经》/论敏编译;宗教文化出版社,2003年1月

[69]《黄帝内经》(附白话全译)/(上古)元阳真人著;西南师范大学出版社,1993年8月

[70]《黄帝内经素问探源》/韩永贤编著;中医古籍出版社,2004年1月

[71]《黄帝内经词典》/郭霭春主编;天津科学技术出版社,1991年12月

[72]《针灸甲乙经一学就通》/林政宏编著;广东科技出版社出版,2007年5月

[73]《中药大辞典》(上下册)/江苏新医学院编;海科学技术出版社,1977年10月

[74]《实用中西医结合诊断治疗学》/陈贵廷.杨思澍主编;中国医药科技出版社,1991年7月

[75]《妇人大全良方》/[宋]陈自明撰,王咪咪整理;人民卫生出版社,2006年6月

[76]《中医养生100讲》/何焕荣、欧阳八四主编;凤凰出版传媒集团、江苏科学技术出版社,2007年

[77]《中医心理养生》/吴中云著;农村读物出版社,2008年1月

[78]《人生与养生》/朱鹤亭著;鹭江出版社,2008年6月

[79]《伤寒论导读》/王兴华、冯红主编;人民军医出版社,2008年3月

[80]《活解伤寒论》/刘观涛、刘屹松、石向前译著;军事医学科学出版社,2005年8月

[81]《活解金匮要略》/刘观涛、刘屹松、石向前译著;军事医学科学出版社,2005年8月

[82]《小言黄帝内经与生命科学》/南怀瑾著;东方出版社,2008年7月

[83]《求医不如求己2》/中里巴人著;凤凰出版传媒集团、江苏文艺出版社,2007年11月

[84]《求医不如求己3》/中里巴人著;凤凰出版传媒集团、江苏文艺出版社,2008年11月

[85]《温度决定生老病死》/马悦凌著;凤凰出版传媒集团、江苏文艺出版社,2008年4月

[86]《父母是孩子最好的医生》/马悦凌著;凤凰出版传媒集团、江苏文艺出版社,2008年4月

[87]《婴幼儿保健小验方》/杨玺编著;科学技术文献出版社,2007年5月

[88]《养生的智慧》/樊正伦著;中国城市出版社,2008年9月

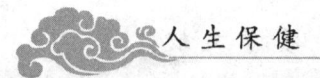

[89]《日常生活与健康》/何义芳、张晓伟、田丽娟 编著；中国社会出版社，2006年9月

[90]《首都市民中医健康指南》/北京市人民政府；人民卫生出版社，2008年8月

[91]《中国秘方全书》/周洪范 编著；科学技术文献出版社，1991年2月

[92]《中国自然疗法大全》/王烈 主编；上海人民出版社，1992年8月

[93]《实用中医大全》/沈庆法 主编；上海古籍出版社，1992年11月

[94]《中国方术大辞典》/陈永正 主编；中山大学出版社，1991年7月

[95]《系统解剖学》/柏树令 主编；人民卫生出版社，1978年12月

[96]《家庭医疗指南》/[英]孔兹·芬克尔编；姜庆尧译。北京知识出版社，1995年4月

[97]《感悟中医》/马有度 著；人民卫生出版社，2007年8月

[98]《首都市民健康膳食指导》/北京市人民政府编；中国协和医科大学出版社，2008年1月

[99]《首都市民预防传染病手册》/蔡赴朝等 主编；人民卫生出版社，2007年12月

[100]《图解针灸一识通》/林政宏 编著；广东科技出版社，2007年5月

[101]《家庭厨房百科知识》/上海文化出版社，1991年12月

[102]《拉鲁斯育儿百科全书》/[法]雅克等 著；黄金珠等 译。湖北辞谳出版社·现代出版社，2000年1月

[103]《健康百谚》/李恒有·顾代明 编著；中国华侨出版社，2005年8月

[104]《古今健康歌诀》/董明强 主编；人民军医出版社，2005年11月

[105]《康寿嘉言》/鸿玲 编著；人民军医出版社，2007年9月

[106]《养生歌诀集萃》/李书祯·徐利萍 编著；金盾出版社，2003年2月

[107]《健康语录》/韩歆 著；九州岛出版社，2002年12月

[108]《中华养生歌谣》/赵春媛 编；人民美术出版社，2004年6月

[109]《中国中医秘方大全》（上中下册）/胡熙明 主编；文汇出版社出版，1989年10月

[110]《中国养生宝典》（上下册）/江茂和 编著；中国医药科技出版社，1991年10月

[111]《常见病家庭诊治大全》/漆浩 主编；中国妇女出版社，1991年4月

[112]《家庭药膳全书》/顺奎琴 主编；现代出版社，1999年1月

[113]《中国药膳大全》/彭铭泉 编著；四川科学技术出版社，1987年1月

[114]《长寿通道》/赵联.赵捷.鲁保中 编著；珠海出版社，2003年10月

[115]《益寿高手》/[日]日野原重明 著；骆为龙.陈耐轩 译；北京出版社，2004年3月

[116]《健康大巡讲》/殷大奎 主编；新华出版社，2003年4月

[117]《天人合一养生术》/曹富生 著；华龄出版社，2003年4月

[118]《让健康伴随着您》/洪昭光 著；南海出版公司，2002年8月

[119]《长寿解读》/符启文.赵南成 主编；花城出版社，2004年8月

[120]《登上健康快车》/（第二辑）关春芳 主编；北京出版社，2003年8月

[121]《养生益寿》/姚惠 编著；贵州科技出版社，2002年10月

[122]《健康人生》/青松.冬霞 编著；中国旅游出版社，2004年5月

[123]《读懂你的化验单》/赵秀军 编；学苑出版社，2004年3月

[124]《日常生活免疫食品》/兰金初等著；西苑出版社，2003年6月

[125]《欢度晚年》/本社编；湖南科学技术出版社出版，1983年9月

[126]《中老年健康日记》/李深 编；中国医药科技出版社，1999年1月

[127]《了解症状》/纪大夫 编著；天地出版社，1998年4月

[128]《干部健康手册》/中华医学会编；人民日报出版社，2004年12月

[129]《中年人健康快车》/[澳]阿瓦布赫 著；杨红志.姜文波译。中国大百科全书出版社，2004年3月

[130]《老干部保健手册》/胥庆华等 主编；中国中医药出版社，2004年8月

[131]《老年心理健康咨询》/刘援朝 著；天津社会科学院出版社，2002年6月

[132]《老年养生必读》/何扬子.沈英森 编著；暨南大学出版社，2005年10月

[133]《细说养生秘诀》/王增 编著；人民军医出版社，2004年5月

[134]《自我保健230法》/徐卓立 主编；金盾出版社，2005年6月

[135]《名老中医谈养生》/李淑玲　主编;军事医学科学出版社 2005 年 5 月

[136]《中国医道》/王　君　主编;中国医药科技出版社,2003 年 4 月

[137]《就医体检与自我判病指南》/陈国珍　主编;金盾出版社,2004 年 3 月

[138]《中老年健康体检与保健指南》/田京利、盛明生、潘艳玲　编著;海潮出版社,2003 年 11 月

[139]《健康新观念》/洪昭光　著;中国大百科全书出版社,2005 年 6 月

[140]《健康忠告》/洪昭光　著;广东教育出版社,2002 年 8 月

[141]《老年人身心健康的五把钥匙》/万承奎．孙慧心　编著;陕西科学技术出版社,1989 年 10 月

[142]《杨力四季养生谈》/杨　力　著;北京科学技术出版社,2005 年 3 月

[143]《老年疾病健康读本》/余小萍、钱培芬　主编;上海世界图书出版公司出版,2006 年 7 月

[144]《健康商数:马上就快乐》/庞爱兰　主编;东方出版社,2003 年 6 月

[145]《世界上最长寿的人》/[英]萨利．比尔　著;金马工作室译。中国社会出版社,2004 年 9 月

[146]《简化太极拳》/中华人民共和国体育运动委员会运动司编;人民体育出版社 1974 年 10 月

[147]《性的知识》/王文彬．．赵志一．谭铭勋　著;人民卫生出版社,1981 年 3 月

[148]《足道养生》/[新加坡]吴星莹　编著;中国人口出版社,1991 年 10 月

[149]《图解人体穴位辨认快捷方式》/邵水金．严振国　编著;上海中医药大学出版社,2003 年 10 月

[150]《健康．愉快．长寿》/魏铭炎　编译;科学普及出版社广州分社,1980 年 11 月

[151]《婚育知识读本》/国家计划生育委员会宣教司主编;黑龙江人民出版社,1989 年 8 月

[152]《静坐养生术》(上下册)/[台湾]天心见　编著;四川人民出版社,1992 年 12 月

[153]《吃出健康好体魄》/杨鹏　编著;安徽科学技术出版社,2005 年 3 月

[154]《吃出健康来》/吕青．吕亚萍　主编;人民军医出版社,2006 年 4 月

[155]《常见病食疗手册》/刘　斌　主编;上海科学普及出版社,2005 年 11 月

[156]《补益五脏药膳》/彭铭泉编著;北京科学技术出版社,2004 年 11 月

[157]《养生保健的 266 条法》/周　毅　著;大众文艺出版社,2004 年 1 月

[158]《偏方秘方食谱》/金元尚　编著;内蒙古人民出版社,2004 年 8 月

[159]《生活中来》/黄天祥　主编;北京科学技术出版社,2002 年 6 月

[160]《教你活到 100 岁》/王焕华　著;江苏科学技术出版社,2005 年 3 月

[161]《老年生活实用大全》/老年生活实用大全编委会编;文汇出版社,1992 年 9 月

[162]《养生泰斗谈养生》/梅　辰　著;中国文联出版社,2006 年 6 月

[163]《健康生活一点通》/北京市健康教育所　编著;中国社会出版社,2007 年 4 月

[164]《养生之道》/健康之路栏目丛书编委会编;北京出版集团、北京出版社,2007 年 3 月

[165]《四季养生》/张恒主编,杨飞等　编著;中国华侨出版社,2005 年 9 月

[166]《实用保健医学》/黄洁夫名誉　主编;沈干．耿洪森　主编。安徽科学技术出版社,2006 年 7 月

[167]《科学成就健康》/方舟子　著;新华出版社,2007 年 2 月

[168]《四季养生与防病》/蔡鸣,朱敏为　编著;人民军医出版社,2007 年 5 月

[169]《中国健康调查报告》/[美]T．柯林．坎贝尔．托马斯．M．坎贝尔Ⅱ著;张宇晖译。吉林文史出版社,2006 年 9 月

[170]《食物使用手册》/李慧艳　主编;北京理工大学出版社,2007 年 2 月

[171]《你可能不知道的健康常识》/罗洛　主编;哈尔滨出版社,2007 年 3 月

[172]《健康人手册》/陈珊珊　主编;人民军医出版社,2006 年 10 月

[173]《最好的医生是自己》/洪昭光　著;科学出版社,2007 年 2 月

[174]《人体使用手册》/吴清忠　著;花城出版社,2006 年 1 月

[175]《求医不如求己》/中里巴人　著;中国中医药出版社,2007 年 8 月

[176]《儿童少年卫生与妇幼保健学》/叶广俊．梨川埈．戴耀华　主编;化学工业出版社,2004 年 3 月

[177]《运动健身宜与忌》/万里．谢英彪　主编;人民军医出版社,2007 年 7 月

[178]《圆运动的古中医学》/彭子益　著;李可主校。中国中医药出版社,2007 年 6 月

[179]《水是最好的药》/[美]F．巴特曼　著;吉林文史出版社,2006 年 6 月

[180]《不生病的智慧》/马悦凌　著;江苏文艺出版社,

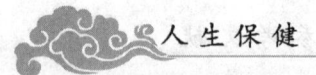

2007年8月
[181]《特效穴位使用手册》/萧言生　著；江苏文艺出版社，2007年9月
[182]《人体经络使用手册》/萧言生　著；东方出版社，2007年3月
[183]《儿童经络使用手册》/萧言生　著；江苏文艺出版社，2007年6月
[184]《现代育儿新书》/张梓荆　主编；人民军医出版社，2006年4月
[185]《导引养生图说》/沈寿　著；人民体育出版社，1992年5月
[186]《性．生育．性疾病自治》/瀚儒　编著；湖南省科教语言音像出版社，1988年8月
[187]《卫生员教材》/中国人民解放军总后勤部卫生部编；解放军战士出版社，1980年9月
[188]《生活科学手册》/生活科学手册编辑组编；上海科学技术出版社，1980年4月
[189]《新编家庭卫生顾问》/吴大真．乔模　主编；中国医药科技出版社，1992年9月
[190]《常见病单验方》/北京军区后勤部卫生部编（内部数据）；1969年11月
[191]《中医食养食疗学》/郭永洁　主编；上海科学技术出版社，2001年6月
[192]《葱姜蒜蛋茶醋盐祛病保健四千方》/赵相．赵建平　编著；军事医学科学出版社，2005年1月
[193]《癌症治疗新方法》/步召德．季加孚　编著；金盾出版社，2004年9月
[194]《中华十大名贵补药》/王德群　主编；上海中医药大学出版社，2002年1月
[195]《中国古代养生术百种》/余功保　编著；北京体育学院出版社，1991年6月
[196]《用药心得十讲》/焦树德　编；人民卫生出版社，1978年1月
[197]《杨式太极拳及医疗保健》/何明．何新蓉．刘耀麟　著；北京体育学院出版社，1992年8月
[198]《天下气功　第一奇书》/魏成蜀　译注；四川人民出版社，1995年2月
[199]《医学新悟》/高尔鑫　编著；中国中医药出版社，2001年8月
[200]《都市生活营养指南》/[英]马伯尔著；刘伟．刘江华　译；中国轻工业出版社，2004年6月
[201]《食物阳克与饮食禁忌》/江天　编著；中国华侨出版社，2004年11月
[202]《新世纪婚恋与性》/陈一筠　著；新世界出版社，2002年5月
[203]《气功太极拳》/周稔丰　编著；天津大学出版社，1990年7月
[204]《男性生殖与健康365问》/丁建华．孟凡荣．曹凤　主编；人民军医出版社，2004年7月
[205]《决定一生健康的最佳营养饮食》/施顺芝　编著；河北科学技术出版社，2005年6月
[206]《运动养生》/唐智萍　编著；上海画报出版社，2002年12月
[207]《运动养生保健》/王煜．斯楞　编；内蒙古科学技术出版社，2005年1月
[208]《孙思邈养生全书》/李长福、李慧雁　编著；社会科学文献出版社，2003年4月
[209]《益寿养生全书》/冯晓玲　主编；花城出版社，2006年1月
[210]《老年人健康长寿须知》/罗解三　主编；广西民族出版社，2004年9月
[211]《健康快乐一百岁》/洪昭光等主讲；现代出版社，2003年7月
[212]《活过120岁不是梦：李氏太和康寿术》/李士信　著；北京大学出版社，2005年10月
[213]《每天快乐一点点》/李园森　编著；海潮出版社，2007年4月
[214]《身体健康枕边书Ⅱ》/牧之．张震　编著；新世界出版社，2005年4月
[215]《身体健康枕边书》/牧之　编著；新世界出版社，2005年1月
[216]《食疗本草》/王维　编著；延边大学出版社，2005年10月
[217]《国学大师的养生智慧》/余开亮．李满意　编著；东方出版社，2006年3月
[218]《100种最有效的抗衰老营养》/健康今典著；中国轻工业出版社，2005年4月
[219]《华养生经典》/张永芳　编著；北京图书馆出版社，2005年2月
[220]《名医大讲堂：60位知名专家做你的健康顾问》/李启平　主编；新华出版社，2006年6月
[221]《心理健康全书》（修订版）/朱月龙　主编；海潮出版社，2006年3月
[222]《营养圣经》/[英]帕特里克．霍尔福德著；徐玲　译。中国友谊出版公司，2005年6月
[223]《中华养生秘诀》/张湖德等　编著；中医古籍出版社，2005年9月
[224]《太医养生宝典：漫谈三分治七分养》/刘弘章．刘浡　著；中国文史出版社，2004年7月
[225]《中医健身术》/曹希亮　编著；陕西科学技术出版社，2005年6月
[226]《养生保健大全》（上下册）/李玉喜　著；华艺出版

社,2005年5月

[227]《北京健康手册》/金大鹏 主编;同心出版社,2005年10月

[228]《中老年保健精粹》/张建.华琦 主编;人民卫生出版社,2003年8月

[229]《养生金鉴》/王连清.闫民川.崔亦然 编。中国和平出版社,2006年1月

[230]《妇女保健新编》/华嘉增 主编;复旦大学出版社,2005年7月

[231]《科学育儿全书》/韩跃辉 主编;上海科学普及出版社,2005年10月

[232]《郑玉巧育儿百科》/郑玉巧著;化学工业出版社,2009年2月

[233]《郑玉巧育儿经·婴儿卷》/郑玉巧著;二十一世纪出版社,2008年9月

[234]《郑玉巧育儿经·幼儿卷》/郑玉巧著;二十一世纪出版社,2008年11月

[235]《中老年健康生活百事通》/星金标.星一.张荣华 编著;内蒙古科学技术出版社,2004年6月

[236]《一周学会中医自治前列腺病》/孙纪更 著;华龄出版社,2005年5月

[237]《食品营养与安全》/中国食品工业协会营养指导工作委员会;中央广播电视大学出版社,2006年

[238]《家庭厨房百科知识》/上海文化出版社,1991年12月

[239]《简明中医语词辞典》/达美君 主编;上海科学技术出版社,2004年9月

[240]《新编简明中医辞典》/严世芸 李其忠 主编;人民卫生出版社,2007年7月

[241]《妇科病调养与康复》/罗颂平 朱玲 主编;世界图书出版公司,2008年2月

[242]《女人健康锦囊》/邓姗 主编;人民军医出版社,2007年5月

[243]《女科秘诀大全》/张玉萍 主编;福建科学技术出版社,2007年7月

[244]《中医推拿临床手册》/潘崇海 主编;上海科学技术出版社,2005年3月

[245]《中医养生调理健身法》/冯世纶 主编;人民军医出版社,2007年3月

[246]《中华养生康复宝典》/赵诚道 主编;人民军医出版社,2007年3月

[247]《笑到病除》/[韩]李约瑟夫 著,卢昌夏 金玉子译;万卷出版公司,2008年4月

[248]《中医论治奇难杂症》/李桂 主编;中医古籍出版社,2006年1月

[249]《中国历代名医养生秘籍》/王文源 编著;中国工人出版社,2008年1月

[250]《千古中医故事》/纪连海 钱文忠 著;重庆出版集团 重庆出版社,2008年7月

[251]《手掌中的健康密码》/王晨霞 编著;重庆出版集团 广东科技出版社,2008年3月

[252]《实用美容美体刮痧术》/王富春 主编;辽宁科学技术出版社,2006年1月

[253]《穴位按压保健》/张伟杰 主编;中医古籍出版社,2007年8月

[254]《看图拔罐》/孟宪忠 著;北京科学技术出版社,2007年7月

[255]《常见病足部按摩疗法》/小兵编著;第四军医大学出版社,2007年11月

[256]《常见病手部按摩疗法》/小兵 编著;第四军医大学出版社,2007年11月

[257]《躯干按摩养生馆》/王雷芳 编著;中医古籍出版社,2007年10月

[258]《一点按摩》/[日]主妇之友著,肖潇译;中国画报出版社,2006年8月

[259]《保健按摩师》/王红民、薛卫国 主编;化学工业出版社,2007年7月

[260]《中老年人的最大杀手》/戴稼禾著;大家健康杂志社,2008年

[261]《揭秘日本长寿之谜》/迟永春、陆禹舟著;大家健康杂志社,2008年

[262]《吴裕泰》北京出版社,2005年1月

[263]《中国居民膳食指南》中国营养学会 编著;西藏人民出版社,2008年2月

[264]《中国公民健康素养》中华人民共和国卫生部 编 人民卫生出版社,2008年5月

[265]《百家谈养生》李深、李冰主编;科学普及出版社,2009年12月

[266]《体温决定生老病死》[日]石原结实著,李巧丽译;南海版社公司,2008年11月

[267]《体温决定生老病死》(2)[日]石原结实著,白华译;南海版社公司,2009年5月

[268]《带您走进外台秘要》牛兵占主编;人民军医出版社,2007年1月

[269]《大国医》/王耀堂、焦亮 编著;新世界出版社,2009年12月

[270]《医说》/[宋]张杲撰,王旭光、张宏校注;中国中医药出版社,2009年11月

[271]《医旨绪余》/[明]孙一奎撰,张玉才、许霞校注;中国中医药出版社,2009年11月

[272]《医源》[澳]皮特·肖伍德著,王乃平译;中国中医药出版社,2010年3月

[273]《世医得效方》/[元]危亦林著,戴铭等校注;中国中医药出版社,2009年2月
[274]《医贯》/[明]赵献可著,晏婷婷校注;中国中医药出版社,2009年6月
[275]《活人书》/[宋]朱肱著,梁海涛等校注;中国中医药出版社,2009年1月
[276]《四圣心源》/[清]黄元御著,李玉宾主校;人民军医出版社,2010年5月
[277]《医家四要》/[清]程曦、江诚、雷大震同纂;唐文吉、唐文奇点校;人民军医出版社,2010年4月
[278]《医学三字经》/北京中医药大学、高学敏等编著;人民卫生出版社,2009年2月
[279]《北山医案》/[日]北山友松著,北山道修编,伍悦、林霖校注;学苑出版社,2008年1月
[280]《白话祥解黄帝内经》/郑红斌主编;辽宁科学技术出版社,2009年8月
[281]《医方新解》/马有度编著;上海科学技术出版社,2009年4月
[282]《扶阳讲记》/卢崇汉著;中国中医药出版社,2006年7月
[283]《名家中医临床汇讲》/中国中医科学院研究生院编;人民卫生出版社,2009年12月
[284]《中医药文化选粹》/于铁成主编;中国中医药出版社,2009年10月
[285]《郭子光养生新论》/黄学宽主编,郭子光主审;科学出版社,2010年8月
[286]《本草纲目养生经》/王尚全等主编;人民军医出版社,2010年3月
[287]《砭石保健与治疗》/李相谅编著;人民卫生出版社,2009年10月
[288]《碥石集》第十三集/陈立典、莫用元主编;中国中医药出版社,2009年9月
[289]《碥石集》第六集/邓铁涛主编;中国中医药出版社,2004年3月
[290]《碥石集》第七集/肖鲁伟、叶真总策划;中国中医药出版社,2005年3月
[291]《祝谌予论糖尿病》/朱世增主编;上海中医药大学出版社,2009年1月
[292]《关幼波论肝病》/朱世增主编;上海中医药大学出版社,2009年1月
[293]《中医诊断自学入门》/张梅奎主编;金盾出版社,2008年9月
[294]《医法圆通》/[清]郑钦安著,周鸿飞点校;学苑出版社,2009年7月
[295]《治未病食疗食养》/叶进、林应华主编;人民卫生出版社,2010年1月
[296]《养生到底养什么》/孔令谦著;机械工业出版社,2010年4月
[297]《百年程氏养生经》/程凯博士著;石油工业出版社,2010年6月
[298]《药膳食疗3000例》/杨毅玲主编;化学工业出版社,2010年6月
[299]《手到病自除》/杨奕著;凤凰传媒集团、江苏人民出版社,2009年8月
[300]《王凤岐带您走出养生误区》/王凤岐著;化学工业出版社,2011年1月
[301]《养生药酒》/丁兆平编著;山东画报出版社,2011年1月
[302]《保健药酒配方1000首》/马汴梁主编;人民军医出版社,2010年2月
[303]《人生透视》/郭松涛 编著;海潮出版社,2004年3月
[304]《辞海》/辞海编辑委员会编;上海辞书出版社,1979年9月
[305]《简明不列颠百科全书》/中美联合编审委员会;中国大百科全书出版社,1986年3月
[306]《健康指南》
[307]《健康文摘》
[308]《老年教育》
[309]《老同志之友》
[310]《老战士之友》
[311]《军休之友》
[312]《老战士》
[313]《资治文摘》
[314]《养生》
[315]《读者》
[316]《书摘》

后　　记

每一个人都希望自己健康长寿,然而往往事与愿违。其中一个重要原因,就是缺乏科学的保健知识,"许多人不是死于疾病,而是死于无知。"然而,我们掌握的保健知识与其他任何生存技能方面的知识相比又是何等的贫乏。作为一个现代人,在我们的知识体系中,保健知识是必不可少的,这是现代文明生活的重要象征,也是人类寿命不断提高的保障。储备足够的健康知识,时刻关注自己的健康动态,养成良好的生活方式,就可以拥有健康。

保健需要先明理,再实践。明理重在学习,实践重在力行。学习需循序渐进,力行贵持之以恒。但现在社会变革加快,就业竞争激烈,心里压力增大,非医务人员学习医学保健知识的时间非常有限。加之"传统养生术,汗牛充栋,行而效者谁也?"仅现存的中医书就有13000多种,即便是医生能够学习研究的也很有限。非医务人群真是望书兴叹,不知从何着手。因此,大众保健很需要一本通俗易懂,涵盖面广,实用性强的科普型参考书。于是我便萌发了将自己近二十年学习研究养生保健笔记整理出版的想法,以便对人们养生保健有所帮助。读者朋友:您也许还年轻,要未雨绸缪,有备无患;您也许很健康,切不可掉以轻心,满不在乎;您也许已患病或衰老,但不可失去信心,应调整心态,积极治疗,乐观对待。只要您静下心来,看看这本书,也许对您养生保健会有所帮助。

需要特别指出的是,当前,养生保健众说纷纭,有的相互矛盾,我们到底信谁的? 笔者认为,世上没有一种食物和药物适合所有的人,也没有一种养生保健方法能适合所有的人。关键是因人、因地、因时的不同而有所不同的问题。古代医家说:"得当者为宜,失当者为忌"。因此,养生保健的原则,历来主张审因施养,辩证保健。就是要根据自身具体情况,进行适合自己的保健。养生保健不管别人怎么说,但要相信自己,顺其自然,让自己活得自在一些,健康一些,活得有尊严一些,千万不要活受罪!

我第一次接触医学书籍是1963年,见一本选编的张仲景《常见病验方》;第二次是1970年,在部队学习《简易针灸》;真正开始学习养生保健是在1991年初,我调武警总部工作后,受我的部长:养生家、书法家、中华博学艺术大师贾巨善先生的影响,开始购买、阅读养生保健书籍。并于1993年编印了《读医摘要》,2004年出版了《人生透视》(健康篇)。《人生保健》是对我二十年学习研究养生保健笔记的一次整理,是对前人养生保健资料的汇集和一些个人感悟。这次整理、汇集,专题单一,精力专注,历时七年。

此书出版,非我个人之功,得益于中医古籍出版社和亲友们的鼎力相助。中国健康促进基金会会长白书忠、中国卫生部首席健康教育专家万成奎为本书题词,中国老年协会会长李深为本书作序,给予鼓励,衷心感谢。中医古籍出版社的王梅编辑和华龄出版社的林欣雨编辑细心审阅,精心删改,为本书增色。中华博学艺术大师、中国温泉沐浴专家贾巨善先生,是我学习养生保健的启蒙老师。贾巨善大师不辞劳苦,甘作人梯,认真审改,题写书名,我受其益。中国老年协会副秘书长、主任医师封太昌热情支持,帮助把关,使我受益匪浅。我的战友刘江海大校和我的二哥郭劲辉、二嫂靳金荣帮助校对,不辞辛苦。我儿媳李莹帮助设计封面;我侄女郭世芳、侄婿刘凯,帮助进行版式设计;我侄子郭承刚、侄婿张庆平、儿子郭峰积极支持。我妻子马云霞不辞劳苦,承担家务,全力搞好服务。好邻居潘启军,经常帮助我解决电脑上遇到的问题。对于出版社和亲友的支持、关心和厚爱,深表感谢。

因为本书是保健知识的编纂,书中参考了古今中外许多文献,在引用时大都注明了出处。在此,对原作者为人们养生保健做出的贡献表示感谢;对被引用资料的原作者深表谢意。但因时间较长,涉及资料较多,与原作者联系不易,不当之处,敬请理解与包涵。

书虽完稿,心绪难平。每想到合众人之力,汇百家之长;昼夜奋战,敲击键盘;几易其稿,白发增添;付梓之际,不禁感慨:本人才疏学浅,其间错漏难免,敬请专家赐教,名家指点。本书若能对读者养生保健有一点助益,则甚感足矣!

郭松涛

二〇一一年八月十八日 于北京